TRAITÉ COMPLET
D'OPHTHALMOLOGIE

IV

15808. — Imprimeries réunies, A, rue Mignon, 2, Paris.

TRAITÉ COMPLET
D'OPHTHALMOLOGIE

PAR

L. DE WECKER ET E. LANDOLT

ANATOMIE MICROSCOPIQUE

PAR LES PROFESSEURS

A. IWANOFF, G. SCHWALBE ET W. WALDEYER

Cet ouvrage remplace la troisième édition du Traité de Wecker
(prix Châteauvillard).

TOME QUATRIÈME

Avec 240 figures intercalées dans le texte

PARIS
LECROSNIER ET BABÉ, LIBRAIRES-ÉDITEURS
PLACE DE L'ÉCOLE-DE-MÉDECINE
1889

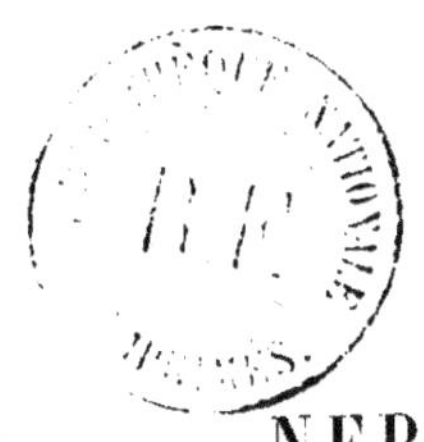

NERF OPTIQUE ET RÉTINE

ANATOMIE

PAR LE PROFESSEUR G. SCHWALBE

I. *Le nerf optique* (N. opticus).

Le parcours du nerf optique dans l'orbite n'est pas rectiligne, mais caractérisé par des incurvations particulières et constantes; celles-ci sont de deux ordres : 1° une incurvation en forme d'S. Après sa pénétration dans l'orbite, le nerf optique décrit tout d'abord un arc à convexité inférieure et latérale, le sommet de cette courbure atteignant la surface interne du muscle droit latéral (externe). A cet arc s'adjoint un nouveau segment d'arc à convexité plus faible et médiane qui ramène de nouveau le nerf optique dans la direction de l'axe du cône formé par les muscles droits, cône suivant lequel il finit par continuer son trajet vers le globe oculaire. 2° A part cette incurvation en S, le nerf optique présente encore une torsion autour de son axe longitudinal, de façon que sa surface, tout d'abord inférieure, devient plus loin, vers le globe oculaire, latérale (temporale). Cette torsion s'opère en allant du côté médian vers le côté inférieur, puis vers le côté latéral et en haut, c'est-à-dire dans le sens du mouvement d'une aiguille de montre. Cette torsion commence à la limite du tiers moyen avec le tiers inférieur du nerf optique intra-orbitaire, et s'accentue à mesure qu'on s'approche de l'œil (Vossius).

1° *Les gaines du nerf optique.* — Le nerf optique se trouve entouré dans l'orbite par les prolongements des enveloppes du cerveau. La gaine externe fibreuse, *vagina fibrosa* (névrilème externe), est la continuation de la *dure-mère*, et porte le nom de *gaine durale* (fig. 1, *d*). La continuation de la *pie-mère* vasculaire, intimement accolée au nerf, représente un névrilème interne : c'est la *gaine piale* (fig. 1, *p*). L'espace situé entre ces deux gaines (espace intervaginal) se trouve subdivisé par un prolongement de l'arachnoïde (*gaine arachnoïdale* du nerf) (fig. 1, *a*) en un compartiment

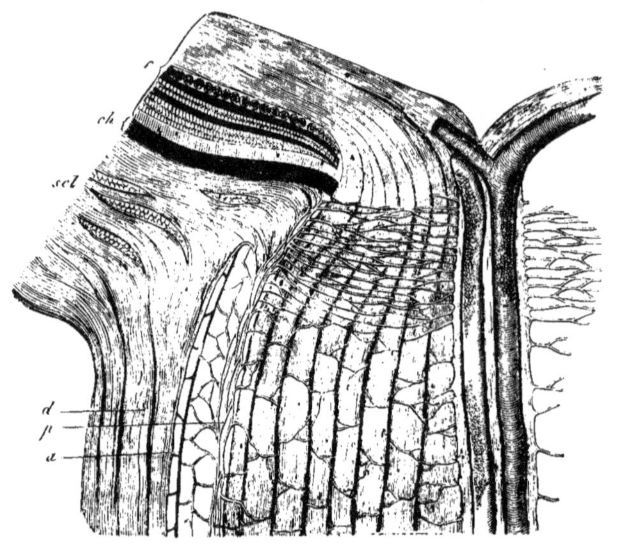

FIG. 1. — Coupe à travers le passage du nerf dans l'œil

scl, sclérotique. — *ch*, choroïde. — *r*, couches de la rétine, et expansion des fibres du nerf optique sur la surface de la rétine. — *d*, coupe de la gaine durale du nerf. — *a*, gaine arachnoïdale. — *p*, gaine piale du nerf optique.

étroit et externe, et un autre interne et plus spacieux. Le premier est la continuation de l'espace subdural, l'autre communique avec les espaces subarachnoïdiens du cerveau. De la gaine arachnoïdale à la gaine piale se tendent les fibres d'un réseau représentant des trabécules subarachnoïdales enveloppées de gaines d'endothèle. La gaine arachnoïdale est, par contre, étroitement réunie par de courtes trabécules finement ramifiées à la gaine fibreuse, de manière qu'il ne subsiste ici qu'un fin espace en forme de fente étroite. Dans le canal optique même, la gaine durale se trouve solidement réunie aux deux gaines internes et au nerf optique, à l'exception du côté inférieur du nerf, où la réunion est plus lâche, et par suite la communication des espaces intervaginaux avec les cavités subdurale et subarachnoïdienne du cerveau plus aisée.

Kuies a trouvé, en faisant des injections dans le nerf optique même et en sens centripète, que la masse injectée passait aisément dans l'autre nerf optique. Kuhnt par contre ne réussit pas en usant d'une faible pression (20 millimètres) à pousser des espaces intervaginaux d'un nerf optique la masse injectée dans ceux de l'autre nerf, mais il y parvient en usant d'une plus forte pression. Une explication de l'ophthalmie sympathique par cette voie n'est donc pas encore définitivement démontrée.

Au lieu de pénétration du nerf optique dans le globe oculaire, la gaine durale se replie sous un angle obtus (de 100 à 110 degrés) vers les deux tiers externes de la sclérotique (fig. 1) par le fait que ses fibres se confondent avec elle. A l'endroit où les fibres les plus internes de la gaine durale se recourbent vers la sclérotique, se termine l'espace subarachnoïdal, en s'effilant entre la sclérotique et la gaine piale, après que déjà la gaine arachnoïdale s'était confondue avec la gaine piale. Immédiatement en dedans de cette terminaison effilée de l'espace intervaginal, la gaine piale se recourbe de même avec la plupart de ses fibres vers la sclérotique, et cela vers son tiers interne, mais non sans qu'on puisse d'un autre côté encore constater une réunion des fibres les plus intimes de cette gaine avec la choroïde. La terminaison de ce système intervaginal en fentes se trouve donc déjà située dans la sclérotique même, et peut même, dans certains cas, pénétrer jusqu'à une certaine distance parallèlement aux plans interne et externe de la sclérotique, entre son tiers moyen et interne (Michel).

L'endroit le plus rétréci du passage du nerf optique se trouve placé, soit au niveau de la lame vitreuse de la choroïde, soit dans un plan passant par le tiers moyen de la sclérotique; dans ce dernier cas, le canal peut présenter une égale largeur dans la sclérotique et dans la choroïde, où il peut aussi s'élargir vers la choroïde (Kuhnt).

2° *Nerf optique.* — Le nerf optique ne se compose pas, dans tout son trajet, de fibres nerveuses à gaine de myéline. Même à l'œil nu, on reconnaît, sur chaque coupe longitudinale s'avançant suffisamment vers le globe oculaire, qu'à la hauteur du passage de la gaine fibreuse ou sclérotique, la couleur blanche de la coupe se termine nettement par une teinte grisâtre et translucide. A partir de cette ligne jusqu'à leur terminaison, les fibres du nerf sont sans gaine de myéline.

a. Dans tout le trajet de la *partie du nerf pourvue de myéline* la gaine piale se trouve intimement agglutinée à la surface du nerf (fig. 1 et fig. 2, p. 4), et envoie de sa surface interne de nombreux faisceaux de tissu conjonctif qui se réunissent entre eux et subdivisent ainsi le nerf en un très grand nombre de faisceaux nerveux (à peu près huit cents). Dans la partie axile de chaque septum ou de chaque faisceau court un vaisseau, proportionné comme calibre à l'épaisseur du faisceau qui le renferme. Cette disposition de l'image ne subit une modification qu'à 15 à 20 millimètres de distance du globe oculaire. C'est ici que l'artère et la veine centrale pénètrent dans le nerf, et l'artère généralement plus tôt, c'est-à-dire à une plus grande distance du globe oculaire.

Le lieu de pénétration de ces vaisseaux correspond au quadrant latéral (temporal) et inférieur du nerf (Vossius). Ils pénètrent obliquement dans le nerf, et arrivent ainsi rapidement vers son axe, entraînant, en y plongeant, un prolongement de toute la gaine piale, qui devient ainsi le faisceau central de tissu conjonctif du nerf optique (fig. 2, alentour de *a* et *v*, fig. 1), dans lequel l'artère et la veine courent côte à côte vers l'œil, entourées de

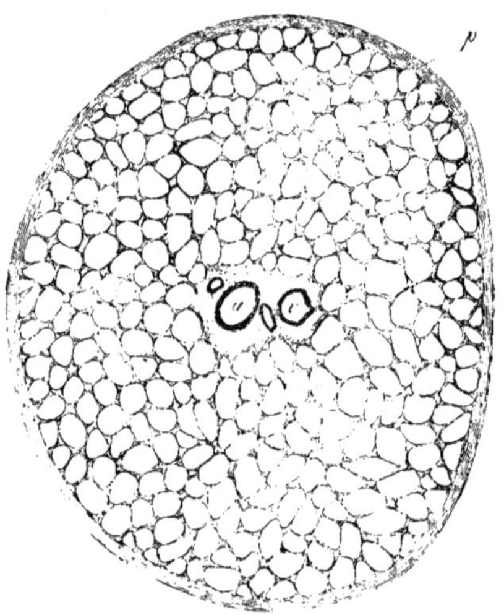

FIG. 2. — Coupe à travers le nerf optique de l'homme à peu près à 1 centimètre de distance du globe oculaire.

Au milieu d'un faisceau central de tissu cellulaire on aperçoit les coupes des vaisseaux centraux : *a*, artère. — *v*, veine. La gaine piale envoie de nombreux prolongements dans l'intérieur du nerf, qui séparent les différents faisceaux nerveux les uns des autres.

fines mailles d'un plexus nerveux sans ganglions. Avec ce prolongement de la gaine piale sont entraînés de fins vaisseaux vers l'intérieur du nerf; d'autres fines branches partent dans le parcours des vaisseaux centraux de ceux-ci. Les unes et les autres servent à nourrir les parties centrales du nerf, tandis que les parties périphériques se fournissent, comme par le passé, des vaisseaux qui pénètrent du dehors de la gaine piale.

Les vaisseaux centraux arrivent dans l'axe du nerf optique, par suite du même procédé d'inversion, qui aboutit à la formation de la soi-disant fente oculaire située du côté inférieur de la vésicule oculaire secondaire. Le tissu renversé du nerf optique se trouve donc en continuation directe avec celui de l'inversion du corps vitré. Mais cette inversion ne concerne que les parties du nerf avoisinant le globe oculaire. Le lieu de pénétration des vaisseaux centraux qui, d'après les recherches faites par

M. Vossius à l'institut anatomique de Kœnigsberg, se trouve situé dans le quadrant latéral inférieur, indique donc avec précision l'endroit où l'on doit rechercher l'extrémité postérieure de la fente fœtale préexistante, se trouvant située dans le prolongement d'un méridien placé à peu près à travers la fente fœtale. Par suite de l'accroissement embryonnaire et postembryonnaire de la rotation du globe oculaire dans une direction en bas latéralement et en haut, cette fente a donc changé sa direction primitive et a pris position dans le quadrant latéral inférieur. Ce fait a son importance pour décider la question, si la situation de la fossette centrale de la rétine correspond à la fente fœtale de l'œil.

Les *faisceaux du nerf optique* se composent de fines fibres nerveuses à gaine de myéline d'un diamètre de 2 μ ordinairement. Entre ces fibres s'en trouvent de nombreuses, immensurables comme finesse, ainsi que de plus épaisses de 5 à 10 μ de diamètre. Le *nombre* de fibres que renferme un nerf optique est très difficile à déterminer. Les indications données par les divers auteurs oscillent dans de vastes limites : Kuhnt en trouve à peu près 40 000, ce qui est trop peu élevé comme chiffre; Salzer en indique 500 000; et Krause, qui avait antérieurement évalué le nombre des fibres au moins à 1 million, trouve récemment au moins 400 000 fibres d'une certaine épaisseur, et fines, à côté d'un nombre non moins élevé de fibres les plus fines. Les fibres à myéline du nerf manquent de la gaine de Schwann. Elles sont réunies entre elles par un ciment, mou pendant la vie, la neuroglie, qui se coagule dans l'alcool, et forme, par son durcissement, un réseau dont les mailles renferment les fibres nerveuses. La neuroglie renferme, en outre, de nombreux éléments cellulaires aplatis, qui, comparables à des cellules endothéliales, se trouvent souvent rangées en séries le long de la surface externe des faisceaux nerveux; on les trouve appliqués à la surface, mais aussi disséminés dans l'intérieur des faisceaux. La surface des faisceaux est le plus souvent séparée du système trabéculaire de tissu conjonctif du nerf par un système de fentes capillaires appartenant au système canaliculaire lymphatique.

Kuhnt a réussi à établir au moyen de la digestion par la trypsine dans les faisceaux nerveux du nerf optique un réticulum fin composé de neurokératine, mais qui pourrait pourtant bien appartenir aux parties cornées des gaines de myéline.

b. La *portion du nerf dépourvue de myéline* pénètre par l'anneau étroit formé des gaines internes de la sclérotique et de la choroïde, dans l'intérieur du globe de l'œil, jusqu'à la face *interne* de la rétine, pour recouvrir, à partir de là, de toutes parts, cette membrane nerveuse (fig. 1). Il se trouve donc une partie du nerf située entre la sclérotique et la choroïde, une autre entre la rétine même. Nous désignons cette dernière partie comme *papille optique*, celle placée entre les enveloppes externes du globe oculaire comme *région de la lame criblée:* seule celle-ci sera décrite ici, adjoignant la papille optique au chapitre de la « rétine ».

Ce qui caractérise tout d'abord la *région de la lame criblée* est une réduction notable du diamètre du nerf qui s'abaisse de 3 millimètres à

1^{mm},5. Cette réduction de calibre se rapporte surtout au dépouillement des fibres de leur gaine, en partie aussi à la réduction de la neuroglie (Kuhnt). Par suite, les faisceaux isolés deviennent, dans le parcours de la lame criblée, notablement plus minces; en outre, ils deviennent plus nombreux et s'entrelacent davantage. Les faisceaux de tissu conjonctif acquièrent, par contre, plus d'épaisseur, particulièrement ceux à parcours transversal (fig. 1), et contournent des mailles relativement étroites, de façon que cette répartition du tissu conjonctif produit sur des coupes transversales l'impression, comme s'il s'agissait d'une plaque de tissu conjonctif fenêtrée, qui s'étendrait du faisceau de tissu conjonctif central jusqu'au bord de la sclérotique avec laquelle le tissu se confondrait. Mais il est facile de se renseigner sur des coupes longitudinales (fig. 1), que la lame criblée est en réalité constituée par une immersion de nombreux faisceaux de tissu conjonctif provenant de la sclérotique, et qui, en plusieurs étages superposés (trois à huit) naissant du tiers moyen de la sclérotique, parcourent le nerf pour se rendre en arcs à faible courbure vers le faisceau central de tissu conjonctif. Tous ces faisceaux de la lame criblée contiennent aussi chacun un vaisseau, de façon qu'un réseau vasculaire, particulièrement riche, traverse la base de la papille, donnant lieu à une communication entre le système vasculaire ciliaire et celui de la rétine. De fines trabécules se rendent aussi de la choroïde dans le nerf optique [*partie choroïdale* de la lame criblée (Kuhnt)] (comp. fig. 1), et avec ces trabécules un prolongement des capillaires de la choroïde (Leber).

II. *La rétine* (retina, *membrane nerveuse, couche oculaire interne*).

La rétine est le produit de la vésicule oculaire secondaire. Son feuillet externe fournit l'épithèle à simple couche, connu sous le nom d'*épithèle pigmenté* (*épithèle de la rétine*); cette couche fut autrefois regardée, juste à cause de son pigment, comme appartenant à la choroïde avec laquelle elle n'a rien à faire. Du feuillet interne de la vésicule oculaire secondaire, qui s'épaissit fortement, se forme la rétine proprement dite, qui se distingue surtout par la répartition des fibres nerveuses et l'appareil terminal optique si compliqué dans sa structure. L'épaississement de ce feuillet interne ne comprend pourtant pas toute l'étendue du godet formé par la vésicule oculaire secondaire, mais il ne s'étend que dans les deux tiers postérieurs du globe oculaire, en n'arrivant en avant que jusqu'au commencement de la région des procès ciliaires (fig. 3, 11). Sur la face interne de ces derniers, la continuation du feuillet interne de la vésicule ne constitue qu'une simple couche d'épithèle cylindrique transparent qui forme, avec la continuation de l'épithèle pigmentaire qui s'y adosse du dehors, la *pars ciliaris retinæ*. Sur la surface postérieure de l'iris ne se prolonge en apparence que la continuation de l'épithèle pigmentaire allant jusqu'au bord pupillaire; pourtant l'embryologie montre qu'aussi ici deux feuillets distinctement séparés et constitués par une simple couche d'épithèle, s'incurvent au bord pupillaire l'un dans l'autre, et peuvent encore plus tard être assez nettement démontrés (*pars iridica retinæ*).

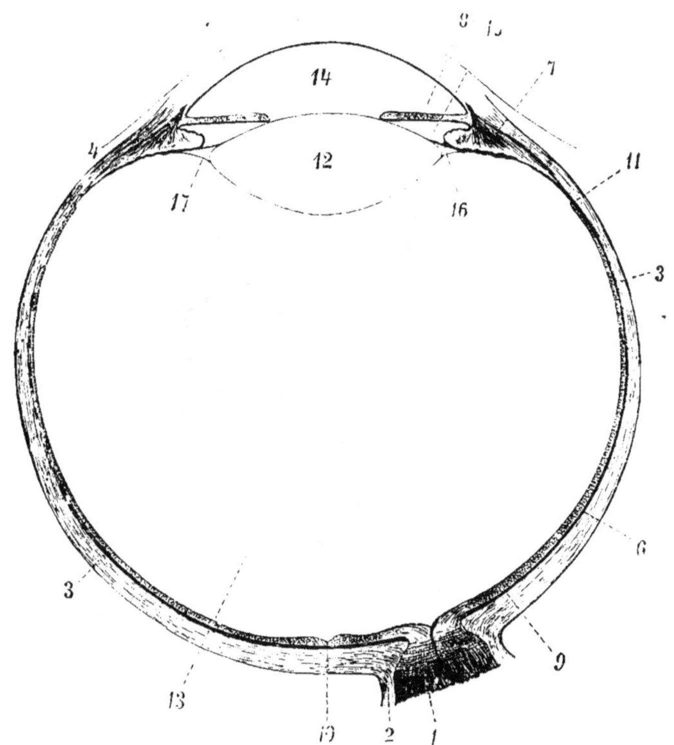

Fig. 3. — Section horizontale à travers le globe oculaire. D'après Merkel, avec de petites modifications).

1. Nerf optique. — 2. La gaine durale qui passe dans la sclérotique. — 3. Sclérotique. — 4. Conjonctive scléroticale. — 5. Cornée. — 6. Choroïde. — 7. Corps ciliaire avec ses procès internes proéminents et couchés sur la zonule (16). — 8. Iris. — 9. Rétine. — 10. Sa *fovea centralis*. — 11. *Ora serrata retinæ*. — 12. Cristallin. — 13. Corps vitré. — 14. Chambre antérieure. — 15. Chambre postérieure. — 16. *Zonula ciliaris*. — 17. Canal de Petit.

Nous avons donc à partager la vésicule oculaire secondaire en trois zones, dont chacune comprend deux feuillets. En opposition à la *pars ciliaris et iridica*, l'on peut envisager la portion principale de la rétine garnie des fibres nerveuses et de l'appareil terminal optique, comme *pars optica retinæ* (rétine physiologique). Les deux premières zones ne se révèlent à l'œil nu que par une pigmentation noirâtre recouvrant la surface interne du corps ciliaire et l'iris. Au contraire, le feuillet interne de la *pars optica*, la rétine à proprement parler, se présente à l'état frais, comme une membrane fine, translucide, qui, d'une façon abrupte, et cela par suite de son amincissement brusque, se continue dans la *pars ciliaris*. Comme cette dernière échappe à l'exploration à l'œil nu, la rétine proprement dite paraît se terminer en avant, près du commencement du corps ciliaire, par un bord irrégulier et finement dentelé (*ora serrata*) (fig. 3, 11).

Dans l'étendue de la rétine même deux endroits se distinguent par leurs qualités particulières du restant de cette membrane; l'un est situé à 4 mil-

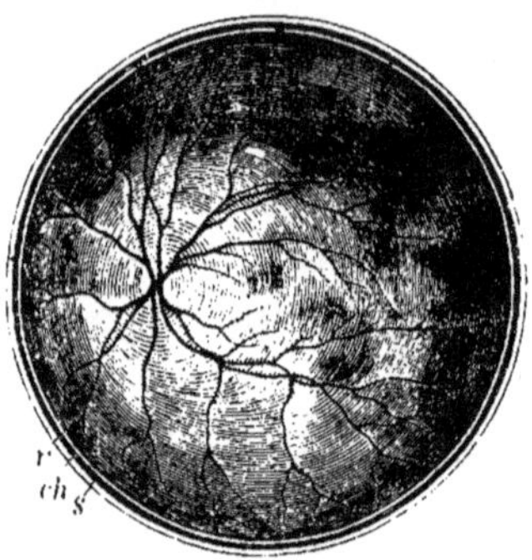

Fig. 4. — Moitié postérieure de la rétine de l'œil gauche vue de face. D'après Henle. 2/1.

s, coupe de la sclérotique. — *ch*, de la choroïde. — *r*, de la rétine. Au centre de cette dernière on reconnaît la fossette centrale; la tache claire située à gauche d'elle correspond à la papille du nerf optique, du centre de laquelle émergent les vaisseaux rétiniens.

limètres du pôle postérieur du globe oculaire en sens médian : c'est le lieu de pénétration du nerf optique (*papilla optici*). Il se présente comme une tache blanchâtre (fig. 4) de 1^{mm},5 à 1^{mm},7 de diamètre au centre, faiblement enfoncée, de laquelle (excavation physiologique) émergent les vaisseaux centraux du nerf optique pour se répandre dans la rétine, ainsi que les fibres du nerf optique. L'autre endroit caractéristique, placé latéralement à la papille (fig. 4 au centre), se distingue par une pigmentation diffuse, jaunâtre, et porte pour cela le nom de *macula lutea*. Elle a une forme en ovale transversal, se trouve moins pigmentée vers le bord que vers les parties centrales. Au centre se trouve une partie très amincie, non colorée, la *fovea centralis*, qui correspond, comme emplacement, à peu près au pôle postérieur du globe oculaire. Sur l'œil absolument frais et à l'ophthalmoscope, la tache jaune ne peut être reconnue, parce que la rétine transparente permet d'apercevoir à travers elle l'épithèle pigmentaire, ainsi que la choroïde, si riche en vaisseaux et en pigment. Comme la fossette centrale est la partie la plus mince, par suite la plus translucide de la rétine, et ne renferme en outre aucun pigment propre, la choroïde doit se voir ici le mieux comme coloration, ce qui fait que la fossette se présente dans l'œil frais, comme une tache rouge brunâtre ou brune. Il en est tout autrement sur une rétine fraîchement décollée ; ici l'on reconnaît de suite la coloration jaunâtre de la *macula*, et la fossette se présentant dans son centre comme une petite tache miliaire. Sur l'œil cadavérique, la tache jaune de la *macula* marque aussi son emplacement, et permet de reconnaître dans son étendue sa coloration propre, non masquée par le pigment sous-jacent. — Le plus grand diamètre transversal de la *macula* mesure à peu près 2 millimètres, le diamètre de la fossette seulement $0^{mm},2$ à $0^{mm},4$. L'écart direct entre la *macula lutea* et le centre de la papille mesure, d'après Landolt, dans l'œil emmétrope, $3^{mm},915$; en même temps, elle est située à $0^{mm},785$ plus bas que le plan horizontal de la papille; elle appartient donc au même quadrant que le lieu de pénétration des vaisseaux centraux du nerf optique (voy. plus haut, p. 4).

Jusqu'alors on a désigné la rétine enlevée fraîchement de l'animal vivant, à l'exception de la *macula*, comme incolore. Il n'en est ainsi qu'après un éclairageprolongé de la membrane. Déjà H. Müller, Leydig et M. Schultze avaient été frappés d'une coloration rougeâtre de la rétine chez les divers vertébrés. En premier lieu, c'est Boll qui appela l'attention sur ce fait qu'une *coloration pourpre* est la propriété particulière de la rétine, et constata que l'on réussit surtout à bien l'observer chez des animaux qu'on a tenus dans l'obscurité, tandis que des rétines fortement éclairées restent incolores. Il était de l'avis que la couleur rétinienne dépendait de la vie de l'animal et disparaissait avec la mort, plus lentement chez les animaux à sang chaud qu'à sang froid. Pourtant Kühne a démontré que la disparition de la couleur rouge n'est pas un phénomène de la mort, mais exclusivement un effet de la lumière. La rétine non éclairée possède une couleur rouge pourpre qu'elle doit à un pigment qui accompagne les parties (membres) externes des bâtonnets (voy. plus loin); c'est le pourpre visuel (rhodopsine, appelé plus tard par Boll pourpre visuel). Ce *pourpre visuel* se trouve aussi dans la rétine humaine (Fuchs et Welponer, Schenk et Zuckerkandl); le rhodopsine ne manque que dans la *macula*, la fossette centrale, et dans une zone marginale vers l'*ora serrata*, large de 3 à 4 millimètres (Kühne). Sous l'influence de la lumière, la couleur de la rétine disparait en passant par le rouge, le jaune et le chamois. Ce changement de coloration s'explique par la suraddition d'un produit de décomposition du pourpre visuel, le jaune visuel (xanthopsine), qui se décompose lentement dans de la lumière à ondes excessives (la lumière rouge). Par contre, dans celle à ondes courtes, par exemple le bleu, le jaune visuel se décompose plus rapidement que le pourpre; aussi, dans cette lumière, la couleur pourpre devient incolore en passant directement par le rose ou le lilas.

Lorsque la rétine s'est décolorée, une reproduction du pourpre visuel a rapidement lieu dans l'obscurité; chez la grenouille, le pourpre visuel s'est de nouveau complètement régénéré dans l'espace de une à deux heures; chez le lapin déjà après une demi-heure. La régénération (rhodogenèse) se produit aussi à l'œil excisé sur la grenouille vivante, qu'on avait éclairée auparavant, et est alors ou un rétablissement du pourpre visuel des restes préexistants du pigment décomposé (anagenèse), ou une reproduction complète du pourpre visuel (néogenèse) (Kühne). Dans ce dernier cas, c'est l'épithèle rétinien (le feuillet externe de la vésicule oculaire secondaire), qui fournit le pigment, et doit par conséquent être un épithèle régénérant. Une rétine en survie et pâle n'acquiert, dans l'obscurité, son pourpre qu'en étant en contact à sa surface externe avec l'épithèle rétinien. — Pour ce qui concerne la répartition du pourpre visuel dans les divers éléments de la rétine, voyez plus loin.

A partir du bord papillaire, l'épaisseur de la rétine décroît en général lentement vers l'*ora serrata*. Tandis que son épaisseur mesure vers la papille à peu près 0mm,4, elle ne présente à 8 millimètres de distance (vers le côté nasal) que 0mm,2 d'épaisseur, et celle-ci se réduit près de l'*ora serrata* à 0mm,1. Du côté latéral (temporal), dans le sens du diamètre horizontal, une perturbation sensible est apportée à cette décroissance progressive d'épaisseur par la *macula* et la fossette. La partie la plus épaisse de la *macula* peut mesurer 0mm,49, tandis que l'amincissement au fond de la fossette réduit l'épaisseur à 0mm,1-0mm,08.

Concernant la présence de la fossette centrale et la macule chez les animaux, ainsi que la façon d'envisager morphologiquement la fovea, voyez vers la fin de la description spéciale.

La fossette centrale a été autrefois décrite comme *foramen centrale*. La formation d'une pareille ouverture est un phénomène cadavérique, de même que celle d'un pli courant entre la papille et la macule, la soi-disant *plica centralis*. Par pareil plissement il se produit aisément une déchirure de la fossette.

La répartition du pourpre visuel est, chez les vertébrés, partout liée au membre externe des bâtonnets (voy. plus loin); il manque donc où il ne se rencontre que des cônes. Chez certains mammifères (lapin, bœuf, mouton, chien, chat) le pourpre se trouve bien plus intense dans une raie horizontale (rainure, contour purpurin) (Kuhnt). Chez les invertébrés le pourpre visuel ne se rencontre pas; le pigment rouge, qu'on trouve ici fréquemment dans la rétine, se comporte sensiblement autrement et résiste bien plus à la lumière.

A. *Pars optica retinæ* (rétine proprement dite, rétine physiologique).

Nous avons à distinguer ici : 1° la région de la papille du nerf optique, et 2° la région de la répartition du nerf.

1. *Région de la papille du nerf optique.*

Les rapports de la papille avec les extrémités terminales de l'appareil optique de la rétine se comprendront, si l'on attribue à la rétine une ouverture circulaire sphérique à travers laquelle pénètrent les faisceaux nerveux ainsi que les vaisseaux centraux axiaux en arrivant de dehors en dedans pour remonter jusqu'au niveau de la surface interne de la rétine et se répartir

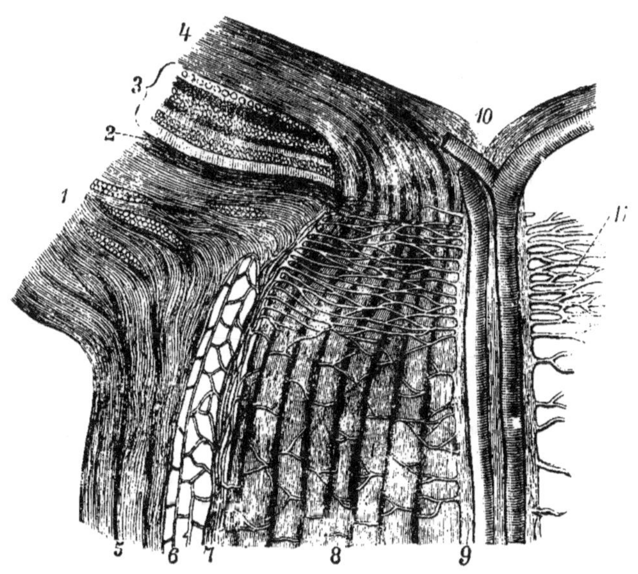

Fig. 5. — Coupe à travers l'entrée du nerf optique.

(Voy. fig. 1). 1. Sclérotique. — 2. Choroïde. — 3. Couches de la rétine. — 4. Étalement des fibres nerveuses à la surface interne de la rétine. — 5. Coupe à travers les gaines du nerf. — 6. Sa gaine arachnoïdale. — 7. Gaine piale du nerf. — 8. Faisceaux du nerf optique entrelacés de faisceaux conjonctifs. — 9. Faisceau conjonctif central avec *a.* et *v.* centrale. — 10. Excavation physiologique de la papille. — 11. Lame criblée.

comme un jet d'eau dans tous les sens sur cette surface (fig. 5). Par suite de cet arrangement, la papille se composera donc d'un bourrelet annulaire variant individuellement comme conformation et d'un creux central, la soi-disant *excavation physiologique* (fig. 5), qui, elle aussi, présentera dans ses détails des variations individuelles comme étendue et profondeur. Dans les cas extrêmes elle occupe les deux tiers du diamètre papillaire ; son fond peut même descendre jusqu'au niveau de la choroïde. En ce cas elle montre naturellement des parois plus abruptes que si elle n'offre qu'une douce dépression centrale. Ordinairement le bourrelet se présente à parois plus abruptes du côté de la macule que du côté opposé, parce que ici la rétine se termine d'une façon uniforme et abrupte avec toutes ses couches à la fois, tandis que du côté médian elle s'effile et avance surtout davantage en dedans avec ses couches externes. Dans ces cas, l'excavation est non pas centrale, mais un peu déplacée du côté de la macule. Le nerf optique proprement dit est encore séparé du bord de la rétine (autrement le trou optique) par un tissu particulier et spongieux (Schwalbe) qu'on a désigné comme *tissu intermédiaire* (Kuhnt) (il se trouve indiqué figure 5). Ce tissu forme un réseau noueux, résistant aux acides, avec des cellules imbriquées ou adossées. Il est plus considérable du côté médian du nerf que du côté latéral. Ce tissu est en continuation directe avec la trame des couches internes de la rétine et est délimité en dehors par la limitante externe.

Les faisceaux de fibres nerveuses à simple contour qui, dans le bourrelet papillaire, montent vers la surface de la rétine pour s'y répandre, ne contiennent que peu de neuroglie, mais ils renferment les mêmes cellules gliales que le nerf lui-même. Les vaisseaux centraux qui émergent de l'excavation physiologique, se recourbent de suite vers la périphérie dans la couche des fibres et se trouvent au début juxtaposés à la surface interne.

L'excavation du nerf optique est comblée par un tissu conjonctif embryonnaire particulier (*ménisque central du tissu conjonctif de Kuhnt*) qui représente le dernier vestige du tissu qui pendant la vie embryonnaire entoure l'artère centrale du corps vitré et forme chez quelques animaux (le bœuf) un cône qui s'avance dans le corps vitré. Pour ce qui regarde la répartition des fibres dans le nerf même, ainsi que dans la rétine, il en sera question à l'occasion de la description de la couche des fibres nerveuses.

II. *Région de la répartition du nerf optique.*

De la papille du nerf optique jusqu'à l'*ora serrata*, la rétine se trouve composée d'une série de couches entassées les unes sur les autres (fig. 6). La vésicule oculaire secondaire n'en fournit avec son feuillet externe qu'une seule, qu'on désigne comme *épithèle pigmentaire de la rétine* ou simplement *épithèle rétinien* (fig. 6, 10).

Son feuillet interne s'épaississant considérablement, se décompose tout d'abord en deux couches principales. La couche externe (fig. 6, 7 à 9) est dépourvue de vaisseaux et se compose d'éléments épithéliaux arrangés en palissades allongées qui montrent sur une coupe, au milieu de leur étendue, une ligne courant parallèlement à la surface externe de la rétine (*membrane limitante externe*) (fig. 6, 8): elle les divise en deux portions, dont l'externe, libre de noyaux, comprend des fragments cellulaires semblables à des bâtonnets (*couche des bâtonnets et des cônes*); l'interne renferme tous les noyaux des cellules épithéliales en palissades (*couche des grains externes*). Ces cellules névro-épithéliales de la rétine (Schwalbe), qui correspondent aux cellules de l'odorat et du goût, se composent chacune d'un bâtonnet ou d'un cône et un grain externe, et sont appelées *cellules visuelles* (W. Müller). La couche épithéliale de la *rétine* ne comprend donc que la *couche des cellules visuelles* qu'on avait autrefois l'habitude

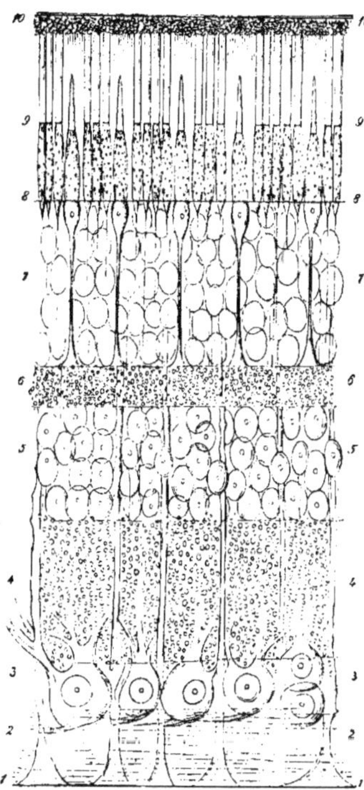

FIG. 6. — Coupe à travers la rétine de l'homme. Tracé schématique, suivant une figure de M. Schultze.

1. *Margo limitans* (interne). — 2. Couche des fibres nerveuses. — 3. Couches ganglionnaire (ganglion nervi optici). — 4. Couche réticulaire interne. — 5. Couche des grains internes (couche granuleuse interne). — 6. Couche réticulaire externe ou couche sous-épithéliale. — 7-9. Couche des cellules épithéliales. — 7. Ses noyaux (ou grains externes). — 8. Membrane limitante externe. — 9. Bâtonnets et cônes. — 10. Épithèle rétinien.

de subdiviser en trois couches : 1° bâtonnets et cônes; 2° membrane limitante externe, et 3° couche des grains externes.

De l'autre côté de cette partie épithéliale se trouve la portion interne du feuillet interne de la vésicule oculaire secondaire, qui, elle, est pourvue de vaisseaux, de cellules et fibres nerveuses ainsi que du tissu de support.

Comme structure fine, cette portion ressemble donc à la substance du cerveau, et l'on a raison de la mettre comme *couche cérébrale* en opposition à la *couche épithéliale* (fig. 6, 1-6). La couche cérébrale se délimite du côté du corps vitré par une limite précise (*margo limitans*) (fig. 6), qui a été fréquemment décrite comme une membrane limitante, désignée sous le nom de *membrane limitante interne*. Si nous faisons abstraction de la ligne délimitante, la couche cérébrale de la rétine se subdivise en cinq couches. Ce sont, à partir de la base des cellules visuelles, c'est-à-dire en allant du dehors au dedans : 1° une mince couche d'une substance d'aspect granuleux vue sous un grossissement faible, couche qu'on désigne généralement comme *couche granuleuse externe* (couche intergranuleuse de H. Müller) et qu'on fait mieux d'appeler *couche réticulaire externe* ou *sous-épithéliale* (fig. 6); 2° une couche bien plus épaisse, dont les principaux éléments sont de petites cellules ganglionnaires bipolaires, la *couche granuleuse* (*couche granuleuse interne* d'après la nomenclature usuelle) (fig. 6, 5); 3° une épaisse couche de tissu réticulé de support qui apparaît de même à un faible grossissement granulée et est par conséquent désignée comme *couche granuleuse interne* (couche moléculaire), mais qui en réalité présente une structure finement réticulée et sera mieux désignée comme *couche réticulaire interne* (fig. 6, 4); 4° une couche de grandes cellules ganglionnaires multipolaires, dans la plus grande partie de son étendue à couche simple (*couche de cellules ganglionnaires*) (fig. 6, 3) ; et enfin 5° la *couche des fibres nerveuses* (fig. 6, 2), qui bien entendu va en s'amincissant de la papille vers l'*ora serrata*. Le tableau suivant donne un aperçu aisé de la répartition des diverses couches de la rétine avec les désignations synonymes.

DIVISION DE LA RÉTINE

I. Feuillet interne de la vésicule oculaire secondaire

A. *Couche cérébrale* (Schwalbe) ; couche nerveuse (Henle) ; partie du neuroderme, partie cérébrale de la rétine (H. Müller).

Margo limitans; membrane limitante interne.

1° *Couche des fibres nerveuses;* couche des fibres optiques.

2° *Couche des cellules ganglionnaires;* couche des cellules nerveuses (H. Müller); couche ganglionnaire interne (Henle) ; couche du ganglion *nervi optici* (W. Müller).

3° *Couche réticulaire interne;* couche grise (H. Müller) ; couche granulaire ou moléculaire interne ; neurospongieuse (W. Müller).

4° *Couche des grains;* couche des grains internes (H. Müller); couche ganglionnaire externe (Henle), séparée par W. Müller en deux couches : *a.* couche des spongioblastes ; *b.* couche du ganglion rétinal).

5° *Couche externe réticulaire ou couche sous-épithéliale;* couche intra-granulaire (H. Müller); couche granuleuse externe (Henle); couche des appendices nerveux ou cellules tangentielles (*Fulcrumzellen*) (W. Müller); *membrana fenestrata* (W. Krause).

B. *Couche épithéliale;* couche névro-épithéliale (Schwalbe); couche musive (Henle); partie ectodermale ou épithéliale de la rétine (W. Müller).

6° *Couche des cellules visuelles* (W. Müller), comprend : *a.* la couche des grains externes; *b.* la membrane limitante externe et la couche des bâtonnets et des cônes suivant l'ancienne nomenclature.

II. Feuillet externe de la vésicule oculaire secondaire

7° *Couche épithéliale* (épithèle de la rétine).

Les *tissus* qui composent la couche cérébrale proviennent, à l'exception des vaisseaux sanguins, du feuillet interne de la vésicule oculaire secondaire ; ils sont donc de la même provenance que les cellules visuelles. Une partie des cellules embryonnaires qui servent à construire la couche cérébrale de la rétine se transforme en cellules nerveuses, une autre fournit par contre un *tissu de support* particulier d'une disposition différente, suivant les diverses couches, tissu qu'on a autrefois désigné comme tissu conjonctif, mais qui n'a rien de commun avec le tissu conjonctif vrai. Parmi les éléments de ce tissu de support de la rétine se distinguent des fibres raides particulières, qui traversent de part en part en sens radié la couche cérébrale et pénètrent avec leurs dernières émanations loin dans la couche épithéliale. Ce sont les *fibres radiales* ou *fibres de support* découvertes par H. Müller (fibres de Müller) (fig. 6). Ces fibres naissent à la surface interne de la rétine par un renflement coniforme (*cônes des fibres radiées*) dont la base correspond à la ligne délimitante interne de la rétine, ou *margo limitans*, dont la pointe s'effile progressivement pour devenir fibre radiée. Cette dernière s'étend alors, sans s'anastomoser, à travers la couche réticulaire interne ; arrivée dans la couche granulaire, elle envoie en diverses directions de fins prolongements en fibres ou en plaques, qui s'insinuent entre les divers éléments de la couche granuleuse et lui servent de support.

Au delà de la couche granuleuse les fibres radiées pénètrent à travers la couche réticulaire externe dans la couche épithéliale, se dénouent entre les noyaux des cellules visuelles (couche granuleuse externe de la nomenclature ancienne) en de fines fibres et des lamelles ténues (fig. 6), pour se réunir finalement, à la limite de cette portion munie de noyaux de la couche des cellules visuelles, et la portion non pourvue de noyaux (bâtonnets et cônes), avec une membrane à fines ouvertures, la *membrane limitante* externe (*m. reticularis*) qui, sur la coupe, se présente comme une ligne précise (fig. 7). Cette membrane envoie de son côté encore de fins prolongements en forme de cils entre la base des bâtonnets et des cônes.

Dans la couche des grains (couche granuleuse interne) se trouve adossé à chaque fibre un noyau (fig. 7, *e*), souvent pris dans une niche de cette sub-

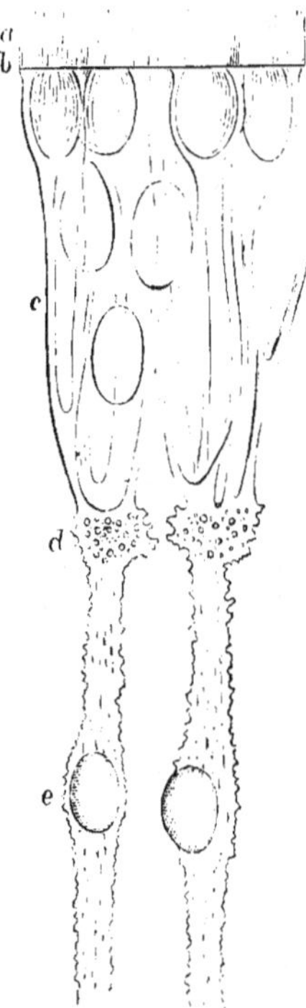

Fig. 7. — Partie extérieure de deux fibres radiées de la rétine humaine. D'après M. Schultze. 1000/1.

a, corbeilles en fibres (aiguilles) à l'entour de la base des bâtonnets et des cônes. — *b*, membrane limitante externe. — *c*, cloisonnement fourni par l'étalement des fibres dans la région de la couche granuleuse externe. — *d*, couche réticulaire externe à travers laquelle le passage des fibres ne peut être reconnu (il semble plutôt que la fusion des fibres avec le tissu de cette couche ne serait qu'une apparence). — *e*, noyaux des fibres radiées.

stance. Non rarement il se rencontre aussi dans l'intérieur du cône de la fibre radiale un autre élément nucléolaire, dans une substance finement granuleuse qui présente une qualité plus mollasse que la partie corticale et ressemble à des résidus de protoplasme embryonnaire, substance qu'on retrouve aussi lorsque la couche ne renferme pas de noyau. La présence de ces noyaux dans les fibres radiées indique leur provenance de cellules formatives distendues en sens radial. Pour ce qui concerne enfin la répartition des fibres de support, nous les trouvons plus entassées dans les parties périphériques de la rétine que dans les parties centrales dans lesquelles apparaît ordinairement une distribution en rangées parallèles à l'étalement des fibres du nerf optique. Dans la région de la macule, les fibres deviennent rudimentaires et sont dépourvues de leur cône basal.

Il faut probablement identifier la substance des fibres radiées dans les parties avoisinantes de la couche des grains à la neurokératine (Kuhnt), tandis que les parties internes se composent d'une substance plus mollasse, probablement albuminoïde. Les cônes des fibres radiées sont souvent subdivisés, de manière qu'alors une fibre radiée se termine à la *margo limitans* par plusieurs cônes basaux.

Il a déjà été mentionné que tous les cônes basaux coupent par leur terminaison en un même plan la surface interne de la rétine. Leurs surfaces basales touchent les unes aux autres et forment ainsi, sur une coupe perpendiculaire à travers la rétine, un trait précis (*margo limitans*, fig. 5, 1) qui fut autrefois décrit à cause du double contour qu'il laisse apparaître comme membrane limitante interne. Ce double contour des cônes des fibres radiées se laisse rapporter à un épaississement cuticulaire. Le contour grenu de chaque cône d'une fibre de support se trouve donc séparé du corps vitré par une plaque cuticulaire qui se continue avec l'écorce du cône au bord de sa base. Ces plaques cuticulaires ne sont pourtant généralement bien développées que vers le bord des bases des cônes; vers le milieu elles sont ordinairement presque imperceptibles, de façon qu'ici la substance molle de la fibre se trouve à jour. Lorsqu'on regarde donc la limite interne d'une rétine sur une préparation à plat, on reçoit l'impression d'une image réticulée, attendu que seules les parties marginales des bases cuticulaires des cônes se présentent à l'observation. Lorsqu'on traite la surface interne de la rétine avec une solution de nitrate d'argent (Schelske, Retzius), on parvient aisément à faire ressortir les limites des bases des fibres à support par des lignes noires que circonscrivent des figures de forme et de grandeur variables et irrégulièrement polygonales (fig. 8). Donc les limites des bases des cônes sont réunies par un ciment et forment membrane, mais qui dans ses divers compartiments est liée d'une manière inséparable aux fibres radiées (comparez le côté droit de la figure).

On ne saurait donc parler d'une véritable membrane limitante interne comme d'un élément isolé, et l'on fait mieux de désigner la démarcation des coupes comme *margo limitans*. Une véritable membrane ne se rencontre que sur la surface externe du corps vitré (*membrana hyaloidea*). Antérieurement elle a été souvent décrite seule comme membrane limitante hyaloïdienne, ou conjointement avec la *margo limitans*, parce qu'elle reste souvent, principalement sur l'œil humain, attachée à la face interne de la rétine lorsqu'on vide le corps vitré et qu'elle demeure sur des préparations durcies intimement attachée à cette surface ; qu'elle appartient pourtant indubitablement au corps vitré est aisé à démontrer sur divers yeux de mammifères.

Le dessin formé par la délimitation des faces des cônes basilaires teintées au nitrate d'argent, a été décrit d'une manière erronée par Ewart et Thin comme une couche épithéliale. En injectant dans les fentes lymphatiques du nerf optique de la térébenthine colorée par alkannine, on réussit souvent à injecter un fin espace capillaire en forme de fente situé entre la membrane hyaloïdienne et la *margo limitans*, ce qui facilite ainsi une séparation précise de ces deux éléments (Schwalbe).

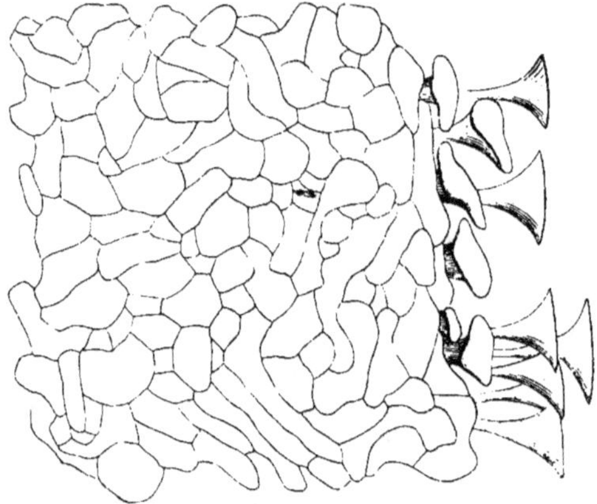

Fig. 8. — Une portion de la surface interne de la rétine humaine traitée au nitrate d'argent. A droite, les cônes des fibres font saillie avec leurs limites basales, d'après Retzius.

A. Région située en dehors de la macula lutea.

1. *Couche des fibres nerveuses*. — La couche des fibres nerveuses se compose en général de l'expansion radiée des fibres nerveuses à simple contour qui jaillissent de la papille pour se répandre à la surface de la rétine. Comme les fibres émergent d'un espace rétréci pour s'étaler sur une surface s'étendant de plus en plus vers l'*ora serrata*, afin de se mettre en union avec les éléments des couches externes, en plongeant ainsi successivement vers la profondeur pendant leur parcours, il est évident que l'épaisseur de la couche des fibres nerveuses doit rapidement décroître de la papille vers l'*ora serrata*, tandis qu'à une distance de 5 millimètres de la papille elle mesure encore 2 millimètres, équivalent à la moitié de l'épaisseur de toute la rétine ; elle se trouve déjà réduite à une très mince couche à une distance de 8 millimètres.

La couche des fibres nerveuses se compose de faisceaux de cylindres-axes dénudés de myéline, qui se réunissent en angle aigu en formant de riches plexus ; comme dans le nerf optique on rencontre aussi à la surface des faisceaux nerveux de cellules gliales plates. La direction des faisceaux nerveux qui rayonnent à la surface interne de la rétine est médiale de la papille, du côté du nez purement radiaire. Dans la majeure partie de la moitié latérale (temporale) de la rétine, une perturbation dans cet arrangement radiaire est apportée par la présence de la macule (fig. 9), près du bord de laquelle de nombreux faisceaux nerveux disparaissent, de façon que dans l'intérieur de la macule la couche des fibres nerveuses fait complètement défaut. Les faisceaux qui rayonnent entre la macule et la papille sont extrêmement fins et ont une direction droite latérale vers la partie la plus proche de la tache jaune (*faisceau maculaire*, fig. 9, 3). Les faisceaux particulièrement épais qui quittent le bord supérieur et inférieur de la papille ont tout d'abord une direction radiée, mais prennent peu à peu un parcours latéral

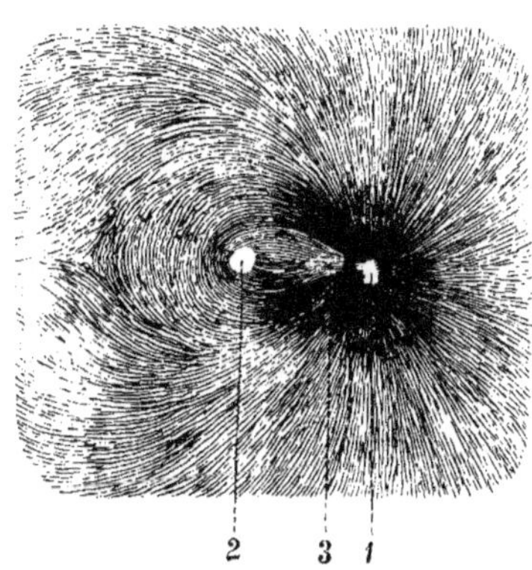

FIG. 9. — Étalement des fibres nerveuses sur la surface interne de la rétine ; vue de face, d'après Michel.

et arqué, de manière que les faisceaux supérieurs circonscrivent un arc à convexité supérieure, les inférieurs un arc à convexité inférieure, et en les circonscrivant leurs faisceaux se réunissent, comme partout dans la couche des fibres nerveuses, en plexus nombreux ; au delà de la tache jaune, les faisceaux les plus voisins de la macule se réunissent du côté latéral de la fossette, les arcs supérieurs avec les arcs inférieurs ; les autres, qui appartiennent au segment supérieur et inférieur de la rétine, reprennent peu à peu de nouveau une direction radiée (Michel) (comparez fig. 9). La plus grande épaisseur de la couche des fibres nerveuses près de la papille n'est pas due à la superposition de plusieurs faisceaux, mais bien à la plus grande épaisseur des faisceaux. Ce n'est que dans une étendue très restreinte en haut du faisceau maculaire qu'on rencontre des faisceaux en double couche. Vers l'*ora serrata* les faisceaux s'amincissent de plus en plus, leurs mailles s'élargissent notablement, et au bord de l'*ora serrata* toute trace de couche des fibres nerveuses disparaît.

La question de l'emplacement des divers faisceaux nerveux qui arrivent à se répandre dans les diverses couches de la rétine est de la plus haute importance; il en est de même de la provenance de ces faisceaux comme faisceaux croisés ou non croisés, ainsi que de l'origine des fibres maculaires. Tandis que Gudden laisse chez le chien arriver le faisceau non croisé tout d'abord au côté médial du nerf optique, Ganser trouve chez le chat, de même par voie expérimentale, que le faisceau non croisé a un parcours absolument latéral et se répand exclusivement dans les deux tiers temporaux (latéraux) de la rétine. Comme le faisceau non croisé est comme épaisseur inférieur au faisceau croisé, il en résulte que le croisé doit tout d'abord fournir exclusivement au tiers nasal (médial) de la rétine, et en second lieu ensemble avec le faisceau non croisé fournir aux deux tiers latéraux. A cette dernière région appartient chez l'homme la *macula lutea*, chez le chat un épaississement sensible de la rétine, une *area centralis* (Ganser). Celle-ci paraît, d'après les recherches de Ganser, être formée aussi bien (quoique en moindre partie) de faisceaux croisés que de non croisés.

D'après Salmelsohn, les fibres nerveuses qui aboutissent à la macule proviennent chez l'homme d'un faisceau qui occupe dans le *canalis opticus* une position centrale. Vossius a encore poursuivi d'une façon plus précise, dans un cas de scotome central double, le faisceau maculaire. L'examen comprenait ici le tractus droit, le chiasma et les deux nerfs optiques. En rapport avec l'opinion que la macule reçoit aussi bien des fibres croisées que non croisées, on trouve dans le tractus droit deux régions atrophiques isolées, à savoir au bord ventral et dans le quadrant latéral supérieur. Dans le chiasma même les fibres maculaires se trouvent toutes placées du côté dorsal, juxtaposées au plancher du *recessus opticus*, mais prennent alors dans l'origine du nerf peu à peu une position centrale jusque dans l'orbite. Ici ces faisceaux gagnent peu à peu la surface temporale du nerf et y arrivent près de l'entrée des vaisseaux centraux. A partir de là jusqu'à la pénétration dans la papille, ils se tiennent situés dans le quadrant inféro-latéral, occupant sur la coupe un champ en cône dont la pointe se trouve dirigée vers les vaisseaux centraux, la base correspondant à la surface du nerf.

Chez certains animaux, on a constaté un *croisement des fibres nerveuses* au moment de la *pénétration* dans la rétine; c'est ainsi que Langerhans l'a rencontré chez le Petromyzon, Schwalbe chez le pigeon et la poule. Ici le croisement s'opère au-dessous du pecten, observation qui a été confirmée par Nicati et complétée en ce sens qu'alternativement un faisceau se dirige latéralement et un autre en sens médian.

Normalement la couche des fibres nerveuses se compose en entier des fibres sans myéline. Exceptionnellement se trouvent des plaques de fibres à double contour et cela généralement en continuité avec la papille (Virchow, de Recklunghausen, Dönitz et autres). L'état normal chez le lapin est qu'à partir de la papille deux faisceaux s'étalent à droite et à gauche de la papille.

2. *Couche ganglionnaire* (ganglion *nervi optici*) (fig. 10, 3). — Les éléments les plus importants de cette couche sont des cellules ganglionnaires multipolaires qui ne forment, dans la majeure partie de la rétine, qu'une simple couche, à l'exception du voisinage de la tache jaune, où

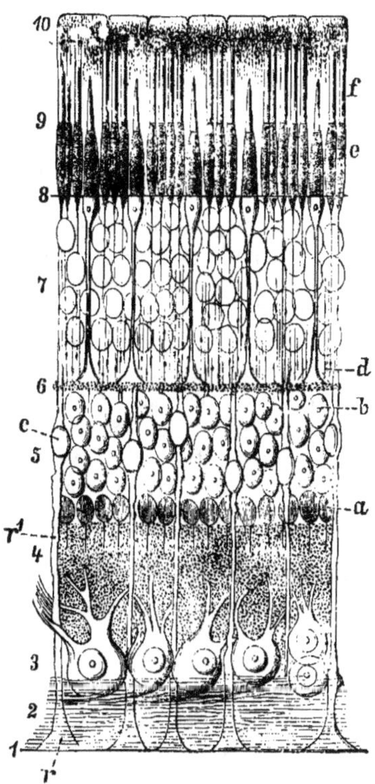

Fig. 10. — Coupe à travers la rétine de l'homme. Schématiquement représentée en se servant d'un dessin de M. Schultze.

1. *Margo limitans* (interne). — 2. Couche des fibres nerveuses. — 3. Couche ganglionnaire (ganglion *nervi optici*). — 4. Couche réticulaire interne. — 5. Couche des grains (couche interne des grains) — *a*, spongioblastes. — *b*, cellules du ganglion rétinien. — *c*, noyaux des fibres radiées de Müller. — — 6. Couche réticulaire externe ou sous-épithéliale. — 7-9. Couche des cellules visuelles. — 7. Leurs noyaux (grains externes). — 8. Membrane limitante externe. — 9. Bâtonnets et cônes. — *d*, zone dépourvue de noyaux de la couche des grains externes, désignée par Henle comme couche des fibres externes. — *e*, membres internes, *f*, membres externes des bâtonnets et cônes. — 10. Epithèle pigmentaire. — *r*, cônes des fibres radiées de Müller. — *r'*, fibres de Müller.

deux rangées se superposent, et dans la macule même où elles s'accroissent au point de former huit à dix rangées superposées. Dans les parties postérieures de la rétine les cellules ganglionnaires sont étroitement juxtaposées ; vers le bord antérieur de la rétine elles se dissocient de plus en plus et ne se trouvent très isolées que vers l'*ora serrata*. A une distance de 8 millimètres de la papille, où la couche des fibres nerveuses est déjà très amincie, les cellules ganglionnaires touchent entre les faisceaux nerveux la *margo limitans*. D'un autre côté, elles peuvent en dehors proéminer plus ou moins dans la couche réticulaire interne.

Les cellules ganglionnaires (de 10-30 μ de diamètre chez l'homme) sont multipolaires et envoient toujours un prolongement non divisé en dedans vers la couche des fibres nerveuses, une ou plusieurs émanations ramifiées en dehors dans la couche réticulaire interne. Le prolongement non divisé part ordinairement en angle droit par rapport aux prolongements ramifiés dirigés en dehors, et devient fibre nerveuse du nerf optique; il n'est donc tout d'abord qu'une partie intégrante de la couche des fibres nerveuses, équivalente à un prolongement du cylindre-axe. Comme les fibres nerveuses dépassent de beaucoup, ainsi que le prouve déjà une évaluation rapide, le nombre des cellules ganglionnaires, la couche des fibres nerveuses ne peut se composer exclusivement que de prolongements de cylindres-axes de ces cellules ganglionnaires, mais doit forcément se procurer encore de nombreuses fibres des couches situées plus en dehors. Les prolongements ramifiés traversent, souvent en donnant de fines branches latérales, la couche réticulaire interne et pénètrent avec leurs émanations dans la couche des grains. Ils ne se mettent pas en communication avec les trabécules de la couche réticulaire. Le sort de leur ramification est inconnu. Quelques auteurs (Merkel, Gunn) pensent s'être convaincus de la réunion avec les éléments ganglieux de la couche des grains. Dans l'étendue de la macule même, les cellules ganglionnaires sont fusiformes et ne fournissent à leur pôle externe qu'un prolongement ramifié, tandis que le pôle interne se continue dans celui du cylindre-axe.

La couche ganglionnaire renferme encore, à part des éléments nerveux décrits, des tissus de support de diverses natures : 1° les fibres de support qui traversent cette couche et possèdent assez souvent aussi ici des prolongements en plaques vitreuses; 2° une accumulation notable de ciment qui, sous l'action de l'alcool, de l'acide chromique, etc., se durcit en écailles, ne représentant que le moule des cellules ganglionnaires; 3° enfin on y rencontre des cellules gliales de la même nature que celles que j'ai décrites dans la couche des fibres nerveuses et entre les cellules ganglionnaires.

3. *Couche réticulaire interne* (couche grise interne, *neurospongium* de W. Müller) (fig. 10, 4). — La substance propre de cette couche forme à un grossissement faible une masse en apparence finement granulée qu'on reconnaît à un fort grossissement comme les nœuds d'intersection d'un réticulum excessivement fin. Les trabécules de ce réseau se composent de substance cornée ou d'une autre qui s'en rapproche beaucoup (Kühne, Kuhnt).

Nous avons donc affaire ici à une accumulation notable d'une *spongiosa* cornée qu'il faut ranger parmi le tissu de support de la rétine ; car ce tissu n'appartient pas aux éléments nerveux, ce qui ressort, à part ses qualités chimiques, déjà de ses conditions d'épaisseur. Celle-ci ne montre, dans les diverses parties de la couche réticulaire de la rétine, que de faibles fluctuations, mesure dans la moyenne partie 40 μ, et se réduit vers l'*ora serrata* à 35-30 μ. Elle est donc absolument indépendante dans son évolution de la réduction des cellules et des fibres nerveuses appartenant à ces couches.

On ne rencontre ni noyaux, ni cellules dans la couche réticulaire interne. On ne constate que çà et là leur présence dans l'intérieur de cette couche chez les poissons (H. Müller et W. Müller). Par contre, il est très probable que les cellules adossées à la surface externe du *neurospongium*, et qui appartiennent à la couche des grains (fig. 10, *a*), sont intéressées dans la formation de la *spongiosa* cornée, en ce sens qu'elles la sécrètent à la manière d'une substance intercellulaire. Voilà pourquoi W. Müller les a désignées comme *spongioblastes*. En faveur de cette opinion plaide aussi la diminution des spongioblastes conjointement avec la réduction d'épaisseur du *neurospongium*.

Il se trouve imbriqué dans la *spongiosa* cornée de la couche réticulaire interne : 1° des prolongements des spongioblastes (voy. plus loin, *Couche des grains*) ; 2° les fibres radiées qui la traversent (fig. 10, *r'*), dont la propriété chimique est ici absolument différente de la *spongiosa* cornée, ces fibres ne se mettant en *aucun* rapport avec le réticulum de la couche ; 3° les prolongements externes et ramifiés des cellules ganglionnaires ; et 4° les prolongements internes de fines cellules nerveuses que contient la couche des grains. W. Müller laisse les prolongements ramifiés des cellules ganglionnaires (le ganglion *nervi optici*) former un plexus fin dans la composition duquel entreront aussi les prolongements internes des petites cellules ganglionnaires de la couche des grains (grains internes, ganglion rétinien de W. Müller) en s'y ramifiant. Moi-même j'ai vu les prolongements de ces petites cellules ganglionnaires toujours non ramifiés, ainsi que l'a observé aussi Retzius, passant en sens radié et droit à travers la couche réticulaire interne et sans communication avec les prolongements externes des grandes cellules ganglionnaires.

Sur des coupes de la rétine de divers animaux, en particulier des reptiles ou des oiseaux, on aperçoit des stries plus ou moins nombreuses et foncées qui courent en sens parallèle à la surface. Celles-ci résultent de ce qu'en ces points le réseau se condense, que les trabécules s'épaississent et les mailles se resserrent.

Henle et Merkel défendent la présence de nombreux granules fins imbriqués dans une masse homogène, comme formant la structure de la couche réticulaire interne. Retzius, qui s'était de même tout d'abord prononcé en faveur de la nature granulaire de cette substance, est actuellement convaincu de sa structure réticulée

4. *Couche des grains* (couche des grains internes, couche ganglion-

naire interne) (fig. 10, 5). — Cette couche se compose de nombreux éléments cellulaires entassés les uns sur les autres, de qualité différente, mais qu'on a désignés avec la qualification indifférente de « grains » ou de cellules en grains. Nous subdivisons cette couche, avec W. Müller, en deux sections, dont l'interne, voisine du *neurospongium* (*couche des spongioblastes*), mesure 2/5, et dont l'externe (*ganglion* retinæ) comprend 3/5 de l'épaisseur de la couche des grains.

a. *Couche des spongioblastes* (fig. 10, *a*). — Les éléments de cette section de la couche des grains se distinguent des autres « grains » internes par un plus grand pouvoir d'imbibition des substances colorantes (carmin, hématoxyline), par leurs plus fortes dimensions, et enfin, parce qu'ils n'envoient qu'un *unique* prolongement, et cela vers la couche réticulaire interne, qui se divise ici et se continue probablement en se perdant dans le réticulum ténu de la *spongiosa* cornée. Très probablement nous avons affaire ici à des cellules qui sont en partie formatrices de la couche réticulaire interne. Il est vrai qu'il se peut encore que d'autres restes de cellules ou noyaux de cellules de formation situés dans cette couche se détruisent en se cornifiant, de façon que le spongioblastème ne fournirait que les couches externes de la *spongiosa* cornée. Cette section de la couche des grains est traversée : 1° par les fibres radiées; 2° par les prolongements internes des petites cellules ganglionnaires que renferme la couche suivante; 3° en partie y pénètrent aussi des prolongements ramifiés des grandes cellules ganglionnaires du ganglion *optici*, pour se rendre à travers cette section dans la couche externe avoisinante.

b. *Couche du ganglion* retinæ (fig. 10, *b*). — Elle comprend la section externe plus épaisse de la couche des grains, et se compose, pour la majeure partie, de cellules ganglionnaires bipolaires, dont le corps fusiforme est, à l'exception d'un peu de protoplasma accumulé près des pôles, occupé par le noyau ovalaire (fig. 11). Le pôle de ces cellules ganglionnaires, placées en sens radiaire, qui est dirigé en dedans, s'effile en une fibre fine encline à former des varicosités que j'envisage comme le prolongement du cylindre-axe de la petite cellule ganglionnaire, et que l'on peut poursuivre loin dans la couche réticulaire interne sans pouvoir constater une communication avec les parties avoisinantes. Un parcours indépendant de ces fibres vers la couche des fibres nerveuses est, pour cette raison, tout aussi probable que la communication fréquemment soutenue, et pourtant non démontrée, avec les émanations des cellules ganglionnaires du ganglion *optici*. Le prolongement externe de la petite cellule ganglionnaire de la couche des grains est, d'une manière constante, plus épais; il est de la nature du corps de la cellule et prend ordinairement, étant non divisé, une direction radiée en dehors jusqu'à la limite de la couche réticulaire externe; dans celle-ci a ordinairement lieu une division en deux ou même plusieurs fibres, qui prennent alors leur parcours dans le plan de la couche réticulaire externe. Évidemment ce prolongement correspond à un prolongement ramifié ou protoplasmatique.

Un second genre d'éléments nucléaires de cette couche, mais non de nature nerveuse, est représenté par les parties à noyau des fibres radiées (fig. 10, *c*) (voy. plus haut). La couche des grains est donc traversée par deux genres d'éléments fibrillaires qui la parcourent en sens radié, ce sont les fibres à support et les prolongements des cellules ganglionnaires du ganglion rétinien. Dans la *macula lutea* même les premiers conservent leur direction radiée, les seconds affectent un parcours oblique.

L'épaisseur de toute la couche des grains mesure, non loin de la papille, 30-38 μ, et tombe, dans la périphérie de la rétine, à 16-20 μ.

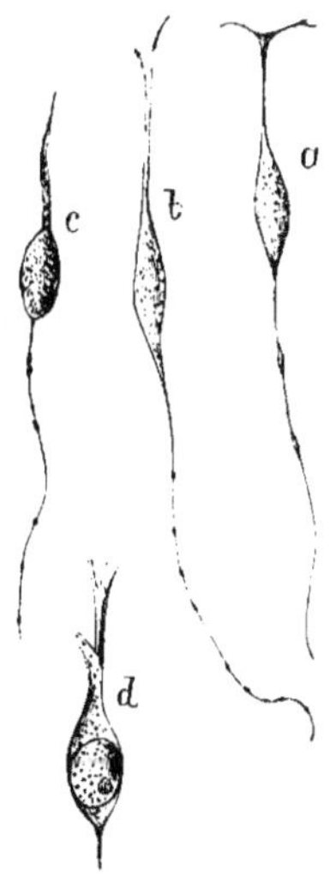

FIG. 11. — Cellules ganglionnaires du ganglion rétinien.

a-c, de la grenouille, *d*, du veau. Le prolongement externe est bifurqué ou (*d*) plusieurs fois ramifié ; le prolongement interne représente une longue fibre fine et variqueuse.

D'après W. Krause la couche externe des grains internes marquerait en dehors la limite des parties nerveuses de la rétine ; d'après son opinion, ce sont les cellules ganglionnaires unipolaires et terminales du nerf optique.

W. Müller considère le prolongement externe des cellules ganglionnaires du ganglion rétinien, en dépit de sa division, comme le prolongement du cylindre *axis* : il laisse le prolongement non divisé et interne se réunir dans le neurospongium avec les prolongements des cellules ganglionnaires du ganglion *optici* pour former un plexus. Contre l'interprétation du premier comme continuation de cylindre *axis* plaide justement la division qu'on peut si facilement constater.

D'après Emery, les cellules nerveuses des couches externes des grains enverraient même des prolongements au loin dans la couche des cellules visuelles (voy. plus loin) où ceux-ci se termineraient au voisinage de la lame limitante externe entre les noyaux des cellules visuelles comme corpuscules en massue que Landolt a décrits.

5. *Couche réticulaire externe ou sous-épithéliale* (couche granulaire externe, couche intergranulaire) (fig. 10, 6). — Cette couche se présente sur des coupes comme une faible couche d'une substance en apparence granulée. A un grossissement fort, elle aussi se reconnaît comme un fin réticulum, qui se distingue de la couche réticulaire interne, parce qu'il renferme des noyaux entourés de protoplasma cellulaire. Ces éléments cellulaires se reconnaissent surtout facilement sur des préparations de face prises dans cette couche. Ils se présentent alors comme éléments étoilés, dont les émanations, abondamment ramifiées, se réunissent entre elles, et forment ainsi le réticulum de la couche externe. Celui-ci représente, comme la *spongiosa* de la couche réticulaire interne, une couche de tissu à support, traversé par les émanations périphériques des fibres radiées, qui, sans communication, s'irradient dans la couche des cellules visuelles, et dans laquelle s'enfoncent les prolongements externes des cellules du ganglion *retinæ*, pour se recourber en sens tangentiel. Comme, d'un autre côté, les parties basilaires des cellules visuelles épithéliales se trouvent adossées au côté externe de cette couche réticulaire externe (fig. 12), l'occasion se présente ici pour la réunion des cellules visuelles avec les prolongements externes des cellules ganglionnaires du ganglion *retinæ*.

Une pareille réunion a été décrite par Merkel, Gunn et Kuhnt. D'après Merkel, une partie seulement de ces prolongements externes se diviserait ici, afin de faire communiquer ses fins filets partagés probablement avec autant de cellules visuelles en bâtonnets. D'autres cellules du ganglion *retinæ*, et particulièrement celles appartenant aux couches plus profondes, n'enverraient qu'un prolongement non divisé qui embrasserait alors, en s'étalant en cône dans la couche granuleuse externe, la base d'un cône d'une cellule visuelle en cône. Je n'avais moi-même primitivement décrit que des prolongements externes divisés, et Kuhnt se rattache récemment à cette manière de voir contre Merkel. Il laisse les fines émanations horizontales des prolongements divisés se réunir plus ou moins tôt avec les cellules visuelles en bâtonnets ou en cônes.

Chez les cyclostomes et les poissons se trouvent ordinairement, en dedans de cette couche décrite, encore deux couches de grosses cellules protoplasmatiques qui s'aplatissent en sens vertical à l'épaisseur de la rétine et qui se présentent ainsi comme un épithèle disséminé et peu complet ou comme un réseau constitué par les prolongements de ces cellules. W. Müller les a décrits comme « *cellules tangentielles du fulcrum* », et les signale comme une couche à part. Chez les autres vertébrés ces cellules manquent ou ne sont que très incomplètement développées. La couche réticulaire externe ne se compose donc ici que de cette couche cellulaire décrite, qui est identique à la couche des insertions nerveuses de W. Müller. Car W. Müller pense, particulièrement, sur la rétine du *Platydactylus*, s'être convaincu que les émanations périphériques des cellules du ganglion rétinien s'insèrent « du côté interne des cellules visuelles et cela généralement en un point un peu effilé, situé de côté, qui se présente en profil comme un élargissement conique et triangulaire ». La figure qui s'y rapporte, montre indubitablement pareille « insertion » non placée dans la couche réticulaire externe, mais à la limite des soi-disant grains externes et des bâtonnets, par conséquent dans la ligne de la limitante externe. Je ne puis déduire de cette figure rien autre chose que le passage de fines fibres dans la limitante externe; il s'agit donc probablement du passage d'émanations de fibres radiées.

L'interprétation de W. Krause est la plus singulière. D'après cet auteur, cette couche se compose de cellules plates qui s'adossent en partie les unes aux autres, formant ainsi une membrane fenêtrée, la *membrana fenestrata* dans laquelle se confondraient d'une part les prolongements des bâtonnets et des cônes, d'autre part les fibres radiées qu'il ne considère pas toutes comme des éléments nerveux. Les cellules tangentielles du *fulcrum* de W. Müller, que l'on rencontre chez les poissons, Krause les désigne comme *membrana perforata*. L'interprétation de Krause n'a pas été goûtée.

6. *Couche des cellules visuelles* (couche neuro-épithéliale, couche épithéliale) (fig. 10, 7-9; fig. 11). — L'épithèle sensoriel de la rétine repose sur le côté externe de la couche réticulaire externe. A l'instar de la muqueuse olfactive, les noyaux de cet épithèle sensoriel ne sont pas disséminés sur toutes les parties de la couche, mais ne se trouvent entassés que dans la moitié interne en formant ici ce qu'on a appelé la *couche des grains externes* (fig. 10, 7), qui, par une ligne précise, la *limitante externe* (fig. 10, 8 et fig. 12, 2), est séparée de la zone externe dépourvue de noyaux. Celle-ci (fig. 10, 9) renferme les extrémités périphériques des cellules visuelles de forme cylindrique ou transformées d'une manière particulière en forme de bouteille, et qu'on a désignées comme bâtonnets ou cônes. Au voisinage de la tache jaune la zone nucléolaire de l'épithèle sensoriel s'écarte aussi plus ou moins de la face externe de la couche réticulaire externe, permet donc de reconnaître la terminaison basale des cellules visuelles de cette zone sans noyaux (fig. 10, *d*) qui se présente sous forme d'une striation radiée, ou sur des coupes à faible grossissement comme fibrillaire. Il s'interpose donc encore une soi-disant *couche fibrillaire externe* (Henle) entre la couche des grains externes et la couche réticulaire externe, mais qui fait partie intégrante de l'épithèle visuel. Dans la *macula lutea* même, cette couche fibrillaire externe atteint son maximum de développement (voy. plus loin). Toutes ces subdivisions de la couche des cellules visuelles, produites par la répartition des noyaux et par la limitante externe, ont ceci de commun qu'elles ne renferment pas de vaisseaux. Les vaisseaux appartiennent, au contraire, plutôt exclusivement à la couche cérébrale et ne s'avancent que jusque vers la base des cellules visuelles. Une seule exception fort singulière se rencontre pour la rétine de l'anguille, chez laquelle les capillaires traversent la couche des grains externes et atteignent même la limitante externe (Kühne, Denissenko).

D'après la description que nous venons de donner, il faut distinguer à chaque cellule visuelle une partie située en dehors de la limitante externe libre de noyaux et une située en dedans munie d'un noyau (grain externe). Tandis que cette seconde partie ne présente dans les diverses cellules visuelles que des différences relativement peu importantes, la partie des cellules visuelles placée en dehors de la limitante externe se subdivise en deux éléments différents comme forme. La majeure partie sont des éléments cylindriques qu'on appelle *bâtonnets* (fig. 12, 3 et 4), les moins nombreux sont des corps en forme de bouteille, les soi-disant *cônes* (fig. 12, 7 et 8). Il faut donc distinguer entre *cellules visuelles en bâtonnets* et *cellules visuelles en cônes*. Les deux sont d'une même longueur en ce qui concerne la portion située entre la limitante externe et la couche sous-épithéliale; par contre, les bâtonnets situés en dehors de la limitante externe

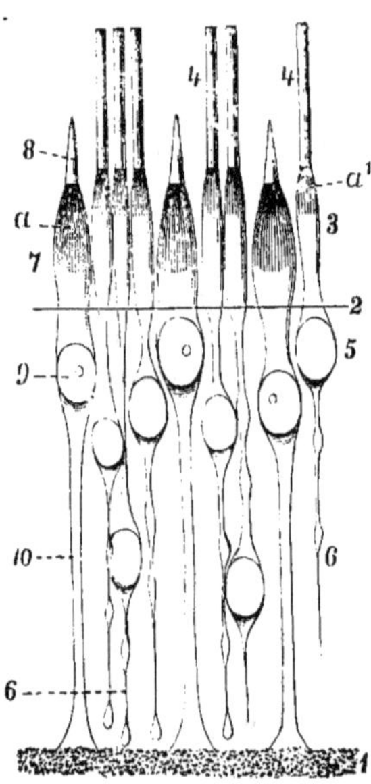

Fig. 12. — Couche réticulaire externe et couche des cellules visuelles de la rétine humaine. Figure schématique d'après M. Schultze. 800/1.

1. Couche réticulaire externe ou sous-épithéliale. — 2. Membrane limitante externe. — 3. Membres internes. — 4. Membres externes. a', ellipsoïde du bâtonnet à structure fibrillaire. — 5. Grain du bâtonnet (renflement nucléaire du bâtonnet de la cellule visuelle). — 6. Fibre du bâtonnet. — 3-6. Cellules visuelles en bâtonnets. — 7. Membre interne du cône. — 8. Membre externe du cône. — a', ellipsoïde de ce dernier. — 9. Grain du cône. — 10. Fibre du cône. — 7-10. Cellule visuelle en cône.

dépassent en longueur les cônes, tant avec leur membre externe qu'avec leur membre interne, et cela à un degré plus ou moins élevé suivant l'espèce animale (comparez fig. 10 et 12). Par suite de cet arrangement, il s'est produit un double écran d'éléments perceptibles de la lumière (W. Müller).

a. Les *cellules visuelles en bâtonnets* (cellules visuelles longues, cellules à lumière) se composent d'une portion dépourvue de noyau et située en dehors de la limitante, le *bâtonnet*, et une partie située dans la couche des grains externes, qui représente de fins filaments souvent variqueux, les *fibres des bâtonnets;* ceux-ci renferment, à diverses hauteurs, chacun un noyau placé dans un renflement de la fibre, le *grain du bâtonnet* (fig. 12, 5).

a'. Les *bâtonnets.* — Les bâtonnets de la rétine humaine sont des éléments cylindriques longs et effilés d'à peu près 64 μ de longueur et 2 μ d'épaisseur. Ils se composent de deux parties différentes au point de vue chimique et optique, parties séparées par une ligne transversale précise et qui occupent chacune à peu près la moitié du bâtonnet. La partie externe, le *membre externe* (fig. 12, 4), est un élément cylindrique, homogène, fortement luisant, à double réfraction, qui ne se teint pas par le carmin. La portion interne, au contraire, le *membre interne* (fig. 12, 3), est finement granulée, se teint en rouge pâle par le carmin, est à simple réfraction et présente une forme cylindrique moins régulière. La première correspond, au point de vue morphologique, à une formation cuticulaire; l'autre, à l'extrémité périphérique et protoplasmatique d'une cellule épithéliale cylindrique.

α. Le *membre externe* se différencie encore, à part les qualités mentionnées, par les suivantes. Tandis que sa base coupe en ligne droite, son extrémité périphérique est bombée en coupole ou, pour mieux dire, se dégrade en marche d'escalier (Kuhnt). A de très forts grossissements on reconnaît ici aussi une très fine striation longitudinale, qu'on doit rapporter à une surface finement cannelée. La striation n'est pas exactement parallèle à l'axe des bâtonnets, mais un peu inclinée. En se servant des grossissements les plus forts, on reconnaît aussi dans les membres externes une striation transversale extrêmement fine; car ces membres se composent (M. Schultze) d'un très grand nombre de *petites plaques* circulaires entassées les unes sur les autres, d'une épaisseur de 0,6 μ en moyenne. Dans du sérum dilué, la solution de chlorure de sodium, etc., le ciment qui réunit ces petites plaques se gonfle tout d'abord, les stries transversales deviennent alors plus marquées, et, à mesure que le ciment se dissout, il se forme une dissociation caractéristique des plaques des membres externes, produisant en même temps une incurvation simultanée du bâton d'évêque. Un très fort gonflement se produit aussi en y ajoutant du chlorure de potasse. Les membres externes possèdent en outre une très fine enveloppe amorphe composée de neurokératine (Kühne).

Cette substance en plaques contenue dans l'enveloppe que nous venons de décrire et qui constitue la substance principale des membres externes se colore chez la grenouille par l'acide hyperosmique à l'instar de la myéline (Schultze et Rudnew). Mais, tandis que la coloration de celle-ci est brun noirâtre, la substance des membres externes des bâtonnets est brun verdâtre ou noir verdâtre. Kühne différencie de la myéline des gaines médullaires des fibres nerveuses la matière de cette coloration noir verdâtre comme *myéloïde*. Dans les membres externes des bâtonnets des mammifères le myéloïde se rencontre en bien moindre quantité; il ne se produit pour cela chez eux qu'une coloration vert brunâtre en employant l'acide hyperosmique. Les plaques, aussi bien que le ciment, présentent à un égal degré cette coloration myéloïde (Kühne). En outre, les membres externes des bâtonnets sont le siège du *pourpre visuel* (rhodopsine) et même le siège exclusif; donc le pourpre visuel manque en tous les autres points, où l'on ne rencontre que des cônes; par conséquent, dans la fossette centrale. Le pourpre visuel teinte, ainsi que le démontre l'examen microscopique, tout le membre externe du bâtonnet uniformément rouge.

3. Le *membre interne* des bâtonnets (fig. 12, 3) paraît à l'état frais pâle et finement granulé. Chez l'homme (et chez les mammifères), il est de forme cylindrique avec un faible renflement, de façon qu'il paraît un peu plus large que le membre externe. Il est impossible de démontrer à sa surface une membrane; par contre, on aperçoit souvent une striation en long de cette surface provenant de la limitante externe, striation qui se rapporte à des prolongements très fins et fibrillaires de la membrane limitante externe qu'on a désignés comme *corbeilles fibrillaires* (M. Schultze, *aiguilles* (W. Krause), et qui embrassent les bâtonnets (fig. 7, *a*). Dans la partie externe des membres internes se rencontre un corpuscule qui occupe toute sa largeur et est aisément démontrable chez la plupart des vertébrés (par exemple chez la grenouille). Ce corpuscule a une surface plane dirigée en dehors vers la base du membre externe des bâtonnets, une surface convexe qui regarde en dedans, il se colore par l'acide osmique, l'iode, le carmin ammoniacal d'une façon plus intense que son alentour. On désigne ce corps lenticulaire comme *ellipsoïde du bâtonnet* (ellipsoïde optique, W. Krause; corps lenticulaire, M. Schultze. Chez les mammifères et l'homme il se trouve moins nettement démontrable; ici il présente une forme allongée et montre, traité avec l'acide hyperosmique à 1/4, à 1/2 pour 100, une structure légèrement fibrillaire (*appareil à fil* de M. Schultze, fig. 12, *a*).

Les dimensions des bâtonnets sont très variables, suivant les différentes espèces. Les poissons présentent les bâtonnets les plus longs (jusqu'à 140 μ); les plus épais se rencontrent chez les amphibies (de 6 μ chez la grenouille). Aussi la forme des membres externes et internes se trouve chez beaucoup différente de celle décrite pour l'homme. Ainsi chez les amphibies les membres externes s'amincissent légèrement en dehors, deviennent faiblement coniques, tandis que les membres internes paraissent filiformes chez les oiseaux et les poissons. Les batraciens (grenouille, crapaud) se caractérisent par la présence de deux genres différents de bâtonnets (Schwalbe). L'un ne présente que des membres internes courts et d'une largeur égale à celle du membre externe, chez l'autre le membre externe n'a que la moitié de longueur par rapport à celui du premier genre, tandis que le membre interne est long et finement effilé. Les membres externes longs du premier genre montrent la coloration rouge du pourpre visuel, tandis que ceux du second genre se trouvent colorés en vert (Boll, Kühne). Chez les salamandres il ne se rencontre qu'un seul genre de bâtonnets, les rouges.

La présence d'une fibre axile dans le membre interne des bâtonnets, ainsi que W. Krause l'admettait autrefois, doit être absolument niée. On a aussi souvent décrit comme provenant du membre externe pareille fibre comme *fibre de Ritter*. Une fibre axile nettement précisée n'existe pas non plus ici ; par contre on ne saurait nier que les parties axiles des membres externes sont constituées par une autre substance chimique et peuvent parfois faire l'impression d'un cordon axile, de manière qu'on peut être porté à croire que chaque bâtonnet possède, à part sa membrane de kératine, encore une couche corticale plus résistante et une substance axile plus molle (Hensen). En effet Kuhnt a réussi à différencier dans les membres externes des bâtonnets de la salamandre, traités avec des solutions de chloral à 33 pour 100, une substance granulée et axiale d'une substance striée et périphérique.

D'après Merkel, les *corbeilles à fibres* susdécrites ne sont autre chose que les plis de gaines amorphes qui entourent les membres internes des bâtonnets.

b'. Les *fibres des bâtonnets* et les *grains des bâtonnets*. — Les parties des cellules visuelles en bâtonnets placées en dedans de la limitante interne paraissent comme de fines fibres (*fibres des bâtonnets*, fig. 12, 6), qui ont la tendance à former des varicosités lorsqu'on les traite avec des solutions diluées d'acide chromique, d'acide hyperosmique, etc. Ces fibres des bâtonnets se dirigent en sens radié de la limitante externe vers la surface externe de la couche réticulaire externe et s'y implantent en formant un petit renflement conique. Pendant leur trajet de la limitante externe vers la couche cérébrale de la rétine, chaque fibre de bâtonnet contient un renfle-

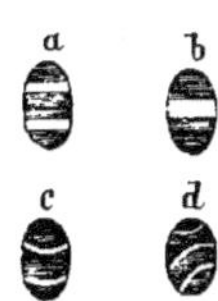

FIG. 13. — Noyaux des cellules visuelles en bâtonnets 1000/0 avec stries transversales. *a b*, du chat, *c*, du veau.

ment fusiforme avec noyau (*grain des bâtonnets*, fig. 12, 5), mais dont l'emplacement pour les différentes fibres peut être très varié. Ainsi le grain des bâtonnets peut être situé une fois tout près de la limitante externe, une autre fois coudoyer la couche des grains externes, ou occuper le milieu entre les deux. Le grain des bâtonnets est, lui, presque entièrement rempli par un noyau ellipsoïde (noyau de la cellule visuelle du bâtonnet) qui mesure 6 à 7 μ de largeur. Ce noyau se caractérise par une striation transversale (Henle). Chaque fois les pôles du noyau ont une substance foncée tingible; entre celle-ci se trouve soit un seul ruban transversal clair, soit un double ruban séparé par un anneau de substance foncée. Les lignes de démarcation entre la substance claire et foncée ne sont ordinairement pas lisses, mais inégales, bosselées ou même dentelées (Flemming); sur des préparations à l'acide osmique on réussit à différencier un à deux corpuscules minces, que Flemming interprète comme nucléoles.

b. Les *cellules visuelles en cônes* (cellules visuelles courtes). — Aussi celles-ci se subdivisent tout d'abord en une partie située en dehors de la limitante externe, les *cônes*, et une partie interne incorporée à la couche des grains externes, les *fibres des cônes* avec les *grains des cônes.*

a'. Comme les bâtonnets, les *cônes* montrent un *membre externe* à forte réfraction (bâtonnet du cône, fig. 12, 8), et un *membre interne* et pâle (corps du cône, fig. 12, 7), dont les qualités chimiques et physiques sont à peu près identiques aux parties homonymes des bâtonnets. Il n'y a que le pourpre visuel dont les membres externes des cônes soient privés. Par contre, la *forme* différencie aisément ces subdivisions des cônes de celle des bâtonnets; aussi les membres externes des cônes s'effilent en dehors en cônes et sont plus courts que ceux des bâtonnets. Par contre, les membres internes sont notablement plus épais que ceux des bâtonnets et renflés, ce qui leur donne la forme de bouteilles en envisageant le cône en entier. La longueur des cônes mesure 32 à 36 μ, dont deux tiers reviennent au membre interne; leur maximum de largeur est de 6 à 7 μ. Comme le membre externe est infiniment plus mince, il en résulte qu'en regardant la surface

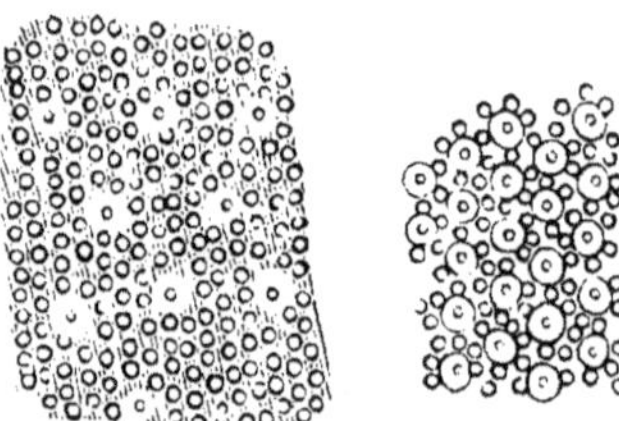

FIG. 14. — Aspect de la surface externe de la rétine de l'homme, après l'enlèvement de l'épithèle pigmentaire. D'après M. Schultze.

a, arrangement des bâtonnets (simples petits cercles) et des cônes (cercles à double contour) dans la majeure partie de la rétine. — *b*, arrangement dans le voisinage de la *macula lutea.*

étalée de la rétine du dehors (fig. 14), on aperçoit dans la mosaïque que forment bâtonnets et cônes, ces derniers à double contour, dont l'externe, le plus large, revient au membre interne, l'interne plus étroit au membre externe. Les bâtonnets ne se présentent que comme cercle unique. Ces vues de face rendent compte de la répartition comme étendue des bâtonnets et des cônes. Ces derniers se trouvent à des écarts réguliers, de façon que dans la majeure partie de la rétine l'écart d'un cône à l'autre est marqué par la présence de trois à quatre bâtonnets qui se succèdent (fig. 14, *a*). Au proche voisinage de la macule les cônes se rapprochent de façon à n'être séparés que par un seul bâton net, de manière que chaque cône est garni d'une couronne de bâtonnets (fig. 14, *b*). Le nombre complet des cônes que contient la rétine humaine est, d'après Salzer, à peu près de 3 360 000; il dépasse donc le nombre de fibres du nerf optique qu'il a trouvé de sept à huit fois.

α. Pour ce qui concerne le *membre externe* des cônes, il faut encore mentionner que lui aussi est entouré d'une membrane de kératine, que son contenu montre également la propriété de se subdiviser en petites plaques, comme celui des membres externes des bâtonnets.

β. Le *membre interne* (corps du cône) renferme dans la moitié qui s'adosse au membre externe un corps semblable à l'ellipsoïde des bâtonnets (*ellipsoïde du cône* (fig. 12, *a*), qui laisse reconnaître chez l'homme, sous les mêmes conditions que cela a lieu pour le bâtonnet, une structure fibrillaire (*appareil fibrillaire* de M. Schultze) et qui remplit à peu près les deux tiers du corps du cône.

Dans les membres internes des cônes des autres vertébrés se rencontre de même d'une manière très répandue un pareil corps lenticulaire, mais de bien moindre longueur. Seuls chez les reptiles ces corps font défaut ; ils contiennent un corps ovalaire (ovale de Merkel), situé plus en dedans du membre interne, se colorant par l'iode en couleur rouge vineux très belle, tandis que les ellipsoïdes ne prennent qu'une teinte jaunâtre ou jaune brunâtre (Schwalbe). On rencontre aussi dans les cônes des oiseaux ces ovales, surtout dans les parties constituantes d'un double cône (voy. plus loin).

D'un intérêt plus marqué est la présence dans les membres internes des cônes de *globules colorés* ou incolores. Ils se trouvent constamment placés à la limite du membre interne. On a observé pareils globules chez les poissons et les ganoïdes, en outre chez les amphibies, les reptiles et les oiseaux, et enfin parmi les mammifères chez les didelphes (C. K. Hoffmann). Ces globules sont particulièrement bien développés chez les diverses classes de reptiles et d'oiseaux. Ici se rencontrent entre des globules incolores des globules d'un rouge-rubis, des orange, des jaunes, jaune verdâtre, des verts, même d'après certaines indications (p. ex. Krause) des globules colorés en bleu clair. Ils possèdent toujours une substance propre graisseuse, qui se teint en noir par l'acide hyperosmique et qui existe exclusivement dans les globules incolores. Les couleurs des globules colorés se laissent ramener à trois diverses teintes supportant le jour (chromophanes, W. Kühne) qui sont le chlorophane jaune verdâtre, le xantophane orange et le rhodophane rouge (Kühne). L'iode colore ces globules de diverses couleurs tous en bleu. Les cônes à globules colorés peuvent à part ceux-ci renfermer encore un pigment différent contenu dans le membre interne du cône, ainsi qu'on l'a observé chez les oiseaux et les reptiles.

Des formes toutes particulières qu'on rencontre chez les vertébrés à l'exception des mammifères sont des *doubles cônes* ou *cônes jumeaux*. Ce sont deux cônes unis par les parties basales de leur membre interne. Ordinairement (reptiles, oiseaux) un seul des cônes (cône principal) montre la même structure que celle des cônes simples ; l'autre est le plus petit et dépourvu de son globule graisseux ou de son ellipsoïde tel qu'il lui reviendrait d'après l'espèce à laquelle l'animal appartient (cône auxiliaire ou latéral). Chez les poissons, les deux cônes du double cône sont identiques. On a supposé (Dobrowolsky) que les cônes jumeaux se rapportaient donc à la régénération de cônes.

La grandeur et la conformation des cônes est bien différente chez les divers animaux. Chez les grenouilles, ils sont remarquablement petits : par contre chez les poissons ils sont très grands, graciles et par conséquent semblables aux bâtonnets des reptiles et des oiseaux. Dans la rétine de ces deux classes d'animaux, le nombre des cônes est sensiblement prédominant relativement à celui des bâtonnets ; chez beaucoup de reptiles (lézards, serpents, tortues) ils paraissent même être les uniques cellules visuelles. D'un autre côté, M. Schultze a soutenu que certains animaux nocturnes, parmi les mammifères la chauve-souris, le hérisson, la taupe, la souris, ne possèdent que de rares cônes. Cet auteur a utilisé cette découverte, ainsi que la présence de globules colorés dans les cônes, pour démontrer que les cônes sont en rapport surtout avec la perception des couleurs. Krause nie par contre l'absence de cônes chez ces animaux. D'après ses recherches il paraîtrait indubitable que la chauve-souris, la souris, le cobaye, le lapin, possèdent des cônes. De même Kühne et Krause ont trouvé, contrairement aux recherches de M. Schultze, des cônes chez l'anguille. Il se rencontrerait aussi, d'après Kühne, du pourpre visuel chez les divers animaux qui aiment l'obscurité (p. ex. les rats, les hiboux, etc.), tandis qu'il fait défaut dans les membres externes des bâtonnets des rétines d'autres animaux nocturnes (*Caprimulgus europæus*, *Vespertilio serotinus*).

b. Les *fibres des cônes* et les *grains des cônes*. — Les parties des cellules visuelles en cône situées en deçà de la membrane limitante se différencient chez l'homme et les mammifères (aussi chez les poissons) d'une manière

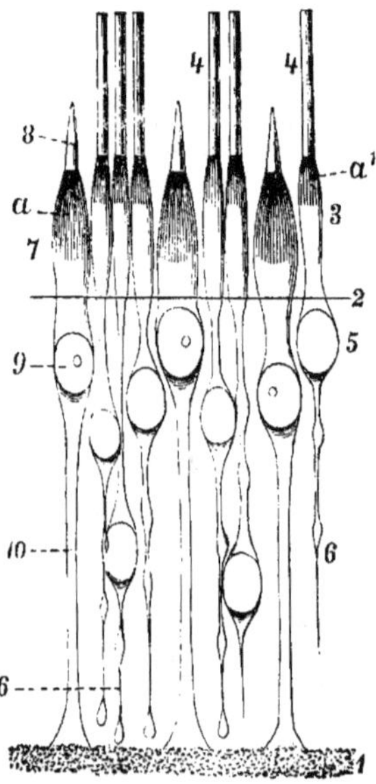

Fig. 15. Couche réticulaire externe et couche des cellules visuelles de la rétine humaine. Schématique d'après M. Schultze.

1. Couche réticulaire externe ou sous-épithéliale. — 2. Membrane limitante externe. — 3. Membres internes. — 4. Membres externes des bâtonnets. — *a'*, ellipsoïde des bâtonnets avec structure fibrillaire. — 5. Grain du bâtonnet (renflement nucléaire de la cellule visuelle en bâtonnet). — 6. Fibrille du bâtonnet. — 3-6. Cellule visuelle en bâtonnet. — 7. Membre interne du cône. — 8. Membre externe du cône. *a*, son ellipsoïde. — 9. Grain du cône (renflement nucléaire de la cellule visuelle en cône). — 10. Fibres du cône. — 7-10. Cellules visuelles en cône.

caractéristique des parties correspondantes des cellules visuelles en bâtonnets. Les renflements nucléaires (*grains des cônes*, fig. 15, 9) se trouvent, à l'exception de la tache jaune, juxtaposés à la limitante externe, de façon que le corps du cône et le grain se trouvent réunis par un large pont. Dans le grain du cône, l'on peut constater la présence d'un noyau ellipsoïde (noyau des cellules visuelles en cône), qui est un peu plus grand que celui du grain du bâtonnet, et est privé de la striation, mais possède en échange de cela un nucléole. De chaque grain du cône part une *fibre du cône* relativement large, 1,1 à 1,3 μ (fig. 15, 10), se dirigeant en sens radié en dedans et s'implantant au côté externe de la couche réticulaire externe par un renflement conique. Des bords de ces cônes basilaires naissent de fines fibrilles qui se répandent dans le plan de la couche réticulaire externe, et se trouvent ici très probablement réunies avec de fines fibrilles nerveuses. Les fibres des cônes se rencontrent quelquefois finement striées suivant leur longueur; mais cette striation ne doit pas être rapportée à une structure en fibrilles.

Les grains des cônes et des bâtonnets, ainsi que les fibres des cônes et des bâtonnets, sont les parties constituantes essentielles de l'épithèle visuel placé en dedans de la limitante externe, que l'on avait réunis autrefois sous le nom de *couche des grains externes*. Cette couche mesure, chez l'homme, 50-60 μ d'épaisseur, et renferme les parties nucléaires des cellules visuelles entassées en nombreuses couches placées les unes sur les autres, de façon que les noyaux des cônes occupent la couche la plus externe. A part ces parties épithéliales, on rencontre encore dans la couche nucléaire externe le rayonnement des fibres à support de Müller susdécrit.

La *limitante externe* (*membrana reticularis retinæ*, fig. 15, 2), avec laquelle les fibres de support se trouvent réunies, se compose d'une substance très voisine de la kératine (Kuhnt); sur des coupes, elle se présente comme une ligne auxiliaire nettement tracée. Sur des vues de face, on aperçoit qu'elle forme un grillage très gracile avec des ouvertures plus larges pour les cellules visuelles en cônes et de plus étroites pour celles en bâtonnets. Du côté externe de la limitante externe émergent les fines fibres déjà décrites qui forment autour des membres internes des bâtonnets et des cônes les soi-disant corbeilles en fibres (fig. 6, *a*).

A part ces éléments de formation de la couche des grains externes, Landolt décrit encore (*Beitrag zu Anat. der Retina*, Zurich, 1870) dans la rétine du triton et de la salamandre des éléments en massue particuliers, qui s'élèvent avec une tige de la couche des grains externes et passent immédiatement au-dessous de la limitante externe en un renflement nucléaire. Ces corps allongés et terminés par un renflement se trouvent entre les cellules visuelles. Ces éléments semblent être de nature nerveuse et contribuer, par leur extrémité inférieure, à la formation du plexus basal (fig. 16). J'ai autrefois émis le soupçon qu'il puisse s'agir de fibres de cônes et de bâtonnets rompus et détachés. Émery et Kuhnt les considèrent au contraire comme des éléments réels et les trouvent en réunion avec les cellules ganglionnaires du ganglion rétinien. Kuhnt, qui les admet aussi, les considère en partie comme des bourgeons de cellules du ganglion rétinien, ou, en partie, comme naissant des grains externes, et les regarde alors comme le point de départ de la régénération des bâtonnets et des cônes. Ranvier a donné à ces éléments le nom de *massues de Landolt*. Elles peuvent être isolées et se continuer avec le prolongement d'une cellule bipolaire (fig. 17). Landolt nous communique qu'il a trouvé depuis des éléments analogues dans la rétine de quelques mammifères.

Les grains des cônes ne se différencient pas, dans les reptiles et les oiseaux, des grains des bâtonnets. La couche externe des grains n'est ici, comme chez les amphibies, généralement composée que de deux couches de grains (rarement de trois à quatre. D'après W. Krause, les vaisseaux que Kuhnt et Denissenko ont trouvés dans la couche externe des grains de l'anguille n'occuperaient pas celle-ci, mais la couche granulaire interne. Denissenko s'oppose pourtant, par des considérations sérieuses, à cette interprétation des couches.

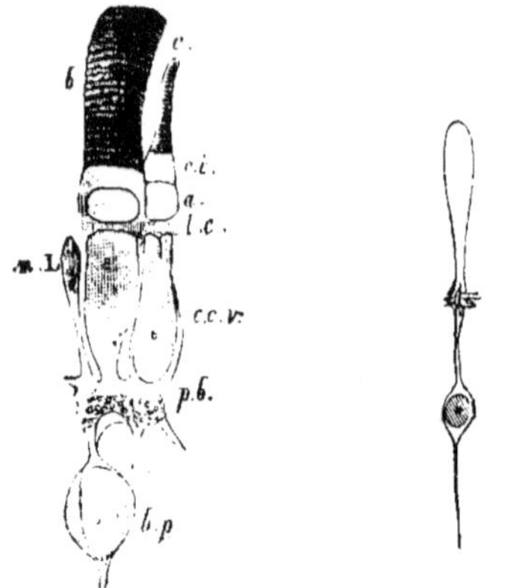

Fig. 16. — b, bâtonnet. — c, cône. — l, e, limitante externe. — m, L, massue de Landolt. — p, b, plexus basal. — b, p, cellules bipolaires. D'après une préparation de Landolt (Ranvier, *Anat. de la rétine*, in *Arch. d'opht.*, II, p. 106).

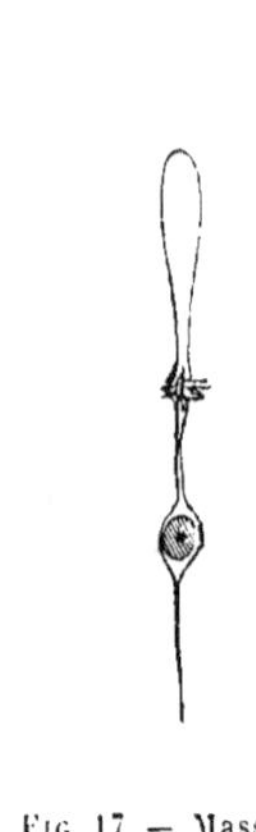

Fig. 17. — Massue de Landolt isolée et se continuant avec le prolongement d'une cellule bipolaire à travers le plexus basal (Ranvier, *loc. cit.*, p. 110).

7. ***Épithèle de la rétine, épithèle pigmenté.*** — L'épithèle de la rétine (épithèle pigmenté) provient du feuillet externe de la vésicule oculaire secondaire. Au début séparé du feuillet interne, destiné à s'épaissir pour former la rétine proprement dite, par un système de fentes homologues au système ventriculaire du cerveau, il s'adosse plus tard intimement à la surface externe des cellules visuelles, et envoie même entre elles de nombreux fins filaments de protoplasma, qui se trouvent garnis suivant les conditions externes (à exposer plus loin) à un degré différent de grains de pigment.

Vues de face (fig. 18, *a*), les cellules de l'épithèle pigmenté, rangées en

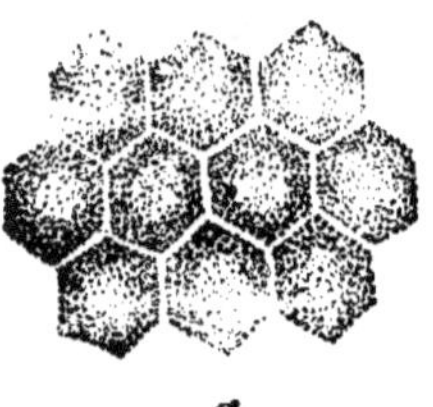

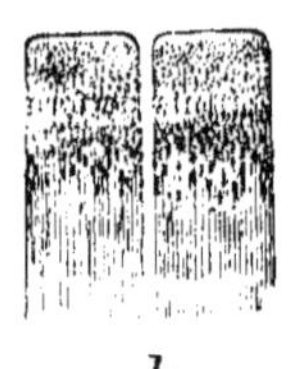

Fig. 18. — Cellules de l'épithèle pigmentaire de la rétine de l'homme. D'après M. Schultze.

a, vue de face. — *b*, vue de côté. Dans le dernier dessin on reconnait les longs prolongements en cils avec la coiffe ou le chapeau dépourvu de pigment. Le noyau ne s'y trouve pas représenté.

une seule couche, paraissent polygonales et, à l'exception du noyau, imprégnées de pigment, séparées des cellules avoisinantes par une limite claire correspondant probablement à du ciment. La plupart des cellules sont hexagonales; mais, à côté de celles-ci, se trouvent aussi des cellules à quatre, cinq et sept côtés, même quelques-unes à huit et neuf côtés. Les cellules du pigment épithélial ne sont pas d'une égale largeur sur tous les points. Leur diamètre flotte entre 12-18 μ. Une zone de 1 millimètre à $1^{mm},5$ de largeur est occupée près de l'*ora serrata* par de grandes cellules pigmentaires (zone de cellules gigantesques Kuhnt); mentionnée par Morano chez la grenouille. Dans les autres endroits, de grandes cellules se trouvent entremêlées à des petites, de manière que chaque grande cellule est contournée de six ou de plusieurs cellules à quatre ou six côtés, formant couronne. Les parties avoisinantes de l'*ora serrata* se montrent, en outre, plus fortement pigmentées que les parties centrales de la rétine. Tandis que des vues de face font supposer que tout le contenu de la cellule est, à l'exception du noyau, farci de molécules pigmentaires, les coupes et les vues de côté (fig. 18, *b*) de la couche épithéliale démontrent que chaque cellule présente, en allant du dehors en dedans, des zones diversement organisées qui se succèdent. La zone externe, qui avoisine la choroïde (*coiffe* de la cellule épithéliale) se rencontre absolument dépourvue de pigment et composée de protoplasma qui renferme, vers la limite avec la seconde zone située plus en dedans, un noyau ellipsoïde incolore, plus rarement deux noyaux semblables. La surface externe, de même que les côtés qui avoisinent les cellules contiguës, sont garnis d'une enveloppe cuticulaire en nappe, et composée de kératine (*chapeau*, Kuhnt, Angelucci). La fusion des bords de ces chapeaux entre deux cellules qui se coudoient produit la traînée de ciment que j'ai mentionnée plus haut comme séparant les cellules.

On rencontre fréquemment, dans le protoplasma de la coiffe des cellules, des dépôts de deux sortes. Ceux qui sont les plus répandus sont des globules graisseux, incolores (lapin) ou jaune-orange, pâlissant à la lumière, la lipochrine (grenouille, oiseaux). Moins fréquemment se trouvent imbriqués, dans les parties externes, des corpuscules globuleux, anguleux ou en boudin d'un reflet de cire, les *grains amyloïdes*, Kühne (grains aleunorioïdes de Angelucci). Ces grains se composent de la même substance que le myéloïde des bâtonnets (voy. plus haut, p. 29), et n'ont été rencontrés jusqu'alors que chez la grenouille, le hibou et le busard. Chez l'homme, on n'a trouvé ni les globules graisseux, ni les grains amyloïdes.

A la coiffe incolore de la cellule épithéliale s'adosse, en dedans, une partie fortement pigmentée (*base* de la cellule épithéliale) qui envoie de nombreuses fibrilles très fines semblables à des cils (des prolongements) entre les bâtonnets et les cônes, jusqu'au voisinage de la membrane limitante externe. Les extrémités externes des membres externes des bâtonnets proéminent en partie encore dans la substance pigmentaire de la base des cellules épithéliales. La substance propre de cette base et des prolongements en cils est aussi ici du protoplasma, mais dans lequel se trouvent imbriqués de nombreux grains de pigment Ces grains de pigment sont allongés en bâtonnets ou en piques de 1 à 5 μ de longueur; chez les vertébrés inférieurs, on reconnaît distinctement qu'ils correspondent à des cristaux allongés et prismatiques (Frisch). Avec leur axe longitudinal, ils se trouvent tous placés perpendiculairement au plan de la rétine, et cela aussi bien dans la base des cellules épithéliales que dans les prolongements en forme de cils. Leur pigment est de la fuscine, d'une couleur brune insoluble dans l'eau, l'alcool, l'éther; il pâlit lentement à la lumière en présence de l'oxygène (Kühne, Mays).

La *distribution* des grains de fuscine dans la base et les prolongements des cellules épithéliales peut différer beaucoup suivant certaines conditions. Aussi l'influence que l'éclairage exerce est remarquable. Des animaux qu'on a tenus dans l'obscurité (ces essais ont été particulièrement faits par Kühne avec des grenouilles) montrent les prolongements en cils libres de pigment, tandis que sous l'influence de l'éclairage des grains de pigment migrent en grande quantité le long de ces cils en dedans, pour s'accumuler sous forme d'une seconde zone placée près de la limite entre les membres internes et externes des cellules visuelles. Cette immigration des grains de pigment nè saurait être déterminée par un allongement et une rétraction respective du protoplasma des prolongements en cils, car chez les poissons (*Abramis brama*), qui montrent à côté du pigment une accumulation abondante de guanine, celui-ci conserve sa position inaltérée, que les animaux aient été tenus dans l'obscurité ou aient été exposés à la lumière, tandis que les grains de pigment migrent chez eux aussi sous l'influence à la lumière jusqu'à la limite susmentionnée, et retournent à leur place dans l'obscurité (Kühne et Sewall). Cette migration ne peut donc s'expliquer que par un phénomène qui a lieu à l'intérieur même du cil de protoplasma, constamment allongé, par un mouvement semblable au courant des granules aux pseudopodies des rhizopodes.

Avec cette migration du pigment concorde intimement un phénomène macroscopique. Sur la rétine exposée à la lumière du jour, l'épithèle tient à cette membrane, de façon qu'en la préparant on les enlève tous deux ensemble de l'œil. Au contraire, sur des animaux qu'on a tenus dans l'obscurité, l'épithèle rétinien reste attaché à la choroïde, et la rétine s'échappe seule de l'œil. Dans le premier cas, le gonflement des prolongements en cils par l'accumulation du pigment qui s'y opère est cause de son attachement aux bâtonnets, tandis que, dans le second cas, le retour du pigment explique ce manque de cohésion, ne remplissant probablement plus en entier les espaces situés entre l'épithèle et les bâtonnets. Cela nous conduit à admettre une substance intermédiaire entre l'épithèle et les bâtonnets, mais qu'on ne saurait, d'après les phénomènes sus-décrits, considérer comme douée d'une consistance visqueuse et élastique, ainsi que Henle et H. Müller l'admettent. Au contraire, nous devons la considérer comme liquide. Avec cette manière de voir concordent aussi bien quelques résultats curieux que donnent les injections. En injectant une substance sous la gaine piale du nerf optique, on obtient souvent, à part l'injection des voies lymphatiques du nerf et de la rétine, le passage de cette injection à partir du nerf entre la rétine et son épithèle pigmenté (Schwalbe).

Chez les albinos, l'épithèle de la rétine est complètement dépourvu de pigment. Aussi beaucoup de cellules de cette couche, qui se trouvent situées devant le *tapetum lucidum* (chez les carnassiers et les animaux à sabots), manquent de pigment et ne renferment que de rares grains de fuscine.

Angelucci rencontre chez le pigeon une position inclinée des cellules du pigment dans la région située au-devant de l'équateur.

B. Macula lutea et fovea centralis.

Il a déjà été question plus haut de la grandeur et de la conformation de la *macula* et de la *fovea centralis*. Aussi de la coloration jaune il a été fait mention; il ne reste qu'à ajouter que celle-ci est due à la présence d'un

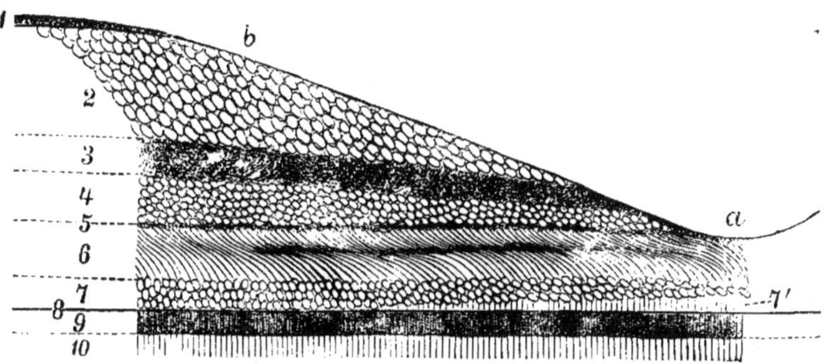

Fig. 19. — Coupe à travers la *macula lutea* et la *fovea centralis* de l'homme. Dessiné d'après une préparation de Kuhnt. Moitié schématique.

a, *fundus fovea*. — *b*, descente de la *macula* vers la *fovea*. — 1. Couche nerveuse. — 2. Couche ganglionnaire. — 3. Couche réticulaire interne. — 4. Couche des grains. — 5. Couche réticulaire externe. — 6. Couche des fibres externes de Henle se composant des fibres recourbées des cônes. — 7. Couche des cônes (couche des grains externes). — 7'. Zone libre de grains entre les grains des cônes et la membrane limitante externe. — 8. Membres internes des cellules visuelles à cônes. — 9. Leurs membres externes.

pigment jaune dont toutes les couches de la rétine situées au-devant des cellules visuelles sont imbibées d'une manière uniforme, mais dont ces cellules mêmes sont dépourvues. Par conséquent, au fond de la *fovea centralis* le pigment jaune fait défaut simultanément avec la couche cérébrale. Dans l'étendue de 0^{mm},5 de diamètre à peu près, le fond de la *fovea* manque aussi complètement de vaisseaux, tandis qu'on les rencontre dans la *macula* (Leber, Becker). Il est impossible de donner à la *macula lutea* une limite précise, attendu que la couleur jaune se dégrade vers la périphérie, de même que l'épaississement de toute la rétine dans la région de la *macula* diminue, épaississement qui se rapporte principalement à une augmentation notable des cellules nerveuses du ganglion *optici*.

Vers le fond de la *fovea centralis* ce bourrelet épaissi descend sous un angle de 35 à 40 degrés à peu près par le fait que tout d'abord la couche des fibres nerveuses (fig. 19, 1) cesse, ensuite la couche des cellules ganglionnaires et réticulaires internes (fig. 19, 2 et 3), et enfin la couche des grains (internes) avec la couche réticulaire externe (fig. 19, 4 et 5). Au fond de la *fovea* (fig. 19, *a*), la rétine ne se compose donc que d'éléments épithéliaux, que de cellules visuelles qui ne sont représentées ici, comme dans toute l'étendue de la *macula lutea*, exclusivement que par des cellules visuelles en cônes. Il ne se rencontre qu'une couche minime de substance finement réticulée d'une épaisseur de 1 μ située sur la surface interne de la couche des cônes; probablement celle-ci correspond à un dernier reste de toute la substance réticulaire de support de la couche cérébrale. Ce fond purement épithélial du fond de la *fovea* (*fundus foveæ* de Kuhnt) est de forme ovale, et mesure, en sens horizontal $0^{mm},2$, en sens vertical $0^{mm},15$ seulement; il est plan, à l'exception d'une fossette minuscule qui embrasse cinq à six largeurs de cônes (*foveola fundi* Kuhnt). Dans cette *foveola*, les grains des cônes se rencontrent en couche simple; l'épaisseur de la rétine ne dépasse pas ici 80 μ.

La transformation que subissent les diverses couches dans la région de la macule et de la *fovea* sont les suivantes: les *fibres nerveuses*, dont le parcours vers la macule a déjà été décrit plus haut, cessent les premières de former une couche. La dernière trace d'une couche de fibres se trouve à peu près à $0^{mm},4$ du centre de la *fovea;* les *cellules ganglionnaires* du ganglion *optici*, qui avaient déjà subi au proche voisinage de la macule et de la *fovea* une augmentation au point de former 2 à 3 couches, s'accroissent en nombre, de façon à s'entasser en 7 jusqu'à 9 couches, et finissent par composer un ensemble de 60 à 80 μ d'épaisseur (fig. 19, 2). Ces cellules subissent en même temps un changement dans leur forme, de manière à s'allonger et à devenir bipolaires, ayant leur axe longitudinal obliquement incliné vers le centre de la *fovea*. Le pôle de la cellule ganglionnaire, dirigé vers la couche des fibres nerveuses, se transforme en un prolongement en cylindre axis qui devient fibre du nerf optique, l'opposé plus rapproché du centre de la *fovea* subit une division qui forme des prolongements ramifiés. Vers la *fovea* même (à 135 degrés de distance du centre de la *fovea*) la couche des cellules ganglionnaires s'amincit progressivement pour cesser non loin du *fundus*.

Les *couches réticulaires internes et externes* ne présentent dans la région de la macule qu'une faible augmentation d'épaisseur. Au fond de la *fovea* elles se perdent dans ce vestige de substance réticulaire en couche mentionné en haut (fig. 19, 3 et 5).

La *couche des grains* (couche des grains internes, fig. 19, 4) s'avance un peu plus vers le centre de la *fovea* que la couche des cellules ganglionnaires, mais ne fait pas moins défaut au fond de la *fovea* (Kuhnt). Dans la région de la macule même elle montre une augmentation quoique faible de son épaisseur, ses cellules se trouvent entassées en 9 ou 10 séries superposées; en outre elles sont plus grandes que dans le restant de la rétine et plus semblables à celles du ganglion *optici*.

Le changement le plus frappant et le plus important que présentent la macule et la *fovea* par rapport au restant de la rétine est la présence exclusive de *cellules visuelles en cône* (fig. 19, 6 à 9). Il a déjà été question plus haut de la diminution sensible des bâtonnets vers le bord de la macule. Dans celle-ci même on ne rencontre plus que des cônes qui possèdent tout d'abord encore des membres internes de 4 à 5 μ de largeur, mais qui se transforment bientôt en des éléments graciles de 60 à 75 μ de longueur dont les membres internes ne possèdent plus que 2 à 2,5 μ de diamètre et constituent ainsi une mosaïque particulièrement délicate. Le diamètre des membres externes ne mesure que 1 μ. Au moyen du diamètre des membres internes, Kuhnt a calculé le nombre des cônes qui occupent le *fundus foveæ* comme étant de 7000 (d'après Becker, de 13000 dans la partie non vasculaire). Ainsi que M. Schultze l'a trouvé et correspondant à un postulatum physiologique établi par Hensen, les cônes se trouvent dans la majeure partie de la macule non placés en ligne droite les uns à côté des autres, mais en lignes courbes qui forment deux systèmes s'entre-croisant à angle droit, à l'instar du guilloché que portent beaucoup de nos montres de poche.

Une *membrane limitante externe* nettement tracée sépare les cônes de leurs grains. Celle-ci ne présente pas une incurvation à convexité interne, comme M. Schultze l'a décrite et représentée pour la région de la *fovea*, mais elle est tout à fait rectiligne comme dans le restant de la rétine. La membrane limitante externe simule aisément pareille incurvation à cause de l'arrangement particulier des noyaux des cellules visuelles en cônes dans l'étendue de la *fovea*, car ils ne se trouvent pas (fig. 19, 7') juxtaposés au côté interne de la membrane limitante externe, mais à une distance de 12 μ en dedans de cette membrane, ce qui fait que dans les parties centrales de la *fovea* il se produit une zone dépourvue de noyaux qui va en s'amincissant vers la périphérie et disparaît finalement lorsque les noyaux viennent rejoindre la limitante. La ligne de démarcation externe des grains des cônes converge donc en sens périphérique vers la membrane limitante externe, et c'est parce qu'on a constamment parlé d'un contact intime des grains externes avec la limitante externe, qu'on a confondu cette ligne de démarcation avec la limitante même. Pour ce qui concerne les grains des cônes (fig. 19, 7), ils ne peuvent trouver place pour se mettre en contact avec leur ligne de démarcation, avec la limitante externe, et cela à cause de la plus grande finesse des cônes et de leur plus grand entassement; ils sont donc forcés de se superposer en 3 ou 4 couches.

Les longues fibres des cônes montrent encore un parcours tout particulier, parcours d'autant plus marqué que la fibre du cône émerge d'un point plus rapproché du centre. Comme, en l'absence d'éléments nerveux dans la *fovea* proprement dite, elles ne peuvent les atteindre que périphériquement, les fibres qui partent du centre de la *fovea* doivent tout d'abord se diriger en dehors et en général en sens radié au centre de la *fovea ;* en outre leur longueur doit être d'autant plus considérable qu'elles partent plus près du centre ; vers la périphérie de la macule par contre, les fibres se raccourcissent progressivement et se relèvent. Elles forment donc dans toute la région de la macule une importante *couche fibrillaire externe* (Henle) (fig. 19, 6), dont l'épaisseur atteint jusqu'à 170 μ. Chaque fibre de cône se recourbe dans la macule à partir de son noyau, prenant tout d'abord une direction oblique en sens presque horizontal ; de cette direction elle se continue en arc après un parcours en sens opposé plus ou moins long du centre de la *fovea* pour se terminer en renflement conique (M. Schultze), qui s'adosse à la couche réticulaire externe. Dans le *fundus foveæ* même, les grains des cônes sont déjà placés obliquement ; il en serait de même, d'après Kuhnt, pour les membres internes des cônes.

L'épithèle de la rétine se trouve plus pigmenté dans l'étendue de la macule, il est plus mince, mais plus élevé que dans d'autres points de la rétine et muni de prolongements plus larges.

On ne rencontre encore une tache jaune avec fossette centrale que chez les singes. Une *area centralis* non pigmentée (H. Müller) est pourtant très probablement propre à tous les mammifères. J'ai pu me convaincre de sa présence comme *fovea* non pigmentée chez le mouton. Ganser a trouvé chez le chat un épaississement riche en cellules ganglionnaires, situé du côté temporal de la papille, probablement le bord d'une petite fossette. H, Müller a déjà réussi à trouver chez les oiseaux une *fovea* placée dans le centre du segment postérieur de l'œil, ou du côté temporal. Chez certains oiseaux, H. Müller a même rencontré deux fossettes, dont l'une proche de l'*ora serrata* et qui sert probablement pour la vision binoculaire. Aussi chez les reptiles H. Müller et Hulke ont trouvé une fossette ; d'après W. Krause la grenouille en possède une au fond de l'œil. Quant aux poissons, il n'en est pas fait mention.

La couleur jaune de la macule humaine ne se forme qu'après la naissance et ne peut être aperçue chez les nouveau-nés. Il n'est connu rien de précis sur le développement de la fossette centrale. Ce n'est donc qu'une supposition qu'on devrait l'envisager comme un dernier reste de la fente fœtale rétinienne (Manz, Hannover). A son appui on a cité le parcours des fibres nerveuses ainsi que l'absence des vaisseaux. Contre cette opinion paraît plaider l'emplacement de la fossette humaine ; ce n'est qu'en admettant un déplacement considérable qu'on la pourrait rapporter à la fente rétinienne. Cette difficulté se trouve en partie éliminée par les recherches susmentionnées de Vossius sur l'emplacement de l'entrée des vaisseaux centraux du nerf optique, et la rotation du globe oculaire pendant son développement, qui s'opère dans le sens de l'interprétation de la macule comme vestige de la fente oculaire.

C. Ora serrata.

Près de l'*ora serrata* la *pars optica* de la rétine se continue, perdant plus ou moins brusquement de son épaisseur, en la *pars ciliaris retinæ* qui n'a plus que 40 à 60 μ d'épaisseur. A partir du fond de l'œil jusque vers l'*ora serrata*, la réduction d'épaisseur de la rétine s'opère insensiblement. Ainsi dans une zone de 18 millimètres de largeur, la rétine se réduit lentement de 0mm,428 à 0mm,140 d'épaisseur ; au contraire, près de l'*ora serrata* cette réduction d'épaisseur et les changements dans sa fine structure s'opèrent rapidement dans une zone qui ne dépasse pas 1 millimètre de largeur.

Il a déjà été question plus haut que les couches des fibres nerveuses et des cellules ganglionnaires ont déjà disparu comme couches définissables avant d'arriver à l'*ora serrata*. L'amincissement brusque près de l'*ora serrata* est surtout dû à l'arrêt des deux couches réticulaires. Tout d'abord la couche réticulaire externe cesse, les soi-disant couches des grains externes et internes se confondant, alors disparaît la couche réticulaire interne. Déjà avant cela la couche des cellules visuelles se montre défectueuse ou a même complètement disparu. Pourtant les cônes isolément distribués persistent davantage que les bâtonnets, mais paraissent dépourvus de leurs membres externes. La couche qui s'étend le plus loin vers la *pars ciliaris* est la couche des grains (internes), qui se continue tout doucement dans la couche des cellules cylindriques interne de la *pars ciliaris*. A part la diminution décrite des éléments nerveux et épithéliaux, ce qui caractérise encore l'*ora serrata*, c'est l'augmentation notable des fibres de support de Müller comme épaisseur et comme nombre.

La région de l'*ora serrata* est très ordinairement le siège de nombreuses altérations séniles qui paraissent être engendrées par des changements de structure de la choroïde, particulièrement par l'oblitération de leur couche capillaire. Kuhnt différencie quatre formes diverses de changements séniles de la périphérie rétinienne : 1° une atrophie simple des éléments nerveux avec conservation complète des cellules visuelles ; 2° une confluence des couches externes et internes des grains avec apparition de gros noyaux ovales et d'un tissu à grosses fibrilles avec disparition complète des cônes et des bâtonnets ; 3° une hypertrophie des fibres de Müller et par suite une atrophie des éléments nerveux avec disparition des cellules visuelles ; 4° le développement d'un tissu fibrillaire et enfeutré riche en noyaux avec disparition des éléments nerveux.

Une conséquence naturelle de ces changements séniles est l'apparition de lacunes dans les parties périphériques de la rétine (Blessig) ; celles-ci se rencontrent le plus fréquemment dans la couche des grains externes en les réduisant à des éléments semblables à des fibres de cônes (fibres en arcades de Merkel). Il n'est pas rare de rencontrer pareilles lacunes aussi dans la couche des grains internes, lacunes qui peuvent confluer aussi avec les lacunes situées plus en dehors. D'après Kuhnt, on les rencontre même dans la couche réticulaire interne et davantage vers les parties centrales, même dans la couche des fibres nerveuses et la couche ganglionnaire. La localisation des kystes dépend essentiellement de l'état des changements séniles que présente la rétine. Jamais ils ne se développent dans un tissu rétinien normal (Kuhnt). Schultze et Iwanoff ont décrit ces altérations comme œdème de la rétine.

D. Terminaisons des couches rétiniennes près de l'entrée du nerf optique.

Nous avons déjà fait ressortir plus haut qu'habituellement la rétine se trouve du côté maculaire du nerf optique, comme coupée et cela uniformément pour toutes ses couches, tandis qu'elle s'effile du côté médial de manière que les couches externes avancent le plus vers le nerf. Un pareil effilement peut aussi avoir lieu tout autour de la circonférence du nerf (Kuhnt). Dans cette partie effilée la couche des grains externes montre un arrangement en fibres obliques nettement prononcé (Schwalbe), et cela de manière que les extrémités externes des fibres qui vont vers les bâtonnets se trouvent orientées vers le centre, les internes périphériquement vers la surface de la rétine. Une position oblique analogue présentent les cônes et les bâtonnets les plus rapprochés du centre de la papille (Kuhnt). Schwalbe a vu que des fibres, se croisant avec la striation des grains externes, pénétrer directement dans cette partie de la rétine. Le développement considérable d'une zone libre de noyaux près de la base des cellules visuelles est encore remarquable. Cette couche fibrillaire externe présente ici 20-24 μ d'épaisseur, atteint à peu près celle de la couche des grains externes proprement dite. L'épaisseur de la couche réticulaire externe mesure dans cette région 6 à 8 μ.

CONNEXION DES ÉLÉMENTS RÉTINIENS ET TERMINAISON DU NERF OPTIQUE

Chaque schéma de la réunion des éléments rétiniens entre eux-mêmes a tout d'abord besoin de séparer les éléments nerveux de ceux qui ne le sont pas.

1° Les *éléments non nerveux* sont représentés surtout par : *a*. la substance de support de la rétine qui naît de l'ectoderme ; doivent être rangées parmi elles les fibres radiées de Müller avec leurs émanations et leurs noyaux, ainsi que la substance des deux couches réticulaires avec leurs spongioblastes et leurs cellules tangentiales de *fulcrum* de W. Müller ; enfin il faut y ranger encore une substance mollasse de ciment qui, surtout chez certains animaux, se rencontre en quantité notable dans la couche des cellules ganglionnaires ; comme seul représentant du *véritable tissu conjonctif* et non appartenant aux éléments nerveux, il faut citer : *b*. les vaisseaux sanguins et peut-être aussi les cellules endothéliales plates, qu'on ren contre en plus grand nombre surtout dans la couche des fibres nerveuses.

2° Les *éléments nerveux de la rétine* comprennent les fibres nerveuses du nerf optique, les cellules ganglionnaires du ganglion *optici*, ainsi que le ganglion *retinæ* (grains nerveux internes) avec leurs émanations.

3° Les *éléments épithéliaux de la rétine* doivent être rangés comme une troisième formation à côté des deux précédentes. Nous avons à distinguer une couche externe qui est l'*épithèle rétinien* proprement dit (épithèle pigmentaire) d'une couche interne que forment les *cellules visuelles* épithéliales. (Il n'est pas connu que les cellules du pigment épithélial se trouvent réunies à des fibres nerveuses, ainsi que Boll l'admettait.) A peu près tous les auteurs sont actuellement d'accord que les cellules visuelles ont, comme cellules névro-épithéliales, ou cellules terminales des fibres nerveuses, le même rôle physiologique que les terminaisons des nerfs du goût et de l'odorat qu'on désigne comme cellules du goût ou de l'odorat. Ce n'est que Krause, qui nie cette analogie et laisse les fibres nerveuses se terminer au voisinage de la limite externe de la couche des grains internes dans des cellules ganglionnaires, tandis que les cellules visuelles se trouveraient réunies aux fibres de support de Müller par l'intermédiaire de sa *membrana fenestrata*. Comme une preuve capitale de la réunion des cellules visuelles avec les fibres nerveuses, on a cité que la section du nerf n'entraine que la dégénération des fibres nerveuses et des cellules ganglionnaires du ganglion *optici*, laissant intactes toutes les autres couches (Lehmann, Krause). Aussi l'examen de la rétine de monstres anencéphaliques ne démontre que l'absence des fibres nerveuses et des cellules ganglionnaires adjacentes, tout le reste se trouvant bien conformé (de Wahl, Manz); mais, comme aussi les grains internes (cellules ganglionnaires du ganglion rétinien), que tous reconnaissent comme de nature nerveuse, se trouvent bien conservés, l'absence de dégénérescence des bâtonnets et des cônes ne plaide en rien contre leur union avec les fibres nerveuses.

Que ce sont eux qui sont les *parties de la rétine perceptibles pour la lumière*, ressort déjà du phénomène de Purkinje : l'apparition de l'arbre vasculaire, qui résulte de l'ombre que les vaisseaux rétiniens, pénétrant jusque dans la couche réticulaire externe, projettent sur la couche des éléments perceptibles pour la lumière. Car il ne reste en dehors de la couche réticulaire externe plus d'autre couche que celle des cellules visuelles. Si maintenant ces cellules sont en réalité les terminaisons du nerf optique, il n'est pour cela encore rien dit de précis sur le mode de leur réunion avec les fibres nerveuses, car deux genres de cellules ganglionnaires (celles du ganglion *retinæ* et celles du ganglion *optici*) s'interposent entre les cellules visuelles et les fibres du nerf optique. Reste donc à décider comment ces deux genres de cellules ganglionnaires se comportent, tant les unes vis-à-vis des autres que par rapport au nerf optique même.

Que les cellules ganglionnaires du ganglion *optici* se continuent par leurs prolongements en cylindres-axes directement avec les fibres du nerf optique est déjà connu; mais il est invraisemblable que les fibres du nerf optique ne naissent qu'*exclusivement* de ces cellules ganglionnaires, car indubitablement le nombre des fibres nerveuses dépasse celui des cellules ganglionnaires. Il existe donc un second mode d'origine, mais celui-ci non encore démontré jusqu'alors, c'est la réunion de fibres nerveuses qui, dans le *neurospongium*, naissent de la ramification des prolongements de protoplasma des cellules ganglionnaires. Une troisième source de fibres nerveuses émane très probablement des cellules ganglionnaires de la couche des grains internes (le ganglion *retinæ* de W. Müller) dont les prolongements centraux se laissent souvent poursuivre comme *non divisés* à travers la couche réticulaire interne jusqu'à la limite de la couche ganglionnaire. En faveur de cette manière de voir plaide aussi l'examen de la rétine du Petromyzon. Ici la couche des fibres nerveuses se trouve en dedans de la couche des grains internes; alors suit la couche réticulaire interne, et tout près de la *margo limitans* la couche ganglionnaire. La couche des fibres du nerf optique se trouve donc placée *entre* les deux couches de cellules ganglionnaires, et il paraît improbable, ainsi qu'on l'avait souvent admis, que les éléments nerveux de la couche des grains se réunissent tout d'abord avec les cellules du ganglion du nerf optique et ne se mettraient en rapport avec les fibres du nerf que par leur intermédiaire. Un pareil mode d'union n'est dans aucun cas bien démontré. Nous sommes donc, après tout ce qui précède, forcé de nous tenir à un mode d'union direct des grains nerveux (internes) avec les fibres du nerf optique, comme ce qui paraît le plus probable.

Il reste encore à discuter la question de l'union des deux genres de cellules nerveuses avec les cellules visuelles. Une réunion directe des cellules ganglionnaires du ganglion *optici* n'a pas été vue. Par contre, tout plaide pour une union directe des grains nerveux (internes) avec les extrémités basales des cellules visuelles.

Des observations positives ont été faites à cet égard par Merkel, Gunn et Kuhnt (comparez aussi à ce sujet les données de W. Müller; voy. plus haut, p. 25). S'il en est ainsi, la plus grande probabilité sera alors que la cellule visuelle en cône se réunit par l'intermédiaire des fibrilles qui s'échappent de son cône basal, avec plusieurs grains nerveux internes, tandis qu'un nombre de cellules visuelles en bâtonnets ne se mettent en rapport qu'avec *une unique* cellule du ganglion rétinien. Quelques rapports de chiffres restent pourtant inexplicables même dans ce schéma; ainsi par exemple le nombre des cônes par rapport aux fibres nerveuses. D'après Salzer, le nombre des cônes dans la rétine est à peu près de 3 360 000, celui des fibres du nerf optique de 438 000. Krause pense même devoir admettre les chiffres énormes de 7 millions de cônes, de 130 millions de bâtonnets et de 1 million de fibres du nerf optique. En prenant pour base les chiffres de Salzer, il faudrait admettre, par suite de la prépondérance indéniable du chiffre des cônes sur celui des fibres du nerf optique, que plusieurs voies de conduction émanant des cônes confluent vers une même fibre du nerf; par conséquent le contraire de ce que nous avons, en nous basant sur des recherches anatomiques, déclaré comme ce qui paraissait le plus probable.

B. *Pars ciliaris retinæ.*

A partir de l'*ora serrata* les deux feuillets de la vésicule oculaire secondaire se propagent intimement réunis sur toute la surface interne du corps ciliaire pour se continuer près du bord ciliaire de l'iris dans la *pars iridica retinæ*. Le feuillet externe de la *pars ciliaris* se compose de la continuation de la couche épithéliale pigmentaire. Le feuillet interne de la vésicule oculaire secondaire se trouve réduit dans la région de la *pars ciliaris* à une unique couche de cellules cylindriques libres de pigment, finement granulées et à striation longitudinale. Leur hauteur mesure chez l'homme de 40 à 50 μ, sur le sommet des procès ciliaires encore 14 μ. Sur les côtés latéraux ces cellules sont souvent garnies d'aspérités et de fines dentelures qui s'implantent dans les dépressions des cellules voisines. On les a souvent envisagées comme des continuations modifiées des fibres radiales de la *pars optica retinæ*; mais ce n'est que grâce à l'embryologie que peut être démontrée la manière d'envisager les cellules cylindriques de la *pars ciliaris* comme des cellules de formation de la rétine à caractère indifférent.

Vers l'intérieur de l'œil les cellules cylindriques sont délimitées par une

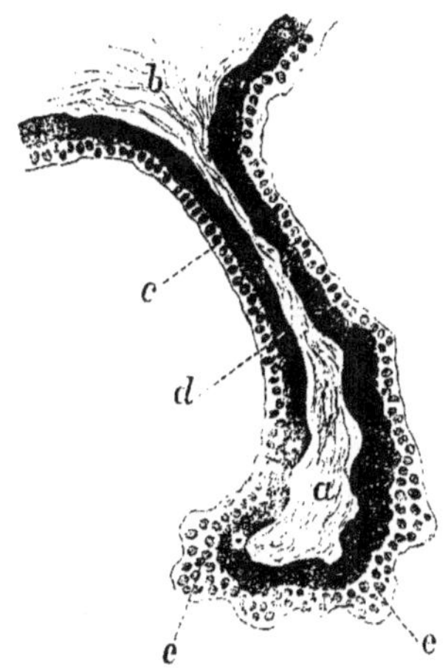

Fig. 20. — Coupe à travers un procès ciliaire verticalement à son axe longitudinal.

a, tissu conjonctif, partant près de *b*, de la couche interne du tissu conjonctif du corps ciliaire — *c*, épithèle incolore de la *pars ciliaris retinæ*. — *d*, couche pigmentaire de la *pars ciliaris retinæ*. — *e e*, renflement de l'épithèle incolore qu'on doit en partie, d'après des vues de face, rapporter à des parties découpées de leur base.

membrane diaphane qui se trouve en partie entièrement unie à la *zonula ciliaris*, membrane qui envoie entre les bases des cellules cylindriques très diversement configurées, en partie divisées, de nombreuses rainures formant réseau entre elles. On doit l'envisager comme une membrane cuticulaire produite parles cellules de la *pars ciliaris*, comme une véritable membrane limitante; par conséquent on ne saurait envisager les dentelures et les rainures qu'elle envoie entre les cellules de la *pars ciliaris* comme homologues des fibres de support de Müller, avec lesquelles elles s'identifient comme qualités chimiques (Berger), car les fibres radiales de Müller résultent de la transformation de cellules dirigées en sens radiaire, et ne sont pas le produit d'une excrétion cuticulaire.

VAISSEAUX DU NERF OPTIQUE ET DE LA RÉTINE

I. *Vaisseaux sanguins.*

Le système vasculaire du nerf optique et de la rétine se trouve complètement séparé de celui des enveloppes de tissu conjonctif du globe de l'œil (système vasculaire ciliaire). Ce n'est que près de l'entrée du nerf optique dans l'œil que les deux systèmes communiquent par de fines branches.

1. *Le nerf optique.* — La partie du nerf optique qui se trouve dans l'orbite, reçoit dans toute son étendue le sang des vaisseaux de la gaine piale (vaisseaux vaginaux) qui, eux, émergent suivant un arrangement variable de l'A. et de la V. ophthalmiques. A une distance de 15 à 20 millimètres du globe oculaire pénètrent suivant le mode sus-décrit les vaisseaux centraux (*A.* et *V. centralis retinæ*) dans le nerf optique, pour courir à partir de là dans le sens de son axe jusqu'à la papille, et pour se répandre d'ici dans la rétine (comp. fig. 21, *e*, *e'*). Pendant leur parcours dans le nerf optique, ils fournissent de fines branches aux parties centrales du nerf (fig. 21), tandis que les parties périphériques reçoivent leur sang des vaisseaux vaginaux (fig. 21, *f*).

Tous les vaisseaux du nerf optique ont leur parcours dans le tissu conjonctif qui divise les faisceaux. Ce réseau vasculaire se resserre surtout là où les faisceaux du tissu conjonctif s'entassent, par conséquent dans la lame criblée. C'est encore ici que le système vasculaire de la rétine s'anastomose avec celui du système ciliaire. Les anastomoses sont de deux genres (Leber). Près de l'entrée du nerf optique dans la sclérotique, deux à trois rameaux des artères ciliaires postérieures courtes se rendent à la sclérotique (fig. 21, *k k*) et forment par leur ramification tout autour du nerf optique un cercle artériel, le *circulus arteriosus nervi optici* ou *Zinnii* (couronne vasculaire scléroticale, couronne de Zinn ou de Haller). En dehors surgissent de cette couronne de nombreuses branches qui vont à la choroïde et en dedans de fines ramuscules qui se rendent au nerf optique et à sa gaine piale. La couronne artérielle représente donc une communication *indirecte* entre le système vasculaire de la rétine et le système ciliaire.

Il n'existe pas d'anneau veineux qui corresponde à la couronne artérielle. Là où le nerf optique franchit l'anneau choroïdien, de nombreuses fines branches partent de la choroïde et rentrent dans le nerf en s'anastomosant avec son réseau capillaire (fig. 21). Il existe donc en ce point une communication *directe* entre les systèmes ciliaire et rétinien. Le premier remplit ici en quelque sorte le rôle que les vaisseaux vaginaux remplissent avant l'entrée du nerf par rapport aux vaisseaux centraux.

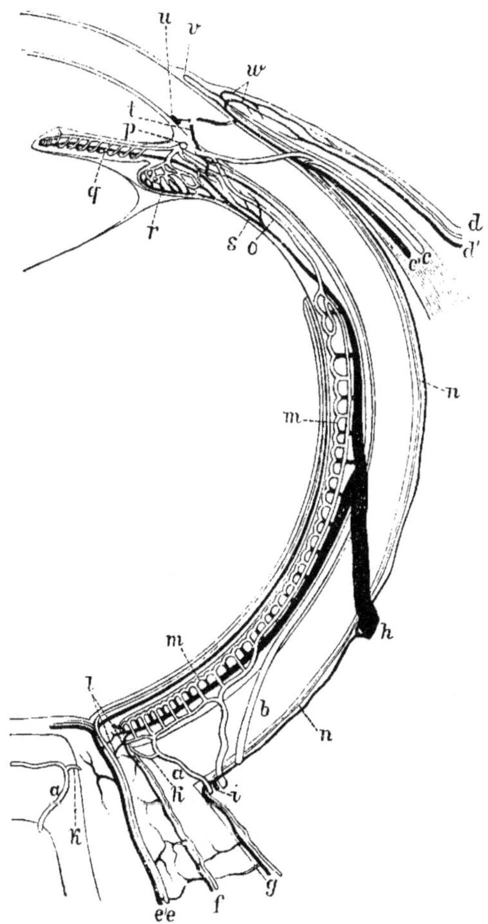

Fig. 21. — Représentation schématique des vaisseaux sanguins de l'œil, d'après Leber. Section horizontale. Artères rendues claires, les veines sombres.

a, A. *ciliares posticæ breves*. — *b*, A. *ciliaris postica longa*. — *c*, *c'*, A. et V. *conjunctivalis posterior*. — *e*, *e''*, A. et V. *centralis retinæ*. — *f*, vaisseaux de la gaine piale du nerf optique. — *g*, vaisseaux de la gaine durale du nerf optique. — *h*. V. *vorticosa*. — *i*, V. *ciliaris postica brevis*. — *k k*, rameaux des artères ciliaires *posticæ breves* dirigés vers le nerf optique. — *l*, anastomoses des vaisseaux choroïdiens et ceux du nerf optique. — *m*, *choriocapillaris*. — *n n*, artères et veines épisclérales. — *o*, A. *recurrens choroid*. — *p*, section à travers le *circulus arteriosus iridis major*. — *q*, vaisseaux de l'iris. — *r*, procès ciliaire avec ses vaisseaux. — *s*, rameau de la V. *vorticosa* de l'iris et du procès ciliaire, prenant à courte distance plus bas un rameau provenant du muscle ciliaire. — *t*, branche de la veine ciliaire antérieure provenant du muscle ciliaire. — *u*, canal de Schlemm et sa réunion avec les veines ciliaires antérieures (représenté d'une manière un peu différente du dessin original de Leber). — *v*, réseau à anses du bord marginal de la cornée. — *W*, A. et V. *conjunctivalis anterior*.

Kuhnt décrit comme se rencontrant souvent une *V. centralis posterior nervi optici*, qui se forme dans le *canalis opticus* par la confluence de nombreuses petites branches, se dirige en sens axial en avant et qui aboutit dans l'orbite finalement avec une des grosses veines de la gaine piale.

2. *Retina*. — A la surface de la papille optique surgissent les vaisseaux centraux du nerf optique du faisceau central de tissu conjonctif et se divisent soit directement ici, ou déjà dans le nerf optique, en ses deux branches principales, dont l'une est dirigée en haut, l'autre en bas (*A.* et *V. papillaris*

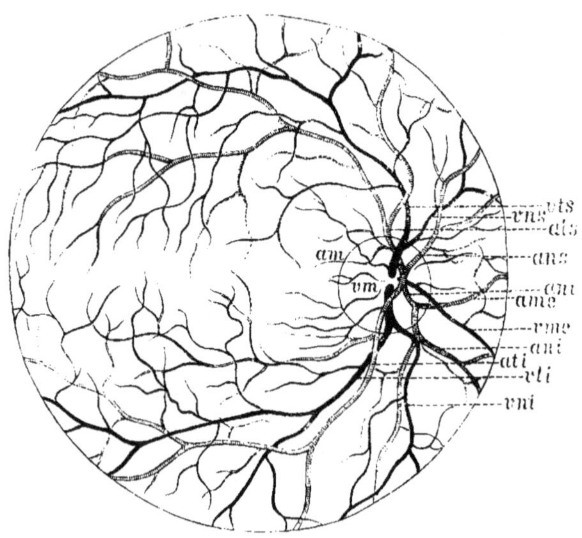

Fig. 22. — Vaisseaux de la rétine humaine. D'après E. Jæger et Leber.

ans, *vns*, *A* et *V. nasalis superior*. — *ats*, *vts*, *A* et *V. temporalis superior*. — *ani*, *vni*, *A* et *V. nasalis inferior*. — *ati*, *vti*, *A* et *V. temporalis inferior*. — *ame*, *vme*, *A* et *V. mediana*. — *am*, *vm*, *A* et *V. macularis*.

superior et *inferior* de Magnus). La division de la *V. centralis* s'opère en quittant le nerf en général un peu plus tôt que celle de l'artère. A la surface de la papille les deux branches principales, artère et veine, se subdivisent de nouveau en deux branches. Aussi cette division peut, quoique plus rarement, déjà s'opérer dans le nerf optique, de façon que quatre vaisseaux veineux et quatre artères surgissent de la papille.

L'une des deux branches de l'*A.* et de la *V. papillaris* supérieure et inférieure se tourne en sens médial (nasal) (*A.* et *V. nasalis superior* et *inferior* de Magnus, fig. 22, *ans*, *ani*, *vns*, *vni*); l'autre va vers la tempe ou en sens latéral (*A.* et *V. temporalis superior* et *inferior* de Magnus, fig. 22, *ats, ati, vts, vti*). Les premières doivent être plus courtes que les dernières, par rapport à la longueur moins étendue du méridien dirigé de la papille du côté nasal vers l'*ora serrata*. Une seconde différence est celle-ci : que les vaisseaux nasaux ont un parcours radié vers l'*ora serrata*, tandis que les temporaux circonscrivent des arcs dont la concavité est dirigée vers la macule ; elles donnent des branches des deux côtés. A part cela, deux petites artères et deux petites veines se dirigent de la papille directement en sens latéral et radial vers la macule (*A.* et *V. macularis superior* et *inferior*). Du côté médial se trouvent de même le plus souvent deux fines artères (respect. deux veines) qui émergent d'une des branches principales sortant de la papille (*A.* et *V. mediana superior* et *inferior*, fig. 22, *ame, vme*). La tache jaune renferme encore des vaisseaux, mais la fossette centrale est dépourvue de vaisseaux.

Les grosses branches des vaisseaux rétiniens se trouvent situées dans la couche des fibres nerveuses, le plus souvent immédiatement sous la *margo limitans*. Comme j'ai déjà dit plusieurs fois, les vaisseaux ne se répandent que dans la couche cérébrale de la rétine, laissant intact l'épithèle nerveux. Avec cette disposition concorde aussi le manque de vaisseaux de la fossette centrale. Les branches des artères rétiniennes ne communiquent entre elles que par des capillaires et sont par conséquent des artères terminales. On rencontre près de l'*ora serrata* quelques anastomoses de fines veines. L'arrangement des capillaires est particulier. Il faut distinguer ici un réseau capillaire interne à larges mailles et un externe à mailles étroites (His, Hesse). Le premier est placé dans la couche des fibres nerveuses, l'autre dans la couche des grains (internes). Le réseau capillaire interne sort directement des ramifications des artères, mais remet en même temps de nombreuses anses capillaires en dehors, qui se réunissent dans la couche des grains pour fournir le réseau capillaire externe. Celui-ci paraît donc comme un appendice du premier ; de ce dernier réseau se dévoloppent les veines.

Les artères de la rétine sont d'un calibre un peu plus fin que les veines correspondantes. Toutes les veines et les capillaires sont entourés de gaines adventicielles, de la même structure que celles du cerveau et de la moelle. Entre la paroi vasculaire et cette gaine se trouve un espace lymphatique périvasculaire (voy. plus loin).

Ce n'est que chez les mammifères que se rencontrent des vaisseaux dans la substance cérébrale ; on n'en rencontre pas dans toutes les autres classes des vertébrés. Une exception font ici quelques chéloniens (W. Müller) et l'anguille (Kühne, Denissenko) (voy. plus haut). D'après H. Virchow ces vaisseaux partent chez l'anguille de ceux de l'hyaloïde. Chez les poissons et les amphibies, pareils vaisseaux placés dans l'hyaloïde suppléent au manque de vaisseaux rétiniens. Ils font défaut parmi les poissons chez les sélachiens, les esturgeons et les téléostiens (H. Virchow). Parmi les mammifères il y en a quelques cas qui se signalent par le peu d'extension des vaisseaux de la rétine au delà de la papille. Ainsi la rétine des lapins et des lièvres ne possède de vaisseaux que jusqu'où se rencontrent les plaques à double contour, le cheval que dans un bord large de 3 à 6 millimètres qui contourne la papille ; chez le cochon d'Inde on ne rencontre même que quelques rares anses courtes dans le rayon de la papille. Chez le cheval, le lapin et le cochon d'Inde les vaisseaux ne se rencontrent que dans la couche des fibres nerveuses. Chez les autres mammifères ils pénètrent jusque dans la région de la couche interne ou externe des grains. Il n'existe pas de *circulus venosus retinæ anterior* qu'on a décrit comme anneau veineux d'anastomoses près de l'*ora serrata* des mammifères, dont la rétine renferme des vaisseaux ; il est simulé par un parcours des veines en arcades le long de l'*ora serrata* les veines ne forment alors pas d'anastomoses (Langenbacher, Bruns).

II. *Voies lymphatiques.*

1° Les espaces en fissures entre les *gaines* du nerf optique communiquent avec les espaces en fissures analogues du cerveau. On peut aussi bien les injecter facilement de l'espace sous-dural que sous-arachnoïdal, mais à ce qu'il paraît jamais isolément. Par un fin système de voies lymphatiques (Michel) situé dans la gaine durale du nerf, l'espace sous-dural de celui-ci communique avec un espace situé à la surface externe de la *tunica fibrosa optici*, qui a reçu le nom d'*espace supravaginal*. Chez l'homme, où ce système de voies lymphatiques de la gaine durale est fin et par conséquent ne permet que difficilement au liquide injecté sous la gaine de la traverser, on a réussi (Michel) à faire passer assez souvent le liquide injecté des espaces intravaginaux dans la partie postérieure de ce système en fissures, qui se trouve située entre la sclérotique et la choroïde et est désignée comme espace périchoroïdal.

2° *Dans le nerf optique même*, le liquide injecté sous la gaine piale remplit : *a.* un réseau de fentes lymphatiques dans la gaine piale et dans les septa qui s'en détachent ; *b.* un système de lacunes, qui sépare constamment la surface des faisceaux nerveux des septa de tissu conjonctif. Dans la lame criblée ce système lymphatique périneural est particulièrement serré et à voies larges.

3° *Dans la rétine* on perçoit, par l'injection sous la gaine piale, en outre : *a.* des canaux périvasculaires à l'entour des capillaires et des veines qui se remplissent aisément (Schwalbe), espaces que His a le premier décrits comme *canaux périvasculaires* de la rétine ; *b.* on obtient une figure étoilée, qui se compose de fines stries radiées partant de la papille et formées par la masse injectée ; ces stries correspondent à des espaces situés entre les faisceaux nerveux placés dans cette région ; *c.* il a déjà été question de la facilité de pénétration de la masse injectée entre la *margo limitans* et l'hyaloïde, ainsi que d'un autre côté entre le pigment épithélial et les bâtonnets.

Par l'imprégnation de la rétine avec de l'huile et sa coloration par l'acide hyperosmique, Altmann a pu établir dans la couche des fibres nerveuses des fentes radiées réunies par des ponts transversaux. Altmann les déclare être des capillaires lymphatiques. A part cela il a encore trouvé des réseaux crépus dont l'un appartenait à la couche des fibres nerveuses et l'autre, plus fin, se trouverait placé dans la couche réticulaire externe.

MALADIES DE LA RÉTINE

Par L. DE WECKER

ARTICLE PREMIER

HYPÉRÉMIE DE LA RÉTINE

Un revirement heureux s'est fait dans l'exposé des résultats de l'examen ophthalmoscopique, en imposant un frein au désir de ce qu'on *devrait* voir, par le franc aveu de ce qu'on *pouvait* voir. C'est la connaissance approfondie des données histologiques des parties explorées combinée à la précision des lois physiques sous lesquelles s'opère l'exploration du fond de l'œil, qui a fini par éliminer de l'étude scientifique et véritablement clinique ce qu'avait jeté de confusion l'appréciation superficielle et hâtive de personnes incompétentes au point de vue de l'éducation ophthalmologique.

Une rétine hypérémiée par congestion active ou passive ne se différenciera d'une rétine à vascularisation normale que par les changements de coloration que subit la papille (1). Ce changement de couleur, dû à une plus forte injection des capillaires, n'implique aucun défaut de transparence du tissu de la papille, et concorde par conséquent avec une netteté parfaite des couleurs de l'entrée du nerf dans l'œil. Vu le grossissement faible sous lequel nous examinons à l'ophthalmoscope (et qui ne dépasse pas 24 diamètres), les capillaires de la papille et de la rétine en général échappent à l'inspection, leur augmentation en nombre et leur plus grande réplétion ne peuvent donc nous donner que l'impression d'un changement de couleur. La section du nerf prend une teinte uniformément plus rouge, qui a pour résultat d'abolir une partie du contraste de couleur avec le restant du fond de l'œil et de rehausser ce contraste avec une excavation physiologique lorsque celle-ci occupe les parties centrales de la papille.

(1) En traitant de l'hypérémie de la papille et des vaisseaux centraux, nous exposerons les consciencieux travaux exécutés à ce sujet par Ed. de Jaeger et publiés en 1878 dans son ouvrage : *Ergebnisse der Untersuchungen mit dem Augenspiegel*; ainsi que les recherches sur la coloration du sang veineux rétinien de M. Giraud-Teulon (Acad. de méd., 1er juin 1886).

Cette confusion de coloration de la papille avec le restant de l'œil (surtout marqué sur des yeux à forte pigmentation) peut aisément faire croire à l'absence de précision des contours de la papille lorsqu'on examine à l'image renversée (à faible grossissement) et cette absence de précision nous apparaîtra d'autant plus accusée si la striation physiologique que donne l'épanouissement des fibres nerveuses sur la rétine se trouve déjà physiologiquement très accusée, ou a été davantage mise en relief par l'augmentation en nombre et l'injection plus forte des capillaires dans le restant de la rétine. Examine-t-on avec attention et avec une bonne correction de la réfraction de l'œil examiné et explore-t-on les contours de la papille à l'image droite, on se rend aisément compte que dans l'hypérémie simple tous les contours de la papille se trouvent nettement accusés, ce qui constitue un signe différentiel capital entre les simples hypérémies et celles qui sont symptomatiques d'états inflammatoires de la papille ou de la rétine.

Le simple changement de coloration est difficile à définir lorsqu'on n'a pas de point de comparaison d'un œil à l'autre, car les variations physiologiques comme injection papillaire, comme différence plus ou moins marquée entre la coloration papillaire et celle du fond de l'œil sont si nombreuses, qu'un examinateur sérieux éprouvera bien de l'hésitation à baser son jugement exclusivement sur ce symptôme de changement de contour pour poser son diagnostic. Il appelle à son aide l'égalisation du calibre des artères et des veines dont il sera question tout à l'heure.

Expérimentalement, on peut étudier les différences entre une papille à injection normale avec celle anormalement hypérémiée, en instillant dans l'un des yeux une goutte de laudanum, ainsi que le traitement de légères opacités de la cornée en fournit facilement l'occasion ; on se rend ainsi compte des ressources que fournissent l'exploration alternative des deux yeux et la comparaison.

Les conditions particulières d'entassement des fibres dans la papille hypérémiée, du tissu trabéculaire (tissu cellulaire), sur lequel elle repose, autrement dit la participation constante à cette hypérémie de la lame criblée, qui se manifeste lorsqu'on explore des papilles hypérémiées à très vastes excavations physiologiques, abolit en partie l'effet de contraste qui devrait résulter entre le tissu papillaire hypérémié et pareille excavation étendue. Ce sont des raisons pour lesquelles l'on constate habituellement un changement de coloration assez uniforme qu'on est absolument impropre à définir pour le restant de la rétine. De fait le calibre et la répartition des capillaires dans la rétine (voy. p. 51) empêchent absolument qu'avec un grossissement tel que nous le donne l'examen ophthalmoscopique on puisse voir la rétine injectée ou autrement teintée, et cela certainement même pas « à un examen très attentif à l'image droite, il ne pourrait dans des conditions favorables être possible de reconnaître un degré plus élevé d'hypérémie capillaire » (Leber). La vascularisation capillaire, qui physiologiquement ne porte même pas atteinte à sa transparence, changerait-elle, même poussée à un très haut degré, la teinte de la rétine? Ce fait échapperait absolument à notre attention, car nous explorons cette membrane sur un fond coloré en rouge brun ou rouge clair plus ou moins accusé, et ce fond subit lui-même quelques faibles changements de coloration, attendu que l'hypérémie rétinienne concorde presque toujours avec un degré semblable de congestion choroïdienne.

Une ressource capitale est l'exploration des vaisseaux visibles dans la rétine et les changements qu'ils subissent comme *largeur* et comme *parcours*. On sait que la proportion des artères comme diamètre est de deux tiers ou trois quarts comparé aux veines. L'hypérémie active égalise les calibres des artères et des veines et leur fait dépasser comme largeur le calibre normal; l'hypérémie passive fait sensiblement varier cette proportion, de façon que les veines élargies peuvent mesurer plus que la moitié du calibre des artères. La comparaison est surtout aisée sur la papille et près de son voisinage, mais les différences de calibre se maintiennent aussi jusque vers la périphérie.

Le parcours des artères et des veines élargies change, surtout pour les veines, leur tortuosité s'accentue et leur parcours ne s'opère plus dans un plan sensiblement le même. On sait qu'en ce qui concerne la direction des vaisseaux, il existe des différences sensibles et que l'on peut normalement rencontrer un parcours des plus tourmentés.

La simple tortuosité ne suffit donc pas pour déclarer un vaisseau anormalement *gorgé* de *sang;* il est indispensable que le vaisseau présente des incurvations anormalement accentuées quant au plan antéro-postérieur de la rétine, incurvations qui ont pour résultat de faire surtout apparaître les veines comme tachetées de noir aux points où la colonne sanguine descend de la margo limitans (de l'hyaloïde) vers l'épithèle sensoriel de la rétine et que notre regard est dirigé dans le sens de l'axe du vaisseau. Le vaisseau élargi présente un double contour bien plus accusé dans la rétine, d'une transparence parfaite et fait contraster davantage les parties noirâtres des descentes des anses avec les parties claires. Une exploration attentive, surtout chez de très jeunes sujets, marquera l'accentuation des reflets sur les bosselures plus saillantes de l'hyaloïde de l'œil à rétine hypérémiée.

Comme la coloration de la peau du visage, celle du fond de l'œil, et, par suite aussi, l'injection de la rétine subissent des variations des plus considérables. Aussi voyons-nous le degré apparent d'injection rétinienne varier sensiblement suivant les divers sujets. Il serait donc très difficile de se prononcer sur une augmentation de volume du calibre des vaisseaux, qui, lui aussi, présente des fluctuations sensibles si l'on n'avait, comme point de comparaison, le rapport, non seulement de largeur des vaisseaux (veines et artères) entre eux, mais aussi comparativement à la papille, et si l'on ne connaissait pas la diminution de calibre que subissent graduellement les vaisseaux à mesure qu'ils s'éloignent de leur point d'émergence. Nous déclarons donc qu'il existe une injection ou engorgement anormal des vaisseaux rétiniens lorsque nous voyons l'ensemble des diamètres des divers troncs vasculaires recouvrir une surface de terrain papillaire inusitée, et qu'à deux ou trois diamètres papillaires les vaisseaux conservent une largeur que nous ne les voyons présenter physiologiquement qu'à leur point d'émergence. Dans cette appréciation, il faut tenir compte de l'âge du sujet, car il est connu que les jeunes sujets présentent une vascularisation bien plus riche de l'entrée du nerf que les sujets avancés en âge, chez lesquels, avec l'affaissement sénile de la papille, concorde un certain degré de pâleur papillaire et une réduction sensible du calibre de tous les gros troncs vasculaires rétiniens.

Celui qui fait journellement un très grand nombre d'examens ophthalmoscopiques arrive, sans avoir besoin d'analyser successivement ces diverses considérations cliniques, sur le sujet examiné, et nous ne mettons pas en doute, par exemple, que feu Ed. de Jaeger ait pu de suite reconnaître, au degré d'injection papillaire, si la personne qu'il examinait appliquait peu ou beaucoup ses yeux, si un sujet dont le fond de l'œil lui était connu avait longtemps veillé ou venait de reposer ses yeux, etc. Mais, tout en accordant une grande confiance à cet égard à une expérience consommée, il ne reste pas moins vrai que le diagnostic des divers états d'hypérémie ou d'anémie de la rétine est des plus délicats ; il n'est ordinairement tranché avec facilité que par celui qui est rompu à ces genres d'examen.

Parmi les divers états d'hypérémie de la rétine, nous avons à distinguer a forme *active* de l'hypérémie *passive*.

A. L'*hypérémie active* s'observe après le surmenage de la rétine. Une occasion particulière est ainsi fournie pour étudier cette hypérémie chez les ouvriers chargés, dans les compagnies d'éclairage électrique, du contrôle de l'intensité des foyers électriques, ou chez les fondeurs, les préposés à la fonte pour de grandes coulées. Cette même hypérémie s'observe chez les compositeurs de journaux ayant des veillées prolongées à faire et l'application continue des yeux déterminera d'autant plus rapidement une injection anormale de la rétine que des efforts d'accommodation ou une tension musculaire anormale accompagneront le travail. En outre, on rencontre fréquemment l'hypérémie de la rétine chez les sujets atteints de blépharite chronique, de conjonctivites intenses, surtout si pareils malades se livrent à une application de leurs yeux irritables. Il est bien entendu que des congestions actives du tractus uvéal se compliquent de l'hypérémie rétinienne; mais, lorsqu'on prend soin, chez les sujets atteints d'iritis et susceptibles de subir un examen ophthalmoscopique minutieux, on peut facilement se rendre compte que la papille n'a de tendance à s'hypérémier que lorsque la maladie gagne le fond de l'œil, que l'iritis tend à se compliquer, chez les sujets infectés, de chorio-rétinite. Lorsqu'on examine des yeux sous l'influence d'une brusque irritation, telle que le raclage d'un corps étranger sur la cornée, on se rendra facilement compte que la papille optique tend davantage à participer à la congestion de l'œil, que cela n'a, par exemple, lieu dans des inflammations consécutives de la partie antérieure du tractus uvéal et des lymphangites antérieures.

B. L'*hypérémie passive* de la rétine avec prédominance du calibre des veines sur celui des artères (souvent réduites comme volume) se rencontre, soit lorsqu'un obstacle circulatoire réside dans l'œil même (glaucome), soit lorsque la circulation générale porte, par un vice cardiaque, entrave à la circulation oculaire.

Lorsqu'il s'agit du glaucome au début, on voit ordinairement l'entrave circulatoire porter sur les veines, qui ne s'élargissent sensiblement qu'à partir du *bord* de la papille contre lequel la pression exagérée les refoule; mais, après que l'état glaucomateux a persisté un certain temps sans atteindre un degré exagéré, sans refouler sensiblement la papille, on peut sur celle-ci même constater la difficulté du sang veineux à s'échapper de l'œil par une dilatation des fins vaisseaux qui deviennent *cirsoïdes*. Les plus fortes stases veineuses se rencontrent dans certaines formes de glaucomes chroniques où un véritable état variqueux des veines peut parfois se développer.

Parmi les troubles généraux de la circulation, il faut citer avant tout la persistance du trou de Botal. Ici, avec une cyanose généralisée, la conformation en baguettes de tambour des extrémités des doigts, la cyanose si caractéristique des muqueuses, on voit les veines rétiniennes fortement dilatées et d'une couleur plus foncée, mais le plus souvent les artères ont aussi augmenté de volume. En général, chose inexplicable jusqu'à présent, un trouble circulatoire qui ne devrait, comme dans les sténoses de la pulmonaire, les sténoses valvulaires, l'emphysème pulmonaire très étendu, etc., ne porter que sur la circulation veineuse de la rétine, entraîne aussi des dilatations permanentes des artères, et pourtant le trouble dans la circulation veineuse ne saurait se transmettre par le réseau capillaire aux artères. Il est du reste nécessaire, pour que ces dilatations veineuses et artérielles (qu'on rencontre ici si fréquemment simultanément) s'opèrent, que les troubles circulatoires aient persisté longtemps, aient affaibli progressivement le contrôle régularisateur qu'exerce la pression intra-oculaire sur la circulation de l'intérieur de l'œil, car on n'a qu'à examiner les malades affectés d'anévrysmes de l'aorte, qui ne sont pas depuis longtemps atteints, pour se rendre compte combien la perturbation circulatoire retentit faiblement sur l'intérieur de l'œil, et cela chez des sujets où le pouls capillaire de la peau peut être des plus prononcés. Nous rappelons encore à ce sujet combien peu la circulation intra-oculaire se ressent dans le goitre exophthalmique, et combien, avec une protrusion énorme des yeux, un goitre des plus considérables, tout trouble circulatoire fait parfois défaut, même le pouls artériel.

Il est utile peut-être de rappeler combien, avec le peu de stabilité et d'immobilité que les sujets atteints de troubles circulatoires et respiratoires présentent, il est difficile de se prononcer sur des pulsations, lorsqu'il ne s'agit pas du simple pouls veineux confiné à un coude de la veine repliée sur une excavation physiologique de la papille. Ce sont surtout les reflets que la saillie des vaisseaux produit chez les jeunes sujets, ainsi que l'instabilité du double contour du vaisseau se déplaçant au moindre mouvement de l'œil ou de la tête de l'examiné, qui peuvent ici vous induire en erreur et faire croire à un mouvement pulsatile que simule le malade.

Lorsqu'il s'agit de constater le retentissement qu'un vice cardiaque exerce sur la circulation rétinienne, autre chose est de *rechercher* et de *confirmer*, sur un malade dont le diagnostic est porté, pareil retentissemement en le mettant préalablement dans des conditions favorables pour que les inconvénients de sa maladie de cœur se fassent valoir, en lui faisant prendre de l'alcool, faire des exercices violents, monter des escaliers (O. Becker), avant de procéder à l'exploration ophthalmoscopique, ou de vouloir, sur un sujet inconnu (non questionné d'avance), *poser par l'examen ophthalmoscopique le diagnostic* d'une affection des centres circulatoires.

Dans le premier cas, on met toute bonne volonté à *confirmer* le diagnostic, et il arrive pourtant que, dans les cas d'anévrysme de l'aorte les plus avancés, on ne constate rien que le pouls veineux plus étendu qu'on ne le voit d'ordinaire, ou, dans le second cas, il se présente que le résultat de l'examen ophthalmoscopique est absolument *négatif*, et que l'autopsie seule révèle la présence d'un vaste anévrysme sacciforme de l'aorte (Helfrich). Ces faits seraient déjà suffisants pour infirmer l'opinion que l'examen ophthalmoscopique des artères de la rétine donne une image d'ensemble très caractéristique de la manière dont se comportent le cœur et le système artériel, et que cet examen pourrait justement servir de contrôle pour l'exactitude du diagnostic clinique et du pronostic (Michel, Helfrich).

A part les divers états d'hypérémie de la rétine, nous avons à étudier les changements circulatoires des vaissaux rétiniens et les variations d'aspect, les *pulsations* qu'ils peuvent leur imprimer.

On distingue ici entre la *pulsation* artérielle et la *déviation* ou *déplacement* en totalité de l'artère; quant à ce déplacement, nous venons de dire combien on se trompe facilement en prenant comme locomotion intra-oculaire ce qui revient au déplacement de l'œil ou de la tête. On veut avoir constaté un pouls capillaire dans les cas d'insuffisance aortique, lorsqu'on sait que le grossissement ophthalmoscopique soustrait tout ce qui est du système capillaire à notre observation; enfin, on fait grand cas du pouls veineux qu'on rencontre à l'état normal sur bon nombre d'individus dont l'emplacement des veines le favorise.

Le *pouls artériel* a été constaté dans les cas d'insuffisance des valvules semi-lunaires de l'aorte (O. Becker); mais c'est certainement un symptôme inconstant (Helfrich) et souvent très peu accusé. Dans les cas d'hypertrophie simple du cœur gauche sans altération des valvules, ainsi qu'on la rencontre chez les brightiques, on ne trouve pas de pouls artériel. Pour l'anévrysme de l'aorte, le pouls artériel fait certainement défaut, ainsi que nous avons pu le constater. M. Helfrich trouve aussi, dans un simple cas d'anévrysme sans vice valvulaire, rien d'anormal dans la circulation de la rétine. Dans quatre cas d'anévrysme aortique compliqués de vices valvulaires, l'examen ophthalmoscopique démontrait que les phénomènes pulsatiles de la rétine ne pouvaient pas permettre de constater une différence entre les deux yeux.

Pour les cas de sténoses aortiques et valvulaires, vouloir, en l'absence de tout symptôme pulsatile, tirer un moyen de diagnostic par l'étroitesse de l'onde sanguine qui entre dans l'œil lorsqu'on comprime le globe oculaire, prouve bien combien on se trouve acculé dans les derniers retranchements, car c'est le degré de pression qui intervient ici comme un facteur essentiel, et qui est-ce qui se porterait juge de la « largeur » de l'onde sanguine se présentant devant l'observateur pendant une fraction de seconde tellement courte que l'appréciation est rendue presque impossible?

Du reste, nous avons l'habitude de faire soigneusement examiner toutes les personnes atteintes d'hémorrhagies rétiniennes pour nous renseigner sur les troubles cardiaques qu'elles peuvent présenter, et ce sont juste ces malades qui, fréquemment atteints de vices cardiaques, nous fournissent l'occasion de constater que les pulsations artérielles et les déplacements des artères font absolument défaut dans la majorité des cas de vices cardiaques (1).

ARTICLE II

TÉLANGIECTASIE DE LA RÉTINE

La dilatation permanente des vaisseaux de la rétine avec une augmentation très notable de leur nombre, devrait être classée dans les vices congénitaux de la rétine, car les cas exceptionnellement rares qu'on a rapportés doivent être regardés comme un vice de conformation.

Une seule fois nous avons eu occasion de voir pareil état chez un garçon de douze ans, dont l'œil gauche présentait l'image ophthalmoscopique la plus étrange. Toutes les parties avoisinantes de la papille, ainsi que celle-ci, paraissaient n'être qu'un lacis serré de veines et d'artères, avec un enchevêtrement tel qu'il n'était guère possible de suivre les vaisseaux, artères et veines, du point de leur émergence au delà d'une distance équivalente à un diamètre papillaire. Veines et artères avaient le double de largeur de celles du côté droit, et la richesse des circonvolutions qu'elles faisaient était telle qu'on avait peine à constater, dans une zone équivalente à deux diamètres papillaires, autour de l'entrée du nerf optique une partie de la rétine non recouverte de vaisseaux. Comme en général la dilatation vasculaire seule ne produit aucun trouble visuel, aussi ici cet œil à aspect si étrange se montrait jouissant d'une acuité parfaite. Le père de l'enfant nous affirmait que son fils avait déjà été examiné à l'âge de huit ans par un confrère, qui avait été frappé comme nous de l'étrangeté d'aspect de l'œil.

Simultanément avec des télangiectasies de la peau de la paupière, ainsi que de la conjonctive, on veut avoir vu un état télangiectasique des vaisseaux de la papille (Schirmer), mais il s'agissait alors d'yeux désorganisés et impropres à la vision.

(1) Consultez les travaux de M. Otto Becker, Helfrich et Michel (voy. BIBLIOGRAPHIE).

ARTICLE III

ANÉVRYSMES DE L'ARTÈRE CENTRALE DE LA RÉTINE

La *dilatation anévrysmale des capillaires* a été signalée par M. Liouville (1) simultanément avec un athérome étendu et sénile des vaisseaux du cerveau et expliquant jusqu'à un certain point la fréquence des attaques apoplectiformes précédées d'hémorrhagies rétiniennes. On sait que dans certaines formes de rétinites apoplectiformes suivies de glaucome (glaucome hémorrhagique) l'on a rencontré aussi des dilatations anévrysmales des capillaires, ainsi que l'ont constaté MM. Poncet et Pagenstecher (voy. t. III, p. 655) et l'on veut chez ces malades aussi avoir trouvé une tendance aux hémorrhagies cérébrales (Liebreich). La similitude des innombrables anévrysmes miliaires que la nécropsie révèle à M. Liouville dans le cerveau et dans ses enveloppes avec ceux de la rétine ressort encore de ce qu'ils étaient en très grand nombre accompagnés les uns et les autres de petits foyers apoplectiques.

Ces dilatations se rencontrent fréquemment avec une artério-sclérose étendue sur tout le système circulatoire, artério-sclérose activée par l'alcoolisme ou engendrée par une endartérite de cause spécifique. Rien de surprenant donc qu'on rencontre pareil état conjointement avec des vices cardiaques et qu'on ait observé ces dilatations capillaires dans le péricarde même (Liouville).

Bien entendu que ces dilatations ne se révèlent à l'ophthalmoscope que lorsqu'elles ont donné lieu à une rupture. Il en est autrement des dilatations sacciformes, car jusqu'alors les nécropsies restent muettes sur la dilatation anévrysmale de l'artère centrale du nerf optique. Seul le père de de Graefe (*Angiectasie*, p. 33, Leipzig, 1808) trouva chez une femme qui était devenue aveugle avec la sensation de pulsations dans l'orbite, une dilatation anévrysmale de l'artère centrale qui avait atteint jusqu'à l'épaisseur d'une paille de blé et les vaisseaux de la rétine étaient variqueux.

Le docteur Schmiedler, de Fribourg (2), a, dit-on, possédé des yeux dans chacun desquels existait un anévrysme de l'artère centrale. Ils avaient appartenu à une princesse de Bade, qui ne pouvait voir un peu qu'en dirigeant le regard en bas. Scultet, cité par Demours (3), mentionne une dilatation simple de l'artère centrale de la rétine, sur les yeux d'une femme dont les nerfs optiques s'étaient réduits à la moitié de leur volume.

(1) Note sur la coexistence d'altérations anévrysmales dans la rétine, avec les petites artères de l'encéphale (*Acad. de méd.* et *Gaz. des hôp.*, n° 36).

(2) *Dictionn. des sciences méd.*, 1814, t. XXXV, p. 20, et traduction de Mackensie, par MM. Warlomont et Testelin, t. II, p. 799.

(3) *Traité des maladies des yeux*. Paris, 1818.

La première observation ophthalmoscopique de cette maladie a été recueillie par M. Sous, de Bordeaux (1), sur une femme; nous citons textuellement en note la courte description qu'il en donne, en regrettant qu'elle ressemble trop, par son laconisme, aux précédentes.

D'autres cas de dilatation anévrysmale de l'artère centrale de la rétine se prêtant plus ou moins à la discussion ont été encore signalés par MM. Galezowski (2), Manhardt (3), et enfin M. Magnus (4) veut, à la suite d'une violente contusion de l'œil, avoir observé la formation d'un anévrysme artério-veineux, dont la description ophthalmoscopique n'a pas pu être vérifiée par examen nécroscopique pour lever les doutes laissés dans l'esprit du lecteur.

ARTICLE IV

ANÉMIE ET ISCHÉMIE DE LA RÉTINE

De même que pour des états circulatoires essentiellement aptes à favoriser des congestions et hypérémies de la rétine, nous voyons la tension sous laquelle s'opère constamment la circulation intra-oculaire empêcher que ces changements ne retentissent sensiblement sur la quantité de sang amenée dans la coque oculaire, de même on constate que, grâce à l'intervention de cette pression, la circulation intra-oculaire, pour ce qui concerne la rétine, ne subit pas de changements très sensibles lorsque les anémies générales se produisent *lentement* à la suite de maladies débilitantes et émaciantes. Le meilleur contrôle du reste qu'il en est ainsi nous est fourni par la fonction rétinienne même, qui se trouve instantanément abolie dès qu'une véritable ischémie de la rétine se produit, et cela n'a lieu que lorsque l'afflux

(1) « On constate la transparence des milieux réfringents et l'état normal de la choroïde Sur les deux tiers inférieurs des disques de la papille (image renversée) existe une tumeur qui déborde en bas la limite propre de la papille. La grosse tubérosité est en haut; en bas la tumeur se rétrécit brusquement et se continue avec une artère de la rétine, artère qui offre le phénomène de double contour. Cette tumeur exécute des mouvements alternatifs de contraction et de dilatation. La coloration rouge de cette tumeur varie suivant l'incidence de la lumière réfléchie par le miroir et suivant le degré de dilatation. Quand la tumeur est affaissée, elle permet de constater une plus grande quantité de la surface papillaire, et alors sa coloration est celle des artères. Quand il y a une dilatation, le centre de la tumeur, plus éclairé que les bords, prend une teinte plus claire que les artères, et les bords une teinte qui se rapproche de celle des veines. La dilatation coïncide avec la contraction des ventricules du cœur. Les veines de la rétine m'ont paru un peu plus volumineuses qu'à l'état normal, néanmoins elles ne sont pas variqueuses. Les artères de la rétine, autres que celles qui émanment de la tumeur, sont filiformes. Une portion de la rétine qui avoisine la tumeur en bas, présente une teinte vaporeuse que j'attribue à un léger œdème de la retine. » (Affaiblissement de la vue du côté gauche. *Ann. d'oculist.*, 1865, t. LIII, p. 241.)

(2) Compte rendu du Congrès de Londres, 1872.

(3) *Klin. Monatsbl.*, t. XIII, p. 132.

Arch. de Virchow, t. LX, p. 38.

du sang s'opère sur une pression telle qu'il ne peut plus vaincre la résistance qu'oppose à l'entrée du sang artériel la tension intra-oculaire, ou qu'une pression directe et exercée sur l'artère centrale de la rétine, ou un obstacle dans le calibre du vaisseau empêche le sang artériel de se rendre à la rétine.

La vue s'obscurcit ainsi instantanément lorsqu'un sujet tombe en défaillance et la tension cardiaque produit par son affaissement à la fois un affaissement de la circulation cérébrale et rétinienne. Il en est de même lorsque dans l'agonie la circulation se ralentit progressivement, le mourant se voit plongé dans les ténèbres avant d'avoir souvent encore perdu conscience. C'est encore la nuit qui se répand brusquement autour d'un malheureux sujet aux attaques épileptiques et qui lui annonce l'attaque. Le cholérique, dont le cœur et les vaisseaux deviennent impuissants pour charrier un sang trop épaissi, tombe souvent dans la nuit au cours de la période asphyxique de son affection, et pourtant dans cette maladie on peut voir une cyanose déjà excessivement accusée encore coïncider avec une circulation continue de la rétine ou seulement interrompue, produisant le pouls artériel.

Ce dernier fait prouve que l'ischémie se produit pour la rétine de préférence sous une détente assez brusque de la tension circulatoire telle que l'anémie, la syncope, l'agonie, l'attaque épileptiforme; qu'au contraire le ralentissement de la circulation par la diminution d'innervation des centres circulatoires sous l'influence d'une anémie des plus accusées n'entraîne que très tardivement une ischémie complète de la rétine, qui fonctionne encore tant que la *continuité* du courant n'est pas interrompue. Ainsi les personnes qui périssent par hémorrhagies voient jusqu'au moment de perdre connaissance; la défaillance est ici aussi précédée d'une interception dans la continuité que doit présenter la circulation rétinienne pour accomplir sa fonction (Il sera question, à l'occasion de la névrite intra-orbitaire (rétrobulbaire), des cécités instantanées, suite d'hémorrhagies brusques et très abondantes).

Il n'est actuellement plus question de l'ischémie idiopathique dont quelques auteurs, Alf. Graefe (1), Heddeus (2), Rothmund (3), Secondi (4), etc., ont parlé et où ils mettaient sous la dépendance d'une ischémie de la rétine une perte complète et brusque de la vision que l'ophthalmoscope n'expliquait pas, car, la circulation rétinienne persistant, à peine pouvait-on voir une diminution de volume des artères de la rétine qui charriaient le sang d'une façon continue. Ces cas se rapportent à des obstacles circulatoires dans la partie orbitaire du nerf optique, dont il sera ultérieurement question.

C'est au moment où l'intermittence dans la circulation est signalée par le pouls artériel que la fonction rétinienne cesse. Ainsi M. Mauthner a

(1) *Arch. f. ophthalm.*, t. VIII. 1, p. 143.
(2) *Klin. Monatsbl.*, t. III, p. 285.
(3) *Ibid.*, t. IV, p. 106.
(4) *Caso di amaurosi per ischemia della retina.* Torino, in-8, 1866.

observé cette pulsation au début de la syncope, de même que M. Jackson (1) veut l'avoir vue pendant l'accès épileptique, qu'il explique par un état spasmodique des parois vasculaires, comme Brown-Sequard rapporte la perte de connaissance chez les épileptiques à pareil état des vaisseaux du cerveau ; voilà la raison pour laquelle M. Jackson a aussi employé le terme d'*épilepsie rétinienne*.

Je ne comprends pas comment on peut, pendant l'attaque épileptique même, constater la présence d'une pulsation artérielle de la rétine déjà pas si facile à voir, chez un sujet tranquillement assis devant l'observateur et surtout si pareille constatation doit se faire par un homme non absolument rompu aux finesses de l'exploration ophthalmoscopique; nous admettons cependant la coïncidence de l'ischémie rétinienne avec l'extrême pâleur de la face pendant l'attaque. Nous-mêmes avons pu voir dans les services de Falret et Legrand du Saulle, à Bicêtre, chez des épileptiques qu'on nous apportait pendant l'attaque même dans la salle d'examen, que, sur des sujets à face pâle chez lesquels la turgescence de la face n'était pas encore survenue, la rétine présentait des vaisseaux excessivement amincis, mais pas de pulsation.

Comme de Graefe et Oser (2), nous avons examiné beaucoup de cholériques pendant la période asphyxique et rencontré un très haut degré d'ischémie de la rétine lorsque le sang épaissi ne peut plus être charrié suffisamment par un système artériel épuisé. Dans ces cas la systole ventriculaire n'arrive à chasser l'ondée sanguine qu'à une faible distance au delà de la papille, les artères sont très pâles, minces, et leurs fins embranchements sont constamment affaissés. Les veines elles-mêmes ne sont plus tortueuses, étant considérablement diminuées de calibre, ayant pris une teinte très foncée qui permet, en dépit de leur amincissement, de les suivre jusqu'à leurs plus fines ramifications, les différenciant comme coloris sensiblement des artères pâles. C'est la seule ischémie où la papille ne pâlit pas, mais se cyanose comme du reste aussi la peau par une stase plus ou moins complète de la circulation capillaire. Le plus souvent les malades arrivés dans cet état sont comateux et incapables de nous renseigner sur leur vue, qui disparaît le plus fréquemment avec l'apparition du pouls rétinien.

Nous voyons encore une ischémie rétinienne se produire dans les cas de thrombose et d'embolie des vaisseaux de la rétine, états dont il sera question tout à l'heure ; en outre, cette anémie s'observe lorsque les vaisseaux sont devenus imperméables dans une certaine étendue de leur parcours par un épaississement, une sclérose de leurs parois. Le rétrécissement du champ visuel dans la dégénérescence pigmentaire de la rétine s'expliquerait déjà sans la dégénérescence de la trame rétinienne par l'ischémie des parties

(1) *Med. Times and Gaz.*, 2 oct. 1863.
(2) Voyez la BIBLIOGRAPHIE.

périphériques de la membrane nerveuse, à la suite de l'oblitération des vaisseaux sclérosés.

ARTICLE V

EMBOLIE DE L'ARTÈRE CENTRALE DE LA RÉTINE

Historique. — Virchow (1), à qui l'on doit la découverte des maladies emboliques et de la thrombose, avait déjà démontré que des embolies se produisaient dans les artères de l'œil, ce qui, après lui, fut encore en particulier prouvé anatomiquement pour les artères de la rétine par M. Cohnheim (2).

L'idée prédominante de Virchow était que ces embolies devaient, comme ailleurs, être aussi dans l'œil le point de départ d'inflammations graves et qu'elles viendraient expliquer les complications métastatiques qu'on observe dans les maladies putrides (fièvre puerpérale, pyohémie) du côté de l'œil. Déjà, en 1854, Virchow avait annoncé la possibilité de voir, au moyen de l'ophthalmoscope, des embolies sur le vivant, et à cette même époque Ed. de Jaeger (3) décrivait les troubles circulatoires qu'entraîne l'embolie, et qui sont si particuliers, sans les rapporter à cette cause d'obstruction vasculaire.

C'est en 1859 que de Graefe (4) publia la première observation d'embolie de l'artère centrale qui fut alors rapidement suivie d'autres (5). Indubitablement une confusion a été souvent commise entre l'obstruction de l'embolie de l'artère centrale de la rétine avec sa compression par suite d'un épanchement sanguin intervaginal de cette même artère, qui doit, comme nous (6) l'avons déjà signalé en 1870, produire les mêmes symptômes que l'embolie. Il y avait même au début un certain doute à concevoir sur l'explication des phénomènes signalés pour un embolus qui échappait à l'inspection directe jusqu'au moment où M. Schweigger (7) eut la bonne fortune de recueillir une pièce anatomique et de démontrer l'arrêt de l'embolus dans l'artère centrale même, dont il obturait complètement le passage. Depuis d'autres autopsies, pratiquées par Nettleship (8), Priestley Smith (9),

(1) *Arch. f. path. Anatomie*, t. IX, p. 307. et t. X, p. 177 (*Gesammelte Abhandl.* Francf. 1859, p. 537 et 711).

(2) *Klinik i der embolischen Gefaeskrankheiten*, 1860, p. 411.

(3) *Ueber Staar-u. Staaroperationen.* Wien, in-8, p. 104.

(4) *Arch. f. Ophthal.*, t. V, 1, p. 136.

(5) Voy. la BIBLIOGRAPHIE.

(6) Wecker et Jaeger, *Traité des maladies du fond de l'œil*, 1870, p. 145.

(7) *Vorlesungen über den Gebrauch des Augenspiegels.* Berlin, in-8, 140, 1864.

(8) *Arch. f. Ophthalm.*, t. XX. 2, p. 227.

(9) *Brit. med. Journ.*, 1874, Apr., p. 452.

Sichel, H. Schmidt (1), etc., ont complètement posé la base anatomique de cette altération.

Du reste, on ne tarda pas à rencontrer des cas où une embolie fut visible à l'inspection ophthalmoscopique, ainsi que l'infarctus qui s'ensuit. C'est M. Saemisch (2) qui rencontra le premier un pareil cas, bientôt suivi par les observations de MM. Hirschmann, Knapp (3), etc. (4).

Dans la description, nous devons séparer l'embolie de l'artère centrale de celle de ses branches.

A. *Embolie de l'artère centrale.*

L'instantanéité de l'abolition de la vision, qui est plus ou moins complète, est un des caractères particuliers de l'embolie de l'artère centrale. Les malades racontent ordinairement qu'un nuage épais a couvert tout à coup l'un de leurs yeux, et que, dans l'espace de quelques minutes, la vue s'est complètement éteinte de ce côté. (Dans quelques cas, c'est au réveil que les malades ont constaté la cécité d'un de leurs yeux.)

La vue reste ordinairement abolie dans les cas d'embolie de l'artère centrale. Quelquefois elle se rétablit passagèrement, et alors c'est dans une portion excentrique du champ visuel. Il est remarquable que la soudaineté d'apparition du voile qui couvre l'œil malade frappe d'abord l'esprit du sujet, et que la plupart affirment n'avoir perdu complètement l'usage de la vue qu'au bout de quelques minutes.

Lorsqu'une apoplexie des gaines a déterminé cette cécité instantanée, les malades signalent souvent simultanément des symptômes de compression du nerf, l'apparition de phosphènes, d'un éblouissement qui les étourdit suivi instantanément d'une abolition soudaine plus ou moins complète de la vision de l'œil atteint.

L'*examen ophthalmoscopique* fournit des résultats qui varient suivant l'époque à laquelle on observe l'œil malade. Peu de temps après l'accident, les artères semblent vides de sang dans une grande partie ou dans la totalité de leur trajet, et apparaissent alors avec l'aspect de filets blanchâtres, plus étroits autour de la papille que vers la périphérie. Dans certains cas, toutes les artères charrient encore un mince filet sanguin, mais qui se laisse poursuivre bien moins loin vers la périphérie que sur les artères d'un œil normal. Les veines sont elles-mêmes fortement rétrécies au niveau de la papille : mais l'augmentation de leur calibre, vers les parties équatoriales

(1) *Klinische Monatsbl.*, t. IV, p. 32.

(2) *Ibid.*, p. 37.

(3) *Arch. f. Augen. u. Ohrenheilk.*, t. I, p, 29.

(4) Nous rappelons ici que dans certains cas de traumatisme de l'orbite, l'atrophie, qui en est le résultat final, est précédée, du côté de la papille et de la rétine, par des symptômes qui rappellent *à s'y méprendre* l'embolie de l'artère centrale. Une hémorrhagie intervaginale avec compression des vaisseaux centraux donne la raison de ces faits.

du fond de l'œil, est bien plus sensible que celle des artères. La section du nerf optique présente une pâleur évidente, sa coloration est grisâtre et tous les vaisseaux qui la parcourent sont d'un minceur extrême.

Il y a absence de toute pulsation veineuse, et la pulsation artérielle ne peut plus être provoquée par la compression avec le doigt, preuve évidente que la circulation est interrompue dans le tronc de l'artère centrale. Mais tout en admettant cette interruption, il n'est pas moins vrai que les yeux examinés de suite ne présentent presque jamais des artères absolument vides, mais qui renferment une faible colonne sanguine encadrée de deux lisérés blanchâtres ténus révélant déjà à cette époque une opacité de la paroi vasculaire qui s'accentue à mesure que le vaisseau se vide et se transforme en un cordon. Les veines ne présentent jamais une disparition complète de la colonne sanguine qu'elles charrient; celle-ci peut être amincie près de la papille, mais jamais au point où le sont les artères, et on a vu déjà assez rapidement se produire sur les veines un phénomène de pulsation dont il sera question tout à l'heure. Cette persistance de la largeur des veines, l'apparition du pouls déjà les premiers jours après l'accident, laissent présumer que l'obstruction n'était qu'incomplète.

Ces phénomènes d'interruption de la circulation artérielle sont rapidement suivis de troubles trophiques de la rétine. Un œdème se localise de préférence autour de la macula et du nerf optique. La striation des fibres nerveuses ressort d'une manière plus ou moins accentuée, surtout le long des gros troncs vasculaires.

Généralement, quelques jours après le début de la maladie, on voit la tache jaune s'entourer d'une opacité grisâtre et simuler un foyer d'apoplexie rétinienne, tant sa coloration contraste avec celle des parties voisines. La conformation régulière que lui assigne la structure anatomique de la fossette centrale la différencie des petites hémorrhagies qu'on rencontre parfois dans cette région. L'effet de contraste entre les parties œdématiées qui masquent le rouge du fond de l'œil et la transparence de la coloration à travers la fossette sont la cause de l'impression d'une extravasation sanguine qu'on reçoit. Le pigment propre de la macula ne doit pas beaucoup intervenir ici pour rehausser la coloration rouge de la fossette. Du reste, l'opacité cadavérique de la rétine simule à s'y méprendre la tache embolique qui masque ici la coloration de la choroïde et l'empêche d'apparaître en un autre point que dans la partie transparente, extrêmement amincie de la facette.

Le trouble que présente la rétine, trouble de nature probablement œdémateuse, diminue insensiblement, en s'irradiant à partir de la tache jaune. La papille et le tissu rétinien qui l'avoisine prennent ainsi une légère teinte opaque qui, sous un grossissement fort, apparaît composée d'une multitude de fibres rayonnantes, tandis que l'opacité voisine de la tache jaune est formée d'innombrables points ou de petites plaques d'un gris clair ou rougeâtre.

Immédiatement après que l'obstruction de l'artère s'est produite, la rétine est absolument transparente et ne se trouble qu'après vingt-quatre ou quarante-huit heures. On a aussi signalé ce trouble comme n'apparaissant que la deuxième semaine (Leber), chose qui nous est absolument inconnue d'après nos propres observations.

Nous regardons comme un signe différentiel entre l'*embolie* et l'*apoplexie* du nerf la concordance du trouble péripapillaire avec la disparition de la vision et l'apparition de petites apoplexies parties du bord papillaire (entre celui-ci et la macula). Dans les cas de véritable embolie, le trouble rétinien n'apparaît que quarante-huit ou au plus tôt vingt-quatre heures après la suppression de la vision; dans l'apoplexie des gaines, on le voit presque coïncider avec la disparition de la vision, ainsi que l'exploration à l'image droite des parties avoisinantes du bord nous le révèle. Dans la véritable embolie les hémorrhagies rétiniennes maculaires ou péripapillaires sont choses absolument inusitées, au contraire de ce qui se passe pour l'apoplexie du nerf, où une flammèche apparaît bientôt près du bord papillaire, et où assez souvent quelques petites hémorrhagies viennent entourer la macula.

Pendant les différentes phases de l'altération de nutrition que subit ainsi la rétine, on observe ordinairement des *phénomènes circulatoires* extrêmement curieux dans les veines, dont le calibre s'est le plus souvent accru peu à peu, tandis que les rameaux artériels sont restés dans leur état d'affaissement primitif. Ces phénomènes se passent dans les embranchements périphériques des veines. Ainsi on voit une colonne sanguine se précipiter, par un jet rythmique et par saccades, de la périphérie du vaisseau vers son point d'immergence, en emplissant irrégulièrement les différentes parties de la veine, selon que les portions du canal où elle pénètre présentent leur calibre normal ou se sont rétrécies par suite d'un affaissement prolongé. Ce phénomène se rapporte très probablement au développement d'une circulation collatérale; mais nous ne possédons actuellement, sur ce point, aucune notion exacte, et l'on n'élucidera cette question qu'en pratiquant sur des animaux des expériences appropriées.

M. Schweigger a, dans le cas de de Graefe, où ce phénomène de circulation par saccades s'est produit de façon que des parties de veines restaient un moment vides pour se remplir un instant après (le sang oscillant par un mouvement de recul et d'avancement), rapporté cette oscillation à l'influence respiratoire sur la pression sanguine. Dans d'autres cas la circulation s'est rétablie d'une façon continue, soit que la colonne sanguine interrompue s'avance progressivement, tout en se maintenant fractionnée, d'une manière régulière vers la papille, ou que la colonne veineuse soit devenue absolument continue dans les veines et que le pouls veineux ait reparu spontanément (Hock), le pouls artériel se montrant en comprimant l'œil (Knapp). Dans ces derniers cas les artères se sont aussi de nouveau élargies et remplies de sang. Ce sont ces cas qui laissent planer un doute sur la nature embolique de l'affection, car les phénomènes d'un rétablissement pareil de la circulation concordent avec la disparition progressive d'un foyer d'apoplexie des gaines du nerf optique.

Dans la véritable embolie la circulation ne se relève que fort peu dans les veines, les artères restant affaissées : il se produit, après la disparition des troubles rétiniens, une atrophie complète de la papille analogue à celle qui suit une papillite, avec cette différence, si l'on fait abstraction de la netteté des contours, qu'elle présente à la suite de l'embolie une réduction encore plus notable des veines qu'on ne le constate ici et qu'on ne peut ordinairement poursuivre ces vaisseaux, montrant une direction rectiligne, qu'à la distance de trois ou quatre largeurs papillaires. Les artères ont presque complètement disparu, ou ne se laissent poursuivre comme minces filets sanguins garnis de lignes blanchâtres qu'à une assez courte distance de la papille.

Les *troubles visuels* sont, comme il a déjà été dit, instantanés, entraînant sans signes de compression des fibres nerveuses (éblouissement, phosphènes) une cécité qui marche, lorsque les malades se sont bien observés, de la périphérie vers le centre : il semble parfois aux malades comme si leurs paupières se fermaient (Priestley Smith) avant d'être plongés d'un côté dans une obscurité complète. Chez certains malades, une partie du champ visuel, située le plus souvent en haut et en dehors, est conservée, et la vision peut persister au point de voir le mouvement de la main ou même de pouvoir compter les doigts. Chez ces malades aussi le restant de la rétine n'est pas absolument insensible, ainsi que le prouve la persistance des phosphènes (Samelsohn).

Si, dans certains cas d'embolie des artères de l'encéphale, on a vu se rétablir, jusqu'à un certain point, les fonctions de cet organe, il n'en est pas de même de l'état fonctionnel de la rétine après l'embolie de l'artère ophthalmique qui a obstrué à la fois l'artère centrale. Pourtant M. Schneller cite un cas où la vue se rétablit au point de permettre à la malade de lire avec un verre convexe n° 10 le n° 2 de Jaeger. Le champ visuel resta néanmoins rétréci. Les vaisseaux rétiniens s'étaient notablement accrus en volume et avaient atteint environ les deux tiers de leur calibre normal.

On a constaté, chez nombre de personnes atteintes d'embolie, que la perte de la vision a été précédée d'une sorte d'*aura*, c'est-à-dire que la vision sur l'œil atteint ultérieurement d'une cécité complète a été passagèrement obscurcie pendant quelques instants. M. Mauthner (1), qui a eu la bonne fortune d'examiner à l'ophthalmoscope un malade pendant cette cécité passagère, a constaté la présence de l'ischémie rétinienne telle qu'elle est caractéristique pour l'embolie, et a assisté à sa disparition complète après quelques instants. D'après notre confrère viennois, un *embolus* se serait mis à califourchon sur l'embranchement de l'artère centrale, à son

(1) *Med. Jahresb. der Gesellsch. Wiener Aerzte.*, II, p. 195.

point d'émergence de l'artère ophthalmique, et son entraînement dans le courant sanguin aurait dégagé l'artère centrale, faisant à la fois disparaître les symptômes d'ischémie et de cécité complète de l'œil affecté. Qu'est-ce que ces *embolus* deviennent? Personne n'en a rendu compte, et nous n'admettons que difficilement qu'on rapporte le rétablissement de la vision à un déplacement d'un *embolus*, ni à sa dissolution partielle (Knapp).

Les figures 23 et 24 montrent l'*embolus* engagé dans l'artère centrale.

Le cas de M. Schweigger (fig. 23) se rapporte à la première observation de Graefe, et nous avons personnellement vu la préparation qui fut faite un an et demi après la cécité

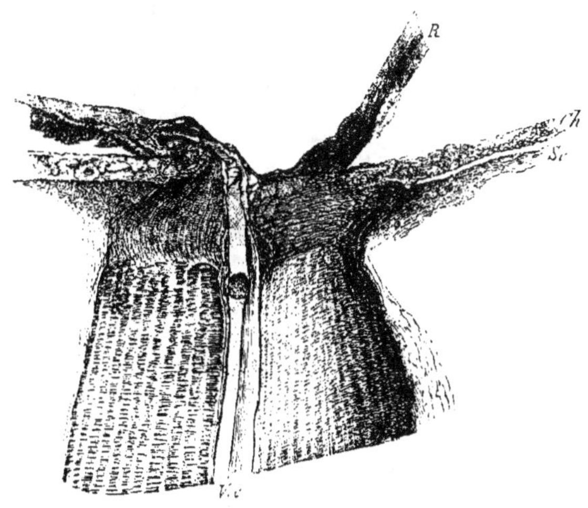

FIG. 23.

survenue. L'*embolus* se trouvait juxtaposé à la lame criblée. C'est l'endroit où l'*embolus* paraît s'arrêter en général envoyant parfois dans la bifurcation de l'artère un prolongement (Nettleship) Dans le cas de M. Sichel fils (fig. 24), publié dans les *Archives de physiologie* (fasc. IV, 1870), il s'agit d'une malade de cinquante-huit ans présentant les signes ophthalmoscopiques de l'embolie, qui succomba avec des symptômes cérébraux treize mois après. L'autopsie fit constater de nombreux foyers d'hémorrhagie dans la pulpe cérébrale, la dégénérescence graisseuse des artères postérieures du cerveau et quelques foyers de ramollissement. Un vaste caillot siège dans l'artère centrale gauche à 3 millimètres de l'entrée scléroticale du nerf, il a 5 millimètres de longueur et adhère aux parois de l'artère, qu'il dilate dans sa partie moyenne. En cet endroit la veine est complètement oblitérée. On observe deux parties distinctes dans le caillot : une centrale et une périphérique.

On n'a pas encore eu occasion d'examiner des rétines à une période assez rapprochée de l'accident embolique pour pouvoir bien préciser l'altération immédiate de cette membrane. M. Nettleship parle d'un véritable œdème rétinien que Leber annonce comme trouble moléculaire, et identifie avec les altérations nutritives qu'on observe à la suite de la section du nerf optique.

Le dessin du cercle de Haller (fig. 25 et 26), emprunté à E. de Jaeger (1), donne bien une idée comment sont peu favorables les conditions du réta-

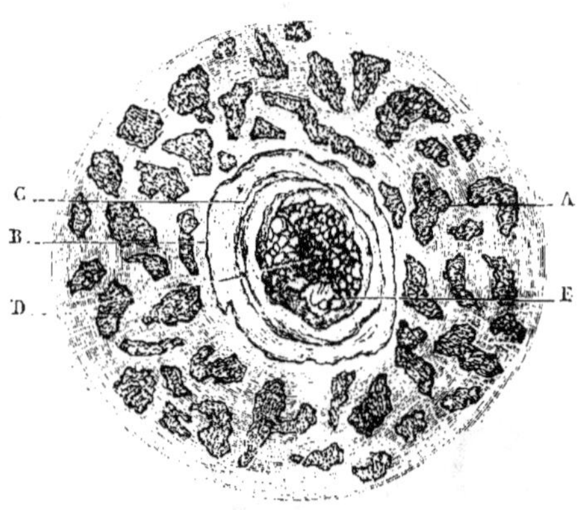

Fig. 24.

blissement d'un courant collatéral, et combien la partie du nerf au delà de la pénétration des vaisseaux centraux doit s'atrophier lorsqu'un *embolus* s'y fixe.

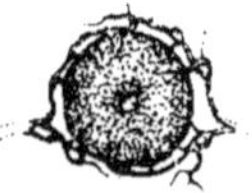
Fig. 25.

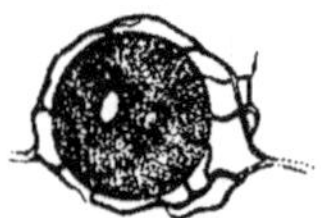
Fig. 26.

Le *diagnostic* se base surtout sur la soudaineté de la cécité, l'apparition à terme fixe (vingt-quatre à quarante-huit heures) de l'œdème rétinien et la coïncidence des troubles circulatoires qui facilitent la formation d'un *embolus;* ce sont les *vices valvulaires avec hypertrophie cardiaque*, les *dilatations anévrysmales de l'aorte*, et surtout les diverses formes d'*endocardite*. La période puerpérale est aussi une condition favorable à la production de cette affection, de même le rhumatisme articulaire aigu et les affections graves de néphrite.

(1) La figure 25 représente le cercle de Haller d'un enfant de dix ans (gross. 7 diam.), la figure 26 celui d'un adulte de trente ans (même grossissement).

En l'absence de ces causes, on rencontrera généralement, chez les personnes qui, pour la plupart, ont dépassé la cinquantaine, des *athéromes vasculaires* plus ou moins répandus sur les gros troncs vasculaires qui peuvent, sinon expliquer la présence d'un *embolus*, mais ainsi rendre compte de la rupture vasculaire et d'un épanchement sanguin dans les gaines, avec lequel on confond encore nombre de fois des embolies. M. Magnus (1) s'est aussi prononcé pour la possibilité de cette confusion, que nous avions déjà signalée. Elle expliquerait, par la compression et l'atrophie des fibres, la persistance de la cécité dans les cas qui ont été interprétés comme véritables embolies, et où l'ophthalmoscope nous révèle un retour de la circulation rétinienne, le rétablissement de la vision ne s'opérant pourtant nullement. C'est encore la résorption d'un foyer apoplectique dans les gaines qui rendra compte d'un certain retour à la circulation rétinienne, chez les personnes ayant présenté tous les signes ophthalmoscopiques de l'embolie, car on est actuellement déjà assez renseigné sur ce que l'établissement d'un courant collatéral soit du côté du cercle de Haller, soit du côté des vaisseaux ciliaires dans la région de l'*ora serrata*, n'est pas admissible pour expliquer ce rétablissement de la circulation rétinienne qui est restée dans les cas avérés d'embolie définitivement abolie dans sa presque totalité.

Ce qui plaide encore en faveur de l'interprétation de certains cas d'embolie comme résultant d'une hémorrhagie intervaginale, c'est l'apparition de phénomènes glaucomateux qu'on a relatés pour un certain nombre de cas, tandis que la tension doit diminuer, comme on le signale du reste pour les cas non douteux d'embolie. En outre, on a observé, pour certaines hémorrhagies abondantes de la rétine, qui, à notre avis, prennent juste leur point de départ de l'espace intervaginal, cas où les hémorrhagies se succèdent et n'ont jamais donné lieu à l'apparition d'une image ophthalmoscopique pouvant faire songer à une embolie, l'excavation atrophique, ainsi que l'oblitération des vaisseaux de la rétine, se développant ultérieurement d'une façon absolument identique aux cas désignés comme embolie de l'artère centrale.

Le pronostic reste grave pour ce qui concerne la santé générale du sujet, qu'il s'agisse d'embolie ou d'apoplexies vaginales, et assez fréquemment on a vu les malades succomber à des phénomènes d'embolie ou d'apoplexie cérébrale (2). Chose importante pourtant à noter, c'est qu'on n'a pas ren-

(1) *Klin. Monatsb.*, mai, 1876, t. XIV.

(2) Notre ancien chef de clinique, M. le docteur Delacroix, nous écrivait de Wiesbaden, où il remplissait les mêmes fonctions auprès de Pagenstecher : « J'ai observé un cas d'embolie de l'artère centrale de la rétine qui a coïncidé le jour même de la présentation du malade avec une embolie cérébrale, suivie d'hémiplégie complète. Ce qu'il y a de remarquable et qui d'ailleurs a confirmé le diagnostic, c'est que dans l'espace d'une heure la paralysie des muscles de la langue, du bras et de la jambe a cédé complètement, j'ai assisté au retour progressif de la motilité. »

contré un cas d'embolie simultanée des deux artères centrales de la rétine, et que les cas où une embolie succédait sur l'autre œil après que le premier avait été frappé de pareil accident un temps plus ou moins long auparavant, sont excessivement rares (Ed. de Jaeger, Landsberg, etc.); encore ne s'agissait-il parfois, sur ce second œil, que de l'*aura* qui précédait l'embolie sur l'œil le premier atteint.

Relativement au *traitement* de l'embolie de l'artère centrale, nous citerons les essais tentés dans le but d'affaiblir, au moyen de paracentèses ou par une sclérotomie ou une iridectomie, la pression intra-oculaire, pour faciliter le rétablissement de la circulation ou l'établissement d'une circulation collatérale. Vu l'innocuité des paracentèses, nous croyons toujours permis de faire de ce moyen un emploi méthodique et assez prolongé. On peut encore administrer l'iodure de potassium à l'intérieur; mais la confiance que certains auteurs mettent dans l'action de ce médicament, au moyen duquel ils espèrent pouvoir dissoudre le caillot obstructeur, est ordinairement de courte durée. Actuellement renseigné sur l'inutilité d'une intervention chirurgicale, on se borne à appeler toute son attention sur le traitement des troubles circulatoires que pareils malades présentent en les soumettant aux cures de lait, à l'emploi des eaux minérales diurétiques, à l'usage de la digitaline, etc.

B. *Embolie d'une branche de l'artère centrale de la rétine.*

Les différentes branches de l'artère centrale de la rétine peuvent isolément devenir le siège d'un *embolus* qui nous donne comme phénomène fonctionnel une abolition complète de la vision dans la section du champ visuel qui correspond à la partie rétinienne privée de l'afflux de sang artériel; les branches supérieure et inférieure devenant obstruées à la fois, les seuls vaisseaux maculaires peuvent rester libres et réduire le champ visuel, grâce à cette obstruction, à une simple fente très étroite qui comprend le point de fixation et n'empêche pas la persistance d'une acuité centrale parfaite (Mauthner). Suivant que la branche supérieure ou l'inférieure a été obstruée en totalité, nous observons une hémianopsie inférieure ou supérieure complète; lorsque au contraire l'*embolus* s'est insinué dans une branche qui est déjà la bifurcation d'un tronc principal, nous voyons qu'un quart du champ visuel fait défaut. Ordinairement les vaisseaux de la macula se dégagent avant la première bifurcation, aussi voit-on l'acuité centrale persister comme absolument intacte, à moins qu'il n'y ait de même obstruction d'un vaisseau maculaire, et qu'il n'existe alors, avec l'abolition d'une partie de la rétine, un scotome central.

L'image ophthalmoscopique nous montre le trouble œdémateux de la rétine localisé à la portion de la rétine privée de sang artériel, de même qu'à un secteur de la papille. Avec l'oblitération définitive de la branche obturée de l'artère centrale, on constate alors aussi une atrophie partielle de la papille du nerf optique. La branche obstruée est alors garnie de deux lignes blanches qui accompagnent près de la papille et sur elle encore un mince filet sanguin, ou elle a été complètement transformée en un cordon blanchâtre. Ces cas sont bien aptes pour démontrer que la déperdition de vision se rapporte bien à l'anesthésie ainsi qu'à l'atrophie consécutive de l'appareil conducteur de la rétine, et, dès qu'on peut constater à l'ophthalmoscope un retour plus ou moins notable dans la circulation rétinienne, on le voit concorder avec un agrandissement du champ visuel. L'épithèle rétinien, ainsi que le ganglion rétinien, qui tire sa nutrition essentiellement du côté de la choroïde, reste donc intact dans sa fonction, pendant un certain temps au moins, et l'œdème paraît, ainsi que le démontre aussi sa striation et son absence dans la fossette, ne comprendre essentiellement que l'appareil conducteur de la rétine.

M. Knapp (1) a attiré l'attention sur un point qu'on n'avait jusqu'alors pas rencontré dans les cas d'embolie complète de l'artère centrale de la rétine, c'est-à-dire l'*infarctus hémorrhagique*. Il n'est, en règle générale, possible de constater, d'après Cohnheim (2), des altérations indélébiles et irréparables consécutivement à une embolie, que lorsqu'il s'agit d'une artère terminale, comme nous la présente, avec ses branches, l'artère centrale de la rétine. Ici une anastomose avec les ramifications terminales de pareille artère et les capillaires d'artères voisines n'est pas possible. Le sang n'arrivant plus, et cela d'une manière brusque, aux capillaires de l'artère terminale obstruée, ceux-ci recevraient, par régurgitation des veines appartenant à cette région circulatoire, une quantité plus ou moins notable de sang; vides et flasques qu'elles sont, elles s'engorgeront de plus en plus, et finiront par se distendre et se prêter à une diapédèse plus ou moins abondante. Probablement la pression intra-oculaire, régulatrice de la circulation dans l'intérieur de l'œil, empêche que, dans les embolies complètes de l'artère centrale de la rétine, on ne voie l'infarctus rétinien, qui est complètement absent, ou ne se borne ordinairement qu'à la présence de quelques petites hémorrhagies péripapillaires. La régurgitation du sang vers l'intérieur de l'œil est justement empêchée parce que la tension intraveineuse ne dépasse pas celle du globe oculaire, mais lui reste dans les conditions ordinaires inférieures (Leber).

Cette régurgitation s'opère pourtant lorsqu'il ne s'agit que de suppression de la circulation artérielle dans une seule branche artérielle de la rétine, et que le sang veineux circule comme par le passé dans le restant de la rétine. On voit alors les veines s'élargir notablement, devenir tortueuses, et la partie œdématiée de la rétine se garnir de nombreuses hémorrhagies qui avoisinent les veines. Ces hémorrhagies disparaissent avec l'œdème, ne laissant aucune

(1) *Archiv. f. Augen. u. Ohrenheilk.*, t. I, 1, p. 29.
(2) *Untersuchungen über die embolischen Processe*. Berlin, in-8, 1872.

trace comme foyer de dégénérescence graisseuse ou sclérosante, et à mesure que le trouble dû à l'œdème diminue, il en est ainsi du calibre des veines, qui reprennent leur diamètre ordinaire.

Il n'est nullement constant, ce qu'on aurait dû présumer, que, dans les cas d'oblitération d'une seule branche de l'artère centrale, il se forme l'infarctus rétinien, et l'absence d'hémorrhagies a été constatée pour un certain nombre de cas où tous les symptômes fonctionnels et ophthalmoscopiques plaidaient pour l'obstruction d'une embolie partielle (Saemisch, Landsberg). Bien entendu que cette constatation doit être faite immédiatement après l'apparition du trouble fonctionnel et simultanément avec la présence de l'œdème rétinien, car à la suite de l'embolie, l'infarctus peut disparaître promptement. Aussi est-il indéniable qu'il existe des cas sans infarctus. M. Leber (1), entre autres, cite un cas d'obturation du *ramus temporalis* inférieur, qu'il examina huit jours après son développement. On constata l'opacité grisâtre de la rétine nettement délimitée : « La branche artérielle se trouvait déjà sur la papille rétrécie, et à peu près au voisinage du bord papillaire, recouverte par un petit point blanchâtre, devenant, à partir de là, filiforme. Les veines correspondantes étaient dilatées. Le mal était apparu huit jours auparavant avec la sensation de chaleur à la tête et obscurcissement. »

ARTICLE VI

THROMBOSE ET ALTÉRATIONS PATHOLOGIQUES DES VAISSEAUX DE LA RÉTINE

On a employé à maintes reprises le nom de thrombose des vaisseaux de la rétine (Bouchut, Galezowski), mais la démonstration anatomo-pathologique reste encore à faire. Évidemment il ne suffit pas que, dans un cas d'apoplexies multiples accumulées autour d'un vaisseau rétinien distendu sur une partie de son trajet, on pose le diagnostic de thrombose, et cela d'autant moins si l'on voit ultérieurement la circulation se rétablir dans le vaisseau ainsi dilaté. Il est encore moins permis de parler de thrombose lorsque avec des cécités soudaines les artères sont rencontrées filiformes, et que l'on doit rapporter à une papillite la compression des vaisseaux et les hémorrhagies consécutives (2). Doit-on discuter l'assertion de l'apparition de thromboses des vaisseaux de la rétine à la suite de la cessation de la circulation de la rétine, comme signe de mort (Bouchut), lorsqu'il est si facile de se renseigner de la parfaite intégrité des parois vasculaires des yeux dans lesquels on veut avoir vu pareille thrombose?

(1) *Graefe-Saemisch*, t. V, p. 544.

(2) Voici l'opinion que le professeur Michel (*Nagel's Jahresbericht* de 1882, p. 433) exprime à cet égard : « C'est à la singulière conception clinique de Galezowski que nous sommes redevables d'un mélange bigarré de cas de « migraine oculaire » avec thrombose de l'artère centrale de la rétine et atrophie du nerf optique. »

Même M. Leber base tout son diagnostic sur la thrombose, à laquelle il pense que doit revenir, quoiqu'on ne l'ait encore à peine observé, un rôle important dans les états inflammatoires du nerf optique et de la rétine, exclusivement sur la description suivante : « Dans un cas de rétinite hémorrhagique, j'ai rencontré une thrombose des veines dans une partie circonscrite de la rétine, où celles-ci se trouvaient doubles et triples de volume, et s'accusaient, par une coloration extraordinairement foncée, presque noirâtre. Le bout papillaire, avec les ramifications qui appartenaient à cette veine, se trouvaient presque filiformes. » Rien, absolument rien, sur la façon dont se sont comportées les parois vasculaires par rapport au thrombus, si toutefois la constatation d'un caillot obturant avait été en réalité faite autrement que par la coloration « extraordinairement foncée » du vaisseau très fortement dilaté.

Le fait est qu'on n'a justement, dans les nécropsies, rien signalé qui se rapporte à un thrombus. Les hypertrophies, avec dégénérescence de l'endothèle qu'on rencontre à l'occasion d'une sclérose ou d'un athérome généralisé des gros troncs vasculaires, surtout conjointement avec l'hypertrophie cardiaque des brightiques, se présentent bien encore assez répandues dans les vaisseaux choroïdiens (H. Müller) ; mais un décollement de ces pullulations endothéliales, entraînées par le courant dans les capillaires de la choroïde, n'a guère pu être constaté pour les vaisseaux rétiniens. On a bien trouvé, lorsque les vaisseaux de la rétine étaient, conjointement avec l'hypertrophie cardiaque, le siège d'une dégénérescence graisseuse telle, qu'ils étaient transformés en des cordons blanchâtres, et que la lumière, fort rétrécie, renfermait de même quelques masses graisseuses ou d'aspect graisseux (Manz), masses qu'on suppose provenir d'une thrombose et non d'un *embolus ;* mais il n'existe pas d'observation d'un véritable thrombus, dont la nature pathologique aurait été incontestablement établie par les rapports qu'il affectait avec les parois vasculaires ambiantes. Cette parcimonie de détails d'anatomie pathologique n'a pour cela pas moins empêché qu'on est d'autant plus prodigue avec le diagnostic de thrombose que les changements pathologiques que subissent les parois des vaisseaux rétiniens justifieront moins cette facilité de diagnostic.

En traitant des différentes formes de rétinites, nous aurons occasion d'exposer les diverses altérations pathologiques des parois des vaisseaux rétiniens. Aussi ce sera à l'occasion des rétinites apoplectiformes qu'il sera question des changements séniles, de l'athérome, de la dégénérescence graisseuse et des dépôts calcaires dans les vaisseaux de la rétine. Les changements que subissent les vaisseaux dans les rétinites néphrétiques ne méritent pas non plus d'être détachés de la description de la rétinite de Bright. Il sera surtout question des différentes variétés de sclérose des parois vasculaires dans la dégénérescence pigmentaire de la rétine (rétinite pigmentaire).

Une *périvasculite*, que nous avons nous-même autrefois (dans éd. 2, t. II,

p. 36, et *Traité des maladies du fond de l'œil*, p. 116) décrite comme rétinite périvasculaire, se rencontre assez fréquemment à la suite de névrites, et principalement de névrites rétro-bulbaires (intra-orbitaires). Ce qui nous a engagé, ainsi que quelques confrères (Nagel, Mauthner, Ed. de Jaeger, etc.) à faire de cette altération une maladie à part, c'est que l'affection particulière des vaisseaux est le symptôme saillant, que le trouble œdémateux de la rétine peut être excessivement peu accusé, se borner à l'entour de la papille. L'étude clinique nous a conduit à la même opinion que professe aussi M. Leber, « qu'il s'agit ici soit de processus progressifs, soit régressifs, qui ont ordinairement leur siège dans le nerf optique, de façon que les altérations des parois vasculaires sont plutôt les émanations d'une névrite du tronc nerveux » et d'une affection de ses gaines.

Les altérations vasculaires de la *périvasculite* ont été surtout étudiées par Iwanoff. La couche moyenne et interne des parois vasculaires reste parfaitement saine, l'altération morbide porte presque exclusivement sur la membrane adventice. Tout le tissu qui compose cette membrane est parfois transformé en une agglomération de noyaux arrondis ovales ou fusiformes, et tellement serrés les uns près des autres qu'on peut à peine distinguer une faible couche de protoplasma qui leur est interposée. Un réseau de fibres extrêmement délié les entrelace.

Suivant Iwanoff, chaque vaisseau de la rétine peut ainsi présenter une série de quatre à douze noyaux formant en quelque sorte une gaine qui accompagne le vaisseau lorsqu'on veut l'isoler du tissu rétinien environnant. Cette prolifération nucléolaire se montre déjà dans la papille, autour des troncs des vaisseaux centraux eux-mêmes, et se laisse souvent poursuivre jusque vers la périphérie. Elle n'est pas également prononcée sur les deux ordres de vaisseaux centraux eux-mêmes : ainsi les veines ne montrent souvent que deux ou trois rangées de noyaux, tandis que tout à côté il en existe un nombre triple autour des artères; il n'est pourtant pas possible d'étendre cette règle aux vaisseaux rétiniens dans toute l'étendue de leur parcours; aussi il peut arriver que, à une certaine distance de la papille, les artères soient déjà complètement dépouillées de cette gaine, pendant que les veines montrent en cet endroit de nombreux noyaux superposés. Sur les capillaires, cette prolifération de noyaux de la membrane adventice s'observe également, mais elle n'est pas assez prononcée pour leur former une enveloppe complète.

On comprend que cette altération fasse augmenter sensiblement le volume des vaisseaux, d'autant plus que leur calibre n'a pas subi de réduction. Aussi, à l'inspection directe, voit-on les principaux vaisseaux de la rétine former de gros cordons blanchâtres qui dépassent le niveau, d'autant plus que la prolifération ne reste pas exclusivement limitée aux vaisseaux, mais gagne le tissu cellulaire le plus proche. Cette augmentation d'épaisseur des vaisseaux doit forcément, au point où ils émergent, et où ils sont encore ramassés, produire un gonflement sensible de la papille. Pareille périvasculite a été observée aussi pour les vaisseaux du cerveau [Rindfleisch (1), Leidesdorff (2)].

ARTICLE VII

APOPLEXIES, HÉMORRHAGIES RÉTINIENNES

Sans aucune lésion inflammatoire, des apoplexies de la rétine peuvent se rencontrer et doivent être rapportées évidemment à une altération pathologique des vaisseaux ou à un manque de résistance anomale de leurs parois dans des conditions de tension intra-vasculaire inusitées. Nous pouvons encore rencontrer des hémorrhagies à l'origine desquelles les vaisseaux de la rétine sont restés absolument étrangers, et qui ont forcé des espaces intervaginaux à travers la membrane criblée vers la rétine.

L'*aspect ophthalmoscopique* peut, suivant l'emplacement et l'étendue des apoplexies, présenter des variations multiples. Une très grande variété se rencontre en outre pour ce qui concerne le nombre des hémorrhagies; tandis qu'on n'en trouve parfois qu'une seule et unique, on peut en voir un tel nombre qu'il serait impossible de les compter. Suivant l'*emplacement* et très probablement aussi suivant la *provenance* du sang, la configuration des hémorrhagies est variable.

Nous avons ainsi trois ordres d'hémorrhagies : des apoplexies en *pointillé*, en *flammèches* et en *flaques*.

1° Les *hémorrhagies en pointillé* siègent dans les couches du ganglion rétinien ou des cellules visuelles, et proviennent probablement de la rupture des capillaires de la rétine. Leur emplacement de prédilection est l'alentour de la macula. La réunion de plusieurs petites plaques arrondies peut donner lieu à la production de figures bizarres qui présentent suivant l'épaisseur de ces apoplexies punctiformes une coloration variée. On rencontre dans diverses formes de rétinites ces apoplexies, de même qu'on les observe lorsque les veines se trouvent étranglées dans la papille enflammée. En outre, on observe leur présence lorsque, à la suite de choroïdites atrophiantes, de myopie progressive, la rétine a subi une distension notable.

2° Les *hémorrhagies en flammèches* occupent la couche des fibres nerveuses, et l'étalement du sang le long de ces fibres explique la conformation des apoplexies et leur terminaison en pointe unique ou multiple plus ou moins effilée. La confluence de plusieurs de ces flammèches peut aussi influencer leur conformation et leur coloration, de façon qu'il se produit alors des plaques à prolongements multiples en oriflammes dont le centre

(1) *Arch. für path. Anatomie*, t. XXIV, p. 474.
(2) *Wien. med. Wochenschrift*, 1864.

se trouve sensiblement plus foncé que les effilés. Ces sortes d'apoplexies proviennent d'une *rupture* des troncs vasculaires de la rétine ou d'une *diapédèse* à travers les parois vasculaires. Dans le premier cas, il est parfois possible de voir le vaisseau (la veine) qui s'est rompu s'arrêter brusquement près d'un amas d'apoplexies dont plusieurs ont fusé ensemble et, de plus, se continuer au delà de l'apoplexie en sens de la papille, tandis qu'on réussit à voir passer intactes les artères au-dessus de la région qu'occupent les apoplexies. Dans certains cas l'emplacement des apoplexies, strictement voisines des troncs vasculaires de la rétine, la conformation en bandelettes que présentent les apoplexies, plaident autant par leur provenance diapédésique que l'état de santé générale du sujet qu'on soumet à l'examen ophthalmoscopique (leucémie, scorbut, anémie pernicieuse, etc.).

3° Les *hémorrhagies en flaques*, qui occupent de préférence le côté temporal de la rétine ainsi que la région de la macula, sont des épanchements de sang qui ont leur source à la surface de la choroïde et dans les couches les plus externes de la membrane nerveuse. Le sang accumulé en assez grande quantité a pour effet de refouler le tissu cellulaire de support de la rétine, de le tasser et de se faire ainsi de véritables cloisons, ce qui nous rend compte de la configuration particulière de ces apoplexies ressemblant à des vases à bords arrondis et à ouverture rectiligne. Cette délimitation en haut par une ligne droite plus ou moins horizontale est aussi l'effet du tassement du sang, et c'est le long de cette ligne où le sang se trouve accumulé en une couche de moins en moins épaisse que nous pouvons voir la résorption s'opérer ainsi que la transformation en masses fibrineuses. Tandis que vers les parties déclives la teinte du sang est absolument noirâtre, on voit cette teinte se dégrader progressivement vers les parties supérieures de l'épanchement et prendre une coloration jaunâtre ou jaune blanchâtre. Lorsque pareil épanchement est considérable, on peut se rendre compte qu'il bombe sensiblement la rétine en avant, et qu'à mesure que l'apoplexie s'accroît, elle peut finir par livrer passage au sang dans le corps vitré à travers une déchirure de la rétine ou donner lieu à un décollement hémorrhagique.

Il est difficile de comprendre que d'aussi vastes hémorrhagies qui finissent, ainsi que nous en avons maintes fois eu la preuve (1), en remplissant tout le corps vitré, transformé en véritable caillot sanguin, puissent provenir des vaisseaux rétiniens. Personnellement, nous sommes porté à croire que leur origine est extra-rétinienne, que le sang a fusé sous la rétine des espaces intervaginaux. Presque toutes ces vastes apoplexies se trouvent en connexion avec la papille, envahissant le corps vitré à travers une déchirure de la rétine au proche voisinage de l'entrée du nerf optique. Aucune déchirure ni aucun changement de conformation ne peut être constaté du côté des vaisseaux rétiniens au moment de l'apparition de pareilles apoplexies,

(1) Voy. *Thérapeutique oculaire*, p. 537.

qui s'étalent tout d'abord sous la rétine et se projettent alors vers le corps vitré. La première annonce de l'apparition d'une pareille apoplexie est pour le malade un éblouissement, suite de la compression des fibres du nerf optique et non l'apparition d'un simple scotome.

L'*anatomie pathologique* des diverses formes d'apoplexie de la rétine n'a comme maladie isolée pu encore être bien élucidée, car c'est principalement conjointement avec les altérations de la rétinite néphrétique qu'on l'a étudiée; suivant que l'épanchement s'est produit dans une rétine plus ou moins saine, suivant qu'il a été de moins en moins considérable et que son action contondante (nécrosante) n'a pu s'exercer sur les parties avoisinantes de l'apoplexie, on assistera à une disparition plus ou moins complète du sang, laissant les parties qu'il occupait dans une intégrité presque absolue.

La *résorption* du sang s'opère par une dissolution directe ou l'absorption des globules rouges dans les corpuscules lymphoïdes, où ils se transforment en une substance d'aspect grumeleux et en pigment. C'est cette dernière transformation qui donne aux plaques et flammèches leur coloration brillante et blanchâtre qui précède leur disparition (Leber). La compression exercée sur le tissu cellulaire ambiant par l'épanchement peut donner lieu à une irritation suivie d'hypertrophie avec sclérose du tissu cellulaire, et finalement rétraction cicatricielle. Il se forme ainsi à la suite d'apoplexies étendues de véritables cicatrices, soit en traînées, soit en plaques avec émanations en pointes effilées qui peuvent renfermer des parties détruites de la rétine et de la couche épithéliale pigmentaire. Ces cicatrices se trouvent donc souvent pigmentées, soit par les résidus du sang incomplètement résorbé, dont le pigment sanguin a subi des transformations, soit par l'immigration du pigment des cellules de la couche épithéliale rétinienne qui ont été détruites. Cette prolifération du tissu cellulaire ne se rencontre que lorsqu'une certaine quantité de sang s'est accumulée dans les couches externes de la rétine; elle est parfois poussée à un très haut degré quand il s'agit de vastes épanchements. Ainsi dans la figure 27 de Leber, qui provient d'une hémorrhagique avec gonflement notable de la papille, l'œil s'était perdu lentement à la suite de maux de tête continus et présentait un état glaucomateux avec trouble complet des milieux. Conjointement avec une infiltration hémorrhagique du corps vitré, cette vaste apoplexie en transformation en tissu conjonctif pigmenté, avec pigmentation dermatogène, siégeait sur une choroïde ténue et à peine altérée dans sa structure.

Il est certain que même d'assez vastes épanchements de sang, lorsqu'ils n'atteignent pas une grande épaisseur, se résorbent rapidement et entièrement; ce sont alors de préférence les épanchements *isolés* en traînées et en flammèches qui siègent dans la couche des fibres nerveuses. D'un autre côté, à la suite de très vastes et nombreuses apoplexies, non seulement leur résorption s'opère avec une extrême lenteur, se complique de fréquentes rechutes auxquelles la rétraction cicatricielle des anciennes apoplexies rétiniennes ne doit pas être étrangère, mais aussi un degré plus ou moins prononcé d'atrophie de la rétine et de la papille optique est une des fâcheuses conséquences de cette affection. Ce qui plaide ici pour une origine intervaginale de très abondantes et multiples hémorrhagies de la rétine, c'est que, simultanément avec leur apparition, nous voyons en quelque sorte disparaître l'arbre vasculaire de la papille, et la maladie se terminer par une atrophie blanche de la papille avec oblitération du plus grand nombre de ses vaisseaux transformés en partie en d'étroits cordons blanchâtres. Évidemment ce n'est pas l'apparition des foyers hémorrhagiques, quelque grand que soit leur nombre, qui puisse expliquer cette disparition instantanée des vaisseaux et leur oblitération consécutive, s'il n'y

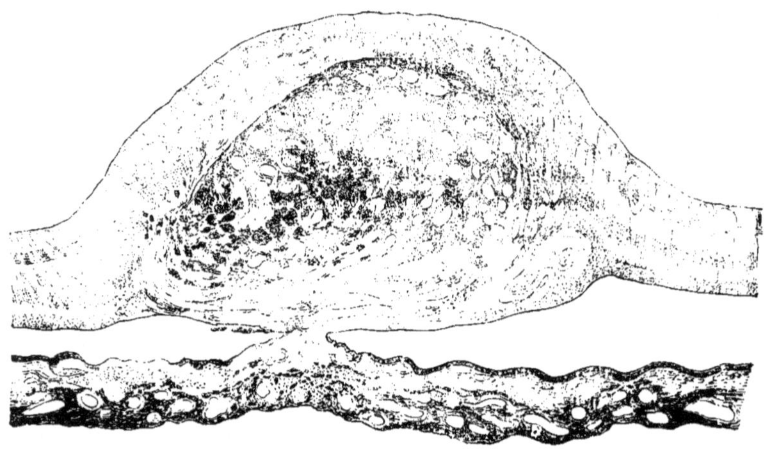

Fig. 27.

avait une cause de compression près de leur point d'émergence de la papille qui en rendît compte (une apoplexie des gaines).

Les *phénomènes subjectifs* varient suivant l'étendue et l'emplacement des apoplexies. Les phosphènes et les éblouissements ne s'observent, ainsi que nous l'avons dit, que pour les épanchements que nous croyons d'origine vaginale, et qui ont tendance à envahir le corps vitré. Lorsqu'il s'agit de petites hémorrhagies, leur emplacement déterminera le trouble qu'elles peuvent provoquer. Ainsi situées dans une partie éloignée de la macula, elles restent parfois absolument inaperçues des malades, et il n'est même pas possible, lorsqu'un léger trouble de la vision a appelé l'attention du médecin sur leur présence, d'en déterminer par un scotome ou une lacune leur emplacement exact dans le champ visuel. Il en est tout autrement pour les hémorrhagies en pointillé qui occupent au voisinage de la macula la couche des cellules visuelles et déterminent de suite par leur déviation un degré plus ou moins gênant de métamorphopsie. En outre, le moindre petit épanchement qui envahit la fossette détermine un scotome central avec abolition instantanée de la fixation centrale.

Les vastes flaques sanguines se laissent facilement délimiter dans la détermination du champ visuel; et, lorsque leur emplacement ne concorde pas avec les parties centrales, on constate néanmoins une réduction de la vision centrale que nous devons d'autant plus rapporter à une compression du nerf optique lui-même, que dans les cas de très nombreuses apoplexies en flammèches, mais laissant la macula intacte, nous pouvons rencontrer une absence complète de tout trouble visuel.

L'étiologie des apoplexies se rattache surtout à l'état anatomique des parois vasculaires en général (1). Ce qui donne à des apoplexies rétiniennes une si grande importance clinique, c'est que nous concluons, et avec raison, de la solidité des parois des vaisseaux de la rétine sur celle de l'organisme en général et des centres nerveux en particulier, lorsque rien dans la circulation intra-oculaire, rien dans l'état de la rétine, d'apparence saine, ne nous fournit une explication pour l'apparition de pareille apoplexie. La première chose à laquelle nous avons donc à songer est un athérome généralisé sur les gros troncs vasculaires avec hypertrophie du ventricule gauche. En outre on ne laissera aucun malade avec apoplexie rétinienne en apparence idiopathique non soumis à une exploration attentive de ses fonctions rénales.

Si, ni la congestion active due à une hypertrophie du cœur, ni une athéromatose sénile ou précoce, ne peuvent rendre compte de la rupture des vaisseaux de la rétine, il faut se renseigner si une infection spécifique ancienne ne fournit pas l'explication de la fragilité des parois vasculaires par une altération inflammatoire (artérite chronique spécifique) dont deviennent le siège, simultanément avec les vaisseaux de la rétine, ceux du cerveau.

Nous ne nous arrêtons pas aux hémorrhagies qui ne sont que la conséquence de troubles inflammatoires de la rétine et de la papille, et pour lesquelles la dégénérescence consécutive des vaisseaux de la membrane nerveuse, bornée à cette membrane même, fournit l'explication de leur origine; nous ne ferons que mentionner les hémorrhagies chez les diabétiques, les ictériques, scorbutiques et ceux atteints d'anémie pernicieuse; ayant besoin de traiter à part ces divers états, nous ne désirons appeler l'attention que sur une forme d'hémorrhagie en flaques avec envahissement du corps vitré, qu'on peut désigner comme *hémorrhagie des jeunes sujets*.

Il s'agit ici autant de jeunes filles de l'âge de quinze à vingt-cinq ans que de jeunes gens adolescents du même âge; l'explication de l'irrégularité dans

(1) Ces altérations étant très constantes chez les goutteux, voici pourquoi M. Hutchinson insiste sur l'origine goutteuse de ces apoplexies (voy. *Retinitis hemorrhagica as a consequence of gout*, in *Lancet*, p. 14, 1878) et *On retinitis hæmorrh. and the connexion with gout and venous thrombosis*, in *Med. Times and Gaz.*, p. 401, 1881).

le flux menstruel et une sorte de suppléance doit donc être absolument abandonnée. D'après notre expérience clinique, il s'agit ici de deux genres d'hémorrhagies des jeunes sujets : l'une en larges flaques qui passent de préférence vers la région de la macula, et n'ont guère de tendance à se propager en avant et à envahir le corps vitré ; l'autre variété se caractérise par un étalement moindre des apoplexies, mais par leur plus grande multiplicité et leur tendance à faire irruption dans l'intérieur de l'œil.

La première variété a été fort bien décrite par M. Leber (*Graefe-Saemisch*, t. V, p. 553), qui insiste sur la particularité de la transformation lente de la flaque sanguine maculaire en une tache luisante et blanchâtre, qui persiste pendant quelque temps, mais finit par disparaître, ne laissant que vers ses parties déclives une faible traînée pigmenteuse. Il est dit de ce cas que la flaque devait être localisée avec une sûreté absolue à la surface interne de la rétine, parce qu'elle *surplombait* encore le bord de la papille. Ces flaques, de quatre à cinq fois le diamètre de la papille, disparaissent ainsi peu à peu sans que le trouble visuel qu'elles ont provoqué se maintienne, la vision revenant à l'état normal, et ce seul fait prouve qu'il ne s'agit pas d'une apoplexie rétinienne à proprement dire ; « que le sang ne se forme pas dans la macula, où il ne se rencontre que de très petits rameaux, mais qu'il se produit à une certaine distance, et que le sang s'étale par suite de conditions anatomiques encore inconnues juste vers la macula, d'une manière toute particulière, à la surface interne de la rétine. Une hémorrhagie sous-rétinienne en ce point ne laisserait que difficilement la couche des bâtonnets assez intacte pour qu'une vision normale puisse se rétablir » (Leber).

C'est la seconde variété d'apoplexies des jeunes sujets qui nous donne l'explication d'où provient le sang, et, pour nous, le doute n'existe plus que c'est la papille qui le fournit, ainsi que le démontre l'observation suivante :

M. X..., âgé de vingt-trois ans, fut traité pour une légère irido-choroïdite séreuse de l'œil gauche, en 1884. L'œil droit était perdu à la suite d'une maladie à laquelle on donnait une symptomatologie analogue et présentait une cataracte capsulo-lenticulaire complète sans aucune perception lumineuse. Après un traitement de plusieurs mois par injections de pilocarpine et sublimé, le malade quitte, avec une parfaite acuité visuelle du côté gauche, tout traitement. A peine avec l'ophthalmoscope à l'éclairage faible pouvait-on encore voir dans cet œil quelques opacités très fines du corps vitré ; l'œil droit absolument indolore et exempt de toute injection anormale ne gênait pas autrement le malade que par la difformité qu'occasionnait la cataracte très éclatante et visible. Six mois après, le malade se présentait, déclarant qu'en se réveillant il avait vu se produire dans la matinée, peu de temps après son réveil, un éblouissement dans l'œil qui lui restait, et que depuis ce temps il éprouvait par moments des difficultés à se conduire, mais qu'après un certain temps de repos la vision paraissait s'éclaircir. L'ophthalmoscope révéla que la papille présentait un petit caillot suspendu près de l'excavation physiologique centrale, de l'entrée du nerf optique de ce malade et une flaque de sang longue de 4 diamètres papillaires et large de 1/2 diamètre de la papille se trouvant sous la rétine à une distance de 4 diamètres papillaires en bas. A deux reprises, le malade, dont on énucléa l'œil droit et qui fut de nouveau soumis à un vigoureux traitement d'injections de sublimé et de pilocarpine, nous indiqua que le même éblouissement s'était reproduit, et l'ophthalmoscope nous permit de constater avec l'augmentation d'étendue de la flaque sanguine sous-rétinienne une augmentation d'épaisseur et de largeur du caillot suspendu à la papille. Chez ce malade, la macula n'était pas envahie, le sang s'accumulait dans les parties déclives de l'œil et montrait rapidement la tendance à la décoloration et la transformation en plaque de tissu cellulaire dégénéré. Peu à peu un trouble plus accentué du corps vitré voilait les contours de la papille et rendait l'exploration plus difficile. Ce malade, dont la vision fut un moment réduite à la simple perception lumineuse, finit par se guérir, présentant pendant longtemps comme seul vestige de sa maladie un caillot décoloré attaché à la papille du nerf optique.

L'observation précédente marque les cas où simultanément avec l'étalement du sang sous la rétine, il existe une tendance de celui-ci à envahir du centre ou des bords papillaires le corps vitré, ou enfin de se frayer un passage à travers la rétine dans un point situé entre la macula et la papille optique. Dans son travail sur les hémorrhagies profuses du fond de l'œil chez les jeunes sujets (*Ann. d'ocul.*, t. XCV, p. 36), M. Abadie dit qu'ayant pu une fois « surprendre, pour ainsi dire, le processus morbide dans sa première phase d'évolution », il a vu les stries toujours se produire le long des parois vasculaires, s'étendre ensuite en nappes et *envahir* la papille. C'est absolument le contraire de ce que nous avons pu, non pas une fois, mais dans nombre de cas, constater, c'est que les hémorrhagies *partent* des bords papillaires, s'étalent le long des gros troncs vasculaires, forment flaques vers la macula et finissent par envahir tout le fond de l'œil, le corps vitré y compris. Chez ces malades, j'ai vu, dans l'espace de huit à quinze jours, le corps vitré se transformer en une masse compacte de sang, de façon qu'à l'éclairage ophthalmoscopique on pouvait supposer recevoir le reflet rouge du fond de l'œil, tandis que l'éclairage oblique démontrait que c'était celui du sang répandu. Ces yeux restent absolument indolores, et finissent par s'atrophier faiblement en montrant des troubles de nutrition du cristallin (cataracte capsulo-lenticulaire).

Cette variété d'apoplexie, pour laquelle toute explication étiologique nous manque (l'infection paludéenne, syphilitique, diminution des globules rouges, etc., ne semble pouvoir sérieusement être invoquée), donne donc un résultat infiniment plus défavorable que les simples apoplexies rétiniennes, et cela surtout encore à cause de la disposition particulière que ces jeunes malades présentent pour des récidives. Je n'ai pas chez mes malades observé une tendance particulière à une épistaxis (Abadie), ni rien qui puisse rappeler la leucocythémie ou l'anémie pernicieuse, états sur lesquels l'attention du praticien est naturellement appelée.

On est parfois frappé de l'apparence de santé parfaite que les jeunes gens sujets à cette forme pernicieuse d'apoplexie présentent. Ainsi un jeune homme de vingt-trois ans, de la république de Guayaquil, se présente en 1882 avec une perte complète de la vision de son œil droit, dont tout le corps vitré est transformé en un caillot sanguin ; rien d'anormal dans l'aspect ni la tension de cet œil. Sur le congénère il existe déjà d'abondantes hémorrhagies floconneuses dans le corps vitré qui empêchent toute inspection des parties voisines de la papille et de la macula; mais, en laissant diriger le regard fortement en bas, on aperçoit une large flaque sanguine sous-rétinienne. Ce malade compte encore les doigts à 2 mètres de distance et se conduit avec beaucoup de difficulté. Pendant son traitement (régime lacté, injections de pilocarpine, repos, bandeau compressif) le corps vitré gauche se remplissait de sang comme le droit, et il ne persistait plus qu'une bonne perception lumineuse. Je priai notre confrère si compétent dans les affections du système circulatoire, M. Bucquoy, de vouloir bien examiner avec le plus grand soin ce jeune homme, d'une santé en apparence si robuste, s'il présentait une altération morbide quelconque. L'examen ne montra même pas chez le jeune malade, qui avait autrefois souffert de fièvres intermittentes, une augmentation sensible de la rate; tous les autres organes se trouvaient en parfait état et le malade, soumis déjà depuis deux mois à un traitement débilitant, ne présentait pas le moindre signe d'anémie, de faiblesse musculaire, etc. Après avoir vainement soumis le malade à divers traitements, il fut envoyé faire une cure à Marienbad, et à cette occasion je lui conseillai de prendre l'avis de plusieurs confrères d'Autriche et d'Allemagne jouissant d'une expérience clinique émérite. C'est en vain qu'on fit à son retour de nouveaux efforts par la méthode dérivative (sangsues à l'anus, botte de Junot, larges vésications entretenues en suppuration, usage de l'ergotinine à l'intérieur et en injections), ce malheureux jeune homme, dont les yeux commençaient déjà à se ramollir et à devenir moins sensibles à la perception quantitative de la lumière, dut retourner dans son pays dans un état de cécité complète.

Le *traitement* devra s'appuyer essentiellement sur la cause; voilà aussi pourquoi des règles générales ne peuvent être posées ici à cet égard. Ce qui nous paraît le plus efficace lorsqu'une contre-indication n'est pas formulée par l'état de santé général du sujet, est de le soumettre à un traitement lacté prolongé, ainsi qu'à des injections méthodiques et longtemps poursuivies de pilocarpine. L'usage d'un bandeau compressif n'est pas toujours supporté par les malades; il en est de même des dérivations sanguines (sangsues de Heurteloup), qui, employées même avec les plus grandes précautions, peuvent activer l'hémorrhagie par suite de la congestion qui accompagne et suit une déplétion sanguine locale. Lorsque le bandeau compressif est bien supporté, je laisse coucher les malades pendant six à huit semaines (sans interruption), ayant les yeux bandés et leur faisant des injections sous-cutanées de pilocarpine, de calomel, de sublimé ou d'ergotinine. C'est en insistant sur un repos prolongé, avec compression modérée des yeux, qu'on obtient encore les meilleurs résultats. On ne pourra guère tirer grand bénéfice de l'emploi du froid appliqué d'une façon continue et prolongée. C'est dans la direction des soins hygiéniques que la sagacité du médecin doit ici puiser des ressources pour éviter des rechutes.

ARTICLE VIII

RÉTINITE APOPLECTIFORME, RÉTINITE HÉMORRHAGIQUE

On transforme le terme d'*apoplexie de la rétine* en celui de *rétinite apoplectique* ou *apoplectiforme*, lorsque, simultanément avec un nombre plus ou moins considérable d'hémorrhagies de la rétine, les parties non atteintes se trouvent être le siège d'une transsudation séreuse plus ou moins marquée, ou qu'en l'absence même de cet œdème, la maladie montre une tendance prononcée aux rechutes, de façon qu'à côté de foyers apoplectiques régressifs, de diverses dates d'ancienneté, on trouve des épanchements récents, autrement dit qu'il s'agit d'apoplexies à répétition.

Ce qui caractérise donc la rétinite hémorrhagique, ce sont le trouble diffus, la coloration rouge de la papille, dont les contours sont voilés, et la présence de foyers de dégénérescence plus ou moins nombreux. Cette dégénérescence peut se borner aux anciens épanchements seuls ou se montrer aussi sur les parois vasculaires. Les artères sont, en pareil cas, réduites comme calibre, parfois complètement obstruées par places et transformées en des cordons blanchâtres où les parois se dessinent à côté d'une mince colonne sanguine comme des stries blanchâtres souvent d'inégale épaisseur sur le même côté d'un vaisseau.

L'hypérémie de la papille peut n'être souvent que simulée et n'être que l'effet d'un contrase lorsque l'œdème péripapillaire est très accusé. En tout cas, la rougeur de la papille, qu'on désigne comme *hypérémie* de la papille (Leber), est d'autant plus accusée que le trouble œdémateux est plus prononcé, et celui-ci affecte une relation prononcée avec le nombre et la répartition des apoplexies. Lorsque leur conformation arrondie leur assigne comme localisation les couches cérébrales de la rétine, on les voit souvent réparties en très grand nombre, et les parties intermédiaires alors occupées par un œdème marqué. De même, lorsque le fond de l'œil est le siège de petites flammèches indiquant la répartition exacte des fibres nerveuses, on observe à côté d'une tortuosité marquée des veines, un œdème généralisé tel de la rétine qu'il devient absolument impossible de reconnaître les contours de la papille, qui ici se confond avec le restant du fond de l'œil. A côté de ces états extrêmes, qui évidemment méritent le nom de rétinite hémorrhagique, nous voyons des cas où les apoplexies se localisent à un seul secteur de la rétine, laissant tout le restant de la rétine intacte, et n'étaient-ce quelques foyers de dégénérescence de dates diverses, ainsi qu'un peu d'œdème rétinien borné à cette région, l'aspect absolument normal du restant de la rétine ne justifierait certainement pas le nom de rétinite.

Les *foyers de dégénérescence* se rencontrent ici en nombre varié, mais ne surpassent pourtant pas celui des apoplexies, ainsi que cela arrive pour la forme brightique. Aussi peut-on dire qu'un malade atteint de dégénérescence brightique de ses reins présente une simple rétinite hémorrhagique lorsqu'il a, avec un œdème rétinien ordinaire, une multitude d'apoplexies entremêlées à peine d'un petit nombre de foyers de dégénérescence ; mais ce terme serait mal choisi si ce même brightique ne montrait que très peu d'apoplexies à côté de multiples foyers de dégénérescence. Il en est de même pour la différence entre la désignation d'apoplexie et de rétinite apoplectique. Personne n'emploiera ce terme lorsque, sur un terrain restreint de la rétine, les apoplexies se trouvent absolument dépourvues de foyers de dégénérescence, ou que seulement, vers les bords du foyer apoplectique, se devineraient quelques traces de transformation dégénératrice.

Les plaques blanchâtres qu'on rencontre dans la rétinite apoplectiforme sont dues aux changements régressifs qu'on a décrits plus haut pour l'apoplexie simple de la rétine; une combinaison de semblables plaques avec celles qui nous restent à décrire pour la rétinite néphrétique, et qui se rapportent à une hypertrophie avec varicosités des fibres nerveuses, ne se rencontre que tout à fait exceptionnellement (Roth), si toutefois elle se voit dans un cas de simple rétinite apoplectique.

La rétinite apoplectique s'accompagne ordinairement d'une *transsudation séreuse* peu abondante : les contours de la papille ne sont que diffus, et même, sur quelques points, on les trouve encore relativement assez bien dessinés. Les vaisseaux, notamment les veines, sont très flexueux, et l'on aperçoit, le long de leurs parois, une multitude de foyers apoplectiques striés. Quelquefois, le sang, épanché en plus grande abondance, ne reste pas circonscrit dans les couches internes de la rétine, mais fuse entre cette membrane et la choroïde, et, refoulant les éléments rétiniens qu'il comprime, se creuse, en quelque sorte, une loge complète à parois compactes, où on le retrouve à divers degrés d'altération. La disposition particulière du tissu cellulaire rétinien et l'aptitude qu'il présente à se laisser ainsi déplacer latéralement dans un sens ou dans l'autre, expliquent comment ces grands épanchements sanguins se présentent à l'examen ophthalmoscopique avec des contours tantôt droits et tantôt curvilignes, mais toujours assez nettement tranchés, surtout peu de temps après leur formation.

Il est bien rare que le sang perfore, dans un cas de rétinite apoplectique simple, la membrane limitante interne et l'hyaloïde, et révèle sa présence dans le corps vitré par l'apparition soudaine d'opacités floconneuses au milieu de cette humeur.

Lorsque le sujet se présente à l'observateur à une époque déjà éloignée du début de sa maladie, on constate qu'une partie des foyers apoplectiques offre les caractères d'une métamorphose régressive plus ou moins avancée. La résorption du sang s'effectue le plus souvent très lentement dans l'épaisseur de la rétine. Les foyers apoplectiques conservent quelquefois, pendant des mois entiers, leur coloration rouge : ce n'est ordinairement qu'après un long intervalle de temps qu'on les voit pâlir vers leurs bords, tourner au jaune orangé, et finir par prendre une teinte blanchâtre. Lorsque l'épanchement occupait primitivement quelque étendue, on en reconnaît le siége initial, même après la résorption complète du sang extravasé, à une faible teinte grisâtre ou un pointillé irrégulier de pigment.

La multiplicité des foyers apoplectiques dans une rétine qui, d'ailleurs, ne paraît pas profondément altérée et dont les vaisseaux ne présentent, à l'examen ophthalmoscopique, que des modifications de calibre, est un caractère tellement distinctif, qu'il légitime suffisamment la dénomination de rétinite apoplectique, exclusivement affectée à cette forme de maladie rétinienne.

Les changements fonctionnels qu'elle détermine consistent dans un trouble visuel qui reste modéré, tant que la tache jaune et son pourtour échappent à l'altération. Mais, lorsque des épanchements sanguins éclatent dans cette région, ou qu'il y a eu simultanément un épanchement intervaginal, la vue baisse brusquement, et les malades déclarent qu'un corps opaque se place au-devant de tous les objets qu'ils veulent fixer, ou présentent une réduction de la vision tout à fait en disproportion avec le nombre et l'étendue des foyers apoplectiques. Il est donc prudent de prévenir de cette éventualité les personnes atteintes d'une rétinite apoplectique au début, afin qu'elles ne soient pas trop effrayées, si cet accident leur arrive, et surtout qu'elles ne songent pas à l'attribuer au traitement qu'elles subissent.

La *marche* de la maladie est ordinairement lente; le rétablissement complet de la vue, par le fait de la guérison, est possible pour les rétinites n'occupant qu'un secteur du fond de l'œil, mais n'a pas été souvent observé pour des rétinites apoplectiformes généralisées. En général, quand des épanchements étaient étendus, le champ visuel reste, après l'évolution complète du mal, interrompu sur divers points, au niveau desquels s'observe une anesthésie incomplète de la rétine. Assez souvent, lorsqu'on croit la maladie terminée, il apparaît de nouveaux foyers apoplectiques, et la rétinite traîne indéfiniment en longueur, sans pour cela faire baisser considérablement l'acuité de la vue. Il est très rare que les épanchements sanguins soient assez nombreux pour que le tissu rétinien se prenne, consécutivement, d'une atrophie manifeste ayant pour caractères appréciables une diminution marquée des vaisseaux et une excavation en nappe de la papille. Si l'on observe cette terminaison, on a pu aussi, dès le début, constater un affaissement notable des artères, une congestion du tissu papillaire, de nombreuses apoplexies qui contournent par leur bord assez nettement celui de la papille, avec la tendance des foyers à se diriger vers le point le plus déclive de l'œil (la macula sur un sujet couché), enfin tous les signes qui nous font présumer qu'une notable partie du sang est venue de l'espace intervaginal. D'ailleurs, l'état général du sujet, cause première de tous ces accidents, se soutient rarement assez longtemps pour que l'observateur soit en mesure d'assister à une pareille terminaison de la maladie.

Quant à ce qui concerne l'*étiologie*, nous devons, pour la rétinite apoplectiforme, distinguer deux causes du même ordre, mais dont l'une est locale, l'autre généralisée. Pour l'une et pour l'autre, il s'agit d'une dégénérescence athéromateuse des vaisseaux; mais, dans le premier cas, nous trouvons cette altération vasculaire bornée à l'œil même, concordant avec une rigidité des parois du globe oculaire et une tendance glaucomateuse que le toucher nous révèle plus ou moins clairement. Il est important de noter que la rétinite apoplectiforme est bien plus souvent suivie d'une attaque glaucomateuse que du développement d'une forme absolument chronique et non irritative de glaucome. Ici, bien entendu, la rétinite s'observe le plus souvent unilatérale.

Dans une autre série de cas, rien du côté de la constitution des parois vasculaires de l'œil, de sa circulation, ne fait prévoir ni n'explique l'apparition de pareille rétinite qu'il faut rapporter à une rigidité avec fragilité des parois vasculaires en général. Aussi, en examinant ces malades, on rencontre très fréquemment une athéromatose plus ou moins généralisée et souvent anticipée des gros troncs vasculaires (carotides, temporales, brachiales, fémorales). Cette dégénérescence concorde alors fréquemment avec une hypertrophie du ventricule gauche. Avec l'ophthalmoscope, nous ne sommes pas capable pourtant de saisir directement une semblable altération des parois vasculaires, à l'exception de certains cas où la rétinite apoplectique concorde avec une maladie de Bright, et que la maladie tend à perdre son caractère de simple rétinite hémorrhagique.

On a insisté sur la particularité que, dans la plupart des cas de rétinite hémorrhagique, la maladie serait *unilatérale* (Galezowski, Leber), chose malaisée à expliquer lorsque la cause du mal doit être rapportée à un trouble circulatoire général, et une altération vasculaire qu'on considère répandue sur tout le système vasculaire. Nous pouvons ici affirmer que, dans nombre de cas, il nous a été possible de constater la *succession* de l'affection sur l'autre œil variant suivant un espace de temps d'un à cinq ans. Il n'y a donc ici rien de forcé à admettre que l'apparition fréquente de cette maladie sur un œil s'explique par une dégénérescence athéromateuse plus avancée et par suite plus accusée sur un œil que sur l'autre. En ayant fait faire à notre clinique un nombre considérable d'examens concernant la dégénérescence athéromateuse du système vasculaire en général, par M. le docteur Platzer, nous sommes à même d'affirmer qu'il est fort rare de rencontrer un égal degré de dégénérescence pour les vaisseaux des côtés gauche et droit du cou et de la face. Le plus souvent un côté l'emporte sur l'autre; il doit en être ainsi pour l'artère ophthalmique et ses émanations. Nous traitons si souvent à l'apparition une rétinite apoplectiforme unilatérale, parce que les altérations vasculaires généralisées exposent les malades à des accidents qui ne permettent plus l'évolution du mal du côté opposé, et que le malade athéromateux retire si peu d'avantage du traitement que si, à l'abri d'accidents généraux graves, la maladie s'est développée, après guérison fort lente et spontanée sur l'autre œil, sur le congénère, il a recours à un autre médecin. Il m'est pourtant souvent encore facile de montrer à la même séance d'examen ophthalmoscopique deux ou trois malades atteints de rétinite apoplectiforme qui présentent un état récent sur l'un des yeux et sur l'autre une forme ancienne pour laquelle ils avaient cherché secours ailleurs.

Il nous paraît donc inutile, au moins pour cette particularité plutôt apparente que réelle de l'unilatéralité de la rétinite apoplectiforme, de recourir à une explication plus ou moins forcée, d'embolie multiple des fines branches de l'artère centrale, d'une embolie graisseuse (Leber), et cela d'autant plus qu'on est unanime à reconnaître l'intégrité des parois vasculaires dans la rétinite apoplectiforme.

Bien entendu que le vieux cliché d'irrégularité des périodes mensuelles de suppression du flux menstruel ou hémorrhoïdal doit être invoqué ici. Ce qui, chez les femmes, doit être toujours le sujet d'une investigation, c'est si des troubles circulatoires ne peuvent pas être attribués à une rétroflexion, à des hypertrophies et tumeurs de la matrice.

Le *pronostic* de la rétinite apoplectique est toujours sérieux, moins encore en raison de l'atteinte que cette maladie porte aux fonctions visuelles, que parce qu'elle est ordinairement le signal de troubles profonds de la constitution du sujet, qu'on observe si souvent simultanément avec des lésions du cœur et des altérations athéromateuses avancées et généralisées, états que l'on sait être fréquemment la source de maladies encéphaliques les plus graves.

Nous ne citerons, à l'appui de cette assertion, que deux faits observés dans notre clientèle. Une institutrice, âgée de trente-huit ans, demeurant rue du Colisée, 6, se présenta à nous, atteinte, sur l'œil gauche, d'une rétinite apoplectique qui, datant de quelques semaines, éclata sur l'œil droit, pendant le cours du traitement. Le cœur, examiné avec soin, ne sembla présenter d'autre modification qu'une dilatation moyenne du ventricule gauche. Outre des troubles visuels assez intenses, déterminés par la présence des foyers apoplectiques au voisinage de la tache jaune, la malade accusait un affaissement général qui la plongeait dans une mélancolie incessante. Quatre mois environ après le début de la maladie, elle est prise un matin de vomissements violents, d'hémiplégie gauche, tombe dans un état soporeux et succombe dans l'après-midi. — Un vieillard nous est adressé par feu le docteur Marx. Il se plaint d'un trouble visuel de l'œil gauche, où l'on constate une rétinite apoplectique des mieux caractérisées. La même maladie existe à droite, où elle n'est encore qu'à son début. Le malade ne se représentant pas, de quelque temps, à notre consultation, nous allons aux renseignements chez notre honoré confrère, et nous apprenons que son client a été subitement atteint d'un accès de manie.

La concordance la plus manifeste des hémorrhagies rétiniennes avec la prédisposition à semblable accident du côté des centres nerveux a été donnée par M. Berthold (*Berl. klin. Wochenschr.*, n° 39, 1869). Une femme débile d'une trentaine d'années vient consulter à la clinique de Kœnigsberg en se plaignant de ne pas bien voir de l'œil droit, dont la macula est reconnue comme étant le siège d'une hémorrhagie. Afin de faciliter aux élèves l'exploration de cet œil, on veut faire une instillation d'atropine; au moment d'appliquer le collyre, la malade fait un mouvement de défense, tombe en défaillance et meurt. Ni l'emploi des courants électriques, ni la respiration artificielle, ni la saignée, en un mot, aucun des moyens employés en pareils cas, y compris les révulsifs, ne purent ramener à la vie cette femme, qui probablement avait succombé à une hémorrhagie cérébrale.

La gravité de la rétinite hémorrhagique, dans les cas de purpura hémorrhagique, a été plusieurs fois signalée (Bucquoy, *Thèse de Paris* et *Un. méd.*, n° 48, 1870).

Comme pour toute règle, il existe aussi des exceptions en ce qui concerne le pronostic fâcheux de la rétinite apoplectiforme. Nous avons soigné il y a dix ans un de nos grands savants, membre de l'Institut, atteint de rétinite apoplectiforme très étendue de l'œil gauche, qui guérit complètement. Le malade, actuellement âgé de soixante-dix-neuf ans, se porte très bien.

Nous n'avons rien à ajouter au *traitement* exposé pour les apoplexies simples, et qui doit absolument être guidé sur l'état général de la santé. On est bien revenu des traitements débilitants et dérivatifs, qui ne peuvent souvent que favoriser la fragilité des vaisseaux malades. On évitera avec soin tout ce qui peut activer la fonction cardiaque et augmenter la tension intravasculaire, par conséquent, l'usage des boissons alcooliques fortes, les exercices violents, et l'on réglera et activera surtout les fonctions rénales, en combattant les catarrhes des bronches, qui prédisposent à des accès de toux. Les injections sous-cutanées de 5 à 10 gouttes d'ergotinine de Tanret à la tempe, ou l'emploi à semblable dose à l'intérieur nous a paru de peu d'efficacité. Les cures lactées, ainsi que les injections de pilocarpine, sont encore ici les meilleurs traitements, si aucune contre-indication ne se présente du côté de l'état de santé général.

ARTICLE IX

RÉTINITE NÉPHRÉTIQUE

La coïncidence de troubles visuels avec des états hydropiques et des changements dans l'excrétion rénale avait déjà été mentionnée, surtout chez les femmes enceintes et les convalescents de la scarlatine, lorsque Bright (1), en 1836, la signala le premier comme un symptôme initial et des plus caractéristiques d'une affection générale grave suivie de symptômes cérébraux locaux, et compulsa, avec Barlow, 37 cas de néphrite albuminurique avec symptômes urémiques, parmi lesquels 4 sont déclarés atteints d'amaurose. A partir de ce moment, les auteurs qui s'occupent des affections rénales, Rayer, entre autres, dans son *Traité des maladies des reins* (Paris, 1840), admettent les troubles visuels comme symptomatiques des affections rénales et surtout comme prodromiques des accidents cérébraux.

Pourtant l'attention ne fut éveillée qu'à partir du moment où Landouzy (2), ignorant les faits précités, signala comme découverte la fréquence des troubles visuels chez les sujets atteints d'albuminurie, et que Türk (3) eut démontré que cette amaurose s'expliquait par des altérations rétiniennes qui furent après lui étudiées avec le plus grand soin (Virchow, Heymann, H. Müller, Nagel, Schweigger, etc.). On ne tarda pourtant pas à reconnaître que ces altérations n'étaient pas pathognomoniques de l'affection rénale, et qu'on pouvait les rencontrer aussi avec des maladies cérébrales (de Graefe), de même qu'on reconnut que l'amaurose n'impliquait pas forcément une altération pathologique de la rétine chez les brightiques, et qu'on constata que ces troubles pouvaient être de nature urémique et coïncider avec une intégrité apparente de la rétine (Fœrster).

L'*image ophthalmoscopique* de la rétinite brightique peut présenter comme gonflement œdémateux, comme tortuosité des veines, comme hypérémie et saillie de la papille, comme nombre des apoplexies et des foyers de dégénérescence, les variétés les plus diverses; ce qui la caractérise pourtant dans la grande majorité des cas, c'est la *prépondérance des foyers de*

(1) *Guy's Hosp. Report.*, 1836, p. 356.
(2) De la coexistence de l'amaurose et de la néphrite albumineuse (*Gaz. méd.*, n° 42, 1849).
(3) *Praeparat der Retina eines amblyopischen Kranken* (*Zeitschr. der Gesellsch. Wiener Aerzte*, n° 4, 1850).

dégénérescence sur le restant des altérations (Leber), et ce fait que ces divers foyers ont la tendance manifeste à se *grouper en cercle* autour de la papille et en *étoile* autour de la macula.

Ce qui multiplie la variété d'aspect de la rétinite brightique, c'est qu'elle n'éclate pas avec une égalité d'intensité sur les diverses régions du fond de l'œil, et qu'on peut assister à l'évolution de changements pathologiques dans une région (celle de la macula, par exemple), tandis que les altérations voisines de la papille rétrogradent déjà et inversement. Ces diverses altérations peuvent se subdiviser en *hypérémie*, en *œdème*, en *dégénérescence sclérosante* et *graisseuse* et en *atrophie* régressive. La succession régulière n'est, dans ces diverses altérations, souvent même pas observée dans un seul et même point, et nous pouvons voir une moitié de la papille être le siège d'un gonflement œdémateux avec plaques de dégénérescence, tandis que l'autre moitié, qui a antérieurement passé par ces phases, se trouve déjà manifestement en voie d'atrophie. De même, toutes les rétinites néphrétiques ne passent pas par les quatre périodes d'hypérémie, d'œdème, de dégénérescence et d'atrophie, l'un ou l'autre de ces stades peut manquer ou être de préférence marqué. Ainsi, chez certains brightiques, seul l'œdème rétinien prédomine avec quelques hémorrhagies, de façon qu'on ne saurait, par l'image ophthalmoscopique seule, poser le diagnostic d'une affection rénale, de même que chez d'autres, l'hypérémie et l'œdème papillaire, joints à un nombre plus ou moins notable d'apoplexies, laissent planer absolument le doute sur une papillite, suite d'affection cérébrale.

Il faut bien connaître ces particularités de la rétinite néphrétique, afin de bien comprendre que toutes ne suivront pas avec régularité les trois phases de *congestion*, de *dégénération* et de *régression*, que nous énumérons dans l'intérêt d'une démonstration clinique.

1° La première phase, la *phase de congestion*, se caractérise par une rougeur de la papille avec tortuosité et élargissement des veines. En même temps la papille se gonfle, devient, ainsi que le proche voisinage de la rétine, le siège d'un œdème de couleur grisâtre. La saillie de la papille ne se révèle qu'à l'exploration à l'image droite, en suivant attentivement le parcours des artères, dont le calibre ne se trouve guère changé, et qu'on voit à un ou un demi-diamètre papillaire de leur point d'émergence sensiblement redescendre dans le plan de la rétine. En même temps la couche des fibres nerveuses, plus accentuée à l'exploration à l'image droite, devient le siège de petites hémorrhagies en flammèches qui montrent promptement la tendance à s'encadrer de lignes blanchâtres marquant la dégénérescence.

Ce qui distingue ces cas encore de la simple rétinite apoplectiforme, c'est que la macula devient promptement le siège d'un pointillé qui s'arrange en lignes concentriques à la fossette, et qu'un œdème périmaculaire fait ressortir particulièrement la coloration propre de la macula.

Nous pouvons ici encore, dans cette phase de congestion, rencontrer des images qui contrastent vivement ; ainsi, dans une série, l'œdème péripapillaire et périmaculaire prédomine de façon, ne serait-ce la bonne conservation de calibre des artères, qu'on serait tenté de penser à une embolie de l'artère centrale. Au contraire, dans d'autres cas, la papille seule est le siège d'une très forte hypérémie, de l'apparition de nombreux fins vaisseaux entremêlés de quelques apoplexies; la saillie de l'entrée du nerf est ici tellement accusée, qu'on songe involontairement à une papillite par étranglement du nerf, d'autant plus que la saillie grisâtre que forme la papille s'arrête tout près de son bord, et que l'œdème n'empiète que fort peu sur le restant de la rétine. Il est absolument exceptionnel que l'œdème rétinien soit développé à un tel point qu'un *décollement* partiel de la rétine se forme, qui du reste ne se distingue en rien d'un décollement partiel et circonscrit ordinaire.

2° La *phase dégénérative* se caractérise par une diminution de l'état congestif de la papille et l'apparition de nombreux foyers et plaques de dégénérescence. Ces plaques et ces foyers de petits points se présentent au début encore entremêlés avec les hémorrhagies, ou l'on rencontre un groupe nombreux de plaques dont les plus excentriques présentent un liséré de sang; mais dans de plus anciens cas, on voit à une certaine distance de la papille se former un anneau de plaques qui, dues à des altérations des fibres nerveuses (hypertrophie variqueuse), n'ont rien de commun avec les hémorrhagies. Dans d'autres cas cet anneau péripapillaire ne se constitue pas, mais tout le fond de l'œil se trouve parsemé de plaques arrondies d'un reflet blanc brillant ou jaunâtre, montrant une tendance à se ranger le long des vaisseaux et à confluer près des points de bifurcation. On peut rencontrer à la fois la dégénérescence en stries suivant les vaisseaux et se rapportant à l'altération des fibres nerveuses que forme l'anneau péripapillaire et les plaques graisseuses disséminées qui longent les vaisseaux, de façon qu'aux points où la dégénérescence des fibres nerveuses cesse, c'est-à-dire à deux diamètres papillaires distants du bord de l'entrée du nerf, on peut voir s'atténuer la couleur jaunâtre de la plaque ronde, par la coloration tendineuse et mate des fibres nerveuses variqueuses. Les dessins les plus variés peuvent ainsi se présenter; mais en général plaques rayonnantes et plaques arrondies se trouvent à une certaine distance, se groupent autour de la papille, mais laissent l'anneau qu'elles forment ouvert du côté de la macula (Leber).

La région de la macula reste le plus souvent indemne de grandes plaques. A une certaine distance de celle-ci on voit de très petites taches blanchâtres qui se rangent en lignes de longueurs différentes et toutes convergentes et rayonnantes vers la fossette. L'étoile ainsi formée peut être complète ou simplement ébauchée par places. La rencontre de plusieurs lignes de petits points sur une étoile incomplètement constituée peut imposer à un observateur inattentif comme s'il s'agissait d'une plaque du restant du fond de l'œil; mais on reconnaîtra, en examinant avec soin le voisinage, que ce n'est qu'à la confluence des points rangés en rayons que cette illusion est due. Cette étoile est constituée par la dégénérescence graisseuse des fibres rayonnantes de Müller (Schweigger) dont les extrémités se groupent vers la fossette en lignes radiées. C'est donc la disposition anatomique de ces fibres qui implique l'étendue de l'étoile, qui ordinairement n'a pas plus d'un à un et demi diamètre papillaire.

Il existe nombre de cas de rétinite brightique où l'étoile maculaire se trouve à peine indiquée par une série de deux ou trois rayons, eux-mêmes composés seulement d'un nombre très restreint de points. D'autres fois l'exploration la plus attentive de la macula la montre absolument indemne. Ordinairement un très fort anneau péripapillaire de dégénérescence des fibres concorde avec une étoile maculaire, et ici l'on hésite à porter le diagnostic entre rétinite de Bright et affection cérébrale; mais, lorsque avec peu d'altérations péripapillaires on voit une étoile maculaire, on peut avec presque certitude conclure que la rétinite est néphrétique.

Il est absolument inusité que la macula devienne dans certaines rétinites néphrétiques le siège d'apoplexies plus ou moins abondantes. Nous regardons juste l'intégrité de la macula proprement dite comparativement à ce qui se passe pour la rétinite hémorrhagique comme caractéristique pour la rétinite néphrétique.

3° La *phase régressive* est évidemment assez rarement observée dans son ensemble de façon qu'une restitution complète de la vision avec disparition des altérations du fond de l'œil en soit le résultat; mais nous avons dit qu'un des caractères de la rétinite néphrétique est l'irrégularité dans l'évolution des diverses altérations ophthalmoscopiques, ce qui fait croire à un état absolument stationnaire, la phase régressive se montrant en certains points tandis que dans d'autres une poussée nouvelle se produit. Pourtant, lorsque l'état des reins et la circulation générale s'amendent (quand par exemple la maladie rétinienne a éclaté pendant la grossesse), toutes les plaques à l'entour de la papille peuvent disparaître, la papille s'affaisse, ses contours se dessinent de nouveau avec précision et dans quelques cas même le pigment rétinien péripapillaire ne présente pas la moindre irrégularité.

Lorsqu'il persiste des traces après une violente rétinite néphrétique, elles consistent surtout dans une décoloration gris blanchâtre de la papille; la réduction du calibre des artères, dont quelques branches restent enrubannées près de la papille par des filets blanchâtres, et un dérangement du pigment épithélial de la rétine à l'entour de l'entrée du nerf marquent la limite jusqu'à laquelle le soulèvement papillaire s'est étendu. Ce qui semble résister le plus à la phase régressive, ce sont les dégénérescences opérées dans les extrémités de fibres de Müller à l'entour de la macula. Une partie de l'étoile se dessine encore sur des yeux dont la région papillaire peut être d'un aspect tout à fait normal, et même après disparition complète des altérations maculaires, il en reste souvent des traces dans la couche épithéliale de la rétine, où il persiste quelques points argentés qu'on doit rapporter à la présence de dépôts calcaires ou de cholestérine.

J'ai observé chez un colonel anglais, M. B..., âgé de soixante-six ans, qui s'est complètement remis d'une rétinite néphrétique, la persistance pendant deux ans de plaques irrégulières autour de la macula, dont le chatoiement ne pouvait laisser aucun doute sur la présence de dépôts de cholestérine. En éclairant après dilatation de la pupille la région de la macula, on recevait l'impression que donnent certaines images stéréoscopiques percées à jour et garnies de papiers de couleur pour produire des effets de lumière. Ces plaques de diverses grandeurs donnaient des reflets tels qu'on avait l'impression comme si elles étaient traversées par la lumière. La maladie était bien plus prononcée du côté gauche que sur l'œil droit, et la vision qui un moment avait été réduite à un vingtième s'est rétablie jusqu'à atteindre 2/3. Une simple dissociation de la couche épithéliale sur les points occupés par les dépôts de cholestérine en rappelait la présence antérieure.

Les *changements anatomo-pathologiques* qu'on rencontre dans la réti-

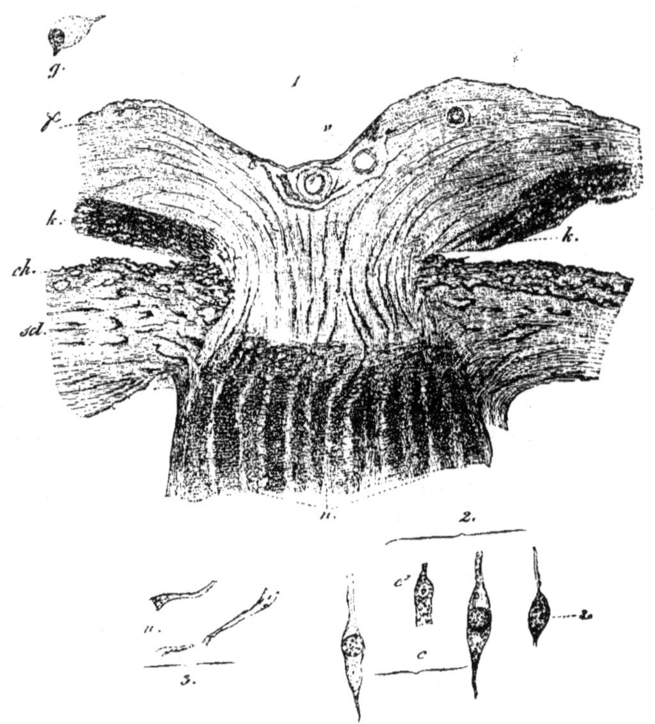

Fig. 28. — La figure 28 représente : 1° la section à travers l'entrée du nerf d'un individu mort de la maladie de Bright; *v*. coupe des vaisseaux : *f*, couche des fibres; *k*, couche granuleuse; *ch*, choroïde; *scl*, sclérotique; *n*. fibres nerveuses; 2° bâtonnets et grains des cônes avec un contenu finement granulé (dégénérescence graisseuse); *c*, grains du bâtonnet; *c'*, cône rompu pendant la préparation; 3° *n*, fibres nerveuses de la couche des fibres; *g*, cellules ganglionnaires (d'après Haase).

nite néphrétique expliquent qu'on puisse assister ainsi à une véritable *restitutio ad integrum.*

Rien de surprenant que la *transsudation séreuse* (fig. 28), l'œdème puisse se dissiper, même lorsqu'il a été poussé au point de produire un décollement partiel de la rétine, ainsi que les dessins de M. Leber (fig. 29) en représentent un exemple. Cet œdème, lorsqu'il soulève la rétine, concorde avec une véritable papillite (fig. 28) et les décollements partiels siègent près de la papille (fig. 29), disparaissent dès que les conditions de niveau du nerf affectent un emplacement normal.

Les *épanchements sanguins* et les *foyers de dégénérescence graisseuse*

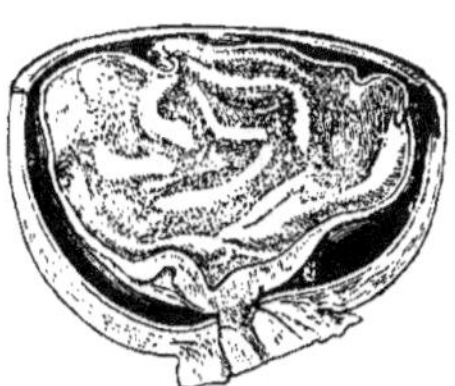

Fig. 29. — Rétinite dans un cas de maladie de Bright, avec fort épaississement de la rétine à l'entour de la papille et décollement en cette région et vers l'équateur (d'après Leber).

peuvent, bien entendu, aussi disparaître. Hémorrhagies et plaques graisseuses se trouvent ordinairement situées à une certaine distance de la papille à l'entour de la dégénérescence variqueuse des fibres, qui simulent les fibres à double contour. Ici hémorrhagies et foyers de dégénérescence se localisent

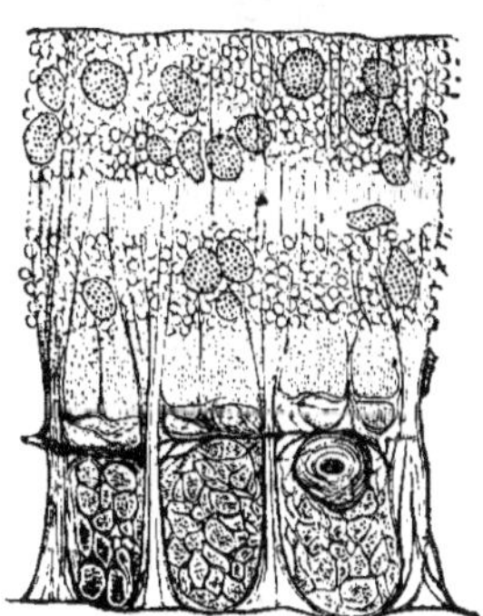

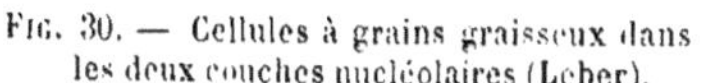

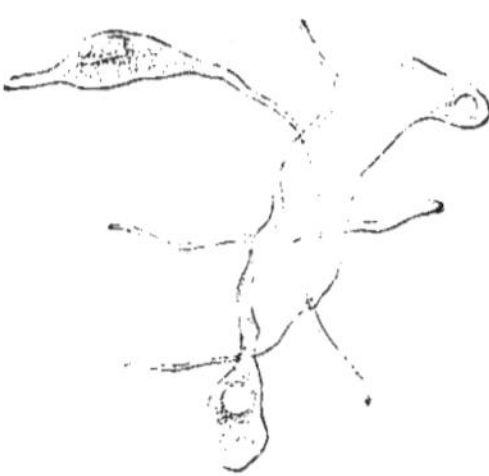

Fig. 30. — Cellules à grains graisseux dans les deux couches nucléolaires (Leber).

Fig. 31. — Fibres nerveuses hypertrophiées et sclérosées (Leber).

sans être liés absolument comme cause d'origine, car on ne rencontre quelquefois que des plaques de dégénérescence sans ou avec foyer hémorrhagique.

Les plaques sont constituées soit de dépôts de cellules à grumeaux de graisse déposés dans les couches externes (granuleuses) (fig. 30), soit par une infiltration directe de gouttelettes de graisse dans les fibres radiées de support du tissu cellulaire, dont les extrémités s'infiltrent surtout dans la région de la macula. Les cellules graisseuses ont une forme sphérique ou irrégulièrement allongée, munies de prolongements gorgés de grumeaux de graisse (Leber) et présentent par suite de la présence d'un pigment particulier une coloration jaune et un reflet miroitant.

Lorsque de nombreuses cellules grumeleuses se sont accumulées dans les couches nucléolaires (voy. fig. 30), il se produit généralement en même temps une infiltration de gouttelettes de graisse dans les fibres de support, particulièrement vers leurs extrémités et au voisinage de la macula.

L'altération qui frappe en outre le plus dans l'image ophthalmoscopique et rappelle dans certains cas les dessins que donne la persistance des fibres nerveuses à double contour, c'est l'*hypertrophie sclérosante* des fibres nerveuses, qui deviennent plus ou moins *variqueuses* (fig. 31 et fig. 32). Cette hypertrophie est souvent si irrégulièrement distribuée le long des fibres, qu'on avait pris tout d'abord les renflements de la fibre pour des cellules ganglionnaires (Virchow, Zenker, etc.) jusqu'au moment où, en comparant les cas de simple production de varices de la fibre avec ces dilatations extrêmes, on les reconnut bien localisées dans la couche de fibres nerveuses

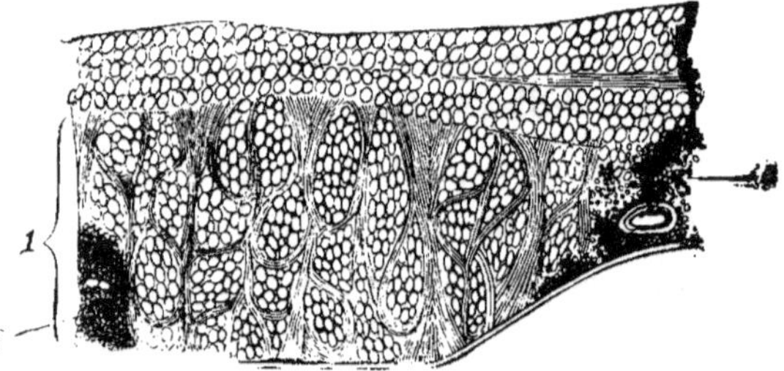

FIG. 32. — Épaississement de la couche des fibres nerveuses par des fibres sclérosées et hypertrophiées en très grand nombre; hémorrhagies dans un cas de rétinite albuminurique (d'après Alt).

(H. Müller). La fibre en général est légèrement épaissie, présente comme la partie distendue un reflet plus marqué. Ces parties renflées et fusiformes sont gorgées de fins grains ou de gouttelettes. Comme ces renflements s'opèrent par places sur toute la couche des fibres à la fois, il peut en résulter aussi des plaques arrondies comme par l'accumulation des cellules grumeleuses dans les couches granuleuses ; seul leur emplacement en diffère. Ne s'agit-il au contraire que de l'épaississement de la fibre avec état variqueux et aspect scléreux, alors on obtient les images de flammèches blanchâtres plus ou moins allongées qui s'adossent les unes aux autres, formant le cercle le plus interne autour de la papille, continué en dehors d'un second cercle de plaques composées de cellules grumeleuses et graisseuses.

L'ensemble de ces différents changements dans la couche des fibres nerveuses, joints à la transsudation séreuse, a pour effet, surtout lorsqu'ils se combinent encore avec quelques épanchements sanguins, de produire un soulèvement de la papille (voy. fig. 28) qui fait songer à une papillite.

Un troisième et principal genre de dégénérescence de la rétine des rétinites néphrétiques est l'*hypertrophie du tissu de support* de la rétine pris en totalité dans les points hyperplasiés d'un *œdème inflammatoire.* Cette hyperplasie gagne toute l'épaisseur de la rétine et fait ressortir ainsi le stratum de tissu cellulaire de la rétine. C'est pourtant vers les surfaces internes et externes de la rétine que cette hypertrophie se développe le plus et forme ainsi parfois, vers le corps vitré, de véritables excroissances verruqueuses ou produit des ondulations marquées de la surface rétinienne; lorsque l'hyperplasie s'étale surtout dans les extrémités externes des fibres de support, alors elle donne lieu à un déplacement de la couche des cellules visuelles et de son pigment épithélial et augmente sensiblement l'épaisseur générale de la rétine, et comme ces changements s'opèrent de préférence dans le voisinage de la papille, ils contribuent encore sensiblement à accroître le niveau de la région péripapillaire, et cela d'autant plus qu'entre les parties hyperplasiées il s'accumule un liquide albumineux (œdème inflammatoire) dissociant les fibres hyperplasiées et formant par places de petites cavités, qui au voisinage des vaisseaux se trouvent gorgées de cellules lymphoïdes et dont à plus grande distance des voies circulatoires le contour paraît opalin, légèrement granuleux, et par suite du séjour dans les liquides durcissants remplis de fibres réticulaires (coagulations). Ces parties coagulées peuvent former aussi de petites plaques ou des masses difformes d'aspect de corpuscules colloïdes.

Une dernière altération, et celle-ci une des plus constantes, est le *changement pathologique des vaisseaux rétiniens et choroïdiens* consistant dans une *sclérose des parois* et une *hypertrophie de l'endothèle* du vaisseau. La tunique propre du vaisseau est sensiblement épaissie et prend un aspect anormal d'homogénéité et de réfrangibilité uniforme. Parfois la paroi vasculaire peut s'être irrégulièrement épaissie et les parties amincies présenter surtout pour ce qui concerne les capillaires une dilatation variqueuse, mais plus généralement le vaisseau s'est transformé en un tube rigide dont le calibre s'est rétréci. Ce rétrécissement est surtout frappant pour les vaisseaux de petit calibre et les capillaires. Dans cette paroi épaissie on peut alors reconnaître le dépôt de gouttelettes de graisse, gouttelettes qui s'accumulent par plaques, laissant le restant du vaisseau intact et ressemblant à un tuyeau infiltré d'une masse luisante homogène.

Le contour du vaisseau est souvent composé non de corpuscules sanguins, mais de masses difformes constituées par la dégénérescence de l'endothèle hypertrophié (H. Müller). Ces masses imbibées par places de pigment hématogène se décollent des divers points de la paroi vasculaire et bouchent entièrement le calibre du vaisseau dans lequel ils peuvent avoir été poussés (embolie périphérique).

Comme en général toutes les altérations morbides de la rétinite néphrétique, aussi celles qui concernent les vaisseaux montrent une prédilection à se localiser par foyers et à s'établir non à une période régulière et uniforme, mais par poussées.

La choroïde participe facilement à ces altérations vasculaires, et cela surtout lorsqu'elles sont largement répandues dans la rétine. A part cela, elle montre habituellement peu de tendance à s'enflammer. Sa membrane vitreuse seule devient aisément, et cela même chez de jeunes sujets, le siège d'un épaississement verruqueux. Cette parfaite intégrité au voisinage d'une membrane aussi malade que la rétine atteinte de rétinite néphrétique présente aussi en général le corps vitré, ce qui s'explique par la non-participation de la matrice (la choroïde) à la maladie.

Les altérations rétiniennes s'arrêtent près de la lame criblée ; le nerf optique lui-même ne participe que lorsque la maladie ayant traîné en longueur a abouti à une dégénérescence atrophiante. C'est alors qu'on peut voir se propager dans le nerf optique même une hyperplasie de son névrilème, avec infiltration lymphoïde, et le mal aboutit à une dégénérescence grise (Schweigger, Leber, etc.).

Cette intégrité de la choroïde, du corps vitré ainsi que du nerf optique, de même que celle des éléments de la couche cérébrale et des cellules visuelles, explique aussi le peu de constance dans les troubles visuels, la conservation du sens de la lumière et des couleurs. Avec une image ophthalmoscopique des plus bariolées on peut constater une diminution souvent insignifiante de la vue. Une très forte réduction de l'acuité visuelle ne se rencontre que lorsque l'œdème inflammatoire a acquis un haut degré de développement, a donné lieu à un décollement important près de la macula ou que celle-ci est devenue exceptionnellement le siège d'une hémorrhagie. C'est aussi par l'étranglement œdémateux de la papille et son atrophie consécutive qu'on peut seulement expliquer les cécités complètes qu'on prétend avoir observées à la suite de rétinites brightiques (Lawson, Hutchinson).

Les troubles visuels sont même, dans beaucoup de cas, si peu accusés que nombre de malades préoccupés de leur état général (de l'œdème de leurs membres) n'attirent nullement l'attention du clinicien sur leurs yeux, et il m'est maintes fois arrivé de démontrer dans les services hospitaliers la présence d'une rétinite brightique chez des malades atteints de néphrite parenchymateuse, mais qu'on n'avait soumis à aucun examen spécial de leurs yeux, parce qu'ils n'avaient jusqu'alors proféré aucune plainte concernant leur vue. De même il arrive fréquemment que les malades viennent nous consulter parce qu'ils éprouvent un trouble inusité de leur vision, et l'examen révèle une rétinite très étendue et déjà ancienne. C'est l'ophthalmologiste qui attire alors fréquemment l'attention en pareil cas sur l'affection rénale.

Il ne faudra pas oublier que la rétinite brightique peut fournir chez les malades atteints de néphrite parenchymateuse un signe d'autant plus précieux pour le diagnostic, que l'urine peut exceptionnellement pendant toute la durée de la maladie ne pas contenir d'albumine. Ces malades présentent alors, en dehors de leur rétinite, les symptômes caractéristiques de la maladie de Bright, à savoir : fréquentes excrétions d'urine, démangeaisons, phénomène du doigt mort avec grande sensibilité au froid, crampes, troubles auditifs, etc.

Au point de vue du diagnostic différentiel, il est important de noter que dans les cas qui présentent un soulèvement tel de la papille qu'on hésite avec le diagnostic entre papillo-rétinite et rétinite néphrétique, la dernière concorde avec une intégrité des limites du champ visuel pour le blanc et les couleurs.

Il ne faut pas oublier ici que nous pouvons aussi voir éclater simultanément des amblyopies et véritables amauroses urémiques dont la présence peut précisément être diagnostiquée par la disproportion entre l'abaissement de la vue et les altérations ophthalmoscopiques. C'est ainsi qu'avec des états d'éclampsie on peut rencontrer une cécité complète, concordant avec des changements presque insignifiants du côté de la rétine.

Reste à savoir combien de cas de maladie de Bright peuvent se compliquer de véritable papillite, par suite d'une hydropisie des gaines (Stellwag de Carion), qui changent alors la marche assez constante dans la réduction de vision des malades atteints de rétinite néphrétique, et expliqueront la disparition lente et complète de la vision par suite d'atrophie du nerf dont quelques auteurs parlent.

Au point de vue *étiologique* de la rétinite néphrétique, il faut noter qu'elle est presque constamment *bilatérale*, jamais *prodromique*. L'affection oculaire présente dans sa marche une certaine *indépendance;* ordinairement elle s'aggrave avec la détérioration des forces et de l'état fonctionnel des reins, mais elle peut d'un autre côté s'accentuer aussi lorsque l'albuminurie disparaît complètement, de même qu'on a constaté, et nous avons vu plusieurs exemples de ce genre, des cas où la vision augmenta notablement, la rétinite rétrograda sensiblement, tandis que l'état des reins alla en s'aggravant et emporta les malades. Ici il faut noter que la rétinite néphrétique a comme pronostic pour les malades la même signification que la rétinite hémorrhagique pour les athéromateux; elle dénote une fragilité générale du système vasculaire, la prédisposition à des complications cérébrales, à des embolies, à de vastes apoplexies, comme on les a même parfois observées au voisinage du globe oculaire dans la capsule de Tenon (Wharton Jones). Chez certaines personnes une affinité entre la circulation rétinienne et néphrétique existe à un tel point que des femmes sont prises à chaque grossesse d'albuminurie et de rétinite pouvant, par ces rechutes uccessives, entraîner une atrophie de la rétine et du nerf optique.

On aurait pourtant grand tort d'exagérer, comme on l'a fait, la corrélation des rétinites avec les néphrites et de parler d'une proportion de 33 pour 100 (Galezowsky). Elle atteint au maximum 20 pour 100 (Leber), et, si l'on s'en rapporte à la statistique de Lécorché, qui a réuni le chiffre respectable de 286 cas, elle atteindrait 21 pour 100.

Les statistiques allemandes donnent encore un chiffre notablement inférieur. Ainsi on ne trouve, sur les 78 cas de Freirichs, que 13 pour 100; sur les 157 cas de Wagner, que 9 pour 100. Comme nous l'avons dit, dans les services hospitaliers la proportion exacte des cas ne saurait être établie qu'en examinant tous les brightiques à l'ophthalmoscope et non, comme cela se fait habituellement, seulement ceux qui se plaignent de troubles visuels.

Il serait très important, au point de vue étiologique, de savoir quelles sont les formes de néphrite albuminurique qui prédisposent le plus à l'inflammation de la rétine, et à quelle période de l'altération rénale l'invasion de la maladie oculaire est le plus à craindre.

Pour résoudre cette double question, nous ne possédons encore que des éléments incomplets. Assez souvent, en effet, les malades sont atteints de phénomènes généraux si peu sensibles, qu'ils ne viennent consulter le médecin qu'après avoir éprouvé un trouble de la vue, et que c'est alors l'examen ophthalmoscopique qui met l'observateur en garde contre la maladie générale. Il est vrai que l'albuminurie peut persister, chez certains sujets, pendant un temps assez long, sans modifier notablement leurs forces, et peut, par conséquent, échapper complètement à l'observation. Il faut que l'atrophie rénale atteigne un degré assez avancé, que l'urine diminue en quantité, vienne à perdre de son poids spécifique et de la proportion d'urée qu'elle contient normalement, pour que la santé en ressente une altération profonde, et c'est à cette période même que la rétine s'enflamme le plus souvent. En somme, il faut reconnaître que la plupart des albuminuriques échappent à cette complication; mais il est impossible, dans l'état actuel de la science, d'établir par un chiffre précis la proportion des cas où on l'observe. Cela s'explique d'autant mieux que les médecins ne s'accordent pas encore aujourd'hui sur celles des altérations fonctionnelles du rein que l'on doit attribuer avec certitude à une néphrite, et prennent souvent pour cette maladie les différents états dans lesquels ils constatent simplement de l'albumine dans l'urine.

Il est avéré actuellement qu'on rencontre la rétinite dans les cas de néphrite qui accompagne la grossesse et qui suit les irruptions exanthémateuses (scarlatine, rougeole, variole). Elle s'observe aussi bien à une époque où l'on ne saurait parler que d'un simple état congestif des reins que lorsqu'il s'est développé une véritable néphrite parenchymateuse, que les troubles circulatoires ont déterminé une véritable maladie de Bright. En général, l'état transitoire des altérations rénales donne aussi à l'affection rétinienne un certain degré de bénignité, à moins qu'une poussée très intense n'ait déterminé des altérations persistantes dans les cellules visuelles et leur épithèle, ou qu'une répétition de plusieurs poussées n'ait amené une atrophie du nerf optique.

La néphrite parenchymateuse chronique, celle qui donne lieu à une albuminurie avec nombreux cylindres garnis de cellules atteintes de dégénérescence graisseuse qui se complique promptement d'hydropisie, d'œdème des membres et des paupières, où la marche vers un exitus botal est encore assez prompte pour rencontrer le rein pâle et grossi, se complique encore facilement de rétinite.

Incontestablement la néphrite parenchymateuse atrophiante donnant lieu au rein rétracté et se compliquant d'hypertrophie du ventricule gauche, est de toutes celle qui entraîne le plus facilement la complication rétinienne. Ici le mal a marché d'une façon indolente, ce n'est qu'à mesure que la destruction du tissu rénal a retenti sur la circulation, que les forces ont diminué, que le sujet s'est affaibli, que les troubles visuels qui surviennent amènent souvent le malade tout d'abord dans le cabinet de l'oculiste, qui, constatant la présence de céphalalgies avec troubles gastriques, engage à examiner les urines dont la quantité et le poids spécifique ont beaucoup diminué.

Chez les femmes enceintes, les scarlatineux, chez ceux où une albuminurie aiguë (après une suppression brusque des fonctions cutanées) ne laisse guère admettre le retentissement en quelque sorte instantané de troubles circulatoires déterminés par l'affection rénale sur l'œil, nous devons accuser l'urémie, une sorte d'anémie pernicieuse qui comme dans la leucocythémie entraîne à sa suite l'apparition de la rétinite. Au contraire, dans les formes de néphrite à rétraction rénale, c'est Traube qui a surtout appelé l'attention sur la fréquence de l'hypertrophie cardiaque avec la rétinite. Ce qui complique l'explication de cette coïncidence, c'est que presque tous les anciens brightiques montrent une hypertrophie du ventricule gauche et que ce n'est qu'un sur cinq de ces malades qui présente la complication oculaire. Il faut donc encore admettre ici ou une augmentation exagérée de tension intra-vasculaire ou une athéromatose plus généralisée qui chez l'un des cinq à cœur gauche hypertrophié détermine la lésion rétinienne, à moins d'accuser chez lui une combinaison de troubles circulatoires et de viciation du sang, d'une urémie chronique (de Graefe, Leber).

Encore actuellement, nous penchons plutôt pour la combinaison précitée de l'athérome plus ou moins généralisé avec l'hypertrophie cardiaque qui entraîne, dans la néphrite à rein rétracté, la complication rétinienne, et nous concluons comme dans la précédente édition de cet ouvrage : *A l'époque où l'excrétion urinaire s'entrave de plus en plus, consécutivement à l'atrophie du tissu rénal, les troubles de la circulation générale s'accroissent, la tension vasculaire du système artériel augmente, et c'est à ces phénomènes ainsi qu'aux altérations morbides concomitantes des vaisseaux que nous attribuons la coïncidence de la rétinite avec la néphrite.* L'hypérémie veineuse, toujours très accusée au début de la rétinite néphrétique, et l'existence presque constante de foyers apoplectiques, à cette même période, viennent singulièrement appuyer cette interprétation.

Le *pronostic* de la rétinite néphrétique est forcément grave, à moins qu'il ne s'agisse de formes d'albuminurie transitoire (grossesse, scarlatine). Dans les véritables cas de maladie de Bright, elle implique une participation des troubles circulatoires généraux à celle des reins et une viciation du sang qui rend même le pronostic de l'affection rénale plus grave qu'elle ne l'est déjà en elle-même. Il a été pourtant constaté des cas où une guérison lente et progressive de la rétinite a été observée sans que l'albuminurie présentât tout d'abord un changement sensible, mais dans la généralité des cas l'amélioration du côté de la rétine indique un amendement dans la circulation générale et dans l'altération fonctionnelle des reins.

Le *traitement* doit consister dans une médication appropriée à l'état général. Les déplétions sanguines locales, au moyen de la ventouse de Heurteloup, sont quelquefois d'un heureux effet dans les cas d'albuminurie aiguë.

Il convient de surveiller avec un soin tout spécial les évacuations alvines, et de combattre toute constipation; car cet état prédispose manifestement à l'urémie et à l'augmentation de l'œdème. Aussi doit-on, surtout dans les cas d'hydropsie, se servir de légères dérivations alvines, mais méthodiquement continuées.

Une dérivation sur la peau simultanément avec une salivation abondante doit être obtenue au moyen des injections de pilocarpine qu'on fait faire les malades étant dans le lit et bien emmaillotés. Un séjour dans une température chaude (les malades restent le plus longtemps possible couchés) doit être recommandée pour bien activer les fonctions cutanées.

Parmi les moyens destinés à activer et à modifier les fonctions rénales, nous préférons la cure de lait lorsque la digestion des malades et leur état de forces ne s'y opposent pas. Par cette cure on exclut du régime tous les moyens excitants qui stimulent trop les fonctions cardiaques, préjudiciables surtout pour les brightiques à troubles cardiaques. On ne pourra guère insister chez ces malades sur un régime lacté exclusif, mais combiné à une nourriture roborante, car la débilitation est soigneusement à éviter ici; voici aussi pourquoi l'emploi prolongé de l'iodure de potassium tant vanté ne nous paraît pas d'une très grande utilité, et que nous lui préférons de beaucoup l'usage des ferrugineux à faible dose (iodure ou lactate de fer). Tout ce qui peut débiliter le malade (les déplétions prolongées et souvent répétées) doit être rigoureusement exclu du traitement des rétinites néphrétiques.

ARTICLE X

RÉTINITE DIABÉTIQUE

La coïncidence d'une rétinite avec le diabète a déjà été remarquée et représentée par Ed. de Jæger en 1856 et Desmares père en 1858 ; mais il n'a guère été reconnu qu'en 1869 par H. D. Noyes et en 1873 par Haltenhoff l'indépendance de cette rétinite de la néphrite des diabétiques. Encore actuellement, la plupart des cas de rétinite dite diabétique se rencontrent chez les diabétiques albuminuriques, et la rareté de véritable rétinite diabétique est encore telle qu'après une compulsion faite il y a dix ans par Leber, on ne réussissait à réunir que dix-neuf cas plus ou moins impurs. Depuis cette époque, on n'a pu que confirmer, à notre clinique, que les rétinites diabétiques, chez des malades non albuminuriques, étaient d'une rareté excessive, et qu'il s'agissait le plus souvent de simples rétinites apoplectiformes chez des diabétiques atteints de vices cardiaques.

L'image ophthalmoscopique de la rétinite diabétique est celle d'une rétinite apoplectiforme simple ou mélangée, avec un nombre inusité de foyers de dégénérescence, pour une simple rétinite apoplectiforme. On rencontre, dans le dernier cas, constamment un *mélange* d'apoplexies et des foyers de dégénérescence, jamais comme dans la véritable rétinite brightique, la présence exclusive de plaques de dégénérescence. Il est donc possible, chez un diabétique, de rencontrer exclusivement des apoplexies, l'image d'une simple rétinite hémorrhagique, mais non celle qui est le propre de la rétinite néphrétique. Les foyers de la rétinite diabétique se différencient encore de ceux de la rétinite brightique en ce qu'ils n'atteignent jamais une étendue aussi considérable, ne dépassent pas un quart, au maximum un demi-diamètre papillaire, et présentent bien moins de tendance à confluer, comme chez les brightiques. Les foyers sont aussi moins groupés en cercle autour de la papille, et se trouvent étalés dans une assez grande étendue sur tout le fond de l'œil, rappelant ainsi ce qui se passe pour la simple rétinite hémorrhagique.

On n'observe jamais, chez les diabétiques, des images qui rappellent celle de la persistance des fibres nerveuses à double contour, ni un soulèvement papillaire qui laisserait planer le moindre doute entre une papillite et une rétinite ; aussi y a-t-il évidemment confusion lorsqu'on parle d'une atrophie du nerf optique, *suite* d'une rétinite diabétique (Galezowski), il s'agit ici de simples atrophies, suite d'épanchements intervaginaux, simultanément survenus avec la rétinite hémorrhagique chez les diabétiques.

Qu'il existe une tendance particulière, chez ces malades, à des épanchements, non seulement rétiniens, mais aussi dans les parties avoisinantes de la rétine, résulte de la présence des vastes opacités du corps vitré de nature hémorrhagique et que nous rapporterons aussi à une origine vaginale, quoique M. Leber pense que les hémorrhagies de la rétine suffisent, lorsqu'elles sont très nombreuses et se répètent fréquemment, pour provoquer avec le temps une notable infiltration hémorrhagique du corps vitré. Nous avons pu assister à l'invasion du sang dans le corps vitré, provoquant évidemment des bords papillaires auxquels restaient attachés des caillots flottants, que Leber compare dans son cas à d'énormes vaisseaux variqueux qui recouvriraient la rétine.

Encore ici nous voyons une différence avec la rétinite néphrétique qui, elle, lorsque la poussée est violente, tend à se compliquer de forts épanchements, déterminant des décollements partiels de la rétine, mais avec intégrité du corps vitré, tandis que la rétinite diabétique prend aisément les allures de la simple rétinite hémorrhagique avec vastes apoplexies dans le corps vitré et les gaines du nerf optique.

Il n'est encore guère possible d'établir une proportion de fréquence entre le diabète et la rétinite analogue à celle qui s'observe concurremment. C'est une affection fort rare comparativement à la fréquence relative du diabète. Encore arrive-t-il qu'on l'observe chez des diabétiques chez lesquels la santé s'est si peu altérée que l'examen ophthalmoscopique seul attire l'attention. Tandis qu'il ne serait guère possible d'examiner une trentaine de brightiques que la maladie force à s'aliter, sans en rencontrer deux ou trois atteints de rétinite, on peut examiner de grandes séries de diabétiques émaciés et arrivés à la période la plus avancée de leur mal, sans en rencontrer un seul atteint de rétinite (à moins de vouloir forcer la note). Chez les brightiques l'apparition simultanée de la rétinite néphrétique est la règle, mais cette règle subit de nombreuses exceptions pour la rétinite diabétique, qui, affectant aussi en ceci les allures de la simple rétinite hémorrhagique, éclate assez souvent successivement sur l'un et l'autre œil.

Nous ne parlons pas des troubles visuels qui, en l'absence d'épanchements intervaginaux du corps vitré, n'atteignent presque jamais l'intensité de ceux occasionnés par la rétinite néphrétique, et ne présentent rien de caractéristique pouvant sensiblement varier comme siège des altérations rétiniennes. Le pronostic que cette rétinite implique est toujours sérieux, parce qu'elle nous signale la présence d'altérations vasculaires plus ou moins généralisées, et j'ai pu, à diverses reprises, constater l'apparition de graves troubles cérébraux, précédés de rétinite diabétique. En outre, cette rétinite, analogue à la façon de se comporter de la rétinite hémorrhagique, montre une tendance particulière aux rechutes, et pendant ces rechutes aux aggravations par des épanchements dans le corps vitré et des complications du côté du nerf optique.

Le *traitement* a à tenir particulièrement compte de cette fragilité des vaisseaux, de la complication si fréquente avec les vices cardiaques, et l'on doit s'abstenir ici soigneusement de tout traitement débilitant. Les cures de Vichy et de Carlsbad doivent être prescrites si le genre de diabète le comporte. On pourra aussi recourir simultanément avec la diète des diabétiques, à l'emploi du succinate de fer, de l'acide carbolique à faible dose, et tenter des cures d'injections de pilocarpine, si elles stimulent l'appétit et n'affaiblissent pas les malades.

ARTICLE XI

QUELQUES FORMES RARES DE RÉTINITES

a. *Rétinite oxalurique.* — b. *Rétinite leucémique.* — c. *Rétinite de l'anémie pernicieuse.* — d. *Rétinite ictérique.*

a. La *rétinite oxalurique* se rencontre si exceptionnellement qu'on aurait bien tort de ne pas la considérer que comme rétinite apoplectiforme coïncidant avec l'oxalurie et probablement avec les troubles circulatoires dépendant de vices cardiaques.

C'est M. Bouchardat (1) qui, en réunissant tous les troubles qui se rencontrent dans les diverses maladies avec altérations manifestes de la sécrétion urinaire, parle d'une coïncidence de troubles de la vision chez les oxaluriques. Quinze ans plus tard, en 1865, Mackenzie (2) publia deux observations de rétinite assez mal définie, qu'il attribua à l'oxalurie, et contre laquelle l'emploi de l'eau royale (mélange d'acides chlorhydrique et nitrique) rend de grands services. Il s'agit, d'après la description, d'hémorrhagies dans la rétine et le corps vitré, avec organisation de traînées cicatricielles (rétinite proliférante).

Bien mieux définies sont les deux observations de M. Leber (3); aucun doute ne peut persister qu'il s'agit d'une rétinite apoplectiforme avec invasion dans le corps vitré, organisation des caillots et formation de nouveaux vaisseaux (apoplexies vaginales qu'on désigne à tort comme rétinite proliférante). En regardant l'image de Ed. de Jæger (4) représentée dans notre ouvrage commun, on reconnaît bien cette confusion et l'observation détaillée prouve bien qu'il s'agissait d'une rétinite apoplectiforme à rechutes. Notre regretté ami dit, en ce qui concerne la santé de son malade, âgé de vingt-sept ans : « Tous les organes du corps semblent sains. L'examen chimique des urines fait exclure une maladie des reins, car on n'y trouve qu'une forte augmentation des phosphates terreux; outre une grande quantité de sels calcaires, il y a des traces de carbonate d'ammoniaque en dissolution et

(1) *Bull. de thérap.*, p. 298, 1830.
(2) *Ann. d'ocul.*, t. LIII, p. 248.
(3) *Graefe-Saemisch*, t. V, p. 597.
(4) *Traité des maladies du fond de l'œil* et *Atlas d'ophthalmoscopie*, p. 113, fig. 72.

beaucoup d'oxalate de chaux dans les sédiments. » Notons encore qu'il s'agit de jeunes sujets chez lesquels on rencontre ces hémorrhagies abondantes de l'œil, et chez qui, faute d'explication meilleure, on se jette sur la présence plus ou moins notable d'oxalates dans les urines pour expliquer cette prédisposition aux hémorrhagies oculaires que notre ami ne définit pas, et décrit sous le titre de formation de nouveaux vaisseaux dans le corps vitré.

b. *Rétinite leucémique.* — On rencontre, conjointement avec la maladie si peu fréquente, désignée comme leucémie, une sorte d'œdème rétinien avec des extravasations sanguines, auquel M. Liebreich (1), qui l'a le premier observé, a donné le nom de rétinite leucémique. Dans les cas observés, il s'agissait de la forme linéale de leucémie, et l'œdème de la rétine ne paraît nullement être un signe constant et ne se rencontre que dans 20 à 30 pour 100 des cas.

Il s'agit d'un œdème plus ou moins généralisé de la rétine (rétinite diffuse, Leber) qui atteint constamment les deux yeux, qui se différencie de la simple rétinite apoplectiforme en ce que les hémorrhagies longent particulièrement les vaisseaux en amas, d'une épaisseur sensible, et montrent peut-être plus de tendance à se localiser autour de la macula et vers la périphérie que cela ne s'observe pour la simple rétinite hémorrhagique.

A l'ophthalmoscope, on est frappé tout d'abord, ainsi que nous l'avons constaté chez nos malades, de l'extrême tortuosité des vaisseaux qui, accompagnés de nombreuses extravasations sanguines, semblent avec elles occuper presque la totalité de l'image ophthalmoscopique lorsqu'on explore la région de la papille. La coloration du fond de l'œil paraît avoir changé et prend, dans les cas extrêmes, absolument la teinte jaunâtre que donne l'exploration à l'image solaire. Ce changement de couleur ne frappe du reste que dans les cas de maladies très avancées et sur des gens dont la membrane vasculaire ne renferme pas beaucoup de pigment choroïdien, laissant par conséquent aussi voir le changement de coloration qu'ont subi les vaisseaux choroïdiens, comparativement à ceux si nombreux de la rétine. Les artères prennent chez des sujets fortement leucémiques une teinte orange, les veines tirent sur le rouge clair ou rose. Il doit forcément être ainsi de la coloration des vaisseaux, si l'on considère qu'il y a des leucémiques chez lesquels les corpuscules blancs égalent, ou même dépassent le nombre des rouges.

Le trouble que présente la rétine ne se révèle qu'autour de la papille par une accentuation de la structure des fibres nerveuses et autour de la macula, où celle-ci peut, par suite de cet œdème, se dessiner comme dans un cas d'embolie de l'artère centrale, ainsi que nous l'avons observé chez une malade à l'hôpital Saint-Louis. Le long des grosses veines, on voit aussi se dessiner l'œdème de façon à faire croire à un enrubannement de ces vaisseaux.

(1) *Deutsche Klinik*, n° 50, 1861, t. XV.

Les *extravasations sanguines* sont caractérisées par leur proéminence vers le corps vitré et par leur coloration blanchâtre entourée d'un liséré de rouge. Nous les avons vues chez deux malades suivre en longues traînées les vaisseaux à peu de distance de la papille et présenter de préférence une forme allongée. D'autres observateurs les désignent comme foyers arrondis, ressemblant à ceux de la rétinite néphrétique et siégeant de préférence à l'entour de la macula.

Plusieurs autopsies (Leber, de Recklingshausen, Poncet, Perrin) ont permis de constater que l'œdème rétinien n'a pas pour effet d'augmenter sensiblement l'épaisseur de la rétine, mais que tous les vaisseaux présentent une augmentation de leur calibre et que par places leur membrane adventice se trouve infiltrée de leucocytes superposés en plusieurs couches.

A part quelques rares foyers constitués chez certains malades près de la macula par l'hypertrophie et la sclérose des fibres nerveuses, on rencontre chez la plupart que les taches observées à l'ophthalmoscope, surtout vers la périphérie et au voisinage de la macula, atteignent des proportions notables jusqu'à 1 et 2 millimètres (Leber, Quincke), et proéminent, pour ce qui regarde les plus étendues, sensiblement vers le corps vitré. Ces foyers se composent d'un tassement de corpuscules lymphoïdes à peine entremêlés de corpuscules rouges, qui eux ne se rencontrent en plus grand nombre que vers le bord de la tache. Ces amas de sang traversaient, lorsqu'ils étaient considérables, toute l'épaisseur de la rétine et s'accumulaient même de façon à décoller partiellement la rétine. Les épanchements de moindre étendue longent les vaisseaux et s'étalent, moins bien encore que d'habitude, dans la couche des fibres nerveuses. La diapédèse qui donne lieu à l'accumulation des leucocytes doit s'opérer avec beaucoup de lenteur, et permettre ce tassement et cette agglomération vers l'épithèle de la rétine ; l'intégrité des éléments de la rétine exclut l'idée d'une rupture des vaisseaux, qu'on peut du reste aussi rencontrer dans certains cas de leucémie, accompagnée d'une disposition hémorrhagique (Saemisch).

Il est, après ce qui précède, fort difficile de se rendre compte comment cette multitude de foyers de leucocytes, entremêlés de globules rouges, se sont formés, à moins d'envisager déjà les traînées blanchâtres le long des veines, non comme œdème, mais comme des rangées de leucocytes, et de rapporter à une extravasation et non à une simple diapédèse, la présence des globules rouges qui garnissent les amas de leucocytes.

On comprend aisément que la localisation des épanchements se produise de préférence à la périphérie de la rétine, et l'œdème étant fort peu *accusé*, les malades débilités par leur état général de santé ne présenteraient guère des phénomènes visuels assez importants pour attirer d'eux-mêmes l'attention du médecin sur leurs yeux. Deux fois j'ai constaté chez des femmes leucémiques des rétinites très accusées, avec une image ophthalmoscopique des plus étranges; j'avais examiné ces malades, sur la demande du médecin traitant d'explorer les yeux, mais ceux-ci n'accusèrent à l'examen fonctionnel aucune altération. Il est à noter que chez ces deux femmes il n'existait pas comme dans une observation de M. O. Becker, des hémorrhagies près de la macula produisant ici un scotome excentrique et de la métamorphopsis déterminée par le déplacement ou la déviation des cellules visuelles avoisinantes du foyer hémorrhagique.

c. *Rétinite de l'anémie pernicieuse.* — Conjointement avec l'anémie pernicieuse qui se caractérise par une réduction du volume des corpuscules rouges, leur destruction progressive et une tendance marquée aux extravasations sanguines dans tous les organes (Birmer, Quincke), on a rencontré une forme particulière de rétinite hémorrhagique qui se différencierait de la précédente en ce que les foyers arrondis seraient enrubannés par un liséré rouge bien plus large que dans la rétinite leucémique (Manz, Schiess, Horner). Les foyers d'étendue peu considérable siègent de préférence dans les couches internes, sont peu étendus et composés en majeure partie de globules blancs en voie de décomposition. Les parois vasculaires sont inaltérées, seuls les capillaires ont été vus garnis de dilatation en diverticules (Manz), remplis de globules blancs. A côté de ces petits foyers qu'on rapporte à la rupture des capillaires. M. Horner, qui a examiné un grand nombre de malades atteints d'anémie pernicieuse, a aussi rencontré dans presque tous les cas de vastes foyers sanguins au voisinage de veines fortement distendues et tortueuses.

Conjointement avec ces foyers hémorrhagiques, on constate fort peu d'œdème rétinien masquant faiblement les contours de la pupille d'une pâleur frappante. Ce sont donc les hémorrhagies si nombreuses qui constituent le caractère essentiel de l'affection à laquelle on n'aurait guère prêté attention, vu l'absence de troubles visuels dans un certain nombre de cas, si la constance des apoplexies rétiniennes dans l'anémie pernicieuse ne fournissait pas un précieux moyen de diagnostic pour les cas douteux, c'est-à-dire où l'anémie pernicieuse n'est pas encore assez caractérisée par les changements dans la constitution du sang et par d'autres extravasations sanguines dans le parenchyme des organes divers.

d. *Rétinite ictérique.* — La chromatopsie dans le cas d'ictère et de maladies du foie ainsi que les troubles visuels chez des malades atteints de cirrhose sont connus depuis longtemps. On a aussi parlé de l'amblyopie des chiens portant depuis longtemps une fistule biliaire (Th. Bischoff), et H. Müller a vu se produire une atrophie circonscrite des couches internes de la rétine chez de pareils animaux, mais des examens irréfutables de complications rétiniennes chez des malades souffrant du foie font presque complètement défaut, et il faut se demander si, dans le cas de M. Junge (1), qui,

(1) *Verhandl. der phys. med. Gisellsch. zu Würzburg*, t. IX, p. 219.

conjointement avec une petite extravasation sanguine de la rétine, rencontre une dégénérescence assez mal définie des couches des grains externes, il ne s'agissait pas ici d'une simple coïncidence, ce malade n'ayant pas présenté de troubles visuels bien accusés.

ARTICLE XII

RÉTINITE SYPHILITIQUE

Avant les travaux classiques de Förster on avait décrit comme rétinite syphilitique ce qui est actuellement reconnu par tous les cliniciens comme une chorio-rétinite (voy. t. II, p. 461, art. VIII). On aurait pu ainsi ranger toutes les affections spécifiques du fond de l'œil dans ce chapitre, mais il existe ordinairement une forme où les hémorrhagies rétiniennes et celle des gaines du nerf optique jouent le rôle prépondérant, donnant lieu à ce qu'on a désigné à tort comme *rétinite proliférante* (voy. t. II, p. 455). M. Leber (voy. fig. 33), lui aussi, admet cette forme caractérisée par des hémorrhagies

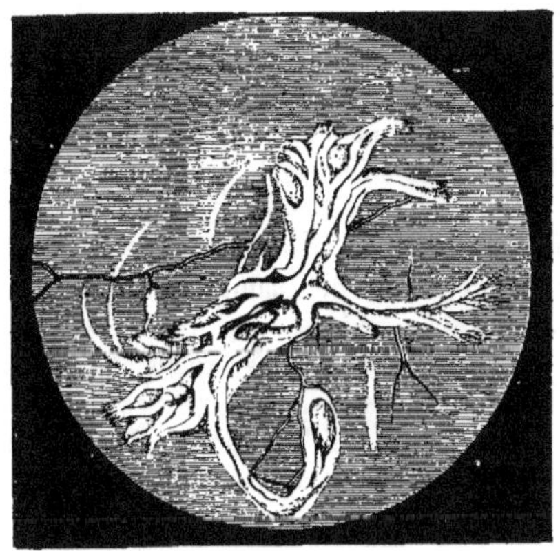

FIG. 33. — Formation de tissu cellulaire dans la rétine (image renversée, d'après Leber).

qui, suivant lui, seraient groupées autour de la macula, se composant de points ou de taches d'une épaisseur différente qui conflueraient, formant des groupes qui occupent une section du fond de l'œil.

Tout en reconnaissant donc que dans la majorité des cas l'affection spécifique doit être cadrée comme chorio-rétinite, et cela à cause de la participation constante du corps vitré à l'altération, nous rencontrons pourtant exceptionnellement des cas où le corps vitré reste indemne, ou seul le voisinage de la papille ou de la macula devient le siège d'abondants épanchements sanguins se transformant en une masse gris verdâtre et laissant des cicatrices, dont il est possible de constater quelques-unes qui relient en ligne droite le bord papillaire avec la macula.

Nous avons pu observer des cas de véritable rétinite syphilitique, où, à part une très légère suffusion de la rétine autour de la papille, la macula seule était le siège d'une vaste plaque blanchâtre qui prenait en se condensant une teinte franchement verdâtre et se transformait ultérieurement en une cicatrice rétinienne sans changement aucun de la choroïde; l'origine de cette altération, comme étant due à une hémorrhagie, n'a pu être prouvée dans ces cas exceptionnels qui faisaient au début l'impression d'un *décollement circonscrit près de la macula.*

Nous devons admettre, nous appuyant seulement sur le rapport fait par quelques cliniciens (de Graefe, Alexandre, Dehenne) comme existant en réalité une forme de *rétinite centrale à récidive* dont notre vaste matériel d'observation ne nous a jusqu'alors encore fourni aucun exemple.

C'est de Graefe (1) qui veut avoir rencontré cette variété de rétinite spécifique, caractérisée par un fort trouble grisâtre ou gris jaunâtre autour de la macula, se laissant parfois dissocier en petits points, ou groupes de points. La très grande fugacité de ce trouble qui se dissipe complètement ou ne laisse après plusieurs réapparitions que quelques plaques pigmentaires diffuses et irrégulières, explique le trouble visuel si caractéristique que présenterait cette affection. Ce trouble consiste dans l'apparition soudaine d'un obscurcissement de la rétine périmaculaire disparaissant après quelques jours, pour réapparaître après quelques semaines ou quelques mois. Les malades signaleraient parfaitement l'apparition d'un scotome central irrégulier ou du manque d'un secteur du champ visuel, mais qui ne présentent pas une abolition complète de la vision, attendu que de très gros caractères ont pu encore être lus à travers ce scotome. Au début, l'apparition du scotome se compliquerait de métamorphopsis et en plein développement pourrait rendre, par l'isolement de l'abolition de la vision centrale même, l'orientation difficile, lorsque la maladie se présente à la fois sur les deux yeux. L'apparition du mal d'un seul côté paraîtrait avoir plus souvent été observée.

Comme nous l'avons déjà dit, nous voulons volontiers admettre comme pouvant être disjointes du cadre de la chorio-rétinite spécifique, quelques rétinites spécifiques à forme hémorrhagique, mais nous hésitons d'autant plus à croire à l'existence de la rétinite centrale récidivante, qu'on indique avoir observé, dans un très court espace de temps (Dehenne), plusieurs cas d'une maladie qui nous est cliniquement inconnue.

(1) *Arch. für Ophthalm.*, t. XII, p. 211.

ARTICLE XIII

RÉTINITE DIFFUSE, RÉTINITE INTERSTITIELLE, RÉTINITE SÉREUSE

Jusqu'à présent, nous avons exposé les diverses formes de rétinite dont l'existence est, *cliniquement*, plus ou moins nettement démontrée ; la rétinite diffuse ou séreuse n'existe qu'*anatomiquement*. C'est une manifestation qu'on rencontre occasionnellement (dans la rétinite syphilitique et comme altération sénile), mais qui ne constitue aucune image clinique propre et nettement définie (1), d'autant plus que ces altérations ne sont le plus souvent que transmises de la choroïde :

1° D'après Leber, lorsque la *rétinite diffuse* (syphilitique) éclaterait tout d'abord dans la rétine, elle occuperait les couches *internes* de la membrane nerveuse, c'est-à-dire la couche des fibres nerveuses et ganglionnaires, tandis que l'envahissement des autres couches ne s'opérerait qu'ultérieurement et à un degré moindre. A cette époque de début, la maladie éclaterait de préférence vers les parties périphériques et équatoriales, à l'instar de la forme séreuse d'Iwanoff. Les altérations pathologiques consistent dans une infiltration lymphoïde accompagnée ou suivie d'une hypertrophie du tissu cellulaire interstitiel. Comme l'affection s'étale surtout dans la couche des fibres nerveuses, elle donne lieu à une augmentation notable des fibres radiées de support et de leur pédicule, ainsi qu'à la production de nombreuses fibrilles de tissu cellulaire courant parallèlement aux fibres nerveuses, et à un épaississement sensible de la membrane adventice des vaisseaux. Cette rétinite interstitielle, qui a pour résultat une augmentation notable des tissus de support, entraîne là où elle se produit un étouffement et une atrophie des éléments nerveux.

Nous avons déjà dit que pendant ce travail de prolifération les couches nerveuses et la choroïde demeurent relativement saines, et ce n'est que dans les points où les fibres radiées pénètrent dans les couches granuleuses que, par la dissociation et l'écartement des grains, on peut croire à tort à une augmentation d'épaisseur. Si, à la suite de la destruction des parties internes de la rétine, les couches externes se détruisent à leur tour, cette lésion succède à une hypergénèse de leur tissu cellulaire à laquelle les grains des couches granuleuses ne prennent aucune part. Il se forme ici alors un cloisonnement dont les cavités correspondent d'une façon exacte aux grains que renferme le tissu cellulaire de support. Les grains en ont disparu sans

(1) Il suffit de lire l'article consacré par M. Leber à la rétinite diffuse (*Graefe-Saemisch*, t. V, p. 605) pour se rendre compte combien cette partie de son ouvrage porte l'empreinte de la convention et jure avec l'exposé lumineux des autres parties de cet ouvrage classique.

qu'on puisse préciser par quel mode de dégénérescence (graisseuse ou colloïde).

Ces formes de rétinite diffuse ou interstitielle, lorsqu'elles se localisent et se centralisent dans les couches les plus internes de la rétine, doivent forcément modifier le mode d'implantation des fibres radiées à la membrane limitante. Leur pédicule ressort tout d'abord avec une netteté particulière, laissant entre chaque fibre, lorsqu'elle se dégonfle par la rétraction du tissu de nouvelle formation, un petit espace très irrégulier, avoisinant les points d'implantation. En outre, les pédicules font saillie vers la *margo limitans* par le soulèvement des fibres en voie de prolifération et envoient vers le corps vitré des saillies en prolongement de longueurs variées (Iwanoff). Il se produit aussi une série de petites excroissances variqueuses (fig. 34) ou

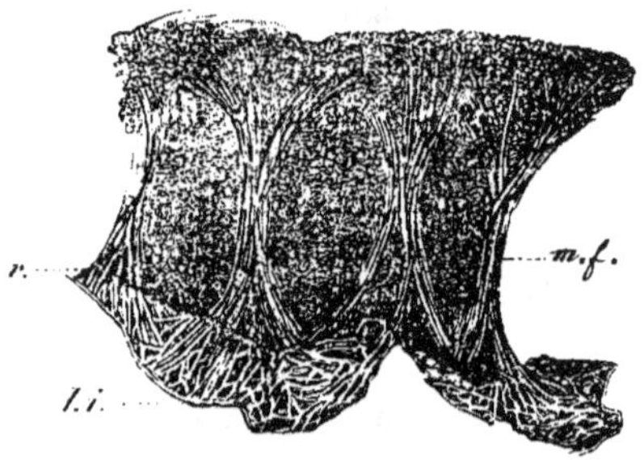

FIG. 34. — Petites excroissances variqueuses de la rétine proéminant vers le corps vitré et résultant de l'épanouissement des fibres de Müller. Le côté des excroissances dirigé vers le corps vitré, est en partie recouvert par l'hyaloïde, nettement visible en ce point. — *m.f.*, fibres de Müller (d'après Haase).

la formation d'arcades (Leber, fig. 35). Les proéminences ainsi formées ne dépassent ordinairement pas comme épaisseur celle de la couche des fibres nerveuses et se rencontreraient comme altération sénile aussi sur des yeux considérés comme sains, mais ne siégeraient alors que dans les parties les plus excentriques de la rétine. D'après Leber, cette prolifération des extrémités pédales des fibres de Müller pourrait donner lieu, en restant absolument circonscrite, à des excroissances pédiculées avec soulèvement vésiculeux de l'hyaloïde. Il faudrait avoir soin de ne pas confondre pareil soulèvement avec une excroissance d'aspect identique de la membrane vitreuse de la choroïde.

Cette rétinite interstitielle et proliférante affecte les allures de la véritable cirrhose rétinienne. Il s'agit tout d'abord de gonflement produit par l'infiltration séreuse et lymphoïde accompagnée de l'hypertrophie du tissu cellulaire, d'un étouffement du tissu nerveux par cette augmentation de volume et finalement d'une rétraction cicatricielle des masses hyperplasiées du tissu de support de la rétine avec disparition complète de tout élément nerveux. Comme le début de l'affection réside dans la couche des fibres nerveuses et des ganglions, elle y reste fréquemment longtemps centralisée; il se peut donc qu'on observe une conservation presque complète des cellules visuelles, avec destruction complète de leurs éléments conducteurs.

On a cité conjointement avec cette conservation une hypertrophie des cellules visuelles, en particulier des bâtonnets (Klebs, Nettleship, etc.); mais cet allongement avec déformation par hypertrophie irrégulièrement répartie se trouvait surtout accusée lorsque conjointement avec un œdème de la rétine se produisent des décollements partiels (Leber). A la longue, dans cette rétinite interstitielle on voit de plus en plus ressortir la trame du tissu cellulaire, et après la disparition des éléments nerveux des couches conductrices et du ganglion rétinien, on peut aussi voir se détruire les cellules visuelles

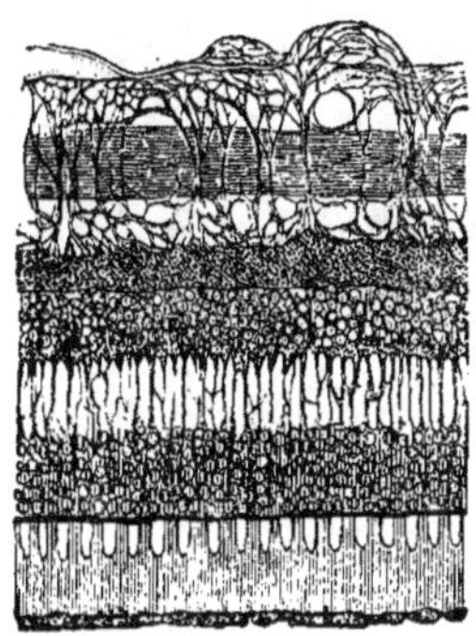

FIG. 35. — Rétinite avec prolifération des fibres radiées et formation de tissu cellulaire réticulé à la surface interne de la rétine (d'après Leber).

ayant tout d'abord passé par un œdème déformateur. Finalement ce n'est que la trame cellulaire de support qui persiste, ainsi que l'accumulation marquée du tissu cellulaire, hyperplasié à l'entour des vaisseaux.

Ces altérations dégénératrices de la rétine ont surtout été étudiées sur des yeux énucléés ayant passé par des degrés d'atrophie plus ou moins avancée; on rencontre alors des cas où cette rétinite dégénératrice et pernicieuse s'est accentuée à l'entour de la papille, ce qui est l'exception, et en déterminant un gonflement rappelant celui de la papillite (voy. fig. 36) et se combinant de décollements circonscrits au voisinage de la papille.

Nous avons déjà eu occasion (voy. mon *Traité des maladies du fond de l'œil*, p. 113) d'insister sur ce que cette forme de rétinite pernicieuse s'associe le plus souvent à des altérations des membranes profondes de l'œil qui, par les troubles concomitants du corps vitré qu'elles déterminent, la soustraient au contrôle ophthalmoscopique, et cela d'autant plus que son siège périphérique y appelle encore moins l'attention de l'explorateur. Il est donc peu pratique de vouloir échafauder sur ces données anatomiques seules un tableau clinique dont les principaux traits sont empruntés à la chorio-rétinite spécifique et à la rétinite syphilitique, se terminant avec une atrophie complète de la rétine, des infiltrations pigmentaires et déplacements du stratum pigmentaire de la rétine, et enfin des signes plus ou moins manifestes d'altérations choroïdiennes.

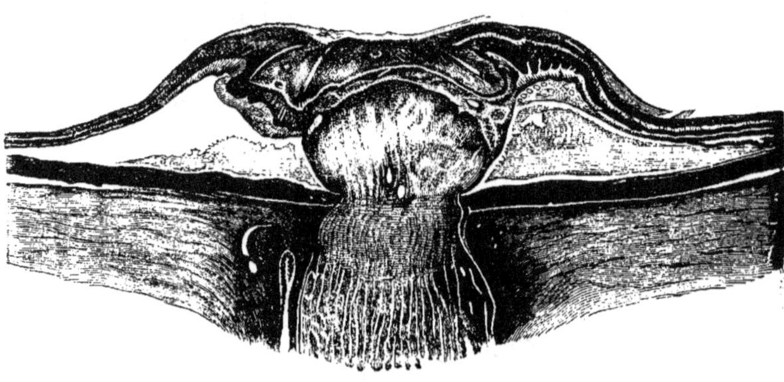

Fig. 36. — Papillite avec prolifération très accentuée de l'extrémité intra-oculaire du nerf optique. Hypertrophie des couches des grains et décollement rétinien péripapillaire d'un œil phthisique (d'après Leber).

2° La *rétinite séreuse*, l'*œdème rétinien* (dégénérescence cystoïde de la rétine) ne constitue, elle aussi, non plus une affection ou un type clinique. Il s'agit d'altérations séniles ou concomitantes avec d'autres affections morbides qu'on trouve localisées de préférence vers la région équatoriale, et qui, contrairement à ce qu'on observe pour la forme précédente, se localisent dans les couches internes de la rétine (couche granuleuse interne). La maladie qui nous occupe présente si peu les caractères anatomiques d'une inflammation, qu'Iwanoff (1), qui l'a principalement étudiée et fait connaître, la désigne comme *œdème rétinien*. Voici comment il s'exprimait à cet égard : « Comme le développement de cette maladie ne s'accompagne pas de phénomènes inflammatoires et qu'elle consiste en une accumulation de sérosité dans le tissu rétinien lui-même, je crois plus convenable de lui donner le nom d'œdème de la rétine. » Ce qui la différencie d'une simple infiltration œdémateuse de cette membrane, c'est sa tendance à la dégénérescence cystoïde impliquant toujours un certain degré d'irritation inflammatoire.

Cette maladie éclate de préférence chez les personnes âgées. D'après Iwa-

(1) *Arch. f. Ophthalm.*, t. XV, 2, p. 88.

noff, elle ne s'observerait chez les enfants au-dessous de huit ans que dans la proportion de 5 pour 100, chez les sujets de vingt à trente ans dans la proportion de 12 pour 100, enfin chez les sujets de cinquante à quatre-vingts ans dans la proportion de 50 pour 100 à peu près. Henle (1) a même regardé cet état comme physiologique se rattachant aux phénomènes de la transformation régressive de la rétine. Il faut évidemment y voir une tendance morbide lorsque cette affection anticipe comme évolution sur l'âge du sujet, et quitte son terrain pour empiéter davantage vers les parties équatoriales de la rétine.

Il se forme, au début de la maladie, par l'écart des fibres de support et des grains dans la couche granuleuse externe, de petites cavités (voy. fig. 37). A mesure que cette dissociation des grains s'accentue en des points rapprochés et que ces grains sont refoulés davantage vers les surfaces de la rétine, les petites cavités qui se sont formées finissent par n'être entourées que par des fibres radiées réunies et entassées en faisceaux. Par suite de la formation de kystes semblables au voisinage et dans la couche interne des grains, on voit se développer une série de cavités superposées les unes aux autres, comme les rangées d'arcades d'un viaduc, et qui, au commencement, sont séparées par la couche intragranuleuse et par la couche interne des grains refoulés au dehors. Les cloisons de ces cavités s'amincissent de plus en plus à mesure qu'elles grandissent, et finalement les grains de la couche intragranuleuse disparaissent sur divers points (voy. fig. 38). Deux cavités communiquent ainsi l'une avec l'autre, limitées sur le côté par les fibres situées en dehors par les grains de la couche granuleuse externe, refoulés vers la couche des bâtonnets, et en dedans par les grains de la couche granuleuse interne entassés près des cellules ganglionnaires et les fibres nerveuses.

Peu à peu les parois latérales de deux kystes refoulées l'une contre l'autre s'amincissent, la paroi intermédiaire disparaît, et amène ainsi la production d'un kyste plus volumineux (fig. 39). A mesure que se forme cette usure des couches granulaires, occupées plus ou moins complètement par les espaces cystoïdes, on voit les couches conductrices ainsi que les cellules visuelles, qui avaient longtemps conservé leur intégrité parfaite, souffrir par la compression. C'est surtout la couche ganglionnaire qui participe à la destruction, tandis que les fibres nerveuses y échappent souvent fort longtemps.

Un simple œdème rétinien, ayant débuté dans le ganglion rétinien, près de la couche des cellules visuelles, peut ainsi entraîner une destruction si complète de la membrane nerveuse, que finalement deux, trois ou même un unique kyste rétinien remplisse l'intérieur de l'œil en réduisant le corps vitré, refoulé et comprimé en une couche excessivement mince. La figure 39 représente un de ces kystes qu'Iwanoff avait primitivement désignés comme kystes colloïdes, trouvant le kyste rempli d'une masse gélatineuse (col-

(1) *Handbuch der system. Anatomie des Menschen*, t. II, p. 669.

loïde?), mais ressemblant, comme composition chimique, aux masses albuminoïdes que le liquide des décollements rétiniens contient. Les parois

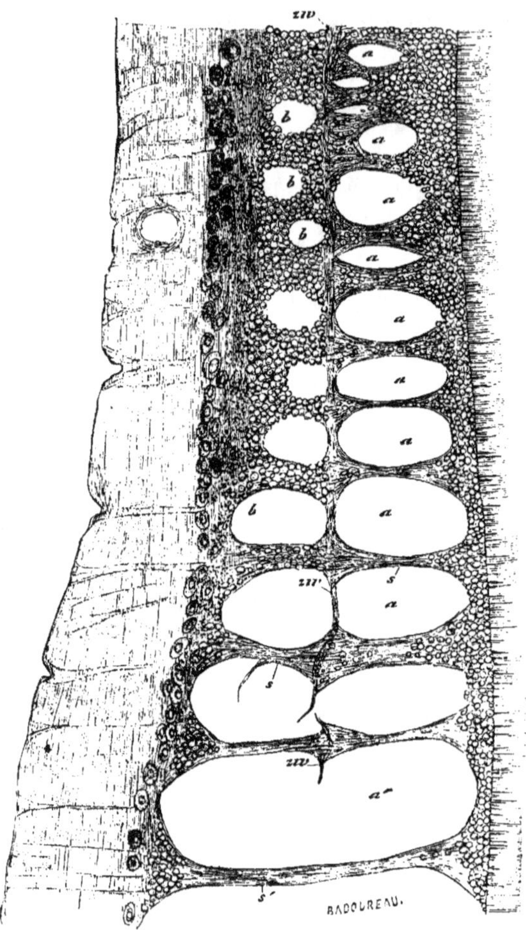

Fig. 37. — Œdème rétinien, d'après Iwanoff.

a, cavités dans la couche granuleuse externe (couche fibreuse externe). — *b*, cavités dans la couche granuleuse interne. — *a'*, cavité commune résultant de la rupture de la paroi interposée. — *z. w*, couche intergranuleuse (cloison entre les cavités). — *ss*, faisceaux de fibres radiées allongées (grossissement Syst. 7, Oval. 3).

de ces kystes sont formées par le tissu cellulaire de support de la rétine entassé et aplati.

Lorsque exceptionnellement cette affection empiéterait sur le pôle postérieur de l'œil, on aurait occasion d'en avoir une image ophthalmoscopique; mais il s'agit alors en général de sujets fort âgés présentant des altérations

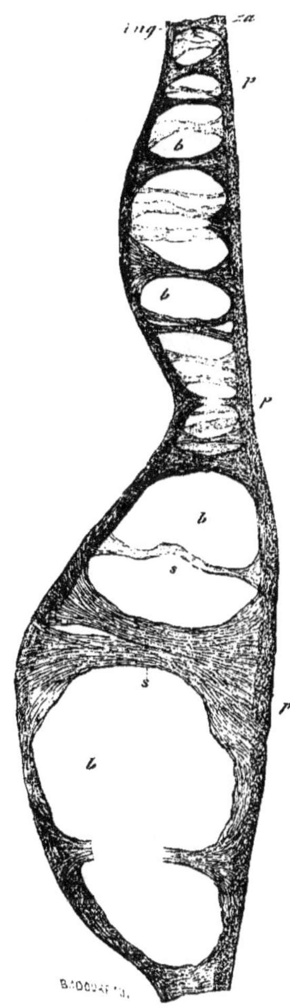

Fig. 38. — Œdème considérable développé dans la partie antérieure de la rétine, dont les cavités sont situées dans la couche granuleuse interne.

pp, point de réunion des couches granuleuses externes avec la choroïde, résidus de pigment. — *az*, couche granuleuse externe et couche intergranuleuse. — *ing*, toutes les couches rétiniennes internes à partir de la couche intergranuleuse. — *b*, cavités dans la couche granuleuse interne. — *s*, faisceaux de fibres radiées fortement hypertrophiés (gross. Syst. 4, Oval. 3, d'après Iwanoff).

de transparence des cristallins qui rendent l'étude des changements de niveau de la rétine et des déplacements vasculaires fort difficile à apprécier. Iwanoff a établi une corrélation intime à cet œdème avec le développement de la cataracte par l'intermédiaire du corps vitré, qui, ainsi que nous l'avons observé, souffre, lui aussi, sensiblement dans sa nutrition dans le cas de rétinite séreuse avancée. Évidemment les troubles de transparence du

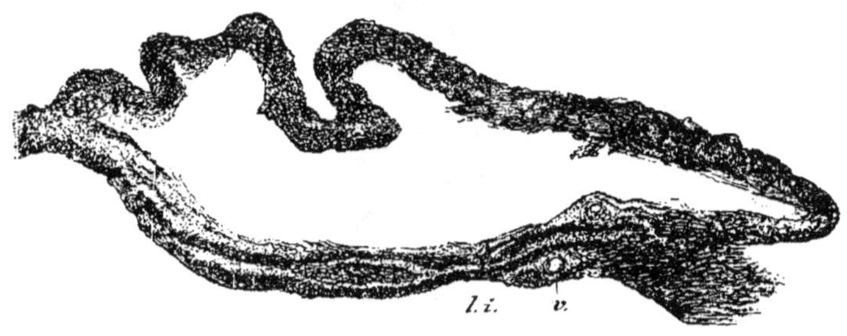

Fig. 39. — Kyste rétinien d'après Haase.
l. i. membrane limitante externe (hyaloïde). — *v*, vaisseaux rétiniens.

cristallin étant une altération sénile dans la grande majorité des cas, l'œdème rétinien l'étant de même, la concordance de ces deux affections ne doit pas étonner ; mais leur corrélation n'a jusqu'alors pas encore été établie, en dépit d'attentives recherches.

On a rencontré (Lawson, Leber) les kystes siégeant sur la rétine décollée et atteinte de cataracte, ainsi que le montre la figure 40 de Leber; mais, quoique le contenu des kystes soit ici identique à celui siégeant sous la rétine décollée, on n'a pas encore été à même de bien préciser leur rapport avec l'évolution du décollement ni avec celle de la cataracte.

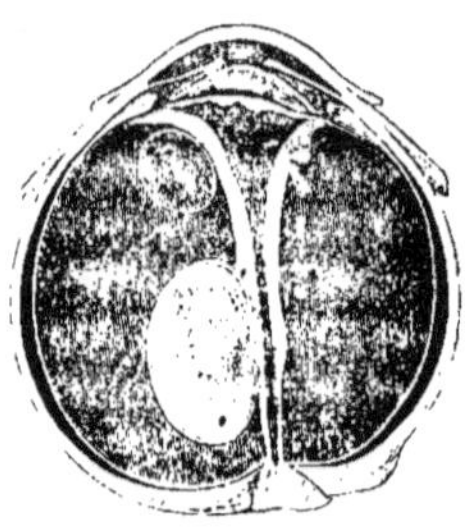

Fig. 40. — Deux kystes situés dans la rétine décollée avec cataracte traumatique.

ARTICLE XIV

RÉTINITE SUPPURATIVE

Dans le précédent article, nous avons traité de variétés de rétinites qui ne constituent plus un ensemble clinique, quoique le hasard pourrait encore, à la rigueur, montrer au clinicien un cas se rapportant en entier ou partiellement aux formes de rétinite diffuse. Il n'est plus ainsi pour la rétinite suppurative dont l'image, comme maladie isolée, ne se présentera jamais à notre observation, et qui, dès qu'elle pourra se révéler par un changement d'aspect à l'examen ophthalmoscopique, se trouve déjà masquée par les altérations concomitantes des membranes avoisinantes prises d'inflammation suppurative. La rétinite suppurative ne sera donc qu'un symptôme concomitant de la choroïdite suppurative, qu'une manifestation de la panophthalmie en général.

La rétinite suppurative succède en général à la choroïdite de même nature; pourtant, dans certaines formes infectieuses (Virchow), métastatiques (Knapp) et même traumatiques (Berlin), il paraîtrait que la rétinite puisse jusqu'à un certain point précéder et rester indépendante de la choroïdite de même nature. Ce sont ces cas qui ont permis d'étudier comment s'établit la suppuration dans la rétine. Actuellement que nous savons que le pus provient, en pareil cas, de la diapédèse, deux points ne peuvent nullement nous surprendre quant à ce qui concerne la localisation de la suppuration, qui doit s'effectuer dans les couches occupées par les vaisseaux, et surtout au point où les vaisseaux se trouvent ramassés, et laisser au contraire, pendant quelque temps, une zone peu fournie de voies sanguines plus ou moins intactes. En réalité, ce sont les couches internes de la rétine, et principalement celles des fibres nerveuses, qui se trouvent être le siège des leucocytes, et l'on peut constater que dans les couches avoisinantes les fins vaisseaux rétiniens se trouvent gorgés de corpuscules lymphoïdes.

A-t-on l'occasion d'énucléer un œil où, à la suite d'une infection par la pénétration d'un corps étranger, il s'est produit une suppuration presque instantanée de la cornée et de l'iris, on peut se convaincre que la panophthalmie qui s'étend à la choroïde et à la rétine peut de préférence débuter par la papille et filer le long des gros troncs vasculaires de la rétine. Il est aisé, même à l'inspection macroscopique, de se renseigner qu'il reste une zone voisine de l'*ora serrata* indemne de l'infiltration suppurative.

Nous avons énucléé un œil qui, frappé par un éclat de pierre dans la partie supéro-externe de la cornée, présentait déjà vingt-deux heures après l'accident une infiltration purulente de la cornée et de l'iris; l'énucléation ne fut faite que huit jours après cette pénétration. On trouva l'éclat de pierre suspendu dans le corps vitré, près du pôle postérieur du cristallin. L'iris et le corps ciliaire infiltrés de pus tranchaient comme colo ration du restant du fond de l'œil, le corps vitré étant à peine trouble et d'une consistance normale; la papille et les gros troncs vasculaires se trouvaient soulevés par des amas de pus, mais la rétine montrait un aspect normal dans les parties avoisinantes du corps ciliaire.

A mesure que la suppuration gagne d'étendue, non seulement les parties postérieures mais aussi antérieures, et les points sus-jacents du corps vitré, s'infiltrent de pus, de façon qu'une couche purulente plus ou moins épaisse adhère à la rétine, le long des troncs vasculaires. Lorsque la suppuration choroïdienne peut s'y adjoindre, alors on observe à la fois, parfois avec l'infiltration de toutes les couches, de véritables soulèvements par places ou des décollements purulents de la rétine, et dans ce cas on constate que, aussi bien que toutes les parties voisines de la papille, tout le tissu cellulaire, dans la portion ciliaire et antérieure de la rétine, se trouve infiltré et gorgé de leucocytes.

Conjointement avec cette infiltration, on rencontre un œdème inflammatoire et des dilatations variqueuses des fibres tels qu'on les constate si fréquemment dans les rétinites néphrétiques (Berlin).

On peut actuellement admettre comme démontré que dans les traumatismes qui entraînent une suppuration de l'intérieur de l'œil, la cause déterminante de l'inflammation n'est pas le traumatisme en lui-même, mais l'infection de la plaie que détermine l'entraînement de germes par le corps vulnérant. Il n'y a alors rien d'étonnant que souvent le siège qu'occupent de prime-abord ces masses infectieuses, la rétine, puisse, elle, devenir un point de départ de la suppuration, qu'on puisse tout d'abord rencontrer des micrococcus dans des vaisseaux rétiniens (Heiberg, Roth), qu'ils puissent y déterminer des embolies et que ces embolies infectieuses répandent une irritation suivie de diapédèse dans les parties avoisinantes. Il n'est pas non plus surprenant que le courant sanguin charriant des masses infectieuses, comme par exemple dans les fièvres puerpérales et putrides, ces germes s'entassent de préférence dans les branches terminales de la circulation que renferme la rétine et y établissent des foyers infectieux, d'où rayonne l'irritation qui entraîne une diapédèse généralisée des vaisseaux de l'œil, autrement dit une panophthalmie (Heiberg). La rétine peut donc, de préférence à la choroïde, devenir le dépôt de foyers disséminés de micrococcus, et une rétinite suppurative donnera le signal des inflammations identiques des parties environnantes, mais la rétine n'abcède pas à la suite d'un traumatisme qu'elle a subi par déchirure, incision ou contusion, elle suppure par infection ou embolie infectieuse. De même elle peut suppurer par infiltration du pus et infection provenant de la choroïde sous-jacente.

Il est à noter que lorsque la suppuration n'atteint que secondairement la rétine, celle-ci peut présenter une certaine résistance à se prêter à l'infiltration purulente, et l'on a rencontré des cas (Arlt, Berlin) où avec une choroïdite suppurative généralisée, la rétine n'était le siège que de nombreuses apoplexies et d'un trouble œdémateux de son tissu. Cette intégrité d la membrane nerveuse au milieu d'une choroïdite suppurative ressort du fait qu'un abcès circonscrit peut se former dans le corps vitré, le pus ayant perforé en un point la rétine (H. Schmidt), ou que dans un cas de suppuration circonscrite de la choroïde, seule la partie sus-jacente de la membrane nerveuse présente une altération et se trouve infiltrée dans les couches les plus intenses, tandis que toutes les parties avoisinantes de la rétine sont intactes. De même il arrive qu'ici le pus soulève simplement la rétine sans la désorganiser (Knapp).

Il n'y a rien que de très naturel qu'à la suite d'une choroïdite suppurative généralisée, l'accumulation du pus le long du stratum épithélial de la rétine détruise le rapport des cellules visuelles avec son épithèle, et donne lieu à une imbibition œdémateuse et à une destruction des éléments tactiles. C'est là la raison pour laquelle dès que nous recevons à travers la pupille ce reflet crayeux de l'infiltration généralisée du corps vitré, suite de choroïdite suppurative, ce reflet implique en quelque sorte la suppression de toute perception lumineuse. Cette suppression s'opère dans les cas de choroïdite infectieuse dans les premières vingt-quatre heures. La destruction du stratum épithélial a encore pour conséquences l'entraînement du pigment par les leucocytes dans la rétine et le corps vitré, et la production d'un tissu cicatriciel pigmenté, dernier vestige qu'on rencontre de la rétine dans les cas où une suppuration généralisée n'a pas donné lieu à une phthisie complète du globe oculaire.

ARTICLE XV

DÉGÉNÉRESCENCE PIGMENTAIRE, CIRRHOSE DE LA RÉTINE

(*Rétinite pigmentaire, tigrée.*)

Il n'était pas inconnu aux anciens que simultanément avec une héméralopie chronique le fond des yeux énucléés pouvait se trouver tacheté de pigment et que pour la plupart il s'agissait ici d'une affection congénitale et héréditaire. En 1836, Langenbeck fut le premier qui parla d'une *melanosis retinæ*, en mentionnant incidemment une pigmentation morbide de la rétine.

Dès 1838, de Ammon (1) donna le dessin de deux rétines où se voyaient des taches pigmentées, et sur l'une desquelles le nombre des taches augmentait sensiblement du centre vers la périphérie; mais ces faits isolés et non rattachés par l'auteur à des observations cliniques, ne pouvaient enrichir la nosologie oculaire. En 1854, Ruete publia de nouveau dans son *Atlas iconographique des maladies de l'œil*, des dessins de rétinite pigmentaire sans désigner particulièrement cette altération pathologique. Quand l'ophthal-

(1) *Klinische Darstellungen der Krankheiten des menschl. Auges*, t. XIX, fig. 9 et 10. Berlin, 1838.

moscope eut permis l'investigation du fond de l'œil sur le vivant, on ne tarda pas à retrouver cette singulière altération. Van Trigt et de Graefe semblent avoir eu, les premiers, l'occasion de voir, sur le vivant, des rétines ainsi pigmentées; mais ce fut M. Donders (1) qui, grâce à ses recherches, donna à l'étude de cette altération des bases anatomiques, et acquit le droit de la classer, en lui assignant une dénomination spéciale, dans le cadre des maladies oculaires.

Cet auteur conclut de ses examens microscopiques que le pigment qu'on trouve dans la rétine s'y développe à la suite d'une rétinite chronique. Plus tard, des travaux très consciencieux furent entrepris dans le but d'éclairer cette question d'origine, par H. Müller et MM. Junge et Schweigger, qui modifièrent cette opinion. H. Müller démontra d'abord que le pigment trouvé dans la rétine provient, en grande partie, de la couche pigmentaire de la rétine (attribuée alors à la choroïde) et que celui qui s'est développé dans la rétine naît du sang qui s'y est extravasé. Pour cet auteur, la pigmentation de la rétine n'est qu'un symptôme concomitant d'une infiltration séreuse de la membrane nerveuse, avec hypergénèse de son tissu cellulaire et épaississement consécutif de ce dernier.

M. Junge insiste sur la nécessité d'une atrophie avancée des couches rétiniennes externes, pour que les molécules pigmentaires puissent pénétrer cette membrane sous l'influence de la vibration des parois des vaisseaux rétiniens, vibration qui se transmet, plus ou moins directement, aux cellules pigmentaires hyperplasiées et les détruit.

M. Schweigger attribue à la choroïde un rôle bien plus actif sur la production de la rétinite pigmentaire. Pour lui, en effet, le pigment choroïdien est soulevé et déplacé par des excroissances exsudatives qui proéminent du côté de la rétine. Les deux membranes s'uniraient ainsi intimement l'une à l'autre, et une transsudation abondante opérée dans leur épaisseur faciliterait singulièrement la migration des molécules pigmentaires entre les éléments de la rétine atteinte d'une atrophie progressive.

De tous les travaux publiés sur la rétinite pigmentaire, c'est celui de M. Bolling Pope qui établit le plus d'analogies entre cette altération et les autres inflammations de la rétine. Cette maladie se rapprocherait beaucoup des formes de rétinite parenchymateuse interstitielle décrites par M. Iwanoff, et de la neuro-rétinite de M. Saemisch.

Il est évident que les autres modes de migration du pigment signalés plus haut, et, à coup sûr, bien observés par des hommes aussi compétents, doivent se rencontrer dans les diverses variétés de choroïdo-rétinite avec pigmentation de la rétine qu'on a si souvent occasion d'observer; mais nous savons actuellement que la seule affection qui mérite le nom de ***rétinite dite pigmentaire*** ou *tigrée* consiste dans une hyperplasie du tissu cellulaire,

(1) *Archiv. für Ophthalmologie*, 1857, Bd III, A. 1, p. 139.

avec infiltration de son propre pigment, c'est-à-dire de celui de sa couche épithéliale (Leber, Landolt).

L'*image ophthalmoscopique* de la dégénérescence pigmentaire est surtout caractéristique lorsque l'affection a déjà pris un certain développement, tandis que chez de très jeunes sujets elle peut complètement se soustraire à l'observation.

A une période encore peu avancée de la maladie, il faut examiner avec beaucoup de soin les parties équatoriales du fond de l'œil pour découvrir, çà et là, un petit amas irrégulier et anfractueux de pigment d'une coloration foncée, et occupant ordinairement le voisinage d'un vaisseau rétinien. Plus tard, les plaques pigmentaires, qui suivent souvent avec une régularité parfaite la direction des vaisseaux et ont été judicieusement comparées, pour la forme, aux corpuscules osseux, constituent une véritable zone qui tarde quelque temps à se compléter en dehors, et présente toujours sa partie la plus étroite au pourtour de la tache jaune. Plus tard encore, le pigment se montre enfin au voisinage de cette dernière, et l'on en aperçoit quelquefois autour de la papille ou sur la papille même. Celle-ci pâlit sensiblement, prend une teinte gris jaunâtre, ses contours deviennent de moins en moins accusés, et ses vaisseaux se présentent sous l'aspect de filaments fins qu'on a beaucoup de peine à poursuivre entre les amas pigmentaires. La coloration claire que toute papille montre dans le sens de la macula, se noie dans cette teinte d'un jaune grisâtre, et le voile qui masque les contours de la papille se concentre particulièrement sur elle-même.

Au terme de l'altération, c'est à peine si l'on peut apercevoir des vaisseaux sur la papille et sur son pourtour; pourtant la section du nerf optique ne prend jamais l'aspect tendineux qu'elle offre dans les cas d'atrophie consécutive aux altérations de l'encéphale. Avant que les signes de cette dégénérescence papillaire se dessinent avec tant de précision, les changements dans les vaisseaux rétiniens peuvent à eux seuls appeler notre attention et nous engager à explorer attentivement les parties équatoriales de l'œil. En effet, tous les vaisseaux présentent un amincissement, suivent de préférence les artères, dont on voit se dessiner, à partir de leur émergence, à une certaine distance de la papille, les parois par des stries blanchâtres résultant de l'opacification de leurs parois; mais en l'absence de ce changement, ce qui nous frappe particulièrement, c'est le défaut sur l'arbre vasculaire rétréci de vaisseaux à double contour.

Lorsqu'on explore alors comment se comportent les vaisseaux ainsi amincis vers la périphérie, on voit ceux dont les parois se dessinaient se transformer en des filets blanchâtres minces, qui surtout aux points de bifurcation se couvrent et s'enveloppent de pigment. Lorsqu'il s'agissait au contraire de simples amincissements des troncs vasculaires, on les voit par places disparaître à mesure qu'on explore une partie excentrique du fond de l'œil et finalement la continuation du vaisseau être représentée par des filets ou des étoiles pigmentées. La quantité de la répartition du pigment varie beaucoup : tandis qu'on rencontre des cas où la distribution des vaisseaux marque à elle seule la répartition du pigment, on rencontre d'autres cas où le nombre des taches fusiformes et étoilées est tellement considérable que les vaisseaux rétiniens s'y prolongent intégralement et que l'on ne reconnaît leur rapport avec la pigmentation que tout à fait dans leurs derniers embranchements.

Une notable différence existe aussi pour ce qui regarde la répartition du pigment par rapport à la papille et à la macula. On sait que la dégénérescence pigmentaire les enserre à mesure que la maladie se développe et qu'avec le développement et la durée de la maladie la quantité du pigment augmente ; mais on n'a qu'à jeter un coup d'œil sur les images saisissantes de vérité qu'Ed. de Jæger a données pour noter une différence essentielle entre l'enserrement de la *papille* et de la *macula* par la zone pigmentée. Parfois nous voyons avec un rapetissement peu notable des vaisseaux, une décoloration encore à peine ou même pas du tout marquée (voy. t. XVII, fig. 78 de l'atlas de Jæger) en même temps que le pigment se rapproche déjà à deux diamètres papillaires de l'entrée du nerf optique. En pareil cas, j'ai vu chez des malades âgés de cinquante à cinquante-cinq ans, le pigment empiéter sur la section du nerf par petites plaques, et la vision être encore suffisante pour permettre aux malades de se conduire.

Tout autrement se comporte dans une autre série de cas l'enserrement pigmentaire par rapport à la papille. Celle-ci présente les signes incontestables de dégénérescence et de réduction dans sa vascularisation à un moment où le pigment est encore fort distant et ne montre aucune disposition à apparaître par petites plaques sur elle. Son atrophie totale, la disparition de la majorité des vaisseaux s'effectuent alors sans que l'enserrement pigmentaire se complète, et, quoique la distribution du pigment puisse être à la périphérie absolument identique aux cas précédents, on voit néanmoins que la zone pigmentée est moins régulière, qu'elle recule démesurément en certains points qui présentent alors des parties où le pigment est représenté seulement par quelques taches effilées et irrégulières. Il n'existe donc aucun rapport direct entre les troubles trophiques du nerf optique, la sclérose vasculaire et la pigmentation. Nous rencontrons une atrophie avec sclérose simple et une atrophie avec sclérose pigmentée (Leber) et le seul signe qui nous permet de juger à l'ophthalmoscope de la gravité et des progrès comme diminution d'acuité visuelle de la maladie consiste dans le degré de la sclérose non pigmentée des vaisseaux. En réalité, nous voyons chez des personnes déjà avancées en âge, pour leur maladie, une pigmentation énorme du fond de l'œil concorder avec fort peu de sclérose vasculaire et la vision être encore assez conservée, tandis que cela ne s'observe jamais lorsque, avec une réduction scléromateuse de l'arbre vasculaire avancée, la pigmentation de la rétine est encore, elle, fort peu accusée.

La dégénérescence typique de la rétine laisse, à part le proche voisinage de la papille, le restant du fond de l'œil absolument intact comme transparence. Explore-t-on à l'image droite et avec un bon grossissement, on peut se convaincre que, contrairement à ce qui a été avancé (Leber), jamais un léger voile ne recouvre le dessin du stroma choroïdien et des taches pigmentaires. Les dessins merveilleux de de Jæger font ici encore foi, et lorsqu'on explore avec attention la région péripapillaire, on reconnaîtra que ce voile manque même, dans le cas où la sclérose vasculaire est peu accusée, à l'entour de la papille. La comparaison entre des cas de rétinite pigmentaire chez de très jeunes sujets et des personnes de vingt à trente ans nous permet de constater qu'à mesure que la maladie marche, le stratum épithélial pigmentaire de la rétine se décolore et laisse par transparence apparaître le réseau vasculaire de la choroïde. Il s'agit ici non d'une destruction des cellules du tapetum, mais d'une véritable dépigmentation. Avec cette décoloration des cellules épithéliales, marche aussi en général de pair une déperdition de pigment du stroma de la choroïde. L'effet de contraste des taches pigmentaires de la rétine sur le fond de l'œil qui se décolore progressivement devient donc de plus en plus marquant sans que dans les cas typiques la régularité de l'image soit autrement désharmonisée par l'apparition de plaques atrophiques irrégulières de la choroïde. Une seule altération choroïdienne assez fréquente et sur laquelle nous avons un des premiers appelé l'attention, dans les cas de dégénérescence pigmentaire de la rétine, c'est la fréquence des verrucosités vitreuses de la choroïde recouvrant parfois comme un semis de gouttelettes le fond de l'œil (voy. fig. 41, d'après Leber).

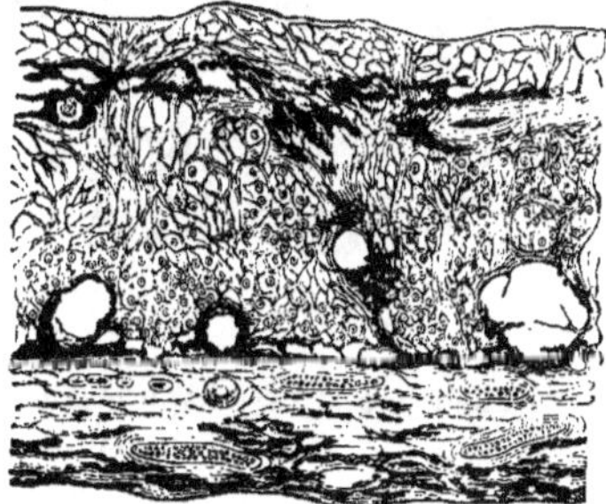

Fig. 41. — Dégénérescence pigmentaire de la rétine (amaurose congénitale); choroïde avec verrucosités de la lame vitrée (d'après Leber).

Anatomie pathologique. — Abstraction faite des altérations vasculaires, la dégénérescence pigmentaire de la rétine marche avec une régularité remarquable de la périphérie de la rétine vers le pôle postérieur de l'œil, attaquant les parties de la rétine les plus riches en tissu cellulaire tout d'abord, pour arriver finalement à l'endroit le moins pourvu de tissu cellulaire. Le caractère fondamental de cette altération morbide consiste dans une prolifération lente et progressive du tissu cellulaire des couches externes de la rétine avec transformation de ces couches en un tissu dense. Pendant cette transformation, l'appareil sensoriel de la rétine se détruit tandis que l'appareil conducteur se conserve encore relativement fort longtemps. En même temps que cette hypergénèse du tissu cellulaire des couches externes, il se produit des altérations notables dans la couche épithéliale de la rétine, dont le pigment quitte les cellules et immigre dans la rétine.

Il s'agit donc d'une cirrhose de la rétine avec pigmentation par immigration et formation de pigment sur place analogue à celle qu'on rencontre dans d'autres régions (foie, reins).

Il est évident que si l'hyperplasie conjonctive attaque de préférence les régions les plus riches en tissu cellulaire de la rétine, elle doit s'accuser surtout près des vaisseaux dont les parois doivent devenir le siège d'une hypertrophie notable, de façon à atteindre jusqu'à quatre fois l'épaisseur normale (Landolt). A mesure que se produit cette hypertrophie qui se complique d'une sclérose et transforme le tissu hyperplasié en un tissu dense, la lumière des vaisseaux se rétrécit et disparaît complètement dans les fines ramifications. C'est la distribution particulière du tissu cellulaire dans la rétine qui explique la marche particulière de la *cirrhose rétinienne*. Elle débute dans les endroits où le tissu cellulaire l'emporte comme quantité sur le tissu nerveux, marche donc de la zonule vers la fossette, mais en même temps fuse le long des vaisseaux et les étrangle. La destruction du tissu nerveux s'opère donc par étouffement direct et indirectement par manque d'afflux suffisant de sang artériel.

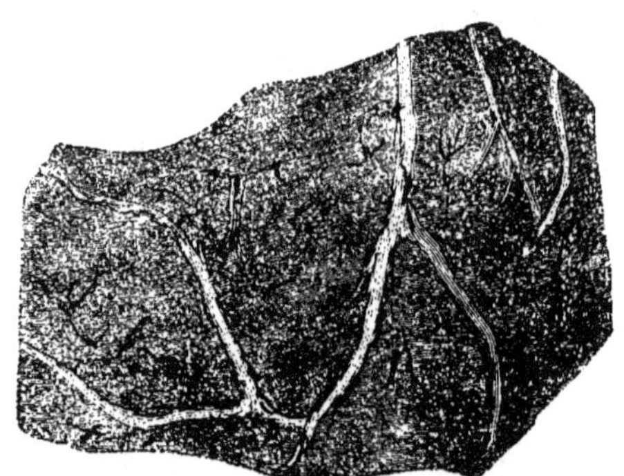

FIG. 42.

La pigmentation qui attire le plus l'attention s'opère par une attraction (immigration) de pigment vers les parties du tissu cellulaire de nouvelle formation, et comme elle se présente surtout près des vaisseaux, elle doit se concentrer près des voies circulatoires (voy. fig. 42-45). La part qui revient à la pigmentation, par transformation du pigment sanguin rétinien dans les vaisseaux mêmes, est encore à établir; mais dès à présent deux raisons sont à invoquer pour expliquer la distribution si caractéristique du pigment dans la rétine atteinte de cirrhose complète, ce sont l'arrangement du pigment comme distribution vasculaire et le déplacement du pigment

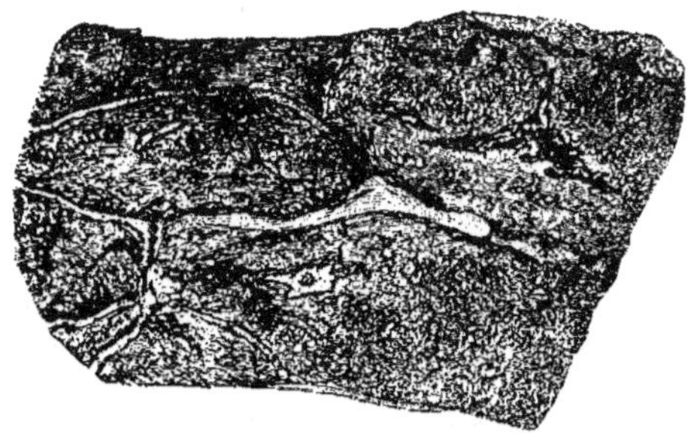

Fig. 43.

dans le tissu cellulaire hyperplasié par suite de la rétraction cicatricielle. La combinaison de ces deux causes donne lieu à la pigmentation par réseaux dessinant les capillaires et les cicatrices étoilées du tissu cirrhosé.

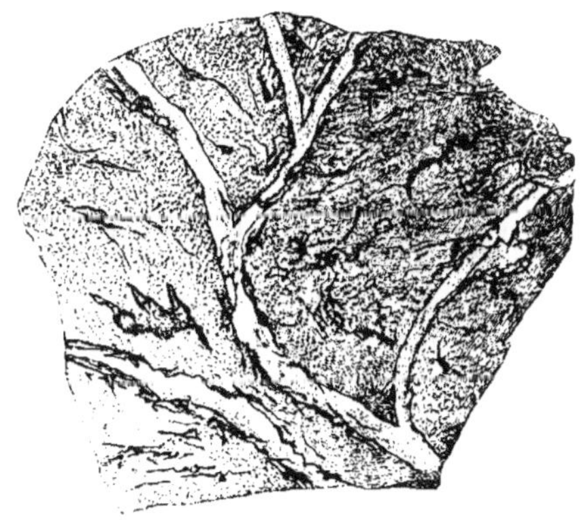

Fig. 44.

Nous avons encore à nous occuper du genre particulier d'*hyperplasie*, suivant qu'elle atteint : 1° les couches du ganglion rétinien ; 2° le tissu de support près de la *margo limitans* interne; 3° les parois vasculaires, et à suivre avec plus de soin : 4° le mode de sa pigmentation et les altérations terminales de l'épithèle rétinien.

1° C'est dans le tendre tissu réticulaire des couches granuleuses que l'hyperplasie éclate, étouffant les grains et faisant disparaître la couche intermédiaire des grains. Avec les éléments du ganglion rétinien les cellules visuelles disparaissent et le tissu cellulaire hyperplasié vient se mettre en contact avec l'épithèle rétinien. Ici le mode de distribution des capillaires doit déjà jouer un rôle sur la répartition de l'hyperplasie et la destruction des cellules visuelles, car on voit par places une conservation encore assez complète, tandis qu'en d'autres endroits le tissu hyperplasié a déjà atteint l'épithèle rétinien et mis les vaisseaux rétiniens en contact avec elle. Il peut aussi se faire que les fibres de support de la rétine près de la limitante externe deviennent un point de départ de la prolifération et forment un réseau qui, par ses mailles, dépasse la limitante ou même produise des excroissances papilliformes qui par la réunion de leurs extrémités embrassent et enveloppent les cellules du pigment de la couche épithéliale (Pope). Ce dernier mode de prolifération paraît moins fréquent que l'hypertrophie

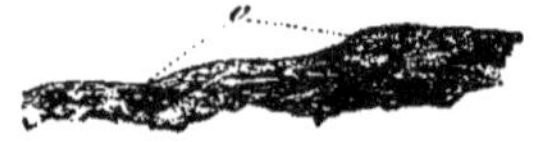

Fig. 45.

Les figures 42 à 45 représentent des dessins de M. Haase faits d'après des pièces recueillies à notre clinique. — Les figures 42 et 43 montrent la surface interne d'une rétine atteinte de dégénérescence pigmentaire avec atrophie, sclérose vasculaire, et destruction complète des couches des bâtonnets et des cornes. — La figure 44 représente la surface externe ; la figure 45 un vaisseau de cette rétine.

du tissu cellulaire du ganglion rétinien, localisé de préférence au voisinage des capillaires étouffant les cellules visuelles et posant ses empreintes sur l'épithèle rétinien.

Il est vrai que l'hyperplasie finit aussi, et cela toujours en se guidant sur le parcours des vaisseaux, par rentrer davantage vers les couches internes et conductrices de la rétine et arrive à détériorer la couche des cellules ganglionnaires et finalement aussi celle des fibres nerveuses qui résistent le plus à la destruction. Ainsi le tissu cellulaire étouffe en s'hypertrophiant et après les avoir sensiblement amincies, toutes les couches nerveuses, et en se rétractant réduit sensiblement l'épaisseur totale de la rétine. On sait que la rétine va en s'amincissant sensiblement de la papille vers l'*ora serrata*, mais cet amincissement s'exagère encore considérablement dans la cirrhose de la rétine. Dans des cas avancés, toutes les parties équatoriales se trouvent déjà privées d'éléments nerveux, plus près de la papille on rencontre encore les couches des fibres nerveuses et des ganglions quoique sensiblement amincis et ce n'est qu'à l'entour de la macula et du nerf optique qu'on retrouve les couches du ganglion rétinien et les cellules visuelles. A mesure donc qu'on s'éloigne de la fossette, il devient de plus en plus difficile de reconstituer les couches rétiniennes et dans les cas extrêmes cette reconstitution n'est même plus possible près du pôle postérieur : toutes les couches externes sont transformées en un tissu fibrillaire dont les faisceaux se continuent dans la lame criblée, et l'on ne trouve plus que des traces de la couche ganglionnaire et des fibres nerveuses.

2° La prolifération du tissu de support de la rétine près du corps vitré s'accentue surtout au voisinage des vaisseaux et à l'endroit où ceux-ci se rapprochent de l'hyaloïde. Il existe, ainsi que cela a déjà été mentionné plus haut (p. 123), des cas où la cirrhose empiète comparativement à celle localisée près de l'équateur d'une façon inusitée sur le tissu cellulaire périvasculaire. Dans ces cas la réduction du calibre vasculaire par sclérose et un trouble nuageux autour du bord papillaire, ainsi que la décoloration de l'entrée du nerf optique, contrastent avec la pigmentation encore si peu avancée des parties équatoriales de la rétine. Ce sont ces cas où la prolifération du tissu

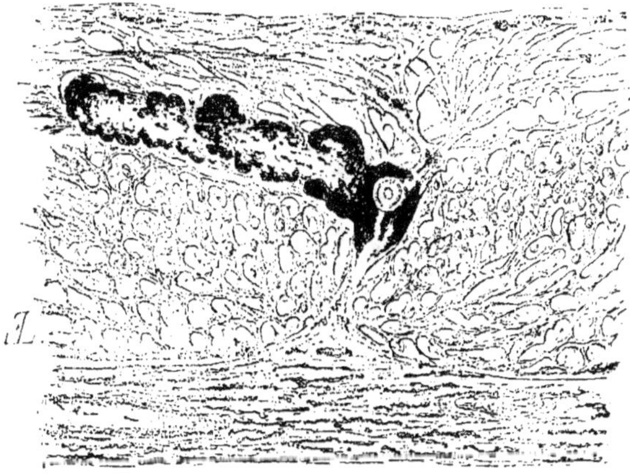

Fig. 46.

cellulaire a choisi de préférence le voisinage des troncs vasculaires et a empiété sensiblement et avec plus de rapidité vers la papille. Ici l'on peut donc rencontrer une pullulation cellulaire plus accusée au voisinage de la papille et de la macula et davantage localisée dans les couches internes de la rétine qu'on l'observe dans les parties équatoriales et vers les couches externes (granuleuses). Le corps vitré présente alors dans ses parties avoisinantes un trouble par épaississement de ses fibrilles et adhère surtout aux parties de l'hyaloïde où les tissus vasculaires s'y approchent et se trouvent ramassés, c'est-à-dire à leur point de passage de la papille sur la rétine. La pullulation du tissu de la membrane adventice des vaisseaux s'étendant dans la papille même, y détermine des phénomènes d'atrophie bien plus rapides que cela ne s'observe dans les formes typiques de cirrhose rétinienne.

3° Si nous étudions les altérations des parois vasculaires en ce qui concerne leur sclérose et leur pigmentation, on verra que le vaisseau dont l'alentour a été le siège d'une pullulation, se concentrant surtout près de la membrane adventice, a sensiblement augmenté comme parois, mais

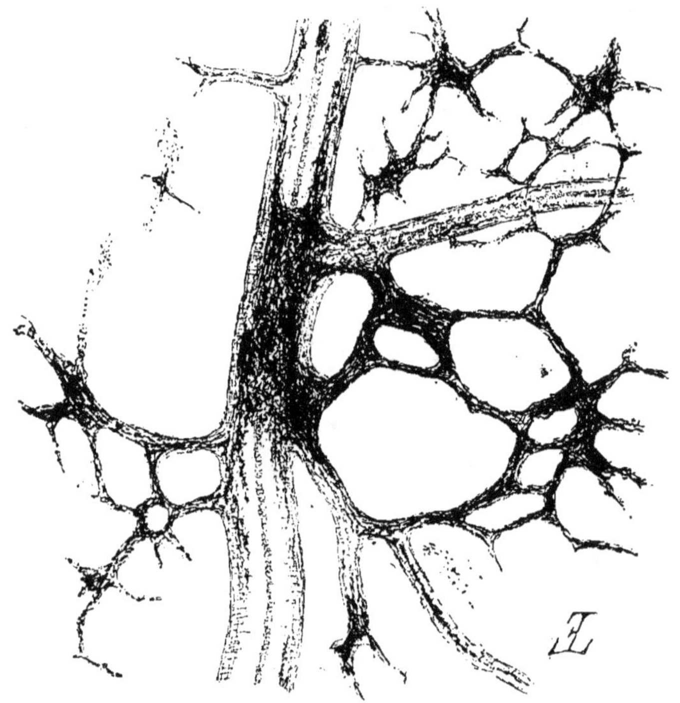

Fig. 47.

n'a tout d'abord rien perdu de son calibre. La paroi elle-même, restée diaphane, a pris un aspect jaunâtre et luisant, comme le montrent les dessins (fig. 42 et 43) pris sur la rétine étalée sur sa surface externe; le pigment infiltré dans la rétine est surtout groupé autour des vaisseaux, et les foyers pigmentés paraissent, ainsi que le démontre le dessin de M. Landolt (fig. 46), toujours reliés à un vaisseau rétinien. La figure 47 (du même auteur), prise sur un sujet âgé de cinquante-cinq ans, aveugle de dégénérescence pigmentaire, qui, dès l'âge de quatorze ans, avait présenté les signes d'héméralopie et montré à l'ophthalmoscope une forme typique de dégénérescence pigmentaire, démontre que le pigment fuse du côté de l'épithèle rétinien et de la choroïde avec les faisceaux du tissu cellulaire pullulé vers les vaisseaux et s'accumule en traînées le long de leurs parois, dans lesquelles il s'infiltre de préférence dans leurs parties externes. Il en reste, surtout pour les fins troncs vasculaires, une grande partie de molécules pigmentaires ramassées au dehors de la paroi, et surtout accumulées près des points de la bifurcation donnant ainsi l'impression d'étoiles (voy. fig. 47). Cette accumulation fait ressortir tous les fins embranchements déjà plus saillants par suite de l'épaississement de leurs parois, et peut ainsi simuler une augmentation du nombre normal des capillaires qui auraient existé. Une grande partie du pigment se trouve libre et simplement infiltrée, pouvant par la grosseur des molécules faire croire à un noyau cellulaire pigmenté. Une autre partie semble renfermée dans des cellules; d'après M. Leber, il serait constamment contenu dans des cellules ou cellules en plaques adossées à la membrane adventice des vaisseaux.

A mesure que la sclérose vasculaire obstrue le calibre de vaisseaux d'un ordre plus élevé, nous voyons la circulation cesser dans des régions plus rapprochées de l'équateur et du pôle postérieur. Une partie du sang retenu dans ces vaisseaux oblitérés et transformés finalement en cordons de tissu cellulaire pigmenté, a pu aussi contribuer à la formation des îlots étoilés de pigment, sans qu'on puisse en faire la part exacte. On voit ainsi la rétine se dévasculariser à partir de sa partie ciliaire vers la papille du nerf optique, et se transformer en un tissu cellulaire rétracté, et dont la pigmentation rappelle constamment encore la distribution antérieure des vaisseaux, ainsi que le retrait cicatriciel du tissu consécutif antérieurement hypertrophié.

4° C'est évidemment la couche épithéliale de la rétine qui fournit principalement le pigment du tissu cirrhosé de la rétine. Primitivement, les altérations pathologiques se borneront à une *dépigmentation* et à une réduction de volume de la cellule, qui d'hexagonale devient ronde.

A mesure que marchent la pigmentation et la rétraction du tissu rétinien, la couche pigmentaire épithéliale se détruit par places, et la rétine s'unit au tissu choroïdien, dont la lame vitrée, garnie de verrucosités plus ou moins nombreuses (voy. fig. 41), a aussi contribué à déplacer les éléments cellulaires de l'épithèle rétinien. A cette période la plus avancée de la maladie, le pigment du stroma choroïdien peut avoir aussi fourni des matériaux pour la coloration anormale du tissu cirrhosé de la rétine.

En général, dans les cas typiques de rétinite, la conservation plus ou moins complète de l'épithèle rétinien, atrophié sur certains points, hypertrophié sur d'autres, mais se dessinant pourtant comme limite entre la rétine dégénérée et la choroïde plus ou moins intacte, est caractéristique pour différencier la cirrhose des altérations destructives de la rétine, qui ont empiété de la choroïde vers la membrane nerveuse (chorio-rétinite avec infiltration pigmentaire consécutive). Chose importante à noter, c'est que la dépigmentation atteint même les endroits où les cellules épithéliales se trouvent entassées par suite de leur pullulation. Le pigment conservé dans un certain nombre de cellules a quitté le noyau, se concentrant vers les parois de la cellule, ou a déjà émigré vers le ciment cellulaire.

Les *altérations concomitantes* de la cirrhose rétinienne concernent la *choroïde*, le *corps vitré*, le *cristallin* et le *nerf optique*. — S'agit-il de cas typiques de cirrhose, l'intégrité plus ou moins absolue de la *choroïde* nous frappe aussi bien à l'examen ophthalmoscopique que dans les recherches histologiques. Dans les cas les plus avancés on rencontre parfois une sclérose des parois vasculaires de la choroïde analogue à celle des vaisseaux de la rétine. Chez des malades complètement aveugles par cirrhose rétinienne, toutes les modifications que subissent les vaisseaux de la choroïde peuvent se borner à une raréfaction du réseau capillaire. Les changements de la lame vitreuse sont fréquents, mais nullement constants.

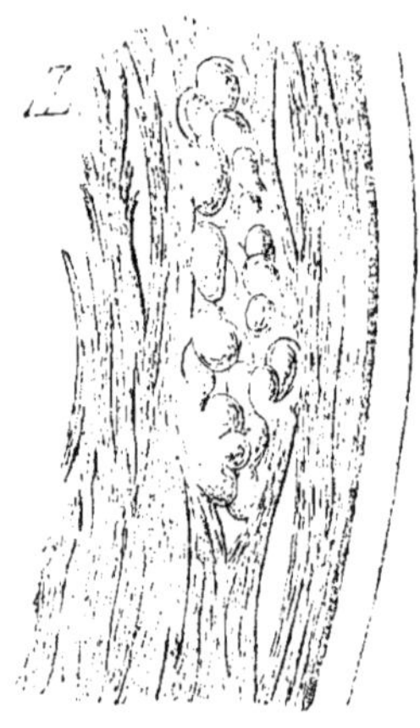

Fig. 48.

Il a déjà été question des *altérations du corps vitré* localisées de préférence dans le voisinage de la papille. Infiltrées de nombreux leucocytes qui dans le tissu épaissi prennent par leur déplacement les formes les plus variées, on voit une partie de ces cellules charrier du pigment qu'elles laissent échapper après destruction de la paroi cellulaire.

Le *cristallin* présente une cataracte par inanition, localisée près de ses pôles postérieur et antérieur, et connue sous le nom de cataracte polaire. Suivant M. Landolt, les fibres ont subi une altération particulière qui les a transformées en masses bosselées (voy. fig. 48).

Il se présente encore très rarement des cas de cataracte complète chez des sujets atteints de dégénérescence pigmentaire de la rétine. Le plus souvent la cataracte polaire postérieure se complique lorsqu'il s'agit de personnes très âgées, d'une opacité siégeant près du pôle postérieur; de très nombreuses stries, allant d'un pôle à l'autre, forment un grillage serré à travers lequel il reste possible de reconnaître encore la cirrhose complète de la rétine. Pourtant parfois la cataracte se complète (Moren, Otto Becker) et le malade qui avait fourni la première observation à de Graefe de cette altération de la rétine, le marquis d'A..., dont le nom a servi assez longtemps pour désigner la cirrhose de la rétine, a été atteint de cataracte complète; l'ancien président du sénat d'Espagne fut opéré, contrairement à l'avis émis par nous et bien entendu en présence d'une très faible perception lumineuse, avec un insuccès complet.

Le *nerf optique* finit comme la rétine par s'atrophier plus ou moins complètement, mais dans les cas peu avancés, il ne présente parfois aucun changement sensible de niveau (voy. fig. 49, d'après Leber), et l'on a rencontré des cas de rétinite pigmentaire et amaurose complète, où le nerf optique renfermait encore des fibres nerveuses presque toutes intactes, tandis que dans les cas où dominait la cirrhose des vaisseaux rétiniens, plutôt qu'une cirrhose généralisée, on trouve que la pigmentation et l'atrophie finissent par pénétrer jusque dans le nerf optique même.

Les *troubles de la vision* consistent surtout dans une *torpeur* rétinienne ainsi que dans une *concentration concentrique* du champ visuel marchant avec une régularité parfaite jusqu'à l'abolition complète de la vision.

La diminution du sens de la lumière varie sensiblement chez les divers malades, et cela selon qu'il s'agit d'une véritable cirrhose de la périphérie de la rétine ou qu'à la fois la cirrhose porte sur les parties moins excentriques à l'alentour des gros troncs vasculaires de la rétine. Dans le premier cas c'est le rétrécissement du champ visuel qui est pour beaucoup dans la difficulté d'orientation des malades, lorsque le jour baisse. Jeunes encore,

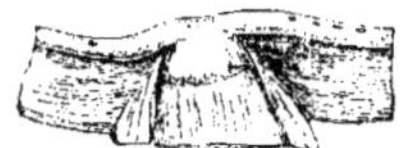

Fig. 49. — Entrée du nerf optique dans un cas de dégénérescence pigmentaire avec amaurose congénitale.

ils sont capables de faire leurs études si on les place près d'une bonne lampe ; chez les autres, la diminution de sensibilité se révèle déjà lorsque le jour baisse à peine, et ils ne réussissent, la nuit tombée, même plus à se guider, lorsque leur champ visuel a conservé une étendue assez considérable. Il leur est impossible de prendre pour guide la traînée de ciel qui borde les maisons d'une rue, et leurs études leur sont rendues impossibles même avec le meilleur éclairage.

J'ai examiné à Biarritz, en 1884, un jeune Américain du Sud, âgé de vingt ans, qui présentait un type de cette torpeur exagérée. Avec un champ visuel très étendu encore et une acuité visuelle parfaite, il ne montrait qu'une pigmentation modérée des parties excentriques du champ visuel, mais une réduction sensible du calibre des gros troncs vasculaires de la rétine. Ce malade se trouvait dans l'impossibilité de se conduire au mois de septembre à partir du coucher du soleil et avait dû interrompre ses études, attendu que la lecture lui était des plus pénibles, même en lui éclairant le livre avec une très grande intensité de lumière.

Il existe donc une différence sensible suivant que la cirrhose, portant aussi le long des troncs vasculaires, est généralisée déjà chez les jeunes sujets sur toute l'étendue de la rétine, ou qu'elle reste pendant le jeune âge exclusivement localisée à la périphérie. Ainsi il y a des cas de dégénérescence pigmentaire où les malades ne réclament un guide pour la nuit qu'arrivés à l'âge de vingt-cinq à trente ans, tandis que dans certaines familles on ne peut permettre aux enfants de huit à dix ans de se hasarder seuls le soir dans la rue, et qu'on constate qu'ils se buttent contre les objets dans une pièce mal éclairée, déjà étant tout petits.

Exceptionnellement on rencontre même avec la cirrhose de la rétine, une *hyperesthésie* de la rétine avec augmentation de l'acuité visuelle lorsque l'éclairage baisse, et les malades pour lesquels le grand jour est pénible, disent spontanément qu'ils se conduisent plus facilement à la brume.

A cet égard nous citerons une observation de M. Haase (*Klinische Monatsblätter*, t. V, p. 228). Il s'agit d'un paysan de cinquante-cinq ans qui, atteint d'une rétinite pigmentaire avancée, était tourmenté, malgré cela, par une hyperesthésie de la rétine se traduisant par une photophobie intense. La diminution de l'éclairage par les verres bleu foncé augmentait à la fois l'étendue du champ visuel et l'acuité de la vision. Nous-même avons donné des soins à une jeune dame américaine, cliente de M. Bolling Pope, atteinte de rétinite pigmentaire avancée, dont l'affection nous a frappé par ce double fait, à savoir : une disproportion marquée entre la diminution de l'acuité visuelle et le rétrécissement du champ de la vision. Celui-ci était à peine accusé, tandis que la première avait sensiblement baissé. Cette malade signalait aussi une amélioration de la vue lorsqu'on diminuait l'intensité de l'éclairage. Nous citerons encore un troisième cas : Une dame âgée de quarante-cinq ans, atteinte de rétinite pigmentaire très avancée et depuis longtemps résignée aux graves inconvénients de son affection, vint uniquement nous trouver pour être débarrassée de phosphènes tellement intenses, surtout pendant la nuit, que son moral en était sensiblement affecté. Ces violents symptômes n'avaient apparu que depuis deux ans, et ne cédèrent que passagèrement à l'emploi de la sangsue de Heurteloup et à quelques faibles doses de sublimé.

L'hyperesthésie de la rétine que présentent exceptionnellement certains malades cirrhosés peut aussi s'expliquer par des complications avec d'autres affections de la rétine et de la choroïde (chorio-rétinite spécifique), car il y a incontestablement des cas où la lumière est pénible, où les malades évitent de fixer les objets vivement éclairés (Manz, Hutchinson) et où même le toucher des yeux est devenu sensible.

A mesure que la cirrhose s'étend de la périphérie vers le fond de l'œil, le *champ visuel se rétrécit* d'une manière sensible, ce qui ajoute nécessairement aux difficultés de l'orientation ; c'est alors aussi que le regard des malades devient très mobile et vacillant, comme inquiet. Lorsqu'ils entrent dans une pièce moins éclairée que le milieu d'où ils sortent, ils promènent avec une certaine rapidité le regard dans toutes les directions, sur les objets qui les entourent. Ce *nystagmus* acquis ne doit pas être confondu avec un nystagmus congénital que certains sujets montrent conjointement avec une *microphthalmie* et d'autres vices congénitaux (coloboma de l'iris et de la choroïde). Cette oscillation des yeux devient d'autant plus sensible qu'avec un rétrécissement qui peut aller jusqu'à une réduction de 10 et même 5 degrés de toute l'étendue du champ visuel, les malades peuvent encore conserver une parfaite vision centrale.

Dans la forme typique de cirrhose rétinienne, la réduction du champ visuel marche avec une régularité parfaite, et le champ visuel disparaît suivant les différents sujets à l'âge de quarante à soixante ans ; rarement pour un cas typique de cirrhose la cécité devient complète avant quarante ans. Exceptionnellement on observe un scotome annulaire dans un champ visuel encore très étendu (de Graefe, Windsor et l'auteur) ; à une distance de 6 à 20 degrés, on a rencontré un anneau de largeur variable, où toute perception lumineuse était éteinte et qui était limité par une zone périphérique à bonne sensibilité.

Il doit s'agir ici d'une cirrhose annulaire ayant détruit les cellules visuelles, sans avoir empiété sur les couches conductrices, tandis qu'au delà de cet anneau cirrhosé les éléments tactiles de la rétine se trouveront intacts comme cela a été du reste quelquefois rencontré pour la périphérie de la rétine dans des cas avancés de cirrhose (H. Müller). On ne rencontre jamais, dans un cas typique de cirrhose, un scotome central; il s'agit, lorsque le fait s'observe, d'une altération maculaire ordinairement de complication de choroïdite, car les malades atteints de cirrhose congénitale de la rétine n'en sont pas moins exposés à l'infection spécifique, et des choroïdites peuvent se greffer sur une rétinite pigmentaire, quoique l'absence, ou la très grande rareté d'opacités du corps vitré qui se déplacent et ne restent pas fixées près de la papille, plaident contre la fréquence de pareille complication.

Nous parlons ici de la possibilité de complications (sans insister sur la fréquence de confusion avec d'anciennes chorio-rétinites) parce que les formes typiques de cirrhose ont une régularité surprenante dans leur marche, comme rétrécissement du champ visuel et comme diminution de l'*acuité visuelle centrale*. M. Leber ne veut sur 50 cas pas une seule fois avoir rencontré une vision centrale parfaite, mais plusieurs fois réduite entre 2/3 et 1. Évidemment cela dépend de l'âge des sujets examinés. Jeunes, ils présentent fréquemment une acuité parfaite. Elle reste ainsi jusqu'à l'âge de vingt à vingt-cinq ans; chez certaines personnes qui vivent dans de bonnes conditions hygiéniques on peut alors à peine constater par des examens répétés à de grands intervalles une réduction sensible du champ visuel. Celui-ci, ainsi que l'acuité visuelle, tombe ordinairement sensiblement (1/3 à 1/10) une fois la trentaine passée, mais encore ici il existe une différence sensible entre les malades pauvres et les riches. Nous connaissons dans cette dernière catégorie des personnes qui ont conservé leur vision avec une acuité de 1/3 jusqu'à cinquante-cinq et soixante ans. Exceptionnellement la vision baisse d'une manière disproportionnée avec le rétrécissement du champ visuel et des sujets jeunes n'ont avec un grand champ visuel qu'une acuité de 1/8 à 1/10, mais cela ne se rencontre ordinairement que dans les cas atypiques de cirrhose (compliquée de névrite rétrobulbaire).

Dans ces cas aussi le *sens de la couleur* n'est pas conservé intact comme il doit l'être chez les malades atteints de simple cirrhose rétinienne, qui, examinés à un bon éclairage, ne présentent qu'un rétrécissement des cercles de couleurs correspondant à la limite du blanc de leur champ visuel. Ce qu'il ne faut pas oublier ici, c'est que la cirrhose étant une maladie essentiellement héréditaire, elle peut se rencontrer avec d'autres vices congénitaux et particulièrement aussi avec une achromatopsie congénitale.

La rétinite pigmentaire s'observe ordinairement sur des yeux dont a réfraction est normale. Dans quelques cas cependant, les malades présentent un degré de myopie assez élevé, qui augmente l'embarras de leur situation, et que l'on a pu quelquefois expliquer par la coexistence d'un staphylôme postérieur congénital.

La rétinite pigmentaire atypique, celle qui est congénitale et définitive dès la naissance (amaurose congénitale avec atrophie rétinienne de Leber), est par contre fréquemment unilatérale. Il s'agissait probablement de ces cas dans les observations de rétinite pigmentaire unilatérale (Petraglia).

L'*étiologie* de la cirrhose rétinienne nous oblige à bien différencier ici de la véritable dégénérescence typique, c'est-à-dire celle où le pigment n'apparaît que lorsque les malades atteignent l'âge de six ou dix ans, des cas où la pigmentation se trouve déjà ébauchée dès la naissance et est même complètement terminée avec la manifestation d'altérations sensibles dans la choroïde. Tandis que la dégénérescence pigmentaire typique est, nous venons de le dire, constamment bilatérale, il est assez fréquent de rencontrer cette vaste infiltration congénitale de la rétinite par des masses pigmentaires, l'atrophie congénitale de la rétine, sur un œil seul qui dès la naissance est atteint d'une cécité complète. Dans ces cas qui ressemblent bien plus aux altérations que produit la chorio-rétinite qu'à la dégénérescence pigmentaire, il est possible que la syphilis héréditaire ne soit pas étrangère. Il ne parait plus en être ainsi pour la cirrhose typique ; ici nous accusons la *consanguinité* et l'*hérédité*.

De Graefe a le premier appelé l'attention sur la fréquence de l'hérédité, soit que les parents aient présenté les mêmes affections, soit que de parents sains soient issus plusieurs enfants atteints de dégénérescence pigmentaire sans qu'il y ait eu consanguinité.

D'après les recherches de M. Leber portant sur 66 cas (dont 22 atteints d'atrophie congénitale de la rétine), on a constaté un peu plus d'un quart (27, 3 pour 100) dont la maladie était héréditaire.

Cette même proportion est trouvée pour la *consanguinité*, sur laquelle M. Liebreich a le premier appelé l'attention et qu'il indiquait comme pouvant atteindre jusqu'à 50 pour 100 ; nous l'avons indiquée d'après notre expérience comme étant de 33 pour 100, et, si l'on maniait de très grands chiffres, on arriverait probablement à une proportion de 25 pour 100. Il faut ici noter des familles où tous les enfants sont atteints de la maladie et d'autres où successivement un enfant est pris, l'autre préservé de cette triste affection. Du reste nous voyons parfois ces transmissions, ainsi que nous l'avons observé sur des familles composées de nombreux enfants, se présenter par séries : trois enfants offrir des altérations congénitales des yeux (albinisme, achromatopsie), trois naître absolument sains et être suivis de trois autres atteints du même vice congénital que les trois premiers nés.

Le sexe paraît jouer ici une moindre influence, comme cela arrive pour d'autres transmissions héréditaires (atrophie congénitale du nerf optique) ; l'on voit de préférence seuls les mâles d'une famille être sujets à la transmissibilité et en général la rétinite pigmentaire est bien plus fréquente chez les hommes que chez les femmes; d'après une compulsion de 152 cas faite par M. Leber, on trouve 111 hommes et seulement 41 femmes, donc une proportion de 70 pour 100 à 24 pour 100.

La transmissibilité directe de la cirrhose de parents issus de familles consanguines paraît être excessivement rare (1 cas de Leber, 2 de Hutchinson), mais la raison pourrait fort bien être que beaucoup de ces malheureux, chez lesquels les symptômes héméralopiques sont déjà accusés au moment de pouvoir contracter mariage, se vouent au célibat.

Comme autres vices congénitaux, il faut citer la polydactylie. Ainsi des observations de six doigts à une main, ou sur deux mains, ainsi qu'une augmentation du nombre des orteils, ont été rapportées par MM. Höring, Stoer et nous-même. J'ai récemment soigné, avec le duc Charles-Théodore, deux malades, frère et sœur, le premier âgé de douze, la fillette de dix ans : le garçon ainsi que la fille étaient nés avec six doigts à chaque main, et six orteils à chaque pied.

Il faut encore citer la surdi-mutité ou une dureté de l'ouïe ainsi qu'un degré plus ou moins avancé d'idiotisme (Alf. Graefe, Höring, Liebreich). Un degré plus ou moins notable de torpeur intellectuelle a été surtout rencontré par nous chez les enfants où la rétinite pigmentaire était complètement évoluée à l'âge de cinq à six ans (sans présenter d'analogie avec la chorio-rétinite congénitale ou l'amaurose avec atrophie de la rétine de Leber). J'ai examiné deux jumeaux qui présentaient en outre une petitesse remarquable du crâne, microcéphalie déjà signalée du reste par d'autres auteurs (Bayer, Hutchinson).

Il sera toujours difficile d'établir d'après des chiffres suffisants la proportion de ces diverses autres complications, que M. Höring estime par exemple pour ce qui concerne la surdité à 13 pour 100, mais en ne prenant pour base que le chiffre relativement si peu important de 31 cas, laissant ainsi au hasard une large prise. Même dans les cliniques les plus fréquentées, le nombre de rétinites pigmentaires ne dépasse pas 1 pour 1000; il faudrait donc, pour aboutir à un chiffre suffisant, un nombre d'années d'observation qui dépasse de beaucoup la durée de travail réservée à chacun. Il est vrai que dans certains pays, surtout ceux favorisés par une nombreuse population israélite, la dégénérescence pigmentaire se présente plus fréquemment. Il paraît en être de même en Turquie et aux Indes (Manhardt, Macnamara).

Ce qui est indiscutable, c'est que dans les familles où la dégénérescence se transmet héréditairement, on peut constater une tendance marquée à la transmission d'autres imperfections congénitales, qui seraient suivant leur fréquence la mortalité infantile en bas âge, la dureté d'oreille, la torpeur intellectuelle, la surdi-mutité, l'idiotisme, la polydactylie, la déformation congénitale des membres et la microcéphalie.

La *syphilis* est une affection qui dans certains cas peut engendrer une cirrhose de la rétine, qui, au point de vue ophthalmoscopique et fonctionnel, ne diffère en rien de la forme congénitale. Il est vrai que cette issue de la chorio-rétinite est assez rare, et ce qui différencie ordinairement l'infiltration pigmentaire avec atrophie rétinienne consécutive à la chorio-rétinite spécifique, c'est la présence d'altérations atrophiques plus ou moins accusées de la choroïde (plaques atrophiques). Voici aussi pourquoi il faut différencier une cirrhose complètement terminée chez de très jeunes enfants, appelée atrophie rétinienne congénitale par Leber, de la dégénérescence congénitale et typique. Dans ces derniers cas, comme dans la majorité des cas de chorio-rétinite, il s'agit plutôt de diverses formes de choroïdite disséminée avec infiltration pigmentaire de la rétine qui se fait lorsque la maladie est intra-utérine sur une très large échelle, comme on ne le voit qu'exceptionnellement à la suite de chorio-rétinite spécifique accusée.

Ce qui nous paraît indiscutable, c'est qu'on rencontre chez d'anciens syphilitiques des cirrhoses de la rétine qu'on n'hésiterait pas un moment à désigner comme congénitales et typiques, si les malades n'affirmaient pas d'une façon positive que jusqu'à l'âge de trente ou quarante ans rien d'anormal ne s'est présenté du côté de la vue, et si cette affirmation n'était pas corroborée d'une part par le choix de la position sociale fait par le malade, ainsi que par la description de la diminution rapide de leur vision et les symptômes concomitants qui ont accompagné cette diminution absolument contraire comme marche lente et régulière à ce qui se passe pour la cirrhose rétinienne. Il est donc pour nous établi (et le fait a pu être vérifié chez des malades restés dix à quinze ans en observation) qu'exceptionnellement la chorio-rétinite spécifique peut se terminer par une affection qui, ophthalmoscopiquement, ne diffère en rien de la rétinite dite pigmentaire, même pas par la présence de la moindre petite plaque atrophique ou un dérangement insolite de la couche épithéliale de la rétine.

Il est connu que les sections du nerf optique pratiquées sur des animaux donnent lieu, d'après M. R. Berlin (1), quelque temps après, à une pigmentation de la rétine provenant, elle aussi, d'une migration du pigment de l'épithèle rétinien et aboutissant à une image ophthalmoscopique assez ressemblante à la dégénérescence pigmentaire et qu'on identifiait comme cause au changement de circulation de la rétine, se rapprochant de celle vue dans la cirrhose rétinienne à la réduction de calibre des vaisseaux. Il ne s'agit, après cette interruption brusque par section du nerf, de rien d'analogue avec la cirrhose, car la rétine s'atrophie ici non par suite d'un étouffement que produit l'hyperplasie cellulaire, mais à la suite d'une atrophie pure et simple allant à l'inverse de la cirrhose, de dedans en dehors, c'est-à-dire de l'appareil conducteur à l'appareil tactile, et pendant cette évolution de l'atrophie des couches internes, l'épithèle rétinien laisse échapper son pigment.

Il n'est pas rare d'assister à pareilles expériences chez l'homme, expé-

(1) *Klin. Monatsbl.*, t. IX, p. 278, 1871.

riences dont des accidents (coupures et déchirures du nerf près du globe oculaire) se sont chargés. On voit ici se développer souvent avec beaucoup de lenteur une atrophie d'aspect tendineux du nerf optique, mais jamais rien qui ressemble à ce qui se passe chez les animaux. Il est bien entendu qu'on ne doit établir ici aucune confusion avec ces lésions que le traumatisme peut avoir produites comme déchirures des membranes profondes de l'œil, simultanément avec la section du nerf optique. Dans les nombreuses distensions du nerf optique que j'ai pratiquées, et où l'on peut parfois voir une diminution instantanée et notable du calibre des vaisseaux dans le nerf distendu, je n'ai non plus constaté rien autre que le nerf présentant un très haut degré d'atrophie, mais jamais trace de migration pigmentaire dans la rétine.

Il paraît qu'on a, en se basant sur la nature congénitale de la dégénérescence pigmentaire, trop peu cru devoir espérer du *traitement*, et nous-même avons été de cet avis (voy. 2e éd., t. II, p. 345). Une plus vaste expérience nous a appris qu'on peut améliorer, ainsi que le prouve le contrôle exact du champ visuel, un très grand nombre de malades et s'opposer à une marche trop accélérée de la cirrhose. Pour ce qui regarde le traitement, nous différencions bien les cas de cirrhose typique de ceux de chorio-rétinite congénitale avec vaste infiltration de pigment. Chez ces derniers les injections de sublimé, conjointement avec les courants continus, nous ont donné quelquefois des résultats surprenants, une augmentation de vision très notable. L'activité du traitement spécifique plaide donc ici en faveur de la spécificité héréditaire de l'affection, tandis que l'absolue inactivité ou même la nocuité du traitement mercuriel dans la cirrhose typique laisse présumer qu'elle ne doit pas puiser son origine dans une infection spécifique des parents.

Pour les cas typiques de dégénérescence pigmentaire, l'emploi des injections de strychnine, joint aux courants continus, donne, dans la majorité des cas, des résultats satisfaisants; aussi les malades eux-mêmes fournissent-ils la preuve de ce fait en entreprenant souvent pendant nombre d'années régulièrement de longs voyages pour se soumettre à une succession de trois séries d'injections de dix jours de strychnine (nitrate de strychnine, 20 centigrammes pour 20 grammes), à la dose de dix gouttes injectées alternativement aux tempes. Simultanément on fera usage des courants continus (courants de huit à dix éléments à travers les tempes et les apophyses mastoïdiennes) et l'on continuera cet emploi, lorsque après dix jours d'injections de strychnine on est obligé de laisser reposer pendant dix jours le malade. En outre, avec ce traitement, on prescrira des ferrugineux et l'emploi de l'hydrothérapie de manière à activer les fonctions digestives et à fortifier les malades.

Ce qu'il faut éviter soigneusement pour la cirrhose typique, c'est d'affaiblir les malades par des déplétions sanguines, ou des dérivatifs sur les intestins et la peau. On n'a qu'à se rappeler ici comment se comporte autrement la marche de la dégénérescence pigmentaire dans la classe pauvre et dans la classe riche. Aussi il est assez rare que des pauvres atteignent l'âge de quarante ans et que leurs yeux à rétine cirrhosée leur permettent encore de se conduire seuls, et l'on rencontre dans la haute société encore assez souvent des malades âgés de cinquante à soixante ans, qui offrent avec un champ visuel, il est vrai, entièrement rétréci, une acuité visuelle encore assez bonne. Même chez ces derniers malades, on peut constater par le traitement sus-mentionné un agrandissement d'un certain nombre de degrés (5 degrés) du champ visuel. La cirrhose est absolument la même comme type anatomique dans la classe pauvre, et chez les malades des couches élevées de la société, mais le genre de vie diffère, et surtout une nutrition générale plus active retarde sensiblement chez les riches l'issue fatale de la maladie, c'est-à-dire la cécité complète. Par là, l'indication du traitement de la cirrhose rétinienne se trouve donc tout tracé, il doit viser surtout l'hygiène du malade, qu'on doit s'efforcer de placer dans les meilleures conditions de bonne et active nutrition.

ARTICLE XVI

DÉCOLLEMENT DE LA RÉTINE

On entend par *décollement* (*détachement*) de la rétine l'interposition d'une masse liquide ou solide entre les couches de cellules visuelles et son épithèle pigmentaire. La totalité de la rétine ne se détache jamais, la couche pigmentaire de cellules épithéliales reste constamment attachée à la choroïde. Ce détachement entre cellules visuelles et tapetum peut s'effectuer par suite d'une interposition d'un liquide séreux, sanguin ou purulent, ainsi que par celle d'un produit solide, provenant de la choroïde, comme les hyperplasies du tissu cellulaire et les néoplasies.

Le décollement de la rétine n'a pu être bien étudié qu'à partir de l'exploration ophthalmoscopique. Il y a quarante-cinq ans, Sichel père ne parlait que d'un *hydrops subchoroidealis* qu'on connaissait surtout d'après les travaux de Beer (1817). A partir de la découverte de l'ophthalmoscope et surtout des recherches histologiques où l'on prenait l'habitude de faire des coupes soignées des yeux énucléés, on arrivait à se convaincre que cet *hydrops subchoroidealis*, alors désigné comme décollement rétinien, était malheureusement une maladie non rare mais très fréquente. C'est de Arlt qui, dans son traité (1853) donne d'excellents détails anatomiques du décollement que les dessins ophthalmoscopiques de Coccius, van Teight et Ed. de Jæger vulgarisèrent alors promptement. Les recherches histologiques de H. Müller, Schweigger, H. Pagenstecher et surtout de Iwanoff et Leber, jetèrent un certain jour sur les diverses variétés de décollement comme origine étiologique, mais malheureusement encore trop faible et incertain pour que le traitement puisse saisir le mal à son origine et surtout le prévenir.

L'*image clinique* (*ophthalmoscopique*) du décollement variera sensiblement suivant le *siège*, l'*étendue*, la *durée* et la *nature de la masse interposée* entre la rétine et son épithèle.

Suivant l'*étendue* et le *siège* du décollement, nous distinguons cliniquement deux variétés qui se différencient sensiblement comme marche et par suite comme pronostic de la maladie, ce sont les *décollements antérieur* et *postérieur*. Par *décollement antérieur*, nous entendons le détachement d'une portion de la rétine, voisine de l'*ora serrata*, qui d'habitude est consécutive à un soulèvement d'une partie de la membrane nerveuse avoisinant les régions postérieures de l'œil. Ordinairement ce genre de décollement implique un soulèvement sensible de la rétine et un rapprochement tel de la surface postérieure du cristallin que l'inspection directe de la rétine à l'éclairage oblique permet de faire le diagnostic. Comme nous le verrons encore, ces décollements antérieurs impliquent des détachements antérieurs du corps vitré, des tiraillements sur les parties les plus vasculaires et riches en nerfs de l'œil, c'est-à-dire le corps ciliaire, des troubles nutritifs prompts dans le cristallin, et menacent, par suite de phénomènes d'irido-choroïdite et de glaucome, en un mot l'existence du globe oculaire en ce qui concerne même la conservation de la forme. On peut donc avec raison assigner à ce genre de décollement rétinien antérieur aussi le nom de *pernicieux*, et cela d'autant plus que, devenu antérieur, le décollement montre une tendance marquée à se compléter et devenir *total*.

Le diagnostic de pareils décollements, où la membrane nerveuse a constamment perdu sa transparence, affectant une coloration grisâtre, bleuâtre, ou bleu verdâtre qui se différencie sensiblement du fond de l'œil lorsqu'une partie en est encore éclairée, est rendu d'autant plus facile que le plissement de la rétine et les variations du parcours de ses vaisseaux dans divers plans renseignent très aisément sur l'emplacement différent des diverses portions de la rétine détachée, réclamant, pour avoir une image ophthalmoscopique précise à l'examen, à l'image droite, une adaptation différente (un éloignement de l'œil), suivant qu'on explore une partie plus ou moins avancée de la rétine détachée. Examine-t-on à l'image renversée, on aura recours à un rapprochement vers l'observateur du verre convexe, suivant qu'on examine une portion plus soulevée de la rétine. A ce dernier examen, des verres convexes d'autant plus forts (18, 20 dioptries) sont nécessaires pour obtenir une image nette, le soulèvement rétinien ayant donné à l'œil les conditions d'exploration d'yeux excessivement hypermétropes, seul à cet examen on peut obtenir un ensemble plus ou moins précis des diverses parties décollées et non décollées pour pouvoir, après dilatation avec la cocaïne, se rendre bien compte de l'étendue du mal.

Lorsqu'un décollement est devenu complet, il n'est souvent plus possible de recevoir du fond de l'œil le moindre reflet rougeâtre; mais en s'éloignant un peu de l'organe examiné, on aperçoit, en explorant à l'image droite, les plis de la rétine et ses vaisseaux, en laissant diriger fortement le regard en bas ou en haut, et en examinant ainsi les parties les plus avancées de la rétine détachée, que l'on aperçoit du reste aussi le plus souvent à l'éclairage oblique ou en éclairant l'œil avec le miroir et en regardant à côté de celui-ci. Dans ces cas de décollement avancé et complet, la seule difficulté qui peut se présenter pour le diagnostic ordinairement si aisé est un trouble notable dans le corps vitré détaché également et revenu sur lui-même. En pareil cas, en l'absence de la constatation des plis et vaisseaux rétiniens, l'absolue certitude manque au diagnostic, les principales ressources pour celui-ci seront puisées dans les conditions particulières de tension et de conservation ou non-conservation du champ visuel.

Souvent bien autrement difficile est de reconnaître un *décollement postérieur*, *périphérique* et *circonscrit* de la rétine, si celui-ci est transparent et peu élevé. Ce sont surtout les changements de réfraction de l'œil au point d'un coude insolite et général pour tous les vaisseaux de la rétine, qui, à l'examen à l'image droite, deviennent la principale ressource lorsque la transparence de la portion détachée est absolue et lorsque le liquide sous-rétinien est en quantité si peu notable que la coloration différente des vaisseaux n'attire pas notre attention. Le déplacement parallactique dans l'examen à l'image renversée ne peut ordinairement pas être utilisé ici lorsque le soulèvement est très peu notable. A-t-on bien constaté qu'une portion circonscrite de la rétine se trouve située au-devant d'une partie avoisinante, alors il sera en général facile de se convaincre que même avec la plus parfaite transparence du décollement, les parties situées sur la limite de celui-ci présentent, à cause d'un reflet plus accusé, une légère teinte grisâtre, et que cette teinte correspond aux faibles coudes des vaisseaux rétiniens. A mesure que la quantité de liquide sous-rétinien s'accroît, même en restant d'une limpidité parfaite, on reconnaîtra, lorsque le pigment de la rétine n'est pas très accumulé, que le dessin des parties transparentes du décollement manque de précision comparativement aux régions avoisinantes. On se rend alors bien plus aisément compte du reflet grisâtre des côtés déclives du décollement, reflet sensiblement accentué par la présence des plis, qui, lorsqu'ils surplombent les parties avoisinantes, ne coudoient pas seulement les vaisseaux, mais les rendent discontinus à l'endroit où les vaisseaux s'insinuent sous un pli d'une certaine profondeur.

On voit que pour des décollements très peu soulevés, seule la façon dont les vaisseaux rétiniens se comportent comme *emplacement* et comme *coloration* peut être utilisée pour le diagnostic à l'examen ophthalmoscopique. Le premier changement que les vaisseaux présentent sur la partie détachée est une uniformité de coloration. Lorsque nous regardons les vaisseaux rétiniens étalés sur le tapetum, nous recevons, le regard de l'observateur étant dirigé sur le milieu et perpendiculairement au calibre des vaisseaux, l'impression du double contour, le milieu de la colonne sanguine se présentant plus clair par suite d'un reflet que donne la portion la plus convexe du vaisseau. Dès que le vaisseau ne se trouve plus étalé sur le tapetum, le regard de l'observateur ne sera plus dirigé de la même façon sur le milieu de la colonne sanguine, et le vaisseau tendra de plus en plus à mesure qu'il s'éloigne du tapetum à prendre une coloration uniforme.

En outre, ce qui influence sur le reflet et la coloration des vaisseaux de la rétine lorsqu'ils rampent sur une partie décollée, est leur changement de *section du calibre*. Dans un cas de tension normale de l'œil, les vaisseaux de la rétine étalée dans la membrane nerveuse ou appliquée au tapetum ont, par suite de la pression qui agit uniformément sur eux, un calibre se rapprochant de l'ovale comme section, laissant traverser aisément en tout point la lumière renvoyée par réflexion des parties sous-jacentes. A mesure qu'une partie de la rétine se trouve détachée, décollée et que la pression qui agit sur les vaisseaux diminue, nous voyons la section du vaisseau, c'est-à-dire son calibre, prendre une forme sphérique. Le vaisseau non appliqué contre le tapetum se laisse alors bien moins aisément traverser par la lumière renvoyée par reflet des parties placées derrière lui, s'éclaire par conséquent moins et s'observe donc à l'instar des évolutions foncées et même noirâtres d'autant plus qu'il se trouve éloigné du tapetum et d'autant moins que les rayons renvoyés du fond de l'œil le traversent.

Le *calibre* des vaisseaux sur la partie décollée diminue *réellement* dans l'image ophthalmoscopique par le fait du non-étalement et non-aplatissement des vaisseaux contre le tapetum, il diminue *virtuellement* lorsqu'on explore à l'ophthalmoscope, car plus le vaisseau rampe sur une partie de la rétine qui s'est éloignée de son tapetum, plus aussi son image correspond à celle d'un œil hypermétrope, c'est-à-dire d'un œil dont les milieux grossissent moins l'image.

Le diagnostic des décollements absolument transparents de la rétine peut encore sensiblement être facilité par le *plissement* de la partie décollée et par la *mobilité* de ses plis. Il arrive parfois que le décollement est si peu accusé que les vallées des plis touchent le tapetum, mais que le nombre de ces vallées à reflet grisâtre et leur déplacement attirent de suite l'attention de l'explorateur, qui peut recevoir alors l'image d'une surface d'une flaque d'eau agitée par le vent, ou la succession de plis en escalier.

La *mobilité* des parties décollées varie sensiblement suivant qu'il s'agit de décollements où une partie seulement du liquide interposé entre le corps vitré détaché et la membrane nerveuse s'est insinuée par la déchirure rétinienne sous elle (ou pour parler plus exactement dans elle), et ce sont ordinairement des décollements de moyenne étendue et hauteur, qui tremblotent. Lorsque, ainsi que nous aurons occasion de l'exposer, le liquide sus-rétinien a fusé en totalité par la déchirure sous (ou dans) la rétine et que celle-ci a été soulevée de façon que sa surface se mette en contact direct avec le corps vitré décollé et s'applique contre lui, le décollement ne flotte pas. L'absence de tremblotement des parties décollées pendant un mouvement imprimé à l'œil ou au corps en général ne signifie donc pas, ainsi qu'on le dit souvent, que la membrane nerveuse se trouve tendue, les parties qui joignent celles restées en contact avec le tapetum adhérant à l'entour du décollement, mais l'absence de mobilité est donnée par celle d'une couche de liquide placée au-devant du décollement et permettant une oscillation aisée des parties détachées. Aussi la plus ou moins grande mobilité d'un décollement peut-elle nous renseigner sur le degré du décollement du corps vitré et sur la tendance plus ou moins grande des décollements rétiniens à se compléter.

La *coloration* du décollement de la rétine varie sensiblement suivant la *durée* de l'affection. Abstraction faite des décollements rares, produits par un épanchement sanguin ou sanguinolent, la couleur du liquide sous-rétinien influence à notre avis bien moins sur la coloration du décollement que les changements trophiques qui s'opèrent dans la rétine même. On peut ponctionner de très anciens décollements, ou ouvrir de suite des yeux énucléés atteints de décollement, on se rendra facilement compte qu'en l'absence d'hémorrhagie le liquide sous-rétinien est resté absolument transparent et tire seulement sur une teinte jaune ou jaune brunâtre plus ou moins accusée. Dans le décollement tout récent le liquide est à peine teinté de jaune, mais ce n'est pas cette accentuation de couleur qui, sur œil éclairé par l'ophthalmoscope, donnerait au décollement sa teinte bleuâtre ou bleu verdâtre, c'est le manque de transparence de la rétine qui, à mesure que le décollement vieillit, rend de plus en plus difficile de recevoir de la lumière des parties situées derrière des portions détachées de la rétine.

Il est aisé de se convaincre qu'il y a ici une erreur commise, de rapporter le défaut de possibilité d'éclairer le fond de l'œil à un trouble du liquide sous-rétinien ou à la présence de masses coagulées (Leber et Liebreich), les nombreuses ponctions et sections sclérales que nous avons faites sur des yeux atteints de décollement ont prouvé jusqu'à l'évidence que le liquide sous-rétinien ne devient pas par suite de la durée de l'affection louche et trouble, et lorsqu'on a laissé échapper une notable quantité du liquide resté transparent, on peut aisément se convaincre que pour cela il n'est pas plus facile d'éclairer les parties sous-jacentes de la rétine antérieurement décollée et que, là où existait un décollement ancien se montre même après la réapplication une teinte grisâtre plus ou moins accusée, parcourue par des traînes blanchâtres (cicatricielles).

A mesure que le décollement persiste, non seulement la rétine se trouble, mais elle dégénère au point de s'*atrophier* et de se transformer en tissu cellulaire, en *cordons cicatriciels* qui suivent de préférence les gros troncs vasculaires en les obliterant en partie. Sur un certain nombre d'yeux, on peut, à mesure que cette atrophie s'opère, voir s'éclairer le décollement, et cela au point que l'on supposerait que des fentes se seraient formées entre les cordons cicatriciels de la rétine détachée.

L'observation suivie de ces cas est une nouvelle preuve que ce n'est pas le liquide sous-rétinien qui détermine la coloration de la partie décollée, mais bien le degré de transparence de la rétine détachée, car l'éclaircissement marche ici de pair avec l'atrophie rétinienne et l'établissement des cordons cicatriciels.

Assez rarement on observe dans ces parties atrophiées de la rétine détachée des dépôts de pigment, pigment qui peut provenir d'anciennes hémorrhagies ou d'une migration du pigment du tapetum atteint de prolifération de ses cellules. Peu fréquente est encore la présence de foyers de dégénérescence graisseuse ou l'établissement de dépôts de cholestérine.

Ces changements atrophiques du décollement ne peuvent s'observer que sur des yeux où le décollement est resté postérieur et plus ou moins stationnaire, ne présentant pas la tendance à se compléter et à se compliquer d'un décollement des parties antérieures du corps vitré. Ces décollements postérieurs (bénins relativement aux décollements antérieurs) peuvent ainsi être examinés à l'ophthalmoscope pendant vingt et même vingt-cinq ans, et permettre pendant toute cette longue période une vision correspondant au siège du décollement. Au contraire les changements trophiques des décollements antérieurs se soustraient rapidement à l'observation par les troubles de nutrition qu'ils entraînent promptement dans les parties antérieures du tractus uvéal.

Un fait de la plus haute importance pour toute la pathogenèse du décollement rétinien est la présence d'une *déchirure* de la membrane nerveuse, que l'on peut dans un très grand nombre de cas constater sur des décollements qui ne sont pas trop développés et où l'éclairage du fond de l'œil est possible. Dans les décollements très étendus l'existence d'une déchirure impliquée par la pathogenèse de l'affection elle-même n'existe pas moins, mais elle se soustrait souvent au regard de l'observateur par l'emplacement de la déchirure masquée par un pli rétinien. Ce ne sont pas là des déchirures spontanées qui se seraient développées pendant l'existence du décollement, mais ce sont des déchirures en quelque sorte *originaires* qui se trouvent le plus souvent placées vers les limites de la partie décollée, près de l'équateur, présentant une forme angulaire, avec rétraction du petit lambeau en triangle et laissant une ouverture à travers laquelle on distingue avec une netteté de détails remarquable le tapetum et le stroma choroïdien.

Deux circonstances peuvent simuler la présence d'une déchirure qui, elle, se soustrait par son emplacement à l'observation. Il arrive que la rétine se trouve plissée en plis longitudinaux et qu'une vallée de pareils plis reste très rapprochée du tapetum. Si en pareil cas la rétine a conservé toute sa transparence, une pareille vallée située entre deux minces plis de la rétine d'un reflet grisâtre très prononcé à cause de la descente brusque des côtés du pli, peut en imposer pour une déchirure, mais on se renseigne aisément en étudiant avec soin le parcours des vaisseaux et en constatant une absence constante de bords déchiquetés qui, dans une véritable déchirure, présentent toujours une teinte grisâtre assez marquée. Une seconde source d'erreurs se présente lorsque le décollement avoisine la macula et que la fossette étant restée accolée se montre au milieu de la partie décollée avec une tache rougeâtre circulaire qu'on serait tenté de prendre pour un trou de la partie détachée de la rétine, n'était l'absence des bords déchiquetés et grisâtres d'une véritable déchirure.

A la longue, sur des anciennes déchirures, on peut voir les bords prendre une teinte gris jaunâtre et des dépôts de pigment se former (anciennes hémorrhagies). C'est vers cette déchirure que convergent souvent les brides cicatricielles du tissu cellulaire qu'on rencontre sur des anciens décollements et après une réapplication du décollement on obtient parfois des images qui rappellent, à s'y méprendre, des ruptures choroïdiennes.

Voilà ce que nous avons exposé (*Traité des maladies du fond de l'œil*, p. 152) sur l'origine de ces déchirures ; « il est très probable, à mesure qu'une hypersécrétion constamment progressive déverse une quantité plus considérable de ce liquide et refoule le corps vitré en avant, que celui-ci, ne se laissant pas comprimer davantage dans la direction de l'axe antéro-postérieur, se détache des parois latérales en *déchirant* la rétine, et qu'à ce moment le liquide fait *brusquement* irruption entre la membrane nerveuse et la choroïde en soulevant la rétine sous forme de poche ».

M. Leber (1) s'est nettement prononcé en faveur de notre théorie que tout décollement de la rétine implique une déchirure de cette membrane provoquée par des causes sur lesquelles nous aurons occasion de revenir en parlant de l'étiologie de cette affection si redoutable. Ainsi, sur quinze cas récents de décollement, on trouve onze fois des déchirures et dans les quatre autres l'absence de la déchirure ne peut être affirmée quoiqu'elle ne soit pas constatable ; dans douze cas anciens (de deux mois à plusieurs années) on trouve trois déchirures, quatre où la démonstration présente des doutes et cinq fois seulement cette démonstration reste sans résultats tout en présentant les probabilités de la présence d'une déchirure. M. Leber conclut donc qu'au moins dans tous les cas de production rapide de décollement (et ils le sont presque tous) il existe une perforation, que cette perforation se produit constamment à la partie de la rétine où débute le décollement.

Ce que l'examen ophthalmoscopique révèle encore de plus constant dans les cas de décollement de la rétine, c'est la *présence d'opacités du corps vitré* qu'on rencontre principalement dans les yeux myopes à staphylôme postérieur, où les opacités sont fréquemment situées dans les parties avoisinantes du décollement, et leur déplacement rapide indique qu'elles sont le plus souvent placées dans une couche liquide sus-rétinienne et non dans le corps vitré détaché lui-même par pareille couche de la rétine soulevée. A mesure que ce décollement du corps vitré s'accentue, les opacités augmentent, deviennent filamenteuses et se rapprochent de la partie postérieure du cristallin, menacé alors sérieusement dans sa nutrition et l'on peut soutenir que ces opacités sont caractéristiques pour les décollements antérieurs et par suite progressifs, mais l'exploration la plus minutieuse de l'œil n'est souvent pas à même de constater la présence de la moindre petite opacité pour des décollements postérieurs et stationnaires.

(1) *Ueber die Entstehung der Netzhautablösung* (*Klin. Monatsbl.*, t. XIV, *Bericht der Ophth. Gesellsch. zu Heidelberg*, p. 18, 1882).

Les *troubles fonctionnels* que la présence d'un décollement provoquen dépendent essentiellement de son emplacement et de son étendue. Dès l'apparition du décollement, le champ visuel présente une défectuosité correspondant non seulement à l'étendue de la portion décollée de la rétine, mais se trouvant agrandie par la partie avoisinante du décollement qui est masquée par le pli rétinien. Un voile ou nuage s'interpose donc, remonte ou descend devant le malade, suivant que le décollement se produit en haut ou en bas de l'œil. La fixation centrale se trouve abolie dès que le décollement se rapproche de la macula, mais même en avoisinant seulement la fossette le tiraillement que produit par son soulèvement la rétine sur les parties avoisinantes donne lieu à une ondulation de l'image, à une métamorphopsie et en dernier lieu à une véritable torsion de l'image rétinienne.

S'agit-il de décollements qui restent distants de la macula et qui par leur direction ne portent pas ombrage à la fixation centrale, on peut voir persister un degré d'acuité visuelle tel que l'état de l'œil qui a prédisposé au décollement le présentait antérieurement.

On peut aussi observer des malades qui, avec des décollements datant depuis des années lisent encore les caractères les plus fins, ce qui plaide contre l'opinion d'altérations inflammatoires chroniques primaires de la rétine, expliquant sa disposition à la déchirure (Leber). Que la rétine joue ici un rôle absolument passif, c'est-à-dire se laisse décoller étant dans un état de santé plus ou moins parfait, ressort encore du fait que la rétine fraîchement décollée fonctionne et que seules les conditions dioptriques expliquent le défaut de son fonctionnement; en outre, elle peut absolument rentrer dans l'intégrité absolue de son fonctionnement, si la réapplication se fait promptement. La preuve de ce que nous avançons est très facile à faire, car il est connu qu'un très grand nombre de décollements débutent dans la partie supérieure de l'œil, que le liquide fuse alors en bas, et que la rétine se réapplique de nouveau dans la région supérieure de l'œil. En dépit de cet arrachement brutal des cellules visuelles de leur tapetum, arrachement qui ne se fait jamais sans que le liquide qui fait invasion entre rétine et tapetum détache un nombre assez considérable de bâtonnets qu'on retrouve dans ce liquide (ainsi que les ponctions nous l'ont prouvé), on n'est pas capable de démontrer la moindre lacune dans le champ visuel, même avec les couleurs, qui indiquerait l'emplacement primitif du décollement. Pour avoir donc pu ainsi reprendre sa fonction, après un traumatisme aussi brutal pour pareille membrane délicate, il est inadmissible qu'une inflammation chronique en ait déjà d'avance altéré la trame.

Au début la portion décollée transmet encore l'impression qu'elle reçoit et les malades rendent parfaitement compte de l'ondulation de l'image, de l'effet grimaçant du décollement qui dans l'exploration du champ visuel se présente comme une lacune à sensibilité incomplète où le vert et le bleu sont ordinairement confondus, mais le rouge parfaitement perçu. A mesure que le décollement persiste, la simple torpeur dans les parties décollées fait place à une véritable insensibilité. Il existe alors une échancrure ou un défaut complet d'une partie plus ou moins notable du champ visuel. Si par hasard une réapplication de pareille partie décollée se fait ultérieurement, le dessin du défaut dans le champ visuel se laisse encore établir par une lacune qui reste pour les couleurs et par la torpeur des parties anciennement décollées qui se révèle à l'examen photométrique (Foerster).

La succession que nous voyons s'établir ainsi dans la diminution de sensibilité rétinienne dans la région décollée de la rétine, succession qui se révèle tout d'abord par une diminution pour la sensibilité à la lumière d'une intensité moindre par la moindre sensibilité pour le vert et le bleu, par une abolition finale de toute conductibilité d'impression, nous semble encore une preuve suffisante que la rétine décollée était primitivement saine, et qu'elle subit peu à peu des altérations morphologiques qui conduisent à sa destruction comme membrane sensorielle.

Les *phénomènes subjectifs* qu'accusent les malades varient non seulement suivant le talent d'observation du malade, mais aussi suivant le plus ou moins grand degré d'intégrité fonctionnelle que présentait l'œil antérieurement à l'accident. Nombre de malades attentifs ont été avertis de la menace du décollement par une ondulation passagère des images qu'ils fixaient; il leur a paru de temps à autre comme si de l'eau s'écoulait devant l'œil, produisant l'impression comme si l'on regarde à travers un vitrage battu par la pluie. Ce phénomène très transitoire s'est répété à plusieurs reprises et pourrait peut-être se rapporter à l'invasion des premières gouttes de liquide entre la couche sensorielle et le tapetum. Tandis que certains malades ne voient simultanément avec l'apparition du décollement qu'un nuage gris ou noirâtre s'élever devant leur œil, d'autres signalent une couleur pourpre, ou violette, ou bleuâtre de l'écran qui s'interpose devant leur œil. On a fait intervenir ici à tort la coloration du liquide placé entre la couche sensorielle et le tapetum, qui évidemment ne peut pas avoir une action véritablement rétrospective. Cette variabilité d'impression doit dépendre du choc de la couche de liquide qui s'interpose entre la rétine et le tapetum. L'effet de compression lente par une insinuation progressive du liquide produit les phosphènes, et l'apparition de cercles colorés en bleu, violet et rouge, lorsque le malade fixe un objet vivement éclairé; une invasion brusque et une compression violente abolit instantanément la sensibilité, le malade ne voit qu'une masse noirâtre apparaître dans son champ visuel, et des malades bons observateurs indiquent parfaitement qu'un certain degré de sensibilité a réapparu, dans la partie primitivement abolie du champ visuel, pour toute impression lumineuse.

L'*anatomie pathologique* démontre que nous pouvons observer des décollements partiels très circonscrits représentés par une couche peu épaisse de liquide entre la rétine et la choroïde, et que, pour d'autres, toute l'étendue de la membrane nerveuse peut avoir été refoulée vers l'intérieur de l'œil, produisant alors les formes qui rappellent les fleurs de convolvulacées, d'après l'expression pittoresque de de Arlt, et dont on voit plusieurs exemples dans les dessins empruntés à M. Leber (voy. fig. 50, 51 et 52). Suivant l'étendue du décollement, le degré de tiraillement de la rétine et la persistance de cette membrane dans des conditions aussi défavorables à sa nutri-

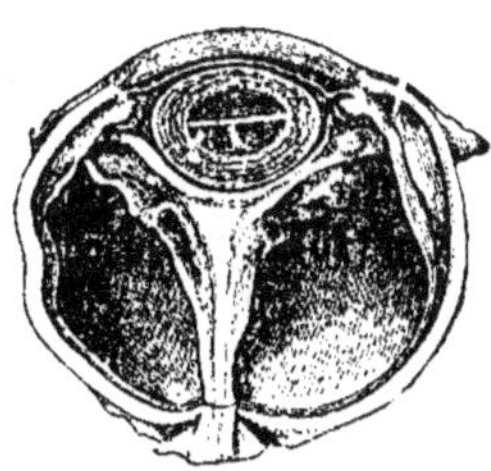

Fig. 50. — Décollement en forme de cordon avec conservation du cristallin, suite de cyclite plastique survenue dans un œil antérieurement glaucomateux.

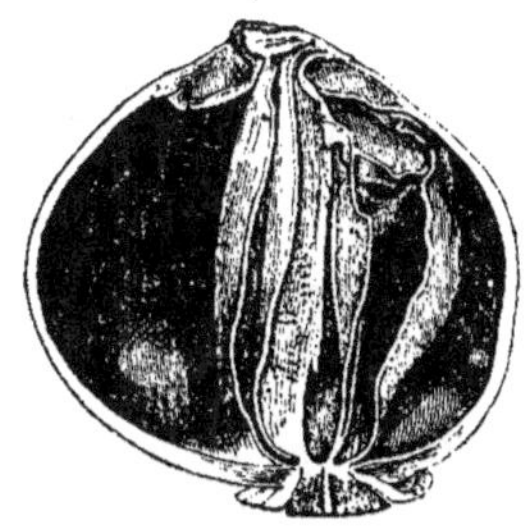

Fig. 51. — Décollement de la rétine et de la choroïde par suite d'hémorrhagie intra-oculaire, suite d'ablation de staphylôme de la cornée sur un œil à phénomènes glaucomateux.

tion, on rencontre des degrés variables d'atrophie de son tissu et même de véritables dégénérescenses (cystoïdes) L'étude histologique du décollement postérieur récent et circonscrit se présente malheureusement pour la

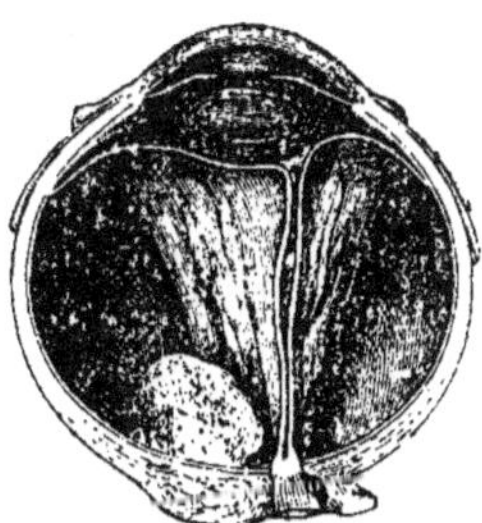

Fig. 52. — Décollement total, suite de sarcome choroïdien.

recherche de l'étiologie de ce mal bien moins souvent que de vastes ou même complets décollements rétiniens anciens.

Au point de vue histologique, il faut différencier essentiellement entre une rétine fraîchement décollée et celle qui s'est trouvée longtemps dans d'aussi anormales conditions de nutrition que l'offre le détachement rétinien. Une rétine récemment décollée ne montre, à part un très léger degré d'œdème (accentuation plus prononcée de la trame cellulaire), aucune altération, ce qui explique du reste l'instantanéité de la reprise de ses fonctions lorsqu'une réapplication de la partie détachée a lieu. A mesure que le décollement persiste, ce sont les cellules visuelles détachées de leur matrice de nutrition qui souffrent, et cela au point que les couches dans lesquelles on ne rencontre plus physiologiquement de capillaires (voy. p. 51), finissent par se détacher du restant de la rétine après avoir subi une véritable macération préalable (transformation des bâtonnets en massues et désagrégation myéliniforme). L'atrophie des éléments nerveux et la disparition de ces éléments, jointes à un état œdémateux de la trame cellulaire, peuvent, après un véritable détachement des couches tactiles, donner lieu à une dégénérescence cystoïde, autrement dit à la formation des cavités de l'œdème rétinien, que nous avons décrit (voy. p. 116). Cette macération en quelque sorte passive, que subit la rétine détachée, s'opère grâce à la présence d'une couche de liquide très fluide placée non seulement derrière, mais aussi au-devant de la rétine détachée.

Ce liquide, qui renferme beaucoup de masses coagulables, présente ordinairement une couleur jaune plus ou moins foncée. Cette coloration s'accentue à mesure que le décollement persiste, tandis que nous avons, sur des décollements récents, pu retirer un liquide absolument blanc et tout à fait limpide. La quantité d'albumine qu'il renferme varie : elle est quelquefois très notable (10 à 12 pour 100, Arlt). L'élimination de masses fibrineuses, que M. Stellwag de Carion a observée, ne se rencontre très probablement pas sur le vivant, où ce liquide, retiré avec une seringue ou l'aiguille trocart, se montre excessivement pauvre en éléments formés. Ce sont surtout des bâtonnets arrachés et déjà en voie de macération qu'il contient, ainsi que quelques cellules lymphoïdes plus ou moins dégénérées et des cellules du tapetum en voie de transformation régressive. Dans les liquides fortement teintés en jaune ou jaune brun, on peut constater la présence de petites gouttelettes graisseuses, des cellules pigmentaires tout à fait dégénérées, et surtout une quantité notable de cristaux de cholestérine, de manière qu'en ponctionnant la sclérotique, tout le sac conjonctival peut être recouvert d'un liquide scintillant et d'aspect huileux.

Lorsque, sur des yeux à ancien décollement rétinien, on rencontre la chambre antérieure remplie de cristaux de cholestérine, on peut, ainsi que nous l'avons observé récemment, conclure à une semblable collection de cristaux sous la rétine détachée et au passage de ce liquide, chargé de cristaux, le long de la surface interne du corps ciliaire (M. Nettleship a vu ce passage s'effectuer à travers un trou de la *pars ciliaris retinæ*, et une perte de substance de la zonule).

Les désorganisations de l'œil qui accompagnent le décollement antérieur portent surtout sur le corps vitré, le corps ciliaire et le cristallin, tandis que pour des décollements postérieurs et plus ou moins circonscrits, nous ne rencontrons ordinairement que les altérations connues de la choroïdite atrophique; il est avéré pourtant que, dans certains cas, on constate une intégrité parfaite de la membrane vasculaire, et que le mode de détachement reste, au point de vue des altérations histologiques, inexpliqué.

L'*étiologie* du détachement de la rétine présente, il faut bien l'avouer, encore nombre de lacunes. Ce qui paraît le mieux établi au point de vue étiologique, c'est que les décollements s'opèrent, dans une très grande majorité de cas, par un mouvement de *traction* exercée par le corps vitré détaché et revenu sur lui-même, et que, grâce à cette traction, il se produit une *déchirure* à travers laquelle fuse le liquide accumulé au-devant de la rétine, en arrière de la membrane nerveuse. Le *mécanisme du décollement par attraction et déchirure de la rétine* peut être démontré dans les cas les plus nombreux de détachements rétiniens qui sont ceux qui s'adjoignent aux *staphylômes postérieurs* (à la myopie progressive) et aux *blessures* et *traumatismes* (*contusions*) de l'œil.

Le mode de décollement du corps vitré se produisant dans l'œil atteint de myopie progressive et de staphylôme postérieur progressif a été déjà exposé ailleurs (voy. p. 586, t. II), et nous avons autrefois (*Traité des maladies du fond de l'œil*, p. 151) désigné ce décollement comme produit par *distension* progressive, et rattaché cet accident à un défaut d'extensibilité de la rétine qui, ne pouvant suivre les autres enveloppes de l'œil dans leur distension progressive, finissent par se soulever (de Graefe) et se déchirer. Actuellement nous rapportons bien moins ce soulèvement à la distension progressive de l'œil qu'à l'*abandon* du corps vitré de la surface interne de la rétine et à un *mouvement progressif de rétraction* de celui-ci. Le corps vitré restant uni latéralement avec la membrane nerveuse, et s'attachant même par suite de l'irritation prolongée qu'il exerce ici en revenant de plus en plus sur lui-même, peut donner lieu, en se rétractant de plus en plus à la *déchirure* de la rétine, déchirure qui, elle, donne le signal de la production *brusque* du décollement.

Nous désignons donc ce décollement comme produit par *attraction* parce que, une fois le décollement du corps vitré établi, la déchirure rétinienne peut s'effectuer, soit que le corps vitré se rétracte brusquement ou irrégulièrement sur un des côtés vers lequel son attache avec la rétine s'est établie, soit qu'une ondée de sécrétion déversée en arrière de lui (1) le refoule en totalité d'une façon violente en avant et détache en déchirant sur les côtés la rétine de son tapetum, la laissant en partie unie avec le corps vitré rejeté en avant. Dans l'un et l'autre cas la rétine vient à se déchirer, dans l'un et l'autre le liquide qui se trouvait accumulé en arrière du corps vitré et reposait au-devant de la rétine est brusquement introduit dans le sac qu'ouvre le corps vitré en dégageant la rétine de son tapetum et suivant les conditions de pression intra-oculaires préexistantes, ce liquide s'insinue en totalité ou en partie seulement sous la rétine.

L'*instantanéité* de l'établissement du décollement, connue de tous les cliniciens, trouve ainsi son explication, tandis qu'on ne saurait admettre

(1) C'est ici le moment de rappeler les expériences de M. Raehlmann (*Arch. f. Ophth.*, LXII, 4, p. 233) sur la production artificielle du décollement de la rétine et les déductions qu'il en tire sur l'étiologie de cette affection (voy. plus loin, p. 156).

une résorption instantanée du corps vitré et la formation en quelque sorte momentanée du liquide sous-rétinien qui prendrait la place en soulevant la rétine du corps vitré résorbé au moment même de la production du décollement. Ainsi, lorsqu'on fait une coupe sur un œil qui vient d'être atteint de décollement, on constate que le corps vitré est plus ou moins rejeté en avant, que la rétine lui est contiguë (ou presque contiguë, séparée de lui par une couche de liquide) et que le liquide sous-rétinien occupe l'espace équivalent au retrait ou à la projection du corps vitré en avant. Tandis qu'en admettant que la production du décollement a été *préparée par l'accumulation d'une couche plus ou moins notable* entre le corps vitré et la rétine, et que ce liquide une fois en place ne nécessite pour s'insinuer derrière la rétine qu'une *déchirure* à l'établissement de laquelle les chocs, les congestions violentes peuvent si aisément donner lieu, nous nous rendons d'autant plus aisément compte de l'instantanéité de ce brusque changement d'emplacement de la rétine que l'ophthalmoscope et le microtome nous révèlent presque constamment pareille *déchirure de la rétine*, l'étiologie du décollement reste absolument obscure et inexplicable dans son mode d'évolution instantanée, si nous voulons admettre que le liquide sous-rétinien se soit formé au moment de la production du décollement, à moins de croire à la possibilité de la surcharge brusque des sels dans le corps vitré, d'après M. Raehlmann.

Le décollement du corps vitré donnant lieu à une attraction et une déchirure de la rétine, explique aussi le mieux l'établissement si fréquent du décollement rétinien à la suite de blessures de l'œil avec perte d'une partie de l'humeur vitrée. Une longue observation clinique enseigne qu'on ne peut établir une cicatrice du corps vitré avec les membranes enveloppantes de l'œil, sans que la rétraction de pareille cicatrice donne lieu à un décollement progressif du corps vitré suivi de déchirure et de détachement rétinien.

Voici la raison pour laquelle on voit se perdre presque tous les yeux sur lesquels une incision traumatique ou chirurgicale a été pratiquée sur la sclérotique intéressant le corps vitré; telle est la cause pour laquelle nous considérons les incisions faites dans l'intérêt de l'extraction d'entozoaires et de corps étrangers, qui sont suivies de prolapsus et d'enclavement du corps vitré, comme entraînant presque fatalement la perte de la vue, quoique souvent seulement après un certain laps de temps pouvant varier de trois, cinq à dix ans.

Le *décollement traumatique* peut se produire à la suite de toute opération qui a permis une sortie d'une partie du corps vitré et se produira avec d'autant plus de certitude et de promptitude que la perte a été plus brusque, plus considérable, et s'est produite sur des yeux à sclérotique plus rigide, moins élastique, car ces conditions impliquent forcément qu'au moment où une notable partie du corps vitré sort brusquement, la sclérotique ne pouvant pas suivre le mouvement de projection du milieu qui s'échappe de la coque oculaire, il s'opère un détachement du corps vitré des membranes enveloppantes par suite d'un liquide abondamment sécrété des vaisseaux choroïdiens ou du sang qui s'est échappé à travers les parois de ses vaisseaux débarrassés instantanément de la pression intra-oculaire qui pesait sur eux.

Iwanoff admettait même que dans ces conditions de rigidité de la sclérotique qu'on rencontre chez les personnes âgées la sortie brusque du cristallin dans une opération de cataracte non suivie de perte du corps vitré pouvait, par la projection de celui-ci vers l'iris et la cornée, donner lieu à un décollement du corps vitré, mais heureusement c'est la cornée qui, amincie chez les vieillards et ne perdant pas sa souplesse, se trouve refoulée, dans la grande majorité des cas, en arrière, et l'accident signalé par Iwanoff ne se produit que lorsque la tension se trouve exagérée dans la chambre postérieure avant l'opération.

Laisse-t-on échapper à travers une plaie scléroticale située en arrière de l'iris une portion notable du corps vitré, on peut, sur des yeux à sclérotique rigide, avoir tout de suite un décollement du corps vitré, suivi, comme l'expérience le démontre, assez rapidement de décollement de la rétine. Sur des sujets jeunes, il se peut que le traumatisme ne soit pas tout de suite suivi de décollement du corps vitré, mais la guérison s'effectue constamment avec l'établissement d'une cicatrice du corps vitré avec la plaie scléro-choroïdienne; la rétraction de cette cicatrice donne infailliblement lieu à un détachement progressif du corps vitré suivi à la longue d'une déchirure et d'un décollement rétinien. Il est aisé d'étudier ce mécanisme sur des yeux opérés de cataracte où, pendant l'opération, une partie du corps vitré s'est échappée. Une bride cicatricielle très épaisse et solide réunit alors souvent la plaie cornéenne avec la capsule et le restant du corps vitré en s'étalant à travers la pupille déprimée par ce cordon cicatriciel. Une observation attentive permet de confirmer presque toujours l'établissement ultérieur d'un décollement de la rétine, qui succède à celui du décollement du corps vitré que la cicatrice, en se rétractant, attire en avant.

Un autre genre de *décollement par attraction* s'observe à la suite de la rétraction d'opacités du corps vitré et d'adhérences du corps vitré avec le corps ciliaire telles qu'elles se rencontrent dans les cas d'irido-choroïdites chroniques et pernicieuses, consécutivement à la pénétration d'un corps étranger qui s'entoure d'opacités du corps vitré avec une tendance particulière à se rétracter, à envelopper et enkyster le corps vulnérant. Rappelons ici combien est puissant le mouvement de rétraction de masses néoplasiques qui, dans certaines cyclites, recouvre le corps ciliaire et la surface postérieure de l'iris. Ces masses donnent constamment lieu à une réunion intime du corps vitré, notablement altéré dans sa nutrition, et communiquent ce mouvement de rétraction à celui-ci, mouvement assez puissant pour décoller le corps ciliaire de la sclérotique, attirer bien entendu tout le corps vitré désorganisé en avant, et donner lieu à un décollement rétinien des plus complets (voy. fig. 53 d'après Leber). C'est surtout dans ces cas où la *diminution de la pression*, la rétraction facilitant, par un dégagement de l'iris et du cercle de filtration du corps ciliaire la sécrétion extra-oculaire, signale la menace du décollement de la rétine que celui du corps vitré a déjà préparé d'avance.

A part le chiffre notable de décollements *par attraction*, nous constatons un nombre bien moins considérable où le *soulèvement* direct de la rétine joue un rôle prépondérant. Il en est ainsi pour certains décollements traumatiques suivis d'une hémorrhagie intra-oculaire notable. Après des opérations de cataracte, mais surtout après des ablations de staphylômes, on a vu la rétine et même la choroïde être projetées vers la plaie par un épanchement sanguin abondant (donnant ainsi la vraie indication pour l'*exenteratio oculi*). A la suite de violentes contusions (chocs de balles, de bouchons, etc.), on a vu d'abondantes hémorrhagies soulever la rétine sans donner lieu à une déchirure de cette membrane avec invasion du sang dans le corps vitré. Celui-ci a été alors simplement comprimé. Dans nombre

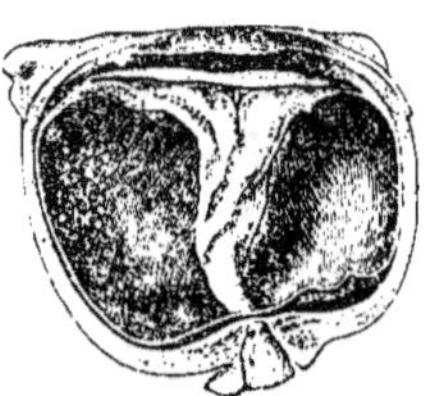

Fig. 53. — Décollement sous forme de cordon dans un cas de phthisie, suite de cyclite.

de cas où le décollement de la rétine ne suit que quelques semaines après, il est probable que la violente compression et la projection de l'œil n'ont tout d'abord provoqué qu'un décollement du corps vitré.

Il est connu que les *tumeurs choroïdiennes* et les *tumeurs intra-oculaires* en général provoquent un détachement de la rétine (voy. fig. 52, p. 149), non seulement par simple soulèvement, mais que, dès leur début, elles se compliquent d'autant plus facilement d'un décollement de la rétine que la tumeur s'est développée en un point où la rétine se trouve moins intimement attachée à la choroïde. Il en est ainsi des sarcomes de la région équatoriale, tandis que les tumeurs prenant naissance près du nerf optique et la macula, ainsi que vers l'*ora serrata*, se combinent bien moins promptement avec un décollement des parties avoisinantes de la tumeur. Les tumeurs de la région équatoriale sont donc ordinairement marquées par un détachement de la rétine, et c'est la compression des *vena verticosa* et des gros troncs veineux de la choroïde qu'il faut accuser ici, bien plus que la tumeur elle-même comme donnant lieu à une hypérémie par stase et une sécrétion séreuse qui soulève la rétine. Pourtant ici il règne encore une certaine incertitude, et seul l'emplacement n'explique pas pourquoi de très petites tumeurs de la région équatoriale donnent lieu à des soulèvements très étendus de la rétine qu'on ne croit nullement occasionnés par leur présence.

Nous aimons aussi beaucoup mieux laisser inexpliqués et réservés à de futures recherches un certain nombre de décollements que l'on voit se produire brusquement sur des yeux absolument sains en apparence, et que l'on veut désigner comme *décollements idiopathiques* (Leber). Il est possible encore, lorsque pareil décollement se produit chez des personnes d'un certain âge, d'invoquer une sénilité précoce portant sur la rétine, et exagérant l'œdème ou la dégénérescence cystoïde d'Iwanoff; mais cette ressource nous fait absolument défaut lorsque, dans la force de l'âge, on voit, sur un œil hypermétrope ou emmétrope, avec un corps vitré absolument intact à l'aspect ophthalmoscopique, se produire instantanément un décollement qu'on ne saurait rapporter ni à un traumatisme ni à une hygiène mal ordonnée, ni enfin à la présence d'une tumeur.

Sachant combien sont rares les décollements qui accompagnent certaines

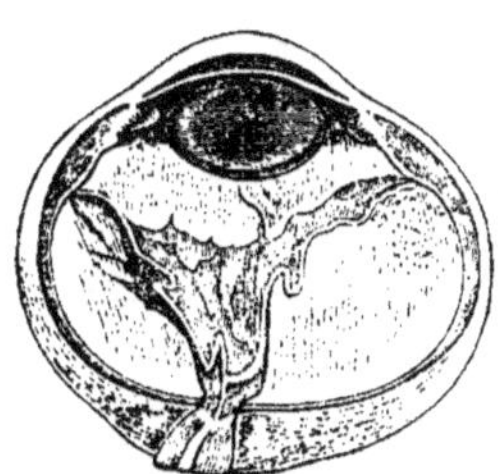

FIG. 54. — Décollement à la suite d'une infiltration cornéenne avec iritis, observé sans traumatisme chez un garçon de trois ans (d'après Leber).

rétinites, on a été porté à croire que des conditions purement mécaniques dans la sécrétion et l'excrétion oculaire pourraient bien, à l'instar de ce qui se passe pour le glaucome, déterminer certaines formes de décollements (voy. fig. 54). Des conditions particulières dans la filtration du corps vitré devaient ici prédisposer un œil en apparence tout à fait sain, ainsi que la rétine (restant même fort longtemps inaltérée après son soulèvement) pour que ce déplacement, si fâcheux se produisît. C'est M. Raehlmann qui est entré dans cette voie pour produire artificiellement sur des yeux sains d'animaux le décollement, en injectant des solutions de sel dans le corps vitré pour saler ce milieu. Si celui-ci contient à un moment donné une proportion notable de sel comparativement à celle que renferme le sérum sanguin circulant dans les vaisseaux choroïdiens, un appel considérable de liquide vers le milieu salé à l'excès forcera la rétine à se laisser traverser en peu de temps par une quantité notable de liquide. Le sérum du sang renfermant une certaine dose de corps albuminoïdes en dissolution, la rétine se comporterait ici, suivant le professeur Raehlmann, absolument comme une membrane organique d'autant moins apte à être traversée que les liquides sont plus denses. Donc un liquide chargé d'albumine s'accumulera en pareil cas derrière la rétine en la détachant progressivement à mesure que l'appel du sérum pour débarrasser le corps vitré de l'excès de sel qu'il renferme sera plus considérable et plus rapide. Il se produit ici un décollement par véritable soulèvement. N'oublions pas que de fait la dégénérescence du corps vitré précède presque constamment le décollement de la rétine, et que cette dégénérescence pourrait fort bien concorder avec une augmentation des sels que sa compostion chimique comporte à l'état normal.

Nous avons, dans des cas de décollement de la rétine, injecté des quantités notables (1/2 à 1 seringue de Pravaz) de solution concentrée de sel (10 à 20 degrés) dans la capsule de Tenon à l'instar des injections salées, proposées pour l'éclaircissement des taches de la cornée (Rothmund). Ces injections peu douloureuses sont fort bien supportées et nous ont paru avoir eu une action éclaircissante sur les troubles du corps vitré, surtout lorsqu'on les faisait journellement ou tous les deux jours; leur action nous a paru nulle quant à la réduction du décollement, resté stationnaire sur les malades traités en trop petit nombre pour se prêter à aucune conclusion.

Il est excessivement rare de rencontrer des décollements suite de choroïdites chroniques, et c'est par manque d'autres renseignements étiologiques qu'on admet la présence de pareils états inflammatoires chroniques; mais on oublie trop que des processus inflammatoires du tractus uvéal tendent essentiellement à prendre le caractère des formes adhésives d'inflammation et à confondre la rétine avec la choroïde sous-jacente. Il faudrait donc admettre la présence de cyclites exsudatives (Boucheron) et transporter les expériences peu concluantes d'injections de substances vésicantes pratiquées dans les yeux d'animaux sur l'homme, ce à quoi s'oppose l'absolue discordance de l'image clinique, et les résultats des dissections d'yeux atteints de décollement, sur lesquels des lésions de la choroïdite récentes permettant d'admettre une participation à l'origine du décollement font absolument défaut. Nous ne parlons pas ici bien entendu d'yeux atteints d'anciennes irido-choroïdites avec désorganisation complète du corps vitré. Ici les conditions d'attraction par suite d'un décollement plus ou moins complet du corps vitré peuvent s'établir pour la rétine et expliquent bien mieux la fréquence si notable des décollements précédant la phthisie de l'œil, que ne le ferait une transsudation du côté de la choroïde ayant pour résultat un soulèvement de la membrane nerveuse.

La *marche* que suivent les décollements de la rétine ainsi que les *complications* que cette affection si redoutable peut présenter varient, comme nous l'avons déjà fait observer, sensiblement d'après l'emplacement du décollement et suivant le décollement simultané du corps vitré. Plus ces décollements s'opèrent au voisinage du corps ciliaire, plus aussi des complications sont à redouter, comme irritation de la partie antérieure du tractus uvéal, comme troubles nutritifs du cristallin et de l'œil en totalité. Au point de vue clinique, et surtout pour ce qui concerne la marche (et par suite le pronostic) des décollements, on fait donc bien de les différencier en *antérieurs* et *postérieurs*. On doit considérer les *décollements antérieurs* comme infiniment plus pernicieux (et menaçant la forme même de l'œil) que les décollements postérieurs où l'on peut admettre que les rapports du corps vitré avec le corps ciliaire et le cristallin n'ont subi aucun changement.

Les décollements antérieurs entraînent assez rapidement (parfois dans l'espace de quatre à six semaines) des phénomènes d'iritis chronique qui peuvent donner lieu à la formation de synéchies nombreuses et à une occlusion pupillaire, ou à une interruption complète dans la communication entre les chambres antérieure et postérieure. La projection de l'iris en avant et l'oblitération de l'angle iridien provoquent alors sur des yeux qui ont été absolument hypotoniques de violentes poussées glaucomateuses, qu'il ne faut pas confondre avec celles résultant de la présence d'une tumeur intra-oculaire ayant soulevé la rétine, et pour laquelle la présence d'aucune complication du côté de l'iris n'est nécessaire pour déterminer l'attaque glaucomateuse. On voit ainsi que le décollement de la rétine peut entraîner des complications pour le malade, réclamant l'emploi de l'iridectomie et de l'exentération ou de l'énucléation, si l'on conserve un doute qu'une tumeur choroïdienne ait pu avoir été le point de départ du décollement.

Les décollements antérieurs n'aboutissent heureusement pas toujours à cette complication glaucomateuse. Il arrive qu'après la formation de quelques synéchies, et même sans que celles-ci se soient produites, le cristallin se trouble, qu'une cataracte molle se développe, ayant une tendance particulière à se transformer en cataracte capsulo-lenticulaire (avec plaque plissée et dentelée) et que les yeux ainsi cataractés restent avec un degré prononcé d'hypotonie ou même se réduisent comme volume insensiblement. L'aspect disgracieux de pareils yeux est en général encore sensiblement accru par le développement d'un strabisme divergent. Pareils yeux peuvent alors rester pendant dix à vingt ans sans tourmenter autrement les malades que par la difformité dont ils sont atteints, mais la rétraction lente et progressive du corps vitré ne paraît pas s'arrêter derrière la cataracte qui aisément peut, une fois devenue crétacée, se déplacer, et par ce déplacement donner même lieu à une attaque de glaucome qui ne cède qu'à l'intervention du chirurgien.

Tout autrement se comportent les *décollements postérieurs* qui, lorsqu'ils se sont produits dans une région supérieure de l'œil, fusent promptement en bas, laissant la rétine réappliquée reprendre son absolue intégrité de fonction. Ces décollements ont même une tendance à la réapplication, lorsque leur emplacement définitif est pris dans une région déclive de l'œil, et, chose remarquable, même après une rechute, ils peuvent se prêter à une nouvelle guérison définitive.

J'ai reçu en 1871 une lettre d'un instituteur de Bordeaux qui, sur l'un de ses yeux myopes, avait été atteint de décollement et que j'avais examiné peu de temps après son accident, me déclarant qu'à sa grande satisfaction il était débarrassé de son décollement. La rétine s'était tout d'abord appliquée, mais les symptômes du décollement, que le malade décrivait fort bien, s'étaient reproduits trois mois après, pour se dissiper de nouveau et cette fois définitivement, car j'ai eu occasion de réexaminer ce malade en 1883 et de me renseigner que la guérison avait persisté pendant douze années. Chez ce malade, aucune trace de décollement ne pouvait être constatée, tandis qu'à plusieurs reprises nous avons vu des traînes ou cordons cicatriciels indiquer l'emplacement de l'ancien décollement. Un cas remarquable de guérison de décollement rétinien consécutif à un abcès rétro-bulbaire a été relaté par de Graefe (*Klinische Monatsblätter*, février et mars 1863, et *Annales d'oculistique*, t. XLIX, p. 244). Un fait analogue a été rapporté par M. Berlin (*Klinsiche Monatsblätter*, t. IV, p. 77).

Ces cas de décollement postérieur et circonscrit se caractérisent par la transparence du corps vitré et de la rétine soulevée, transparence qui se conserve souvent pendant quinze à vingt ans. Après être restés ainsi stationnaires, on voit ordinairement le corps vitré devenir le siège d'un trouble floconneux (en stries plus ou moins fines) qui reste tout d'abord circonscrit à la portion du corps vitré contiguë au décollement. De même on aperçoit un trouble des masses corticales postérieures dans la région déclive du cristallin, qui finit peu à peu par se troubler en totalité; mais, même après que l'inspection de l'œil a été rendue impossible, on peut se convaincre que le décollement n'a pas de tendance à se généraliser, car la perception lumineuse se conserve pour ces cataractés souvent si bonne, qu'on rencontre de réelles difficultés pour préciser la présence d'une perte du champ visuel correspondant à la partie décollée de la rétine. La cataracte des personnes atteintes de décollement postérieur a aussi bien moins de tendance à se compliquer d'une cataracte capsulaire et à attirer ainsi l'attention du clinicien sur une complication du fond de l'œil. L'extraction de la cataracte avec les soins de compression consécutive prolongée peut avoir ici un résultat encore très satisfaisant, et permettre aux malades de se conduire seuls, ainsi que nous avons eu l'occasion de l'observer (voy. aussi les observations de M. Leber, *Graefe-Saemisch*, t. V, p. 693).

Il n'est nullement nécessaire que le décollement, se présentant successivement sur les deux yeux, offre comme malignité ou bénignité le même caractère. Je connais des malades qui, avec un haut degré de myopie, ont été pris sur un œil d'un décollement antérieur et progressif qui a rapidement amené la phthisie partielle de l'œil devenu cataracté, tandis que sur l'autre œil, un décollement postérieur et stationnaire a permis la vision pendant quinze à vingt-cinq ans. L'influence du traitement ne pourrait pas être invoquée, attendu qu'il a été absolument impuissant chez pareils malades à arrêter les progrès du décollement antérieur.

On peut, de ce qui précède, juger du *pronostic* d'une affection qui ne se guérit que très exceptionnellement d'une façon spontanée. Un meilleur pronostic peut être posé pour les décollements traumatiques et intercurrents à une compression ou une une inflammation, mais il est absolument fâcheux pour celui qui se développe sur des yeux atteints de staphylôme postérieur.

Le *traitement* du décollement de la rétine, quoique laissant à désirer encore beaucoup, ne nous paraît pourtant pas aussi désolant qu'on soit autorisé à dire « que presque jamais on n'obtient par lui une véritable guérison » (Leber), et il faudra être juste envers les efforts tentés pour agrandir le champ de l'action thérapeutique.

Nous avons ici à nous occuper des *moyens chirurgicaux* et du *traitement purement médical* conseillés par les divers auteurs. Les premières tentatives ayant pour objet d'ouvrir une issue au liquide épanché sous la rétine, par une ponction pratiquée à la sclérotique, ont été faites par Sichel père (1); mais cela, moins dans le but de rétablir la fonction visuelle que pour combattre efficacement les états inflammatoires chroniques de l'œil. M. Kittel (2), sur un sujet atteint de décollement rétinien, employa, à différentes reprises, les ponctions scléroticales de Sichel, et en obtint, sinon la guérison, du moins un arrêt qui dura quatre mois.

Quelque temps après, de Graefe (3), observant que certains cas devenus spontanément stationnaires montraient manifestement une déchirure de la rétine, et attribuant l'état stationnaire de ces décollements à cette communication qu'il supposa accidentelle entre liquide sous-rétinien et corps vitré (ou plutôt liquide sus-rétinien), essaya d'établir une communication entre la poche rétinienne et le corps vitré. Les résultats de cette opération, que ce chirurgien pratiqua à différentes reprises, furent quelquefois satisfaisants; mais il faut reconnaître que les renseignements fournis sur les sujets opérés de cette manière n'ont de signification sérieuse que lorsqu'ils comprennent une période de deux années au moins, et l'on est resté muet sur l'issue définitive.

Pour procéder à cette délicate opération dans les meilleures conditions possibles, on dilata fortement la pupille et on éclaira le fond de l'œil au moyen d'un réflecteur fixé au front, d'après la méthode quelquefois usitée en laryngoscopie. De Graefe se contenta d'attaquer le décollement après s'être préalablement éclairé sur sa position, et nous avons agi de même dans un certain nombre de cas. Notre maître se servit d'une aiguille à double tranchant, dont le col doit être assez fort pour obturer la plaie, et munie d'un arrêt distant de la pointe de 16 millimètres. Il enfonce cette aiguille dans la sclérotique, du côté interne, à 8 ou 10 millimètres de la cornée, et, arrivé à une profondeur de 12 millimètres, dirige vers la rétine le tranchant, qu'il fit aussitôt basculer d'avant en arrière, afin de couper ou plutôt de dilacérer le décollement, en retirant l'aiguille.

Bowman (4) a modifié cette méthode opératoire en y introduisant deux aiguilles, analogues, pour la forme, aux aiguilles à discission. Cet auteur a trouvé dans cette modification les avantages qui l'ont déterminé à pratiquer la discission de la cataracte avec deux aiguilles au lieu d'une (voy. t. II, p. 939). Bowman introduit séparément ces aiguilles en traversant la sclérotique, le liquide sous-rétinien et la rétine décollée. Comme il enfonce les pointes jusqu'au centre de l'œil, il n'est, dit-il, guère possible que la rétine puisse être refoulée assez loin pour n'être pas transpercée, et, par suite, dilacérée dans le second temps de l'opération. Plus les deux points de ponction sont éloignés l'un de l'autre, et plus aussi l'opérateur a de chances d'ouvrir largement la rétine.

Nous avons nous-même soumis un certain nombre de malades à l'opération du décollement de la rétine, en employant alternativement les différentes méthodes jusqu'alors

(1) *Clinique européenne*, n° 9, 1859.
(2) *Allg. Wien. med. Zeitung*, n° 23, 1860.
(3) *Archiv für Ophthalmologie*, 1863, T. IX, A. 2, p. 85.
(4) *Ophthalm. Hosp. Rep.*, 1866, n° 19, p. 133.

usitées, afin de profiter, autant que possible, de tous les avantages qu'elles semblent présenter isolément : ainsi, pour déterminer l'écoulement du liquide sous-rétinien au dehors, écoulement que Bowman n'obtient que très incomplètement par son procédé, et pour ouvrir entre la poche rétinienne et le corps vitré une communication directe, nous avons fait construire par Lüer une aiguille-trocart (voy. fig. 55) munie d'un arrêt en forme de curseur et que l'on peut, au moyen d'un petit ressort, fixer à une distance variable de la pointe. La gaine de l'aiguille (fig. 55) doit glisser très exactement sur cette dernière et se confondre insensiblement avec la base de sa pointe, afin de traverser la sclérotique sans beaucoup d'effort.

J'introduisis l'aiguille-trocart entre les tendons des muscles droits externe et supérieur, à 8 millimètres environ du bord de la cornée, et je perforai, de dedans en dehors, la poche rétinienne, en enfonçant l'instrument à la profondeur d'environ 15 à 18 millimètres, pour être certain d'avoir perforé le décollement. Le liquide sous-rétinien, ordinairement

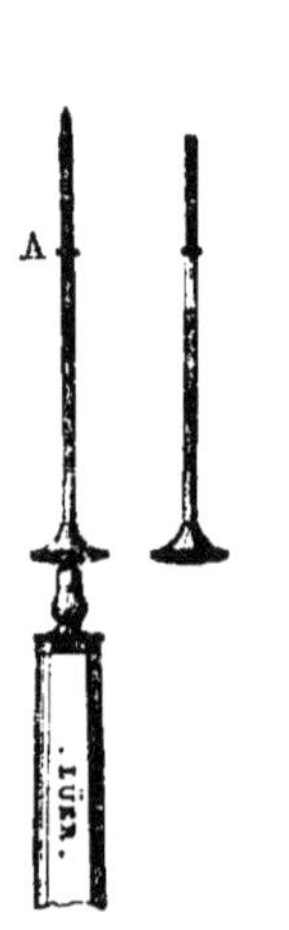

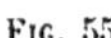

FIG. 55.

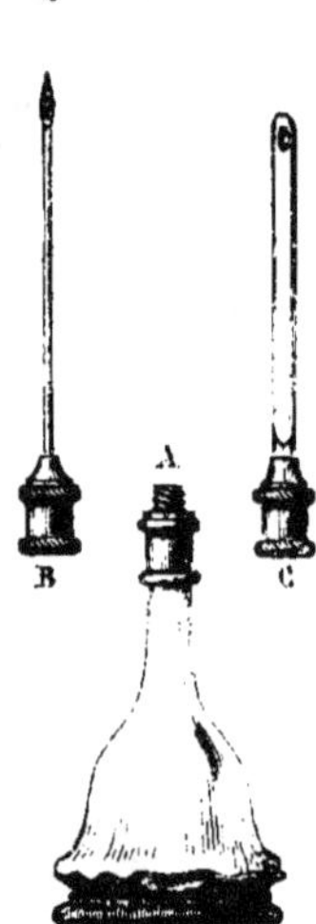

FIG. 56.

très fluide dans les décollements de formation récente, les seuls d'ailleurs qu'il convienne d'attaquer par ce procédé opératoire, s'écoule au dehors à travers la canule, dès qu'on a retiré l'aiguille, et, aussitôt que cet écoulement commence à se ralentir, on enlève la canule elle-même, tout en lui imprimant un mouvement de bascule analogue à celui que de Graefe donne à son aiguille.

Voyant que la pénétration du trocart à travers la sclérotique, malgré la perfection de l'instrument, présentait toujours, à cause du ramollissement des yeux, quelque difficulté, j'ai tenté l'évacuation directe au moyen d'un petit aspirateur (voy. fig. 56, B), aspirateur remplacé plus tard ailleurs par la simple seringue de Pravaz. La pointe acérée de ces instruments est introduite comme l'aiguille-trocart, lorsqu'on se propose à la fois l'évacuation du liquide sous-rétinien et l'établissement d'une communication entre la poche et le corps vitré. Si au contraire on veut ménager le tissu du corps vitré et se contenter d'évacuer simplement le contenu, on pénètre au-dessous du décollement, en ayant soin d'introduire l'instrument dans l'intervalle des muscles droits. Comme il est de toute nécessité de pratiquer l'aspiration avec une extrême lenteur, nous pensons qu'il ne faut opérer qu'avec une anesthésie complète.

L'examen ophthalmoscopique nous a permis de constater qu'on obtient en pénétrant du côté du corps vitré, une plaie triangulaire étendue, et que la poche rétinienne apparaît plus affaissée après l'opération.

Comme de Graefe et Bowman, nous avons obtenu, en procédant ainsi, des améliorations assez marquées; seulement, chez aucun de nos opérés cette amélioration ne s'est maintenue au delà d'un an. Mais ce que nous croyons surtout devoir signaler à ce propos, c'est que, sur dix-sept opérés, nous avons vu, dans un cas, éclater une irido-choroïdite purulente. Et pourtant nous avions, cette fois, perforé la sclérotique avec une aiguille à simple tranchant.

Il s'agissait d'une femme âgée de cinquante-six ans, chez laquelle était survenu spontanément un décollement de toute la partie inférieure de la rétine gauche, sans qu'il fût possible d'en découvrir la cause occasionnelle. La fixation centrale était abolie, mais la portion supérieure de la rétine avait conservé sa sensibilité. Deux jours après la ponction, pratiquée en haut et en dehors, et dans laquelle nous sommes certain de n'avoir pas intéressé le cristallin, il survint un hypopyon considérable, une injection périkératique intense. bientôt voilée par un chémosis épais; puis l'œil s'atrophia peu à peu, au milieu d'atroces souffrances, que des injections narcotiques sous-cutanées réussirent seules à diminuer. D'ailleurs la plaie pratiquée aux enveloppes de l'œil n'était certainement pas le point de départ de cette violente inflammation. Très probablement (d'après nos connaissances actuelles) l'infection a été produite par l'instrument même sur un œil prédisposé à la culture des germes qu'on y introduisit ainsi.

M. Hirschmann (*Klin. Monatsbl.*, t, IV, p. 231) parle aussi d'un malade chez lequel, sans cause préalable, la rétine s'était détachée dans plus d'un tiers de son étendue. Il comptait encore les doigts à un pied de distance; après la ponction rétinienne au moyen d'une aiguille, il survient le quatrième jour des douleurs ciliaires avec trouble de l'humeur aqueuse et hypopyon. De violentes attaques de douleurs se répètent pendant quelque temps la nuit et finalement on constate que le corps vitré est tellement troublé que le malade n'a plus qu'une perception quantitative de la lumière. — M. Zehender (*ibid.*) dit avoir appris par de Graefe qu'il a eu aussi un cas très défavorable sur environ cinquante opérations.

On le voit par ce qui précède qu'on avait déjà, en se servant, en 1867, de la méthode opératoire, introduite par nous dans le traitement chirurgical des décollements, renoncé à la dilacération de la rétine, qu'on ne croyait déjà plus indispensable pour obtenir un arrêt dans la marche ou une guérison de l'affection.

C'est alors que l'on fit un pas de plus et l'on revint aux ponctions sclérales de Sichel, mais cette fois dans le but de rendre la vision et d'évacuer simplement le liquide sous et sus-rétinien et de renoncer à toute opération qui devait contribuer à léser le corps vitré. On a alors abandonné définitivement les opérations de de Graefe et Bowman, et voici comment la ponction sclérale fut décrite par nous en 1870 (*Traité des maladies du fond de l'œil*, p. 157) :

« Les travaux de MM. Iwanoff et Gouvéa, disais-je, ont pleinement confirmé l'idée que je m'étais moi-même faite, dans ces derniers temps, de l'opération du décollement de la rétine et de la nécessité formelle où l'on était de ménager le corps vitré. En effet, attendu que c'est le retrait de ce milieu qui joue ici un rôle capital, il faut éviter avec un soin tout particulier de hâter ce retrait par une blessure étendue ou même par une dilacération de sa trame. A mon avis le déchirement de la rétine ne doit pas être pratiqué à travers le corps vitré, suivant la méthode de de Graefe, mais en procédant du côté du liquide sous-rétinien. L'instrument le plus propre à faciliter une pareille ouverture est un couteau à cataracte extrêmement effilé, modèle de de Graefe, tel que les fabrique actuellement M. Lüer. »

« Avec ce couteau on pénètre à travers la sclérotique, au-dessous du décollement (au-dessus s'il siège à la partie supérieure) et dans tous les cas aussi périphériquement que le permettent l'emplacement du décollement et la rotation de l'œil. En enfonçant, suivant la hauteur du décollement, le couteau à une profondeur variable dans l'œil, on fait passer la pointe à travers la rétine détachée, de façon qu'elle plonge dans le liquide sus-rétinien. Avant de retirer l'instrument et pour faire passer sous la conjonctive le liquide accumulé derrière la rétine, ayant imprimé au bistouri un quart de rotation, on le maintient quelques instants dans cette dernière position, puis on le ramène en place et on le retire ; mais on prend soin, pendant que le liquide s'écoule, de presser légèrement sur le globe de l'œil pour éviter une tension trop considérable dans les vaisseaux intra-oculaires. »

On voit que l'on était déjà à cette époque préoccupé de la détente de l'œil et de la rupture vasculaire à laquelle elle pouvait donner lieu en déterminant des hémorrhagies intra-oculaires désastreuses pour la vision qui persiste encore en dépit du décollement. M. A. Weber a le mieux tenu compet de cet inconvénient.

Voici ce que dit M. de Arlt (*Graefe-Saemisch*, t. III, p. 372) relativement à la tentative de notre confrère : « M. Weber m'a montré en septembre 1873 un instrument pour la ponction de la rétine, qu'il emploie depuis plusieurs années dans des cas appropriés. Cet instrument ressemble à une seringue de Pravaz avec une canule extrêmement fine, à laquelle vient s'adapter à 4 ou 5 millimètres de distance une seconde canule, de manière à former ensemble vers l'extrémité une aiguille qui va en s'épaississant en arrière. La canule la plus courte doit pénétrer dans l'espace sous-rétinien et amener le liquide au dehors; par la plus longue, on fait injecter du liquide dans le corps vitré de façon à presser l'épanchement sous-rétinien vers l'extérieur. » Évidemment il faudrait ici un corps de pompe à double effet, aspirateur et refouleur, et il ne s'agirait pas d'injecter le liquide dans le corps vitré, mais sous le corps vitré décollé, pour remplacer la quantité qu'on retire sous la rétine décollée par un équivalent de liquide injecté au-dessus de la membrane décollée. Inutile de dire combien l'instrumentation et l'exécution opératoire soulèveront ici de difficultés presque insurmontables en opérant par tâtonnements et non en suivant du regard la marche des deux canules.

Les ponctions que nous avons tout d'abord faites avec le couteau de Graefe furent ultérieurement exécutées avec un sclérotome et, pour ne pas laisser séjourner le liquide sous la conjonctive, par un sclérotome à canule (semblable à la large aiguille que nous avions dans le temps fait faire pour évacuer des cristallins liquides), et l'on renonça à la ponction de la rétine, se contentant de ne laisser pénétrer ces instruments qu'à une profondeur de 5 à 6 millimètres (voy. *Chirurgie oculaire*, p. 229).

Ces ponctions ont été adoptées par Alf. Graefe, qui insiste particulièrement sur la détermination exacte de la ponction et sur la nécessité d'éviter de toucher par une ponction trop profonde à la rétine, de crainte d'augmenter le soulèvement de la rétine.

Bien des années après, M. Wolfe a repris ce genre d'opérations, mais il est bien dédaigneux pour ses devanciers, car toute son appréciation pour ce qui a été fait avant sa grande découverte se borne à ceci :

« Ce n'est pas sans une certaine répugnance que je vais mentionner ici un procédé qui a été proposé pour la première fois par de Graefe, et pratiqué ensuite par quelques chirurgiens pour guérir le décollement de la rétine. Ce procédé est connu sous le nom de ponction scléroticale et consiste simplement à plonger une aiguille à cataracte à travers la conjonctive et la sclérotique du côté où se trouve l'épanchement ; il en résulte une tumeur qu'on suppose contenir le liquide écoulé... J'en parle uniquement pour dire que, premièrement, introduire une aiguille dans le globe de l'œil dans le but de faire quelque chose (*sic*), ce n'est pas faire de la chirurgie oculaire ; ce n'est pas là le moyen par lequel nous évacuons le liquide épanché dans toute autre cavité de l'économie ; ensuite, quand le malade est couché sur le dos et endormi, le pouvoir rotatoire de l'œil devient très limité ; on peut bien le tourner dans une direction ou une autre, mais nous sommes impuissants à le tourner à notre gré, et il est fort probable que, par ce procédé, le liquide épanché reste à sa place et que c'est une partie de l'humeur vitrée qui s'écoule sous la conjonctive. »

La ponction sclérale était, ainsi que l'auteur et Alf. Graefe l'exécutaient, une méthode plus ou moins répandue et généralement adoptée lorsque M. Wolfe ouvrit sa campagne pour faire des ponctions sclérales, d'après sa méthode et en faisant croire, par un silence absolu de ce qui avait été fait antérieurement et insinuant que le choix d'emplacement de la ponction n'avait jusqu'alors été qu'un souci qui *seul* le préoccupait, que les évacuations chirurgicales du liquide sous-rétinien n'auraient été *rationnellement* pratiquées en premier lieu que par lui. Voici comment dans ses voyages pour répandre sa grande découverte M. Wolfe exécute son opération : après avoir chloroformé le malade et introduit l'écarteur, pincé et divisé la conjonctive dans l'étendue d'un centimètre, entre le droit extérieur et le droit inférieur (dans les deux cas opérés aux Quinze-Vingts, c'est le point d'élection que M. Wolfe a choisi); après quoi faisant écarter par un aide les lèvres de la plaie, il incise la capsule de Tenon et enfin il divise la sclérotique avec l'aiguille anglaise dans une étendue de six à huit millimètres au niveau du point le plus déclive. Le liquide s'écoule alors sans corps vitré et un pansement sans occlusion est appliqué sur le globe oculaire (*Bulletin et Mém. de la Société franç. d'ophthalm.*, 1883, p. 71). On voit que ce que M. Wolfe peut seul invoquer comme sien, c'est le dégagement préalable de la conjonctive et une incision plus large que celle pratiquée par Alf. Graefe et nous-même.

Après avoir vu les résultats si peu encourageants des ponctions sclérales, j'ai tenté de traverser la partie sclérale située au-dessous du décollement par un fil en or vierge et d'y placer une anse à filtration (voy. *Chirurgie oculaire*, p. 252). C'est l'impossibilité d'obtenir à côté du fil une véritable filtration continue, et l'enkystement en quelque sorte inévitable des extrémités du fil là où il traverse les membranes qui m'ont fait abandonner le drainage, et certainement pas les dangers que présente la méthode. J'ai actuellement encore des malades qui portent sans inconvénient depuis dix ans l'anse en or et se servent de leur œil, le décollement étant resté stationnaire.

Encouragé par la tolérance des tubes dans les opérations exécutées par

M. E. Martin (1) et sollicité particulièrement par ce confrère, j'ai repris mes essais de drainage, en plaçant au-dessous de la partie décollée de la rétine dans la sclérotique, de très courtes canules en or. Ces canules, de 3 à 4 millimètres, n'ont pas moitié de la longueur de celles de M. Martin, et sont munies, à l'extrémité destinée à reposer sur la sclérotique, de quatre ailerons disposés en croix pour empêcher la canule de glisser dans l'œil. Voici comment je procède : Je dégage la conjonctive ainsi que la capsule de Tenon, et mets, en faisant tenir l'œil fortement dirigé en haut, la sclérotique soigneusement à nu, dans un espace situé aussi périphériquement que possible, et placé ordinairement entre le droit externe et le droit inférieur. J'enfonce alors un très étroit couteau à arrêt perpendiculairement et dans le sens méridional, de façon à avoir une ouverture qui ne dépasse pas 3 millimètres, mais qui intéresse à peu de chose près, dans une même étendue, la choroïde. Un assistant me tient sur un mandrin pointu la petite canule toute prête, afin de la faire glisser tout de suite dans la plaie et de ne pas permettre un trop abondant écoulement du liquide sous-rétinien, ce qui rend par l'affaissement de l'œil l'introduction de la canule plus difficile. Par un ou deux points de suture déjà préalablement placés, on ferme, avant de retirer le mandrin, la plaie conjonctivale et capsulaire au-devant de la canule, l'empêchant ainsi de glisser hors de l'œil. Le mandrin est retiré en dernier lieu et doit glisser entre les lèvres de la plaie conjonctivale déjà réunie. Le liquide sous-rétinien s'échappe alors sous la conjonctive et la capsule, comme après une simple ponction sclérale.

La tolérance pour pareils corps étrangers, inaltérables (confirmée par les expériences de Leber), ne peut plus être mise en doute. En les posant tout de suite, avec toutes les précautions de l'antisepsie, *sous la conjonctive*, le danger d'une infection, comme il pourrait exceptionnellement se présenter pour les drains en fil d'or situés en partie à la surface de la conjonctive, n'existe donc plus. On peut, en outre, remédier à l'interruption du drainage, telle qu'elle se présentait finalement après un certain temps pour les fils, car rien n'empêche de déboucher avec le mandrin pointu la canule, et cette procédure est encore exécutable avec toute garantie contre l'infection, en faisant d'avance glisser au-devant de la canule qu'on aperçoit très distinctement, la conjonctive et la capsule, et en pénétrant à travers une partie de ces membranes, qui occupera ensuite un point éloigné de celui où séjourne la capsule débouchée, une fois que la conjonctive et la capsule ont repris leur emplacement habituel. Ce que nos essais nous ont appris jusqu'à présent, c'est la tolérance absolue pour ce genre de canules. Le danger de toute ophthalmie infectieuse et migratrice pouvant être certainement éliminé, il faudra attendre quel profit la thérapeutique pourra

(1) *La vue aux aveugles par la cornée artificielle*, mémoire présenté à l'Académie de médecine, 20 juillet 1886.

tirer du drainage oculaire, pour ce qui concerne le décollement rétinien, la buphthalmie, le glaucome, etc.

Actuellement, on vante pour le traitement des décollements l'iridectomie et la sclérotomie, et cela surtout pour les cas de décollement accompagnés de choroïdite ectatique (Castorani, Dransart, Galezowski, voy. *Bull. et Mém. de la Soc. franç. d'ophthalm.*, 1885, p. 60, et 1886). M. Dransart veut avoir obtenu dans vingt-trois cas sept fois un recollement complet. Notre confrère ajoute, il faut le dire : « Dans les sept cas de recollement complet, la rétine n'a pas toujours récupéré ses fonctions visuelles normales. Je n'ai obtenu *à peu près* (?) ce résultat que trois fois et cela chez les deux plus jeunes sujets, dont l'un a été opéré des deux yeux. Dans les autres cas l'acuité visuelle récupérée a été très variable : 1/4, 1/6, 1/10 et même 1/100 ; ce dernier résultat a été obtenu dans un décollement remontant à un an. » Au congrès de 1886 notre confrère insiste encore d'une façon particulière sur l'effet curatif de l'iridectomie surtout dans les cas récents de décollement, effet qu'il comparait à celui que fournit cette opération pour le glaucome.

L'iridectomie nous a toujours donné des résultats défavorables ; si le danger de la détente inhérente à l'opération, a été évité de façon que le décollement ne s'est pas accru, le repos et le bandeau compressif ont parfois amené une légère diminution du décollement, mais qui ne s'est pas maintenue. Encore cette année j'ai pratiqué dans onze cas de décollement (dont deux récents) l'excision d'un large lambeau iridien et en ayant le plus grand soin d'obtenir une détente aussi lente et progressive que possible. Chez aucun des malades il n'y a eu amélioration, chez trois la vue diminua sensiblement après l'iridectomie, et cela en dépit du décubitus dorsal conservé pendant quatre à six semaines. Quel opérateur rencontrerait onze cas consécutifs de glaucome avec absence complète d'action curative et même réduction de la vision après l'opération ? En lisant la discussion qui suivit la communication si surprenante de M. Dransart, on voit que des confrères qui avaient cru à la guérison du décollement par l'iridectomie et l'avaient proclamée en sont promptement revenus, ayant constaté comme nous l'action désastreuse de cette opération dans la majorité des cas. C'est par une fausse interprétation (Poncet) de notre cicatrice à filtration que, à un moment donné, on a cru pouvoir assimiler l'iridectomie, faite contre le décollement, à celle qui guérit le glaucome. Cette confusion désastreuse pour les malades doit être énergiquement combattue.

Si donc nous n'arrivons jusqu'à présent (1) par un traitement chirurgical que dans un nombre fort restreint de cas, à une guérison complète

(1) Il faut faire ici des réserves pour ce qui concerne la nouvelle méthode de drainage que nous n'expérimentons qu'actuellement, et je me conforme encore actuellement, dans nombre de cas, à l'opinion exprimée au congrès de 1884 (voy. *Bulletin et Mémoires de la Société française d'ophthalm.*, 1884).

et définitive, tous nos efforts doivent être dirigés vers le but de rendre le décollement stationnaire, en diminuant plus ou moins son étendue, et d'empêcher qu'il ne prenne les allures du décollement antérieur et progressif. Ce but, je crois que nous pouvons l'atteindre, et les moyens les plus puissants dont nous disposons sont, à mon avis, le décubitus dorsal prolongé pendant trois, quatre à six semaines, joint à l'emploi du bandeau compressif et au traitement mercuriel par frictions, ou injections de peptonate de mercure. Les injections de pilocarpine, faites pendant un mois, peuvent alors compléter la cure.

« Partant de l'idée que pour voir rétrograder le décollement ou le rendre stationnaire, il faut tâcher d'obtenir une choroïdite adhésive, de même que nous voyons après l'absorption d'un épanchement pleurétique se former des adhérences de la plèvre entre le poumon et les parois thoraciques, j'ai utilisé dans ces derniers temps un moyen ort en vogue pour ces genres de traitements, c'est-à-dire les pointes de feu, que j'applique aussi périphériquement que possible sur la sclérotique, au moyen d'un petit galvanocautère. Je fais, pendant la cure du décubitus, du bandeau et du traitement mercuriel, toutes les semaines, une application de pointes de feu en nombre de six ou huit au-dessous du décollement, et, autant que possible, dans l'espace laissé entre le muscle droit externe et le droit inférieur. Ces applications, dans lesquelles j'évite soigneusement de perforer la sclérotique, ne sont guère douloureuses, n'entraînent aucune réaction, et ne m'ont jamais donné un mauvais résultat (1). »

Lorsqu'on refuse toute opération, j'arrive bien mieux à contenter mes malades, avec ce genre de traitement ; tout en ayant moins souvent des résultats brillants mais de peu de durée, on peut assurer une amélioration plus durable, et se mettre absolument à l'abri des accidents que présentaient parfois les opérations sclérales.

Le *traitement médical* mis en usage dans les cas de décollement de la rétine consiste surtout dans le *décubitus dorsal prolongé*, l'*emploi du bandeau compressif* (recommandé par M. Samelson et après lui par M. Lubinski), ainsi que dans l'emploi des *injections de pilocarpine* et des *préparations mercurielles*.

(1) C'est ainsi que je me suis prononcé au congrès de 1884. Dans la session suivante de notre Société, nous trouvons le rapport (*Bulletin*, 1885, p. 70) de l'application de ces pointes de feu faites sur une trentaine de malades. Chez tous les malades, dont le champ visuel a été pris avant l'intervention et qui souvent était à peu près nul, on a pu constater après huit jours de séjour à la clinique une amélioration quelquefois assez étendue, et dans d'autres cas à peine appréciable ; tous ces cas ont, du reste, été relevés par le docteur Letellier, qui en a fait l'objet de sa dissertation inaugurale en août 1884. L'auteur de cette thèse : « Traitement de quelques maladies des yeux » a été si bien renseigné par le maitre qui en a inspiré le sujet, qu'il a pu en août 1884 dire : « Personne à notre connaissance n'a mentionné l'application des pointes de feu, » tandis que ce mode de traitement venait d'être au mois de janvier le sujet d'une communication de ma part.

Le *décubitus dorsal* peut rendre surtout des services lorsque le décollement est de date récente et provoqué par un traumatisme; mais il y a évidemment exagération à vouloir le prolonger pendant quatre à six mois (1), et le plus souvent le médecin lui-même est trompé par les malades qui sont incapables de se maintenir dans un décubitus aussi prolongé. Après quatre à six semaines, une interruption est forcée pour la plupart des malades, dans l'intérêt même de leur santé générale. Pendant tout ce temps, le *bandeau compressif* est porté, en ayant soin de le renouveler matin et soir pour éviter les irritations conjonctivales. En général, les personnes atteintes de décollement antérieur de la rétine ne supportent pas l'emploi du bandeau, qui provoque promptement des douleurs et des phénomènes d'iritis.

Nous pratiquons actuellement à ces malades des injections journalières de sublimé, ou nous leur faisons faire des frictions mercurielles (4 à 6 grammes deux fois par jour) et poussons ce traitement jusqu'à l'apparition des symptômes de saturation mercurielle, tout en admettant comme absolument exceptionnelle l'origine syphilitique du décollement, mais pour combattre dans la forme la plus fréquente (celle des yeux myopes) les complications provenant du côté de la choroïde.

On peut obtenir parfois d'excellents résultats du simple décubitus, de la compression et des frictions mercurielles, ainsi que le prouve l'observation suivante : « M. X., architecte de Rouen, âgé de cinquante ans, est atteint d'un décollement de la rétine ayant entraîné depuis nombre d'années, sur l'œil droit, la perte de la vision avec formation de cataracte capsulo-lenticulaire. Depuis le mois de juin 1880, il est subitement atteint d'un décollement de toute la partie inférieure de la rétine gauche ne lui permettant plus de se conduire seul et réduisant la vision à la possibilité de compter les doigts à 4 mètres. Le malade se présente quatre semaines après le début de son décollement gauche, parce que le confrère traitant avait exprimé, d'après la tournure qu'avait prise la maladie sur l'œil droit (perdu complètement dans l'espace de peu de mois), un pronostic des plus décourageants. L'emploi du décubitus rigoureusement observé pendant quatre semaines, ainsi que du bandeau et des frictions pendant ce même espace de temps, amena une réapplication complète de la rétine et rendit une vision de 1/2. Chaque année ce malade se représente à la consultation, et nous pouvons constater que la réapplication de la rétine se maintient et permet au malade, depuis plus de cinq ans, de se livrer à ses occupations.

A ce traitement nous joignons ordinairement l'emploi des *pointes de feu* appliquées tous les huit jours au-dessous du décollement comme nous l'avons exposé plus haut. Lorsqu'on a réussi à faire subir à l'œil une très forte rotation et à appliquer ainsi très périphériquement par rapport au bord de la cornée les pointes de feu, on arrive à l'ophthalmoscope à contrôler l'effet de ces cautérisations sclérales par la production d'une série de plaques choroïdiennes correspondantes au nombre des pointes de feu appliquées, et déterminant une choroïdite adhésive.

Les injections de pilocarpine qu'actuellement nous combinons à celles

(1) Voy. le *Bull. de la Soc. d'ophth. franç.*, 1884, p. 71-78.

du sublimé (5 gouttes de la solution au dixième à une demi-seringue de sublimé au centième) injectées sous la peau du dos ont eu, par la recommandation de M. Dianoux, une très grande vogue pendant un certain temps, mais elles n'ont pas échappé au sort qu'ont subi jusqu'alors toutes les médications recommandées contre le décollement, c'est d'améliorer, mais de ne guérir qu'exceptionnellement.

ARTICLE XVII

TUMEURS DE LA RÉTINE

Parmi les tumeurs de la rétine, nous devons distinguer les formes malignes des tumeurs bénignes. Le premier groupe comprend les *gliômes* et les *tubercules ;* dans le second, il faut ranger les *fibromes*, les *kystes* et les *cysticerques rétiniens* ou *sous-rétiniens.*

I. — *Gliôme et glio-sarcome de la rétine (fongus médullaire, hæmatodes de la rétine, encéphaloïde rétinien).*

Ce n'est qu'à partir des travaux de Virchow (1) sur les tumeurs malignes de l'encéphale se développant aux dépens de la névroglie (la glia) que le *gliôme* a été reconnu comme pouvant se produire aussi dans une expansion du cerveau, la rétine et principalement dans les couches de la membrane nerveuse qui ont le plus d'analogie avec la substance cérébrale grise. Quoique le nom de *gliôme* ne fût pas encore d'usage courant, établissant ainsi l'analogie des tumeurs de l'encéphale et de son épanouissement partiel, il ne faudrait pourtant pas supposer qu'à la perspicacité des anciens auteurs aurait échappé le fait que la rétine pouvait devenir, elle seule, le point de départ d'une néoplasie analogue à un fongus, que Wardrop (2), dans ses précieuses recherches, désigne en considération de sa vascularité comme *hæmatodes*, mais à laquelle il donne, à cause de sa malignité bien confirmée, la désignation simultanée de cancer mou (*soft cancer*).

L'origine d'une tumeur de nature cancéreuse dans la rétine même trouva, après le travail classique de Wardrop, sa confirmation dans plusieurs observations (Panitza, Mackenzie, Lucke, etc.); mais, quoique la nature mollasse de la tumeur rétinienne porte à la distinguer, comme *fongus médullaire* (Monnoir) ou *encéphaloïde*, des tumeurs sarcomateuses de la choroïde, il arriva néanmoins qu'on confondit encore assez fréquemment, ainsi que le

(1) *Die Krankhaften Geschwülste*, t. II, p. 151, 1864.
(2) *Observations on fungus hæmatodes or soft cancer*, Edinburg, in-8°, 1809.

prouve l'âge des personnes dont on rapporte les observations, les sarcomes blancs à petites cellules et d'une consistance moindre, avec les fongus, ou qu'on fit naître ceux-ci de la membrane nerveuse, après destruction complète de la rétine et envahissement du nerf optique. Quant au rang que doit occuper le glioma parmi les tumeurs, il en sera encore question à l'occasion de la description anatomique de ces tumeurs.

Les premières recherches microscopiques arrivèrent, il est vrai, assez vite à différencier entre sarcome et fongus, mais elles donnèrent lieu à une autre confusion, et celle-ci bien plus préjudiciable pour les intérêts cliniques. L'analogie de structure des éléments principaux du gliôme avec ceux des couches granuleuses amenèrent, il y a un demi-siècle, à identifier avec une simple hypertrophie que, vu la tournure fâcheuse que pourtant cette hypertrophie ne tarde pas à prendre, on désigna comme *maligne* (Langenbeck) (1), et que Robin (2) décrivit alors comme *hyperplasie* des couches des grains.

Sichel père (3), qui avait une connaissance clinique consommée des tumeurs de l'œil, se basant sur les travaux de Robin, Leber et Mandl, auxquels il avait livré en partie les matériaux histologiques pour leurs recherches, était tout porté à admettre une forme d'*encéphaloïde véritable* et un *pseudo-encéphaloïde*, la première renfermant des cellules cancéreuses, l'autre ne représentant qu'un état hypertrophique des éléments cellulaires de la rétine (les myélocystes). Suivant à cette époque avec assiduité la clinique de Sichel, je ne puis m'expliquer la confusion qu'un clinicien aussi fort pouvait commettre entre tumeurs malignes et bénignes qu'en songeant à l'intervention dans cet ensemble de tumeurs de formes tuberculeuses, affectant les allures du gliôme, mais se terminant par une phthisie du globe oculaire.

A mesure qu'on reconnut l'identité parfaite des gliômes du cerveau et de la rétine, on renonça à l'idée d'une résolution spontanée du gliôme dont Virchow parla encore (*Onkologie*, II, p. 164) et dont il est encore question dans les premières éditions de cet ouvrage. Les importantes monographies d'Hirschberg, de Knapp et da Gama Pinto, les travaux histologiques de Manfredi et d'Iwanoff établirent d'une façon précise la nature pathologique du gliôme, son extrême malignité lorsqu'il a pris une extension sensible et montre des foyers métastatiques, mais aussi la possibilité d'une guérison, lorsqu'on s'est par une prompte énucléation débarrassé du foyer infectieux non encore trop vaste. C'est à partir de l'époque où les travaux d'anatomie pathologique ont bien établi la nature maligne de l'affection en la séparant d'une hyperplasie ou des produits inflammatoires que l'image clinique de cette redoutable affection a pu être bien tracée, dont l'un des premiers

(1) *De retina observat. anatom. Pathol.*, Gotting., p. 168. 1836.
(2) *Dictionnaire de médecine de Nysten*, MYÉLOCYSTE, 1855.
(3) *Gaz. méd.*, n°s 29 et 30, 1857 et son *Iconographie*, fasc. 18, 1851.

nous nous sommes efforcé de donner un ensemble clinique (voy. *Traité des maladies du fond de l'œil*, p. 158, 1870).

La *symptomatologie* du gliôme varie sensiblement suivant la période à laquelle on a occasion d'observer le mal, si c'est au *début* lorsqu'il s'agit d'une simple pullulation lente et intra-oculaire, ou qu'on assiste au moment où la tumeur produit des *phénomènes glaucomateux*, ou enfin à la période de la *perforation* de l'œil et de l'*évolution du mal en dehors du globe oculaire*.

Le *début* de l'affection échappe le plus souvent à l'observation, attendu qu'il s'agit communément de très petits enfants qui ne peuvent rendre compte de troubles visuels, et l'on n'est appelé à poser le diagnostic des premiers débuts de ce mal à l'ophthalmoscope que lorsqu'il s'agit d'enfants de cinq à huit ans. C'est ainsi que nous avons vu, chez une petite fille de six ans, le gliôme former une masse cotonneuse qui semblait déposée sur la partie inférieure et équatoriale de l'œil droit. Cette masse n'était nullement vascularisée, proéminait dans le corps vitré avec des contours indécis, montrait çà et là des plaques d'un brillant plus intense et à contours seuls définis. Entre le foyer principal et le nerf optique se trouvent de nombreux foyers secondaires à contours indécis ressemblant à des plaques de dégénérescence néphrétique, arrondis et légèrement proéminents dans le corps vitré.

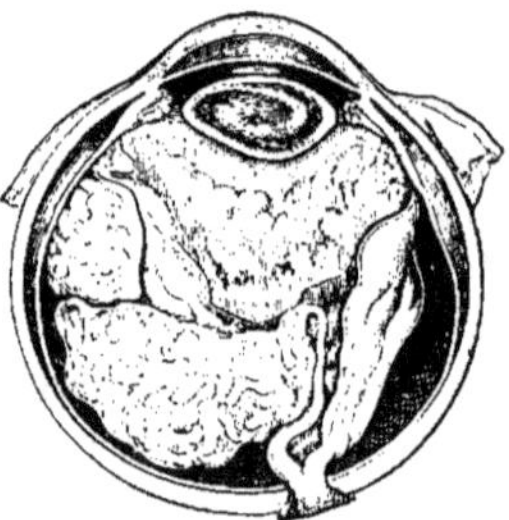

Fig. 57. — Gliôme rétinien dans sa première période (d'après Leber).

La plupart des cliniciens n'ont pas assisté à l'évolution première du mal et les descriptions ophthalmoscopiques telles que de Graefe les donne laissent même planer un doute qu'il se soit agi d'un gliôme. Car il est ordinairement question de soulèvement de vaisseaux rétiniens, de décollement, de vascularisation, d'un réseau de vaisseaux recouvrant les foyers gliomateux. Chaque fois que dans ces derniers temps nous avons eu occasion de rencontrer au début une production gliomateuse, la ressemblance avec la masse cotonneuse et les foyers néphrétiques non vascularisés nous a frappé. Nous avions autrefois insisté (*Traité des maladies du fond de l'œil*, p. 164) sur la grande vascularité des premiers foyers gliomateux, cette richesse de vaisseaux peut certainement faire défaut.

A mesure que toute la rétine est envahie par le mal, on voit alors une masse bosselée, partie constituée par la rétine décollée (voy. fig. 57), partie par la membrane dégénérée et d'un reflet jaune blanchâtre proéminer dans l'intérieur de l'œil, et à mesure que le gliôme s'avance vers la surface postérieure du cristallin, donner un reflet chatoyant d'autant plus frappant que la compression directe sur les nerfs ciliaires par la tumeur donne lieu à un élargissement de la pupille. Ce chatoiement, faisant ressembler les yeux à ceux de certains animaux, est surtout accentué par la coloration particulière de la masse gliomateuse et les dessins de dégénérescence calcaire et graisseuse qu'on rencontre si fréquemment à sa surface.

On conçoit donc que principalement pour le gliôme l'expression d'*œil amaurotique de chat*, que Beer avait le premier employée, fut mise en usage, mais laissait aussi le champ libre à des confusions avec de simples décollements, ou des produits de choroïdite et d'hyalite suppurative.

C'est ce reflet sinistre que les mères n'aperçoivent tout d'abord que dans certaines positions de l'œil de l'enfant, mais qui finit par frapper toute personne lorsque le gliôme s'avance, généralement sans décoller la rétine, mais en la repoussant vers la surface postérieure du cristallin et donne à la pupille une coloration jaunâtre. C'est à ce moment qu'on est consulté et que la révélation faite aux parents est ordinairement mal accueillie, à ce point que lorsqu'on a été le premier à diagnostiquer la maladie et à indiquer les exigences de la thérapeutique, on a bien des chances de ne plus revoir le malade. A ce moment la vision a déjà complètement disparu et la plus ou moins grande dilatation pupillaire annonce la menace de l'apparition de la seconde période.

Cette période est ordinairement retardée par la grande élasticité et l'extensibilité de la sclérotique ; aussi, lorsque les symptômes glaucomateux éclatent, le globe oculaire très distendu a déjà sensiblement augmenté de volume et la dilatation a porté principalement sur la région péricornéenne. L'iris est ordinairement le siége de synéchies postérieures multiples, l'humeur aqueuse est trouble et l'œil produit bien plus l'effet d'avoir passé par une irido-choroïdite devenue glaucomateuse que d'être atteint d'une simple forme de glaucome chronique irritatif (comme pour les sarcomes choroïdiens).

En général le trouble dans la cornée, les dépôts pupillaires et le manque de transparence du cristallin font qu'à ce moment le reflet caractéristique de la pupille se trouve effacé, mais ce qui révèle la nature pernicieuse du mal, c'est essentiellement la dilatation du globe oculaire et l'exagération de la pression intra-oculaire sur des yeux d'enfants, peu sujets aux irido-choroïdites, qui, lorsqu'elles se développent à cet âge par cause métastatique, n'affectent pas une tendance glaucomateuse. Ici, au contraire, celle-ci s'accentue de plus en plus, l'élargissement anormal des veines ciliaires antérieures frappe l'observateur et avant que l'anesthésie complète de la cornée ait amené un sphacèle par kératite névro-paralytique, les petits malades peuvent présenter la série des phénomènes glaucomateux des adultes, être pris de violents vomissements, de maux de tête intolérables, etc.

Après la perforation une période de calme par *phthisie transitoire* de l'œil peut s'observer, mais les observations actuelles ne signalent plus ces longues périodes d'accalmie (de vingt mois, Wordworth), et ce qui est la règle, c'est qu'une fois libérée de la pression qui entravait son évolution, la tumeur se fait rapidement jour et forme un fongus (voy. fig. 58) qui alors décide, mais trop tard, à laisser pratiquer l'opération.

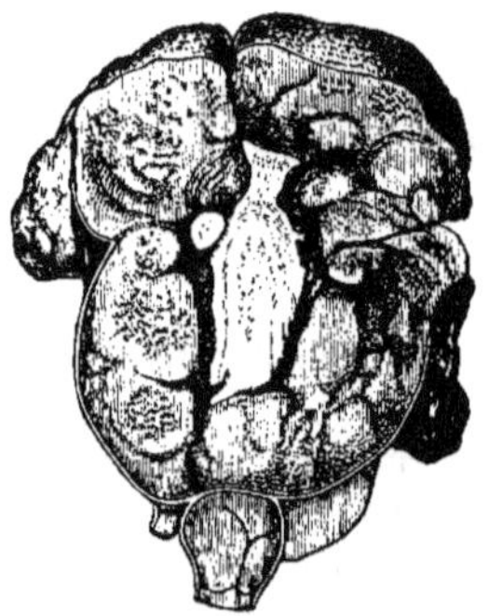

Fig. 58. — Période fongueuse du gliôme, avec affection secondaire du tractus uvéal (d'après Leber).

Actuellement l'œil est en entier transformé en une masse spongieuse, saignant au moindre attouchement, masse qui sort le plus ordinairement du trou de perforation qu'a laissé la cornée détruite, ou des parties trouées de la sclérotique à la fois. Bientôt les paupières ne peuvent plus cacher cette masse fongueuse, recouverte alors en partie de croûtes, de sécrétions desséchées, et un fongus de la grosseur d'une noix, plus tard d'un gros œuf ou même d'une tête d'enfant, fait saillie en dehors de l'orbite.

Il arrive qu'avant que les phénomènes glaucomateux aient déterminé la destruction de la cornée, la tumeur se soit fait jour à l'entour du nerf optique dans l'orbite et que l'envahissement du nerf optique ait préparé le développement intra-crânien de la néoplasie.

En pareil cas il peut se faire que l'énucléation soit pratiquée et qu'on n'enlève qu'un œil déjà éventré, en quelque sorte, ainsi que cela nous est arrivé deux fois, ou que l'œil soit repoussé en dehors de l'orbite et détruit promptement par la pullulation du néoplasme qui le chasse au dehors. La propagation du gliôme se fait alors principalement le long du nerf optique et de la cavité crânienne, et avant que les enfants succombent, on peut les voir se transformer en des êtres qui, ainsi que le montre la photographie que M. Gros (de Boulogne) (voy. fig. 59) nous a communiquée, n'ont plus aspect humain.

L'envahissement du crâne, l'apparition de paralysies (hémiplégie et paraplégie), l'envahissement du canal spinal entraînent, il est vrai aussi, une période des plus pénibles pour les malheureux enfants, mais ordinairement la durée des souffrances est bien plus abrégée que lorsque les foyers métastatiques se produisent dans les enveloppes osseuses du crâne. Ces tumeurs osseuses atteignent, parfois à l'instar de ce qui a été annoncé exceptionnellement pour les glandes, des développements prodigieux, ne laissant au crâne plus rien de sa forme primitive et lui donnant un aspect monstrueux.

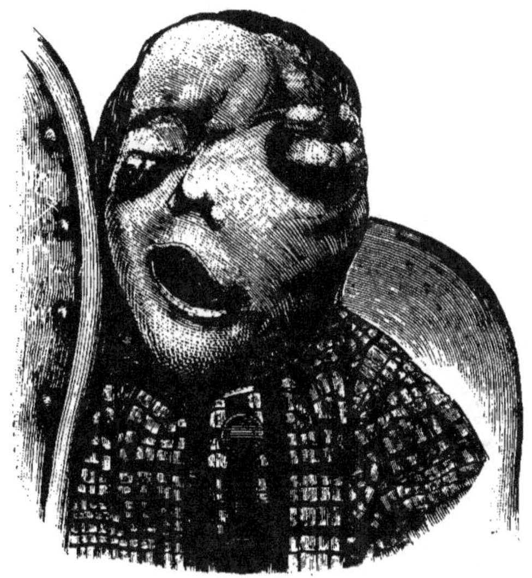

Fig. 59.

L'*anatomie pathologique* des débuts du gliôme démontre qu'il a ordinairement lieu dans les couches granuleuses (et particulièrement la couche interne des grains). Au début la tumeur affecte, d'une façon non douteuse, les apparences d'une simple hyperplasie de ces couches et, bien qu'ultérieurement aucune confusion ne puisse être établie à cet égard, cette ressemblance rend assez difficile de suivre exactement la propagation des premières traces d'émanations du gliôme. Il n'est donc pas douteux qu'au point de vue histologique l'irritation qui engendre une inflammation et celle qui va produire un pseudoplasme, se rapprochent dans leurs premiers débuts.

A mesure que les éléments cellulaires du gliôme s'accumulent, ils se différencient sensiblement des cellules renfermées dans les couches des gliômes et ce n'est qu'au début des recherches sur le gliôme qu'on a pu les identifier avec eux pour parler d'une hyperplasie de ces couches (Robin, Virchow, Schweigger). Déjà Iwanoff se demande comment on a pu confondre les granules du gliôme avec les cellules rétiniennes. En effet, examinées à l'état frais, les cellules du gliôme ne ressemblent pas aux éléments nerveux des couches granuleuses, car elles sont faiblement polygones et montrent des prolongements, le protoplasma des cellules se perd en de nombreuses fibrilles entrelacées et très fines, analogues à celles qu'on rencontre pour les cellules gliomateuses du cerveau (Golgi). Quoique les cellules gliomateuses soient petites, leur noyau seul équivaut, comme grandeur, déjà à ceux des grains et en général ces cellules gliomateuses sont entremêlées de cellules fusiformes ou de cellules dépassant comme grandeur de beaucoup celles qui forment la grande masse du gliôme et les font ressembler à des amas de grains. Une différence existe donc entre les gliômes du cerveau et ceux de la rétine, en ce que ces derniers se rapprochent bien plus du glio-sarcome. L'absence presque complète d'un tissu intercellulaire, la très grande tendance des cellules gliomateuses à se dégénérer et se décomposer les différencie encore des produits purement inflammatoires.

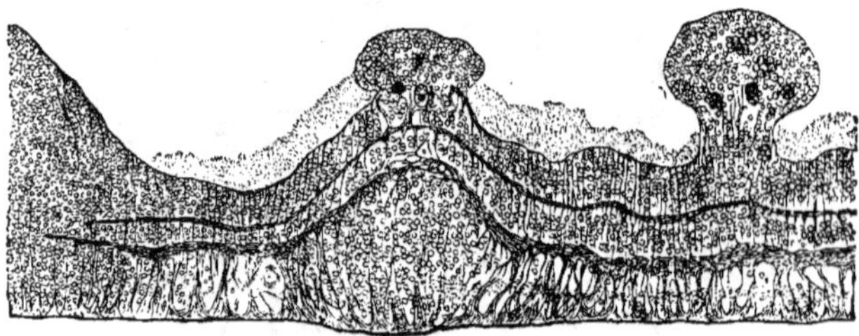

FIG. 60. — Gliôme rétinien dans sa première période. Deux petits boutons microscopiques qui pullulent de la couche des grains externes, tandis qu'un troisième surgit dans la couche des fibres. Dégénérescence hypertrophique de la couche des bâtonnets. A gauche début d'un noyau gliomateux plus grand (d'après Leber).

Les premières recherches histologiques exécutées assez près du début de l'affection pour en reconnaître le point de départ exact ont été faites par MM. Knapp, Hirschberg, Iwanoff et Manfredi; elles ont démontré que le gliôme peut se développer de la couche granuleuse externe, ainsi que Knapp l'admet (voy. fig. 60); il est désigné alors comme *glioma exophytum;* de même il peut naître de la couche granuleuse interne, le gliôme est alors *endophytum*, démonstration que M. Hirschberg fit le premier. D'après Leber et Poncet les gliômes naissent chez les divers individus de diverses couches, et ce qui paraît le plus probable, c'est l'opinion d'Iwanoff: d'après lui, la névroglie en général et particulièrement celle des couches des fibres fournit la matrice du gliome (*glioma endophytum*) (voy. fig. 61 et 62). M. Straub indique même dans ses récentes recherches (*Archiv. f. Ophth.*, t. XXXII, 1, p. 216) la transition directe des cellules de la névroglie en cellules de la tumeur gliomateuse. Les grains des couches granuleuses en entier se

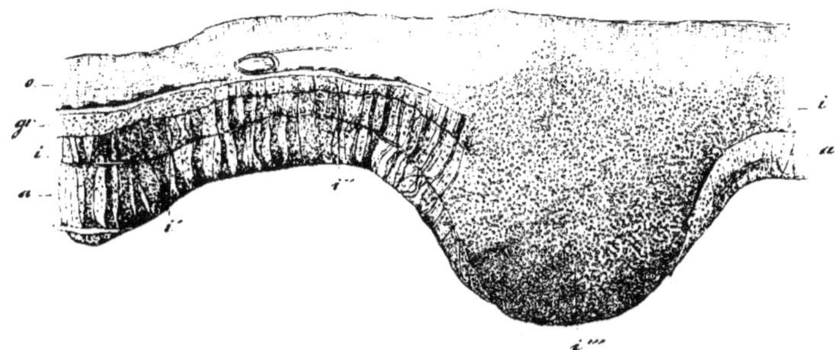

FIG. 61. — Coupe de la rétine vue avec un grossissement de 60 diamètres.

o, couche des fibres nerveuses. — *gr*, couche grise. — *i*, couche granuleuse interne. — *a*, couche granuleuse externe. — *i'* et *i''*, les plus récents foyers de la couche granuleuse interne. — *i'''*, foyer plus considérable de cette même couche, qui en refoulant la couche granuleuse externe atteint la surface externe de la rétine qu'il fait bomber ; ce foyer s'étend de même en dedans jusqu'à la couche des fibres nerveuses.

trouvent donc bientôt entremêlées aux cellules du gliôme et se présentent bientôt comme une masse uniforme qu'on est incapable, à une époque un peu plus avancée de la maladie, de différencier.

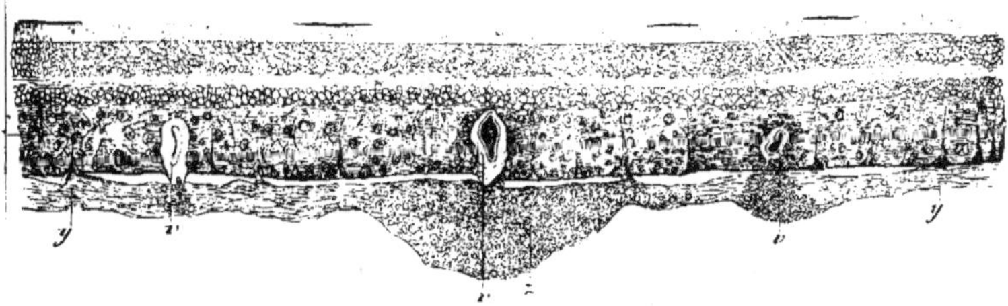

La figure 62 représente les premiers débuts du gliôme. (Grossissement, syst. 5, Ocul. 1.)

nf, couche des fibres nerveuses infiltrées par les cellules gliomateuses. — *o*, un vaisseau rétinien contenu dans son espace périvasculaire. — *y*, couche des fibres de nouvelle formation adossée à la surface de la rétine. — *z*, petit bouton gliomateux.

Dès le début, la tendance de propagation de la tumeur vers la choroïde, en détachant la rétine, se trouve accusée. Une parfaite régularité dans ce mode de propagation vers la choroïde n'existe pourtant pas et l'on voit d'après le dessin d'Iwanoff que la masse gliomateuse peut aussi se faire jour vers la couche des fibres nerveuses en suivant la membrane adventice des vaisseaux, de façon à faire irruption dans le corps vitré en pullulant après avoir traversé la *margo limitans* vers la membrane hyaloïdienne et en repoussant le corps vitré (Iwanoff, Manfredi, da Gama Pinto). La tumeur se développe alors de préférence dans la cavité occupée par le corps vitré et la rétine reste attachée à la choroïde; l'envahissement de la couche granuleuse externe se fait ici assez tardivement.

Il arrive encore, comme dans l'observation de M. Leber, que le point de départ des gliômes (comme couche granuleuse) est difficile à déterminer et que la néoplasie pénètre à la fois vers les couches externes (voy. fig. 60) et internes de la rétine.

De prime-abord, il paraît singulier qu'il soit réservé uniquement à l'enfance le privilège d'un genre particulier de tumeurs qui, naissant de la névroglie, indifféremment de celle des couches ganglionnaires ou à fibres nerveuses, mériterait, d'après Virchow, un nom à part, nom qu'on a assimilé, à cause de la forme particulière de petites cellules rondes (à peu de protoplasma), aux gliômes du cerveau. Comme pour d'autres tumeurs, on a dû reconnaître qu'elles n'avaient pas le privilège d'un genre de cellules qui leur sont propres, et la présence de cellules étoilées à prolongements fut bientôt rencontrée même dans des gliômes naissants de la rétine (Leber, Vetch). On ne se refusa donc pas à l'idée, non seulement d'admettre la transition de gliôme en glio-sarcome, mais on ne s'opposait pas non plus à reconnaître la nature sarcomateuse des gliômes rétiniens en général (Hirschberg) et de parler de sarcomes à cellules très petites, ce à quoi l'on était d'autant plus autorisé que les auteurs les plus compétents (Virchow, Leber) ne savent pas établir ici une démarcation bien précise entre sarcome et gliôme.

Le nom de *névroglio-sarcome*, qui remplacerait celui de gliôme, aurait donc eu le très grand avantage de définir à la fois le mode de naissance et de propagation de la néoplasie, ainsi que son caractère particulier de malignité. D'un autre côté, on dépouillerait alors ces tumeurs complètement de leur qualité propre, qu'elles conservent par rapport aux vaisseaux, et l'on n'insisterait pas suffisamment sur leur développement exclusif de la névroglie rétinienne et de celle du nerf optique (1).

Il est de fait que, tandis que le sarcome ne respecte nullement les vaisseaux, se propage sur ses parois, non seulement les vaisseaux primitifs de la rétine restent intacts, mais ceux qui se forment dans les nodules gliomateux

(1) M. Straub, qui dans son récent travail (*loc.*, p. 224) n'est pas partisan de confondre gliôme et sarcome rétinien en un seul nom, en donne comme principale raison : 1° que les vaisseaux des sarcomes diagnostiqués ordinairement comme tels, sont de nature embryonnaire. Leurs parois sont donc formées par le tissu même du sarcome. Voilà donc une différence histologique entre ces deux genres de tumeurs ; 2° a-t-on recours ici à la nouvelle doctrine d'après laquelle la névroglie est de nature épithéliale, les deux genres de tumeurs trouvent leur prototype physiologique dans deux feuillets viscéraux différents.

de structure analogue aux vaisseaux rétiniens, ne contractent aucune connexion intime avec le tissu de la tumeur. Leurs parois, constituées par du tissu cellulaire, restent nettement délimitées des parties propres de la tumeur; il se voit entre elles et le vaisseau un fin espace lymphatique (Straub). Donc, même lorsque la dégénérescence néoplasique a déjà progressé au point de bien différencier la rétine dégénérée des parties environnantes, qu'il y a tumeur, la provenance aux dépens de la névroglie, et non du tissu conjonctif des vaisseaux, reste encore établie.

Les cellules des gliômes se dégénèrent très promptement; elles s'agrandissent au point de doubler ou tripler de volume, et tombent en dégénérescence grumeleuse, renfermant alors parfois un pigment jaunâtre ou des grains calcaires. Il se forme ainsi des plaques d'une couleur blanche ou jaunâtre, dont l'exploration ophthalmoscopique a déjà fait mention.

La *propagation des gliômes* s'opère soit par *propagation directe*, sur le *nerf optique* et la *choroïde*, soit par infection *métastatique*.

La nature propre du gliôme comme *tumeur névroglienne* implique aussi en quelque sorte son mode de propagation. Rien de plus naturel que ce néoplasme tende à s'étendre là où il trouve un tissu identique à sa matrice d'origine, c'est-à-dire dans le *nerf optique* et le *cerveau*. Ici c'est encore moins la continuité directe des parties menacées d'être envahies que la similitude de tissu et de cellules gliales qui rend la propagation si facile.

Un second mode de propagation, celui-ci dans l'intérieur de l'œil, dans le corps vitré, qui a été signalé dans ces derniers temps (Haensell, Treitel), peut s'expliquer par un mécanisme très simple, c'est-à-dire par une désagrégation partielle de la tumeur qui a usé et traversé l'hyaloïde. Il peut alors se faire qu'une parcelle détachée et transportée dans le corps vitré dégénère en une tumeur lenticulaire, comme dans l'un des trois cas décrits par Haensell. Ici aussi l'on peut, surtout quand la tumeur primitive se montre à surface complètement lisse (voyez le cas de M. Treitel), hésiter à admettre une désagrégation, et le développement des parcelles tombées dans le corps vitré, mais regarder les voies lymphatiques comme le chemin qu'ont pris les germes de la tumeur primitive pour former alors de nombreux nodules disséminés dans le corps vitré (Rompe, Leber). Ce genre de propagation ne doit déjà pas être très fréquent, parce que l'intégrité du corps vitré et de ses voies lymphatiques est menacée par l'évolution même du gliôme qui, ainsi que nous l'avons vu, entraîne en grossissant un décollement du corps vitré de la rétine et une désorganisation de la vitrine. La constatation de ce mode de propagation a pourtant son importance au point de vue de la pathogénie du gliôme, car elle démontre bien la dissémination directe par désagrégation ou par entraînement dans les voies lymphatiques de germes qui, ne trouvant nullement un tissu propre à être envahi ou dégénéré, se développent et grandissent sur place sans le concours de vaisseaux sanguins pour leur propagation et forment une tumeur secondaire et isolée complètement de la tumeur primitive.

Pour ce qui regarde le mode de propagation du gliôme vers la *choroïde*, on peut moins facilement supposer pareil ensemencement par désagrégation, auquel M. Knapp a le premier songé pour expliquer l'apparition de foyers métastatiques éloignés du siège de la tumeur rétinienne primitive, qui, elle, peut avoir directement empiété sur la choroïde adjacente. Ici il faut admettre l'entraînement des germes par les voies lymphatiques et sanguines. Si pour la localisation et le développement dans le corps vitré, l'absence des vaisseaux sanguins (à moins d'admettre, comme M. Treitel le fait, la voie des vaisseaux persistants de la vie fœtale), nous sommes réduits à la propagation par les voies lymphatiques, nous pouvons d'autant mieux admettre dans la choroïde l'entraînement de germes par le courant sanguin, qu'il s'agit pour la choroïde d'une véritable membrane vasculaire, quoique la localisation dans les voies et glandes lymphatiques ne soit pas très fréquente pour le vrai gliôme, tant qu'il conserve son caractère anatomique propre et qu'il ne s'agit pas d'un glio-sarcome.

Tout d'abord le gliôme s'insinue sous la couche épithéliale de la rétine, et après usure de la couche vitreuse de la choroïde, une véritable imbibition du stroma et de ses éléments cellulaires a lieu. Il se forme alors des foyers disséminés de gliôme dans la choroïde, refoulant les cellules du stroma et les absorbant, à mesure que la membrane vasculaire s'épaissit, au point de gagner une hauteur d'un centimètre et plus. La consistance du gliôme choroïdien est, à cause d'une conservation d'un plus grand nombre d'éléments celluleux, plus dense, et le nombre des cellules pigmentaires gliomateuses plus considérable.

Il est certain qu'une infection de la choroïde sans propagation directe, mais par le transport d'éléments gliomateux le long des espaces lymphatiques, peut avoir lieu, et qu'il peut apparaître ainsi des foyers étalés et multiples (fig. 63) qui n'ont aucun rapport direct avec la tumeur rétinienne.

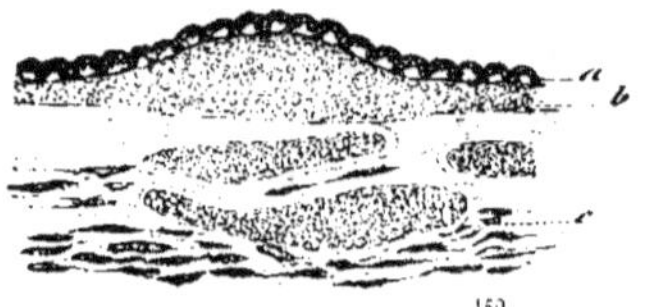

FIG. 63. — Développement du gliôme dans la choroïde (d'après Manfredi).

a, épithèle pavimenteux. — *b*, éléments de la tumeur. — *c*, couche de la choroïde avec vaisseaux et cellules pigmentées du tissu conjonctif.

L'œil est alors rapidement rempli par le tissu gliomateux qui déplace les corps vitré et cristallin, les refoule en avant, la chambre antérieure est abolie et le corps ciliaire et l'iris envahis.

La propagation du gliôme ne se fait, dans le nerf optique, ordinairement qu'après avoir empiété sur la choroïde, et c'est le long de la trame nerveuse que la néoplasie pénètre dans le nerf, non comme les tumeurs sarcomateuses le long des gaines. La tuméfaction notable que présente le nerf optique porte donc essentiellement sur l'augmentation du volume du nerf même; plus tard, il se fait aussi, il est vrai, des foyers infectieux dans les gaines, et des tumeurs secondaires se développent et gagnent ainsi directement par le nerf et indirectement par les gaines la cavité crânienne. La coloration particulièrement jaunâtre du gliôme du nerf optique et de ses gaines, due à une pigmentation *sui generis* des cellules dégénérées, est à noter (Leber).

Habituellement, lorsque les gaines du nerf optique sont devenues le siège de foyers secondaires, il s'est aussi produit des foyers analogues *en dehors* de la sclérotique. La propagation s'est faite à travers les ouvertures vasculaires et le tissu résistant de la sclérotique n'a ordinairement subi qu'un simple déplacement; les fibres sclérales présentent l'effet d'un véritable tassement, se séparent parfois en lamelles entre deux *boutons épiscléraux de gliôme.*

La propagation directe du gliôme a ainsi lieu vers la cavité crânienne et vers l'orbite à la fois. Dans le crâne des tumeurs multiples se développent le long des méninges et de préférence au point de passage des nerfs crâniens, et il se produit alors d'énormes tumeurs encéphaliques qui n'ont pas besoin de se trouver en contact les unes avec les autres. Aussi, ici, une propagation par infection est donc constatée, infection qui peut s'opérer le long du rachis, de même que la propagation directe peut s'effectuer le long des enveloppes centrales.

Du côté de l'orbite et de la figure, ce sont, bien moins que pour d'autres affections cancéreuses, les voies lymphatiques et les glandes lymphatiques qui marquent les voies de propagation; aussi les glandes du cou et les glandes axillaires peuvent parfois être envahies; mais certains auteurs (Alf. Graefe, Leber) regardent cette propagation non comme constante, ni même comme fréquente. La propagation métastatique ne se ferait pas dans cette voie usuelle de transmission, et les foyers métastatiques se produiraient surtout dans les os crâniens et autres (clavicule, côtes, humérus, etc.). Les organes parenchymateux, à l'exception du foie, sont plus rarement le siège de foyers métastatiques.

Les récidives sont ordinairement directes et c'est le nerf optique qui le plus souvent en est le point de départ.

Il existe une assez grande variabilité dans le mode de propagation des gliômes; pour n'en citer qu'une, c'est l'envahissement du nerf optique qui peut parfois tarder au point qu'après une durée du mal de deux années on ne le trouve que simplement atrophié (Knapp), tandis que dans d'autres cas, avant que des phénomènes de compression intra-oculaires se soient manifestés et très près du début de l'envahissement de l'œil par la néoplasie, on peut déjà trouver des nodosités gliomateuses dans le nerf optique et être renseigné sur l'impuissance de l'intervention chirurgicale. Une autre irrégularité dans la marche du gliôme rétinien consiste en ce que chez certains malades, la tendance à la transformation régressive du néoplasme primitif et infectieux est très accusée comme dégénérescence grumeleuse, infarction calcaire, élimination avec phthisie transitoire de l'œil, sans pour cela que l'infection et l'apparition des foyers métastatiques soient moins promptes. Dans d'autres cas au contraire le foyer primitif reste floride, turgescent, très vasculaire et augmentant progressivement de volume, toute la production néoplastique semble se concentrer dans ce foyer primitif et la généralisation sans être épuisée tarde à se faire; l'envahissement du crâne ne met que fort tard un terme aux souffrances de ces malheureux. Ici c'est par usure des parois orbitaires que le néoplasme se fait parfois jour dans la cavité crânienne.

Il est donc assez difficile de poser un pronostic quant à la nature plus ou moins rapidement infectieuse du mal et à la durée de la maladie; en général il s'écoule une année entre l'envahissement de la cavité crânienne et la première apparition du néoplasme; bien rares sont les cas où la deuxième année s'est passée sans que pareil envahissement se soit produit.

Des maladies néoplasiques infectieuses, le gliôme se différencie par sa moindre tendance à se propager par les voies lymphatiques charriant les germes et par la constatation que la guérison s'est maintenue lorsque l'on a enlevé les yeux dès le début. Ainsi des guérisons de sept ans (Carter) et plus ont été signalées.

Le *diagnostic différentiel* doit être posé ici avec d'autant plus de précision qu'on a à prendre une résolution prompte et qu'une erreur commise et confirmée par le refus des parents de faire opérer l'enfant demeurera une preuve vivante d'un manque de sagacité du praticien. Ce sont les choroïdites métastatiques suite d'endocardite et de méningite ou de méningite cérébro-spinale qui peuvent le plus facilement donner à l'œil un aspect gliomateux simulant avec les produits sus-choroïdiens et rétiniens le reflet lumineux du gliôme. Le mode d'évolution du mal, précédé de symptômes cérébraux (convulsifs), la mollesse du globe oculaire légèrement rapetissé dans la généralité des cas, ainsi que les symptômes précoces d'irido-choroïdite garantiront d'une méprise.

Les traumatismes de l'œil ayant déterminé un décollement ou une choroïdite circonscrite avec abcès du corps vitré peuvent laisser un certain doute, surtout si l'âge peu avancé de l'enfant et l'absence de phénomènes inflammatoires dus à l'accident ne le dissipent pas. Pourtant la coloration blanchâtre (cotonneuse) ou blanc jaunâtre du gliôme ne permettra jamais de le confondre avec un décollement, à quelque degré de dégénérescence que la rétine décollée puisse se trouver. Avec des abcès circonscrits du corps vitré, la confusion sera déjà plus facile (hyalite suppurative circonscrite autour d'un corps étranger), mais ici d'une part, il sera excessivement rare qu'aucune irritation inflammatoire n'ait précédé l'évolution de l'abcès, différenciant ainsi le cas de l'indolence absolue d'un gliôme à son début. On recherchera en outre soigneusement la présence de vaisseaux surtout à la base de la procidence cotonneuse qui fait saillie dans le corps vitré. Pour s'aider dans ces recherches, on peut, suivant Knapp, se servir de la lumière solaire (d'un héliostat) ou, comme nous le conseillons, de la lumière électrique (d'un photophore).

Il y a peu d'années, une jeune fille de six ans présentait sur l'œil droit une masse blanchâtre qui, à l'instar de ce que Iwanoff a aussi décrit, faisait une saillie déchiquetée et floconneuse dans le corps vitré; à quelque distance du foyer principal se trouvaient quelques plaques de couleur jaunâtre, proéminentes et ressemblant à des plaques de dégénérescence brightique. Ici l'absence absolue de toute vascularisation, la ressemblance parfaite avec une collection de pus, un abcès du corps vitré, nous avaient engagé à refuser l'énucléation de cet œil à vision parfaite et à engager les parents de prendre l'avis des confrères les plus compétents de France et de l'étranger. Quoique presque tous les collègues les plus versés dans le diagnostic ophthalmoscopique s'étaient associés à notre façon de voir, l'exitus léthal de ce cas a bien dû nous rendre à l'évidence d'une erreur commise.

La confusion d'un gliôme avec un cysticerque sous-rétinien sera d'autant moins possible qu'on exerce dans un pays où la présence de pareil parasite ne s'observe guère, et que les cas de cysticerque, comme M. Alf. Graefe en a observé un chez un enfant de douze et de huit ans, comptent parmi les plus grandes exceptions. Du reste, la dissemblance du décollement qui accompagne un cysticerque, comme conformation et coloration avec celui qui s'adjoint à la production d'un gliôme, garantira toujours d'une confusion.

Il a été assez souvent commis l'erreur de pratiquer l'énucléation pour des choroïdites suppuratives, et même pour des anomalies congénitales. A cet égard, nous citons le cas d'un jeune garçon de quatorze ans, pour lequel l'énucléation avait été proposée par un confrère d'une grande réputation. Il s'agissait d'une forme toute particulière de coloboma postérieur et central que le malade, actuellement âgé de vingt-huit ans, porte encore, sans le moindre inconvénient, à part une réduction sensible de la vision du côté de son œil à vice congénital. L'énucléation pour persistance d'artère hyaloïdienne avec cataracte (Panas) doit être aussi mentionnée ici.

C'est ici l'occasion de signaler les cas de gliômes congénitaux dont on observe un certain nombre d'exemples (voy. David Webster, *New-York medical Monthly*, 1886, p. 21).

Nous avons traité un cas de tuberculose de la cornée et de la partie antérieure du tractus uvéal, où la conformation histologique, la constatation des bacilles du tubercule, faite par M. Alvarez (1), ne laissent aucun doute sur la nature de l'affection; n'était la marche si différente que présentait la maladie, qui passait tout de suite par l'exulcération sans montrer un état glaucomateux préalable, on aurait certainement pu prendre la vaste masse fongueuse formée par la dégénérescence tuberculeuse de la cornée, de l'iris et du corps ciliaire, pour un gliôme s'étant fait jour à travers la cornée détruite.

(1) Voy. la séance de la Société anatomique du 3 juillet 1885.

Il ne sera actuellement, où l'éclairage électrique nous permet de pénétrer davantage avec le regard à travers une rétine décollée (et même atteinte de dégénérescence fibreuse), guère possible de la confondre avec un gliôme; cette confusion est d'autant moins aisée que les débuts du gliôme ne se compliquent pas de décollements; qu'il s'agit, à l'inverse du sarcome choroïdien, au début d'un simple boursouflement rétinien qu'on observe à une époque de la vie où le détachement de la rétine ne se rencontre que fort rarement.

Lorsque la totalité de la cavité de l'œil se trouve remplie d'une masse néoplasique, que la pression intra-oculaire s'est accrue chez un enfant, il n'y aura guère possibilité de faire une confusion qu'avec une choroïdite suppurative, dont la symptomatologie diffère si notablement avec l'évolution insidieuse du gliôme. Il en est autrement lorsqu'une perforation s'est effectuée à travers la cornée. Ici une confusion est possible avec le granulome de l'iris et du corps ciliaire, quoiqu'un signe puisse encore nous guider, c'est que la perforation gliomateuse n'a d'habitude lieu qu'après une forte distension de l'œil enfantin à sclérotique si souple.

Au contraire, avec l'apparition du granulome à travers la cornée détruite, concorde ordinairement une réduction très sensible de volume du globe oculaire, de façon que, quelque notable que soit la masse du granulome qui saillit du globe oculaire, elle se trouve étranglée par le col que la sclérotique forme en se rétractant autour du granulome. Le gliôme, par contre, fait saillie à travers une sclérotique fortement distendue.

Observons ici encore que le gliôme a moins de tendance à se faire jour à travers la cornée qu'à travers les parties équatoriales de l'œil, tandis que le granulome ne se fait jour exclusivement qu'à travers la cornée ou son proche voisinage. Il y a quelque temps nous nous sommes même mis en défaut vis-à-vis de nos élèves en diagnostiquant un gliôme avec destruction complète de la cornée chez un enfant de deux ans. Lorsqu'on procéda à l'énucléation, on put se rendre compte que le large fongus qui remplissait la fente palpébrale ne faisait nullement saillie à travers le trou laissé par la cornée détruite. Le gliôme s'était fait jour à travers une portion supérieure et équatoriale de la sclérotique, et à mesure qu'il avait fait saillie au dehors, il s'était dirigé vers la fente palpébrale, en faisant subir au globe oculaire un tel mouvement de rotation en bas, que la cornée intacte se trouvait complètement refoulée sous le rebord orbitaire inférieur.

La gravité du *pronostic* du gliôme n'a guère, d'après ce qui précède, besoin d'être relevée. Le seul espoir de sauver la vie des malheureux enfants lorsqu'on opère à temps, rend urgent qu'on sache poser le diagnostic à une période très rapprochée de l'évolution de la néoplasie. Les ressources de l'intervention chirurgicale ne peuvent guère être profitables que lorsque le mal n'a pas empiété sensiblement sur le nerf optique; l'opération est le plus souvent inutile pour sauver la vie, lorsque la perforation s'est déjà effectuée. Pourtant, même dans ces cas, il ne faudrait pas écouter le conseil de ceux qui repoussent l'opération (Syme, Dalrymple), parce qu'elle hâterait l'évolution d'un mal qu'on est impuissant à arrêter. Cette accélération est ici encore un bienfait pour les malheureux enfants et les infortunés parents. Il suffit de jeter un coup d'œil sur la figure 59 (p. 173) pour se rendre compte à quel supplice on condamne les parents, si le moment opportun d'une opération ayant été manqué (le plus souvent par la résistance opposée par les parents mêmes), on laisse le mal achever lui-même la proie qu'il a saisie.

Il est ici mille fois préférable, tant que le gliôme est encore localisé à la cavité orbitaire, de revenir à des opérations successives, même si l'on se rend compte que les abondantes pertes sanguines qui les accompagnent épuisent visiblement les pauvres enfants. Encore existe-t-il ici toujours une lueur d'espoir de déraciner entièrement le mal. Des guérisons durables ont été signalées par Carter après sept ans, par Hulke et Bowman pendant vingt et un mois à trois ans, par Hirschberg et Manfredi après douze à dix-huit mois, etc. Ces guérisons dont, d'après la compulsion de MM. Witsch et da Gama Pinto, le chiffre des guérisons confirmées ne dépasse pas quinze cas, concordent avec une propagation moindre du néoplasme, et l'espoir d'avoir enrayé le mal s'évanouit à mesure que le gliôme empiète sur le nerf optique, de façon qu'il résulte d'une statistique dressée par M. Hirschberg qu'exécuter à cette période l'opération abrège la durée vitale, car si l'on coupe dans un nerf optique déjà gliomateux, en pratiquant l'énucléation, on facilite l'évolution instantanée en quelque sorte du fongus, qui remplit tout de suite la cavité orbitaire. Au contraire, lorsque même le gliôme, à mesure qu'il remplit la cavité orbitaire, fuse vers le nerf optique, il faudra un espace de temps variant entre douze à dix-huit mois pour que, après la perforation du globe oculaire, le fongus remplisse l'orbite. L'hésitation n'est pourtant encore ici pas admissible; car, d'un côté il n'est nullement possible de prédire pour un gliôme intra-oculaire si oui ou non la propagation vers le nerf optique a déjà eu lieu, et, en aurait-on la conviction, qu'on doit encore épargner aux enfants les douleurs atroces de la période glaucomateuse qui précède la perforation.

D'un autre côté, en retardant l'opération, voulant éviter la production par trop hâtive du fongus orbitaire, on facilite l'évolution de foyers métastatiques intra-crâniens, la déformation si hideuse et douloureuse de la boîte crânienne, en un mot, on prolonge la durée et l'intensité des souffrances de ces malheureux, sans espoir de les sauver, car jusqu'à présent on ne connaît guère de guérison par intervention chirurgicale après une perforation du gliôme à travers les parois du globe oculaire. Une seule observation de guérison après récidive se trouve relatée (Volkmann), où l'on avait pris soin de pratiquer une exentération de l'orbite avec enlèvement du périoste. Chose importante, l'exploration histologique du moignon du nerf optique montrait qu'il s'agissait d'une atrophie simple avec dégénérescence graisseuse des fibres du nerf, mais sans aucune infiltration gliomateuse, car pareille opération n'aurait pu arrêter le mal, si le trou optique avait livré passage aux éléments infectieux du gliôme.

Que seule la propagation par cette voie est à redouter résulte encore d'observations (Knapp), où aucune récidive ne se produisait après l'énucléation hâtive d'un œil, et où les enfants succombaient à la propagation qui s'était faite du second œil, atteint à une époque plus éloignée du même mal. Car, si les parents se décident encore au sacrifice d'un œil, l'enlèvement des deux simultanément ou successivement, ainsi que nous l'avons dû proposer, est en général catégoriquement refusé par les parents. Et pourtant, l'on est d'autant plus intéressé à proposer cette énucléation double ou successive parce que le gliôme n'entraîne pas une *diathèse néoplasique*, ou ne l'entraîne que fort tardivement. Nous assistons ici au très grand danger de voir fuser le gliôme le long du nerf optique, de produire des métastases choroïdiennes et orbitaires; mais la localisation par infection des parties plus éloignées ne se fait ordinairement que tardivement.

Traitement. — D'après ce qui précède, il est indiqué de pratiquer le plus promptement possible l'énucléation et d'enlever une portion aussi considérable que possible du nerf optique. Suivant le conseil de de Graefe, on devrait avant de procéder à l'énucléation attirer violemment l'œil en avant avec une pince à griffes, pénétrer avec un fort névrotome recourbé près de l'angle externe de l'orbite, le laisser glisser le long de sa paroi externe et détacher aussi près que possible de son entrée le nerf au voisinage du trou optique. Cette manœuvre offre le très grand inconvénient de n'être pas d'une exécution aisée, de permettre de léser avec la pointe de l'instrument des branches importantes de l'artère ophthalmique et de donner lieu à une protrusion notable du globe oculaire avec infiltration sanguine des paupières qui rend alors l'énucléation à pratiquer après la névrotomie, très laborieuse.

Il nous paraît préférable de sectionner tout d'abord le droit externe ainsi que les muscles droits supérieur et inférieur, de laisser près du tendon du droit externe sectionné un moignon qui permet de saisir vigoureusement l'œil avec les pinces à griffes et de lui faire subir une violente rotation en dedans tout en l'attirant autant que possible au dehors de l'orbite. On peut alors se frayer un chemin avec de forts ciseaux à pointes mousses le long du nerf optique et le sectionner aussi près que possible de son entrée dans l'orbite. Quelques coups de ciseaux suffisent alors pour terminer promptement l'énucléation.

Dans le cas où un état glaucomateux a déjà éclaté avant qu'on ait eu recours à l'opération, il est présumable que le gliôme s'est frayé un chemin à travers la sclérotique. En pareil cas il faudra s'asbtenir de l'énucléation qu'on ferait suivre d'une ablation ultérieure du fongus ayant pénétré de l'orbite, car la très forte hémorrhagie qui suit l'enlèvement de l'œil, ne permet guère de procéder à une ablation propre et complète et l'on risque de donner lieu avec les instruments destinés à l'ablation à la greffe de la néoplasie en des points qui n'ont pas encore été infectés. Ici on recommande avec raison l'exentération complète de l'orbite avec son périoste (Collis,

Langenbreck, etc.). Il s'agit, après avoir élargi la fente palpébrale, de dégager de telle manière les paupières, qu'on puisse circonscrire, tout autour l'orbite, par une incision, le périoste. Ce n'est que près du rebord que son détachement réclame l'instrument tranchant; dès qu'on a pénétré un peu plus profondément, on peut, avec la spatule ou une gouge, le séparer aisément et obtenir un cône dont seule la section près du trou optique présente quelques difficultés et est suivie d'une abondante hémorrhagie. Le premier dégagement en bloc de tout le contenu orbitaire s'effectue sans perte sensible de sang.

Ce seraient déjà des cas absolument désespérés où l'on est forcé de joindre à cet enlèvement en bloc l'ablation des paupières dont on peut détacher la peau (généralement restée intacte). Pour se rendre l'accès au rebord orbitaire plus facile, on a conseillé (Langenbreck) de conduire même lorsqu'on veut conserver la peau palpébrale, la section à travers la peau des paupières jusqu'au rebord orbitaire, mais en laissant du côté du grand angle un espace de deux centimètres non sectionné. La peau des paupières une fois dégagée du côté de la tempe, on la renverse vers le côté nasal et l'on peut, l'exentération orbitaire terminée, la recoudre en la remettant en place. On comprend que cette dénudation complète du rebord orbitaire rend très aisée l'exentération orbitaire jointe à l'ablation totale des paupières sauf leur mince tégument cutané.

On n'hésitera pas de terminer l'opération en portant la pointe du thermocautère jusque sur le foramen optique. Le danger de voir se nécroser même une partie des parois orbitaires n'est avec les soins minutieux de l'antisepsie pas très redoutable et l'on a vu la presque totalité des parois orbitaires s'éliminer sans qu'avec une antisepsie rigoureuse une suppuration infectieuse se soit établie avec menace de fuser vers les méninges. Le danger ne réside donc pas dans les suites de l'opération, mais bien dans son insuffisance de pouvoir atteindre un mal qui a déjà pénétré dans la cavité crânienne. Dans ce cas l'on voit le néoplasme se reproduire dans l'orbite et faire saillie en dehors avec une rapidité surprenante. Ordinairement déjà après quatre à six semaines tout l'orbite en est rempli et la tumeur soulève et distend les paupières.

Nous sommes d'avis que même dans ces conditions, les plus désastreuses, on ne doit pas abandonner ces malheureux enfants, mais revenir à plusieurs reprises à l'ablation des masses orbitaires suivie d'une abondante cautérisation au thermocautère. Il est infiniment préférable de voir succomber ces pauvres êtres à la suite d'accidents cérébraux qui ne tardent pas à se manifester après deux ou trois tentatives de réprimer localement le mal, que de le laisser se propager au dehors, provoquer des décompositions avec sécrétion fétide et rendre ces enfants un véritable sujet d'horreur pour ceux qui les ont adorés. L'objection qu'on a faite que ces tentatives réitérées abrègent la vie des enfants, comparativement à la durée vitale en cas de non-intervention, nous paraît non une contre-indication, mais une indication, attendu que même avec nos plus puissants calmants, on n'arrive pas à apporter de soulagement aux horribles souffrances qu'endurent ces martyrs.

II. — *Tuberculose de la rétine.*

Quoiqu'on ait publié de nombreuses observations (Bouchut) de tubercules miliaires de la rétine, les recherches histologiques ne semblent que tout à fait exceptionnellement admettre la présence de tubercules miliaires dans la rétine.

En tous cas, l'apparition primaire du tubercule dans la membrane visuelle paraît jusqu'alors non observée. Simultanément avec une granulie généralisée de l'œil principalement aussi dans l'iris et le corps ciliaire, ainsi qu'avec une tuberculose généralisée (tubercules du cerveau des poumons et des glandes), on a rencontré, comme dans l'observation de M. Perls (1), localisés exclusivement dans les couches internes de la rétine, des tubercules miliaires. Dans ce cas ils avaient remplacé ou repoussé le tissu rétinien et les fibres radiées formaient autour des petits boutons une sorte d'enveloppe ; eux-mêmes présentaient la structure habituelle : au centre une ou plusieurs cellules gigantesques auxquelles s'adossent de nombreuses cellules, d'une conformation plutôt cubique à seul noyau, et entre ces dernières cellules et le bord allait en augmentant le nombre de corpuscules lymphoïdes.

Cet unique cas cité par M. Leber dans son travail classique n'a, à cause de la granulie de l'iris, pas pu être observé comme image ophthalmoscopique.

La transmission de l'infection tuberculeuse des méninges aux gaines du nerf optique est, comme nous le verrons plus loin, bien plus fréquente que celle du tractus uvéal à la rétine. Il peut alors exceptionnellement se présenter le cas qu'un tubercule grand comme un pois, proémine de la papille vers la rétine et l'intérieur de l'œil, ainsi que M. Brailey (2) l'a décrit, mais ordinairement une papillite avec étranglement du nerf près de l'anneau sclérotical s'oppose en quelque sorte à la propagation progressive de la tuberculose vers l'épanouissement intra-oculaire du nerf et les symptômes cérébraux arrêtent l'évolution du mal.

Ce qui frappe dans les recherches sur la tuberculose rétinienne, c'est que les couches cérébrales et l'épithèle visuel de la rétine plus ou moins privés de voies sanguines et lymphatiques se sont présentés jusqu'alors réfractaires à l'infection tuberculeuse et qu'exceptionnellement seulement

(1) *Arch. für Augenheilk.*, t. XIV, 1, p. 221.
(2) *Med. Times and Gaz.*, II, 1882, *and Transact. of the Ophth. Soc. of the United Kingdom*, III.

on a vu l'épanouissement du nerf optique même devenir le siège de tubercules miliaires.

III. — *Fibrome et dégénération fibreuse de la rétine.*

On ne peut guère désigner comme fibreuses les petites excroissances pédiculées constituées d'un tissu cellulaire condensé qu'on voit se produire à la suite de rétinites interstitielles très intenses et qui siègent de préférence à la surface interne de la rétine plus ou moins complètement dégénérée. La formation d'une véritable tumeur fibreuse de la trame cellulaire propre de la rétine, ne se rencontre pas. Ce qui peut encore le plus faire cette impression, pendant la vie, comme tumeur bénigne de la rétine (et de la papille), ce sont ces excroissances de tissu cellulaire consécutives à des épanchements des gaines (voy. p. 109) qui envahissent et soulèvent la rétine et qui ont été décrites à tort par M. Manz comme rétinite proliférante, ainsi que cela se présente pour le dessin (p. 109, fig. 33) de Leber. On n'aura quand ces épanchements se sont étalés sous la rétine (en la soulevant) l'impression d'une tumeur que lorsqu'une portion seulement de la papille et de la rétine avoisinante a été envahie par le sang répandu et que la rétraction cicatricielle s'est bornée à n'entraîner dans l'intérieur de l'œil qu'une portion absolument circonscrite de l'épanouissement intra-oculaire du nerf. Lorsque le corps vitré ne se trouve pas d'une limpidité parfaite, on peut réellement rester quelque temps hésitant entre pareil épanchement vaginal qui s'organise et la formation d'une tumeur. Heureusement que l'âge infantile qui seul prédispose aux tumeurs malignes de la rétine n'offre que tout à fait exceptionnellement l'occasion de constater ce qu'on a désigné à tort comme rétinite proliférante. Du reste cette transformation péri-papillaire de la rétine en masses fibreuses n'a nullement la tendance à se localiser de manière à simuler définitivement une tumeur arrondie à lignes courbes, la rétraction manifestement cicatricielle qu'elles montrent en s'organisant se révèle constamment par une attraction marquée de la rétine avoisinante, ainsi que par un relief en arêtes droites qui font saillie sur le restant de la procidente.

Il est ici utile de rappeler le peu de tendance que possède la rétine à une localisation métastatique même lorsque le tractus uvéal est devenu dans une grande partie de son étendue, le siège d'une néoplasie maligne (sarcome). Il s'agit ici plutôt d'un déplacement en masse ou partiel des différents éléments de la rétine que d'un véritable envahissement métastatique.

IV. — *Kystes de la rétine.*

Pour ce qui concerne la formation de kystes rétiniens ainsi que la dégénérescence cystoïde, voyez page 115.

V. — *Cysticerque sous-rétinien.*

Ce qui peut le plus faire songer à la présence d'une tumeur rétinienne ou à l'envahissement de la membrane nerveuse par une tumeur, c'est la présence d'un scolex qui siège entre la couche épithéliale et celle des cellules visuelles de la rétine. Il paraît que dans les pays où la localisation du cysticerque dans l'œil est comme en Allemagne fréquente, la rétine, ou plutôt la membrane hyaloïde, oppose encore une certaine barrière à l'envahissement dans la chambre postérieure de l'œil; ainsi d'après de Graefe (*Arch.*, XII, p. 174), on rencontrerait deux fois plus les cysticerques sous-rétiniens que ceux qui nagent librement dans le corps vitré. Cette même proportion est aussi à peu près retrouvée dans les statistiques opératoires (Alf. Graefe).

Comme nous venons de le dire, le siège du scolex n'est pas sous-rétinien, mais véritablement rétinien, car il se loge entre le tapetum et la couche tactile de la rétine, et la vésicule absolument transparente ne dissocie les couches que juste assez pour s'y loger, laissant le proche voisinage de cette délicate membrane absolument intact. Aussi lorsque l'attention du malade a été appelée par le siège de l'animalcule qui provoque un scotome plus ou moins central, l'évolution du mal peut, grâce à la parfaite translucidité de la rétine être suivie pas à pas.

Rien donc de plus facile que le *diagnostic* en pareil cas, car même le plus petit cysticerque acquiert promptement des dimensions qui lui font dépasser le triple et le quadruple du diamètre papillaire, et l'image est tellement caractéristique à ce moment que la confusion avec une tumeur n'est, au moment proche de l'invasion, guère admissible. L'animalcule se présente sous forme d'un corps nettement circonscrit, blanc bleuâtre, contourné d'un bord jaunâtre et luisant. Sur toute la surface de la proéminence, s'étendent des vaisseaux rétiniens et de telle façon qu'il est aisé de se rendre compte qu'ils rampent sur un corps sphéroïde aplati à sa partie la plus saillante par suite de l'action de la pression intra-oculaire.

Dans cette position peu confortable pour l'animal, il tient constamment sa tête rentrée; on ne pourra donc reconnaître l'emplacement du cou et des suçoirs que par une tache claire, d'autant plus accentuée que ces parties se trouvent davantage dirigées vers l'hyaloïde. Ce qui doit lever tout doute sur la présence du cysticerque, c'est la *constatation des mouvements ondulatoires de la vésicule* qui s'exécutent en dépit de la position gênée de l'animal. Ces mouvements ondulatoires, produits par la rentrée et la sortie successives d'une partie de sa paroi s'étudient donc aisément en fixant à l'image droite le contour marginal de la vésicule, après s'être procuré une image d'ensemble comme grandeur (comparativement au diamètre papillaire) et comme emplacement du cou et de la tête par l'exploration à l'image renversée.

La présence du cysticerque, dans la région de la macula même, telle qu'elle a été parfois observée, en provoquant un scotome central des mieux circonscrits, donne lieu à une observation curieuse de la coloration propre de la macula, que la formation d'un décollement central de la rétine ne nous permet guère d'étudier, attendu que fort rarement les décollements restent aussi circonscrits près du pôle postérieur de l'œil et qu'ils portent promptement atteinte à la transparence de la membrane décollée, ce qui n'a pas lieu, au moins au début de l'envahissement du cysticerque dans les couches tactiles de la rétine. Il est vrai qu'aussi, dans les cas récents et centraux de décollement de la rétine, on a vu (Leber, Hirschberg) une coloration rougeâtre de la tache jaune que M. Liebreich déclare, lui, avoir vue en réalité en jaune. Mais Ewers déclare, dans son *Rapport clinique de* 1871, avoir par deux fois observé l'envahissement du cysticerque dans la région de la macula même. Il trouva au premier moment, au milieu d'une opacité laiteuse qui se dégradait vers la périphérie en un nuage gris bleuâtre, une tache rouge brunâtre, un peu plus grande que la fossette centrale, présentant au milieu un point blanc. Cette même opacité laiteuse fut plus tard remplacée par le cysticerque absolument diaphane et montrant tous les détails de sa structure. La rétine, absolument transparente qui s'étalait au-dessus du scolex, présentait alors la macula sous forme d'une tache circulaire, rouge sanguin, à peu près de la double grandeur de l'aurea centrale de la fovea et sans le point blanchâtre qu'on avait tout d'abord pu apercevoir dans le centre. Cette coloration pourpre se maintenait pendant plusieurs mois et ne disparaissait que lorsque le décollement gagnait en étendue, et que la rétine se troublait à mesure qu'elle se décollait. S'agit-il ici, en réalité, du pourpre rétinien perçu pendant la vie et qu'on ne retrouve déjà plus lorsqu'on examine un œil sain énucléé sur le vivant (pour sarcome du corps ciliaire), ainsi que nous avons pu l'observer, et où la macula est franchement jaunâtre lorsque l'on ouvre l'œil et que le *plica centralis* se forme? En tout cas, ces observations intéressantes de cysticerque maculaire prouvent une chose, c'est qu'on ne doit pas rapporter exclusivement à la transparence de la rétine, en ce point de la macula si aminci, la coloration rougeâtre que le pôle postérieur nous montre d'une façon si marquante chez les jeunes sujets à pigmentation peu prononcée du stroma choroïdien.

Deux altérations consécutives à la présence prolongée du cysticerque dans la trame rétinienne rendent le diagnostic difficile et parfois même impossible pour exclure complètement le soupçon d'une tumeur intra-oculaire. Tout d'abord la rétine ne conserve pas cette remarquable transparence dont nous venons de parler : elle devient opaque, laiteuse, de façon que l'animalcule ne donne plus sous elle qu'un reflet luisant, parfois jaune doré, ne dessinant qu'imparfaitement le contour de la vésicule. En second lieu, les parties sous-jacentes du corps vitré se troublent, il se forme des opacités qui déposent des plis et des raies sur la partie décollée de la rétine et finissent par dissimuler peu à peu l'image si précise et caractéristique de l'affection.

Il est vrai que ceux qui ont eu très fréquemment occasion d'étudier l'affection (Alf. Graefe, Leber) reconnaissent à ce genre particulier d'opacités, qui se rattachent les unes aux autres en formant un système de rideaux en voiles superposés avec des plis et raies foncés, retenu dans une portion circonscrite du corps vitré, la présence du cysticerque que le reflet doré qu'on reçoit en donnant à l'œil une position favorable et en se servant de la lumière électrique confirme alors. Pour ceux qui n'observent que tout à fait exceptionnellement le cysticerque rétinien, il est bon de retenir que ces opacités se *déposent* d'une manière caractéristique sur la rétine soulevée par le scolex, tandis que cela ne s'observe guère ni pour le sarcome choroïdien, ni pour le gliôme rétinien.

La marche de l'affection variera comme image ophthalmoscopique, suivant la manière dont l'animalcule se comporte comme *mobilité*. Il se peut qu'il reste *sédentaire*, il est possible alors qu'il se produise à l'instar de ce qu'on observe pour le cysticerque libre du corps vitré un enkystement avec conservation, sinon de la vision, au moins de la forme du globe oculaire. Mais en général le cysticerque ne reste pas longtemps en place, il file soit dans la rétine même, qu'il finit par décoller progressivement, et les symptômes irritatifs éclateront d'autant plus promptement que l'animalcule cheminera vers le corps ciliaire et entraînera un décollement progressif et antérieur; ou il perforera la rétine et en se logeant dans le corps vitré il entraînera les désordres que nous avons décrits ailleurs (t. II, p. 577). Il a été observé un cas de cysticerque double (O. Becker), où l'un des deux seulement pénétra dans le corps vitré, tandis que l'autre n'y entra qu'après l'extraction du premier.

La vision, qui, au début, peut n'être troublée que par la présence d'un scotome plus ou moins gênant, suivant l'emplacement du scolex, finit en général dans l'espace de trois à dix-huit mois (de Graefe) par se perdre complètement; mais ce n'est pas seulement cette perte qui est à redouter, la forme de l'œil même est menacée par suite de l'irido-cyclite qu'entraîne le décollement progressif de la rétine. Il se développe ainsi une phthisie de l'œil, qui souvent reste sensible et l'on veut avoir observé même la production d'une ophthalmie migratrice. Cette persistance de la sensibilité de l'œil doit être attribuée à la difficulté avec laquelle l'animalcule meurt. Ainsi l'on a trouvé des scolex vivants dans des yeux énucléés, qui y avaient choisi leur séjour depuis deux ans, et Saemisch (*Klin. Monatsbl.*, VIII, p. 70) relate un cas où le cysticerque a probablement vécu jusqu'au moment de l'opération qui fut pratiquée dix ans après son invasion. Non seulement ces animaux vivent fort bien sous la rétine et dans cette membrane, mais ils y prospèrent et gagnent des dimensions notables (jusqu'à un centimètre et demi). C'est leur vie végétative qui produit en ce cas les éléments infectieux capables d'engendrer une ophthalmie migratrice (sympathique).

Heureusement que leur mort peut être constatée dans une série de cas. Il se forme alors de bonne heure un enkystement (voy. fig. 64). C'est cette membrane cystique composée d'un tissu mollasse et vasculaire qui présente ce reflet doré intense (J. Jacobson, *Arch.*, XI, 2, p. 147). Cette capsule mollasse peut encore être perforée (Leber) et l'animalcule s'enkyster en un autre point. Toutefois, ce kyste forme finalement une cavité arrondie à parois fibreuses, sur lesquelles la rétine, plus ou moins décollée, se trouve transformée en une traînée de tissu cellulaire qui adhère aux parois du kyste. Le cysticerque mort, il devient lui-même le siége de dépôts calcaires et l'on peut en dernier lieu constater la formation de masses osseuses placées près du cadavre entre la rétine dégénérée et la choroïde.

Inutile d'insister sur le côté absolument désastreux du *pronostic* lorsqu'on n'intervient pas chirurgicalement. Ce qui a dans ces derniers temps soulevé des controverses, c'est le pronostic de cette intervention non seulement comme conservation de l'œil, mais comme vision, et il est ici utile de bien différencier les opérations pratiquées sur les yeux à cysticerque libre du corps vitré et à cysticerque sous-rétinien.

Le pronostic que j'ai exposé à l'occasion de l'extraction du cysticerque du corps vitré (voy. t. II, p. 582) est certainement peu encourageant; mais M. Leber qui, comme nous le verrons tout à l'heure, est devenu un chaud partisan de l'extraction du cysticerque, n'était pas, même pour les opérations des cysticerques sous-rétiniens, d'une opinion bien différente, car il déclarait (*Graefe-Saemisch*, t. V, p. 712) : « On réussit, il est vrai, ordinairement soit par une section méridionale, soit équatoriale, pratiquée dans les parties postérieures du globe ou par une section linéaire dans le bord

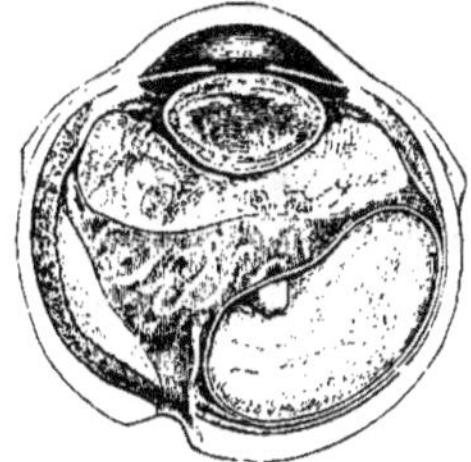

Fig. 64. — Cysticerque sous-rétinien enkysté (d'après Leber).

scléral (après extraction du cristallin transparent) à extraire avec facilité l'entozoaire, aussi a-t-on observé quelques cas isolés, où en pratiquant de bonne heure l'opération, il reste encore quelque vision conservée. Mais ce sont là des exceptions rares; en général, on réussit au plus à conserver la forme de l'œil. Souvent il survient plus tard un rapetissement; on peut même observer une cyclite chronique qui persiste et réclame encore ultérieurement l'énucléation. »

Mon pronostic n'était, même pour les cysticerques libres, pas aussi pessimiste, et M. Alf. Graefe avait là une excellente occasion pour combattre cette opinion, sans attendre que M. van Duyse (1) me fasse, par erreur, poser un « pronostic ultra-pessimiste(2) » pour les tentatives d'extraction du cysticerque *en général*, ce qui décida notre confrère de Halle, ainsi que M. Leber, d'exposer de nouveau leurs résultats opératoires, parce que, comme s'exprime M. Alf. Graefe, l'opinion émise par de Wecker pourrait servir à égarer l'appréciation sur les tentatives d'enlever par voie opéra-

(1) *Un cas de cysticerque du corps vitré*, etc. Gand, 1885.
(2) *Archiv. für Ophthalm.*, t. XXXI, 4, p. 33.

toire le parasite, ainsi que sur les résultats qu'il a communiqués antérieurement (1).

L'exposé récent de M. Alf. Graefe a jusqu'à l'évidence démontré qu'il n'y a pas ici, comme je me suis efforcé de le prouver de mon côté, une divergence d'opinion, mais une parfaite concordance (2), et qu'on n'avait pour ce qui concerne le pronostic de l'opération pas suffisamment différencié entre les cas où l'animalcule se meut librement dans l'œil, de façon que la détermination du siège *exact* où l'on doit pratiquer une incision n'est pas possible, et la sortie d'une partie du corps vitré avec cicatrice adhérente de la vitrina se trouve inévitable. Dans ce cas, l'opérateur le plus compétent, M. Alf. Graefe, qui, du mois de janvier 1877 jusqu'au commencement d'août 1885, pratiqua 45 extractions de cysticerque, ne signale lui-même pour les scolex libres presque que des insuccès (réussite dans 30 cas, échec dans 15), et dit : « Les 33 pour 100 de résultats négatifs qui se rencontrent dans le cycle d'observations en opposition aux 67 pour 100 de succès se rapportent pour la plupart à des cas où le parasite se mouvait librement dans le corps vitré. »

Quant à ce genre de cas, je pense donc pouvoir affirmer et maintenir mon opinion, exprimée dans les *Archives de Graefe* (t. XXXII, 1, p. 270) « *que toute opération qui, réclamant une vaste ouverture de la sclérotique est suivie de perte du corps vitré et d'enclavement avec adhérence consécutive de ce milieu, a, dans un laps de temps plus ou moins long, forcément pour conséquence la perte de l'organe opéré* ».

Tout autrement se comportent les cas où le cysticerque, étant sous-rétinien ou attaché par des opacités à la rétine, de façon à l'isoler du restant de la vitrina, permet, avec l'ophthalmoscope à localisation d'Alf. Graefe (voy. t. II, p. 588, sa description) et d'après les données précises de cet auteur, de bien limiter le procédé opératoire à une évacuation de l'animalcule seul, sans issue du corps vitré et sans adhérence cicatricielle ultérieure de ce milieu à la sclérotique. Aussi M. Leber (3), qui de son côté publie 11 réussites sur 14 opérations, peut-il insister avec raison et dire : « Ces données sont d'autant plus remarquables, que l'on voit que le sort d'yeux qui ont reçu accidentellement des cicatrices sclérales est fort douteux ; beaucoup de ces yeux, dont la guérison libre de toute inflammation réjouissait, ont perdu ultérieurement leur vue après un temps plus ou moins long par décollement, attendu que la rétraction du tissu cicatriciel et du corps vitré condensé alentour de la cicatrice attire vers elle la rétine. L'expérience n'a donc pas confirmé les réserves si fondées que de Wecker a émises (4). La raison doit bien en être que le corps vitré se trouve déjà dans

(1) *Archiv. für Ophth.*, t. XXIV, 1 ; t. XXIV, 3 ; t. XXVIII, 1.

(2) *Ibid.*, t. XXXII, 1, p. 285.

(3) *Ibid.*, t. XXXII, p. 285.

(4) Il me paraît que les résultats opératoires du plus compétent des observateurs en fait de cysticerques ont confirmé d'une manière éclatante ma façon de penser, au moins pour ce qui concerne les suites des opérations sclérales avec issue inévitable et adhérence consécutive du corps vitré, comme cela s'observe pour l'extraction des cysticerques libres.

le voisinage du cysticerque jusqu'à un certain degré et souvent très notablement condensé, de façon que la majeure partie de l'espace occupé par ce milieu ne se trouve plus remplie de tissu du corps vitré, mais d'un liquide séreux. Cela est démontré par ce fait qu'il s'échappe constamment de la section une abondante quantité de sérosité, mais guère jamais du corps vitré gélatineux. Comme le décollement de la rétine, ainsi que l'ont aussi prouvé les plus récentes recherches anatomiques de moi et de Nordenson, est essentiellement provoqué par la rétraction du tissu fibrillaire de la vitrina, on peut fort bien comprendre la non-production de ce détachement après l'opération du cysticerque, parce que la rétraction du tissu au voisinage de la plaie est plutôt apte à fixer la rétine à son support qu'à entraver son décollement. En concordance avec ce fait d'expérience, se trouve aussi celui que j'ai pu constamment faire, que les décollements qui existent déjà, tant qu'ils sont partiels, n'ont pas ici la tendance qui leur est propre, de s'étendre, mais plutôt de rétrograder, de façon qu'on peut rencontrer dans les secteurs juxtaposés, avec une délimitation très précise, une fonction normale. »

Nous qui vivons dans un pays où l'occasion pour pareilles opérations manque presque complètement, nous devons donc nous incliner devant les faits et nous sommes d'autant plus enclins à le faire, que M. Alf. Graefe déclare formellement (*loc. cit.*, p. 44) que « le dégagement spontané du scolex, immédiatement après la section, *sans perte du corps vitré*, est, lorsqu'il est sous-rétinien, formellement la *règle* ». Alf. Graefe et Leber ont relaté des observations où des yeux opérés dans d'aussi bonnes conditions ont conservé leur vision pendant quatre à huit ans. Cette conservation, même si elle était ultérieurement encore perdue, justifie une intervention aussi raisonnée et rationnelle que celle que suivent nos confrères allemands, et tous doivent s'efforcer d'exécuter à la lettre un procédé qui donne d'aussi brillants résultats, sans vouloir (comme cela est la faiblesse de tant d'opérateurs) mettre toujours quelque chose du sien.

On procède à l'extraction de l'animalcule le plus promptement possible, une fois son siège bien exactement déterminé. D'après M. Alf. Graefe, on détache l'un des muscles droits de telle façon qu'on le charge sur notre double crochet et on le coupe à 1 millimètre de distance de son insertion sclérale, de façon à laisser à la pince à fixation un moignon bien saisissable et permettant d'exécuter la rotation forcée du globe oculaire. A ce moment déjà, on traverse le muscle, derrière le crochet qui le tient, avec une suture munie de deux aiguilles qui, passées près du bord, laissent sur la surface et près de la partie détachée du tendon un pont formé par la suture, ainsi que le représente la figure 65. On peut alors, grâce à ces sutures, renverser le muscle, et se dégager le champ opératoire en mettant à jour la sclérotique. Pour cela, ajoute M. Alf. Graefe, une incision ultérieure et une préparation du tissu épiscléral situé à côté du muscle sont inévitables. La section obligée d'une veine verticale occasionne ici une hémorrhagie insiguifiante et facile à arrêter. La section méridionale ne doit, en aucun cas, être exécutée qu'autant qu'on a réussi, au moyen du compas déjà tenu ouvert suivant la mesure réclamée par le cas particulier, à atteindre commodément et sûrement cette partie de la paroi sclérale à laquelle doit être placée la section. On l'exécute par des incisions prudentes, en pénétrant lentement, afin de ne traverser, si possible, que la sclérotique et la choroïde, et il va sans dire que, lorsqu'il s'agit d'un cysticerque *sous-rétinien*, le couteau à cataracte étroit suffit, le tranchant étant dirigé vers la sclérotique, tandis que dans d'autres cas le choix entre ce couteau et la lance peut être laissé à la volonté de l'opérateur.

« Après avoir enlevé le parasite, la partie 1, 2 (fig. 65) de la suture est soulevée et dégagée avec une sonde et, après l'avoir partagée, on a soin, avant

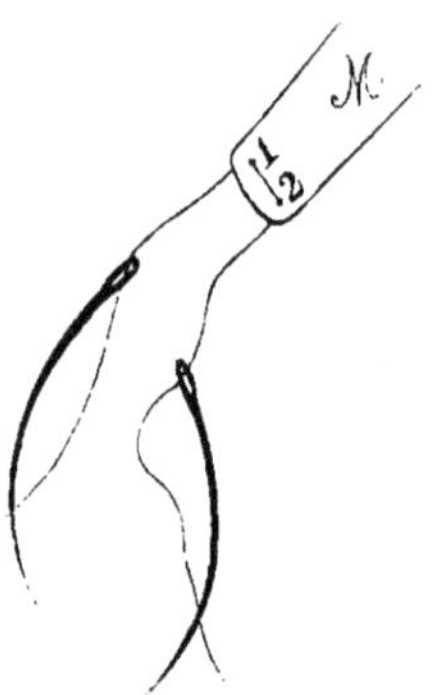

Fig. 65.

de fermer les sutures, que les aiguilles aient bien passé par la portion adhérente du tendon et par la conjonctive avoisinante du bord cornéen. Afin de pouvoir exactement exécuter cette opération, certainement délicate et subtile, je ne la pratique, par principe, constamment qu'avec le chloroforme. Comme moyen antiseptique, on se sert actuellement du sublimé (1 : 5000). Dans le cas où l'objet opératoire se trouve voisin du pôle postérieur de l'œil, on n'arrive jusqu'à cet endroit, où doit être placée la section, que grâce à une rotation très forcée du globe en dedans et après avoir largement dégagé le tissu épiscléral. L'exécution serait, dans ce cas, indubitablement plus facile si on luxait le globe oculaire, comme dans la neurotomie, mais je me suis jusqu'alors abstenu d'agir ainsi, de crainte que la traction et le tiraillement inévitables des nerfs et des vaisseaux ne puissent être préjudiciables. »

C'est bien là le procédé à choisir, en s'abstenant de fermer la plaie scléroticale et en plaçant la suture de la conjonctive très loin de l'insertion sclérale pour que la réunion exacte de la conjonctive, soit au moyen des fils qui rattachent le muscle, soit par des sutures avec de la soie très fine (Leber), suffise à couvrir la plaie sclérale.

Dans les cas de cysticerque sous-rétinien ayant déjà entraîné une diminution notable de la vision (par décollement rétinien et désorganisation du corps vitré), lorsqu'il s'agit plutôt de faire cesser les phénomènes irritatifs, on peut recourir à la ponction galvanique, que nous avons recommandée (t. II, p. 582), ayant peut-être ici plus de chances de conserver la forme de l'œil qu'en pratiquant une section qui livrera passage à une très grande quantité de liquide de l'œil et entraînera ainsi facilement des hémorrhagies intra-oculaires. Aussi M. Alf. Graefe lui-même dit que lorsqu'il y a, pour la recherche ou la sortie de l'animalcule, à redouter une très grande perte du corps vitré, il paraît plus recommandable de préparer tout de suite (autrefois par l'énucléation, actuellement par exentération) l'œil à la prothèse.

Comment se conduira-t-on lorsque le cysticerque a détruit toute vision, mais laisse encore l'œil dans un état d'irritation continuel? D'après M. Leber, un cas de transmission sympathique par la présence du cysticerque seule, sans intervention chirurgicale, ne paraît pas exister (fait sur lequel de Graefe avait déjà attiré l'attention). Mais l'observation que l'œil qui est le siège d'un cysticerque et qu'on opère peut s'infecter de façon à donner lieu à une ophthalmie migratrice, devait déjà faire regretter le conseil de M. Leber de donner à l'extraction du cysticerque la préférence sur l'énucléation ou l'exentération.

M. Leber dit : « Si l'ophthalmie symphatique, ainsi que les expériences de Deutschmann l'ont rendu fort probable, est due à une migration de microbes par la voie du nerf optique, naturellement l'ophthalmie que *seul* le cysticerque provoque, ne peut pas entraîner l'inflammation sympathique. Donc, loin d'être étonné de l'absence d'une inflammation sympatique que nous enseigne l'expérience clinique, nous devons, d'après notre manière de voir actuelle, présumer qu'elle ne survient pas. » Pourtant l'affaire n'est pas aussi simple, attendu que, dans certains cas, la complication avec une invasion de l'œil par des microbes pourrait se rencontrer, soit dans l'œil qui n'a pas subi d'opération, soit, ce qu'il faut surtout remarquer, après une opération pratiquée. De fait, ce sont les yeux infestés de scolex et qu'on a ouverts qui sont, par le contact avec des micro-organismes (plus ou moins inoffensifs dans d'autres circonstances), devenus aptes à provoquer l'ophthalmie migratrice. Et M. Leber dit lui-même que « si nous n'admettons pas actuellement comme probable que le cysticerque emporte des microbes dans sa migration dans l'œil, il peut exister d'un autre côté la possibilité, pour laquelle plaident aussi d'autres faits pathologiques et qu'on ne saurait actuellement nier, que les tissus lésés par la croissance du parasite transforment l'œil en un terrain propice pour le développement des germes qui, entraînés ultérieurement par la circulation en cet endroit, n'auraient, dans l'organe normal, pas réussi à se développer ». De fait, on a trouvé (Deutschmann, P. Baumgarten) des staphylococcus jaunes et blancs dans les tissus qui entourent le cysticerque et cela en nombre considérable.

Donc, pour le seul désir d'obtenir sur un œil perdu pour la vision une conservation satisfaisante comme aspect, on aura d'autant moins recours à une tentative d'extraction qu'on sait qu'il s'agit d'opérer sur un œil déjà infecté par des micro-organismes que la vie végétative du scolex y a entraînés et développés. On sera d'autant plus porté à pratiquer tout de suite l'exentération ou l'énucléation, que la tentative d'extraction peut échouer, laisser un œil difforme et irritable, et qu'il n'est pas absolument indifférent pour le malade de subir une ou deux opérations.

ARTICLE XVIII

BLESSURES, RUPTURES, COMMOTIONS, ÉBLOUISSEMENTS DE LA RÉTINE

La rétine peut, à la suite de plaies directes des membranes enveloppantes de l'œil, ou par suite d'une lésion directe par un corps qui pénètre dans la chambre postérieure (fragment de verre ou de métal), être incisée ou déchirée. La réaction, s'il ne s'agit pas de l'entraînement simultané de matières infectieuses au moment du traumatisme, est nulle. La membrane nerveuse se cicatrise, ainsi que les expériences sur les animaux l'ont prouvé (Berlin, Roth), après que les fibres nerveuses se sont œdématiées et sont, à l'instar de ce qu'on observe pour la rétinite néphrétique, devenues variqueuses. Après que le tissu de support de la rétine a pullulé pendant quelque temps, il se forme une cicatrice pigmentée, rétractée et adhérente avec la choroïde. On a quelquefois occasion d'étudier ces altérations autour d'un corps étranger, tel qu'un fragment de verre, dont le séjour ne provoque, après avoir pénétré à travers la rétine et la choroïde pour s'implanter dans la sclérotique, aucun symptôme inflammatoire. C'est ordinairement la condensation du corps vitré avec enkystement qui soustrait à l'œil de l'observateur les trois phases de l'image ophthalmoscopique, trouble laiteux (œdème), plaques en flammèches (varicosités des fibres) et pigmentation de la cicatrice.

Lorsque aucune complication notable ne s'est adjointe à la déchirure de la rétine et à l'implantation du corps étranger, on est surpris de l'éclat particulier que l'enkystement lui donne et qu'on ne saurait mieux comparer qu'à la présence d'une parcelle d'argent fraîchement fondu. Dans ces cas de déchirure circonscrite et avoisinante du pôle postérieur de l'œil, on ne constate souvent qu'un scotome absolument circonscrit. Théoriquement, la section d'une partie de la couche des fibres nerveuses doit entraîner, ainsi que le décrit aussi M. Leber, un scotome auquel s'adjoint un secteur, dont la pointe est dirigée vers le scotome et dont la base s'étale vers la périphérie du champ visuel; mais on ne retrouve pas toujours cette répartition qu'on a parfois très nettement indiquée (Jacobi), soit que le corps vulnérant ait déplacé simplement les fibres, soit qu'il puisse, dans un cas déjà ancien, être survenu une réunion des fibres blessées ayant repris, comme cela s'observe ailleurs, leur fonction.

Bien plus fréquentes que les lésions directes de la rétine visibles à l'ophthalmoscope sont les *ruptures de la rétine* en faisant bien entendu abstraction des déchirures qui intéressent la trame même de la rétine et qu'on rencontre constamment dans les cas de décollements (voy. p. 145), quoique l'ophthalmoscope puisse parfois (vu le siège de la déchirure) ne pas révéler leur présence. Les ruptures de la rétine se comportent généralement à l'inverse des déchirures de cette membrane. Tandis que la déchirure qui précède la formation des décollements rétiniens intéresse toutes les couches jusqu'au tapetum, ordinairement à la suite d'un choc et de l'action du contre-coup, la rupture de la rétine n'intéresse que le tapetum et les couches les plus externes en respectant l'appareil conducteur et vasculaire de la membrane nerveuse.

Comme nous l'avons exposé ailleurs (t. II, p. 504), la cicatrisation des ruptures de la choroïde démontre ordinairement le passage intact des vaisseaux rétiniens au-dessus des déchirures fraîches et sanguinolentes de la choroïde ou des cicatrices pigmentées de la membrane vasculaire et du tapetum. Ce fait nous laisse aussi conclure à l'intégrité de la couche des fibres nerveuses et ganglionnaires, mais cela n'empêche pas que l'hémorrhagie qui accompagne constamment ces déchirures n'implique forcément un déplacement, un véritable détachement des couches sensorielles de la rétine. Aussi lorsque comme cela arrive presque constamment, ces ruptures intéressent le pôle postérieur, il ne faudra pas s'étonner de la réduction sensible ou même de l'abolition complète par scotome circonscrit, de la vision centrale. Peu à peu la contusion et la compression ayant cessé, celle-ci devant être rapportée à l'épanchement sanguin, on voit l'acuité se relever et retomber de nouveau, cette fois-ci définitivement sous l'influence de la rétraction cicatricielle qui dévie, et étrangle les cellules visuelles de la rétine.

Qu'il s'agisse donc d'une déchirure agissant du dedans en dehors ou d'une rupture procédant du dehors en dedans, c'est sur les couches sensorielles que porte essentiellement la lésion, qui y laisse des traces plus ou moins indélébiles ; mais, tandis qu'il n'arrive jamais pour les déchirures résultant d'un travail de traction provenant du corps vitré, que la rétine soit intéressée dans toute son épaisseur le tapetum y compris, il peut parfaitement se rencontrer, à la suite de ruptures ou de déchirures par contre-coup, que la rétine soit séparée en totalité et que des traînées cicatricielles proéminentes fassent légèrement relief près des vaisseaux déchirés et qui ont déversé une partie de leur contenu dans le corps vitré. Parfois on voit ces cicatrices rétiniennes recouvrir en traînées rectilignes et grisâtres les vaisseaux de la rétine.

On n'a qu'à rappeler les lésions notables qui accompagnent le passage des balles à travers l'orbite ou les sinus avoisinants. Ici nous rencontrons fréquemment des ruptures qui intéressent le pôle postérieur et occupent toute l'épaisseur de la membrane nerveuse, se compliquant de vastes hémorrhagies dans le corps vitré (provenant des gaines du nerf optique), tandis que ces ruptures complètes autour du pôle postérieur sont infiniment moins fréquentes quand il s'agit de coups et de projectiles qui ont frappé le segment antérieur du globe de l'œil. Lorsque la contusion et l'ébranlement ont comme pour le passage des balles plus directement intéressé la sphère postérieure du globe, alors on constate aussi près de la papille et de la macula de véritables cordons cicatriciels qui relient des ruptures de la rétine dont les lèvres s'étaient, par l'interposition d'épais caillots sanguins, sensiblement écartées. Ce qui rend la constatation ophthalmoscopique en pareil cas parfois difficile, c'est que ces cordons cicatriciels reposent sur la sclérotique mise à nu et à reflet bleuté éclatant. En général il est pourtant facile de contrôler la procidence de ces cordons cicatriciels ou de ces caillots organisés vers l'intérieur de l'œil.

La *commotion* que subit la rétine soit par un ébranlement direct du globe oculaire, soit indirectement avec la tête et le corps, se révèle-t-elle à l'ophthalmoscope? Quelques auteurs, entre autres M. Berlin (1) et Leber (2), l'affirment positivement, mais constatent aussi l'extrême fugacité de l'altération ophthalmoscopique. Il s'agirait d'un halo blanchâtre ou grisâtre qui envahirait de préférence les régions où se rencontrent aussi les ruptures, c'est-à-dire le pôle postérieur et l'alentour de la papille. Dans le cas où le corps contondant dont la violence n'a pas pu produire une rupture des membranes, a agi sur une partie équatoriale du globe, on pourrait différencier deux zones de troubles : celle qui reviendrait à l'action directe du traumatisme et aurait son point de départ à l'équateur de l'œil, et l'autre qui se rapporterait à l'action par contre-coup et occuperait le pôle postérieur et son voisinage. La couleur de l'opacité en tacheté ou ponctué serait celle de l'œdème rétinien (embolie). Les vaisseaux soit d'un calibre normal, soit légèrement élargis, courent au-devant de ces opacités diffuses qui leur feraient subir un faible déplacement (incurvations ou déviations angulaires).

Très probablement il s'agit d'un œdème plus ou moins accusé, siégeant dans les couches sensorielles de la rétine et très transitoire, mais masquant en entier, au moment de sa présence, le tapetum et la stoma choroïdiens. Dans les expériences que M. Berlin a faites, en frappant des yeux de lapins avec une baguette élastique, les troubles qui se différencient ainsi en direct et indirect, montraient un épaississement et un plissement de la rétine avec détachement circonscrit de la couche des bâtonnets, déchirures verticales qui rappelaient les altérations semblables qu'on rencontre dans la commotion du cerveau. Dans ces expériences assez brutales, il se produisit aussi constamment une vaste hémorrhagie entre la choroïde et la sclérotique à l'endroit où siégeaient les altérations rétiniennes. Il n'y a donc pas ici de comparaison à établir avec le léger œdème des couches sensorielles de la rétine que provoque chez l'homme le contact d'un projectile (pierre, boule de neige), qui n'atteint pas même l'organe avec une violence assez notable pour produire une déchirure choroïdienne, bien qu'une semblable lésion ait cependant aisément lieu comme le démontre la compulsion des blessures de l'œil.

(1) *Zur sogenannten Commotio retinæ* (*Klin. Monatsbl.*, XI, p. 42).
(2) *Graefe-Saemisch*. t. V, p. 747.

Cette contusion entraine une réduction très transitoire de la fonction visuelle, réduction qui peut déjà rétrograder, lorsque au contraire le trouble rétinien s'accentue encore ; de façon qu'on devait nier tout rapport de l'opacité rétinienne avec la diminution de la vision qu'on rapportait, elle, à un astigmatisme cristallinien traumatique (Berlin). Il est certain qu'on a observé des cas où, pendant que la rétine présentait cet aspect nuageux, les malades ne comptaient les doigts qu'à deux ou trois mètres et qu'avec la disparition de l'altération ne laissant que pendant quelques heures les traces d'une hypérémie papillaire, la vue se rétablissait complètement.

Il n'est pas moins vrai qu'à la suite d'une commotion directe de l'œil, ou à travers la paupière supérieure, sans que le nerf optique soit lui-même intéressé, il peut se développer une atrophie de la rétine et de son nerf conducteur précédée d'aucune altération appréciable à l'ophthalmoscope. Nous avons observé en particulier un cas où un fil d'acier se détachant d'un métier vint frapper le globe de l'œil à travers la paupière supérieure et déterminer, sans blessure externe aucune, une cécité instantanée et complète. Le malade fut amené peu d'heures après l'accident, et l'examen le plus attentif ne révéla sur cet œil aucune altération du côté des membranes profondes ni de la papille du nerf optique, qui se montra atrophiée complètement quelques mois après.

Dans les précédentes altérations traumatiques, même dans la commotion, qu'elle soit appréciable ou insensible à l'ophthalmoscope, nous admettons la présence d'une lésion, d'une disjonction par un liquide interposé entre les éléments si délicats de la rétine, que le traumatisme explique suffisamment. Il sera bien moins aisé de s'expliquer une action traumatique par l'agent qui impressionne cet appareil sensoriel en y arrivant en excès, c'est-à-dire par la lumière même. L'*éblouissement de la rétine*, autrement dit une exténuation des éléments tactiles, un surmenage des cellules visuelles, doit pourtant être admis par un défaut d'action qu'elles présentent, soit que la lumière ait frappé l'œil avec une intensité trop grande, soit que la quantité de lumière qui a pénétré dans l'œil ait agi pendant une durée de temps excessif, soit enfin qu'il y ait une alternance trop rapide, un contraste trop vif entre le temps de l'éclairage et de la mise au repos de l'appareil tactile. Si en pareil cas nous ne pouvons guère admettre un véritable traumatisme sur des éléments si délicats occasionné par les ondes lumineuses, nous pouvons fort bien songer à une perturbation dans l'action chimique qui s'opère incessamment dans ces éléments pour la production du pourpre rétinien.

D'un autre côté, à l'instar de ce qui se passe pour l'appareil tactile de notre tégument, où une vive irritation des éléments tactiles est ressentie au point de dominer une irritation produite dans un point voisin, de façon, comme on dit vulgairement, que nous ne sentons pas deux douleurs à la fois, il arrive que l'image complémentaire d'un objet vivement éclairé, que l'impression directe du soleil, soit si persistante et prédominante, que non seulement elle se révèle à la personne éblouie dans l'obscurité, mais encore empêche de recevoir des impressions de moindre intensité, de voir distinctement. Il s'agit probablement dans ce surmenage, d'un processus chimique analogue à celui qui se produit dans les muscles, mais qui prend aussi ici un certain temps pour que l'équilibre se rétablisse. Il peut exceptionnellement arriver que la trop grande intensité des rayons lumineux et la durée de cette action comme calorique puisse produire, ainsi que les expériences de Czerny (1) l'ont démontré, une véritable lésion traumatique appréciable à l'ophthalmoscope.

Si, d'après Czerni, on projette sur l'œil de la grenouille, pendant 10 à 15 secondes un faisceau de rayons solaires, on constate, sur l'endroit touché, la formation d'une tache tout d'abord claire, dont les bords s'éclaircissent et deviennent jaunâtres et dans l'étendue de laquelle la rétine se gonfle. On produit chez les mammifères un état analogue si l'on a soin de concentrer les rayons solaires au moyen d'un miroir concave et d'une loupe. On peut alors constater qu'une véritable transsudation et une pigmentation se produisent à l'endroit de la rétine ainsi exposé aux rayons concentrés du soleil, et l'examen microscopique démontre un véritable processus destructif dans les couches tactiles de la rétine, qui ont pour conséquence la disparition de ces couches et leur remplacement par un tissu connectif pigmenté.

Rarement des conditions analogues à celles des expériences de Czerny se présenteront chez l'homme, à moins de cas exceptionnels d'observations prolongées et faites sans ménagements et sans précautions à l'occasion d'éclipses solaires, où l'on a pu ainsi parfois expliquer la formation d'un scotome central persistant par une suffusion de la macule accompagnée d'apoplexies qui ont rendu compte pourquoi le scotome a pu présenter une persistance inusitée et même entraîner une perte définitive de l'acuité centrale. Rappelons ici les cas sur lesquels nous aurons à revenir, où la lumière vive d'un éclair d'une très grande intensité frappant instantanément un œil, a entraîné des troubles inflammatoires du nerf optique et de la rétine (papillite et papillo-rétinite).

A un surmenage généralisé doivent être rapportées les amblyopies et cécités passagères qu'on rencontre chez les voyageurs dans les plaines recouvertes de neige ou les sables ensoleillés du désert, lorsque les précautions recommandées pour se garantir de cet excès de lumière qui frappe incessamment leurs yeux pendant de longues heures n'ont pas été prises.

(1) *Ueber die Ueberblendung der Netzhaut durch Sonnenlicht* (*Wiener med. Sitzungsber. math. Naturwiss.* Cl. 2 Abth., LVI).

ARTICLE XIX

ALTÉRATIONS CONGÉNITALES DE LA RÉTINE, FIBRES NERVEUSES A DOUBLE CONTOUR

La rétine peut faire défaut par malformation congénitale sur un espace variable de son étendue, être remplacée par une mince trame de tissu connectif analogue à la portion zonulaire et ciliaire de la rétine, ou même ne se présenter que comme une pellicule semi-transparente et vitreuse. Mais pareille malformation concorde constamment avec la fermeture tardive de la fente fœtale, avec la présence d'un coloboma choroïdien (voy. t. II, p. 512). Nous ne nous arrêterons donc pas davantage à ce vice congénital déjà décrit.

La seule altération congénitale dont nous avons à nous occuper est la présence de *fibres nerveuses à double contour* dans l'étendue de la rétine, ou, comme on s'est habitué à le dire, la *persistance des gaines de myéline des fibres* sur une étendue variable de leur parcours rétinien; ce qui impliquerait qu'à une période de la vie intra-utérine les fibres aient même sur la rétine été revêtues de myéline. La vérité est que les fibres du nerf optique qui, au passage à travers la lame criblée, se dépouillent de leur gaine, peuvent par une anomalie congénitale la reprendre soit au moment de s'étaler sur la rétine, soit à une certaine distance du point où elles se recourbent en formant plan sur les couches sensorielles de la rétine. Cette définition implique donc tout de suite théoriquement l'image ophthalmoscopique, à savoir que la diaphanéité de la papille même ne peut pas souffrir par suite du vice congénital dont nous traitons, et que l'on peut, à l'instar de ce qu'on a fait pour utiliser cette persistance des gaines de myéline pour l'étude du parcours des fibres nerveuses, s'en servir afin de reconnaître la conformation de la papille transparente comme élévation.

Les fibres opaques qui contournent le bord papillaire indiquent avec assez de précision l'endroit où la déclivité de la papille commence; entre la lame criblée et le point où la fibre formant papille redescend sur le plan de la rétine, elle est toujours à simple contour. Peut-être l'entassement et le resserrement des fibres dans l'anneau scléroticai et la papille ne sont-ils pas étrangers à ce fait. Pourtant chez le chien la persistance des fibres à double contour contribue sensiblement à l'élévation de la papille, tandis que l'étude si aisée de l'œil des lapins montre la papille ovale et diaphane bordée par deux faisceaux de fibres à double contour qui s'étendent en sens horizontal, mais ne pénètrent pas dans la papille même.

H. Müller (1) est le premier qui, en 1856, appela l'attention sur cette ano-

(1) *Anatom. physiolog. Untersuchungen über die Retina.* Leipzig, 1856, p. 80.

malie congénitale que Virchow (1), Beckmann (2), de Recklinghausen (3), H. Schmidt, etc., ont trouvée, après lui, à l'autopsie. Dans le cas décrit par Virchow, les fibres perdaient leur gaine près de la lame criblée, redevenaient opaques à une certaine distance sur la rétine même, et reprenaient insensiblement une transparence parfaite après un court trajet. Dans le cas de M. de Recklinghausen, la partie occupée par les fibres opaques était située à 4 millimètres du bord papillaire et tranchait du côté de la périphérie avec la portion transparente des fibres. La partie opaque ne s'élevait pas au-dessus du niveau de la rétine, comme dans l'observation de M. Beckmann. M. H. Schmidt (4) a étudié cette manière des fibres de reprendre leur gaine au moment de s'étaler sur la rétine, en faisant des coupes à travers la papille. Sur ces coupes on voit alors la gaine s'arrêter net près de la lame criblée, et n'apparaître que sur le plan rétinien pour former par l'assemblage d'un certain nombre de gaines une figure en cône, dont la base située près de la papille occupe presque toute l'épaisseur de la couche des fibres nerveuses (en n'empiétant guère sur la papille elle-même). Ce cône va en s'effilant, de façon que la pointe du cône vient se perdre dans la portion interne de la couche, mais de manière qu'entre la *margo limitans* (l'hyaloïde) et la partie effilée du cône se trouve encore une couche de fibres diaphanes.

Ce qui ressort clairement de ces recherches, c'est que si toute la couche des fibres peut, près du bord papillaire, être occupée par des fibres à double contour, celles-ci n'empiètent guère sur la papille et qu'entre le sommet et la lame criblée tout l'ensemble des fibres transparentes tranche nettement avec les fibres opaques, qui même, dans les cas les plus prononcés, n'atteignent jamais les parties centrales de la papille, le point d'émergence des vaisseaux.

Les cas de fibres à double contour nous offrent une excellente occasion de nous renseigner (*grosso modo*) sur la répartition physiologique des fibres nerveuses dans la rétine, et cela surtout si cette anomalie congénitale se présente sur une grande étendue du fond de l'œil. Les parties opaques se trouvent surtout là où, à l'état normal, les fibres sont le plus ramassées. Aussi les plaques en flammèches ou larges traînées suivent de préférence les gros troncs vasculaires et décrivent un arc plus ou moins ouvert autour de la macula. *En ligne droite*, entre la macula et le bord de la papille, les courtes fibres directes ou faisceaux maculaires (fig. 9, p. 19) ne sont jamais (le cas de M. Hirschberg est absolument isolé) pourvues d'une gaine de myéline, ce qui fait que, même dans les cas les plus prononcés de persistance de ces fibres, jamais tout le bord papillaire ne se trouve contourné de plaques blanchâtres, une partie assez large du bord dirigé vers la macula

(1) *Archiv für path. Anatomie*, t. X, p. 190.
(2) *Ibid.*, t. XIII, p. 97.
(3) *Ibid.*, t. XXX, p. 375.
(4) *Klinische Monatsbl.*, t. XII, p. 186.

reste dégarnie de fibres à double contour. Celles des fibres qui avoisinent les faisceaux vasculaires ne sont aussi, en général, opaques que sur un très court trajet, et forment une dentelure très caractéristique vers l'arc du parcours des fibres qui circonscrivent la tache jaune.

Cette régularité dans la distribution des fibres opaques, lorsque l'anomalie est très prononcée, garantit bien d'une erreur à commettre ; il ne pourrait donc surgir une difficulté que lorsqu'il s'agit de la persistance de deux flammèches (ou d'une seule) qui restent en général nettement délimitées au voisinage des gros troncs vasculaires de la rétine. Les vaisseaux quittent alors ces plaques en flammèches avec des contours parfaitement nets et un calibre normal; leurs parois ne présentent pas d'épaississement et ne sont pas entourées du plus léger nuage. La façon nette et précise avec laquelle ces plaques, en saillie à peine perceptible, tranchent sur le restant du fond de l'œil d'une transparence parfaite impressionne à tel point l'observateur, qu'il ne vient plus, après en avoir observé un certain nombre, le moindre doute sur leur caractère physiologique.

Examine-t-on à l'image droite, on reconnait aisément la distribution des faisceaux ; en se servant d'un grossissement un peu fort, on se rend compte de leur enchevêtrement en lignes allongées, qui recouvrent en certains points complètement les vaisseaux, les laissant en d'autres endroits absolument libres. Il est alors encore aisé de se renseigner sur ce que la fibre se laisse encore poursuivre comme striation rougeâtre, une fois qu'elle a perdu sa gaine blanchâtre et éclatante, et cette striation rougeâtre est surtout visible entre deux plaques ou flammèches situées sur un même trajet d'un faisceau de fibres.

Cette striation rougeâtre peut, d'après Ed. de Jæger (voy. fig. 33, pl. VI du *Traité des maladies du fond de l'œil*), se présenter seule, sans mélange avec des fibres opaques, et constituer une anomalie congénitale d'une extrême rareté ; mais il n'est pas rare de rencontrer des yeux qui, examinés à l'image droite, présentent une striation limitée près des gros troncs vasculaires, et qu'on peut poursuivre dans une courte étendue sur le fond de l'œil. Surtout à l'examen à l'image droite avec les simples plaques de Helmholtz, examen où la transparence de la rétine n'est pas complètement noyée dans l'intensité d'éclairage, on se rend aisément compte, principalement sur des sujets à tapetum foncé, que les faisceaux voisins des troncs vasculaires se dessinent sous forme de légères stries rougeâtres, même lorsqu'il n'existe aucune plaque à double contour qui avoisine la papille.

Nous insistons, comme caractéristique, pour l'image ophthalmoscopique de l'anomalie qui nous occupe, sur l'absence de cette altération au voisinage de la macula ou entre la macula et le bord papillaire, en ligne droite : en second lieu, sur l'absence constante de cette altération dans les parties centrales de la papille, le hilus des vaisseaux.

En traitant des affections congénitales du nerf optique, nous aurons occasion de nous occuper des prolongements anormaux de la lame criblée, sur lesquels M. Masselon a surtout attiré l'attention ; les figures que nous donnerons démontreront clairement que ces prolongements s'étendent (ou plutôt partent) constamment du hilus des vaisseaux, occupant donc juste une portion que l'anomalie concernant la gaine des fibres respecte dans tous les cas.

La vision des personnes présentant des fibres nerveuses à double contour ne montre, à part *un élargissement de la tache de Mariotte*, que le défaut de transparence de fibres et l'absence d'impressionnabilité possible des couches sensorielles sous-jacentes expliquent suffisamment, aucune altération concernant l'acuité visuelle. Bien entendu que les anomalies de réfraction doivent être soigneusement corrigées, car on rencontre assez fréquemment, avec pareille disposition des fibres, un degré variable d'astigmatisme, et encore assez fréquemment une myopie prononcée, les flammèches tranchant avec leur blanc cotonneux sur un staphylôme étendu nettement limité et lui aussi probablement congénital.

Il ne faudra pas non plus oublier que les personnes présentant cette anomalie peuvent être atteintes de diverses variétés de rétinites et de chorio-rétinites, et peuvent aussi par conséquent montrer une diminution sensible de leur acuité visuelle, qui, en disparaissant sous l'influence d'un traitement approprié, ne laisse, pour ce qui concerne la part qu'a prise à cette réduction l'anomalie congénitale, que l'agrandissement de la tache de Mariotte. La constatation de cet agrandissement peut être rendue difficile dans un pareil cas, l'acuité centrale n'est pas suffisante, ou si les fibres, n'étant pas absolument opaques, laissent en partie encore impressionner les couches tactiles sous-jacentes.

Actuellement, où l'on s'est tant familiarisé avec l'exploration d'yeux physiologiques pour bien se pénétrer des variétés d'aspect qu'ils peuvent présenter à l'image ophthalmoscopique, il n'est guère possible, ayant examiné quelques cas de fibres nerveuses à double contour, de les confondre avec une altération pathologique, la sclérose des fibres ou leur dilatation ganglifforme des rétinites et neurites. S'il persistait le moindre doute, les signes caractéristiques pour l'anomalie congénitale que nous venons de mentionner dissiperaient tout embarras de l'examinateur.

Nous n'insistons pas sur les degrés plus ou moins prononcés d'atrophie congénitale de la rétine qui accompagnent les choro-rétinites, arrivées à terme pendant la vie intra-utérine. Rappelons seulement que conjointement avec certains cas de cirrhose congénitale de la rétine, on a rencontré des excroissances très nombreuses de la couche vitreuse de la choroïde et que le tacheté produit par ces procidences vers la rétine dégénérée a été à tort interprété comme une altération congénitale de la rétine même.

BIBLIOGRAPHIE

1836. Bright (*Guy's Hosp. Rep.*, p. 356).

— Langenbeck. De retina observat. anatomo-pathol. Gotting., in-8°, p. 168.

1837. Osborne. On the nat. and treatment of dropsical diseases, from diseased kidney London, in-8°.

1838. Ammon (de). Klinische Darstellungen der Krankheiten u. Bildungsfehler, etc. Theil I. tab. XIX, fig. 9 et 10.

— Cunier. Histoire d'une héméralopie héréditaire depuis deux siècles dans une famille, dans la commune de Vendemian, près Montpellier (*Ann. d'Ocul.*, t. I. p. 31).

1839. Christison and Gregory. On granular degeneration of the kidneys. Edinbourg. in-8°.

1840. Heyfelder. Anatomische Untersuchungen (v. *Ann. Monatsschrift*, III, p. 399).

— Rayer. Traité des reins. Paris, in-8°.

— Himly. Krankheiten u. Misbildungen des Auges. Göttingen, in-8°.

1841. Sichel. Les hydropisies sous-choroïdiennes (*Ann. d'Ocul.*, t. V, p. 243).

1843. Fretschi. Die bösartigen Schwammgewächse des Auges. Fribourg, in-8°.

1845. Kussmaul. Ueber die Farbenerscheinung im Grunde des Auges. Heidelberg, in-8°.

1848. Gornaz. Des anamolies congénitales des yeux et de leurs annexes. Lausanne, in-8°.

— Jacob. On retinitis (*Dub. med. Press.*, p. 482).

1849. Bowmann. Phlebitic ophtalmitis after amputation with an account of the post-mortem exam, etc. (*Lectures on the parts concerned in the operations on the eye*, etc. London, in-8°, p. 127).

— Brown-Séquard. Diagnostic de la paralysie de la rétine (*Gaz. méd.*).

— Forget. Recherches cliniques sur l'amaurose comme symptôme de l'albuminurie (*Ann. d'Ocul.*, t. XXII, p. 180).

— Landouzy. De la coexistence de l'amaurose et de la néphrite albuminurique (*Gaz. méd.*, n° 12, et *Ann. d'Ocul.*, t. XXII, p. 129).

Tuerk. Anatomisches Befund von Amaurose (*Zeitschr. des k. k. Gesell. der Aerzte zu Wien*, Jargh. V. H. 8 u. 9).

1850. Bouchardat. De l'affaiblissement de la vue accompagnant les maladies qui ont pour symptôme une modification anomale dans la composition de l'urine (*Annuaire de thérapeutique, de matière méd.*, etc., p. 298).

— Klaunig. Amblyopia patolorum (*Deutsche Klinik*, n° 46).

— Raciborski. De l'amblyopie suite de l'albuminurie (*Gaz. des Hôp.*, n° 131).

— Tuerk. Präparat d. Retina eines amblyopischen Kranken (*Zeitsch. d. Gesellch. Wien. Aerzte*, n° 4).

1851. Blodig. Einige Erfahrungen über das Vorkommen amaurotisches Zustände bei Krankheiten des Herzen u. des grossen Gefässe (états amaurotiques accompagnant les affections du cœur et des gros vaisseaux) (*Zeitschr. des k. k. Gesellsch. der Aerzte in Wien*, et *Ann. d'Ocul.*, t. XXVII, p. 191).

— Isaacs (Ch.-S.). Ossification of the retina (*New-York med. Journ.*, July).

— Landouzy. De l'amaurose dans la néphrite albuminurique. Deux mémoires (*Ann. d'Ocul.*, t. XXVI, p. 134).

1852. Bauer. Albuminurie mit Hemiopie u. nachfolgender Amaurose (*Deutsche Klinik*, n° 48).

1852. DALRYMPLE. Pathology of the human eye. London, in-8°.
— HANNOVRE. Puerperalfieber mit metast. Entzündung des Auges (*Das Auge*, Leipzig, in-8°, p. 141).
— O'REILLY. Amaurose suite d'hæmatemesis (*Lancet*, mars).
— TAYLOR (H.) Cas de rétinite aiguë (*Med. Times and Gaz.*, juill.).
1853. ABEILLE. Albuminurie ayant occasionné une amaurose unilatérale (*Gaz. méd. de Paris*, n° 59).
— ARLT. Die Krankheiten des Auges, t. II.
— AVRARD. Mémoire sur l'amaurose albuminurique (*Gaz. méd. de Paris*, 30 juillet et 6 août).
— COCCIUS. Ein von Gescheidt als Echinococcus beschriebener zweifelhafter Fall. (v. *Ammon's Zeitschr.*, III, p. 437).
— — Ueber die Anwendung des Augenspiegels. Leipzig, in-8°.
— THIELE. Drei Fälle von Albuminuric amaurotica (*Deutsche Klinik*, n° 15, et *Ann. d'Ocul.*, t. XXXI, p. 233).
— TUERK. Ein Fall von Hemorrhagie der Netzhaut beider Augen (*Zeitschr. des k. k. Gesell. der Wien. Aerzte*, IX, H. 3).
1854. DONDERS. Torpor retinæ congenitus hereditarius (*Nederl. Lanzet*, mai et juin).
— GRAEFE (A. de). Notiz über die Abösung der Netzhaut von der Choroidea (*Arch. f. Ophthalm.*, t. I, 1, p. 262).
— — Fall von gänzlichem Fehlen der Netzhautgefässe (*Ibid.*, p. 403).
— — Fälle von Cysticercus auf der Netzhaut (*Ibid.*, p. 457).
— JAEGER (E. de). Ueber Staar u. Staaroperationen (description de l'embolie de l'artère centr.), Wien, in-8°, p. 307.
— MACKENZIE (W.). De la rétinite produite par la lactation contre-indiquée (Undue lactation) (*Ann. d'Ocul.*, t. XXXI, p. 162).
— MERKEL. Die pyämische Ophthalmie (*Charité-Annalen*, V, 2, p. 276).
— MOREL-LAVALLÉE. Traitement simple de certaines amauroses (*Bullet. de thérap.*, avril).
— NEUHAUSEN. Ueber den Markschwamm des Auges u. der Orbita (*Organ. des ges. Heilkunde*, III).
— RUETE. Bildliche Darstellungen der Krankheiten des menschl. Auges. Leipzig.
1855. BLESSIG. De retinæ textura desquisitiones microscopic. (*Diss. inaug.*, Dorpat, in-8°).
— COCCIUS. Recherches sur la rétine. Trad. et analys. par F. Binard (*Ann. d'Ocul.* t. XXXIII, p. 74).
— GRAEFE (A. de). Cysticercus in retina (*Arch. f. Ophthalm.*, t. I, 2, p. 326).
— — Ueber das ophthalmoscopische Erschemen von Cholestearin zwischen Netzhaut u. Choroidea (*Ibid.*, p. 319).
— — Fall von Wiederanlegung der abgelösten Retina bei Retinitis abluminurica (*Ibid.*, t. II, 1, p. 222).
— GUEPIN (de Nantes). Quelques notes extraites d'une leçon sur la rétine et ses états morbides (*Ann. d'Ocul.*, t. XXXIII, p. 257).
IMBERT-GOURBEYRE. De l'albuminurie puerpérale et de ses rapports avec l'éclampsie (*Monit. des Hôp.*, nos 39-41).
— JAEGER (Ed. de). Beiträge zur Pathologie des Auges. Wien, in-4°.
— LIEBREICH. Apoplexia retinæ (*Arch. f. Ophthalm.*, p. 346).
— — Fälle von Cysticercus im Inneren des Auges (*Ibid.*, p. 259).
— — Zwei neue Fälle von Cysticercus in den tieferen Theiles des Auges (*Ibid.*, t. II, 2, p. 312).
— — Weitere Beobachtungen über Cysticercus am u. im Auge (*Ibid.*, III, 2, p. 312).
— ROBIN. Myelocyte in. Dict. de méd. de Nysten.
— — Verhalten des Gesichtsfelds bei Netzhautablösung (*Arch. f. Ophth.*, t. II, 2, p. 278).
1856. BECKMANN. Ein Fall von amyloider Degeneration (*Arch. f. path. Anatomie*, t. XIII, p. 97).

1856. HEYMANN. Ueber Amaurose bei Brightscher Krankheit u. fettige Degeneration der Netzhaut (*Arch. f. Ophth.* t. II, 2, p. 137).
— — L'albuminurie dans ses rapports avec les affections oculaires (*Gaz. des Hôp.*, n° 70).
— MOREAU (de Tours). Tumeur fibreuse de la rétine (*Ibid.*, n° 108).
— MÜLLER (H.). Befund an den Augen eines sehr alten Hundes (*Würzb. Sitzungsbericht*, 5 jul. 1856).
— — Metastatische Ophthalmie (*Ibid.*, VII, 2).
— SCHAUENBURG. De la rétinite bouchonneuse ou embolique (*Ann. d'Ocul.*, t. XXXV. p. 181).
— STELWAG DE CARION. Die Ophthalmologie vom naturwissensch. Standpunkte, II.
— VIRCHOW. Zur path. Anatomie der Netzhaut u. der Sehnervn (*Arch. f. path. Anatomie*, t. X, 170).
1857. DONDERS. Pigmentbildung in der Netzhaut (*Arch. f. Ophthalm.*, t. III, 1, p. 92).
— FÖRSTER. Ueber Hemaralopie u. die Anwendung eines Photometers. Breslau, in-8°.
— FREITAG. De amblyopia in nephritid. albuminur. (*Diss. inaug.* Leipz., in-8°).
— GRAEFE (A. de). Ueber die Entstehung von Netzhautablösung nach perforerender Skleralwunden (*Arch. f. Ophth.*, t. III, 2, p. 391).
— — Zur Prognose der Netzhautablösung (*Ibid.*, p. 394).
— — Weitere Bemerkungen über Cysticercus am u. im Auge (*Ibid.*, p. 312).
— — Notiz über fremde Körper im Innern des Auges (*Ibid.*, p. 337).
— JACOB. Exsudation de la rétine dans la syphilis héréditaire (*Med. Times and Gaz.*, 5 déc.).
— LICHTENSTEIN. De amblyopia ex morb. Bright orta (*Diss. inaug.*, Königsberg, in-8°).
— MAUTHNER. Centrale discusförmige Lähmung der Retina (*Zeitsch. f. Natur. u. Heilk. in Ungarr.*, n° 19).
— MÜLLER (H.). Ueber Veränderungen des Choridie bei Morb. Bright. (*Verhandl. der phys. med. Gesellsch. z. Würzb.*, t. VII, p. 293).
— SICHEL. De l'encéphaloïde et du pseudo-encéphaloïde de la rétine et du nerf optique (*Gaz. méd.*, n° 29 et 30).
— TAVIGNOT. L'amaurose comme symptôme de l'albuminurie (*Rev. de thérap. méd.-chir.*, n° 9).
— WADE (F.). De la rétinite syphilitique (*The Maryland. quart. Journ. of med. sc.*, May).
— WAGNER. Ueber Amblyopie u. Amaurose bei Bright'scher Nierenkrankheit (*Arch. f. path. Anat.*, t. XII, p. 258).
1858. BADER. An account of three cases illustrating a peculiar disease of the retina (*Ophth. Hosp. Rep.*, n° II, p. 74).
— — On ophthalmoscopic appearances of secondary syphilis (*Ibid.*, n° 5, p. 245).
— CHARCOT. De l'amblyopie et de l'amaurose albuminurique: anatomie et physiologie pathologiques (*Gaz. hebd.*, p. 150).
— DESMARRES. De l'utilité de l'ophthalmoscope dans l'amblyopie liée à l'albuminurie et à la glycosurie (*Bull. de thérap.*, 30 janv.).
— ESMARCH. Perforation der Netzhaut durch eine Choroidealblutung (*Arch. f. Ophth.*, t. IV, 1, p. 850).
— GRAEFE (A. de). Zur Diagnose des beginnenden intraocularen Krebses (*Arch. f. Ophthalm.*, t. IV, p. 219).
— — Zur Lehre von der Netzhautablösung (*Ibid.*, p. 235).
— — Exceptionelles Verhalten des Gesichtsfeldes bei Pigmententartung der Netzhaut (*Ibid.*, p. 250).
— GRIFFIN. Amaurose suite de rétinite albuminurique, guérison par la strychnine (*Dubl. med. Journ.*, nov., p. 315).
— HEWSON (Al.). Rétinite syphilitique (*Amer. med.-chir. Rev.*, juillet, p. 708 et 730).
— HULKE. Contributions to the morbid anatomy and pathologie of the choroid and retine (dégénération calcaire des vaisseaux rétiniens) (*Ophth. Hosp. Rep.*, II, p. 67, et n° IV, p. 180).

1858. JOSEPH (G.). Plötzlich entstandene Amaurose mit Netzhauthyperemie als Vorläufer des Ausbruches heftiger Eklampsie in Folge von Morbus Brightii in der Schwangerschaft (*Gunzb. Zeitsch.*, n° 1, p. 14).
— LÉCORCHÉ. De l'altération de la rétine dans la néphrite albumineuse. (Thèse de Paris, in-4°.)
— LIEBREICH. Histolog. ophthalmoscop. Notizen (Cellules grumeuses dans la rétine) (*Arch. f. Ophthalm.*, t. IV, 2, p. 300).
— — Ein ungewöhnlicher Fall von hereditärer Amaurose (*Ibid.*, p. 266).
— MASSALOUP. De l'amaurose comme symptôme de l'albuminurie (Thèse de Strasb., in-4°).
— MÜLLER (H.). Ueber die anatomische Grundlage einiger Formen von Gesichtsfeld. beschränkung (*Verh. d. Würzb. phys.-med. Gesellsch.*, t. X).
— — Ueber Hypertrophie der Nervenprimitivfasern in der Retina (*Ibid.*, p. 41).
— — Befund an den Augen eines 75. jährige fast blinden Mannes (*Ibid.*, 8 mai, et *Gesammtschriften*, I, p. 317).
— Beschreibung einiger v. Prof. v. Graefe extirpitrer Augäpfel (*Arch. f. Ophthalm.*, t. IV, 1, p. 362).
— — Ablösung u. Verdickung der Netzhaut (*Würzb. Sitzungsber.*, 19 juin).
— SICHEL. Iconographie Ophthalm., Liv. 18.
1859. BADER. Apoplexie of choroid (?) and retina (*Ophthalm. Hosp. Rep.*, n° 6, p. 267).
— COCCIUS. Ueber Glaucom. Entzündung, etc. (formation de nouveaux vaisseaux dans la rétine), Leipzig, in-8°, p. 47.
— COHEN. Statistique des sourds-muets et des aveugles dans certaines contrées de l'Europe (*Nederl. Tijdsch.*, déc., p. 707).
— DEVAL (Ch.). Amaurose syphilitique (*Un. méd.*, n° 97).
DEMME. Beiträge zur Anatomie des Tetanus. Leipzig, in-8°.
— FOLLIN. Leçons sur l'application de l'ophthalmoscope. Paris, in-8°.
— GRAEFE (A. de). Ueber Embolie der Arteria centralis retin. als Ursache plötzlicher Erblindung (*Arch. f. Ophthalm.*, V, 1, p. 136).
— — Ueber die anatomische Grundlage einiger Formen von Gesichtsfeldbeschränkung (*Ibid.*, p. 96).
— JACOBSON. Ueber retinitis syphilitica (*Kœnigsb. med. Jahrb.*, I, p. 253).
— JUNGE. Beiträge zur path. Anatomie der getigerten Netzhaut (*Arch. f. Ophth.*, t. V, 1, p. 19).
— — Fall von Veränderung der Körnerschicht in der Retina (*Verhandl. der phys.-med. Ges. zu Würzb.*, IX, p. 219).
— MACKENZIE. Amaurosis from fatty degeneration of the retina, originating in Bright's disease (*Ophth. Hosp. Rep.*, t. X, p. 181).
— MOOREN. De la rétinite pigmentaire (*Ann. d'Ocul.*, t. XLI, p. 21).
— SCHWEIGGER. Pathologisch-Anatomische Untersuchungen (*Arch. f. Ophthalm.*, t. V, 2, p. 216).
— — Untersuchungen ueber die pigmentirte Netzhaute (*Ibid.*, t. V, 1, p. 96).
— SICHEL. De l'amaurose cérébrale et syphilitique (*Gaz. méd.*, n° 28).
— — Ueber die Heilbarkeit der Netzhautablösung (*Clinique européenne*, n° 29).
TRAUBE. Zur Lehre von der speckigen Entartung der Nieren (*Deutsche Klinik*, n° 1, 7 et 8).
— — Nachträgliche Bemerkungen über den Zusammenhang von Herz- u. Nierenkrankheiten (*Ibid.*, n°s 31 et 32).
1860. BLESSIG. Ein Fall von Embolie der Arteria cent. ret. (*Arch. f. Ophthalm.*, VI, 1, 216).
— COHN. Klinik der embolischen Gefässkrankheiten (Berlin, in-8°).
— DIXON. Apoplexie symétrique des deux rétines avec accidents cérébraux (*Med. Times and Gaz.*, 16 et 23 juin).
— DOR. Beiträge zur Pathologie der intraocularen Geschwülste (*Arch. f. Ophtalm.*, VI. 2, p. 244).
— FOERSTER. Ueber Sehstörungen im Verlaufe Brightischer Krankheit (*Schmidt Jahrb.*, t. CVI, p. 79).

1860. GRAEFE (A. de). Tumoren der Netzhaut (*Arch. f. Ophthalm.*, t. VII, 2, p. 42).
— — Ueber intraoculare Cysticerken (*Ibid.*, 2, p. 48).
— — et SCHWEIGGER. Netzhautdegeneration in Folge diffuser Nephritis (*Ibid.*, p. 267).
— — Netzhautblutungen bei absoluten Glaucom (*Ibid.*, p. 254).
— KITTEL. Punktion der Sklera bei Netzhautablösung nach Sichel (*Allg. Wien. med. Zeit.*, n° 23).
— KLEBS. Zur normalen u. path. Anatomie des Auges (*Arch. f. path. Anatomie*, t. XIX).
— MÜLLER (H.). Affections de la choroïde, du corps vitré et de la rétine dans la maladie de Bright, avec une forme particulière d'embolie (*Würzb. med. Zeitschr.*, II. 1, et *Ann. d'Ocul.*, t. XLVI, p. 87).
— NAGEL. Die fettige Degeneration der Netzhaut (*Arch. f. Ophthalm.*, t. VIII, p. 1).
— SCHWEIGGER. Ueber die Amblyopie bei Nierenleiden mit Herzhypertrophie (*Ibid.*, t. II, p. 295).
— — Fall von intraocularem Tumor durch Netzhautdegeneration (*Ibid.*, p. 324).
— WORDWORTH. Apoplexie de la rétine avec faiblesse et hémiplégie consécutive. Guérison (*Med. Times and Gaz.*, 26 mai).
1861. ALTHOF et H. MÜLLER. Sehstörungen neben solchen der Leberthätigkeit (*Würzb. med. Zeitschr.*, nos 5 et 6, p. 349).
— BADER. Cases of intraocular hemorrhagie (dans le diabète) (*Ophth. Hosp. Rep.*, III, p. 291).
— BECKER. Opticusaustheilung der Retina (*Wien. med. Wochenschrift*, nos 28 et 29).
— BEGBIE. Perte partielle ou totale de la vision dans le diabète (*Edinb. med. Journ.*, juin, p. 1105).
— BRENNIG. Syphilitische Netzhautentzündung (*Ungar. Zeitschr.*, n° 10).
— CHATIN. Note clinique sur les pseudo-amauroses et sur l'influence pathologique que l'inflammation chronique des membranes du fond de l'œil exerce sur l'état de la vue (*Ann. d'Ocul.*, t. XLIII, p. 239).
— DELAIRE. Cas d'amaurose albuminurique (*Gaz. des Hôp.*, n° 3).
— DEVAL. Du traitement de l'amaurose dans l'albuminurie et le diabète (*Ibid.*, 30 mai).
— FANO. De la rétinite syphilitique (*Un. méd.*, n° 67).
— GALEZOWSKI. Des apoplexies de la rétine et du nerf optique (*Gaz. des Hôp.*, n° 68).
— — Rétinite glycosurique (*Compte rendu du Cong. ophthalm.*, p. 110).
— GRAEFE (Alf.). Ischaemia retinæ (*Arch. Ophtalm.*, t. VIII, 2, p. 67).
— GUÉRIN (fils). Hypérémies rétino-choroïdales (*Journ. de Bord.*, nov. et déc.).
— HAMON (L.). Note sur les altérations de la vision liées à l'albuminurie, bons effets de la méthode perturbatrice, etc. (*Un. méd.*, n° 105).
— HULKE. Cases illustrating various forms of mutilation of the field of vision (*Opht. Hosp. Rep.*, t. II, p. 212).
— — Acute choroiditis, effusion of serum and blood, stripping the retina from the choroide, with rupture of the coarcted retina near the foramen opticum (*Ibid.*, III, p. 274).
— HUTCHINSON. Inflammation syphilitique de la choroïde, de la rétine et du corps vitré (*Med. Times and Gaz.*, 11 sept.).
— — et JACKSON (J.-H.). Rétinite syphilitique, etc. (*Ibid.*, 14 sept. et 17 mai 1862).
— KNAPP. Ueber einen Fall von chronischer Hyperæmie der Retina (*Verhand. des nat. hist. med. Vereins Heidelberg*, 4 janv.).
— KRAUS. Plötzlich eingetretene Amaurose zu Ende einer normalen Schwangerschaft (*Allg. Wien. med. Zeitg.*, n° 47).
— LÉCORCHÉ. De l'amblyopie diabétique (*Gaz. hebd.*, 8 nov.).
— LIEBREICH. Ueber Retinitis leukaemica; über Embolie der Arteria centr. ret. (*Deutsche Klinik*, n° 50).
— — Abkunft aus Ehen unter Blutsverwandten als Grund von retinitis pigmentosa (*Ibid.*, n° 6).
— MAES. Over torpor retinæ (2 *Rapports de la clinique d'Utrecht*, p. 263).

1861. MANDELSTAMM. Fälle von Retinitis apoplectica (*Pagenstecher's Klin. Mitheil.*, H. 1, p. 52, H. 2, p. 24 et H. 3, p. 83).

— NIEMETSHEK. Fall von Netzhautablösung (*Wien. med. Halle*, n° 47).

— PAGENSTECHER. Cas de rétinite pigmentaire (*Klin. Beob. Wiesbad.*, H. 1, p. 53, H. 2, p. 26 et H. 3, p. 83).

— POLAND. Décollement de la rétine, excision de l'œil, dissection (*Med. Times and Gaz.*, 18 mai).

— RESTELLINI (G.). Del distacco della retina (*Diss. inaug.*, Milano, in-8°, p. 40).

— RICORDI (A.). Della retinite lenta considerata como causa di ambliopia e di amaurosi osservata coll ottalmoscopo (Milano, in-8°, p. 80).

— ROBINSON (A.-H.). Troubles visuels consécutifs à l'irritation spinale (*Amer. Journ.*, oct., p. 580).

— SCHIRMER. Télangiectasie des veines de la rétine (*Arch. f. Ophthalm.*, t. VII, 119).

— SICHEL. Amaurose comme conséquence d'affections inflammatoires et congestives des organes respiratoires, etc. (*Gaz. des Hôp.*, n° 64).

— TAYLOR. Union de la rétine avec la cicatrice cornéenne dans un cas d'ablation partielle de l'œil (*Transact. of the path. Soc. of Lond.*, t. IX, p. 362 et *Schmidt's Jahrb.*, t. CX, p. 215).

— TRAUBE. Notiz über Retinitis apoplectica (*Allgem. med. Centralztg.*, 13 mars, et *Ges. Beiträge*, t. VII, p. 119).

— VIRCHOW. Rothe Hirnerweichung (*Wien. med. Wochenschr.*, n° 3).

— WEDEL. Atlas der pathol. Histologie (*Ret. Opt.*, t. I et II).

1862. BOLLING POPE et H. MÜLLER. Ueber Retinis pigmentosa insbesondere den Mechanismus der Entstehung von Pigment in der Retina (*Würzb. med. Zeitschr.*, n°s 4 et 5).

— BOUCHUT. De la méningite étudiée à l'ophthalmoscope (*Gaz. des Hôp.*, n° 118).

— DESMARRES (Alph.). La méningite granuleuse étudiée à l'ophthalmoscope (*Ibid.*, p. 226).

— FOERSTER. Ophtalmologische Beiträge. Breslau, in-8°.

— FOLLIN. Des hémorrhagies de la rétine chez les cancéreux (*Soc. de Biologie, Gaz. méd.*, n° 52).

— HULKE. Rétinite avec affection des reins (*Med. Times and Gazette*, 19 juill.).

— MARTINEAU. Rétinite diabétique (*Gaz. des Hôp.*, n° 4, p. 13).

— NOYES. De l'influence de l'albuminurie sur la vision (*Am. med. Times*, 29 déc.).

— PAGENSTECHER. Embolie der Centralgefässe (*Klin. Beobachtungen*, H. 2, p. 26).

— PAGENSTECHER (Arn.). Fälle von getigerter Netzhaut (*Würzb. med. Zeitsch.*, III, p. 399).

— ROMAL (V.). Amaurose aiguë, survenue pendant la grossesse (*Journ. de Brux.*, juin, p. 543).

— SAEMISCH. Verdickung der Retina an der Maculalut. durch Wucherung der Körnerschichten u. Auflagerung eines Pigmentirten Gewebes (*Beit. zur pathol. Anat. des Auges*, Leipzig, in-8°).

— SCHREIBER. Complete Amaurose in Folge einer acuten Retinitis bei einem syphilitischen Individuum; Mercur in grossen Dosen; Nitrum. unvollständige Heilung (*Wien med. Halle*, n° 4, p. 13).

— SEIDEL. Sehstörungen bei Pneumonie (*Deutsche Klinik*, n° 27).

— SOETBERG-WELLS. Case of cysticercus within the eye (dissection par Bader) (*Ophth. Hosp. Rep.*, III, p. 324).

— SPERINO. Études cliniques sur l'évacuation répétée de l'humeur aqueuse dans les maladies de l'œil (décollement de la rétine) Turin, in-8°.

— VROESOM DE HAEN. Ondersoekingen naer den invloed van den leeftijd op de gesichtsscherpte (*Rapport ann. de la clinique d'Utrecht*, in-8°).

1863. BLESSIG. Ueber Netzhautblutung (*Petersburg. med. Zeitschrift*, n° 5).

— BOLLING POPE. A case of retinitis pigmentosa (*Ophth. Hosp. Rep.*, XVIII, p. 76).

— CARTER (B.). Encepholoma retinæ (*Med. Times and Gaz.*, p. 583).

— COURTOIS. Étude sur la valeur sémiotique des apoplexies de la rétine (Thèse de Paris, in-4°).

1863. Cuignet. Œdème du nerf optique et de la rétine à la suite d'une méningite granuleuse (*Rec. de Mém. de méd.*, nov., p. 459).

— Fano. Décollement traumatique de la rétine (*Gaz. des Hôp.*, n° 141).

— Galezowski. Rétinite albuminurique et glycosurique (*Ibid.*, n° 63).

— — Recherches ophthalmoscopiques sur les maladies de la rétine et du nerf optique (*Ann. d'Ocul.*, t. XLIX, p. 85).

— Graefe (A. de). Neuro-rétinite double avec amblyopie et rétrécissement excentrique et circonscrit du champ visuel, coïncidant avec une affection intracrânienne (*Klin. Monatsbl.*, t. I, et *Ann. d'Ocul.*, t. XLIX, p. 141).

— — Tumeur de la rétine (*Klin. Monatsbl.*, t. I, et *Ann. d'Ocul.*, t. LI, p. 110).

— — Décollement rétinien consécutif à un abcès rétrobulbaire; guérison (*Klin. Monatsbl.*, t. I, et *Ann. d'Ocul.*, t. XLIX, p. 244).

— — Perforation von abgelösten Netzhäuten u. Glaskörpermembranen (*Arch. f. Ophthalm.*, t. IX, 2, p. 65).

— Graefe (Alf.). De l'œil de chat amaurotique (*Klin. Monatsbl.*, t. I, et *Ann. d'Ocul.*, t. LI, p. 110).

— Höring. Retinalerkrankungen bei Morbus Brightii (*Klin. Monatsbl.*, I, p. 215, et *Ann. d'Ocul.*, t. LI).

— Horner. Des affections de la rétine dans la maladie de Bright (*Klin. Monatsbl.*, t. I, et *Ann. d'Ocul.*, t. LXIX, p. 144).

— Hulke. Group of cases of cancer of the eyeboll (*Ophthalm. Hosp. Rep.*, IV).

— Just (O.). Embolie de l'artère centrale de la rétine (*Klin. Monatsbl.*, t. I, et *Ann. d'Ocul.*, t. LI, p. 109).

— Kugel. Ueber Collateral-Kreisläufe zwischen Choroidea u. Retina (*Arch. f. Ophthalm.*, t. IX, 2, p. 55).

— Lawson. Recurrent amaurosis commencing during the gestation of the 8th child and recurring in each succeeding pregnancy (*Ophthalm. Hosp. Rep.*, IV, p. 65).

— Leboucher. Recherches expérimentales sur la détermination du champ de la vision. Caen, in-4°, p. 27.

— Mooren. De la rétinite pigmentaire (*Klin. Monatsbl.*, t. I, et *Ann. d'Ocul.*, t. LXIX, p. 754).

— Rindfleisch u. Horner. Tumor retinæ (*Klin. Monatsbl.*, t. I, p. 341).

— Schiess. Beiträge zur Lehre der Panophthalmitis (*Arch. f. Opthalm.*, t. IX, 1, p. 22).

— Secondi. Relazione di tre casi di retinite albuminuriche con eseto di guerizione e osservatione (*Giorn. di Ophthalm. ital.*, n°s 3 et 4).

— Sous. Adiaphanose transparente de la rétine (*Presse méd.*, n° 4).

— Testelin. Amblyopie glycosurique consécutive à une lésion traumatique (*Bull. méd. du nord de la France*, juin, et *Ann. d'Ocul.*, t. XLIX, p. 263).

— Traube. Zur Lehre von den Nervenkrankheiten (*Deutsche Klinik*, 17 janv., et *Ges. Beitr.*, II, p. 1026).

— Van Bierfliet et Van Rooy. De la rétinite pigmentaire du cheval (*Ann. d'Ocul.*, t. LI, p. 28).

— Walton (H.). Rétino-choroïdite, épanchement sous-rétinien, évacuation, arrêt de la maladie (*Brit. med. Journ.*, 3 oct.).

— Warthon Jones. Protrusion of the eyeball with blindness, disease of the kidnezs with haemorrh. diathesis (*Brit. med. Journ.*, 2 mai, p. 453).

1864. Bowman. On needle operation in cases of detached retina (*Ophthalm. Hosp. Rep.*, IV, p. 133).

— Danton. Essai sur les hémorrhagies intra-oculaires. Paris, in-8°, p. 32.

— Donitz. Marcotticher Fleck bei markhattigen Nervenfasern der Retina (*Arch. de Reichert u. Du Bois-Reymond*, p. 741).

— Fano. Amaurose par embolie de l'artère centrale de la rétine (*Gaz. des Hôp.*, n° 121).

— Heymann. Die emphindliche Netzbautschicht, ein Beitrag zur Erkenntniss des Sehorganes (hémorrhagie de la rétine) (*Verhandl der Acad Carol.*, t. XXX).

— Graefe (A. de). Ueber Neuro-retinitis (*Klin. Monatsbl.*, II, p. 367).

— Hœring. Contusio bulbi mit intra- u. extra-bulbairen Blutungen (hémorrhagie de la rétine) (*Klin. Monatsbl.*, II, p. 192).

1864. HOERING. Retinitis pigmentosa (doigts et orteils suppl.) (*Klin. Monatsbl.*, II, p. 233).
— HEYMANN. Rétinite double consécutive à une affection de l'encéphale (*Klin. Monatsbl.*, II, et *Ann. d'Ocul.*, t. LIII, p. 74).
— HULKE. Affection de la rétine dans une maladie des reins (*Med. Times and Gaz.*, 2 janv.).
— IWANOFF. Ueber die verschiedenen Entzündungsformen der Retina (*Klin. Monatsbl.*, II, p. 415).
— LAMQUE. Traitement chirurgical du décollement de la rétine (Thèse de Paris, in-4°).
— MACKENZIE (W.). Cases of amaurosis connectent with exaluria (*Ophthalm. Rev.*, oct., p. 213).
— NAGEL. Ueber eine eigenthümliche Erkrankung der Retina (*Klin. Monatsbl.*, II, p. 394).
— SAEMISCH. Sehstörungen in Folge eines Blitzschlages (*Klin. Monatsbl.*, II, p. 22).
— SCHWEIGGER. Vorlesungen über den Gebrauch des Augenspiegels. Berlin, in-8°.
— SECONDI. Casi di amaurosi per ischemia della retina da atrofia del cuore, guerito colla paracentesi della camera anteriore. Torino, in-8°.
— STELLWAG. Ueber leuchtende Augen (*Wien. med. Wochenschr.*, n°s 10-12).
— TETZER (Max). Ueber Netzhautentzündung (*Œst. Zeitschr. f. prakt. Heilk.*, n°s 17, 20, 23 et 31).
— — Ueber Beschränkung u. Unterbrechung des Sehfeldes (*Wien. med. Jahrb.*, XX, p. 155).
— VIRCHOW. Die Krankhaften Geschwülste. Berlin, t. I et II, H. 1.
— WECKER. Traitement chirurgical des décollements de la rétine (*Un. méd.*, n° 135).
1865. BECKER (O.). Cysticercus cellulosæ im Auge (*Œstr. Zeitschr. f. prakt. Heilk.*, XI, 46, p. 1016).
— GALEZOWSKI. De la dégénérescence graisseuse de la rétine dans l'albuminurie (*Un. méd.*, n° 63).
— HEDÆNS. Ischemia retinæ mit sekundærer Atrophie des Opticus (*Klin. Monatsbl.*, III, p. 253).
— HŒRING. Notizen über Retinitis pigmentosa (*Ibid.*, III, p. 236).
— JEACOBSON. Zwei Fälle von intraocularen Cysticerken mit Sectionsbefund (*Arch. f. Ophthalm.*, t. XI, 2, p. 147).
— — Verletzungen des Auges durch einen bis in die Nähe des Sehnerven durchdringenden fremden Körper (*Ibid.*, t. XI, 1, p. 129).
— IWANOFF. Zur Pathologie der Retina. Perivasculitis (*Sitzungsber. der ophth. Gesellsch. Klin. Monatsbl.*, III, p. 328, et *Arch. f. Ophthalm.*, t. XI, 1, p. 136).
— KLEPS. Anatomische Beiträge zur Ophthalmo-Pathologie (*Arch. f. Ophthalm.*, t. XI, 1, p. 335).
— LAWRENCE (J.-Z.) et MOON (R.). Quatre cas de rétinite pigmentaire survenue dans la même famille et accompagnée d'arrêts généraux de développement (*Ophthalm. Rev.*, avril, et *Ann. d'Ocul.*, t. LXI, p. 229).
— LAWRENCE (Z.). De certaines maladies fonctionnelles de la rétine (*Med. Times and Gaz.*, 24 juin et 1er juillet).
— LEBER. Untersuchungen über den Verlauf u. Zusammenhang der Gefässe im menschl. Auge (*Arch. f. Ophthalm.*, t. XI, 1, p. 8).
— LAWSON. Des différentes variétés d'hémorrhagie dans l'intérieur de l'œil (*Brit. med. Journ.*, déc., 2, 9 et 16).
— PETRAGLIA. Retinitis pigmentosa (*Klin. Monatsbl.*, III, p. 114).
— RECKLINGHAUSEN (de). Markige Hypertrophie der Nervenfasern der Netzhaut (*Arch. f. path. Anat.*, t. XXX, p. 375, et *Klin. Monatsbl.*, III, p. 119).
— RYDEL (L.). Ueber die Punktion der Netzhaut (*Wien. med. Wochenschr.*, n° 16).
— SCHIRMER. Ueber die bei Meningitis cerebrospinalis vorkommenden Augenkrankheiten (*Klin. Monatsbl.*, p. 275).
— SICHEL. De la coexistence de la cécité et de la surdi-mutité congénitales organiques (*Ann. d'Ocul.*, t. LIII, p. 122).

1865. STOER. Retinitis pigmentosa (*Klin. Monatsbl.*, III, p. 23).
— SOUS. De l'anévrysme de l'artère centrale de la rétine (*Ann. d'Ocul.*, t. LIII, p. 241).
— VAN DER LAAN. Over gezigtstoornis bij albuminurie (6 *jaal. versl. v. h. Nederl. Gasth. v. ooglijd.*, p. 161).
— WECKER. Rétinite pigmentaire avec doigts et orteils supplémentaires (*Ann. d'Ocul.*, t. LIII, p. 73).
1866. BERLIN. Netzhautablösung durch Orbitalabscess. Spontane Heilung nach Eröffnung des Abscess (*Klin. Monatsbl.*, IV, p. 77).
— BOUCHUT. Diagnostic des maladies du système nerveux par l'ophthalmoscope, in-8°, avec atlas.
— BUSCH. Zwei Fälle von Geschwulstbildung im Augenhintergrunde (tubercules de la choroïde, tumeur de la rétine) (*Arch. f. path. Anatomie*, t. XXXVI, p. 448).
— FARGUES. Lésions anatomiques des affections autrefois confondues sous le nom d'amauroses (*Rec. de mém. de méd. milit.*, nov., p. 369).
— FISCHER (K.). Neuroretinitis descendens mit tumor in der Schädelgrube (*Klin. Monatsbl.*, IV, p. 164).
— GALEZOWSKI. De la rétinite et névrite syphilitiques (*Gaz. des Hôp.*, p. 419).
— GRAEFE (A. de). Ueber centrale recidiwirende Retinitis (*Arch. f. Ophth.*, t. XII, 2, p. 211).
— GORI. En geval van retinitis en van morbus Brightii onder het gebruik von jodetum Kalicum aanmerkelijh verbeterd (*Nederl. Tejelsch. van Geneesk.*, p. 257).
— GREVE. Over gezwellen in het oog (7 *jaal. verl. v. h. Nederl. Gasth. v. ooglijd*, p. 1).
— GROSSMANN. Retinitis syphilitica (*Wien. med. Presse*, n°s 22 et 23).
— HAASE (G.). Amblyopie bedingt durch Anæsthesie der Retina; vollständige Heilung. (*Klin. Monatsbl.*, IV, p. 25).
— HIRSCHMANN (L.). Ueber Punktion abgelöster Netzhäute (*Ibid.*, p. 229).
— — Embolie des nach oben verlanfenden Zweiges der Art. centr. retine (*Ibid.*, p. 37).
— HULKE. Cases of neuroretinitis associated with kidney diseases (*Ophth. Hosp. Rep.*, V, p. 16).
— HUTCHINSON. Acute glaucome supervining in an eye previously lost by retinitis from renal desease (*Ophth. Hosp. Rep.*, t. V, p. 330).
— LAURENCE. Décollement de la rétine (*Med. Times and Gaz.*, 3 mars).
— MANDELSTAMM. Mittheilungen über Retinitis bei Morb. Brightii (*Pagenstecher's klin. Mittheil.*, H. 3, p. 79).
— MANZ. Beiträge zur pathalogischen Anatomie des Auges Sclerose u. atheromatöse Degeneration der Netzhautgefässe (*Bericht d. natf. Gess. zu Freiburg*).
— QUAGLINO. Deux cas d'amaurose soudaine par embolie de l'artère ophthalmique, l'un d'eux ayant été momentanément amélioré par l'iridectomie (*Ann. d'Ocul.*, t. LVI, p. 159).
— ROOTHMUND. Ischämie der Retina (*Klin. Monatsbl.*, p. 110).
— RYDEL. Heilung einer Netzhautablösung durch Punction (*Oest. med. Jahrb.*, p. 40).
— SAEMISCH. Embolie eines Astes der Arteria centralis retinæ (avec planche) (*Klin. Monatsbl.*, p. 32).
— — Zur Aetiologie der Netzhautablösung (*Ibid.*, p. 111).
— — Ueber die Functionsstörungen des Auges, welche in Folge von Abhebung der Netzhaut von der Aderhaut auftreten (*Berl. klin. Wochenschr.*, n° 22).
— SCHIRMER. Ueber Blendung der macula lutea (*Klin. Monatsbl.*, IV, p. 261).
— STEFFAN. Bemerkenswerthen Fall einer Netzhautablösung (*Ibid.*, p. 75).
— WALTON (Hynes). Detachment of the retine; the causes and the treatment (*Med. Times and Gaz.*, 22 sept.).
— ZEHENDER. Nachträgliche Bemerkungen zur Punction abgelöster Netzhäute (*Klin. Monatsbl.*, IV, p. 239).
1867. ALEXANDRE. Retinitis ex morbo Brightii (*Klin. Monatsbl.*, V, p. 321).
— ARLT. Ueber Retinitis nyctalopica (*Bericht über die Augenklinik*, p. 123).
— — Cyste im Auge durch Operation entfernt (*Allg. Wien. med. Zeit.*, XII, 9).

1867. Czerny. Ueberblendung der Netzhaut durch Sonnenlicht. Vienne, in-8°, p. 20.
— Donmen. Traumatisches Iriscolobom u. Ruptur der Retina (*Klin. Monatsbl.*, V, p. 230).
— Fargues. Lesione anatomische di maltie altre volte confuse sotto il nome di amaurosi (*Giorn. d'Oftalm. Ital.*, X, p. 43).
— Fuckel. Erblindung bei congenitaler Syphilis. Heilung durch Queksilberbehandlung (*Klin. Monatsbl.*, V, p. 325).
— Haase. Retinitis pigmentosa cum hyperesthesia retinæ (*Ibid.*, p. 228).
— Hutchinson. Cases of retin. pigment. with remarks (*Ophth. Hosp. Rep.*, VI, p. 30).
— Kæmpf. Hemorrhagia retinæ et corporis vitrei ocul. dext. (*Oest. Zeitschr. f. prakt. Heilk.*, XIII, p. 44).
— Laurence. Épanchement sous-rétinien avec scotome concomitant, guérison (*Ophth. Rev.*, XIII, p. 280).
— Mooren. Krankheiten der Netzhaut u. des Sehnerven (*Ophthalm. Beobachtungen*, p. 260).
— Moos. Beiträge zur Casuistik der embolischen Gefässkrankheiten. Fall von vorübergehender Erblindung durch Embolie bei Endocarditis (*Arch. f. path. Anatomie*, t. XLI, p. 58).
— Niemetschek. Réapplication complète d'un décollement de la rétine (*Prager Vierteljahrschr.*, XXIV, p. 34).
— Ramskill. Cécité temporaire avec vice du cœur (*Lancet*, 17 avril).
— Robertson (Arg.). Décollement rétinien double (*Glasc. med. Journ.* et *Klin. Monatsbl.*, VI, p. 27).
— Rossander. Cas de décollement de la rétine avec amélioration à la suite de deux opérations (*Hygia*, mai).
— Rydel (L.). Drei Fälle von Netzhautablösung. In einem Falle Heilung durch Punction der Netzhaut (*Bericht über die Augenklinik*, p. 123).
— Saemisch. Traumatische Ruptur der Retina u. Choroïdea (*Klin. Monatsbl.*, V, p. 31).
— Schröter. Traumatische Anæsthesie der Retina (*Ibid.*, p. 126).
1868. Alexandre. Hyperæsthesia retinæ (*Klin. Monatsbl.*, VI, p. 43).
— Bouchut. Du diagnostic de la méningite à l'ophthalmoscope (*Gaz. méd. de Paris*, n°s 1, 3, 6, 8 et 11).
— Courtois. Étude sur la valeur sémiotique des apoplexies de la rétine. (Thèse de Paris, in-4°).
— Ebert. Ueber transitoriche Erblingung bei Typhus u. Scharlach (*Berl. klin. Wochenschr.*, n° 2).
— Galezowski. Du diagnostic des maladies de la rétine par la chromatoscopie rétinienne. Paris, in-8°, p. 207.
— Graefe (A. de). Zusätze über intraoculare Tumoren (*Arch. f. Ophthalm.*, t. XIV, 2, p. 103).
— Harley (G.). Des affections de la rétine par fatigue avec le microscope (*Lancet*, 5 févr.).
— Hirschberg. Anatomische Untersuchungen über Glioma retinæ (*Arch. f. Ophthalm.*, t. XIV, 2, p. 30).
— Hulke. Case of neuritis optica, neuro-retinitis and retinitis (*Ophthalm. Hosp. Rep.*, VI, p. 89).
— Jackson. A case of epileptiforme amaurosis (*Ibid.*, p. 131).
— Jacobi (Jos.). Pigmentmassen in der Retina ohne Störung der Sehfunction (*Arch. f. Ophthalm.*, t. XIV, 1, p. 144).
— — Ophthalmoscopischer Befund bei fractura cranii (*Ibid.*, p. 147).
— Jaeger (E. d.). Fall von Embolie der Art. centr. ret. (*Wien. med. Presse*, n° 44).
— Knapp. Ueber Verstopfung der Blutgefässe des Auges (*Arch. f. Ophthalm.*, t. XIV, 1, p. 207).
— — Ueber path. Pigmentbildung in der Sehnervenscheide u. Netzhaut (*Ibid.*, p. 252).
— — Sur le gliôme (encéphaloïde) de la rétine (*Compte rendu du Congrès d'Ophth.*, Paris, p. 25).

1868. KNAPP. Die intraocularen Geschwülste. Karlsruhe, in-8° mit 16 Taf.
— MANFREDI. Un caso di glioma della retina (*Revist. clin. di Bologna*, n° 6, p. 168).
— MANZ. Sklerose u. atheromatöse Degeneration der Netzhautgefässe (*Verhandl. der naturforsch. Gesellsch. zu Freiburg*, t. IV, p. 81).
— MOUCHOT (E.). Essai sur la rétinite pigmentaire. (Thèse de Paris, in-4°).
— PONTI (Flor.). Del glioma o dell' ipertrophia dei neolecciti della retina (*Giorn. d'Ophthalm.*, XI, p. 5).
— POWER (H.). Case of hæmorrhage on the foramen centrale (illustrated) (*Lancet*, 18 avril).
— ROSSA. Albuminurie; neuro-retinitis (*Med. Record*, 16 mars).
— SCHIES-GEMUSENS. Gliom der Retina (*Arch. f. Ophthalm.*, t. XIV, 1, p. 73).
— SCHIRMER. Embolie der Arteria centralis retinæ (*Klin. Monatsbl.*, VI, p. 38).
— SICARD. Cas de rétinite pig. s'accompagnant de choroïdite atrophique et de cataracte polaire, effets vicieux d'une alliance consanguine (*Gaz. méd.*, n° 23).
— SIMON (Th.). Zur Lehre von de Leukämie (*Med. Centralbl.*, n° 53).
— — Ueber Impfungen von Gliomgewebe vom Menschen auf Kaninchen (*Sitzungsber. der ophth. Gesellsch. klin. Monatsbl.*, VI, p. 315).
— TALKO (Jos.). Anæsthesia retinæ traumatica ocul. sinist. Rasche Heilung durch subcutane Strychnininjectionen (*Klin. Monatsbl.*, VI, p. 79).
— WECKER. De l'embolie des vaisseaux de la rétine et du nerf optique (*Gaz. hebd.*, n° 19).
— — Blutergüsse im Sehnerven u. pathologische Pigmentablagerung in der Sehnervenscheide.
— — Traité des maladies des yeux. 2e édition, p. 354-364.
1869. ARLT. Das operative Verfahren bei Netzhautablösung (*Allg. Wien. med. Zeit.*, n° 48).
— BECKER. Zur Diagnose intraoculare Sarcome (*Arch. f. Augen u. Ohrenheilk.*, t. I, 2, p. 214).
— BERTHOLD (E.). Ein Fall von Hemorrhagie retinæ als Vorbote einer tödtlich verlaufenden Apoplexie (*Berl. klin. Wochensch.*, n° 39).
— CARTER (B.). Guérison définitive d'un gliôme (*Med. Times and Gaz.*, 20 fév.).
— COWELL. Rupture of choroid and retina in the right eye, produced by a blow of a tip-cat. Retinal vessels torn. Haemorrhage subsequent atrophy of the opt. nerf. (*Ophth. Hosp. Rep.*, VI, 4, p. 255).
— GALEZOWSKI. Sur les relations qui existent entre les lésions de la rétine et celles du cœur (*Un. méd.*, 21 sept.).
— GRAEFE (Alf.). Beitrag zur Lehre von den intraocularen Tumoren (*Klin. Monatsbl.*, t. VII, p. 161).
— HEYMANN et FIEDLER. Ein Fall von Netzhautgliom mit zahlreichen Metastasen (*Arch. f. Ophthalm.*, t. XV, 2, p. 173).
— HIRSCHBERG. Fälle von Netzhautablösung (*Berl. klin. Wochensch.*, n° 45).
— — Anatomische Untersuchungen eines Augapfels mit intraocularem Cysticercus (*Klin Monatsbl.*, VIII, p. 170).
— — Der Markschwamm der Netzhaut. Berlin, in-8°, p. 269.
— — Zur Casuistik der Augenverletzungen (*Klin. Monatsbl.*, VII, p. 321).
— — Fall von Retinitis specifica mit Hæmorrhagien u. Gefässtrombose (*Berl. klin. Wochensch.*, n° 45).
— HJORT (J.) et HEIBERG (H.). Zur Malignität des Glioms (*Arch. f. Ophthalm.*, t. XV, 1, p. 184).
— HOCK. Ein Fall von Embolie der art. cent. ret. (*Wien. med. Presse*, n° 44).
— HUTCHINSON. Casuistique: cas de rétinite pigm. (*Ophth. Hosp. Rep.*, VI, 3, p. 222).
— IWANOFF. Bemerkungen zur path. Anatomie des Glioms (*Arch. f. Ophthalm.*, t. XV, 1, p. 184).
— — Das Oedem der Retina (*Ibid.*, t. XV, 3, p. 236).
— JAEGER (E. de). Ophthalmologische Handatlas. Wien, in-4°.
— — Bindegewebsneubildung im Glaskörper (*Bericht über die Augenklinik d. Wien. Univ.*, p. 106).

1869. KNAPP. Des affections emboliques de l'œil (*Ann. d'Ocul.*, t. LXII, nov.-déc.).
— — Embolie eines Zweiges der Netzhautarterie mit hämorrhagischem Infarct in der Netzhaut (*Arch. f. Augen- u. Ohrenheilk.*, t. I, 1, p. 29).
— — Ueber isolirte Zerreissungen der Netzhaut in Folge von Tumoren auf dem Augapfel (*Ibid.*, t. I, 1, p. 6).
— LANDESBERG. Embolie art. centr. retin. mit darauf folgender Embolie art. foss. Sylv. (*Arch. f. Ophthalm.*, t. XV, 1, p. 214).
— — Beiträge zur Therapie der Netzhautablösung (*Ibid.*, t. XV, 1, p. 195).
— LAWSON. Cystic disease of the retina in an eye lost from an injury 15 years previously (*Transact. of the path. Soc.*, XIX, p. 362).
— LEBER. Ueber Retinitis pigmentosa u. angeborene Amaurose (*Arch. f. Ophthalm.*, t. XV, 3, p. 1).
— — Ablösung der Stäbchenschicht (*Ibid.*, p. 236).
— NOYES (H. D.). Retinitis in glycosuria (*Transact. of the Am. Ophth. Soc.*, p. 71).
— RUDNEW. Retinitis chronica mit Pigmentalbagerung in der Retina (*Arch. f. path. Anat.*, t. XLVIII, p. 494).
— SCHIES-GEMUSENS et HOFFMANN. Beiderseitiges Netzhautgliom, links intraocular rechts auch peribulbär, multiple Metastasen, etc. (*Ibid.*, t. XLVI, p. 187).
— SCHIRMER. Ueber Netzhautablösung (*Berl. klin. Wochensch.*, n° 45).
— SCHMIDT (H.) u. WEGNER. Aehnlichkeit der Neuroretinitis bei Hirntumor u. Morbus Brightii (*Arch. f. Ophthalm.*, t. XV, 3, p. 353).
— SPEER. Embolism of centr. art. of retina (*Am. Journ. of med.*, oct., p. 356).
— TALKO. Observation de décollement de la rétine (*Ann. d'Ocul.*, t. XXII).
— WILLIAMS. Interesting and unusual case of traumatic injury of the eye (*Brit. med. and surg. Journ.*, 11 March).
1870. ALLIN (Ch.-M.). A case of supposed Glioma (*Transact. of the Am. Ophth. Soc.*, p. 70).
— ARCOLEO. Resoconto della clin. ophthalm. (*Giorn. d'Ophthalm. ital.*, XII, p. 194).
— BATTMANN. Drei Fälle von intraocularen Geschwülsten (*Inaug. Diss.*, Leipzig, in-8°).
— BETKE. Subretniales Estravaset in der Gegend der Macula lutea (*Klin. Monatsbl.*, VIII, p. 210).
— COLSMANN. Ueber Netzhautblutungen (*Berl. klin. Wochensch.*, n°s 8 et 9).
— COWELL (G.). Inflammation of the retine (*St-Georges Hosp. Rep.*, t. VI, p. 115).
— DELAFIELD (Francis). Tumors of the Retina (*Transact. of the Am. Ophth. Soc.*, p. 84).
— DMITROROSKY. Zwei Fälle von pigmentirter Netzhaut (*Medic. Bote St-Petersbourg*, n° 40).
— FANO. Faut-il enlever l'œil atteint de cancer de la rétine? (*Un. méd.*, n° 6).
— GALEZOWSKI. Études sur les amblyopies et les amauroses syphilitiques (*Arch. gén. de méd.*, janv.-mars).
— GREEN (John). On failure of vision, from desease of the retina as a symptoma of Bright's disease (*St-Louis med. and surg. Journ.*, p. 289).
— GROSSMANN. Zur Casuistik der Embolie der Arteria centr. (*Prag. Vierteljahrschr.*, II, p. 94).
— HIRSCHBERG. Bericht über die Augenklinik (Embolie) (*Berl. klin. Wochensch.*, p. 529).
— — Ueber Cysticercus intraocularis (*Arch. f. Augen- u. Orenheilk.*, I, 2, p. 138).
— — Ueber Fremdbildungen im Auge (*Berlin. klin. Wochenschr.*, n° 10).
— — Gliosarcoma retinæ (*Klin. Monatsb.*, VIII, p. 196).
— et HAPPE. Ueber einige seltene Augengeschwülste; Glioma retinæ endophytum (*Arch. f. Ophthalm.*, t. XVI, 1, p. 296).
— IWANOFF. Observations sur l'anatomie patholog. des gliômes de la rétine (*Journ. d'Anat. et Phys.*, p. 225).

1870. JOHNSON (G.). The proximate cause of haemorage into the brain and retina in cases of chronic Bright's disease (*Med. Times and Gaz.*, p. 3).
— KERSCH. Morbus Brightii chronicus, complicirt mit Retinitis (*Memorabilien*, p. 77).
— KNAPP. Demonstration of ophthalmoscopic drawings (*Transact. of the Am. ophth. Soc.*, p. 120).
— — Retinitis pigm. excessive; perivasculatis retinæ; congenital amaurosis (*Ibid.*, p. 120).
— — A case of retinal Glioma (*Ibid.*, p. 73).
— LARIEU (G.). Des hémorrhagies rétiniennes à la suite d'apoplexies de la rétine (*Arch. méd. belges*, avril).
— LEBER. Ueber anomale Formen der Retinitis pigm. (*Arch. f. Ophthalm.*, t. XVII, 1, p. 314).
— LIOUVILLE. Note sur la coexistence d'altérations anévrysmales dans la rétine avec des anévrysmes des petites artères dans l'encéphale (*Gaz. des Hôp.*, p. 141, et *Ann. d'Ocul.*, t. LXIV, p. 169).
— MANFREDI. Due parole al Prof. Arcoleo, etc. (*Giorn. d'Oftalm. ital.*, XX, p. 66).
— OFF (Moh.). Altérations des memb. int. de l'œil dans l'albuminurie et le diabète (Thèse de Paris, in-4°).
— OGLESBY. On the condition of the opt. disc. and retina in acute iritis (*Edinb. med. Journ.*, janv.).
— PERRIN. Rétinite leucocythémique diagnostiquée pendant la vie. Mort. Autopsie (*Gaz. des Hôp.*, n° 10).
— QUAGLINO. Di alcune forme morbore ocul. intermittente (*Ann. di Ott.*, t. I, p. 7).
— REINEKE. Fall von Leukämie (*Arch. f. path. Anat.*, t. L, p. 399).
— REUSS (A.). Retinitis leucaemica (*Oest. Zeitschr. f. prakt. Heilk.*, p. 273).
— ROTH. Ein Fall von Retinitis leucämica (*Arch. f. path. Anat.*, t. XLIX, p. 441).
— RUC. Purpura hæmorrhagica avec hémorrhagie rétinienne; observation et autopsie (*Un. méd.*, n° 48).
— RUDNEW (A.). Retinitis chronica mit Pigmentablösung in der Retine (*Arch. f. path. Anat.*, t. XLVIII, p. 494).
— RUSSELL. Ophthalmoscopic appearence in two cases of chronic renal desease (*Brit. med. Journ.*, I, p. 57).
— SCHIESS-GEMUSEUS. Intraoculares Glioma (*Klin. Monatsb.*, VIII, p. 213).
— SCHIRMER (H.). Ueber Netzhautablösung (*Berl. klin. Wochenschr.*, p. 138).
— SEGGEN. Der Diabetis mellitus. Leipzig, in-8°.
— SECONDI. Caso di guaragione permanente di distacco retinico per mezzo della divisione artificiale della retina (*Giorn. d'Opht. ital.*, p. 297).
— TILLAUX. Rétinite pigmentaire primitive (*Un. méd.*, p. 776).
— WECKER (L. de) et JAEGER (E. de). Traité des maladies du fond de l'œil et Atlas d'ophthalmoscopie. Paris et Vienne, p. 231 et XXIX, pl., in-4°.
1871. ARCOLEO. Resoconto della clinica oftalm. di Palermo. Palermo, in-8°.
— BADER. Données ophthalmosc. dans la syphilis (*Guy's Hosp. Rep.*, p. 460).
— BATTMANN. Drei Fälle von intraocularen Geschwülsten (*Diss. inaug.*, Leipzig, in-8°).
— BECKER. Arterienpuls bei Artersinsufficienz (*Klin. Monatsbl.*, p. 380).
— BERTHOLD. Zur Kenntniss des nach Meningitis vorkommenden Erkrankungen des Augapfels (*Arch. f. Ophthalm.*, t. XVIII, 1, p. 178).
— BIZZOZEW (G.). Sullo sviloppo del glioma secondario del fegato (*Giorn. dell' Accad. di med. di Torino*, 10 mars).
— BOUCHUT. De la cérébroscopie (*Gaz. des Hôp.*, p. 97).
— BULL (P.). Nogle foreløbige Meddeldesser am Retinalaffectioner ved Syphilis (Communication préalable sur les affections rétiniennes dans la syphilis) (*Nordesth. med. Arkiv.*, t. III, p. 19).
— DELAFIELD (Francis). Ueber Netzhautgeschwülste (*Arch. f. Augen- u. Operenheil.*, t. II, 1, p. 172).
— FITZGERALD. Visible pulsation of the arteria cent. retinae in a case of incompetency of the aortic valves (*Brit. med. Journ.*, II, p. 723).

1871. FOERSTER. Lichtsinn bei Krankheiten der Choroïdea u. Retina (*Klin. Monatsbl. f. Augenheilk.*, p. 337).
— GALEZOWSKI. Étude sur l'amblyopie et les amauroses syphilitiques (*Arch. gén. de méd.*, p. 120).
— GEISSLER. Gliom beider Augen (*Klin. Monatsbl.*, p. 102).
— HANSEN (Edm.). Bemärkinngen am Nethindellösningens Behandling (*Hosp. Fidende*, n° 1).
— — Nogle Bemärkinnger om syphilitiske Orenaffectioner (*Ibid.*, n° 46).
— HIRSCHBERG. Ueber Glioma retinæ (*Arch. f. Augen- u. Ohrenheilk.*, II, 1, p. 221).
— — Glioma im ersten Stadium (*Ibid.*, p. 227).
— — et KATZ (J.). Beiträge zur Pathologie des Glioma retinæ (*Ibid.*, p. 234).
— HÖRING. Amotio retinæ traumatica (*Klin. Monatsbl.*, p. 256).
— HUTCHINSON. Case of renal retinitis, with pecular history as to scarlet fever (*Lancet*, p. 479).
— — Neuro-retinitis in connection with albuminoury and disease of the heart (*Ophth. Hosp. Rep.*, VII, p. 44).
— JEAFFRESON. Embolism of the central artery of the retina (*Brit. med. Journ.*, p. 351).
— — Dobble Glioma? of the retina (*Ophth. Hosp. Rep.*, VII, p. 189).
— KELLER. Fall von Ischæmia retinæ (*Wien med. Presse*, n° 47).
— KNAPP. Ein frühzeitig operirter Fall von Retinagliom mit anatomischen Eigenthümlichkeiten (*Arch. f. Augen- u. Ohrenheilk.*, II, 1, p. 158).
— LORING. Halo round Macula (*Transact. of the Amer. Ophthalm. Soc.*, p. 73).
— NETTLESHIP. Glioma of the Retina (*Ophth. Hosp. Rep.*, VII, p. 217).
— NORERO. Distacceo della retina (*Nuova Liguria Med.*, n° 27).
— NOYES (Henry). Detachment of retina with laceration at macula (*Transact. of. the Amer. Ophthalm. Soc.*, p. 128).
— PAGENSTECHER. Pathol. anat. Mittheilungen über kleine multiple Tumoren der Retina (*Clin. Monatsbl.*, p. 425).
— POOLEY. Zwei Fälle von sympathischer Augenentzündung und Neuro retinitis (*Arch. f. Augen- u. Ohrenheilkunde*, II, 1, p. 261).
— POWER (H.). Report of ophthalm. Department (*St-Barthol. Hosp.*, VII, p. 193).
— ROBERTSON (Argyll). On albuminuric Retinitis (*Edinb. med. Journ.*, p. 615).
— — Case of sympathetic Retinitis pigmentosæ (*Ophth. Hosp. Rep.*, VII, p. 16).
— RUSCONI (Ulrico). Caso di Glioma della retina con nodi secondari nel fecato, nel reni, negli ovai (*Rendicenti del Instituto Lombardo et Rerista clinica de Bologna*, p. 169).
— SCHIRMER. Netzhautablösung während der Chloroformnarkose (*Klin. Monatsbl.*, p. 247).
— SEELY. Detachment of the retina (*Clinic Aug.*, 12 and 19).
— SWANZY. A pecular form of retinitis pigmentosa in connexion with inherited syphilis (*Dubl. quart. Journ.*, p. 290).
— WATSON. An eyeball supposed to be affected with glioma of the retina, removed from an infant act. 10 month (*Transact. of the path Soc.*, XXI).
— — A case of gliomatous desease of the eyeball with secondary deposits in the periosteum of the fascial and cranial bones (*Ibid.*, t. XXII, p. 218).
— WELLS (Soelberg). Course of lecture on the internal diseases of the eye as seen with the ophthalmoscope London, in-8°.
— — Retinitis pigmentosa in two brothers, the offspring of a marriage of consanguinity; rare form of nystagmus (*Lancet*, p. 612).
— — A case of opaque optic nerve-fibres (*Ibid.*, p. 12).
— WIESENER. Retinitis syphilitica (*Norsk Magazin*, p. 617).
— WINDSOR. Rétinite pigmentaire; son siège et sa nature (*Manchest. med. and surg. Rep.*, p. 161, et *Ann. d'Ocul.*, t. LXVI, p. 143).

1872. ALDRIGDE (Ch.). Ophtalmoscopic observation in general paralysic and after the administration of certain toxic agents (hypérémie de la rétine après administration de la belladone, hyoscyamine et picrotoxine) (*West Riding Lunatic Asylum Reports*, t. II).

1872. BADER. Congenital anomalies (fibres nerveuses à double contour) (*Guy's Hosp. Reports*, XVII).

— BECKER (O.). Ueber die sichtbaren Erscheinungen der Blutbewegung in der menschlichen Netzhaut (*Arch. f. Ophthalm.*, t. XVIII, 1, p. 206).

— BIRMER. Ueber capilläre Blutungen der Haut, Retina, etc., bei perniciöser Anämie (*Corresp.-Bl. f. Schweizer Aerzte*, p. 15).

— BÖTTCHER (Ar.). Ueber die Veränderungen der Netzhaut und des Labyrinths in einem Falle von Fibrosarcom des nervus acusticus (*Arch. f. Augen- u. Ohrenheilk.*, t. II, 2, p. 87).

— BRECHT (H.). Ein Fall von Retinitis albuminiurica mit hochgradiger Netzhautablösung während der Schwangerschaft entstanden (*Arch. f. Ophthalm.*, t. XVIII, 2, p. 102).

— BROADBENT. Retinal hemorrhage in Bright's disease (*Lancet*, I, p. 321).

— BULL. Inflammatory changes and atrophy of the optic nerf and retina (*Medical Record*, 1 août, p. 383).

— — Eigenthümliche Veränderungen in der Adventicia der Netzhautgefässe (*Arch. f. Ophthalm.*, t. XVIII, 2, p. 128).

— CHIBRET. Histoire d'une rétinite observée par un médecin sur lui-même (*Journ. d'Ophthalm.*, I, p. 288, 296, 349 et 357).

— CUIGNET. Perception ophthalmoscop. de la circulation dans l'œil humain (*Journ. d'Ophthalm.*, p. 602).

— DELORME. De la région maculaire et de sa circulation (*Journ. d'Ophth.*, I, p. 92).

— DENEFFE. Du sulfate de quinine contre les rétinites congestives séreuses (*Bull. de la Soc. méd. de Gand*, juillet, p. 307 et *Ann. d'Ocul.*, t. LXVIII, p. 189).

— EWERS. Zweiter Jahresbericht (Berlin, in-8°) (contient un cas d'embolie complète et un d'embolie incomplète de l'artère cent. de la rétine).

— GALEZOWSKI. Sur le traitement du décollement de la rétine par une opération d'enclavement de cette membrane dans une plaie sclérale (*Journ. d'Ophthalm.*, t. I, p. 27).

— — Des décollements de la rétine et de son traitement par l'iridectomie (*Ibid.*, p. 594).

— GARROD. Renal disease from excessive drunking. Retinitis, albuminuria, great hypertrophy of the heart and small arteries (*Brit. med. Journ.*, avril, p. 367).

— GAYDA. Arrêt de développement de la rétine; persistance des plis rétiniens (*Journ. d'Ophthalm.*, t. I, p. 266).

GILL. Intraocular tumors (gliomes) (*St-Louis med. and surg. Journ.*, fév., p. 85).

— GULL (W.) et SUTTON (H.). On the pathology of the morbid state commonly called chronic Bright's disease with contracted Kidney (arterio-capillary fibrosis) (*Med. chir. Transactions*, t. 45, p. 273 et *Lancet*, p. 794).

— HARLAN. Retinitis (*Philadelphia med. Times*, p. 188).

— — Case of congenital retinitis pigmentosa (*Amer. Journ. of med. Sc.*, t. 64, p. 130).

— HERSING. Pigmentbildung in der Netzhaut aus Retinalhämorrhagien (*Klin. Monatsbl.*, I, p. 171).

— KELLER. Zwei Fälle von Netzhautablösung. Punction (*Sitzunsberg. d. Ver. der Aerzte in Steiermark*, p. 74).

— LAMBERT (J.). Ophthalmoscopic diagnosis of Bright's disease (*Transact. of the pathol. Soc. of London*, p. 218).

— LANDOLT. Anatomische Untersuchungen über typische Retinitis pigmentosa (*Arch. f. Ophthalm.*, t. XVIII, 1, p. 325).

— LEBER. Bemerkungen über die Circulationsverhältnisse des Opticus u. der Retina (*Ibid.*, 2, p. 25).

— LINARES (Ant.). Congestion vasculaire de la rétine et son traitement (*El Siglo med.*, p. 922).

1872. LORING. Eine besondere Art von Circulationsanomalie im Auge (*Arch. f. Augen- u. Ohrenheilk.*, t. II, 2, p. 163).

— MACNAMARA (C.). A manuel of the diseases of the eye. London, in-8°.

— MAGNUS. Ophthalmoscopische Atlas. Breslau, in-4°.

— MOSLER. Ueber Retinitis leukämica (in *Pathologie u. Therapie der Leukämie*, Berlin, in-8°).

— NELLESEN (Joh.). Casuistische Beiträge zur Kenntniss des Glioms der Netzhaut (*Inaug. Diss.*, Halle, in-8°).

— NETTLESHIP. Pathological report (contient rétinite pigmentaire et rétinite syphilitique) (*Ophth. Hosp. Rep.*, VII, p. 552, 366 et 370).

— — On œdema or cystic disease of the retina (*Ibid.*, VII, p. 343).

— NOYES (Henry). Ophthalmoscopic examination of sixty insane patients in the State asylum at Utica (hypérémie de la rétine) (*Am. Journ. of Insanity*, janv.).

— QUAGLINO. Ambliopia da retiniti cageonata da soppressione di epifora cronica. Retorno spontaneo della lacrimatione, guarigione (*Ann. di Ottalm.*, II, p. 201).

— ROTH. Zur Aetiologie der varicœsen Hypertrophie der Nervernfasern (*Arch. f. path. Anat.*, t. LV, p. 197 et 517).

— — Ueber Netzhautaffection bei Wundfibern. *a.* embolische Panophthalmitis. *b.* Retinitis septica (*Deutsche Zeitsch. f. Chirurgie*, p. 471).

— SALDIVAS. Étude sur les altérations de la tache jaune (*Journ. d'Ophth.*, I, p. 200).

— SCHNELLER. Ueber das ophthalmosk. Bild der grösseren Netzhautgefässe (*Arch. f. Ophth.*, t. XVIII, 1, p. 113).

— SICHEL (A.). Note sur un cas d'oblitération subite de l'artère centrale de la rétine (*Arch. de physiol.*, t. IV, p. 83, et *Ann. d'Ocul.*, t. LXVII, p. 314).

— TALKO. Retinitis albuminurica (*Gaz. lekarska*, n° 41).

— VANEE. The effect of menstrual disorders upon the vascularity and nutrition of the intra-ocular structure (*The Boston med. and surg. Journ.*, mai, p. 293).

— — A case of Bright's disease of the kidneys, without albuminuria (*Ibid.*, mars, p. 197).

— WILKINSON. Malignant disease (glioma) of the eye, brain, cranium (*Transact. of the path. Soc. London*, t. XIII, p. 220).

— WILSON (Henry). Glioma and sarcoma of the eye (*Brit. med. Journ.*, avril, p. 351).

1873. BARKAN. Embolie eines Astes der Arteria centralis retinæ (*Arch. f. Augen- u. Ohrenheilk.*, III, 1, p. 175).

— BAUMEISTER. Retinitis pigmentosa unilateralis mit gleichseitiger Taubheit (*Arch. f. Ophthalm.*, XIX, 2, p. 261).

— BECKER (Otto). Ueber spontanen Arterienpuls in der Netzhaut, ein bisher nicht beachtetes Symptom der Morbus Basedowii (*Wien. med. Wochensch.*, p. 555 et 589).

— BERLIN. Zur sogenannten Commotio retinæ (*Klin. Monatsbl.*, X, p. 42).

— BLANCO (Rod.). Étude sur l'embolie des vaisseaux rétiniens (Thèse de Paris, in-4°).

— BOWMAN. Case of Bright's disease, diagnosed in the first instance by means of the ophthalmoscop. Death from convulsions. Interesting autopsy (*Med. Times and Gaz.*, p. 64).

— CALHOUN. Opaque optic nerve fibres in the retina (*Atlanta med. and surg. Journ.*, mai, p. 105).

— DONDERS. De lichtstreep up de netvlisvaten (*Nederl. Gasthins voor ooglijders*, p. 29).

— DUFOUR. Affection rétinienne par suite d'observation d'éclipse solaire (*Bull. de la Soc. méd. de la Suisse Romande*, n° 6).

— FRICKENHAUS. Beitrag zur Aetiologie u. Therapie der typischen Pigmententartung der Netzhaut (*Inaug. Diss.*, Marburg, in-8°).

— GALEZOWSKI. Deux cas d'anévrysme, l'un de l'artère centrale de la rétine, l'autre de l'orbite (*Congrès de Londres, Compte rendu*, p. 67).

— — De la rétinite et de la rétino-choroïdite albuminurique ; leur traitement (*Un. méd.*, p. 924).

— — De la rétinite glycosurique en général et du glaucome hémorrhagique consécutif (*Recueil d'Ophth.*, p. 90).

1873. GOLDZEHER. Zur Aetiologie der Netzhautablösungen. Vorläufige Mittheilung (*Centralbl. f. med. Wiss.*, p. 64).

— HALTENHOFF. Retinitis hæmorrhagica bei Diabetis mellitus (*Klin. Monatsbl.*, X, p. 291, et *Ann. d'Ocul.*, t. LXX, p. 20).

— HOGG. Nephritic Retinitis (*Lancet*, p. 701).

— JACUSIEL (J.). Ueber symptomatische Augenkrankheiten im Allgemeinen u. über die nephritische Retinitis ins Besondere (*Inaug. Diss.*, Berlin, in-8°).

— KEMPF. Amotio retinæ totalis oculi sinistri (*Oestr. Zeitschr. f. prakt. Heilk.*, n° 28).

— KELLER. Ueber Netzhautablösung (*Wien. med. Presse*, p. 317).

— KNAPP. Embolie von Zweigen der Arteria centralis retinæ (*Arch. f. Augen- u. Ohrenh.*, III, 1, p. 178).

— LANDESBERG. Ueber embolische Panophthalmitis (*Tageblatt der Wiesbaden Naturforscherversammlung*, p. 158).

— LORING. The light-streak in the centre of the retinal vessels (*Transact. of the Amer. Ophth. Soc.*, p. 87).

— MAGNUS. Die Albuminurie in ihren ophthalmoscopischen Erscheinungen. Leipzig, in-8°, p. 46.

— MAUTHNER. Beiträge zur Embolie der Arteria centralis retinæ (*Allgem. Wiener med. Zeitschr.*, p. 6).

— — Zur Lehre von der Embolie der Arteria centralis retinæ (*Med. Jahrb. der Wiener Aerzte*, p. 195).

— MEYERHOFER. Ueber Embolie der Arteria centralis retinæ (*Inaug. Diss.*, Königsberg, in-8°).

— PAGENSTECHER. Les altérations pathologiques de la choroïde, du corps vitré et de la rétine consécutives aux affections de la partie antérieure de l'œil (*Compte rendu du Congrès de Londres*, p. 171).

— PERLS. Zur Kenntniss der Tuberkulose des Auges (*Arch. f. Ophthalm.*, XIX, 1, p. 221).

— PONCET. Des décollements spontanés de la rétine (*Gaz. hebd.*, n° 44, et *Ann. d'Ocul.*, t. LXX, p. 93).

— SAMELSOHN (J.). Ueber Embolia arteriæ centralis retinæ (*Arch. f. Augen- u. Ohrenheilk.*, III, 1, p. 130).

— — Ueber hereditäre Nephritis u. über den Hereditätsbegriff im Allgemeinen (*Arch. f. path. Anatomie*, t. LIX, p. 257).

— STEVENS. A case of sparkling bodies in the retina (*Transact. of the Amer. Ophth. Soc.*, p. 105).

— TWEEDY. Cholestearine in the eye (*Lancet*, 11 oct.).

— VANCE (Reuben). The ophthalmoscopic appearance in a case of transient dimness of vision following scarlet fever in which there was no albuminuria (*The med. and surg. Reports*, p. 58).

— WINSLOW. Retinitis (*Philad. med. Times*, p. 547).

1874. ABADIE. Note sur l'examen ophthalmoscopique du fond de l'œil comme signe de la mort réelle (*Gaz. des Hôp.*, p. 290).

— BOUCHUT. Revue d'ophthalmoscopie méd. et de cérébroscopie pour l'année 1873 (*Ibid.*, p. 1 et 9).

— — Sur un nouveau signe de mort, tiré de la pneumatose des veines rétiniennes (*Ibid*, p. 225, Compte rendu de l'Acad. des sciences).

— BULL. Retinal hæmorrhage and its connexion with cerebral cardial and renal lesions (*Am. Journ. of med. sc.*, p. 37).

— CLASSEN. Ueber Retinitis u. Neuroretinitis im Zusammenhang mit allgemeinen Krankheiten (*Deutsche Klinik*, n° 25).

— CUIGNET. Quelques observations sur le décollement de la rétine (*Recueil d'Ophth.*, p. 327).

— DELACROIX. Atrophie partielle du nerf optique et infiltration pigmentaire de la rétine consécutive à un coup de fusil reçu à bout portant dans toute la moitié droite de la face (*Bull. de la Soc. méd. de Reims*, p. 222).

1874. FUCKEL. Verletzung des linken Auges durch Schrotschuss (*Klin. Monatsbl.*, p. 161).
— GALEZOWSKI. Pigmentation miliaire de la macula avec scotome annulaire au pourtour du point de fixation (*Rec. d'Ophth.*, p. 252).
— — Sur les altérations oculaires des femmes enceintes (*Ibid.*, p. 368).
— GALLASCH. Ein seltener Befund bei Leukämie im Kindesalter (*Jahrb. f. Kinderheilk.*, VI, 1).
— GOSSELIN. Leçon sur la chorio-rétinite syphilitique (*Recueil d'Ophthalm.*, p. 193).
— GRANDCLÉMENT. De la valeur sémiotique des battements de l'artère centrale de la rétine dans les affections cardiaques pour le diagnostic de l'insuffisance aortique; observation à l'appui (*Lyon méd.*, p. 136).
— HELMKAMPFF. Ein Beitrag zur Lehre von der Embolie der Arteria centr. retinæ. Landshut, in-8°, p. 26.
— HEYL. Case of retinal separation in the right eye and amaurosis uræmica in the left, occurring simultaneously (*Am. Journ. of med. Sc.*, p. 437).
— HIRSCHBERG. Klinische Beobachtungen aus der Augenheilanstalt (fibres nerveuses à double contour). Berlin, in-8°, p. 126.
— HUTCHINSON. Suggestions for future clinical work in ophthalmologia (*Ophth. Hosp. Rep.*, VIII, p. 1).
— — Miscellaneous cases and observations (*Ibid.*, p. 44).
— IMMERMANN. Ueber progressive perniciœse Anemie (*Deutsch. Arch. f. kl. Med.*, XIII, p. 209).
— JACOB. Rétinite spécifique et rétinite simulée chez un syphilitique (*Rec. d'Ophth.*, p. 380).
— JACOBI. Gefässneubildung und varicenartige Gefässschlängelungen in der Netzhaut (*Klin. Monatsbl.*, XI, p. 255).
— KOHN. Embolie de l'artère centrale de la rétine (*Rec. d'Ophth.*, p. 280).
— KRENCHEL. Untersuchungen über die Folgen der Sehnervendurchschneidung beim Frosch (*Arch. f. Ophthalm.*, XX, 1, p. 127).
— LANDESBERG. Embolie der Arteria centralis (*Arch. f. Augen- u. Ohrenheilk.*, IV, 1, p. 106).
— LASINSKI. Ueber einen Fall geheilter Sublatio retinæ (*Tagebl. der Naturforscherversammlung in Breslau*, p. 332).
— LORING. The light-streak of the retinal vessel as a diagnostic sign. (*New-York med. Journ.*, p. 30).
— — Remarks on embolism (*Am. Journ. of med. Sc.*, p. 313).
— MAGNUS. Aneurysma arterio-venosum retinæ (*Arch. f. path. Anat.*, t. LX, p. 32).
— — Fälle von Retinitis apoplectica albuminurica u. Neuritis albuminurica (*Klin. Monatsbl.*, XI, p. 171).
— MASSELON. Ponction du décollement rétinien (Extraits du compte rendu de la clinique du Dr DE WECKER) (*Ann. d'Ocul.*, II, p. 113).
— NETTLESHIP. Embolism of central artery of retina microscopical examination (*Ophth. Hosp. Rep.*, VIII, p. 9).
— PAGE. Embolism of the branch of the central artery of the retina, paralysis of the outer half of the retina; constitutional syphilis (*Lancet*, p. 476).
— PERRIN. Note sur un cas de rétinite leucémique (*Gaz. des Hôp.*, p. 419).
— PLENK. Ein Fall von Retinitis albuminurica (*Bericht des naturwiss. med. Vereins zu Innsbruck*, V, p. 92).
— PONCET. Des décollements spontanés de la rétine (*Gaz. méd. de Paris*, nos 19 et 32).
— — Rétinite leucocythémique (*Ibid.*, p. 360).
— SCHMIDT (H.). Beitrag zur Kenntniss der Embolie der Arteria centralis retinæ (*Arch. f. Ophthalm.*, XX, 2, p. 285).
— — Markhallige Fasern in der Netzhaut (*Klin Monatsbl.*, p. 186).
— — Zur Heredität der Retinitis pigmentosa (*Ibid.*, p. 29).
— STURGIS. Clinical records of syphilitic affections of the eye (*Archives of Dermatol. New-York*, p. 57).
— TILLAUX. Rétinite leucémique (*Gaz. des Hôp.*, p. 419).

1874. TURNBALL. Clinical observations with cases of diseases of the retina and on the use of a new remedy for the treatment of amblyopia potatorum (*Philadelph. med. and surg. Rep.*, p. 184).

— WICKERSHEIMER. Quelques considérations sur quelques cas de troubles visuels chez les diabétiques (Thèse de Paris, in-4°).

— ZEHENDER. Embolie oder Hæmorrhagie der Arteria centralis retinæ innerhalb des Sehnerven (*Klin. Monatsbl.*, p. 310).

1875. ARBUCKLE (John Hunter). On the appearance of the retina and choroid during the administration of certain drugs (*West Riding Lunatic Asylum med. Rep.*, t. II).

— BADER. Deplaced retina (*Guy's Hosp. Rep.*, XX, p. 225).

— BRECHT. Ueber den Reflex in der Umgebung der Macula lutea (*Arch. f. Ophthal.*, XXI, 2, p. 1).

— BURNETT (Iwan). A cas. of retinal hæmorrhage (*Philadelphia med. Times*, March., p. 406).

— CHIBRET. Rétinite exsudative syphilitique simulant une plaque fibreuse de la rétine (*Rec. d'Ophth.*, p. 246).

— CHODIN. Ein Fall von besonderer Schlängelung der Retinalvenen (*Petersburg. med. Bote*, p. 46).

— GALEZOWSKI. Déchirure spontanée de la rétine dans la macula, etc. (*Rec. Ophth.*, p. 84).

— GOWERS. On a case of simultaneous embolism of central retinal and middle cerebral arteria (*Lancet*, déc., p. 491).

— HOCQUARD. De la rétinite pigmentaire. Étude clinique avec 15 observ. et 4 fig. (Thèse de Paris, in-8°, p. 88).

— HOSCH. Ungewöhnlicher Fall von Retinitis pigmentosa (*Klin. Monastbl.*, XIII, p. 58).

— JACOBI. Ueber die gewöhnlichen Pulsphänomene im menschlichen Augenhintergrunde (*Centralbl. f. die med. Wiss.*, p. 348).

— INGENOHL. Ein Beitrag zur Embolie der Centralarterie der Netzhaut (*Inaug. Diss.*, Neuwied., in-8).

— LEBER. Ueber die Erkrankungen des Auges bei Diabetes mellitus (*Arch. f. Ophthalm.*, XXI, 3, p. 206).

— LEHMUS. Die Erkrankungen der Macula bei progressiver Myopie (*Inaug. Diss.*, Zürich, in-8°).

— LORING. Some remarks on the circulation of the retina and its relation to that of the brain (*The american physiolog. Journ.*, Nov., p. 1).

— MACKENZIE (Stephan). Spontaneous visible pulsation of the retinal vessels in connexion with aortic regurgitation (*Med. Times and Gaz.*, p. 466).

— MAGNUS. Die Sehnervenblutungen. Leipzig, in-8°, p. 74, 2 pl.

— MANZ. Veränderungen in der Retina bei Anemia progressiva perniciosa (*Central. f. d. med. Wiss.*, p. 675).

— MEIGHAN. Retinitis albuminosa (*Glasgow. med. Journ.*, p. 118).

— NETTLESHIP. Note on the retinal blood-vessels of the yellow-spotregion (*Ophthalm. Hosp. Rep.*, VIII, p. 260).

— — Embolism of the branches of the arteria centralis retinæ within the eye, with remarks (*Lancet*, oct., p. 491).

— NIEDERHAMER. Zur Aetiologie u. symptomatischen Bedeutung der Retina-Apoplexien (*Inaug. Diss.*, Zürich, in-8°).

— NIKITIN. Gelegentliche Bemerkungen über Strychnincur der Retinitis pigmentosa in den Fällen von Dr Below (*Milit. med. Zeitschr.*, p. 35).

— NOYES. Remarks on subretinal effusion (*Transact. of the Am. Ophthalm. Soc.*, p. 284).

— PONCET. Examen histologique d'un cas de rétinite pigmentaire (*Ann. d'Ocul.*, t. LXXIV, p. 234).

— POPP. Ueber Embolie der Arteria centralis retinæ (*Inaug. Diss.*, Regensburg, in-8°).

— RIVIOLI. Nevrosi bi-oculare sostenesta da ossificazione retinica, guarita spontamente coll' avulsione del bulbo ossificato (*Ann. di Ottalm.*, IV, p. 119).

1875. SAMELSOHN. Ueber mechanische Behandlung der Netzhautablösung. Vorläufige Mittheilung (*Centralb. f. d. med. Wiss.*, p. 833).
— SCHIESS-GEMUSEUS. Retinitis pigmentose, Besserrung der centralen Sehschärfe u. des Gesichtfeldes (*Klin. Monatsbl.*, XIII, p. 200).
— SCHMIDT-RIMPLER. Die Macula lutea, anatomisch u. ophthalmoscopisch. (*Arch. f. Ophthalm.*, XXI, 3, p. 17).
— — Weitere Mittheilungen über die Farbe der Macula lutea im Auge des Menschen (*Sitzb. der Geselsch. zur Beförd. d. ges. Naturw.*, Marburg, n° 3, p. 40).
— STEVANS. Successful extraction of a foreign body from the retina by the aid of the ophthalmoscop (*Transact of. the Amer. Ophthalm. Soc.*, p. 308).
— STIFF (L.). Ueber die Behandlung der Netzhautablösung (*Inaug. Diss.*, Greifswald., in-8°).
— THERY. Des rétinites spécifiques (*Presse méd. belge*, n° 38-42).
— UME. Rétinite glycosurique (*Arch. méd. belges*, nov., p. 334).
— VOELKERS. Ueber Retinitis albuminurica (*Ziemssen's sp. Path. u. Therapie*, t. IX, p. 433).
— WATSON (Sp.) et NETTLESHIP. Embolism of central artery of retina; dissection ot eyeball (*Ophth. Hosp. Rep.*, VIII, p. 251).
— WEBSTER. A case of spontaneous cure of subretinal effusion with analysis of twenty one cases of the same disease (*Transact. of the Am. Ophthalm. Soc.*, p. 284).
— WEISS. Ein Fall von Schnervenblutung (*Diss. Inaug.*, Greifsw., in-8°).
1876. ALEXANDRE. Zur Casuistik der centralen recidivirenden Retinitis (*Berl. klin. Wochensch.*, p. 508 et 523).
— ALI. Quelques considérations sur les apoplexies de la macula (*Recueil d'Ophthalm.*, p. 139).
— ALT. On sympathetic Neuro-retinitis (*Rep. of the fifth intern. Ophthalm. Congress.*, p. 37).
— BADAL. Observations de rétinite pigmentaire type (*Gaz. des Hôp.*, p. 1132).
— BADER. Retinitis pigmentosa (*Guy's Hosp. Rep.*, XXI).
— BERGER. Plötzliche einseitige Erblindung, Heilung durch Paracentese (*Mittheilungen aus des augenärtzl. Praxis*, München, in-8°).
— BERLIN. Amaurotisches Katzenauge bei einem Pferde. Enucleatio nach Bonnet (*Klin. Monatsbl.*, XIV, p. 197).
— BRAILEY. Pigmentation and antrophy of retina (*Ophth. Hosp. Rep.*, VIII, p. 556).
— BRIÈRE. Neuro-rétinites causées par la réverbération des éclairs. Cécité consécutive (*Gaz. des Hôp.*, p. 323).
— BROADBENT. A case of embolism of the right posterior cerebral artery (*Lancet*, 5 févr.).
— CHRONIS. Des affections oculaires, consécutives à l'albuminurie pendant la grossesse (*Recueil d'Ophth.*, p. 130).
— DROGNAT-LANDRÉ. De la rétinite séreuse et parenchymateuse (*Ann. d'Ocul.*, t. LXXV, p. 50).
— EMMERT. Embolie oder Hemorrhagie des Art. centr. ret.? (*Arch. f. Augen- u. Ohrenheilk.*, t. 5, p. 401).
— FANO. Décollement de la rétine (*Gaz des Hôp.*, n° 36).
— FOERSTER. Beziehungen der Allgemeinleiden u. Organerkrankungen zu Veränderungen u. Krankheiten des Sehorgane (*Graefe-Saemisch.*, VII, p. 50).
— — Retinitis e morbo Brightii (*Deutsche Zeitschr. f. pract. Med.*, n° 4).
— GALEZOWSKI. Sur la curabilité du décollement de la rétine (*Recueil d'Ophthalm.*, p. 51).
— GIRVERS. The state of the arteries in Bright's disease (*Brit. med. Journ.*, 2 déc.).
— GRAND. Guérison complète d'un décollement rétinien ancien, sans intervention chirurgicale (*Lyon méd.*, 24 sept.).
— HATRY. Considérations sur les troubles visuels observés avec l'altération de la papille et de la zone péripapillaire chez les malades atteints d'oreillons (*Rec. de mém. de méd. milit.*, p. 305).

1876. Hirschberg. Retinitis syphilitica (*Beiträge zur prakt. Augenheilkunde*, Berlin, in-8°).
— Hock. Die syphilitischen Augenkrankheiten (*Wiener Klinik*, II, H. 3 et 4).
— Hutchinson. Retinitis hæmorrhagica as a consequence of gout (*Lancet*, p. 14).
— Jaeger (Ed. de). Ergebniss der Untersuchung mit dem Augenspiegel unter besonderer Berücksichtigung ihres Werthes für die allgemeine Pathologie. Wien, in-8°.
— Imre. Ein Fall von Ringscotom bei Chorioretinitis specifica (*Klin. Monatsbl.*, XIV, p. 267).
— Knapp. Erblindung durch Netzhautischaemie im Keuchhusten (*Arch. f. Augen- u. Ohrenheilk.*, V, p. 203).
— — Ablösung der Retina in Folge des Gebrauches des Brantweines als Therapeuticum (*Ibid.*, p. 383).
— Loring. The halo round the macula lutea (*Rep. of the fifth internat. Ophthalm. congress*, p. 81).
— Magnus. Zur Genese der bei gewissen Erkrankungen an der Macula lutea auftretenden kirschrothen Flecks (*Klin. Monatsbl.*, p. 145).
— Manning. Ambliopie from retinitis pigmentosa (*The Americ. Practitioner*, p. 147).
— Manz. Retinis proliferans (*Arch. f. Ophthalm.*, XXII, 3, p. 229).
— Martin (E.). Nouveau procédé de traitement des décollements de la rétine. Drainage de l'œil (*Gaz. des Hôp.*, p. 954).
— Netter. Lettres sur l'héméralopie et l'affection de la rétinite pigmentaire (*Ann. d'Ocul.*, t. LXXV, p. 198 et t. LXXVI, p. 198).
— Nettleship. Two remarkable cases of chorio-retinal disease in childern, without assignable cause (*Ophth. Hosp. Rep.*, VIII, p. 525).
— — Unusual destribution of retinal bloodvessels (*Brit. med. Journ.*, 5 févr.).
— Oettingen (V.). Zur Lehre von der Embolie der Arteria centralis retinæ (*St-Petersb. med. Wochenschr.*, n°s 41 et 42).
— Poncet. Rétinite albuminurique (*Gaz. méd. de Paris*, n° 32 et *Gaz. des Hôp.*, p. 659).
— — Décollement de la rétine avec double pédicule, grain de plomb dans le globe oculaire (*Gaz. méd. de Paris*, p. 311).
— Raehlmann. Ueber die Netzhautablösung u. die Ursache ihrer Entstehung (*Arch. f. Ophthalm.*, t. XXII, 4, p. 233).
— Ribard (Mme). Du drainage de l'œil dans différentes affections de l'œil et particulièrement dans le décollement de la rétine (Thèse de Paris, in-8°).
— Rydel. Beitrag zur Lehre von der Retinitis pigmentosa (*Przeglad lekarski*, n° 13).
— Sammet. Der ophthalmosc. Befund bei Retinitis albuminurica in seinem Verhältniss zu demjenigen einiger anderer Netzhauterkrankungen (*In. Diss.*, Darmstadt, in-8°)
— Sartison. Zur Casuistik der partiellen Embolien der Arteria centralis Retinæ (*St-Petersburg med. Wochenschr.*, n°s 41 et 42).
— Schnabel. Die Begleite- u. Folgekrankheiten der Iritis (*Arch. f. Augen- u. Ohrenheilk.*, V, p. 101).
— Schwintziger. Beiträge zur Kenntniss der Leukämie (*Arch. f. Heilkunde*, t. VII, p. 273).
— Seely. Affection occulaire dans le diabète mell. (*The Clinic.*, X, 9 fév.).
— Swanzy et Fitzgerald. Case of embolism of a branch of the central artery of the retina (*Dub. Journ. of med. Sc.*, t. LXI, p. 225).
— Treitel. Ein seltener Fall von Morbus Brightii, nebst Bemerkungen über die Structur der Corpora amylacea (*Archiv f. Ophthalm.*, XXII, 2, p. 204).
— Vienne. Remarque sur la marche et la terminaison de certains décollements de la rétine (*Recueil d'Ophth.*, p. 361).
— Vouters. Étude sur les décollements de la rétine (Thèse de Paris, in-4°).
— Warlomont et Duwez. De la rétinite pigmentaire (*Ann. d'Ocul.*, t. LXXVI, p. 113).
1877. Badal. Observation de décollement hémorrhagique du corps vitré par rupture d'une veine rétinienne (*Gaz. méd. de Paris*, p. 15).
— Berger. Embolie der Arteria cent. retin. Paracentese (*Jahresbericht der Privat-Augenheilanst.*, p. 18).

1877. Brochin. Drainage de l'œil (*Gaz. des Hôp.*, n° 80).

— — Perte de la vision de l'œil droit. Troubles de la vision survenus plus de vingt ans après dans l'œil gauche. Décollement de la rétine. Énucléation de l'œil gauche (*Ibid.*, n° 26).

— Chearham. Embolism of the arter. of the retina (*Americ. Practitioner*, p. 213).

— Cohn. Ueber Augendrainage bei Netzhautablösung (*Deutsche med. Wochenschr.*, n°s 32 et 33).

— — Farbensinn u. Lichtsinn bei Netzhautoblösung u. bei Wiederanlegung nach Drainage (*Centrb. f. die prakt. Augenheilk.*, avr.).

— Fano. Décollement des deux rétines consécutif à une suppression de la menstruation (*Journ. d'Ocul.*).

— Foerster. Gesichtsfeldmessung bei Anästhesie der Retina (*Sitzungsber. der Heidelb. Ophth. Gesell.*, p. 162).

— Fuchs. Ruptura retinæ (*Klin. Monatsbl.*, XV, p. 422).

— Galezowski. Sur le décollement de la rétine et particulièrement sur le procédé d'aspiration (*Gaz. méd. de Paris*, n° 29).

— Herter. Sympatische Neuroretinitis u. Iridochoroiditis (*Charité Annalen*, p. 510).

— Horstmann. Nevroretinitis nach Hematemesis (*Jahresber. der Augenkl. der Charité*, p. 534).

— Huidiez. Rétinite pigmentaire sans pigment visible à l'ophthalmoscope (*Ann. d'Ocul.*, t. LXXVIII, p. 534).

— Just. Drainage des Auges mit unglücklichem Ausgang (*Klin. Monatsbl.*, XV, p. 355).

— Keown (Mc.). A new operation for detachement of retina (*Dubl. Journ. of. med. science*, p. 441).

— Knies. Ueber die Behandlung der Netzhautablösung (*Arch. f. Ophthalm.*, XXIII, 1, p. 237).

— Landsberg. Beiträge zur pathol. Anatomie der Netzhaut. I. Retinitis traumatica. II. Ueber cystoïde Degeneration der äuseren Körnerschicht (*Arch. f. Ophthalm.*, XXIII, 1, p. 193).

— Leber. Die Krankheiten der Netzhaut u. des Sehnerven (*Graefe-Saemisch*, t. V, 2 H., p. 521 à 753).

— Martin (A.). Étude sur une récidive d'héméralopie dite essentielle à la suite d'un ictère traité par la médication alcaline (*Mon. méd.*, n° 45).

— Michel. Retinitis apoplectica (*Ber. der 50 Versamml. deutsch. Aerzte u. Naturf.*, p. 334).

— Mohr. Noch einmal das Eserin (ponction et ésérine pour la guérison du décollement traumatique de la rétine) (*Arch. f. Ophthalm.*, XXIII, 2, p. 161).

— Nettleship. Clinical notes and cases (*Ophthalm. Hosp. Rep.*, II, 2, p. 168).

— Noyes (H.). Retinitis apoplectica and embolic inflammation of the retina (*Am. Journ. of med. science*, p. 357).

— Pierd'houy. Contribuzione allo studio delle retiniti pigmentosa (*Annalli di Ottalmol.*, VI, 1, p. 10).

— Pistorius. Ueber die Anwendung des Druckverbandes bei Netzhautablösung (*Inaug. Diss.*, Strasbourg, in-8°, p. 31).

— Pufahl. Zur operativen Behandlung der Netzhautablösung (*Centralb. f. prakt. Augenheilk.*, déc.).

— Romerino. Due casi di escemia dei vasi retinici guariti col bi-solfato di chinino (*Ann. di Ottalm.*, VI, 1, p. 25).

— Rothmund (v.). Netzhautablösung geheilt durch die Drainage nach v. Wecker (*Sitzungsb. der 50 Versamml. deutsch. Aerzte u. Naturf.*, p. 355, u. *Wien. med. Presse*, n° 50).

— Scheibe. Ein Fall von Ruptur der Choroïdia mit Netzhautablösung. Vollständige Wiederanlegung der Netzhaut (*Deutsche med. Wochenschr.*, p. 113).

— Secondi. Amaurosi improvisa con iscemia delle retina guerita radicalmente p. la paracentesi repetituta della camero anterior (*Ann. di Ottalm.*, VI, 1, p. 5).

1877. SICHEL. Fall von Ringscotom bei retinitis pigmentosa (*Central. f. prakt. Augenheilk.*, avril).
— SNELL. Two cases of embolism of the central artery of the retina (*Med. Times and Gaz.*, p. 1432).
— STEINHEIM. Glioma retinæ traumaticum u. sympath. Irido-choroiditis (*Centralbl. f. prakt. Augenheilk.*, sept.).
— STRAUBRIDGE. Ophthalmic contributions (altérations maculaires par chorio-retiniti chez un maniaque mélancolique de 59 ans) (*Am. Journ. of med. science*, p. 115).
— VINCENTIIS (C. de). Cysticerco sub-retinitico (*Estratto dal Morim. med. chir.*, in-8 p. 50).
— WALZBERG. Gliosarcoma retinæ auf traumatischer Basis entstanden (*Klin. Monatsbl.* XV, p. 172).
— WECKER. Bemerkungen die Drainage des Auges betreffend (*Ibid.*, p. 414).
— WURST. Rétinite, Diminution de l'acuité visuelle. Guérison par les injections de strychnine (*Pzeglad lekarski*, n° 45).
— — Rétinite pigmentaire traitée avec succès au moyen des injections de strychnine (*Medicyna*, n° 39).
1878. ABADIE. Cécité congénitale ayant disparu spontanément quelques mois après la naissance (nystagmus horizontal avec absence de pigmentation de la rétine) (*Gaz. des Hôp.*, n° 110).
— ARMAGNAC. Encéphaloïde de la rétine et du nerf optique (*Journ. méd. de Bordeaux*, nos 11 et 12).
— BRAILEY. Détachement de la rétine (*Lancet*, p. 751).
— COMPES. Ueber Glioma retinæ (*Diss. Inaug.*, Würtzburg, in-8°).
— DANESE. Resoconto statistica della melattie oculo curole nello medichina ottalmojatrica del dotter Andrea Simi l'anni 1877 (maladies de la rétine et leur traitement) (*Lo Sperimentale*, p. 269).
— HIRSCHBERG. Fälle von Glioma retinæ. Embolie der Art. centralis retinæ, Chorio retinitis spec., Amblyopie, Retinitis circonscripta (*Beiträge zur prakt. Augenheilk.*, III).
— HOCK. Die Therapie der Netzhautablösung (*Wiener med. Blätter*, nos 13 et 14).
— HOLMES. Dreizehn Fälle von ocularen Geschwülsten, etc. (*Arch. f. Augen- u. Ohrenheilk.*, VII, 2, p. 301).
— HOSCH. Einseitiges Netzhautgliom mit multiplen Metastasen (*Klin. Monatsbl.*, p. 114).
— HUTSCHINSON. On retinitis hæmorrhagica and the suggested connexion with gout and venous thrombosis (*Med. Times and Gaz.* n. 4)).
— LAAN (Van der). Amblyopie (hémorrhagie rétinien de cent. améliorée par l'injection de strychnine) (*Period. de Ophth. pract.* Janv.).
— — Da Strychnina nas doenças da retina e nervo optico (*Ibid.*, nos 1 et 2).
— — Decollemento da retina (*Ibid.*, nos 3 et 4).
— LASINSKI. Beiträge zur Behandlung der Sublatio retinæ (*Klin. Monatsbl.*, t. XVI, p. 99).
— LÖWENSTEIN. Fall von Embolie arteriæ centralis retinæ (*Ibid.*, t. XVI, p. 270).
— MAGNI. A proposita della idrodictomia proposita e pio volte eseguita dal Prof. 11, Secondi (explication de l'action curative de l'idrodictomie) (*Rivista clinica*, n° 41).
— ŒLLER. Bericht der ophthalm. Klinik u. Augenheilanstalt des Prof. Dr v. Rothmund (déchirure traumatique de la rétine) (*Annalen cer Städt. Allgem. Krankenhaus zu München*, I).
— PAGENSTECHER (H.). Ueber Erblichkeit der Hemeralopie (*Centralb. der prakt. Augenheilk.*, août).
— PANAS. Leçons sur les rétinites, rédigées par Chevallereau. Paris, in-8°, p. 265.
— PEPPER. Glioma of the retina (*Lancet*, p. 767).
— POOLEY. Ischæmia of the retina (*Transact. of the med. Soc. of New-York*)
— REICH. Blitzschlag. Verbrennung der Haut vom linken Ohr bis zum Unterleib. Rup

tur der Choroidea des linken Auges; Retinitis; Amotio retinæ (*Klin. Monatsbl.*, XVI, p. 361).

1878. SANDARNECHI. Contributo alla storia del glioma della retina (*Annali di Ottalm.*, VII, p. 19).

— SECONDI. Cura radicale del destacco retinico medeante la idrodictomia (*Ibid.*, p. 460).

— TAFANI. Studii di anatomia patologica sopra alcune importanti malattie della retina umana. Firenze, in-8°.

— VIEUSSE. Une nouvelle forme d'héméralopie, dite « héméralopie temporaire congénitale » (héméralopie sans lésion ophthalmosc.) (*Gaz. hebd.*, n° 42).

— WEBSTER. The etiology of retinitis pigmentosa, with cases (*Transact. of the Am. Ophth. Soc.*, p. 495).

— — A case of spontaneous cure of subretinal effusion (*Ibid.*, p. 422).

— WICHERKIEWICZ. Cas de gliôme de la rétine (*Przeglad lekarski*, nos 34 et 38).

— WOLFE. A new operation for the cure of detachment of the retina (*Lancet*, p. 506).

1879. ABADIE. De quelques troubles visuels liés à des lésions de la macula, invisibles à l'ophthalmoscope (*Ann. d'Ocul.*, t. LXXXI, p. 136).

— ANGELUCCI. Zur Kenntniss der Thrombose der vena centralis retinæ (*Klin. Monatsbl.*, XVII, p. 142).

— ATWOOD. Glioma of retina (*Transact. of the Minnes. med Soc.*, p. 146).

— CAPDEVILLE (de). Note sur deux cas de rétinite pigmentaire (*Marseille méd.*, XV, p. 129).

— CARRÉ. Apoplexie de la rétine, observation (*Gaz. d'Ophthalm.*, I, p. 1).

— CHRISTINSON. Behanding of Nethindel smug Oftalmologiske Meddelser (ponction sclérale contre le décollement de la rétine) (*Ugeskr. f. Lag.*, t. 27, p. 225).

— COHN. Die Endresultate der Drainage bei Netzhautablösung (*Centralb. f. prakt. Augenheilk.*, p. 174).

— COURTIS. Étude sur le décollement de la rétine et son traitement par l'iridectomie (Thèse de Paris, in-4°).

— DUBOIS. Considérations sur l'étiologie de l'héméralopie (Thèse de Paris, in-4°).

— FANO. Névrose de la rétine consécutive à une asthénopie. (*Gaz. d'Ophthalm.*, I, p. 8).

— — Mémoire sur quelques moyens propres à améliorer la vision chez les sujets atteints d'un décollement de la rétine (*Journ. d'Ocul. et de Chir.*, VII, p. 133).

— GALEZOWSKI. Sur la thrombose des vaisseaux rétiniens (*Gaz. méd. de Paris*, p. 217).

— HERTER. Embolie eines Astes der Arteria centralis retinæ (*Centralb. f. prakt. Augenheilk.*, août-sept.).

— HEUSE. Ueber Netzhautablösung (*Centralb. f. prakt. Augenheilk.*, p. 174).

— HIGGENS. The treatment of « deplaced retina » by operation (*Med. Times and Gaz.*, p. 476).

— HIRSCHBERG. Notiz zur operativen Behandlung der Netzhautablösung (*Berl. klin. Wochensch.*, p. 37).

— — Retinitis pigmentosa (*Arch. f. Augen- u. Ohrenheilk.*, VIII, p. 53).

— — Ring. scotoma in specif. retinitis (*Ibid.*, p. 363).

— — Embolism of the central retinal artery (*Arch. of Ophthalm.*, VIII, p. 360).

— HODGES. Glioma retinæ; excision of eye; no recurrence of disease after two years (*Lancet*, p. 191).

— HORSTMANN. Ueber Netzhautablösung (*Klin. Monatsbl.*, XVII, p. 457).

— KEY (A.). Gliôme métastatique de la rétine (*Nordesk. med. Arkiv.*).

— MAYERHAUSEN. Besserung der centralen Sehschärfe u. fast volkommene Wiederherstellung des Gesichtsfeldes bei Retinitis pigmentosa (*Klin. Monatsbl.*, XVII, p. 155).

— MENGIN. Rétinite syphilitique (*Recueil d'Ophthalm.*).

— MORANO. Patogenesi e cura del distacco retinico (*Giorn. dell. malett. degli occhi*, p. 30).

— ODEVAME. Case of glioma of eye-ball (*Ind. med. Gaz.*, XVI, p. 104).

1879. Oeller. Beiträge zur Lehre der Chorio-Retinitis pigmentosa (*Arch. f. Augenheilk.*, VIII, p. 425).

— Prichard. Case of glioma of retina (*Transact. of the Bristol med.-chir. Soc.*, I, p. 99).

— Purtscher. Décollement de la rétine (*Ber. der Naturwiss. Vers*, Insbruck, VIII).

— Reid. Case of embolism of the central artery of the retina (*Glasgow med. Journ.*, p. 142).

— Saemisch. Démonstrations d'anatomie pathologique (amaurose soudaine avec trouble de la totalité de la rétine et atrophie papillaire conséc.) (*Ann. d'Ocul.*, t. LXXXII, p. 166).

— Santos Fernandes. De la hiperestesia retiniana en general y de la observada en algunas personas despues del eclipse del dia 29 de junio de 1878 (*Cron. oftalm. Cadix*, VIII, p. 217).

— Schöler. Modification de la théorie de Rächlmann concernant le décollement de la rétine (*Jahresber. über die Wirksamk. der früher Ewers'schen Augenenkl.*, Berlin, in-8°).

— Vogler. A case of glioma retinæ, with a synopsis of the litterature of glioma during the last ten years (*Arch. of Ophthalm.*, VIII, p. 394).

— Zwinsky. Cas de décollement de la rétine (*Protoc. de Soc. méd. de Wilna*, n° 5).

1880. Agnew. Ueber Glioma ret. et nerv. optici (*Arch. f. Augen- und Ohrenheilk.*, X, 1, p. 100).

— Angelucci. La trombosi della vena centrale della retina (*Annali di Ottalm.*, p. 197).

— Becker (O.). Der spontane Netzhautarterienpuls bei Morbus Basedowii (*Klin. Monatsbl.*, XVIII, 1).

— Cheatam. Glioma of retina (*Louisville med. News*, p. 99).

— Coomes. A case of retinal glioma (*Louisville med. Herald*, p. 277).

— Dianoux. Du traitement du décollement de la rétinite par les injections sous-cutanées de nitrate de pilocarpine (*Arch. d'Ophthal.*, I, p. 69).

— Eales. Cases of retinal hæmorrhage, associated with epistaxis and constipation (*Birmingh. med. Rev.*, III, p. 262).

— Hippel (de). Traitement du décollement de la rétine et embolie de l'artère centrale (*in Bericht über die ophthalm. Universitäts-Klinik in Giessen*, Stuttgart, in-8°, p. 95).

— Jacobson. Embolie incomplète de l'artère centrale de la rétine (*in Mitheilungen aus der Königsberger Univ.-Augenklinik*, Berlin, in-8°, p. 346).

— Knapp. Fall einseitiger Erblindung in Folge von Ischämia retinæ (*Arch. f. Augen- u. Ohrenheilk.*, X, 1, p. 101).

— Krenchel. Eigenthumlicher Fall von Amblyopie (*Klin. Monastbl.*, XVIII, p. 47).

— Lang. Ueber die Häufigkeit u. Frühzeitigkeit der syphilitischen Erkrankungen des centralen Nervensystems u. über Meningealirritation bei beginnender Syphilis (*Wien. med. Wochenschr.*, n° 48).

— Loring. Ueber einen Fall von aneurysmatischer Erweiterung eines Zweiges der Centralarterie der Retina (*Arch. f. Augen- u. Ohrenkeilk.*, X, 1, p. 98).

— Manz. Anatomische Untersuchung eines mit Retinitis proliferans behafteten Auges (*Arch. f. Ophthalm.*, XXIV, 2, p. 55).

— Mecklenburg. Pilocarpinum hydro-chloricum gegen acute Hemeralopie (*Berl. klin. Wochenschr.*, n° 44).

— Merill. Glioma of the retina (*Albony med. Herald*, II, p. 277).

— Morano Du décollement de la rétine (*Giorn. intern. de la scien. med.*, IX, p. 959).

— Morton Stanford. On pulsation in embolism of the central artery of the retina (*Ophth. Hosp. Rep.*, X, 1, p. 76).

— Noyes (H. D.). Cases of double glioma retinæ. Death. Autopsia (*Med. Record*, n° 17, p. 465, et *Arch. f. Augenheilk.*, X, 1, p. 100).

— Parent. Étude sur la néomembrane de la rétine (*Recueil d'Ophthalm.*, p. 730).

— Rava. Intorno il distacco della retina (*Ann. di Ottalm.*, IX, 1, p. 24).

1880. SCHIRMER. Arterienpuls der Netzhaut (*Eulenburg's Realencyclop.*, I).
— SCHNABEL. Ueber syphilitischen Netzhautaffectionen (*Ber. des naturw. med. Vereins in Innsbruck*, XI, p. 20).
— SCHŒNEMANN. Beitrag zur Casuistik des Glioma retinæ (*Inaug. Dissert.* Marburg, in-8°).
— SNELL. Embolism of a division of the central artery of the retina (*Specialist London*, I, 24).
— UMÉ. Névro-rétinite syphilitique (*Arch. méd. belg.*, mai, p. 298).
— VOSSIUS. Altérations rétiniennes concordant avec l'érysipèle de la face (décollement de la rétine) (*Klin. Monatsbl.*, XVIII, p. 410).
— WEBSTER. A remarcable case of detachement of the retina, with hemorrhage into the retina simulating intra-ocular tumor (*Arch. f. Ophthalm.*, IX, n° 3).
1881. ABADIE. Traitement du décollement de la rétine par la galvanopuncture (*Gaz. hebd.*, n° 49).
— ALCON. Desprendimento de la retina (*Genio med.-chir. Madrid*, XXVII, p. 492, 508 et 522).
— ALEXANDRE. Ischæmia retinæ, Retinitis proliferans. Behhandlung der Netzhautablösung mit Skleralpunktion (*Deutsche med. Wochenschr.*, n° 40).
— AYRES. Ein Fall von Glioma retinæ (*Arch. f. Augenheilk.*, X, 3, p. 325).
— BADAL. Micropsie, macropsie et métamorphosie rétiniennes (*Rev. hebd. des scienc. méd. de Bordeaux*, in-8°).
— BERLIN. Ueber die Analogien zwischen der sog. Erschütterung der Netzhaut u. der Gehirnerschütterung (*Berl. klin. Wochenschr.*, n° 31).
— — Ueber « Chorioretinitis » nach Schussverletzungen der Orbita (*Wien. med. Wochenschr.*, n°s 27 et 28).
— CALLAN. Pecular circulation in retinal arteries and veins (*Arch. of Ophthalm.*, X, p. 138).
— CAUDRON. Névro-rétinite, retour de la vision normale malgré la persistance de lésions ophthalm. très notables (*Rev. clin. d'Ocul.*, t. II, p. 130).
— CORNILLON. Rapports de l'héméralopie et de l'ictère dans les hypertrophies du foie (*Progrès méd.*, n° 9).
— DAGUENET. Rétinite traumatique (*Recueil d'Ophthalm.*, p. 722).
— DAVIDSON. Detachment of the retina in albuminuria retinitis (*Brit. med. Journ.*, p. 163).
— DEBRIÈRE. Du décollement rétinien et de son traitement. Paris, in-8°.
— DENISSENKE. Ueber das Verhalten der äuesseren Körnerschicht der Netzhaut bei gewessen Krankheiten (*Arch. f. path. anat.*, t. XXXIII, 3, p. 461).
— DOBROWOLSKY. Diffuse Netzhautentzündung bei hochgradiger Hypermetropie (*Klin. Monatsbl.*, t. XIX, p. 156).
— FUMAGALLI. Sulla patogenesi dell' emeralopie essenziale. Como, in-8°.
— GREENHILL. On the meaning of the words « Nyctalopia » and « Hemeralopia » with a critical examination of the use of these words in the ancient Greek and Latin authors (*Ophthalm. Hosp. Rep.*, t. X, 2 juin).
— GUM. On the continuous electrical curent as a therapeutic agent in atrophic of the optic nerve and retinitis pigmentosa (*Ophth. Hosp. Rep.*, t. X, 2 juin).
— HAASE. Zur Embolie der Arteria centralis retinæ (*Archiv. f. Augenheilk.*, t. XI, p. 469).
— HERDEGEN. Ueber sogenannte Commotio retinæ (*Ibid.*, p. 391).
— HŒSCH. Ueber Erkrankungen des Gefaesswandungen in der Retina, insbesondere in Folge von Erysipelas faciei (*Inaug. Diss.*, Berlin, in-8°).
— HUTCHINSON. On retinitis pigmentosa and allied affections as illustrating the laws of heredity (*Rev.*, t. I, p. 2).
— JOSSO. Traitement du décollement rétinien par le sulfate de pilocarpine. Paris, in-8°.
— KNAPP. Augenspiegelbefund bei Erschüttlerung der Netzhaut (*Arch. f. Augenheilk.*, t. X, 3, p. 337).

1881. Laan (Van der). Cinco casos de « rétinite proliférante » (*Period. de ophth. prat.*, n°s 5 et 6).
— Lewkowitsch. Pilocarpin bei sublatio retinæ (*Klin. Monatsbl.*, t. XIX, p. 247).
— Machek. On zwyrodineinu barwikonen siatko'wki (chorio-rétinite) (*Przegl. lek. Krako'vo*, t. XX, p. 201, 219 et 235).
— Mercier. De la région maculaire au point de vue normal et pathologique (*Archiv. gén. de méd.*, p. 296 et 446).
— Morano. Caso di distacco retinico felicemente guarito (*Ann. di Ottalm.*, t. X, p. 459).
— Milles. General retinal peri-arteritis (*Brit. med. Journ.* II, p. 981).
— Parinaud. De l'héméralopie dans les affections du foie et de la nature de la cécité nocturne (*Arch. gén. de méd.*, avril).
— Piechnoff. Retinitis interstitialis circumscripta hyper-plastica (*Med. Sbornik Tiflis*, t. XVII, p. 137).
— Reuling. Ein Fall von Pseudocyste der Retina, welche einen Fremdkörper enthielt (*Arch. f. Augenheilk.*, t. X, 2, p. 220).
— Reuss (De). Notiz über die Netzhautgefässe im Bereich der Macula lutea bei Embolie der art. cent. ret. (*Arch. f. Ophthalm.*, t. XXVII, 1, p. 21).
— Schirmer. Makropsie u. Mikropsie (*Real-Encyclop.*, t. VIII).
— Schön. Der Venenpuls der Netzhaut (*Klin. Monatsbl.*, t. XIX, p. 345).
— Schubert. Zur Casuistik der Retinitis syphilitica (*Centralb. f. prakt. Augenheilk.*, nov.).
— Spencer Watson. Retinal hæmorrhage with high arterial tension (*Brit. med. Journ.*, p. 851).
— Teillais. Névrome médullaire ou sarcome névro-cellulaire de la rétine (*Bull. de la Soc. anat. de Nantes et Paris*, in-8°).
— Unterharnscheidt. Zur Entstehungsweise der Netzhautablösung bei Myopie (*Berl. klin. Wochensch.*, p. 585).
— Vernon. Embolism of the arteria centralis retinæ (*Lancet*, p. 579).
— Vincentiis (C. de). Sul glioma della retina (*Ann. di Ottalm.*, t. X, 4 et 5, p. 342).
— Waren Tay. Disease in region of yellow spot of both eyes in an infant (*Brit. med. Journ.*, p. 647).
— Watson (Sp.). Case of retinal hæmorrhage wich high arteriel tension (*Lancet*, p. 829).
— Webster. Ein Fall in Netzhautablösung mit Hæmorrhagie in den Glaskörper einen intra-ocularen Tumor vortäuschend (*Arch. f. Augenheilk.*, t. X, 3, p. 318).
1882. Abadie. Considérations nouvelles sur la rétinite dite albuminurique (*Un. méd.*, 13 oct.).
— Abbott. The deliverances of the retina (*Buffalo med. and surg. Journ.*, t. XXI, p. 385).
— Adler. Vortrag über Glioma retinæ (*Wien. med. Doct. Coll.*, 6 mars).
— Alvardo. Un cas de rétinite pigmentaire sans pigmentation de la rétine appréciable à l'ophthalmoscope (*Revista des Ciencias med.*, n° 9, et *Centralb. f. prakt. Augenheilk.*, oct.).
— Angelucci. Contribuzione allo studio del l'embolia dell' arteria centralis della retina (*Gaz. med. di Roma*, n° 5).
— Bayer. Ueber erworbene Farbenblindheit (*Prag. med. Wochenschr.*, n° 4).
— Berger. Ueber Bindegewebsbildungen in der Schnervenpapille u. des Netzhaut (*Klin. Monatsbl.*, t. XX, p. 269).
— Benson. On a case of embolism of the central artery of the retinia, modified by the presence of a cilio-retinal artery (*Ophth. Hosp. Rep.*, t. X, p. 336).
— Blackham. The deliverances of the retina (*Buffalo med. and surg. Journ.*, t. XXI, p. 529).
— Cornillon. De l'héméralopie dans les affections du foie (*Prog. méd.*, n° 23).
— Denisceenko. Du décollement de la rétine (*Wratschebnia Wiedomosti*, n°s 1-5 et 6).
— Derby. A case of anesthesia of the retina, with concentric limitations of the field of vision; recovery through inhalations of nitrite of amyl (*Med. News*, t. LXI, p. 161).

1882. Derigs. Ueber retinitis pigmentosa (*Inaug. Diss.*, Bonn, in-8°).
— Dickenson. Embolism of the central artery of the retinia (*Saint-Louis. Med.*, t. VI, p. 180).
— Dumas. Sur l'efficacité des fumigations de fiel de bœuf dans l'héméralopie aiguë et sur l'héméralopie héréditaire (*Gaz. hebd.*, p. 460).
— Eales. Primary retinal hæmorrhage in young man (*Ophth. Rev.*, t. I, p. 41).
— — Embolism of arteria centralis; reestablishment of circulation; restoration of vision; permanent central scotoma (*Ibid.*, p. 139).
— Emmert. Scotome par éclipse du soleil (*Bull. de la Soc. de la Suisse Romande*, p. 395).
— Ewetzky. Ein Fall von Retinitis centralis syphilitica (*Centralb. f. prakt. Augenheilk.*, juin).
— Filatow. Un cas de névralgie intermittente avec hyperesthésie rétinienne (*Medicinskoe Obosrenie*, juillet).
— Fontan. De l'héméralopie tropicale (*Recueil d'Ophth.*, p. 577).
— Fuchs. Aneuryma artero-venosum retinæ (*Arch. f. Augenheilk.*, t. XI, p. 440).
— Galezowski. Migraine ophthalmique avec thrombose des vaisseaux rétiniens (*Recueil d'Ophthalm.*, p. 10).
— Gilis. Héméralopie, observations et réflexions (*Gaz. hebd. de Montpell.*, t. III, p. 601, e t. IV, p. 2).
— Helfreich. Ueber Arterienpuls der Netzhaut (*Fetschrift der Alma Julia Maximiliana*, t. II, p. 127).
— — Ueber den Venenpuls der Retinia u. die intraoculare circulation (*Arch. f. Ophthalm.*, t. XXVII, p. 1).
— Hoggins. Cases treated by hypodermic injection of pilocarpin (*Lancet*, p. 221).
— Hirschberg. Netzhauterkrankungen (*Centralb. f. Augenheilk.*, nov.).
— Landesberg. Zur Kenntniss der Jaborandi u. Pilocarpin Behandlung in Augenkrankeiten (*Klin. Monatsbl.*, t. XX, n° 48).
— Leber. Ueber die Enstehung des Netzhautablösung (*Bericht der XIV Vers. der ophth. Gesellsch. zu Heidelb.*, p. 18 et p. 165).
— — et Deutschmann. Ueber die Blendung der Netzhaut durch directes Sonnenlich. (*Arch f. Ophthalm.*, t. XXVIII, 3, p. 241).
— Lœbell. Ein Fall von centralem Scotom mit ophthalmosc. nachweisbarer Veränderung der Macula lutea (*Inaug. Diss.*, Greifswald, in-8°, p. 44).
— Mackenzie. Great tortuosity of the veins (emphysème) (*Med. Times and Gaz.*, p. 765).
— Mc Hardy. Extensive retinitis following injury of the head (*Brit. med. Journ.*, p. 382).
— Morano. Caso di distacco retinico (*Giorn. dell malattie degli occhi*, V, p. 33).
— Mules. Retinal periarteritis (*Lancet*, n° 25).
— Nettleship. A case of chorio-retinitis in inherited syphilis (*Brit. med. Journ.*, p. 381).
— Norris. Case of embolism of the uper temporal division of the left central retinal artery (*Americ. med. Soc. Philad.*, LXXXIV, p. 427).
— Parinaud. Thrombose de l'artère centrale de la rétine suivie de ramollissement cérébral (*Gaz. méd.*, n° 50).
— Passaski. Path. anatomische Veränderungen de Netzhaut bei einigen Allgemeinerkrankungen des Auges (*Inaug. Diss.*, Petersburg).
— Peschel. Communicazione sopra un cosa di cisticerco sotto retinale (*Giorn. della R. Accad. di Med. di Torino*, XLV, n°s 10 et 11).
— Pflüger. Deux cas de gliômes de la rétine (*Bericht der Universität. Augenklin.*, in *Bern*, fév.).
— Poncet. Du gliôme de la rétine (*Arch. d'Ophthalm.*, p. 211).
— Power et Juler. Glioma of the retina (*Brit. med. Journ.*, p. 120).
— Ramonino. Destacco retinico curato con le injezioni hipodermische di pilocarpina (*Boll. d'Ocul.*, IV, p. 184).

1882. ROBERTS. Desprendimento de la retina tratado por la punction esclerotical (*Rev. med. quir.*, Buenos-Aires, XIX, p. 12).

— ROTHMUND et EVERSBUSCH. Krankheiten der Retina u. der Sehnerven (*Mitheil. a. d. Univ.-Augenklinik zu München*, I, p. 328).

— SCHÖLER. Ponction sclérale d'un décollement de la rétine (*Jahresber. d. Augenklin.*, pro 1881).

— SCHWEIGGER. Beobachtungen über Netzhautablösung (*Arch. f. Augenheilk.*, XII, p. 52).

— — Zur Embolie der Arteria centralis retinæ (*Ibid.*, p. 441).

1883. ADAMS. Embolie double de l'artère centrale de la rétine (*Lancet*, p. 156).

— ALVARANDO. Du gliôme de la rétine (*Revista de Cienc. med. Chir.*, et *Centralb. f. prakt. Augenheilk.*, p. 172).

— ARMAIGNAC. Décollement traumatique de la rétine datant de quatre mois, traitement par la ponction et l'aspiration du liquide rétinien, etc. (*Rev. clin. d'Ocul.*, IV, p. 73).

— BENSON. Detachment of retina (*Lancet*, p. 148).

— — Extreme idiopathic tortuosity of retinal vessels, chiefly unilateral (*Transact. of the Ophth. Soc. U. King.*, II, p. 55).

— BIRNBACHER. Ein Fall von Embolie der Arteria centralis retinæ bei vorhandenen cilio-retinalen Gefässen (*Centralb. f. prakt. Augenheilkunde*, juillet-août).

— BRAILEY. Disease of the optic nerve in a case of retinal detachment (*Transact. of the Ophth. Soc. U. King.*, II, p. 91).

— — Miscroscopical specimen and sketches showing cys-like detachement of the pars ciliaris retinæ (*Ibid.*, p. 63).

— BURNETT. A case of retinitis albescens punctate (*Arch. of Ophth.*, XII, p. 22).

— CASTORANI. Memoria sulla cura dello scollamento della retina (iridectomia). Napoli, in-8°.

— COWELL. Retinitis pigmentosa with remarcably little pigment (*Transact. of the ophth. Soc. U. Kingdom*, II, p. 58).

— DEHENNE. De la rétinite syphilitique périmaculaire (*Un. méd.*, n° 157).

— DEMSENKO. Causes du décollement (*Med. Westn.*, n° 34).

— — Zur Frage der Netzhautablösung. Antwort an Herrn Prof. Adamük (*Medicinischer Bote*, n° 34).

— DOR. Héméralopie dépendant d'une forme atypique de rétinite (*Arch. d'Ophth.*, p. 481).

— DRANSART. Traitement du décollement de la rétine par l'iridectomie (*Ann. d'Ocul.*, t. LXXXIX, p. 228).

— FANO. Décollement de la rétine guéri par une opération d'iridectomie (*Journ. d'Ocul.*, V, p. 71).

— FUCHS. Arterio-venous aneurism in the retina (*Arch. of Ophth.*, XII, 1, p. 32).

— GALEZOWSKI. Des différentes variétés de décollements de la rétine et de leur traitement (*Rec. d'Ophth.*, p. 669 et 694).

— — Cysticerque sous-rétinien (*Ibid.*, p. 211).

— GAYET. Coïncidences de chorio-rétinites doubles et anciennes lésions ganglionnaires (*Ann. d'Ocul.*, t. LXXXIX, p. 143).

— — D'une lésion congénitale de la rétine (*Arch. d'Ophth.*, p. 385).

— GROSSMANN (Léopold). Traitement du décollement de la rétine (*Arch. d'Ophthalm.*, p. 122).

— GROSSMANN (Charles). On the mechanical treatment of detached retina (*Ophth. Rec.*, II, p. 289).

— GUBINSKI. Fall von retinitis pigmentosa ohne Pigment (*Wien. med. Wochenschr.*, n° 12).

— HARLAN. Detachment of retina (*Maryland med. Journ.*, IX, p. 491).

— HOCK. Subretinaler Cysticercus cellulosæ u. Neuritis optica (*Wien med. Wochenschr.*, n° 52).

— HOIROCKS. Fascial conjunctival and retinal nævus (téléangiectasie) (*Brit. med. Journ.*, II, p. 117).

1883. Lamhofer. Ueber den Venenpuls (*Inaug. Diss.*, Leipzig, in-8°).

— Landesberg. Zur retinitis punctata albescens (*Centrb. f. prakt. Augenheilk.*, sept.).

— Luca (de). Considerazioni sullo scollamento disseminato della retina (*Ann. di Ottalm.*, XII, p. 330).

— Mackenzie. A case of great tortuosity of the retinal vessels, chiefly unilateral (*Lancet*, p. 1091).

— — On a case of acute vascular disease with retinal hæmorrhage (*Transact. of the Ophth. Soc. U. K.*, II, p. 34).

— Mc Hardy. Extensiv almost symmetrical retinitis following a blow on back of head (*Transact. of the Ophth. Soc. U. K.*, II, p. 54).

— Mannsell. Chorio-retinitis; secondary cataract and glaucoma (*Indian. Med. Gaz.*, Calcutta, XLIV, p. 224).

— — Glioma of the retina (*Ibid.*, p. 25).

— Maseras. Breves consideraciones relativas à algunas alteraciones de la retina y del nerveo optico (*Gaz. med. catal.*, Barcelone, VI, p. 33).

— Masselon. Chorio-rétinite spécifique (*Mémoires d'Ophthalmoscopie avec planches*, Paris, in-8°).

— Mauthner. Ueber Embolie der Central-Arterie der Netzhaut (*Allg. Wien. med. Blätter*, VI, p. 258).

— Meisenbach. Report of a case of gliosarcoma (*St-Louis med. and surg. Journ.*, XLIV, p. 351).

— Morano. Casi di guarigione del distacco retinico (*Giorn. de la melatt. degli occhi*, mai).

— Mules. A case of general retinal-periarteritis in chronic renal disease, with remarks (*Trans. of. the Ophth. Soc. U. K.*, II, p. 47).

— — A case of tubercle of iris, choroïd and retina (*Ibid.*, p. 265).

— Nettleship. Retinitis with white patches in both eyes of a man suffering from diabetis; cholestearine in vitreous of right eye, probably of two year's duration; embolism (? thrombosis) of retinal artery in feft; history of « diabetes » in early life; death from gangrene of foot (*Ibid.*, p. 51).

— — Two cases of extreme tortuosity of the retinal veine in otherwise healthy eyes (*Ibid.*, p. 57).

— Nuel. Circulation rétinienne interrompue (intermittente) dans un cas d'embolie centrale de la rétine (*Ann. de la Soc. de méd. de Gand*, avril).

— Ostwald. Experimentale Untersuchen über den centralen Reflexstreifen an den Netzhautgefässen (*Centralb. f. prakt. Augenheilk.*, fév.-mars).

— Pennow. Diverses formes de retinitis (*Med. Ib. Kavk. Ob.*, n° 37).

— Quaglino. Intorno alta retinite pigmentosa (*Annali di Ottalm.*, XII, p. 372).

— Rampoldi. Retinitis pigmentosa in 4 fratelli pellagrosi (*Ibid.*, p. 268).

— Reich. Bluterguss in die Makulagegend nach Ueberanstrengung des Körpers; Galvanisation, völlige Heilung in sechs Wochen (*Centralb. f. prakt. Augenheilk.*, nov.).

— Schnabel. Zur Symptomatologie der Retinitis albuminurica (*Bericht. der naturwiss.-med., Vereins zu Insbruck*, in-8°).

— Schulin. Embolie du Ramus temporalis arter. central. retinæ, occasionné par une fistula ani (*Nord-west Lancet*, 1er déc.).

— Schütze. Beitrag zur Statistik der Myopie u. der Netzhautpunction (*Inaug. Diss.*, in-8°).

— Smith. Retinitis pigmentosa connected with a history of maternal schock (*Ophth. Rev.*, p. 30).

— Snell. Retinitis caused by a flash from a sun reflector (*Ophthalm Her.*, II, p. 141).

— Spitzer. Ablatio retinæ. Fünf Monate daurende Bettruhe, keine Besserung (*Ber. der Rudolfsstiftung in Wien*, p. 337).

— Stilling. Zur Genese der Netzhautablösung (*Arch. f. Augenheilk.*, XII, p. 332).

— Story. A case of anomalous distribution of the retinal arteris (*Lancet*, p. 104).

1883. SULZER. Vier Fälle von Retinalaffection durch directe Beobachtung der Eklipse vom 16ten Mai 1882 (*Klin. Monatsbl.*, XXI, p. 129).

— SWANZY. Dobble glioma retinæ (*Med. Times and Gaz.*, p. 54).

— — Two cases of central amblyopia from exposire to the direct rays of sun (*Ophth. Rev.*, II, p. 142).

— SYMONS. Disseminated chorio-retinitis (*Transact. of the Ophthalm. Soc. U. K.*, II, p. 117).

— TARTUFORI. Ueber einige krankhafte Veränderungen der Neuroepithelschicht der Netzhaut (*Centralb. f. d. Wiss.*, n° 45).

— THOMAS. Detachment of retina cured by operation (*Med. Press and Circ.*, p. 133).

— TOBIN. Pigmentary degeneration of the retina in deaf mute (*Canada med. and surg. Journ.*, Montréal, XII, p. 193).

— TRUTEL. Ein Fall von Sarcoma mit frühzeitiger Ausbreitung auf die Retina, etc. (*Arch. f. Ophthalm.*, XXIX, 4, p. 179).

— ULRICH. Emboli eines Astes der Arteria centrales retinæ (*Klin. Monatsbl.*, XX, p. 238).

— — Drei Fälle von typische Retinis pigmentose mit rudimentärer Arteria hyaloide perseverans (*Ibid.*, p. 240).

— — Retrobulbärer Bluterguss eine Netzhautablösung vortäuschend (*Ibid.*, p. 242).

— — Typische Retinitis pigmentosa mit congenitalen Glaskörperanomalien (zwei Fälle) (*Klin. Monatsbl.*, XXI, p. 140).

— VERDESI. Del destacco retinico (*Revista Genova*, II, p. 145).

— VETCH. Glioma of the retina (*Arch. of Ophthalm.*, XII, 1, p. 43).

— VITSCH. Ueber Glioma retinæ (*Arch. f. Augenheilk.*, XI, p. 413).

— VOSSIUS. Beiderseitige Atrophia nerv. optici nach Embolie der Art. centr. retinæ : Insuffienz der Valvula centralis L. Totale Amaurose R. Amblyopie (*Klin. Monatsbl.*, XXI, p. 298).

— WALKER. Case of glioma (*Liverpool med. Journ.*, III, p. 154).

— WEBSTER (FOX). A case of neuro-retinitis with subretinal œdema, threatening detachment (*New-York med. Gaz.*, X, p. 434).

— — A case of chronic irido-cyclitis with detachment of the retina, conclusion for the relief of pain (*New-York Planet*, I, p. 45).

— WEINBERG. Contribution à l'étude de la rétinite diathésique (*Rec. d'Ophth.*, p. 283).

— WHITE. Embolism of arteria centralis, re-establishment of circulation witnessed with the ophthalmoscope (*Ophth. Rev.*, I, p. 49).

— WICHERKIEWICZ. Netzhautruptur (*Jahresbericht der Augenheilanstalt in Posen*, p. 35).

— WILBRAND. Ueber neurasthenische Asthenopie u. sog. Anæsthesia retinæ (*Arch. f. Augenheilk.*, XII, 2, p. 163, 263 et 428).

— WOLFE. Case of complete detachment of retina healed by ponction of the sclerotic (*Med. Times and Gaz.*, p. 252).

1884. ANGELUCCI. Considerazione clinische su d'un caso di retinite apoplectica da trombosi flebitica sulla vena centrale della retina (*Communic. preventiva present. all' Acad. med. di Roma*, 14 juillet).

— ARMAIGNAC. Note sur un cas de guérison spontanée de décollement ancien de la rétine, mais sans retour à la vision (*Rev. clin. d'Ocul.*, IV, p. 84).

— BACON. A case of glioma of the retina (*Proc. Connect. med.*, III, p. 136).

— BENSON. A case of well-marked retinitis albuminurica in a boy aged fifteen, without marked constitutional disturbance (*Brit. med. Journ.*, p. 367).

— — Shot-silk retina (*Ibid.*, p. 161).

— BERGER. Ueber Netzhautablösung (*Deutsche med. Zeitung*, p. 588).

— BOUCHERON. Décollement de la rétine par exsudat choroïdien (*Bull. de la Soc. franc. d'Ophth.*).

— BRAILEY. Remarks on three recent cases of detachment of the retina (*Med. Times and Gaz.*, p. 588, et *Brit. med. Journ.*, p. 760).

— CALDERONE. Amaurosi traumatica temporana binoculare per commozione retinica; osservazione clinica (*Rev. clin. di Bologna*, IV, p. 623).

1884. CAMPART. A case of detachment of the retina with glaucomatous excavation of the optic nerve cured by Wolfe's operation (*Med. Times and Gaz.*, p. 538).

— — Observations de rétinites hémorrhagiques avec urines normales (*Bull. de la clin. ophth. des Quinze-Vingts*, p. 39).

— CAPON. Contribution à l'étude des rétinites syphilitiques et en particulier de la rétinite périmaculaire. Paris, in-8°, p. 41.

— CASTALDI. La retinite sifilitica e sua terapia (*Rev. intern. di med. e chir.*, Napoli, I, p. 162 et 302).

— CASTORANI. Sulla cura delle scollamento retina (iridectomia) (*Soc. acad. med.-chir. di Napoli*, XXXVII, p. 241).

— CHISOLM. A glioma of the right eye sprending by metastasis through many periostal centres (*Arch. of Ophth.*, XIII, p. 57).

— CLASSEN. Angio-Fibrom der Netzhaut bei einem Hämophilen (*Inaug. Diss.*, München, in-8).

— COGGIN. Glioma of the retina (*Am. Journ. of Ophth.*, p. 205).

— CORTIGUIRA. Gliôme de la rétine (*Correo medico castell.*, n° 10).

— DÉAMUX. Gliôme de la rétine (*Bull. de la Soc. franç. d'Ophth.*, p. 121).

— DELACROIX. Hémorrhagie neuro-rétinienne veineuse ayant la pupille optique pour origine apparente (*Un. méd. et scient. du Nord-Est*, VIII, p. 137).

— DENTI. Sulla retinite pigmentosa (*Gaz. med. ital. lomb.*, VI, p. 113, 130, 142 et 153).

— DICKEY. A case of glioma retinæ (*Amer. Journ of med. scienc*, LXXXVIII, p. 486).

— DRANSART. Traitement du décollement de la rétine et de la myopie progressive par l'iridectomie, la sclérotomie et la pilocarpine (*Ann. d'Ocul.*, t. XCII, p. 30).

— EALES. Severe retinal hæmorrhage at the yellow spot, symetrical in the two eyes in a case of simple chronic anemia (*Ophth. Rev.*, III, p. 69).

— EMRYS-JONES. Embolism of the central artery of the retina, connected with facial erysipelis (*Brit. med. Journ.*, p. 312).

— EPPLER. Ueber den Venenpuls der Retina (*Mittheil. aus der ophth. Klinik in Tübingen*, p. 83).

— EWELZKY. Ueber eine noch nicht beschriebene Anomalie des retinalen Venenpulses (*Centralb. f. prak. Augenheilk.*, juin, p. 167).

— FONTAN. Un diagnostic positif de l'héméralopie essentielle (*Arch. de méd.*, nov., XLI, p. 324, et *Bull. de la Soc. franç. d'Ophth.*, p. 3).

— FORTUNATO. Contributo alla cura dei destacchi retinici (*Gaz. d. osp. Milano*, V, p. 371 et 387).

— GALEZOWSKI. Des différentes formes de décollements rétiniens et de leur traitement (suite) (*Rec. d'Ophth.*, p. 46).

— GERMELMANN. Beiträge zur Operation von Cysticerken im Auge (*Inaug. Diss.*, in-8°, p. 43).

— GOLDZIEHER. Retinitis syphilitica (*Wien. med. Wochenschr.*, n° 29).

— GRAMZO. Sobre la hemeralopia observada en los soldados del ejercito de Cuba (*Gaz. de sanid. mil.*, Madrid, X, p. 489).

— GROS. Sarcome ossifiant de la rétine (*Bull. de la Soc. franç. d'Ophth.*, p. 121).

— GUNITA. Anatomia y fisiologia patologica della retinita pigmentosa (*Annali di Ottalm.*, XIII, p. 229).

— HAENSELL. Gliôme du corps vitré (*Bull. de la clinique des Quinze-Vingts*, n° 4, p. 170).

— HALL. Two cases of central scotoma relieved by strychnia nit. (*Texas Cour. Rec. med.*, II, p. 16).

— — A case of retinitis pigmentosa greatly improved under strichnia and pylocarpine (*Ibid.*, I, p. 25).

— HIRSCHBERG. Ueber Embolie der Netzhautarterien (*Centralb. f. prakt. Augenheilk.*, janv. et mars).

— HOTY. Retinal hemorrhages of unusual size in the region of macula with perfect recovery of vision (*Amer. Journ. of Ophthalm.*, I, p. 169).

— JACOBSON. Ueber die Abhängigkeit des Farbensinstörungen von Krankheiten der Retina u. des Nervus opticus (*Centralb. f. prakt. Augenheilk.*, oct.).

1884. Jossep. Tubercle in the region of the yellow spot (*Transact. of the ophth. Soc. of G. B. and Ireland*, 11 oct., 83).
— Johnstone et Webster (Fox). Burkism or Metallotherapy in the treatment of ocular affections. Hyperestesia of the retina (*Philadelph. Med. News*, n° 10, p. 272).
— Knox. Eye boll enucleated for glioma of the retina (*Glasgow med. Journ.*, July).
— Lagleyse. Atrophia della pupilla; esclero-coroidites posteriore; rama arterial varia cosa terminando en un aneurysma; anastomosis entro dos ramas de la arteri-central, etc. (*Rev. des desprendimento de la retina; coroiditis atrophica; Rev. argentina de ophthal. pract.*, t. I, p. 8).
— — Desprendimento de la retina (*Ibid.*, p. 26).
— — Retinitis pigmentaria congenita (*Ibid.*, p. 19).
— Landesberg. A rare form of retinal affection (*Philadelph. and surg. Reporter*, t. I, p. 5).
— Lapersonne (De) et Vassaux. Des altérations pigmentaires de la rétine consécutives à un traumatisme de l'œil (*Arch. d'Ophth.*, p. 86).
— Ljoubowski. Sluchai retinitis pigmentosa (*Prolok. Zasaid. Obsk. illorsch. vrach v. Kronstadt.*, 1883, p. 22).
— Little. A case of glioma of the retina (*Transact. of the Amer. Ophth. Soc.*, p. 717).
— Lubowicz. Beitrag zur Pronostic des Glioma retinæ (*Inaug. Diss.*, Halle, in-8°).
Mackenzie. Tortuosity of the retinal veins associated with hypermetropis (*Transact. of the Ophth. Soc. of G. B. and Brit. med. Journ.*, p. 955).
— Mac Gregor. Case of detachment of the retina in a person aged 70, involving total bleidness, cured by Wolfe's Operation (*Med. Times and Gaz.*, sept.).
— Parinaud. Opération du décollement de la rétine (*Bull. de la Soc. ophth. Franç.*, p. 77).
— Pasquier. Note sur un cas d'embolie de l'artère centrale de la rétine (*Bull. méd. du Nord*, t. XXII, p. 333).
— Potter. Embolism of the central artery of the retina (*Brit. med. Journ.*, p. 966).
— Pooley. A case of sympathetic neuro-retinitis (*Americ. Journ. of Ophthalm.*, p. 69).
— Priesley. Reflex amblyopia and thrombosis of the retinal artery (*Ophth. Review*, p. 120, et *Brit. med. Journ.*, p. 819).
— Rampoldi. Annotazioni intorno la emeralopia cosi detta essenziale (*Ann. di Ottalm.*, t. XIII, p. 298).
— Rompe. Beiträge zur Kentniss des Glioma retinæ (*Inaug. Diss.*, Göttingen, in-8°).
— Rydel. Ueber die Behandlung der Netzhautablösung u. über die Resultate, die in des Augenklinik der Jagellonischen Universität zu Krakow erlangt worden sind (*Klin. Monatsbl.*, t. XXII, p. 476).
— Schell. A case of embolism of the retinal artery (*Transact. of the Americ. ophth. Soc.*, p. 689).
— Schenke. Beobachtungen on den Augen syphilitischer, Insbesonder über das Vorkommen von Netzhautreizung bei Syphilis (*Zeitschr. f. Heilkunde*, t. IV).
— Schmidt. Rimpler Commotio retinæ. Herabsetzung des Lichtsinn (*Klin. Monatsbl.*, t. XXII, p. 210).
— Schrœder. (Th. v.). Ueber bleibende Folgerscheinungen des Flimmerskotoms (*Klin. Monatsbl.*, t. XXII, p. 351).
— Snell. Glioma of retina; eyeball removed six a half years ago; no recurrence (*Brit. med. Journ.*, t. II, p. 1194).
— — Central scotoma from exposure to the direct rays of the sun (*Ophth. Review*, p. 72).
— — Retinal glioma (*Med. Times and Gaz.*, p. 401).
— Sperino. Cisticerco retroretinico e suoi movimenti (*Atti della R. Accad. di med. di Torino*, t. VI, p. 83).
— Standford Morton. Hæmorrhage in the region of the yellow spot (*Brit. med. Journ.*, p. 956).
— Terson. Un cas de cécité par chorio-rétinite; guérison rapide; du meilleur mode

d'emploi du mercure en thérapeutique oculaire (*Rev. méd. de Toulouse*, t. XVIII, p. 97).

1884. Tobin. Pigmentary degeneration of the retina in deaf-mutes (*Amer. Ann. Deaf and Dumb*, Washington, t. XXIX, p. 178).

— Velardi. Della emeralopia e sua patogenesi (*Boll. d'Ocul.*, t. IV, p. 270).

— Walter. Klinische Studien über Netzhautablösung (*Inaug. Diss.*, Zürich, in-8°).

— Waren Tay. Symetrical disease in the region of the yellow spot (*Brit. med. Journ.*, p. 108).

— Wecker. Traitement du décollement de la rétine (*Bull. de la Soc. franç. d'Ophth.*, p. 80).

— Wolfe. On an operation for the cure of detachment of the retina (*Med. Press and Circ.*, XXXVII, p. 372).

— — A case of total blindness from detachment of the retina (*Glasgow med. Journ.*, p. 140).

— — Case of detachment of the retina, with complete loss of sight, cured by an operation (*Brit. med. Journ.*, p. 856).

— — On the treatment of detachment of the retina (*Ibid.*, p. 1234).

— — Ponctions à travers la sclérotique dans le décollement de la rétine (*Ann. d'Ocul.*, XCI, p. 149).

1885. Alt. Two cases of exsudative choroiditis with subsequent detachment of the retina (*Amer. Journ. of Ophthalm.*, I, p. 277).

— Ancke. Beitrage zur Kentniss der retinitis pigmentosa (*Centralb. f. prakt. Augenheilk.*, p. 167, juillet).

— Anuske. Ein Fall von einseitiger Verfärbung der Sehnerven nach commotio retinæ bei vollständiger normalen Function (*Centralb. f. prakt. Augenheilk.*, oct.).

— Ayres. Anästhesia of the retina (*Amer. Journ. of Ophthalm.*, II, p. 9).

— Berger. Vorfall der Netzhaut in die vordere Kammer bei in den Glaskörper luxirter Linse (*Arch. f. Augenheilk.*, XV, 3 et 4, p. 286).

— Bernbacher. Ueber cilio-retinale Gefässe (*Ibid.*, p. 292).

— Daguillon. La rétinite hémorrhagique (*Bullet. de la clinique des Quinze-Vingts*, n° 2).

— Dujardin. Gliôme de la rétine (*Journ. des scienc. méd. de Lille*, p. 89).

— Dolgenkow. Rétinite diffuse avec symptômes de sclérose en plaques après la fièvre récurrente (*Zemskaia med.*, n° 6).

— Eales. Un cas de rétinite albuminurique de l'œil gauche seul (*Ophth. Soc.*, 11 déc.).

— Engelmann. Ueber die Bewegungen der Zapfen u. Pigmentzellen der Netzhaut unter dem Einflusse des Lichtes u. des Nervensystems (*Arch. f. Physiol.*, XXXV, p. 498).

— Eversbusch. Misbildung der Papilla nervi optici verbunden mit ausgedehnter Verbreitung markhaltiger Sehnervenfasern u. congenitaler hochgradiger Kurzsichtigkeit (*Klin. Monatsbl.*, XXII, janv.).

— Eyres. Anesthésie de la rétine (*Amer. Journ. of Ophthalm.*, janv.).

— Fano. Valeur de l'iridectomie dans le décollement de la rétine (*Journ. d'Ocul.*, juillet).

— Ferret. Contribution à l'étude de l'étiologie de la rétinite pigmentaire (*Bullet. de la clinique des Quinze-Vingts*, janv.-mars).

— Fouchard. Du gliôme de la rétine (Thèse de Paris, in-4°).

— Fulton. Case of retinal hæmorrhage apparently due to simple anæmia with remarks (*Amer. Journ. of Ophth.*, févr.).

— Graefe (Alfred). Ueber Extraktion von Cysticerken (*Arch. f. Ophthalm.*, XXXI, 4, p. 33).

— Gum. Direct arterio-venous communication on the retina (*Ophth. Soc. of Grea-Brit.*, p. 156).

— Haab. Erkrankungen der Macula lutea der Netzhaut (*Corresp. Blatt. f. Schweize, Aerzte*, n° 19, p. 476).

— Haensell. La tuberculose du corps vitré (*Bull. de la Clin. des Quinze-Vingts*, n° 1, p. 18).

885. HARTMANN. Ueber Anesthesia retinæ (*Deutsche med. Wochenschr.*, XI, p. 20).
— HERNICKE. Un cas d'anomalie des vaisseaux centraux de la rétine (*Am. Journ. of Ophthalm.*, févr.).
— HIRSCHBERG. Präpapillare Gefässschlinge der Netzhautschlagader (*Centralb. f. prakt. Augenheilk.*, X, p. 205).
— HOFFMANN. Embolie eines Astes der Art. centrales retinæ mit hæmorrhag. Infarcte (*Klin. Monatsbl.*, XXII, p. 21).
— HOWE. Abortion for the albuminuric retinitis of pregnancy (*Amer. Journ. of Ophth.*, mai-juin).
— KNAPP. Ueber angeb. hofartige weissgrane Trübung um die Netzhaugrube (*Bericht über die 17. Versammlung der ophth. Gesellsh. in Heidelb.*, p. 217).
— — Embolie der Netzhautarterie mit Freibleiben des macularen Seitenastes (*Ibid.*, p. 219).
— KÖLLIKER. Ueber markhaltige Nervenfasern der Netzhaut (*Inaug. Diss.*, Zurich, in-8°).
— KŒNIGSTEIN. Erblindung nach einer Entbindung in Folge von Ischæmia retinæ (*Wien. med. Presse*, n° 19).
— LANDESBERG. Amaurose in Folge von Retinitis und morbo Brightii (*Centralb. f. prakt. Augenheilk.*, avril).
— LANG. Glioma retinæ (*Med. Times*, n° 1828).
— LEPLAT. Embolie de l'artère centrale de la rétine (*Ann. d'Ocul.*, XCIV, p. 116).
— — Note sur un cas d'embolie de l'artère centrale de la rétine (*Ibid.*, t. XCIV, p. 116).
— LITTLE. A case of glioma of the retina (double congénital) (*Transact. of the Amer. Ophth. Soc.*, XX, p. 717).
— MAGNUS. Eigenthümliche congenitale Bildung der Macula lutea auf beiden Augen (*Klin. Monatsbl.*, XXII, p. 42).
— MC GREGOR. Glioma of the retina (*Med. Times and Gaz.*, p. 45, juillet).
— — Glioma of retina, three cases in a family of five (*Ibid.*, n° 1828).
— MACKENZIE. Tortuosity of retinal vessels (*Ophth. Soc. of great Brit.*, p. 156).
— — Retinal hæmorrhage (*Ibid.*, p. 132).
— MAHER. A method by which one can see the shadow of one's own retinal vessels and yellow spot (*Ophthalmic Rev.*, IV, p. 115).
— — Detachment of the retina (*Lancet*, n° 13).
— MONTANELLI. Osservazioni sulla patogenesi e cura del distacco retinico (*Boll. d'Ocul.*, VII, p. 303).
— — Osservazion sulla pathogenesi ecura del distacco retinico (*Ibid.*, VIII, 12 Aug.).
— MORTON. Hæmorrhage in macula (*Ibid.*, p. 148).
— MULES. Tubercle of the eye and its appendages in its relation to general tubercular infection (*Ophthalm. Rev.*, IV, n° 39, p. 1).
— NETTLESHIP. New blood-vessels in vitreous (*Ophth. Soc. of Great Brit.*, IV, p. 150).
— NORDENSON. Vorläufige Mittheilung über path.-anatom. Veränderungen der Netzhautablösung (*Bericht über d. 17. Versammlung der ophth. Gesellsch. in Heidelb.*, p. 217).
— PANAS. Traitement de la rétinite syphilitique (*Un. méd.*, n° 123).
— RAEHLMANN. Ueber einige Beziehungen der Netzhautcirculation zu allgemeinen Störungen des Blutkreislaufes (*Arch. f. path. Anat.*, CII, p. 224).
— RAMPOLDI. Tre casi di retinite pigmentosa (*Ann. di Ottalm.*, XIII, p. 507).
— ROBERSON. Operations by detached retina (*Lancet*, 2 juillet).
— RUMSCHEWITCH. Colobome de la tache jaune (*Wjestuck Ophth.*, p. 296).
— SCHELL. A case of embolism of the retinal artery (with cuts) (*Transact. of the Amer. Ophth. Soc.*, XX, p. 689).
— SCHLEICH. Aneurysma arterio-venosum, aneurysma circumsc. et varex retinæ (*Nagel's Mitheilungen aus der Ophthalmiat. Klinik in Tübingen*, II, H. 2, p. 202).
— SCHNABEL. Et Sachs ueber unvollständige Embolie der Netzhautschlagader und ihrer Zweige (*Arch. f. Augenheilk.*, XV, 1, p. 11).

1885. SIRARD. De quelques anomalies d'affections congénitales du fond de l'œil chez les enfants consanguins (*Thèse de Bordeaux*, in-8°).
— SNELL. Retinal Glioma (*Ophth. Soc. of Great Brit.*, IV, p. 49).
— — Glioma of retina (*Lancet*, n° 26).
— SPERINO. Cisticerco retro retinico suvi movimenti (*Casimir Sperino sodales*, etc. Turin, in-4°, p. 83-89).
— SZILE. Merkwürdige Schlinge der Netzhautschlagader (*Centralb. f. prakt. Augenheilk.*, IX, p. 236).
— TAY. Changes in region of macula (*Ophth. Soc. of Great Brit.*, p. 158).
— TREITEL. Bericht über vier Operationen von Cysticercus intraocularis (*Arch. f. Augenheilk.*, XV, p. 257).
— — Ueber das positive Skotom u. uber die Ursache der Sehstorung der Erkrankungen der Netzhaut (*Arch. f. Ophthalm.*, XXXI, 1, p. 259).
— VINCENTIIS (De). Thrombose partielle et embolie des vaisseaux rétiniens (*Rev. sperim. di med. e di chir.*, p. 86, Turin).
— WERNER. Détachement de la rétine, cholestérine dans le liquide sous-rétinal (*Brit. med. Journ.*, 8 août).
— WIDER. Ueber die Aetiologie der Retinitis pigmentose (*Miltheil. aus der ophth. Klinik in Tübingen*, II, 2).
— WOLFBERG. Die entoplische Wahrnehung der Fovea centralis u. ihrer Zapfenschicht (*Arch. f. Augenheilk.*, XVI, p. 1).
— WOLFE. Traitement du décollement de la rétine (*Ann. d'Ocul.*, XCIII, p. 16).

BOURLOTON. — Imprimeries réunies, A, rue Mignon, 2, Paris.

MALADIES DU NERF OPTIQUE

PAR L. DE WECKER

INTRODUCTION

En entreprenant la tâche difficile de publier une monographie des affections morbides du nerf optique, on ne saurait se dissimuler qu'on sera forcément contraint d'être incomplet, et cela en dépit des recherches si précieuses que les temps récents ont apportées à cette étude. Bien des maladies qui se développent dans le nerf optique même, ou retentissent simplement sur lui, demeurent encore inconnues, ou se révèlent avec une complexité de symptômes si peu définis qu'on ne saurait actuellement encore en déduire une entité clinique.

Pourtant un effort, méritoire à notre avis, peut déjà être tenté ici, c'est de baser sur des connaissances exactes d'anatomie et de physiologie ce que l'expérience clinique nous a révélé jusqu'alors et d'éliminer, dès à présent, tout ce qui n'est pas en harmonie avec les données de la physique physiologique, tout ce qui a été exposé par à peu près et suivant un raisonnement plus ou moins fantaisiste.

Aussi sommes nous forcé, en agissant ainsi, de débuter par une étude de la vascularisation et de la nutrition du nerf, ainsi que de sa structure histologique (voy. p. 1-6 de ce volume); on exposera ensuite avec soin les rapports de cette vascularisation et de cette nutrition avec le contenu de la cavité crânienne, ainsi que l'influence de la pression crânienne sur la circulation et la nutrition du nerf optique.

Les conditions normales de vitalité du nerf étant une fois connues, il nous restera à étudier le retentissement des fluctuations de la circulation générale sur le nerf, ainsi que l'influence qu'exerce sur lui un fonctionnement plus ou moins prolongé ou désordonné. Ici nous n'empiéterons pas encore sur le domaine de la pathologie, mais nous nous efforcerons de tracer avec précision les limites entre les états physiologique et pathologique. Ce n'est qu'en connaissance parfaite du terrain sur lequel évoluent les affections morbides et les modifications que leur doivent imprimer les conditions phy-

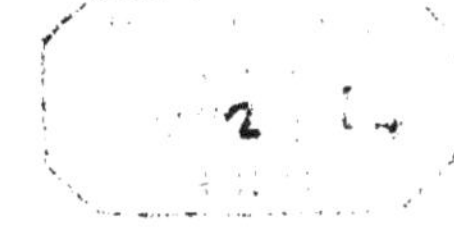

siques de nutrition que nous serons à même de les étudier et de les poursuivre avec fruit. En agissant ainsi, il nous sera possible de déblayer le terrain encombré de ces études déjà si difficiles et d'élargir fructueusement, dans l'intérêt de la pathologie générale aussi bien que dans celui de notre spécialité, le cadre des connaissances précises sur la pathologie des nerfs optiques.

ARTICLE I

CIRCULATION DU NERF OPTIQUE ET DE LA RÉTINE ET CONNEXION AVEC LES VAISSEAUX DU CERVEAU

Le nerf optique mesure, entre son point d'entrée dans l'orbite et son implantation dans le globe oculaire, de 28 à 29 millimètres; son parcours dans le canal optique étant de 8 à 9 millimètres, 4 centimètres à peu près séparent donc la partie accessible à l'inspection ophthalmoscopique de celle du nerf, placée dans la cavité crânienne. Nous voyons directement la fibre diaphane du nerf telle qu'elle a cheminé dans le crâne, mais en est-il de même des vaisseaux de la papille? Quel est le rapport de ces vaisseaux avec ceux que renferme la partie crânienne du nerf et le contenu du crâne en général?

Avant d'aborder la vascularisation de sa partie la plus contiguë au globe oculaire, visible à l'ophthalmoscope, nous devons nous renseigner sur la distribution des vaisseaux, au moment où le nerf devient intra-orbitaire et qu'il se revêt de sa gaine durale. Nous nous tenons ici à la description classique de *Leber* (1) et *Wolfring* (2). Leber insiste sur la précision avec laquelle il y a déjà plus d'un siècle, *Zinn* (3) a décrit les *vaisseaux vaginaux* qui pénètrent dans le nerf et le vascularisent.

Pendant son parcours intracrânien et orbitaire, le nerf optique reçoit des vaisseaux avoisinants des branches qui se répandent sur ses enveloppes et dont les fines branches qui se dégagent de la plus proche enveloppe pénètrent entre les fibres du nerf. Tant que le nerf n'est pas pourvu de ces vaisseaux centraux, il est exclusivement nourri par les vaisseaux vaginaux.

(1) *Bemerkungen über die Circulations-Verhältnisse des Opticus u. der Retina* (*Archiv. f. Ophthalm.*, t. XVIII, 2, p. 25).

(2) *Beitrag zur Histologie der lamina cribrosa* (*Archiv. f. Ophthalm.*, t. XVIII, 2. p. 10).

(3) Nervus opticus in ipsa jam cavitate cranii prope conjunctionem plurimos accipit surculos tenuissimos ex ipso trunco carotidis ortos, qui in pia matre substantiæ ejus medullari circumposta ludentes cum nervo ad orbitam pertingunt et ibi cum aliis surculis ab ophthalmica ortis communicant. In omni enim itinere nervus opticus a viciniis ramis plurimos accipit surculos, interdum non ita parvos, qui in utroque ejus involucro decurrentes inter se junguntur et demum nonnullis ramulis circulo arterioso circa nervi optici insertionem in bulbum posito immittuntur, ubique autem tenuissimas propagines in substantiam nervi demittunt... Semper autem arteriola majuscula ad mediam axin nervi penetrat et veram centralem constituit (*Descr. anat. ocul. hum.* II, édit. a Wrisberg, Götting, 1780, p. 201).

Les vaisseaux de la partie crânienne du nerf sont des émanations des vaisseaux intracrâniens; ceux que la gaine envoie au tronc intra-orbitaire proviennent des vaisseaux orbitaires. Avec raison M. *Leber* relève l'expression mal choisie de M. *Wolfring* (1) qui, dans la description (p. 15) de son dessin des vaisseaux vaginaux (pl. III, n° 3), désigne ceux qui viennent du côté opposé à l'œil, c'est-à-dire du cerveau, comme « vaisseaux venant du cerveau ». Évidemment ce n'est que la direction qui est ici indiquée, mais non la provenance. Car plus on se rapproche du point de transition des gaines dans les enveloppes du globe oculaire, plus on distinguera des vaisseaux qui viennent à leur rencontre cheminant, soit vers le lieu de pénétration du nerf dans l'orbite, soit vers le globe oculaire.

Au moment du passage du nerf dans le trou optique et pendant sa traversée, de même que tout près de son point de pénétration dans l'orbite, il peut être constaté une communication des vaisseaux du nerf avec ceux de la cavité crânienne, et si, au lieu de la papille, l'ophthalmoscope pouvait éclairer une coupe du nerf près de son entrée dans l'orbite, une déduction sur la dilatation ou l'amincissement des vaisseaux relativement à ce qui se passe dans l'intérieur du crâne pourrait être faite, et cela encore sous bien des réserves ainsi que nous le verrons. A 3 centimètres de distance de ce point, près de la lame criblée, on ne rencontre plus aucun vaisseau vaginal qui communique directement avec les vaisseaux du crâne, tous proviennent des vaisseaux orbitaires.

Il a été reconnu comme erroné que les vaisseaux qui cheminent sur le chiasma (*Arter. opth. ant. med. et post.*) donneraient des rameaux qui, traversant le trou optique, chemineraient le long du nerf jusqu'à son implantation dans l'œil (2). Cette assertion a été surtout basée sur un raisonnement théorique, attendu que la papille peut conserver, en dépit d'une réduction notable de ses vaisseaux centraux, sa coloration rosée. Un coup d'œil jeté sur la figure 66 (p. 244) montre combien peu participent à cette coloration les vaisseaux centraux et quelle part y prennent les vaisseaux vaginaux et même ciliaires, car le cercle scléral n'est qu'une répétition du mode de pénétration à travers les gaines des vaisseaux vaginaux, tous sont ici d'origine orbitaire.

Les vaisseaux intervaginaux (art. vaginales de Hyrtl) constituent tout le long du nerf optique orbitaire un réseau continu. A la surface de la gaine piale se forme, par les nombreuses anamostoses des branches des vaisseaux vaginaux, un réseau d'où les fines branches pénètrent dans le nerf à travers sa gaine piale. Ces vaisseaux courent alors dans les trabécules de tissu cellulaire qui séparent les fibres nerveuses, en les suivant dans leur parcours longitudinal et en les contournant avec les nombreuses émanations transversales que ces trabécules de tissu cellulaire envoient. Ce réseau de trabécules de tissu connectif est le support des vaisseaux qui nourrissent le nerf optique (Leber) (3).

(1) *Beitrag zur Histologie der lamina cribrosa retinæ* (*Archiv f. Ophth.*, t. XVIII, 3, p. 15).

(2) Galezowski, Sur l'existence de rameaux capillaires, d'origine cérébrale, dans la papille du nerf optique (*Gaz. hebd.*, n° 51, 1867).

(3) *Archiv f. Ophthalm.*, t. XIV, 2, p. 173.

Sur un très long trajet du nerf entre le chiasma et le *foramen opticum* le nerf reçoit ses vaisseaux nourriciers des artères intracrâniennes. Tout près et pendant son parcours à travers la paroi orbitaire, il n'est pourvu que des vaisseaux crâniens ou orbitaires. Pendant son véritable trajet intra-orbitaire, ce sont les vaisseaux vaginaux de provenance orbitaire qui lui fournissent le sang artériel. La régularité dans la distribution des vaisseaux du nerf subit une variation sensible près de son implantation dans le globe oculaire, et cela pour deux raisons : tout d'abord parce que, après la pénétration des vaisseaux centraux dans le nerf, ceux-ci, de leur côté, donnent des branches fines qui s'y distribuent, et, en second lieu, parce qu'au point de jonction de la gaine externe (durale) du nerf optique avec la sclérotique, non seulement les vaisseaux vaginaux qui appartiennent à

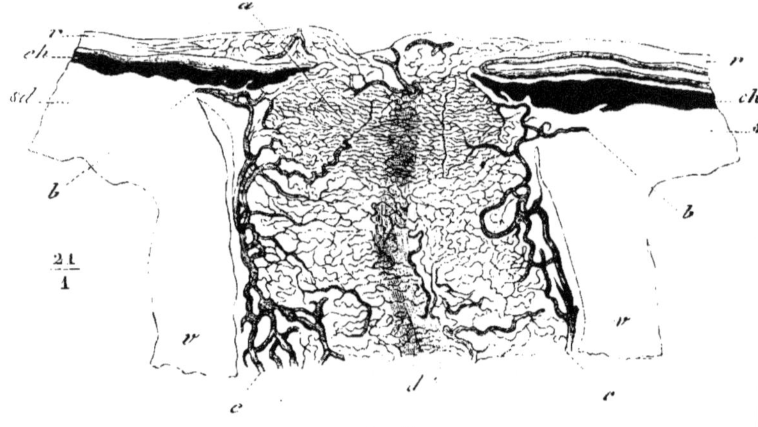

Fig. 66.

Coupe longitudinale à travers le nerf optique et les tissus avoisinants ; les vaisseaux sanguins sont remplis d'une masse rouge. — *r*, rétine. — *ch*, choroïde. — *scl*, sclérotique. — *v*, vagina nervi optici externa. — *a*, réseau vasculaire ténu et serré de la lame criblée. — *b*, petit tronc vasculaire du cercle scléral. — *c*, vaisseaux appartenant à la surface externe et interne de la gaine interne du nerf optique. — *d*, veine centrale du nerf. — *c*, artère centrale (d'après Wolfring).

cette gaine externe concourent à la formation du réseau vasculaire de la gaine piale, mais aussi encore ceux de la sclérotique même. La richesse particulière en vaisseaux de cette partie du nerf voisine du globe oculaire s'explique donc par la triple provenance des vaisseaux qui sont ici vaginaux, centraux et scléroticaux à la fois.

En réalité, la manière suivant laquelle se comportent ici les vaisseaux du cercle scléral n'est qu'une répétition, à peu de chose près, de ce que font pour la vascularisation du nerf les vaisseaux vaginaux tout le long du parcours orbitaire du nerf optique ; ce n'est que la substitution de la sclérotique à la gaine externe du nerf qui fait qu'elle joint encore son concours à la vascularisation de l'extrémité oculaire du nerf, autrement dit à la papille. La jonction de la gaine externe ou durale du nerf optique avec la sclérotique a encore un autre résultat : c'est de faire anastomoser les vaisseaux du cercle scléral avec les vaisseaux vaginaux situés en arrière de la lame criblée, autrement dit de fournir du sang artériel des vaisseaux choroïdiens à la papille et de faire prendre à une partie du sang veineux papillaire un même chemin par de nombreuses communications avec de petites veines qui perforent la sclérotique à l'entour de l'implantation du nerf au globe oculaire (Leber).

Inversement on peut dire que le cercle scléral n'est pas seulement fourni par les artères ciliaires courtes, dont deux ou trois branches perforent du côté temporal et nasal la sclérotique, près du nerf optique, mais aussi que les artères de la gaine externe et interne du nerf participent à la formation du cercle scléral.

Nous venons d'exposer que le réseau de tissu connectif est partout dans le nerf optique, le *support* des vaisseaux ; donc si, près de l'implantation du nerf optique dans le globe oculaire, nous avons un triple concours de vascularisation, nous aurons aussi proportionnellement une augmentation de tissu connectif, qui contribue ici à un cloisonnement du nerf qu'on est convenu d'appeler membrane criblée. C'est la membrane adventice un peu élargie, qui entoure les vaisseaux, qui représente ce qu'on a désigné à tort comme une membrane (Wolfring).

Si nous étudions une coupe d'une préparation bien injectée (voy. fig. 66), on voit que ce n'est que le tissu connectif qui enveloppe un vaisseau qui traverse comme cloison le nerf, et c'est l'extrême richesse de vaisseaux en ce point qui produit l'effet d'un cloisonnement transversal du nerf. Les faisceaux de tissu connectif suivent le parcours des vaiseaux, sont parallèles dans leur parcours et arqués, leur convexité étant tournée vers le trajet du nerf ; c'est la distribution des vaisseaux qui implique la conformation de ce qu'on désigne comme lame criblée. Ce n'est pas (chose importante pour la pathologie et l'étude de la conformation de la papille) l'arrangement d'une trame spéciale de tissu cellulaire qui implique un genre particulier de vascularisation ; au contraire, c'est le mode de distribution du réseau, si riche en fins vaisseaux, qui explique l'arrangement de la trame de tissu cellulaire par rapport à la distribution des fibres nerveuses dans . entrée du nerf optique dans l'œil. Il importe donc de bien connaître quelle part prend à la constitution de ce réseau transversal et aggloméré de vaisseaux qu'on désigne comme lame criblée chaque partie des groupes vasculaires qui le constituent, afin de juger de l'importance du fait que l'une des trois sources se tarit isolément.

Une fois que les deux ou trois vaisseaux ciliaires courts ont formé le cercle sclérotical, de nombreuses branches très fines pénètrent dans l'intérieur du nerf optique. Ces branches se ramifient, s'anastomosent et forment un tissu serré qui enlace les faisceaux du nerf optique et s'anastomose avec les branches de l'artère centrale (Wolfring). Ce ne sont que de fines branches du cercle scléral qui, dans le plan sclérotical, pénètrent dans le nerf; les plus

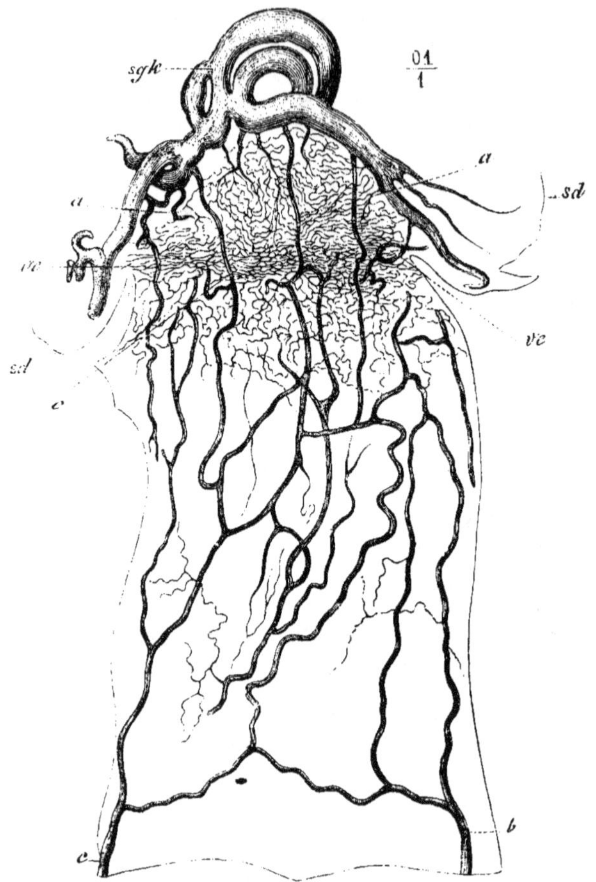

FIG. 67.

Nerf optique encore entouré de sa gaine interne et simplement aplati ; les parties avoisinantes et les plus proches de la sclérotique se trouvent étalées dans un plan. — *sgk*, branches du cercle scléral. — *ve*, liséré qui correspond à la jonction de la gaine interne du nerf optique avec le globe oculaire, mais qui se trouve détachée ici. A travers ce liséré apparaissent visiblement les vaisseaux de la gaine interne. — *a*, vaisseaux qui partent du cercle scléral en se ramifiant et se rendent à la gaine externe. — *b*, artères qui venant en sens inverse (du côté du cerveau), se répandent sur la gaine interne et se rendent à la sclérotique pour déverser leur sang dans le cercle scléral. — *c*, réseau vasculaire serré de la lame criblée.

grosses branches qui, se détachant du cercle scléral, vont vers la jonction de la gaine externe et interne et courent alors en sens centripète à la surface externe de cette gaine interne (ou piale), se joignent aux réseaux des vaisseaux vaginaux qui enlacent le nerf optique.

On peut dire inversement qu'en allant du côté de la portion orbitaire du nerf optique vers le globe oculaire, il se dégage de ce réseau à mesure qu'on se rapproche de la sclérotique des ramuscules qui rampent sur la gaine interne, pénètrent dans la sclérotique et prennent part à la formation du cercle sclérotical. Les vaisseaux vaginaux fournissent donc non seulement directement des branches à la lame criblée, mais aussi indirectement par la part qu'ils prennent à la constitution du cercle sclérotical.

En tout cas, il s'établit, ainsi que le montre clairement le dessin de M. Wolfring (fig. 67), une communication par de nombreuses anastomoses entre le cercle scléral (les vaisseaux ciliaires postérieurs courts) et le réseau intervaginal (les vaisseaux intervaginaux); la quantité de sang que reçoit la papille de ces deux sources est infiniment supérieure à celle que lui fournissent les vaisseaux centraux. La communication si abondante entre les deux systèmes vasculaires, celui du cercle scléral et celui du réseau intervaginal, permet d'attribuer au cercle scléral le rôle d'un régulateur des conditions circulatoires entre la choroïde et le nerf optique (*Wolfring*).

Par contre, on sait bien que dans toute la partie du nerf parcourue par les vaisseaux centraux, une vascularisation axile s'établit aux dépens de ces vaisseaux, et que les branches provenant des vaisseaux centraux se résolvent aussi en capillaires; mais une communication analogue à celle que nous venons de décrire, dépassant comme calibre celui de ces vaisseaux, n'a pu être rencontrée par *Leber* ni entre le cercle scléral, ni entre le réseau vaginal.

L'importance qu'acquiert, au point de vue pathologique, la lame criblée comme véritable support vasculaire du tissu de la papille saute aux yeux et il nous sera aisé de comprendre le retentissement, sur la nutrition de la papille, de troubles nutritifs qui se développent dans les tissus parcourus par le cercle sclérotical de Haller, c'est-à-dire la sclérotique et la choroïde péripapillaire.

La vascularisation de la gaine externe du nerf optique s'effectue par la répartition, sur la surface externe, de branches des artères ciliaires courtes. Une partie des petites branches pénètrent dans la gaine durale même et, en se ramifiant, forment par des anastomoses multiples un réseau à larges mailles, mais sans pénétrer jusqu'à la surface interne de la gaine même. Il n'y a que de rares petites branches qui s'anastomosent avec le réseau vasculaire de la gaine interne (*Wolfring*).

Il est aisé de se convaincre que l'artère et la veine centrale donnent des branches au tissu du nerf à partir de leur parcours dans le nerf (ce qu'on avait tenté de nier). Tant que le nerf ne renferme pas de vaisseaux centraux, c'est uniquement la gaine interne qui lui fournit ses vaisseaux et reçoit dans ses veines le sang veineux du nerf. Une partie de ce sang est, près du globe oculaire, déversée dans la veine centrale qui quitte le nerf à une distance moindre de l'œil, par rapport à celle de la pénétration de l'artère centrale dans le nerf optique. Dans la région papillaire le sang veineux se déverse dans le réseau veineux de la veine centrale et dans les veines de la gaine interne, mais il n'existe pas de veines qui perforent la sclérotique et accompagnent le cercle scléral et artériel de Haller. Une partie du sang veineux peut s'échapper par voie collatérale à travers les nombreuses petites ramifications avec les veines de la choroïde qu'on rencontre près du bord de la papille (*Leber*).

Il sera utile d'insister sur ce fait que le cercle artériel de Haller se dissout déjà, après des divisions peu nombreuses, en capillaires, et que ses anastomoses sont surtout aisément démontrables avec les vaisseaux vaginaux (fig. 66 et 67). Il n'en est plus ainsi pour ce qui concerne les rapports du cercle scléral avec les vaisseaux centraux. Il ne saurait être nié qu'il y a entre les capillaires de provenance de l'artère centrale et ceux du cercle de Haller une conjonction, mais il n'existe certainement pas une communication par des anastomoses de plus forts vaisseaux comme on le constate pour le cercle de Haller et les vaisseaux vaginaux.

Le sang artériel du cercle scléral, provenant des vaisseaux ciliaires postérieurs, fournit donc essentiellement à la lame criblée et aux vaisseaux vaginaux du sang, mais il est plus que douteux que la circulation rétinienne puisse beaucoup en bénéficier lorsque en cas d'obstruction de l'artère centrale l'afflux du sang artériel ne passe plus par cette artère. Inversement, il est permis de croire que la nutrition de la papille ne serait, en pareil cas, pas sensiblement modifiée par l'exclusion du réseau de branches artérielles provenant de l'artère centrale.

La vascularisation du nerf optique ne nous occupe ici qu'autant qu'il se trouve déjà constitué comme nerf. On sait qu'il quitte le lobe cérébral par deux racines qui sortent des *corpora genicu lata* et que les deux racnes se réunissent en un tronc tout près et au-dessous du *corpus genicule* latéral. Le nerf court alors sur le *tuber cinereum* et se joint à l'autre tout près et au devant de l'infundibulum. Pendant tout ce trajet le nerf se différencie bien comme tronc, mais reste adhérent et superposé comme bourrelet à la masse cérébrale avoisinante, à la vascularisation de laquelle il participe.

Après le chiasma les nerfs optiques courent sur le *sulcus opticus* vers le foramen et possèdent leur vascularisation propre. La longueur de cette portion de nerf mesure jusqu'à l'entrée dans le canal optique généralement un peu moins de 10 millimètres. Si l'on ajoute l'étendue du parcours dans ce canal à cette longueur, c'est-à-dire 8 à 9 millimètres, on arrive à 5 centimètres à peu près de longueur totale du nerf optique à partir de sa sortie du chiasma jusqu'à son implantation dans le globe oculaire. Dans son trajet intracrânien, c'est-à-dire sur une étendue de 1 centimètre, le nerf optique entouré de sa gaine piale qui ne le quitte pas jusqu'à son implantation oculaire, reçoit une vascularisation analogue à celle de sa partie orbitaire comprise jusqu'à la pénétration dans le nerf des vaisseaux centraux; une étendue de 3 centimètres du nerf (dont 1 centimètre intra-osseux) se trouve donc nourrie par un réseau vasculaire qui enlace la gaine piale du nerf.

Le nerf optique, dans son trajet intracrânien, se trouve aplati de haut en bas et mesure comme largeur à peu près 5 millimètres ; il ne prend sa forme cylindrique que dans le canal optique, et tout près de sa pénétration dans le canal il s'adosse par son côté latéral (externe) à la carotide cérébrale, qui en ce point de contact donne naissance à l'artère ophthalmique (voy. fig. 68). Celle-ci accompagne le nerf dans son passage à travers le canal optique.

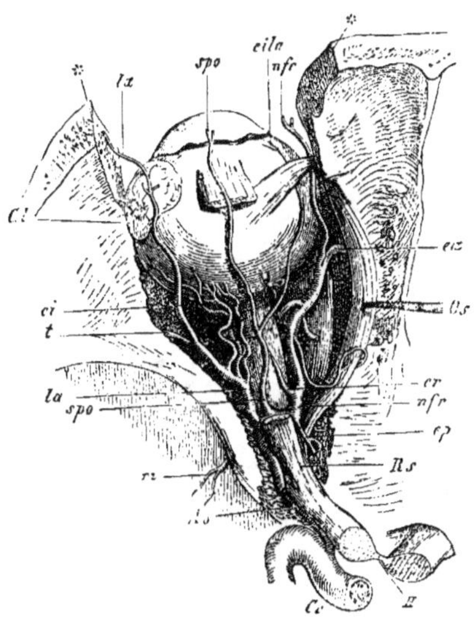

FIG. 68.

Orbite ouverte par en haut (d'après Merkel) — *, bords de la section des os. — Ramification de l'artère ophthalmique *Ao*, provenant de la carotis cerebralis *Ce* : *la*, artères lacrymales ; *spo*, artères supraorbitalis ; *nfr*, artères naso-frontalis. — Branches de l'artère lacrymalis ; *m*, ramus meningeus ; *t*, anastomoses se rendant à l'arteria temporalis profunda ; *ci*, artères ciliaires. — Branche de l'arteria supraorbitalis ; *cila*, arteria ciliaris anterior. — Branches de l'arteria naso-frontalis : *ep*, arteria ethmoidalis posterior ; *ea*, arteria ethmoidalis anterior ; *cr*, arteria centralis retinæ. — II, nervus opticus sectionné près du bord antérieur du chiasma. Le nerf optique gauche un peu tiré et soulevé de son canal martelé et mis à jour. De sa gaine naît le muscle droit supérieur, *Rs*, sectionné ici. Le muscle oblique supérieur, *Os*, est tiré au moyen d'un crochet de côté. — *Gl*, glande lacrymale.

A l'endroit où le nerf optique touche, près du canal optique, à la carotide interne, celle-ci forme un arc très fort dont la convexité regarde le canal optique, et c'est sur cette convexité (voy. fig. 68) que repose la moitié latérale du nerf (Merkel). Dès que l'artère ophthalmique s'est formée (d'un diamètre de 2 millimètres à peu près), elle sert de support au nerf optique pendant leur trajet commun à travers le canal optique, et c'est pendant ce trajet même qu'elle donne des branches à la fois au réseau vasculaire des gaines du nerf et du périoste.

La façon dont la portion *intracrânienne* du nerf optique reçoit ses vaisseaux qui enlacent la gaine piale, présente trop de variantes pour qu'une description détaillée puisse présenter un intérêt clinique, il en est absolument de même de la provenance des branches du réseau de la gaine piale *intra-orbitaire*, car les artères ciliaires courtes qui fournissent au cercle scléral et à la partie la plus proche de la gaine par rapport au globe oculaire varient déjà sensiblement comme origine. Une fois les six petits troncs des

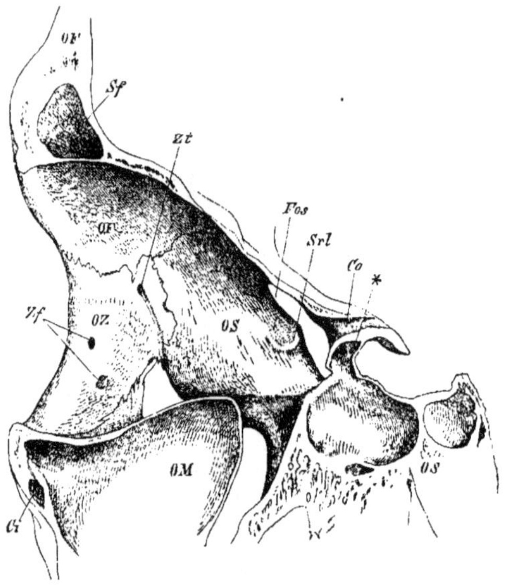

FIG. 69.

Section sagittale de l'orbite à travers le milieu de l'ouverture faciale et du canalis nervi optici (d'après Merkel). Paroi latérale de l'orbite, l'apertura faciale un peu relevée. — *OF*, os frontal. — *Sf*, son sinus frontalis. — *Os*, os sphénoïdal. — *OZ*, os zygomatique. — *Om.*, os maxillaire (les lettres se trouvent placées dans l'anterum maxillæ. — *Co*, coupe à travers le canalis nervi optici. — *Ci*, coupe à travers le canalis intra- orbitalis. — *Zf*, canalis zygomatico-facialis. — *Zt*, canalis zygomatico-temporalis comme continuation d'un sillon qui commence de l'extrémité antérieure de la fissura orbitalis. — *Fos*, fissura orbitatis superior ; *Srl*, spinia musculi recti lateralis. — *, continuation des sinus sphénoïdaux dans l'ala orbitalis de l'os.

branches ciliaires naissent directement de l'arc de l'artère ophthalmique, une autre fois elles naissent d'une ou de plusieurs des trois branches de cette artère, l'artère lacrymale supra-orbitaire et naso-frontale.

Ce qui nous intéresse ici le plus, c'est la topographie du nerf optique par rapport aux gros troncs vasculaires qui lui fournissent le sang ainsi que la façon dont le sang veineux des nerfs optiques (et du globe oculaire) est déversé et quels rapports affectent ces émissaires veineux avec les nerfs optiques. Quelques réminiscences topographiques concernant le fond de l'orbite et la répartition vasculaire de cette cavité nous seront indispensables ici.

Le canal optique (*canalis opticus*) (voy. fig. 69) représente l'extrémité de la pyramide que contournent les points de la cavité orbitaire qui viennent se joindre ici. Le canal mesure de 8 à 9 millimètres de parcours; sa largeur varie, car il constitue une sorte d'infundibulum à ouverture cérébrale étroite et à ouverture orbitaire évasée. Comme moyenne de calibre, on peut admettre 6 millimètres (Merkel). Les deux canaux optiques convergent, car le canal se dirige de l'orbite d'abord en bas et en dedans, et remonte alors en s'inclinant en sens médial, en restant séparés l'un de l'autre par la face supérieure du corps du sphénoïde. Dans tout ce parcours, le nerf optique repose sur l'artère ophthalmique.

Dès que le nerf optique a abandonné le canal optique, il se trouve placé

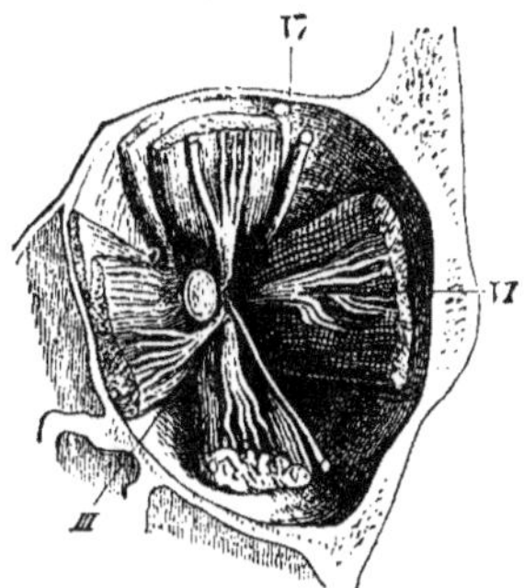

Fig. 70.

Fond de l'orbite avec l'origine des muscles. — V_1, première branche du trijumeau. — *VI*, nervus abducens. — *III*, nervus oculo-motorius. Le disque ovalaire représente la coupe du nerf optique et se trouve placé du côté média du nerf oculo-moteur (d'après Merkel).

dans l'entonnoir des muscles droits qui ont pris attache comme le montre la figure 70, muscles dont l'insertion s'attache ensuite au tissu du périoste. Avant de se confondre avec le périoste, les quatre muscles droits se réunissent en un entonnoir ovalaire dont l'extrémité pointue regarde le *foramen nervi oculomotorii*, c'est-à-dire est dirigé en bas et en dehors, et dont l'extrémité élargie contourne le côté médial du canal optique (Merkel). Le releveur de la paupière et le grand oblique viennent compléter l'anneau des insertions tendineuses qui continue à la fois le trou optique et celui réservé au passage du nerf oculo-moteur.

L'artère ophthalmique d'un diamètre de 2 millimètres à peu près, se place, après avoir quitté le coude de la carotide interne, sous le nerf optique et un peu latéralement; arrivée près de l'entonnoir musculaire, elle forme un arc dont la convexité est dirigée en avant et qui se trouve placé entre le droit supérieur et le nerf optique. La façon dont elle se subdivise en ses principales branches et qui, à l'exception de deux branches (les artères ethmoïdales) la quittent toutes du côté latéral, présente de nombreuses variations peu importantes à noter. Ce qui nous intéresse, c'est qu'en quelque sorte, la terminaison en arc de l'artère ophthalmique se fait dans l'entonnoir musculaire près de sa formation et au-dessus du nerf optique, recouvert par l'insertion du tendon du muscle droit supérieur, qui se confond alors avec la gaine durale du nerf optique. Cet arc artériel, dirigé en avant, est en quelque sorte une répétition dans l'orbite de ce que l'origine de la carotide interne fait comme coude en pénétrant dans la cavité crânienne. Rappelons encore la particularité et l'analogie des vaisseaux orbitaires et crâniens, se révélant, en ce qu'ils montrent des parois très ténues (*Soemmering*), et que leur tortuosité et leurs très faibles attaches (assez faibles pour permettre de les isoler avec un instrument non tranchant) leur rendent les déplacements par les contractions et mouvements du contenu orbitaire extrêmement faciles.

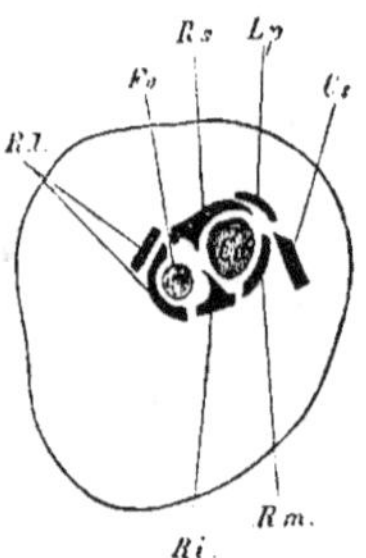

FIG. 71.

Schéma des insertions musculaires au fond de l'orbite gauche. — *Co*, canalis nervi optici. — *Fo*, foramen nervi oculomotorii. — *Rs*, *Rm*. *Ri*. *Rl*, points d'origine des quatre muscles droits. — *Os*, m. oblicus superior. — *Lp*, m. levator palpebræ superioris.

Pour bien fixer dans la mémoire du clinicien les rapports intimes du nerf optique au point de sortie dans l'orbite, avec les insertions musculaires et les vaisseaux sortant de la cavité crânienne, nous reproduisons un autre dessin (fig. 71) de Merkel se rapportant à l'entonnoir des muscles de l'œil et qui nous présente le rapport des muscles de l'œil avec le nerf optique même.

Il est du plus haut intérêt pour le clinicien de savoir comment le sang veineux de l'orbite, et particulièrement celui provenant du nerf optique, est déversé dans le courant circulatoire. Il faut distinguer pour l'orbite deux grandes voies veineuses, dont l'une se trouve placée dans la partie supérieure et médiale de cette cavité et est en rapport intime avec les veines externes de la face ; l'autre se répand dans le fond de l'orbite et reçoit principalement le sang ciliaire et les veines du plancher et du côté latéral de l'orbite.

La *veine ophthalmique supérieure* (fig. 72), la plus importante de l'orbite, résulte de la confluence des branches veineuses des paupières, du front, des voies lacrymales et du sinus frontal; elle pénètre entre le muscle oblique supérieur et le ligament palpébral interne dans l'orbite recevant, même après sa pénétration, encore des branches de ces régions qui, isolément, ont pénétré dans la cavité orbitaire. Avant que le tronc de la veine ophthalmique ait perforé la paupière, elle reçoit encore la veine angulaire qui repré-

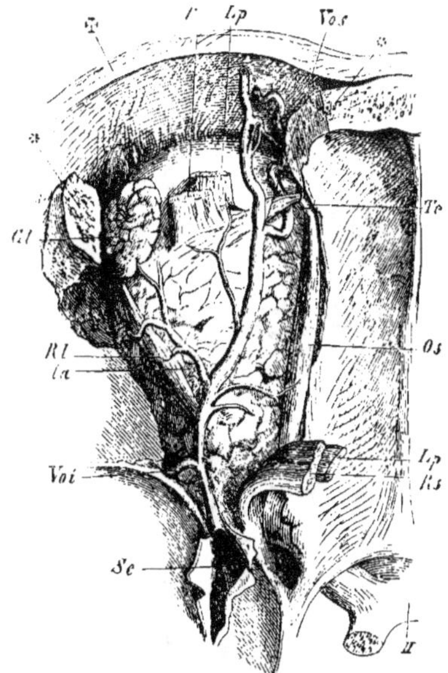

FIG. 72.

Orbite ouverte par en haut. Le tissu orbitaire n'a pas été enlevé — *, section des os. — Section de la peau du front. Veines de l'orbite. — *Vos* réunion de la veine ophthalmica superior provenant des veines de la face (voy. fig. 73), — *Voi*, immersion de la veine ophthalmica dans la veine ophthalmica supérieure. — *Ve*, élargissement de la veina ophthalmica superieure près de son entrée dans le sinus caverneux. — *Lp, Rs*, m. levator palpebræ superioris et rectus superior. sectionnés et renversés. — *Rl*, m. rectus lateralis *Os*, m. obliquus superior. — *Te*, trochlia. — *Gl*, glande lacrymale.

sente une large anastomose des vaisseaux de la face et de l'orbite (fig. 73). Le parcours de la veine dans la partie supérieure de l'orbite est assez direct en recevant les veines naso-frontales, ethmoïdales, lacrymale et des veines musculaires, ainsi qu'une partie des veines ciliaires, et même parfois une petite veine centrale de la rétine. Après s'être croisée avec le nerf optique, la veine ophthalmique supérieure pénètre dans la fissure orbitaire supérieure et, après s'être élargie (1) (fig. 72), plonge dans le sinus caverneux (*Merkel*).

(1) Sesemann, *Die Orbitalvenen des Menschen*, etc. (*Arch. f. Anat. u. Physiol.*, n° 2, 1869, p. 154) insiste sur la présence constante d'un rétrécissement sensible de la veine avant de pénétrer dans le sinus, rétrécissement de la plus haute importance, d'après lui, pour expliquer le déversement du sang dans la veine angulaire. Ce rétrécissement, nié par Merkel, est confirmé par les recherches de Gurwetsch (*Arch. f. Ophthalm.*, t. XXVI, 4, p. 30).

Comment se comporte, vis-à-vis de cette veine, la veine centrale de la rétine? Une fois, elle s'y déverse en partie par une branche ; une fois, elle s'anastomose par plusieurs branches avec cette veine (*Sesemann*); et parfois elle se déverse en totalité dans la veine ophthalmique inférieure (*Sappey*). Le déversement direct de la veine centrale de la rétine dans le sinus caverneux paraît être la règle (*Walther*) ou, du moins, le fait qu'elle s'y déverse

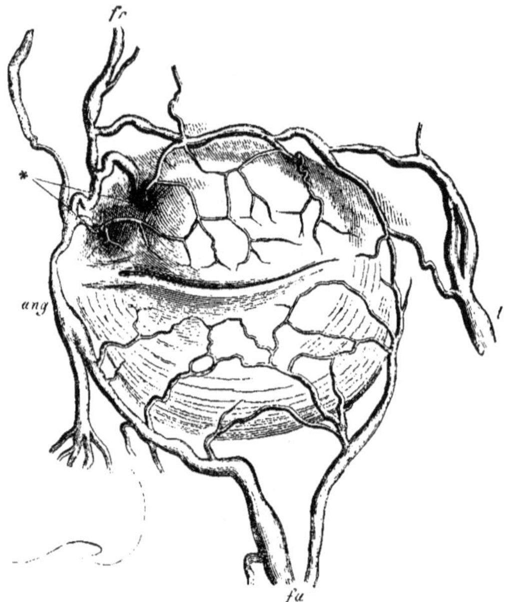

Fig. 73.

Veines externes de l'œil et des paupières (d'après Merkel). — *fr*, vena frontalis, — *ang*, vena angularis. — *fa*, vena fascialis anterior. — *T*, vena temporalis. — *, point d'immersion des veines superficielles dans l'orbite.

en s'anastomosant par plusieurs branches avec la veine ophthalmique supérieure (*Sesemann*).

Voici le passage concernant la veine centrale que M. Gurwitsch (*Archiv. f. Ophthalm.*, XXIX, 4, p. 31) consacre à celle-ci dans son grand travail sur les anastomoses des veines de l'orbite avec les veines orbitaires. La *vena centralis retinæ*, que Haller (*Précis hist. physiol.*, § DXX, cité par Zinn, *loc. cit.*, p. 242) a le premier décrite, a attiré, plus que toutes les autres, l'attention des auteurs : d'après Schwalbe (Graefe-Saemisch, t. I, p. 316), son diamètre est en moyenne 0,39mm). Elle se dirige avec l'artère du même nom le long de l'axe du nerf optique et reçoit de nombreuses petites branches des faisceaux du nerf, perfore alors en sens oblique le nerf et chemine encore pendant un court parcours à sa surface externe sous sa gaine. La veine quitte le nerf avant que l'artère synonyme y pénètre. Le lieu de pénétration de cette dernière près du globe oculaire mesure 15 millimètres; la distance de la sortie de la veine du globe oculaire, 10 millimètres (Demetrius, P. Johannides, *Archiv. f. Ophthalm.*, XXVI, 2, p. 120). L'endroit où la veine perfore le nerf diffère; parfois il se trouve situé à la périphérie interne, parfois à son côté externe, parfois même en bas et en dehors entre les muscles droit externe et droit interne. Immédiatement après la perforation de la gaine, la veine envoie des anastomoses aux différentes veines et se dirige alors vers le sinus caverneux; une seule fois, elle se déverse dans une branche de la veine angulaire qui court le long de la paroi interne vers le sinus caverneux (Zinn indique un cas où la veine centrale se rendait à la veine ophthalmique supérieure; Sesemann, un autre où elle aboutissait à la veine ophthalmique inférieure). Presque dans tous les cas il existait des anastomoses avec la veine ophthalmique supérieure; mais, à part ces anastomoses, que Sesemann a le premier constatées, il existe simultanément, quoique pas toujours, des anastomoses avec la branche veineuse musculaire provenant du droit interne (dans 4 pour 100) ou du droit supérieur, ou enfin avec la veine ophthalmique inférieure. La veine centrale s'anastomose en outre (dans 14 pour 100 de cas) avec le réseau veineux qui se trouve placé à la surface externe de la gaine du nerf optique. Il n'est parfois pas aisé de déterminer dans quel sens la veine se dirige, tellement le nombre des anastomoses est notable, et tel est variable et important leur calibre qu'il devient difficile de discerner ce qui est tronc principal et ce qu'il faut regarder comme anastomose.

De bien moindre importance est la *veine ophthalmique inférieure*, surtout si l'on veut la mettre en opposition avec la veine ophthalmique supérieure. « Un tronc principal, dit M. *Gurwitsch*, n'existe pas le long de la paroi inférieure de l'orbite. Il s'agit plutôt d'un réseau veineux qui part de la partie antérieure du rebord orbitaire inférieur. »

D'après Merkel, on pourrait parler d'un tronc veineux, et la *veine ophthalmique inférieure* aurait aussi un trajet oblique à travers l'orbite et aboutirait à la veine ophthalmique supérieure après s'être dirigée vers la fissure orbitaire supérieure, ou bien elle se jetterait directement, après son passage à travers la fissure, dans le sinus caverneux. En dehors de cette communication des veines *supra* et *infra* orbitaires, on rencontre constamment une large anastomose partant de la veine ophthalmique inférieure qui se jette dans la veine supérieure, au point où celle-ci se croise avec le nerf optique (*Merkel*). En outre, la veine ophthalmique inférieure donne naissance à une forte branche qui, par la fissure orbitaire, se jette dans le plexus veineux ptérygoïdien, et il n'est pas rare que ce soit cette branche, passant par la fissure inférieure, qui l'emporte comme épaisseur sur la veine ophthalmique inférieure qui, elle, se rend à la fissure orbitaire inférieure; de manière qu'on peut dire qu'en général une notable partie du sang veineux quitte l'orbite par la fissure orbitaire inférieure pour se rendre au plexus veineux ptérygoïdien.

Les veines faciales latérales, c'est-à-dire celles du côté de la tempe et des paupières, ne se trouvent nullement en communication semblable avec la veine ophthalmique inférieure, comme cela existe du côté interne, grâce au concours des veines angulaire et frontale.

Comment le cours du sang veineux du globe oculaire et du nerf optique est-il réglé ? Le sang veineux peut s'échapper en arrière, en bas et en dehors de l'orbite. En injectant par le sinus caverneux, on confirme cet écoulement, grâce aux veines ophthalmiques supérieure et angulaire, qu'on remplit avec la masse à injecter (*Sesemann*, *Merkel*). L'injection de la veine ophthalmique inférieure par le sinus caverneux ne réussit pas mieux que celle opérée par le plexus ptérygoïdien. Toutes les veines de la partie inférieure de l'orbite, qu'elles se rendent par la veine ophthalmique inférieure vers la supérieure ou par la fissure inférieure de l'orbite vers le plexus ptérygoïdien, se trouvent munies de valvules, qui font échouer l'injection et qui ne permettent pas que, pendant la vie, une régurgitation dans cette portion du système veineux de l'orbite puisse avoir lieu.

Un même système valvulaire paraît exister du côté de la veine angulaire (une ou deux valvules, d'après *Merkel*), car, si l'on veut remplir la veine ophthalmique supérieure par une injection poussée à travers la veine angulaire, on échoue pour l'orbite aussi bien que pour la veine faciale, ou l'on réussit les veines orbitaires, mais non la veine faciale. Exceptionnellement, on réussit en poussant la masse à injecter à la fois dans la veine ophthalmique supérieure et la veine faciale. Cette disposition dénote une absence de danger de régurgitation de sang venant de la face vers l'orbite, au moins dans la majorité des cas.

M. *Merkel* (Graefe-Saemisch, II, p. 110) voit, dans la disposition anatomique des veines de l'orbite qui, tout en se réunissant plus ou moins à la veine ophthalmique supérieure, *se dirigent vers les sinus et plexus ptérygoïdiens*, une raison anatomique pour conclure que le sang veineux s'échappe en arrière de l'orbite.

Sesemann rencontre, contrairement à la plupart des anatomistes, un étranglement des veines, principalement de la veine ophthalmique supérieure, avant de se déverser dans le sinus (étranglement confirmé par Gruwitsch, mais qui dit pourtant : « Je n'ai qu'à ajouter que, juste derrière cet étranglement, le calibre s'élargit de nouveau un peu. » Cet étranglement de la veine est pour *Sesemann* la principale raison pour laquelle l'onde sanguine rencontre un puissant obstacle, ce qui l'engage à changer de direction et à se tourner vers la veine faciale antérieure, d'autant plus que les veines de la face sont à ouverture large. *Sesemann* en conclut donc « que l'écoulement du sang de la veine ophthalmique supérieure a lieu aussi bien dans le sinus que dans la veine faciale, mais de telle façon *que la majeure partie est déversée par la veine faciale* ».

Il sera toujours difficile de bien établir la proportion du sang évacué par l'une ou l'autre de ces voies ; ce qui intéresse ici principalement le clinicien, c'est qu'un ample écoulement de sang veineux, surtout de la partie supérieure de l'orbite et du côté de la veine centrale et jusque vers les sinus, est rendu possible par la veine faciale. Par contre, la disposition valvulaire empêche, dans la majorité des cas, une régurgitation du sang vers l'orbite et, par suite, un retentissement sur la circulation veineuse de l'œil et du nerf optique, lorsqu'un obstacle dont le siège comprendrait la région parcourue par les veines faciales (angulaire et frontale) empêcherait le libre écoulement par ces veines (voy. fig. 73).

Nous ne touchons pas ici à la question de la propagation du processus inflammatoire et infectieux de ces veines vers l'orbite, question qui trouvera son exposé lors de la description des maladies de l'orbite et nous permettra alors de revenir sur le travail si important de M. *Gurwitsch*, concernant les anastomoses entre les veines orbitaires et faciales.

ARTICLE II

LA CIRCULATION LYMPHATIQUE DU NERF OPTIQUE ET SES RAPPORTS AVEC CELLE DU CERVEAU

Il sera nécessaire d'exposer, avec plus de détails que cela n'a eu lieu (p. 1 et p. 52 de ce volume), la distribution des espaces lymphatiques du nerf optique et la façon dont ils communiquent avec ceux de la cavité crânienne, si l'on veut bien saisir les rapports qu'affecte la circulation lymphatique du nerf avec celle du cerveau. Nous nous guiderons ici principalement sur les travaux de *Schwalbe*, *Michel*, etc.

On désigne comme *espace intervaginal* celui compris entre les deux gaines piale et durale du nerf optique. On peut aussi nommer cet espace *subvaginal*, en opposition d'un autre situé en dehors de la tunique fibreuse du nerf et de l'œil qu'on appelle *supravaginal*. Il paraît pourtant préférable de ne maintenir que l'expression d'espace *intervaginal* et de le subdiviser en *subdural* et *subarachnoïdal*, grâce à la séparation qu'opère dans l'espace intervaginal la gaine arachnoïdale, et d'admettre comme superposé à la gaine durale l'espace *supravaginal*.

En détachant le nerf optique de sa gaine externe ou durale, on constate qu'habituellement la gaine piale reste lisse et que la gaine arachnoïdale a suivi dans ce détachement la gaine durale, l'espace subdural ne se trouvant séparé d'elle que par une fente capillaire juxtaposée à la gaine externe du nerf. Dans certains cas parfaitement normaux, la gaine arachnoïdale reste pendant le détachement de la gaine durale du nerf adhérente à la gaine piale, de façon qu'on peut se rendre compte qu'entre celle-ci et la mince gaine arachnoïdale il existe un second espace parcouru par de nombreux trabécules; c'est l'espèce *subarachnoïdal* (voy. fig. 1, p. 2). Ces espaces représentent la continuation directe de l'espace correspondant de la cavité crânienne, ils sont garnis d'endothèle et l'espace subdural de la gaine conduit dans celui du crâne, l'espace subarachnoïdien dans l'espace sub-arachnoïdien du cerveau et des ventricules.

La mince gaine arachnoïdale peut dans des cas de distension anormale de l'espace intervaginal séparer deux fentes situées en dedans et en dehors de cette gaine, et généralement l'espace subdural l'emporte comme ampleur sur l'espace subarachnoïdal. Au contraire, lorsqu'il n'existe aucune distension pathologique des gaines, l'espace intervaginal se réduit à celui désigné comme espace subarachnoïdal. Près de l'implantation des gaines à la sclérotique, la réunion intime des gaines durale et arachnoïdale fait qu'à l'état normal ou pathologique, il ne peut être question que d'un espace intervaginal plus ou moins accusé.

La manière dont les gaines se comportent à l'entrée du nerf optique dans le globe oculaire mérite une description particulière. Lorsqu'on pratique à travers l'entrée du nerf optique, juste au milieu de la papille, une coupe, on aperçoit aisément que l'espace subarachnoïdien traversé par son réseau gracile de trabécules s'élargit sous forme d'ampoule (Schwalbe), tandis qu'on ne peut plus rien apercevoir de l'espace subdural, la gaine arachnoïdienne s'étant ici intimement liée à la gaine durale du nerf. Unie à la gaine externe ou durale, elle se continue avec celle-ci qui constitue les deux tiers externes de la sclérotique. La gaine piale formant le névrilème du nerf le suit jusqu'à son entrée dans la coque oculaire et constitue, en se recourbant, le tiers interne de la sclérotique. Quelques rares faisceaux se rendent à la choroïde, attachée ici à la sclérotique.

L'espace subarachnoïdien pénètre à ce point de repliement de la gaine en sclérotique jusque près de la choroïde et s'adosse en s'effilant progressivement entre les feuillets de la sclérotique. Une mince lamelle scléroticale, exclusivement formée par la continuation de la gaine piale, sépare ici l'espace de la choroïde. En ce point, le nerf optique se trouve donc à la fois séparé de la gaine externe et du gros de la sclérotique par l'espace subarachnoïdien, de façon qu'il n'est entouré que d'un anneau sclérotical mince qu'on détache aisément du restant de la sclérotique, avec lequel il n'est rattaché que par des trabécules fines et aisément déchirables.

Ed. de Jaeger a le premier appelé l'attention sur cet espace, qu'il considérait comme constant pour l'œil normal. D'après *Michel* (1) et *Schwalbe* (2), il varierait même sur les yeux normaux.

Les variations de conformation de cet espace sont notables chez les myopes; mais, même chez les emmétropes, deux types particuliers doivent être décrits; ils se trouvent représentés dans la même figure 74. Du côté droit, cet espace forme un triangle dont l'hypothénuse est représentée par la gaine fibreuse du nerf; l'une des cathodes par le névrilème interne, la gaine piale, l'autre, par la sclérotique. La seconde variété de forme que peut montrer l'espace périchoroïdien se trouve rendue du côté gauche de la figure 74; elle résulte du fait que la gaine fibreuse qui forme l'hypoténuse du triangle se replie en angle droit. L'un des côtés du triangle représente la continuation directe de l'espace intervaginal, court par conséquent parallèlement le long du nerf optique, tandis que l'autre s'insinue sous forme de corne plus ou moins effilée entre les feuillets externe et interne de la sclérotique, se trouve donc placé, par rapport à l'autre por-

(1) *Arch. f. Ophthalm.*, t. XIII, 1, p. 129, 1872.
(2) Graefe-Saemisch, t. I, p. 331, 1874.

tion de cet espace, à angle droit, c'est-à-dire verticalement au nerf optique. En général cette extrémité oculaire de l'espace subarachnoïdien s'étend bien plus du côté externe du nerf optique (vers la macula) que du côté interne.

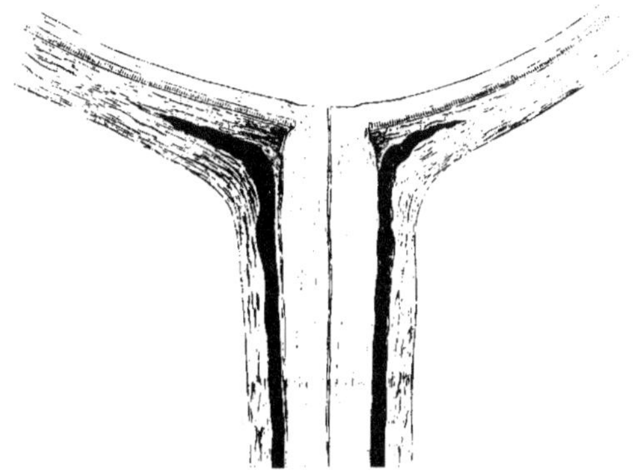

Fig. 74.

Œil humain normal. Injections de bleu de Berlin de l'espace intervaginal (d'après Michel). Remplissage du système des fentes de la sclérotique des deux côtés de l'extrémité oculaire de cet espace. La plus forte distension de l'extrémité de l'espace intervaginal se trouve du côté externe. Dans la gaine externe du nerf se voient quelques parties injectées. (Coupe horizontale ; grossissement 4.)

La *terminaison oculaire de l'espace subarachnoïdien*, dont la configuration est surtout si variable suivant la longueur de l'axe antéro-postérieur de l'œil (dans les yeux myopes, d'après Ed. de Jaeger) se continue avec l'*espace périchoroïdien* comme les injections de M. *Michel* l'ont démontré. Cet espace, situé au-dessous de la supra-choroidea, repose dans un œil injecté avec de la masse colorante sur des parties de la sclérotique traversées par la masse colorante, autrement dit sur un système de fentes. « Au proche voisinage du nerf optique, dit M. Michel, toutes ces parties sclérales montraient une coloration diffuse ; vers la périphérie, elles présentaient des émanations en rayons et d'un arrangement assez régulier s'étendant de divers côtés, différemment loin vers la périphérie. Il n'était pas difficile (fig. 75) de reconnaître une ressemblance frappante de cette partie injectée tout autour du nerf optique avec le staphylôme postérieur, tel qu'on le décrit pour la myopie. »

Le dessin de ces injections sclérales où la masse injectée avait été poussée du côté de l'espace intervaginal varie très sensiblement ; mais, constamment, c'est du côté externe de la papille, vers la région de la macula, de manière que si la figure colorée mesurait 2 millimètres trois quarts en ce sens, elle n'avait que trois quarts de millimètre du côté interne.

Quel est le chemin que prend l'injection poussée dans l'espace intravaginal pour arriver à l'espace périchoroïdien? Il est aisé de comprendr que le mode d'implantation ainsi que l'étalement plus ou moins étend de l'espace subarachnoïdien sous les lames de la sclérotique influen cera le mode de pénétration de la lymphe à travers les espaces sclé

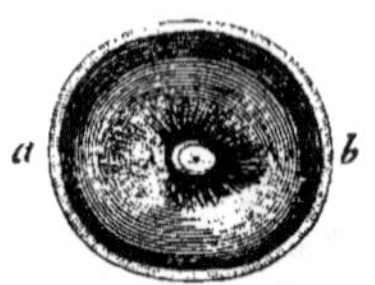

Fig. 75.

Œil humain normal. Section équatoriale. La plus grande étendue de la portion sclérale injectée pa l'espace subvaginal est située en dehors du nerf optique. Remplissage secondaire de l'espace péri choroïdien d'après le mode décrit et caractéristique. Grandeur naturelle (Michel).

raux qui contiennent le nerf optique (fig. 75). C'est par ces espaces qu passe une injection colorante et que celle-ci remplit l'espace périchoroïdien avant que la masse colorante pénètre dans la lame criblée, qu'on réussi du reste assez rarement à imprégner d'une façon analogue à ce qui se pass pour les espaces scléraux péripapillaires (Michel). Le liquide qui rempli l'espace périchoroïdien s'échappe par les gaines endothéliales contournan le passage des *venæ vorticosæ* et des vaisseaux qui perforent la sclérotiqu et est versé dans l'espace ténonien qui, lui, est en continuation direct avec l'espace supravaginal de Michel.

En même temps que ce déversement a lieu du côté de l'œil, il s'en effectu un plus directement à travers la gaine durale du nerf, et cela tout le long de son parcours orbitaire. Comme le montre la figure 76, d'après une injection de M. Michel, la face interne de la gaine durale présente des écarts régu- liers des stries, et cet aspect tigré est dû à la présence de fentes par les- quelles s'échappe la lymphe pour arriver de l'espace intravaginal dans l'espace supravaginal.

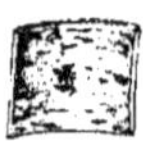

Fig. 76.

Gaine externe du nerf. Passage du liquide par la surface interne chez l'homme. Grandeur naturelle.

Pour bien saisir le mode de répartition de la lymphe qui baigne la gaine et les espaces périchoroïdiens et ténoniens, quelques détails minutieux de ces gaines et de leur revêtement endothélial seront indispensables. Nous procéderons ici du dedans en dehors.

La *gaine piale*, qui embrasse les faisceaux nerveux, se subdivise en deux couches, une externe, plus épaisse et résistante, et une interne, composée de tissu cellulaire ténu et lâche. Cette dernière reste attachée au nerf lorsque l'on tâche d'enlever la gaine piale ; seule la partie résistante avec un peu de a portion lâche se laisse détacher du tronc nerveux. Cette portion ténue se compose de fibrilles qui courent parallèlement à l'axe du nerf, tandis que la portion résistante de la gaine piale est composée d'une couche de fibres circulaires fibreuses et élastiques très résistantes formant un étroit réseau dans equel viennent s'implanter du dehors les trabécules de la gaine arachnoïdale (Merkel). C'est sur cette couche résistante que repose le revêtement endothélial qui garnit tout le système de fentes et de sinuosités de l'espace intervaginal. Un réseau capillaire à vastes mailles court dans la gaine piale même et communique avec celui du nerf et avec la grande voie lymphatique intervaginale des espaces lymphatiques en formant un système de fentes qui entourent les faisceaux nerveux.

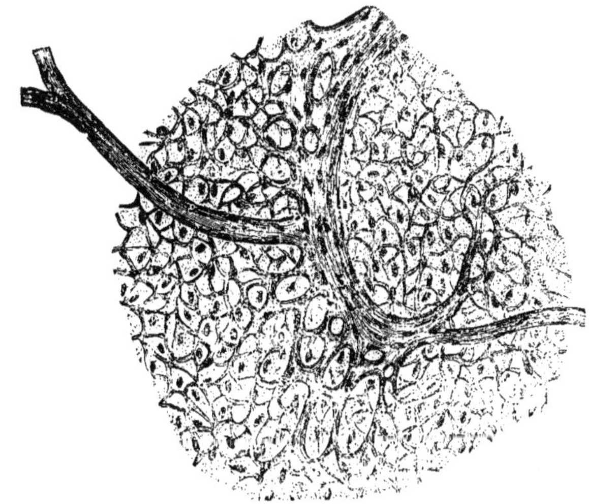

Fig. 77.

Gaine arachnoïdale du nerf optique de l'homme munie de trabécules émanant de cette gaine. Zeiss D. culaire 2 (dessin d'après Schwalbe).

La *gaine arachnoïdale* et son *réseau trabéculaire subarachnoïdal* montrent, à la façon de ce qui a lieu pour la gaine piale, beaucoup d'analogie avec l'arachnoïde du cerveau et de la moelle. Cette gaine représente une membrane mince, à trame formée de ténus faisceaux fibrillaires, de tissu connectif qui s'entrelacent en un réseau très gracile (Schwalbe, voy. fig. 77). Les mailles de ce réseau ne sont occupées que par une fine pellicule endothéliale, pellicule qui se rabat sur les trabécules subarachnoïdiennes et se termine ainsi en continuation directe avec le revêtement endothélial qui recouvre la gaine piale. La membrane endothéliale ne se laisse pas voir comme une continuité de cellules endothéliales; mais l'on reconnaît de très nombreux noyaux ovalaires parsemés sur les mailles, et il est présumable que certaines mailles se trouvent ainsi trouées et qu'il y a donc une communication directe entre les espaces subarachnoïdal et subdural.

La gaine arachnoïdale se relie à la gaine durale par un nombre variable de trabécules très fines composées d'un seul faisceau de fibrilles de tissu connectif, faisceau qui, sans se ramifier, se rend à la gaine externe du nerf et est infiniment plus ténu que les trabécules subarachnoïdiennes, qui, elles, partent de la face interne de la gaine arachnoïdienne. Ces fines trabécules externes s'implantent à la gaine arachnoïdienne, de façon que les fibrilles s'éparpillent en pinceau dans les fines trabécules entrelacées du réseau arachnoïdien.

Les *trabécules subarachnoïdiennes* se détachent d'une autre façon de la surface interne de la gaine correspondante. Tout d'abord un certain nombre, jusqu'à huit parfois, se réunissent en s'adossant les unes aux autres et en restant réunies, pour former une trabécule aplatie contre la gaine, présentant assez fréquemment deux ou trois racines distinctes qui passent dans la gaine. De ces faisceaux aplatis émanent alors seulement les trabécules intervaginales formant un unique et épais faisceau fibrillaire qui va en diminuant d'épaisseur (voy. fig. 77) vers son implantation à la gaine piale. Ces trabécules subarachnoïdiennes sont enlacées de fibres circulaires (Henle, Donders) et recouvertes en totalité d'endothèle dont les noyaux font saillie au-devant de la fine pellicule endothéliale. Fibres circulaires et noyaux des cellules endothéliales peuvent augmenter sensiblement en nombre et volume, et constituer des états pathologiques sur lesquels nous aurons à revenir plus loin.

Par les fins faisceaux sus-arachnoïdiens, cette gaine s'attache à la *gaine durale* la plus externe et la plus forte du nerf optique. Elle est la continuation directe de la dure mère et varie d'épaisseur, mesurant en moyenne 0,5^{mm}. Dans le canal optique la gaine se trouve dans sa partie supérieure non seulement solidement attachée au canal osseux, mais aussi les deux gaines durale et piale sont ici si intimement réunies qu'on ne peut guère les séparer l'une de l'autre. Sur le côté inférieur du nerf la réunion des gaines est lâche comme dans tout le restant du parcours orbitaire du nerf optique. La gaine durale augmente sensiblement d'épaisseur en s'approchant de son insertion oculaire et arrivée à 6 ou 7 millimètres de son insertion, elle se divise en 2, 3 et finalement 4 lamelles, qui se trouvent séparées par des fentes (Michel) se continuant dans la sclérotique (voy. fig. 78).

Un tissu connectif composé de faisceaux fibrillaires constitue la masse de cette gaine, où l'on reconnait près du globe oculaire deux couches : une fibrilles courant longitudinalement et se subdivisant à angle très aigu l'autre s'enlaçant en sens circulaire, mais diminuant d'épaisseur et disparaissant à une distance de 7 millimètres du globe oculaire. A partir de là, la gaine se compose essentiellement de fibres longitudinales entremêlées de fibres élastiques qui s'entre-croisent en un réseau compliqué et encore incomplètement étudié. Entre les faisceaux de tissus cellulaire et élastique

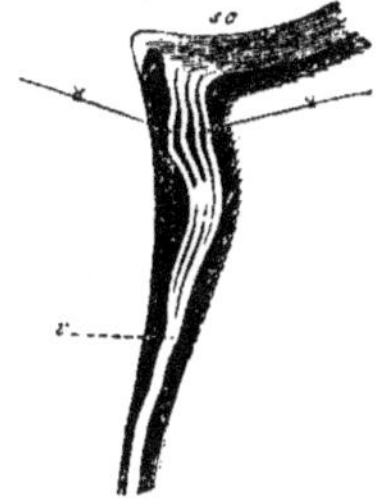

FIG. 78.

Œil humain. Dissociation de la gaine durale du nerf optique en 4 lamelles au moment de passer dans la sclérotique. Coupe horizontale. *v*, gaine durale ; *sc*. sclérotique. Grossissement 2 (d'après Michel).

se trouvent des fentes se réunissant par leurs extrémités les unes aux autres en forme de cellules fusiformes très allongées. Dans le renflement fusiforme, on aperçoit après la coloration avec le carmin un noyau elliptique et l'on réussit à injecter ces espaces qui montrent alors le noyau adossé à une des parois de la fente. La préparation après argentation de la gaine durale (qui a macéré plusieurs jours dans une solution de bichromate

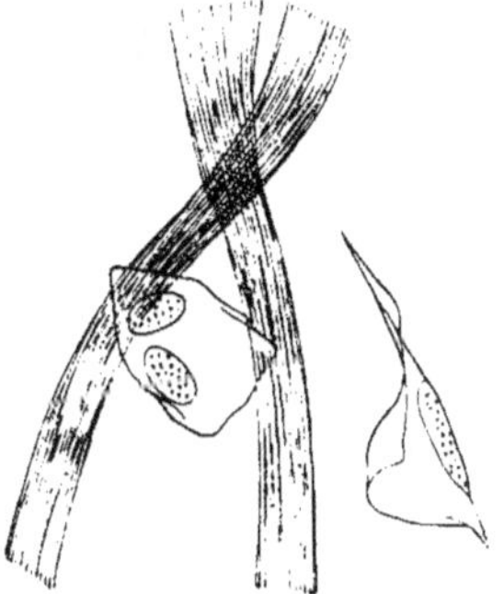

FIG. 79.

Faisceaux fibrillaires et plaques cellulaires isolées de la gaine durale du nerf optique (d'après Michel). Hartnack. Oculaire 2. Object. 8.

de potasse à 3-5 pour 100) permet de constater la présence de nombreuses cellules aplaties et vitreuses (fig. 79) qui, sur le profil, n'ont que l'épaisseur d'un trait. Ce sont des cellules qui tapissent les fentes fusiformes (Michel). Mais il reste difficile à établir jusqu'à quel point ce revêtement est complet et se continue sans interruption avec la fine pellicule endothéliale qui revêt la surface externe de la gaine durale, revêtement qui se dissocie très facilement en des plaques cellulaires très ténues.

Ce système de fentes garnies d'endothèle fait communiquer l'espace intervaginal avec le supravaginal, qui se trouve, d'une part, délimité par la gaine durale, d'autre part par le *fascia ténonien* qui se continue dans la capsule de même nom. Le tissu cellulaire lâche qui entoure les vaisseaux et les nerfs se condense à quelque distance de la gaine durale en une membrane qui suit le nerf jusqu'au canal optique et qui se perd en avant dans la

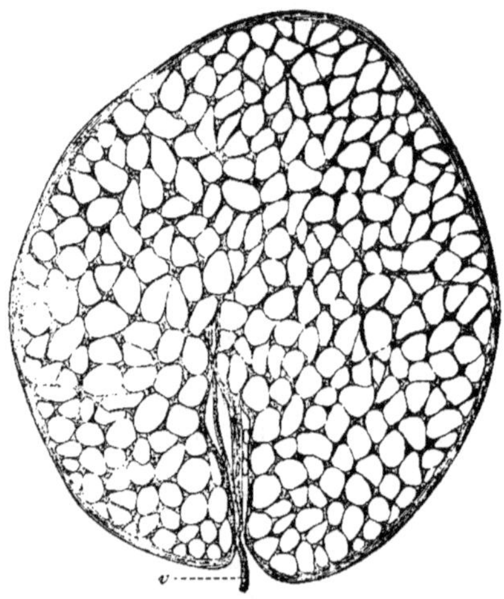

Fig. 80.

Coupe à travers le nerf optique humain à proximité et en arrière de la pénétration des vaisseaux centraux (d'après Schwalbe). On voit partout la gaine piale en continuité avec le tissu cellulaire du nerf optique ; du côté intérieur y pénètre un prolongement plus fort de tissu connectif ; un morceau de la veine centrale peut être vu. Grossissement 21 (Schwalbe).

capsule de Ténon. Cette membrane garnie, elle aussi, à son intérieur d'endothèle a reçu le nom de *fascia de Ténon*. Elle délimite avec la gaine piale l'espace supravaginal, qui peut donc être traversé par le liquide ayant passé par la gaine du nerf, ainsi que par la sclérotique (gaine des vaisseaux vorticosa principalement), attendu que les espaces ténonien et supravaginal communiquent directement

Ce qui a été décrit pour le revêtement endothélial des trabécules subarachnoïdiennes peut être répété pour les vaisseaux et nerfs qui relient les parois des espaces supravaginal et ténonien ; tous ces espaces paraissent donc revêtus d'une couche endothéliale continue.

Tout en ayant décrit les espaces lymphatiques des gaines et celui qui recouvre ces gaines, nous n'avons pas encore énuméré toutes les voies par lesquelles passe le suc nutritif du nerf optique, il faut y ajouter le mode circulatoire lymphatique dans le nerf optique même et, par conséquent, connaître l'arrangement particulier du tissu cellulaire du nerf par rapport aux faisceaux nerveux. Ce tissu se dégage, ainsi que nous l'avons dit, de la couche interne et longitudinale de la gaine piale. Il est très résistant, et réuni par un ciment, qui forme une masse compacte ayant les qualités physiques des faisceaux du ligament pectiné.

La figure 80 montre l'arrangement du tissu cellulaire dense par rapport

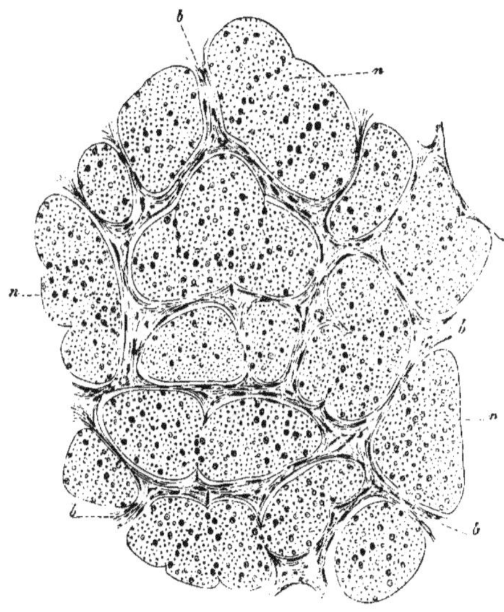

FIG. 81.

Portion d'une coupe d'un nerf optique humain. — *b*. faisceaux de tissu connectif. — *n*, faisceaux de tissu nerveux ; dans le premier de ces tissus on reconnait des noyaux fusiformes allongés ; dans l'autre des noyaux plus courts arrondis, à tort rendus sur le dessin comme circulaires. On reconnait en certains points du réseau connectif la coupe des vaisseaux ainsi que celle de noyaux qui appartiennent à des vaisseaux à direction longitudinale (Schwalbe).

aux faisceaux nerveux qui le traversent. Les nœuds du réseau enlaçant les faisceaux présentent sur la coupe de trois à cinq rayons. Les fibrilles se dissocient dans ces nœuds, et l'on peut constater que la coupe a passé à travers plusieurs faisceaux de tissu connectif par rapport auxquels courent parallèlement les vaisseaux. Dans les nœuds du réseau se tiennent les sections des plus gros vaisseaux qui pénètrent alors dans les septa jusqu'entre les faisceaux nerveux secondaires.

Lorsqu'on a coloré une pareille coupe avec du carmin, on reconnait que ce tissu renferme encore de nombreux noyaux elliptiques et, pour la plupart, allongés. Ces noyaux se trouvent placés non seulement dans les parois des vaisseaux et à leur proche voisinage, mais aussi dans des endroits dépourvus de vaisseaux (voy. fig. 81) et sont parfois situés à des distances assez régulières.

Le tissu cellulaire se présente tout autrement sur une coupe longitudinale du nerf, où des traînées de ce tissu courent le long et à des distances déterminées des faisceaux de fibres nerveuses; de ces faisceaux longitudinaux partent, en se rendant de l'un à l'autre faisceau, des faisceaux transversaux qui enlacent les faisceaux nerveux.

Lorsqu'on a isolé (voy. fig. 82) le tissu connectif sur des coupes longitudinales du tissu nerveux, et que seul le tissu connectif raide reste, on le

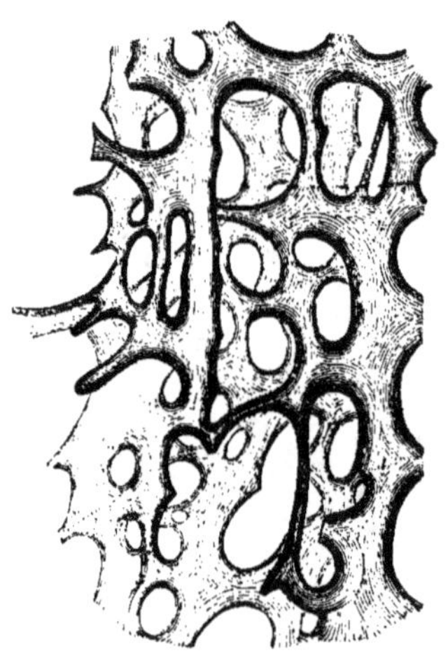

Fig. 82.

Trame de tissu connectif du nerf optique représentée isolée. Zeiss. Object. C. Oculaire 2 (Schwalbe).

voit composé par des colonnes de ce tissu qui courent parallèlement au nerf, et l'on se rend compte que ces colonnes se réunissent entre elles par des trabécules transversales nombreuses, plus ou moins épaisses. Un arrangement en fibres longitudinales ne se reconnaît pas dans les colonnes, ce n'est que la répartition en tous sens des fibres des faisceaux transversaux qu'on peut poursuivre dans ces colonnes (voy. fig. 82). Ces trabécules transversales qui entourent en cercle les faisceaux nerveux ne sont pas arrondies; elles représentent plutôt des plaques plus ou moins larges qui regardent par leur surface, celle des faisceaux nerveux. Assez souvent ces cercles transversaux donnent naissance à de fines trabécules qui s'en dégagent à angl aigu et communiquent avec les plus voisins. Comme partout, cette réunion se fait par un élargissement triangulaire, il se forme entre les faisceaux des trous ronds ou ovalaires de divers diamètre, dans l'espace desquels les faisceaux nerveux ne sont pas séparés par du tissu cellulaire, mais par un espace capillaire rempli de lymphe (Schwalbe).

Jusqu'à présent, il n'a pas encore été possible de conserver, par les procédés d'isolement du tissu connectif du tissu nerveux, le revêtement endothélial de ces espaces lymphatiques, mais on réussit assez facilement à isoler de ce tissu (délimitant les espaces capillaires) de petites plaques à noyau dont la disposition est, il est vrai, assez difficile à déterminer (Schwalbe). De ces recherches, il résulte qu'un système en fentes capillaires charriant la lymphe entoure les faisceaux nerveux du nerf optique, que ce système, très probablement garni d'endothèle, communique par les gaines endothéliales des vaisseaux avec l'espace intervaginal (subarachnoïdien) des gaines.

On se rend donc aisément compte que le système lymphatique du nerf optique se compose, d'une part, d'un système de fentes compliquées placé dans le nerf même et d'un certain nombre d'espaces communiquant entre eux situés en dehors du nerf. La lymphe charriée dans ces deux systèmes communique directement avec celle de la cavité crânienne. Il pénètre donc dans cette cavité, non seulement la lymphe provenant du nerf optique même et de la rétine, mais aussi en partie celle du corps vitré, de la choroïde et de la sclérotique (Schwalbe). La communication directe des espaces subdural et subarachnoïdien de la cavité crânienne, avec les espaces synonymes des gaines ne présente pas de difficultés pour la démonstration, quoiqu'il n'ait pas été possible de les injecter isolément l'un ou l'autre de ces espaces; la cloison si mince et la réunion directe des deux espaces intervaginaux expliquent l'impossibilité d'un pareil remplissage isolé.

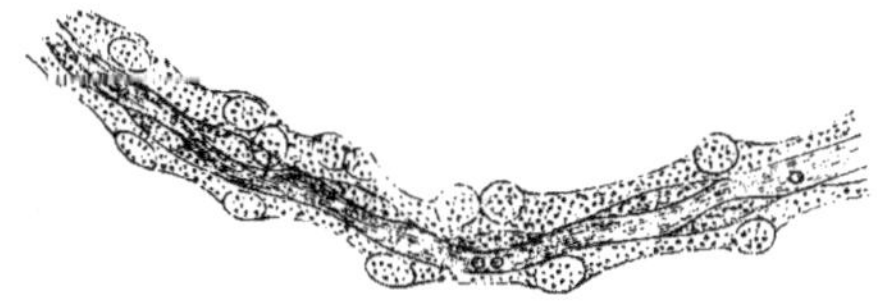

FIG. 83.

Gaine endothéliale d'un vaisseau capillaire placé dans la sclérotique (Michel).

Les injections qui sont faites à travers la gaine externe du nerf dans l'espace intervaginal passent, grâce aux fentes garnies d'endothèle susdécrites, dans l'espace supra-vaginal, de même que la masse injectée traverse, près de l'insertion du nerf optique, la sclérotique pour pénétrer dans l'espace périchoroïdien. De cet espace, les vaisseaux avec leur gaine endothéliale (voy. fig. 83), et principalement les *vasa vorticosa*, livrent de nouveau une sortie au liquide injecté qui se répand dans l'espace ténonien pour se mêler, grâce à la libre communication de cet espace avec celui situé au-devant de la gaine externe, avec le liquide qui a directement traversé cette gaine.

D'un autre côté, on peut faire pénétrer le liquide d'une injection du côté de l'intérieur du nerf optique dans les espaces lymphatiques, car il se trouve tout un système de fins espaces lymphatiques entre les faisceaux nerveux de la partie orbitaire, qu'on injecte en introduisant une fine canule entre le tronc du nerf et sa gaine piale. Non seulement on injecte la masse du nerf jusqu'au globe de l'œil, mais aussi le liquide coloré qu'on injecte suinte par de longues traînées marquées sur la gaine piale dans l'espace subarachnoïdal. C'est même à cause de cette facilité de suinter à travers la gaine piale que l'injection totale des espaces lymphatiques du tronc nerveux lui-même ne réussit jamais (*Schwalbe*).

Dans ces injections du tronc nerveux même, on injecte encore à part les fentes capillaires qui entourent les faisceaux nerveux, principalement un espace lymphatique ambiant à la surface externe de la gaine piale et occupé par le tissu cellulaire ténu et peu dense de la gaine piale. Cet espace, en forme de fente, correspond à l'espace épicérébral et longe toute l'étendue de la portion orbitaire du nerf optique. Dans la lame criblée, le système en fente qui traverse le nerf (système intrafasciculaire) et la fente sous-piale se ramasse, les fentes s'élargissent et, contrairement à ce qui arrive pour les autres parties du nerf optique, on réussit ici à faire traverser de part en part le nerf et à obtenir une partie complètement injectée. La part que les vaisseaux prennent ici à cette facilité de pénétration (en ce qu'ils seraient garnis eux aussi d'espaces périvasculaires), n'est pas encore élucidée.

En nous résumant, nous trouvons, à partir de l'axe du nerf, un courant lymphatique intrafasciculaire, un courant subpial, subarachnoïdal, subdural et supradural. Le courant intrafasciculaire et subpial représente la circulation lymphatique propre du nerf même ; le courant subarachnoïdal et subdural, le courant intravaginal du nerf, enfin le courant supravaginal avec celui qui circule en communication directe avec lui dans l'espace ténonien, le courant extravaginal du nerf optique. Tous ces courants communiquent, ainsi que nous l'avons constaté, entre eux, mais tous conservent aussi une certaine indépendance. Ainsi la circulation intranerveuse (et rétinienne) peut s'effectuer avec la cavité crânienne, même quand de sérieuses entraves se sont développées dans les voies lymphatiques extranerveuses, (intra et extravaginales), et inversement. Ce qui reste encore à bien étudier, c'est la communication directe de l'espace extravaginal et ténonien avec la cavité crânienne. Comment se délimite le fascia ténonien près du canal optique et quels sont ses aboutissants en cet endroit ?

Nous aurons à revenir, à l'occasion de l'étude des papillites et névrites, sur les troubles apportés à la circulation lymphatique ; il ne s'agissait, dans cet article, que de bien détailler les diverses voies lymphatiques du nerf et de déterminer leurs rapports avec les espaces synonymes de la cavité crânienne.

Voyons maintenant quel rapport a la pression intracrânienne sur la circulation sanguine et lymphatique du nerf optique et la pression intra-oculaire.

ARTICLE III

RAPPORTS DE LA CIRCULATION DE L'ŒIL ET DU CERVEAU

Ayant étudié les connexions des vaisseaux du nerf optique avec ceux du cerveau, connaissant la circulation sanguine et lymphatique de ce nerf, il faudra exposer quels rapports particuliers la circulation de l'œil et sa pression interne peuvent avoir avec la circulation et la pression du contenu de la cavité crânienne.

Pour bien nous orienter dans ces questions délicates, nous suivrons l'exposé du professeur *de Schultén* (1) et nous expliquerons en peu de mots : 1° *les conditions particulières de circulation de l'œil ;* 2° *celles du cerveau* et 3° *le rapport entre les conditions de circulation de l'œil et du cerveau.*

1° L'œil représente un espace clos rempli entièrement de liquide ou de matières non compressibles dans les conditions normales de pression. Un changement dans le calibre des vaisseaux n'est donc possible qu'à la condition qu'une partie du liquide s'échappe de la coque oculaire ou que les parois élastiques se distendent, extensibilité admise par certains expérimentateurs (*Leber*, *Stelwag de Carion*), niée par d'autres, ou du moins considérée comme insignifiante (*Donders*, *Memorksy*, *Berthold*). D'après de Schultén, l'extensibilité du globe est pour de faibles degrés de pression relativement grande, mais diminue déjà de 30 à 40 millimètres Hg. très notablement. Il serait, d'après les résultats que les expériences sur les animaux ont donnés, de la plus grande importance de connaître la diversité d'extensibilité de l'œil humain, aux diverses périodes de la vie et dans les états pathologiques, mais rien de précis n'est connu jusqu'à présent à cet égard.

La pression intra-oculaire est représentée comme différente dans la chambre antérieure et la postérieure, mais chez l'homme et dans des conditions normales, cette différence est minime et négligeable, et une augmentation par injection de liquide dans l'une ou l'autre des chambres amène une augmentation semblable dans les deux espaces de la cavité oculaire. L'entrée de l'onde sanguine équivaut à une injection, et une augmentation constante de la pression est isochrome avec la contraction cardiaque. Une véritable pulsation du globe oculaire doit donc exister, et elle devient visible à l'ophthalmoscope lorsque la tension a subi anormalement une augmentation sensible.

(1) *Experimentelle Untersuchungen über die Circulationsverhältnisse des Auges u. über den Zusammenhang zwischen den Circulationsverhältnissen des Auges u. des Gehirns* (*Arch. f. Ophthalm.*, t. XXXIII, 3, p. 1 et 4, p. 61).

Quoiqu'on n'ait pas directement mesuré la pression sanguine dans les artères mêmes de l'œil, il importe de connaître celle des artères afférentes, de savoir que la pression dans l'artère ophthalmique est aussi élevée que celle des autres gros troncs vasculaires du corps (*de Schultén*) et que les variations de pression, sous l'influence de la respiration, sont identiques dans l'artère fémorale et l'artère ophthalmique.

La pression latérale dans les artères doit forcément agir sur la pression générale de l'œil (*Donders*). Une partie de cette pression latérale est, il est vrai, annulée par l'élasticité des parois vasculaires, mais l'autre partie se transmet au corps vitré. La tonicité de la paroi intervient encore ici, et la pression intra-oculaire équivaut à la pression sanguine, abstraction de la fraction annulée par l'élasticité de la paroi vasculaire et son tonus. Une augmentation de la pression intra-oculaire résulte donc à la fois de la réduction du tonus des vaisseaux et d'une augmentation de la quantité de sang qu'ils charrient, et inversement une diminution de la pression intra-oculaire est la conséquence d'une augmentation du tonus vasculaire et d'une diminution de la pression sanguine. Toute rupture d'équilibre entre sécrétion et excrétion oculaire doit retentir sur la tension du globe oculaire et sur la quantité de sang qu'il renferme. La pression exercée par les muscles extra et intra-oculaires doit tendre à augmenter la tension du globe oculaire et à réduire la quantité de sang qu'il charrie. Avec *de Schultén*, on peut donc dire que les facteurs qui règlent la quantité de sang que renferme l'œil et qui déterminent la pression intra-oculaire sont : *La pression latérale dans les vaisseaux oculaires, leur tonus et leur élasticité, la quantité de liquide que renferme la coque oculaire et la pression qui pèse sur lui* (dépendant principalement de la contraction musculaire).

Il s'agit donc de récapituler ici rapidement les divers facteurs capables d'établir les fluctuations éventuelles dans la pression intra-oculaire. Voyons d'abord :

1° Les *variations de pression latérale dans les vaisseaux*, sans changement de tonicité du côté de leurs parois, déterminées soit par un afflux trop considérable de sang, soit enfin par un obstacle dans l'écoulement du sang veineux.

Augmente-t-on la pression intra-vasculaire en comprimant l'aorte descendante ? On *augmente* sensiblement la pression intra-oculaire (*de Hippel Grünhagen, de Schultén*), mais l'augmentation de sang ne se révèle pas (même à l'exploration ophthalmoscopique avec un très fort grossissement) par un changement de calibre des vaisseaux de la rétine et de la choroïde. Après cessation de la compression aortique, la pression intra-oculaire descend même un peu au-dessous de ce qu'elle était avant l'expérience; rien ne se modifie dans le calibre des vaisseaux qui pâlissent seulement un peu.

La compression des veines jugulaires amène une augmentation bien moins manifeste dans la pression oculaire, et on l'a même niée comme pouvant se produire par pareille difficulté établie dans le retour du sang veineux (Memorsky). Indubitablement, ce qui augmente le plus la pression, c'est un empêchement établi près de l'œil même, par la ligature des *venæ vorticosæ*. Mais ici l'élévation, à plus du double de la pression, entraîne aussi la pulsation des vaisseaux et la sortie des corpuscules sanguins de leurs parois.

Lorsqu'on *diminue* l'afflux du sang vers l'œil, soit en liant la carotide du côté correspondant, soit les deux carotides, soit enfin ces vaisseaux et l'artère vertébrale d'un ou de deux côtés, l'ophthalmoscope ne donne pas des variations d'aspect dans le calibre des vaisseaux auxquelles on devrait théoriquement s'attendre, car même en empêchant l'afflux du sang par les carotides et les vertébrales à la fois, les vaisseaux restent remplis, leur pâleur s'accentue, et seul le calibre des artères diminue un peu. Mais le retentissement est tout autre sur la pression intra-oculaire qui descend après la ligature de la carotide correspondante à plus de la moitié (*de Hippel* et *Grünhagen*), mais ne s'accentue pas sensiblement par la ligature de celle de l'autre côté. Après avoir enlevé l'obstacle dans l'afflux du sang, la pression oculaire s'étend souvent au delà de ce qu'elle était primitivement (paralysie vasculaire).

Pendant ces expériences, on constate que la ligature de la carotide amène une réduction sensible de la pression sanguine dans l'artère ophthalmique du même côté. Cette pression ne change pas par la ligature de la carotide du côté opposé, et cela en dépit des nombreuses anastomoses qui existent ici. Cette réduction d'un tiers à peu près de la pression dans l'artère ophthalmique, à la suite de la ligature de la carotide correspondante, persiste aussi et ne tend pas à s'équilibrer, même après plusieurs jours qui suivent l'expérience. On peut en conclure que les circulations oculaire et cérébrale sont, pour ce qui regarde les deux côtés du corps, assez indépendantes, et qu'il existe peu de ressources pour équilibrer une perturbation notable apportée dans l'afflux sanguin d'un côté par l'établissement d'un afflux compensateur du sang du côté opposé, fait que la ligature de la carotide chez l'homme a, du reste, assez souvent confirmé.

Les expériences donnent peu d'éclaircissement sur les changements de pression intra-oculaire, lorsqu'on a recours à une diminution de l'afflux sanguin, soit par arrêt du cœur (faradisation du tronc périphérique du nerf vague), soit en rendant l'animal de plus en plus exsangue, au moyen de saignées artérielles. Simultanément avec la pression du sang, la pression oculaire descend de 15 à 16 millimètres sur l'animal narcotisé. Lorsque la mort survient, cette pression présente encore de 8 à 12 millimètres (*de Schultén*). Au moment de la mort, le sang artériel et veineux paraît identique comme couleur à l'ophthalmoscope ; les vaisseaux paraissent tous être des veines et à la dernière contraction cardiaque une certaine quantité de sang s'échappe encore de l'œil ; mais les vaisseaux, tout en restant soumis à une pression de 8 à 12 millimètres, se montrent remplis jusqu'à un certain degré, quelle qu'ait été la cause de la mort. Les vaisseaux sanguins ne présentent seulement pas de continuité dans la colonne sanguine qu'ils renferment. Celle-ci se montre interrompue en plusieurs endroits. La pâleur de la papille laisse de son côté conclure à une vacuité des capillaires. Le mode de sortie des vaisseaux dans le nerf et la sclérotique doit être invoqué ici comme la cause pour laquelle, ni à la suite d'un arrêt définitif du cœur, ni à la suite d'une augmentation telle de la pression intra-oculaire que toute entrée d'une onde sanguine dans l'œil est rendue impossible, les vaisseaux de la rétine et du nerf optique ne se vident pas complètement.

2° Nous arrivons à l'influence qu'exerce sur la circulation et la pression intra-oculaire le *tonus* des vaisseaux oculaires.

On *augmente* le tonus vasculaire par une irritation électrique du sympathique du cou, qui s'annonce comme action sur le globe oculaire par la dilatation de la pupille. L'ophthalmoscope montre alors suivant l'intensité de l'irritation une diminution telle du volume des artères rétiniennes, qu'elles peuvent se vider; sensiblement aussi le calibre des veines se réduit. La durée de ce phénomène est fort courte à cause du rapide épuisement de l'irritabilité du sympathique. Insensiblement, avec cette réduction du calibre des vaisseaux, la pression intra-oculaire descend et comme elle, débute avec la dilatation pupillaire pour finir avec le manque d'irritabilité du sympathique. L'augmentation de pression qui a été signalée au début de l'expérience (*Adamück*, *de Hippel*, *Grünhagen*, *Wegner*, etc.) doit probablement se rapporter à l'action des muscles orbitaires sur le globe de l'œil; sous l'influence de la faradisation du sympathique, le globe de l'œil se montrait souvent chassé un peu en dehors de l'orbite. Cette augmentation transitoire de pression (niée par certains expérimentateurs) est constamment suivie d'une réduction de cette même pression, réduction qui se trouve proportionnelle à celle du calibre des vaisseaux et se dissipe peu de temps après l'irritabilité du grand sympathique, mais non entièrement.

Les irritations de la moelle allongée (renfermant le centre vaso-moteur) ainsi que l'irritation de la portion périphérique de la moelle allongée du cou préalablement sectionnée, amènent tout d'abord une augmentation sensible de la pression sanguine, et, par suite, de la pression intra-oculaire; mais la contraction des artères de l'œil fait de nouveau tomber cette pression, sans aller toutefois jusqu'au niveau qu'elle montrait avant l'expérience. Par irritation des nerfs sensibles de l'œil et l'action réflexe sur les vaso-moteurs on obtient de la même manière une augmentation de la tension sanguine et de la pression oculaire, mais qui n'est que peu accusée, vu l'action si prompte à se dissiper en ce qui concerne l'augmentation de la pression sanguine.

L'accumulation de l'acide carbonique dans le sang détermine aussi l'irritation du centre vaso-moteur, ainsi que cela s'observe à la suite de l'asphyxie. L'augmentation de la pression sanguine est ici très fugace; aussi la contraction vasculaire qui suit la cessation des mouvements cardiaques est prompte à se produire, les vaisseaux du fond de l'œil en général diminuent de calibre, prennent une teinte violacée (le fond de l'œil se cyanose) et bien tôt après l'arrêt du cœur, l'aspect du fond de l'œil est celui des morts en général. Avec cette cyanose des vaisseaux que partagent ceux de la pie-mère (Ackermann), la pression intra-oculaire tombe progressivement.

Diminue-t-on le tonus vasculaire en paralysant les vaisseaux de l'œil, on obtient un résultat plus aisé à contrôler, parce qu'on n'agit pas sur la pression sanguine en général, et l'on constate que la dilatation des vaisseaux est suivie d'une augmentation de la pression oculaire.

Cette paralysie des vaisseaux peut être déterminée en amenant une augmentation passagère mais très notable de la pression intra-oculaire (injections intra-oculaires) ou en empêchant le retour du sang de l'œil pendant quelque temps, au moyen d'une ligature de la carotide par exemple. La très forte dilatation des vaisseaux que détermine l'arrêt passager de la circulation ou la difficulté extrême du retour du sang est suivie d'une paralysie ou parésie des parois vasculaires qui a pour résultat que la très forte augmentation de pression intra-oculaire non seulement ne redescend pas à son niveau normal une fois l'expérience interrompue, mais en n'entravant qu'incomplètement le retour du sang (par la ligature des carotides), on voit l'augmentation de la pression s'accentuer encore davantage.

Non seulement la pression exagérée de la colonne sanguine sur les parois vasculaires, mais aussi une pression directe exercée sur leurs parois par l'intermédiaire des milieux de l'œil peut amener cette paralysie vasculaire et la diminution de leur tonus. Ainsi la pression avec le doigt sur le globe oculaire détermine tout de suite le pouls artériel (Donders), ensuite une cessation complète de la circulation. Les vaisseaux, lorsque la pression, qui n'a pas besoin d'être forte, a persisté un certain temps, se montrent, veines et artères, dilatés, et l'augmentation sensible de la pression intra-oculaire ne se disssipe même pas complètement lorsque l'on ne peut plus retrouver de dilatation vasculaire (une minute après l'expérience). La pression sur le globe oculaire agit en paralysant les vaisseaux par la dilatation extrême qu'elle leur fait subir ainsi qu'en les anémiant par le défaut d'afflux de sang artériel. Une dilatation extrême des vaisseaux, sans cette seconde cause, peut être déterminée par la cessation momentanée et passagère de la pression intra-oculaire, mais le rétablissement si lent de la pression dans le corps vitré ne permet guère ici de constater quelle est l'action transitoire que joue la paralysie des parois vasculaires pour remonter cette pression.

La paralysie des vaisseaux, répandue sur de vastes régions que suit la section ou l'extirpation des ganglions supérieurs du sympathique, ainsi que la section de la portion cervicale de la moelle, entraîne des paralysies vasculaires tellement étendues et une diminution telle de la pression sanguine que la réduction du tonus des parois vasculaires des vaisseaux de l'œil ne peut plus être contrôlée en pareil cas. De même le rôle du trijumeau sur les vaisseaux intra-oculaires n'est encore nullement élucidé, des expériences pures étant d'une exécution extrêmement difficile.

3° Dans la circulation intra-oculaire et la pression de l'œil intervient encore un troisième facteur, c'est la *variation comme volume des liquides oculaires*. Ce volume entretient normalement dans l'œil à peu près une tension de 10 millimètres Hg. Lorsque le volume s'accroît (soit que la sécrétion augmente ou que l'excrétion diminue), la pression intra-oculaire augmente et la circulation intra-oculaire éprouve des embarras. La sécrétion intra-oculaire est d'autant plus active que la différence est plus accusée entre la pression sanguine dans les vaisseaux et la pression intra-oculaire. La sécrétion sera d'autant plus active que la pression sanguine l'emporte sur la pression intra-oculaire ; l'excrétion de l'œil d'autant plus marquée que la tension intra-oculaire l'emporte sur la pression sanguine.

Les tentatives ayant pour but de définir les rapports de la sécrétion des liquides intra-oculaires avec les fluctuations de la pression sanguine n'ont donné que des résultats discutables (Chabbas). On en peut dire autant des déductions à tirer des expériences consistant à augmenter par des injections dans l'œil le volume de liquide qu'il renferme (de Schultén) ou d'entraver son évolution en cautérisant la zone de filtration péricornéenne (Schœler). Ces expériences, beaucoup trop grossières pour pouvoir en déduire des conclusions valables, ne sont même pas aptes à provoquer une image nette du glaucome, elles ne nous fournissent aucun renseignement concluant sur le retentissement immédiat qu'une fluctuation peu prononcée dans le volume de liquide que renferme la coque oculaire doit exercer sur la circulation intra-oculaire. Pour ce qui concerne le rôle des nerfs sécréteurs de l'œil et leur irritation par celle de la moelle allongée ou par le trijumeau, mieux vaut passer ce point sous silence, tant leur action est encore inconnue, si toutefois il existe pour l'œil des nerfs sécréteurs.

La diminution de la quantité de liquide de l'œil, surtout lorsqu'elle s'opère brusquement, entraîne toujours une hypérémie et une dilatation notable des vaisseaux qui laisse persister un état paralytique des vaisseaux pendant quelque temps, et qui explique pourquoi la pression intra-oculaire tarde à revenir à son degré primitif.

D'après ce qui précède, on peut conclure que la circulation oculaire est soumise aux mêmes fluctuations et influences que celles qui agissent sur toutes les autres régions des corps, qu'ici aussi le système nerveux vasomoteur exerce son action régulatrice d'une façon prépondérante (de Schultén). Ce qui intervient ici comme particulier, c'est le frein qu'oppose à des variations trop brusques, à un excès de dilatation, à des afflux trop notables du sang, le manque d'élasticité de la sclérotique. Le peu d'élasticité qu'elle présente s'épuise promptement et ne permet que des écarts peu prononcés dans l'ampleur de l'onde sanguine que la contraction cardiaque chasse dans l'œil ; du reste déjà le mode de pénétration et de sortie des vaisseaux dans la coque oculaire doit aussi, jusqu'à un certain point, exercer une action modératrice contre de trop brusques poussées de sang dans l'œil, ou trop rapides évacuations sanguines qui s'échapperaient de la coque oculaire.

Il existe donc, pour garantir la fonction d'une portion grise du cerveau telle qu'elle est représentée par les couches tactiles et sensorielles de la rétine, une disposition régulatrice pour la circulation, garantissant des conditions stables de pression; disposition qui doit forcément nous rappeler ce qui se passe pour le cerveau en général, ainsi que pour la moelle.

Ces centres nerveux, eux aussi, sont renfermés dans des cavités à parois inextensibles garnis de la dure-mère. Cerveau et moelle sont garnis de la pie-mère qui en dessine nettement les contours et entre ces deux membranes se trouve un tissu connectif à larges mailles qui par places se condense en une membrane et est désigné sous le nom d'arachnoïde. Il n'existe entre l'arachnoïde et la gaine durale qui garnit les os, que peu de liquide remplissant un espace désigné comme *espace subdural*. Au contraire, de nombreux espaces communiquant les uns avec les autres, se trouvent placés entre l'enveloppe piale des centres nerveux et l'arachnoïde et forment les espaces *subarachnoïdiens*. Les plus étendus et les plus vastes sont placés au-dessous du cerveau, à la base du crâne et à l'intérieur de la moelle. Les espaces subarachnoïdiens, communiquant avec les ventricules du cerveau et le canal central de la moelle, charrient donc le même liquide cérébro-spinal. Les nerfs crâniens et périphériques sont accompagnés de prolongement des espaces subdural et subarachnoïdien dont nous avons exposé ceux qui nous intéressent particulièrement et qui suivent le nerf optique.

Le cerveau et ses enveloppes reçoient le sang des carotides internes et des artères vertébrales, et la dure-mère est principalement fournie par l'artère *meningea media* émanant de la carotide externe. Chaque carotide interne envoie sur la base du crâne une communiquante postérieure vers les branches terminales de l'artère basilaire. Les branches de la carotide interne qui se dirigent en avant s'anastomosent aussi par une artère communiquante antérieure et forment ainsi le *circulus arteriosus Willisii*, dont les diverses branches s'anastomosant peuvent varier très sensiblement de calibre.

Les carotides internes envoient les branches ophthalmiques, fournissent aux parties antérieures et moyennes des hémisphères et des gros ganglions cérébraux. Les deux artères vertébrales fournissent à la partie postérieure de la dure-mère, au cervelet et à la moelle et, réunies en artère basilaire, au cervelet, à l'appareil auditif, au pont de Varole et à la partie postérieure des grands hémisphères. Deux régions circulatoires assez distinctes se présentent donc, celle des carotides et celle des artères vertébrales réunies en artère basilaire. La moelle allongée est principalement fournie par l'artère basilaire.

Le sang veineux s'échappe du cerveau et de ses enveloppes par le sinus placé dans la dure-mère. Les canaux veineux, composés de la tunique intime seule, se trouvent placés entre les feuillets de la dure-mère et reposent en partie sur les os du crâne même, garantis ainsi d'une compression trop aisée, mais aussi d'une dilatation trop brusque et excessive.

L'échappement du sang des veines de la cavité crânienne, veines absolulument dépourvues de valvules, s'opère non seulement par les jugulaires.

mais aussi par les veines du crâne, mises en communication avec celles de cette cavité par les *emisaria Santorini*. La veine ophthalmique décharge aussi une partie de son sang vers les veines de la face, de même que de nombreuses anastomoses en envoient une partie vers les veines spinales. Tout le long de la moelle se place un riche plexus veineux entre les parois du canal et la dure-mère, qui communique par de nombreuses branches avec les veines, courent en dehors du rachis et déversent ainsi le sang dans les veines caves supérieure et inférieure.

Les voies lymphatiques des centres nerveux et de leurs enveloppes sont remplacées par les espaces subdural et subarachnoïdal qui communiquent avec le système lymphatique des nerfs périphériques. En outre, les granulations pacchioniennes établissent une importante communication entre les deux principaux espaces des centres nerveux, et, d'autre part, avec le sinus de la dure-mère ; elles peuvent être envisagées comme une annexe du tissu arachnoïdien qui, garni d'une gaine durale, pénètre dans le sinus veineux ou dans une lacune veineuse y afférente (de Schultén). Aussi, lorsqu'on injecte l'espace subarachnoïdien, le liquide pénètre dans le revêtement dural tout d'abord et de là dans les veines. Une très grande facilité est donc offerte au liquide injecté soit dans l'espace subdural ou subarachnoïdien du cerveau ou de la moelle pour se déverser dans les veines mêmes sous une pression des plus modérées.

Cela n'empêche pas qu'il existe un écoulement libre des liquides de ces espaces, partie par les voies lymphatiques du nez, partie par les gaines et espaces lymphatiques des nerfs périphériques, et que la voie éliminatrice n'est pas exclusivement ouverte au liquide cérébro-spinal, grâce aux granulations pacchioniennes.

L'analogie entre la cavité oculaire au point de vue circulatoire et la cavité contournée de liquide cérébro-spinal, que renferme la dure-mère, a été souvent mentionnée. Dans l'une et l'autre, un changement circulatoire n'est possible comme quantité de sang que renferment les vaisseaux, qu'à la condition que les parois de la capsule se distendent ou que du liquide s'échappe ; que du liquide cérébro-spinal puisse aisément s'échapper, nous venons de le dire, il s'agit maintenant de savoir ce qu'il en est de l'extensibilité de la capsule durale, qui s'applique dans le crâne directement aux os (inextensible après la réunion des sutures), tandis que dans le canal spinal le sac de la dure-mère se trouve séparé des vertèbres et de leurs ligaments par un riche plexus veineux et du tissu graisseux. Les ligaments vertébraux étant extensibles jusqu'à un certain point et les veines spinales à parois minces, compressibles, grâce à leurs nombreuses anostomoses, une certaine extensibilité du sac dural ne saurait être mise en doute. C'est cette extensibilité, déjà démontrée par d'autres (*Bergmann*), que M. de Schultén a cherché à mesurer (1), mais en ayant recours à d'autres

(1) *Arch. f. Ophthalmologie*, t. XXXIII, 4, p. 68.

moyens que ceux employés pour le globe oculaire, car l'écoulement de la cavité spinale sous la moindre pression est déjà si accusé qu'on ne saurait mesurer la quantité du liquide écoulé à la moindre variation de pression qui s'opère dans le sac dural. Les expériences de M. de Schultén lui ont démontré qu'avec une pression de 5 à 120 millimètres le sac dural montre déjà une extensibilité notable, et que son augmentation de volume n'est pas proportionnelle à l'augmentation de pression exercée sur lui.

Afin d'étudier la façon dont se comporte la circulation cérébrale sous l'influence de diverses causes qui opposent une entrave à cette circulation, ou peut : 1° étudier directement cette circulation; 2° la déduire des changements de volume du cerveau; 3° mesurer la pression intra-crânienne, et 4° déterminer la pression sanguine et la rapidité du courant sanguin dans les vaisseaux du cerveau. A cet égard, les recherches expérimentales sur la circulation cérébrale doivent fournir les renseignements nécessaires. L'analogie de ces recherches avec celles relatées pour les conditions circulatoires du globe de l'œil est manifeste.

1° L'inspection directe des vaisseaux de la pie-mère a été déjà faite en 1850 par Donders (*Nederl. Lancet*, mars, avril) qui trépanait le crâne, enlevait la dure-mère, y cimentait une plaque de verre et observait alors, sous un éclairage et un grossissement favorables, les vaisseaux comme s'ils se trouvaient dans la cavité crânienne close. Cette méthode fut alors utilisée pour étudier l'anémie cérébrale (Kussmaul, Tenner), pour rechercher l'action de l'asphyxie dans la circulation cérébrale (Ackermann), ainsi que pour étudier le retentissement des variations dans la circulation générale sur la circulation cérébrale (Rieger), ou l'influence d'irritations nerveuses sur cette dernière circulation (Jolly). L'analogie absolue des vaisseaux soumis à l'inspection avec ceux qui n'ont pas été violentés par le retrait brusque de leur support usuel ne saurait être soutenue, et cela explique aussi les contradictions que beaucoup de ces recherches présentent sans pour cela leur soustraire leur valeur réelle.

2° Les changements de volume du cerveau ont déjà, en 1811, été étudiés par Ravina (*De motu cerebri*, in *Mémoires des sciences de Turin*). C'est lui qui a constaté la pulsation du cerveau dénudé, pulsation qu'on reconnaît du reste facilement à travers les fontanelles non closes des jeunes enfants. En introduisant et fixant dans l'ouverture faite avec le trépan un tuyau en bois (Ravina) ou en verre (Leyden) rempli d'eau, on peut étudier les pulsations par les changements que subit l'eau, et cela surtout lorsqu'on place sur l'eau un flotteur (Bruns). En se servant d'instruments analogues au tambour de Marey, on peut utiliser le flotteur mis en communication avec un manomètre pour enregistrer graphiquement les variations dans la pulsation cérébrale, et la comparer avec celle du bras (Mosso), que le pléthysmographe révèle (voy. les travaux du laboratoire de Marey. Salagé, 1877).

Ces diverses recherches nous renseignent sur des variations ou fluctuations dans le volume du cerveau dans divers états particuliers de la circulation, mais elles ne donnent aucun chiffre sur la quantité de l'augmentation du volume du cerveau. Enfin, elles forcent à admettre pour la cavité crânienne close ce qu'on trouve pour le crâne trépané.

3° On a donc cherché à mesurer directement la quantité de pression intra-crânienne que *Magendie* avait déjà déclarée comme positive et mesurable. L'exposé des divers procédés (Leyden, Jolly, Bergmann, Key et Retzius, de Schultén, etc.) nous entraînerait trop loin. Encore ici, on conclut de la portion cérébrale soumise à l'épreuve manométrique sur une égalité de répartition de la pression dans toutes les directions de l'encéphale.

4° La détermination de la pression sanguine et de la rapidité du courant sanguin dans les vaisseaux du cerveau, part de ce point de vue que la pression artérielle dans la carotide interne est fort probablement identique à celle de l'artère ophthalmique et que les vaisseaux qui se ramifient dans la pie-mère offrent une pression analogue à celle de l'artère ophthalmique (de Schultén). On a recherché aussi à déterminer directement la pression sanguine dans le sinus de la dure-mère (Key et Retzius), et à le comparer avec celui de la pression de la veine fémorale (Mosso). Vu l'impossibilité de pareilles mensurations directes sans écoulement du liquide cérébro-spinal, on a admis la pression de la veine jugulaire interne comme presque semblable à celle du sinus non muni de valvules (Cramer). Pour se rendre compte de la circulation cérébrale, on ne s'est pas contenté de rechercher le degré de pression sous lequel circule le sang, mais aussi la rapidité avec laquelle il circule (de Schultén).

On comprend toute l'importance des recherches expérimentales sur la circulation du cerveau pour ce qui concerne la fonction des centres nerveux en particulier, mais aussi pour tout l'organisme en général, et quelle serait l'utilité d'avoir ici des données précises afin de pouvoir abandonner les spéculations théoriques et d'être ici au moins aussi bien renseigné qu'on l'est assez incomplètement, il est vrai, pour les données circulatoires et la pression interne du globe oculaire.

Quelles sont tout d'abord les *conditions normales de pression et de circulation* du cerveau connues jusqu'à présent. D'après les récentes recherches expérimentales (Koch, Bergmann, Key et Retzius, de Schultén) sur des lapins et des chiens, la pression mesurée en divers endroits, soit sur la convexité des hémisphères, soit sous le ligament obtur. atlant., soit enfin dans l'espace subarachnoïdal même, flottait entre 60 et 80 millimètres Hg. et 4-5 millimètres Hg. sous le ligament obtur. atlant. à la base du crâne.

Avec la contraction cardiaque et d'une façon isochrone avec elle, s'observe une augmentation de pression, augmentation plus accusée encore avec la respiration, principalement avec l'inspiration. Les mouvements, tant pulsatiles que respiratoires, ont été pris graphiquement (Masso, Frank, Salathé); ils démontrent que la pression s'accentue pour la respiration lorsque l'ani-

crie et l'emporte sur le mouvement pulsatile, le contraire a lieu pendant une inspiration et une expiration tranquilles.

Ces mouvements ne peuvent se produire dans la boite crânienne close, qu'à la condition qu'un surcroît de pression chasse une partie du liquide cérébro-spinal, et qu'à mesure qu'il y a réduction de cette même pression il en afflue une plus grande quantité. Les fluctuations dans la quantité de liquide que Donders avait voulu rapporter à un va-et-vient de sécrétion et d'absorption par les capillaires, ont été bien plus naturellement expliquées (Bergmann, Richet, Duret, Salathé) par le fait qu'au moment de la systole cardiaque,une partie du liquide cérébro-spinal est pressée dans l'espace subarachnoïdal du rachis. Le sac dural de celui-ci permet de fait, grâce à son appareil ligamenteux, la distension nécessaire pour recevoir ce surcroît de liquide. Il est à présumer qu'au moment de la systole cardiaque le liquide cérébral s'échappe aussi par les voies lymphatiques des nerfs périphériques. La pression intracrânienne normale dépend de la pression sanguine qui, n'étant pas supportée par le tonus et l'élasticité des vaisseaux, se transmet au liquide cérébro-spinal (de Schultén). Il arrive donc pour le cerveau ce qui s'observe pour l'œil, c'est qu'après la mort une notable quantité de sang se rencontre dans les vaisseaux cérébraux. Au moment où la tension dans les vaisseaux descend à zéro après la mort, celle de la pression intracrânienne ne mesure pas davantage. A ce moment, la pression intracrânienne est donc plus basse que celle de la cavité oculaire et se rapporte à la tension transmise aux liquides de l'œil, tension généralisée dans le globe oculaire pour maintenir la forme de l'organe.

Comme cela a été étudié pour l'œil, il sera nécessaire de rechercher quelle influence exercent sur la pression intracrânienne et sur l'excrétion ou la filtration du liquide cérébro-spinal, a. *des variations dans la pression sanguine*, b. *des changements dans le tonus vasculaire*, ainsi qu'on l'a étudié pour le globe oculaire, c. *une diminution du liquide cérébro-spinal et de la pression extérieure exercée sur le sac dural.*

a. Les *changements dans la pression sanguine* peuvent se manifester par une *augmentation* de cette pression, qu'on peut provoquer par la compression de la carotide descendante ou par l'injection de sang défibriné ou de solution à 1/2 pour 100 de sel marin dans les carotides. Une augmentation constante, mais peu accusée, s'observe dans la pression intracrânienne. La pression sanguine s'accroît aussi, grâce à un écoulement plus difficile du sang. La ligature ou la compression des veines jugulaires augmente sensiblement la quantité de sang dans les vaisseaux du cerveau, ainsi que la pression intracrânienne. Une expiration prolongée, entraînant une stase veineuse du cerveau, accroît déjà la pression dans le crâne, il en est de même de la compression du thorax qui rend l'inspiration difficile ; la position déclive de la tête détermine aussi une stase veineuse et un accroissement sensible de la pression.

La *diminution* de la pression sanguine qu'on obtient par la ligature et la compression des carotides et des artères vertébrales en anémiant le cerveau entraîne une réduction sensible de la pression intracrânienne. L'anémie du cerveau, par une compression d'une seule carotide ou des deux, est moins marquée dans ses effets que l'anémie qu'on obtient en produisant de fortes pertes sanguines (Kussmaul, Tenner). En maintenant la tête des animaux longtemps debout, on anémie aussi le cerveau et l'on fait descendre la pression.

b. Une *augmentation* du tonus déterminée par une irritation du nerf sympathique du cou (Vulpian, *Leçons sur l'appareil vaso-moteur*, I, p. 109 et II, p. 122) amène chez les lapins et les chiens une constriction plus ou moins visible des vaisseaux de la pie-mère suivie d'un abaissement marqué de la pression intracrânienne (de Schultén). L'irritation de l'extrémité périphérique de la moelle sectionnée jette une telle perturbation dans la circulation du liquide cérébro-spinal que cette expérience n'est guère à utiliser ici. La *diminution du tonus* s'observe à la suite d'une anémie temporaire des vaisseaux telle qu'elle résulte d'une compression des artères afférentes (Tenner, Kussmaul). Ayant anémié artificiellement le cerveau pour un moment, on voit s'accroître la pression intracrânienne, lorsque le sang circule de nouveau librement dans le crâne. Il en est ainsi après une compression passagère des carotides.

c. *Une diminution du liquide intracrânien et une diminution de la pression extérieure exercée sur le sac dural.*

Naturellement une *diminution du liquide cérébro-spinal* telle qu'elle résultera d'une fissure crânienne, d'une rupture de la dure-mère, doit entraîner une réduction sensible de la pression, mais rien de bien précis n'est connu à cet égard ; de même nous ignorons l'accentuation de la pression intracrânienne que déterminerait forcément une augmentation dans la sécrétion de ce liquide, ou un obstacle dans son écoulement naturel. Un *changement dans la pression extérieure* sur le sac dural ne se rencontre qu'à la suite de lésions et dans des conditions pathologiques. Ainsi une perte de substance de la boîte crânienne (après la trépanation) a pour suite immédiate une diminution (peu marquée, il est vrai) de la pression intracrânienne.

L'analogie des conditions de pression et de circulation pour l'œil et le crâne est des plus remarquables. Bien entendu que des points d'expérimentation plus aisés pour l'œil que pour le crâne restent irrésolus pour la circulation et la pression intracrânienne sous beaucoup de rapports.

Il s'agit du reste pour le contenu du crâne aussi bien que pour celui de l'œil représenté par la masse blanche et grise du cerveau (la rétine avec ses couches n'est autre chose) de garantir le fonctionnement de ces délicats tissus des variations brusques et notables dans la quantité du sang qui circule et de régulariser autant que possible les conditions de pression, d'empêcher que des fluctuations qui s'opèrent dans la circulation générale puissent, grâce à la distribution des vaisseaux, à leur mode d'entrée, leur répartition dans la masse cérébrale ou rétinienne, enfin la pression constante qui pèse sur cette circulation, retentir directement sur les organes sensoriels. L'analogie se rapporte aux enveloppes qui sont la dure-mère pour le cerveau et la continuation de la dure-mère pour l'œil, à l'assimilation d'un liquide cérébro-spinal qui circule en continuation directe entre semblable enveloppe crânienne et oculaire; mais une différence notable existe pourtant, c'est que pour le crâne la dure-mère s'adosse à une coque osseuse inextensible (la portion extensible se trouve dans l'appareil ligamenteux du canal rachidien). La dure-mère oculaire s'est confondue, au contraire, avec une coque fibreuse extensible jusqu'à un certain point, la pression plus forte dans l'œil que dans la cavité crânienne peut donc flotter aisément et la quantité de sang bien moindre que celle qui circule proportionnellement dans le crâne peut subir des changements plus sensibles. D'un autre côté, la moindre facilité du liquide de s'échapper de l'œil comparativement au crâne doit encore être prise en considération.

Il ne reste pas moins important pour le clinicien de bien se représenter les analogies qui existent pour l'œil et le crâne comme circulation et pression. Nous les résumons d'après le consciencieux travail du professeur de Schultén (1), ce sont les suivantes :

1° Le remplissage sanguin de l'*œil* et du *cerveau* se trouve dans une dépendance directe de la pression du sang dans les vaisseaux.

2° Chaque accroissement de la pression sanguine occasionnée soit par une augmentation de l'afflux sanguin ou plus encore par un obstacle dans l'écoulement veineux, entraîne instantanément une augmentation du contenu du sang dans l'*œil* et dans le *cerveau*.

3° Chaque diminution de la pression sanguine, dépendant d'une difficulté dans l'afflux (ligature de la carotide), d'une diminution dans la quantité générale du sang ou dans un affaiblissement de l'action cardiaque entraîne immédiatement une diminution dans la quantité du sang que renferment l'*œil* et le *cerveau*.

4° Les vaisseaux de l'*œil* et ceux du *cerveau* se trouvent sous l'influence des nerfs vaso-moteurs qui courent en partie dans la région du sympathique cervical, en partie dans le crâne même (probablement avec le trijumeau pour l'œil). Ces nerfs exercent une influence active sur le contenu sanguin des vaisseaux *oculaires* et *cérébraux*.

5° Par une contraction des vaisseaux le contenu des vaisseaux de l'*œil* et du *cerveau* se trouve diminué. Lors d'une augmentation de la pression sanguine, dépendant d'une crampe vasculaire généralisée, produite par une irritation directe ou réflexe des centres vaso-moteurs, cette pression exerce tout d'abord ses effets dans l'œil, mais elle se trouve ici tout de suite annulée par la constriction vasculaire qui s'étend au globe oculaire. Ce qui se passe ici dans la boîte crânienne est irrésolu.

(1) *Loc. cit.*, t. XXX, 3, p. 73 et t. XXX, 4, p. 93.

6° Le tonus des vaisseaux *oculaires* et *cérébraux* se trouve réduit ou anéanti par toutes les causes locales qui produisent aussi cette action dans d'autres parties de l'organisme telles qu'une anémie temporaire et la suppression du support extérieur que les vaisseaux possèdent à l'état normal. La conséquence est une augmentation de la quantité de sang circulant dans l'œil et le cerveau.

7° En réduisant ou en annulant l'impulsion vaso-motrice émanant du centre vaso-moteur, on diminue, il est vrai, le tonus vasculaire dans l'*œil*, mais cette action est tout de suite annulée par la réduction générale dans la pression sanguine. L'interruption de l'impulsion vaso-motrice propagée par le sympathique cérébral n'est aussi pas suffisante pour diminuer le tonus vasculaire dans l'*œil*. Ce qui se passe à cet égard dans le *cerveau* est inconnu.

8° La présence de fibres nerveuses jouissant d'une action dilatatrice pour les vaisseaux de l'*œil* est probable, elle est inconnue pour ceux du *cerveau*.

9° Les liquides de l'*œil* (humeur aqueuse et corps vitré) entretiennent dans le globe oculaire une tension qui, à l'état normal, équivaut à peu près à 8-12 millimètres Hg. L'influence que les changements de sécrétion et d'excrétion (filtration) des liquides de l'œil exercent ici est encore peu connue. Le liquide cérébro-spinal ne remplit pas pour le *cerveau* ce rôle en ce sens qu'il maintient une tension *positive;* la tension qui existe dépend exclusivement de la quantité de sang que le crâne renferme, une augmentation ou une réduction de cause pathologique de cette tension exerce par contre une influence sur le contenu sanguin du cerveau.

10° Une pression extérieure exerce une influence sur le contenu sanguin de l'*œil*, la pression normale résultant de l'action musculaire n'est probablement que d'un effet transitoire. Pour le *cerveau* une action directe de pression sur la dure-mère ne doit s'observer que dans des conditions pathologiques.

11° *En dépit des variations assez importantes dans le contenu sanguin des vaisseaux de l'œil, leur calibre, principalement celui des artères autant qu'on peut les observer dans la rétine et la choroïde, ne subit que des variations peu marquées. La diminution du tonus se révèle par contre d'une manière frappante par un changement d'ampleur des artères, accusé à un degré moindre pour les veines. Pour le cerveau on* peut expérimentalement étudier directement les variations du contenu sanguin des vaisseaux de la pie-mère, *elles sont surtout frappantes lorsque le tonus vasculaire a subi des modifications.*

12° Après la mort il persiste dans les vaisseaux de l'*œil* une certaine quantité de sang, le *cerveau* en retient une masse notable.

ARTICLE IV

DÉPENDANCE DE LA CIRCULATION OCULAIRE DE LA CIRCULATION CÉRÉBRALE

La dépendance de la circulation, visible à l'ophthalmoscope, telle qu'on voulait l'établir en faisant communiquer directement les vaisseaux de la papille avec ceux qui se répandent dans la cavité crânienne, a déjà été réfutée (voy. p. 243). La *cérébroscopie*, comprise de telle façon que le miroir éclairerait un appendice du cerveau, devait d'autant moins servir que, partant d'un principe anatomique faux, on joignait à cette étude si scabreuse d'exploration, portant sur des yeux d'enfants indociles et turbulents, une désinvolture étonnante dans l'interprétation de ce qu'on avait vu ou prétendait avoir vu : aussi des essais cérébroscopiques n'ont-ils même pas eu l'avantage d'enregistrer quelques observations et faits empiriques utilisables pour la pathologie générale.

Une *cérébroscopie scientifique* ne pourra donc partir que de ce principe, d'utiliser les conditions si analogues de circulation et de pression que nous venons d'exposer dans l'article précédent, de considérer l'œil comme une seconde cavité cérébrale éclairable et explorable, dont les espaces lymphatiques correspondent et opèrent une échange de liquide. Les variations d'aspect dans la circulation de l'œil ne nous permettent pas une déduction directe, comme s'il s'agissait de la continuation d'un réseau vasculaire qui du cerveau se répandrait dans l'œil. Les conclusions sont indirectes et se basent sur les analogies qui ont été exposées dans les conclusions de l'article précédent.

De ces conclusions nous avons à dessein appuyé sur une (11), c'est qu'en dépit des variations assez importantes que le contenu sanguin des vaisseaux de l'œil peut présenter, le calibre, principalement celui des artères, *ne subit que des variations peu marquées*. On le voit tout de suite, notre moyen de contrôle est donc des plus délicats, et l'on comprend que seuls les explorateurs rompus à toutes les minuties de ces examens ont pu se livrer, comme notre regretté ami *Ed. de Jaeger*, avec fruit à pareille étude. Par contre, que fallait-il attendre ici de recherches de cliniciens peu versés dans l'ophthalmoscopie? Évidemment ce qui est arrivé, les délicats et fins détails devaient forcément leur échapper, on y a substitué des faits grossiers de pure invention dont la vraie science, avec son inflexible précision et sa sévère justesse, a eu promptement raison.

La difficulté d'interprétation est aussi une cause pour laquelle un certain nombre de cliniciens et d'ophthalmologistes ont jusqu'à présent jeté tout par-dessus bord et font étalage d'un scepticisme complet en ce qui regarde la cérébroscopie, c'est-à-dire renoncent complètement de lire dans l'œil ce qui se passe dans le cerveau et n'admettent que la transmission directe d'affections du cerveau à l'œil ainsi que de Graefe a été le premier à la relever.

Cette corrélation de troubles visuels avec les maladies intracrâniennes était déjà connue des anciens, avant que l'ophthalmoscope ait mis à jour le fond de l'œil ; c'est grâce à ce mode d'exploration que de Graefe signala la coïncidence de manifestations du côté du nerf optique avec le développement de tumeurs intracrâniennes, coïncidence qu'il rapporte à une stase veineuse suite de compression des sinus, ou à une véritable névrite descendante.

Les idées courantes sur les affections infectieuses ont ici aussi avec raison gagné ce côté de la pathologie oculaire, et nous aurons occasion de voir que c'est surtout grâce à la continuation directe des espaces lymphatiques de l'œil avec ceux du cerveau que nous pouvons assister aussi bien à la propagation de micro-organismes de l'œil au cerveau et à son congénère, que du cerveau aux yeux.

Ce n'est pourtant pas ce genre de lésions directes et palpables que la cérébroscopie peut se vanter d'avoir, elle la première, mis en évidence et encore moins d'avoir interprété à sa juste valeur. Ce n'est aussi pas à ce genre d'études que doit se borner l'emploi de l'ophthalmoscope s'il veut justifier son titre de cérébroscope, mais il doit servir à nous éclairer d'après les renseignements qu'il nous a donnés sur la façon dont se comporte une portion de substance cérébrale blanche et grise étalée devant nous par rapport au restant des centres nerveux. De même que nous verrons dans l'article suivant Ed. de Jaeger utiliser l'aspect de l'arbre circulatoire de la rétine pour en tirer des déductions sur l'état général de la circulation et de la santé, de même cette exploration du degré et du genre de vascularisation doit nous permettre de déduire ce qui passe à l'intérieur du crâne.

C'est aussi dans cette voie qu'est entré dans ses expériences le professeur de Schultén, quoiqu'on doive faire encore des réserves à cet égard, car les expériences sur les animaux ne permettent pas une déduction rigoureuse, pour ce qui concerne l'homme, mais autorisent à admettre la très grande probabilité qu'il y ait ici une analogie ; la confirmation y apportera la concordance des faits cliniques. La concordance des phénomènes cérébraux et oculaires n'implique pas non plus qu'elle saute (que l'expression soit permise) aux yeux et qu'elle soit surtout saisissable pour celui qui n'explore ici que *grosso modo* comme cela se fera encore longtemps par le clinicien dont l'activité est de plus en plus mise à contribution pour la multiplication des divers modes de recherches. En tout cas pour celui qui désire faire de la cérébroscopie scientifique il sera nécessaire de savoir d'après de Schultén :

a. Qu'un *accroissement de l'afflux du sang* vers le cerveau, sans diminution du tonus vasculaire ou d'une pléthore générale (sans que ce qu'on appelle une hypérémie collatérale intervienne), ne peut se produire à moins qu'il n'en soit de même pour l'œil, ce qui se révélera ici par une augmentation de la pression intra-oculaire et un accroissement peu prononcé, il est vrai, dans le calibre dés vaisseaux de la rétine et de la choroïde. L'augmentation de la pression sanguine se propagera dans l'artère ophthalmique.

b. Une *hypérémie passive* dans le cerveau, lorsqu'elle se trouve causée par un obstacle intra-crânien, qui comprime les sinus et rend l'écoulement veineux plus difficile, n'a pas besoin de retentir sur l'œil, car les veines de l'œil peuvent autrement déverser leur sang que par les sinus qu'une thrombose peut, au besoin, oblitérer sans entraver la circulation oculaire. S'agit-il, au contraire, d'une entrave de l'écoulement du sang veineux partant des veines jugulaires ou d'un obstacle circulatoire situé dans le thorax et qui peut aisément retentir sur la circulation veineuse si délicate du cerveau, elle le fera aussi pour l'œil, y augmentera la quantité de sang et la pression intra-oculaire.

c. L'*anémie* qui résulte, pour le cerveau, d'une réduction générale de la masse du sang ou d'un défaut de propulsion par faiblesse cardiaque retentira à la fois sur le cerveau et l'œil. Une *réduction dans l'afflux sanguin* vers le cerveau, résultant d'un obstacle circulatoire établi dans l'une ou les deux carotides communes, agit à la fois sur la moitié du cerveau et l'œil correspondant ou sur le cerveau en général et les yeux, lorsque les deux carotides sont intéressées. Comment la diminution dans la circulation des artères vertébrales se comporte, c'est ce qui n'est pas encore étudié.

d. Les *troubles vaso-moteurs*, spasmes et paralysies des vaisseaux du cerveau, par suite d'altérations du centre vaso-moteur de la moelle allongée, n'ont pas besoin de retentir sur l'œil. S'agit-il, au contraire, d'une irritation partant du *sympathique cervical* ou d'une paralysie vasculaire du cerveau de *cause centrale*, le retentissement a lieu sur la circulation oculaire et se manifestera lorsqu'il s'agit d'un spasme par réduction du volume des vaisseaux, quand on a affaire à une paralysie vaso-motrice par une augmentation de ce même calibre. L'intervention du trijumeau, dont l'origine est située dans la moelle allongée et le parcours intracrânien, échappe, comme action isolée, à l'interprétation.

e. Pour ce qui regarde la transmission des variations de pression intracrânienne à l'œil, par suite d'une augmentation ou d'une diminution du liquide cérébro-spinal, il est fort probable que cette transmission peut s'opérer par les espaces intervaginaux et retentir sur les vaisseaux centraux qui parcourent une certaine étendue du nerf et de ses gaines. Une pression exercée sur le sac dural du dehors doit alors aussi se répercuter sur la circulation et la pression oculaire. Des épanchements sanguins extraduraux et intracrâniens ou intracanaliculaires (à l'endroit du passage du nerf dans l'orbite) peuvent ici intervenir.

Des expériences sur des animaux, en se servant d'un grossissement plus notable pour contrôler l'augmentation et la diminution du calibre des vaisseaux ont surtout permis de vérifier les corrélations susmentionnées, en sera-t-il ainsi chez l'homme, et nos moyens d'exploration actuellement en usage suffiront-ils pour arriver à poser une base scientifique aux résultats d la cérébroscopie? L'avenir le montrera. Ce qui est dès à présent démontré c'est qu'il s'agit ici de recherches d'une extrême délicatesse pour lesquelles pour le moment, nos moyens de mensuration de l'image ophthalmoscopiqu et les tonomètres sont peut-être insuffisants.

ARTICLE V

RAPPORTS DE LA COLORATION DES VAISSEAUX ET DE LA PAPILLE AVEC LA DÉSOXYDATION DU SANG VEINEUX

Avant d'arriver à l'étude des altérations morbides du nerf optique et de l papille en particulier, il sera indispensable de connaître jusqu'à quel poi des changements dans l'état général de la santé, l'oxydation ou l'artériosi du sang pourront faire varier l'aspect du nerf, et de se renseigner s'il sera po sible de tirer de cette étude des conclusions utiles pour le diagnostic d variations dans l'état de santé générale; car c'est bien dans la papille et rétine seules qu'une comparaison entre la couleur du sang artériel et d sang veineux nous est offerte, les vaisseaux courant en quelque sorte à n et éclairés par transparence d'arrière en avant chez l'exploré.

L'idée d'utiliser ce genre particulier et unique d'exploration revient Ed. de Jaeger, qui l'exposa tout d'abord en 1876, dans son travail classiq sur les résultats et recherches des explorations ophthalmoscopiques (1), insista sur ce sujet dans un travail nouveau publié l'année suivante (2). D ans après, Giraud-Teulon (3) signale comme chose absolument nouvel à l'Académie de médecine le fait étudié avec tant de soin par notre regre ami. Nous reproduisons très fidèlement le dernier travail d'Ed. de Jaeger, faisant suivre des conclusions lues par Giraud-Teulon, dans la séance 1er juin 1886.

En parlant de l'anémie de la papille, nous aurons occasion d'insister s le fait (qui découle des expériences exposées dans le précédent article déjà signalé il y a dix ans par de Jaeger) qu'en excluant les cas d'aném locale, d'ischémie par embolie de l'artère centrale, ou apoplexie des gaine l'anémie générale ne se révèle pas dans l'œil par une réduction du calib des vaisseaux et qu'on peut, abstraction faite des conditions particulières circulation de l'œil et de la tension sous laquelle s'opère cette circulatio déduire de ce fait que, dans l'anémie, la *quantité* du sang ne subit guère changement dans l'œil, mais bien sa *qualité*.

(1) *Ergebnisse u. Untersuchungen mit dem Augenspiegel unter besonderer Beücksi tigung ihres Werthes für die Allgemeine Pathologie*, Wien, 1876, in-8°, p. 199.

(2) *Ueber Unzureichende Desoxydation* (*Oxyaemie, Arteriosität*) *des Venenbl* (*Wien. med. Presse*, n° 19, 1877).

(3) Note sur un nouveau signe ophthalmoscopique des lésions de nutrition des me branes profondes de l'œil, séance de l'Académie de médecine, compte rendu 1er juin 18

Ces changements qualitatifs consistant en ce que le sang renferme une plus ou moins grande quantité d'hémoglobuline, qu'il est plus ou moins saturé d'éléments nutritifs, enfin qu'il subit, en passant des artères dans les veines, un changement de coloration plus ou moins accusé, l'ophthalmoscope peut-il nous renseigner à cet égard? Les variations de couleur sont ici seules à étudier, soit comme écart sensible entre veines et artères, soit comme homogénéité, et c'est aussi la coloration des vaisseaux en général qui nous renseignera sur la plus ou moins grande richesse du sang en éléments reconstituants.

Dans des conditions physiologiques, une différence marquée existe entre la coloration du sang artériel et du sang veineux et cette différence se rencontre même dans un certain nombre d'affections constitutionnelles. La différence de couleur se fait surtout valoir lorsque l'individu examiné se trouve dans d'excellentes conditions hygiéniques, et particulièrement d'aération; à mesure que les conditions nutritives baissent, que le sujet séjourne dans des endroits mal aérés, la différence d'aspect entre artères et veines nous frappe moins; elle tend de plus en plus à disparaître, lorsque des maladies débilitantes et chroniques ont atteint l'individu soumis à notre examen.

L'*assimilation de coloration* répond donc à la *dénutrition* de l'individu; d'après de Jaeger, l'arbre vasculaire correspond « à une flamme qui manque d'intensité lumineuse et de chaleur, pour ce qui regarde son extension en surface »; en termes plus sobres, il y a manque de désoxydation.

Une différence peu accusée dans cette assimilation de coloration peut se présenter chez les personnes d'un aspect de santé parfaite, à coloration de peau normale et qui paraissent bien nourries et vigoureuses, dont les muqueuses sont bien colorées; d'après notre regretté ami, pourtant, le pouls plein et la vigueur apparente n'empêchent pas que les personnes atteintes de ce faible degré d'assimilation de coloration feraient preuve de manque d'énergie, de lassitude, de mollesse dans les mouvements et épuiseraient rapidement leurs efforts d'activité intellectuelle et physique.

A mesure que l'assimilation de coloration s'accentue, les individus paraissent déjà moins bien nourris et, tout en pouvant présenter un certain degré d'embonpoint, ne font plus l'impression de personnes en bonne santé. Chez eux, la peau et les muqueuses commencent à se décolorer et les téguments et muscles deviennent plus flasques. Une diminution thermique peut parfois être révélée chez eux, leur respiration s'accroît en nombre sensiblement lorsqu'ils font des efforts et le pouls devient accéléré, petit et facilement irritable. Chez ces personnes, un certain degré d'irritabilité concorde avec le défaut d'appétit et de la constipation; ils se plaignent de lassitude, d'agacement, sont mélancoliques et font l'impression d'un manque d'énergie et de paresse et d'indifférence pour tout.

A mesure que l'assimilation de coloration devient complète, c'est-à-dire que le sang veineux a de plus en plus pris la teinte plus claire du sang artériel, il se développe l'image de l'anémie, de la chlorose, tant pour le restant du corps que pour le fond de l'œil, ce qui n'empêche pas que l'individu n'a pas besoin de présenter une réduction du volume de son sang, et peut même montrer des signes de pléthore, que la quantité d'hémoglobuline n'a pas besoin d'avoir sensiblement diminué.

Ces états d'assimilation de coloration, les habitants des grandes villes les présenteront bien plus fréquemment que les campagnards et, tout en les rencontrant dans des conditions de constitution sanguine plus ou moins normale, on les verra, bien entendu, encore bien plus prononcés lorsqu'il s'est pathologiquement établi une hydrémie en oligocythémie. Cette assimilation est la compagne de ce qu'on désigne sous le nom de chlorose et d'anémie généralisée.

Sur quoi repose cette assimilation progressive dans la coloration des vaisseaux veineux et artériels ? La différence de couleur résulte et d'une quantité d'hémoglobuline plus grande que renferme le sang et de la différence dans le diamètre des artères et des veines, de façon qu'avec un sang artériel sombre et des veines relativement larges, la différence de coloration s'accentue davantage qu'avec un sang artériel clair et un calibre de veines normal. Ni la diversité de calibre des artères et des veines, ni leur plus ou moins grande ampleur ne jouent ici pourtant un rôle prépondérant, et actuellement l'on ne sait pas encore d'une façon tout à fait précise sur quoi repose l'accentuation dans la différence de couleur entre sang veineux et artériel; ce qui est le plus probable, c'est que c'est la plus ou moins grande quantité d'oxygène que contient le sang veineux qui détermine sa diversité de couleur. Le sang veineux est-il pauvre en oxygène, il se différenciera du sang artériel riche en oxygène; en pareil cas, le sang veineux a réduit d'une façon incomplète son hémoglobuline. Le sang veineux est-il, au contraire, pauvre en oxygène, renferme-t-il beaucoup d'oxyhémoglobuline, il jurera comme couleur avec le sang artériel oxygéné.

Moins le sang se désoxyde, c'est-à-dire moins il y a hypodésoxydation (oxyémie), moins aussi la différence entre le sang que les veines charrient se différenciera du sang des artères, en conservant son artériosité ; plus, au contraire, la combustion s'opère activement, c'est-à-dire plus il y a hyperdésoxydation (anoxyémie), plus aussi la coloration veineuse qu'acquiert le sang désoxydé frappera l'observateur en comparant veines et artères. L'assimilation de couleur des vaisseaux du fond de l'œil nous indique donc que le sang, tout en prenant une quantité suffisante d'oxygène, n'en dépense pas, pendant son passage à travers les tissus, une partie suffisante et qu'il y a une énergie amoindrie de combustion et de nutrition.

La *différence de coloration* s'accentuera dans les cas contraires. Arrivée à un haut degré, elle peut nous indiquer le summum d'activité nutritive physiologique, de même qu'un excès dans la différence de couleur nous met sur la voie qu'il y a suractivité de nutrition avec excès de désoxydation. L'hypérémie veineuse qui accompagne ces divers états, l'augmentation de surface des veines et des capillaires et le contact plus prolongé des tissus avec le sang qui y circule avec une moindre rapidité peuvent expliquer cette désoxydation plus prononcée du sang veineux. Dans des inflammations graves, avec hypérémie veineuse étendue, cette suractivité nutritive et d'échange de matériaux, prenant les allures de la consomption, frappera par l'excès de coloration des veines, à moins que, du côté des poumons, la prise d'oxygène ne soit entravée et que la coloration veineuse que prend le sang artériel ne fonce les nuances au point de les égaliser.

L'idée de pousser à la désoxydation du sang veineux, en oxydant à l'excès le sang que charrient les artères, de rétablir, en quelque sorte, la différence de coloration en dégradant la teinte des artères, se présente naturellement à l'esprit. En oxygénant davantage aussi le sang veineux par des aspirations d'oxygène pur, par le séjour dans des régions bien aérées, on pourrait constater, par le relèvement des fonctions nutritives, un accroissement de la différence de coloration des artères et des veines tel que l'état physiologique doit le présenter. Cette idée est, du reste, appuyée par les renseignements des malades, dont beaucoup se plaignent, lorsque le fond de leur œil marque la similitude de coloration des veines et des artères, d'être forcés de séjourner dans des endroits clos à air vicié et qui, avec le relèvement dans la différence de coloration de leurs vaisseaux rétiniens, que leur procure le séjour dans une altitude plus élevée, en air, riche en ozone, voient disparaître, avec le signe pathognomonique, que révèle l'ophthalmoscope, la lassitude, leur manque d'énergie et leur propension à la mélancolie, états qui reparaissent dès qu'ils reprennent le séjour dans des altitudes moindres, baignés d'un air moins fourni d'ozone et où l'activité respiratoire, ainsi que la profondeur des inspirations, décroît avec l'activité moindre des contractions et du tonus musculaire.

On voit que, d'après les recherches d'Ed. de Jaeger, l'ophthalmoscope pourrait servir de moyen de contrôle des conditions hygiéniques dans lesquelles vit la personne examinée et des changements réclamés pour équilibrer les conditions de désoxydation du sang en cherchant de meilleures dispositions hygiéniques, ce que, du reste, la coutume de faire un séjour à la campagne, au bord de la mer et dans les montagnes, pour les citadins, a prouvé. Les résultats d'une pratique plus ou moins empirique confirment ici les raisonnements théoriques déduits d'un examen ophthalmoscopique des plus délicats.

Ces recherches ont été reprises par Giraud-Teulon, dix ans après, et il les signala à l'Académie de médecine comme « un nouveau signe ophthalmoscopique des lésions de nutrition des membranes profondes de l'œil ». La principale de ces anomalies consiste dans l'aspect rutilant, artériel du sang veineux rétinien, témoignant du passage du sang à travers les capillaires sans y subir de « désoxygénation », tandis que de Jaeger reste muet sur ce que cet état rutilant du sang peut à la longue avoir d'influence sur la nutrition de l'œil et qui porterait surtout sur des altérations subies par la rétine et le nerf optique (75 pour 100) et sur la nutrition du cristallin

(40 pour 100). La nutrition du cristallin ayant été jusqu'ici généralement considérée comme placée sous la dépendance directe de la circulation choroïdienne (procès ciliaires), cette révélation inattendue (1) appellera des études nouvelles soit confirmatives, soit rectificatives.

Les recherches de Giraud-Teulon, qui se bornent à 62 observations, se rapportent donc, lorsqu'il s'agit de l'oxyémie de de Jaeger, plutôt aux troubles nutritifs de l'œil qui en seraient la conséquence qu'à l'étude des altérations de la santé générale.

Au contraire, lorsque le sang présente une coloration anormalement assombrie ultra-foncée, Giraud-Teulon la laisse agir surtout sur le système moteur de l'œil, sur la motricité (l'accommodation). L'excès du sang veineux en oxygène, l'artériosité, se relierait à un trouble d'innervation des vaso-moteurs, dénoterait une circulation trop rapide sans y éprouver la désoxygénation normale; l'ultra-vénosité du sang reconnaîtrait une circulation ralentie ou une parésie des nerfs vaso-moteurs. Partout où s'observe la rutilance veineuse, on devra reconnaître un état parétique des fibres du grand sympathique, et, dans le cas de névrosité, un excès d'influence opposé du déficit de l'activité du vaso-dilatateur.

On saisit tout de suite, en faisant ici intervenir une névrose, combien ce sujet déjà si délicat perd de sa clarté, surtout si l'on n'oublie pas que la névrose elle-même doit aussi évidemment dépendre d'un trouble nutritif.

Que peut-il ressortir d'utile au point de vue pratique de ces recherches pour nos connaissances? Même pour le spécialiste le plus versé en ophthalmoscopie, la constatation de la concordance de couleur entre artères et veines est chose déjà assez délicate, mais on arrive à acquérir ici une précision de jugement nette. Aussi, voyons-nous notre ami porter toute son attention sur cette partie de son travail. Il insiste fort peu sur l'excès de différence de coloration, où le sang veineux présente une coloration anormalement claire ou assombrie. De Jaeger, en observateur consommé, glisse sur ce point, sachant fort bien qu'ici l'appréciation de nuance est rendue d'autant plus difficile que la pigmentation de la choroïde s'oppose à ce que la veine soit traversée aisément par la lumière renvoyée de la sclérotique. Ici l'on est donc exposé à attribuer à un *excès* de coloration ce qui revient à un *manque* d'éclairage, et à mesure que l'éclairage diminue la différence de nuance entre veines et artères s'accentuera aussi progressivement. Donc le mode d'éclairage, par rapport à la pigmentation choroïdienne, l'étalement (le plus ou moins d'aplatissement du vaisseau), établiront des variations telles que l'on arrivera bien difficilement à des conclusions d'une valeur pratique.

(1) En réalité, c'est bien inattendu de supposer, comme on a l'intention de le faire, que le cristallin puise ses matériaux de nutrition dans la circulation rétinienne (Giraud-Teulon, Panas) comme si la clinique n'avait pas déjà ici fourni une preuve irrécusable que la rétine isolément peut à la suite de compression s'atrophier entièrement et laisser le cristallin intact, tandis qu'une atrophie quelque peu étendue de la chroroïde entraîne une cataracte polaire postérieure, cataracte par inanition.

ARTICLE VI

INDICATIONS DU MEILLEUR MODE D'EXPLORATION POUR L'ÉTUDE DES AFFECTIONS DU NERF OPTIQUE. RAPPORT DE CES AFFECTIONS AVEC LES MALADIES DES YEUX ET LA PATHOLOGIE GÉNÉRALE.

Après vingt-cinq ans d'études ophthalmoscopiques, faites avec un soin et une abnégation dont peu d'hommes sont capables, Ed. de Jaeger (1) publiait les lignes suivantes :

« Si j'envisage aujourd'hui tout ce qu'on peut considérer comme bien fondé et établi, je n'hésite pas à avouer franchement que j'avais attendu de cette invention, dès son début, un résultat infiniment supérieur à celui qui a été réalisé, tant pour ce qui regarde son emploi pratique que son exploitation scientifique; je continue à penser qu'en réalité on aurait pu obtenir mieux.

Plus de deux lustres se sont de nouveau écoulés, et ces paroles ont conservé toute leur justesse, principalement dans le domaine de la pathologie des centres nerveux : aussi devons-nous, après de Jaeger, faire un effort pour engager les explorateurs sérieux à ne pas donner un démenti aux espérances exprimées par notre regretté ami.

Un reproche à adresser aux explorateurs, c'est d'avoir dès le début de l'ophthalmoscopie, poussé les recherches pour ce qui concerne l'étude des détails dans une mauvaise voie (voie suivie de préférence par les adeptes de l'école de Graefe), c'est, au lieu de se tenir de préférence à l'exploration à l'image directe, avec un miroir d'intensité modérée d'éclairage (comme les trois plaques de Helmholtz), de n'avoir eu qu'une préoccupation, d'augmenter l'étendue du champ exploré et l'intensité de son éclairage, comme le donne l'étude à l'image renversée avec les miroirs métalliques concaves à éclairage intense. Ce n'est que dans ces derniers temps qu'on revient aux miroirs plans et à plaques, et qu'on se rend compte qu'une exacte et minutieuse exploration de la papille n'est possible qu'à l'image droite après correction exacte de la réfraction et avec une intensité modérée d'éclairage. On peut alors se renseigner sur toutes les minuties de détails et rendre manifestes les faibles modifications de coloris, que masqueront, par le contraste des couleurs, un excès d'éclairage, défavorable aussi par l'éblouissement qui en résulte pour l'œil de l'observé.

Si l'exploration à l'image renversée, avec son grossissement bien moindre, a sa raison d'être pour l'étude des affections de la rétine, où il importe de se procurer, pour juger des lésions, un coup d'œil d'ensemble, si l'intensité plus grande de l'éclairage se justifie lorsqu'il faut percer le voile plus ou

(1) *Ergebnisse u. Untersuchungen mit dem Augenspiegel*, p. 3.

moins intense que des altérations comme celles qui accompagnent les chorio-rétinites ont tendu devant le champ à explorer, ces raisons tombent l[e] plus souvent lorsqu'il s'agit d'étudier une altération du nerf optique. Ici l'examen à un grossissement *maximum* et à un éclairage *minimum* s'impose rigoureusement, et l'on peut dire que celui qui n'a recours qu'à l'exploration à l'image renversée (que la routine enseigne encore de préférence se prive d'une des plus précieuses ressources de diagnostic. Qui voudra, du reste, lorsqu'il s'agit d'embrasser du regard un petit champ d'observation comme celui de la papille, qu'on éclaire entièrement ou presque entièrement à l'examen à l'image droite, renoncer à un grossissement de 8 à 1[illegible] dans les yeux emmétropes et hypermétropes, à celui de 20 à 40 dans le[s] divers degrés de myopie, pour se contenter d'un grossissement de 3 à 5 qu[e] fournit l'exploration à l'image renversée. Il paraît puéril d'insister ici, et pour tant combien de cliniciens et principalement ceux qui ne sont pas spécialistes et ne font qu'accessoirement usage de l'ophthalmoscope, ne savent guère s[e] servir de l'image droite avec éclairage faible (miroir plan à plaques).

En renonçant à l'exploration à l'image droite, on se prive tout d'abord d[u] contrôle de grandeur réciproque des parties juxtaposées de l'image (contrôl[e] qu'un très faible grossissement rend bien plus difficile) ; en outre, la répartition des éléments explorés par rapport aux plans dans lesquels ils courent la détermination des diverses profondeurs sont devenus extrêmement difficiles dans l'image renversée; enfin, la délimitation précise de grande[ur] n'est possible qu'en recourant à l'examen à l'image droite.

L'image renversée ne doit être utilisée que pour se donner une vue d'ensemble (pour éviter la correction excessive que réclame l'exploration de[s] yeux très myopes); une fois établi que nous avons affaire à une altératio[n] du nerf optique et de sa papille, si l'on veut étudier avec fruit les changements de coloration qui se sont opérés ou qui évoluent, seule l'exploration à l'image droite doit être dorénavant mise en pratique. Lorsqu'il[s] auront poursuivi longtemps ces recherches, les spécialistes pourront arrive[r] à déclarer avec de Jaeger : « que les résultats des explorations ophthalmoscopiques leur procurent plus d'intérêt comme *médecins* que comme *oculistes* » et les cliniciens verront que ce mode d'exploration fournira enco[re] plus de ressources, pour la *médecine générale* que pour les *études spéciale[s] d'ophthalmologie*. Qu'on veuille bien ne pas oublier que le nerf optique ave[c] son épanouissement, situé à proximité des centres nerveux, est le seul [et] unique nerf explorable sur le vivant et que l'arbre central des vaisseaux d[e] la papille et de la rétine représente les seuls vaisseaux que l'on puiss[e] étudier à jour et par transparence, en ce qui regarde leur diamètre, leu[r] coloration et leur contenu.

La vieille maxime suivant laquelle l'*œil est le miroir de l'âme*, doit av[oir] raison, d'après de Jaeger, être comprise dans ce sens que l'œil est l'expression des conditions physiologiques et pathologiques de notre organisme e[n] entier, microcosmus in macrocosmo. Cet organe, le plus délicat de nos sen[s] forme un ensemble clos, mais qui, néanmoins, se trouve constamment dans ses rapports de réciprocité les plus intimes avec le restant de notre organisme et principalement avec nos centres nerveux. Quel rôle il joue comme dompteur dans divers états psychiques et pathologiques, l'hypnotisation en fournit la preuve.

Dans les études si minutieuses que nous aurons à exposer, il ne faut pas non plus oublier que pour bien juger ce qui s'écarte de l'état physiologique, il faut connaître à fond les modalités et variations de l'œil normal, en apparence assez uniforme, mais variant après un examen détaillé, de façon que l'on peut dire qu'il n'y a pas un œil identique à un autre, pas plus qu'on ne rencontre deux figures semblables, chaque œil présentant son type individuel (de Jaeger). Il faut connaître l'aspect juvénile, l'éclat des couleurs et des reflets de l'œil de l'enfant, le manque de brillant, la décoloration et la flaccidité de l'œil du vieillard. Il faut savoir encore, car on ne le pourrait nier, que la maladie, les privations, les abus de travail, agissent sur le microcosmus, comme ils agissent avec tant d'évidence sur le macrocosmus, en d'autres termes que l'œil peut aussi vieillir avant l'âge. De même faut-il admettre qu'une fraîcheur de l'appareil nerveux de l'œil laisse conclure, jusqu'à un certain point, à pareille conservation de fraîcheur des centres nerveux, en termes plus banals, que l'éclat des yeux reflète celui de notre système central, comme fonction de notre âme; aussi pour ceux auxquels ce mot est indispensable, en est-il le miroir.

« Sous ce rapport, dit notre ami, le champ d'observation de l'ophthalmoscope gagne par l'exercice et l'expérience en valeur et en résultats pour l'ophthalmologie, mais encore bien plus pour la médecine générale, si l'on met les divers processus physiologiques et pathologiques de l'œil en opposition avec ceux du restant du corps, et si l'on doit, comme cela arrive si souvent, reconnaître dans les phénomènes qui se manifestent dans l'œil l'influence et l'expression d'états généraux ou un changement local du restant du corps. »

Ce n'est pourtant pas sans raison que, dès le début, on a abandonné l'examen à l'image droite, pour celui à l'image renversée, et cela sans méconnaître les avantages que présente le premier de ces genres d'examen. On choisit de préférence l'examen qui s'exécute avec le moins de perte de temps et renseigne en quelque sorte d'emblée sur ce dont il s'agit pour satisfaire la curiosité du malade et la sienne; en second lieu tout débutant se dirigera vers le mode d'examen le plus facile et, une fois bien exercé à ce genre d'examen, il sera rare qu'il veuille s'infliger alors les déboires d'un nouvel apprentissage pour un autre genre d'exploration, si le premier paraît lui donner à peu près satisfaction. Si cette considération doit être mentionnée pour les spécialistes, combien ne sera-t-elle pas encore davantage à invoquer pour le clinicien qui fait accessoirement l'ophthalmoscopie. En effet, pour pouvoir bien utiliser l'exploration à l'image droite, il ne suffit pas seulement au praticien ordinaire (à l'aliéniste par exemple) de savoir manier l'ophthalmoscope, mais il lui faut encore connaître la réfraction, de façon à pouvoir, pour bien voir, corriger exactement la réfraction de l'œil examiné, lorsqu'il est amétrope. Donc si l'on veut que l'ophthalmoscope devienne pour le médecin plus encore que pour l'ophthalmologiste un instrument révélateur, devra-t-on exiger du praticien une connaissance approfondie de l'exploration à l'image droite et, par conséquent, des lois de la réfraction, et le maniement des verres. Nous sommes, hélas! encore loin de pareille éducation médicale perfectionnée. L'avenir de l'*ophthalmoscope médicale* sera donc pour bien longtemps encore confié aux mains des spécialistes qui auront à cœur de se mettre, en plus des besoins de la spécialité, au service des études et du progrès de la pathologie générale.

Je regrette de devoir leur signaler à eux également un écueil, qui les attend ici, c'est qu'en dehors de la perte de temps qu'il faudra consacrer à l'étude à l'image droite, ce mode d'examen force l'observateur à être en quelque sorte couché sur la figure du patient et à recevoir l'air expiré par celui-ci, de même qu'il envoie à son patient le produit de sa respiration. Dans la clientèle privée, ces examens sont donc à chaque instant interrompus pour reprendre haleine ou pour la laisser reprendre au malade. Dans la clientèle hospitalière ces égards réciproques sont nécessairement plus négligés, mais ici la prolongation excessive de l'examen, à part ce qu'il a souvent de fatigant et d'écœurant pour le médecin, a encore l'inconvénient d'enlever à un patient peu intelligent la confiance, car il se tournera de préférence vers celui qui avec brio donnera des conclusions après avoir à peine jeté un coup d'œil dans l'organe malade, et il ne comprendra pas pourquoi l'examinateur consciencieux consacre autant de temps pour une opération incommode à tous deux.

J'ai eu à cœur d'exposer toutes ces considérations pour démontrer que la ferveur que mon ami de Jaeger a eue pour défendre les résultats de ses merveilleux examens n'ont pourtant pas pu balayer les obstacles qui s'opposent à la divulgation de l'ophthalmoscopie médicale et qui ont pour beaucoup fait considérer ses légitimes désirs comme des utopies. En bonne connaissance de cause, on doit, autant que cela est possible et praticable, tâcher d'éliminer les difficultés de l'exploration à l'image droite et ici, ceux qui ont répandu les ophthalmoscopes à réfraction ont fait chose méritoire, mais il faut inculquer à la nouvelle génération que seul l'examen à l'image droite doit fournir les renseignements définitifs, et que, à l'inverse de ce qui se fait actuellement, l'exploration à l'image renversée doit n'être qu'accessoire.

Nous reproduisons ici les avantages exposés par M. Masselon dans son article des *Annales d'oculistique*, t. XCVIII, p. 24 : L'ophthalmoscope Helmholtz-Wecker; avantages de l'examen à l'image droite sous un faible éclairage.

« Pour nous, le point important dans l'examen à l'image droite est que l'observateur soit tout d'abord absolument maître de son accommodation, et que l'adaptation pour les parties du fond de l'œil à étudier se fasse seulement à l'aide de verres appropriés, sans que le jeu de l'accommodation de l'observateur intervienne; c'est seulement ainsi que l'on obtiendra une fixité absolue dans la netteté de la région explorée et que l'on retirera tout le bénéfice de l'amplification de l'image fournie par ce mode d'examen. En outre, il est urgent, pour ce qui regarde les explorations délicates relatives à l'étude de la circulation et de la coloration de la papille, de ne pas projeter dans l'œil une quantité de lumière trop considérable, devant avoir pour effet de noyer en quelque sorte l'image dans un flot de lumière au grand préjudice des fins détails. A cet égard les miroirs étamés et métalliques doivent être rejetés, tandis que les simples plaques de Helmholtz offrent un avantage incontestable. Ajoutons encore que la douce lumière renvoyée par ces plaques n'a pas l'inconvénient, dans un examen prolongé, d'éblouir et de fatiguer le malade, dont la pupille, largement ouverte, facilite l'exploration. Enfin l'observateur n'est plus astreint à diriger son regard par une ouverture étroite, ce qui est encore un notable profit pour la facilité de l'exploration et rend plus aisé le relâchement de son accommodation.

« Les avantages de l'ophthalmoscope de Helmholtz admis, il restait à rendre l'instrument pratique et maniable ; c'est ce qu'a fait M. de Wecker en lui donnant la forme et le volume des ophthalmoscopes ordinairement en usage. L'ophthalmoscope primitif de Helmholtz n'a guère été appliqué cliniquement. Ed. de Jaeger a pour son grand ophtalmoscope utilisé celui de Helmholtz, mais les modifications apportées à l'instrument primitif n'ont d'ailleurs contribué à le rendre ni moins compliqué ni plus léger, aussi l'ophthalmoscope est-il resté confiné dans les mains d'un nombre restreint de confrères, adeptes des principes et des doctrines de l'École de Vienne, particulièrement représentée par Ed. de Jaeger.

« Ce que l'on peut surtout reprocher à ces instruments, c'est que, inconvénient de plus graves, leur long tube force l'observateur à tenir, pour l'examen à l'image droite, son œil éloigné de l'œil observé, tandis qu'au contraire, pour un contrôle et une correction exacts de la réfraction, il faut appliquer en quelque sorte les deux yeux l'un contre l'autre, ce qui est en réalité possible avec le miroir Helmholtz-Wecker.

« La longue boîte de ces ophthalmoscopes était justifiée par le désir de placer les plaques à une inclinaison voulue par rapport aux verres correcteurs, qui, séparés dans un tube muni de disques, ne contribuaient qu'en partie à la reflexion. Ces verres se trouvaient ainsi garantis de la lumière et ne pouvaient renvoyer des rayons vers l'œil de l'observateur. Un autre avantage de ces instruments était que l'on regardait à travers l'axe du verre placé verticalement devant soi. C'était pour obtenir à la fois une inclinaison convenable du miroir, une position verticale du verre correcteur et une garantie contre les reflets, grâce à des disques troués, qu'on s'était astreint à construire une lourde boîte qui rendait de prime abord l'instrument impropre. Il aurait fallu encore, pour s'en servir pratiquement, une série interminable de verres destinés à être enchâssés, suivant les besoins, dans la boîte, attendu que les quelques verres concaves et convexes du grand miroir de Jaeger étaient absolument insuffisants.

« Pourtant il était indispensable d'avoir à sa disposition un miroir à très faible lumière et de ne pas renoncer aux trois plaques de Helmholtz donnant un si merveilleux éclairage (1). C'est dans ce but que M. de Wecker a fait construire son petit ophthalmoscope (fig. 81) qui se réduit au simple réflecteur à plaques. Une rainure a été placée derrière l'instrument, permettant d'y adapter, suivant les cas, les verres des boîtes à lunettes d'essai. Il est vrai que le verre correcteur se trouve, lors de l'examen, situé obliquement; mais cet inconvénient, qui n'est sensible que pour les verres forts, cet instrument ne le partage-t-il pas avec tous les ophthalmoscopes à réfraction sans miroir incliné, dont, en vérité, on ne s'est guère mal trouvé jusqu'ici? En outre, le verre correcteur contribue à l'éclairage plus que dans les miroirs Helmholtz-Jaeger, munis, eux, de disques à trou; mais il ne s'agit ici que d'un léger accroissement de lumière, qui n'est nullement préjudiciable.

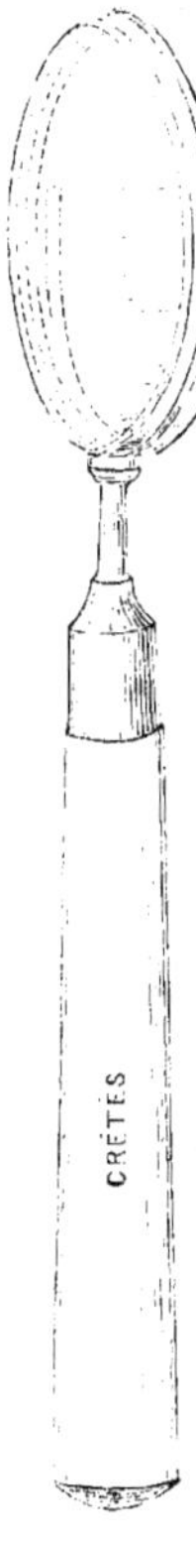

« En donnant au miroir la grandeur des verres des boîtes d'essai et en le munissant d'une rainure pour recevoir ces verres, M. de Wecker en a fait un des ophthalmoscopes à réfraction les plus complets, bien que l'instrument ne doive pas servir ordinairement à cet usage et ne soit, par conséquent, muni d'aucun appareil destiné à faire passer rapidement les verres correcteurs. Toutefois, il peut à la rigueur être substitué, au seul prix d'un peu de perte de temps, aux instruments compliqués et dispendieux qui servent à mesurer objectivement la réfraction.

Fig. 81.

« La suppression d'un diaphragme du côté de l'observateur a, à la vérité, l'inconvénient de donner lieu à des reflets pouvant gêner lorsqu'on n'examine pas dans un endroit absolument sombre, mais on arrive vite à négliger ces reflets, et l'on jouit alors du très grand avantage de ne pas être obligé de regarder à travers une ouverture restreinte, qui engage à faire instinctivement un mouvement d'accommodation, surtout si le trou aboutit à une boîte, comme dans les instruments de Helmholtz-Jaeger.

« En dernier lieu nous ferons encore remarquer que, dans ces instruments, les trois plaques de verre étant vissées les unes sur les autres et la poussière pouvant s'insinuer entre elles, on se trouve dans l'obligation de procéder de temps en temps à un nettoyage d'autant plus désagréable qu'on est ainsi exposé à froisser ou à perdre de très minces cercles d'étain qui, placés sur les bords des plaques, sont destinés à maintenir entre elles un petit écartement. Dans l'instrument construit par M. Crétès, avec le tact qu'il apporte

(1) Des essais comparatifs, faits avec des verres intermédiaires biconvexes ou biconcaves, sur lesquels étaient superposés deux ménisques concaves ou convexes, ont démontré que l'avantage restait aux plaques de Helmholtz qui fournissent un éclairage plus doux et plus égal.

à la confection de tout ce qui sort de ses mains, les trois plaques se trouvent seulemen séparées du côté du manche par de petites languettes d'étain laissant un espace suffisan pour écarter la formation de cercles colorés de Newton ; les trois plaques sont emboîtée de telle façon qu'aucune parcelle de poussière ne peut s'insinuer entre elles, ce qui dispens de tout nettoyage autre que celui des deux faces libres.

« Il suffit d'avoir en main l'ophthalmoscope de Helmholtz-Wecker pour s'assurer immé diatement que l'instrument est des plus pratiques et du maniement le plus aisé. D'un incontestable utilité, cet ophthalmoscope, vu son prix modique (9 francs), ne doit manque désormais dans aucune boîte de verres d'essai où, grâce à l'adjonction de ceux-ci, i fournira un ophthalmoscope à réfraction des plus complets. »

Nous avons précédemment exposé que l'œil jouit de particularités de circulation et de pression qui modifient les lois de nutrition établies pour le restant du corps : il faudra donc tenir compte de ces particularités, san pour cela vouloir admettre pour l'organe de la vue une indépendance plu grande du corps, aux lois duquel il est en réalité soumis et qui s'y reflètent Peu d'organes existent où les altérations physiologiques progressives et le changements pathologiques s'étalent avec autant de netteté que dans l'œil C'est ici qu'on peut différencier et voir ce qui est irritation et ce qui es inflammatoire, c'est ici qu'on peut se rendre compte que nombre de trouble fonctionnels peuvent s'établir par des métamorphoses progressives des tissu sans que rien paraisse intervenir de ce qu'on est convenu d'appeler irrita tion ou inflammation.

Nous jouissons encore pour l'œil de l'avantage de voir se circonscrire le troubles nutritifs et inflammatoires à certaines régions qui comprennen des domaines circulatoires particuliers, de se rendre compte que ce qui es métamorphose progressive de la vie, excès de nutrition, inflammation, etc part du centre de ces domaines circulatoires pour se répandre vers leu périphérie, tout au contraire de ce qui se passe pour les métamorphose régressives, les atrophies seules tendant dans ces mêmes régions à gagn de la périphérie le centre. Il en est dans l'œil de même pour les tiss dépourvus de vaisseaux qui se trouvent sous la même dépendance, pa rapport aux domaines circulatoires et de la direction déterminée que prennen les courants nutritifs de l'œil.

Pour ce qui concerne nos études particulières des affections du ne optique, les régions circulatoires qui doivent particulièrement attirer i notre attention sont le *cercle sclérotical de Haller* et la *région des vaisseau centraux*. Le premier de ces systèmes vasculaires est en quelque sorte l partie visible de la circulation du tronc intra-orbitaire du nerf. Elle est l terminaison oculaire et visible du système de vaisseaux intervaginaux q fournissent au tronc nerveux pendant son parcours dans l'orbite. La manièr dont cette portion de ce système se comporte, peut jusqu'à un certai point nous permettre de préjuger sur le restant de la circulation intervagi nale et la nutrition du tronc orbitaire du nerf optique.

Le système des vaisseaux centraux qui ne pénètrent que près du glob oculaire dans le nerf, fournit essentiellement à la partie conductrice de l rétine, c'est-à-dire à l'étalement des fibres nerveuses dans le globe oculaire à la terminaison des fibres jusqu'à leur jonction avec les éléments tactiles de la substance grise de la rétine. Celle-ci, ainsi que sa couche épithéliale, reçoit ses matériaux de nutrition de la choroïde et de son réseau vasculaire. Tout ce qui est fonctionnement propre du sens lumineux, formation du pourpre rétinien, etc., revient au système circulatoire choroïdien. La région vasculaire centrale ne fournit que les matériaux nutritifs à la conduction. Ce système vasculaire nous reflète donc fidèlement (lorsque aucune atteinte n'est directement portée par suite d'états pathologiques du voisinage à son intégrité) les conditions particulières dans lesquelles s'opèrent la transmission, la conductibilité du nerf.

Que le centre d'élaboration de l'impression visuelle soit atteint au point de rendre la transmission inutile et inefficace, nous verrons, avec l'atrophie progressive des fibres conductrices, le système central rétinien s'étioler, de même qu'en cas d'une destruction des couches sensorielles de la rétine, les impressions ne pouvant plus être conduites vers les centres, la portion conductrice de la rétine s'étiolera et sera suivie d'une réduction progressive dans le calibre des vaisseaux du système central rétinien.

L'attention et les études cliniques doivent être dirigées sur la façon dont le système circulatoire du cercle de Haller se comporte, système dont une partie est dans presque tous les yeux visible et dans beaucoup très développé. Ici aussi, à moins d'avoir des raisons de voisinage à invoquer, la diminution de calibre des vaisseaux, la disparition des branches du cercle de Haller nous mettent sur la voie de reconnaître ce qui se passe dans la nutrition et sur le parcours du nerf optique orbitaire, jusqu'à quel point sa fonction est menacée.

Quant à ce qui concerne le *système vasculaire central*, il est bien plus soumis à notre investigation, mais encore ici, à part des raisons de voisinage capables d'entraver le fonctionnement régulier de ce système et que l'on doit dans un examen éliminer tout d'abord, il faudra avoir toujours présent à l'esprit que ce système a pour *unique* fonction le maintien de la conduction terminale du nerf optique. Une embolie de l'artère centrale supprime-t-elle définitivement la circulation, l'appareil conducteur rétinien seul s'atrophiera, mais l'appareil tactile, les éléments sensoriels de la rétine ne disparaîtront que faute d'action et de fonction, mais non par suite d'un afflux insuffisant de matériaux nutritifs. Une choroïdite entraîne-t-elle une destruction complète de l'épithèle et des couches tactiles avoisinants de la rétine sans empiéter sur la couche des fibres nerveuses : celle-ci finira par s'atrophier et l'arbre central de la rétine s'étiolera non par suite d'un apport insuffisant de sang nutritif, mais par suite de mise hors fonction. Le système rétinien central (1) n'a donc affaire qu'avec la conduction ; comme pour les

(1) On a déjà eu tort de désigner ce système vasculaire comme *rétinien*, car on voit jusqu'à quelles fausses déductions peut conduire un nom mal choisi, lorsqu'on entend, comme au dernier congrès (de 1887), placer la nutrition du cristallin sous la dépendance de celle de la rétine. La rétine, à proprement parler, n'a pas plus de circulation que le cristallin, elle

affections du nerf optique, nous ne nous occuperons que de celle-ci et non des maladies de la rétine proprement dite, nous devons donc tout particulièrement porter notre attention sur ce système central de vaisseaux.

Ce système est à peu près un système terminal de vaisseaux, car à part quelques fines branches vasculaires qui s'en détachent pour communiquer avec les vaisseaux du cercle de Haller et quelques vaisseaux mêmes des gaines, les vaisseaux centraux se terminent dans l'épanouissement oculaire du nerf optique. Ce système vasculaire disposé en simple couche et ayant ses vaisseaux très distincts avec son système capillaire invisible n'exerce aucune influence marquée sur la coloration du fond de l'œil (*de Jaeger*). Les parois de ces vaisseaux sont à l'état physiologique d'une transparence parfaite, et cela à l'encontre des autres vaisseaux du corps. On ne les reconnaît donc qu'à l'état pathologique et par suite de leur contenu coloré de la colonne sanguine que charrie le vaisseau. La couche de liquide incolore avec les leucocytes qui s'étale le long de la paroi du vaisseau échappe dans les conditions ordinaires à notre examen ; ce n'est que lorsque deux vaisseaux se croisent et que le sous-jacent renvoie de son milieu son reflet suffisamment fort qu'on voit ce reflet presque toucher la colonne colorée du sous-jacent, seulement une fine ligne incolore sépare les deux colonnes, et cet espace doit se rapporter lorsque les deux vaisseaux se touchent en se croisant à la paroi des deux vaisseaux et à la couche du liquide incolore qui la coudoie.

Cette extrême transparence permet qu'on se rende bien mieux compte que dans d'autres endroits du corps des changements d'aspect de coloration, de la diminution d'épaisseur de la colonne sanguine que charrie les vaisseaux. Nulle part ailleurs pareille facilité de contrôle ne nous est donnée (de Jaeger).

La structure, ainsi que la répartition des vaisseaux du système central, tout en étant loin d'être identique dans les divers yeux ou même dans les deux yeux du même sujet, est assez uniforme et présente une régularité de distribution assez généralement répartie. Ordinairement, les artères placées plus superficiellement que les veines ont d'un quart à un tiers de moins d'épaisseur que les veines, présentent un parcours plus droit, tranchent avec leur teinte jaune rougeâtre plus accusée avec celle des veines, et le reflet qui part du milieu des vaisseaux est plus éclatant que sur les veines à contour foncé rouge (de Jaeger). L'uniformité de répartition se fait surtout valoir comme *quantité* de vaisseaux visibles, et cette quantité ne varie guère, même dans les divers états pathologiques. Leur plus grande tortuosité peut ici simuler une augmentation de nombre, surtout si l'on n'éclaire qu'une partie du fond de l'œil, la papille ou son proche voisinage, en faisant le compte de toutes les branches qui franchissent le bord papillaire, on voit que celui-ci n'est pas augmenté.

est nourrie, comme ce dernier, par la choroïde. Il n'y a absolument rien de paradoxal à dire que seule l'expansion du nerf optique dans l'œil jouit d'une circulation à part.

Ce qui peut sensiblement varier même à l'état physiologique, c'est le *diamètre* des vaisseaux, et cette inconstance dans l'épaisseur sous laquelle nous *apparaissent* les vaisseaux chez les divers sujets nous rend justement la constatation des hypérémies et des anémies difficile. Nous disons « apparaissent » parce qu'il faut ici tenir compte sous quelle incidence notre regard tombe sur le vaisseau exploré et quel degré d'aplatissement la pression oculaire a fait subir aux vaisseaux. Ainsi, chez certains sujets on est frappé de l'opulence de l'arbre central vasculaire dont les vaisseaux nous paraissent présenter le double d'épaisseur de ce qu'on rencontre habituellement. Au contraire, on voit d'autres individus chez lesquels ce système central de vaisseaux est d'une maigreur telle qu'on songerait à un état pathologique si le parfait fonctionnement et l'absence de toute plainte de l'examiné (qui souvent ne vient exclusivement que pour le choix de ses verres) ne nous démontrait pas le contraire.

L'explorateur a donc ici tout d'abord à tenir compte du grossissement que lui fournissent les milieux de l'œil exploré, de juger de la largeur des vaisseaux par rapport au diamètre papillaire, du degré d'aplatissement que fait subir aux vaisseaux la pression intra-oculaire par rapport à la distance et à la largeur du reflet central avec les bords du vaisseau et de leur double contour. Enfin cette évaluation faite, il ne faut pas porter le jugement s'il y a discordance avec le développement du restant du corps, de la figure en particulier, et croire que le système vasculaire central doit correspondre à celui du corps. Son développement est assez en rapport avec le système vasculaire des centres nerveux, mais on rencontre chez des personnes vigoureuses d'un aspect de santé exubérante, à face colorée, parfois un arbre vasculaire central grêle et chétif, tandis que des sujets maigres et peu développés nous surprennent par la richesse des vaisseaux auxquels leur papille optique livre passage. Donc, pour pouvoir fournir un jugement de quelque valeur, il faut une grande expérience, et c'est à tel point vrai qu'on peut conseiller aux enseignants de bien vouloir toujours faire précéder leurs examens ophthalmoscopiques de l'examen fonctionnel, pour ne pas s'exposer devant les élèves à déclarer l'existence d'une diminution de nutrition dans l'épanouissement terminal du nerf optique là où il ne s'agit que d'une simple variante un peu prononcée dans l'état physiologique. Si nous pensons ne pas faire chose inutile en donnant pareil conseil au corps enseignant, quelle valeur faut-il accorder alors à l'appréciation des cliniciens non spécialistes qui sont, il est vrai, de suite prêts à déclarer qu'il existe une hypérémie ou une anémie papillaire.

Ce n'est pas seulement la diversité du diamètre des vaisseaux *en général* qui peut subir des fluctuations sensibles, mais aussi la différence entre la proportion que garde à l'état physiologique le calibre des artères comparativement à celui des veines. Aussi il peut se rencontrer à l'état normal des cas où artères et veines ne sont pas seulement d'un calibre assez uniforme, mais aussi présentent comme tortuosité un parcours assez identique, tandis qu'on voit l'autre extrême, des veines d'un calibre double de celui des artères avec un parcours des plus tortueux et des artères à direction droite. Ces variantes se rencontrent dans des yeux à fonction absolument normale et chez des sujets dont la circulation ne présente rien d'anormal. La nutrition de l'expansion oculaire du nerf optique peut donc s'opérer dans des conditions physiques sensiblement variables. Jusqu'à quel point pareilles conditions qui doivent se répéter pour les centres nerveux et qui sont évidemment non acquises, mais congénitales, doivent prédisposer à des états pathologiques, l'avenir nous renseignera à ce sujet; mais, dès à présent, les confrères aliénistes et ceux qui s'adonnent à la spécialité des maladies nerveuses doivent être avertis que la circulation et par suite la nutrition des centres nerveux (en concluant avec raison par analogie d'après ce qui se passe dans l'œil) s'opèrent dans des conditions sensiblement diverses chez différents sujets.

Un observateur attentif est frappé des diversités de largeur qui se rencontrent entre le calibre des artères et des veines. Ainsi il se présente des cas où artères et veines sont absolument ou à peu de chose près du même calibre, d'autres où la différence est des plus marquées. Les veines se rapprochent-elles comme calibre des artères et peut-on en conclure que non seulement les centres nerveux ont une égale conformation de vaisseaux, mais aussi que le restant du corps présente une configuration vasculaire semblable, il faudra admettre que non seulement l'organisme renferme moins de sang veineux que d'ordinaire, mais aussi que ce sang veineux circule avec plus de rapidité dans les tissus avec lesquels il reste en moindre contact. Les veines dépassent-elles très sensiblement le calibre des artères, la circulation veineuse doit être plus lente et le contact de ce sang avec les parties ambiantes plus prolongé. Que la nutrition, ainsi que la disposition plus grande pour certains états pathologiques, doit varier sensiblement chez ces individus si diversement constitués au point de vue de leur système circulatoire paraît assez probable.

Nous ne revenons pas sur les déductions à tirer de la coloration du sang; il en a été longuement question dans le précédent article. Insistons seulement sur ceci que l'écart plus accusé dans la coloration n'est, dans la très grande majorité des cas qu'apparent, n'est que l'effet de contraste, que les nuances nous frappent d'autant plus que la manque de pigmentation du stroma choroïdien permet d'éclairer davantage, qu'elles dépendent du degré d'épaisseur du vaisseau, ainsi que du reflet qui le sillonne. Plus une veine est épaisse, plus elle paraît foncée par comparaison à l'artère, même si la différence de couleur du sang que tous deux charrient n'est que peu accusée.

On a tant discuté sur le reflet des vaisseaux de la rétine qu'il est fatigant d'exposer toutes les opinions émises, reprises et abandonnées; les expériences que notre ami de Jaeger a faites avee des tuyaux en verre remplis d'un liquide différemment coloré, me paraissent absolument concluantes. Elles démontrent que dans l'œil vivant comme on peut apercevoir dans toute sa largeur, délimitation, coloration et intensité lumineuse, le reflet du vaisseau rétinien sous-jacent jusqu'au bord de la colonne sanguine des vaisseaux d'un parcours plus superficiel, les parois vasculaires doivent posséder une translucidité et un coefficient de réfraction à peu de chose près égale aux éléments rétiniens superposés et avoisinants et *que le reflet est produit par la surface antérieure de la colonne sanguine.*

Ce reflet montre des variations sensibles suivant les différentes personnes examinées et les conditions physiologiques qu'elles peuvent présenter. Il peut varier de régularité, d'intensité, de largeur, et de netteté comme délimitation, ainsi que de répartition pour ce qui concerne artères et veines. Ce reflet paraît en général d'autant plus vif et uniforme que les parties ambiantes (rétine et milieux) présentent un indice de réfraction plus uniforme et une transparence plus parfaite. Plus la colonne sanguine est foncée, plus le reflet lui-même prend une légère nuance de rouge. Il acquiert d'autant plus de largeur que les contours doubles et foncés du vaisseau s'amincissent, que le vaisseau se trouve plus aplati (de Jaeger). Au contraire, le vaisseau se trouve-t-il avec sa plus forte épaisseur dirigé vers l'observateur, le reflet s'amincit à mesure que les doubles contours latéraux s'élargissent. Ainsi le reflet peut nous servir pour nous rendre compte suivant ses proportions par rapport aux contours du vaisseau sur la direction de celui-ci comme épaisseur vis-à-vis de la surface de la rétine. Peu importe au fond où l'on localise ce reflet, soit à la surface de la paroi antérieure du vaisseau (*Schneller*), à la surface postérieure (*Loring*, *Becker*) ou à la surface antérieure de la colonne sanguine (*de Jaeger*).

Ce qu'il ne faut oublier, c'est que, vu l'unité parfaite ou à peu près parfaite des coefficients de réfraction, des divers et nombreux éléments qui constituent la rétine, le coefficient moindre du sang qui s'y répand doit être la cause d'un reflet particulier et qui se trouve entièrement lié à ce parcours (1). Bien entendu que ces reflets n'ont rien à voir avec ceux produits par la saillie des vaisseaux vers le corps vitré et qui donne suivant les différentes personnes, surtout les enfants, lorsqu'on les examine à l'image renversée, les figures les plus bariolées.

Nous aurons à revenir sur les altérations pathologiques et les anomalies congénitales que peuvent présenter les vaisseaux du système central comme diamètre et direction de parcours. Ce qui nous reste à indiquer, c'est que non seulement une très exacte correction des milieux explorés s'impose

(1) L'intensité du reflet paraît en rapport assez direct avec la moindre coloration du sang, mais néanmoins il n'en dépend pas absolument et le coefficient de réfraction du liquide que charrient les vaisseaux doit y jouer aussi un rôle important. Ainsi les veines assez fines peuvent parfois présenter un reflet aussi intense que les artères ou n'en différer que fort peu. Le coefficient du sang doit évidemment changer suivant la plus ou moins grande quantité d'albumine qu'il charrie; à mesure que ce coefficient tombe, le reflet s'accroît. Dans l'hydrémie, le sang se décolore, l'albumine diminue. Dans l'albuminurie il en est de même, le reflet augmente, même lorsque le sang ne s'est pas encore décoloré. Le reflet disparaît à mesure que le sang prend une intensité de couleur plus grande et perd de son albumine comme dans les attaques de choléra, les diarrhées cholériformes, etc. Lorsque le reflet ne se montre pas en concordance avec la coloration du sang, qu'un sang relativement foncé présente un reflet d'une intensité inusitée, on peut en conclure que conjointement avec l'accroissement de la couleur a marché une augmentation d'hémoglobuline et d'albumine. Ce reflet bien étudié pourra donc fournir des renseignements sur la composition chimique du sang en général, mais aussi suivant la prédominance plus notable d'albumine dans le sang veineux comparativement au sang artériel. L'augmentation du reflet des veines, non rendu plus coloré chez un fiévreux, indique l'usure de l'hématoglobuline, la réduction de l'albumine du sang veineux, etc.

lorsqu'il s'agit d'examiner un amétrope (et il faut ici rigoureusement tenir compte de l'augmentation et de la diminution de grandeur apportée par pareille correction), mais il faut encore, dans les états pathologiques, avoir présent à l'esprit que bien plus que pour ce qui se présente physiologiquement les détails varient comme grandeur suivant les variations d'emplacement que les parties explorées occupent successivement, et que, si ces variations sont sensibles, il faut changer (surtout pour l'œil myope) différemment sa correction pour les divers objets qu'on examine. Avons-nous à rappeler ici que principalement pour les détails de la papille les changements de niveau sont souvent assez brusques et suivent les altérations pathologiques parfois très sensibles, et qu'en ne tenant pas compte de ce fait, on ne serait que trop souvent trompé sur la grandeur des objets examinés, croyant à un élargissement d'un vaisseau parce qu'il a été poussé en arrière, à un amincissement parce qu'il a été refoulé en avant. On admettrait ainsi un rapetissement ou un élargissement des vaisseaux lorsqu'il ne s'agit en réalité que d'une différence de parcours, d'un éloignement ou d'un rapprochement plus notable de la portion du vaisseau soumis à l'examen.

D'après ce qui précède, on peut conclure que, pour faire d'une manière sérieuse l'ophthalmoscopie médicale, le spécialiste doit encore se spécialiser pour ce genre d'études (comme l'avait du reste fait Ed. de Jaeger) et que tout ce qui a été publié concernant les déductions à tirer des explorations ophthalmoscopiques sur l'état général de santé, l'état mental, etc., par les simples cliniciens est plus que sujet à caution. Pourtant les obstacles si notables que l'on voit s'échafauder devant soi pour arriver à un résultat aussi capital que celui de pouvoir avec l'ophthalmoscope déchiffrer dans l'œil les conditions de santé générale et le fonctionnement intellectuel de l'examiné, ne doivent pas engager à abandonner cette tâche ; loin de là, les travailleurs jeunes et persévérants doivent ici aplanir le terrain et rendre de plus en plus pratique l'ophthalmoscopie médicale, en la dépouillant d'un monopole dont elle est forcément encore investie pour le moment.

ARTICLE VII

ANÉMIE DU NERF OPTIQUE

On a confondu une partie des états anémiques de l'expansion intra-oculaire du nerf optique avec les anémies de la rétine ; ainsi, lorsque le sang artériel ne peut plus, par suite d'un brusque obstacle (embolies, hémorrhagie des gaines, compression à l'entrée du nerf optique dans l'œil) arriver à la répartition des fibres dans la coque oculaire, nous parlons d'une anémie de la rétine, suivant la coutume établie, ou plutôt la routine, mais il ne s'agit pas ici d'une anémie de la rétine à proprement parler, qui continue à recevoir ses matériaux nutritifs du côté de la choroïde et reste intacte dans ses fonctions à la condition que la conductibilité des fibres intra-orbitaires ne soit pas trop longtemps interrompue et reprenne en quelque sorte instantanément ses fonctions. Il n'en serait certainement pas ainsi pour les éléments si délicats de l'appareil tactile rétinien, si sa nutrition dépendait du système circulatoire central ; il suffirait d'une interruption de quelques jours dans ce système terminal, non pourvu, ou à peine fourni de quelques branches collatérales, pour amener une perturbation de nutrition définitive dans l'appareil tactile. Aussi, comme nous l'avons déjà exposé (p. 62 de ce volume), il n'est actuellement plus question d'anémies ou d'ischémies idiopathiques de la rétine; si nous voyons progressivement s'établir une anémie dans le système vasculaire central, nous avons à la considérer comme un changement dans les apports nutritifs de l'extrémité de l'appareil conducteur du nerf optique, à l'envisager comme affection du nerf, et non comme une maladie rétinienne (1).

L'*anémie* de l'appareil intra-oculaire du nerf optique se caractérise par trois signes : *a*. une diminution uniforme du diamètre de ses vaisseaux s'étendant à tout leur parcours; *b*. une atténuation de leur coloris; et *c*. un amincissement de leur reflet.

a. La réduction du diamètre paraît tout d'abord porter sur le diamètre transversal, le vaisseau, moins rempli, cède davantage à la pression intra-oculaire, il s'aplatit, devient plus rubané. Peu à peu aussi, le diamètre qui court non verticalement, mais parallèlement à la surface de la rétine, se réduit, le vaisseau acquiert un aspect filiforme et finit, tout en charriant encore une certaine quantité de sang, par se soustraire au regard (de Jaeger). Pendant que cette réduction de calibre s'opère, ni la direction du vaisseau ne se modifie, ni son étendue de parcours, ce n'est que lorsque la colonne sanguine a déjà subi une réduction sensible qu'elle se soustrait, à une assez grande distance de la papille, au regard de l'explorateur.

A mesure que cette réduction de calibre s'opère, sans porter sensiblement sur leur étendue d'expansion, deux caractères dans l'évolution de l'anémie du système central nous frappent : c'est que, jusqu'à extinction de la circulation, la proportion entre le calibre des artères et celui des veines se maintient au point que les artères se soustraient constamment avant les veines à l'observation, et que tant qu'on peut différencier artères et veines comme largeur de vaisseau, on les distingue encore à leur variété de coloris.

b. L'atténuation du coloris dépend ici d'une réduction d'épaisseur de la colonne sanguine, charriée par le vaisseau. Cette atténuation de coloris frappe surtout au début de l'anémie ; dans les extrêmes degrés, elle est portée à un point qu'en explorant avec un éclairage quelque peu intense on trouve des difficultés à différencier la couleur des artères anémiées du jaune rougeâtre du fond de l'œil, tandis que les veines, quelque minces qu'elles

(1) C'est aussi avec raison que nous pensons avoir des réserves à faire pour l'exposé des affections du nerf optique, concernant les changements qui s'opèrent du côté du système circulatoire central. L'ophthalmoscopie médicale et, bien plus encore, la cérébroscopie ont à s'occuper de la nutrition de la terminaison du nerf optique en dehors de la rétine à proprement parler.

soient devenues, tranchent encore comme des traits fins grâce à leur coloration plus intense.

c. A mesure que les vaisseaux s'aplatissent, leur reflet s'élargit un peu mais, à mesure que se produit la réduction du calibre qui court parallèlement à la surface de la rétine, le reflet s'atténue de façon à disparaîtr dès que l'anémie a acquis un haut degré. Jusqu'à extinction du reflet, le proportions se maintiennent pour les artères et les veines, comme cela étai du reste, présumable d'après le maintien de la différence pour le colori des veines et artères marchant vers leur vacuité.

Les symptômes caractéristiques de l'anémie s'étudient surtout bien lorsqu la santé générale du sujet n'a pas souffert et qu'elle ne concorde pas ave une anémie qui porte sur la circulation générale de l'œil, décolore le fond d l'œil et augmente l'intensité de son éclairage. Lorsque, seule, l'expansio oculaire du nerf optique s'anémie, nous voyons, à mesure que l'arbre circu latoire central subit les changements que nous venons d'exposer, que l papille tranche davantage comme couleur avec son voisinage en perdant so coloris rougeâtre et terne qui surnage la section de l'entrée du nerf. Surtou l'exploration à un faible éclairage permet de se rendre compte qu'à mesur que la papille pâlit, la teinte grisâtre ou gris bleuâtre du tissu du nerf principalement de la neuroglie (de la lame criblée), visible près du hil dans la plupart des cas, même à l'état de parfaite santé du nerf, finit pa surnager, par s'étendre du centre (de l'hilus des vaisseaux) vers le bord e contribuer, par le contraste de couleur qui s'établit, à faire trancher enco davantage la papille que ne le faisait la pâleur de son tissu. Il se produ ici un double effet, l'exsanguinéité progressive qui s'établit dans les capil laires fait pâlir le tissu et le rend plus diaphane et expose ainsi la lame cri blée davantage au regard de l'observateur.

Ce dernier fait constitue déjà un des déboires de notre diagnostic ophthal moscopique, car, comment diagnostiquer que le tissu anémié est, par suit de cette anémie, rendu absolument transparent, persiste, autrement dit qu l'anémie ne se soit pas combinée à une atrophie ou n'en soit pas simplemen que la conséquence. Ici, seule, la comparaison de l'état fonctionnel ave l'exploration de l'image ophthalmoscopique peut nous rendre compte à que genre d'affection nous avons affaire. Nous concluons, d'après une conserva tion plus ou moins intacte de la fonction, à la conservation plus ou moin parfaite de ce tissu diaphane qui se soustrait, comme évolution de quantit et de qualité, à notre regard.

L'anémie du nerf optique, qui ne constitue pas un signe précurseur d l'atrophie du nerf, se caractérise précisément par une intégrité presqu parfaite ou parfaite de sa fonction. Elle présente alors une image asse fidèle de la circulation des centres nerveux en général et partage ave eux le manque d'énergie dans la fonction, la propension à un promp épuisement.

C'est surtout après les pertes abondantes de sang (pendant la parturition) ainsi qu'après des maladies consomptives, qu'on observe ce genre d'anémie. C'est surtout en explorant avec un éclairage faible (miroir à plaques) qu'on constate que la papille a pris une légère teinte bleutée au lieu de sa coloration rose. Nous aurons plus tard occasion de parler des cécités, suite de fortes pertes instantanées (hématémésis). L'anémie du système central n'interaient ici par aucune cause originaire, aussi l'état dont nous traitons actuellement s'observe-t-il bien moins après une unique perte que lorsque des gestations répétées (avec lactation prolongée), des pertes répétées, suite de fibromes de l'utérus, d'abondantes hémorrhagies hémorrhoïdales ont peu à peu débilité et anémié les malades. Les changements que nous observons dans l'œil ne sont alors qu'un reflet de ce que le système circulatoire présente en général, et particulièrement les centres nerveux. Le peu de changements dans l'ampleur des vaisseaux que montrent les yeux, même lorsqu'une perte prompte et abondante, comme elle peut se présenter chez les femmes, débilitées déjà, après l'accouchement, démontre combien la reprise de liquide dans le système circulatoire est prompte (de Jaeger). Aussi, pour qu'on constate dans l'œil les signes caractéristiques de l'anémie, il faut qu'il y ait une répétition dans ces pertes ou que la réparation des pertes soit entravée par des lésions qui atteignent la formation du sang même, que l'hydrémie s'ajoute à l'anémie et qu'alors le reflet des veines gagne en intensité, assimilant ainsi, non seulement comme coloris, mais aussi comme brillant, artères et veines.

C'est ainsi qu'on trouve l'occasion d'étudier ces changements chez les chlorotiques hydrémiques, chez les intoxiqués dont la nutrition a longtemps souffert, et chez lesquels des altérations rénales prédisposent à l'hydrémie (seigle ergoté, alcool, plomb, malaria). Ce sont principalement les causes qui entravent la reproduction du sang, et leur combinaison avec des pertes sanguines, des états qui entraînent l'hydrémie, la misère avec son défaut de nourriture et ses conditions de salubrité défectueuses, les allaitements prolongés, les débauches, ainsi que la leucocytose, suite de formation de néoplasmes, qui finissent par établir ces états marqués d'anémie du système vasculaire central exposés au début de cet article.

Ce qui a fait douter ici du pouvoir révélateur de l'ophthalmoscope, c'est qu'on s'est toujours attaché à examiner des anémiques où l'anémie s'est promptement établie, sans lésions organiques portant atteinte à l'hématose. Ici même, lorsque l'état est assez grave pour qu'on ait recours à la transfusion sanguine, de Jaeger a presque toujours vu un diamètre normal ou à peu près normal des vaisseaux, ainsi que la différence de coloration entre artères et veines, quoique celles-ci fussent les unes et les autres un peu plus pâles et munies d'un reflet plus marqué. Il en est de même pour les chlorotiques chez lesquels brusquement cet état s'est développé sans porter atteinte à leur nutrition et qui sont devenus chlorotiques dans de bonnes conditions hygiéniques. Ici on cherche vainement des signes particuliers comme réduction de calibre des vaisseaux; ce qui peut seulement avoir changé, c'est la coloration des vaisseaux (qui nous frappe bien moins parce que tout le fond de l'œil s'est un peu décoloré), ainsi qu'une augmentation du reflet qui doit attirer particulièrement notre attention, car nous la retrouvons chaque fois que des conditions de nutrition sont fâcheuses et que la reconstitution du sang est ralentie, que l'oligocythémie et l'hydrémie se développent.

A mesure qu'il s'établit donc une anémie de cause organique avec entrave progressive d'une hématose, le reflet s'accentue d'autant plus que la décoloration des vaisseaux centraux se prononce davantage, mais ce n'est qu'en cherchant bien que le rétrécissement uniforme du système artériel central nous frappe.

Qu'on ne veuille donc pas être surpris du peu de résultat d'un examen ophthalmoscopique chez un blessé qu'une perte de sang abondante a presque achevé, ou chez une jeune chlorotique qu'un dépit d'amour a rendue d'un aspect cireux dans l'espace de peu de jours. Voulant ici retrouver au fond de l'œil la marque frappante de l'anémie, étalée sur leurs figures et leurs muqueuses, on est tout surpris de retrouver un fond d'œil normal ou à peu de chose près normal ; mais aussi, dans les deux cas, la fonction visuelle et intellectuelle, l'énergie et la persistance dans les fonctions n'auraient pas encore sensiblement changé. Il en sera tout autrement chez ceux où une entrave dans l'hématose aura définitivement établi l'anémie généralisée et en aura imprimé le sceau sur le fond de l'œil même, dans le système vasculaire central.

Ces altérations vont de pair avec l'anémie générale, ils en sont une manifestation partielle. Se rencontre-t-il une anémie du système central isolé? Oui, mais alors elle précède en quelque sorte un état bien plus grave, c'est-à-dire l'atrophie du nerf optique. On a, dans quelques cas, l'occasion d'étudier cliniquement cet état lorsqu'un traumatisme (section, déchirure) a atteint le nerf optique près de son entrée dans l'orbite. Ainsi, lorsqu'un coup de fleuret a touché le nerf en ce point, l'exploration la plus attentive de l'œil ne rend pas compte de la cécité instantanée et brusque qui est survenue après l'accident. Une exploration des plus attentives, faite dans les premières semaines, ne révèle, du côté de l'expansion intra-oculaire du nerf, aucune altération. C'est vers la fin de la troisième ou quatrième semaine, en général, qu'on voit évoluer les symptômes caractéristiques de l'anémie du nerf optique. Cette anémie progressive prend alors finalement les allures de l'atrophie par l'apparition des parois vasculaires près d'une colonne sanguine, qui s'étiole de plus en plus, et par la teinte grisâtre que prend la papille qui, dès le début, n'avait que pâli. Nous pouvons encore poursuivre cette même marche d'anémie en atrophie lorsque l'interruption de la conduction de l'appareil tactile de la rétine s'est opérée dans l'œil même.

Cette interruption peut être la conséquence d'une commotion (voy. p. 198 de ce volume), d'un ébranlement qui a détaché les filets des éléments tactiles de leurs fibres conductrices. Ici l'œdème des couches sensorielles que donnent les expériences chez les animaux ne s'observe pas chez l'homme ou se dissipe très promptement, et l'on peut alors voir après un laps variable de temps (quatre à six semaines), s'établir les signes de l'anémie du système artériel central précurseur de l'atrophie.

J'ai vu cet état d'anémie précurseur, qu'on a occasion d'étudier tout à son aise en quelque sorte, s'établir définitivement sans menace d'aggravation chez des personnes qui ont passé par une brusque et violente atteinte l'intoxication par la quinine. Chez eux, la cécité plus ou moins complète s'est parfois dissipée pour ne laisser ni réduction du champ visuel, ni scotome, la réduction ne porte que sur les couleurs, et l'acuité visuelle peut être parfaite en dépit des signes indéniables d'anémie papillaire que révèle aussi un manque d'énergie et de persistance de la fonction visuelle, chez pareils sujets ayant échappé à la fois aux graves atteintes de l'infection paludéenne et quinique. On peut encore rencontrer un pareil état, mais moins bien dessiné, chez quelques personnes qui ont passé par l'intoxication aiguë de plomb et d'oxyde de carbone. Chez eux, une violente et brusque réduction de l'acuité peut s'être dissipée complètement, mais non sans laisser un stigmate de l'anémie de l'appareil conducteur du nerf optique. Reste à savoir jusqu'à quel point des altérations anatomiques qui se sont produites pendant l'attaque d'intoxication dans la portion intra-orbitaire du nerf, ont laissé des traces indélébiles pour expliquer cette anémie papillaire, qui reste stationnaire et ne menace nullement de se transformer en atrophie. On signale aussi pareil état pour les anciens alcooliques amendés, mais il ne nous a été donné d'observer rien de semblable, et à part ces rares cas, lorsqu'il se présente une anémie isolée de l'état central circulatoire que rien dans l'état général de santé n'explique, on ne se trompera que fort rarement en la prenant pour le signe précurseur de l'atrophie.

Une anémie par contraction prolongée des vaisseaux de l'œil, telle que peut la provoquer l'action prolongée du froid, s'observe-t-elle? Faudra-t-il rattacher une partie des cas de cécité par la neige à l'action du froid et non au surmenage? Il en paraît être ainsi d'après les observations d'Ed. de Jaeger (*loc. cit.*, p. 88). « D'autres cas rares d'ischémie stationnaire et fonctionnelle sont provoqués par l'action d'un froid intense. Chez les malades observés par mon père et moi, il s'agissait de personnes qui, pendant dix heures, avaient voyagé en traîneau découvert allant à l'encontre d'une tourmente de neige intense et chez lesquelles s'était produite finalement la sensation, comme si leurs orbites étaient occupées par des morceaux de glace. Arrivés dans un endroit chauffé, ces personnes revinrent rapidement de leur engourdissement, mais elles s'aperçurent tout de suite d'un affaiblissement de leur vision, qui persista alors sans se modifier ou en se modifiant peu pendant des années. Explorés à l'ophthalmoscope, ces cas ne présentaient qu'un degré plus ou moins prononcé d'ischémie de la rétine avec une décoloration bleutée du nerf optique. » Nous citerons plus loin l'action d'un froid intense frappant les globes oculaires, comme cause de neurite rétro-bulbaire. Notre ami admet aussi que des commotions de l'œil, des coups portés contre le globe oculaire suivis de déchirures, de rétractions cicatricielles de la rétine peuvent, non comme nous l'avons observé, entraîner une anémie précurseur de l'atrophie, mais une ischémie permanente, avec simple réduction, sans abolition de la fonction visuelle.

ARTICLE VIII

HYPERHÉMIE ET CONGESTION DE LA PAPILLE ET DE L'EXPANSION INTRA-OCULAIRE DU NERF OPTIQUE. — STASE PAPILLAIRE. — « STAUUNGSPAPILLE » DES ALLEMANDS. — « CHOKED DISC » DES ANGLAIS.

Un long article a été consacré (p. 51 de ce volume) à l'hyperhémie rétinienne, dont une portion devrait être détachée pour trouver sa place ici. Aussi les difficultés de classification anatomique se font-elles sentir d'une façon marquante lorsqu'il s'agit de séparer les affections de l'appareil conducteur intra-oculaire du nerf optique des altérations morbides de la rétine. Pourquoi parlons-nous lorsque le système vasculaire central donne lieu à un certain nombre d'apoplexies d'une rétinite apoplectiforme? La raison que le sang échappé des vaisseaux centraux s'insinue plus ou moins dans les couches propres de la rétine, y détermine de la compression, de l'œdème, n'est certainement pas suffisante. Le manque d'une désignation courte de la partie intra-oculaire du nerf optique que la papille même ne circonscrit plus, est la raison pour laquelle nous rattachons toute lésion visible du côté du système vasculaire central à la rétine, que nous parlons d'une apoplexie de la rétine qui peut absolument être circonscrite à l'expansion du nerf optique et n'avoir rien à démêler avec la rétine même.

Ce n'est que lorsque les altérations se circonscrivent à la papille ou tout près d'elles qu'on arrive à séparer les maladies propres du nerf optique de celles de la rétine proprement dite, et encore suffit-il que quelques apoplexies s'étalent au delà des bords de la papille, que l'œdème du nerf se propage un peu dans l'intérieur de l'œil, ne respectant pas les bords papillaires comme limites, pour qu'on ne parle plus de névrite ou de papillite mais que l'affection devienne neuro-rétinite ou papillo-rétinite. Pourtant la classification anatomique avait ici d'autant plus de droit à être maintenue dans toute sa rigueur qu'il s'agit de deux zones circulatoires absolument distinctes, que les affections de l'expansion intra-oculaire du nerf optique se rattachent au système vasculaire central, tandis que les maladies de la rétine même se trouvent sous la dépendance du système vasculaire choroïdien. Aussi, lorsque notre classification sera devenue en réalité (et non en apparence) anatomique, lorsqu'on divisera les maladies suivant le système circulatoire propre dans lequel elles évoluent, les maladies de la rétine subiront comme désignation des changements sensibles. Comme on l'a fait d'après Foerster (mais sans invoquer la raison anatomique) pour la rétinite syphilitique en la rangeant parmi les choroïdites, on fera pour les rétinites albuminuriques, glycosuriques en les classant parmi les névrites en les rattachant au système vasculaire central, et au territoire fourni par ce système circulatoire.

Il faudrait donc trouver un nom pour désigner l'hyperhémie de toute l'expansion intra-oculaire du nerf optique et ne pas la confondre avec la congestion isolée de la papille, précurseur de la papillite, séparer ou différencier une hyperhémie générale par stase, d'une hyperhémie papillaire (comme Jaeger l'a fait, une *Stauungshyperaemie* d'une *Stauungspapille*). Avec l'expression allemande et anglaise (*choked disc*), on a de préférence en vue les troubles circulatoires délimités à la papille, ou l'étranglement par l'anneau sclérotical, états dans lesquels l'œdème papillaire est en général remarqué comme précurseur des altérations inflammatoires consécutives, tandis que nous rattachons ici de préférence l'hyperhémie et la congestion de la papille, ainsi que de l'expansion intra-oculaire du nerf à des changements circulatoires généralisés, faisant pour l'hyperhémie ce que nous avons fait pour l'anémie du nerf optique dans le précédent article.

Ce genre d'hyperhémie s'étudie aisément après un violent accès de toux qui détermine à un degré variable, mais non très accentué, la dilatation des veines du système central, dilatation qui s'étend, lorsqu'elle est assez prononcée, aux artères mêmes, en amenant un degré équivalent d'hyperhémie par atonie des parois vasculaires. Dans les cas les plus prononcés, on observe une pulsation artérielle. Les conditions passagères d'un accès de toux violente peuvent devenir plus permanentes comme entrave apportée à la circulation, lorsqu'il s'est développé une pleurésie étendue, qu'un emphysème généralisé porte entrave à la respiration, ou qu'une pneumonie a mis une grande partie du tissu pulmonaire hors fonction. Enfin, on retrouve ces genres d'hyperhémie lorsque la cause de stase est intra-oculaire (glaucome) ou intracrânienne (augmentation de pression).

L'ophthalmoscope nous montre dans ces cas que tout le système central veineux s'est uniformément élargi, les veines peuvent doubler de calibre et peuvent même présenter un diamètre de un et demi plus fort qu'à l'état normal, sans que le vaisseau semble gagner en longueur, c'est-à-dire devenir tortueux (*de Jaeger*). A mesure que les veines augmentent d'épaisseur, leur coloration s'accentue, leur couleur tire davantage sur le bleu, et une différence entre le coloris des veines et des artères devient de plus en plus difficile à établir. Bien entendu que le reflet des vaisseaux, qui tout d'abord s'était, avec la distension des veines, étalé lui aussi, faiblit à mesure que la couleur s'assombrit. Ces changements tranchent d'autant plus que le restant du fond de l'œil n'a pas subi ou guère subi d'altération, et que la papille (lorsqu'il ne s'agit pas par suite d'un changement de pression intracrânienne, d'un symptôme précurseur de papillite), n'a elle-même guère éprouvé d'altération de couleur et de niveau.

L'hyperhémie de la totalité du système central vasculaire n'entraine aucun trouble fonctionnel et n'a besoin d'être suivie d'aucun symptôme inflammatoire qui se localiserait dans l'expansion intra-oculaire du nerf optique ou dans la rétine avoisinante. Il sera utile de connaître que ce genre d'hyperhémie qui peut rester longtemps stationnaire, peut échapper, à défaut de symptômes fonctionnels, à l'observation et qu'il ne doit pas être, comme cela arrive à un clinicien inexpérimenté, envisagé comme un précurseur certain de changements inflammatoires de la papillite.

Aussi est-il nécessaire de connaître les symptômes qui différencient cette hyperhémie généralisée de celle qui précède la papillite et repose ordinairement sur des changements morbides de la cavité crânienne ou orbitaire de ce qui a été décrit comme *stase papillaire* (*choked disc*). Tout d'abord pour la stase papillaire, il n'arrive presque jamais que la dilatation veineuse s'étende uniformément sur toutes les veines du système central. Le plus souvent elle prédomine dans l'un ou l'autre sens, laissant parfois un des côtés exempt de cette stase veineuse. En second lieu, les veines ne plongent pas comme dans l'hyperhémie généralisée dans la papille avec la dilatation qu'elles ont présentée pendant leur parcours dans l'œil; à mesure qu'elles s'approchent de la lame criblée, les veines reprennent leur diamètre normal. Comme c'est surtout sur le sommet de la papille gonflée que la veine se présente plus agrandie et, par suite, élargie, le vaisseau paraît à la fois s'amincir en se rendant à la papille et en se propageant sur la rétine. L'hyperhémie ou plutôt la distension vasculaire paraît donc se concentrer vers la saillie, vers les bords papillaires, en s'étendant alors d'une façon irrégulière sur la rétine même, et cette singularité dans la distension peut même, pour le même vaisseau, se répéter à une certaine distance de la papille, sur son parcours dans l'expansion des fibres.

Cette irrégularité se présente encore en ce sens que la distension peut se borner à un secteur de la papille, tandis que les vaisseaux de l'autre portion ne montrent qu'une hyperhémie modérée ; dans ce cas on voit la distension gagner aussi les fines branches vasculaires, une sorte de télangiectasie occuper une portion circonscrite du disque nerveux. Forcément, la coloration normale un peu accentuée que nous avons signalée pour l'hyperhémie généralisé du système central, subit ici un changement sensible.

Le signe différentiel le plus marquant est le gonflement, le soulèvement de la papille, qui peut, il est vrai, dans certains cas, être fort peu accusé pour la stase papillaire, mais qui, tout en étant peu prononcé, dépasse comme niveau ce qu'on rencontre dans les cas les plus marquées d'hyperhémie généralisée du système central. Avec raison, de Jaeger (*loc. cit.*, p. 32) insiste sur ce fait que cette stase papillaire, précurseur si fréquent des papillites, s'expliquerait par le fait de sa répartition d'une façon malaisée par une stase dont le siège serait dans le nerf optique près de la papille. Comme nous verrons plus loin, du reste, cette théorie de compression, d'étranglement papillaire peut bien se produire, dans le cours d'une inflammation violente de la papille et de l'extrémité orbitaire du nerf, mais elle tend de plus en plus à être abandonnée, comme cause originaire de la papillite et de la névrite.

Ne serait-il question dans tous les cas de stase papillaire que d'un symptôme précurseur de la papillite, autant aurait-il valu la ranger dans symptomatologie de cette affection et ne pas l'envisager à part ; mais il peut se présenter des cas où cette stase, concordant avec des altérations morbides intracrâniennes ou intra-orbitaires, persiste, sans provoquer le moindre trouble fonctionnel pendant toute la durée de l'affection, dont elle est une manifestation, sans que l'on puisse jamais saisir un signe autorisant à employer le nom de papillite, l'affection restant toujours *à l'état d'irritation avec stase papillaire.* Ici encore nous nous trouvons en présence d'une lifficulté que l'inspection ophthalmoscopique n'arrive que rarement à résoudre, à savoir où se trouve la limite entre *irritation* et *inflammation.* Est-ce l'œdème qui s'y ajoute que nous devons désigner comme inflammaion, est-ce la présence d'apoplexies plus ou moins nombreuses que nous levons en partie rapporter à la diathèse, ou seule l'infiltration avec des eucocytes et la production de nouveaux tissus cellulaires autorisent-ils à dmettre une névrite ? L'embarras est d'autant plus grand que ce n'est pas 'exploration de l'état fonctionnel qui nous tirera ici d'affaire. Car l'intégrité de fonction qui caractérise la simple stase papillaire peut s'observer lans des cas où l'inspection ophthalmoscopique n'hésitera pas à admettre ine papillite, et dans les cas où la marche de l'affection ne dément pas ce liagnostic.

Nous nous trouvons donc ici en présence d'une difficulté réelle de bien préciser le diagnostic. Ce qui nous tirera encore le mieux d'affaire, c'est u'avec les progrès incessants de la médecine moderne, on se rendra aussi ompte ici qu'il s'agit le plus souvent d'affections de nature infectieuse, que à où il se présente une inflammation, il y a infection. Déjà actuellement on 'hésite plus à généraliser cette cause pour les états morbides qui aboussent à la suppuration ; mais on se rendra compte aussi que là où il y a nflammation non suivie d'une véritable collection de pus, où elle se orne à l'infiltration des tissus avec des leucocytes, la cause première doit tre désignée comme de nature infectieuse. On se convaincra particulièreient que les altérations vasculaires de l'œil qui s'y généralisent (et dans organe de la vision, de préférence dans le système central vasculaire) sont e nature infectieuse. N'en a-t-il pas été ainsi déjà pour les artérioles du erveau dans la syphilis constitutionnelle ? On comprend alors comment expansion intra-oculaire du nerf optique devient de préférence le siège d'alérations qu'on a eu le tort de classer dans les rétinites (1). On ne trouvera lus étonnant de rencontrer une papillo-rétinite identique d'aspect dans le as d'une tumeur de la cavité crânienne, comme elle peut se développer à a suite d'une affection rénale. Dans l'un et l'autre cas, il s'agit d'une infec-

(1) Ici la discordance entre l'état fonctionnel et la lésion ophthalmoscopique aurait déjà ù mettre sur la voie, car comment pourrait-on, connaissant la structure si délicate de la étine, dans une altération brightique très étendue du fond de l'œil, faire concorder l'intégrité de fonction qu'on rencontre fréquemment avec une rétinite de pareille intensité, andis que l'on sait que l'appareil conducteur du nerf optique se prête (et les tumeurs du erf en ont fourni la preuve) à des distensions et des déplacements les plus extraorinaires.

tion dont le système terminal vasculaire de l'expansion du nerf optique devient le siège. Aussi ne trouvera-t-on pas déplacé de reproduire les lésions vasculaires de ce qu'on désigne comme rétinite brightique lorsque nous aurons à traiter de la papillo-rétinite, de même que nous donnerons à la suite la description de quelques lésions syphilitiques des artères et des capillaires.

Ces indications sont indispensables pour faire comprendre que tant que la médecine générale n'aura pas réussi à tracer une délimitation exacte entre irritation et inflammation, on ne saurait demander à l'ophthalmoscope de bien distinguer entre stase papillaire et papillite. En résumé, ce que le praticien doit savoir, c'est que la stase papillaire peut rester stationnaire pendant longtemps et se dissiper sans aboutir à la papillite, mais qu'à part quelques cas exceptionnels de stase par compression directe (orbitaire), il s'agit ici bien moins d'une difficulté mécanique apportée à la circulation que d'une irritation qui, en aboutissant à l'inflammation, est le plus souvent infectieuse.

ARTICLE IX

INFLAMMATION DU NERF OPTIQUE ET RAPPORTS ENTRE LA NÉVRITE OPTIQUE ET LES AFFECTIONS INTRACRANIENNES

Suivant les divers systèmes circulatoires que présente le nerf optique, on peut rencontrer différentes régions du nerf comme étant le siège particulier d'inflammations. En substituant à l'ancienne expression d'*irritation inflammatoire* la désignation plus juste d'*infection inflammatoire*, on comprendra aisément que, dans la continuité non interrompue du nerf, de son origine centrale jusqu'à sa répartition aux éléments tactiles de la rétine, l'inflammation peut d'autant plus aisément se propager que, même jusqu'à ces terminaisons tactiles, les voies lymphatiques sont identiques à celles des centres d'origine du nerf. Pourtant, tout en étant inféodé aux idées modernes des germes et de l'infection, on ne se contredit pas lorsque l'on circonscrit les inflammations à certaines régions circulatoires, qui doivent fournir à ces germes (nés de la matière infectieuse) les matériaux de nutrition et d'évolution, car on voit en réalité se circonscrire dans certaines régions circulatoires des inflammations qui y restent plus ou moins cantonnées.

Au point de vue circulatoire, nous avons la portion intracrânienne qui dispose d'une circulation différente de cette partie du nerf qui parcourt l'orbite afin d'arriver au globe de l'œil ; enfin, la terminaison du nerf dans l'œil même jouit d'un système circulatoire indépendant. Au point de vue clinique, les inflammations se trouvent séparées d'après ces diverses régions circulatoires. Nous rencontrons une inflammation intracrânienne, intra-orbitaire, papillaire et intra-oculaire. La continuation si directe de la portion crânienne et orbitaire, la continuité même de leur système circulatoire dans le canal optique (voy. p. 243), mais plus encore la difficulté d'établir une démarcation clinique précise, ont fait qu'on confond l'inflammation de la portion du nerf située entre le chiasma et la pénétration des vaisseaux centraux en névrite rétro-bulbaire, au lieu de la subdiviser en intracrânienne, intracanaliculaire et intra-orbitaire. A partir du moment où le nerf reçoit son système circulatoire central, jusqu'à ce qu'on arrive à une partie accessible à l'inspection, on a établi une subdivision entre les inflammations qui restent circonscrites à la papille même (qui a encore en partie une circulation analogue à celle de la portion intra-orbitaire du nerf, que le cercle de Haller lui fournit) et celles qui se répandent dans l'œil même sur l'expansion intra-oculaire du nerf optique. On parle, dans le premier cas, de papillite (Leber), dans le second, de papillo-rétinite. Cette dernière expression est bien moins heureuse, attendu que l'extension de l'inflammation vers l'épanouissement des fibres nerveuses dans l'œil n'implique nullement sa propagation dans les couches de la rétine proprement dite.

Une papillite peut à la rigueur être uniquement circonscrite au tissu papillaire, évoluer dans le système circulatoire qui est propre à cette région et que fournit le cercle de Haller, par contre, une névrite de l'extrémité intra-oculaire du nerf optique ne peut jamais se rencontrer sans qu'il s'y adjoigne une papillite, le système circulatoire central fournissant à la fois à l'expansion intra-oculaire et à la papille. Si nous sommes très satisfaits de posséder la désignation de *papillite*, par contre, il serait préférable de substituer (en conservant une partie de l'ancienne dénomination) au nom de *papillo-rétinite* celui de *névro-papillite.* Il est vrai que ce terme n'implique pas la direction vers laquelle s'est propagée l'inflammation, ne dit pas qu'elle a pénétré dans l'œil, et qu'on peut croire qu'il s'agit d'une extension de l'inflammation vers la portion orbitaire du nerf. Dans la plupart des papillo-rétinites on rencontrera aussi cette propagation vers la portion orbitaire du nerf, par conséquent on ne transpose pas de terme, mais, comme on sait parfaitement, au point de vue clinique, que la *névrite rétro-bulbaire* comprend essentiellement cette région du nerf située derrière le lieu de pénétration des vaisseaux centraux, on pouvait aisément faire admettre la désignation de *névro*-papillite, et cela d'autant plus qu'en se servant de l'ancienne expression *névro*-rétinite, on en conserverait ce qui était névrite (dans l'expression choisie) à la partie papillaire du nerf, et on la distinguerait des névrites rétro-bulbaires. Ce n'est pas le désir de changer la nomenclature à peine acclimatée qui nous pousse à cette substitution, mais en admettant les termes de *papillite* et de *névro-papillite* nous désignons le véritable sens de l'affection, nous n'y associons pas le nom de la rétine qui n'y participe que tout à fait secondairement et même souvent pas du tout. Comme nous l'avons déjà dit, nous nous efforçons de rejeter les affections rétiniennes vers leur zone de circulation qui est celle de la choroïde et nous devons rattacher aux affections du nerf optique ce qui leur revient au point de vue anatomique et physiologique ; c'est pour cette raison que nous engageons à abandonner le terme de papillo-rétinite.

La désignation de névrite optique a été réservée pour les cas où l'on a admis la généralisation de l'inflammation dans tout le tronc nerveux et, encore de préférence, lorsqu'il n'y existe pas de papillite, lorsqu'une ischémie du nerf, une atrophie consécutive laissait supposer qu'une névrite avait été la cause de ces altérations terminales. Pour certaines de ces formes, on rencontre encore au début quelques signes ophthalmoscopiques qu'on peut rapporter à une névrite rétrobulbaire, tandis que, pour d'autres, tout signe visible dans l'œil fait défaut, qui autoriserait à admettre une inflammation. Si l'on rencontre alors plus tard une atrophie qui ne correspond pas comme aspect à celle de l'atrophie simple ou grise, mais se rapproche ou s'identifie avec celle consécutive à des névro-papillites, on admet comme cause de cette altération une névrite ayant cheminé sur une partie du nerf inaccessible à l'inspection. Cette supposition est, en quelque sorte, instinctive, car, pour le moment, il nous échappe encore nombre d'affections dont le siège se trouve sur le trajet intravaginal, intra-osseux et intracrânien et qui se terminent par l'atrophie révélant, à l'époque seulement des phénomènes atrophiques, leur présence à l'ophthalmoscope et ayant fait leur début avec des symptômes que, faute de mieux, nous rangeons dans le groupe générique des amblyopies. L'absence de tout symptôme d'une lésion des centres pendant l'évolution de cette amblyopie, ainsi qu'à la suite (lorsque l'atrophie est devenue complète), le manque absolu de signes tabétiques, nous forcent bien à localiser la cause sur le trajet du nerf à partir du moment de sa formation jusqu'à son proche voisinage de l'œil et, en l'absence de connaissances précises, nous songeons à une névrite qui, sans avoir besoin d'avoir pris son point de départ du tissu nerveux propre, peut s'y être propagée des gaines, du périoste et des enveloppes du cerveau.

Le *rapport entre la névrite optique et les affections intra-crâniennes* a, bien entendu, donné lieu, une fois que l'ophthalmoscope avait signalé une corrélation entre ces maladies, à de nombreuses théories que l'on doit déjà connaître pour éviter d'en vouloir rééditer une nouvelle, bien moins pour avoir des renseignements pratiques qui nous guideraient dans notre pronostic ou notre thérapeutique.

Les anciens croyaient que toute cécité, toute atrophie du nerf optique consécutive à une affection des centres nerveux, devaient être le résultat d'une propagation plus ou moins directe du mal aux nerfs, les ayant détruits ou fait disparaître par compression. Deux genres d'affections doivent donc être mises ici en cause : celles siégeant dans les centres d'origine du nerf, dans la masse cérébrale même, et celles occupant le voisinage du parcours intracrânien du nerf. Que les cas, assez rares du reste, où l'on pouvait arriver à se renseigner par l'autopsie, montraient des exceptions relativement fréquentes à la règle, c'est ce qu'il est à peine nécessaire d'indiquer.

Ce qui est étonnant, c'est qu'ayant à sa disposition un nouveau moyen d'exploration, on ait laissé passer huit ans pour reconnaître que certaines affections intracrâniennes présentaient et s'accompagnaient, dès le début, des phénomènes ophthalmoscopiques les plus frappants. La seule excuse est que nombre de pareils malades se présentent plutôt dans les cliniques internes et se rendent encore assez rarement dans les consultations ambulatoires et qu'il n'était guère facile, lorsqu'un pareil cas se rencontrait, de déduire de l'altération du fond de l'œil la présence d'une tumeur, par exemple, si l'on n'avait pas, comme quelques confrères privilégiés, la bonne chance de pouvoir caser son malade dans un service voisin de maladies internes et de guetter les éclaircissements que fournirait l'autopsie sur des altérations semblables à celles qu'on avait constatées pour les albuminuriques, mais que n'expliquent nullement la présence d'albumine dans les urines, ni le soupçon d'une ancienne affection rénale.

Türk (1), auquel on devait les premières recherches d'anatomie pathologique de la rétine dans les maladies de Bright (voy. p. 90 de ce volume), fit aussi les premières révélations sur la concordance d'altérations intra-oculaires, d'hémorrhagies rétiniennes simultanément avec la présence d'une tumeur cérébrale. Cette importante observation, faite au grand hôpital de Vienne et communiquée à la Société des médecins, resta pourtant isolée et sans éveiller l'attention. Il se passa encore sept ans avant que *de Graefe* (2) fît la communication à la Société de biologie (séance à laquelle nous assistions), où il révéla la présence des inflammations de l'extrémité intra-oculaire du nerf optique avec celle de tumeurs intracrâniennes et certaines autres affections encore mal définies; notre maître reprit ici, sans probablement avoir connaissance du fait signalé par *Türk*, la théorie que celui-ci avait déjà admise, c'est que la cause de cette concordance, de cette *stase papillaire* et de cette *névro-rétinite* se rapportait à une compression du sinus caverneux, à une réduction d'espace du sinus, comme *Türk* la définissait. La théorie de la compression se basant sur le fait, reconnu tout de suite, que le nerf optique ne présentait, à l'aspect microscopique, rien d'anormal, on ne pouvait donc admettre que les signes si caractéristiques d'inflammation papillaire seraient la conséquence d'une névrite descendante. On se flattait donc, tout de suite, d'avoir trouvé du côté de l'entrée du nerf optique, en quelque sorte, un manomètre cérébral.

La stase veineuse de la papille n'avait pas besoin de résulter d'une compression exercée directement sur le sinus et entravant le retour du sang veineux dans la cavité crânienne, mais toute réduction de l'espace intracrânien devait forcément peser sur le sinus caverneux, amener une stase dans les veines et, par suite, une inflammation du nerf optique au moment

(1) *Ein Fall von Hæmorrhagie der Netzhaut beider Augen* (*Zeitschr. der Gesellsch. Wiener Aerzte*, IX, 1, p. 214, 1853).

(2) *Bulletin de la Société de biologie*, *Gaz. hebdom.*, 1859, et *Med. Centralzblatt*, 1860.

de son passage à travers l'anneau sclérotical. C'est l'étranglement par cet anneau qui était la cause principale qui transformait la stase en inflammation.

Ce qui favorisait surtout l'admission de cette théorie, c'est que la compression résultant d'affections orbitaires fut reconnue comme capable d'engendrer les mêmes altérations papillaires, et l'on ne se préoccupa pas ici qu'une compression directe du nerf et non de ses veines pouvant être mise en avant, le fait seul fut mis en évidence qu'avec des tumeurs cérébrales et orbitaires une inflammation du nerf optique éclatait sans que, sur le trajet même du nerf, l'inflammation eût besoin de se présenter. La difficulté du retour du sang veineux devait, bien entendu, aussi retentir sur la veine ophthalmique et ses autres branches, mais ici le pouvoir de se dilater librement dans le tissu lâche de l'orbite n'entraînait pas les inconvénients de ce qui résultait pour la veine centrale de la rétine au moment de son passage à travers l'anneau sclérotical. Cet anneau devait jouer ici le rôle d'un multiplicateur, la difficulté du retour du sang dans le sinus caverneux amène près de l'anneau sclérotical un nouvel obstacle qui a pour suite un œdème du tissu et engendre ainsi un cercle vicieux, dont le nerf ne se soustrait qu'atrophié, la cause première (la compression du sinus) persistant. *De Graefe* (1) revendiquait essentiellement cette multiplication d'effets nuisibles, cette stase papillaire comme un fait expliquant l'apparition de phénomènes inflammatoires, en aucune connexion avec le siège originaire du mal, mais, pour cela, il n'excluait nullement la possibilité et le fait d'une propagation d'une inflammation des enveloppes du cerveau vers l'œil et la papille du nerf optique. Cette névrite descendante était soigneusement différenciée d'une névrite oculaire qui, elle, de son côté, pouvait devenir ascendante, remontant de la papille vers la cavité crânienne.

Le fait qu'une augmentation de la pression intracrânienne pouvait déterminer près de l'anneau sclérotical une stase veineuse n'avait pas seulement une importance capitale pour expliquer le développement de papillites et de névro-papillites, sans que la tranmission directe ait besoin d'être mise en cause, mais il donnait à l'inspection de la papille une importance particulière. N'est-ce pas là que devrait alors se refléter, comme dans un miroir, les moindres fluctuations de tension qu'on rencontrait dans la cavité crânienne? Quoique la théorie de *de Graefe* soit depuis longtemps mise hors de cause et reconnue comme inadmissible, l'ophthalmoscopie médicale n'a pas encore pu se débarrasser de l'idée d'envisager ces rapports de pression intra-crânienne et intra-oculaire, d'après les données de l'ancienne école de Berlin, et c'est principalement pour réduire ce qui est admissible dans ces rapports que nous y avons consacré un long article (voy. p. 269 de ce volume).

Une autre conséquence de l'admission de la théorie de *de Graefe* qui séduisit au début tout le monde, était qu'on pouvait maintenant jeter par-

(1) *Ueber Complication von Sehnervenentzündung mit Gehirnkrankheiten* (*Arch. f. Ophthal.*, XXII, 2, p. 58, 1860, et *Ueber Neuroretinitis u. gewisse Fälle fulminirender Erblindung* (*ibid.*, XII, 2, p. 114, 1864).

essus bord toutes les déductions sur la localisation cérébrale, qu'on avait éniblement échafaudées, lorsque des atrophies du nerf optique s'étaient dévepppées à la suite d'une lésion qui ne se trouvait pas en rapport direct avec le ronc nerveux, et qui n'admettaient pas, par conséquent, une destruction u nerf par compression directe. Toute lésion cérébrale qui s'accompagnait 'une réduction de l'espace intracrânien pouvait maintenant entraîner une évrite optique extracrânienne, indifféremment où se trouvait cette lésion ar rapport au parcours du tronc nerveux dans la cavité crânienne. La locasation cérébrale avait donc du coup perdu un de ses meilleurs appuis que ui avait fourni l'ophthalmoscope ; nous verrons plus tard que l'abandon éfinitif de la théorie de *de Graefe* ne le lui a pas fait reconquérir. Loin de à, la constatation d'une papillite et d'une névro-papillite (papillo-rétinite) u'on avait faite aux cliniciens comme le signe certain d'une lésion cérérale ou intracrânienne, n'a même plus cette valeur symptomatique, et c'est ncore *de Graefe* lui-même qui a apporté cet appoint à la démolition de sa héorie en démontrant qu'on pouvait rencontrer une image absolument idenique pour l'exploration d'un brigthique que pour celle d'une personne tteinte de tumeur cérébrale.

Ce qui jetait encore ici de la confusion dans l'emploi de l'ophthalmoscope, omme moyen de diagnostic qu'on offrait à la clinique médicale, c'est qu'on éclarait nettement qu'il y avait deux modes de production d'inflammation ntra-oculaire du nerf optique, l'une produite par la réduction de l'espace ntracrânien, l'autre par propagation directe d'une inflammation intracrâienne, mais sans pouvoir fournir pour les deux genres d'inflammation, 'origine aussi différente, une image ophthalmoscopique différente. La diviion que *de Graefe* tâchait tout d'abord d'établir, en déclarant que l'exagération de pression intracrânienne amenait, elle, une *stase papillaire*, tandis ue la *névro-rétinite* serait la suite d'une névrite descendante, c'est que, ans le premier cas, le soulèvement de la papille et l'étranglement de ses aisseaux serait le signe primordial, tandis que, dans le second cas, l'inflamnation s'étalerait de la papille modérément soulevée de plus en plus vers la étine et produirait une névro-rétinite. Théoriquement, cette distinction était dmissible, mais, pratiquement, elle n'était plus soutenable, car on reconnut bien vite qu'il n'y avait pas ici pareille séparation à établir et que si, au ébut, il pouvait, à la rigueur, se montrer deux variétés assez dissemblables omme étendue et soulèvement, vers la marche atrophique du nerf, elles se onfondaient entièrement. Des autopsies venaient, du reste, démontrer lairement que des tumeurs du cervelet déterminaient parfois des névroétinites des plus caractérisées, sans qu'il y eût moyen d'admettre la propaation par névrite descendante.

Au début, en s'accrochant à soutenir la théorie défaillante en divers points, on appuyait surtout, comme nous l'avons aussi fait, sur la plus ou moins grande rapidité d'évolution d'une tumeur, reconnaissant au cerveau et à sa circulation un certain pouvoir de s'accommoder à un excès de pression, on laissait, en outre, pour expliquer certaines modalités obscures, interveni la coïncidence plus ou moins directe d'un néoplasme sur le sinus caverneu même, ou sur le nerf optique, enfin on admettait que le néoplasme pouvan entraîner, dans son voisinage même, une irritation inflammatoire, un méningite, donnant alors lieu, à la fois, à une stase papillaire par réductio de l'espace intracrânien et à une papillo-rétinite par névrite descendante

La première et la plus sérieuse atteinte à la théorie de *de Graefe* fu portée par la démonstration anatomique que *Sesemann* (1) fit tout d'abor (voy. p. 252 de ce volume), que la stase papillaire ne pouvait pas être expli quée par une stase veineuse résultant de la difficulté du retour du sang dan le sinus de la veine centrale de la rétine, attendu qu'en déversant mêm dans le sinus, et non directement, la veine ophthalmique supérieure o inférieure, le sinus se trouve, par la veine ophthalmique supérieure, en large communication avec la veine faciale antérieure, qu'une compressio même directe, du sinus ne pourrait pas entraîner une stase papillaire.

Des travaux ultérieurs ont encore, plus que ne l'a fait *Sesemann*, dégagé l sinus caverneux de l'entrave qu'on le jugeait capable de porter à la circulati veineuse de l'œil et démontré qu'une très grande partie du sang veineux d l'orbite fait retour vers la face et qu'en tout cas le dégagement du sinus es bien plus facilité qu'on n'aurait dû le supposer tout d'abord d'après le rô qu'on lui avait fait jouer dans la théorie de *de Graefe*. Ici donc, comme o l'a déjà constaté (voy. p. 283 de ce volume), l'inspection ophthalmoscopiqu des veines papillaires n'autorise pas à établir des déductions aussi direct sur la circulation du sinus caverneux qu'on s'était tout d'abord flatté de pou voir le faire.

Les données anatomiques des rapports des voies lymphatiques que *Schwalb* avait établies entre la cavité crânienne et l'œil ouvrirent heureusement un nouvelle voie pour expliquer le fait indéniable, découvert par *de Graef* que l'anneau sclérotical pouvait répercuter des processus morbides intra crâniens, sans qu'une névrite descendante intervienne. Car l'intervention vague de l'irritation des nerfs vaso-moteurs que M. *Bénédict* (2) suggérait e qui fut plus tard reprise par *de Wharton-Jones* (3) pour ce qui concerne l transmission des troubles tabétiques au nerf optique, réduisait la stase papil laire, aussi bien que la névro-rétinite, à la suite d'une *névrose vaso-motric* Du reste, déjà *Huglins Jackson* (4), après *Brown-Séquard*, avait rappor les troubles inflammatoires à une névrose vaso-motrice réflexe. Une fois ce données si obscures de névrose vaso-motrice et d'action réflexe admises on peut juger quelle clarté se répandait sur une question ophthalmo

(1) *Archiv. de Du Bois Raymond*, p. 154, 1869.

(2) *Ueber die Bideutung der Sehnervenerkrankung bei Gehirnaffectionen* (*Allg. Wie med. Zeitung*, n° 3, 1868).

(3) *On the occurence of amaurotic amblyopia long after the injury in cases of spin marrow* (*Brit. med. Journ.*, 24 july 1869).

(4) *Observations on defects of sight in brain disease* (*Ophth. Hosp. Rep.*, IV, p. 10).

copique appelée, elle, à élucider des problèmes obscurs de la pathologie érébrale.

On comprend aisément que ces explications vagues ne contentant guère esprit du clinicien, on était très satisfait de voir le substratum anatoique se dérober à la théorie de *de Graefe* et de pouvoir utiliser les plus écentes découvertes anatomiques pour expliquer le singulier retentissenent des affections intracrâniennes sur l'œil. M. *H. Schmidt* (1) indiquait resque immédiatement après les recherches de *Schwalbe* la possibilité que liquide cérébro-spinal puisse, à la suite d'une exagération de pression ans la cavité crânienne, être chassé dans l'espace intravaginal, distendre gaine et entraîner, non seulement une stase papillaire, mais aussi une évrite par stase. Il y avait ici toujours la difficulté que la stase sanguine, uite de la distension des gaines, devait, près de l'anneau sclérotical, amener ne inflammation, et non pas seulement les simples symptômes de compreson et d'atrophie, ainsi qu'on aurait dû s'y attendre d'après ce qu'on observe ans des conditions analogues pour la compression du nerf périphérique. ussi, pour échapper à cette difficulté, M. *Kuhnt* allait-il un peu plus loin, en tribuant, non à la pression sanguine, mais bien à la stagnation, à l'imbibion et au gonflement des éléments nerveux par la lymphe leur inflammation onsécutive. Pour cela, il est indispensable que la propulsion de la lymphe e s'arrête donc pas près de l'anneau sclérotical et qu'il existe une commucation directe de l'espace intervaginal et de la lame criblée, ce que des natomistes des plus compétents (*Leber* entre autres) nient; mais même ette imbibition ne suffirait qu'à admettre la production d'un œdème, et on d'une inflammation.

L'idée de M. H. Schmidt jouissait d'autant plus de la faveur qu'une vérible hydropisie des gaines avait déjà été, avant la découverte de de Graefe, gnalée en 1856 par Stellwag de Carion (2), état décrit plus tard par anz (3), qui démontrait que dans les cas où une augmentation de tenon intracrânienne se produit et où le liquide cérébro-spinal peut libreent circuler, il existe constamment une hydropisie de la gaine. Ce confrère ait encore donné un nouvel appui (4) à sa façon de voir en réussissant par es injections de liquide dans l'espace arachnoïdien des animaux, à roduire des mouvements péristaltiques dans les veines rétiniennes, à voir élargir les artères et même à produire un soulèvement papillaire avec jection des capillaires des papilles. Cette distension des gaines a été trouvée dans un très grand nombre de cas et concorde de préférence ec les états morbides du cerveau et de la cavité crânienne qui, en laissant

(1) *Die Entstehung der Stauungspapille bei Hirnleiden* (*Arch. f. Ophth.*, t. XV, p. 193).
(2) *Hydrops nervi optici*, in *Ophthalmologie*, t. II, p. 617.
(3) *Hydrops vagini nervi opt.* (*Klin. Monastbl.*, III, p. 281, 1865).
(4) *Ueber Sehnervenerkrankung bei Gehirnleiden* (*Deutsch. Archiv. f. klin. Med.*, t. IX, 339). *Die Erscheinungen des Hirndruckes im Auge* (*Med. Centralb.*, n° 8, p. 113) et perim. *Untersuchungen über Erkrankungen der Sehnerven*, etc. (*Arch. f. Ophthalm.*, VI, 1, p. 265).

intact le passage entre gaines et cavité crânienne, se compliquent d l'hydrocéphalie. M. *Parinaud* (*Ann. d'ocul.*, p. 5, 1879) insiste même par ticulièrement sur ce fait : pour lui l'œdème du nerf est identique à celui d cerveau, l'hydrocéphalie n'entraîne la névrite optique que grâce à l'œdèm cérébral. Le réseau lymphatique du nerf optique se trouve dans une dépen dance directe avec celui du cerveau, la stase papillaire, l'œdème ou névrite œdémateuse ne seraient que le reflet de l'œdème cérébral. Ce q est certain, c'est que le libre passage pour la lymphe existant entre la cavi crânienne et la gaine du nerf optique, son hydropisie s'observera d'autan plus facilement que l'hydrocéphalie s'accuse davantage.

Plusieurs points obscurs persistent ici, car non seulement on rencontra aussi avec la névrite descendante une hydropisie des gaines qu'on pourrai il est vrai, attribuer à la concordance d'une exagération de pression intr crânienne avec l'affection cause de la névrite descendante; mais, d'u autre côté, on observait des hydropisies des gaines avec dilatation en am poule, où toute névrite faisait défaut, de même que des cas ou simpleme des traces de névrite accompagnent l'hydropisie vaginale. Que la névrite devait pas forcément entraîner ce dernier état, c'est ce qui ressortait clair ment du fait qu'avec une névro-rétinite des plus manifestes, l'hydropi faisait d'autant plus souvent défaut que les signes de la névrite descenda étaient plus accusés. D'un autre côté, que l'hydropisie ne suffisait pas po amener une papillite, la démonstration en était faite, attendu que les pl fortes dilatations en ampoule de la gaine voisine du globe oculaire se prése taient parfois sans trace d'inflammation papillaire.

Du reste, pourquoi déroger juste ici à la règle pour admettre que d signes irrécusables d'inflammation, tels que les présentent la papillite et névro-papillite (papillo-rétinite), surtout lorsqu'elles sont arrivées à u période avancée du mal, seraient la simple conséquence de la pression; ne tombait-on pas dans la même difficulté que la théorie de de Graefe av déjà suggérée? Que signifie qu'on accuse l'accumulation d'un liquide nutr cier en plus grande quantité au voisinage de la papille comme cause d'irr tation (*Leber*), si l'on n'a pas reconnu à ce liquide des qualités plus irr tantes qu'il présente à l'état normal, quel dommage saurait faire ce liqui d'une composition chimique et anatomique normale, même si l'accès l était ouvert, d'après Kuhnt, jusque dans la lame criblée de manière à po voir baigner les fibres nerveuses et les imbiber? Croira-t-on que la théorie d Cohnheim sur la possibilité de voir éclater des inflammations après u simple stase artérielle, tienne assez longtemps debout pour invoquer da la compression par hydropisie des gaines, non seulement l'étrangleme des veines, mais aussi des artères.

Outre ces difficultés de trouver le joint de l'inflammation avec la com pression, il s'élevait encore d'autres difficultés pour rattacher tous les ca de papillite ou neuro-papillite à un excès de tension intracrânienne, lorsq la névrite descendante ne donnait pas la raison pour les altérations inflam matoires de la papillite. Aussi, même en constatant la liberté du passage du liquide cérébro-spinal sur les deux côtés, on fut surpris avec la réduction de l'espace intracrânien (par suite du développement d'une tumeur, par exemple), de voir la papillite faire complètement défaut ou n'éclater que sur un seul côté. Il n'est pas moins constaté que même avec une distension extrême de l'espace intervaginal, ni les fibres nerveuses, ni les vaisseaux ne montraient une compression patente, ni les signes d'avoir antérieurement subi cette compression. Donc, même l'œdème, d'après M. Parinaud, ou la constatation « que les espaces lymphatiques normaux du nerf se trouvent fortement distendus et le plus souvent remplis d'une fine masse, granuleuse, semblable à un liquide albumineux coagulé », ou le fait que l'œdème du nerf optique se continue avec le faisceau cellulaire central œdématié lui-même, à travers la lame criblée jusque dans l'excavation de la papille même, que M. Ulrich a rencontré, ne doivent pas forcément suivre une propulsion du liquide cérébro-spinal jusque vers le globe de l'œil et son accumulation en quantité inusitée près de l'anneau sclérotical. On tend donc actuellement à soustraire à cet état non seulement le pouvoir d'enflammer la papille, mais même celui de devoir forcément l'imbiber et la comprimer.

Mais même l'expérience clinique, en suivant attentivement, dans un cas de tumeur cérébrale, l'évolution d'une papillite ou névro-papillite ne plaide pas en faveur de la compression et de l'œdème comme origine de l'inflammation. Nous ne voyons pas les symptômes de strangulation et d'œdème tout d'abord éclater et être suivis des signes inflammatoires. L'occasion se présente encore assez souvent de voir successivement évoluer la papillite, de rencontrer sur l'un des yeux l'inflammation bien accusée, tandis qu'elle débute sur l'autre. Que voit-on alors? le développement d'une inflammation analogue à une rétinite, mais localisée près de la papille, une tortuosité des veines qui reste plus ou moins circonscrite à l'entrée du nerf optique, leur dilatation ne dépassant guère ce voisinage. Le gonflement et le soulèvement de la papille *suivent* ces altérations, nous ne trouvons absolument rien qui ressemble au début, à l'effet d'un étranglement du tronc nerveux brusquement survenu (par épanchement des gaines) ou à une thrombose de la veine centrale. Du reste, comment s'expliquerait-on, si les fibres nerveuses devaient subir une compression et imbibition telles que la stase veineuse ou l'ischémie artérielle qui concordent avec pareille compression soient la cause de l'inflammation, un état d'intégrité absolue de la fonction, comme cela se rencontre si souvent? Ne voyons-nous pas lorsque, par la pression directe du doigt, ou à la suite d'une cause de compression réelle établie le long du trajet de l'artère centrale, la circulation s'arrête, tout d'abord la vision s'éteindre avant même que l'ophthalmoscope démontre la présence d'altérations marquantes du côté de la rétine?

Si donc il existe réellement une stase circumpapillaire, et il est indéniable que certains phénomènes de stase papillaire peuvent se présenter, sans aboutir jamais à aucun signe ophthalmoscopique qu'on puisse désigner comme inflammatoire, l'examen fonctionnel aussi bien que l'inspection ophthalmoscopique démontrent clairement que la véritable inflammation papillaire ne *suit* pas un étranglement du nerf et de ses vaisseaux dans l'anneau sclérotical. Assez souvent nous avons insisté sur ce que, ni la simple stase ni la simple anémie ne deviennent des *causes* inflammatoires, par conséquent on ne saurait supposer ici que les débuts de ces états soient capables d'engendrer, et même sans avoir acquis un haut degré de développement eux-mêmes, les changements inflammatoires de la papille. Enfin, l'expérimentation sur les animaux a-t-elle eu pour résultat de fournir cette preuve?

M. Litten (1) a fait de nombreuses expériences à ce sujet et conclut « que ces influences (qui concourent d'une manière inconnue jusqu'alors dans le processus inflammatoires de la rétine), ne peuvent résider, ainsi que l'a supposé Leber, dans une entrave simultanée de l'afflux artériel; les nombreuses expériences où j'ai à la fois réduit l'afflux artériel et veineux, m'ont donné ici une conviction entière. Aussi souvent que je réussissais dans ces expériences à provoquer des hémorrhagies de la rétine, aussi constamment l'expérience échouait pour déterminer des altérations inflammatoires. »

Les plus récentes expériences de M. de Schultén (2) ne l'ont pas avancé beaucoup plus. En injectant une solution de chlorure de sodium à 1/2 pour 100 dans l'espace subdural et subarachnoïdal du crâne, il augmenta sensiblement la tension et produisit alors constamment les premiers symptômes de la stase papillaire avec réduction du calibre des artères, anémie consécutive, dilatation des veines et hyperhémie de la rétine; il se croit donc en droit de mettre hors doute « qu'il existe ici une analogie parfaite entre les phénomènes cliniques et expérimentaux ». M. de Schultén, tâchant alors dans ses expériences de réduire la capacité de la cavité crânienne en y introduisant de l'huile, de la cire et une solution de gélatine entre la dure-mère et le crâne, arrive au résultat qu'une réduction extradurale du crâne entraîne l'action usuelle de la pression cérébrale sur la circulation de la rétine; les artères se rétrécissent, les veines s'élargissent, le plancher de l'excavation se soulève, tandis que les vaisseaux de la choroïde ne changent guère d'une manière appréciable. Cette action se produit déjà lorsque la réduction d'espace atteint 5-6 pour 100 du contenu crânien, avant qu'il se soit déjà produit d'autres symptômes marquants d'une pression crânienne générale et exagérée. Elle s'accroît avec une réduction d'espace de 10 pour 100, alors que des convulsions et un arrêt de la respiration se produisent. L'action ordinaire d'une réduction de 5-6 pour 100 sur l'œil a déjà disparu, le jour suivant, quoique la réduction d'espace persiste. Comme raison des altérations observées sur la papille du nerf optique, l'expérimentateur déclare « que l'exagération de

(1) *Berliner klin. Wochenschrift*, p. 9, 1881.
(2) *Untersuchungen über den Hirndruck* (*Arch. f. klin. Chirurgie*, XXXII, p. 455, 737 et 947).

ression qui agit sur le nerf (à savoir le liquide cérébro-spinal projeté dans 'espace intravaginal) est la cause du phénomène papillaire, que nous avons ussi réellement observé par la pression exercée avec un tampon ou celle roduite par des fragments de cire... Mais le liquide projeté est à peu près bsorbé, et s'il ne surgit pas d'autres causes perturbatrices, ces phénomènes e dissipent de nouveau près de la papille, comme nous l'avons vu, lorsu'on a laissé séjourner une quantité modérée de cire entre la dure-mère t le crâne. »

Tout en se prononçant en faveur de la pathogénèse de la stase papillaire our la compression du nerf et de la veine centrale que provoque le liquide érébro-spinal chassé dans les gaines sous l'influence d'une exagération de ension cérébrale, M. de Schultén doit avouer que, dans ses expériences, il 'a même pas atteint ce que M. Litten avait obtenu, c'est-à-dire la producion d'apoplexies; de symptômes inflammatoires réels, bien entendu pas races. « Les changements ultérieurs et leur développement dans la papille, accroissement du gonflement de l'œdème qui recouvre son bord, etc., nous e pouvons pas, avec notre matériel d'observation, les découvrir », dit le agace et consciencieux expérimentateur.

Comme déjà Manz avait réussi à le faire, et ce qu'on ne met guère en doute, I. de Schultén parvint, par une exagération de tension intracrânienne, projeter des liquides dans les gaines, et il constata « qu'avec une exagéation de la pression cérébrale les gaines du nerf optique se distendent en éalité par du liquide. Mais, ainsi que le fait observer avec raison M. Deutschnann (1), ni par la dissection des animaux qui ont servi à l'expérience, i par l'exploration ophthalmoscopique, il se trouve prouvé que le nerf optiue a été comprimé, même si, en colorant le liquide injecté dans le crâne, n a retrouvé cette coloration dans le liquide intervaginal.

D'après M. Deutschmann, les phénomènes ophthalmoscopiques que de chultén déclare comme le début d'une stase papillaire, ne sont pas à nterpréter dans ce sens ou du moins la démonstration n'en est nullement aite, car dans les expériences de M. Deutschmann « les premières étapes e la maladie qui amène progressivement chez le lapin l'image d'une stase apillaire analogue à celle de l'homme, ne sont pas tout à fait les mêmes ue celles que de Schultén suppose être le début de la stase papillaire chez e lapin ».

Tout en ne niant donc pas l'action de l'exagération de la pression intrarânienne que démontrent les expériences de de Schultén, encore moins en nettant en doute la libre communication du liquide intravaginal avec celui irculant dans la cavité crânienne et la possibilité que, sous l'influence d'une xagération de pression dans le crâne, une plus grande quantité de liquide uisse être projetée vers l'œil, produisant un état hydropique des gaines;

(1) *Ueber Neuritis optica, besonders die sogenannte « Stauungspapille » und den usammenhang mit Gehirn-Affectionen.* Iena, in-8°, p. 68, 1887.

ni la démonstration d'une pression exagérée près de l'anneau scléral capable d'engendrer une inflammation, ni enfin celle d'une action nuisible de cette accumulation en plus grande quantité du liquide cérébro-spinal près de l'entrée du nerf optique provoquée par les sagaces et consciencieuses expériences du professeur d'Helsingfors, M. Deutschmann a néanmoins cru nécessaire, pour arriver à une solution de cette importante question, à savoir : quelle est la véritable raison d'une inflammation qui éclate, lorsque la pression intracrânienne chasse une plus grande quantité de liquide que ne le comporte l'état normal, dans l'espace intravaginal, quelle est la cause d'une inflammation à distance, loin du foyer morbide, avec lequel elle ne se trouve nullement reliée par une traînée inflammatoire, d'entreprendre une nouvelle série d'expériences. Celles-ci avaient pour but tout d'abord de résoudre : 1° quel degré d'hydropisie des gaines du nerf optique est nécessaire pour produire chez l'animal soumis à l'expérience une image semblable à celui de la stase papillaire chez l'homme ; et 2° existe-il des conditions où une hydropisie modérée et même transitoire des gaines, ainsi que l'autopsie chez l'homme l'a rencontrée à plusieurs reprises, se montre simultanément avec une stase papillaire produite.

L'importance de la question nous engage à donner en traduction la manière suiva laquelle ces expériences ont été entreprises. « Il m'a paru préférable, pour arriver à la solution de la première question, dit M. *Deutschmann*, de faire tout d'abord tout à fait abstractio de l'intervention de la pression cérébrale et de tenter de remplir directement la gaine d nerf optique d'une façon variable et avec une quantité visible *intra vitam*. Les anima choisis pour les expériences étaient des lapins. On réussit chez eux facilement à mettre nu, après une ténotomie du muscle droit supérieur, le tronc du nerf optique jusque ver le *foramen opticum*. Arrivé à cela, je sectionnai le nerf tout près du *foramen opticu* et le dirigeai un peu en haut et en avant, de manière à pouvoir pénétrer avec une fin canule mousse de seringue dans l'espace intervaginal. Il va sans dire que l'opératio fut exécutée avec toutes les précautions antiseptiques et avec des instruments soigneusement désinfectés. Comme masse à injecter, je me servis, pour en introduire, avec l seringue de *Pravaz*, une quantité variable dans l'espace intervaginal, d'agar-aga stérilisée, et cela après avoir essayé divers autres échantillons de masses à injecte L'agar-agar est liquide lorsqu'elle est chauffée et se laisse très commodément injecter, ell présente, ainsi que j'ai pu m'en convaincre, le grand avantage de rester à la températur du corps dans un état demi-liquide, mollasse et gélatineux, ne diminuant, par résorptio que très lentement, au moins pendant la durée nécessaire à l'observation. Avant d commencer l'injection, on place un fil de soie, le plus fin possible et carbolisé, l'entrée de la canule, et on le serre après l'injection faite, pour empêcher que l'agar-agar encore fluide ne s'échappe. La seule grande difficulté que cette expérience sur l'anima présente consiste en ce que très souvent, pendant l'exécution de l'expérience, les vaisseaux centraux sont arrachés près de leur point de pénétration, lorsqu'on n'use pas d'un prudence extrême au moment de l'injection afin d'éviter tout tiraillement du tronc d nerf optique. Ce n'est qu'après une assez longue expérience qu'on apprend à éviter ce accident, et même alors il arrive encore de temps à autre que l'expérience échoue pa suite de la déchirure des vaisseaux ; au début, je me servis d'agar-agar pure ; plus tard j'en usai qui, mélangée avec de l'encre de Chine, était tellement colorée en noir qu' était, au besoin, facile de la retrouver. Ce qui me paraît le plus important, c'est de travailler avec des instruments et des mains absolument aseptiques, et seulement ave de l'agar-agar complètement stérilisée, car ce n'est qu'ainsi qu'on peut alors parle de l'action *pure* de la pression, respectivement d'une stase.

« Après avoir terminé l'injection, on rattache avec la suture le muscle droit supérieur la plaie guérit sans irritation, et l'on ne croit pas avoir touché à l'œil : l'ophthalmoscop ournit ici le moyen de contrôle principal. Les résultats que ces expériences m'ont donnés sont les suivants :

« Lorsqu'on remplit avec la solution d'agar-agar la gaine du nerf à tel point qu'à chaque instant on s'attend à voir éclater la gaine, ce qui permet de constater quel extrême degré d'extension présente l'espace intervaginal et jusqu'à quel point la gaine cède, et qu'on examine l'œil à l'ophthalmoscope, on trouve que, pendant l'injection, les veines se gonflent dans toute leur longueur, les artères se rétrécissent. Une fois l'injection complètement terminée, la papille devient d'un blanc pur, les vaisseaux, artères et veines tellement exsangues qu'elles deviennent presque invisibles et ne s'aperçoivent qu'à peine en ayant recours à un plus fort grossissement. En même temps apparaissent (pas toujours) des hémorrhagies au voisinage de la papille. Peu d'heures après, il survient un gonflement de la papille avec forte opacité de ses limites ; elle paraît opaque, gris blanchâtre, aussi des vaisseaux deviennent visibles, des veines plus épaisses, des fines artères de moindre calibre. Après dix-huit heures, on aperçoit sur la papille, fortement gonflée et opaque, les artères très ténues et minces, les veines larges, gorgées de sang et fortement tortueuses dans tout leur trajet. En même temps, le gonflement de la papille et son opacité se sont encore accrus, et les ailerons de fibres à myéline deviennent plus proéminents. Dans les jours suivants, l'image reste, à peu de chose près, la même : çà et là, il survient encore de nouvelles hémorrhagies ; les artères restent minces, les veines fortement distendues. A cette époque, l'image ophthalmoscopique correspond à ce qu'on désignerait chez l'homme comme stase papillaire. L'évolution de ce changement se produit rapidement dans l'espace de vingt-quatre à trente-six heures après l'opération, pour se maintenir au degré qu'il a tout d'abord acquis.

« L'examen microscopique de pareils yeux d'animaux étudiés à ce moment donnait le résultat suivant : Tout d'abord, même onze jours après le début de l'expérience, l'espace intravaginal se trouvait être fortement comprimé, les fibres de la portion centrale de la section du nerf optique complètement grumeleuses ; les fins vaisseaux de la gaine piale, complètement comprimés, tandis que les plus forts présentaient une ouverture visible — nulle part trace d'une névrite ou périnévrite. La papille est fortement gonflée ; le gonflement est produit par l'imbibition œdémateuse d'une masse amorphe qui écarte les fibres et a, en partie, entraîné leur désagrégation. Parfois, et par-ci par-là, des foyers de corpuscules rouges du sang, avec quelques rares corpuscules blancs ; en partie, il n'existe qu'un soupçon d'un réseau fibrineux rougeâtre comme résidu des hémorrhagies observées antérieurement. Dans l'espace périchoroïdien se rencontrent des masses amorphes entremêlées avec de l'agar-agar qui y a, en partie, pénétré. La rétine se trouve de même, dans de grands espaces, détachée de son épithélium pigmenté par une masse amorphe transsudée et présente une destruction plus ou moins prononcée de sa couche de bâtonnets. Aussi, dans les ailerons de fibres à gaine de myéline, on rencontre des hémorrhagies ou des résidus hémorrhagiques, simultanément avec broiement de fibres. Ce qu'on peut distinguer de vaisseaux sur la papille et les ailerons, ce sont des veines distendues et gorgées de sang et un certain nombre de fins capillaires. Les changements sont à peu près les mêmes que *Markwordt* (*Arch. f. Augenheilk.*, X) a obtenus chez les chiens après avoir lié le nerf optique avec ses vaisseaux centraux près du globe oculaire — abstraction faite de la forte opacité généralisée de la rétine ; l'atrophie du nerf optique termine l'expérience.

« Lorsqu'on ne pousse pas l'injection avec l'agar-agar dans l'espace intervaginal au point que les vaisseaux de la papille deviennent invisibles, mais seulement jusqu'à ce que les veines deviennent fortement tortueuses et s'élargissent, tandis que les artères s'amincissent sensiblement pendant que l'espace intervaginal se remplit, de façon que l'image d'une hydropisie se produit à un point qui ne s'observe à égal degré probablement jamais chez l'homme ; alors toute altération vasculaire sur la papille se dissipe déjà, le plus tard, après une ou deux heures, le plus souvent déjà, après quelques minutes. L'œil reste alors aussi ultérieurement normal à l'ophthalmoscope. La dissection démontre encore, après six jours, l'agar dans l'espace intervaginal, moins distendu pourtant, probablement parce qu'une partie en a été résorbée aux endroits où la gaine se trouve alors relâchée. Il ne s'observe rien de pathologique ni dans la papille, ni dans le nerf optique. »

De cette première série d'expériences (injections d'agar dans l'espace intervaginal), M. Deutschmann conclut « que, pour obtenir chez l'animal sou mis à l'expérience, une image ophthalmoscopique (non anatomique) qui s rapproche de celle observée chez l'homme, il faut un remplissage de l'espac intervaginal avec une masse compacte qui interrompe tout d'abord la circu lation sanguine. Ce n'est qu'après une ischémie absolue que la « stase papil laire » se présente à l'opthalmoscopique. Dans l'image anatomique seule aussi le phénomène de la stase passive, veineuse, prédomine, ainsi que l transsudation et un œdème réel, tandis que je ne suis pas capable d'indi quer quelle part peut bien prendre ici, si toutefois elle en prend une, l suppression de l'afflux sanguin dans l'artère. Je pense que cette part doit peine être prise ici en sérieuse considération ; attendu que déjà, après quel ques heures, les artères réapparaissent, quoique ténues, tandis que les veine sont uniformément gorgées et très tortueuses. Il faut en conclure que l'inte ruption complète dans la circulation de l'artère n'est que transitoire, et qu déjà après peu de temps le sang artériel peut de nouveau affluer, tandis qu la veine ne peut vaincre la pression que la masse injectée exerce sur elle. Peu être que l'opacité rapidement survenue près de la limite papillaire se ra porte à la courte interruption dans l'apport du sang artériel ; aussi l'absen d'une opacité généralement répandue dans la rétine plaide contre une occlu sion permanente de l'artère centrale, où elle ne fait alors jamais défaut.

« Les expériences qui forcent d'envisager le processus comme une vér table stase papillaire pure et indemne d'inflammation plaident donc com plètement contre l'interprétation de la théorie par stase comme cause de l stase papillaire chez l'homme (1). Personne n'a rencontré jusqu'alors u gonflement hydropique de la gaine qui n'aurait pu qu'approximativeme avoir pour effet de provoquer une ischémie complète, et cela même dans l toutes premières périodes du mal qui se sont présentées à la dissectio personne n'a jusqu'à présent rencontré pour la stase papillaire qu'un *œdèm pur et simple* sans aucune altération dénotant les débuts d'une inflammati ainsi que cela a lieu chez l'animal soumis à l'expérience, personne n retrouve chez l'homme les lésions du nerf produites par la pression. P contre, on a constaté anatomiquement qu'il y avait avec une stase papillai marquée si peu d'hydropisie qu'il ne valait pas la peine d'en parler, et le f clinique de conservation intacte de la vision rencontrée assez souve permet de même de ne conclure qu'à un trouble modéré de la circulatio Mais pareil trouble modéré n'a, ainsi que l'expérience le démontre, p d'effet, quoique l'on eût établi chez l'animal des conditions de pressio telles qu'elles ne doivent certainement pas se produire chez l'homm ou du moins telles qu'elles n'ont certainement pas été observées ch lui.

« On ne peut pas non plus admettre que l'hydropisie diminue chez l'hom par suite de la résorption du liquide dans l'espace intervaginal. Il faut to

(1) Notre ami de Jaeger s'élevait contre pareille interprétation, il y a plus de dix ans. (De W

ours admettre qu'un renouvellement constant de l'hydropisie une fois établie it lieu, attendu qu'avec l'accroissement des tumeurs cérébrales la pression ntracrânienne s'accroît proportionnellement à la résorption du liquide accu- nulé dans l'espace des gaines du nerf optique. »

Une seconde série d'expériences fut exécutée par M. Deutschmann d'après a méthode employée par MM. Manz et de Schultén, afin de mieux encore approcher les changements provoqués chez l'animal en remplissant comme hez l'homme l'espace intervaginal du côté de la cavité crânienne par xagération de la pression cérébrale. Voici en quoi consistaient ces expériences :

« Je me servis, dit M. *Deutschmann*, pour les expériences, de jeunes lapins chez lesquels on réussit encore à perforer le crâne, avec une forte canule pointue, pour pouvoir alors injecter de quantités variables d'une masse à injecter, soit dans l'espace subdural ou extradural, soit dans la substance du cerveau même. Il va sans dire que la plus scrupuleuse antisepsie est de rigueur pour cette petite opération, non seulement pour ce qui concerne les instruments et les mains, mais aussi pour ce qui regarde la stérilisation de la masse à injecter, attendu qu'il faut ici éviter toute complication résultant de l'opération même. Je me servis, au début, d'une solution de chlorure de sodium, de l'huile et de la paraffine, mais finalement je trouvai que l'agar-agar, mélangée avec de l'encre de Chine, et modérément chauffée de façon à pouvoir être injectée fluide, répondait le mieux à tous les besoins. On obtient par là une réduction d'espace de la capacité crânienne qui persiste un certain temps (attendu que l'agar-agar, après être injectée, ne se résorbe qu'en minime partie), comme cela a lieu dans les expériences de *Schulten* après l'introduction d'un fragment de cire. Par contre, l'introduction est, dans mes expériences, beaucoup plus facile, la possibilité d'une stérilisation complète bien plus aisée et la constatation de la présence de la masse injectée, grâce au mélange de l'encre de Chine qui la colore en noir, bien plus commode. J'ai renoncé à la mensuration de la pression intracrânienne, ne voulant pas compliquer inutilement l'expérience. Les mensurations correctes de *Schultén* ont démontré un accroissement constant en procédant à ce genre d'expériences, et finalement il m'importait seulement d'accroître la pression cérébrale par l'introduction d'une quantité maxima, que l'animal pouvait supporter sans mourir, à un tel point qu'une quantité suffisante de liquide cérébro-spinal respectivement de masse injectée, pouvait être, par ce procédé, chassée dans l'espace intervaginal des nerfs optiques. La description des expériences prouve que j'y suis toujours parvenu. Je me contente du rapport de trois expériences les mieux réussies qui peuvent aussi servir de types :

1. « On injecte à un jeune lapin 0,25 gr. de l'agar noircie dans l'espace subdural à peu près 6 pour 100 de son contenu. L'animal ne présente, à part un peu de vacillement pendant les premières secondes, aucun phénomène cérébral. *Ophthalmoscope* : distension des veines, faible rétrécissement des artères sur les deux yeux, état normal après une demi-heure qui persiste à rester sur les deux yeux. L'animal est alerte et mange bien. On le tue après six jours. Dans l'espace subdural, on rencontre une mince couche d'agar qui recouvre toute la convexité du cerveau. Nulle part trace d'irritation. Les deux espaces intervaginaux sont à peine visibles, à partir du chiasma, vers les parties déclives, ils sont remplis d'une masse noirâtre homogène, surtout vers leur extrémité bulbaire ; distension de la gaine autant que dans un cas d'hydropisie moyenne des nerfs optiques avec une stase papillaire chez l'homme. *Microscope* : optici normaux abstraction faite du contenu des gaines qui se compose d'une masse en partie homogène, en partie finement granuleuse — agar avec liquide cérébro-spinal — et contient beaucoup de grains libres (non renfermés dans des cellules) d'encre de Chine. Papilles absolument normales.

2. « Jeune lapin blanc. 24 IX 85. 0,25 gr. d'agar noire injectée dans l'espace subdural. Canule enfoncée un peu à gauche de la ligne médiane (à peu près 6 pour 100 du contenu cérébral injecté). Immédiatement l'ophthalmoscope montre, un accroissement des veines, un faible rétrécissement des artères, état de nouveau normal après quelques minutes. L'animal est alerte. 2 X 85. Au même endroit du crâne, nouvelle injection de 0,25 gr. d'agar : de nouveau, faible dilatation des veines et rétrécissement des artères, qui se

dissipent après quelques minutes. Le 7 X, on s'aperçoit, pour la première fois, qu l'animal paraît remarquablement inculte et rugueux; pupilles étroites, mais réagissantes L'animal a constamment la tendance d'aller à droite; pas de paralysie, mange bien mais paraît constamment las et somnolent, reste assis à la même place et n'accroît abso ment pas comme un animal normal qui sert de contrôle. On aperçoit autour de l papille claire et à contenu précis un anneau étroit, mais qui s'élargit de jour en jour; a l'aspect d'un staphylome postérieur, mais contournant toute la papille, et qui ne pr sente pas de changement de niveau. Le 6 XI 85, injection réitérée de 0,25 gr. d'ag au même endroit du crâne; immédiatement après, de nouveau, faible élargissement de veines et rétrécissement des artères sur les deux papilles; état normal quelques minute après. L'animal marche maintenant d'une façon marquante à droite; est complètemen apathique, poil remarquablement rugueux et hérissé, somnolence continuelle. Pupill étroites réagissantes. L'animal mange bien, mais ne s'accroît nullement. *Ophthalmoscope* état tout à fait normal, excepté un large anneau noir qui entoure la papille et qu'o interprète comme distension hydropique de la gaine par le liquide cérébro-spinal mélang à l'agar noire. L'animal est tué le 2 XII 85, quarante et un jours après la premiè injection. *Dissection :* la surface du cerveau, aux deux tiers recouverte d'une couch d'agar noire mesurant à peu près 2 millimètres; en quelques endroits, 1 millimètre. Cet couche adhère en dehors plus intimement à la dure-mère, de façon qu'en la détacha des masses entassées y restent en contact. Seul, le tiers le plus antérieur de la surfa cérébrale est libre. En arrière, une faible couche de l'agar en partie mollasse se contin dans la substance cérébrale jusqu'aux tubercules quadrijumeaux. *Les deux gaines d nerf optique sont fortement distendues à partir du* foramen opticum, *colorées en no et élargies en ampoule à leur extrémité bulbaire. Microscope :* dans les espaces inte vaginaux, une grande quantité de masse amorphe et finement granulée avec beauco de grains libres d'encre de Chine, qui imprègnent aussi la gaine externe. Papill absolument normales, à l'instar des troncs optiques.

3. « Jeune lapin blanc. 12 VIII 85. 0,25 gr. d'agar (6 pour 100 du contenu du crân injectés dans la substance cérébrale superficiellement à gauche de la ligne média *Ophthalmoscope :* des deux côtés, faible élargissement des veines et rétrécissement d artères. L'animal oscille un peu, mais se remet tout de suite. Il devient, dans les jours q suivent l'exécution, apathique, marche constamment en trébuchant et vacillant, re le plus souvent assis tranquille; pupilles étroites, mange. 20 VIII 85, nouvelle injecti de 0,25 gr. d'agar au même endroit. Mêmes symptômes oculaires, comme auparava qui se dissipent après quelques minutes. Dans les jours suivants, l'animal devient abs lument apathique ; lorsqu'on le pousse à marcher, il ne peut pas avancer, tellement oscille, il cesse de manger et reste assis complètement apathique. *Ophthalmoscope* papilles absolument normales. A l'entour des deux papilles, on aperçoit déjà, peu jours après la première injection, un anneau noir de largeur modérée, comme ch l'animal précédent. On tue le lapin le 31 VIII 85, c'est-à-dire trois semaines après première injection. *Autopsie :* pas trace de méningite. Surface cérébrale normale l'exception d'une petite tache noire à la région du lobe frontal gauche — le point pénétration de la canule. Dans le lobe frontal gauche, une tumeur de la grandeur d' pois fortement gonflée, tumeur composée de l'agar noire et qui fait exactement l'impre sion d'une tumeur mélanique du cerveau. Les *deux espaces intervaginaux des nerfs* so fortement distendus à partir du *foramen opticum*, noirâtres et élargis sous forn d'ampoule près de leur extrémité bulbaire. *Microscope :* espaces intervaginaux entier remplis d'une masse noirâtre entremêlée de fins grains d'encre de Chine, partie amorphe, en partie finement granulée. Le tissu trabéculaire arachnoïdien e par cette masse, repoussé contre la gaine externe. Pas trace d'une affection inflamm toire. Papilles absolument normales. Tumeur d'agar dans le cerveau entourée d'élémen nerveux détruits, cellules gliales, myéline, quelques rares cellules lymphoïdes et d résidus de corpuscules rouges du sang. Enveloppes du cerveau intactes à la convexité à la base. »

« J'ai voulu, dit M. Deutschmann, avec ces expériences, autant que cela éta possible, tenter d'imiter l'*action pure* d'une exagération de pression da la cavité crânienne telle qu'on l'admet chez l'homme. Je ne me suis pas con tenté de créer une unique réduction quoique durable de l'espace intracrânien, mais en répétant les injections avec une substance qui ne se résorbe à la rigueur que fort lentement, j'ai cherché à accroître de temps en temps la pression pour me rapprocher de cette exagération croissante, telle qu'elle se produit par exemple à l'occasion de l'évolution de tumeurs. Comme il ne s'agissait ici absolument que d'obtenir l'effet *pur* de l'action de la pression, j'ai tenté, par une antisepsie scrupuleusement observée, d'éviter toute complication, ce à quoi je suis aussi parvenu. Le résultat des expériences a démontré qu'on réussit chez l'animal à produire, en exagérant la pression dans la cavité crânienne, un état anatomique des espaces intravaginaux tel qu'on l'observe chez l'homme sous l'influence des diverses réductions d'espaces dans la cavité du crâne par des processus pathologiques : il survient une hydropisie vaginale *nervi optici* et de fait tellement développée, qu'à mon savoir et d'après mes propres observations, elle ne se rencontre en général pas à un plus haut degré chez l'homme.

« L'ensemble des phénomènes cliniques démontra aussi chez les animaux en expérience l'action persistante de l'exagération de pression et l'image ophthalmoscopique montrait — grâce à la coloration de la masse injectée avec l'encre de Chine — ce que la micropsie confirme, à savoir que le remplissage de l'espace intervaginal des nerfs optiques déterminait l'anneau noir circumpapillaire. Enfin l'observation clinique apprit, que ce remplissage de l'espace intervaginal persistait pendant un certain temps, pendant des semaines. La masse qui remplisait l'espace se composait, ainsi que cela parut, d'un mélange d'agar provenant directement de l'injection et de liquide cérébro-spinal déplacé par l'augmentation de pression cérébrale.

« Mais, en fin de compte, cela importe peu : *l'espace intervaginal se trouvait fortement rempli : le nerf optique, ses gaines et les papilles étaient libres d'inflammation et absolument normaux.* C'est là le résultat le plus important et le principal de l'expérience. — Les phénomènes rapidement transitoires des vaisseaux près de la papille qui succédaient immédiatement à l'injection, respectivement l'accompagnaient, sont l'expression naturelle du changement brusque de tension dans les espaces en communication les uns avec les autres, mais ne sont pas le début d'une stase papillaire.

« *L'exagération de la pression cérébrale, respectivement le remplissage des espaces intervaginaux, tel que les autopsies nous les ont appris à connaître, ne suffisent conséquemment pas pour établir dans les papilles optiques des changements anatomiques durables, bien entendu encore moins pour produire une image ophthalmoscopique qu'on puisse mettre en quelque rapport que ce soit avec la stase papillaire.* L'hydropisie des gaines ne peut donc pas être envisagée comme cause de la stase papillaire dans le sens de la théorie de la stase. Doit-on en général l'envisager comme une cause immédiate de l'affection oculaire, ou n'est-elle que médiate ou enfin n'est-elle qu'un phénomène secondaire ?

« Leber (Internat. Congr. London, 1881) est probablement le premier et est jusqu'alors à peu près resté le seul qui attribue à l'hydropisie du ner optique un autre rôle que celui de l'effet d'une pression; d'après lui elle es la cause directe de la stase papillaire lors des tumeurs cérébrales et l méningite, mais dans le sens suivant. « Des tumeurs intracrâniennes, de mêm que la tuberculose s'accompagnent de congestions vasculaires, de l'hydropisi des ventricules et d'augmentations de tension. Les produits de matériau d'échange de ces néoplasies, se mélangeant avec la transsudation inflam matoire, agissent comme irritatif inflammatoire et donnent lieu en arriva avec le liquide cérébro-spinal dans l'espace intravaginal du nerf jusqu'à so extrémité, à l'évolution de la neurite et de la papillite. » Seulement che Gowers (*A manuel and altas of med. ophth.*, 2e edit, London, 1882) je ren contre une interprétation semblable. « L'extension de la gaine du nerf optiqu seule est probablement insuffisante pour produire une papillite par u simple effet mécanique, mais peut peut-être accroître le processus né d'u autre manière, surtout si le liquide présente une qualité irritante et lorsqu' peut trouver son passage dans les espaces lymphatiques de la papille. »

Nous-même avons exposé et appuyé l'opinion de notre ami de Jaeger, q la simple compression ne pouvait pas être invoquée pour expliquer l'év lution de la stase papillaire. De Jaeger, cinq ans avant Leber, était de c avis et démontra (*loc. cit.*, p. 31) que l'image de la stase papillaire n correspondait pas à ce que la stase veineuse et la compression près d l'extrémité oculaire du nerf optique doivent produire. Les expériences d M. Deutschmann viennent de donner la démonstration expérimentale de c que de Jaeger, Leber et Gowers ont soutenu. En se plaçant donc absolu ment sur ce terrain, M. Deutschmann recherche maintenant, par de nou velles expériences faites identiquement, mais avec une substance infectée à donner la preuve qu'un autre élément doit intervenir pour détermine la papillite précédée de la stase papillaire.

« Tout d'abord, dit le sagace expérimentateur, j'introduisis *directement* dans la gai du nerf optique, sectionnée près du *foramen opticum*, une petite quantité de solution d chlorure de sodium qui renfermait des traces de staphylococcus. Il survint, après deux trois jours, une énorme papillite. Déjà, le premier jour après l'injection, la papil optique est fortement rougie et gonflée, les veines très distendues, les artères peut-êtr un peu rétrécies. Le second jour, le gonflement papillaire est déjà très notable ave forte opacité et trouble rétinien. *Microscope :* forte névrite et périnévrite avec papillo rétinite exquisite; la papille est, avec cela, gonflée au point que cela ne pourrait s rencontrer qu'avec la plus forte stase papillaire. »

« Ces expériences, qui réussissent chaque fois avec la même précision dit M. Deutschmann, démontrent que lorsque des germes infectants arri vent dans l'espace intervaginal des nerfs optiques, ils produisent ici, resp à l'extrémité bulbaire du nerf, une névrite ou papillite avec le type de l stase papillaire. Ici se trouve, en outre, simultanément la preuve que dan le cas où le liquide cérébro-spinal a acquis des qualités propres à engendrer l'inflammation, l'effet qu'il produira près de l'œil se présentera sous form d'une névrite ou d'une stase papillaire, attendu que les recherches anatomiques et physiologiques ont démontré les voies de communication entre le cerveau et les espaces intervagineux d'une façon absolument certaine. Mais l'expérience sur l'animal peut aussi pour cela fournir la preuve directe.

« J'ai essayé tout d'abord, chez des lapins, d'injecter un mélange de culture de staphylococcus dans l'espace subdural du crâne, avec l'espoir que, par leur transport dans les espaces intervaginaux, il surviendrait une double stase papillaire. Pourtant, après avoir vainement sacrifié une série d'animaux, je m'abstins de ce genre d'expérience, car les animaux mouraient si rapidement par l'infection locale, qu'une affection oculaire ne pouvait plus se développer, ou lorsqu'on atténuait très fortement les mélanges de spores, ils ne réagissaient pas du tout ou ne présentaient même plus une affection locale du cerveau, mais se chargeaient de la suppression des rares spores infectantes. C'est pour cela qu'il fallait une masse infectante agissant lentement, mais sûrement pour servir d'infection de la cavité crânienne, et qui aurait pour suite aussi de produire une augmentation lentement croissante de la pression et, pour obtenir ce but, je recommande la matière *tuberculeuse* déjà employée antérieurement par moi.

« L'expérience fournit alors, en effet, ce qu'elle doit produire. Vu l'importance de toute cette question, il me sera permis de relater l'exposé que j'ai fait antérieurement (*Arch. f. Ophthalm.*, XXVII, 1, p. 227) de l'évolution de ces expériences.

« En usant des précautions antiseptiques, on injecte à des jeunes animaux avec la seringue de *Pravaz*, quelques gouttes de pus tuberculeux dans l'espace subdural du crâne. Il ne s'ensuit tout d'abord aucune réaction. Les animaux se comportent absolument d'une manière normale, seulement les veines s'élargissent momentanément un peu après l'injection, mais redeviennent de nouveau aussi vite normales. L'état général de l'animal reste bon ; trois semaines après l'injection dans la cavité crânienne, on peut constater les premières altérations du fond de l'œil avec l'ophthalmoscope. Ils consistent pour les deux yeux dans un élargissement des vaisseaux rétiniens, avec un état tortueux particulièrement prononcé et une rougeur de la papille. Dans les jours suivants, la rougeur de la papille s'accroît encore, à ce qu'il paraît, principalement par l'apparition de nombreux et fins ramuscules vasculaires ; en même temps se signale un faible soulèvement, c'est-à-dire un gonflement des bords papillaires, ce qui fait paraître l'excavation centrale un peu rapetissée, mais davantage en creux. Le processus peut alors de nouveau rétrograder, ou il s'aggrave de la manière suivante : le gonflement papillaire se développe de jour en jour d'une façon plus manifeste, et la papille apparaît, comme le gonflement atteint au début principalement les parties marginales, sensiblement élargie en sens horizontal et vertical. La partie papillaire marginale se présente en bourrelet en forme de boudin contournant l'excavation centrale sensiblement rapetissée. Par ce gonflement des parties marginales de la papille, aussi les rayons de fibres à myéline qui s'y adossent sont soulevés, sans pour cela être opacifiés, de manière que, par ce soulèvement, de même, un élargissement sensible de toute la région gonflée est donné. Après cela la partie centrale de la papille commence à prendre part au gonflement. Son niveau se soulève de plus en plus, de manière que, progressivement, le caractère de l'excavation s'efface à peu près complètement. En même temps, le centre papillaire apparaît faiblement voilé : la substance papillaire, opaque. La coloration d'abord rougeâtre de la papille fait place à une légère pâleur, quoique les vaisseaux, principalement les veines, paraissent fortement distendus et qu'il apparaît sur la papille même une quantité de fins vaisseaux qui, en général, ne reviennent pas à la papille normale. En outre, les vaisseaux forment, en passant de la papille dans l'épanouissement des fibres à myéline, un arc ; en un mot, l'ensemble de l'image correspond à une affection que nous désignerions chez l'homme comme stase papillaire (*Stauungspapille*). L'opacité de la papille s'accentue encore, il y apparaît de petits foyers isolés luisant comme de la graisse. Cinq semaines après l'injection du pus, le processus est arrivé à son acmé et devient, à partir de là, régressif. Le gonflement papillaire décroît alors journellement à mesure que la pâleur s'accentue et que les vaisseaux se rétrécissent jusqu'à ce qu'enfin, après quatre à treize semaines, apparaît l'image exquisite de l'atrophie du nerf, suite de névrite optique.

« La dissection démontre, à peu d'exceptions près, une tuberculose miliaire étendue à toutes les enveloppes du cerveau, éventuellement des tubercules solitaires de la substance cérébrale même, exceptionnellement placés seulement à la convexité du cerveau; la partie intracrânienne du nerf optique est normale; à partir du *foramen opticum*, il est un peu élargi, près du foramen scléral, plus ou moins épaissi, en forme d'ampoule, à une époque plus avancée, avec des soulèvements ondulés. Aux premières étapes, névrite et périnévrite avec exsudation finement granulée et coagulée dans l'espace intervaginal; plus tard, tubercules dans le tissu de la gaine. Les phénomènes inflammatoires ne commencent qu'à partir du *foramen opticum*, ou périphériquement par rapport à celui-ci, et s'accroissent d'intensité vers le globe oculaire. La papille est gonflée, la trame du tissu cellulaire proliférée; une quantité de fins capillaires traverse le tissu infiltré d'un nombre modéré de corpuscules lymphatiques. La rétine se trouve un peu repoussée et sa trame de support pullulée; aussi la couche des fibres paraît au proche voisinage un peu épaisse.

« Ces expériences prouvent que des substances infectantes transportées dans la cavité crânienne s'écoulent avec une certaine rapidité dans l'espace intervaginal pour s'arrêter près de l'entrée dans le globe oculaire, tout d'abord d'une manière mécanique. Ces substances déversées doivent s'écouler avec une certaine rapidité, parce que ce n'est que de cette façon qu'on peut s'expliquer l'intégrité des parties centrales du nerf optique. Les germes infectants n'ont pas le temps de rester attachés en route. Ce n'est que par l'entraînement par un liquide que ce degré de rapidité peut être atteint. Voici pourquoi il n'y a ni *neurite descendante* ni *périneurite optique*, tandis que déjà à l'extrémité bulbaire l'infection a eu lieu depuis un certain temps.

« Il faut penser que les choses se passent de la manière suivante. Le développement des tubercules des enveloppes cérébrales après l'inoculation s'accompagne d'une hyperhémie inflammatoire. Nous rencontrons constamment les traces d'une hydrocéphalie externe aiguë. Ce liquide hydrocéphalique tend naturellement à s'écouler dans l'espace vaginal des gaines, surtout si la pression cérébrale s'accroît de plus en plus, avec l'évolution en masse de tubercules miliaires. Ce liquide contaminé de germes infectants s'accumule tout d'abord près de l'entrée du nerf optique dans le globe de l'œil et ne détermine ici — *au début* — qu'une *simple inflammation* du nerf optique et de sa papille, donnant ultérieurement lieu au développement d'une tuberculose miliaire des gaines. — Que la papillite ne peut se produire « grâce à la pression dérivant des tubercules vaginaux » démontre le fait qu'elle se développe à une époque où un *tubercule évolué de la gaine vaginale n'existe pas encore.* Mais aussi pour des époques ultérieures la possibilité d'une pareille explication se trouve exclue par les données de l'examen anatomique. Dans les cas d'une tuberculose très marquée, on ne rencontrait qu'une faible papillite, qui pouvait même encore complètement rétrograder; enfin même les plus grands tubercules des gaines montrent constamment la tendance à évoluer en dehors, qu'ils se soient développés dans la gaine interne ou externe, de façon qu'ils ne peuvent jamais exercer une pression de quelque importance sur le nerf optique même resp. sur ses voies sanguines ou lymphatiques. Dans ces cas les recherches anatomiques démontrent alors justement que l'espace vaginal est très flasque, plissé entre les élévations tuberculeuses isolées: mais ce qui se produisit comme hydropisie des espaces vaginaux dans ce processus morbide, n'était — comme chez l'homme — jamais même approximativement suffisant pour pouvoir provoquer une action par pression.

« Il ne reste donc qu'un unique moyen d'explication possible pour les résultats de ces expériences : *L'affection inflammatoire de la papille qui s'accroît jusqu'à une stase papillaire n'a rien à faire avec la stase par pression ; elle est l'effet de germes capables d'engendrer une inflammation, germes qui arrivent avec le liquide cérébro-spinal de la cavité crânienne dans les espaces vaginaux, s'arrêtent à l'extrémité bulbaire, s'y fixent et produisent ici leur action infectieuse.* »

On voit que notre confrère met ici sur un seul et même pied l'effet irritatif du liquide qui engendre, à part la tuberculose miliaire et des tubercules solitaires, une hydrocéphalie aiguë dans le crâne, une papillite près de l'anneau sclérotical; l'effet infectieux *sui generis* ne se développe près de l'anneau que simultanément avec l'évolution de semblable produit dans le crâne. Avec raison, à notre avis, M. Deutschmann soutient que si Manz a pu, avec de simples injections d'eau dans le crâne des animaux soumis à l'expérience, obtenir sinon des inflammations près de l'entrée du nerf optique, mais des symptômes manifestes d'hyperhémie et de congestion, c'est que Manz a travaillé sans les précautions de l'antisepsie. Aussi chez lui la réaction du côté du cerveau, de ses enveloppes et même de la plaie du crâne sont absolument autres que ce qu'observent de Schultén et Deutschmann. Chez ces confrères, on ne voit suivre, même après les traumatismes les plus violents, nulle trace de réaction directe, et l'on peut en tirer l'enseignement pratique, si nous observons parfois des blessures formidables chez l'homme, qui intéressent le crâne et le cerveau, sans trace de réaction, c'est que le traumatisme s'est accompli dans des conditions parfaites d'asepsie. Au contraire, le contraste de la réaction directe que Manz voit éclater près de l'endroit lésé du crâne et du cerveau, même après une blessure relativement légère, montre qu'ici un rôle important revient pour ce qui concerne la suite de la blessure à l'infection accidentelle; aussi l'animal, si docile pour l'expérience aseptique, succombe en général trop tôt pour permettre d'étudier les altérations inflammatoires des papilles, l'infection les emporte. Avec M. Deutschmann on peut donc actuellement admettre que :

« *Seule, l'exagération de la pression dans le crâne ne conduit pas à une affection morbide de l'extrémité intra-oculaire du nerf optique. Le principal facteur qui la provoque, doit être la présence de produits aptes à engendrer une inflammation, produits qui arrivent de la cavité crânienne par des voies préformées dans les espaces intervaginaux.* »

D'où proviennent ces produits ? A cet effet, il faut récapituler avec M. Deutschmann les principales affections qui se compliquent de stase papillaire et de papillite. En première ligne, il faut citer les tumeurs où l'absence de la complication est la rare exception. Les produits irritatifs entraînés dans les espaces intervaginaux doivent ici provenir d'un mélange du liquide cérébro-spinal, d'une part, avec les éléments morbides de l'hydrocéphalie aiguë qui accompagne si souvent l'évolution des tumeurs, et se rencontre d'autant plus accusée que cette évolution est plus rapide, d'autre part, du mélange du liquide cérébro-spinal avec les produits d'échange de la néoplasie croissante. La présence d'une hydrocéphalie d'un degré variable se rencontre presque toujours avec le développement de tumeurs, et comme le courant du liquide cérébro-spinal vers les gaines est centrifuge, ce mélange doit forcément prendre son chemin vers l'anneau scléral ; mais en l'absence même, dans un cas exceptionnel, d'un pareil mélange, celui des produits nutritifs du néoplasme avec le liquide cérébro-spinal doit donner des qualités anormales à celui qui baigne l'entrée orbitaire du nerf optique. La force propulsive de l'exagération de pression causée par la tumeur n'a pas besoi[n] d'être marquée ici, car il résulte des expériences de Deutschmann concernan[t] l'ophthalmie sympathique que, si l'on injecte dans l'espace intervagin[al] à quelque distance du globe oculaire, une solution stérilisée de chlorure d[e] sodium teinté d'encre de Chine, et qu'on sacrifie l'animal, les grains d'enc[re] se sont accumulés près de l'extrémité oculaire du nerf, mais n'ont pa[s] cheminé en sens centripète.

Donc, sans exagération de pression, les substances infectieuses arrivero[nt] dès qu'elles se sont mélangées au liquide cérébro-spinal vers l'anneau sclérotical. Si l'on admet donc une qualité particulière des produits d'écha[nge] de la néoplasie, ayant pour effet de pouvoir produire dans le crâne u[ne] inflammation sécrétoire, — et la constance de l'hydrocéphalie aiguë no[us] y force en quelque sorte, — la constance de la papillite ne doit pas non pl[us] nous surprendre.

Il faudra ici forcément songer que nous sommes au moment de découvri[r] peut-être des micro-organismes pour les tumeurs en général ; ce qui m[e] paraît déjà actuellement prouvé, c'est que le voisinage d'une tumeur devien[t] en quelque sorte un lieu de dépôt pour des micro-organismes et que l'irritation inflammatoire qu'on constate assez fréquemment à l'entour de[s] tumeurs (principalement celles du cerveau) s'explique par cette tendance d[e] concentration de germes à l'entour d'un néoplasme. M. Deutschmann cite [à] cet égard un exemple digne à tout point d'attirer l'attention.

Un malade, L., arrive à la clinique avec des troubles notables de l'œil droit; [à] gauche, il existe une phthisie du globe oculaire, la surface de l'œil étant fortemen[t] rétractée. Consistance mollasse, sensibilité au toucher. Le mal s'est développé sur l'œi[l] avec un rétrécissement nasal du champ visuel, sans présenter de phénomènes inflammatoires. Un traumatisme est énergiquement nié. La vision s'est peu à peu perdue ; l[a] cécité devenue complète de ce côté, l'œil se rapetisse et de très violentes douleurs surviennent. Après que les douleurs eurent cessé, elles se montraient sur l'œil droi[t] dont la vision déclinait alors. Actuellement, il existe du côté droit : ophthalmie migrative, synéchie postérieure totale, membrane pupillaire, etc. Le diagnostic de probabilité fut posé comme corps étranger, éventuellement cysticerque intra-oculaire. On énucléa l'œil gauche. L'examen microscopique que j'en fis donna comme chose essentiell[e] que l'œil renfermait un sarcome pigmenté de la choroïde, qui présentait beaucoup d[e] cellules granuleuses, ainsi que des cellules gigantesques : en outre, en quantité notable des cristaux d'hématoïdine. On ne put colorer dans la tumeur des bacilles de la tuber[culose]

culose; *par contre, on rencontra sur les coupes, dans le proche voisinage de la tumeur, des coccus simples et doubles, facilement colorables avec des couleurs d'aniline.* Je m'étais attendu à rencontrer pareille chose déjà, à cause de l'ophthalmie migrative de l'œil droit, si nettement accusée. Je ne puis que m'imaginer que les micro-organismes, arrivés d'une façon quelconque dans la circulation, se sont disposés alentour de la tumeur, choisissant cet endroit de prédilection juste à cause des altérations que la tumeur a provoquées dans l'œil. N'est-il pas permis de songer qu'à l'occasion de tumeurs intracrâniennes il se présenterait une chose analogue? »

Un fait sur lequel M. Deutschmann n'appuie pas, c'est l'analogie absolue, omme image ophthalmoscopique, du début de l'ophthalmie migratrice et e la papillite suite de tumeur cérébrale. Ceux qui ont pu, pour ainsi dire, isir au vol l'occasion de surveiller à l'ophthalmoscope les débuts de phthalmie migratrice confirmeront ce fait important. Aussi, sans aucune ée préconçue, on note dans notre observation (t. II, p. 332), au oment où l'acuité visuelle de l'œil atteint d'ophthalmie migratrice tombe un dixième, que « l'examen ophthalmoscopique montre un léger trouble la papille qui est modérément gonflée », et même on signale qu'avec mélioration « progressivement la papille du nerf optique s'affaisse. » Depuis, i rencontré ce même début que j'ai signalé à mes élèves comme une pillite, tout en ne la déclarant que comme suite de lymphangite produint un œdème papillaire, mais un fait qui ne saurait être nié, c'est que les icro-organismes migrent d'un œil par les voies lymphatiques du nerf tique, le chiasma, vers le congénère, provoquant un état analogue pour ce i concerne l'aspect ophthalmoscopique, comme lorsqu'une pareille migran doit être admise, résultant d'une tumeur ou d'un foyer inflammatoire la cavité crânienne. Est-il nécessaire de rappeler que l'on a décrit un ode de la transmission sympathique comme se localisant essentiellement ns le nerf optique, une papillite ou papillo-rétinite sympathique et qu'on observée à la suite de tumeurs du nerf optique du côté opposé?

L'analogie éclaterait encore bien plus, si la plupart du temps l'inflamman dans l'ophthalmie migratrice ne gagnait pas promptement les parties térieures du tractus uvéal et ne soustrayait pas ainsi les changements i se produisent du côté de la papille à l'inspection ophthalmoscopique. ais le fait de l'atrophie consécutive du nerf, analogue à celle qui résulte une papillo-rétinite de cause cérébrale, plaide aussi pour l'origine anaue de cause parasitaire. Que pour les papillites de provenance cérébrale, nflammation reste fixée à la papille et près de l'anneau scléral, tandis e cela n'est que fort exceptionnel pour l'ophthalmie migratrice, cela it évidemment dépendre du genre des micro-organismes infectants. ndis que pour la papillite cérébrale, c'est la pression exagérée qui aide s micro-organismes à arriver plus promptement vers l'extrémité bulbaire nerf optique et à s'y entasser en les charriant dans un courant naturel même exagéré, le contraire doit avoir lieu pour l'ophthalmie migratrice on début; ici les spores infectieuses doivent remonter le courant, et l'on mprend qu'en ayant vaincu les obstacles pour arriver jusqu'à la papille du nerf optique du congénère, elles le dépassent et vont jusqu'à la partie plus antérieure de la cavité oculaire, tandis que ceux projetés par courant de liquide cérébro-spinal tendent à se développer sur place et produire tout d'abord leurs effets dans leur point d'accumulation, da l'extrémité oculaire de l'espace intravaginal.

On pourrait maintenant expliquer les rares cas où, avec le développeme d'une tumeur cérébrale, la papillite fait complètement défaut ou ne s'e développée que d'un seul côté, en admettant ce qui s'est passé chez certai animaux dans les expériences de *Deutschmann*, où la très faible sta papillaire a avorté. Chez l'homme, cette phase transitoire a passé inaperçu ne laissant nulle trace ou n'aboutissant que d'un seul côté à une vérital papillite, ici les matériaux d'infection s'étant accumulés, grâce à un passa plus facile à travers le canal optique, en quantité plus considérable.

Pour ce qui concerne le transport d'éléments infectieux provenant de né plasmes, tels que les tubercules et les gommes, la chose (démontrée, reste, par les expériences de *Deutschmann*, pour le premier genre tumeurs) ne présente absolument rien de surprenant. Ne voyons-nous pa dans d'autres régions du corps (la muqueuse des intestins, des voies res ratoires), la présence de dépôts tuberculeux devenir une cause d'inflamm tion jusqu'à une certaine distance du dépôt même et contribuer à l'éliminati de la néoplasie par suppuration? Pour cela, il n'est pas nécessaire que bacille du tubercule lui-même soit transporté dans le point où éclate l'infla mation éliminatrice, ni que ce point devienne, lui, un lieu d'évolution de tuberculose. Pour ce qui concerne, du reste, la façon dont se compo le voisinage de l'anneau sclérotical, lorsque le cerveau est le siège de tub cules, il est bien possible, si l'individu en question vivait assez longtem que la gaine du nerf optique deviendrait le siège d'un véritable transpor distance de germes et d'évolution de tubercules; mais, néanmoins, cela n' pas nécessaire d'après ce que nous observons ailleurs.

Pour ce qui regarde les gommes, il est cliniquement admis que simultar ment avec un dépôt de gommes dans le cerveau et ses enveloppes, une pa lite gommeuse peut se rencontrer, quoique les dissections n'aient pas enc suffisamment appuyé ce fait. L'action curative du traitement spécifique la raison pour laquelle on ne rencontre pas plus fréquemment, à l'a topsie, des altérations comme M. *Michel* (son *Traité*, p. 639) les a décrit

« Le nerf optique se trouvait ici doublé de volume, l'augmentation du diam débutant près du chiasma également gonflé, peut, d'un côté, se continuer jusq tractus, d'un autre côté jusqu'au *foramen opticum*. Au microscope, on rencontrait épaississement considérable des veines, un élargissement frappant des prolongements la pia, élargissement produit par l'entassement de cellules lymphoïdes. L'épaissis ment des gaines est occasionné par une accumulation de cellules à forme ronde, par fusiforme. On aperçut entre les faisceaux nerveux des traînées de cellules espacées unes des autres. Les vaisseaux montrent une pullulation de leur membrane advent les phénomènes de périvasculite. »

Du reste, la propagation directe de la tuberculose sur le nerf lui-même ses gaines n'offre aucun doute, ni celle de l'infiltration gommeuse; ce qui reste à démontrer, au point de vue anatomo-pathologique, c'est l'infection à distance par accumulation de germes près de l'anneau scléral, et cette démonstration sera toujours difficile pour ce qui regarde les gommes, fugaces dans leur persistance et se développant presque toujours par séries.

M. *Deutschmann* admet l'infection à distance pour les entozoaires du cerveau, comme il l'a observé pour l'ophthalmie migratrice où l'on rencontre, dans le cas de transmission d'ophthalmie migratrice par suite d'un cysticerque siégeant dans le congénère, ce cysticerque renfermé dans une capsule de consistance gélatineuse avec une infiltration gris jaunâtre. De cette partie infiltrée de couleur gris jaunâtre on fait des cultures sur de l'agar-agar, et il se développe aussi bien dans la culture faite à la surface que par ponction des staphylococcus jaunes et blancs (*Archiv. f. Ophthalm.*, XXXII, I, p. 318).

Bien plus aisément, on peut s'expliquer la concordance de la papillite, suite d'infection dans les cas d'abcès du cerveau. Si, assez souvent, cette infection ne se produit pas, c'est que l'enkystement de l'abcès préserve le voisinage de l'anneau scléral de cette infection. Avec raison, M. *Deutschmann* fait observer qu'ici le fait indéniable de papillite avec une partie abcédée du cerveau ne s'explique que fort mal par exagération de pression et compression du nerf optique, suite d'hydropisie des gaines. De fait, lorsqu'une partie du cerveau abcède, l'exagération de pression intracrânienne, par réduction de l'espace de la cavité crânienne, n'a, le plus souvent, pas lieu. Le pus prend simplement la place de la masse cérébrale détruite, mais les germes infectieux qu'il renferme constamment se propagent avec le courant du liquide cérébro-spinal, si un enkystement complet de l'abcès ne s'y oppose pas. Nous reviendrons, du reste, sur ce fait à l'occasion de l'étiologie de la papillite.

La même difficulté se présente pour expliquer par exagération de la pression intracrânienne la présence de la papillite ou de la neuro-papillite lorsqu'on la rencontre avec des méningites sans propagation directe de l'inflammation le long des nerfs. Cette propagation, du reste, avait été reconnue comme fort rare dans les simples méningites non compliquées de tumeurs de l'encéphale. Ici encore, les produits d'une méningite purulente s'accumulent ordinairement en couche si mince que l'on ne saurait parler d'une réduction d'espace de la cavité intracrânienne avec exagération de pression et hydropisie des gaines du nerf optique, à moins de vouloir faire constamment concorder avec ce genre de méningite une hydrocéphalie aiguë qui ne se retrouve plus à la dissection. La méningite purulente est incontestablement de nature infectieuse, et rien de plus naturel qu'elle puisse propager ses produits infectieux par le courant cérébro-spinal à la papille du nerf optique.

Nous n'insistons pas sur les autres affections du crâne et de son contenu qui peuvent se compliquer de papillites, et sur lesquelles nous aurons à revenir. Ce qui nous paraît de la plus haute importance clinique, c'est que

M. *Deutschmann*, après avoir passé en revue toute la littérature de ces diverses causes étiologiques, arrive à cette conclusion : « *Par la recherche anatomo-pathologique, clinique et expérimentale, j'arrive au même résultat, à savoir : que la stase papillaire est une affection inflammatoire ; elle n'est pas à envisager comme une stase dans le sens de la théorie de Schmidt-Manz, mais elle est provoquée par des causes capables d'engendrer une inflammation — qu'elles soient maintenant de nature chimique ou parasitaire, comme le suppose la manière de Leber d'envisager cette question.* La stase papillaire est, par conséquent, l'équivalent d'autres formes de neurite resp. papillite, comme on l'a observé cliniquement dans une série d'autres affections cérébrales reconnues directement comme inflammatoires; elle ne s'en différencie que quantitativement. L'exagération de la pression cérébrale ne joue ici qu'un rôle intermédiaire, en ce sens que les produits pathologiques arrivent, grâce à cette exagération, plus facilement dans les gaines du nerf optique. L'hydropisie des gaines n'est donc pas la cause immédiate de l'affection papillaire, elle n'est qu'au plus médiate; « l'hydropisie » n'est donc pas nécessaire, au moins pour qu'une papillite survienne, car elle peut, en présence de celle-ci, faire défaut. »

ARTICLE X

ANATOMIE PATHOLOGIQUE DE LA NÉVRITE OPTIQUE

Après avoir passé en revue les rapports de la névrite optique avec les affections intracrâniennes, nous devons exposer les diverses altérations qu'on rencontre au point de vue anatomo-pathologique. Ici, nous aurons tout d'abord à étudier : 1° l'*hydropisie des gaines;* 2° l'inflammation qui part de la gaine interne et se présente comme *périnévrite*; 3° la *névrite du tronc avec ses altérations dégénératrices ;* enfin 4° l'*œdème* et 5° les *altérations morbides de la partie intra-oculaire du nerf optique.*

1° *Hydropisie des gaines* (*Stellwag, de Carion*).

Le liquide qui distend l'espace intervaginal et s'infiltre dans les mailles du réseau de tissu cellulaire lâche, placé entre les gaines piale et durale, peut être envisagé, d'après *Schwalbe* et *Manz*, comme une accumulation anormale de lymphe chassée par une exagération de la pression intracrânienne vers l'extrémité oculaire du nerf, ou comme le produit inflammatoire résultant d'une inflammation du nerf lui-même. Quoique les expériences de *Manz*, de *Schultén*, *Deutschmann* et autres paraissent mettre hors de doute la possibilité de la propulsion anormale du liquide cérébro-spinal vers l'extrémité oculaire du nerf et surtout le transport d'éléments infectieux (pus tuberculaire), introduits sans violence et forte pression dans la cavité crânienne, il ne faut pas se cacher que même les expériences avec des liquides colorés introduits dans la cavité crânienne sans aucune violence, n'ont pas convaincu tous les anatomistes et que quelques-uns des plus compétents (*Sappey*, *Wedl*, *Tolds*) se prononcent contre l'idée de vouloir voir la présence d'espaces lymphatiques là où, sans autre démonstration, on reconnaît, dans les divers tissus, des espaces ou racines de vaisseaux lymphatiques après avoir réussi, avec plus ou moins de force de propulsion, d'y pousser une masse à injecter (*Tolds*, 2e éd., p. 625).

La présence d'une distension hydropique du nerf, de quelque provenance que soit le liquide, est constatable dans nombre de cas ; elle se révèle par une distension des gaines qui lui donne une forme d'ampoule fusiforme (voy. fig. 85). La distension peut faire doubler et tripler l'épaisseur du nerf,

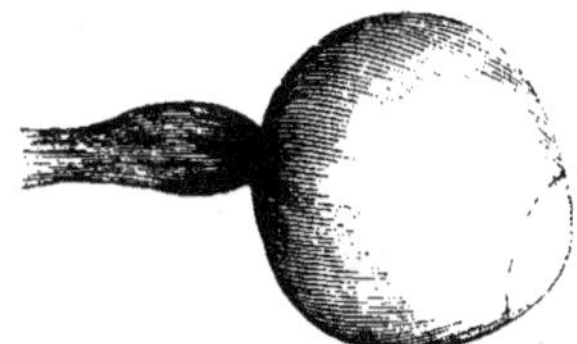

FIG. 85.

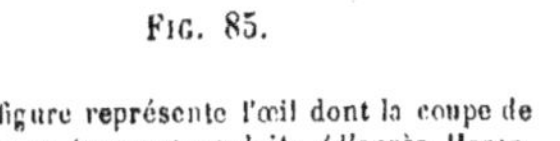

Cette figure représente l'œil dont la coupe de la papille se trouve reproduite (d'après Haase figure 86.

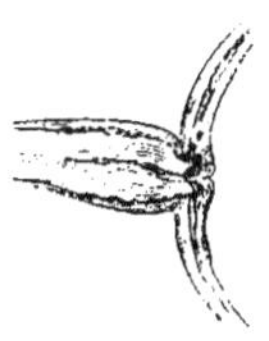

FIG. 86.

La papille est fortement gonflée et le nerf lui-même distendu près de son point d'implantation.

qui se montre alors, près de son point d'implantation, fortement resserré. Dans ces hauts degrés de distension, la gaine externe paraît devenir transparente et prendre un aspect cystoïde. D'autres fois, cette distension n'est pas portée à un si haut degré : la gaine externe flotte, en quelque sorte, sur le tissu et paraît plus soulevée à la partie supérieure qu'à l'inférieure ; en ce dernier point, elle reste uniforme sur une assez grande étendue de son trajet (voy. fig. 87).

Lorsqu'on ponctionne dans un cas de forte distension, le liquide est ordinairement clair et ne renferme que peu d'éléments formés ; il fait l'impression de s'échapper d'une partie fortement œdématiée. A mesure que la distension est moindre et concorde avec des changements inflammatoires de l'extrémité oculaire du nerf, ce liquide se trouve mélangé de leucocytes et même de masses fibrineuses. Dans les cas de neuro-papillite chronique, on voit même le liquide si fluide et transparent des gaines remplacé par une masse gélatineuse (*Wedl* et *Bock*, p. 239).

La limpidité du liquide dans les cas les plus accusés, l'absence de toute trace inflammatoire du côté des gaines, le fait que cette hydropisie se rencontre presque constamment dans des cas d'exagération de pression intra-crânienne rendent bien plausible la théorie d'après laquelle ce liquide représente le contenu normal accumulé par rétention ou par propulsion dans les gaines (*H. Schmidt*, *Manz*).

Il ne faut pas oublier que, même normalement, chez les vieillards, on rencontre une dilatatation cystoïde ou un commencement d'hydropisie des gaines qui représente ici l'analogue de l'hydrocéphalie par atrophie sénile du cerveau. Dans ces cas de forte distension hydropique à contenu fluide et transparent, il est constamment développé, quoique parfois à un moindre degré, sur un côté, près des extrémités des deux nerfs optiques.

L'œdème gagne ordinairement le tissu trabéculaire qui retient les gaines externe et interne, mais ce tissu ne présente pas alors de signes inflammatoires et se montre avec son endothèle intact.

A mesure que le caractère de l'état œdémateux s'efface et que le liquide que renferme l'espace intervaginal devient louche et plus consistant, les faisceaux de l'arachnoïde s'épaississent et se présentent infiltrés de petites

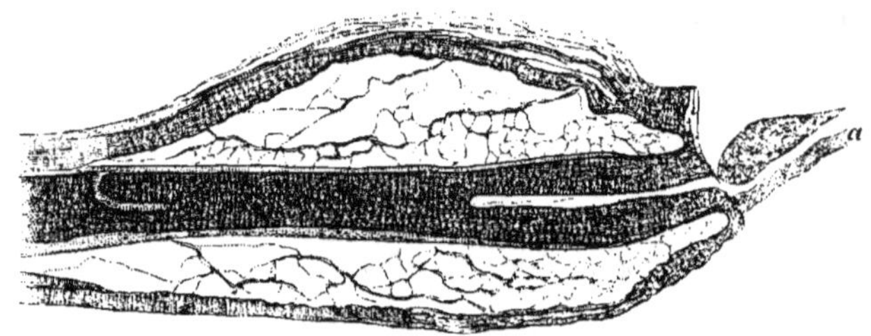

Fig. 87.

La dilatation de l'espace intervaginal ne se laisse guère poursuivre en arrière. Les faisceaux arachnoïdiens sont en partie recouverts d'endothèle, les plus volumineux infiltrés par de petites cellules. La gaine connective, de l'artère centrale est épaissie, son entrée s'effectue à angle droit sur la coupe du nerf; la rétine se trouve partout décollée; il s'est formé un cône (*a*) qui présente à sa partie supérieure une notable infiltration (dessin de Wedl et Bock).

cellules, ce qui dénote leur état inflammatoire (voy. fig. 87). Macroscopiquement déjà, la gaine externe n'offre pas cette flaccidité qu'elle présente après l'écoulement d'un simple liquide hydropique et œdémateux; elle conserve une raideur particulière qui l'empêche de se plisser et de s'affaisser après écoulement du liquide trouble qu'elle renfermait. Ici aussi, l'on constate fréquemment la présence de papillite ou de neuro-papillite, tandis que les altérations du nerf avec le véritable hydrops des gaines se réduirait au maximum à un état œdémateux du nerf.

2° *Périnévrite.*

Comme nous venons de le voir, le caractère du liquide épanché dans l'espace intervaginal change de consistance et de transparence, et le tissu trabéculaire arachnoïdien s'infiltre (*Stellwag*, *Pagenstecher*, *Wedl* et *Bock*), mais cette infiltration s'étend surtout aussi à la surface de la gaine piale. Cet épaississement des trabécules fait sensiblement ressortir la gaine arachnoïdale, qui se différencie d'autant plus de la gaine durale que son épaississement se rattache à la prolifération cellulaire épipiale et la décolle de la gaine durale par le liquide qui s'accumule de préférence le long de la gaine externe. L'épaississement de la gaine arachnoïdale n'est pas seulement dû à l'infiltration cellulaire de ses trabécules, mais à une véritable prolifération de la couche endothéliale qui la recouvre, et dont les cellules montrent des noyaux multiples, qui se présentent en plusieurs couches superposées les unes aux autres.

La prolifération de l'endothèle en couches superposées et concentriques se produit de même à la surface de la gaine piale et finit par remplir tous les espaces intertrabéculaires qui ne renferment alors plus de liquide, mais une masse grisâtre, grumeleuse ; le liquide s'accumule en dehors de la gaine arachnoïdale dégénérée, si toutefois il en reste encore une certaine quantité, car, à mesure que l'endothèle entre à partir de celui qui recouvre la gaine piale en prolifération, celle-ci gagne de proche en proche le tissu trabéculaire arachnoïdien et avance vers la gaine durale, laissant celle-ci plus ou moins intacte.

Ces cas de périnévrite ont été surtout bien étudiés lorsqu'on a pu admettre une cause inflammatoire siégeant au voisinage de la portion orbitaire du nerf (la propagation de périostite orbitaire comme dans le cas de *Horner*, *Klin. Monatsbl.*, I, p. 71, 1763), ou dans le cas d'un rétrécissement du *foramen opticum*, suite d'hyperostose du crâne, comme le relate l'observation de M. *Michel* (*Arch. f. Heilk.*, XIV, p. 39, 1873). Tandis que pour la simple hydropisie des gaines, nous avons constaté l'absence d'altérations propres de la papille; sauf un œdème peu accusé en général, cette périnévrite se complique constamment d'un degré plus ou moins prononcé de papillite.

Quoique les changements morbides se concentrent pour la périnévrite essentiellement à la gaine arachnoïdale et à la surface de la gaine piale, la gaine durale peut néanmoins présenter des épaississements morbides en dehors de la rigidité déjà signalée plus haut. Cette rigidité est la conséquence d'une infiltration cellulaire se produisant le long des vaisseaux qui pénètrent de la gaine durale dans la gaine arachnoïdale; mais, à part cela, la gaine externe peut montrer un épaississement très sensible, et cela principalement à l'entour de l'entrée du nerf optique dans le globe oculaire, lorsque la périnévrite s'est concentrée principalement près de ce point. Nous ne parlerons pas des augmentations considérables de l'enveloppe externe du nerf, lorsque la périnévrite est de nature tuberculeuse ou gommeuse et que la gaine durale se trouve infiltrée de masses tuberculeuses ou gommeuses.

Du reste, il n'était ici question que d'une inflammation ayant pour siège le tissu trabéculaire qui remplit l'espace intravaginal, principalement près de son extrémité oculaire, inflammation qui ne pénètre guère ni dans le tissu nerveux lui-même ni dans la gaine externe, et n'affecte donc nullement les allures des néoplases (tubercules gommes, endothéliome), dont il sera question ultérieurement. Cette périnévrite aboutit à une *oblitération partielle ou totale de la gaine arachnoïdale*, à une soudure des gaines et à une supression plus ou moins complète de l'espace intervaginal. Avec cette oblitération marche conjointement une rétraction pouvant porter atteinte à la nutrition du tronc nerveux, soit par un certain degré de compression, mais surtout par l'oblitération des vaisseaux vaginaux. Lorsqu'on trouve la totalité du nerf optique transformée près de l'anneau sclérotical en un cordon de tissu cellulaire où la gaine durale épaissie se confond avec le nerf dégénéré, on peut en conclure qu'il ne s'agissait pas d'une simple périnévrite, mais qu'il s'y est adjoint une neurite interstitielle et qu'une violente papillite ou neuro-papillite a précédé cette dégénérescence atrophique. La simple périneurite, au contraire, ne doit nous donner que les faibles altérations ophthalmologiques que nous aurons à décrire dans le chapitre sur la neurite rétro-bulbaire, elle se complique d'une atrophie modérée, parfois partielle et stationnaire, qui se rapporte à l'altération des vaisseaux, à la production d'hémorrhagies dont on retrouve la présence dans le tissu cellulaire rétracté qui, en réunissant les gaines piale et durale, oblitère l'espace intravaginal.

3° *Névrite du tronc avec ses altérations dégénératrices.*

La névrite optique ne se différencie pas sensiblement de l'inflammation d'autres nerfs périphériques, ce qui lui imprime un caractère à part : c'est la manière particulière dont ce nerf est fourni de vaisseaux, le genre particulier de neuroglie (se rapprochant de celle du cerveau), enfin l'extrême finesse et délicatesse des fibres nerveuses que présente le tissu trabéculaire du nerf emprisonné. Lorsque ce dernier tissu devient le siège d'une infiltration cellulaire, s'hypertrophie et peut ainsi acquérir le double et plus de son épaisseur ordinaire, on comprend aisément que les délicates fibres nerveuses résisteront d'autant moins à la compression exercée sur elles, que la résistante gaine piale ne permet guère un degré notable d'extension pour annuler la pression produite sur les éléments nerveux.

Le gonflement du tissu interstitiel du nerf optique (voy. fig. 88), par suite de son infiltration cellulaire, frappe surtout là où il se trouve le plus accumulé, à l'entour des vaisséaux centraux. Cette infiltration peut être précédée d'un état hyperhémique notable avec apoplexies capillaires.

A mesure que l'hyperplasie interstitielle s'accroît, elle peut aboutir à deux états différents. Dans un certain nombre de cas, nous voyons ce tissu se scléroser, revenir sur lui-même et détruire ce qui a échappé de tissu nerveux à la compression, par ce retrait en quelque sorte cicatriciel. Pendant toute cette période de l'affection, les fibres nerveuses elles-mêmes n'ont présenté aucune altération à elles propre, si ce n'est que l'infiltration cellulaire a fait apparaître un plus grand nombre de noyaux disséminés entre les fibres. A mesure que l'oblitération des vaisseaux a contribué à accentuer les difficultés de nutrition des éléments nerveux, ceux-ci s'amincissent et finissent par disparaître dans le tissu trabéculaire en voie d'entassement et de rétraction.

Un autre mode d'évolution de la névrite interstitielle est celui où la pullulation et l'infiltration du tissu interstitiel a toujours été bien plus modéré, n'a donné guère lieu à un épaississement notable des trabécules, mais où l'inflammation s'est propagée lentement dans les faisceaux nerveux mêmes, et a donné lieu à une sorte de dégénérescence grise; la fibre ne s'est pas affaissée, n'a pas disparu par suite de compression et manque de nutrition, elle s'est simplement amincie, est devenue diaphane et d'aspect gélatineux par suite de la disparition de la moelle même de la fibre.

La névrite interstitielle proprement dite, celle qui aboutit à la disparition complète de la fibre, est ordinairement compliquée d'une périnévrite qui l'a parfois même engendrée. Dans ce cas, on peut voir coïncider un état avancé d'atrophie du nerf avec les produits non rétrogradés de la périneurite, c'est-à-dire une pullulation notable du tissu cellulaire intravaginal, distendant notablement la gaine externe.

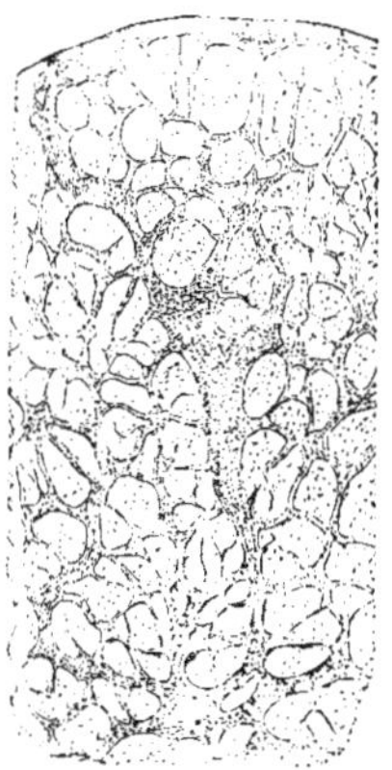

Fig. 88.

Portion d'une coupe transversale du nerf optique. Le tissu interstitiel est fortement épaissi et rempli de corpuscules lymphoïdes indiqués à cause du faible grossissement seulement par des points (d'après Leber).

Ordinairement la névrite interstitielle a remonté de l'anneau scléral vers la cavité crânienne, ou elle est descendue du chiasma vers l'orbite. « Une neurite optique, c'est-à-dire une névrite qui n'aurait pas été engendrée d'avant en arrière ou d'arrière en avant, doit très rarement se rencontrer; par contre, observe-t-on de la nécrobiose, une métamorphose graisseuse de ses fibrilles graisseuses à myéline chez les sujets disposés au marasme, sans qu'un état irritatif ait précédé cette dégénérescence. » Cette remarque de nos collègues Wedl et Bock (1) est parfaitement juste, si l'on n'oublie pas qu'il existe un troisième point de transmission assez important : c'est le passage du nerf dans le canal optique et la jonction de sa gaine externe avec le périoste orbitaire, qui fixe ici le nerf à la paroi osseuse. Une propagation de provenance inflammatrice aux enveloppes du nerf et l'extension à son tissu trabéculaire est donc ici des plus faciles. C'est le siège de prédilection des neurites rétro-bulbaires, comme nous l'exposerons plus loin, et nous aurons encore occasion, lors des blessures du nerf optique, de voir combien cette région de son parcours mérite de fixer l'attention des cliniciens.

Quoique jusqu'à présent les fines lésions anatomiques, celles qui peuvent pourtant déjà modifier les impulsions sensorielles, échappent entièrement

(1) *Pathologische Anatomie des Auges*. Wien, 1886, p. 211.

encore à notre appréciation, on peut en résumé soutenir que la névrite interstitielle qui aboutit à l'atrophie, et non à la dégénérescence grise des fibres nerveuses, est généralement une maladie s'adjoignant à la périnévrite qui n'éclate spontanément et isolément dans le trajet du nerf que dans les variétés de névrite rétro-bulbaire. Les points de transmission sont l'anneau scléral, où, comme nous l'avons vu dans le précédent article, peuvent s'accumuler des éléments infectieux projetés par le courant cérébro-spinal, le voisinage du chiasma où les inflammations infectieuses des enveloppes du cerveau peuvent se propager sur la trame cellulaire du tronc du nerf optique, enfin son trajet à travers le canal optique.

Si nous nous demandons maintenant quelle étendue ces névrites interstitielles peuvent atteindre, il paraît que, même lorsqu'il s'agit d'une véritable inflammation infectieuse, celle-ci ne tend pas beaucoup à se servir du tissu trabéculaire du nerf même comme conducteur, c'est-à-dire les inflammations qui s'adjoignent à la périnévrite, à des méningites ne se propageant pas très loin dans le nerf même, et marchent du pas des affections morbides environnantes qui les ont engendrées. Au point de vue clinique, il résulte de cette particularité le fait que l'ophthalmoscope ne nous fournira guère d'indication sur des névrites interstitielles qui ne se sont pas localisées en dedans du passage du nerf à travers le canal osseux de l'orbite et principalement du point de pénétration des vaisseaux centraux du nerf optique.

Les *altérations dégénératrices* du nerf optique (nous ne parlons pas ici de la dégénérescence grise) sont le plus souvent la suite d'une périnévrite ou névrite interstitielle. Néanmoins, on rencontre aussi une atrophie du nerf avec dissolution des fibres et apparition de nombreuses cellules remplies de gouttelettes graisseuses où le point de départ reste obscur. Une hyperhémie des tissus cellulaires a-t-elle précédé cet état, comme le veut avoir observé *Stellwag de Carion* (*Ophthalmologie*, II, p. 564), sans présenter une augmentation de volume? Ou un état hypertrophique avec imbibition séreuse signale-t-il le début de cette dégénérescence comme dans l'observation de Türk (*Zeitsch. der Ges. Wien Aerzte*, IX, p. 825), et telle que *Wedl* et *Bock* la décrivent et la représentent (fig. 123 de leur Atlas)? Ici la dimension de la section ovalaire avait gagné dans la proportion de 5 à 7 millimètres: « Les fibres nerveuses se signalaient par un reflet blanchâtre, impossible à rendre dans l'image, reflet dû à une métamorphose graisseuse de la moelle des fibres. Le tissu cellulaire qui entoure les faisceaux est ombré et les vaisseaux qu'il renferme sont en partie remplis de sang. On peut poursuivre des parties opaques plus ou moins loin dans le territoire du nerf. En se servant de préparations teintées et de forts grossissements, on fait apparaître une grande quantité de cellules rondes imbriquées en partie dans la membrane adventice des vaisseaux, en partie dans le tissu interstitiel du nerf. Des groupes de grains pigmentaires d'un aspect jaune brunâtre sale, de dimensions fortes et dispersés çà et là, parlent en faveur d'une diapédèse de corpuscules rouges du sang ou au moins pour la préence de pigment sanguin transsudé. Par conséquent, cette soi-disant ypertrophie se rapporte à une inflammation interstitielle et le gonflement st dû à une infiltration de cellules rondes dont se trouve pris le tissu onnectif intracellulaire. » Dans ces cas où le chiasma et les parties avoi-inantes se montraient intactes, la dégénérescence graisseuse des éléments erveux concordait donc manifestement avec une névrite interstitielle hy-ertrophiante, avec un *sclérome du nerf* optique, comme *Michel* (*Arch. Ophthalm.*, XIX) l'a rencontré chez un adolescent de seize ans atteint 'éléphantiasis arabe, et chez lequel le chiasma avait considérablement aug-enté de volume et le nerf optique droit acquis l'épaisseur du petit doigt.

Sans qu'on puisse, comme dans les cas cités, rapporter la dégénérescence une névrite médullaire transmise par la névrite interstitielle qui, elle, oncorderait avec la présence de méningites, parfois de néoplasie du cer-eau, on rencontre une dégénérescence médullaire secondaire, celle-ci onsécutive à une interruption de conduction, soit que cette interruption produise entre l'appareil tactile de la rétine et le centre d'élaboration entral, ou qu'avec intégrité parfaite de la rétine la transmission des npressions lumineuses soit interrompue sur le trajet du nerf même et son panouissement cérébral. Les cellules graisseuses sont, dans ce cas, de véri-bles dégénérescences atrophiques, à envisager comme corpuscules lym-hoïdes imbibés des détritus des fibres en décomposition, et jouent en reil cas le même rôle que dans l'absorption de sang extravasé et de asses pigmentaires introduites dans l'organisme.

Cette même dégénérescence secondaire peut être constatée conjointement ec une compression que le nerf a subie, soit par suite de la dilatation du oisième ventricule, soit dans son parcours dans le foramen opticum et orbite, soit enfin par suite d'une violente papillite. Sur ces diverses altéra-ons, nous aurons encore occasion de nous prononcer en traitant de l'atro-hie centrale et généralisée (grise ou blanche) du nerf optique.

Une *dégénérescence colloïde* du nerf optique se rencontre aussi quelque-is à la suite d'irritations chroniques du nerf optique. Quoique ordinaire-ent reconnaissables seulement à l'examen microscopique, parfois les asses colloïdes sont tellement volumineuses qu'elles frappent par leur ransparence à la simple inspection macroscopique du nerf. Les petits grains olloïdes, inaltérables par l'acide chlorhydrique dilué, se trouvent placés ans la continuité des faisceaux nerveux même, dont les fibres les recou-rent. La place que doit occuper cette altération nutritive du nerf corres-ondant à un changement marqué de la nutrition, est au point de vue patho-gique encore assez mal définie.

La *dégénérescence calcaire* du nerf optique ne se rencontre qu'à la suite 'altérations atrophiques qui datent de fort longtemps, mais peut alors ansformer le nerf en un cordon calcaire qui oppose une notable résistance u tranchant des ciseaux, dans un cas d'énucléation, ainsi que de *Graefe* a rencontré. Sans être portée à un tel degré de développement, on rencontre dans des nerfs atrophiés de petits corps d'un blanc intense, arrondis, ou en grumeaux, qui se dissolvent peu à peu dans l'acide chlorhydrique et qui se trouvent situés à l'endroit autrefois occupé par la gaine de myéline des fibres, marquant ainsi assez nettement la ténuité de ce revêtement des fibres près de la lame criblée.

4° *Œdème du nerf optique.*

On a voulu rattacher l'imbibition séreuse du tissu du nerf qu'on observe principalement à son entrée dans le globe oculaire à l'hyperplasie de son tissu et nier la présence de notables états œdémateux (Pagenstecher, in *Klin. Monatsbl.*, 1867, p. 279); mais d'autres auteurs ont incontestablement confirmé la présence d'une simple imbibition œdémateuse (*Rosenbach*, *Treitel*, *Parineau*, *Ulrich*). L'état œdémateux se produit moins dans la partie du nerf retenu dans la gaine piale, mais s'effectue surtout dans la portion qui jaillit de l'anneau sclérotical vers l'intérieur de l'œil. Comme l'œdème se rencontre le plus souvent avec une hydropisie des gaines, suite de tumeurs cérébrales et de méningites, l'idée de Kuhnt, d'après laquelle cette hydropisie gagne, par une communication des voies lymphatiques dans la lame criblée, la papille et l'intérieur du tronc nerveux est fort séduisante si toutefois on était complètement renseigné sur la distribution des voies lymphatiques dans cette région de l'entrée même du nerf optique dans l'œil. L'assimilation complète de l'œdème papillaire avec l'œdème ou l'hydrocéphalie centrale (*Parinaud*) ne peut aussi être admise qu'à la condition qu'on démontre la continuation de voies lymphatiques du crâne jusque dans la lame criblée et la papille même.

On est donc autorisé à envisager l'œdème comme inflammatoire, c'est-à-dire comme une étape qui précède l'évolution d'une papillite; pourtant ici de sérieux doutes sont encore élevés par des auteurs compétents, tels que *Deutschmann*, qui rapporte les altérations décrites par *Ulrich* comme œdème au mode particulier de préparation avec la celluloïdine, et il reste difficile à tracer la limite entre œdème, inflammation et dégénérescence hypertrophiante.

Voici comment M. *Poncet* décrit (pl. XXVIII de son Atlas) cet état encore si discuté par les anatomistes : « La forme de cette papillite est tout à fait caractéristique, c'est celle qui a été désignée sous le nom de papille en bouton; c'est l'image d'une tête d'insecte : les prolongements rétiniens faisant les antennes. Mais, en dehors de ces comparaisons, il faut remarquer que cette turgescence, ce gonflement proéminent de la papille, entraînent aussi un élargissement transversal. Cette saillie générale des fibres nerveuses amène un décollement des parties de la rétine qui touchait à l'entrée du nerf à travers la choroïde : de là des changements de structure de cette partie de la membrane nerveuse. »

L'œdème décrit par le professeur du Val-de-Grâce porte sur les faisceaux es fibres du nerf optique, qui sont très élargis et montrent, avec un grossissement plus fort, « des vésicules d'œdème ». Les fibres, ainsi que le reprénte la planche XXVIII de l'Atlas, sont dissociées et occupées par les vésiules œdémateuses, sans noyau, incolores, à contours fins, et granuleuses. es vésicules sont la cause essentielle de la forme de la papille, elles ssocient les faisceaux entre eux et les fibres mêmes des faisceaux. Très ondantes dans la partie antérieure de la papille, où elles peuvent se dévepper sans pression trop énergique, elles deviennent beaucoup plus rares ı passage du nerf à travers l'ouverture sclérotieale à la lame criblée. Sur tte pièce, l'espace entre les enveloppes du nerf optique n'était pas renflé nmédiatement derrière la sclérotique. — La coupe antérieure de la palle a sectionné un très grand nombre de petits vaisseaux, très développés gorgés de sang. Cette vascularisation anormale, cette congestion exaérée des capillaires constituent deux facteurs importants dans cet œdème e la papille. Dans un dessin (fig. 1, pl. XXIX), M. *Poncet* démontre, au oyen d'un grossissement plus fort (250), les « fibres propres du nerf ptique formées en faisceaux, mais dissociées par l'œdème : elles ne sont as dans ce cas altérées d'une façon générale, bien qu'on en trouve queles-unes passées à l'état graisseux : ici cette dernière lésion était rare, ais elle se produit souvent ».

Pour ce qui concerne la présence de ces vésicules, décrites par M. Poncet omme vésicules œdémateuses, nous sommes assez embarrassés d'en définir rigine, car dans l'explication de la figure 1 grossie 350 fois, notre conère dit : « L'origine de ces vésicules serait difficile à comprendre sans xaminer notre planche XXIV, figure 1 (1). La congestion œdémateuse mène une diapédèse des globules blancs et une prolifération de ces éléents cellulaires colorés par l'hématoxyline dans la planche XXIX. La rolifération et la diapédèse précèdent la dégénérescence des éléments. » lus loin, pour l'explication de la figure 2 de la même planche reprékntant une parcelle du nerf grossi 500 fois, « ces vésicules œdémateuses e sont autres que des cellules de la névroglie, dont le protoplasma s'est empli de liquide séreux venu des vaisseaux ».

De fait cette seule imbibition séreuse gagnant toutes les parties du nerf eprésentant le tissu conjonctif, celle de la neuroglie et des parois vascuires peut, au point de vue pathologique, être envisagée comme œdème, tanis que si M. *Poncet* rapporte la provenance des vésicules œdémateuses à

(1) Cette figure représente une coupe de la papille d'un nerf optique normal (le grossissement n'est pas indiqué), et l'explication porte que tous les petits points d'un ton noir ur la coupe colorée à l'hématoxyline) représentent des cellules. Les cellules sont ici de eux sortes : 1° celles du tissu conjonctif ordinaire interfasciculaire : 2° des cellules de évrogie éparses dans les faisceaux mêmes des nerfs, cellules très délicates et très abonantes dans le tissu nerveux. « Cette préparation, ajoute notre confrère, dessinée fidèlement la chambre claire, nous servira de base pour apprécier la prolification. Aucune description e vaut l'aspect donné par la coupe, et très exactement reproduit. »

la fois à la diapédèse des globules blancs et à la prolifération des élémen cellulaires que le nerf optique renferme normalement, il faut se demand en quoi se différencie l'œdème de l'inflammation du nerf. Et cette limite se toujours difficile à bien tracer; voici pourquoi nous regardons aussi l'œdèm papillaire et les parties avoisinantes du nerf optique comme un état précu seur de la papillite et neuro-papillite, dont la description doit précéder cel qui suit (1).

5° *Altérations morbides de la partie intra-oculaire du nerf optique.*

A l'œdème s'adjoignent pour produire la stase papillaire (terme à suppri mer) ou la *papillite* un haut degré *d'hyperhémie veineuse*, et une *hypertr phie des fibres à simple contour de la papille, des altérations vasculair* et une *infiltration de tout son tissu par les cellules lymphoïdes avec pr lifération du tissu connectif.* En créant le terme stase papillaire, lorsqu'o voyait la papille se soulever, former champignon, on partait de cette idé préconçue que toutes ces altérations visibles à la papille prennent leur poi de départ dans une stase veineuse et dans un étranglement papillaire. Comm on observait que le soulèvement papillaire se dissipait souvent promptemen sans avoir exercé une influence quelconque sur la vision, et comme surto sur l'œil enlevé des personnes ayant succombé peu de temps après le déb de leur stase papillaire, on ne retrouvait plus trace de soulèvement, ni d'a tération, d'aspect autre que celui qu'apportent comme manque de transp rence les changements cadavériques, on était tout porté à différencier u stase papillaire, uniquement constituée par l'imbibition œdémateuse e l'hyperhémie veineuse, de la papillite produite, elle, de l'hypertrophie (no de l'œdème) des fibres nerveuses, de l'infiltration lymphoïde du tissu co nectif et de sa prolifération.

Actuellement, on ne devra plus parler que de *degrés* plus ou moins acce tués de papillite qui, en gagnant l'épanouissement intra-oculaire, devie nent neuro-papillite (ou papillo-rétinite de Leber). Le terme de stase papi laire, *Stauungspapille*, doit d'autant plus être supprimé de la nomenclatur qu'il entretient une interprétation fausse de l'origine de la papillite, dont i n'est qu'une variété peu accusée.

La *papillite* produira un soulèvement d'autant plus marqué que, norma lement déjà, l'entrée du nerf formait papille et pourra dépasser d'un mi limètre et plus le niveau normal de l'entrée du nerf optique, et elle se d'autant plus prononcée qu'à l'œdème du tissu s'adjoindront l'hypertrophi des fibres nerveuses et la prolifération du tissu connectif.

Nous aurions, dans le degré du soulèvement, un moyen d'appréciatio pour savoir où en est arrivée la papillite, si elle s'est bornée à l'hyperhé- mie veineuse, l'œdème et l'infiltration lymphoïde, mais la très grande variét

(1) Voyez *l'exposé de l'œdème du nerf et de la rétine* par le duc Charles (p. 370-374).

e pénétration du nerf à travers l'anneau sclérotical, le remplacement d'une apille par une excavation physiologique avec bourrelet marginal dans ombre de cas, fait que le degré du soulèvement seul ne nous permet pas e préjuger les changements pathologiques qu'a subis la trame de la papille alade.

Lorsque les changements morbides sont encore peu accusés, on reconnaît u grossissement de l'examen à l'image droite, et sur des coupes faiblement randies, une striation radiée et fibrillaire plus accentuée, qui est essenellement due à l'accentuation des fibres nerveuses œdématiées et hyperophiées. Cette altération, une des premières à se montrer dans la papille, peut déjà occasionner un soulèvement assez marqué, et pour permettre soulèvement au-devant de la rétine, les fibres radiées de support doivent allonger sensiblement et les vaisseaux se distendre et incurver. A cette oque seule la membrane adventice des vaisseaux se présente, ainsi que proche voisinage, un peu plus infiltrée de cellules lymphoïdes. La principale altération porte sur les fibres nerveuses qui se laissent infiniment ieux isoler qu'à l'état normal, sont, en général, épaissies ou présentent s renflements partiels qui leur donnent l'aspect d'une succession de ganions ou de cellules fusiformes juxtaposées ; parfois les fibres à simple conur se montrent en véritables chapelets. Tandis que le simple gonflement la fibre pouvait encore se rapporter à un état œdémateux, cette dilatation ngliforme correspond à un véritable état d'hypertrophie.

Du reste, l'aspect homogène qu'avait la fibre simplement œdématiée ange, les fibres prennent un reflet mat et jaunâtre, et se trouvent finaleent remplies de nombreux grains ou d'éléments d'aspect nucléolaire à flet luisant et graisseux. Ces hypertrophies gangliformes des fibres sont entiques à celles décrites pour la rétinite néphrétique (p. 96 de ce lume), à l'exception peut-être que pour la papillite, le reflet scléromateux s fibres variqueuses se prononce moins, que la transition à la dégénérence graisseuse se produit plus rapidement.

Comme pour la rétinite néphrétique, l'hypertrophie des fibres peut se néraliser et ne produire alors qu'une accentuation plus grande de la strian papillaire qui prend une teinte grisâtre ou gris blanchâtre plus ou oins marquée, ou l'hypertrophie ne se développe que par places, et alors s foyers tranchent d'autant plus sur le voisinage avec leur teinte blanchâtre ue les parties avoisinantes n'ont pas subi d'hypertrophie. De véritables mmèches, semblables à celles des fibres à double contour, se montrent ors près du bord papillaire, et l'on rencontre les fibres les plus épaisses, la surface même de la papille ; à mesure qu'on s'approche des couches tiniennes, les fibres reprennent leur aspect normal ou ne sont que simpleent et uniformément gonflées.

Certains anatomistes soutiennent que le gonflement dans la papillite ne vient au début qu'exclusivement à l'hypertrophie des fibres nerveuses *M. Pagenstecher*), tandis que d'autres, et Iwanoff en particulier, ont décrit (il est vrai, comme stase papillaire) des soulèvements notables de la papi où, seul, le tissu connectif était œdématié et légèrement hypertrophié, où cet état concordait avec une hyperhémie veineuse, telle que le terme télangiectasie papillaire ne paraissait pas improprement choisi. En tous les débuts de la papillite concordent constamment avec l'apparition d nombre excessif de fins vaisseaux et de capillaires, ce qui, sans autre pre que cette apparence inusitée de fins vaisseaux, fait admettre la néoforma de capillaires (*H. Pagenstecher*).

Avec cette extrême vascularisation et l'hyperhémie veineuse se rencont très fréquemment, dans la papille gonflée, des hémorrhagies qu'on p rapporter à la diapédèse ou à de véritables ruptures de fins vaisseaux. outre des foyers récents, rangés le long des vaisseaux ou accumulés plaques, on retrouve des résidus d'anciennes apoplexies capillaires s forme de cellules pigmentaires ou de grumeaux de pigment. La fréque avec laquelle on rencontre dans les papillites et neuro-papillites des épanc ments sanguins, ne doit pas non plus être rapportée à la stase ou à l'ét glement de la papille, car elles ne surviennent pas dès le début et ne nullement liées à la période du maximum du gonflement de l'épano sement papillaire du nerf optique.

Une attention particulière doit être portée ici à la façon dont se c portent les vaisseaux. Ceux-ci étant entourés de gaines adventicielles d même structure que celles du cerveau et de la moelle, et d'un espace lym tique périvasculaire placé entre la paroi du vaisseau et cette gaine ad ticielle, l'action d'une lymphe infectée agira tout de suite sur les vaiss et en fera des propagateurs de l'infection dans l'œil le long de la rét Les veines et les capillaires qui sont ainsi baignés dans la lymphe dev nent donc les propagateurs d'une inflammation infectieuse; rien donc d'é nant que nous retrouvions la localisation des altérations aux endroits o trouve la plus grande vascularisation de l'expansion du nerf optique, c à-dire dans la papille et à l'entourage de la macula.

Nous reviendrons, dans l'exposé de l'étiologie des papillo-rétinites neuro-papillites, sur le rôle que jouent les vaisseaux dans le mode d'app tion et de propagation de l'affection; ici nous ne nous occupons que des rations anatomo-pathologiques.

Les vaisseaux n'ont pas particulièrement attiré l'attention des hist gistes qui ont étudié les altérations morbides de la papillite et pap neurite, mais comme les altérations sont analogues à celles qu'on renco dans les cas de papillo-rétinite néphrétique, nous en donnons la cription d'après les plus récentes recherches faites par notre estimé conf le duc Charles (1), qui, en étudiant les lésions anatomiques de la réti et neuro-rétinite brightique, expose en première ligne les altérations

(1) Les recherches du frère de l'impératrice d'Autriche et de la reine de Naples (d'Iwanoff) ont été publiées sous le titre : *Ein Beitrag zur pathologischen Anatomi Auges bei Nierenleiden*. Wiesbaden, 1887, in-8°, p. 77 avec planches.

hisseaux, et donne pour raison de sa manière de procéder que cette façon exposer les altérations lui paraît la plus opportune, parce que les changements dans l'appareil vasculaire s'imposaient dans les préparations examinées comme placées au premier plan, et parce qu'il pense avoir raison de croire ue *les autres altérations des tissus peuvent être en grande partie envisagées comme les conséquences directes des altérations vasculaires.*

Voyons maintenant quelles sont ces altérations trouvées chez un enfant de ouze ans, qui succomba à une maladie des reins ayant réduit le rein droit volume d'une noisette, tandis que le gauche est cinq fois plus gros que droit (mesure 10 centimètres sur 5 de largeur et 3 d'épaisseur). L'enfant uffrant depuis longtemps d'attaques de maux de tête, est pris cinq mois peu près avant de mourir de vomissements, et depuis six mois de troubles suels qu'on reconnaît à la clinique de Munich comme se rapportant à une euro-rétinite albuminoïque. On note. L'entrée du nerf optique est fortement gonflée, très rouge, présente un trouble en stries radiées. Nulle part s veines ne peuvent être retrouvées dans l'épanouissement du nerf optique. es artères qui présentent une forte pulsation sont marquées en plusieurs droits de leur parcours papillaire et péripapillaire par le gonflement que ésente l'entrée du nerf optique. L'entourage direct du nerf est également nflé, d'un aspect gris blanchâtre et traversé de nombreuses hémorrhagies tiniennes en partie à parcours radié, en partie linéaires, d'autres ponctées. Le gonflement de la zone rétinienne péripapillaire est si considérable e la tête même du nerf optique semble repoussée et apparaît, comparativement à celle-ci, comme située dans un creux. Ce n'est que dans la zone péripapillaire que réapparaissent les artères qui sont fortement amincies, toreuses, et à l'instar des veines couvertes en plusieurs endroits par le nflement du tissu rétinien. Les veines et les artères descendent, par pport à l'épaississement du tissu « péripapillaire, d'une façon abrupte et t à partir de là en général un parcours régulier ». Il reste encore à noter que la moitié médiale de la papille en avant, vers le corps vitré (entre lui-ci et la papille), se trouve recouvert d'une masse bleutée, réfléchissnt fortement la lumière. Cette masse a la forme d'un croissant, dont la nvexité regarde le centre de la papille, et elle voile notablement les vaiaux qni émanent et se dirigent de ce côté de la papille ».

On ne saurait mieux donner la description d'une neuro-papillite telle 'on la rencontre identiquement dans les cas de tumeurs du cerveau; aussi région maculaire présente « un aspect marmoré en ce sens que des pars plus claires et blanchâtres alternent avec les taches brunâtres ». Les térations sont sensiblement semblables sur les deux yeux.

L'enfant, devenu aphasique, succombe à une pneumonie caséeuse aiguë, rès avoir présenté une parésie du côté droit, une paralysie faciale droite, ptosis de la paupière supérieure gauche et un état comateux avec raiur de la nuque. On trouve, à part l'hypertrophie du ventricule gauche, des rombus dans le ventricule gauche, une pneumonie caséeuse, desquamation dorsale, de l'*athérome des artères du cerveau* et des *apoplexies dans deux hémisphères.*

Les yeux furent enlevés « peu d'heures après le décès », après avoir p soin de lier les nerfs avec leurs gaines avant de les sectionner, et on laissa durcir pendant six mois dans le liquide de Müller. L'inspecti macroscopique confirmait déjà le diagnostic fait à l'ophthalmoscope d'u papillo-rétinite.

« Je veux, dit notre confrère, détailler les altérations vasculaires enco pour cette raison avec plus de soin, parce que je pense avoir rencon nombre de faits qui n'ont, autant que je sache, pas encore été suffisamm appréciés. Ces altérations pourraient aussi acquérir un intérêt plus géné pour la pathologie générale, en nous apprenant la nature et la genèse des p cessus d'artérite dans l'œil et qui permettent, quoique avec certaines rest tions, de conclure aux changements régressifs dans d'autres régions du corp

C'est précisément l'importance que les altérations vasculaires paraiss nous présenter dans la papillite et la neuro-papillite ou neurite de ca cérébrale, et le jour que jette cette question d'altérations vasculaires l'étiologie des névrites optiques, ainsi que sur la concordance de lési vasculaires des centres et de l'épanouissement du nerf optique dans l'o qui nous engagent à présenter, en traduction textuelle (1), le résultat recherches du duc Charles.

« Une artère de premier ordre de l'œil gauche, située à proximité d surface de la papille, et paraissant avoir été atteinte par la coupe, mo obliquement, moitié dans sa longueur, présente les altérations suivantes

« L'ouverture n'est pas sensiblement rétrécie et est gorgée de nombr corpuscules rouges, ne paraissant pas, comme forme et aspect, sensiblem altérés; entre ceux-ci se trouvent, vers le bord et le centre, plusieurs leu cytes teintés d'une manière foncée intensive.

« La couche endothéliale n'est pas altérée; par contre, l'enveloppe r tante du vaisseau ne se laisse plus nettement différencier, attendu que (la préparation à l'hématoxyline), une masse d'un aspect bleu grisâtre et structure finement fibrillaire s'adjoint directement au tuyau formé par l' dothèle, masse qui tranche avec son entourage par un bord net. Il faut n encore que cette masse ne se trouve pas uniformément développée en ép seur, tandis que la paroi dirigée vers la lame criblée mesure à peu p 0,006 millimètres, le calibre du vaisseau à peu près 0,036, l'épaississem de la paroi opposée présente à l'endroit le plus marqué 0,018 millimèt Avec cela, nous voyons ce contour vasculaire étranglé en forme de rosa attendu que le gonflement n'est pas uniforme et que les parties plus dist dues alternent avec celles qui sont plus étroites. En outre, le tissu avoisin se trouve écarté du contour extérieur du vaisseau, de telle façon qu'il ex un intervalle étroit, complètement vide, à part la présence de quelq rares cellules rondes. Sur une autre coupe, où la section a atteint ce mê

(1) Cette traduction a été revue par son auteur.

ragment de vaisseau sur un point presque transversalement situé, on reconnaît dans la zone périphérique de la paroi vasculaire un dessin finement ponctué; on dirait que la paroi a subi une désagrégation moléculaire; en outre, cette masse finement granulée, qui se perd dans la masse à fines fibrilles sans limite exacte, présente plusieurs places comme vides, arrondies et comme faites à l'emporte-pièce.

« Sur une autre coupe prise sur un vaisseau également situé près de la

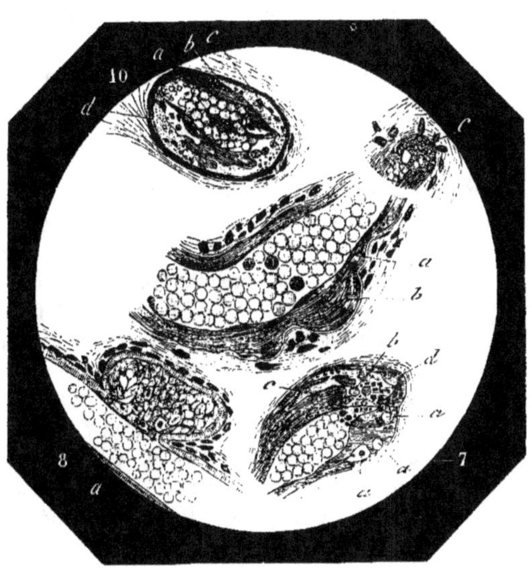

FIG. 89.

Altérations des artères rétiniennes de moyen calibre (Hartnack, syst. 7, oculaire 3). — *Dessin* 7, *aaa*, s masses en plaques d'un certain volume, situées dans les couches externes des vaisseaux; *b*, masses mblables dans les couches moyennes; *c*, décomposition grumeleuse de la paroi vasculaire; *d*, masses mogènes et finement granulées dans le tissu périvasculaire. — *Dessin* 8. Formation de divers divertiles près de *a*, dans une plus petite artère rétinienne. — *Dessin* 10. Décomposition plus avancée de la roi vasculaire : *a*, leucocytes désagrégés formant granules; *b*, fort amincissement du tuyau vasculaire rs son ouverture; *c*, *d*, désagrégation en plaques et masses grumeleuses de la paroi vasculaire. — *Dessin* n *numéroté du milieu*. Gonflement par imbibition de la paroi vasculaire : *a*, tuyau endothélial; soulèvement en bosse de la paroi vasculaire; *c*, désagrégation en fines molécules des parties de la paroi rigée vers l'ouverture du vaisseau.

urface de la papille, on recevait l'image suivante (cette coupe avait été ratiquée plus près du centre d'émergence du vaisseau) :

« L'ouverture du vaisseau a la forme d'un ovale oblique et irrégulier se rouvant de même rempli de corpuscules rouges. L'endothèle se dessine vec un peu moins de précision que sur l'autre préparation; en outre, sur n point (7, fig. 89) on ne le reconnaît qu'à peine, attendu qu'ici pénètre ans l'ouverture du vaisseau une masse finement granulée, traversée par quelques noyaux, masse qui se désagrège vers les couches externes vaisseau dans une substance poussiéreuse.

« Ainsi qu'il ressort du dessin, la paroi vasculaire a subi dans cette régi encore d'autres altérations considérables. Des cavités plus ou moins grand remplies d'une masse finement ponctuée et incolore, se trouvent imbriqué dans cette paroi, cavités séparées par des endroits où à l'instar des aut préparations la membrane musculaire et l'intima se trouvent conserv tout en étant transformées en une substance finement fibrillaire. En d'aut points, on aperçoit, par contre, de petites plaques arrondies et ovales d'u teinte faiblement gris bleuâtre (fig. 89, dessin 7, *b*) qui sont entourées d' détritus finement granulé et représentant du tissu altéré au dernier deg On reconnaît encore facilement dans le dessin comment ces agrégati finement granuleuses (fig. 89, dessin 7, *c*) s'insinuent dans les parois de nues homogènes, en les fendillant de cette manière en plusieurs lamelles

« En outre, on est frappé de l'augmentation notable d'épaisseur de l'en loppe du vaisseau, sur la coupe de laquelle on retrouve toutes les altérati de tissu que nous venons de mentionner. En plus, la zone adossée au va seau même est altérée à l'instar de la paroi vasculaire, attendu qu'ici au on reconnaît un espace creux (fig. 89, dessin 7, *d*) rempli d'un fin coagul Enfin nous retrouvons encore le même produit de décomposition dans région périvasculaire remplie de noyaux, région avoisinant directem l'endroit le plus aminci du vaisseau.

« Les altérations que nous venons de décrire se trouvent encore plus p noncées dans une coupe vasculaire représentée en 10 de la figure 89 ; ta que dans l'autre préparation la décomposition moléculaire de la paroi se born à une petite portion du vaisseau, ici presque toute la circonférence est pri L'ouverture en paraît irrégulière, dentelée, comme affaissée et se trouve même en majeure partie remplie de nombreux corpuscules rouges entas les uns contre les autres. La paroi vasculaire même vue, en certains droits contre son ouverture, est amincie à tel point qu'en certains po cette ouverture ne se trouve délimitée que par un fin et mince liséré. L pect homogène de la paroi ressort aussi d'une manière caractéristi pourtant nous observons que ce ne sont que les couches qui conto nent directement l'ouverture du vaisseau qui offrent cet aspect homog uniforme.

« La bien plus grande partie des parois vasculaires gonflées se montre contraire, dissociée en une masse de fines plaques incolores sur des pr rations teintes au carmin — masse dans laquelle se trouvent imbriq çà et là des granules un peu plus vivement teintés, de forme tantôt irré lièrement polygonale, tantôt ovalaire. On est d'autant plus porté à envis aussi ces éléments en plaques comme résultant d'une métamorphose d paroi gonflée et imbibée que, pour ce qui regarde particulièrement le m de coloration, les petites plaques et les grandes se comportent en bien endroits exactement comme la paroi homogénisée elle-même, et que, d'a part, on aperçoit très nettement en certains endroits une transition progressive des parties de la paroi apparaissant compactes en ce décomposé pointillé. Il faut encore ajouter qu'à l'occasion nous avons rencontré ces fines imbrications entourées de la paroi vasculaire homogène.

« Sur une préparation de la région papillaire, j'ai vu, en outre (comparez fig. 89, dessin 8), dans le proche voisinage du vaisseau représenté, un espace creux subdivisé en plusieurs petits compartiments par de nombreux fils correspondant les uns avec les autres espaces, qui, à première vue, me suggéraient l'idée qu'il s'agissait d'un anévrysme en diverticule. Le dessin sou-

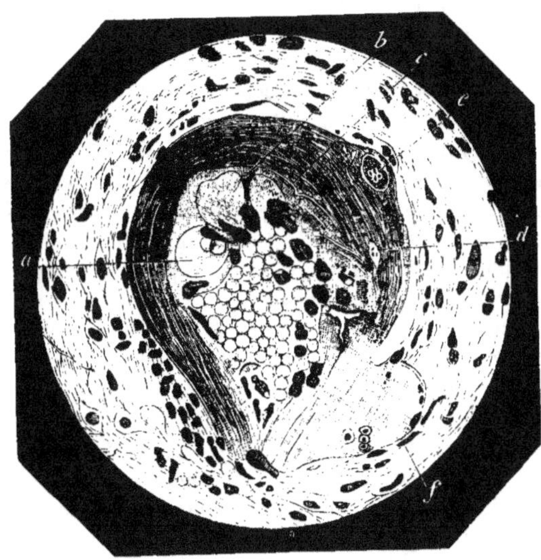

FIG. 90.

Altérations dégénératrices dans une artère rétinienne de premier ordre (Hartnack, immersion VII, .0). — *a*, cavité située entre intima et tuyau endothélial repoussé, cavité remplie d'un coagulum fineent granulé; *b*, filets réunissant intima et endothélium ; *c* et *f*, formation de tissures dans les couches ternes du vaisseau ; *d* et *c*, embrications finement granulées entre les couches moyennes et externes vaisseau.

endrait à un haut degré cette interprétation ; car l'enveloppe de cet espace résente exactement le caractère de la paroi vasculaire même. Pourtant je suis pas absolument certain de ma manière de voir, car sur aucune oupe je n'ai pu apercevoir une interruption quelque peu notable du tuyau aisseau ; néanmoins je crois que nous avons affaire ici à une cavité de noulle formation, que l'on peut rapporter peut-être à une sorte de ramollissent de la paroi du vaisseau et il n'y aurait rien d'extraordinaire à admettre possibilité que seules les couches les plus internes du vaisseau auraient sisté plus longtemps au processus dégénératif. Fort intéressante est la réparation représentée figure 90. Je ne crois pas me tromper en considérant les changements que nous exposerons tout de suite, comme le substratu anatomique de cette masse réfléchissant fortement la lumière, dont il est fa mention dans la description ophthalmoscopique, visible dans la moitié médi de la papille et qui recouvrait ici le parcours du vaisseau. Aussi sur ce coupe, en tenant compte du calibre, il s'agissait d'une artère de prem ordre, nous voyons les parois transformées en une masse gris bleuâ finement fibrillaire qui, en certains endroits, offre déjà les débuts d'u désagrégation moléculaire, cela particulièrement dans les couches extern et à un moindre degré aussi dans les couches moyennes. Sur cette pré ration il y a encore d'intéressant la configuration de la paroi qui regar l'ouverture des vaisseaux. Tandis qu'en un point le revêtement endothé se voit encore nettement adossé à l'intima, là où le vaisseau est encore occu par le conglomérat de corpuscules rouges entremêlé de quelques leucocyt nous voyons en un autre point de suite le tuyau endothélial soulevé, proé nant sensiblement dans l'ouverture du vaisseau et réuni à l'intima seulem par trois rainures homogènes, convergentes les unes vers les autres et qui j lissent par une large base de la paroi du vaisseau. Juxtaposés à ces r nures nous rencontrons quelques noyaux qui ne se différencient que peu ceux de l'endothélium. Les espaces circonscrits par ces rainures sont rem d'un contenu finement pointillé et incolore. Ce n'est qu'en un seul po qu'on aperçoit juxtaposé à un noyau un corpuscule de sang rouge. Aussi préparations prises par des sections suivant celle que nous venons de déc offrent un image analogue.

« La même image de l'épaississement des parois vasculaires se renco aussi sur les prolongements des vaisseaux papillaires artériels. L'im varie avec cela sensiblement : une fois les parois vasculaires apparais uniformément homogénisées; en d'autres points, on reconnaît nettement structure ondulée de la paroi. A côté s'aperçoit une infiltration manif de noyaux qui s'est développée irrégulièrement dans les diverses couc de la paroi. En outre nous voyons en certains endroits le tuyau endothé détaché et l'ouverture du vaisseau remplie d'une masse d'un ponctué d' extrême finesse et faiblement teintée, masse qui, en certains endroits, p sente des vides arrondis comme faits à l'emporte-pièce, de façon que reçoit l'impression comme si cette masse, qui tout d'abord avait rempl entier l'ouverture du vaisseau, s'était ultérieurement ratatinée et en quel sorte retirée de l'endothèle. Sur d'autres parties, par contre, les parois v culaires ne sont que peu altérées et seule une faible infiltration de noy est démontrable. Des altérations semblables à celles qu'on constatait les artères d'un certain calibre et sur les artérioles se rencontraient a sur les capillaires de ce même œil. Il est vrai qu'on ne pouvait pas déta un changement visible dans leur structure, les capillaires se présen plutôt sur des coupes longitudinales comme des cordons réfractant u formément d'une façon très intense la lumière. Sur la coupe le tuyau vas laire se voyait comme un anneau rétréci, faiblement épaissi et d'as homogène, uniforme. J'ai été frappé de la réduction comme nombre des capillaires. On ne pouvait observer des changements anatomiques des vaisseaux veineux, à part une dilatation assez notable de leur ouverture et un faible effacement de la netteté du contour des parois avec une infiltration de noyaux peu prononcée vers les gaines périvasculaires.

« Nous voyons figure 91 sur les préparations reproduites, représenté le mode d'oblitération dans les petites artérioles et les capillaires. La coupe a fort heureusement atteint tout de suite deux vaisseaux très fortement altérés. Aussi nous n'apercevons plus sur l'un que des traces d'une paroi vasculaire et de

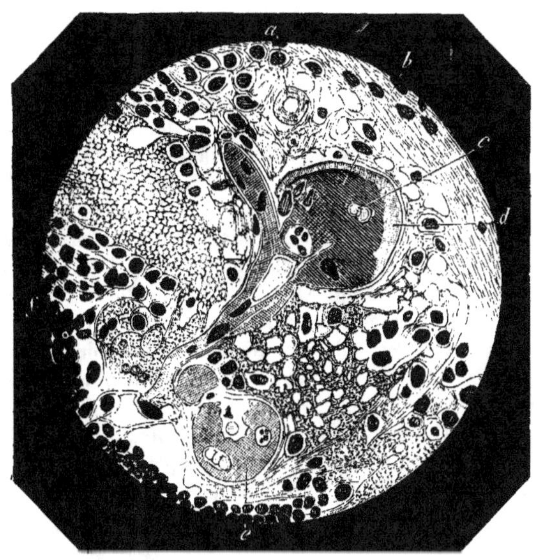

FIG. 91.

Dégénération a plus avancée des vaisseaux de moindre calibre. Préparation provenant de la zone péri-papillaire) Hartnack, immers. VII, oc. 0). — *a*, petite artériole uniformément rendue homogène ; *b* et *d*, vaisseau fortement gonflé, devenu homogène et paraissant complètement oblitéré ; *c*, corpuscules sanguins intacts ; *e*, semblable altération d'une altériole de moindre calibre encore ; *f*, masse de remplissage finement granulée placée dans le système de lacunes, entremêlée de corpuscules sanguins.

même, l'ouverture du vaisseau ne subsiste guère plus d'une manière régulière. Nous voyons plutôt une masse homogène arrondie, interrompue en un point, et, imbriqués dans celle-ci, plusieurs corpuscules rouge de sang. Le processus morbide est encore plus avancé en *b*, *c*, *d* de la figure 90, parce qu'ici toute ouverture de vaisseau paraît faire défaut. Ce n'est qu'en un seul point à gauche de la masse uniforme que se trouve un endroit qu'on pourrait interpréter comme une ouverture vasculaire réduite. Les parties de tissu qui contournent les vaisseaux altérés forment de nombreuses lacunes remplies en majeure partie d'un coagulum uniforme. Ces lacunes acquièrent dans la couche des grains des dimensions notables. Elles sont particulièrement développées, là où le système capillaire se trouve oblitéré dans une plus grande étendue. Aussi le tissu de support qui contourne les lacunes est alors sensiblement épaissi et gonflé par imbibition. »

Quoique nous n'ayons pas ici à traiter des altérations de la choroïde, nous devons reproduire les recherches si instructives de notre confrère pour ce qui concerne les vaisseaux choroïdiens : d'une part, on ne comprendra que mieux les altérations analogues qui se produisent dans les vaisseaux rétiniens et, d'autre part, on rencontre presque toujours ces altérations simultanément avec celles de la neuro-papillite, ou papillo-rétinite, etc.

« Bien plus développées sont les altérations vasculaires dans la choroïde. Aussi ici ressort tout d'abord l'image caractéristique de l'artérite oblitérante dans les artères du plus grand et moyen calibre. A l'instar de ce qui s'observe pour les altérations régressives des parois vasculaires de la rétine, particulièrement la désagrégation moléculaire se localise de préférence dans la papille et le proche voisinage de la rétine, de même nous voyons ici dans le choroïde des zones vasculaires choroïdiennes atteintes qui occupent les parties les plus rapprochées de la section du nerf optique. Nous rencontrons des coupes transversales de grands vaisseaux (artériels) qui ne présentent plus trace d'ouverture, ou celle-ci se trouve toutefois réduite d'une manière notable. Avec cela les parois vasculaires sont extraordinairement épaissies et toutes les couches participent également à cette augmentation de volume de la paroi. Il est en outre important de noter l'infiltration très notable de noyaux, principalement dans les couches adventicielles et la couche musculaire. La membrane intima paraît en bien des endroits disparue comme elle, au moins elle ne se laisse plus exactement différencier de la média et du tuyau endothélial. En outre, les sections d'ouverture des vaisseaux pareillement altérés sont habituellement gorgées de corpuscules de sang, en partie bien conservés et rouges et de leucocytes; en partie aussi les ouvertures vasculaires paraissent en quelque sorte coulées avec cette masse homogène dont nous avons déjà fait mention pour les plus fines artères de la rétine et les capillaires. Seulement l'image présente des variations bien plus notables pour les vaisseaux choroïdiens par le fait qu'on n'y rencontre pas ces moulages homogènes de l'ouverture des vaisseaux d'un plus fort calibre, où l'on observe, ainsi que le montre la figure 92, *b* (sur la préparation à l'hématoxyline) des produits en forme de verrucosités ou d'autres d'un aspect uniforme teintés faiblement de gris bleu, étalés en plan comme pour la figure 92, *a* et imbriqués par îlots dans la moulure de l'ouverture vasculaire composée de corpuscules sanguins. Dans cette dernière nous retrouvons aussi l'état, dont il a été question tout à l'heure : la disparition complète du tuyau endothélial et la transformation de la coupe du vaisseau en un tuyau uniforme plus fortement infiltré de noyaux que dans ses couches les plus périphériques.

« Il ressort encore de cette figure qu'une hémorrhagie a eu lieu dans la paroi du vaisseau même. En outre on rencontre des accumulations de corpuscules rouges du sang dans le tissu périvasculaire.

« Nous reviendrons encore plus tard sur ces altérations en parlant des changements morbides des plus petits vaisseaux et des capillaires. Mais nous n'apercevons pas seulement la transformation des enveloppes des vaisseaux en une masse homogène plus ou moins uniforme, mais aussi

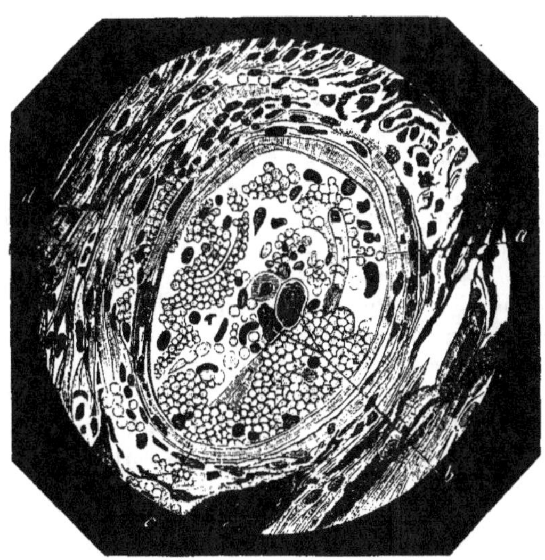

Fig. 92.

Altérations d'un vaisseau choroïdien (Hartnack, immersion VII, oc. 0). — *a* et *b*, masse hyaline, moulée sur l'ouverture du vaisseau ; *e*, paroi vasculaire ; *d*, ramollissement fibrillaire et gonflement des couches adventicielles.

en d'autres points la métamorphose régressive est avancée à un tel degré, qu'il n'existe plus que des rudiments de parois vasculaires qui se présentent sous forme de plaques de conformation irrégulière, reflétant assez fortement la lumière et imbriquées dans le stroma même. A première vue cela a l'apparence comme si des endroits, d'un aspect pareil, n'avaient nul rapport avec le système vasculaire, mais comme s'il s'agissait de produits « hyalins » situés dans le tissu interstitiel de la choroïde ; mais, si nous poursuivons alors ces coupes, on s'aperçoit comment ces plaques apparaissent tout d'abord par fragments, se rapprochent de plus en plus les unes des autres, communiquent tout d'abord par des isthmes et finalement ne présentent plu qu'un vaisseau ininterrompu, fortement épaissi, et paraissent uniforméme gonflé par imbibition. L'ouverture en est remplie par les thrombus su mentionnés.

« Les phases régressives ultérieures de ces fragments de parois homogèn des vaisseaux choroïdiens, se laissent tout aussi nettement poursuivre qu les altérations analogues déjà mentionnées des vaisseaux rétiniens. Po moi au moins, il m'a paru indubitable que, comme pour les artères de rétine, ainsi que pour celles de la choroïde, la désagrégation moléculaire la paroi du vaisseau représente une étape ultérieure du même process morbide que nous avons rencontré sous l'image de l'homogénisation de paroi. Car aussi pour les vaisseaux de la choroïde, j'ai vu des transitio multiples de grandes plaques homogènes de la paroi en plus petites et même une désagrégation de ces dernières en conglomérats fins et unifo mément moléculaires.

« Les conditions microscopiques se présentent d'une manière variée remarquable pour les vaisseaux choroïdiens d'un calibre moyen. Justeme ces parties acquièrent pour moi un intérêt particulier, parce qu'elles n paraissent fournir la démonstration que les couches des parois vasculair qui avoisinent l'ouverture ne sont atteintes en général, ainsi que *Köster* ses élèves l'ont fait ressortir, que d'une manière secondaire. Aussi j'ai diverses reprises rencontré des images telles que les a rendues la figure 9 L'intima des vaisseaux est ici complètement conservée. Le tuyau endoth lial est en grande partie soulevé de son support et constitue une sorte tuyau à part, qui continue l'ouverture du vaisseau et renferme des leucocyt et des corpuscules rouges. La paroi vasculaire est surtout près de *a* (fig. 9 fortement épaissie et infiltrée de noyaux.

« Aussi ici nous apercevons déjà le début d'un changement régressif, ce sens que la paroi vasculaire a perdu sa qualité ondulée comme el se trouve encore indiquée près de *d* et elle apparaît composée en partie masses finement teintées, comme le sont les éléments lymphoïdes. La pa ticipation prépondérante des couches musculaires du vaisseau ressort enco plus nettement dans le dessin 2 de la même figure. Ici il s'est produit en out un anévrysme disséquant, attendu qu'il s'est formé entre les lamelles intern et externes de la paroi vasculaire un espace en fente, qui est en partie comme pour *b* — uniformément occupé par des corpuscules rouges, d'aut part il donne asile (voy. *c*, dessin 2, fig. 93) à des corpuscules rouges et des leucocytes déjà en voie de décomposition.

« On rencontre pourtant assez souvent des images (comme dessin 3, fig. 9 où l'on reçoit l'impression, comme si les couches internes du tuyau vascu laire participaient pourtant davantage que les externes. J'ai dessiné la pr paration en question, parce qu'on y voit distinctement que la participatio saillante de l'intima au processus de l'artérite n'est qu'apparente. En regardant de plus près, on se rend compte du fait qu'il s'agit d'une sectio oblique. La ligne ondulée qui apparaît en haut de *a* (dessin 3, fig. 93), est en réalité l'intima, et de même il est indubitable que la masse homogène qui se dissocie en des parcelles d'un certain volume, et sont imbriquées de noyaux, doit être envisagée comme une altération due à l'artérite. Mais, si l'on regarde de plus près, on découvre que la ligne ondulée de *a* réapparaît de nouveau. La masse homogène qui paraissait placée vers l'ouverture du vaisseau au-devant de l'externe, est, en réalité, située en dehors de l'externe, entre elle et la média. Une fois mon attention attirée sur ce point, j'ai rencontré aussi sur beaucoup d'autres préparations des images

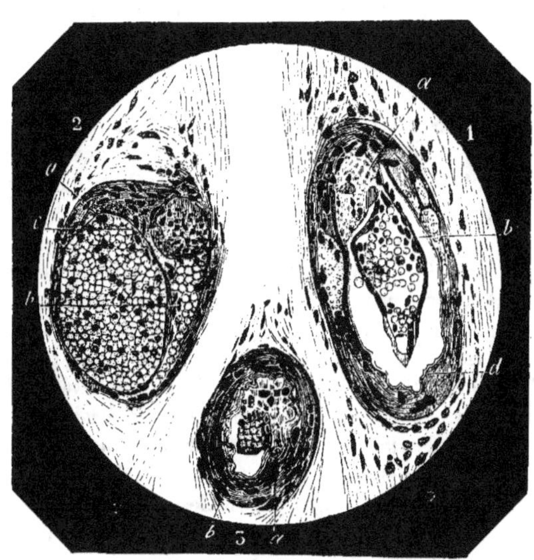

Fig. 93.

Altérations vasculaires de la choroïde (Seibert, syst. V, oc. II). — *Dessin* 1. *a*, formation de plaques dans la musculaire; *b*, dégénération mésartérielle; *d*, intima bien conservée. — *Dessin* 2. Anévrysme disséquant : *a*, gonflement de la paroi vasculaire; *b*, épanchement sanguin entre les couches vasculaires interne et externe; *c*, épanchement de corpuscules sanguins rouges et blancs — *Dessin* 3. *a*, masses homogènes entre intima et masses apparentes situées dans cette dernière; *b*, intima.

analogues. Par cela, je ne veux nullement prétendre qu'au cours de cette artérite oblitérante il ne survienne jamais de véritables dépôts sur l'intima et dans l'ouverture du vaisseau; au contraire, sur plusieurs coupes, indubitablement aussi, l'intima se trouve vers l'ouverture du vaisseau recouverte de dépôts homogènes pauvres en noyaux, ainsi que j'ai appris à les connaître comme situés en dehors de l'intima. En tous cas, de pareils résultats, ainsi que je les ai représentés dans les dessins, démontrent qu'en cas d'artérite oblitérante les altérations de la paroi musculaire entraînent au moins aussi souvent l'oblitération du vaisseau que celles d l'intima et du tuyau endothélial.

« Que dans les premières étapes du processus morbide, ce ne sont pas, en réalité, les couches internes du vaisseau, mais de préférence les couche externes qui sont engagées, ressort d'une manière irréfutable aussi du des sin 6, figure 94. Nous avons ici devant nous un tuyau vasculaire, dont le couches musculaires et adventicielles sont épaissies et dissociées en de fibrilles isolées dans les interstices desquelles on aperçoit une accumulatio assez forte de noyaux. L'intima est, il est vrai, un peu moins réfringente à l lumière et, par conséquent, pas aussi facile à différencier de la musculaire A part cela pourtant, elle est intacte, il en est de même en général de l couche endothéliale. Ce n'est qu'à un seul endroit (près de *b*) qu'on reçoi l'impression, comme si une légère augmentation de noyaux avait eu lie dans le tuyau endothélial.

« Pourtant, à mon avis, cela n'est qu'apparent, car aussi pour les autre recherches, j'ai pu constater à différentes reprises que cette apparenc d'augmentation de noyaux du tuyau endothélial était, dans beaucoup d cas, uniquement produite par le fait que l'ouverture du vaisseau se trouve la suite du fort gonflement réduit; en d'autres termes, le tuyau endothéli se trouve, par suite d'un pareil épaississement du vaisseau, réduit à un plu petit espace, et la conséquence en est que les diverses cellules endothéliale s'entassent davantage. Les dessins 4 et 5 de la figure 94 nous représente les phases ultérieures du processus de l'artérite. Ainsi, en 4, nous n voyons qu'une infiltration de noyaux dans le tissu périvasculaire. A par cela, l'enveloppe vasculaire est transformée en une masse finement strié présentant çà et là des lacunes qui, en divers endroits, montrent, comm en *a*, des imbrications nettement délimitées et granuleuses.

« Une autre période se rencontre dans le dessin 5. Aussi, ici, l'infiltratio nucléolaire se trouve de préférence accusée dans le tissu adventiciel. L tuyau vasculaire lui-même est de nouveau dans les couches externes d'un homogénéité assez régulièrement répartie. Aussi, ici, nous découvron (voy. dessin 4, *a*) la formation nette de fissures dans la partie externe de l paroi vasculaire et, juxtaposés, les phénomènes d'une désagrégation avancé (en *b*), attendu que la couche voisine de l'endothélium est dans un notable étendue transformée en une masse composée de fines parcelles q ne sont que très faiblement teintées. Cette préparation est encore intéres sante sous un autre rapport, et rappelle d'une façon saisissante la prépara tion rétinienne déjà décrite, dont la coupe se trouve représentée figure 9 (p. 355). Comme il est aisé de s'en rendre compte, il y a eu pour ce vaissea choroïdien un véritable fendillement, car toute l'ouverture en est déplacé vers l'endroit *d*. Ici aussi, la paroi vasculaire est extraordinairemen amincie, et de telle façon que le contenu du vaisseau avance jusque tou près de la couche externe de la paroi vasculaire. En outre, l'infiltratio extraordinairement accusée en ce point mérite mention. Je ne puis l'inter prêter autrement, pour ce qui me concerne, qu'en disant qu'il s'agit ici d'une rupture vasculaire en voie de guérison. En faveur de cette manière de voir plaide ce fait que nous rencontrons non loin de cet endroit sur le même vaisseau un épanchement hémorrhagique (voy. dessin 2, fig. 93), dissociant en réalité ses couches internes des externes; il faut, en outre, tenir compte de l'extrême amincissement de la paroi vasculaire sur ce point, et non moins de ce fait que toute l'ouverture du vaisseau se trouve en quelque sorte tiraillée vers cette partie amincie. D'une façon semblable, nous aurons probablement, pour ne le dire qu'en récapitulant, à interpréter les

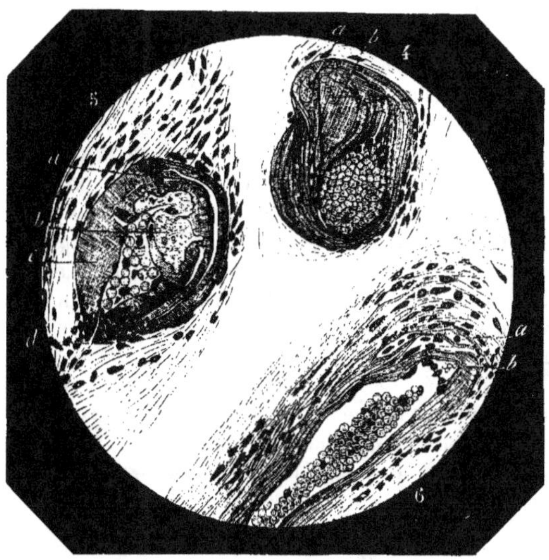

Fig. 94.

Altération vasculaire de la choroïde (Seibert, syst. V, oc. II. — *Dessin* 4. Notable gonflement du tuyau vasculaire. Dessin finement fibrillaire près *b*; près de *a*, imbrication d'une plaque plus étendue, finement grumelée. — *Dessin* 5. Gonflement notable de la paroi vasculaire avec rupture: *a*, formation de lacunes; *b*, dissociation finement grumeleuse; *c*, endothélium conservé; *d*, lieu de la rupture. — *Dessin* 6. Dissociation et infiltration nucléolaire de la muscularis près de *a*; près de *b*, refoulement du tuyau endothélial.

résultats histologiques représentés figure 90 (p. 355). Pareille interprétation de cette dernière préparation acquiert, au surplus, une certitude irréfutable du fait, qu'en étudiant cette pièce sur des coupes successives, on rencontre en divers endroits le tuyau interrompu *de facto*.

« Ce qui nous paraît d'un intérêt tout particulier est le fait que ces processus d'artérite se rencontrent dans la région capillaire, et particulièrement pour les plus petites artérioles de la choroïde, autant au moins qu'il s'agit d'un rétrécissement ou même d'une oblitération de l'ouverture du vaisseau.

Nous tombons en divers endroits — et ceci se voit surtout facilement su des préparations étalées en plan de la chorio-capillaire, — sur des images comme on les a représentées comme type dans la figure 95. Ici, l'ouvertur du vaisseau paraît en ce point extraordinairement rapetissée. Avec cela, el est complètement remplie de corpuscules sanguins rouges, entassés. L tuyau endothélial est assez fortement épaissi, et l'épaississement est de fa en quelques points uniforme, en d'autres, de nouveau, irrégulier (com parez le dessin le plus haut placé, fig. 95). Des bosselures arrondies alte nent avec des parties moins épaissies, mais ce qui est très important a point de vue anatomique (à savoir si le système capillaire de la choroïd se compose de simples tuyaux endothéliaux), c'est que nous voyons en dive endroits très distinctement qu'à côté de ce revêtement endothélial, d'u aspect uniformément homogène et à structure ondulée, ou dissociée e grains d'une extrême finesse, endothélium qui ne laisse plus percevoir s noyaux, nous voyons se délimiter en dehors une seconde membrane qu au point de vue de la teinte, se comporte comme le tuyau endothélia Cette seconde membrane est principalement là où les capillaires sont pl notablement rétrécis, plus ou moins fortement détachés du tuyau endothélia par l'interposition d'une substance uniforme faiblement homogène.

« Le second dessin (en bas), sur la même figure 95, témoigne mieux q toute description détaillée en faveur du fait que la chorio-capillaire possède e réalité des gaines périthéliales, attendu qu'en divers endroits des faisceau transversaux dans le sens de la longueur du vaisseau se trouvent plac entre le tuyau endothélial et périthélial. En outre, ce qui présente de l'in térêt, ainsi qu'il ressort du même dessin, c'est que la masse qui a dissoc l'endothélium du périthélium, présente en divers endroits une sorte d disposition en couches; en outre que, principalement dans les parties de masse interposée qui regarde le tuyau endothélial, se laisse apercevoir u fin dessin moléculaire, signe du début de la désagrégation de cette mass Assez souvent, nous rencontrons aussi les corpuscules sanguins dégénéré imbriqués dans cette masse finement granulée. Néanmoins, cette ima n'est pas partout aussi précisée, comme le type que nous venons de décrir Il y a plutôt pas mal d'endroits où la limite entre l'ouverture et les paro est effacée et où, aussi, d'un autre côté, la différence entre l'endothéliu et le tuyau périthélial n'est plus possible à établir. En ces points, on a l'im pression comme si l'on avait affaire à une agglomération compacte de co puscules rouges du sang, qui se trouverait en quelque sorte librement dispos dans le tissu choroïdien, séparée du stroma ambiant seulement par une couc limitante plus homogène. Mais le fait que les parties indubitableme atteintes de désagrégation de plus en plus avancée se laissent poursuiv jusqu'à des endroits comme celui représenté figure 95, ne laisse pas de dou que nous avons affaire ici à des capillaires dégénérés. Il est, en outr à remarquer que toutes les parties du tuyau capillaire qui vont de pareill ramifications capillaires dégénérées en arrière, c'est-à-dire vers les artériol qui desservent le système capillaire en question, se trouvent à partir de l'endroit rétréci sensiblement distendues. En beaucoup d'endroits du système capillaire, et particulièrement aux points de départ d'une branche latérale, nous rencontrons, en outre, une dilatation en ampoule, et la formation de diverticules dans les parois des vaisseaux.

« Nous arrivons à nous former un jugement clair sur la nature des altérations de la chorio-capillaire, et en particulier sur la provenance des masses imbriquées, que nous voyons uniformément colorées, en étudiant des coupes du système capillaire. D'après mes recherches qui s'y rapportent, il

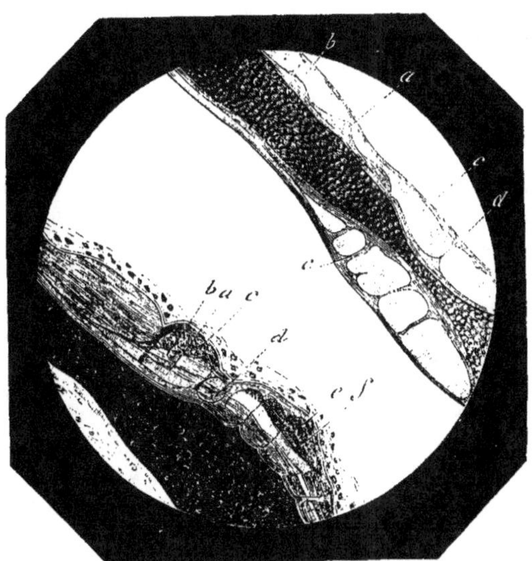

FIG. 95.

Changements de la chorio-papillaire (Hartnack, syst. VII, oc. 0). — Dans le dessin placé en haut : *a*, gonflement sous forme de bosses du tuyau endothélial ; *b*, fin filet faisant communiquer l'endothélium et le périthélium; près de *c*, filet smieux développés.— Dessin d'en bas : *a*, tuyau endothélial; *b* et *d*, transformation des couches, peut-être fendillement du tuyau endothélial gonflé ; *c* et *f*, dissolution finement grumeleuse des couches externes de la substance intermédiaire ; *c*, corpuscules sanguins dégénérés.

me paraît jusqu'à un très haut degré plausible que ces épaississements des parois vasculaires des capillaires, ainsi que ces masses imbriquées, entre endothélium et périthélium, devraient être rapportés en partie à une dégénérescence hydropique de la paroi, respectivement à une métamorphose régressive des corpuscules rouges du sang et des leucocytes, qui, en plus ou moins grande quantité, ont rompu le tuyau endothélial et se sont frayé un passage entre le tuyau endothélial et périthélial. Par leur gonflement simultané, ils ont en même temps donné lieu à un rétrécissement de l'ouverture vasculaire aux points correspondants, et ont ainsi, en outre, entraîné l'oblitération po l'ouverture de la région capillaire affectée.

« Cette image des altérations vasculaires, tracée par quelques traits, n'e pourtant pas uniformément répartie sur toute l'aréole de la choroïde; no voyons plutôt ces changements se répartir par foyers, et cela de préfére dans la zone péripapillaire. Les artères et artérioles qui fournissent a régions capillaires ne sont en partie pas plus fortement atteintes des pr cessus d'artérite, que celles où les tuyaux capillaires ne présentent q les signes d'une infiltration cellulaire principalement répartie dans le tis adventiciel. En outre, nous voyons aussi une augmentation des noyaux d tuyau adventiciel, mais celle-ci n'est, en beaucoup de cas, très probableme que relative, et due au ramassement de l'endothèle et de ses éléments ce lulaires par rétrécissement concentrique de l'ouverture du vaisseau.

« Aussi, dans la région des petites artères, artérioles et capillaires de la choroïde, nous tombons sur des images semblables à celle de la figure (p. 355). De même, pour ces vaisseaux, on peut démontrer en divers endroi des ruptures de continuité du tuyau vasculaire, avec ou sans agglutinati ultérieure des parties déchirées. Ordinairement, on rencontre en ces poi le tissu périvasculaire, extraordinairement et à un haut degré, infiltré p des corpuscules rouges du sang, ceux-ci se trouvent parfois rangés en séri dans d'autres cas on rencontre — et c'est principalement en des endroits le tissu du vaisseau seulement a donné lieu à la formation de cavités — d agglomérations plus étendues de corpuscules sanguins rouges en partie bi conservés, en partie déjà en voie de décomposition. L'infiltration de noya du tissu adventiciel est alors de préférence fortement avancée, en ces poi où les altérations régressives du vaisseau ont acquis le plus de développ ment.

« La question est importante à savoir à quels tissus altérés doivent êt rapportées les masses homogénisées des vaisseaux qui se trouvent situé dans les parois mêmes et à l'entour de celles-ci.

« A cet égard, les images les plus instructives nous ont été fournies par pl sieurs préparations de la choroïde du sujet en question, prises sur de gross veines. D'après ces images, ce ne sont exclusivement en plusieurs endroi que les leucocytes qui participent à cette soi-disant dégénération hyalin si toutefois il est permis de se servir de cette expression qui ne préju rien. C'est ainsi que j'ai vu dans une petite veine choroïdienne, première phase d'évolution du processus de la manière suivante. L leucocytes énormément gonflés paraissent sur la coupe en forme de bonn de nuit, et l'on distinguait sur cette coupe distinctement la membra cellulaire fortement distendue et contournant un contenu en majeure part finement granulé et faiblement teinté. Çà et là paraît sur la coupe dans l préparations à l'hématoxyline un groupe de points ramassés, faibleme teintés en bleu, points qui, en partie, sont nettement séparés les uns d autres, en partie semblent confluer par des molécules d'aspect identiqu

En déplaçant le tube du microscope, on voit, en outre, très distinctement aussi les parties plus profondes de la cellule gonflée et on rencontre ici, de même que dans la masse homogène des parties finement granulées et non teintées de la cellule, des conglomérations semblables faiblement teintées en bleu. Si, une fois l'attention attirée sur ce fait, l'on recherche des images semblables, on réussit bientôt sans difficulté à étudier toute la phase d'évolution de la dégénérescence « hyaline » des leucocytes. Évidemment, le processus débute par un gonflement hydropique très accentué de la cellule. Le protoplasme perd en même temps sa structure granulée, puis se transforme en une masse plus ou moins uniforme. En outre, il survient une désagrégation du noyau. Celui-ci se fendille tout d'abord en plusieurs parcelles minimes, qui tantôt restent alors ultérieurement isolées, ou se combinent avec la masse protoplasmatique gonflée et homogène, et donnent par ce fait à la cellule distendue un aspect uniformément teinté en bleu grisâtre. Les corpuscules rouges du sang peuvent se désagréger de la même façon, mais on reconnaît alors pourtant toujours, comme signe qu'il s'agissait d'eux, l'imbrication dans la masse homogène de grains jaunâtres ou brunâtres. Enfin, et c'est à ce troisième mode que j'ai rencontré pour l'évolution des produits « hyalins », les deux éléments cellulaires du sang, leucocytes aussi bien que corpuscules rouges, y participant également. Ce dernier mode de procéder m'a paru de beaucoup le plus fréquent.

« Pour terminer avec les altérations vasculaires dans la choroïde, il m'a paru très plausible que le processus régressif débute dans le système capillaire. Ici le gonflement par imbibition du tuyau vasculaire et le rétrécissement correspondant de son ouverture, se trouvent constamment le plus prononcés. Saisissantes sont, à cet égard, les préparations où l'on peut poursuivre d'une artériole un peu plus grande la ramification capillaire qui lui correspond : l'ouverture jusqu'ici assez espacée se réduit alors brusquement en une fente fine et étroite qui, comparativement à la partie adjacente, se trouve entourée d'une paroi d'une épaisseur extraordinaire.

« On ne se trompera probablement guère si l'on accorde, à l'exclusion d'une si grande partie du système capillaire résultant du processus d'artérite, un rapport avec tous ces autres changements régressifs que nous avons décrits pour le système vasculaire de la choroïde ; car l'imperméabilité d'une fraction du système capillaire favorisera tout d'abord la formation de thrombus dans la région des vaisseaux rétrécis. Une stagnation du sang sera la conséquence dans les parties placées plus en arrière des endroits atteints de thrombose et qui, elles, ne le sont pas encore. Cette stagnation pourrait avoir sur la paroi vivante du vaisseau une action destructive, d'autant plus accusée que cette paroi a, par suite du processus d'artérite, davantage perdu ses qualités normales et, en partie, son pouvoir de résistance. En outre, il est permis d'admettre que le changement dans la qualité du sang, qui existe bien toujours lors d'une maladie prolongée des reins, peut à elle seule suffire pour favoriser le processus dégénératif dans les parois vasculaires.

« En faveur d'une perméabilité inusitée de la paroi vasculaire pour d éléments, plaident ces résultats sur lesquels j'ai appuyé dans mes recherch sur les artères et artérioles de la choroïde, ainsi que de la rétine. A pr mière vue, il ne me paraissait s'y trouver qu'un faible épaississement d parois avec infiltration de noyaux, rien autre de pathologique. En se se vant alors d'un plus fort grossissement, il apparaissait sur pareilles prép rations dans le tissu de la média et de l'adventitia, tantôt des corpuscul isolés, très rouges, tantôt réunis en groupe. Enfin il serait encore uti d'observer, en ce qui concerne les vaisseaux d'un plus fort calibre q dans toutes les préparations, sur lesquelles l'ouverture du vaisseau parai sait complètement oblitérée par les dépôts de l'intima, le tuyau endothéli ne se laissait plus différencier des contours des vaisseaux, de même q cela a été déjà mentionné plus haut pour le système capillaire.

« Il a déjà été fait mention de la prédilection particulière de l'infiltrati de noyaux pour le tissu ambiant des vaisseaux. Je veux encore ajouter i qu'une infiltration cellulaire analogue se rencontrait du reste identiqu ment comme dans le nerf optique et la rétine, de même dans la choroï et, avec une répartition plus uniforme, aussi dans les parties moins rich en altérations vasculaires. »

Nous passons sous silence les changements des nerfs optiques qui so ceux de la neuro-papillite ordinaire; le duc Charles arrive à cette co clusion : « Je dois pourtant particulièrement faire mention d'un résultat, cela aussi parce que dans les autres yeux que j'ai examinés, j'ai pu le co stater avec la même netteté, quoique pas accusé à un tel degré que dans premier cas. Ce même processus d'artérite que nous avons rencontré d'u manière si prononcée, particulièrement dans la choroïde et aussi dans rétine, quoique dans cette dernière plus dans la forme dégénérative, même état se laissait partout poursuivre dans les vaisseaux de la *sclér tique*, du *corps ciliaire*, de l'*iris* et aussi de la *conjonctive* pour auta qu'elle adhérait au globe de l'œil énucléé, avec cette seule différence que pareilles oblitérations complètes des vaisseaux, comme nous les avons re contrées dans la rétine et la choroïde, n'étaient démontrables qu'aux poin de passage des vaisseaux scléroticaux avec ceux du système choroïdie Pour ce qui concerne le reste, la moins nette démarcation des parois d vaisseaux, l'infiltration des noyaux, particulièrement dans la partie adve ticielle, le rétrécissement concentrique de l'ouverture et la formation afférente de dépôts dans l'intima avec plissement et augmentation apparen de noyaux du tuyau endothélial, tout se rencontrait d'une même et sem blable façon, comme dans les portions les moins atteintes de la choroïde de la rétine. Une sorte de transition entre les changements anatomo-path logiques du système vasculaire de la sclérotique et ceux de la choroïde e de la rétine se trouvait, dans une certaine mesure, représentée par les alté rations de l'iris, en ce sens qu'ici il se présentait de même dans les région capillaires, et en quelques rares endroits, la formation de thromboses e 'oblitération des tuyaux vasculaires. En plus, nous rencontrons dans la clérotique, l'iris, le corps ciliaire et la conjonctive aussi une infiltration e noyaux du tissu ambiant des vaisseaux. »

Nous ne rapportons des autres recherches de notre confrère que les données oncernant les examens qui nous intéressent ici particulièrement, comme isant partie de l'anatomie pathologique de la papillite et de la neuro-papillite. 'œil examiné en second lieu est celui d'un garde-chasse, âgé de quarante-eux ans, ivrogne de la plus belle eau (si pareille expression n'est pas éplacée ici). Il s'était présenté au mois d'août à l'hôpital de Tegernsee éclarant ne plus voir depuis quelques jours avec son œil droit aussi bien u'avec son œil gauche. Le duc constata une névrite optique de faible degré ns altération autre du fond de l'œil. Quelques semaines après, le malade ccomba; on trouva les deux reins rapetissés, particulièrement dans le iamètre longitudinal; le diamètre transversal et la largeur paraissent relavement grands; l'irrégularité de leur surface, qui est notablement défoncée, onne aux reins un aspect mastoc. La surface paraît en quelques endroits rossièrement et en d'autres finement bosselée, et cela d'une manière irréulière; en quelques points ce sont les fines bosselures qui se trouvent très éveloppées; en d'autres, elles le sont moins. D'autres parties de la surface nt faiblement affaissées et munies d'un nombre modéré de kystes séreux. n trouve en rapport avec l'aspect microscopique de la coupe la complicaon de névrite interstitielle chronique avec stase rénale atrophiante. Le obe de l'œil enlevé séjourne trois mois dans le liquide de Müller avant 'être examiné. A part un faible épaississement de la rétine, particulièreent autour de l'entrée du nerf, on ne trouve à l'inspection directe rien de articulier. La papille est faiblement gonflée, avec conservation distincte e l'excavation physiologique. On excise du segment postérieur le nerf avec n entourage (sclérotique, choroïde, rétine, corps vitré), une portion sous rme d'un centimètre carré, et celle-ci sert aux coupes horizontales qu'on int avec de l'alun carminé. Le reste du segment postérieur est utilisé our les coupes verticales ainsi que pour les préparations de la chorioapillaire.

« Nous avons, dit notre confrère, dans ce globe oculaire une phase relavement plus précoce, attendu que les changements dans le système vascuire autant que dans les autres tissus du nerf optique, de la rétine et de choroïde ne se trouvent encore pas développés à un si haut degré omme nous les rencontrons dans les préparations ultérieurement décrites.

« Ces changements offrent juste pour cela un intérêt particulier parce u'ils sont aptes à fournir une base plus solide à nos connaissances sur début des altérations rétiniennes et choroïdiennes de la néphrite qui squ'alors se présentaient d'une manière si mystérieuse et incertaine (1).

(1) Elles doivent aussi nous renseigner à notre avis sur ce qui se passe au début de la pillite et de la neuro-papillite. (De W.)

« Les altérations du système vasculaire dans le tronc du nerf optiq jusqu'à la lame criblée étaient les suivantes : l'artère centrale de la rét se trouvait, dans sa partie postérieure, absolument exsangue; dans les an rieures, on rencontrait dispersées quelques agglomérations de corpuscu rouges en partie ratatinés, en partie bien conservés. L'endothélium, ai que l'intima sont intacts.

« Par contre, la membrane musculaire est, çà et là, imbriquée de noya arrondis qui se différencient nettement des noyaux musculaires par l teinte plus foncée. — Cette même infiltration de noyaux se rencontre d'u façon plus accentuée dans les lacunes du système lamellaire périvascula de *Kuhnt*; elle est bien moins prononcée, par contre, dans le tissu p entassé du cordon de tissu connectif central. A part cela, la couche m culaire (*muscularis*), ainsi que le tissu trabéculaire adventiciel périvas laire se trouvent élargis par l'œdème présentant un aspect gonflé par im bition, et les mailles de ce dernier sont plus fortement distendues. En se s vant d'un plus fort grossissement on reconnaît, en outre, principalem sur des coupes, une structure grumeleuse, de manière qu'on suppose qu processus de macération a eu lieu pour les éléments musculaires et tissu connectif du vaisseau. De semblables altérations, moins prononc comme quantité, suivent le calibre vasculaire, se rencontrant dans les aut vaisseaux artériels plus petits et qui rampent derrière la lame criblée; il est de même de leurs enveloppes adventicielles périvasculaires. D'une fa analogue le tissu conjonctif qui rayonne en système de septa du cordon c tral de tissu connectif, ainsi que le système trabéculaire de la lame crib se trouvent œdématiés et gonflés. Les fentes lymphatiques et les réservoirs lymphe qui les traversent sont chargés de noyaux qui, par leur teinte accus se différencient de même nettement des enveloppes endothéliales des fibri nerveuses.

« Cette même image d'infiltration cellulaire et d'imbibition œdémate des tissus que je viens d'esquisser, se représente dans les parties du n optique placées au-devant de la lame criblée, ainsi que dans le tissu garnit la surface papillaire en la délimitant du corps vitré, tissu co comme ménisque central de tissu connectif.

« Avec cela les branches artérielles et veineuses de moindre calibre et ramifications capillaires qui sont si excessivement nombreuses dans la du nerf optique se trouvent gorgées de corpuscules rouges du sang com s'il s'agissait d'une préparation injectée. Je n'ai pourtant pas pu const s'il existait une différence notable dans le rapport du calibre des vaiss de la rétine, à savoir que peut-être les voies artérielles se trouvaient rétréc celles des veines élargies.

« Aussi dans la rétine nous retrouvons l'image d'un œdème prononc d'infiltration par de petites cellules, principalement développées dans les c ches dans lesquelles la dissolution du système vasculaire s'opère.

« Par suite de ce gonflement œdémateux, la structure normale de la rét particulièrement son tissu de support, ressort nettement. On reçoit l'impression comme si l'on était en présence d'une rétine qui se différencie de celle d'un aspect normal, parce que les divers éléments répartis dans les couches fournies de vaisseaux ne sont pas aussi juxtaposés les uns aux autres, mais se trouvent écartés par l'œdème interstitiel et l'infiltration à petites cellules.

« A ce fait qu'en réalité une augmentation d'épaisseur a lieu dans les parties où la répartition la plus abondante de vaisseaux se produit, par conséquent dans la papille et la région adjacente de la rétine, il faut encore ajouter ceci qu'à la suite de l'œdème, aussi les éléments nerveux, ainsi que tout le restant se trouvent comme augmentés de volume plus que cela n'existe à l'état normal.

« Enfin, le contour limitant vers le corps vitré n'est pas rectiligne, mais visiblement ondulé, en ce que les parties plus gonflées alternent assez régulièrement avec d'autres moins soulevées.

« A part ces altérations insignifiantes nous rencontrons une série de faits isolés qui dénotent une dégénérescence du tissu d'une importance plus notable.

« Ce qui nous frappe avant tout, ce sont des hémorrhagies et un processus dégénératif dans les fines *ramifications vasculaires* de la couche des fibres nerveuses, aussi que dans la soi-disant couche sus-épithéliale.

« J'ai déjà fait mention de l'infiltration nucléolaire dans la muscularis de l'artère centrale. — Celle-ci même nous la retrouvons aussi dans ses ramifications dans la rétine. Nous voyons aussi, développée à des degrés divers, la dissociation du tissu adventiciel qui, dans certains endroits, est si notable qu'il existe autour du tuyau vasculaire un véritable espace une fois vide, une fois rempli de fines masses coagulées, espace qui, parfois, peut atteindre des trois, quatre fois les dimensions de l'ouverture du vaisseau même et se trouve alors subdivisé en plusieurs compartiments par de fines trames fibrillaires et réticulées. Le tuyau endothélial est sur les forts vaisseaux artériels souvent détaché de son support, tantôt dans une plus grande, tantôt dans une moindre étendue, de façon que parfois il est presque sans contact et ratatiné, flottant librement dans l'ouverture du vaisseau. L'intima, à l'état normal déjà peu développée, se montre un peu épaissie, mais non infiltrée de noyaux.

« A mesure maintenant que l'ouverture des petites artères et des artérioles se rapetisse et qu'elles se rapprochent de leur passage en capillaires, l'image de leur structure normale s'efface de plus en plus, attendu que les parois vasculaires cessent progressivement de se différencier, et que nous nous trouvons finalement en présence d'ouvertures vasculaires dont les parois peuvent imposer, comme étant d'un seul tissu, si nous faisons abstraction des noyaux de la musculaire. Pourtant, en se servant d'un grossissement plus fort, on reconnaît encore partout la structure fibrillaire des parois du vaisseau, de façon que je me suis convaincu que l'effacement de la structure normale de la paroi est dû à une imbibition œdémateuse des enveloppes vasculaires. En faveur de cela, plaide, en outre, qu'occasionnellement ces parois sont notablement épaissies, ainsi que le détachement de l'endothélium de la couche avoisinante.

« Il est tout naturel qu'avec de pareils états de gonflement, auxquels participent de préférence les enveloppes externes, il doit aussi survenir une réduction de l'ouverture du vaisseau. Le tuyau endothélial, devant servir jusqu'alors à une plus grande circonférence, perd à la suite le contact avec son support, et cela dans une étendue d'autant plus grande que la réduction d'ouverture du vaisseau se trouve plus accusée et que le tuyau endothélial lui-même s'imbibe et se gonfle davantage.

« Pour les artérioles de plus petit calibre, ainsi que pour leurs prolongements capillaires, l'ouverture est, par suite de ce processus, en bien des endroits, rapetissée à un tel point qu'il n'est resté juste perméable que pour un seul corpuscule rouge. Pas rarement même nous tombons sur des endroits où ce passage est devenu encore plus étroit, de manière que la forme du corpuscule rouge s'est perdue, et qu'il s'est tranformé en un bâtonnet irrégulier. Sur des coupes où l'on a atteint un pareil tuyau capillaire sur un plus long parcours, on voit alors parfois plusieurs corpuscules de ce genre ainsi déformés se succéder, laissant de temps à autre un étroit interstice entre eux. Enfin nous rencontrons le tuyau capillaire aussi en certains endroits devenu complètement imperméable même pour des corpuscules rouges aussi comprimés et étroits. L'ouverture, réduite au maximum du vaisseau capillaire, se trouve vide. A ce processus de réduction du calibre des terminaisons du système artériel participe aussi l'endothélium lui-même, pas, il est vrai, d'une façon active, en ce qu'on pourrait y apercevoir un processus de prolifération, mais en ce sens que certaines cellules du tuyau endothélial s'agrandissant, perdent leur aspect fusiforme, prennent une forme ovalaire ou arrondie, et, par ce fait, font alors saillie sous forme de bosselures plus ou moins accusées dans l'ouverture du vaisseau. Au début, je doutais si cette procidence ne résultait pas pourtant d'une infiltration cellulaire de l'intima; mais je me suis convaincu qu'il n'en est pas ainsi. Pareille erreur était tout d'abord en principe exclue pour les capillaires.

« Nous verrons tout à l'heure quelle importance il faut accorder à ce gonflement et à cette imbibition par thrombose des petites artères et des capillaires pour ce qui concerne les autres altérations de la rétine. Ici il suffit de remarquer que je les ai rencontrés de préférence à proximité de la papille, surtout dans les couches de fibres et de cellules ganglionnaires et dans la couche interne des grains; en outre que je ne les ai pas vus répartis d'une façon uniforme dans les différentes régions de la rétine.

« Ces obstructions par thrombose du système capillaire ont, dans les parties de la couche des fibres nerveuses et des cellules ganglionnaires, où elles se multiplient, comme accompagnateur constant, un processus dégénératif localisé dans ces mêmes couches, et que je ne saurais mieux définir qu'en le désignant comme nécrose par coagulation.

« Nous rencontrons des changements analogues à ceux de la couche granuleuse externe, changements qui se trouvent placés au voisinage des gonflements thrombosiques des capillaires de la couche des grains internes. Je n'hésite pas à les interpréter aussi comme un processus régressif occasionné en premier lieu par une anémie locale, en second lieu par une imbibition œdémateuse du tissu. Que cette altération se trouve en dépendance directe de l'oblitération capillaire, la démonstration s'en trouve dans le fait que les foyers de dégénérescence se présentent dans les couches des fibres et cellules ganglionnaires répartis d'une manière identique à ceux des couches rétiniennes postérieures, qu'ils sont toujours et sans exception placés à proximité de l'oblitération capillaire, jamais ailleurs. »

Comme nous n'insistons ici que sur les altérations vasculaires que notre confrère a décrites avec tant de soin et de clarté, nous passons sous silence les autres changements dégénératifs rencontrés dans la rétine.

« Les altérations vasculaires de la *choroïde* étaient alors analogues à celles du premier cas seulement; elles n'avaient pas de beaucoup atteint, comme là, un pareil degré de développement. L'ouverture, à part quelques fins vaisseaux qui se trouvaient également situés dans une zone péripapillaire, était partout perméable. L'image de la péri- et mésartéritis était la même; ce ramassement du tuyau endothélial, de même très prononcé, et entre lui et la couche musculaire, c'est-à-dire entre *intima* et *muscularis*, se trouvait imbriquée une masse qui, se présentant en partie comme homogène et imbriquée de corpuscules brillants ovalaires et arrondis, en partie avait un aspect uniformément et finement granulé. La choroïde était pareillement épaissie et présentait aussi l'aspect d'une infiltration à petites cellules. De même on voyait, dans le commencement de la rétine, dans l'espace délimité par la zone intermédiaire de Kuhnt, le début manifeste d'une infiltration cellulaire circonscrite.

« Aussi, pour ce cas, je dois tout particulièrement faire ressortir que simultanément la sclérotique, le corps ciliaire et l'iris présentaient les signes d'une infiltration nucléolaire d'artérite, ainsi que je l'ai de même signalé comme un fait frappant pour le premier cas.

« Il me faut mentionner encore en quelques mots les altérations des fibres nerveuses et de la couche ganglionnaire. Jusqu'à présent on a encore discuté pour savoir si les cellules ganglionnaires souffrent ou non dans les altérations dégénératrices de la rétinite albuminurique. D'après nos recherches, qui se rapportent principalement à cette préparation, prise à une période peu avancée des altérations régressives, il est indubitable que le processus de dégénération hydropique se rencontre aussi dans la couche ganglionnaire. Comme preuve voir le dessin (fig. 96). Ici nous distinguons des espaces dans la couche ganglionnaire, — en partie leur contenu paraît s'être échappé, par suite de la préparation, — en partie ces espaces se trouvent remplis d'une masse fibrineuse. A part cela, les noyaux, ainsi que la zone protoplasmatiqu sont gonflés, peu teintés, et, en certains endroits, on aperçoit déjà distinct ment un effacement des limites nucléolaires. A d'autres cellules on recon naît, d'un autre côté, que toute trace de noyau et de cellules a disparu. No voyons une figure polygonale, dentelée, dont le contenu paraît uniformém homogène. J'ai déjà antérieurement fait ressortir que les altérations dég

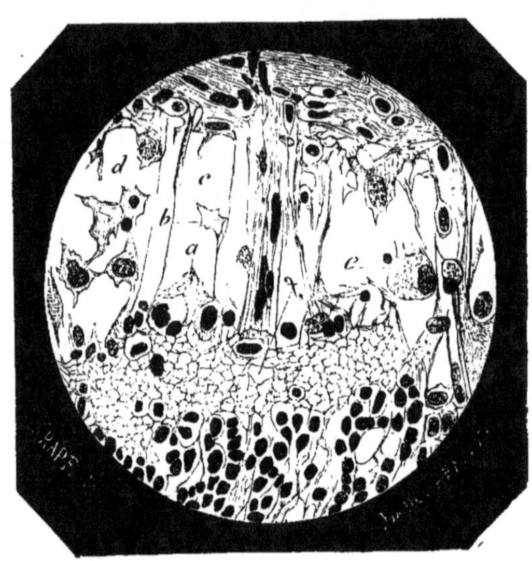

Fig. 96

Altérations dégénératives de la couche ganglionnaire (Hartnack, immers., VII, oc. 0).
a, *b*, *d*, *e*, gonflement hydropique des cellules ganglionnaires.

nératives se rencontrent de préférence dans les parties où le gonflement imbibition des capillaires et des petites artérioles a atteint le maximum développement. La figure 97 représente fort bien cette imperméabilité capillaires. En un point — indubitablement il s'agit ici du départ d'un ca laire, d'une artère — l'ouverture ne se reconnaît sur la coupe que comme fente étroite. Juxtaposé se trouve le capillaire complètement imperméa En un autre endroit, le vaisseau est transformé en un tuyau homog dont l'ouverture est également sensiblement réduite. Entre les trois va seaux dessinés figure 97, nous voyons à part la formation de lacunes nettes, ces lacunes remplies d'un coagulum uniformément fibrineux. »

Nous ne mentionnons pas les altérations vasculaires plus ou moins a logues que le Duc a rencontrées dans les trois autres cas dont la nécro ui avait fourni les matériaux, et nous exposons principalement les déductions que notre confrère croit pouvoir tirer de ces intéressantes recherches, déductions *qui peuvent en grande partie aussi être rapportées aux altérations par infection de la papillite et neuro-papillite ou papillo-rétinite.*

« Si nous envisageons encore une fois, dit notre confrère, les résultats des recherches histologiques rapportées plus haut, il faut, comme caractère

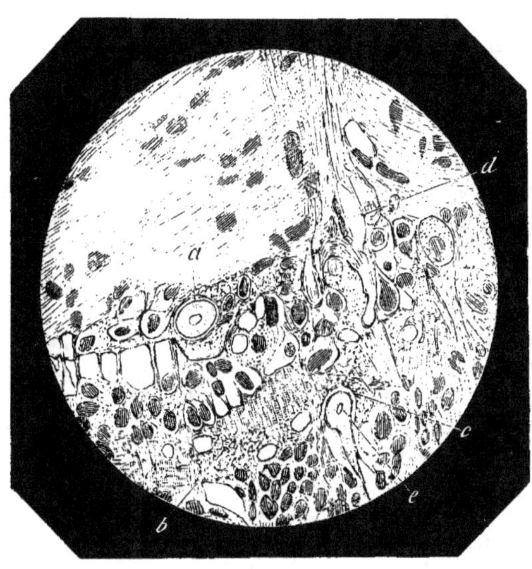

Fig. 97.

a, d, e, altérations des petites artérioles et capillaires dans la couche des fibres nerveuses et ganglionnaires ; *b, c,* masses de remplissage finement granulé des vacuoles (Hartnack, immers. VII, oc. 0).

typique des altérations, que présente l'œil dans les diverses phases des changements néphrétiques, signaler un processus d'artérite qui se laisse démontrer avec plus ou moins de netteté dans toutes les parties de l'œil tant qu'elles sont vascularisées. Il est encore à considérer que les *principales altérations* sont toujours localisées dans la choroïde et la rétine, et que les lésions choroïdiennes étaient toujours plus développées que celles de la papille et de la rétine. Nous apercevons ici les résultats qui indiquent la néoformation, particulièrement ceux d'un caractère inflammatoire, non seulement dans la région des vaisseaux, mais aussi répandus d'une manière diffuse dans la membrane même, et enfin aussi des changements d'une nature dégénérative. Ces derniers changements sont, en opposition avec les premiers, de préférence localisés dans la papille et la rétine, tan que dans la choroïde ils existent bien aussi, mais en nombre et étend moindres.

« Ce rapport de résultats, qu'on aperçoit dans tous les cas, doit pourt reconnaître comme dernière raison les conditions naturelles et physio giques de nutrition et de circulation des parties postérieures de l'œil. particulier aussi l'immunité presque complète des autres régions de l'œil ce n'est que fort rarement, par exemple, qu'on observe des iritis avec l'al minurie, quoique indubitablement il existe de l'artérite dans les voies cir latoires afférentes, — démontre qu'il doit exister des conditions parti lières pour engendrer les altérations régressives dans la rétine et la c roïde.

« Sous ce rapport, il me paraît très probable que deux causes pourrai avoir ici une importance particulière : en premier lieu, la présence d' système capillaire en quelque sorte clos, placé dans la choroïde, et ens le fait que les vaisseaux rétiniens sont dans le sens de Cohnheim artères terminales. Si nous envisageons plus particulièrement ces d causes, nous comprendrons facilement pourquoi juste de préférence rétine et la choroïde sont engagées à participer aux altérations que p sentent les affections rénales en général et tous les états qui entraînent u décomposition du sang et des troubles généraux de la circulation, — l cémie, anémie pernicieuse, etc., etc. Une certaine analogie entre le systè circulatoire des reins, de la choroïde et de la rétine ne saurait non plus ê méconnue. Aussi ici les conditions circulatoires sont analogues en qu'elles impliquent un ralentissement du courant sanguin, et qu'elles fo nissent ainsi les meilleures conditions préliminaires à l'action conti des qualités nuisibles du sang. Je pense donc que, dans un certain se nous pouvons placer le processus chorio-rétinien sur le même pied que ce qui évolue dans le rein, ce qui n'exclut pas que ce processus morb subit comparativement une accentuation par l'augmentation de la pr sion sanguine du côté du ventricule gauche, augmentation due à l'exc sion du système vasculaire rénal, et qu'alors les influences nuisibles la composition du sang puissent arriver à une évolution plus accent encore.

« C'est juste l'interposition d'un système capillaire clos dans la choroïd la rétine, qui se trouve sans communication d'un caractère quelque importaut avec les voies afférentes et efférentes des parties du globe de l' situé en avant, qui doit avoir pour résultat que l'élément morbide nuisi qui engendre l'endo-, méso- et périartérite se trouve juste en ce point p longtemps fixé, et produit forcément ainsi de l'oblitération plus accus Toutefois, même sous ce rapport, la choroïde se trouve encore mieux p tagée que la rétine, ce qui est démontré par le fait que les changem régressifs y sont, comparativement à ceux de la rétine, moins p noncés.

« Les choses se passent autrement dans cette membrane. Ici existe un système circulatoire relativement chétif avec le caractère d'artères terminales, les parois vasculaires sont en outre ténues et imbriquées dans un tissu de peu de résistance. Une usure des parois vasculaires, une oblitération complète des vaisseaux, conjointement une nécrose hydropique des fibres nerveuses et des couches ganglionnaires, ainsi que des couches placées plus encore en arrière, toutes ces conséquences ne nous paraîtront nullement étrangères si nous tenons compte de la structure particulière des vaisseaux rétiniens et de la rétine même. Les hémorrhagies et le passage des parties liquides du sang des vaisseaux rétiniens doivent se produire d'autant plus aisément qu'ordinairement déjà, lorsque la rétine est prise dans l'albuminurie, la choroïde présente déjà des altérations avancées. Par les altérations artérielles naturellement toutes les ouvertures vasculaires de la choroïde se trouvent rétrécies. La possibilité d'un dégagement circulatoire qu'en cas d'altérations inflammatoires du nerf optique et de la rétine, on peut, grâce aux rapports du *circulus Zinii*, admettre, se trouve ainsi exclue, et la conséquence ntaurelle en sera que la pression sanguine, une fois ce véritable égalisateur de la circulation choroïdienne bouché, pèsera de tout son poids sur les vaisseaux rétiniens.

« Que quelques conditions mécaniques jouent ici aussi un autre rôle, ainsi, par exemple, le brusque coude des vaisseaux capillaires dans la rétine sous un angle droit ou même aigu, est très plausible et rendu encore plus admissible par le fait que les ramollissements avancés ne se laissent pas tant démontrer dans les petites artérioles et les branches capillaires que de préférence aux points de transition des vaisseaux rétiniens du nerf optique à la rétine. Ici et en cet endroit se brise évidemment la force du courant, et ici, d'après le principe *gutta cavat lapidem*, les altérations vasculaires régressives doivent évoluer. Avec cela concorde aussi l'image ophthalmoscopique. Les hémorrhagies dans la couche des fibres nerveuses et dans les couches des grains, etc., toutes sont de préférence péripapillaires. La façon d'envisager ainsi le processus chorio-rétinien néphrétique devient d'autant plus plausible, comme nous l'avons déjà observé, que des troubles circulatoires analogues ne se rencontrent pas dans les autres parties de l'œil et sont aussi fort rares dans l'iris, ne s'y observent probablement toujours que dans le cas d'une choroïdite albuminurique concomitante. L'évolution d'une iritis doit compliquer des conditions préliminaires évoluant d'une participation du système artériel dans les canaux anastomosants avec le système uvéal, etc. Que nous ne rencontrons pas aussi souvent des iritis doit principalement avoir sa raison en ce que les processus artériels subissent dans l'œil en quelque sorte un arrêt (tel que nous l'observons de fait, l'image de la rétinite albuminurique peut s'acheminer vers un aspect normal après avoir persisté inaltéré pendant des mois) ; ou que, dans beaucoup de cas, l'exitus léthal interrompt en quelque sorte les processus morbides de l'œil.

« Tout démontre que les altérations dégénératives, dans la rétine et choroïde, sont en première ligne déterminées par des *changements dans système circulatoire*. Dans tous les cas, aussi bien dans les récents dans ceux d'une date plus ancienne, les *vaisseaux* se trouvent plus moins notablement lésés, le plus fortement toutefois dans la choroïde et rétine.

« Dès le commencement de mon travail, j'ai déjà agité la question d'ap laquelle les changements vasculaires que j'avais constatés pourraient four un matériel utile pour l'étude de la genèse du processus artéritique général et en particulier pour le mode d'évolution de l'endartéri N'existe-t-il pas déjà une si grande divergence d'opinions pour savoir où faut placer le point de départ de cette endartérite. Tandis que les uns en sagent l'intima ou l'endothélium comme l'endroit le premier atteint, Kös et son école sont d'avis que le processus morbide débute dans les couc externes du vaisseau. Pour cette dernière doctrine plaident en réalité b des choses. A part des résultats indubitables que nous avons pu révél aussi les points suivants doivent être pris en considération. Les vaisse de la rétine et de la choroïde sont, pour ce qui concerne leur structure a tomique, les similaires de ceux que renferme le cerveau et la moelle. ont, au lieu d'une membrane adventice, une gaine lymphatique. La vérita artérite qui, dans les petits vaisseaux, se manifeste essentiellement d l'intima, ne se développe dans le cerveau et la moelle qu'exclusivement d les plus grosses artères, dont l'adventitia se trouve adossée à la muscula Pour les plus petites artères, au contraire, pour celles qui ne possèdent d'adventitia propre, mais sont accompagnées d'un tissu connectif prop l'inflammation se propage de ce tissu à la paroi vasculaire, et particuliè ment à l'intima.

« En général, il est important que le courant lymphatique soit enc libre entre muscularis et gaine vasculaire. Ordinairement les choses passeraient ainsi — et mes recherches plaident tout à fait pour cela, — gaine ou son voisinage sera pris d'infiltration cellulaire. Il survient alors u pullulation du tissu connectif périartériel et périvaginal préexistant, et de le processus morbide se propage ensuite à la paroi vasculaire.

« Que les choses se passent comme elles voudront, la manière de voir ceux qui font partir directement le processus d'artérite de l'intima, r pectivement de son endothèle, rencontre toujours cette grande difficulté q les leucocytes que renferme le tuyau endothélial et l'intima proviendrai directement du courant sanguin, ce qui ne paraît pourtant guère probab Cette hypothèse peut néanmoins devenir réalité si, par suite du process d'artérite, la continuité du tuyau endothélial se trouve interrompue, et q ait ainsi donné lieu à un dépôt mécanique des parties du sang, particuliè ment en des points où, comme par exemple, au départ des vaisseaux, c conditions préalables et favorables pour ces dépôts sont fournis par c rugosités des parois vasculaires. »

On voit que ce n'est pas sans raison que nous avons cité *in extenso* les lles et laborieuses recherches de notre confrère, qui trouvent leur appliition si directe dans l'étude de la papillite et neuro-papillite. Si nous pargeons l'opinion la plus plausible que c'est de la gaine lymphatique des isseaux que part l'artérite, si nous constatons que c'est de préférence le stème vasculaire qui souffre et présente le maximum des altérations thologiques qu'on rencontre dans une papillite ou neuro-papillite, on comendra aussi tout de suite que c'est à l'infection par la lymphe que subissent s vaisseaux qu'est due la participation en apparence si étonnante de épanouissement du nerf optique avec les maladies du cerveau, des ins, etc. Nous avons ici, pour ce qui concerne les centres nerveux et eil, non seulement identité de structure des vaisseaux, ressemblance itable des conditions de circulation et de pression sous laquelle s'opère tte circulation, mais il existe ici aussi communication directe des paces lymphatiques cérébro-spinaux et oculaires.

Il est à regretter que nous ne possédions pas un travail aussi étendu et nsciencieux sur les altérations vasculaires dues à l'infection syphilitique ue celui que le duc Charles nous a donné pour les changements infectieux u sang par suite d'altérations rénales, car on sait fort bien que le système entral nerveux aussi bien que l'épanouissement oculaire du nerf optique euvent subir des troubles nutritifs graves, que, seule, l'altération syphilique des vaisseaux nourriciers a déterminés dans la substance nerveuse de es diverses parties.

Une sérieuse difficulté s'est opposée jusqu'à présent pour tracer ici une nage nette de ces importants changements morbides; c'est que les altéraons athéromateuses des vaisseaux non syphilitiques ressemblent histologiuement dans certaines phases de leur évolution à s'y méprendre à des productions gommeuses de la paroi artérielle et que l'on est contraint pour guider dans son appréciation sur la discordance d'âge où le processus orbide a l'habitude d'évoluer pour déclarer l'altération de nature spécique.

La part que prend du reste la syphilis à l'évolution du processus athéroateux des artères elles-mêmes, jusqu'à quel point l'infection spécifique préispose aux altérations athéromateuses et hâte leur évolution précoce, ainsi formation d'anévrysmes dans l'aorte et d'autres vaisseaux, c'est ce qui 'est jusqu'à présent encore nullement connu. Ce qui paraît établi et ce que I. Lancereaux a déjà signalé il y a longtemps. (*Des affections syphilitiques e l'appareil circulatoire*, in *Ach. gén. de méd.*, 1873), c'est que, à l'instar e ce que nous enseigne le travail précédent du duc Charles, il s'agit pour les ltérations des artères du cerveau (et probablement pour celles de la papille t de l'épanouissement intra-oculaire du nerf optique) d'une *artérite* ou *ndo-artérite oblitérante* qui atteint de préférence les petites artères, sans ue pareille lésion se rencontre dans les gros troncs vasculaires des centres erveux mêmes. Cette artérite que Heubner (*Die luetischen Erkrankungen der Hirnarterien, Eine Monographie*, Leipzig, 1874) a surtout étudiée envisagée par lui et certains confrères comme exclusivement propre syphilis (*Friedländer, Köste, Baumgarten, Bäumler*). A part cette alt tion qui se généralise dans une étendue variable dans les centres nerv on trouve encore décrit par Baumgarten (*Archiv. de Virchow*, t. LXXX p. 179, 1881) un changement dans les artères véritablement de nature g meuse et qui serait pour les centres nerveux équivalent de l'hépatite o l'orchite interstitielle gommeuse.

Le siège exact de l'altération qui se répand dans les vaisseaux du cer par foyers multiples est encore difficile à déterminer ; s'agit-il d'un ép chement généralisé de la paroi par infiltration circonscrite de cellules e noyaux, d'un processus athéromateux (Lancereaux) siégeant de préfér dans les espaces *périvasculaires* (Albutt, *Transact. of the path. S* t. XXIII, p. 16, 1872), la question ne paraît pas plus tranchée encore qu' ne l'est dans le travail précédent du duc Charles. Ce qui est établi, c'est qu quelque point que soit partie la dégénérescence syphilitique des vaisse elle aboutit rarement à la dilatation anévrysmale avec hémorrhagie co cutive, mais de préférence à un rétrécissement des fines artères, suivi thrombose d'oblitération et de troubles nutritifs étendus des régions four par les vaisseaux oblitérés.

Les manifestations tardives de la syphilis que nous rencontrons pour centres nerveux, pour le nerf optique et son épanouissement intra-ocula se rapportent de préférence à cette endartérite oblitérante, et loin de f partie seulement d'une maladie qui se généralise sur toutes les artères, sont de préférence et exclusivement les centres nerveux et le nerf optique probablement, grâce à leurs espaces lymphatiques périvasculaires, devien dans nombre de cas le siège de prédilection de cette artérite oblitérante. rapport d'autres altérations vasculaires avec la syphilis constitutionne telles que la dégénérescence amyloïde, n'est pas encore pour le mom établi d'une façon absolument certaine (Bäumler).

Si nous récapitulons maintenant les trois groupes principaux où se p sente de préférence la papillite ou neuro-papillite (papillo-rétinite), n verrons que dans ces trois groupes l'infection de la lymphe par des princi nuisibles qu'elle charrie se trouve sinon absolument confirmée, pourt généralement admise. La papillite ou papillo-neurite éclate avec l'évolut d'une lymphangite oculaire, autrement dit d'une ophthalmie migratrice. premier symptôme d'une ophthalmie sympathique est la papillite ; le car tère infectieux est de moins en moins discuté actuellement. La fréque des papillites dans es tumeurs du cerveau est, d'après les belles recherc de Deutschmann (voy. p. 323), très probablement due à l'infection ly phatique, à la présence de germes charriés dans le liquide cérébro-spi et transportés vers le globe oculaire. L'analogie de distribution des espa lymphatiques dans les gaines et le cerveau, l'analogie dans la façon co ment les voies lymphatiques sont réparties dans le cerveau et l'œil, par r rt aux vaisseaux, doit encore donner l'explication anatomique pourquoi promptement l'infection du liquide cérébro-spinal entraîne l'artérite ulaire. Enfin, la concordance d'altérations vasculaires du cerveau, de l'apparition d'une papillite et neuro-papillite simultanément avec les affecns rénales ne nous frappera plus, car nous savons que les principes nuiles que charrie la lymphe trouvent dans le cerveau et l'œil des conditions stagnation basées sur la structure des espaces lymphatiques, qui facilitont l'évolution de l'artérite cérébrale et oculaire à la fois, que l'on rentre si constamment lorsqu'il s'agit d'affections infectieuses généralisées, les que la syphilis par exemple.

Les principales altérations pathologiques de la neuro-papillite ont déjà

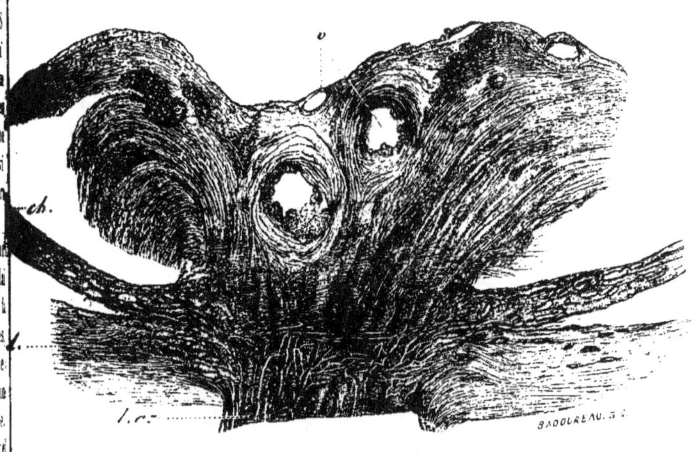

Fig. 98.

Coupe fortement agrandie de la figure 86, p. 339. — *v*, section des vaisseaux avec épaississement de la mbrane adventice; *ch*, choroïde; *scl*, sclérotique; *lc*, lame criblée, s'accusant très nettement par son sin plus clair.

é énumérées; pourtant nous devons encore insister quelque peu sur les érations inflammatoires qu'à part les membranes des vaisseaux leur ventice présente et qui consistent dans une *infiltration de cellules lymphoïdes* de tout le tissu connectif de la papille, qui peut alors présenter un gré de *pullulation* plus ou moins accusée. C'est à cette infiltration qui compagne l'hypertrophie sclérosante des fibres à simple contour de la pille qu'est tout d'abord dû le soulèvement de la papille. Elle constitue, njointement avec l'artérite vasculaire, les principaux signes caractéristiques l'inflammation, tandis que les autres peuvent plus ou moins se rapporter se confondre avec un état œdémateux du tissu nerveux et de support de papille, ainsi que de la rétine avoisinante. Cette infiltration repousse la papille parfois jusqu'à 2 millimètres et plus dans l'intérieur de l'œil (fig. 98 et 99) et déprime même quelquefois la lame criblée. Dans des de intenses de neuro-papillite, l'infiltration lymphoïde ne se borne pas seulen à la papille et aux parties avoisinantes de la rétine, mais elle gagne aussi pace vaginal avoisinant l'entrée du nerf optique (Herzog); mais, en g ral, les gaines et la lame criblée elle-même se trouvent peu ou même pa tout atteintes de pareille infiltration lymphoïde.

Au début, on constate une infiltration généralisée de noyaux da papille et les parties sus-jacentes à la lame criblée, et l'on s'en rend su bien compte, quand on compare les coupes normales teintées à l'hémat line avec celles qui présentent cette infiltration morbide (Poncet, pl. X et XXX). Les noyaux fortement teintés en bleu se trouvent alors non se ment répartis d'une façon inusitée dans toutes les parties gonflées d papille et du nerf, mais on les voit par places former des foyers et a localisés entre les interstices des fibres nerveuses, au point qu'on est demander s'il s'agissait ici de petits foyers suppuratifs métastatiques mesure que cette infiltration s'accentue dans le tronc du nerf optique m les fibres à double contour se ratatinent et se trouvent dissociées pa tissu de plus en plus abondamment gorgé de noyaux. L'inflammation

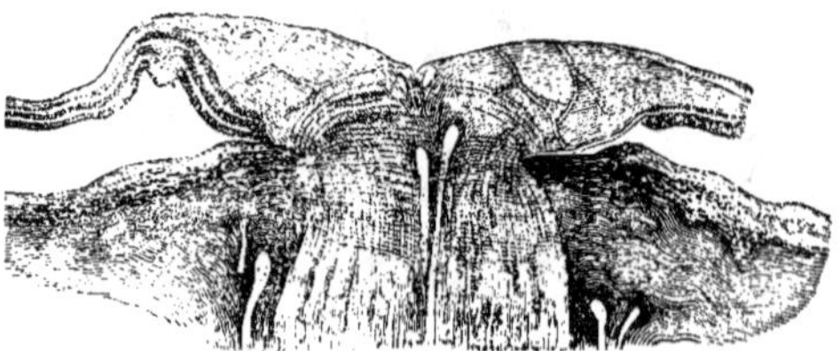

FIG. 99.

Papillite fraîche, suite de méningite basillaire. Le gonflement de la papille se rapporte principal à l'œdème et à l'hypertrophie des fibres nerveuses (d'après Leber).

sistant, elle montre de la tendance non à former des abcès dans le papillaire et périrétinien, mais à donner au contraire lieu à une pul tion du tissu. On voit se mêler aux cellules rondes, aux noyaux, un no de plus en plus considérable de cellules fusiformes et étoilées, et qui f sent par s'effiler en fines fibres. La pullulation du tissu connectif, qui se duit ainsi, gagne de préférence le pourtour des vaisseaux, les suit dans trajet intra-oculaire; à mesure que pareille pullulation augmente, le nerveux se raréfie, et finalement la papille ne se compose plus que d trame de faisceaux de tissu cellulaire, suivant de préférence dans leur cours ces vaisseaux ou ceux de nouvelle formation, dont les parois pré tent un épaississement inusité.

L'artérite, l'œdème, l'hypertrophie des fibres nerveuses (voy. fig.

nfiltration nucléolaire, ainsi que la pullulation du tissu connectif, peu-nt se circonscrire à la papille du nerf optique et ne dépasser que peu ses nites. Nous parlons alors d'une simple *papillite*. Même lorsqu'il ne s'agit e de cette inflammation bien circonscrite, on voit que les couches péri-pillaires de la rétine se trouvent refoulées vers la périphérie, légèrement ulevées, œdématiées, et le tissu de support infiltré; mais, lorsque rtérite s'étend davantage sur les vaisseaux centraux dans l'intérieur de eil, on ne voit pas seulement leurs gaines adventices devenir le siège d'une filtration et pullulation cellulaire dans la couche des fibres nerveuses, mais ssi gagner les couches des grains dans lesquelles se répartissent les es ramifications vasculaires. Ces couches semblent alors comme bosselées rs le côté externe de la rétine. A cet aspect bosselé prennent part ypertrophie et l'œdème des fibres radiées de Müller et ces excroissances ercent sur les couches tactiles de la rétine les mêmes effets de compres-on et de destruction, comme nous les avons vus se produire pour les yers et amas de tissu connectif dans le trajet du nerf. Nous avons alors

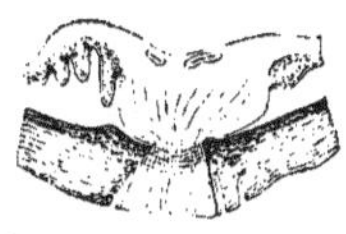

Fig. 100.

Papillite avec forte pullulation des couches rétiniennes externes à l'entour de la papille, suite de myxo-rcome de l'orbite (d'après Leber).

faire non à une simple papillite, mais à ce que Leber désigne comme *apillo-rétinite*, que nous voudrions appeler *neuro-papillite*. De l'aveu M. Leber, la rétine même ne participe guère comme éléments nerveux à tte inflammation. « Les grains nerveux et la couche internucléolaire se mportent d'une façon passive. » La procidence des excroissances papil-formes (voy. fig. 100) formées par la pullulation du tissu adventiciel des isseaux des couches nucléolaires fait « que dans leur étendue la couche s bâtonnets et le pigment rétinien se trouvent souvent détruits » (Leber). Il ne se forme pas seulement dans les couches nucléolaires des croissances papilliformes, mais aussi un véritable état œdémateux, des cunes avec refoulement des nucléoles vers les limites des couches æmisch), de façon que des lacunes et excroissances papilliformes peuvent terner, et même ces lacunes atteignent à la surface externe parfois un tel gré de développement qu'il s'agit d'un véritable décollement partiel. Ce écollement péripapillaire est d'autant plus accusé que le soulèvement des bres nerveuses dans l'œil s'est opéré plus promptement, que la transsudation démateuse a comblé le vide tenté de se former entre l'expansion du nerf ptique intra-oculaire et les parties rétiniennes péripapillaires. A mesure que la pullulation s'accentue dans les couches nucléolaires, que les excroi sances papilliformes se développent, le soulèvement des parties périp pillaires des fibres nerveuses se trouve couché sur un support consistan La tendance à un cloisonnement de la rétine autour d'une papille enflammé cloisonnement rempli d'une sérosité œdémateuse, se présente, mais il n'exis nullement ici une propension à la formation d'un véritable décollement pr gressif de la rétine.

Suivant que l'artérite s'est étendue dans l'intérieur de l'œil, le gonfleme de la couche des fibres nerveuses et des couches des noyaux se répart davantage dans l'œil, le soulèvement de la papille se trouvera alors no dans ce gonflement généralisé autour de l'entrée du nerf optique, et quoiq le changement de niveau peut avoir été très notable, la descente progressi des parties malades dans le niveau normal de la rétine nous permet diffi lement d'apprécier le degré de soulèvement. Celui-ci est surtout choqua

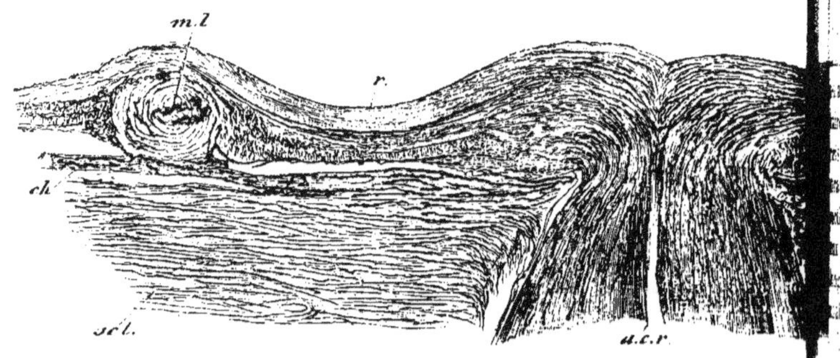

Fig. 101.

Coupe pratiquée par Iwanoff à travers la macula, qui est le siège d'un large foyer. — *ml*, macula lut *ch*, choroïde; *scl*, sclérotique; *acr*, artère centrale de la rétine (dessiné par Haase).

lorsque la formation de papilles rétiniennes, de lacunes dans les couch nucléolaires, s'est borné à l'entour de la papille même; alors nous voy une descente brusque; nous avons alors l'impression d'une papillite à t vastes dimensions, dépassant notablement les limites de l'entrée du n optique. Il est bien rare que dans une neuro-papillite nous n'ayons pa signaler la présence de foyers hémorrhagiques, qui occupent les couches d fibres nerveuses péripapillaires, ainsi que les couches nucléolaires, et q les recherches d'anatomo-pathologie ne nous présentent pas, comme dans papillite néphrétique, les divers états régressifs de ces foyers, qu'on ne pe confondre avec des accumulations de noyaux et de cellules grumeleus dont aussi les couches nucléolaires deviennent si aisément le siège dans neuro-papillite.

La région la plus vasculaire de l'œil, la macule, ne reste jamais non pl indemne lorsque l'artérite, envahissant l'intérieur du globe oculaire, a tra formé la papillite en neuro-papillite. Nous voyons alors l'étoile si connue de la rétinite néphrétique (voy. p. 92 de ce volume) se dessiner avec plus ou moins de netteté. Il est bien plus rare que cette région devienne le siège d'hémorrhagies plus ou moins abondantes ou d'un véritable foyer exsudatif tel qu'il se trouve représenté figure 101. On peut dire que, à mesure que la neuro-papillite (papillo-rétinite) se propage dans l'œil, elle prend aussi les allures anatomo-pathologique de la rétinite néphrétique, et cela explique comment on a pu cliniquement faire une confusion entre cette altération et celle produite par une maladie rénale. Du reste, pour l'une et pour l'autre, la propagation de l'inflammation est l'élément infectieux charrié le long des vaisseaux dans les espaces lymphatiques ; la manifestation capitale, l'artérite.

A mesure que l'œdème, l'infiltration cellulaire et la pullulation ont persisté, on voit l'*atrophie nerveuse* s'accentuer de plus en plus. Les fibres nerveuses se trouveront remplacées par des traînées de tissu connectif, et cela surtout si la papillite a été très accusée et a persisté longtemps. Lorsque l'inflammation s'est bornée à un œdème avec faible artérite et infiltration nucléolaire, alors tout peut rétrograder sans laisser la moindre trace. Au contraire, quand une intense papillite a éclaté, constamment les vaisseaux artériels présenteront, par l'apparition visible à l'ophthalmoscope de leur membrane adventice hypertrophiée, les signes indélébiles de l'inflammation destructive. Ce n'est pas la disparition plus ou moins complète des éléments nerveux qui signalera le dégonflement de la papille ; on peut voir pendant très longtemps persister ce soulèvement sans qu'il soit désormais possible de reconnaître trace d'éléments nerveux dans la papille optique. Finalement aussi, l'infiltration cellulaire, ainsi que la pullulation, rétrograde et le tissu de nouvelle formation disparaissant, un haut degré d'atrophie papillaire peut se développer.

Lorsqu'il s'agit d'une neuro-papillite, l'atrophie reste bornée à l'appareil conducteur du nerf (couche des fibres et couche ganglionnaire) ; il se produit une atrophie semblable à celle d'une interruption de conductibilité provenant des centres nerveux ou de la périphérie du nerf optique. La rétine avec ses couches montre d'autant plus une intégrité parfaite que l'œdème péripapillaire a été moins prononcé. Le terme de papillo-rétinite est donc aussi, à ce point de vue, mal choisi.

Le dégonflement de la papille prend ordinairement plus long temps, et la pullulation cellulaire, ainsi que la rétraction cicatricielle consécutive de la neuro-papillite sont démontrables, au point de vue anatomo-pathologique et ophthalmoscopique, pendant fort longtemps. A la fin, l'affaissement très complet des couches des fibres nerveuses et ganglionnaires peut se présenter, bien que, même avec une papille dégénérée, transformée en traînées denses de tissu connectif, avec rétraction de la gaine avoisinante, celle-ci ne s'affaisse pas, mais proémine au contraire encore dans le globe oculaire.

ARTICLE XI

IMAGE OPHTHALMOSCOPIQUE DE LA NÉVRITE OPTIQUE

Si nous avons avec tant de détails exposé les altérations anatomo-path logiques de la neurite, c'est qu'en les connaissant bien, nous pourrons d théoriquement en déduire l'aspect ophthalmoscopique, et qu'actuellem bien des contradictions qui se présentaient dans son interprétation ont d paru, grâce à des connaissances plus complètes des altérations anatomiq du nerf et de ses causes occasionnelles. Aussi, actuellement, l'idée de r porter tous les changements ophthalmoscopiques à une stase ou à une co pression du nerf près de son entrée peut être abandonnée, et avec elle se trouve débarrassé à la fois de cette obligation de faire quand mê cadrer les données ophthalmoscopiques, lorsqu'elles se trouvent en cont diction flagrante avec les lésions pathologiques présumables, ainsi qu'a l'état fonctionnel que présentait l'œil malade. Ne citons à cet égard qu' seul fait : on trouvait une papillite des plus accusées, qu'on disait être p duite par un étranglement du nerf, suite d'hydropisie des gaines ; pourta en comprimant le globe de l'œil, on provoquait la pulsation artérie preuve que cet étranglement n'avait pas été assez fort, même pour int rompre la circulation sanguine ; mais, en examinant la fonction de pa œil, on était bien plus surpris encore de rencontrer parfois une intég parfaite de la vision, preuve incontestable cependant que les fibres nerveu ne devaient guère avoir subi un degré très élevé d'étranglement ; m tait-elle même le nom de compression ?

Actuellement, partant des faits anatomiquement établis qu'il s'agit d' inflammation infectieuse pour laquelle les voies lymphatiques et circulato servent de conducteurs, on se rendra facilement compte que l'évolution l'image ophthalmoscopique se déduit même théoriquement, et que n n'avons qu'à poursuivre les altérations vasculaires pour suivre pas à pas changements trophiques de la neurite optique.

Cliniquement, nous distinguons, suivant que l'inflammation se born l'entrée du nerf optique même, une *papillite ;* gagne-t-elle davantage l' pansion du nerf dans l'intérieur, nous la désignons comme *neuro-papil* (papillo-rétinite, neuro-rétinite). Il ne s'agit ici le plus souvent que d' démarcation et d'une classification arbitraire ; ce qui est pour un observat une papillite, est, et avec raison, déjà pour un autre une neuro-papilli ce qui nous importe ici surtout, c'est qu'on élimine complètement de nomenclature le terme de stase papillaire (*Stanungspapille*), qui servait clinicien pour désigner une papillite bien nettement circonscrite à la pap ou une forme de papillite de peu d'intensité. La stase papillaire n'existe dans la généralité des cas, et il ne faut pas non plus associer ces d ermes, comme le fait Leber, qui dit : « La forme la plus fréquente de la *apillite* est la soi-disant stase papillaire ; » car, s'il s'agissait exceptionnelement d'un simple étranglement ou stase papillaire (*Stanungspapille*), cette ompression n'a pas besoin de terminer une inflammation, une papillite. ne fois pour toutes, il faut renoncer à l'idée qu'il y ait ici succession, qu'il urvienne d'abord une compression, une stase veineuse, un œdème, et que infiltration nucléolaire, c'est-à-dire l'inflammation, succède; que de faibles apillites peuvent exister à l'état de stase papillaire. Non, la papillite est, ès son début, une inflammation, entraînant par l'irritation infectieuse une filtration plus ou moins prononcée, pouvant être même si peu accusée que œdème inflammatoire soit ce qui nous frappe le plus en faisant une écropsie; mais l'inflammation ne manque pas dès le début; ce n'est pas n degré excessif d'imbibition œdémateuse, et le tiraillement consécutif des léments de la papille, qui l'entraîne à sa suite. Le degré plus ou moins rononcé d'altération des tissus dépend de l'extension que prend l'artérite; ais, dès le début, le moindre soulèvement de la papille est inflammatoire.

Les premiers signes ophthalmoscopiques de la papillite (qui dans les fections cérébrales échappent si souvent à l'observation, attendu qu'elles euvent ne s'accompagner d'aucun trouble fonctionnel de la vue) consistent ns un *rétrécissement des artères*, une *hyperhémie avec tortuosité des ines*, une *apparition anormale des fins vaisseaux de la papille*, une *ugeur exagérée* et parfois un véritable *état télangiectasique* du tissu pillaire. Un observateur attentif se rendra aisément compte que le début e l'altération se manifeste dans le système vasculaire du nerf optique ; mais rétrécissement faible des artères, comparé à la stase notable des ines et du système capillaire, ne saurait nullement s'expliquer par une mpression de l'artère, car le faible rétrécissement artériel précède même soulèvement du tissu de la papille : jamais le rétrécissement artériel ne jusqu'au point de rendre compte de l'hyperhémie et de la tortuosité des ines; parfois même, tout rétrécissement artériel manque.

Un second signe est l'*effacement des limites* de la papille, principalement long du parcours des vaisseaux qui les masquent en grande partie. A ce oment, les veines élargies font déjà, en dépassant la limite effacée de la pille, un coude, et se trouvent aplaties en gagnant le plan rétinien. Ce est souvent que l'aplatissement des veines qui nous fait songer à une réducon du calibre artériel, qui n'est parfois qu'un effet de contraste. Existe-t-il e excavation physiologique placée généralement dans le sens de la acula, on est frappé du contraste de coloration des parties excavées avec ypherémie papillaire, mais aussi sur les vaisseaux maculaires qui partent sens direct de la papille vers la macula ; on peut aisément se renseigner 'ils ont changé de direction, et que même sur ces parties un changement niveau tend à s'opérer.

Un troisième signe de la papillite, mais qui suit les précédents, est le *souvement* de l'entrée du nerf optique avec *accentuation de sa structure en*

fibres rayonnantes. C'est surtout avec le miroir à trois plaques (voy. p. 2
qu'on étudie bien les différences de niveau, qu'on se rend compte du so
vement des gros troncs vasculaires dans l'intérieur de l'œil, faisant t
exactement leur coude faiblement aplati à la limite papillaire et qu'on p
se rendre compte par l'épanouissement des fibres que la striation de
papille est devenue bien plus tranchée que cela ne s'observe à l'état norm
Cette striation nous frappe surtout le long des gros troncs vasculaire
permet d'étudier le changement de niveau qu'ont subi les troncs vascula
en devenant tortueux.

Au début de la papillite ce sont ces symptômes qui prédominent et p
vent pendant très longtemps subsister seuls, c'est-à-dire que la papille fo
une procidence d'une transparence parfaite; peu à peu, dans certains c
assez brusquement et dès le début, la papille *perd sa transparence*, pr
une teinte grisâtre. Tout d'abord la striation s'accentue encore quelque p
cessant avec une teinte grisâtre et irrégulière un peu au delà des bord
la papille, mais bientôt toute striation s'efface, la papille forme un vérit
champignon grisâtre qui proémine dans l'intérieur de l'œil et qu'on p
surtout chez des enfants (comateux), merveilleusement étudier, grâce
transparence si parfaite des milieux. La teinte grisâtre s'accentue d'au
plus que vers le centre tous les vaisseaux disparaissent, qu'on ne retr
que difficilement les artères dans la masse grise de la papille gonflée et
les veines apparaissent avec une extrémité effilée. Ce n'est que vers le b
que les veines reprennent leur largeur habituelle, qu'elles dépassent a
brusquement pour former un coude aplati à la limite du soulève
grisâtre de la papille.

Les artères, complètement effacées dans la papille même, ne repren
leur calibre ou à peu près le calibre normal qu'à une courte distance.
certain halo grisâtre recouvre veines et artères jusqu'à une petite dist
du bord papillaire sur la rétine même.

La manière dont les vaisseaux se comportent dans le restant du p
cours d'une papillite sur la rétine même, où l'on peut parfois ne reconna
guère d'anomalie comme parcours et calibre, aurait déjà dû exclure l'i
d'un étranglement papillaire, car il s'agit ici de vaisseaux terminau
aucune anastomose de quelque importance n'aurait pu rétablir la circulat
si une compression avait été la cause de la disparition des artères o
leur amincissement en apparence extrême sur la papille gonflée. La dis
rition des vaisseaux dans le tissu grisâtre de la papille est aussi dû, co
l'étude avec le miroir à trois plaques le confirme, à une pullulatio
tissu au-devant des vaisseaux, ou à une accentuation plus notable de l'i
tration nucléolaire au devant des vaisseaux papillaires. Les vaisseau
recouvrent, mais ne s'amincissent pas. La teinte claire des artères disp
promptement dans le voile gris, la coloration des veines plus épaisse
dilatées ressort (comme pour un décollement rétinien) avec une te
noirâtre donnant l'impression de dilatations irrégulières et distancées

uite du recouvrement du vaisseau par le tissu opaque de la papille. Ce qui nous frappe, c'est le parcours et le diamètre relativement normal ue prennent, sur le restant de l'étendue de l'œil, les vaisseaux rétiniens ans un cas de papillite bien caractérisée, de façon qu'en explorant une partie centrique de l'image renversée, on est tout surpris de rencontrer une altération aussi notable du fond de l'œil à laquelle on ne s'attendait nullement, à juger d'après l'aspect en quelque sorte normal des parties périphériques. ussi la plupart des dilatations et rétrécissements, que les veines présentent r la papille même, ne sont qu'apparentes, dépendant du changement de sition qu'ont subi les vaisseaux soulevés vers l'intérieur de l'œil, vus par nséquent sous une incidence anormale et masqués en partie par le tissu aque dont ils surgissent pour remonter jusque vers la surface papillaire plonger de nouveau dans le milieu ambiant opaque. Le rapetissement des tères est ce qui se conserve le mieux encore dans le restant du fond de eil, dans quelques cas de soulèvement extrême de la papille, ainsi qu'une rection plus rectiligne de ces vaisseaux lorsqu'ils ont été très sensiblement traînés dans l'intérieur de l'œil.

On se rend compte du *degré de soulèvement* qu'a subi la papille en examint avec un ophthalmoscope à réfraction le sommet de la papille, ainsi que parties péripapillaires qui n'ont pas changé de position. Suivant la réfracn que présentent sommet et périphérie, on peut d'après les données de l'œil hématique calculer exactement le degré de propulsion de la papille; pourt une petite erreur sera ici aisément commise (à part celle que peut faire mmettre un contrôle imparfait du relâchement d'accommodation de l'obrvateur), c'est que le vaisseau du sommet de la papille qu'on prend comme int de mire n'est pas exactement à la surface de la papille mais en est paré par une faible couche de tissu œdémateux, de même que le vaisseau uché dans la région péripapillaire qui sert de point de contrôle ne se ouve pas non plus juxtaposé à la surface et peut, vu la transparence du su, être situé assez profondément dans l'épaisseur de la couche des fibres nsparentes de la rétine. Cette erreur est encore accrue parce que l'on ne ut pas prendre pour ce calcul un vaisseau situé très près du bord de la pille soulevée, attendu que le trouble grisâtre, ou même la simple striation r trop accentuée des fibres nerveuses, empêche en suivant de préférence vaisseaux au moment de dépasser le bord soulevé de la papille, d'avoir e image d'une netteté parfaite, telle qu'elle est indispensable pour pareils amens de réfraction. Il s'agit donc d'un contrôle approximatif, mais qui plus que suffisant pour les recherches cliniques. Comme très souvent il git d'examen chez des personnes peu disposées par leur état de santé à r se prolonger l'exploration de leurs yeux (des enfants agités), il suffit me de se rendre compte du soulèvement papillaire par le mouvement rallactique plus ou moins prononcé que subit le sommet de la papille, squ'on déplace l'oculaire dans l'examen à l'image renversée. Avec quelque bitude on juge par le degré de ce déplacement la hauteur du soulèvement.

Il n'est pas non plus bien utile, en se servant de ce moyen et surtout explorant attentivement à l'image droite (avec les trois plaques) recourir, pour avoir une impression stéréoscopique du soulèvement, à l'é ploi des miroirs binoculaires, si peu commodes et peu pratiques.

Dans un très grand nombre de papillites, presque constamment l qu'elles ont atteint un haut degré, on rencontre des hémorrhagies en fla mèches dans la papille. Ces apoplexies se présentent le plus souvent près coude, sur la partie déclive et près du bord de la saillie que fait la pap Quelquefois on les rencontre aussi sur le sommet et vers le centre, m alors elles sont effilées et en stries minces et allongées. Dans la papi pure. il est rare que le restant de la rétine, en particulier la périphéri la macula, soient le siège d'apoplexies, et cette intégrité forme juste un si distinctif entre la papillite pure et la neuro-papillite (ou papillo-rétinite)

Lorsque la papillite a déjà persisté un certain temps et que le degr turgescence ou de soulèvement œdémateux maximum est passé, on voir changer la coloration de la papille. Celle-ci se strie de plus en en blanc et se garnit sur son versant et parfois sur le sommet même flammèches ressemblant aux fibres à double contour et qui ne sont a chose que des plaques de fibres nerveuses, variqueuses et sclérosées. moment l'absorption partielle et la transformation en plaques de cellules gr seuses des hémorrhagies peuvent aussi donner lieu à l'apparition de pla irrégulières. Une masse gris blanchâtre paraît dans certains cas masque des contours irréguliers l'entrée principale des vaisseaux qui commen alors à se garnir d'un contour blanchâtre, s'enrubanner jusqu'à même certaine distance au delà de la papille soulevée. Les signes de l'arté principalement de l'infiltration nucléolaire de la membrane adventice vaisseaux, la sclérose des parois vasculaires, sont en général l'indice d papillite datant déjà d'un certain temps; mais il est bien entendu que l'a rition des phénomènes ophthalmoscopiques ne signale pas le débu l'altération anatomo-pathologique. Ce début est au contraire marqué une absence presque complète de signes autres que le soulèvement p laire et les changements de calibre des vaisseaux.

C'est à mesure que la maladie avance et qu'elle entre déjà dans la p régressive que l'image ophthalmoscopique devient de plus en plus vari bizarre, car non seulement les vaisseaux s'enrubannent, mais des pla de sclérose de fibres alternent avec des apoplexies anciennes et récente tout imbriqué et entremêlé de tissu opaque et grisâtre de la papille mêm mesure que les phénomènes régressifs sur lesquels nous aurons à re s'accentuent, la papille s'affaisse et avec cet affaissement les altéra paraissent aussi s'étaler davantage dans le plan même de la rétin papillite pure se transforme de plus en plus dans la forme suivante :

La *neuro-papillite* ou papillo-rétinite se caractérise par une délimit bien moins précise de la papille soulevée et par le moindre degré qu'a ce soulèvement. Ce n'est pas que dans pareils cas les altérations pat giques (l'imbibition œdémateuse en particulier) ne peuvent pas être aussi marquées que dans la papillite; mais, comme l'alentour de la rétine participe sensiblement au gonflement, la papille elle-même semble bien moins oulevée que pour la papillite, nous sommes de suite à nous demander si ous n'avons pas affaire à un genre de rétinite (néphrétique). Ce qui différencie cette neuro-papillite d'une simple rétinite, c'est encore le gonflement elatif de la papille, sa coloration très finement grisâtre et la striation accenuée de cette coloration grise. Pourtant au début l'hyperhémie seule avec le oulèvement de la papille et de son tissu avoisinant peut entraîner une difficulté notable pour poser le diagnostic. A mesure que les veines deviennent ortueuses, qu'à une courte distance au delà de la limite papillaire elles 'accompagnent de la striation grisâtre de la papille, que des parties saines u fond de l'œil se trouvent ainsi encastrées jusqu'à proximité de la papille, n se rend plus aisément compte que c'est de la papille qu'a pris son départ 'inflammation rayonnant vers la périphérie de l'expansion du nerf optique.

En général le soulèvement ne correspond nullement à l'extension que rend vers la périphérie de la rétine la névrite, et l'on rencontre juste des cas difficiles pour le diagnostic où la tortuosité des veines, le trouble grisâtre rayonnant qui les accompagne se trouvent assez loin propagés dans l'intérieur de l'œil et où la papille est fort peu soulevée. En général aussi les rtères présentent un aspect bien plus normal, ne montrent guère de rétrécissement et peuvent même parfois paraître plus dilatées. Encore bien plus ue cela n'a lieu pour la papillite, l'idée d'une stase, d'un étranglement des aisseaux doit être abandonnée. Du reste déjà *de Graefe* se tirait ici d'embarras pour l'interprétation en ce qu'il réservait cette forme de névrite ssentiellement à la propagation de l'inflammation des méninges, à des cas diopathiques de névrite ou à une névrite descendante, que par conséquent 'idée d'un étranglement du nerf pouvait être exclue, en réservant la papillite u stase papillaire presque exclusivement à pareille origine pathologique.

Nous avons déjà fait observer que les hémorrhagies étaient bien plus épandues dans la rétine même. Ici souvent comme dans la rétinite brightique n cercle d'hémorrhagies entoure la papille soulevée et les hémorrhagies se résentent encore sur le fond de l'œil le long des veines tortueuses. Aussi la macula devient facilement le siège d'une série d'apoplexies fines qui se angent autour d'elle dans son proche voisinage.

La différence entre une rétinite néphrétique très accusée et une neuropapillite peut, comme nous l'avons déjà fait observer, être si peu tranchée, ue l'on a fait la confusion, et cela d'autant plus aisément qu'une étoile bauchée apparaît dans la région de la macula. Il n'y a que quelques signes ui facilitent le diagnostic différentiel. Même lorsque exceptionnellement un ercle complet en flammèches contourne les parties déclives d'une papille oulevée par suite de neuro-papillite, il est rare de retrouver à quelque distance de semblables plaques, comme cela s'observe pour la rétinite néphréique. Le cercle de plaques sclérosées a bien moins de tendance dans la neurite à se compléter; il reste le plus souvent ouvert en plusieurs endroit et une propension à s'étaler irrégulièrement vers la surface de la rétine s fait remarquer ici bien plus que pour la rétinite néphrétique. Il en est d même de l'étoile maculaire qui, elle aussi, s'ébauche seulement dans l neurite, devient fort rarement complète et s'étend dans son développemen de préférence dans une seule direction.

Le moindre soulèvement de la papille vers la macula est constant pour le deux affections, car, comme c'est surtout l'altération pathologique des fibre qui détermine ce soulèvement, il sera moindre vers les points où ces fibre se trouvent accumulées en plus petit nombre, c'est-à-dire vers la macul Pourtant ce soulèvement est notablement influencé par la conformation ph siologique présentée par l'entrée du nerf optique et sur des papilles fibres uniformément ramassées (sans trace d'excavation physiologique), o pourra rencontrer un soulèvement assez uniforme de tout le pourtour papil laire aussi bien pour la neuro-papillite que pour la papillite brightique.

Il se présente du reste dans la papillite aussi bien que dans la neur papillite, ce signe particulier que l'inflammation peut se circonscrire d préférence dans une région de la papille et n'a pas besoin d'éclater avec même degré d'intensité dans toute l'extrémité oculaire du nerf optique. Li comme elle l'est surtout aux vaisseaux et à leurs expansions, on trou l'inflammation de préférence dans les parties les plus vascularisées. *Iwa noff* avait même voulu différencier ainsi une *rétinite circonscrite péripap laire*. Gonflement et altérations inflammatoires se localiseraient ici exclus ment au pourtour de la papille qui, dans ses parties centrales, occuperait niveau normal et ne présenterait qu'une rougeur plus accentuée. Cette *per papillitis* n'est qu'une variété de la neuro-papillite et se présente surto lorsque l'artérite éclate de préférence et assez uniformément aux points les vaisseaux se recourbent en descendant de la papille pour s'étaler sur rétine. Cette même péripapillite s'observe aussi dans la rétinite néphrétiqu Elle n'est donc qu'une forme d'inflammation infectieuse rattachée à la di tribution particulière et à la conformation vasculaire qui facilite l'accumul tion des germes (*duc Charles*).

Actuellement, ce qu'il faut surtout retenir, c'est que de l'extension q prend une inflammation dans la papille optique et son entourage, il ne fa vouloir tirer aucune déduction sur son origine qui est de nature infe tieuse et se propagera suivant le genre de germes déposés, suivant la dur d'action de ces germes, et enfin suivant les dispositions anatomiques par culières que présente l'œil pour la propagation de germes infectants. Au une papille bien nettement limitée se présentera aussi bien dans un cas tumeur du cervelet, où aucune trace de propagation directe ne peut êt relevée, que dans un cas de méningite basilaire, où cette transmissi directe par névrite descendante, sinon prouvée, peut être soupçonnée. U véritable neuro-papillite ou papillo-rétinite éclate dans un cas de tume cérébrale qui a pris longtemps pour entraîner une issue fatale et sans q autopsie révèle la moindre trace d'une propagation d'inflammation vers œil. C'est la durée de l'affection qui a fait que la papillite est devenue euro-papillite et peut-être même névrite ascendante, mais l'extension de inflammation sur l'épanouissement intra-oculaire du nerf optique ne peret nullement de soupçonner avec quelque raison fondée l'origine de l'inammation intra-oculaire par névrite descendante. Enfin la péripapillite 'a absolument rien de commun avec une extension d'une périnévrite ur l'extrémité intra-oculaire du nerf optique. Comme pour la papillite, la éripapillite concorde le plus souvent avec une intégrité parfaite de la artie intra-orbitaire du nerf, intégrité qu'on rencontre du reste aussi très réquemment pour les cas de neuro-papillite.

A mesure donc que nos connaissances sur l'anatomie pathologique, ainsi ue sur les causes étiologiques saisissables se sont développées, les résultats e l'exploration ophthalmoscopique ont perdu sensiblement de leur valeur omme appui du diagnostic différentiel et l'assurance qu'affirmait le cééroscopiste, n'était, comme cela n'arrive malheureusement que trop souvent, ue la conséquence de son ignorance. Ni sur le siège d'une lésion centrale, i sur sa nature, ni enfin sur le degré d'exagération de tension (de réduction e volume de la cavité crânienne), l'ophthalmoscope ne peut nous renseigner n nous révélant un des trois genres d'inflammation de l'expansion du nerf ptique, la papillite, la péripapillite et la neuro-papillite.

Une autre circonstance, très apte à rendre le diagnostic des affections du nerf optique hérissé de difficultés, c'est que des altérations qui changent étrangement l'aspect du fond de l'œil, comme une papillite et une neuropapillite, peuvent se dissiper au point que l'on ait à se demander, en présence d'un nerf optique atrophié, si en réalité le nerf a passé par une phase inflammatoire. Nombre d'atrophies ont été précédées de papillites qui ont pu d'autant plus facilement échapper à l'observation que la période de gonflement et d'inflammation ne se compliquait d'aucun trouble visuel, tandis que ceux-ci surgissent lorsque la phase atrophique du nerf se trouvait déjà être entrée dans son plein.

Lorsque l'inflammation tend, dans un cas de papillite ou neuro-papillite, à se dissiper, c'est tout d'abord la rougeur de la papille qui disparaît et fait place à une teinte de plus en plus grise ou gris bleu, tirant finalement sur le blanc. A mesure que cette décoloration s'accentue, la papille s'affaisse et s'élargit, la papille semble s'étaler sur le fond de l'œil et dépasser d'un quart et même d'un demi-diamètre la limite choroïdienne, en présentant un bord diffus. Cet effacement, qui concorde surtout avec la décoloration grisâtre de la papille, nous frappe, principalement dans les cas de papillite, tandis que pour la neuro-papillite c'est la disparition des altérations péripapillaires qui attire de préférence notre attention, l'inflammation semble se concentrer vers l'entrée du nerf, et son effacement, déjà moins prononcé de prime abord, échappe plus ou moins à l'observateur.

Qu'il s'agisse d'une papillite ou d'une neuro-papillite, ce qui attire notre attention, c'est la longue persistance de la tortuosité des veines, se prolo geant même parfois lorsque déjà un degré avancé d'atrophie s'est dévelop dans le nerf optique. Les artères, au contraire, s'amincissent de plus plus et finissent par se transformer en fins filets blanchâtres, s'étalant delà de la section nerveuse.

Un signe que nous n'avons jamais pu observer, même dans les papilli et neuro-papillites les plus avancées, c'est l'apparition d'un pouls artériel de Græfe dit parfois avoir rencontré à la suite de tumeurs orbitaires d'encéphalite (présumée) ; mais indubitablement les artères prennent pa fois, dans les cas qui sont suivis d'une atrophie complète du nerf optiq l'aspect comme s'il y avait préexisté une embolie de l'artère centrale.

La transformation répressive d'une papillite ou neuro-papillite peut rier sensiblement. S'est-il agi de papillites peu accentuées, un retour co plet à l'état normal est possible, tel qu'on l'a déjà observé dans les exp riences sur les animaux. S'agissait-il d'une forme plus grave, alors l'atrop des tissus nerveux est inévitable ; il se produit une décoloration qui déb par le bord maculaire de la papille et le fait réapparaître ; peu à peu to les contours se dessinent sur la papille qui blanchit de plus en plus reprend son niveau normal ou enfin s'affaisse, comme dans une de atrophies ordinaires, ou ne s'affaisse que du côté temporal seulement. Da les cas de neuro-papillite, les vestiges du soulèvement et des altérati péripapillaires se trouvent souvent encore conservés par une altérati une destruction ou un refoulement de la couche pigmentaire de la réti un véritable élargissement de la limite choroïdienne de la papille, mais ne faut pas se cacher que certaines papillites et même neuro-papilli présentent finalement un tel aspect qu'il devient très difficile de retrou quelques signes rappelant les phases inflammatoires par lesquelles a pa le nerf atrophié. Ces signes sont : un certain degré d'amincissem des artères avec tortuosité inusitée des veines au voisinage de la papille la façon anormale avec laquelle tranche parfois le disque optique, dont contours sont devenus très nets, avec le restant du fond de l'œil. Exami t-on avec l'ophthalmoscope à plaques, on se rend compte que le tissu pris un aspect dense et tire par sa coloration sur le bleu ou le bleu verdât Les vaisseaux ne se laissent pas poursuivre jusque vers la lame cribl elle-même peu apparente.

Il y a, bien entendu, des cas de papillite et de neuro-papillite, où les cha gements inflammatoires impriment à la papille le stigmate indélébile d'u dégénérescence atrophique. Ici les limites de la papille affaissée rest recouvertes d'un voile grisâtre, les vaisseaux se rétrécissent en généra les artères transformées en traînées blanchâtres, fines, ne charrient du sa qu'à une courte distance de la papille et sont devenues parfois absolume filiformes. Les veines ont diminué sensiblement aussi de calibre et prése tent un encadrement blanchâtre sur les bords de la traînée vasculaire. Da les cas extrêmes d'atrophie par papillite ou papillo-neurite, la rétraction d tissu cellulaire de nouvelle formation s'observe au point que la forme de la papille souffre, ses bords s'incurvent ou paraissent épaissis par places. Chose étrange, c'est que la préexistence d'une papillo-neurite est souvent encore pendant longtemps rappelée par la persistance de traces d'altérations maculaires (dépôts de cholestérine) lorsque la rétraction a déjà atteint son maximum d'effet.

En résumé, l'inflammation localisée près de l'entrée du nerf optique dans l'œil peut permettre une *restitutio in integrum :* elle peut entraîner une atrophie partielle, une atrophie complète, qui, comme *atrophie neuritique*, est très difficile à différencier de l'*atrophie primaire* du nerf ; enfin les degrés les plus avancés de l'inflammation déterminent une *atrophie déformatrice.*

ARTICLE XII

PATHOGÉNÈSE ET ÉTIOLOGIE DES DIVERSES FORMES DE NÉVRITE

Une préoccupation a, depuis les plus récentes recherches expérimentales et d'anatomie pathologique, poursuivi le clinicien, c'est de vouloir rattacher le genre de manifestation intra-oculaire à celui de l'affection intracrânienne, et de vouloir expliquer pourquoi, suivant la position d'une maladie de l'encéphale, la neurite pouvait éclater plus aisément ou faire même défaut. Actuellement cette recherche, qui déjà par ses innombrables contradictions dénotait sa stérilité, peut être abandonnée complètement. Nous savons que *toute affection intracrânienne pouvant fournir des germes infectieux qui se mêlent au liquide cérébro-spinal et peuvent être fixés dans les espaces intervaginaux du nerf optique à leur point de jonction avec ceux du globe oculaire lui-même, peut déterminer une papillite, neuro-papillite et péripapillite.* Nous constatons actuellement que le foyer infectant n'a pas besoin d'être forcément placé dans les centres nerveux mêmes. L'infection du grand espace qui charrie le liquide cérébro-spinal qui se trouve en communication directe avec les espaces lymphatiques de l'œil *peut recevoir lui-même ses matériaux infectieux de points éloignés, lorsqu'une viciation du sang s'est produite par suite d'une altération des reins, de la rate et du foie.*

Nous comprenons actuellement l'identité des *névrites encéphaliques* et *néphritiques* ou *rénales*, et il n'est pas sans importance pour la médecine générale qu'actuellement déjà l'ophthalmologie assimile l'infection néoplastique avec celle de maladies infectieuses, où dans l'une comme dans l'autre la bactériologie aura à dire le dernier mot.

Nous passerons en revue les diverses causes étiologiques telles qu'elles étaient admises avant que la nature infectieuse des papillites et neuro-papillites ait été soupçonnée, et nous avons à citer en première ligne :

1° *Les papillites qui accompagnent les tumeurs intercrâniennes.* — La plupart des tumeurs cérébrales déterminent une inflammation de l'entrée du nerf optique dans l'œil. Ce n'est que dans 4 à 5 pour 100 seulement des cas que l'évolution d'une papillite ou neuro-papillite fait défaut (*Aunuske, Reich*) et qu'une simple atrophie papillaire s'est développée ou que tout retentissement dans le nerf optique a manqué. Cette proportion changera probablement encore, si l'on utilise, non les matériaux restreints fournis par les ophthalmologistes, auxquels l'occasion d'une nécropsie n'est que rarement réservée, pour contrôler les altérations ophthalmoscopiques, mais si l'habitude devient telle que tout malade atteint dans un service médical de symptômes cérébraux ne soit pas soumis à un simulacre d'exploration ophthalmoscopique, mais à l'examen d'un confrère versé dans les détails de l'examen à l'image droite. On se rendra alors compte que dans les cas que l'on prenait pour de simples atrophies, on avait en réalité affaire à des atrophies neuritiques et que dans certains cas de tumeurs, la neurite a, en réalité, existé pendant une certaine période plutôt à l'état d'ébauche, et s'est dissipée sans laiser de traces à l'image ophthalmoscopique. Ce qui empêchera encore pendant quelque temps d'arriver à des conclusions exactes, à moins de faire dans tous les services médicaux de l'exploration ophthalmoscopique par un homme expert une question de principe, c'est qu'actuellement encore on se borne à explorer les yeux de ceux qui se plaignent de leur vue, mais combien de fois arrive-t-il que le malade atteint de papillite la plus accusée ne profère aucune plainte concernant sa vue, et lorsque celle-ci commence à décliner se trouve dans un état tel que le trouble visuel sera ce qui le préoccupera le moins, absorbé par les souffrances qu'il endure.

L'absence de papillite dans quelques cas de tumeurs paraît jusqu'à présent néanmoins confirmée, mais nous ne dirons pas avec M. Leber : « Enfin le malade meurt avant que la papillite n'ait pu évoluer, et probablement alors la mort n'a pas dû être rapportée à une exagération générale de la pression cérébrale. » Nous soutenons que le malade a succombé avant que sa tumeur ait suffisamment infecté le liquide cérébro-spinal, pour entraîner l'évolution d'une papillite, mais rien n'empêche que l'évolution très rapide de la tumeur ait enlevé le malade par excès de pression cérébrale. L'exagération de pression peut tuer un malade bien avant que l'infection ait lieu, et celle-ci n'est nullement en rapport direct avec la plus ou moins grande probabilité d'une évolution de papillite.

C'est actuellement qu'on comprend que le début de la papillite ne concorde nullement avec l'excès maximum de pression intracrânienne, et que celle-ci peut avoir lieu après que les phénomènes de compression cérébrale ont passé (H. Jackson). Il est même admissible qu'une trop forte pression intracrânienne empêche pendant un certain temps le liquide cérébro-spinal infecté d'arriver à l'œil, que le sujet succombe pendant cet excès de pression qui a bouché, jusqu'à un certain point, la communication de l'orbite avec le crâne, et qu'alors la papillite ne s'est pas développée ou ju'elle ne se manifeste qu'au moment où la pression intracrânienne liminue, et permet l'accès du liquide cérébro-spinal vicié de produire son action infectieuse près de l'entrée du nerf optique dans l'œil. Il n'y a rien d'extraordinaire de présumer qu'une néoplasie, un gliôme par exemple, prenne un certain temps pour vicier le liquide cérébro-spinal, que pendant cette période la pression intracrânienne se soit accrue au point le boucher le canal optique, et de comprimer les nerfs du crâne vers 'orbite, pour ne donner lieu qu'à des paralysies musculaires de l'œil. A mesure que la tumeur rétrograde, la pression intracrânienne diminue, es paralysies musculaires se dissipent, et une papillite éclate par suite de 'afflux rendu au liquide cérébro-spinal (actuellement vicié), vers l'entrée lu nerf optique dans le globe oculaire.

Lorsque l'on reliait la papillite au degré d'exagération de pression, on pouvait dire : « L'*emplacement de la tumeur* aussi peu que la *nature* de la umeur exerce une influence sur l'évolution de la papillite. » Évidemment, a réduction d'espace dans la cavité crânienne suffisait pour amener une exagération notable de tension ; de quel point cette réduction d'espace partait ou par quelle substance elle était déterminée, cela n'avait nulle imporance. Actuellement ni le *siège*, ni la *nature* de la tumeur ne peuvent être négligés. Le siège a son importance par rapport aux voies lymphatiques, et l'on reconnaîtra probablement la cause anatomique, pourquoi les tumeurs lu cervelet (voisines du ventricule et des méninges) sont si promptement suivies de papillite, tandis qu'une tumeur placée au milieu d'un hémisphère loit déjà acquérir un certain degré de développement (et, par suite, entraîner à sa suite une réduction d'espace bien plus notable que la tumeur cérébelleuse) pour se compliquer d'inflammation du nerf optique. Il est bien entendu que la *nature* de la tumeur n'est ici nullement à négliger, et que celles qui sont particulièrement propres à donner lieu à une infection, sont le plus promptement suivies de papillite. La clinique confirme ce fait que les gommes, les tubercules, les gliômes, les entozoaires de diverses natures sont plus promptement suivis de papillites que les sarcomes (cysto- et myxosarcome) et les carcinomes.

Nous devons encore ici éliminer une idée erronée, qui a eu cours jusqu'alors pour admettre que le siège de la tumeur pouvait exercer une influence particulière sur l'absence d'une papillite, soit qu'elle entraînait une atrophie *directe* du nerf, soit que la tumeur développait une hydrocéphalie interne, et que l'extrémité inférieure du troisième ventricule, dilaté à l'excès, entraînait par compression sur le chiasma, la dégénération le celui-ci et l'atrophie *consécutive* du nerf. La possibilité d'une évolution le tumeur dans l'étalement central du nerf est même possible, mais n'a été signalée que fort exceptionnellement, l'atrophie consécutive à une pareille action *directe* d'une tumeur peut donc être mise hors de cause. En admettant maintenant une pareille atrophie directe ou consécutive, serait-elle une cause de la non-possibilité du nerf à s'enflammer. Les principaux cliniciens l'ont tacitement admis, quoiqu'il doive être connu à tout praticien expérimenté, qu'aussi des nerfs atrophiés s'enflamment comme les autres, qu'on rencontre, exceptionnellement il est vrai, des cas où une personne atteinte de cécité complète, par suite de dégénérescence grise, présente à la suite d'une tumeur cérébrale, une véritable papillite. Il doit en être ainsi, car peu importe que le nerf optique renferme près de la papille des fibres nerveuses, ce ne sont pas elles qui jouent, dans l'inflammation, un rôle, la compression qu'elles auraient subie, si elles n'avaient pas été préalablement détruites par dégénérescence grise ou par suite d'une pression intracrânienne.

2° Les papillites qui se lient à des *foyers d'apoplexie, d'embolie, ramollissement, d'abcès du cerveau*, se présentent lorsque l'affection centrale est elle-même sous la dépendance d'une maladie infectieuse. Nous avons ici plutôt affaire à une concordance de l'altération papillaire avec l'affection centrale. Il en est ainsi chez les apoplectiques, suite d'artérite spécifique, chez les emboliques, à la suite d'endocardite infectieuse, chez les personnes atteintes de ramollissement du cerveau, suite d'artério-sclérose avancée. Enfin pour les abcès du cerveau, très souvent l'élément infectant a été déposé par un traumatisme, donc rien d'étonnant que des germes aient pu être charriés jusque dans les hémisphères pour y provoquer un abcès, se communiquent au liquide cérébro-spinal et entraînent la papillite. Le fait révélé par H. Jackson de la non-constatation de papillites avec les abcès du cervelet (tandis qu'il y a constance pour ce qui concerne les tumeurs), aurait quelque chose de surprenant, si les abcès du cervelet n'étaient pas très rares et si le même auteur ne faisait pas l'observation importante qu'il ne peut s'expliquer comment les abcès du cerveau (ceux des hémisphères en particulier) peuvent exister longtemps, sans provoquer des symptômes, tandis que soudain éclatent avec la papillite de graves symptômes cérébraux qui ne peuvent nullement, d'après notre confrère anglais, s'expliquer par la destruction d'une partie déterminée des hémisphères, destruction préexistant du reste déjà avant l'apparition des symptômes si alarmants. On n'aura pas besoin d'admettre ici avec Leber « qu'aussi les abcès agissent dans ces cas exceptionnels, comme les tumeurs à l'instar de corps étrangers et entraînent une inflammation plus étendue et une exagération de pression dans le crâne ».

3° Les *corps étrangers* ne produisent des inflammations que grâce à leur pouvoir infectieux, comme juste les belles recherches de Leber l'ont démontré, notre éminent confrère était donc bien près de la vérité lorsqu'il reconnaissait aux abcès du cerveau une analogie avec les corps étrangers infectants. Ce qui ne doit pas non plus nous surprendre actuellement, c'est qu'un foyer d'embolie, d'apoplexie, de ramollissement et de suppuration peut persister très longtemps et ne produire que des lésions de destruction locales suivies des symptômes y afférents ; la nocuité des phénomènes graves du côté du cerveau, accompagnés de symptômes inflammatoires côté de la papille du nerf optique, concorde avec le moment où ces divers foyers ont communiqué leurs principes infectieux au liquide cérébro-spinal.

4° *La papillite ou neuro-papillite consécutive aux méningites basilaires, aux encéphalites, ainsi qu'aux thromboses des sinus.* — Lorsque les inflammations de l'entrée du nerf optique dans l'œil devaient, suivant la théorie *Schmidt-Manz*, leur origine exclusive à l'exagération de la pression et à l'étranglement du nerf par excès d'accumulation de liquide dans l'espace intervaginal, on était fort embarrassé pour ranger les manifestations inflammatoires suite de méningites basilaires, par exemple. On niait la fréquence de ces inflammations au moins pour les cas aigus (Leber), ou l'on n'admettait que la forme de neuro-papillite comme expression d'une névrite descendante. Avait-on alors une fois affaire à un cas de véritable papillite survenue au début, d'une méningite basilaire, alors on déclarait qu'aussi dans ce cas la quantité de produits inflammatoires pouvait, soit exercer une compression des sinus, soit entraîner une réduction de l'espace intercrânien avec exagération de la pression cérébrale.

Après la constatation de la nature infectieuse des papillites et neuro-papillites, on trouve juste, dans leur apparition avec certaines méningites infectieuses, la conformation éclatante de la vérité de cette origine. Ainsi, si les enfants atteints de méningite tuberculeuse ne succombent pas prématurément, ils ne sont pas seulement pris de papillite, de neuro-papillite, mais aussi consécutivement de tubercules de la choroïde. Souvent les enfants succombent avant que l'infection tuberculeuse ait pu être constatée au delà de la région papillaire, et ce qui a empêché de reconnaître la corrélation de cette infection successive, c'est que, lorsque l'apparition des tubercules choroïdiens a lieu, les phénomènes papillaires sont ordinairement déjà régressifs, ou le temps qui a été nécessaire pour entraîner la propagation de l'infection vers la choroïde a en même temps suffi pour donner lieu à une éruption de tubercules miliaires dans d'autres organes. On insistait alors bien plus sur la généralisation de la tuberculose que l'on ne portait son attention sur une infection par propagation par contiguïté.

5° Un autre point d'appui à la théorie de la papillite et neuro-papillite comme maladie infectieuse, est fourni par la papillite suite de *méningite cérébro-spinale et principalement la forme endémique.* Ceux qui ont eu occasion d'observer pareils cas ont pu, comme nous, constater que le premier trouble visuel (si toutefois les sujets le dénotent) concorde avec une véritable papillite ou neuro-papillite, mais bientôt l'inspection de l'œil est rendue impossible par l'envahissement de pus dans le corps vitré et la production d'une véritable choroïdite suppurative. Cette choroïdite est connue sous le nom de métastatique. Ceux qui ont plusieurs fois rencontré et suivi pareils cas, savent que cette choroïdite n'aboutit pas à la destruction par suppuration de l'œil, mais se comporte d'une façon analogue sous bien des rapports avec l'ophthalmie migratrice (sympathique). A de très faibles degrés, elle peut comme elle rétrograder; arrivée à un haut degré de développement, nous retrouvons après l'évolution du mal un œil qu'on croit avoir été atteint d'ophthalmie migratrice (cristallin projeté, iris soudé à cristalloïde par tout son plan postérieur). Dans ces cas, lorsqu'on a constater la propulsion du liquide cérébro-spinal jusque sous la conjonct il arrive que toutes les parties de l'œil participent successivement à l'in tion qui, de prime abord, a éclaté près de l'entrée du nerf optique, et j'ai la cornée se prendre d'une infiltration parenchymateuse générale su d'une sclérose complète de son tissu.

On a déclaré que pour les cas aigus de méningite (principalement tu culeuse) l'apparition des symptômes inflammatoires du côté du nerf opti était rare, ne se présentait nullement avec la régularité qu'on observe les tumeurs du cerveau, ou que si l'apparition de symptômes oculaires p vait être constatée, elle se bornait à une simple hyperhémie des vaisse de la rétine (Leber); nous ne voulons nullement contredire la justesse pareille observation clinique acquise par les confrères les plus compéte mais aussi nous sera-t-il facile d'indiquer pourquoi il doit en être ainsi. méningite aiguë éclate le plus souvent chez les enfants, les enlève pro tement, les plonge dans un état convulsif ou comateux, qui rend un exa attentif et soigné, parfois très difficile Aussi ne retrouve-t-on que bauche de la papillite au premier examen, et à moins de faire des ét et recherches particulières, on renonce à de nouveaux examens, l'état l'enfant ayant été déclaré désespéré.

Au contraire, lorsque la *méningite tuberculeuse* ou une forme de *mé gite infectieuse de nature rhumatismale* n'a pas réussi à emporter coup sa victime, qu'un certain temps s'est écoulé depuis son début, retrouvera la papillite ou neuro-papillite avec une fréquence presque a constante qu'avec les tumeurs du cerveau. Notons ici que si l'on parle faibles altérations de la rétine, principalement d'hyperhémie, on n'a pas p son attention sur les altérations anatomo-pathologiques des artères, oublie ou l'on ignore que c'est l'artérite qui forme le principal élément propagation de l'inflammation, ne donnant au début que fort peu de si révélables par l'ophthalmoscope. Ainsi Albutt (1) signale pourtant 38 cas, 6 de véritable papillite et 23 que nous regardons comme une ébau de papillite (gonflement avec hyperhémie notable des vaisseaux rétinie On a même insisté sur ce que, assez régulièrement, la teinte de la pa s'efface, qu'une hyperhémie veineuse marquée de l'entrée se rencontre le début d'une méningite aiguë ou d'une encéphalite (Manz). Lorsqu'on a pris le soin d'attacher aux services des enfants un confrère réellement v dans l'exploration ophthalmoscopique (à l'image droite et à faible éclairag que ces examens ne se feront plus à la légère par des personnes absolu dépourvues d'une expérience et d'une habileté suffisantes pour ces exame on se rendra promptement compte de l'absolue constance de toute pro

(1) *On the use of the ophthalmoscope in diseases of the nerv. system.*, 1871, p. 95.

gation inflammatoire d'une méningite infectieuse (tuberculeuse, paludéenne, rhumatismale), du nerf optique.

6° Les cas d'*encéphalite* relativement rares où l'on a signalé la présence d'une papillite, se rapportent à des altérations vasculaires (emboliques), et leur complication avec des troubles inflammatoires du nerf optique, par altérations analogues des vaisseaux qui se sont développées sous l'influence d'une action infectieuse du foyer encéphalique sur le liquide cérébro-spinal, et cela d'autant plus facilement qu'une cause traumatique est intervenue.

7° Nous ne nous arrêtons pas au cas de papillite suite de *thrombose infectieuse* du sinus caverneux, constamment suivie de participation d'inflammation du tissu graisseux de l'orbite avec propulsion et chémosis de l'œil, nous y reviendrons de suite en parlant de l'inflammation du nerf consécutive aux tumeurs et inflammations de l'orbite. Disons seulement que l'ancienne théorie de de Graefe ne doit plus être invoquée comme cause originelle, ni la nécessité que pareilles thromboses doivent se compliquer ou être la suite d'une méningite, pour qu'on voie la papille participer à l'affection.

8° *Les papillites dans les affections de l'orbite, tumeurs, inflammations du tissu graisseux, carie, exostoses, hyperostose du crâne.* — On a autrefois assimilé les affections de l'orbite avec celles de la cavité crânienne, une revision est ici certainement indispensable. Nous avons examiné nombre de malades atteints de tumeurs de l'orbite, mais il nous serait impossible de dire que, dans un seul cas examiné, l'image aurait même *grosso modo* concordé avec celle des tumeurs du crâne comme le soutient Leber. Jamais nous n'avons vu une véritable papillite avec forte protrusion de la papille, apoplexie, plaques sclérosées et variqueuses de fibres, etc. Tout se borne ici à une légère propulsion de la papille, à une hyperhémie veineuse souvent assez prononcée avec rétrécissement des artères. A mesure que la protrusion de l'œil persiste, le tissu papillaire pâlit, les artères se rétrécissent davantage et une atrophie simple se développe; mais, si la protrusion s'est produite très lentement, par accroissement insensible de la tumeur, on peut voir persister cet état hyperhémique de la papille pendant fort longtemps sans que, ni l'état fonctionnel, ni l'image ophthalmoscopique changent. Nous pourrons donc dire, non comme le fait Leber « quelquefois », mais toujours les altérations se bornent à une hyperhémie par stase, avec ou sans faible opacité des limites de la papille. Si par extraordinaire l'image ophthalmoscopique change, on peut aussi se convaincre qu'il ne s'agit pas d'un cas de simple tumeur orbitaire, mais que celle-ci a empiété sur la cavité crânienne et s'est mise en communication avec les espèces lymphatiques intercrâniennes.

Une pareille communication peut, du reste, déjà se faire dans l'orbite même près du canal optique, et grâce au fascia ténonien. Si le terme de stase papillaire devait être maintenu, il pourrait l'être, à la rigueur, pour l'effet que produisent certaines tumeurs du nerf optique et de l'orbite sur la papille. A part la tortuosité des veines qui dénote la difficulté du retour du sang des vaisseaux centraux, on peut se trouver en présence d'une véritable ischémie avec pulsation des artères, le sang ne pouvant franchir le nerf comprimé que lorsqu'un surcroît de pression, sous l'influence de la contraction cardiaque, lui fait forcer l'entrée. En pareil cas on rencontre à l'autopsie ou en faisant l'exentération de l'orbite que la tumeur a embrassé la partie du nerf avoisinant l'œil. Une cécité soudaine survient alors parfois par un épanchement de sang dans les gaines qui détruit en comprimant sur une partie du parcours tous les faisceaux nerveux comme dans le cas de Leber (*loc. cit.*, p. 802).

Nous avons dû abandonner, pour ce qui a concerné les tumeurs de la cavité crânienne, l'idée de l'influence qu'exerce sur l'évolution des phénomènes inflammatoires du nerf, le degré de rapidité avec lequel se développent les néoplasmes. Cette idée peut, pour ce qui concerne les tumeurs de l'orbite, être maintenue tout en se rendant bien compte que dans la très grande majorité des cas, nous avons ici non pas affaire à des inflammations, mais à des états de stase et de compression, comme du reste l'ophthalmoscope le démontre, ainsi que l'état fonctionnel. Une tumeur s'accroît-elle très lentement dans l'orbite? nous voyons les symptômes de compression, de stase, d'œdème avec gonflement papillaire, persister pendant des années, parfois sans que l'image ophthalmoscopique change et sans qu'on voie se produire une réduction quelque peu sensible de la vision de l'œil, projeté peu à peu de son orbite. Ce n'est que fort lentement que la compression se fait valoir tout d'abord sur les fibres situées le plus près des gaines, qu'un scotome central apparaît, que le champ visuel se rétrécit alors en sens opposé de la pression maxima exercée par la tumeur, et qu'à la suite d'une amblyopie s'accentuant de plus en plus toute perception lumineuse disparaît. On a occasion de même de voir rétrograder successivement les phénomènes de compression lorsqu'ils n'ont pas acquis un degré très avancé, ainsi que cela nous a été possible dans des cas de tumeurs vasculaires de l'orbite.

Les choses se passent tout autrement lorsqu'une tumeur à croissance rapide (sarcome, gliôme, carcinome) s'est très promptement accrue dans l'orbite : ici l'œil passe promptement par les phases d'une stase papillaire avec ischémie de la rétine. Le plus souvent on n'assiste pas à cette phase, mais déjà à celle de l'atrophie progressive, qui évolue ici avec une très grande célérité aussi. La compression transforme en pareil cas le nerf, surtout lorsque la tumeur le rejette vers les parois osseuses (contre le foramen opticum) en un ruban mince et aplati qui ne renferme plus trace d'éléments nerveux, ne contient que du tissu connectif entassé avec de rares vaisseaux. La recherche histologique démontre que la compression seule a agi ici, que le nerf n'est pas passé par une des diverses phases de névrite ou périnévrite.

Exploration ophthalmoscopique et état fonctionnel concordent donc ici parfaitement pour démontrer que nous n'avons pas affaire à une inflammation, telle qu'elle suit l'évolution des tumeurs intracrâniennes et la méningite infectieuse, et nous ne comprenons pas comment M. Leber peut soutenir, tout en reconnaissant que le nerf optique oppose à l'action de la pression très souvent de la résistance, qu'en général, pour les tumeurs de l'orbite, « l'action entraînant une inflammation et son influence sur la circulation doivent être plus prises en considération que la compression sur la substance nerveuse elle-même ». Une action inflammatoire directe sur le nerf optique, analogue à ce qui passe pour les néoplasies intracrâniennes, ne s'observe pas pour les tumeurs de l'orbite à l'exception des tumeurs du nerf optique, une compression directe sur la substance nerveuse elle-même est certainement assez rare ; mais toute l'action des tumeurs orbitaires porte de préférence sur la circulation du nerf qui, en passant par des phases plus ou moins prononcées d'œdème, de strangulation, d'ischémie progressive, l'atrophie.

Non seulement à la suite de l'évolution de tumeurs de l'orbite avec exophthalmie, mais aussi consécutivement à la faible projection de l'œil qui se développe consécutivement à l'*inflammation du tissu graisseux de l'orbite*, on observerait une papillite prononcée et même une neuro-papillite (Leber). Qu'il s'agisse d'une inflammation phlegmoneuse avec abcès, d'une propagation d'un érysipèle de la face ou du cuir chevelu, d'une extension d'une suppuration des cavités voisines de l'orbite (sinus frontal, antrum Highmori), d'une blessure directe, ou d'une carie consécutive à un traumatisme, etc., le gonflement des paupières qui entraîne une occlusion des paupières invincible pour le malade, fait qu'il n'est pas averti de la disparition de sa vue et que le médecin préoccupé de la gravité de l'état du malade remet, lui aussi, son examen ophthalmoscopique rendu pénible et laborieux au moment de l'arrivée de l'affection à une période l'accalmie. Qu'on n'oublie pas que le nerf optique n'est intéressé que dans le cas où le tissu orbitaire se prend en totalité et *promptement* d'une inflammation qui n'a pas la moindre tendance à aboutir elle-même à la suppuration.

Dès que le malade peut ouvrir l'œil atteint, il s'aperçoit d'une diminution très sensible de la vision, ou même, le plus souvent, d'une cécité complète, et si l'on examine alors on ne rencontre rien moins que l'image de l'ancienne papillite ou neuro-papillite. Jamais je n'ai observé, en pareil cas, la moindre tortuosité marquée des veines, le tout se réduit à une faible opacité à l'entour de la papille, à un amincissement des artères, enfin aux signes de la névrite rétro-bulbaire que nous aurons encore à décrire. Je retrouve même des observations, où au début (à l'instar de ce qui se passe pour les blessures du nerf optique dans le fond de l'orbite) l'examen ophthalmoscopique était absolument négatif, et où la cécité survenue en quelques heures s'expliquait par une atrophie des plus complètes se dessinant à l'image ophthalmoscopique dans l'espace de quatre semaines à deux mois.

Des opérations pratiquées dans l'orbite ou son voisinage, où l'on n'a pas pris les soins de propreté et d'antisepsie indispensables, ont fourni l'occasion pour pareilles observations. Vouloir expliquer ces atrophies par une névrite fulminante (de Graefe), est se mettre en contradiction avec tout ce que nous savons sur le mode d'évolution des névrites ; cette névrite fulminante lai serait finalement un nerf optique atrophié qui ne différerait en rien l'atrophie simple. Ce qui est infiniment plus probable, c'est que les cho se passent ici à l'instar de ce qu'on observe dans les cas de tumeur à évol tion rapide de l'orbite. Il y a eu ici étranglement passager, mais très p noncé du nerf avec ischémie rétinienne, phase qui, de très courte dur échappe à l'observation, ou n'a même pas besoin de donner lieu à un si ophthalmoscopique, attendu que la compression du nerf ne se produira p près du globe de l'œil, mais bien au point de sa pénétration dans l'orbi L'absence de tout signe ophthalmoscopique est donc ici aussi admissib qu'elle est certaine lorsque, par exemple, un coup de fleuret tranche le n au point de son entrée dans l'orbite. Les signes de névrite rétro-bulba fort peu accusés que nous trouvons parfois à l'ophthalmoscope, lorsque phénomènes inflammatoires se sont apaisés, se rapportent très probab ment à une légère périnévrite, par suite de la propagation de l'inflammati aux gaines ; mais ces symptômes se dissipent très promptement et n' nullement eu besoin d'avoir préexisté ; une atrophie complète et analo à celle qu'on rencontre à la suite de blessures du nerf (fissures de l'orbi se développe.

Ce que nous tenons à établir ici, au moins pour ce qui concerne no observation propre, c'est que rien de semblable ne se passe ici rappelant papillites ou neuro-papillites consécutives aux tumeurs de la cavité c nienne, que même les signes de la névrite rétro-bulbaire sont peu accusés général, par contre qu'assez fréquemment on rencontre une atrophie co plète ressemblant à l'atrophie simple, qui n'a pas été précédée de symptô inflammatoires du nerf optique.

Les choses peuvent, bien entendu, se passer tout autrement lorsqu'i s'est pas agi d'une inflammation soudaine et de courte durée ayant éclat ayant saisi le tissu de l'orbite à l'endroit du passage du nerf du canal opti dans l'orbite, mais que le canal optique lui-même a été atteint dans ses rois par une carie avec suppuration. Pareilles caries du support osseux du peuvent, bien entendu, entraîner une méningite basilaire, une pénétratio pus dans l'espace intervaginal qu'on peut trouver rempli de masses gru leuses comme dans le cas de Horner (*Klin. Monatsbl.*, I, p. 71), sans pa de la compression directe que le nerf peut subir lui-même par l'accu lation de masses purulentes dans le canal optique. A une simple atro par transformation en un cordon de tissu connectif peu vascularisé peu borner l'action destructive de la carie de la partie la plus reculée du p cher de l'orbite, si aucun empiétement de l'inflammation sur les ménin et par suite sur les gaines du nerf optique ne s'est produit.

A l'instar de l'infection de l'espace intervaginal provenant de la ca crânienne et entraînant une papillite avec atrophie consécutive, on veut a observé cet envahissement du côté de l'œil même à la suite de ténonite r matismale intense (Prentiss, *Am. Journ. med, Sc.*, juillet 1868), s'é propagée au fond de l'orbite et présentant tous les symptômes de la ténonite ou capsulite. La communication de la capsule de Tenon avec l'espace intervaginal étant démontrée, un pareil cheminement d'inflammation ne saurait être nié d'une façon absolue, mais il faut insister ici sur ce que ces cas présentent juste l'exophthalmie analogue à celle de l'inflammation érysipélateuse du tissu graisseux de l'orbite.

C'est à cette complication aussi qu'on doit attribuer les atrophies qu'on bserve à la suite de suppurations dans l'antrum Highmori, les sinus fronaux, les parois latérales de l'orbite, etc. L'inflammation peut ici se concenrer au fond de l'orbite, de façon que l'exophthalmie n'est que fort peu ccusée, tandis que l'œdème assez prononcé des paupières s'oppose à une xploration ophthalmoscopique aisée. On est alors, vu le peu de phénoènes alarmants, tout surpris d'entendre le malade déclarer lorsqu'il peut ntr'ouvrir les paupières que toute trace de vision a disparu, et de trouver ne papille atteinte d'atrophie avec les signes généralement peu accusés de érinévrite passée. On veut même dans un cas d'absolue cécité avoir ncore observé une guérison (de Graefe, *Archiv.*, XII, 8, p. 148). Ce que otre expérience nous a appris, c'est qu'on peut observer quelquefois une éapparition d'une petite languette du champ visuel en haut et en dehors, bsolument impropre pour la vision, le malade ne pouvant y distinguer les oigts qu'à une très courte distance.

Un jour assez instructif est encore jeté sur la manière dont la névrite comporte lorsque les cavités crânienne et orbitaire se trouvent atteintes r suite d'*exostose* et d'*hyperostose* des os crâniens. Ici la réduction de lume des espaces crânien et orbitaire entraîne constamment des formes atrophies simples. Le cas de M. Michell (*Arch. f. Heilk.*, XIV, p. 89) n'est en moins que démonstratif relativement à l'accumulation de la lymphe ans l'espace intervaginal par suite de la difficulté de s'échapper du canal ptique rétréci. Tout d'abord, on n'examine l'enfant de quinze ans, aveugle puis sa plus tendre enfance, que quatorze jours avant sa mort, et l'on nstate une atrophie très avancée des nerfs ex. neuritide. Un examen qui rait confirmé la papillite ou neuro-papillite n'a donc pas été fait. Ensuite, la nécropsie, on trouve les nerfs optiques près du trou optique excessiveent aplatis; ils rejoignent leur épaisseur et la dépassent même un peu ns l'orbite tout en étant extrêmement atrophiés, et les gaines prises d'une flammation avec pullulation de l'endothèle; la tête du nerf optique est core gonflée avec un empiétement de l'extrémité de l'espace intervaginal us forme de cône vers l'extrémité de l'œil. Les déductions de l'examen icroscopique sont établies en faveur d'une théorie soutenue par son auur; mais on accordera bien que le malade dont l'affection osseuse du âne est déjà assez obscure au point de vue étiologique, peut avoir passé r bien des affections morbides qui peuvent mieux expliquer l'inflamation des gaines que le simple rapetissement du canal optique. Les cas l'on a jusqu'à présent pu suivre et où la déformation du crâne par hyperostose ou exostose a réduit progressivement l'espace intercrânien et orbitaire n'ont présenté que des atrophies progressives et simples. Il en est de même de la réduction d'espace intercrânien suivante.

9° L'*hydrocéphalie interne*, qui ne se rattache pas à un processus inflammatoire, à une méningite aiguë, n'entraîne qu'une atrophie simple. La papillite, que l'on admet comme consécutive à l'hydrocéphalie aiguë (Leber), tout en étant toujours moins accusée que dans les cas de tumeurs cérébrales, doit se rapporter à la méningite basilaire, qui a déterminé l'hydrocéphalie aiguë; parfois aussi c'est en réalité une tumeur qui s'est compliquée d'hydrocéphalie aiguë. Tous les cas d'hydrocéphalie chronique que nous avons examinés, avec l'intention de retrouver un signe quelconque de névrite préalable, ne nous ont présenté que la simple atrophie blanche. La rapidité de la cécité, que présentent souvent ces malheureux enfants, doit s'expliquer par la dilatation notable du troisième ventricule, qui pèse sur la surface du chiasma, le comprime et l'atrophie avant que la distension compensatrice du crâne mince et extensible de pareils enfants jeunes, ait pu annuler cette pression excessive. C'est cette explication qui doit être aussi invoquée lorsque les fontanelles sont encore largement ouvertes, et lorsqu'il s'agit même d'un nouveau-né.

Aussi Forster signale (*Arch. de Virchow*, t. XIII, p. 53) le cas d'une hydrocéphalie chez un adulte pris d'attaques, d'étourdissements, de convulsions, de maux de tête, de nausées, etc., chez lequel on rencontre le chiasma aplati et atrophié, le troisième ventricule formant une véritable vésicule longue de 27 millimètres et large de 22 millimètres. Lorsqu'on se trouve en présence d'une hydrocéphalie aiguë chez un adulte, chez lequel, bien entendu, aucune distension compensatrice des os du crâne ne peut exercer une action salutaire, l'augmentation de pression intracrânienne chasse évidemment une plus grande quantité de liquide cérébro-spinal dans l'espace intervaginal (à moins d'une obstruction survenue près du nerf optique); mais cette augmentation de liquide à elle seule n'entraîne nullement une papillite ou une névrite descendante (de Graefe), mais bien une atrophie simple par compression du chiasma ou des nerfs optiques dans leur parcours intracrânienne. Les autopsies ont toujours signalé l'absence de névrite, en l'absence de méningite ou de tumeur, comme cause occasionnelle de l'hydrocéphalie.

Après avoir ainsi passé en revue toutes les causes occasionnelles de la papillite ou papillo-neurite, et même énuméré celles qu'on a à tort invoquées comme pouvant entraîner la névrite, nous voyons confirmée l'opinion émise par M. Deutschmann (*loc. cit.*, p. 10) « que la stase papillaire, autrement dit la papillite, *est une affection inflammatoire analogue à la papillite de la maladie de Bright et d'autres anomalies constitutionnelles semblables à celle qui survient lors de blessures de l'œil, et que l'inflammation peut s'étendre simultanément à la rétine et à la choroïde* ».

ARTICLE XIII

SYMPTOMATOLOGIE, MARCHE ET TRAITEMENT DE LA PAPILLITE ET NEURO-PAPILLITE

La *symptomatologie*, pour ce qui concerne l'exploration ophthalmosco-ique, a été traitée dans un article à part (voy. p. 386). Comme état fonction-el, la papillite peut présenter des variations sensibles, et ce n'est certaine-nent pas l'exploration ophthalmoscopique qui permet ici de tirer la moindre éduction. L'œdème, la dilatation vasculaire (état télangiectasique) peuvent tre poussés à un degré des plus accusés, même la sclérose variqueuse des bres nerveuses peut déjà être ébauchée sans que la fonction de l'œil en ouffre le moins du monde. Cette constatation aurait déjà dû faire abandon-er l'idée d'un étranglement du nerf par exagération de la pression intra-rânienne avec hydropisie consécutive des gaines, d'autant plus qu'Iwanoff vait rencontré des cas où la papillite avait persisté pendant une année ntière, et n'avait déterminé qu'une forte dilatation des capillaires, qui, ointe à une imbibition séreuse avec légère hypertrophie du tissu connectif, vait seule occasionné le gonflement papillaire. Les fibres nerveuses auraient chappé, pour ce qui concerne leur nutrition si délicate, à toute action sen-ible qu'aurait produite la compression. Le nerf optique jouissait donc d'un rivilège reconnu à aucun autre nerf périphérique.

On a recueilli de nombreuses observations (celles de Annske en parti-ulier mérite mention ici) où avec une papillite et neuro-papillite des plus rononcées, la vision ne descendait guère, au delà d'une demi-acuité et e maintenait souvent pendant longtemps complètement intacte. Nous avons ême, à notre connaissance, des cas où la papillite aurait complètement chappé à l'observation, si le malade n'avait dû attirer sur elle l'attention, t où l'inflammation de l'entrée du nerf, en se dissipant peu à peu, ne s'est évélée que comme altération ophthalmoscopique par l'atrophie consécutive.

La diminution de la vision se fait graduellement et avec disparition de la ision excentrique. Ce qui est assez difficile à établir ici, c'est le moment récis où les troubles visuels se présentent et avec quels changements de image ophthalmoscopique ils concordent. Ordinairement, on ne soumet, ême dans les services médicaux, les malades à l'examen ophthalmosco-ique que lorsqu'ils profèrent des plaintes concernant leur vision; il en st ainsi encore bien plus dans les cliniques. Il devient donc extrêmement ifficile, dans la plupart des cas, de préciser le moment du début des troubles isuels. Ceux-ci se laissent encore assez facilement rattacher à certaines ltérations de l'image ophthalmoscopique lorsque la papillite a éclaté à des poques différentes sur les deux yeux; à cet égard, nous citons l'observa-ion suivante :

Un jeune homme de dix-neuf ans se présente avec un trouble visuel des plus accusé de son œil droit avec lequel il ne compte les doigts qu'à un mètre de distance. Violents mau de tête, symptômes de méningite basilaire, papillite très avancée du côté droit. Les mau de tête remontent à quatre semaines, la papille soulevée est d'un aspect grisâtre, s délimite nettement du restant du fond de l'œil, artères très amincies sur la papil même. Le malade entre à la clinique, et toute notre attention se porte sur l'œil jus qu'alors resté sain. Quinze jours après son entrée et en dépit d'un traitement mercuri énergique, on voit sa papille gauche se soulever, les artères s'amincir, les vein devenir tortueuses. Pendant une huitaine de jours, et tant que la transparence du tiss de la papille restait conservée, la vision n'avait guère souffert de ce côté, mais dès qu la papille eut pris une teinte franchement grisâtre, la vision disparut jusqu'à la percep tion lumineuse de ce côté. Sous l'influence d'un traitement de frictions mercurielle d'injection de pilocarpine et de l'iodure de potassium, on vit peu à peu les papillit rétrograder, une atrophie partielle des deux nerfs se développer et une vision d'u dixième se rétablir sur les deux yeux. En dépit de l'aspect blanchâtre de ses papillite le jeune homme fut pris pour le service militaire, où sa faible vision lui fit passer (so prétexte de mauvais vouloir) plus de temps à la salle de police que dans son service. n'est que sur la constatation des phases inflammatoires, par lesquelles étaient pass les nerfs optiques de notre jeune malade pour arriver à cette atrophie partielle, que no avons réussi à le faire libérer.

C'est ordinairement lorsque le tissu papillaire se trouble fortement, lor qu'il apparaît le long des artères des filets blanchâtres, qu'on voit aussi produire une réduction sensible de la vision, réduction qui, d'après l anciennes théories admises sur la genèse des papillites, aurait dû se pr senter dès le début de l'affection, mais qu'on ne rattache alors qu'à la com pression des fibres nerveuses, par suite de la pullulation du tissu connec dans la papille même, et à la rétraction consécutive de ce tissu nouvelleme formé. Nous croyons que c'est aux altérations nutritives, sous la dépe dance de l'artérite oblitérante, qu'il faut de préférence rattacher les troubl visuels, et non à la compression par le tissu connectif, et à sa rétraction ; ca si nous suivons attentivement les phases par lesquelles passe l'aspect op thalmoscopique de la papillite, nous pouvons nous convaincre que chez u certain nombre de malades, un retour de la vision concorde juste avec ce phase régressive d'une papillite, où l'on a dû présumer la production tissu connectif et sa rétraction ultérieure, pour que la papille notableme soulevée, reprenne son emplacement primitif et montre les phases d'u atrophie neuritique restée partielle.

Une observation attentive permettra de se renseigner sur ce que, da ces cas particulièrement, le volume des artères reprend et que l'arbre va culaire se normalise de plus en plus sur la papille qui s'affaisse et blanch Au contraire, lorsque la cécité s'établit définitivement, que toute percepti lumineuse disparaît, on aperçoit surtout que les artères tendent de plus plus à disparaître dans le disque papillaire soulevé, qu'en le quittant elles garnissent d'un liséré blanc, que la colonne sanguine ne se laisse poursuiv qu'à une courte distance. L'ischémie rétinienne précède en quelque so la décoloration progressive et l'affaissement de la papille.

On a établi une certaine analogie dans le *mode de décroissance* de l'acui visuelle avec ce qui se passe pour le glaucome, et cette comparaison a é évidemment sollicitée par l'idée que cette compression d'arrière en avant devait agir d'une manière semblable à celle exercée dans le glaucome d'avant en arrière. Aucune comparaison de quelque valeur ne peut être soutenue ici, car tandis que, dans les formes chroniques de glaucome, le maintien de l'acuité centrale pour le blanc et les couleurs contraste avec le rétrécissement du champ visuel, s'avançant du côté du nez jusqu'à effleurer le point de fixation ; pour la névrite, la réduction de l'acuité visuelle centrale précède constamment le rétrécissement du champ visuel et va en diminuant avec la réduction et l'abolition de la vision périphérique. La réduction du champ visuel, marchant à l'instar de ce qui s'observe du côté du nez, s'observe, il est vrai, aussi pour les neurites, et cela parce que, dans cette inflammation, qui porte surtout sur les vaisseaux, les fibres nerveuses les plus courtes et les plus éloignées de l'arbre vasculaire central souffrent les premières, mais ici aucune comparaison dans la marche régulière du rétrécissement n'est à établir ; quelquefois les deux moitiés internes restent longtemps abolies, comme dans un cas d'hémianopsie (avec la différence toutefois d'une réduction sensible de l'acuité centrale), mais, en général, le rétrécissement du champ visuel marche d'une façon disproportionnée avec celle des côtés supérieur et inférieur du champ de la vision excentrique. Dans nombre de cas, rien d'analogue avec ce qui s'observe pour le glaucome ne se produit dans les neurites ; il y a rétrécissement concentrique, ou abolition tout d'abord de la moitié inférieure avant que le côté interne du champ visuel soit atteint.

Combien est peu justifié de vouloir conserver l'idée d'une analogie quelconque dans le mode de disparition de la vision par la neurite avec ce qui est dû à la pression glaucomateuse, résulte clairement de la façon dont se conserve la vision centrale et périphérique pour les couleurs. Tandis que jusqu'à la dernière trace d'un champ visuel ramassé autour du point de fixation, on peut établir les cercles des champs visuels pour le vert, le rouge et le bleu, on reconnaît tout de suite que la dénutrition dans la névrite porte de prime abord sur la sensation des couleurs. C'est la disparition du vert et du rouge qui signale en quelque sorte la réduction croissante de la vision centrale et l'abolition d'une partie plus ou moins notable de la vision périphérique. Jamais on ne rencontre une diminution quelque peu accusée de la vision centrale ou une abolition d'une partie de quelque étendue du champ visuel avec l'intégrité des champs pour le vert, le rouge et le bleu.

La marche, dans la réduction fonctionnelle, a, pour ce qui concerne la neurite, quelque chose de particulièrement régulier. Cette réduction porte tout d'abord sur le sens des couleurs, ensuite sur la perception centrale qui précède la réduction de la vision excentrique, et ce n'est qu'en dernier lieu, lorsque acuité centrale et sensibilité périphérique ont déjà sensiblement souffert que le sens lumineux décroît. Ce sens est celui qui, inversement à ce qui s'observe pour le sens des couleurs, se conserve le mieux et le plus longtemps.

Il ne faut pas oublier que la régularité dans les troubles qu'apporte la fonction la neuro-papillite est sensiblement modifiée, en ce que, comm le démontre aussi clairement l'exploration ophthalmoscopique, l'infla mation n'a nullement besoin d'éclater avec une uniformité parfaite s tout le disque papillaire. Souvent on voit un côté de la papille de préféren soulevé et trouble, de même qu'on peut observer que c'est dans une régi principalement que l'arbre central des vaisseaux a souffert. C'est alo aussi dans la partie correspondante du champ visuel que nous voyons d troubles fonctionnels s'établir.

Les cas de cécité soudaine qu'on a cités ne sont pas plus à rappor à la papillite ou neuro-papillite, que nous le faisons pour les troubles t notables de la vision, lors d'une inflammation du nerf à son début. La cau en doit être recherchée dans les centres nerveux mêmes et être attribué une exagération soudaine de pression cérébrale, comme cela s'observe da les cas de tumeurs cérébrales. Ces exemples de cécité brusque sont le cor laire d'attaques de coma, de convulsions généralisées, d'attaques épilep formes qu'on rencontre dans le cours de l'évolution de néoplasies dans l centres nerveux. Comme elles, la cécité peut survenir et disparaître. Vo pourquoi on a, en pareil cas, cru pouvoir même se servir du terme d'ama rose épileptiforme (H. Jackson). Ce mot peut bien indiquer le caract transitoire et brusque de cette cécité, qui intervient parfois dans le cou d'une papillite ou neuro-papillite, mais il n'explique nullement (pas pl qu'on ne le sait exactement pour l'attaque d'épilepsie) quelle est la cau occasionnelle d'une exagération soudaine de la pression intracrânienne. tumeur peut-elle de temps à autre se gonfler, comprimer ainsi davanta certaines régions du cerveau ou donner lieu, en répandant dans le liqui cérébro-spinal une plus grande quantité d'éléments infectieux, à une so d'hydrocéphalie aiguë et transitoire? Ici tout est hypothèse.

Ce qui paraît certain, c'est que ce n'est pas un changement brusquem survenu près de l'entrée du nerf optique dans l'œil qui peut être invoq pour la suppression brusque de la vue, soit sur l'un, soit sur les deux ye à la fois, car en comparant bien soigneusement l'examen ophthalmosc pique au moment de l'attaque de cécité avec celui antérieurement fait avec celui après le retour de la vision, on ne trouve aucun signe qui puis rendre compte de cette soudaine interception de vision ; aussi en pareil c la cérébroscopie reste absolument en défaut pour ce qui concerne l'exp cation des attaques convulsives et de coma. La distension brusque troisième ventricule avec compression du chiasma, d'après l'idée de Tü distension survenue sous l'influence d'une hydrocéphalie aiguë et tran toire, rendrait encore le mieux compte de ces attaques passagères de céci tandis que leur persistance s'accorderait avec l'évolution d'une hydroc phalie chronique avec atrophie des centres d'évolution (corps quad jumeaux, talamus) comprimés par les ventricules distendus.

Nous avons déjà exposé que rien, dans l'étude du champ visuel, ne perm 'admettre l'idée que, dans la papillite et la neuro-papillite, il y a mise hors nction des fibres nerveuses par compression ou étranglement, mais en iivant cette étude du champ visuel attentivement au moment même de l'évo-ition de l'amaurose définitive par atrophie neuritique du nerf, on ne onstate aucun signe qui pourrait, comme l'évolution d'un scotome central, enseigner si ce sont plutôt les fibres situées près de la gaine du nerf ou elles du centre, près des vaisseaux centraux, qui entrent tout d'abord en égénérescence atrophique. L'élargissement de la tache de Mariotte, ignalé par M. Knapp (*Transact. of the Am. ophth. Soc.*, 1870, p. 118), ne oit pas s'expliquer par le soulèvement ou décollement des couches réti-iennes péripapillaires (Leber), car il s'observe dès le début de l'affection, orsque la papille, soulevée, commence à s'opacifier ; par conséquent cet largissement, qui lui aussi peut être transitoire, est l'analogue de ce qu'on bserve pour les cas de fibres nerveuses à double contour. Les fibres opaques e la papille, gonflées, empêchent les couches rétiniennes qu'elles recouvrent 'être impressionnées. Si la mensuration de la tache de Mariotte était chose isée chez les personnes atteintes d'affections cérébrales, elle pourrait servir 'un moyen de contrôle indirect pour savoir jusqu'à quel point l'inflamma-on est restée papillite ou est devenue neuro-papillite (papillo-rétinite).

La *marche* de l'affection présente assez de régularité et d'uniformité. out d'abord, pour ce qui regarde les *tumeurs*, ce n'est que dans un chiffre elativement très restreint de cas que la papillite n'éclate que sur un seul eil, mais très souvent l'inflammation ne débute pas simultanément sur les eux yeux, ou atteint un degré d'intensité différente dans l'un des yeux. La onséquence en est que la cécité plus ou moins complète qu'entraîne l'inflam-nation apparaît ordinairement plutôt d'un côté que de l'autre, qu'on voit ne papille déjà en voie d'atrophie, tandis que l'autre est encore en plein tat inflammatoire. Il n'est pas non plus permis de conclure que la marche omme abolition visuelle doive sur les deux yeux se présenter d'une façon dentique. Ainsi l'on peut rencontrer des cas où l'un des yeux est devenu omplètement aveugle, suite d'atrophie neuritique, et où l'autre conserve ncore un degré assez notable de vision, et cela sans qu'on puisse se rendre ompte, à l'ophthalmoscope, pourquoi le nerf, en apparence aussi désor-anisé d'un côté que de l'autre, a sur l'un des yeux conservé encore un ertain degré de fonction.

Souvent la papillite semble rester stationnaire pendant un certain temps, u moins en ce qui concerne l'image ophthalmoscopique. La vision, à part es fluctuations d'obscurcissement transitoire signalées plus haut, se main-ient alors encore assez bien jusqu'au moment où la pâleur et l'affaissement e la papille surviennent. C'est à cette époque qu'on peut établir une certaine ifférence dans la marche ; chez les uns, l'affaissement et la pâleur marquent e signal d'un abaissement assez notable de la vision ; ces malades marchent romptement et d'une façon irrémédiable vers une cécité complète. Dans ne autre série de cas, on assiste au contraire à un changement notable dans l'aspect ophthalmoscopique des papilles, et l'on est surpris de voir la vision ne descend pas en proportion de la décoloration et de l'affaissem papillaire. Ici l'on peut non seulement observer une conservation d'une taine quantité de vision, mais parfois même un recouvrement de cette fac à un degré tel qu'on ne le croirait pas possible avec l'aspect que présen les papilles.

Certainement ce n'est pas sur des malades atteints de tumeurs de m vaise nature qu'on aura occasion de faire pareilles observations, mais de préférence chez les enfants et les jeunes gens, chez lesquels on a pu p le diagnostic d'une méningite basilaire qu'on rencontre pareils cas. fait que l'on ne doit pas non plus ignorer, c'est qu'on peut assister ici véritables rechutes de papillites, et voir des nerfs déjà assez atrophiés repris d'un accès de papillite, de façon que cette seconde poussée inflam toire peut détruire les espérances qu'on conservait pour le maintien d' vision encore quelque peu utilisable. En tout cas, c'est surtout chez enfants que l'on observe encore des cas où la papillite n'entraîne pas cécité complète.

A part cette restriction, la marche qu'affecte la papillite ou neuro-papi consécutive à une *méningite infectieuse* de la base du crâne, ne se di rencie nullement de celle que nous observons pour les tumeurs du cerv en général. On oublie, lorsqu'on signale le reflet prononcé de la ré comme un caractère particulier (Manz, Leber), qu'on a de préférence à e miner ici des enfants, chez lesquels tout ce qui fait relief vers le corps vi miroite d'une façon absolument surprenante, même à l'état physiologiq

Ce qui influence le plus l'image ophtalmoscopique, c'est la durée d méningite. Peu accusée, nous pourrons assister à une ébauche de papil qui rétrograde sans entraîner une atteinte fonctionnelle, et un changem notable dans l'image ophthalmoscopique. La méningite a-t-elle persisté lo temps, une neuro-papillite se développera lentement, et si l'enfant ne s comme pas à son affection cérébrale, on le voit peu à peu se remettr présenter à l'examen des papilles atrophiées qui ne laissent pas toujo aisément reconnaître leur origine neuritique. Ce qu'il faut réfuter com absolument contraire à la vérité, c'est que les méningites basilaires ent neraient de préférence et de prime abord une neuro-papillite (papi rétinite), et que l'on pourrait, de cette plus grande extension, conclu une origine par névrite descendante.

Lorsqu'on assiste à l'autopsie de ces cas, on constate en prenant la p caution de lier les nerfs optiques avant d'enlever les yeux, la prése d'une hydropisie des gaines parfois poussée à un très haut degré (Manz); rencontre un degré d'inflammation plus ou moins marqué du revêtem endothélial, du tissu trabéculaire des gaines, et la névrite interstiti reste bornée à l'entrée du nerf optique dans l'œil, ainsi qu'aux par contiguës du foyer de méningite; rien ne dénote une contiguïté des par enflammées.

Les auteurs qui, comme Manz, Broadbent, etc., ont insisté sur le fait que papillite est souvent disproportionnée avec le degré d'hydropisie énorme s gaines, ont eu affaire à des cas où la mort a enlevé les sujets au moment début de la papillite. Les méningites infectieuses entraînent cette dropisie à la suite d'une hydrocéphalie aiguë ; la question d'exagération pression sur la production de la papillite se trouve donc ici encore en faut, en ce que ceux qui l'ont principalement prônée sont forcés de connir qu'un maximum d'hydropisie des gaines concourt parfois avec un nimum d'inflammation de la papille, qui aurait dû être ici particulièrent exposée à l'étranglement et à la stase papillaire.

Il doit ici exister des conditions particulières dans la disposition des sus à être infectés; aussi, tandis que nous rencontrons de véritables uro-papillites développées à un très haut degré lorsque les enfants eints de méningite tuberculeuse ne succombent pas trop promptement, us en voyons d'autres passer par des méningites chroniques traînantes, nature évidemment moins grave, parce que les enfants échappent à la rt et chez lesquels les symptômes de pression intracrânienne ne se uvent jamais développés à un degré capable de plonger les petits malades ns le coma; alors la papillite ne s'ébauche presque pas, le tout se présente l'ophthalmoscope, comme une véritable névrite rétro-bulbaire. Ces enfants i ont présenté avec de la raideur de la nuque, de l'insomnie, des dours violentes de tête, des vomissements et de la constipation opiniâtre, si qu'une fièvre peu prononcée, peu de délire et de rares mouvents convulsifs, deviennent ainsi peu à peu aveugles et montrent simultament avec un retard dans le développement de leurs fonctions inteltuelles, une atrophie complète des nerfs optiques, ne présentant guère ce d'ancienne inflammation. La méningite chronique a probablement eu ur suite une hydrocéphalie chronique avec hydropisie des gaines qui n'a, âce à la qualité infectante que le liquide cérébro-spinal a acquise, qu'entné une périnévrite au voisinage de l'entrée du nerf optique dans l'œil et ns sa portion intracrânienne, là où il se trouvait le plus en contact avec le uide infecté à un faible degré.

Que l'atrophie ne s'est pas développée chez ces enfants qui ont passé par s diverses formes par compression intracrânienne, qu'il s'agit chez eux n d'une atrophie simple, mais bien d'une forme névritique, cela ressort, ême lorsqu'on les examine longtemps après le début de la cécité, de la loration blanche opaque, avec laquelle la papille tranche sur le restant fond de l'œil, par la manière dont la lame criblée se soustrait dans ses tails, dans une excavation physiologique, et de la façon dont se comrtent le plus souvent les parois des artères faiblement rétrécies qui, exanées à l'image droite, se trouvent sur la papille même indiquées par un ble liseré blanc. Le temps finit, il est vrai, par effacer aussi ces traces, et n'est plus tard que l'anamnésis nous fait connaître qu'il ne s'agit pas une atrophie centrale simple.

Dans le mode d'évolution même de la papillite, dans le degré d'inten qu'elle a acquise, dans sa plus grande durée, nous ne trouvons rien qui n puisse guider, au point de vue du *pronostic*, pour la conservation d vision. Ainsi on rencontre des cas où une papillite très accusée rétrogr au point de laisser un nerf optique qui ressemble à s'y méprendre à un qui a passé par l'atrophie simple avec conservation des limites préci du calibre des vaisseaux, etc. Ces yeux, où le nerf ne paraît pas avoir bien désorganisé au point de vue inflammatoire, ne présentent ordina ment plus trace de fonction. Au contraire, des papilles qui toute la vie tent le stigmate d'une inflammation intense par laquelle elles ont p fonctionnent encore d'une façon absolument surprenante. Encore ici le nostic ne peut nullement se baser sur les renseignements fournis par l ploration ophthalmoscopique, la conservation de la vision dépend ici m des altérations que l'inflammation a produites dans la partie oculaire du optique que de celles qui l'ont atteint dans son parcours intracrânien et épanouissement central. C'est donc à l'ensemble des symptômes qu'il s'adresser si l'on veut tirer un pronostic pour la vision.

Il résulte de ce qui précède que rien, dans les données ophthalmoscopi seules, ne peut nous autoriser à tirer une conclusion sur la marche e pronostic comme vue et comme marche de l'affection cérébrale. Qui n'a vu des papillites très prononcées se dissiper sans que même l'ophthal scope ait pu révéler ultérieurement la moindre trace dans les nerfs, qu diffèrent en rien de l'état normal, ainsi que leur fonction le prouvait au D'un autre côté, combien de fois une papillite, qui n'a jamais présent degré de développement quelque peu prononcé, semblant même se conscrire à un secteur de l'entrée du nerf optique, finit par l'atrophie plus haut degré, et le priver entièrement de sa fonction, laissant papilles d'un mat opaque, à limites indécises, avec des artères en t nées blanches presque vides. Il est vrai que dans les premiers cas la vi ne souffrait jamais très sensiblement dans tout le cours de l'affection, ta que dans la seconde série la disproportion entre l'abaissement de la vi et les données ophthalmoscopiques avait dès le début choqué l'obse teur.

C'est principalement chez les enfants que l'on peut rencontrer une grande tendance encore à voir dans l'image ophthalmoscopique s'eff toute trace d'inflammation par laquelle est passé le nerf, soit qu'il ait l'aspect d'une atrophie simple sans trace de fonction visuelle, soit qu'i soit décoloré simplement, simulant l'atrophie avec conservation d'une fo tion plus ou moins intacte. Si pareils cas se présentent ultérieurement nécropsie, on peut se convaincre pourtant que les traces d'une vérit inflammation persistent encore jusqu'à un certain degré, et que ce mod transformation ne saurait être exploité en faveur de la théorie de la s papillaire, qui aurait simplement simulé un état inflammatoire.

En dépit des cas relativement rares d'une rétrocession de certai rmes de papillites, le pronostic est d'autant plus grave que les symptômes néraux ainsi que les données anamnestiques laissent soupçonner la pré- nce d'une tumeur ou d'une méningite tuberculeuse chez les enfants. Seuls s cas de papillites gommeuses permettent encore, vu l'efficacité d'un trai- ment bien dirigé, un pronostic moins défavorable. Au point de vue de la sion seule, le pronostic est toujours excessivement grave lorsqu'une papil- e persiste pendant un certain temps, avec suppression complète de la e se rattachant à la période de décroissance de l'inflammation. Des ppressions transitoires au cours de la période la plus aiguë de la papillite uvent parfois ne pas indiquer une menace de suppression définitive de la ction visuelle. Je n'ai jamais rencontré un cas de retour de la vision ême incomplète) lorsque la suppression s'est prolongée au delà de deux trois semaines.

La nature infectieuse des papillites étant établie, elles ont peut-être perdu peu de leur gravité au point de vue du pronostic des affections centrales i leur ont donné naissance. On s'explique maintenant mieux que des lades rendus aveugles par suite de papillite ne succombent pas à leur ection cérébrale. Aussi la déduction que permet l'examen ophthalmosco- ue de tirer pour ce qui concerne la cause intracrânienne, a de même du de son assurance. On songera surtout, chez les enfants atteints de illite ou neuro-papillite, actuellement moins au développement de tumeurs lignes (forcément mortelles) qu'à la présence de méningites infectieuses, même lorsqu'elles sont de nature tuberculeuse, peuvent quelquefois rograder. On s'expliquera, maintenant aussi, mieux chez les adultes enus aveugles par suite de papillite qu'ils n'ont pas besoin de succomber ne affection qu'on considérait comme absolument incurable. On voit que méningites gommeuses occupent, à côté des tumeurs encéphaliques, core une place assez importante qui laisse à la thérapeutique un certain mp libre. En un mot, le diagnostic si désolant des tumeurs intra- niennes s'appuiera moins fréquemment et moins solidement sur les nées ophthalmoscopiques que sur la symptomatologie générale et surtout prédispositions héréditaires des personnes atteintes de papillite.

Le *traitement* des papillites et papillo-neurites paraît ne devoir occuper qu'une place fort restreinte, surtout d'après ce qui a été exposé dans la hogénie de la neurite. Pourtant doit-on se croiser les bras parce que l'on reconnu que c'est grâce à l'accumulation d'un liquide cérébro-spina rgé de germes qu'il dépose de préférence près de l'anneau sclérotical est due l'inflammation, en se disant qu'on ne pourra ni empêcher ni ter pareille infection? Je ne le pense pas, et cela d'autant moins que s voyons un assez grand nombre de personnes (surtout d'enfants) être plement aveuglés, mais non tués par leur affection intracrânienne infec- se. En outre, nous constatons qu'en présence de gommes intracrâ- nnes, si la durée de l'infection du côté des nerfs optiques n'a pas été prolongée, le nerf peut sortir de cette inflammation infectieuse plus ou moins lésé dans sa fonction, preuve indéniable qu'un arrêt peut se produ[...] grâce à l'intervention d'un traitement qui n'agit qu'indirectement com[...] désinfectant sur le liquide cérébro-spinal.

Lorsque, il y a seize ans, je me suis attaché, pour soulager les mal[...] aveugles par suite de papillite, à débrider la gaine du nerf optique, [...] de l'anneau sclérotical, j'ai été guidé par l'idée de pouvoir (surtout che[...] enfants) arriver à un véritable *drainage cérébral* qui remédierait aux [...] de tête si intolérables, et ferait cesser des états de torpeur et de coma [...] lesquels les malades sont plongés. La pensée d'un débridement de l'an[...] sclérotical (soulevée lors de la discussion par Donders au congrè[...] Londres en 1872) m'avait alors encore préoccupé, pensant m'attaquer [...] nerfs que, suivant les idées courantes à cette époque, je supposais [...] étranglés.

Actuellement on a bien éliminé comme cause des névrites l'accumul[...] à l'*excès* du liquide cérébro-spinal et la *compression* du nerf par h[...] pisie de ses gaines, mais non seulement on n'a pas nié la propulsion [...] facile de ce liquide sous l'influence d'une exagération de tension intr[...] nienne, mais on accuse cette même propulsion des dépôts de germes pr[...] globe oculaire d'être un facteur essentiel de l'infection.

Notre idée de vouloir drainer le cerveau, le décharger d'une pre[...] exagérée nous paraît d'autant moins devoir être abandonnée que [...] croyons pouvoir faire intervenir celle d'une véritable *désinfection lo[...]* Lorsque j'ai fait mes premières tentatives dans la chirurgie rétro-bul[...] j'ai été moi-même obsédé de la crainte que l'intervention po[...] aggraver l'état du malade, donner lieu à des complications du côt[...] méninges. Actuellement, en opérant avec toutes les précautions de [...] tisepsie, toute crainte à cet égard peut être abandonnée. Les opéra[...] qu'on pratique sur le nerf optique se passent avec la même simplicit[...] s'il s'agissait de simples ténotomies. Mes études sur l'élongation du nerf op[...] m'ont en outre appris qu'en m'attaquant, pour le débridement de la g[...] du côté externe (en pénétrant entre les droits externe et inférieur à 1 [...] mètre du bord cornéen), j'avais choisi un mode d'exécution défectueux, e[...] comment je me suis prononcé à cet égard (*Ann. d'ocul.*, mars-avril 1[...]

« En étudiant soigneusement la disposition du nerf optique en c[...] regarde son parcours dans l'orbite, ainsi que la topographie du globe [...] laire dans cette cavité, je me suis convaincu (ce que l'expérimentatio[...] le cadavre a confirmé) que le point où le nerf optique se trouve le [...] facilement accessible est le côté externe, précisément là où je l'avais a[...] dans mes premières opérations. Il est vrai que le retrait du bord orbi[...] de ce côté, facilite l'accès des instruments à l'hémisphère postérie[...] l'œil, mais le nerf s'insère tellement en dedans du pôle postérieur, [...] dirige, en se tenant dans la partie nasale de l'orbite, de telle façon v[...] trou optique que, même sur le cadavre, il échappe avec la plus grand[...] lité au crochet qui le saisit, en pénétrant, après détachement du [...]

rterne, de ce côté de l'orbite. Au contraire, le nerf optique reste solide-ent sur le crochet lorsque celui-ci est introduit du côté du nez.

« On objectera peut-être que dans l'énucléation du globe oculaire nous upons toujours le nerf du côté externe; mais, ce qui rend ici le procédé us aisé que si l'on agit du côté nasal, c'est qu'on peut plus facilement nverser les ciseaux pour contourner le globe oculaire, tandis que cette anœuvre est entravée par le dos du nez. »

Il pourra être utile pour celui qui veut exécuter notre débridement, avec ainage et désinfection du nerf optique, de connaître les recherches e nous avons faites à l'occasion de la distension de ce nerf sur son par-urs et sa position suivant l'emplacement qu'occupe le globe oculaire i-même.

La profondeur de la capacité orbitaire est de 43 millimètres (admettons 4 centimètres 1/2 omme chiffre rond). Le nerf optique a une longueur de 28 à 29 millimètres (approxi-nativement 3 centimètres.) L'axe antéro-postérieur de l'œil est en moyenne de 24 milli-nètres (c'est-à-dire environ 2 centimètres 1/2). Le sommet de la cornée est suscep-ible de varier sensiblement comme emplacement; si l'on considère un plan passant à ravers l'ouverture orbitaire et qui se trouve distant du trou optique de 4 centimètres 1/2 e sommet de la cornée peut se trouver à 1 centimètre en avant ou en arrière de ce plan.

Ces chiffres nous permettent tout de suite de nous renseigner sur le parcours que le erf optique fait normalement dans l'orbite, s'il est dirigé suivant une ligne droite ou 'il suit une direction tortueuse. Admettons des situations moyennes du globe oculaire lans l'orbite et envisageons trois positions : 1° l'extrémité antérieure de l'axe antéro-ostérieur de l'œil (le sommet de la cornée) est dans le plan orbitaire; 2° cette extré-nité se trouve en arrière de ce plan d'un demi-centimètre, et 3° elle est située en avant 'une égale longueur.

Pour la première position, dans laquelle le sommet de la cornée coïncide avec le plan rbitaire situé à 4 centimètres 1/2 du point d'entrée du nerf dans l'orbite, nous voyons ue, l'œil et le nerf optique représentant dans leur ensemble une longueur totale de ^{cm},5 + 3 centimètres, c'est-à-dire de 5^{cm},5, il reste pour le nerf optique un excès de arcours d'un centimètre. Cette latitude s'accroît d'un demi-centimètre si l'œil s'enfonce 'une égale quantité dans l'orbite; au contraire, elle se réduit d'un demi-centimètre our la position dans laquelle le sommet de la cornée dépasse de 0^{cm},5 le plan rbitaire.

Les mensurations que le professeur Cohn a faites avec son instrument nous révèlent que sommet de la cornée peut dépasser le plan orbitaire de 10 et même de 12 millimètres; n conçoit que dans ces conditions le nerf optique doit se trouver absolument tendu, ar nous plaçons le plan orbitaire à la distance de 4^{cm},5 du trou optique, et une lon-ueur de 3 centimètres représentant le nerf, ajoutée à 2^{cm},5 pour le globe de l'œil, ne onne que 5^{cm},5.

Bien que ces chiffres ne soient pas d'une exactitude rigoureuse, ils nous font du oins comprendre les variations topographiques du nerf et nous démontrent que, si ous faisons un effort pour ramener l'insertion oculaire du nerf, par un renversement de œil, dans le plan orbitaire, distant du trou optique de 4^{cm},5, nous devons forcément xercer une violente traction sur le nerf qui, lui, ne mesure que 3 centimètres. En éalité, si l'on veut, au cours d'une énucléation, vérifier ces faits, on se convaincra aisé-ent qu'il n'est pas possible d'arriver à un pareil renversement du globe de l'œil et qu'on ncontrera là une résistance considérable, même après la section de tous les muscles. ette résistance est celle qu'oppose le nerf optique, qu'on ne peut guère attirer que d'un entimètre, ou d'un demi-centimètre au plus, vers le plan orbitaire. En écartant forte-ent les parties ambiantes, on n'arrive que difficilement à mettre à jour l'insertion culaire du nerf, mais il est très aisé de l'atteindre avec le doigt.

Actuellement, après avoir fait de nombreuses distensions du nerf optique et après m'être bien plus familiarisé avec les opérations à exécuter à partie postérieure du globe de l'œil, pense que l'incision et l'irrigation du n optique avec un liquide antiseptique so non seulement chose inoffensive, mais e core assez facilement exécutable.

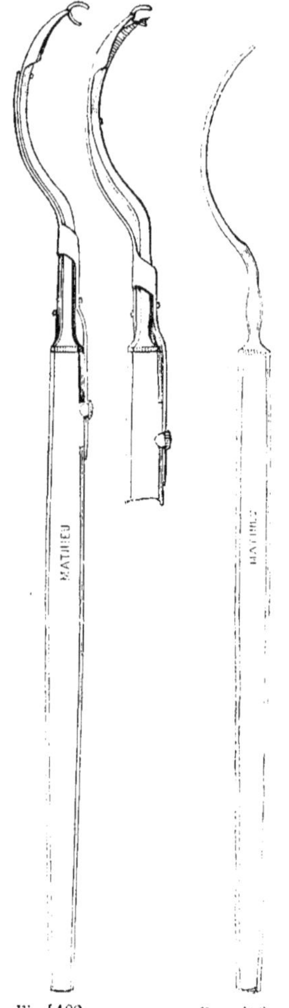

Fig. 102. Fig. 103.

Dans ce but, il suffit de dégager le mus droit interne en le prenant sur le dou crochet, comme si l'on voulait faire avancement musculaire. On traverse, dégagement fait, le tendon avec un fil qu laisse en place muni de son aiguille. A la spatule (fig. 103) recourbée on dég alors les légères adhérences qui exist toujours entre la capsule de Tenon et sclérotique et l'on a soin, en plaçant spatule au-dessous et au-dessous du n optique qu'on abaisse et soulève faibleme de bien se renseigner sur l'emplacement nerf. Ce renseignement acquis, on at fortement le globe de l'œil en dehors, l' sistant soulève au moyen du fil le mus détaché et entre-bâille ainsi la plaie p qu'on puisse avec facilité faire glisse bistouri caché jusque sur le nerf optiq Ce couteau, qui a la forme d'un ténot recourbé, est le même que j'ai présenté congrès de Londres (1872); les modifi tions que j'y ai apportées, c'est d'agran la fourche qui se met à cheval sur le n (voy. fig. 102), et de placer le loquet sert à dégager le tranchant sur le côté p être plus facilement déplacé, une fois l'i trument mis à cheval sur le nerf.

En introduisant le bistouri caché ver nerf optique, on a soin de le placer au loin que possible du globe oculaire et s'assurer avant de le démasquer qu'il est bien à plomb sur le nerf. dégage alors, en tirant vers soi le bouton (voy. fig. 102), le tranchant et appuyant avec une certaine force on fait saillir la pointe et une partie tranchant, et l'on est sûr, en le ramenant avec le degré de pression néc saire vers le globe de l'œil, d'inciser les gaines sur une assez grande ét due; arrivé au globe oculaire, je replace le bouton pour que la press exercée en retirant l'instrument ne puisse en faire sortir le couteau. M tention n'est plus comme en 1872 de faire un débridement de l'anneau cléroticál, voici pourquoi je n'exerce aussi plus de pression sur l'instrument ne fois que je sens qu'il s'applique vers la surface postérieure du globe de œil. Mon but principal était et est encore actuellement de donner issue à un xcès de liquide cérébro-spinal accumulé dans l'espace intervaginal; la modication qu'on y ajoute actuellement, c'est non seulement d'effectuer avec ce ébridement une sorte de drainage, mais d'y opérer en même temps une ésinfection sur place.

Dans ce but j'ai fait construire une double canule, ayant la courbure de la patule (fig. 103) qui sert à dégager la capsule et à s'orienter sur l'emplacement du nerf. Cette double canule est placée d'une façon analogue sur le erf, et l'on procède alors, au moyen d'un irrigateur à pression modérée, une irrigation des parties incisées et de toute la région rétro-bulbaire. ette irrigation est faite avec une solution à 1 pour 1000 de sublimé et doit our être efficace se prolonger pendant une à deux minutes. Après avoir tiré la double canule, on prend avec l'aiguille, dont était muni le fil, passé travers le tendon du muscle droit interne, un pli conjonctival au-dessous au-dessus du bord cornéen et l'on réunit, en fermant la suture, le muscle étaché vers le bord interne de la cornée, sans trop exagérer son avancement, ais aussi sans permettre qu'un reculement du tendon donne lieu à un strasme divergent de l'œil opéré.

Cette opération a été encore exécutée, par moi ainsi que par quelques nfrères, Power (1), Carter (2), dans un nombre trop restreint de cas our qu'on puisse se prononcer sur sa valeur pratique. Elle a dans tous les s procuré aux malades un sensible soulagement, pour ce qui concerne les ouleurs, et à certains une amélioration réelle de la vision. Jusqu'à présent a hésité à exécuter lorsqu'un degré encore assez notable de vision persisit; on a, au moins pour ce qui me concerne, opéré sur les yeux atteints de écité complète ou presque complète. Mais en opérant même avec cette serve, exagérée, on arrivera à se rendre compte de la possibilité d'attaquer rectement le nerf optique en débridant ses gaines et d'y introduire des bstances médicamenteuses pouvant agir directement sur le nerf optique.

Il existe une série d'affections où une intervention pareille (que nous nsidérons actuellement déjà comme inoffensive) peut être mise à exécuon, attendu que toute autre tentative thérapeutique s'est montrée inefface. Je rappelle les cas de cécité soudaine et irrémédiable à la suite de missements de sang et d'autres pertes sanguines abondantes. La projecon instantanée et brusque du liquide cérébro-spinal vers les centres nerveux i s'anémient est regardée comme la cause essentielle de la cécité. Qu'il

(1) *A case of optic neuritis in which Wecker's operation was performed*, etc. (*St-Bar-t. Hosp. Rep.*, p. 571).

(2) *On retrobulbar incision of the optic nerve*, etc. BRAIN. London, July, 1887, p. 199. Carter détache le muscle droit externe et après incision et dégagement de la capsule Tenon « *succeded in bringing the optic nerve in view* ».

n'y a pas d'étranglement du nerf par distension à l'excès des gaines, l'imag ophthalmoscopique le montre surabondamment, mais qu'un drainage d gaines et indirectement du cerveau, puisse ici agir sur l'excès d'appel d liquide cérébro spinal vers les centres nerveux, ne nous paraît pas douteu et en tous cas pareille chose doit être expérimentée dans ces cas désespér et actuellement complètement inaccessibles à nos ressources thérapeutique

L'intervention d'un traitement général ne peut avoir quelque raison d'êt que lorsqu'il s'agit de tumeurs gommeuses et de papillites gommeuses; i on doit agir avec la plus grande activité et promptitude. Nous conseillon chez les adultes, des frictions matin et soir avec 6 à 8 grammes d'onguen gris préparé avec moitié lanoline, moitié vaseline; à ces frictions on joi 3 à 6 grammes d'iodure de potassium administré en lavements. Des soi de propreté particuliers donnés avant et pendant le traitement aux dents aux gencives des malades faciliteront notablement la poursuite de cet cure pendant quatre à six semaines. En présence d'une menace de récidi que ces cas montrent même lorsqu'une guérison complète paraît déjà ét obtenue, on fera suivre la cure de frictions, par des injections de subli (au centième) et l'on persistera avec l'usage des lavements d'iodure de pot sium aussi longtemps que possible. Chez les très jeunes sujets on doit préférence se tenir à l'emploi des injections mercurielles.

Comme on n'est jamais sûr, en présence d'une tumeur cérébrale, si elle e syphilitique ou non, on est d'autant plus autorisé à intervenir même da les cas fort douteux avec ce traitement énergique, qu'on a vu qu'il déterm nait un amendement très notable des symptômes douloureux et une am lioration de la vision, lorsque ultérieurement la nécropsie a fourni preuve qu'il ne s'agissait nullement d'une affection gommeuse. Il est pr sumable qu'en pareil cas ce traitement a agi sur les symptômes irritatifs infectieux de la néoplasie, de même qu'il produit un effet analogue, lor qu'il s'agissait non de tumeurs mais bien d'une méningite basilaire. Si no sommes très favorables à une intervention aussi énergique, même lorsqu'o pourrait l'accuser par la suite d'avoir dans un cas désespéré abrégé l'existen d'un pauvre malade martyrisé par les souffrances, nous engageons d'u autre côté vivement de s'abstenir d'une médication locale absolument inef cace, comme les vésicatoires, les sétons, les frictions d'huile de croton sur crâne rasé et de tout autre moyen de torture, tous aptes à priver encore l malheureux du peu de repos que leur laissent leurs souffrances.

Une fois qu'on voit les symptômes cérébraux s'amender et que la papilli rentre déjà franchement en voie de régression, ou que nous avons affai aux résidus d'une papilite ou neuro-papillite avec conservation d'un certai degré de vision, on peut sensiblement stimuler un retour partiel de la fon tion du nerf par des injections de strychnine, ainsi que par l'empl méthodique des courants continus vantés par quelques confrères (Benedik Driver); mais il est bien entendu que leur emploi est formellement interdi lorsqu'on n'a pas de raisons plausibles d'admettre une phase absolume régressive de l'affection cérébrale occasionnelle de la neurite.

ARTICLE XIV

NÉVRITE RÉTRO-BULBAIRE. — AMBLYOPIE CENTRALE

Le terme de *névrite rétro-bulbaire* a été introduit par *de Graefe* dans ophthalmologie. Ce grand maître voulait comprendre dans cette expression n nombre considérable d'affections morbides du nerf qui ne lui étaient pas mmuniquées du voisinage, qui selon lui n'auraient pas pris naissance à la ite de troubles circulatoires, dus à une exagération de pression intracrâenne, mais qui auraient éclaté spontanément dans le nerf optique, à l'instar autres processus inflammatoires des nerfs périphériques, suivis d'une ralysie plus ou moins complète. En rassemblant, en un mot, dans un ême groupe toutes les maladies du nerf optique, entraînant une atrophie, ur lesquelles l'absence de tout symptôme cérébral, de toute compression tra-crânienne laissait présumer qu'il s'agissait d'une paralysie périphérique, n admettait le terme générique de *névrite rétro-bulbaire* d'autant plus sément qu'en l'absence de tout signe ophthalmoscopique, on avait la resurce d'expliquer cette absence par un siège trop éloigné du foyer inflamatoire dans le parcours du nerf, pour pouvoir retentir jusqu'à l'épanouissent intra-oculaire du nerf. On ne trouvait rien d'étonnant qu'un même ocessus pouvait une fois produire une image se rapprochant de la papillite même de la neuro-papillite et une autre fois, comme l'observe M. Leber, résultat complètement négatif et où l'on ne peut que grâce à certaines rconstances, principalement par l'apparition soudaine du trouble visuel et l'atrophie du nerf qui s'ensuit ultérieurement, diagnostiquer avec probalité une neurite.

Comme autrefois on rangeait sous le terme amaurose les affections où alades et médecins ne voyaient rien, on avait créé une définition dans quelle on arrivait à grouper les affections amaurotiques et amblyopiques, le malade et le médecin ne voyaient guère. Un mérite de Leber a été de cher de réunir davantage dans son travail classique les diverses affecons rassemblées sous le nom générique de neurites rétro-bulbaires et d'éliiner avant tout les amblyopies toxiques de ce groupe déjà si encombré, ais ce n'est qu'à partir du moment où l'anatomie pathologique a éclairé, en rtie au moins, ce terrain si obscur de la pathologie qu'on est arrivé à orienter un peu et qu'on peut conserver l'espoir qu'aussi pour ce groupe maladies du nerf, on arrivera à une classification exacte et scientifique.

C'est surtout le travail de M. Samelsohn (1) qui a donné ici le signal pour reille mise en ordre des affections du nerf optique qui ne devaient pas être mprises dans les inflammations de l'expansion oculaire du nerf, ni dans les

(1) *Archiv f. Ophthalm.*, t. XXVIII, p. 1.

atrophies simples et l'on trouvera tout naturel que nous accordions une lar place à cet important mémoire. En désignant la maladie comme amblyop centrale, on a voulu faire ressortir que le symptôme caractéristique l'affection à étudier est le scotome central. Cette maladie se présenta d'après Samelsohn, dans 13 pour 100 des affections du nerf (celle-ci éta dans la proportion de 2, 3 pour 100 pour les maladies oculaires en généra si l'on a soin d'éliminer une partie des amblyopies toxiques qui n'entre pas toutes dans le groupe des neurites rétro-bulbaires. On peut donc soute avec raison que la neurite rétro-bulbaire constitue une affection idiop thique fréquente du nerf optique, surtout si un certain nombre des ambly pies toxiques, entraînant une amblyopie centrale définitive, doivent ê comprises dans ce groupe.

Comme il arrive pour toutes les maladies qu'on vient seulement d'établir com entité morbide, les premiers cas étudiés paraissent constituer des faits exceptionn ainsi c'est Wilbrand (*Klin. Monastbl.*, déc. 1878) et Treitel (*Archiv f. Ophthal* t. XXV, p. 2 et 3) qui ont cru découvrir une maladie des plus rares, que l'un, d'ap l'autorité de Fœrster, désignait comme *neuritis axialis*, l'autre, comme *scotome cent* dans les cas d'atrophie. Plus tard, on a pu se renseigner sur ce fait que, si l'affect paraissait si rare, c'est que l'attention n'avait jusqu'alors pas été attirée sur elle.

Le premier cas de neurite rétro-bulbaire, examiné pendant la vie démontré anatomiquement par M. Samelsohn, peut en réalité être décl comme paradogmatique pour tout ce groupe d'affections morbides, et vo la raison pour laquelle nous n'hésiterons pas non plus à donner en entier traduction de cette intéressante et importante observation.

« P. K., cordonnier, âgé de soixante-trois ans, me consulte, le 16 avril 1877, p une diminution notable de son acuité visuelle, qui serait survenue assez brusquem dans le courant des dernières semaines. L'examen donne pour l'œil droit V $= \frac{15}{70}$, p le gauche, $= \frac{15}{100}$ avec emmétropie, et A conforme à son âge. Comme l'ophthalmosc ne fit, à part une excavation physiologique dans la moitié latérale de la papille, v aucune anomalie, pour expliquer cette réduction notable de l'acuité visuelle, car veines un peu plus larges ne peuvent, comme on les notait égales sur les deux ye pas être admises avec certitude, comme une altération pathologique, je pris une m suration périmétrique exacte du champ visuel. Les limites périphériques se montra absolument normales pour le blanc aussi bien que pour les couleurs, aussi l'on ne réu pas tout d'abord, en usant des carrés usuels pour l'examen, à démontrer la prése d'un scotome. Ce n'est que lorsque j'examinai avec des carrés de 5 millimètres côté, que je trouvai un scotome *relatif* pour le rouge et le vert, ayant une étendue 8 degrés à peu près, concentriquement autour du point de fixation, tandis que la se sation pour le bleu était intacte et qu'elle ne paraissait, dans l'étendue du scoto qu'un peu plus mate. L'urine normale.

« Après ce résultat d'examen, je n'hésitai pas à désigner ce cas dans mon journal malades, comme une amblyopie alcoolique, quoique la négation absolue d'abus d'alc et de tabac de la part du malade, ainsi que son état de nutrition général satisfais aurait pu ébranler mon diagnostic. Le traitement dirigé contre l'amblyopie suppo par intoxication, joint à une abstinence complète des causes nuisibles, n'amena pourt aucune amélioration, au contraire, plutôt une diminution constante de l'acuité visuel ensuite il survint, déjà après deux mois révolus, aussi un scotome relatif net pour le bl tandis que les limites pour la sensation obtuse des couleurs dans le centre s'étaient p bablement élargies. De telle façon qu'il se formait autour de l'ancien scotome de nouveaux cercles, dans lesquels la sensation des couleurs devenait progressivement plus obtuse. A cet époque, pourtant, la sensation par le blanc persistait; il est vrai qu'il paraissait non seulement moins éclatant, mais nettement *teinté de bleu*. Aussi l'image ophthalmoscopique varie faiblement, attendu que les limites papillaires paraissaient comme couvertes d'un mince halo : à l'instar d'un fond d'œil fortement pigmenté, la couche de fibres circumpapillaires de la rétine déverse son reflet plus accentué sur les bords de la papille. Comme, à cette époque, le malade se plaignait de fortes céphalalgies, je modifiai mon diagnostic, en ce sens que j'admis une neurite rétro-bulbaire, avec la tendance prononcée à la progression, non seulement dans le sens de la longueur, mais aussi de l'épaisseur des troncs optiques. Le traitement consista, par suite, dans l'application d'un séton à la nuque et dans les frictions avec 60 grammes d'onguent gris, sans qu'on puisse noter une influence marquée sur l'affection oculaire; seulement les maux de tête disparurent, soit par diminution de l'irritation cérébrale survenue brusquement, soit par l'action du séton, je ne pus m'en rendre compte. En tout cas, je continuai à le laisser porter, et je crois pouvoir le désigner comme le seul lien qui me rattacha, en quelque sorte mécaniquement, au malade pendant deux années pleines jusqu'à sa mort.

« L'état des yeux resta ainsi sans changement notable jusqu'au mois de mars 1879, époque à laquelle j'examinai le malade pour la dernière fois. Tandis que l'examen objectif démontra, à part l'excavation physiologique latérale devenue plus tranchante et déclive, une très faible décoloration blanchâtre des deux moitiés temporales des papilles, décoloration qui n'alla pas jusqu'au bord, resté, lui, plutôt encore toujours faiblement voilé, je ne puis plus réunir les données subjectives de l'examen pour ce qui concerne l'acuité et le champ visuel d'une façon sûre, car indubitablement les signes d'une psychopathie se faisaient valoir chez le malade. Ce que je puis seulement constater, c'est que les limites périphériques du champ visuel étaient tout à fait normales, qu'il existait un large scotome absolu central pour le blanc aussi bien que pour les couleurs, embrassant le punctum cæcum, mais dont les limites ne pouvaient être tracées exactement, attendu qu'elles se perdaient progressivement dans une zone de sensation normale, pour le tracé exact de laquelle les capacités intellectuelles du patient n'étaient plus suffisantes. L'acuité visuelle excentrique s'abaissait naturellement, à la possibilité de compter les doigts à 18 pieds, signe certain que toute la macula se trouvait hors fonction, quoique l'examen ophthalmoscopique le plus exact ne laissât rien apercevoir d'anormal dans cette région. Je perdis alors le malade, pendant plusieurs mois, de vue, jusqu'en octobre 1879, où je le retrouve dans la station interne de l'hôpital municipal, en observation depuis le 16 août, avec le diagnostic : *Dilatatio acus aortæ, atheroma aortæ*, insuffisance des valvules aortiques. Le malade veut avoir souffert de dyspnée pendant l'année 1849. A l'exception d'une attaque de choléra, il a été toujours bien portant pendant sa jeunesse. Son affection oculaire date de deux ans. (Des données anamnestiques plus précises ne peuvent être recueillies, attendu que le malade entre à l'hôpital avec un état psychique anormal.)

« *État présent.* — Homme vigoureux de soixante-six ans. Sensorium fortement troublé; pression très forte des mains. Délire, les yeux étant fortement ouverts; faible paresse du facial gauche. Thorax en tonneau; respiration, vingt-quatre par minute, d'un caractère sous-costal; pulsations épigastriques manifestes. Anasarque de la peau. L'impulsion du cœur n'est ni visible ni tangible. Matité cardiaque à gauche, dépassant à peu près de 1,5 centimètres la ligne mammaire. Vers la pointe du cœur, un premier temps impur, au lieu du second temps, un bruit de souffle clair. Des tons clairs au-devant de la pulmonaire; le premier ton aortique est distinct, au lieu du second un bruit de souffle clair; le bruit diastolique acquiert son maximum d'intensité au milieu, entre la pointe du cœur et le bord sternal de la troisième côte droite. L'abdomen fortement distendu. Ascite. Pouls, exquisit. celar., plus de soixante-dix-huit dans la minute. Foie normal. Urine fortement albumineuse, acide, renfermant quelques cylindres hyalins et des cristaux d'acide oxalique. (Extrait de l'observation du professeur Leichtenstern.)

« Pendant qu'on observait cette affection cardiaque grave qui entraînait la mort, observation qui ne doit pas nous occuper davantage ici, il se présente à différentes reprises le phénomène respiratoire (Cheyne-Stokes), pendant lequel j'étais à même d'entreprendre l'examen ophthalmoscopique dans les conditions les plus favorables sur les yeux atropinisés et complètement immobiles. Je ne rencontrai pas de grands chang-ments comparativement à mon dernier examen. Seule, la décoloration temporale d papilles était plus prononcée, mais elle semblait toujours encore modérée et ne dépa sait, vu la présence des excavations physiologiques plus grandes déjà mentionnée, q peu la mesure des différences physiologiques des deux moitiés papillaires. La limi temporale de la papille était toujours, principalement encore à droite, couverte d'u faible halo, la macula ne présentait aucune altération. On dirigea toute son attenti sur l'ampleur des vaisseaux de l'intérieur de l'œil pendant les intervalles de respiratio attendu qu'un spasme vasculaire rythmique et intracrânien aussi considérable q Filehne (*Berl. klin. Wochensch.*, n°s 13 et 18, 1873) l'admet pour expliquer ce phén mène respiratoire si intéressant (à part la diminution d'irritabilité des centres respir toires) pourrait bien influencer défavorablement le remplissage des vaisseaux intr oculaires. En dépit de l'attention la plus tendue pendant l'examen à l'image renversée à l'image droite, *je n'ai pu apercevoir aucun changement dans l'ampleur des vaisseaux*(1

« Avec peu d'atténuation dans ce grave état survint le 22 décembre, la mort, à suite de phénomènes d'un collapsus brusque. L'autopsie, faite encore le même jou démontre quelques faits qui ont aussi, pour la maladie oculaire qui nous occupe i leur importance, et voici pourquoi je donne un court extrait du protocole de la di section.

« Parois de la voûte crânienne non tout à fait symétriques, riches en sang, sclérosé assez minces. Rainures vasculaires profondes. Pachyméningite hémorrhagique en dive endroits des os du crâne. Dure-mère fortement tendue, sa surface interne d'un bla sale, la pie-mère sous la convexité uniformément trouble d'une teinte laiteuse di fuse. Les sinus de la dure-mère sont remplis d'une façon extraordinaire, avec un sa très fluide; les gros troncs vasculaires de la base paraissent grosso modo et en géné normaux, mais laissant à l'inspection avec la loupe voir quelques taches jaunes (dég nération athéromateuse).

« Les circonvolutions cérébrales profondes et un peu atrophiées présentent l'arrang ment normal, la masse moelleuse des hémisphères est riche en sang et fortement hume tée, la substance corticale colorée en rouge brun. La substance blanche présente, l'instar de la substance grise et des ganglions centraux, un état criblé, une dilatati des enveloppes lymphatiques des vaisseaux. Dans le corps strié droit, à la limite d noyau lenticulaire, se montrent plusieurs petits troncs juxtaposés, autour desquels tissu cérébral présente une coloration d'un jaune sale.

« Le cœur se trouve agrandi dans toutes ses dimensions; l'aorte montre, à partir son origine, une dilatation très marquée (la circonférence de l'aorte ascendante est 10 centimètres), donne au toucher la sensation de parchemin, et est garnie de peti plaques calcaires. L'intima aortique est fortement épaissie, montre en partie des tach jaunes, en partie des portions cartilagineuses.

« Les autres organes ne présentent aucune anomalie particulière.

« Les deux nerfs optiques sont enlevés d'une part en réunion avec le chiasma et l tractus, d'autre part avec les hémisphères postérieurs des yeux pour être soumis à u examen minutieux, ils ne présentent rien d'anormal à l'œil quant à leur coloration, le forme et leur grandeur. Aussi les gaines sont juxtaposées au nerf, pas d'hydropisie d espaces intervaginaux. Une coupe de la préparation fraîche derrière le foramen op cum montre une couleur blanche uniforme. La préparation est placée pendant hu semaines dans le liquide de Müller et des coupes sont faites après durcissement ultéri dans l'alcool.

(1) « Je ne veux pas manquer de noter ici ce résultat négatif, attendu que, autant q je sache, des observations ophthalmoscopiques faites dans de semblables circonstanc manquent. Il va de soi que ce résultat négatif ne démontre rien en défaveur de la théor de Filehne, mais elle prouve de nouveau combien il nous faut être extrêmement prude pour utiliser les troubles dans la circulation intra-oculaire pour l'interprétation de la ci culation intracrânienne. Qu'il doit en outre exister dans ces conditions de dépendan circulatoire des données *individuelles* et y jouer un rôle important, ressort clairement d conditions si variées du pouls veineux dont les circonstances particulières et exactes à prononcer sont encore à démontrer. »

Examen microscopique.

« Les préparations bien durcies, d'après la méthode indiquée, furent pour la majeure partie sectionnées avec le microtome, après avoir été préalablement imbriquées dans un mélange de beurre de cacao et de paraffine, quelques coupes d'orientation ayant appris que pour cette affection démontrée du nerf, il s'agissait en première ligne de la poursuite de la répartition topographique du foyer anatomique. Afin de terminer avec les généralités du mode d'examen, les coupes furent placées, partie dans du carmin (solution alcaline), partie dans de l'hématoxyline, brun de Bismarck, picro-carmin, chlorure d'or et acide hyperosmique, mais c'est le carmin qui donnait les images relativement les meilleures et les plus satisfaisantes, à ce point que dans la description suivante on se reportera à ce mode de coloration, lorsqu'il n'en sera pas particulièrement fait mention d'une autre.

« Comme il a déjà été dit, la coupe du nerf frais faite derrière le foramen opticum et tout près de lui était blanche et parfaitement normale : des coupes de cet endroit appartenant au nerf durci et montrant la coloration vert brunâtre connue, ne permirent aussi à l'examen microscopique de reconnaître ni dans les septa connectifs, ni dans les faisceaux nerveux, ni enfin dans les gaines la moindre anomalie, ainsi que le démontrent distinctement les préparations coloriées et non coloriées. Mais dès que les coupes pénétraient dans la région du canal optique, région indiquée sur une coque osseuse, restée attachée à la face supérieure de la gaine, l'aspect microscopique et macroscopique changeait d'une manière marquée. Malheureusement, je ne saurais discerner une indication précise pour résoudre la question, si cette altération surgissait d'une manière brusque ou progressivement, parce qu'on avait, avant la sortie du cerveau, solidement lié les deux troncs nerveux tout près du foramen opticum, ligature que j'avais crue nécessaire pour la constatation éventuelle d'une hydropisie soupçonnée de la gaine du nerf optique; la substance nerveuse avait été juste en cet endroit notablement broyée, de façon que les coupes de cette région ne pouvaient être utilisées pour la démonstration d'images de transition. Pourtant cette région était toutefois très étroite, ne dépassait pas l'épaisseur d'une mince ficelle, de façon que nous ne nous tromperions guère si nous n'accordions pas à cette zone une importance anatomique par trop grande, et cela d'autant moins que l'examen microscopique de cette couche ne permit de reconnaître aucune altération de ses éléments anatomiques.

« Une fois qu'on eut dépassé cette zone lésée et qu'on eut à sa disposition une coupe uniforme du nerf d'une région ayant dépassé le canal osseux, on était tout de suite frappé par un changement d'aspect et de volume que présente le tronc nerveux. Au lieu d'être devenu cylindrique, comme cela est d'habitude dans des conditions caractéristiques, le nerf présente justement un aplatissement bien plus prononcé que dans son parcours intracrânien : cet aplatissement existant tout d'abord de haut en bas, de façon que le nerf paraissait transformé en un ruban plat, dont les côtés montreraient des incurvations multiples, les coupes les plus superficielles, c'est-à-dire celles dirigées vers le crâne, présentaient même la forme en biscuit, attendu que l'amincissement le plus fort du nerf ressortait dans son milieu. A ce changement frappant de la forme correspondait une réduction de volume, qui démontrait clairement qu'aussi la coupe du tronc nerveux avait subi un changement. Mesurées avec le compas à vis, les préparations durcies donnaient :

ENDROIT DE MENSURATION	DIAMÈTRE TRANSVERSAL		DIAMÈTRE DE HAUTEUR	
	Nerf normal	Nerf pathologique	Nerf normal	Nerf pathologique
1. Tout près du chiasma	5mm	5mm	3mm	3mm
2. Dans le canal optique	4 »	3 »	4 »	1 »
3. Tout près et avant la pénétration des vaisseaux centraux........	4 »	2,25	4 »	1,75
4. Après la pénétration des vaisseaux centraux....................	4 »	3,0	4 »	3.0

« Ces mesures, qui démontrent suffisamment la réduction notable de volume du tro nerveux au point de passage à travers le canal osseux, *se rapportent d'une façon ide tique aux deux nerfs* et concernent bien entendu les nerfs débarrassés de leur gai durale. La réduction du nerf paraît justement être appréciée par le rapport de la gai avec le nerf d'une manière très démonstrative, attendu que dans cette région l'ouve ture de l'espace intervaginal paraissait plus large que dans le restant de son parcou

« En rapport avec la réduction de volume des coupes, l'aspect en avait aussi chan pour l'inspection à l'œil nu. Car, tandis que les coupes dirigées vers le chiasma pos daient, pour les préparations durcies dans le liquide de Müller, la coloration uniforme v jaunâtre bien connue, nous ne voyons sur les coupes dirigées vers le globe oculaire situées dans la région du canal cette coloration normale que sur une zone étroite oblong et circulaire occupant la périphérie de la coupe, tandis que la masse centrale prése un ton gris gélatineux. Sur une coupe modérément épaisse ces différences de colo tion ressortent surtout distinctement, attendu que la partie centrale dirigée vers le j devient absolument diaphane et contraste alors d'autant plus avec les parties margina oncées.

« On fit ensuite tout d'abord une coupe du nerf du voisinage du globe oculaire p se rendre bien compte si le processus dégénératif traversait tout le tronc nerveux j

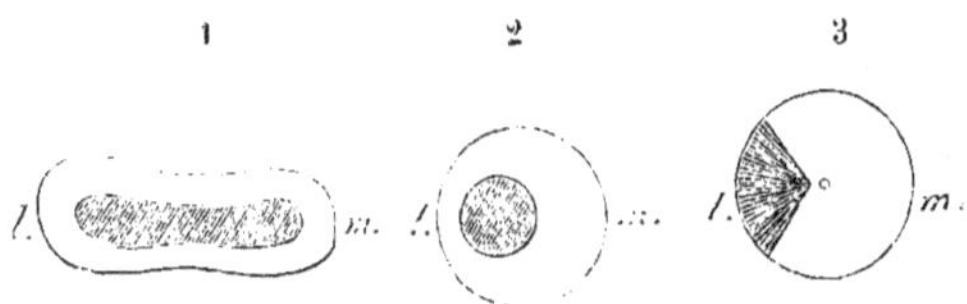

Fig. 104.
1. Région du canal. — 2. Partie privée de vaisseaux. — 3. Partie renfermant des vaisseaux.

qu'à sa pénétration dans l'œil; une pareille coupe démontrait bien, il est vrai au une décoloration grisâtre partielle, mais elle différait de celle que nous venons décrire, comme forme aussi bien que comme siège et étendue. Car, tandis que cell paraissait exactement centrale et se trouvait uniformément entourée d'une zone d'ég largeur de substance nerveuse normale et occupait au moins comme étendue la mo de toute la coupe, ici la dégénérescence grise présente la forme d'une section en cô dont la base occupe la circonférence *latérale* du nerf, et dont la pointe est située p des vaisseaux centraux, mesurant comme étendue un peu moins que le tiers de la cou Une troisième coupe à orientation fut pratiquée au milieu de la partie intra-orbitair nerf, elle démontra qu'ici le foyer dégénératif grisâtre se trouvait de nouveau placé p centralement, mais de façon que l'anneau de tissu nerveux normal qui le contou paraissait plus large du côté médial que du côté latéral, de manière que le cylindre g sâtre paraissait en totalité déplacé du côté latéral. Nous trouvions donc une dég rescence grise partielle traversant le nerf dans tout son parcours, dont l'étendue topog phique peut être démontrée par le dessin schématique (fig. 104) où les parties ray désignent les parties atrophiées, et les lettres *l* et *m* le côté latéral et médial d coupe.

« Il ressort déjà de cette répartition du processus dégénératif, démontrée macros piquement, que dans l'intérêt d'une étude topographique exacte, toute la partie int orbitaire du nerf devait être partagée par une série continue de coupes, travail la rieux auquel participèrent d'une façon des plus méritoires mes assistants, MM. Mittelstädt et Dessauer. On sectionna ainsi tout d'abord le nerf optique *droit*, et coupes donnèrent les résultats suivants :

« Les coupes, prises d'une région placée au delà et en arrière du canal optique et ainsi que cela avait déjà été dit, présentaient déjà macroscopiquement un aspect n mal, montrèrent aussi au microscope (aussi bien à droite qu'à gauche) une configura absolument normale, tant comme faisceaux nerveux, que comme septa de tissu c nectif, cela se reconnaissant à satiété sur nombre de préparations coloriées et non coloriées. C'est particulièrement la réaction avec l'acide hyposmique (à 10 pour 100) qui démontre le noircissement uniforme et précis de tous les faisceaux nerveux, tandis que les septa connectifs restaient en se dégradant comme masse quantitative incolore et d'une façon normale. Aussi aucune altération n'était démontrable aux gaines ainsi qu'aux trabécules de l'espace intervaginal et finalement aux vaisseaux.

« Par contre, les coupes de la portion du nerf située dans le canal optique présentaient, par rapport à l'aspect macroscopique décrit, aussi des altérations microscopiques des plus prononcées. Les gaines durales et piales paraissent, à l'instar du réseau des fibres de l'espace intervaginal et des vaisseaux qui se répandent ici, absolument normales; il en paraissait de même de l'anneau périphérique et uniformément clos de substance nerveuse inaltérée. Les septa connectifs de cette région montraient, comme arrangement et forme, l'aspect normal et présentaient, sur des préparations au carmin, les stries rouges bien connues d'une épaisseur variée qui contournent les faisceaux nerveux incolores finement granuleux.

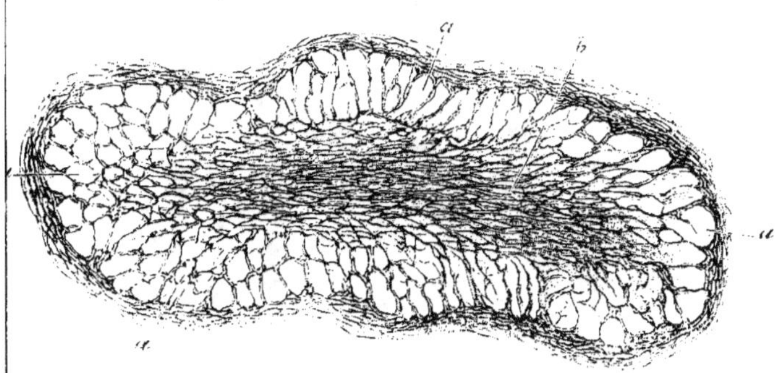

FIG. 105.

La figure 105, que nous devons à la main de maître du professeur Köster, de Bonn, montre cet anneau (a) de substance nerveuse normale (avec un grossissement de 1/45) de façon typique. Toute l'autre partie située au milieu de la coupe présente une coloration rouge foncé, diffuse, à striation grossière, dans laquelle il est à peine possible de reconnaître un arrangement en maille. Là où l'on y réussit encore, on voit pourtant que les septa préexistants ont été déviés et tiraillés par une rétraction persistante et ont ainsi été enfeutrés. Ce tiraillement des septa connectifs se montre le plus clairement à la zone de transition, située entre la périphérie normale et le centre dégénéré. Cette zone est caractérisée d'une part par une coloration rougeâtre qui déteint vers la substance nerveuse et d'autre part par une réduction et un dérangement dans la forme régulière polyédrique des septa connectifs. Si le grossissement faible, sus-indiqué, permet de reconnaître d'une manière parfaite les dispositions topographiques, un grossissement plus fort démontre que dans cette région centrale, suffisamment caractérisée, comme atrophique par sa coloration, il se présente aussi une destruction presque complète de la substance nerveuse. Car, si l'on réussit aussi encore dans la plupart des endroits à démontrer l'arrangement primitif des septa, ceux-ci se montrent en partie vides, en partie occupés par un tissu fibrillaire à arrangement irrégulier. Il n'y a qu'en quelques endroits qu'un dessin finement granuleux rappelle de faibles vestiges de masses nerveuses, qui remplissent les septa. Les trabécules de tissu connectif sont, ainsi que le démontre la figure 105, excessivement épaissies, particulièrement dans les points où deux ou trois trabécules se rencontrent en angle : en de pareils endroits, il se forme de véritables nœuds dans lesquels se trouve ordinairement placé un vaisseau rempli de sang. Ces faisceaux hypertrophiés montrent une structure grossièrement striée et une augmentation abondante de noyaux, ce qui ressort clairement par l'hématoxyline et le brun de Bismarck. Des cellules grumeleuses ainsi que des corpuscules amylacés ne sont démontrables.

« Ces trabécules connectifs fortement hypertrophiés renferment des mailles très rédui et absolument irrégulièrement conformées, qui sont remplies, comme nous l'avons d dit, en partie d'un tissu plus ténu coloré en rouge, dans lequel une pullulation en ma de noyaux laisse reconnaître une augmentation de la neuroglie. Ce n'est que dans parties voisines de cette zone de transition décrite que l'on rencontre dans la pullu

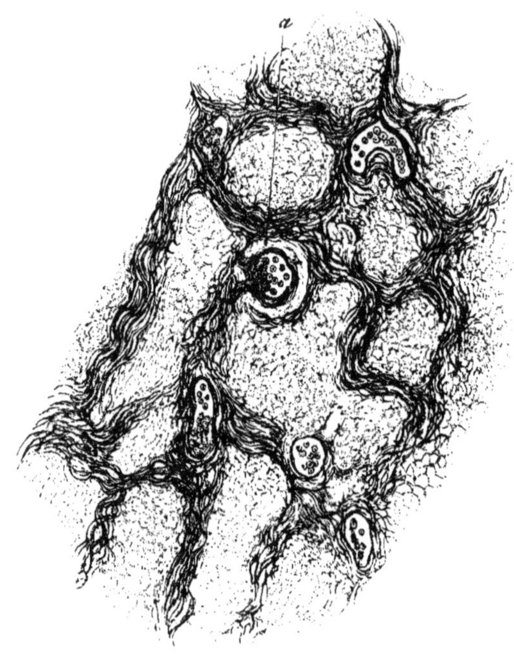

Fig. 106.

tion de neuroglie des fibres imbriquées d'une finesse extrême, mais que les diver méthodes de les teinter permettent de reconnaître comme atrophiées. Dans les zones transition même, la pullulation neurogliaire rétrograde de plus en plus, à sa place appar sent tout d'abord des fibres à moelle atrophiée, comme dans l'atrophie grise, entremêl avec des fibres à moelle normale de plus en plus nombreuses qui finissent par remplir la façon usuelle les mailles à elles seules, à mesure que les septa se rapprochent dav tage de la périphérie du nerf.

« Les vaisseaux qui se trouvent dans les gaines, dans les trabécules connectives et d l'anneau périphérique étaient absolument normaux comme nombre ainsi que com structure et nous paraissaient en majeure partie vides; ils se montrent dans la secti moyenne atrophique du nerf excessivement augmentés en nombre et cela d'autant p que la pullulation du tissu connectif apparaissait plus luxuriante et les mailles plus peti et plus tiraillées. En plusieurs de ces endroits, on voit à un de ces points de nœuds mailles décrits, plusieurs sections vasculaires rapprochées, qui donnent à l'image presq un aspect variqueux. Toutes ces ouvertures vasculaires sont remplies de corpuscu rouges et quelques-unes en sont gorgées à tel point que l'idée d'une obstruction embolique ou par thrombose vient tout de suite à l'esprit, mais qu'il faut abandonner en présence de parois vasculaires absolument normales, en particulier pour ce qui concerne l'intima. Aussi ne rencontre-t-on nulle part les signes d'un athérome des plus fins vaisseaux ; seule la pullulation de noyaux de l'adventice et particulièrement de la gaine adventicielle, là où celle-ci est démontrable, dévoile la participation de la paroi vasculaire au processus inflammatoire. En quelques endroits, principalement là où un vaisseau a pullulé librement dans un espace de moelle, comme à *a* (fig. 106), on reconnaît un élargissement de la gaine lymphatique adventicielle.

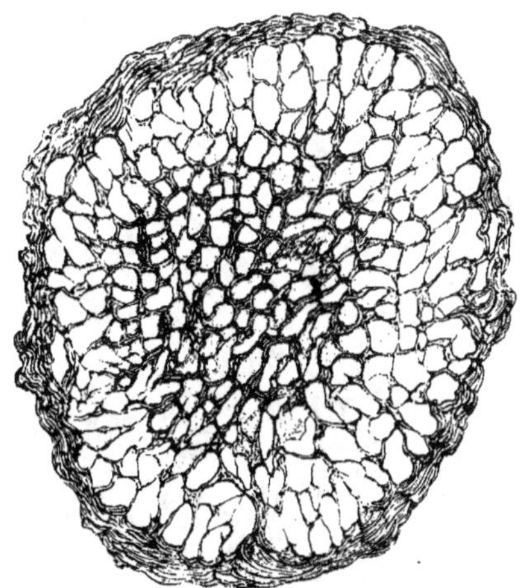

Fig. 107.

« Cette image se présente sur toutes les coupes prises sur la partie aplatie du tronc erveux qui parcourt le canal optique. Dès que cette partie, mesurant 2 millimètres à eu près, fut dépassée, et que la coupe, jusqu'alors allongée, eut pris une forme cirlaire, aussi l'aspect microscopique changeait. Comme l'ont déjà démontré les mesures s-mentionnées, la disparition des éléments constituants du nerf ne pouvait pas être ssi avancée que dans la partie jusqu'alors décrite. En rapport avec cela nous trouvons ssi, ainsi que le démontre clairement la figure 107, prise avec le même grossissement ia figure 105, que l'arrangement des septa, dans cette partie intensivement colorée en uge, se trouvait entièrement conservé, mais que la réduction des mailles ainsi que paississement des trabécules connectives, qu'enfin l'augmentation des noyaux et des isseaux démontrait encore toujours la présence du processus neuritique interstiel quoique affaibli comme intensité. A côté du processus inflammatoire interstitiel parait alors aussi en première ligne l'image de l'atrophie grise ordinaire des faisceaux rveux, ainsi que le démontrent particulièrement des colorations de contrôle avec or et l'osmium. Particulièrement démonstratives sont ici aussi les images de la zone de ansition, dans laquelle l'osmium permet de reconnaître très clairement l'atrophie de isceaux isolés, atrophie incomplète et par taches, tandis qu'au centre le manque solu de teinte obtenu démontrait l'atrophie totale.

« A mesure que les coupes se rapprochent ainsi du globe oculaire, plus l'altération de ppareil de tissu connectif rétrograde, et plus aussi l'image d'une atrophie grise pure la substance nerveuse entre en premier plan, de façon que nous ne ferons pas fausse ute si nous admettons comme cause de cette atrophie grise la seule interruption de conductibilité, telle que la produit, dans la portion canaliculaire, le tissu connec absolument rétracté en détruisant la substance nerveuse de cette portion du tronc. L coupes prises dans le milieu du cordon nerveux orbitaire présentent pour cela aussi, à œil non prévenu, à peine un changement de l'image de l'atrophie grise ordinaire, to au plus des préparations à l'hématoxyline permettent, grâce à l'augmentation considéral de noyaux, de remonter à une origine inflammatoire. L'observation pourtant d'une sé successive de coupes ne laisse nulle part ne pas retrouver le processus inflammato interstitiel, quoique à un degré moindre.

« Simultanément, avec ce changement d'aspect du processus atrophique, on obse aussi un changement de son siège. Correspondant à la forme circulaire du nerf, le foy elliptique (fig. 105) devient circulaire ; ce foyer, qui tout d'abord est situé au cent occupant à peu près la moitié de toute la coupe, prend progressivement et insensib ment (plus les coupes s'approchent de l'entrée des vaisseaux centraux) un empla ment de plus en plus excentrique, et cela en se dirigeant progressivement vers la lim

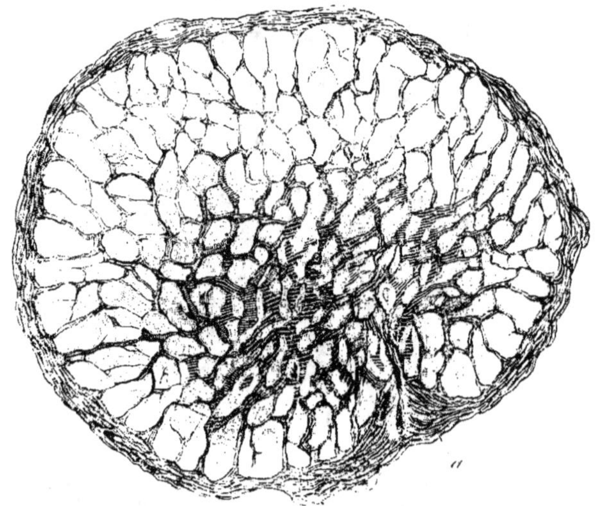

FIG. 108.

atérale du tronc nerveux. Pourtant, toujours encore, la surface atrophique circul reste contournée d'un anneau de tissu nerveux normal qui gagne du côté médial d'aut plus en largeur que, par le rapprochement sus-mentionné, la partie latérale devient plus en plus étroite. Tout près, avant l'entrée de la veine centrale, qui pénètre av l'artère dans le nerf, le foyer atrophique se trouve, ainsi que l'indique la figure n'avoir atteint que dans une petite étendue seulement, latéralement, la gaine piale, manière qu'à cet endroit il ne se trouve plus trace de tissu nerveux normal entre ga et foyer atrophique.

« Près du point de pénétration des vaisseaux centraux, le foyer atrophique cha brusquement de forme, en passant de la forme circulaire en celle d'un cône qui di sa pointe vers la veine centrale placée latéralement, tandis que sa base court dan largeur d'un tiers à peu près de la circonférence du nerf, le long et tout près du b de la gaine piale. Le *mode de ce changement de forme* du foyer atrophique est t caractéristique pour l'appréciation du parcours des fibres à décrire ultérieurement p que nous ne nous arrêtions pas davantage à sa description plus exacte. Lorsqu'on po suit la série successive des coupes de cette région, on voit tout d'abord, au bord *inféri* de la coupe, une faible incurvation de la gaine piale, notablement épaissie en ce po

fig. 108, a), imbrication dans laquelle apparaît déjà la coupe de la veine en section oblique se rajeunissant. La plaque de tissu connectif qui renferme cette ouverture de veine s'enfonce alors par sa pointe de plus en plus dans la substance du nerf, et amène, de la façon connue, les vaisseaux centraux à leur siège central déterminé. Pendant cette pénétration de la plaque de tissu connectif, ses rapports, comme position à affecter avec les faisceaux nerveux, peuvent évidemment être doubles : ou la plaque s'interpose simplement entre les septa, de façon que les faisceaux nerveux conservent leur emplacement relatif pour ce qui concerne la périphérie (abstraction faite d'un écartement de moins en moins notable par rapport à la largeur du faisceau de tissu connectif), ou la plaque pénètre par invertissement dans le nerf vers son centre, et doit à cet effet *enrouler* de telle façon les faisceaux situés devant lui, que ceux qui primitivement étaient placés à la périphérie viennent occuper l'axe du tronc nerveux, et que les faisceaux axiles doivent devenir de plus en plus placés à la périphérie. Aussi peu que dans le nerf normal, la similitude des faisceaux permet de résoudre cette question, aussi bien le cas présent fournissait à

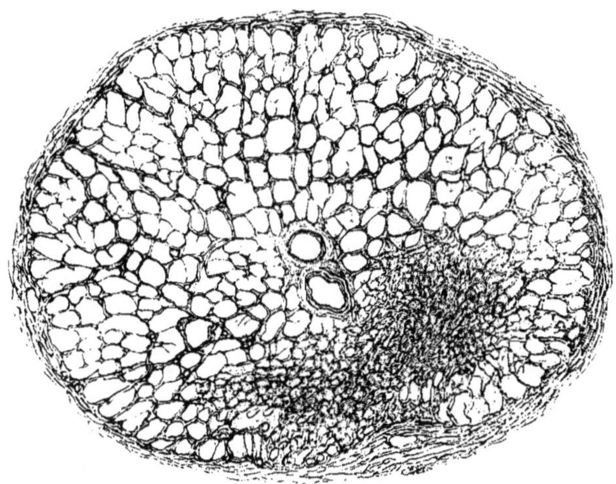

FIG. 109.

cet objet un matériel d'étude favorable, attendu que le foyer atrophique circonscrit traversant toute la longueur du nerf, offrait l'occasion si désirée de différencier les divers faisceaux nerveux pour constater sur les diverses coupes leurs rapports réciproques.

« Les images afférentes argumentent maintenant d'une façon indubitable pour le second mode, celui de l'enroulement des faisceaux. Coupe par coupe, on pouvait poursuivre comment les vaisseaux pénétrants poussaient les septa atrophiés et colorés en rouge devant eux, et les ramassaient vers la périphérie : le foyer atrophique primitivement circulaire prenait une forme elliptique, avec son axe long dirigé de haut en bas, ensuite il devenait conique, sa pointe regardait ses vaisseaux ayant pénétré davantage vers le centre, finalement l'artère qui entrait plus centralement, repoussait la portion située en haut du cône de plus en plus latéralement, de façon qu'il arrivait à occuper la position représentée figure 108. Il est clair qu'en admettant le premier mode de pénétration, au lieu de trouver les dispositions décrites sur toutes les coupes, on aurait dû le rencontrer au contraire placé excentriquement dans l'étendue du foyer atrophique même, entouré partout de faisceaux atrophiques.

« Comme le démontre la figure 109, le foyer atrophique a, après pénétration complète des vaisseaux centraux, non seulement changé de forme, mais aussi d'étendue. Si nous recherchons la cause de cette réduction frappante d'étendue, le dessin nous démon un aspect semblable du foyer à celui de la figure 105, c'est-à-dire un tissu cicatric strié avec destruction complète de l'arrangement des septa. L'examen avec un grossis ment plus fort, montre en rapport avec cela aussi la même image d'une inflammati interstitielle avancée, avec pullulation notable de vaisseaux et destruction des faisce nerveux, comme nous l'avons décrit plus haut. Nous avons donc à noter ici une nouv interposition du processus inflammatoire interstitiel, pour laquelle je n'arrivais pa découvrir la cause, mais que nous devons d'autant moins rattacher au fait de la pé tration des vaisseaux que, d'une part, le faisceau connectif central qui renfermait vaisseaux ne présentait aucune pullulation de noyaux, et que, d'un autre côté, com je tiens à le mentionner déjà, le nerf optique *gauche ne laissait pas reconnaitre* u pareille recrudescence du processus inflammatoire interstitiel au même endroit, n présentant presque dans la papille même une atrophie grise prononcée avec faible p lulation interstitielle. Comme maintenant encore le nerf optique gauche montre foyer atrophique en forme de cône, du côté latéral, dès l'entrée des vaisseaux, m indubitablement dans une étendue plus grande qu'au nerf optique droit, nous pouv bien, sans forcer les choses, en déduire : 1° que le changement de forme du foyer at phique dépend exclusivement du changement de direction des fibres du nerf qui s'acco plit par suite de la pénétration des vaisseaux, changement dont il sera question plus lo 2° que la réduction du foyer atrophique du nerf *droit* repose sur une plus forte rétr tation de tissu connectif causée par une nouvelle inflammation interstitielle plus act en ce point.

« En rapport avec cela, nous voyons aussi que les coupes se rapprochant de l'entrée nerf dans la capsule bulbaire, le foyer atrophique gagne de nouveau un peu en éten avec conservation complète de la forme en cône, tandis que la pullulation de tissu conne rétrograde et que l'atrophie grise des faisceaux nerveux contenus dans les septa conser s'accuse de nouveau davantage. Nous voyons aussi, exactement comme dans le proce de pullulation interstitielle du canal optique, se présenter ici un processus inflammato actif en un point restreint de faible étendue, qui passe assez brusquement dans ce de l'image de l'atrophie grise, et nous ne faisons guère fausse route, rendant responsab de pareilles localisations surprenantes des particularités anatomiques de ces régions, d la démonstration reste réservée à l'exposé qui suit.

« Dans la coupe de la papille droite nous voyons un cône atrophique assez nettem tranché, dont la base occupe presque toute sa moitié latérale, tandis que sa pointe att presque la veine centrale. Les mailles de la lame criblée sont ici sensiblement plus s rées que du côté médial, et montrent une augmentation abondante de noyaux ; les fa ceaux nerveux très amincis qu'elles contiennent présentent une atrophie prononcée. vaisseaux centraux mêmes ne dénotent pas d'anomalie, seule la veine me paraît d sa moitié latérale ne plus être aussi solidement réunie au faisceau connectif central d normalement aminci en ce point, mais en est nettement séparée par un creux. Comme ce image est déjà observée, quoique à un moindre degré, à une certaine distance de la la criblée, je ne puis la considérer comme accidentelle, mais on doit la mettre en rapp avec la traction cicatricielle dans le foyer atrophique qui par sa rétraction a fait relâc la réunion de l'adventice et de son enveloppe. C'est ainsi qu'apparut l'espace périv culaire, comme Kuhnt (*Archiv.*, XXV, 3, p. 221) l'a aussi représenté pour le nerf optiq normal, quoique Schwalbe (*Graefe-Saemisch*, I, p. 352) n'a pas pu en démontrer l'ex tence au moyen d'injections des vaisseaux sanguins et lymphatiques du nerf optique. A p ces altérations qui en général concordent avec celles déjà mentionnées, *les coupes tra versales* de la papille ne donnent pas d'autre renseignement.

« Un complément d'autant plus appréciable fournirent les *coupes longitudinales* p lesquelles on utilisa de préférence le nerf optique *gauche.* Tout d'abord on exam pourtant aussi des coupes transversales de ce nerf faites dans les régions caractéristiq et grâce auxquelles on constata qu'ici aussi se rencontrèrent les altérations pres identiques à celles du nerf droit : aussi ici un foyer neuritique interstitiel est situé ex tement dans le canal optique avec raccourcissement du tissu connectif qui aplatit le n suivi d'atrophie grise avec moindre inflammation interstitielle sous forme d'un fo circulaire central qui prend une direction latérale de plus en plus excentrique jusqu'à transformer en cône au point de pénétration des vaisseaux centraux, mais qui ici ce nerf gauche ne laisse pas reconnaître, comme cela a été exposé pour le droit, u recrudescence du processus inflammatoire interstitiel, mais se présente sous l'image de l'atrophie grise avec pullulation relativement moindre du tissu connectif.

« Après avoir ainsi, par des coupes transversales, démontré la concordance topographique complète du foyer atrophique pour les deux troncs nerveux, je tâchai d'étudier au moyen de coupes longitudinales son parcours d'une façon démonstrative. Ces coupes montrent aussi, d'une façon très évidente, comment le foyer atrophique se trouve tout d'abord situé centralement, se déplace progressivement et peu à peu latéralement, mais j'ai dû renoncer bientôt à l'espoir de pouvoir arriver à découvrir par ces préparations le chemin par lequel s'opère ce changement d'emplacement des fibres. Car abstraction faite que je n'avais nulle garantie que dans mes préparations, la section courait exactement parallèlement au parcours des fibres, qu'au contraire plusieurs préparations se rapprochaient plutôt sensiblement des coupes transversales, les septa de tissu connectif et avec eux les faisceaux nerveux où ils persistèrent encore, se trouvèrent à la suite du processus interstitiel tellement tiraillés et enfeutrés qu'il ne pouvait à peine être question de la poursuite d'un faisceau isolé.

« En général les coupes longitudinales firent ressortir d'une façon bien plus saillante

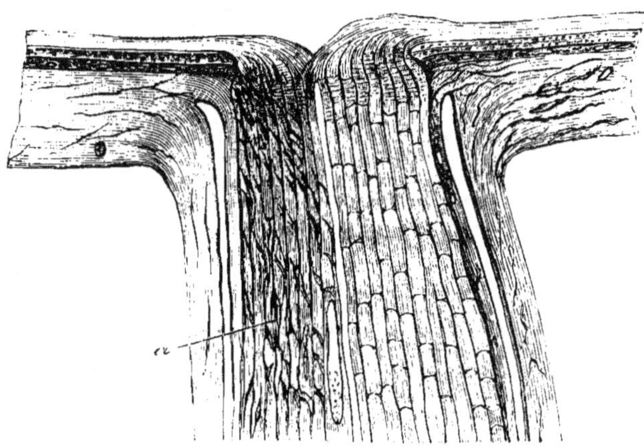

FIG. 110.

l'étendue de la pullulation du tissu connectif interstitiel que les coupes transversales, attendu qu'à la pullulation des faisceaux longitudineux s'adjoignait celle des trabécules transversales. C'est surtout dans ces dernières que se présentaient les lignes d'incurvations les plus hasardées et un développement en masse, qui ne le cédait pas à celui des faisceaux longitudinaux. Aussi ici le rapetissement des interstices était même en des points les moins atrophiés plus frappant, en les comparant avec la substance nerveuse normale, que sur les coupes transversales. Mais ce qui caractérisait tout particulièrement les coupes longitudinales, était le développement énorme de vaisseaux qui se fit reconnaître dans le tissu connectif interstitiel tant que s'étendait le processus atrophique. Chaque petite trabécule connective est ici le porteur d'un petit vaisseau distendu et gorgé de corpuscules rouges du sang dont les minces parois ne laissent que rarement décider s'il s'agit d'une veine ou d'une artère. Aussi les parois de ces vaisseaux ne présentent pas d'anomalie, seulement on était frappé du nombre démontrable de capillaires faibles par rapport à ce développement abondant de petits vaisseaux courant dans le sens de la longueur et de l'épaisseur dans chaque partie du champ visuel.

« Plus on poursuivait les sections longitudinales vers la papille, plus le processus atrophique se plaçait latéralement, et après la pénétration des vaisseaux centraux ceux-ci représentent la limite entre moitié normale et atrophique; en même temps l'épaississement des faisceaux connectifs longitudinaux décroît de plus en plus vers la papille pour atteindre, comme cela a du reste aussi lieu normalement, une très sensible diminuti dans la papille même. Une section longitudinale à travers la papille (fig. 110) démont d'une façon frappante cette différence des deux moitiés. Tandis que la moitié médial placée à droite dans le dessin, présente un aspect normal (des faisceaux nerveux à pa cours parallèle d'égale largeur, séparés par de semblables septa connectifs qui se trouve à des distances assez régulières réunis par des troncs transversaux), nous voyons côté latéral (gauche dans le dessin) les faisceaux notablement rapetissés; par contre, l faisceaux connectifs épaissis indiquent par leur teinte foncée la coloration intense par carmin. Mais ce qui saute tout particulièrement aux yeux, c'est le *changement d'em placement des septa transversaux* qui ne courent plus, comme dans la moitié média verticalement par rapport aux faisceaux longitudinaux, mais affectent tous une directi *oblique* et cela en se dirigeant de haut et en dehors en bas et en dehors, c'est-à-di tous les septa transversaux sont déplacés comme si une traction avait dans la moi latérale du nerf agi d'arrière sur les septa longitudinaux réunis à la lame criblée, tan que les faisceaux transversaux qui prennent leur point d'attache à la gaine piale aurai servi de point d'appui pour la torsion. Par rapport à cela nous trouvons l'excavati physiologique excessivement profonde latéralement et descendant à pic, à l'entrée des va seaux (forme que nous ne rencontrons pas rarement à l'ophthalmoscope dans le c d'atrophie blanche), tandis qu'au bord papillaire même elle ne descend que très pr gressivement. Mais qu'à cet endroit à part la traction agissant en arrière et en sens la longueur aussi une autre s'est fait valoir en sens de la largeur, en faveur de ce plaide tout d'abord, près de l'amincissement des faisceaux, une configuration particuli de l'extrémité terminale de l'espace intervaginal (fig. 110), extrémité qui comparativem à celle de l'espace médial était non seulement élargie, mais aussi manifestem recourbée en dehors et bombée, tandis que du côté médial elle se terminait norma ment en sens direct et à pointe émoussée. Comme la terminaison de cet espace prése aussi dans des conditions normales des fluctuations multiples, je ne veux pas insis davantage sur la signification pathologique de ce fait, mais indiquer seulement la co cordance remarquable de ces dispositions mentionnées :

« Nous voyons donc sur des coupes longitudinales une même et apparente étendue processus atrophique qui indubitablement s'est surtout davantage élargi comme pr cossus interstitiel que cela se présentait sur des coupes transversales. Il ne restait q donner la démonstration de l'atrophie nerveuse centrale sur des préparations par di cération. Il était facile par dilacération de parties occupant la région interprétée com atteintes de l'atrophie grise, d'isoler les fibres variqueuses fines bien connues, po lesquelles on ne pouvait plus démontrer une gaine de moelle, tandis qu'on ne pouv plus les retrouver dans la région du canal, où la très forte rétraction du tissu conne interstitiel avait eu lieu; je n'ose me prononcer si ce n'est seul le manque d'un maté suffisant qu'il faut accuser ici.

« L'examen de la portion intracrânienne du nerf optique du chiasma et des *stractus op* ne donnait que peu de résultats comme nous l'avons déjà mentionné, des coupes d nerfs, tout près derrière le foramen opticum, fournirent des images absolument norma juste avant leur entrée, on rencontrait des deux côtés, dans une étendue très restreint en forme de cône; une pullulation de noyaux qui s'adossait à la gaine piale, dont la lo lisation topographique n'était plus possible : comme du reste la coloration par le carm ne démontra en ce point rien d'atrophique, on doit appuyer d'autant moins sur ce pullulation que, vu son étendue minime, elle se trouvait séparée du processus décrit da le canal optique, par une région absolument intacte de tissu nerveux. Des coupes à t vers le chiasma ne présentent pas le foyer atrophique, seulement je rencontrai dans moitié antérieure voisine des troncs nerveux un système particulier de lacunes. Com quelques-unes de ces lacunes renfermaient dans leur intérieur des vaisseaux dont parois se trouvaient séparées de la délimitation interne de ces vacuoles par un esp libre, je ne crois pas faire fausse route en assimilant ce système de lacunes, com l'analogue de l'état criblé démontré pour le cerveau, avec cette supposition que dans vacuoles absolument vides, les vaisseaux ont dû disparaître complètement. Les trac étaient complètement normaux.

« Pour ce qui concerne les membranes enveloppantes de l'œil, leur examen ne po vait être complet, attendu que seules les moitiés postérieures des globes oculaires trouvaient, ainsi que cela a été dit, à ma disposition. Si l'on réussit aussi à démont la parfaite intégrité de la sclérotique et de la choroïde, le durcissement et surtout l'imb quement de la rétine qui flottait librement et formait des plis tellement irréguliers qu'une exploration complète en était rendue impossible. Ce que je puis soutenir avec certitude est la chose suivante. On voit sur des coupes longitudinales à travers la papille et son passage dans la rétine, les fibres à myéline du côté *médial* traverser directement en traînées parallèles les mailles de la lame criblée et se continuer en arc recourbé dans la couche des fibres qui à proximité de la papille forme une couche de 0,052 millimètres d'épaisseur. La couche des fibres reste sur ce côté médial absolument incolore, à elle vient s'adjoindre une couche distincte de cellules ganglionnaires et les autres couches dans un dessin et une étendue absolument normaux. Je ne saurais considérer un état granuleux particulièrement grossier des corps des cônes ainsi qu'une terminaison très répandue en boutons des membres externes des bâtonnets (1) comme pathologiques, mais je le déclare, vu la parfaite intégrité de cette couche rétinienne, comme la conséquence d'une action irrégulière du liquide durcissant sur la rétine librement étalée.

« Une différence très frappante présente la région latérale de la rétine, tant qu'elle est restée attachée à la papille. Les faisceaux atrophiques sont ici à peine reconnaissables après avoir passé la lame criblée et comme leur continuation directe se présente une couche rétinienne dont l'épaisseur de 0,033 se montre amincie comparativement au côté nasal, même en tenant compte de la règle qu'il rayonne du côté médial de la papille une couche plus épaisse de fibres que du côté latéral. Simultanément avec cet amincissement, la couche a une teinte visible par le carmin, tandis que l'osmium ne l'obscurcit que très faiblement; par contre l'hématoxyline ne permet pas de reconnaître une augmentation de noyaux. *On ne retrouve ici pas trace de la couche ganglionnaire.* De façon que cette disposition de cellules avec conservation de la couche des fibres ne paraît pas être sans signification caractéristique pour la neurite interstitielle. Au moins pareil état se trouve indiqué par Leber (*Archiv.*, XIV, 2, p. 37) pour un cas de périneurite et de neurite interstitielle et cet auteur le déclare comme très digne de remarque, surtout comme dans son observation, la couche de fibres nerveuses ne permet d'y reconnaître ni amincissement, ni atrophie. Les autres couches nerveuses ne se trouvent pas non plus altérées dans cette région, aussi les fibres connectives de mailles ne présenteront pas d'épaississement ou d'augmentation nucléolaire, comme le démontraient surtout des coupes pratiquées verticalement au parcours des fibres et teintées à l'hématoxyline. Pour ce qui concerne ces altérations dans la macula lutea, il est regrettable qu'on n'ait pu arriver à un résultat à l'abri de la critique, attendu que tout le restant de la rétine s'était durci en de nombreux plis tels qu'une recherche topographique en était rendue inexécutable. Aussi il arrivait que des séries entières de coupes, que l'arrangement des cônes aussi bien que le parcours oblique des fibres légitimait comme provenantes de la macula, étaient rendues sans valeur pour l'appréciation de changements y afférents. En particulier la question de savoir si aussi l'épaisse couche de cellules ganglionnaires était complètement détruite, comme dans le cas cité de *Leber*, n'a pas pu être résolue. S'il faut donc constater ici la présence d'une lacune dans notre recherche, lacune d'autant plus regrettable que cette disparition de ganglions aurait pout être servi de moyen d'étudier plus exactement le parcours des fibres maculaires dans la rétine, je dois pourtant d'un autre côté insister sur ce que cette lacune ne peut en rien influencer l'appréciation anatomique de l'image clinique qui nous occupe, attendu qu'il s'agit ici uniquement d'une altération secondaire de la rétine. »

Quelque étendue que cette observation puisse paraître, elle ne pouvait être raccourcie pour l'usage d'un traité didactique, car elle doit nous servir de prototype, pour caractériser la maladie à laquelle est consacré cet article et lui donner la base anatomique dont aucun détail n'est insignifiant. Un nouvel appui pour l'exactitude de ce cas fut, peu de temps après, fourni par MM. Nettleship et Walter Edmunds (*Transactions of the ophthalm. Soc.*, t. I) qui malheureusement ne donnèrent la description du nerf qu'à

(1) Voy. Atlas de Pagenstecher et Genth, pl. XXIII, fig. 3, où cet état représente un cas de rétinite.

partir de l'entrée des vaisseaux centraux dans le nerf optique. Le restant n'avait pas été enlevé chez un fumeur atteint de diabète et d'amblyopie centrale; mais, d'après M. Nettleship, les altérations étaient si semblables, qu'il dit : « A part ce qui concerne le degré, les changements dans l'observation de M. Samelsohn étaient tellement semblables à notre cas qu'une seule description aurait pu suffire pour les deux spécimens. »

Un troisième cas, dont nous donnons la description, fut examiné par M. Vossius (1). Les pièces anatomiques avaient été remises à M. Leber par le professeur Westphal, le chiasma avec le tractus opticus accompagnait les nerfs optiques auxquels tenaient les parties postérieures des globes oculaires; aussi ici la rétine se trouvait tellement plissée que ce n'étaient que les parties les plus proches de la papille qui pouvaient servir pour l'examen

Il s'agissait d'un homme de quarante-huit ans, qui, entré le 30 octobre 1880 dans le service du professeur Westphal, y était mort le 25 novembre 1880. Né de parents sains, il avait, à part trois fièvres gastriques, été toujours bien portant, et n'abusait que faiblement des spiritueux. Il s'était aperçu, il y a trois ans, que ses yeux faiblissaient de façon qu'après trois mois il ne pouvait plus lire ni l'imprimé, ni l'écriture. Le diagnostic, fait dans le service de la Charité, par Schweigger, était celui de scotome central. Soumis aux transpirations, inonctions et injections de strychnine, il quitta le service. V. D. $= \frac{2,5}{24}$ G. $= \frac{3}{24}$. Rien à l'ophthalmoscope, persistance du scotome dont les dimensions ne se trouvent pas indiquées. L'identité du cas avec ceux de Samelsohn et Nettleshipp laisse croire à M. Vossius cette lacune comme peu regrettable.

L'entrée du malade dans le service des affections nerveuses fut justifiée par une maladie cérébrale dont les premiers symptômes remontaient au mois de mars 1880 : attaques répétées de manque de connaissance, hémiplégie du bras droit avec contractures spasmodiques de l'extrémité supérieure droite. Ces attaques augmentaient en nombre de façon qu'en septembre il en a déjà trois par jour, suivies de faiblesse motrice du bras droit sans paralysie nette, avec mêmes symptômes de la moitié droite de la face et de la joue droite. Le 26 octobre, parésie manifeste de l'extrémité droite et du facial, puis de la région buccale. Nul trouble des fonctions végétatives, ni céphalalgie, ni vertige ou vomissement, mauvais sommeil, mémoire conservée, qui ne diminue qu'après la dernière attaque et est accompagné de troubles du langage; d'après le dire de la femme du malade, ces symptômes auraient progressivement augmenté. Lors de son entrée, on trouve une parésie du facial dans ses branches labiales, oculaires et celles de la joue, traces d'aphasie, paralysie motrice complète de l'extrémité supérieure droite, parésie de la jambe droite, sans altération de sensibilité, parésie qui se transforme ultérieurement en paralysie complète; l'aphasie s'accentue et le malade succombe le 25 novembre.

« L'autopsie, faite le lendemain, donne : paroi supérieure du crâne grande, assez lourde, diploé très riche en sang, dure-mère très fortement tendue, son sinus longitudinal complètement vide de sang. Sa surface interne, des deux côtés, parfaitement lisse et luisante, vaisseaux fortement remplis. Après avoir enlevé la dure-mère, on voit à gauche, à travers la pie-mère, en un point qui correspond à la réunion de la seconde circonvolution frontale avec la circonvolution centrale antérieure, un foyer jaunâtre triangulaire, long de 2 centimètres, avec une base d'égale largeur. Sur ce foyer la pie-mère est complètement adhérente; le restant de la pie-mère est faiblement œdématié et se laisse détacher sans difficulté. Tout l'hémisphère gauche est fortement aplati, les circonvolutions sont évidemment élargies, d'un aspect pâle, en général plus humectées. La circonvolution centrale antérieure se trouve, dans son tiers supérieur, transformée en une masse molle et pultacée, qui mesure 4 centimètres et est d'une coloration gris jaunâtre, et près de l'extrémité antérieure et inférieure de laquelle se trouve placé le

(1) *Archiv f. Ophthalmologie*, t. XXVIII, 3, p. 201.

foyer jaunâtre sus-mentionné qui adhère à la pie-mère. Près de l'extrémité médiane du foyer de ramollissement, celui-ci s'étend encore à 1 centimètre de distance sur la partie postérieure de la circonvolution frontale supérieure. La circonvolution centrale postérieure est comme aiguisée par son bord antérieur, et s'applique comme un pli lisse sur la partie postérieure du foyer de ramollissement. Elle se laisse aisément déplacer de ce foyer avec le dos du scalpel, ce qui permet de mettre à découvert la profondeur de la rainure centrale. Le foyer de ramollissement ne gagne en aucun point la circonvolution centrale postérieure; la profondeur de la rainure centrale est intacte, le couvercle en soupape est fortement aplati, les circonvolutions complètement libres; il en est de même du plan médian de la circonvolution centrale. Nulle part d'autres foyers morbides à la surface des deux hémisphères. — Une coupe frontale à travers le milieu de la partie ramollie (circonvolution centrale antérieure) montre ici la substance corticale complètement détruite, transformée en une masse jaune brunâtre et gris jaunâtre pultacée. Près de la ligne de démarcation entre substance grise et blanche se présente encore une strie tout à fait étroite de substance grise anémiée qui paraît conserver la couche de moelle sous-jacente large de 1,5 centimètres; celle-ci est macroscopiquement intacte. On rencontre, au-dessous d'elle, une cavité grande comme une noix remplie d'un liquide clair brunâtre. Les parois de cette cavité sont absolument lisses, comme revêtues d'une muqueuse; la surface interne est très riche en vaisseaux; en partie elle est garnie de dépôts pigmentés. Cette cavité s'étend en bas et en dedans, d'un

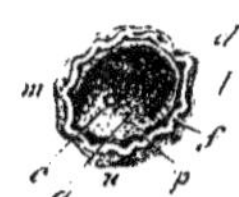

FIG. 111.

Coupe à travers le nerf optique gauche tout près du globe oculaire, vu de face. Grossissement, 2/1. — *l*, bord latéral, *m*, médial, *o*, supérieur, *u*, inférieur; *a*, la partie atrophique plus claire, située dans le quadrant inféro-externe, la pointe dirigée vers les vaisseaux centraux (*c*) et la base vers la gaine piale (*p*); *d*, gaine durale plissée; *j*, espace intervaginal élargi.

côté jusque tout près de la capsule externe, de l'autre jusqu'au toit des ventricules et des trabécules, mais elle se trouve partout séparée de la région des ganglions du tronc par une strie de substance de moelle, macroscopiquement à aspect normal. D'autres altérations du foyer ne se rencontrent pas dans le cerveau. La moelle allongée et la moelle même sont libres macroscopiquement.

« L'examen microscopique des foyers de ramollissement montre de nombreuses cellules grumeleuses, pour la plupart pigmentées, des cristaux d'hématoïdine, du pigment amorphe du sang, des masses grumeleuses de détritus, pas d'éléments nerveux. Dans la moelle, examinée à l'état frais, pas d'altérations des cordons antérieurs ou latéraux, aussi la capsule intérieure est libre de cellules grumeleuses. L'examen de la moelle durcie dans le liquide de Müller confirme ce résultat, attendu que partout, aussi bien l'emploi de la potasse que des méthodes appropriées de coloration fait voir des conditions normales. (Binswanger, *Arch. f. Psychiatrie*, t. XI, III.)

« Les nerfs optiques, le chiasma et le tractus droit ne présentaient extérieurement pas d'anomalie marquée; par contre, les coupes faites à travers ces diverses parties montraient des altérations sensibles qui sautaient déjà aux yeux par les différences de coloration. Des deux côtés les nerfs optiques se présentaient tout près du globe oculaire, sur la coupe, non ronds, mais aplatis (fig. 111) du côté externe, particulièrement en bas et en dehors, de façon que la coupe formait plutôt un ovale oblique. A cet aplatissement du contour correspondait une partie blanche en secteur, dont la base touchait la gaine du nerf, et la pointe se dirigeait vers le milieu de la coupe, se terminant, ainsi que le démontrait l'agrandissement avec la loupe, près des vaisseaux centraux, ici bien plus rapprochés du bord de la coupe que dans les autres sens, et que cela se présente normalement. Ce secteur blanc, qui tranche sensiblement contre le restant de la masse nerveuse, d'un aspect normal, teintée en vert par l'action de l'acide chromique, occupait le quadrant inféro-externe. Le diamètre maximum de la coupe était celui de sa hauteur; il mesurait

3 1/2, à droite un peu plus de 3 1/4 millimètres à gauche; le diamètre le plus court dirigé de haut et en dedans, en bas et en dehors, de façon à partager le secteur, mesura des deux côtés 2 1/2 millimètres. On pourrait donc constater ici une sensible différen dans les deux sens, comparativement aux conditions normales, où avec une coupe circ laire les diamètres afférents mesurent 4 millimètres. L'espace intervaginal paraît sens blement relâché, la gaine externe se trouve dans la région du secteur plus largeme détachée du tronc nerveux même, et visiblement plissée. La gaine interne contourn sous forme d'un trait régulier et étroit, toute la périphérie de la coupe nerveuse.

« A une distance de 8 millimètres du globe oculaire, celle-ci présente de nouveau sensibles différences de coloration qui se bornent aussi ici essentiellement au quadra inféro-externe. La forme de la partie blanche n'étant plus celle d'un secteur, elle

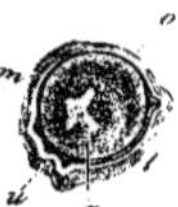

Fig. 112.

Coupe à travers le nerf optique gauche, à 8 millimètres derrière le globe de l'œil. Grossisseme 2/1. Lettres comme pour la figure précédente. La partie claire représente le foyer atrophique.

délimitait à la périphérie par une large base (fig. 112), et envoyait vers le milieu quelqu prolongements plus ou moins pointus; au bord, la veine centrale était nettement visib dans le milieu, l'artère. La forme de la coupe était ici celle d'un ovale. Le diamè transversal — 3 millimètres, — sensiblement diminué; le diamètre vertical — 3 1/2 mil mètres, — aussi un peu plus petit que normalement. La gaine externe paraissait au ici de nouveau à partir du véritable nerf optique, un peu repoussée de la partie cla et plissée; pour le reste, elle lui adhérait normalement.

« A 16 millimètres du globe oculaire, avant la pénétration des vaisseaux centraux,

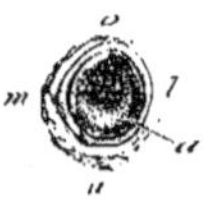

Fig. 113.

Coupe à travers le nerf optique gauche, à 16 millimètres derrière le globe oculaire. Grossisseme 2/1. Vue de face. Lettres comme pour les figures précédentes. La partie claire représente le fo atrophique.

conformation de sa coupe se rapprochait davantage de la forme ronde (fig. 113), pourt aussi ici on pouvait constater une réduction des diamètres; ici les diamètres vertica et horizontaux mesuraient 3 1/4 millimètres. L'espace intervaginal ne se trouv

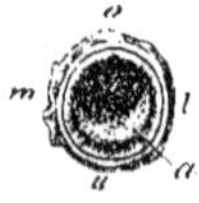

Fig. 114.

Coupe à travers le nerf optique gauche à 24 millimètres derrière le globe oculaire. Grossissement, 2 Lettres comme pour les figures précédentes. La partie claire représente le foyer atrophique.

pas aussi relâché, la gaine externe était ici partout assez étroitement appliquée nerf. La partie claire avait de nouveau une forme se rapprochant du cône; mais base en était ici placée davantage au milieu, la pointe du cône touchant la périphérie s'adossant à la gaine piale. La partie claire ne présentant pas à sa base de délimitation linéaire, il s'y trouvait quelques points noirâtres qui, examinés à la loupe, se montraient comme substance nerveuse normalement teintée. Le cône était aussi ici de nouveau placé davantage dans le quadrant inféro-externe.

« Sur une coupe située à 24 millimètres du globe oculaire (fig. 114), la partie claire se trouvant placée excentriquement plus dans la moitié temporale externe, et se rapprochant de la forme semi-lunaire; elle était partout contournée d'une zone normalement colorée qui, du côté médial, l'emportait comme largeur par rapport au côté latéral; en haut et en bas, elle était d'égale largeur. Vers le milieu de la coupe, il se trouvait, d'après l'examen à la loupe, une zone de transition ou substance nerveuse atrophiée et non atrophiée, se mélangeant. Le changement de forme de la coupe frappait; c'est surtout le diamètre transversal qui est réduit, de sorte qu'elle forme un ovale à grand axe vertical, qui, vers le bord externe, est un peu bombé du côté

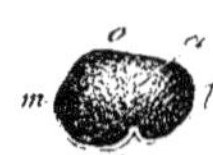

FIG. 115.

Coupe à travers le nerf optique gauche, juste derrière le canal optique. Grossissement, 2/1. Lettres comme pour les figures précédentes. La partie claire représente le foyer atrophique.

interne, au point correspondant un peu rétracté. La gaine externe juxtaposée au nerf.

« Une coupe à travers le nerf optique, placée juste derrière le foramen opticum, du côté du cerveau, se reconnaît par l'absence de la gaine durale (fig. 115) et présentait une forme d'un ovale couché, aplati de haut en bas, large de 6 millimètres, haut de 3 1/4 millimètres. La moitié interne se montrait plus élevée que l'externe; entre les deux se trouve, dans le bord inférieur et supérieur, une étroite incurvation. Presque exactement dans le milieu de la coupe, plus rapprochée du bord supérieur, est ici placée une strie claire à forme d'ovale transversal qui, en dehors et en haut, touchait presque le bord de la coupe, se trouvait pour le reste en tous sens entourée d'une zone d'égale largeur à aspect normal. La strie claire paraît en général avoir une étendue plus considérable que sur les autres coupes.

« A peu près à 1 millimètre de distance du chiasma (fig. 116), les deux nerfs optiques

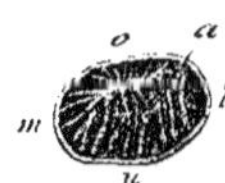

FIG. 116.

Coupe à travers le nerf optique gauche, à peu près à 1 centimètre au-devant du chiasma vu de face. La partie éclairée au milieu est le foyer atrophique, et les stries, partant du bord supérieur, sont des septa épaissis.

paraissent aplatis, mesurent 5 millimètres en largeur, 3 millimètres en hauteur. Au milieu de la coupe colorée pour le reste en teinte verdâtre, ressort une partie blanchâtre fusiforme, paraissant entourée en bas et sur les côtés de tissu en apparence normal. Du milieu du bord supérieur de la coupe se dirige obliquement en dedans, laissant cette strie blanchâtre de côté, une autre d'un jaune clair, qui arrive au milieu du bord médial de la coupe et se ramifie dentritiquement. Ces ramifications rayonnent dans un parcours plus ou moins ondulé, en se dirigeant vers le bord supéro-interne, interne et inféro-interne de la coupe. Déjà, par ce parcours, ces stries se révèlent comme les septa connectifs placés dans le nerf optique, et qui dérivent de l'enveloppe piale. De semblables stries blanchâtres rayonnent aussi en tous sens de la tache blanchâtre, et atteignent, autant que le grossissement à la loupe permet de le voir, soit les bor[ds] de la coupe, soit son voisinage, où elles se perdent. Cette partie claire conserve sa po[si]tion dans toute la dernière portion du nerf optique jusque tout près du chiasma.

« Voici encore un court résumé des dimensions, comme épaisseur, des divers[es] coupes :

	DIAMÈTRE LONGITUDINAL.	DIAMÈTRE VERTICAL.
	millimètres.	millimètres.
Près du globe oculaire,........................	2 1/2	3 1/2
A 8 millimètres du globe oculaire..............	3	3 1/2
A 16 millimètres du globe oculaire.............	3 1/4	3 1/4
A 24 millimètres du globe oculaire.............	3	3 1/2
Derrière le canal optique......................	5	3 1/4
1 centimètre au delà du chiasma................	5	3

« On imbrique, d'après la prescription de Schiefferdecker, pour l'examen microsc[o]pique, le chiasma et le tractus droit, ainsi que les deux nerfs optiques, dans une sol[u]tion de colloïdine. Ce procédé, que j'avais appris à connaître à Robstock et que Schie[f]ferdecker a depuis fait lui-même davantage connaître (*Archiv f. Anatomie*, 1882, H. [2] et 3), me parut, pour le but à poursuivre ici, d'autant plus apte que la masse qui se[rt] à imbriquer conserve, lorsqu'elle n'est pas prise en trop grande épaisseur, e[n] refroidissant, sa transparence, et permet ainsi le contrôle sur la bonne direction d[es] coupes qu'on veut exécuter. Cette masse se coupe aussi à main libre et avec le micr[o]tome d'une manière excellente, et présente, à part sa transparence, juste pour des tiss[us] très fragiles, comme par exemple la rétine, l'avantage qu'on n'a pas besoin, en tra[n]chant ultérieurement d'une façon régulière les coupes, de l'enlever, en sorte q[ue] toutes les diverses parties d'un tissu peuvent rester complètement *in situ*. — Il es[t], du reste, connu combien facilement les gaines du nerf optique se désagrègent sur l[es] coupes, traitées par les méthodes usuelles, et échappent ainsi à la recherche comm[e] contiguïté avec le nerf. — Pour éviter des répétitions, je ferai tout de suite observ[er] que les coupes furent colorées dans le carmin à l'alun (Grenacher), respect. à l'hém[a]toxyline. Ce mode de préparation suffit pour différencier complètement les parties atr[o]phiées des non atrophiées. Au surplus, j'ai aussi traité quelques coupes avec le chloru[re] d'or, sans arriver par là à approfondir davantage les diverses altérations que les autr[es] méthodes de coloration m'avaient fait connaître.

« Le chiasma et le tractus du côté droit furent divisés avec le microtome dans u[ne] série continue de coupes. Je décris ici tout d'abord l'aspect microscopique de la gran[de] série de sections frontales, parce que celles placées entre elles ne présentaient pas une di[f]-

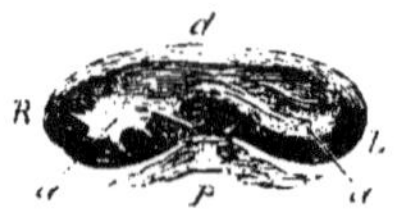

FIG. 117.

Coupe frontale à travers le chiasma dans sa partie antérieure, vue de face. Grossissement, 2/1. — [R,] moitié droite; L, moitié gauche; au-dessous de *d* (bord dorsal), une strie blanche de substan[ce] finement granulée, et fibrillaire et seulement au-dessous de celle-ci le foyer atrophique *a*); *p*, reco[u]vrement pial de la face ventriculaire avec le commencement de l'hypophyse.

férence les unes avec les autres. Sur des coupes de la partie antérieure du chiasma avan[t] le commencement du recessus opticus (Mihalkovicz et Michel, *Archiv*, t. XIX, 2, p. 7[?] 1873), on reconnut que sur le bord dorsal courait une strie claire et étroite qui appartena[it] à la commissura ansata de Hannover, au-dessous se fit remarquer une place jaunâtre. Cette place jaunâtre avait à peu près la forme d'une fève (fig. 117), courait par son bord convexe le long du dos du chiasma, immédiatement au-dessous de la strie claire de la commissura ansata; son bord concave se trouvait placé vers le centre, à peu près vers le milieu de la coupe, les renflements étaient situés assez centralement dans les côtés latéraux de la coupe du chiasma, la portion la plus étroite dans son milieu même. En se servant du grossissement à la loupe, on voyait distinctement des stries allant d'un côté à l'autre, et alternant en clair et sombre; les dernières, plus nombreuses dans la partie avoisinant la zone centrale normalement colorée, tandis que la partie jaunâtre

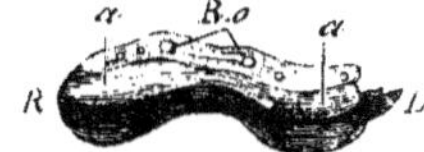

Fig. 118.

Coupe frontale à travers le chiasma dans sa moitié postérieure, vue de face. Grossissement, 2/1. — Ro, recessus opticus, atteint par la coupe; celui-ci se trouve embriqué dans une substance grise, au-dessous de laquelle est le foyer atrophique *a*. R et L, comme pour la précédente figure.

située immédiatement au-dessous de la commissura ansata, présentait une coloration claire uniforme de la coupe, sans traînées foncées. Dans la région du recessus opticus (fig. 118), la couche délimitante grise supérieure et inférieure tranche nettement avec la masse propre du chiasma, qui contenait, s'adossant immédiatement à cette couche, une strie claire, jaunâtre, strie ayant plutôt la forme en biscuit, dont les renflements se trouvaient exactement placés dans le milieu de la coupe. La loupe ne permet pas de reconnaître dans cette strie claire des traînées colorées en vert foncé. La largeur de la coupe frontale du chiasma, prise dans sa moitié antérieure, mesurait 12 millimètres contre 14 millimètres d'après Luschka, et 13-14 millimètres d'apèrs Michel; sa hauteur atteint, au milieu, 3 millimètres (d'après Luschka, 6; d'après Michel, 5-6 millimètres dans les conditions normales). Cette partie amincie se rétrécissait vers le tractus de plus en plus, entre les renflements latéraux, et disparaissait finalement complètement.

« Dans la partie commençante du tractus droit, dont le diamètre transversal mesurait 5 millimètres, le vertical 3 millimètres, se dessinait dans son quadrant supéro-externe une partie claire, qui se dirigeait obliquement du bord supérieur (là où le tractus adhère naturellement aux parties sus-jacentes du cerveau), vers le milieu de la coupe, et s'étendait encore un peu dans le quadrant inféro-externe. A part cela, se remarquait

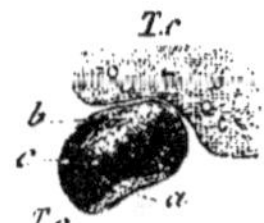

Fig. 119.

Coupe frontale à travers le tractus opticus, vue de face. Grossissement, 2/1. — Tc, tuber cinereum avec de grosses vacuoles, destinées aux vaisseaux; To, tractus opticus; *a*, *b*, parties atrophiées placées près du bord inférieur et supérieur; *c*, substance normale.

une strie jaune clair le long de tout le bord inférieur (fig. 119, *a* et *b*). La première partie correspondait comme emplacement, suivant les recherches concordantes de Baumgarten, Gudden, Purtscher, Ganser et Marchand, au fascicule non croisé, la strie claire, près du bord inférieur, au fascicule croisé du tractus. Ces deux parties claires étaient démontrables sur toutes les autres coupes du tractus jusqu'à la terminaison de sa partie antérieure.

« La coupe postérieure du globe oculaire fut, de chaque côté, partagée en une moitié supérieure et inférieure par une section qui passait exactement à travers le cône clair situé dans le quadrant externe; elle ne courait donc pas tout à fait en sens horizontal. Sur cette coupe transversale se voyait maintenant, dans le tiers externe de la section int[illegible] sclérale du nerf optique, près des vaisseaux centraux, une strie claire courant le lo[illegible] de la gaine piale, qui s'étendait, à travers la lame criblée, jusque dans la papille.

« A partir donc de la papille jusque dans le chiasma et la section du tractus dro[illegible] il était possible de reconnaître une zone claire qui occupait dans la papille et les part[illegible] du nerf avoisinantes du globe oculaire exactement le quadrant inféro-externe; en écha[illegible] geant comme position la base avec la pointe du cône, elle courait davantage dans [illegible] milieu de la coupe, formant ensuite un ovale couché dans le centre de la partie du n[illegible] passant par le canal optique et restant centrale dans toute la portion intracrânienne [illegible] le chiasma, tandis que, dans le tractus même, survenait une séparation en deux foye[illegible] dont l'un était placé dans la région du fasciculus cruciatus, l'autre dans le non croisé.

« Pour la description des images microscopiques, je me tiendrai aux coupes principa[illegible] déjà représentées, parce que les séries intermédiaires de coupes répétaient d'une mani[illegible] analogue les mêmes données. La coupe transversale du tractus qui correspond à [illegible] figure 119 montre figure 120, dans la partie avoisinante du tuber cinereum (Tc) une a[illegible]

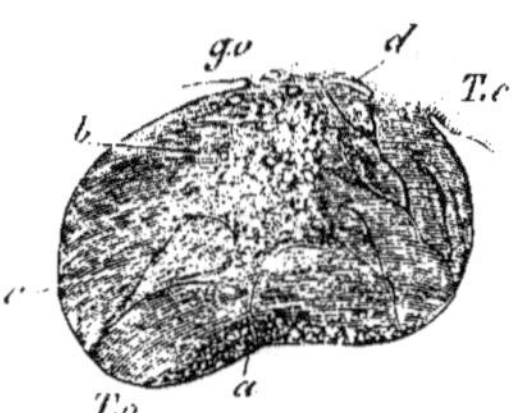

FIG. 120.

Coupe à travers le tractus droit correspondant à la figure précédente, vue de face. Grossissem[illegible] 6/1. Les stries foncées sont des septa avec des vaisseaux. — *a, o, b*, foyer atrophique situé sur [illegible] fasciculus cruciatus et non cruciatus; *c*, substance normale du tractus; *d*, une coupe d'un vaisseau p[illegible] volumineux près de la limite, vers le tuber cinereum (*Tc*); *go*, ganglion optique avec des vacuoles v[illegible] culaires plus volumineuses; *To*, tractus opticus.

malie notable; les vaisseaux sont placés dans de grandes cavités en forme de vacuol[illegible] en partie remplies avec une masse amorphe, comme de la fibrine, très ténue et tra[illegible] parente. Les parois des artères étaient un peu épaissies, celles des veines normal[illegible] l'épaississement se rencontrait aussi bien aux plus forts qu'aux plus fins vaisseaux, d[illegible] l'ouverture se trouvait gorgée de globules de sang. Des corpuscules amyloïdes de di[illegible] rentes grandeurs et formes étaient placés dans la masse amorphe qui remplit les grand[illegible] lacunes, près des gros vaisseaux et à leur entour, ainsi que dans la couche finem[illegible] granuleuse, avoisinant la pie-mère et appartenant au tuber et à la substantia perfor[illegible] antérieure, ainsi que dans le ganglion opticum, dont les cellules ganglionnaires ne p[illegible] sentaient pas d'anomalies. Les corpuscules amyloïdes étaient excessivement nombr[illegible] et occupaient de véritables traînées dans la coupe transversale du tractus. Ils se tr[illegible] vaient aussi en grande abondance dans la couche périphérique étroite du véritable tract[illegible] Ils montraient une forme arrondie ovalaire et en biscuit, différaient sensiblement com[illegible] grandeur, et présentaient en grand nombre une pâle enveloppe autour du contenu int[illegible] sivement coloré. Ils ressemblaient complètement aux différentes formes décrites [illegible] Leber (*Archiv*, t. XIX, 1, p. 191), Treitel (*ibid.*, t. XXII, 2) et Gudden; on ne pouvait [illegible] y constater un noyau. La partie claire de la portion supérieure et près du bord inféri[illegible] du tractus a pris sur toutes les coupes, par suite de la coloration par le carmin [illegible] l'hématoxyline, une teinte uniforme assez intense, elle paraissait remarquablement tra[illegible] parente, vitreuse, par rapport à l'entour du tissu normal du tractus non transpare[illegible] incolore et resté verdâtre, dans lequel il ne s'était coloré que les noyaux de la neurog[illegible] et des vaisseaux, ainsi que les rares traînées de tissu connectif qui les accompagna[illegible] tandis que entre ces noyaux les coupes des fibres nerveuses variaient de grandeur [illegible] avaient conservé leur aspect normal. La partie diffuse et intensivement colorée, qui s'ét[illegible] dait du bord supérieur de la coupe du tractus vers son milieu, se montrait comme u[illegible] masse de tissu fibrillaire, dans laquelle on reconnaît un nombre non augmenté [illegible] noyaux, quelques corpuscules amyloïdes, mais pas de fibres nerveuses normales, celles avaient été ici complètement détruites par atrophie. De même dans la zone décrite au bord inférieur, on ne pouvait trouver de coupes de fibres nerveuses normales. Cette zone se compose d'un tissu finement granuleux, fibrillaire, comme on le trouve d'ailleurs dans les nerfs optiques atrophiés. Les noyaux ne sont pas ici augmentés, quelques corpuscules amyloïdes isolés se rencontrent dans cette région atrophiée, comme d'ailleurs dans le voisinage normal. Les deux zones atrophiques présentaient sur toutes les coupes du tractus jusqu'au chiasma, les mêmes dispositions.

« Des coupes frontales du tractus de sa moitié postérieure, correspondant à figure 118, montrait le recessus opticus (atteint par la coupe), non élargi, garni d'épithélium normal, la substance grise qui l'entoure ne présentait en général rien d'anormal; aux côtés des recessus se détachaient de nombreuses lacunes, visibles macroscopiquement, dans lesquelles se trouvaient placées des coupes de vaisseaux, dont l'ouverture ne remplissait nullement la cavité et présentait des parois épaissies qui étaient en partie imbriquées dans une masse à fines fibres, transparente, faisant l'impression de lymphe coagulée. Dans le voisinage de ces vacuoles le tissu se trouvait jusqu'au bord des coupes, ainsi que toute la périphérie, rempli de corpuscules amyloïdes qui en certains endroits étaient si nombreux, qu'on ne pouvait rien apercevoir du tissu dans lequel ils étaient imbriqués. La strie claire jaune déjà macroscopiquement visible s'était colorée d'une manière intense par le carmin et l'hématoxyline et ne présentait pas trace de fibres nerveuses normales, par contre des traînés colorées à fines fibres enfeutrées se dirigeaient obliquement, d'un côté à l'autre, et représentant des fibres nerveuses atrophiées, elles étaient séparées par un tissu également coloré, finement ponctué, qui ressemblait à des fibres nerveuses atrophiées et correspondait aux fibres nerveuses atteintes transversalement par la coupe. Ces traînées enfeutrées ne se trouvaient qu'au milieu de la strie claire et diaphane, mais près de ses bords, dans le voisinage le tissu présentait le caractère de tissu nerveux normal, les fibres en étaient restées incolores. Tant sur la coupe transversale qu'oblique, en partie même sectionné parallèlement sur une courte étendue de son parcours, sur les coupes transversales, on pouvait nettement distinguer le cylindre axis. Dans la partie normale de la coupe du chiasma, partie située au-dessus de la traînée claire, on rencontra le tissu serré et enfeutré des fibres nerveuses normales que Michel et Gudden ont représenté d'une façon remarquable et qui était si serré, qu'on ne réussit que fort incomplètement à s'orienter sur le parcours d'une fibre isolée. La coupe les avait atteintes soit transversalement, soit obliquement, soit sur une longue étendue parallèlement à leur parcours, les noyaux et les vaisseaux ne se trouvaient augmentés ni ici, ni dans le foyer atrophique; au bord, quelques corpuscules amylacés isolés.

« Sur des coupes situées plus en avant du chiasma, correspondant à la figure 117, siégeant à peu près au milieu de la moitié antérieure, entre la commissure et le recessus opticus, le foyer clair se présentait macroscopiquement comme un peu plus grand; mais avec un grossissement plus fort, il était démontrable qu'en sens transversal des traînées de fibres couraient d'un côté et de l'autre en forme de commissure, fibres très fines, colorées, par conséquent atrophiées, en alternant avec des groupes de traînées de fibres non colorées et d'un diamètre normal, suivant la même direction. Entre ces traînées se trouvaient en outre des fibres nerveuses que la coupe avait atteintes obliquement, en partie atrophiques, en partie normales, qui formaient près du bord de la zone atrophique un enfeutrement complet. Entre les fibres atrophiques étaient placées quelques coupes isolées de vaisseaux plus ou moins grands et de capillaires; les vaisseaux plus volumineux présentaient partout des parois épaissies. Avec les vaisseaux, pénétraient dans l'intérieur du chiasma des prolongements de l'enveloppe piale, reconnaissables à la présence de nombreuses cellules, fortement teintées en brun, fusiformes et contenant un noyau. Les noyaux et les vaisseaux n'étaient, ni dans la partie normale, ni dans les parties atrophiés, augmentés de nombre.

« Dans la partie intracrânienne des troncs des nerfs optiques placés immédiatement au-devant du chiasma, le foyer atrophique se trouvait au centre (fig. 116), dans celui-ci se terminaient de toutes parts des prolongements provenant de la périphérie, de la pia, prolongements renfermant de nombreux corpuscules amylacés, quelques-uns contenaient de fines branches capillaires, reconnaissables à l'arrangement particulier des noyaux. Du bord supérieur se dirigeait vers le milieu de la coupe transversale, une large strie de tissu connectif, traversée par des cellules pigmentées entassées qui renfermaient à côté d'un vaisseau d'un certain calibre, un nombre remarquable de corpuscules amylacés. Le foyer central s'était teinté avec les substances colorantes d'une façon intense et uniforme ; dans celui-ci il n'était pas possible de démontrer la présence de substance nerveuse normale, seulement de l'atrophie finement ponctuée, tandis que dans toute la zone ambiante en anneau se rencontraient des groupes normaux de coupes de fibres, avec une gaine de moelle bien conservée et un cylindre axis normal nettement teinté. Ni vaisseaux ni noyaux ne se trouvaient en nombre augmenté sur les coupes.

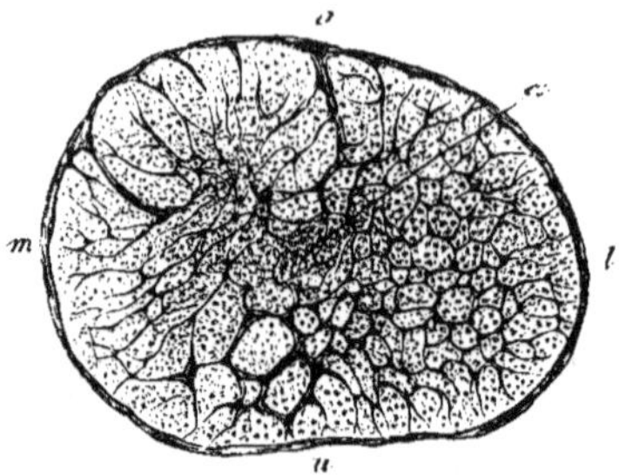

FIG. 121.

Coupe à travers le nerf optique tout près, derrière le foramen opticus, du côté de la cavité crânienne. Grossissement, 10/1. Désignation comme pour la figure correspondante. — *a*, foyer atrophique; *e*, vaisseaux centraux.

« L'image de la coupe du nerf placée juste au-devant du canal optique où déjà les gaines sont formées et où le tronc commençait à prendre au lieu de sa forme aplatie celle plutôt d'un cylindre, cette image présentait un changement frappant. Ici le caractère aussi bien de la partie claire atrophique que de toute la coupe était sensiblement autre. La zone claire présentait une infiltration nucléolaire si dense (fig. 121) que ce n'est que par place que la présence d'une substance intranucléolaire était visible. Des fibres nerveuses n'étaient nulle part démontrables, les traînées de septa notablement élargies se composaient de tissu connectif ondulé, qui dans leurs mailles en réseau sensiblement réduites, ne renfermaient pas de coupes transversales de fibres nerveuses normales, mais un tissu finement granuleux-fibrillaire, très finement ponctué, tel qu'il est caractéristique pour les nerfs optiques atrophiés. Les septa étaient irrégulièrement tiraillés, ne présentant même dans le voisinage tout à fait normal du foyer atrophique central, un arrangement complètement régulier ; ce n'est que vers la périphérie des coupes

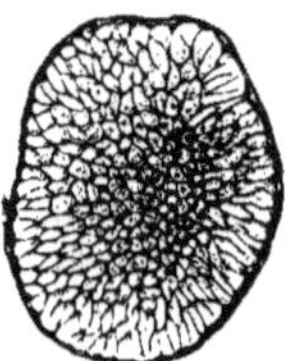

FIG. 122.

Coupe à travers le nerf optique, correspondant à la figure 114, vue de face. Grossissement, 7/1, afin de mieux démontrer le foyer atrophique.

qu'ils étaient démontrables comme largeur normale et disposition. Ce n'est qu'ici que se trouvaient dans les septa des groupes normaux de sections de fibres nerveuses ; dans le voisinage du foyer atrophique central transparent, se montrait une zone de transition, zone dans laquelle des septa renfermaient tout à la fois des coupes de fibres nerveuses atrophiées et normales. Dans les nœuds d'intersection de plusieurs septa se voyaient e plus souvent placées plusieurs coupes de petits vaisseaux à parois épaissies et riches n noyaux qui tous étaient remplis de corpuscules sanguins entassés. Quelques septa largis, très riches en noyaux et vaisseaux, s'étendaient en haut et en dehors jusque tout rès de la gaine piale, qui présentait une épaisseur normale et pas d'infiltration de oyaux. Des corpuscules amyloïdes se rencontraient aussi bien dans le foyer atrophique ue dans la périphérie des coupes près des septa et dans les espaces en mailles.

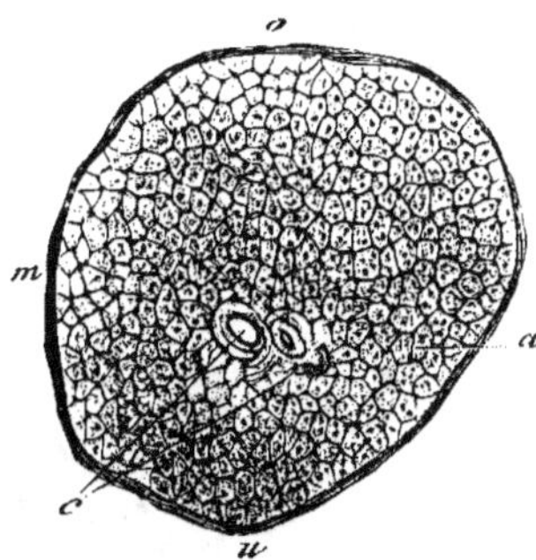

Fig. 123.

Coupe à travers le nerf optique gauche correspondant à la section figure 111, pratiquée près du be oculaire. Grossissement, 10/1. Désignation comme dans la figure correspondante. — *o*, foyer rophique ; *e*, vaisseaux centraux.

« L'image microscopique de la zone claire dans le tronc nerveux montrait jusque vers papille constamment les mêmes particularités. La structure normale des septa était facée, ils paraissaient irrégulièrement tiraillés et élargis ; dans leurs nœuds d'intersecon se rencontrent de nombreuses coupes de vaisseaux, en outre les noyaux étaient nsiblement augmentés en nombre. Dans ce foyer même on ne pouvait plus jusque vers papille constater la présence de coupes de fibres nerveuses normales, l'image du tissu mplissant les mailles ressemblait complètement à la substance atrophiée du nerf, se ésentant comme une masse finement ponctuée, très riche en noyaux et fibrillaire, qui ait très diaphane et se teintait, comparativement à l'entourage normal, très fortement r le carmin et l'hématoxyline. Des corpuscules amyloïdes se trouvent dans toute la rtie intra-orbitaire du tronc en nombre sensiblement moindre. Près de l'entrée des isseaux, le faisceau de tissu connectif central paraissait élargi, le foyer atrophique non limité avec précision, mais séparé de la zone normale par une zone de transition, faisceaux nerveux atrophiés et non atrophiés étaient entremêlés. En général pournt la portion atrophiée correspondait tout près du globe oculaire à peu près au art de la coupe. Toutes les coupes à partir du *canalis opticus* jusqu'au globe oculaire ésentaient aussi, dans les septa de la partie externe et normale, une sensible augmention de noyaux et une plus grande richesse de vaisseaux (voy. fig. 121 et fig. 122).

« Une coupe transversale à travers la papille et la portion intrasclérale du nerf (fig. 124 125) permit de reconnaître qu'aussi dans son tiers externe la substance nerveuse était mplètement atrophiée et remplacée dans un tissu très riche en noyaux (fig. 125) dans quel on pouvait en outre démontrer la présence de nombreux capillaires. La zone rophique s'étendait jusque vers les vaisseaux centraux entourés d'une large strie de su connectif et qui présentaient des parois épaissies et riches en noyaux. Leur ouverre étaient remplie par des corpuscules sanguins entassés. Les septa de la coupe norale du nerf renfermaient également des noyaux augmentés en nombre. La strie atrophiée laissait poursuivre jusque dans la moitié temporale des papilles, la partie corresponnte de la rétine était atrophiée, la couche ganglionnaire dans la région avoisinante et xtaposée à la papille, incontestablement moins développée que du côté nasal, où les llules ganglionnaires se trouvaient rangées en plusieurs séries. Aussi bien dans la partie à myéline intersclérale que dans la portion à simple contour de la papille nerf se rencontraient des corpuscules amyloïdes qu'on retrouvait aussi dans la port nasale et temporale de la rétine qui avoisinait la papille. En outre la papille mont une extrême richesse en noyaux.

« Pour donner un court aperçu de ce cas, nous dirons que chez un buveur me s'était développée trois ans avant la mort, survenue immédiatement à la suite d'une af tion en foyer de l'hémisphère gauche, une amblyopie centrale double, très considé qui grâce au traitement approprié s'était amendée, mais n'avait jamais complètem disparu ; comme l'examen ophthalmoscopique était négatif, qu'il n'avait surtout signalé des changements du côté de la macula et dans l'aspect des papilles, la ca de l'amblyopie devait rester inexpliquée avant l'examen exact des nerfs optiques, et d'autant plus que la littérature n'avait jusqu'alors communiqué aucune donnée aurait pu servir à l'explication du cas présent. M. le professeur Westphal a pour aussi, en présentant le malade dans sa clinique, surtout insisté sur ce que le scoto

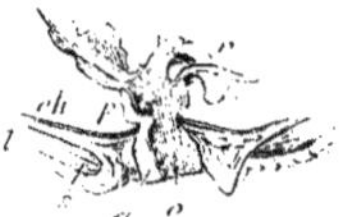

FIG. 124.

Coupe horizontale à travers la papille *o. g.* et la partie postérieure du globe. Grossissement, 2/1. Nerf optique, partie moelleuse. — *a*, zone atrophique ; *p*, papille ; *r*, rétine ; *ch*, choroïde ; *s*, sclérotique ; *l*, bord latéral ; *m*, bord médial.

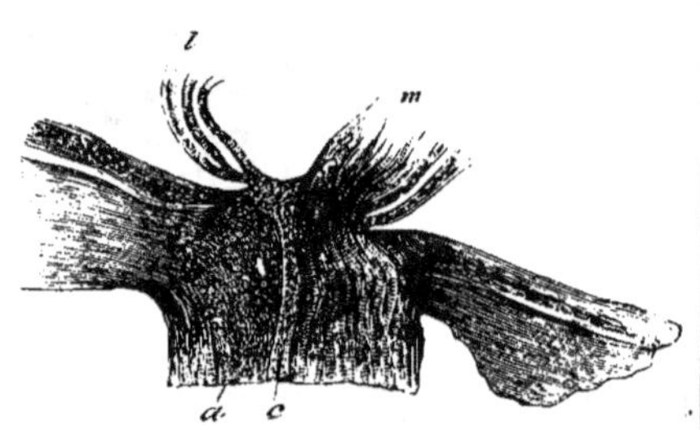

FIG. 125.

Coupe à travers la papille correspondant à la figure précé dente. Grossissement, 10/1. — *a*, foyer atrophique ; *c*, vaisseau centraux ; *l*, coupe temporale ; *m*, coupe nasale de la rétine

ne pouvait pas être utilisé pour le diagnostic, attendu qu'il avait déjà existé d longtemps et que les causes en étaient restées jusqu'alors inconnues. Aussi apr mort le foyer morbide, trouvé dans l'hémisphère, pouvait être exclu comme cause o sionnelle du scotome, attendu que les affections dans la région de la zone corticale m et le centre semi-ovale (Charcot, *Localisations dans les maladies du cerveau*) n'av entraîné jusqu'alors aucuns troubles visuels et qu'on n'avait pas particulièrement si de scotome central, la région de la cortex occipitale ayant été trouvée complètement male. La recherche microscopique donna comme cause du scotome une atrophie pa du nerf optique, de la papille jusque dans le chiasma et le tractus droit conservé ; grande symétrie du foyer atrophique dans les deux nerfs et le chiasma comme gra et position, on peut admettre avec certitude que l'on aurait aussi rencontré la altération dans le tractus gauche. En rapport avec l'observation faite pour la rech des champs visuels, que la macula reçoit aussi bien des fibres du fasciculus crois non croisé, j'ai trouvé dans le tractus à la région du fasciculus cruciatus et non ciatus pour chacun un foyer atrophique isolé, tandis que dans le chiasma les fi distancées les unes des autres s'étaient déjà réunies, et couraient ensemble dans les tr nerveux jusque dans la rétine. *Les fibres nerveuses qui fournissent à la région mac sont d'après ce résultat situées au bord ventral du tractus et dans le quadrant su externe dans deux régions séparées l'une de l'autre; dans le chiasma ces fibres se t vent placées immédiatement au dehors du plancher du recessus opticus, elles res ici aussi constamment davantage dans la moitié dorsale et courent dans la partie in cranienne du nerf optique jusque vers le foramen opticum assez exactement da centre ; à partir de là les dispositions changent simultanément avec un changemen forme du groupe de faisceaux. Tandis que ceux-ci formaient auparavant un o couché, ils constituent tout d'abord dans l'orbite un ovale plutot vertical, presque figure en croissant qui exactement derrière le foramen opticum n'est pas située e tement au centre, mais plutôt vers la tempe. Ils restent ainsi sur le coté temporal, atteignent finalement près de l'entrée des vaisseaux centraux le bord temporal du nerf et parcourent jusqu'à la papille presque exactement la section inféro-externe de la coupe du nerf sous forme d'un cône dont la base occupe le bord, la pointe, l'endroit des vaisseaux centraux du nerf.*

« Sous ce rapport, le cas se présente comme un joli pendant de celui annoncé par Samelsohn; il confirme les données sur le parcours et la position des fibres maculaires dans la section orbitaire du nerf jusque dans la papille, de la façon la plus éclatante. Sur ma préparation, il était en outre encore possible de poursuivre l'atrophie au delà jusque vers le centre et d'élargir sensiblement par là nos connaissances sur le parcours de fibres maculaires. — Comme cause originelle se présente une atrophie partielle allant du canal optique jusque dans la papille atrophiée, suite d'une névrite qui se manifeste encore par l'infiltration dense de noyaux, la pullulation de tissu connectif des septa, la richesse de vaisseaux et la disparition des fibres nerveuses. En remontant du canal optique, il était survenu une dégénérescence atrophique des fibres maculaires sans signes inflammatoires, certainement à la suite de l'interruption pendant des années de la conductibilité concernant les fibres de la partie intra-orbitaire du nerf. Intéressant est encore pour mon cas, que dans tout le parcours de la zone atrophique du tractus à travers le chiasma jusque dans la rétine, on rencontrait des corpuscules amyloïdes, en certains endroits en quantité extraordinairement abondante, tandis qu'on ne les avait jusqu'alors pas encore trouvés et décrits dans la rétine. — Est-ce l'abus alcoolique modéré qui a entraîné, dans ce cas, la maladie du nerf optique, je laisse ce point discutable; en tout cas, je ne crois pas un pareil rapport admissible dans le sens que lui a donné Samelsohn. »

Aussi, pour cette observation capitale rien ne pouvait être retranché, [...]ns le but de donner au lecteur un aperçu plus facile, car ayant par elle [...]nplété de la façon la plus satisfaisante le substratum anatomique, il nous [...]te pour bien saisir les manifestations si complexes de la neurite rétro-[...]lbaire (ou intra-orbitaire), à étudier, encore anatomiquement et physiolo-[...]quement, le rapport de la région maculaire avec la partie intra-orbitaire, [...]si que la portion intracrânienne du nerf optique.

Pour ce qui concernait la connaissance de la répartition des fibres ma-[...]aires jusqu'à il y a cinq ans, jusqu'à Samelsohn, deux opinions s'élevaient [...]ncipalement : celle de Leber (1) tout d'abord, en grande partie partagée [...]r Schwalbe (*Graefe-Saemisch*, t. I, p. 386), qui place les fibres macu-[...]res dans le tronc nerveux, comme juxtaposées à la gaine piale, ce qui [...]st en réalité vrai que pour une partie de ces fibres situées, à partir de la [...]nétration des vaisseaux centraux, dans le quadrant inféro-externe du [...]nc nerveux. Une autre opinion, à laquelle la considération accordée à son [...]teur donnait du poids, était celle de Förster (2) qui, sans appui anato-[...]que, plaçait les fibres maculaires dans l'axe, celles de la périphérie dans [...] régions avoisinant la gaine piale du tronc nerveux, à peu près l'opinion [...]fendue par Schwalbe, d'après laquelle les faisceaux externes du nerf se [...]uvent sur la rétine, les plus *externes* dans la couche des fibres nerveuses, [...]is y pénètrent plus tôt que les faisceaux centraux, qui trouvent tout [...]bord leur répartition dans la couche *interne* de la rétine.

(1) *Arch. f. Ophthalm.*, t. XV, 3, p. 98, et *Graefe-Saemisch*, V, p. 131.
(2) *Klinische Monatsbl.*, p. 517, 1878.

Le cas de M. Samelsohn vient par son examen si précis et didacti éclairer le parcours discuté des fibres rétiniennes dans le tronc nerve intra-orbitaire. L'auteur de l'observation insiste avec raison sur ce qu'il peut y avoir guère de doute que le point de départ du processus dégéné se trouve au *foramen opticum*, le premier retentissement se révélant p l'œil par un scotome relatif, on peut en conclure que le parcours des fib maculaires est établi. La recrudescence du processus prolifératif près vaisseaux centraux dans le nerf *droit* ne modifie en rien que le proces dégénératif dans les deux nerfs, quelle que soit aussi, dans les divers endro leur différence anatomique, conserve, jusque dans les moindres détails, deux côtés, la même direction et étendue dans la *totalité du parcours* nerfs.

On peut donc considérer comme établi, d'après les trois observations nous avons citées, que, dans le canal optique, les fibres maculaires trouvent dans l'axe du tronc, entouré d'un anneau d'égale largeur de f ceaux nerveux, qui servent à la vision excentrique. Une fois que le nerf s du canal osseux, ses fibres axiles se dirigent peu à peu du côté tempor mais les fibres restent jusqu'à l'entrée des vaisseaux centraux réunies faisceaux cylindriques. Immédiatement avant ce point de pénétration, coupe des fibres maculaires se transforme en un cône dont la pointe dirigée vers les vaisseaux centraux, la base vers le bord temporal du ne et cet emplacement les fibres maculaires le conservent jusque dans papille, pour se répartir d'après la manière indiquée par Michel (v fig. 9, p. 59 de ce volume).

D'après les recherches actuellement indiquées de de Gudden et Munk, macula reçoit ses fibres à *parties égales* des faisceaux croisés et non cr sés, la décussation partielle du nerf dans le chiasma étant irréfutable. fibres maculaires provenant du faisceau non croisé fournissent à cette pa de la rétine qui se trouve placée *latéralement* au méridien vertical, sit à travers la macula, tandis que les fibres provenant du fort faisceau *cr* se rendent à la moitié *médiale* que sépare le méridien vertébral. Comm part la moitié de la macula, la papille occupe cette moitié médiale, il clair que les fibres maculaires doivent se croiser en un point donné avec autres fibres. On aurait pu supposer que cet entre-croisement s'opére dans la papille où les fibres se débrouilleraient pour arriver aux dive régions de la rétine ; mais il n'en est pas ainsi.

D'après de Gudden, le faisceau *non* croisé provenant du côté supérieu *latéral* des tractus se transporte *dans* le chiasma sur le côté *médial* *même* nerf. Cette observation, confirmée par M. Samelsohn, nous cond « sur un point d'entre-croisement situé dans le cours du nerf lui-mê attendu qu'un brusque entre-croisement, tel qu'il devrait être si la papille était le siège, compromettrait bien plus les fins éléments qu'une déviati insensible de ces mêmes fibres maculaires. »

« Un coup d'œil jeté sur le schéma (fig. 126), dit notre confrère, démon ieux ces dispositions que le raisonnement le plus étendu. Les stries *fl*, en etits traits, représentent le parcours des faisceaux non croisés dans le actus, le chiasma et le nerf optique, leur répartition d'une part, dans les iverses régions de la rétine, d'autre part, dans la papille P et la macula M. e la même façon, le trait clair *fc* représente le champ de la répartition u faisceau croisé. Il ressort déjà forcément de ce schéma que, si dans le isceau non croisé les fibres devaient en réalité courir de la façon dessinée usqu'à la papille, elles devraient, pour assurer leur expansion sur la

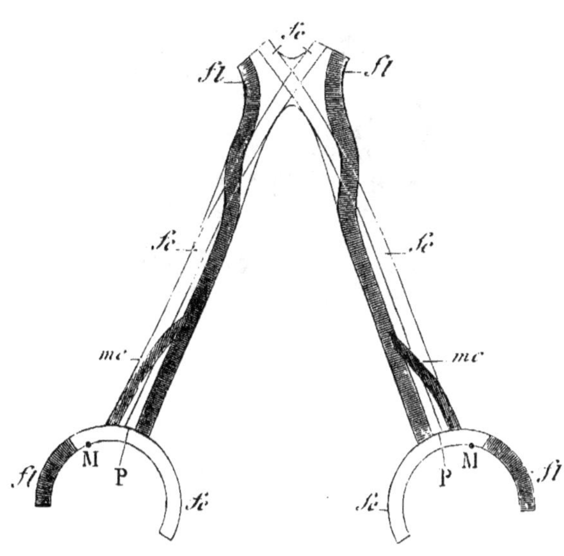

Fig. 126.

oitié latérale de la rétine, prendre un chemin fort incommode, et que, ant tout, une couche de fibres *doubles* appartenant aux *deux* faisceaux vrait se rencontrer dans une étendue bien plus grande de la rétine, qu'elle se trouve en réalité, d'après les recherches de Michel. Mais, si nous mettons que les fibres maculaires *mc* appartenant au faisceau *non* croisé dégagent progressivement dans leur parcours à travers le tissu nerveux, si que la figure 126 l'indique par le trait *mc*, et s'adjoignent à leur paraire du faisceau croisé pour pénétrer ensemble dans le côté latéral de la pille, alors ce parcours s'harmonise le mieux avec le mode de répartition nu des fibres dans la rétine. Alors, comme l'indique la figure schématique 7, les fibres maculaires *fm* arrivent par le chemin le plus direct vers macula, le restant du faisceau *non* croisé trouve une place suffisante pour rgerger des bords supérieur et inférieur de la papille et pour contourner la papille, afin d'atteindre la moitié latérale de la rétine, tandis que faisceau *fc* atteint, par le chemin le plus commode, la moitié médiale de rétine. »

Quel rôle joue ici pour ce changement d'emplacement des fibres dans portion orbitaire du nerf la pénétration des vaisseaux centraux, dont faisceau connectif central, enroule, comme il a été dit (voy. p. 430), les fib centrales en les transportant en dehors? A quelle époque de la vie fœtale changement d'emplacement a-t-il lieu, si toutefois il a lieu, et si les fib

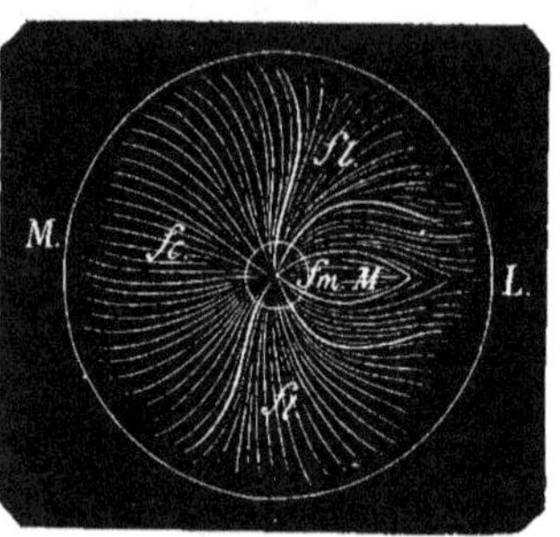

Fig. 127.

ne se développent pas, au moment même où, avec l'inversion de la vésic primordiale, les vaisseaux centraux du nerf se forment? Cette constructi de la trame de tissu connectif du nerf s'opérant avant que les fibres n veuses existent, il ne saurait d'autant moins être question d'un enroulem qu'il n'est nullement démontré que dans l'embryon les fibres nerveuses tronc optique poussent du cerveau vers la rétine, et qu'il est plus que p bable que dans cette trame cellulaire déjà établie, se développent les fib destinées à faire communiquer le cerveau et l'œil. Ces fibres ne s'enroul donc pas, mais se groupent autour de l'inversion et la rainure que vaisseaux centraux ont fait subir à la trame cellulaire du tronc. Le chan ment assez brusque en ce point se rapporte donc à une disposition embryo naire. L'enveloppe du nerf s'invertissant, occupant ainsi, pendant u certaine durée de son trajet, une partie du centre, les fibres qui jusqu'à point occupaient l'axe viennent se grouper le long de cette partie inver et deviennent fibres périphériques.

Un dernier point à mentionner est quelle importante région occupent da la coupe du nerf les fibres nerveuses qui servent à la vision directe (Sam sohn), d'après les coupes représentées plus haut. On s'est occupé du rapp des fibres comme nombre par rapport aux éléments tactiles de la réti (cônes et bâtonnets), et l'on a trouvé (Salzer, *Wiener Acad. Silzungsberic* LXXXI, 3) que le nombre de ces éléments tactiles est si considérable que p apport à celui des fibres que renferme le nerf optique, chaque fibre doit ourvoir à trois cônes et à trois à sept bâtonnets. Pour une vision diffuse inistincte, comme celle que donne la vision indirecte telle qu'elle se produit ans le champ visuel périphérique, pareille disposition ne choque pas. De nême que nous ne sommes pas surpris qu'une même fibre fournit à un terain renfermant un nombre d'éléments tactiles de la peau, d'autant plus conidérable, que cette région de la peau a moins à remplir le sens du toucher, il 'y a rien de forcé d'admettre pour la rétine qu'à mesure qu'on s'éloigne du errain de la vision centrale vers la périphérie, un nombre de plus en lus considérable de cônes et de bâtonnets transmettent à une seule et nême fibre l'impression qu'elles reçoivent, tandis que dans les parties qui ervent à la vision centrale et dans celles qui les avoisinent, chaque élément actile est pourvu de sa fibre conductrice. A ce fait correspond aussi la préondérance de terrain dans la répartition centrale des fibres dans la cortex es sphères visuelles (Munk).

Pour ce qui est de la répartition des fibres maculaires dans le chiasma et e tractus, l'observation de Vossius complète fort heureusement celle de amelsohn. On admet maintenant généralement, d'après de Gudden, Nicati, Woinow, etc., que le faisceau *non* croisé occupe dans le chiasma et le ractus le côté *latéral;* que le faisceau *croisé* se croise dans le chiasma avec elui venant du tractus opposé, et que chacun de ces faisceaux croisés se lace dans le tronc optique du côté *médial.* Pour ce qui concerne le parours et la position des faisceaux non croisés et croisés dans le tractus, les ispositions ne sont pas encore complètement élucidées. Ce que les expéiences de Munk ont démontré et les recherches de Marchand ont confirmé, est que chaque tractus fournit des fibres nerveuses aux deux yeux, qui se épartissent en des parties identiques. La délimitation des faisceaux croisés non croisés dans le tractus est si mal indiquée, qu'on est allé même à outer d'un arrangement fasciculaire des fibres nerveuses dans le tractus Kellermann). Le faisceau *non croisé* naît du côté médial du corps géniculé xterne, occupe dans le tractus, jusque tout près du chiasma, le côté médial, orme alors un arc vers le côté latéral du chiasma et reste latéral dans le ronc; une fois pénétré dans le nerf optique, il n'est alors plus possible de poursuivre plus loin isolément.

Après avoir donné la base anatomique de la névrite rétro-bulbaire, nous vons à nous occuper des *données étiologiques,* à savoir, comment se dévepppe cette singulière affection, que le clinicien a si souvent occasion d'étuier, sans pouvoir arriver à en préciser nettement l'image, et le plus souent sans pouvoir obtenir une confirmation anatomique de son diagnostic. out d'abord, nous exposerons comment M. Samelsohn, qui a si puissamment ontribué à l'étude de cette affection, l'envisage personnellement; nous jouterons alors comment cette maladie s'est présentée pendant notre longue arrière à notre observation clinique.

M. Samelsohn ne doute pas que son unique autopsie l'autorise à conclure pour ce qui concerne la nature jusqu'alors si peu élucidée de la névri rétro-bulbaire, et croit que la question de l'anatomie pathologique de cet affection peut être considérée comme résolue dans ses traits *principau*. De fait, il s'agit ici d'une *neurite interstitielle partielle du nerf optiq avec tendance marquée à la rétraction cicatricielle et à l'atrophie de cendante secondaire des fibres nerveuses.* Que la névrite interstitielle e l'affection première, ressort du fait que l'augmentation de noyaux et vaisseaux ainsi que la production de nouveau tissu connectif qui s'ensuit rencontre dans une étendue bien plus considérable que l'atrophie qu'a dét minée secondairement une simple augmentation du réseau du tissu connect Du reste, dans l'observation de Samelsohn, le nerf optique droit montr une recrudescence de ce processus de névrite interstitielle, qui des de côtés se localise dans le canal optique, où elle parcourt toutes les phas jusqu'à la rétractation cirrhotique du tissu nerveux. Tandis que la névri interstitielle va en décroissant vers l'orbite, elle ne remonte nulleme vers le chiasma. Comme la portion axile du nerf située dans le canal osse se trouve entièrement détruite, il se produit dans la portion orbitaire d nerf, peu après, une atrophie correspondante à celle qu'on rencon après une interruption de conductibilité, suite de section, rupture ou co pression. La régularité absolue de la répartition de l'atrophie plaide au pour son origine par interruption de conductibilité, tandis que des pr cessus inflammatoires, tels que la névrite interstitielle, ne se propagent p avec une semblable régularité. La prolifération du tissu connectif dans l parties atrophiques de la portion périphérique du nerf est envisagée p Samelsohn comme un fait secondaire.

L'image ophthalmoscopique concorde aussi avec cette manière de voi Dans des cas peu prononcés, la névrite interstitielle peut, après avoir p sisté un certain temps, complètement rétrograder, sans atrophie consécuti à la rétraction du tissu nouvellement formé; l'hyperhémie, l'infiltrati nucléaire se dissipent sans qu'on ait pu rien apercevoir sur la papille à distance à laquelle elle se trouve du foyer enflammé. Dans les cas gra où la cirrhose entraîne une névrite descendante, l'affection peut dep fort longtemps avoir déterminé une amblyopie centrale, sans que po cela l'image ophthalmoscopique soit modifiée en rien; ce n'est qu'une fo l'atrophie descendante bien établie, que les parties temporales des papill se décolorent et qu'on peut même voir se développer une excavation atr phique partielle, telle que l'expliquent les coupes (fig. 102, p. 433 fig. 115, p. 446). L'écart qu'observe constamment le foyer atrophique d nerf des vaisseaux centraux rend compte comment, avec pareille atroph papillaire partielle, les vaisseaux centraux ne montrent pas de diminuti de calibre.

La décoloration partielle peut parfois n'être, d'après ce que nous observo chez les intoxiqués, qu'un simple effet de contraste, et lorsqu'elle existe su les deux yeux, il est d'autant plus difficile de se prononcer que cette déc oration se produit du côté temporal, à l'endroit où siège ordinairement ıne excavation physiologique allant souvent jusqu'au bord papillaire, là ù la couche des fibres nerveuses se trouve le plus mince. Il ne faut pas on plus oublier qu'à l'état physiologique il existe de très grandes variétés omme répartition de vascularisation et de coloration dans la papille, et que on ne peut, avec une absolue certitude, se prononcer que lorsqu'on a la omparaison d'un côté à l'autre à sa disposition, et surtout lorsque l'examen onctionnel vient à l'appui des données ophthalmoscopiques. Il ne reste ourtant pas moins vrai que ce signe d'atrophie partielle, que Leber a le remier indiqué, se dessine presque toujours dans les cas où l'amblyopie entrale est devenue *définitive*, et que la maladie a persisté un certain temps ans être modifiée par aucun traitement. A cette décoloration se joint alors onstamment un affaissement des parties papillaires décolorées.

Il va sans dire qu'ici des variations peuvent se rencontrer où la neurite terstitielle se représente non seulement près de l'entrée des vaisseaux cenaux, mais où elle devient réellement descendante à partir du canal optique va jusque vers l'entrée du nerf optique. D'après M. Samelsohn, il serait ors possible que la néo-formation de vaisseaux, jusque dans la papille, uisse masquer la décoloration atrophique et fasse place à une hyperhémie rtielle *double*, celle-ci, bien entendu, étant encore plus difficilement montrable qu'une atrophie partielle.

Ne retenons ici qu'une chose importante, c'est que la névrite rétro-lbaire, lorsqu'elle n'avance pas vers le globe de l'œil et reste bien dans n siège primitif, le canal optique, ne présente, quand l'amblyopie ntrale est déjà définitive et irrémédiable, pas de symptômes ophthal-oscopiques, que la décoloration partielle n'apparaît que fort tardive-ent et peut, vu le nombre des variations physiologiques et le manque comparaison d'un œil à l'autre, échapper dans ses signes ophthalmo-opiques, même à l'observation attentive.

Il doit, d'après ce que la clinique nous enseigne, exister un certain mbre de cas où la névrite n'éclate pas exclusivement en un point aussi oigné de la papille (32 à 34 millimètres), mais gagne le voisinage du globe ulaire ou s'y développe simultanément. Dans ce cas, nous voyons manitement à l'intérieur de la papille un halo se développer, sinon apparaître, après Samelsohn, « des symptômes précoces de papillite ou de papillotinite ». Simultanément avec ce halo nous apercevons une faible réduction s vaisseaux, principalement des artères, et un défaut généralisé de transrence du tissu papillaire. Ici ce n'est pas le côté temporal qui montre de éférence les altérations papillaires; la totalité de la section nerveuse partie à une neurite, attendu que l'inflammation a, simultanément avec la ndance à devenir rapidement descendante à partir du canal optique, anifesté aussi celle de se propager des parties axiles du nerf à la périérie.

Le symptôme fonctionnel capital de l'affection s'efface alors aussi; à l'amblyopie centrale s'adjoint une abolition de certaines parties excentrique champ visuel. La transition de pareils cas avec ceux qui ont été décrits l'article précédent ressort aussi du fait qu'ils affectent une marche in ment plus aiguë, qu'il se développe tout de suite un scotome d'une éte démesurée (parfois avec échancrures du champ visuel), ou que mêm vision se trouve abolie jusqu'à la perception lumineuse. Ces cas pou rétrograder soit spontanément, soit sous l'influence d'un traitement ap prié, montrent leur lien avec la véritable neurite rétro-bulbaire pa persistance de réduction de vision pour la fixation centrale, la possib de pouvoir dans certains cas encore bien tracer un scotome central, l'ophthalmoscope, le moyen de démontrer la prépondérance des symptô pathologiques dans la moitié latérale de la papille.

Sans avoir un substratum anatomique, *de Graefe*, avec son imm talent de clinicien, avait su différencier deux grands groupes de névri celui avec le caractère prépondérant de la papillite ou neuro-papi (d'après lui neurite et neuro-rétinite) et celui de la neurite rétro-bulb avec retentissement très modéré sur la papille (halo papillaire). Comm a échangé les deux premières désignations choisies pour le premier gro on fera aussi bien de substituer à l'expression si peu caractéristique de ré bulbaire, celle d'intra-orbitaire, qui détermine bien le siège de l'affe dans les parois et la cavité de l'orbite. Une neurite serait rétro-bulb même lorsque la portion intracrânienne du nerf est le siège primiti l'inflammation. De Graefe n'a pas moins indiqué les deux grands gro de névrites entre lesquels viennent se placer des cas difficilement déf sables, où ni la partie papillaire ni la partie intercanaliculaire devien de préférence ou exclusivement le siège de l'inflammation, mais où tend à s'étendre rapidement dans le nerf, à gagner même ses envelopp à donner alors lieu à des images cliniques d'autant moins aisées à dé (voy. l'article suivant) qu'on ne prendrait pas pour s'orienter, co tracés cliniques, les deux grands groupes de névrites, ceux de la pap (neuro-papillite) et de la neurite rétro-bulbaire.

M. Samelsohn recherche dans son travail, après avoir, comme nous ve de le faire, bien établi le substratum anatomique et clinique de la ne rétro-bulbaire, si l'on réussirait aussi à trouver les conditions biologi par lesquelles l'image anatomique tracée arrive à se développer d'une *f uniforme*.

On a ici depuis longtemps accusé les influences si mal connues du *ref dissement* et celles des *différentes intoxications*. Voyons quel rôle j séparément ces deux ordres de causes, qui souvent agissent simultané et rendent par cela cette étude plus complexe; car, surtout dans une clie d'une très grande ville, il est presque impossible de suivre son m et nombre de cas faibles, transitoires sont rangés dans le groupe des i cations, qu'on a séparés entièrement (et cela à tort) des neurites r bulbaires; ce n'est que lorsque l'amblyopie centrale devient par trop p nte et que la papille se décolore qu'on détache le cas des simples intoxica-ons. Il y a donc là une difficulté d'orientation d'autant plus grande que la uestion anatomique des amblyopies toxiques n'est pas encore entièrement ésolue et qu'il reste à savoir si toute intoxication se signalant par un sco-me central se rapporte à une névrite rétro-bulbaire d'intensité et de durée riables, ou si seulement la persistance de l'intoxication peut entraîner le éveloppement de ce genre de neurite, ce dernier fait étant pour le clinicien ul à peu près établi.

On ne saurait encore vouloir établir, avant d'avoir résolu cette question, pour 100 de cas de neurites rétro-bulbaires qui existent pour un chiffre de alades observés, car il sera tout différent si l'on y comprend toutes les nblyopies toxiques avec scotome central, même les transitoires, ou si l'on ut y ranger seulement les cas où l'élément d'intoxication ne joue icun rôle, ou, en troisième lieu, joindre à ces cas seuls les intoxiqués avec rophie partielle définitive et irrémédiable. Les données de Samelsohn se ouvent confirmées aussi dans notre clientèle, en combinant l'amblyopie ntrale en un grand groupe qui comprend les intoxications, à savoir que clientèle des riches ne fournit que le quart des cas de tous ceux observés ns une année, que les trois autres quarts se présentent dans la clientèle digente ou *ouvrière*. Un autre fait non moins discutable, c'est que, dans tte affection, les femmes restent presque complètement préservées, et qu'il est ainsi pour les hommes non âgés de trente ans. C'est donc de préfé-nce la maladie de l'ouvrier, et tout en ne voulant ici nullement faire du alisme à la Zola, réalisme faux et maladif, on sera encore assez embar-ssé si l'on ne veut pas laisser jouer à l'intoxication un certain rôle pré-ndérant dans la majorité des cas. Encore ici ce ne sont pas de préférence s buveurs de profession, qui portent à faux le nom d'ouvrier, qui sont teints, mais le vrai travailleur, exposé aux causes nuisibles de son état, i se laisse entraîner pour ne pas voir s'épuiser ses efforts musculaires commettre des abus le conduisant en quelque sorte à une intoxication guë.

Il ne saurait être nié que la transition brusque d'un lieu surchauffé dans n milieu froid a, de tout temps, été reconnue comme cause d'amaurose et amblyopie qui, mieux définie, porte actuellement le nom d'amblyopie cen-ale. Le piéton, surchauffé par la marche dans une journée d'été, qui, aversant la cathédrale de Vienne, dont les portes restent généralement ut ouvertes, en ressort aveugle, est un exemple frappant. M. Samelsohn e les employés des postes qui, séjournant dans les wagons-poste sur-auffés dans le courant de l'hiver, sont forcés, pendant la marche des trains, tenir assez longtemps la tête penchée au dehors, pour ne pas manquer de ter le sac de lettres aux stations où le rapide ne s'arrête pas. Il en est de ême des sommeliers, obligés de descendre des restaurants surchauffés ns les caves froides; enfin, de tout métier où les personnes couvertes transpiration sont forcées de séjourner assez longtemps dans un milieu refroidi, et cela sans qu'un exercice violent amène une réaction ultéri pour effacer l'effet de ce brusque refroidissement.

L'explication, M. Samelsohn la trouve dans les expériences instituées Lassar (*Archiv für path. Anat.*, t. LXXIX, p. 175), qui, en refroidis brusquement des lapins et des chiens surchauffés, rencontra constamm des altérations interstitielles de presque tous les organes, et particuli ment des changements dans les *gaines* des nerfs, tandis que les par parenchymateuses du nerf étaient restées intactes. La peau refroidie présentait elle-même pas d'altérations. Ces changements morbides serai dus au refoulement brusque du sang des parties refroidies vers l'intéri qui agirait ainsi comme cause première des désordres inflammatoi Pour l'orbite et son contenu, les conditions de refoulement sont particu rement fournies par la vaste communication des veines de la face avec ce du fond de l'orbite.

Comment rapporter maintenant l'action de l'alcool (1) sur la production d neurite axile du nerf optique dans le canal optique? Il s'agit ici en der lieu d'une véritable cirrhose partielle du nerf, et l'on ne saurait nier c'est l'alcoolisme qui a surtout mis à jour le prototype de la cirrhose, c du foie, au point que l'on a pendant longtemps cru que cette hépatite in stitielle avec rétraction atrophiante était spéciale anx alcooliques. Plus t il a bien fallu accorder, comme on l'est, du reste, aussi obligé pour la n rite rétro-bulbaire, que d'autres intoxications pouvaient entraîner la cirrh hépatique, telles que celles avec le phosphore, le plomb, la quinine, ave malaria, la syphilis, etc., ce qui n'empêche pas que l'alcool joue ici enc le rôle prépondérant. Le mélange direct de ces principes nuisibles ave sang étant reconnu, un organe comme le foie doit, d'autant plus que le s est plus directement amené à cet organe par les branches de la veine po être exposé à cette action nuisible. Comme pour le nerf optique, l'ag nuisible provoque tout d'abord une inflammation du tissu interstitiel; altérations parenchymateuses ne sont que consécutives.

Nous retrouvons pour le cerveau et ses enveloppes cette même prédis sition chez les alcooliques, surtout à la pachyméningite; pourtant ici conditions circulatoires ne favorisent pas, comme pour le foie, l'action dir de l'agent nuisible sur les tissus, mais le fait de pouvoir produire expérim talement la pachyméningite hémorrhagique chez les chiens chez lesquels a provoqué une intoxication alcoolique chronique (Kremiansky, Neuma démontre clairement cette action pour les enveloppes cérébrales. Ce nous paraît favoriser l'action de l'alcool sur les enveloppes du cerveau et nerf optique, c'est qu'elles baignent dans un liquide chargé des principes sibles de l'alcool, le liquide cérébro-spinal, et n'oublions pas que les d parties où le nerf se prend de préférence d'inflammation sont placées dan

(1) Nous consacrons à la dégénérescence toxique (alcoolique) un article à part, la férenciant de la neurite rétro-bulbaire ordinaire.

nal optique, où le liquide filtre vers la portion orbitaire du nerf, séjourne r conséquent plus longtemps et vers la papille du nerf optique où il se oduit une stagnation pour se reporter dans les espaces lymphatiques de eil. L'odeur alcoolique du cerveau des buveurs, que répand surtout le uide qui le baigne, a été signalée de tout temps.

Nous partageons entièrement l'opinion de M. Samelsohn qui renie l'action olée du tabac, l'amblyopie nicotique pure, et nous pouvons dire avec lui e nous n'avons jusqu'à présent vu aucun cas où les autres causes bien plus ficaces aient pu être exclues. C'est l'alcoolisme joint à l'abus du tabac 'il faut accuser, jamais le tabac seul ne produit l'intoxication semblable à lle de l'alcool.

Comme l'apôtre de cette amaurose par le tabac est cité de préférence Hutchinson, mais tout en professant le plus profond respect pour le talent d'observation de ce confrère, nous nions absolument sa compétence en la matière, et cela, pour la raison que l'absence complète ou presque complète du contrôle de la réfraction laisse ici le plus vaste champ à l'erreur. Je ne cite ici qu'un exemple pour montrer combien on serait exposé à classer dans les amblyopies des cas que l'on ne soumettrait pas à une correction exacte de la réfraction, en usant ici essentiellement des moyens indirects de contrôle (kératoscopie, skiascopie, ophthalmométrie). Il se présente à ma clinique un homme âgé de quarante-cinq ans, morphinomane à l'excès, consommant pour plus de 800 francs de morphine par an, il se montre avec des pupilles d'une exiguïté extrême, ne réagissant pas à la lumière et ne se dilatant que très peu dans l'obscurité. Ce malade, examiné sans verres, ne présente qu'une acuité d'un dixième, mais son hypermétropie manifeste (7 dioptries) corrigée, son acuité est normale, c'est seule la détermination de la réfraction qui a dissipé tout doute qu'une intoxication n'intervenait pas ici, que le contrôle des couleurs n'admettait pas non plus.

Mon séjour à Biarritz m'a permis de me renseigner comment l'intoxication nicotique se comporte, chez un peuple qui peut être regardé comme celui qui fume le plus. Les Espagnols et les Cubains peuvent être, tout en ne se laissant même pas le temps de terminer un repas sans fumer, considérés comme presque exempts de l'amblyopie nicotique, ce sont donc exactement dans les pays où l'on use le plus de tabac que cette intoxication s'observerait le moins. Je ne veux pas dire qu'on ne rencontre pas en Espagne et à Cuba des intoxiqués, chez lesquels le tabac est accusé comme cause de l'amblyopie centrale, que présentent les malades, mais il faudra remarquer que ces cas se rapportent presque exclusivement à la bonne société, parmi laquelle on a pris l'habitude d'envoyer les enfants compléter leurs études en Angleterre, et où ils s'accommodent aisément à l'absorption d'une quantité de liquides alcooliques, que le climat de la grande île permet et même autorise, mais qui ne convient nullement aux conditions hygiéniques de l'Espagne. Les vins forts de l'Espagne, absorbés à la quantité équivalente que consomme un Anglais des plus sobres, détermine promptement des symptômes d'intoxication en Espagne. Le traitement, du reste, montre qu'on arrive rapidement, en supprimant l'alcool, à guérir l'amblyopie centrale, chez des Espagnols qu'on persuadera bien de réduire la consommation de tabac, mais jamais à le supprimer. Ceci concorde du reste absolument avec les idées de Hutchinson (*On the pronosis or tabaco-amaurosis*, in *Hosp. Rp.*, VIII, 3, p. 458), qui déclare le pronostic favorable même en continuant l'emploi du tabac, tout en en diminuant l'usage.

Les causes nuisibles agissent, quelles qu'elles soient, comme *irritant* u *infectant*) sur le tissu interstitiel des organes et laissent tout d'abord le renchyme intact, telle se comporte aussi la neurite rétro-bulbaire.

D'après M. Samelsohn, différentes causes nuisibles peuvent agir comme citateur de l'inflammation sur le tissu interstitiel du nerf optique, le sang chargé de substances nuisibles altère la perméabilité des parois vascula dilatées, et il survient tout d'abord une augmentation de transsudation a émigration de cellules. Si dans cette période l'action de la cause irrit cesse, en soustrayant le sujet à son action nuisible, alors les corpuscules s guins émigrés sont comme d'ordinaire pris de dégénérescence graisseu se résorbent et la fonction de la fibre réduite par la pression de l'exsu retourne à son état normal; si au contraire l'action de la cause irritante siste ou son action première a-t-elle été trop tumultueuse, il s'engendre suite d'un plus fort développement de vaisseaux une prolifération et organisation des cellules de l'exsudat, qui a pour terminaison la forma de tissu connectif avec tendance à la rétraction cicatricielle. Alors survi par la compression, l'action sur le parenchyme, c'est-à-dire sur les fi nerveuses, dont l'atrophie prononcée exclut finalement toute possibilité d rétablissement de la fonction.

La cause pour laquelle de préférence chez certains individus plutôt que l'autre organe est atteint dépend de prédispositions (héréditair dont la nature nous échappe encore pour le moment; ce que n devons avec M. Samelsohn rechercher c'est pourquoi la pullulation in stitielle reste *partielle, n'atteint que les fibres maculaires* et avant pourquoi l'inflammation semble *se localiser tout d'abord dans le ca optique.*

Le cas de M. Vossius, examiné par lui avec tant de perspicacité, dispe de discuter la question, s'il s'agit ici d'une origine centrale avec neu descendante, idée que du reste l'examen de portions intracrâniennes nerfs du malade de M. Samelsohn exclut déjà suffisamment.

Le canal optique est un endroit qui présente pour le parcours du nerf conditions anatomo-physiologiques tout autres que celles que lui fournit trajet dans la cavité crânienne ou orbitaire. C'est en cet endroit qu nerf change tout d'abord de forme; d'aplati qu'il était dans le crâne devient cylindrique; c'est ici qu'il s'entoure de sa gaine lymphatique v table (c'est, comme nous l'avions déjà fait observer, en ce point que filtr liquide cérébro-spinal dans l'espace subdural). En cet endroit seul le n est à l'exclusion de tout le reste de son parcours entouré de parois osse inextensibles, dans ce canal donc une stagnation dans le courant lymphati ou circulatoire doit retentir tout de suite en comprimant le nerf optiq Tandis que dans les cavités crânienne et orbitaire le nerf peut en quel sorte échapper à une cause comprimante en se déplaçant, il est encore fi la paroi supérieure du canal, attendu que les deux gaines du nerf optique s intimement réunies à la paroi osseuse du canal et que l'espace lymphati déjà fort étroit se trouve, de cette façon, réduit à une sorte de rainure croissant très mince. C'est le seul point fixe du nerf, qui ne peut nullem se déplacer, tandis que la partie intracrânienne suit les mouvements res ratoires et pulsatiles du cerveau, la portion orbitaire, celle de l'œil, sur point seul vient se briser la dernière oscillation d'un choc quelque fai 'il ait pu être, pour arriver jusque vers la portion intracanaliculaire du rf.

Les conditions anatomiques de cette région si importante au point de vue clinique sont encore à étudier, pour ce qui concerne la disposition des espaces lymphatiques et circulatoires, aussi ne sait-on pas encore comment le fascia tenonien et l'espace de Tenon se mettent en rapport avec l'espace semi-lunaire subdural qui entoure dans le canal osseux le nerf optique. — Que dans ce parcours osseux les vaisseaux vaginaux doivent fournir d'une façon différente leurs branches, que cela n'a lieu pour la portion crânienne et orbitaire du nerf est déjà impliqué par la fusion des gaines à la paroi osseuse du canal. Une étude particulière sur des préparations injectées doit élucider en quoi consiste ce changement de disposition pour le nerf devenu fixe sur un court trajet de son parcours, comparativement aux autres parties libres. « Il me veut paraître, dit M. Samelsohn (*loc. cit.*, p. 57), comme si sur des coupes prises dans la région du canal, une partie de la circonférence du nerf se caractérisait par un manque absolu de plus importantes ouvertures vasculaires, sans que je puisse dire si cet endroit était toujours exactement localisé ou correspondait même à cette réunion osseuse des gaines. » Ce qui pour nous est déjà certain, c'est qu'au point de cette réunion la disposition de pénétration des vaisseaux ne peut pas être la même que dans le crâne et dans l'orbite où de toute part les vaisseaux se jettent librement à travers la gaine piale, entre les faisceaux du nerf, jouissant d'un certain degré de déplacement qui fait absolument défaut à ceux situés dans le canal osseux même.

Nous avons déjà insisté ailleurs sur ce que des compressions, des tiraillements sur le nerf, qu'ils viennent de la cavité crânienne ou orbitaire doivent urtout retentir sur la partie du nerf adhérente à la paroi osseuse où tout éplacement est rendu impossible, nous devons encore observer qu'à l'entour es ouvertures crânienne et orbitaire du canal optique les parois osseuses urnissent un support à la compression pour refouler les voies lymphatiques vasculaires et les comprimer, et pour déterminer des stagnations lymphatiques et vasculaires. Que le point de passage du nerf optique et surtout n point immobile et fixe à la paroi osseuse est le *locus minoris resistentiæ* u nerf ne fait aucun doute pour nous, mais pourquoi le centre du nerf, les bres vasculaires sont-ils tout d'abord atteints? voici ce qui reste encore à ésoudre.

L'idée que la circulation particulière qui préside à la nutrition du nerf ue ici un rôle important doit forcément se présenter à l'esprit. Tandis que our d'autres organes parenchymateux un gros tronc vasculaire traverse et urnit partout aux parties centrales de l'organe, le contraire a lieu pour le erf optique en suivant jusqu'à la pénétration des vaisseaux centraux, qui nt changer ici quelque peu les conditions circulatoires sans exercer une nfluence prépondérante sur la nutrition du nerf, étant presque exclusivement estinés à son épanouissement intra-oculaire. Dans tout le restant du parours, à partir de l'entrée des vaisseaux centraux jusqu'au chiasma, les aisseaux traversent la gaine piale et se répandent de la périphérie vers le entre. Le réseau capillaire de ces vaisseaux se concentre en quelque sorte ans les parties axiles du nerf (Samelsohn), favorisant par cette disposition articulière la nutrition en ce sens que cette richesse de capillaires annule es troubles de circulation qui peuvent se produire à la suite d'un obstacle à l'afflux du sang en un point de la périphérie, en rétablissant prompte[illegible] un courant collatéral; d'un autre côté c'est un des points les plus riche[illegible] capillaires où la transsudation, la succulence des tissus, par suite la nutri[illegible] et l'échange des produits nutritifs, sont les plus favorisés. C'est aux end[illegible] les mieux fournis de sang et de lymphe qu'éclate aussi le plus pro[illegible] tement l'inflammation, que se fait le plus intensivement sentir l'effet d[illegible] infection.

Pour les organes fournis d'un réseau de grands troncs vasculaires [illegible] que le foie, le rein, ce n'est pas autour de grosses voies circulatoires [illegible] nous voyons des foyers inflammatoires et infectieux se localiser, mais [illegible] à la périphérie, là où le réseau capillaire est le plus richement fourni. [illegible] le nerf optique, les gros troncs vasculaires se trouvent à la périphéri[illegible] réseau central est la répartition des capillaires, ce sont donc aussi les [illegible] ceaux axiles et principalement tout d'abord leurs septa vasculaires de t[illegible] connectif qui doivent être atteints, lorsque le sang charrie des prod[illegible] nuisibles (infectieux). Les faisceaux périphériques du nerf livrant simplem[illegible] passage à de plus volumineux troncs vasculaires sont tout d'abord m[illegible] richement fournis en capillaires, mais aussi les produits de nutrition ([illegible] duits viciés aussi lorsqu'il s'agit d'intoxication et d'infection) trouvent [illegible] écoulement bien plus rapide vers les espaces lymphatiques voisins, ta[illegible] qu'au contraire pour les parties centrales du nerf non seulement le s[illegible] apportant les éléments de nutrition et y conduisant des produits infecti[illegible] s'y répand en plus grande abondance, mais aussi les dépôts de la nutri[illegible] viciés eux-mêmes restent en plus long contact avec les parties centrales [illegible] nerf, leur écoulement étant moins facile.

Ces conditions particulières de circulation peuvent rendre compte p[illegible] quoi par exemple un sang surchargé de produits nuisibles et infectieux p[illegible] exercer une action stupéfiante tout d'abord sur les fibres axiles du nerf [illegible] manifestant par un scotome central qui disparaît assez promptement lors[illegible] à la suite de l'abstinence et d'un traitement approprié on décharge le s[illegible] de ses produits nuisibles. On comprend non moins bien comment [illegible] principe toxique agissant avec une certaine persistance et plus d'éner[illegible] puisse entraîner l'évolution d'une névrite centrale avec atrophie consécuti[illegible] tandis que les parties périphériques du nerf qui grâce à leurs conditi[illegible] circulatoires sont moins exposées à l'action persistante des éléments n[illegible] sibles peuvent échapper complètement ou au moins plus longtemps à c[illegible] action et que l'amblyopie centrale reste le phénomène prédominant. Qu[illegible] compression retentisse aussi de préférence sur le système capillaire cen[illegible] du nerf lorsque des troubles circulatoires éclatent dans les cavités crânie[illegible] et orbitaire, nous ne nous arrêtons pas ici à ce fait que dans ces cas il p[illegible] se présenter aussi par anémie des parties axiles du nerf optique, des s[illegible] tomes centraux, rien de surprenant, mais alors l'amblyopie centrale ne [illegible] présentera nullement avec cette pureté, cette persistance qui se reflète à [illegible] fois dans l'image clinique et anatomique.

C'est à cette *symptomatologie clinique* que nous devons nous arrêter ɔur le moment. C'est le scotome central qui constitue le symptôme pri-ordial qui réclame toute notre attention, mais qui n'a certainement pas appé les premiers descripteurs de la neurite rétro-bulbaire, car ce n'est 'en 1869 que Foerster attira l'attention sur le scotome des objets colorés. est d'autant plus compréhensible que ce scotome ait pu échapper que s malades continuent ordinairement à se livrer à un travail manuel qu'ils uvent exécuter en quelque sorte les yeux fermés. Ce n'est que la lecture la possibilité de distinguer de fins objets qui fait défaut, tandis que l'al-re d'un malade à champs visuels rétrécis frappe instantanément, la con-rvation parfaite de la vision périphérique et par suite l'orientation si aisée s malades fait tout de suite l'impression qu'il pourrait en l'absence de ıt signe ophthalmoscopique s'agir d'une simulation.

Lorsqu'on questionne ces malades, on reçoit, surtout quand il s'agit d'ou-iers intelligents, la réponse que ce qu'ils veulent fixer leur paraît couvert un duvet qui leur en soustrait les détails, ou qu'il se place entre l'objet é un nuage instable, mal défini; les marins disent qu'ils voient tout à tra-rs une couche d'eau agitée, les travailleurs au feu comme à travers une uche d'air surchauffé. Je n'ai jamais entendu dire à mes malades, comme bserve M. Samelsohn, « qu'uniformément le nuage est décrit non comme ble, mais interrompu et agité, semblable à une fumée bouffante qui se pare de temps en temps et permet tout à coup aux malades une inspection re des détails des objets fixés vainement explorés avant ».

Mais tout dépend de l'époque à laquelle on examine un patient plus ou bins apte à donner des réponses exactes et qui s'observe assez soigneuse-ent pour pouvoir alors indiquer la présence de ce nuage faiblement éclairé i occupe le centre de leur champ visuel, même en ayant les paupières rmées ou en se trouvant dans l'obscurité ; ce qui est certain, c'est que leur otome leur paraît subjectivement d'autant plus accusé qu'un éclairage très ense relève la vision excentrique. Plus les objets placés en dehors de la ion centrale acquièrent par cette intensité d'éclairage, de netteté, plus ssi le brouillard enveloppe l'objet fixé, c'est là aussi la raison pour laquelle esque tous ces malades accusent une amélioration de la vision le ır tombant, amélioration qui n'est que factice, comme on peut aisément n convaincre.

Tant que le scotome révèle encore un caractère plus ou moins *positif*, que malade le différencie du restant de son champ visuel par un nuage, une ée éclairée, une couche d'eau ou d'air vascillante qui recouvre l'objet fixé, ıt que les yeux fermés ou dans l'obscurité il désigne la présence de ce ême phénomène, il devient un sujet de plainte persistante du malade, ême lorsque l'amblyopie centrale n'est encore que fort peu accusée. Ces aintes diminuent au contraire à mesure que le scotome est devenu absolu; s malades ne se plaignent que de ne plus pouvoir lire ni voir les détails s objets qu'ils fixent. M. Samelsohn croit que ces plaintes concernant

l'interposition du nuage entre l'objet fixé sont surtout accusées avec
stance lorsque la neurite rétro-bulbaire se révèle d'une manière aigü
déterminant instantanément, non progressivement, une amblyopie cen
assez accusée. « Il paraît, dit notre confrère, qu'il existe un certain ra
entre ce brouillard et les *premières étapes* du processus anatomiqu
nous ne ferons guère fausse route, si nous expliquons cette vapeur m
éclairée comme l'expression fonctionnelle de l'irritation des fibres nerv
atteintes par les troubles circulatoires initiaux et que nous compre
aussi que souvent l'aréal, relativement très étendu, décrit de ces trou
circulatoires initiaux, que constamment ce brouillard occupe régulière
une étendue plus considérable du champ visuel que le scotome positif
pectif que nous sommes parfois capables de démontrer. »

Nous ne suivrons pas M. Samelsohn dans ce genre de raisonnement
il est absolument impossible de mesurer l'étendue du trouble de ce nuag
nous paraît au contraire assez bien concorder avec l'étendue du scotom
l'amélioration de la vision qu'accusent les malades lorsque le jour bais
inversement. De même rien ne prouve que l'établissement d'un sco
négatif n'ait lieu qu'à partir du moment où un exsudat comprima
fibre interrompt la conduction de cette fibre. Dans ce cas la disparition
scotome négatif devrait presque constamment se signaler par la transfo
tion en scotome positif. Le malade qui n'accusait plus aucune plainte d'
tation subjective de ses fibres nerveuses, recommencerait à revoir le n
éclairé, la vapeur oscillante. Cela n'est certainement pas le cas, un sco
négatif disparaît ordinairement en se réduisant progressivement,
l'exception s'il devient positif avant de disparaître. Surtout dans le
d'intoxication une action stupéfiante et anesthésiante de la fibre nous p
pouvoir donner lieu à un scotome négatif d'emblée, sans avoir passé ni s
dissipé par les phases du scotome positif, et ce sont souvent ces cas qui
les meilleurs au point de vue du pronostic.

La *forme du scotome* est ordinairement celle d'un ellipsoïde couché à
vers le point de fixation du champ visuel, placé de façon que le centr
l'ellipsoïde occupe le point de fixation et que son grand axe est dirigé
la tache de Mariotte. La configuration du scotome varie pourtant de
façon que les exceptions diverses peuvent pour certains observateurs par
dépasser la règle; en général pourtant la forme de l'ovale couché prédo
Un excès de finesse et d'aptitude de clinicien a fait trouver à certains
frères l'ovale horizontal pour l'intoxication alcoolique, le vertical
l'abus de la nicotine ; personne n'a pourtant, la plus fréquente intoxic
ayant été reconnue comme alcoolo-nicotique, signalé l'ovale à axe dirig
sens diagonal. L'irrégularité dans la conformation du scotome s'expl
encore par le fait qu'à des examens quelque peu espacés les malades, m
les plus intelligents, ne signalent pas les mêmes limites avec précisio
que ces limites varient certainement lorsqu'on examine un malade qu
trouve encore au début de son affection.

Il n'y a pas non plus une analogie entre la configuration du scotome d'un l à l'autre et l'on peut rencontrer des malades qui présentent sur l'un s yeux le scotome visuel à ovale couché, sur l'autre l'ovale vertical (cas t propices pour ceux qui déclarent que l'intoxication nicotique ne se prénte qu'unilatérale). Les moins fréquents paraissent être des scotomes solument circulaires avec le point de fixation comme centre du scotome : Samelsohn signale un genre de scotome hémianopique partiel, qui mmençant exactement dans la ligne de démarcation verticale et horintale du champ visuel se répartirait symétriquement, comme l'indient les champs visuels (fig. 128 et 129, p. suivante), mieux qu'une scription.

« Comme le démontrent suffisamment les schémas ci-joints (1), appartent à deux malades présentant les symptômes types de l'amblyopie cenle, cette perte hémianopique du champ visuel ne se présentait d'une çon caractéristique que pour le blanc, tandis que les limites pour les cours dépassaient sensiblement la ligne de démarcation. Par contre, aussi tte variété de scotome démontrait d'une façon précise et de la manière la us démonstrative, que la progression du scotome s'opère ordinairement en ns de la tache aveugle. Mais, aussi ici, il ne s'agissait pas d'une loi, mais ulement d'une règle qui admet des exceptions, attendu qu'on observe des s où le scotome s'étend du point de fixation de préférence vers le côté édial. Les plus grandes raretés de ce genre d'amblyopie sont les formes *racentrales* du scotome, que j'ai pu démontrer dans les rares cas observés r moi, seulement sur le côté latéral du point de fixation. Dans un unique s où j'ai pu démontrer la présence d'un scotome paracentral situé en bas en dehors, j'ai rencontré une nouvelle exception, c'est qu'il se présentait côté d'un scotome central, et cela de telle façon, qu'au milieu d'un scotome latif plus étendu, se dessinaient deux plus petits scotomes absolus, séparés r un espace avec affaiblissement, mais conservation moins juste de la perption lumineuse. Ce phénomène rare, seul le champ visuel de l'œil droit le ésentait, tandis que l'œil gauche, moins amblyope, ne montrait qu'un scone purement central, mais qui offrait la particularité qu'il ne s'étendait s, comme à l'ordinaire, en sens horizontal, mais en s'inclinant vers le éridien de 45 degrés en bas et en dehors, c'est-à-dire dans le même sens les deux scotomes du champ visuel gauche se trouvaient dirigés l'un rs l'autre. Comme l'acuité visuelle de cet œil s'améliorait aussi sensibleent pendant le traitement, nous ne croyons pas nous tromper en admetnt ce dédoublement si extraordinaire du scotome, comme une déhiscence la perte absolue, primitive et plus grande du champ visuel, représentant quelque sorte l'inverse du phénomène qu'on a parfois occasion d'observer rs de la formation d'un scotome annulaire, par la réunion de pertes disètes du champ visuel. »

(1) Nous n'en avons donné que celui d'un des yeux de chaque malade (de W.).

Œil droit $V = \frac{20}{100}$

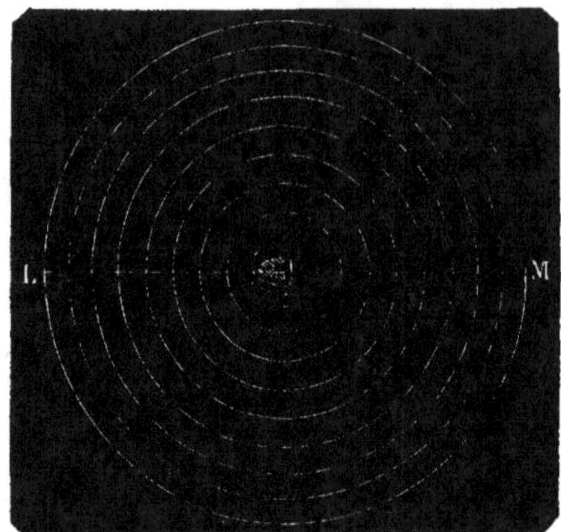

FIG. 128.

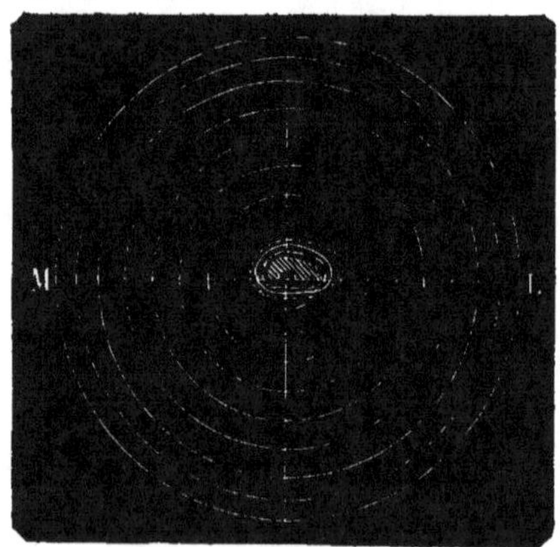

FIG. 129.

... = Vert.
— = Rouge.
▒ = Blanc apparaissant gris.
◀ = Bleu.

Nous citons toutes ces variétés pour bien démontrer que si actuellement ne se laisse même pas établir une règle générale pour l'apparition, la épartition et disparition du scotome, la réunion de très nombreux cas rrivera néanmoins, avec le concours de nombreux travailleurs, à établir des is précises sur l'amblyopie centrale.

Ordinairement, le scotome central reste une fois qu'il a atteint la tache de ariotte stationnaire, il la dépasse rarement, et lorsqu'on observe que les imensions du scotome s'étendent sensiblement au delà de cette limite, il st assez rare que le champ visuel ait conservé une étendue normale et ne résente pas sur un des côtés une échancrure. Cette combinaison de brèches ans la partie périphérique du champ visuel avec un scotome démesurément endu, M. Samelsohn veut l'avoir vue, sans exception, dans les cas *aigus* ui pourraient aller jusqu'à une abolition avec cécité complète; le proces-s central du nerf gagnerait alors rapidement les parties périphériques du onc nerveux.

L'étude du *trouble visuel* d'un scotome relatif présente beaucoup d'in-rêt au point de vue clinique, tandis que, bien entendu, cette observation sse une fois le scotome devenu *absolu*, le restant du champ visuel mon-ant dans les cas purs son intégrité parfaite. Ordinairement, en pareille rconstance le scotome absolu se trouve encore *contourné d'un anneau présentant un scotome relatif*, quelquefois d'une extrême minceur. orsqu'on veut bien étudier un scotome relatif, il faut s'assurer qu'il ne nferme pas, ainsi que cela arrive, dans ses parties centrales un scotome solu de peu d'étendue (qui tend à gagner les limites du scotome relatif).

Le premier symptôme par lequel se révèle le *scotome relatif* se manifeste r l'exploration avec les couleurs, et ici il faut poser en règle générale ne prendre que des objets de très petites dimensions et de se servir de éférence de vert et de rouge, le bleu ainsi que le jaune restent bien plus ngtemps perçus. Une étude clinique devant des élèves ne saurait du reste re fructueusement entreprise qu'en disposant d'un malade intelligent et rès s'être bien assuré qu'il ne présente dans le restant de son champ suel aucun défaut chromatique. D'après M. Samelsohn, il faudrait ici rs différencier *deux types* d'altérations chromatiques dans le scotome. s altérations portent sur la *nuance* et sur le *ton* de la couleur, c'est-à-re il y aurait altération *quantitative* et *qualitative*. Ainsi, une fois le alade reconnaît la couleur dans l'étendue de son scotome, mais il la clare plus foncée (rarement plus claire) que dans le restant de son champ suel; dans un autre cas, il confond les couleurs, ou est incapable de dési-ler une couleur, l'objet présenté lui paraît, suivant que la couleur est plus moins claire, plus ou moins brun ou grisâtre.

Ce sont les cas les moins graves au point de vue du pronostic (et aussi ux qui échappent le plus aisément au diagnostic) où le malade ne délimite n scotome que par un changement des nuances de couleurs, et qui signa-lt leur aggravation par la disparition du sens quantitatif de la couleur, sans pourtant, pour cela, que le pronostic ait besoin d'être posé comme gra[ve]. D'un côté, un malade avec un scotome, dans lequel la perception quanti[ta]tive de la couleur seule persiste, annonce son amélioration par la réapparition de la perception qualitative des couleurs. A notre clinique, on s'est dep[uis] longtemps servi de ce signe comme moyen de contrôle pour le pronostic.

Lorsque l'altération du sens chromatique dans le scotome porte sur la qu[a]lité de la couleur, le malade se comporte tout d'abord comme une person[ne] à qui on demanderait de vouloir distinguer, avec son scotome, les couleu[rs] avec un abaissement d'éclairage (Leber, *Archiv.*, XV, 3, p. 52). Au début [de] l'établissement de cette abolition de sensibilité, tout d'abord, pour le vert [et] le rouge, le malade hésite, se trompe, revient sur son jugement, bientôt [il] finit par déclarer nettement que ces couleurs sont du brun ou du gris, [et] finalement toute sensibilité pour les couleurs disparaît, son scotome abso[lu] tend à s'établir.

Que des règles précises ne peuvent pas être données ici, est d'autant plus aisé à co[n]cevoir que l'éducation pour les couleurs peut expliquer, à part des dispositions congé[ni]tales, des différences d'appréciation lorsqu'un émoussement du sens chromatique s'étab[lit] chez un malade; d'un autre côté, à moins d'avoir affaire à des ouvriers qui manipul[ent] des couleurs, il n'y en a encore pas un nombre excessif capable non seulement de nua[n]cer, mais même de bien désigner le genre de couleur qu'on leur présente. A-t-on affa[ire] à des malades très intelligents et d'une culture d'esprit avancée, alors on peut faire d[es] observations analogues à celles de M. Samelsohn, qui trouve, chez trois de ses malad[es], au milieu d'un scotome relatif pour le blanc, ainsi que pour toutes les couleurs, un p[etit] scotome central exclusif pour le rouge ou le bleu, tandis que même le vert et le jau[ne] y furent perçus comme gris; transporté en dehors de ce petit scotome central dans ce[lui] du scotome relatif, le rouge et le vert furent indiqués comme plus foncés, mais a[vec] leur couleur respective. Ces trois cas se guérirent. Une autre variété est que dans [le] scotome relatif, les couleurs avant de cesser d'être perçues se présentent comme tach[e]tées, la couleur se fonce et le petit disque ou carré paraît tigré ou moucheté de diver[ses] couleurs. Enfin, par l'éducation qu'acquiert le malade en le soumettant à de nombre[ux] exercices, il révèlera à un examen attentif une sorte de dégradation du sens des co[u]leurs, allant de la périphérie du scotome vers le centre. Ainsi les couleurs sont, en pén[é]trant dans le scotome, moins bien éclairées, mais conservent leur genre de coloration [; à] mesure qu'on s'approche du point de fixation, la nuance disparaît, prend la teinte gr[ise], et dans les cas graves devient noir foncé. D'après M. Jacobson, un aréal de scotome où [la] perception qualitative seule est réduite entourerait constamment d'un anneau le scoto[me] absolu, seulement la largeur de cet anneau serait souvent si étroite qu'il échapperait à [la] démonstration. L'inverse ne se rencontre pas. Qu'on n'oublie pas ici la possibilité [de] pouvoir aussi endoctriner son malade.

Lorsque le scotome tend à disparaître et disparaît, la perceptibilité po[ur] les couleurs gagne constamment de la périphérie vers le centre; s'agissait[-il] d'un anneau dans lequel la perception quantitative se trouvait émoussée [et] qui entourait le scotome à abolition qualitative pour les couleurs, celui-[ci] disparaît tout d'abord et une zone périphérique du scotome absolu [se] transforme en relatif pour se dissiper à son tour, de façon que peu à peu [le] scotome disparaît. Un arrêt peut se présenter et la comparaison avec l[es] divers champs visuels démontre quel chemin la guérison a parcouru, c[ar] on retrouve encore les zones primitivement émoussées grâce à une hésit[ation]

ion que révèle le malade dans ses réponses, et même après des années ette hésitation persiste dans le centre des scotomes chez quelques malaes. Cette paresse dans le saisissement des nuances pour le point de fixation oncorde chez certains malades avec une acuité visuelle et une accommodaion absolument normales, elle relève d'un faible degré d'anesthésie des ibres maculaires.

M. Samelsohn trouve dans la façon dont le scotome pour les couleurs celui qui n'est que l'exacte analogie du scotome absolu) se comporte avec les hangements anatomiques qu'il a observés dans le canal optique pour ce ui concerne le tronc nerveux, un accord parfait. La dégradation des altéations morbides du centre vers la périphérie s'explique en ce que le scoome absolu correspond à une dégénération de tissu connectif de nouvelle ormation; le défaut relatif au processus des neurites évolue dans les faiseaux moins centralement situés, processus qui va en se dégradant. Une éduction quantitative pour le scotome correspondrait alors à une atrophie eulement ébauchée, non absolument irrémédiable. Nous avons déjà fait es réserves, que nous trouvons d'autant plus justifiées, qu'on voit même isparaître des scotomes absolus, sans pourtant pouvoir supposer qu'il en oit ainsi pour une atrophie axile du nerf optique. Pourquoi ne pas admettre ue la simple infiltration nucléolaire se dégradant de l'axe du nerf vers la ériphérie suffise à donner lieu à une mise hors fonction complète des fibres xiles, tandis qu'à l'endroit où cette infiltration et la vascularisation sont oins accusées, une simple anesthésie soit le résultat de cet état anormal? n tout cas, l'absence absolue de fonction n'a pas besoin de correspondre l'atrophie, car, sans cela, la présence d'un scotome absolu se rapporterait un état définitif et irrémédiable, ce que l'observation clinique contredit ormellement.

La disparition constante du scotome de la périphérie vers le centre, qui, ui, peut avoir été occupé par un scotome absolu, ne signifie donc qu'une isparition d'une compression ou d'une anesthésie de la fibre qui va en e dégradant de la périphérie vers le centre. Cela est constamment le cas our les malades atteints tout récemment de leur scotome et chez lesquels rdinairement aussi des conditions meilleures pour la guérison se présenent. Un scotome absolu sans anneau de scotome relatif persistant depuis ort longtemps, on peut, jusqu'à un certain point, être autorisé sur les donées anamnestiques à conclure à une destruction par atrophie des fibres aculaires. Au point de vue de l'interprétation anatomique et du diagnostic, apparition d'îlots ou de taches dans le scotome serait, d'après M. Samelohn, de la plus grande importance, et cela surtout si ces petites taches se roduisent déjà lorsque l'étendue du scotome n'a encore subi aucune réducion.

Comme en tout point l'intoxication nicotique a dû chez ceux qui s'en sont occupés faire la contre-partie de l'intoxication alcoolique, on a prétendu que dans les cas d'amblyopie centrale nicotique, c'est du point de fixation que l'amélioration partait tout d'abord, et que le scotome se dissipait du centre vers la périphérie (Nelson, Hirschberg). Comme il ne s'agit dans les cas d'intoxications, interprétées comme nicotiques, ordinairement que d'un scotome relatif, il serait curieux de savoir comment on a encore pu en retrouver les traces démontrables une fois le point de fixation complètement dégagé.

Le sens lumineux dans l'étendue du scotome a été déclaré par un certain nombre d'auteurs comme normal (Foerster, Krenchel, Wilbrand). M. Samelsohn, en se basant sur le fait que la première altération du sens chromatique se révèle par un manque d'intensité de coloris, que paraissent avoir les couleurs pour le malade, a entrepris des recherches, non avec l'appareil de M. Foerster, mais avec le disque de Masson, où une simple section mesurable sur un fond noir (ou inversement) sert à déterminer la sensibilité quantitative pour la lumière et arrive à conclure que la diminution du sens lumineux dans le scotome central paraît *indubitable*, mais que le degré de cette diminution est très variable, et sans qu'il existe un rapport de la réduction du sens lumineux avec celle de l'acuité visuelle, mais, par contre, une relation marquée se présente entre le degré de réduction du sens lumineux et l'étendue du scotome. Il paraîtrait que le sens quantitatif pour la lumière permet de reconnaître, par sa réduction, la présence du scotome, même sans qu'on ait eu recours à sa détermination et que ce sens souffre constamment d'une manière très accusée. Cette réduction pourrait nous guider, lorsque la faible étendue du scotome relatif rendrait sa démonstration difficile.

Le sens de l'espace paraît sensiblement réduit sans que la diminution de l'acuité visuelle donne une idée de la gravité du pronostic; ainsi, lorsqu'un cas est récent, la réduction de l'acuité peut être telle que les doigts peuvent seuls encore être comptés et pourtant la restitution peut être complète et rapide. Dans des anciens cas, au contraire, on fait difficilement ou fort difficilement disparaître une amblyopie centrale qui n'a aboli que quatre cinquièmes ou même trois quarts de l'acuité visuelle. L'étendue du scotome est dans ces cas anciens de la plus haute importance (peu importe qu'il soit relatif ou absolu). La combinaison d'un scotome positif central avec un scotome relatif d'une certaine étendue semble d'autant plus défavorable pour le pronostic que le cas est ancien et que des examens espacés ne démontrent aucune modification dans les rapports du scotome absolu et relatif. La persistance prolongée d'un scotome relatif, sans qu'il s'y adjoigne un scotome positif, donne de meilleures chances pour le rétablissement complet qu'un scotome absolu, même de petites dimensions, ou la combinaison de pareil scotome avec un scotome relatif étendu. L'étendue du scotome influence notablement la réduction de l'acuité visuelle, attendu que les parties excentriques du champ visuel décroissent comme aptitude visuelle sensiblement et très rapidement, mais elles peuvent gagner par l'usage et l'on doit attribuer l'augmentation de vision à ce fait, lorsqu'un examen attentif des dimensions et qualités du scotome n'y a démontré aucun changement appréciable.

ARTICLE XV

DIVERSES VARIÉTÉS CLINIQUES DE LA NÉVRITE RÉTRO-BULBAIRE OU AMBLYOPIE CENTRALE

I. — Névrite rhumatismale.

Après avoir donné dans le précédent article le substratum anatomique ou hysiologique ainsi que la pathogénèse de la névrite rétro-bulbaire, il nous este à exposer comment et sous quelle image elle se présente clinique-nent.

Il s'observe chez des personnes prédisposées au rhumatisme ou issues le parents arthritiques, qu'à la suite d'un refroidissement brusque, il se pro-uit d'une manière analogue à des paralysies périphériques de cause rhu-natismale, une amblyopie centrale, ou même une cécité brusque et com-lète. Cette amblyopie ou amaurose est constamment double et plus ou noins transitoire. Les cas, se rapportant à la névrite rhumatismale, ont été e préférence observés chez des personnes qui surchauffées ont été brusque-nent placées dans un milieu très froid, ou dont les mains et les pieds ont éjourné pendant quelque temps dans l'eau froide. C'est aussi principa-ement chez les ouvriers rhumatisants, dont l'occupation nécessite l'immer-ion prolongée des extrémités dans un liquide à température basse, chez des hasseurs qui se livrent avec des chaussures insuffisantes à la chasse aqua-que que s'observe cette maladie. Ce sont surtout des personnes ayant dé-assé la trentaine, que leur profession expose aux intempéries des sai-ons, qui sont sujettes à cette forme de névrite, et cela d'autant plus que our résister à ces intempéries, un certain usage constant d'alcooliques a eu, sans pour cela aller à l'abus.

Le signe caractéristique de la forme rhumatismale est la soudaineté d'ap-arition conjointement avec une sensation de pesanteur, de froid et même e véritables douleurs dans les orbites, sensibilité qui s'accentue lorsque les alades exécutent des mouvements extrêmes d'abduction, d'abaissement u de relèvement du regard. La sensibilité directe par la pression, en refou-nt le contenu de l'orbite en arrière, nous a paru bien moins démontrable hez les malades que nous avons observés, il en est de même de la sensibi-ité qu'ils accuseraient en comprimant la sortie des nerfs infra- et supra-bitaire.

On a certainement confondu les cas de cécité brusque *unilatérale* qui ont ntraîné un état irrémédiable avec la neurite rhumatismale. Ainsi ces cas Hutchinson, Schiess, Schweigger, etc.) débutant avec l'apparition de phos-ène, de cercles colorés, indiquent une compression brusque, que nous sommes bien plus disposé à rapporter à un épanchement (hémorrhagiq dans les gaines au voisinage du canal optique, tandis que la véritable neur rhumatismale doit s'expliquer par une périostite dans le canal optique son voisinage.

Le pronostic de ces neurites rhumatismales est d'autant plus favora qu'on peut soumettre le malade plus promptement à un traitement app prié et que rien du côté du nerf optique ne révèle un trouble nutritif avan A l'ophthalmoscope, nous pourrons dans les cas récents, particulièrem ceux que nous devons signaler comme les plus purs, reconnaître l'abse absolue de tout signe ophthalmoscopique, ce qui doit, du reste, ne étonner, car une périostite récente à l'entour du nerf pendant son pass à travers le canal optique, ne peut en rien, même en le rendant absolum impropre pour la conduction, influencer l'image ophthalmoscopique. maladie s'étend-elle davantage dans les gaines du nerf, se complique-t- d'épanchements dans les gaines et avance-t-elle de plus en plus vers l' plantation du nerf au globe oculaire, alors on pourra reconnaître la p sence d'une véritable hyperhémie papillaire, dont la démonstration est est vrai, rendue assez difficile par l'apparition simultanée sur les deux ye Un certain degré de rougeur hyperhémique des papilles reste l'unique s ptôme pathognomonique dans une série de cas. Dans une autre, nous voy que le contour de la papille se voile un peu, qu'il se produit un léger péripapillaire qui rappelle le début de la chorio-rétinite spécifique. Ce concorde ordinairement avec une faible réduction des artères, se repro sur un disque qui n'a nullement besoin d'être décoloré ou moins vascul qu'à l'état normal. Ces altérations dans l'image ophthalmoscopique ne que l'exception de la règle.

Lorsque la neurite rhumatismale a persisté assez longtemps, sans a subi une modification, soit par le changement de régime, soit par modification des conditions hygiéniques dans lesquelles vit le malade, par un traitement approprié, on peut avec l'établissement définitif l'amblyopie centrale voir se modifier quelque peu l'image ophthalmo pique. La moitié temporale de la papille se décolore alors assez visiblem et s'affaisse quelque peu, ce qu'on peut étudier surtout sur les bords d' excavation physiologique, qui prend alors les caractères d'un refoulem glaucomateux partiel. Caractéristique est ici encore l'intégrité parfaite conserve la moitié médiale de la papille, ainsi que l'arbre vascula Comme il est extrêmement rare que l'abolition de la fonction aille en pa cas au delà d'une amblyopie centrale plus ou moins prononcée, il en es même pour les changements atrophiques que présente la papille à l'opht moscope. Les atrophies partielles et généralisées qui suivent ordinairem les cas où un halo péripapillaire, avec réduction du calibre des artè s'était présenté, ne cadrent pas absolument avec la vraie neurite rhu tismale (voy. l'article suivant).

Dans ces cas, on peut aussi conclure à une extension du mal, par le que d'autres nerfs orbitaires souffrent, que la maladie ne s'est pas limitée, par conséquent, à son siège premier, le canal optique, mais s'étend sur les parties avoisinantes de l'orbite et gagne d'autres ouvertures ou fissures. A ce moment on voit la paupière s'abaisser légèrement, la sensibilité dans la région du trijumeau s'émousser ou des névralgies éclater dans son parcours, enfin des muscles moteurs de l'œil se paralyser complètement ou présenter un certain degré de paresse. Si en pareille circonstance il survenait des symptômes plus prononcés d'irritation papillaire, il y aurait lieu de méditer une modification dans le diagnostic.

II. — Névrite par intoxication (1).

1° Nous avons déjà dit que les intoxications *alcoolique* et *nicotino-alcoolique* doivent trouver une place dans la description de la neurite rétro-bulbaire. Nous nous efforcerons dans un chapitre consacré à la dégénérescence alcoolique ou toxique de tracer une limite entre les cas qui méritent d'être rangés avec raison dans les affections inflammatoires plus ou moins aiguës du nerf optique et ceux où la lésion n'aboutit pas à des altérations dégénératives lentes et incomplètes du tissu nerveux de nature inflammatoire. Il ne paraît pas douteux que les intoxications, de quelque nature qu'elles soient, qui se terminent par une amblyopie centrale avec établissement *définitif* d'un scotome absolu, doivent être comprises dans les névrites dont nous traitons ici ou dans la dégénérescence toxique dont il sera question plus loin, tandis que l'amblyopie centrale transitoire avec un scotome relatif peut encore trouver son explication anatomique sans recourir à une lésion inflammatoire du nerf.

Nous avons déjà exposé (p. 457) que nous voulons bien admettre une intoxication alcoolo-nicotique et que nous nous refusons à croire que la nicotine puisse produire une amblyopie qui, même en ne supprimant pas l'usage du tabac, arrive à disparaître et ne subit jamais d'aggravation sensible. Le fait que notre collaborateur M. Nuel traite (t. III, p. 633) ensemble l'amblyopie (scotome central) par abus du tabac et de l'alcool démontre combien il lui aurait été difficile de tracer un tableau clinique de l'intoxication nicotique seule, et nous regrettons que M. Nuel n'ait pas fait pour le tabac la démonstration de son pouvoir altérant du nerf optique lorsqu'il affirme : « Il est cependant établi à toute évidence que l'amblyopie que nous allons caractériser peut résulter de l'usage abusif du seul alcool et du seul tabac. » Est-ce sur l'unique page que Leber a consacrée dans son travail classique, en 1877, que l'on se fonde : pourtant Leber lui-même ne s'appuie ici que sur les travaux de Mackenzie, Sichel, Wardworth, Foerster et Hutchinson. Peut-on avoir trouvé dans les communications ultérieures faites en Alle-

(1) Nous effleurons seulement ici ce sujet traité longuement dans le précédent volume, afin d'indiquer sommairement le lien qui rattache les amblyopies toxiques à la névrite rétro-bulbaire.

magne, en Angleterre et en France, la confirmation d'une opinion surt défendue par Hutchinson qui, sans le contrôle d'un examen fonction complet arrive à ces conclusions étonnantes que l'intoxication nicotique f par disparaître, même lorsque le patient ne cesse pas de fumer, et qu abus abondant de l'alcool contre-balance l'influence nuisible du tabac jusq un certain point; mais, s'il en était ainsi, il n'y aurait guère ni l'une l'autre de ces intoxications, car où sont les fumeurs acharnés qui ne boiv pas et quels sont les ivrognes qui ne fument pas?

Nous n'avons pas à revenir sur la description de l'intoxication alcooli (ou nicotino-alcoolique) que nous trouvons avec tous ses détails décrits M. Nuel (t. III, p. 630-653). Certainement ce sont les formes d'amblyo centrale par abus d'alcool qui reflètent le mieux l'image anatomique d névrite rétro-bulbaire ou intracanaliculaire à leur début, mais nous verr plus tard que ce que nous décrivons comme dégénérescence toxique per encore de tracer une limite avec la véritable neurite rétro-bulbaire. Car d ces cas bien confirmés nous n'observons guère, comme cela vient d'ê exposé pour la forme rhumatismale, une tendance de l'inflammation à gag les parties avoisinantes, à se généraliser ou à mettre, d'emblée ou progres vement, la totalité des fibres nerveuses hors fonction. On a confondu a d'autres maladies l'intoxication produite par l'alcool lorsqu'on a rappo des cas d'atrophie complète du nerf optique à ce genre d'intoxicat (Hutchinson, Galezowski, etc.), car tout ce qui arrive à un ivrogne ne arrive nécessairement pas parce qu'il boit démesurément. Nous envisage comme absolument caractéristique pour ce genre d'intoxication de ne rendre les victimes aveugles, mais de ne les affliger, au pis aller, que d' scotome absolu, sans rétrécissement du champ périphérique, leur perm tant toujours une orientation suffisante pour se livrer à leur vice.

Comme certaines atrophies du nerf optique qui ne rentrent pas dans domaine de la neurite rétro-bulbaire (intracanaliculaire) peuvent au débuter par une amblyopie centrale, le contrôle du champ visuel périp rique qui s'ébrèche promptement doit, même lorsqu'il s'agit de buve et d'alcoolisés, nous engager à rechercher d'autres symptômes des cent et qui nous expliqueront que ce n'est pas une neurite rétro-bulbaire ou dé nérescence toxique qui s'est étendue, mais bien une affection centrale dans ses débuts simule la neurite intracanaliculaire, et que l'erreur ét d'autant plus excusable que l'abus des boissons alcooliques était patent. Qu veuille donc, chaque fois que le champ visuel montre un rétrécisseme que les troubles chromatiques s'étendent au delà des limites du scoto se bien garder d'établir son diagnostic sur le seul fait que le malade boit fume. La marche de la dégénérescence par intoxication alcoolique est te que le scotome relatif devient absolu sans beaucoup s'étendre, et, mê lorsque l'amblyopie centrale est bien définitivement établie, il ne se mo tre pas de changement chromatique pour le restant du champ visuel prése tant ses dimensions normales.

L'image ophthalmoscopique correspond aussi au début chez les alcoo-ques exactement à celle de la neurite rétro-bulbaire pure : absence absolue e tout signe est la règle, parfois un certain degré d'hyperhémie laisse appa-aître la moitié temporale de la papille un peu plus pâle. Chez des sujets tteints depuis fort longtemps d'amblyopie centrale, cette moitié paraît légère-nent affaissée, mais c'est à ces seuls symptômes que se borne la véritable eurite rétro-bulbaire alcoolique ou dégénérescence toxique qui ne doit pas tre décrite ici, mais à laquelle nous consacrons un article à part.

2° Des névrites intracanaliculaires peuvent aussi être la suite d'une *ntoxication saturnine.* Il faut éliminer des amblyopies et amauroses satur-ines (que l'on trouve décrites par M. Nuel, t. II, p. 651-655) les cas com-liqués d'atrophie plus ou moins accusée du nerf optique avec ses signes aractéristiques à l'ophthalmoscope et qui concordent alors ordinairement avec autres symptômes cérébraux (coma, convulsions, hémiplégie, etc.). Il en st de même des cécités brusques et complètes qu'on a parfois rencontrées u sans lésion ophthalmoscopique, ou avec faible trouble de la limite papil-ire (Hirschler, Haase) ; la perception lumineuse peut même être abolie. es cas trouvent leur explication dans un accès urémique (Danjoi, Des-rés).

La véritable neurite rétro-bulbaire saturnine se caractérise, elle, par l'évo-tion d'une amblyopie centrale progressive, avec intégrité parfaite du champ suel, et où au début la constatation du scotome central ne devient pos-ble qu'en se guidant tout d'abord sur la réduction du sens chromatique en énéral, et en ne recherchant le scotome pour les couleurs qu'avec une ible réduction de l'éclairage. Lorsque l'intoxication persiste, alors la écouverte du scotome relatif devient infiniment plus facile. Ordinairement éloignement des malades du foyer où ils puisaient les éléments de leur toxication et un traitement approprié arrivent à empêcher la transfor-ation du scotome relatif en absolu. A cette époque aucune lésion n'est ppréciable à l'ophthalmoscope, sauf parfois un léger halo papillaire avec yperhémie papillaire. Dans quelques cas que nous avons observés, seules les ines paraissent participer à cet état hyperhémique, les artères étaient utôt réduites de calibre.

Assez souvent on voit se présenter des malades chez lesquels existe un rtain degré d'atrophie partielle généralisée du nerf avec un aspect mat de papille dont les contours manquent de netteté et avec des artères sensi-ement réduites. Ici, l'amblyopie s'est développée progressivement et avec sez de rapidité, et l'étude du champ visuel ne jette que fort peu de jour our se renseigner si cette atrophie partielle, et souvent stationnaire, est la nséquence d'une neurite intracanaliculaire qui a gagné rapidement toutes s fibres du nerf, ou si l'on a affaire à une papillite devenue régressive et u'il faut rapporter à la néphrite albumineuse dont sont atteints nombre intoxiqués (Lancereaux). On peut d'autant moins se renseigner qu'au oment de la présentation du malade toute trace d'albuminurie peut avoir disparu et que les attaques d'albuminurie concordent parfois seulement a les attaques de coliques (Danjoi). Il faudra donc probablement ne rése des troubles nutritifs qui résultent pour le nerf optique de l'intoxica qu'un chiffre restreint de cas pour la neurite intracanaliculaire, une p se rattache aux altérations vasculaires et urémiques qui surviennent c jointement avec la néphrite, une autre partie avec de graves lésions c trales se caractérisant par l'aphasie, la diplopie, l'hémiplégie et les atta épileptiformes. Le nombre de cas qui se présentent même dans le p vaste champ d'observation n'est pas assez considérable pour décider à q genre d'intoxication plombique (aiguë, chronique, grave ou peu accus on doit attribuer les cas qui se caractérisent par les symptômes de la n rite rétro-bulbaire.

Ce qu'il est absolument nécessaire de savoir, c'est que l'amblyopie c trale peut se présenter comme un premier symptôme de l'intoxication sa nine et que la réduction du sens chromatique est peut-être le si avertisseur le plus sensible pour signaler les menaces d'une intoxica prochaine. Ainsi, on peut voir s'établir un scotome relatif, déjà aisé démontrable, sans qu'aucun autre symptôme, même pas le liséré bleuté gencives, ait fait son apparition. Il est bien possible que les ouvriers, si préoccupés des conditions hygiéniques dans lesquelles ils vivent, ne se s cient guère de ces troubles peu accusés et ne viennent à la consulta que lorsque d'autres symptômes graves se sont déclarés et que les n optiques sont menacés du côté des centres nerveux ou des voies circu toires (des reins).

Lorsqu'on portera plus de soin qu'actuellement à l'hygiène ouvrière, retiendra ce fait, que les débuts de l'intoxication saturnine se révèlent t fréquemment du côté du nerf optique et particulièrement du côté des fib maculaires, et des examens auxquels les ouvriers se soumettront, pour qui concerne leur sens chromatique, permettront de les prévenir à te de se garer des phénomènes d'intoxication infiniment plus difficiles à fa disparaître que ne l'est, au début, l'altération de fibres axiles du n optique, probablement pas autre qu'un simple état hyperhémique.

3° Les *intoxications par la quinine* (décrites t. III, p. 656-660) peuv donner lieu à des neurites rétro-bulbaires dans des cas exceptionnels. sont ceux où non pas une cécité brusque et plus ou moins transitoire s' développée ordinairement après une dose massive de quinine, mais ce où l'on a fait un long usage de doses élevées du fébrifuge. Il y a des sujets montrent une véritable idiosyncrasie pour ce médicament, lequel amène, à très faibles doses, à chaque emploi, de l'amblyopie transitoire (Nettleshi

Nous n'avons pas à comprendre dans la véritable intoxication quiniq tous les cas, comme se manifestant par l'apparition de l'amblyopie centra c'est, au contraire, l'exception qu'elle débute par un scotome central (Jodk mais quelques cas présentent les signes de la neurite rétro-bulbaire et d scotomes excentriques avoisinent le point de fixation, ou il ne persiste au ue des ilots du champ visuel qui embrassent le point de fixation comme dans cas suivant :

En 1879, nous avons observé un jeune homme de vingt-neuf ans qui venait des pays chauds, atteint de fièvre intermittente; il résolut de se guérir lui-même de cette affection. Il versa dans une chopine de la quinine jusqu'à la hauteur de deux centimètres, puis il avala le tout et se coucha. Il se réveilla sourd et aveugle. Toutefois, l'ouïe lui revint ainsi que la vision, mais celle-ci resta défectueuse, car, si l'acuité centrale se montrait normale, les champs visuels affectaient sur chaque œil une lacune symétrique toute particulière. Des deux côtés, en effet, il subsistait seulement deux ilots de champ visuel, dont l'un, de beaucoup plus grand, occupait une bonne partie de la moitié interne d'un champ visuel normal et s'étendait un peu au delà du point de fixation, tandis que l'autre, très petit, ne présentait qu'une bien minime portion de la partie externe du champ visuel (*Thérapeutique oculaire*, p. 642).

Ce qui nous a frappé chez certains amblyopes par abus de quinine, est qu'ils présentent à l'ophthalmoscope, avec leurs papilles pâles et leurs mites papillaires quelque peu indécises, beaucoup d'analogie avec les per-nnes atteintes de neurite rétro-bulbaire héréditaire. Nous pensons donc u'un certain nombre de cas doit être compris dans l'affection dont nous aitons. Reste à savoir comment ces cas se comportent par rapport à l'in-ction paludéenne (voy. t. III, p. 678, l'article de M. Nuel).

III. — Névrite par suppression du flux menstruel hémorrhoïdal et suppression des transpirations locales.

Les observations qui se rapportent à ces causes étiologiques ont été pour plupart faites à une époque où l'on n'avait pas encore eu soin de contrôler s cas avec l'ophthalmoscope et un examen fonctionnel, surtout pour ce ui concerne le champ visuel, pour savoir jusqu'à quel point on est autorisé songer ici à la présence d'une neurite rétro-bulbaire. Il n'est pourtant point outeux, et quelques observations exactes des derniers temps (Ed. de Jaeger, wers, Samelsohn, etc.) ont confirmé le fait, qu'à la suite d'une suppression rusque des règles, surtout lorsqu'elle se trouve occasionnée par une émotion ve, il puisse se présenter une cécité complète ou unilatérale qui offre les llures plus ou moins caractéristiques de la neurite optique. Ce qui est diffi-le à déterminer ici, c'est jusqu'à quel point peuvent intervenir ici des phé-omènes irritatifs et inflammatoires des méninges, les malades accusant lors des maux de tête violents, avec symptômes cérébraux.

S'agit-il de la suppression des règles chez les femmes qui, échauffées par travail, se sont brusquement exposées à un air froid ou ont séjourné avec s pieds nus dans l'eau froide, alors la suppression brusque des règles et la ongestion qu'elle occasionne se joindront à une des causes les plus propices our provoquer la neurite rétro-bulbaire, le refroidissement dont nous avons aité plus haut.

Bien plus difficile à expliquer est le rapport de l'absence des règles avec des états congestifs du nerf optique à la suite de malformation des organes génitaux (Leber), ou par suite de déviations utérines (Mooren), ou enfin consécutivement à la période climatérique. La concordance d'autres symptômes, en particulier de phénomènes cérébraux, démontre clairement qu'il ne s'agit guère ici de cas purs de neurite rétro-bulbaire. Ici, aussi, le résultat de l'examen ophthalmoscopique ne se borne pas à un léger voile péripapillaire, une hyperhémie, mais bientôt les signes non douteux d'une papillite analogue à celle qui accompagne certaines méningites se présentent à l'observation.

Les amauroses, suite de suppression du flux hémorrhoïdal, remontent à une période où des données ophthalmoscopiques manquent; pourtant, on saurait ranger les amauroses et amblyopies qu'on a signalées après la suppression de transpirations abondantes des pieds, d'éruptions cutanées, etc., survenues, pour la plupart, à la suite de refroidissement, uniquement comme rentrant dans le cadre des neurites rhumatismales.

IV. — Névrite diabétique.

Le diabète peut donner lieu à des affections diverses du nerf optique et de son expansion intra-oculaire; ce qui nous intéresse à savoir, c'est si la présence du sucre dans le sang peut, à l'instar d'autres principes toxiques, entraîner une neurite avec amblyopie centrale. On voit, d'après notre collaborateur M. Nuel (t. III, p. 673), que le plus grand nombre de cas (d'amblyopie diabétique), ceux qui consistent en un scotome central et qu'il est tenté de regarder comme typiques, même s'il y a un rétrécissement concentrique du champ visuel, lui paraissent dépendre directement du diabète, de la présence du sucre dans le sang. Telle est aussi l'opinion qu'a proclamée Leber, il pense que la forme la plus légère de l'affection du nerf optique consiste dans une *simple amblyopie centrale avec champ visuel périphérique libre et résultat ophthalmoscopique négatif.*

Nous retrouvons dans la véritable neurite diabétique absolument les mêmes symptômes cliniques que pour celle produite par d'autres intoxications. S'agit-il d'un cas peu prononcé, l'amblyopie centrale ne se révèle que par la présence d'un scotome relatif qu'on a même assez de peine à bien démontrer. L'amblyopie centrale date-t-elle depuis un certain temps, alors un scotome absolu peut aisément être reconnu, se transformant en scotome relatif lorsqu'une amélioration ou même une guérison de l'amblyopie centrale survient. Une certaine ténacité du mal s'explique facilement par la nature de l'intoxication plus persistante et moins facile à être supprimée que l'intoxication alcoolique, par exemple. Pour cette raison aussi nous admettons volontiers qu'un agrandissement du scotome et une réduction de la vision excentrique entraînent ici des degrés élevés d'amblyopie avec atrophie partielle du nerf aisément visible à l'ophthalmoscope.

Ce que nous croyons erroné, c'est que, si chez un diabétique il survient degré élevé d'amblyopie, avec rétrécissement du champ visuel, ou même phénomènes d'hémanopsie, on veuille néanmoins ranger ces cas dans le upe des neurites (Leber). La fréquence des hémorrhagies intra-oculaires z les diabétiques est connue, cette même tendance se présente pour gaines du nerf, et même les centres nerveux; c'est elle qui explique abolitions partielles ou totales de la vision avec atrophie prononcée du f, mais pas plus que cela ne s'observe pour l'intoxication alcoolique la érescence axile du nerf ne devient totale. Aussi, si l'on veut aller dans cas à la recherche du symptôme cardinal, le scotome central, on verra il fait défaut, ou, si le cas est déjà trop avancé pour se renseigner à cet rd, que rien ne démontre le début de l'amaurose par une amblyopie trale. Le grand nombre de diabétiques succombant au coma diabétique présentant d'autres phénomènes cérébraux préalables, indique suffisamt que des altérations primitives des centres nerveux peuvent être regars comme l'origine de l'atrophie du nerf optique avec abolition totale ou tielle, mais excentrique du champ visuel.

ncore ici, ce qui doit intéresser avant tout le clinicien, c'est qu'une lyopie légère, portant tout d'abord sur le sens des couleurs et débutant c un scotome relatif, peut être un des symptômes initiaux du diabète et attil'attention, expliquer l'affaissement des forces, l'insomnie, la disparition l'appétit, la polyurie, tous les symptômes d'un diabète resté jusqu'alors perçu. Il se présente même des cas où le trouble de la vision centrale est ique symptôme morbide accusé par les malades; seul, l'examen des urines sur la voie de la cause originaire du mal. Ce fait prouve déjà que les cas iabète faible, amendable, comme la forme arthritique, sont plutôt ceux engendrent la véritable amblyopie centrale, suite de neurite; qu'au raire des altérations nutritives portant sur la totalité du nerf et surtout son expansion centrale sont l'apanage des diabètes graves à complications ébrales.

u'à l'inverse de ce qui s'observe pour les manifestations oculaires dans affections rénales, par exemple, l'apparition d'une amblyopie centrale doit pas être regardée comme une complication redoutable, au point de du genre de diabète, résulte clairement de l'appréciation de Leber qui « L'apparition de l'amblyopie est sous certains rapports véritablement vantage pour les malades, attendu qu'elle rend possible un diagnostic oce et, par suite, un traitement du mal à une époque où un résultat rable peut être encore obtenu. » Certainement, il en est ainsi lorsque abète agit directement sur le nerf, en y provoquant une neurite intraliculaire, mais il est étrange de trouver cette appréciation dans un le traitant des « affections diabétiques du nerf optique » (*Graefe, Saech*, t. V, p. 898) où se trouvent à la fois comprises l'atrophie du nerf que et l'hémianopsie comme conséquences du diabète. Évidemment, il t ici de deux genres de maladies absolument distinctes : l'une, siégeant s le nerf optique même et sous l'influence directe d'une intoxication glycosurique; l'autre, sous la dépendance de lésions centrales qui, elles, o pu même engendrer le diabète, comme cela s'observe à la suite de blessur du crâne (Moutard-Martin).

En parcourant l'intéressant article de notre collaborateur M. Nuel (t. I p. 674-677), on voit aussi que ces neurites diabétiques, sans sign ophthalmoscopiques ou avec très faible atrophie partielle du nerf, donne un pronostic favorable qui « s'assombrit » lorsqu'une fois il y a des sy ptômes d'atrophie bien manifestes. La raison est bien simple, il s'agit ici deux affections absolument distinctes, d'une neurite périphérique et d'u atrophie de cause centrale : l'une ne conduisant, même dans les cas les pl invétérés et les moins accessibles au traitement, pas à une cécité et te que l'on peut compter au moins « sur la conservation de la vision c existe encore » (Leber); l'*autre*, menaçant, non seulement la vision, ma directement la vie, en dénotant que les centres nerveux sont le siège lésions graves, portant surtout sur les vaisseaux et entraînant des hém rhagies interstitielles, si fréquentes chez les diabétiques.

V. — Névrite héréditaire.

Comme tant d'affections nerveuses, la neurite rétro-bulbaire est aussi hé ditaire. Elle anticipe rarement, comme cela s'observe pour d'autres affecti oculaires, la cataracte par exemple, mais elle entraîne ordinairement degré d'atrophie plus accusé que la neurite rétro-bulbaire d'autre orig C'est un des mérites de Leber d'avoir appelé l'attention, en 1873, cette forme particulière de neurite, et c'est dans la même année qu'un nos élèves, M. Prouff, a publié une série de cas que nous avions réun notre clinique et qui représentaient le type classique de cette affect qui une fois bien étudiée a été reconnue comme bien moins rare qu n'aurait pu le supposer tout d'abord.

M. Leber a tracé tout de suite, de main de maître, l'image classique de ce affection si intéressante au point de vue de la transmission héréditaire, façon que nous n'aurons guère à y ajouter que quelques particulari observées chez nos malades.

La maladie n'éclate ordinairement qu'après la puberté et même après vingtième année, souvent encore elle ne se développe, comme dans la neuri par intoxication, qu'à l'âge de vingt-neuf à trente ans. La prédispositi héréditaire est donc restée latente pendant un espace de temps fort lon ce que l'on observe du reste aussi pour d'autres affections nerveuses, l'atax en particulier.

La transmission n'a ordinairement pas lieu d'une manière directe, pou tant on rencontre des familles où cette transmission se fait des parents a enfants directement. La transmissibilité paraît s'étendre à la seconde gén ration, du moins il n'existe pas de cas bien confirmés où la troisième génér tion ait été atteinte, même la transmissibilité à la seconde génération ne donn it comme fréquence déjà que 50 pour 100. Les cas sont absolument rares la mère a souffert de la neurite ; pourtant deux cas se sont présentés chez us, celui relaté dans la thèse de M. Prouff et un second, où l'unique fils pris à dix-sept ans de la neurite. Il y a eu en général dans la transmisn de la mère aux fils anticipation (Hutchinson, Prouff et l'auteur).

Presque sans exception la transmission ne s'opère que chez les mâles et la urite congénitale partage donc encore ici le caractère de la neurite rétrolbaire en particulier et des affections du nerf optique en général. Comme femmes montrent une certaine immunité pour les maladies du nerf ique en général, elles la présentent encore tout particulièrement dans la nsmission héréditaire de la neurite optique.

L'immunité que montrent les femmes à acquérir elles-mêmes cette ection par transmission héréditaire ne les empêche pas, dans un tiers cas, à peu près, de servir d'intermédiaire à cette transmission à leurs ants mâles et cela d'une manière si constante que les enfants de différents es se trouvent atteints. Comme le nombre des cas observés ne permet une statistique très complète, on ne peut pas encore établir bien ctement la proportion d'hommes et de femmes atteints de neurite hérédire, mais elle ne dépasse pour les dernières guère plus de 8 à 10 r 100.

Si l'on exclut de la statistique les anciennes observations où, en absence n examen ophthalmoscopique (à l'exception des cas de de Graefe), r (1), Demours (2), Helling (3), Travers (4), Chelius (5), W. Laurence (6), as (7), Labiche (8), de Graefe (9), on ne sait pas s'il n'y a pas eu confun avec d'autres états morbides ayant entraîné la cécité, comme la rétinite mentaire atypique par exemple, on doit déclarer que cette transmissibilité concorde pas avec celle d'autres affections nerveuses, qu'au surplus il ne git pas d'individus névropathiques prédisposés aux migraines, aux vertiges, une excitabilité nerveuse particulière. Il n'est nullement établi que coolisme des pères, ou la syphilis joue ici le moindre rôle, que les sujets ont disposés à des attaques d'épilepsie (comme dans l'observation de vers), etc. Il est de même tout à fait exceptionnel qu'on puisse démontr que la consanguinité (Mooren) joue un rôle dans une affection relatement si rare par rapport aux mariages entre consanguins.

L'âge où la maladie se développe varie ordinairement entre dix-huit et

) *Praktisches Handbuche der Augenkrankeiten*. Berlin, 1812, t. I, p. 20.
) *Lehre von den Augenkrankeiten*, t. II, p. 443. Wien, 1817.
) *Traité des maladies des yeux*, t. I, p. 268. Paris, 1818.
) *Synopsies of the diseases of the eye*, t. II, p. 303. London, 1821.
) *Handbuch der Augenkrankeiten*. Stuttgard, 1843.
) *Treatise on the diseases of the eye*, 3e éd., p. 533. 1844.
) *Traité philos. et phys. de l'hérédité naturelle*, t. I, p. 299. Paris, 1847.
) *De l'amaurose*. Thèse de Paris.
) *Ein ungewöhnlicher Fall von hereditärer Amaurose* (*Archiv f. Ophthalm.*, t. IV, 2. p. 66, 1856), et *Klinische Monatsbl.*, t. III, p. 222. 1865.

vingt-huit ans, rarement la trentaine est dépassée avant que les symptô[mes] d'amblyopie centrale surviennent, encore plus rarement le mal débute [...]s tôt dans l'enfance (à cinq ans comme cela a été noté). Il ne se prés[ent]e qu'exceptionnellement des signes avertisseurs, que les individus men[acé]s soient pris d'une affection qui éclate avec soudaineté sur les deux y[eu]x et assombrit la vue avec une rapidité telle que la lecture devient imposs[ibl]e même pour de très gros caractères.

La maladie fait de très rapides progrès dans les premières semaines, [...]e devient alors stationnaire, ou ne présente qu'une aggravation de peu d[...]-portance. La rapidité de l'évolution du mal est la raison pour laquell[e o]n rencontre presque chez tous les malades déjà un scotome absolu sans q[u'o]n assiste à la transformation d'un scotome relatif en absolu. C'est cet [éta]-blissement prompt du scotome absolu qui explique la détérioration not[abl]e de la vision par amblyopie centrale que les malades décrivent comm[e u]n nuage qui s'épaissit et se concentre de plus en plus vers l'objet fixé.

A part une diminution marquée pour le sens qualitatif des couleurs, [le]s malades présentent des degrés variés d'achromatopsie. Dans quelques ob[ser]-vations nous trouvons noté que le blanc est déclaré bleu et que les ol[...]s paraissent entourés d'une raie bleuâtre. L'apparition de phosphènes [...]e cercles colorés, a été notée par quelques malades simultanément avec [de]s maux de tête et une sensibilité particulière des yeux lorsqu'on exécu[tai]t des mouvements d'extrême abduction ou adduction. Mais incontestablem[en]t c'est l'exception d'entendre d'autres plaintes que celles occasionnées [pa]r l'amblyopie centrale.

La soudaineté de l'apparition du mal peut aussi concorder avec [...] aggravation exagérée qui ne persiste pas et l'on a cité des cas où une c[éci]té complète s'est présentée pendant plusieurs jours et qui rétrogradait [...]s notablement (Leber). Il est encore assez fréquent, que dans les cas ai[gus], le scotome pour les couleurs au moins, s'étend de telle façon que dans [cer]-taines directions il vienne rejoindre la périphérie du champ visuel ac[hro]-mate.

Comme on trouve dans la neurite héréditaire l'amblyopie centrale [...] sinée avec une remarquable précision, on retrouve aussi signalé le sympt[ôme] d'une amélioration fictive de la vision avec l'abaissement de l'éclairage, [...] malades sont moins mécontents de leur vue lorsqu'elle devient, le [...] baissant, mauvaise pour tout le monde. Un signe assez caractéristique [...] présentent quelques malades est l'instabilité de leur amblyopie, c'est-à-[dire] que l'exercice de la vision paraît leur donner une meilleure acuité; a[...] les malades précisent bien mieux lorsque, dans l'examen de leur acuité [...] a passé quelque temps à les pousser à voir, ils délimitent avec bien plu[s de] précision leur scotome au dernier moment de contrôle de l'examen q[u'au] début : l'excitation générale stimule aussi la vision jusqu'à un certain de[gré].

L'examen ophthalmoscopique diffère, comme résultat, sensiblement sui[vant] l'époque où l'on explore le fond de l'œil. Nous avons rencontré des mal[ades] ù l'exploration la plus minutieuse ne pouvait pas faire retrouver trace du alo papillaire, qu'on avait envisagé autrefois comme un des signes caractéstiques de la neurite rétro-bulbaire. Un aspect absolument normal sans ilatation vasculaire aucune (dilatation des petits vaisseaux maculaires, urtout de la région de la macula signalée par Leber) correspond avec le ébut de l'amblyopie centrale. Sur les cinq observations de la thèse de I. Prouff, on ne trouve qu'une seule fois notée l'indécision des contours apillaires voilés par un halo grisâtre. Le résultat de l'examen ophthalmoopique n'est pas très souvent absolument négatif, parce que les malades e se présentent que rarement à l'examen dans les premières semaines près le début de l'affection, mais en général à une époque où déjà des ignes d'atrophie partielle se sont développés du côté de la partie maculaire e la papille. Chez beaucoup de malades, cette époque est même assez eculée pour que toute la papille prenne une faible teinte blanchâtre (bleutée vec l'ophthalmoscope à plaques). Lorsqu'on examine le malade à la période ationnaire qui suit le début de son affection, alors on peut constater une écoloration qui n'est prononcée que du côté temporal de la papille; mais mesure qu'on s'éloigne du début du mal, la totalité de la section nerveuse nd à se décolorer, et cela indifféremment, que la vision ne diminue plus u qu'elle augmente même quelque peu, de façon qu'on est absolument appé de cette discordance entre l'examen ophthalmoscopique et fonctionnel.

L'anatomie pathologique n'a pas encore expliqué ce singulier phénoène, et l'on ne peut que supposer que le tissu connectif de nouvelle forlation acquiert un pouvoir réflecteur plus notable lorsqu'il est arrivé à son aximum de rétraction cicatriciel. Cette rétraction n'est en général délétère ue pour les fibres maculaires, car, dans la très grande majorité des cas, mblyopie centrale persiste définitivement, et ce n'est que la conservation us ou moins parfaite de la vision périphérique, ainsi qu'un relèvement de acuité excentrique, qui donnent aux malades, dans leur démarche, une lure d'assurance dont on est fort surpris en chiffrant le degré de leur cuité visuelle. Arriver à rendre la vision de façon qu'il en persiste le uart ou le tiers est chose absolument rare; ordinairement on ne parvient u'à conserver une acuité d'un dixième à un trentième; encore, assez soupnt, les malades ne comptent les doigts qu'à quelques mètres de distance. u reste, les divers membres d'une même famille se comportent souvent ssez uniformément : chez les uns, on voit tous les cas s'amender notaement; chez les autres, l'acuité visuelle descend à un certain degré qui e fléchit pas, mais ne subit aussi aucune amélioration sensible; enfin, chez rtaines personnes, l'affaissement de la vision descend très bas et reste tel ns que le traitement ni le temps puissent y apporter la moindre modifition.

Ce que nous regardons pourtant comme absolument caractéristique pour la eurite optique héréditaire, et où nous nous retrouvons en contradiction avec otre éminent confrère Leber, c'est que, même arrivée à une réduction très notable, la vision ne se perd pas absolument par réduction concentrique d champ visuel; aucun de ces cas déclarés rares ne s'est présenté à not observation, où la vision, restée affaissée à un très haut degré, ait été com plètement abolie ; ce n'est que chez un jeune homme de vingt ans que no avons entendu affirmer la cécité complète de sa mère, mais nous n'avo pas eu occasion de vérifier nous-même le fait.

C'est précisément cette immunité des malades contre une atrophie com plète des nerfs optiques qui rend le pronostic moins défavorable. Néa moins c'est cette forme héréditaire qui entraîne, de toutes les neurites rétr bulbaires, encore le degré le plus avancé d'atrophie à sa suite, et l'on e à se demander ici s'il ne s'agit pas d'un concours d'autres altérations co génitales situées dans les centres nerveux mêmes, qui déterminent u dégénérescence atrophique du nerf, qu'on n'est pas habitué à rencontr avec la simple neurite rétro-bulbaire. Ainsi nous voyons, dans certain familles, l'aspect atrophique que présente le nerf optique porté à un si ha degré qu'on est surpris de retrouver à l'examen fonctionnel encore un ce tain degré de vision, tandis que dans les formes pures et des plus prononcé de neurite rétro-bulbaire, on ne voit guère les signes atrophiques s'étend au delà d'un secteur temporal de la papille. Ces formes se trouvent au pour la neurite héréditaire; ainsi nous avons noté (observ. II, thèse Prouff) que la papille ne diffère de l'état normal que par une légère bla cheur de la moitié externe et par une diminution des branches artériell ici le mal n'avait débuté que depuis seize mois, tandis que chez le cousi où le mal ayant éclaté à vingt et un ans était resté, après deux mois, st tionnaire jusqu'au moment de l'examen, à l'âge de quarante-sept ans, trouva que les papilles présentaient des contours très nets avec blanche uniforme très légère, teinte bleuâtre et faible excavation, signe plus accu pour la partie temporale de l'œil droit.

Ce qu'il ne faut pas oublier ici non plus, c'est que, juste pour ces form héréditaires, nous avons seulement l'occasion de contrôler l'état des papill au bout de vingt à quarante ans après le début d'un mal qui, en s'aggrava pendant deux à trois mois, est devenu stationnaire, tandis qu'il est dé assez rare de voir se soumettre à un examen ophthalmoscopique un mala qui, ayant pris son mal en patience, ne se soucie guère de consulter lorsqu depuis quelques années, aucune modification ne s'est produite dans l'ét de ses yeux, en dépit de toutes sortes de traitement; par contre, lorsqu'u cas récent de neurite héréditaire se produit dans une famille, c'est en géné sur notre instigation que les malades amènent leur parent à l'exame d'une affection qu'ils ne songent plus à faire soigner.

Toute réserve faite, en considération du nombre restreint de cas de neu rite héréditaire qu'on a occasion d'observer et qui, pour le clinicien le plu occupé, ne dépassera guère une trentaine, il paraît que la neurite a, dan certaines familles, plus de tendance à se propager du canal optique vers l globe oculaire que cela n'a lieu pour les formes ordinaires non héréditaires

Cette tendance s'accuse tout d'abord par l'apparition d'une hyperhémie papillaire avec halo péripapillaire à la période progressive de la maladie, et à la suite par l'apparition de phénomènes de décoloration et d'atrophie plus généralisés sur toute la coupe de la papille. Cela n'empêche pas qu'on rencontre aussi des formes absolument pures de neurite rétro-bulbaire d'origine héréditaire.

ARTICLE XVI

PRONOSTIC ET TRAITEMENT DE LA NEURITE RÉTRO-BULBAIRE

Depuis que nous savons que les altérations anatomiques de l'amblyopie centrale consistent dans un processus inflammatoire du tissu interstitiel du nerf, avec tendance prononcée à l'hypertrophie et à la pullulation de ce même tissu, suivies de rétraction du tissu de nouvelle formation, nous pouvons, par l'étude du scotome, nous rendre compte à quelle période à peu près de la maladie le patient se présente, et jusqu'à quel point le *pronostic* peut être posé favorablement ou non. Le genre et l'étendue du scotome nous sont d'une plus grande importance ici que la constatation de l'acuité visuelle. Cette étude présente aussi une valeur notable de contrôle pour les effets du traitement, contrôle que ne présente nullement, à un degré semblable, l'examen fonctionnel avec les épreuves de lecture, car, comme nous l'avons fait observer, l'exercice stimule, jusqu'à un certain point, l'acuité des parties excentriques du champ visuel du malade, et cela surtout en répétant et principalement en prolongeant les épreuves visuelles. C'est ainsi que s'expliquent les dénégations catégoriques du malade, qui n'admet pas que la vue se soit améliorée pour ses usages habituels, tout en ne pouvant pas contredire le fait d'une certaine augmentation de vision à l'examen, augmentation qui peut aussi s'expliquer par une plus grande intensité d'éclairage ou un moindre degré de fatigue au moment de l'examen.

Rien de semblable ne se présentera pour l'exploration du scotome qui, dans sa nature, son étendue et les changements qu'il subit, nous rend compte, non seulement du pronostic, de la marche que suit le mal, des modifications que le traitement lui fait subir, mais aussi ne nous met jamais en contradiction avec le contrôle personnel du malade pour ce qui concerne la vision.

Tant qu'il n'existe qu'un scotome relatif, nous pouvons admettre qu'il ne s'agit que d'un degré variable de pression (d'anesthésie), qu'en présence d'altérations matérielles, celles-ci ne se bornent qu'à une pullulation du tissu connectif: à mesure qu'on s'éloigne de la production d'un scotome absolu, il devient difficile de se prononcer si la compression a complètement aboli la conductibilité d'un certain nombre de fibres maculaires, ou si cette compression, jointe à une rétraction cicatricielle du tissu de nouvelle formation, a déjà détruit les fibres axiles du nerf. C'est l'effet du traitement appropri sur le scotome qui nous renseignera ici; car, si nous avons affaire à un simple compression sans destruction de la fibre, nous pourrons assister deux genres de modifications d'un scotome absolu; en premier lieu, il peu se garnir, aux dépens de son étendue, d'un anneau de scotome relatif, o cet anneau, s'il existait, empiète davantage sur l'étendue du scotome absol pour le transformer peu à peu de scotome relatif en entier. En second lieu on voit le scotome absolu, pendant que son anneau s'élargit, se tachete ou s'éclaircir au centre, et à mesure que l'anneau se rapetisse par sa dis parition progressive, se transformer en un scotome relatif qui, lui, finit pa disparaître en se réduisant peu à peu et en dégageant ainsi complètemen le point de fixation. Il n'est pourtant pas dit qu'on puisse de la trans formation d'un scotome absolu en relatif conclure à un dégagement certai du point de fixation, de même qu'on ne saurait annoncer une guériso certaine dans les cas où le scotome reste longtemps relatif sans se trans former en absolu. Un petit scotome relatif peut persister pour toujours, cela est, après une longue durée d'un traitement actif, encore bien plu à craindre pour un scotome absolu réduit. La persistance d'un scoto annulaire relatif ou absolu, avec dégagement complet du centre, ne s'ob serve jamais (Samelsohn).

Tout en accordant au contrôle du scotome la plus haute importance pou le pronostic de l'amblyopie centrale, on devra aussi, pour une large par faire intervenir ici la cause étiologique, le temps d'action d'une cause nui sible, et la possibilité plus ou moins certaine de pouvoir suspendre cet action.

Sous ce rapport donc, la neurite rhumatismale donnera le meilleur pro nostic si son évolution est due à une action passagère du froid et de l'hum dité, et surtout si des prédispositions rhumatismales et arthritiques héréd taires ne jouent pas ici un rôle prépondérant. Il en sera de même dans l intoxications alcoolique, plombique, paludéenne, si l'on a affaire à des c aigus et qu'on soit certain de pouvoir soustraire son malade à la cause nu sible qui lui a donné son amblyopie centrale. Des rétablissements comple sont d'autant plus faciles à obtenir qu'un laps de temps moins long s'e écoulé depuis les débuts de l'intoxication, et que l'action des poisons a p se produire d'une façon moins prolongée. Il en sera de même de la neuri diabétique attaquée dès le début.

Les formes les moins bonnes, au point de vue du pronostic, sont inco testablement les formes héréditaires où nous sommes absolument impui sants à faire cesser la cause initiale de l'affection. Ici le traitement don en général peu de résultats, la preuve en est que les divers membres d'u même famille subissent en général un même degré de réduction de le vision, qu'ils aient été traités ou non. Le pronostic se basera donc sur l façon dont se sont comportés les autres membres d'une même famille q ont été atteints antérieurement, et l'on aura ici à faire une observatio assez décourageante lorsque, ayant traité dès le début un malade, et aussi obtenu une certaine amélioration, on voit quelque temps après qu'il se me avec ses parents sur un même niveau comme détérioration de la vue. Si donc la neurite héréditaire partage, comme toute amblyopie centrale, un pronostic infiniment meilleur que les atrophies progressives, dont nous traiterons plus tard, elle est au point de vue des ressources thérapeutiques, celle qui est la moins attaquable dans sa marche. M. Leber (*loc. cit.*, p. 727) n'admet pas l'uniformité des cas dans les familles que nous avons observées, et cite trois cas de guérison dans une même famille où, à l'exception d'un seul membre, les autres ont conservé leur amblyopie centrale. Il faut encore observer que les frères d'une même famille peuvent se comporter autrement que les cousins germains; à ma connaissance, il n existe aucun cas de guérison où le frère aurait présenté une amblyopie centrale complète et persistante (1).

Le *traitement* de l'amblyopie centrale peut se montrer efficace même lorsque déjà un scotome absolu avec très peu de scotome relatif annulaire qui le contourne s'est développé ou qu'il ne s'agit que d'un scotome absolu. Les résultats si variés du traitement, qui n'est même pas influencé d'une manière absolue par l'ancienneté de la maladie, prouvent bien que nous ne pouvons pas encore actuellement tirer une conclusion du trouble fonctionnel sur l'altération anatomique; vouloir, par exemple, différencier les atrophies interstitielles des formes parenchymateuses (Abadie, *Ann. d'ocul.*, t. LXXV, p. 195), ou vouloir, de l'action d'un médicament comme la pilocarpine, conclure qu'il y a torpeur par intoxication, lorsqu'il agit brusquement en accentuant la vision ou qu'il y a dégénérescence en refusant au début toute action curative, c'est aller au delà du possible.

En général, abstraction faite de l'amblyopie toxique, en quelque sorte aiguë chez les intoxiqués, les autres formes ne subissent une modification par un traitement que lorsque celui-ci a été prolongé pendant plusieurs semaines et même plusieurs mois, et il est en général utile d'insister d'autant plus sur ce fait que le malade se présente à une période plus éloignée du début de sa maladie.

(1) Le tableau généalogique de la famille de six membres que j'ai réunie à ma clinique en 1872 était : le grand-père et la grand'mère, s'étant toujours bien portés. Ils eurent six enfants: une. Mlle U., devenue Mme G., morte à cinquante-deux ans, eut six enfants; les membres atteints de neurite héréditaire sont :

L'un, G. E., âgé de vingt-quatre ans (obs. V de la thèse de Prouff); les deux autres, G. Ed., âgé de vingt-deux ans (obs. IV) et G. A. (obs. VI), âgé de vingt-sept ans. Des trois autres, l'un est mort jeune, les autres, âgés de dix-neuf et quinze ans, se portent bien.

Leur oncle maternel, M. Fr., âgé de quarante-huit ans (obs. III), est malade depuis vingt et un ans. Son enfant est mort à l'âge de dix ans et voyait bien.

Une de leurs tantes maternelles mourut à quarante ans, voyant toujours bien; elle eut deux enfants, dont l'un, F. G., fait le sujet de l'observation II.

Leur seconde tante maternelle, morte à quarante-cinq ans, ne voyait qu'à se conduire depuis cinq ans. Elle eut trois enfants, dont l'un, H. V., fait le sujet de l'observation I. Les deux autres se portaient bien en 1872, mais depuis l'un des deux a été atteint de neurite.

Il va sans dire que les soins hygiéniques, l'abstinence de toute cause d'irritation et un repos fonctionnel complet doivent être prescrits avant tout au malade. Les principaux moyens sont alors les injections de pilocarpine et l'emploi de l'iodure de potassium à haute dose. Si ce dernier médicament a refusé, dans certains cas, son action, c'est qu'on s'est contenté de faibles doses, de 1 à 2 grammes par jour, tandis qu'il faut porter la dose journalière de 5 à 10 grammes au besoin, et, pour ne pas fatiguer la digestion, avoir recours à l'emploi de lavements; encore doit-on prévenir le malade que ce n'est qu'après plusieurs semaines d'une cure aussi énergique, qu'on lui donnera la preuve graphique de la modification de sa vision centrale.

Nous n'hésitons pas, lorsqu'il s'agit d'un sujet vigoureux, à ajouter à l'injection de pilocarpine une demi-seringue de la solution au centième de sublimé (1), étant convaincu que pareil traitement mixte, de mercure et d'iodure de potassium, est le plus puissant résorbant qui attaquera tout d'abord les parties périphériques du nerf pour ce qui concerne ses modifications pathologiques, et pourra même dissiper les changements dans les parties axiles du nerf optique, pourvu que le processus inflammatoire n'ait pas déjà donné lieu à une destruction des fibres centrales. Sans faire intervenir ici la question de la spécificité de la maladie, on peut avoir recours à la plus puissante cure résolutive, celle des inonctions mercurielles, lorsqu'il s'agit d'un sujet vigoureux, chez lequel la transformation rapide du scotome relatif en absolu dénote une marche dégénérative prompte. M. Hock (2) soutient que des frictions mercurielles, faites toutes les deux heures au front et à la tempe, sont un moyen si souverain qu'il doit nettement affirmer que c'est l'unique qui, dans ces cas, amène une guérison sûre dans l'espace de quelques semaines.

Il est de fait que lorsqu'il s'agit de cas de neurite rétro-bulbaire fulminante, c'est-à-dire qui gagnent dans peu de jours la totalité du nerf, ne se bornant pas à la partie axile du nerf, mais mettant rapidement toutes les fibres hors fonction, la cure d'inonction, jointe au séjour dans une pièce obscurcie pendant trois à quatre semaines, doit d'urgence être constituée. Pour sauvegarder les conditions hygiéniques indispensables en pareil cas, on ordonnera les promenades le soir, en excluant par des lunettes foncées un excès de lumière, et l'on s'abstiendra d'examens répétés des malades dans les premières semaines, examens qui sont absolument préjudiciables et en contradiction avec les indications de la cure qu'ils subissent.

Nous déconseillons complètement les déplétions sanguines, et en particulier l'emploi de la ventouse de Heurteloup, qui, par la congestion passagère qu'elle produit, peut être plutôt préjudiciable. Du reste, l'emploi de ces déplétions tant vantées autrefois est de plus en plus démodé, et si leur

(1) Sublimé, chlorure de sodium, āā 1 gramme; acétate de morphine, 30 centigrammes; eau distillée, 100 grammes.
(2) *Beiträge zur Lehre von der Neuritis retrobulbaris*. Wien, 1883, p. 66.

.ction peut présenter quelque avantage dans les altérations intra-oculaires, t en particulier choroïdiennes, l'absolue inutilité paraît à présent démonrée pour ce qui concerne les neurites. Il y a dix ans déjà, Leber disait de es déplétions : « Les déplétions locales ont été souvent faites pendant la ériode inflammatoire, mais rarement une amélioration immédiate a pu tre constatée après leur application. » Ce que notre confrère soutenait pour es émissions sanguines, en ce qui concerne la forme héréditaire de neuite, nous pouvons l'affirmer pour toutes. Non seulement nous n'avons amais vu un bon effet des déplétions sanguines locales et générales, mais onstamment les malades vampirisés ailleurs se plaignirent d'une détéioration immédiate de leur vision, après ce traitement débilitant.

Lorsqu'on a acquis la conviction que l'affection va franchement en rétroradant, alors on peut avoir recours à des moyens stimulants, tels que les ijections de strychnine aux tempes, les courants continus de huit à dix léments à travers les tempes, les douches froides le long de la colonne verébrale, ainsi que quelques pointes de feu appliquées à cette région. La galanisation du grand sympathique s'est aussi montrée efficace dans une forme rpide (héréditaire) où les autres moyens thérapeutiques avaient refusé leur ervice (Leber). Ce qu'il faut retenir comme guide dans ce traitement, c'est u'il est permis, dans un cas de neurite aiguë et fulminante, de recourir à ne cure d'inonction énergique et à l'emploi de la méthode mixte; il n'est, un autre côté, nullement permis de s'adresser, pour les formes chroniques torpides, à un traitement affaiblissant. A part l'usage prolongé de l'iodure e potassium, qu'on administre de préférence sous forme de lavements, on abstiendra de tout traitement débilitant.

Même au point de vue anatomo-pathologique, on voit que les altérations ui s'adjoignent à l'inflammation canaliculaire de la neurite rétro-bulbaire nt semblables, sous beaucoup de rapports, à celles de la dégénérescence bétique; comme celles-ci, elles ne supportent nullement une dépression ans les fonctions nutritives, par un traitement affaiblissant, par des déplé-ons sanguines, purgations répétées, etc. Voici aussi la raison pour laquelle ès que l'exploration attentive du scotome nous a enseigné que la lésion tracanaliculaire rétrograde, nous donnerons à ce traitement stimulant la éférence. L'usage prolongé de l'iodure de potassium est nécessairement autant plus indiqué qu'on peut supposer qu'il s'agit de formes toxiques, et ue ce médicament peut, jusqu'à un certain point, être envisagé comme ntidote, lorsqu'on ne réussit, ainsi qu'il arrive trop souvent, à ne faire ue très incomplètement renoncer à l'emploi de l'alcool, du tabac, etc.

L'amblyopie centrale, lorsqu'il s'agit d'une forme pure, compte parmi les rmes guérissables de neurites et d'atrophie du nerf optique, le traitement a donc pas pour but de prévenir une atrophie progressive qui menace de evenir complète, mais bien de faire rétrograder plus ou moins complèment le mal, ou d'empêcher, lorsqu'on a à traiter une affection déjà ıcienne, que l'amblyopie centrale ne s'aggrave par l'extension du scotome et surtout que l'affection ne change de caractère et prenne les allur d'une atrophie progressive. Voici la raison pour laquelle on doit soumett même les cas où la thérapeutique donne peu de prise à un traiteme ioduré prolongé, et, en exposant à des malades intelligents claireme leur situation, tâcher de gagner à un tel point leur confiance, qu'i n'abandonnent pas, en se décourageant, un traitement en apparence p fructueux pour eux. Ce n'est qu'après avoir, par le contrôle exact de vision, constaté pendant un an ou même dix-huit mois un arrêt complet d'u mal qu'on n'a pas pu faire rétrograder, qu'on est autorisé à suspend comme inutile tout genre de traitement.

ARTICLE XVII

FORMES FRUSTES DE NEURITE RÉTRO-BULBAIRE

Nous avons, dans les articles précédents, surtout traité de deux form de neurites : l'une ayant son siège principal près du globe oculaire ; l'autr dans le canal optique. La première forme de papillite ou neuro-papilli pouvait devenir ascendante ; l'autre, la forme de neurite intracanalic laire, présentait une tendance marquée à un étalement des altératio pathologiques vers le globe oculaire, c'est-à-dire à devenir descendante. qui caractérise l'une et l'autre de ces affections, c'est de présenter un cent de localisation primitif d'où rayonne l'inflammation, mais où elle peut au rester définitivement cantonnée. Nous devons, au point de vue cliniqu admettre des formes irrégulières ou frustes de neurites, quoique l'anatom pathologique n'ait pas encore réussi à en tracer un cadre exact, et, cho curieuse, ce sont justement ces cas frustes qui donnent l'image cliniq de la neurite rétro-bulbaire, telle qu'on l'enseignait autrefois, et de laque on a dégagé les papillites et les véritables neurites intracanaliculair Ce sont les cas que M. Leber décrit sous le titre de *Neurite rétro-bu baire chronique avec atrophie partielle du nerf*. Ce sont, d'après ce q nous avons observé, ceux où l'atrophie du nerf se développe à un deg bien plus avancé que dans la simple neurite rétro-bulbaire, ne se borna pas à une section, mais *gagnant toute l'étendue de la papille, et démo trant, par un rétrécissement du champ visuel périphérique*, que n'est pas aux fibres axiles seules du nerf que s'est limité le process morbide, mais que probablement, par suite de *complications de pér neurite, les fibres contiguës à la gaine ont souffert dans leur parcou orbitaire*.

L'image clinique de ces cas frustes diffère sensiblement des cas typique Ici, l'aspect normal de la papille, s'il se présente pendant le courant d l'affection, ne persiste que fort peu de temps. Il en est de même d'un certai degré d'hyperhémie papillaire. Déjà, après quelques semaines, et même parfois dès le début, nous voyons la limite papillaire devenir indistincte, et cette limite, ainsi que la rétine avoisinante, se couvrir d'une buée caractéristique, rappelant le halo de la chorio-rétinite, mais ne s'étendant pas aussi loin, et pouvant, en l'absence de tout trouble du corps vitré, être étudiée avec bien plus de soin au miroir à trois plaques. En se servant de cet instrument, on se rend compte qu'il s'agit d'une opacité diffuse (comme l'œdème cornéen), qui s'étend non seulement sur la limite papillaire et la rétine avoisinante, principalement dans le sens du plus fort entassement des fibres nerveuses, mais occupe toute la section nerveuse, donnant au tissu du nerf un aspect opaque. La papille ne reprend son reflet usuel que là où les fibres nerveuses sont accumulées en moins grand nombre au-devant d'une excavation physiologique, siégeant d'ordinaire vers le côté temporal de la section nerveuse.

Si, au début d'une papillite, nous voyons la striation des fibres nerveuses s'accentuer davantage, il n'en est plus ainsi dans l'affection qui nous occupe. Le halo papillaire et péripapillaire masque, au contraire, cette striation, donnant à toute la partie avoisinante de la papille, et à celle-ci même, un aspect terne assez difficile à déterminer, la comparaison d'un œil à l'autre faisant ici le plus souvent défaut, car ce genre de neurite éclate comme toutes les formes rétro-bulbaires en général, le plus souvent, sur les deux yeux. M. Leber estime que la striation de la rétine différencie le halo de la chorio-rétinite (rétinite syphilitique, ainsi qu'il l'indique), mais c'est l'absence de cette striation qui nous a toujours frappé pour écarter la confusion à faire avec une papillite à son début.

Tandis que dans les papillites ébauchées nous voyons souvent une turgescence de l'arbre vasculaire, au contraire, dans la forme fruste de neurite rétro-bulbaire, nous observons, dès le début, une certaine réduction dans l'arbre vasculaire qui porte essentiellement sur les artères. Celles-ci montrent une tendance à devenir rectilignes et à s'entourer d'un liséré blanc qu'on peut parfois poursuivre assez loin dans l'expansion intra-oculaire du nerf ; ce liséré est quelquefois développé à un tel degré qu'on peut songer à la présence d'une péri-vasculite. Nous n'avons jamais vu coïncider le halo et la bordure blanchâtre des artères, même lorsqu'ils étaient portés à leur plus haut degré de développement, avec une hyperhémie papillaire, ni avec un soulèvement quelconque de l'entrée du nerf. L'aspect de la papille reste terne dès le début des altérations ophthalmoscopiques, et à mesure que la maladie marche et que la vision s'altère, la papille se décolore dans sa totalité, ne se bornant pas à un secteur temporal, qui ne ressort comme plus atteint que parce que la vascularisation et l'accumulation des fibres nerveuses y sont notablement moindres.

Le côté temporal frappe par sa décoloration, parce que la lame criblée ressort davantage, mise à nu par l'atrophie de la faible couche de fibres, lorsqu'il préexistait une excavation physiologique, mais le contraste entre une atrophie temporale avec affaissement d'un secteur ne ressort ici nullement par rapport à la conservation des conditions physiologiques du restant de la papille, comme dans les cas typiques de neurite rétro-bulbaire. L'effet de contraste entre tissu sain et atrophié ne choque nullement, quoiqu'il soit aisé de se renseigner que c'est surtout, et de préférence, vers le côté temporal que l'atrophie se trouve le plus prononcée.

A mesure que l'atrophie marche, devient stationnaire et définitive, nous voyons un léger affaissement gagner aussi la moitié médiale de la papille qui se décolore, mais jamais au point de faire croire à une atrophie simple ni à une atrophie suite de papillite. L'arbre vasculaire, tout en s'amincissant, surtout pour ce qui concerne les artères, conserve son étendue, ce n'est pas la disparition de certaines branches artérielles, comme à la suite de papillite, que nous observons ici, mais exceptionnellement le filet sanguin des artères peut être difficile à poursuivre à une certaine distance du point d'émergence des vaisseaux, à cause du liséré blanc qui empiète sensiblement sur la colonne colorée en rouge. Ce que nous avons désigné, à la suite de la chorio-rétinite spécifique, comme atrophie jaune pourra se répéter avec une coloration blanchâtre et avec une délimitation en général plus précise des limites papillaires pour les formes frustes de neurite.

Lorsqu'on a occasion de faire pour ces cas l'*examen fonctionnel*, on voit aussi que le scotome, avec toutes ses altérations du sens chromatique, du sens lumineux et de l'espace, se rencontre, comme nous l'avons décrit, avec tous ses détails, mais cette amblyopie centrale ne se présente guère ici avec sa pureté. Nous croyons que l'affaiblissement de la vision ne reste guère bornée aux fibres maculaires, mais que, non seulement le scotome s'étend démesurément, mais aussi le rétrécissement en certains endroits de la périphérie du champ visuel vient se confondre avec le scotome. Même dans les cas où aucun rétrécissement ne se produit, le scotome gagne tellement en étendue qu'il se confond, lui, avec les limites où les diverses couleurs restent perceptibles dans le champ visuel. L'achromatopsie frappe alors en général les malades qui la signalent au médecin, disant qu'ils confondent les pièces d'or et d'argent, que la verdure a perdu de son éclat, que les militaires portent des pantalons de couleur semblable à leurs tuniques, etc. Ces plaintes ne sont généralement pas proférées, lorsqu'il s'agit d'un scotome bien nettement limité.

A mesure que l'achromatopsie se généralise dans le champ visuel ou qu'une échancrure se produit dans la limite de ce champ pour le blanc, nous observons, en général, une réduction sensible de la vision, un très haut degré d'amblyopie se développe qui reste stationnaire et n'est que médiocrement modifié par le traitement. La mensuration du champ visuel et surtout la délimitation d'un scotome devient alors de plus en plus difficile, mais les plaintes que profèrent les malades, comment s'est perdue la netteté de leur vision, sont assez caractéristiques pour indiquer que c'est par une amblyopie centrale et la formation d'un scotome central qu'a débuté affection. Ainsi, tout d'abord, un nuage faible, qui s'est de plus en plus ondensé, s'est interposé au-devant de l'objet fixé, qui leur paraissait sensi-ement moins éclairé; cet obstacle les incommodait de moins en moins, à esure que le jour tombait, et cette amélioration de la vue, les malades la gnalent même encore dans les cas de neurite fruste les plus avancés. Pour-nt il ne s'agit ici que d'une illusion, le mauvais état de leur vision les npressionne moins, lorsque toute personne douée d'une bonne vue ne peut us élever de prétentions à bien voir; car il est aisé de se convaincre, dès début de l'affection, qu'une réduction de la lumière, chez ces malades, e donne pas un accroissement de la vue, et que le terme de *retinitis nyc-talopica*, que Artl avait choisi pour désigner ces cas, était doublement mal ppliqué, d'une part, parce qu'il ne s'agissait pas d'une rétinite, mais d'une eurite rétro-bulbaire, et, d'autre part, parce qu'il n'était nullement question une nyctalopie. Le terme de rétinite doit, du reste, à l'avenir, être complè-ment banni, lorsqu'il s'agit d'une altération qui se passe exclusivement ans les fibres nerveuses de la papille et la couche des fibres de la rétine, une fois qu'on aura éliminé les altérations de cette couche et des éléments anglionnaires, on verra à quoi se réduiront les affections de la rétine ême, c'est-à-dire de l'appareil tactile proprement dit.

Si nous voulons, au point de vue clinique, établir une différence entre les rmes de neurite et l'atrophie progressive simple, nous constaterons : 1° que présence de signes ophthalmoscopiques démontrant une origine inflamma-ire ne font jamais défaut; 2° que le début des troubles fonctionnels par pparition d'une amblyopie centrale est toujours démontrable; 3° que le trécissement du champ visuel n'atteint presque jamais les proportions de trophie progressive, et 4° que l'affection, tout en pouvant donner lieu à n très haut degré d'amblyopie, reste stationnaire, ne devenant pas absolue omme dans l'atrophie progressive.

Les altérations anatomiques des formes frustes de neurite rétro-bulbaire oivent consister dans une accentuation des troubles trophiques descendants u nerf optique, à partir du foyer de dégénérescence axile situé dans le anal optique, et très probablement aussi, dans certains cas, à des compli-ations de périnévrite, comme le démontre le rétrécissement du champ ériphérique de la vision dans un certain nombre de cas. M. Leber, qui a u le mérite de démontrer la tendance de l'atrophie à se localiser dans un ecteur temporal de la papille, concluait « que les fibres qui se terminent ans le voisinage de la papille et de la macula lutea doivent tout d'abord rendre leur parcours près de la gaine, tandis que celles qui se dirigent ers l'extrémité antérieure de la membrane nerveuse doivent être situées ans l'axe du nerf optique ». « Il faut conclure des faits, dit notre con-rère, que les fibres se recourbent simplement du bord papillaire dans a rétine et ne s'entrelacent pas du dehors en dedans, ce qui devrait avoir écessairement lieu pour l'arrangement inverse. Par conséquent, pour le cotome central qu'on observe dans les affections du nerf optique, la cause originaire doit être une affection isolée des faisceaux du nerf juxtaposé[s à] la gaine, comme elle peut aisément survenir lorsqu'une inflammation [de] la gaine commence à y entraîner le tronc du nerf. De pareilles altérati[ons] ne paraissent pas être du domaine des raretés, car je les ai observée[s à] diverses reprises, quoique la façon dont la vision se comportait pendan[t la] vie n'était pas connue. Ainsi, la figure 130 représente un pareil cas d'a[tro]phie partielle du nerf du tronc optique, qui reste limitée à des faisce[aux] superficiels. »

C'est le changement de parcours des fibres maculaires dans le n[erf]

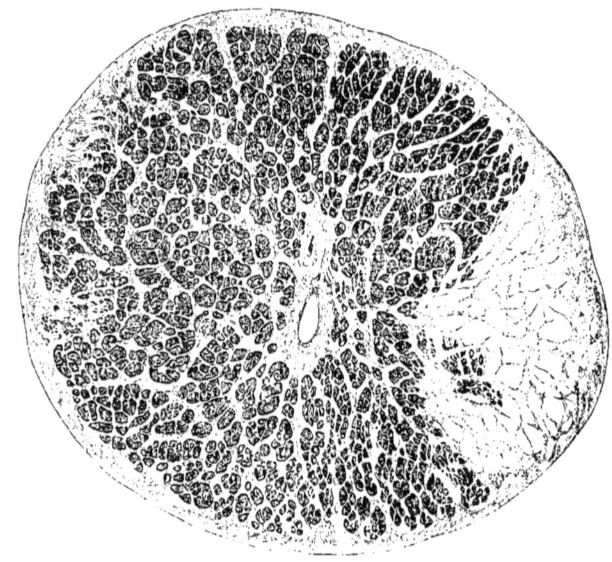

Fig. 130.

Atrophie du nerf optique par secteur (d'après Treitel).

optique, à partir de la pénétration des vaisseaux centraux découverte p[ar] M. Samelsohn, qui a donné lieu à une déduction erronée de la part [de] M. Leber ; aussi, si nous voyons dans un cas d'amblyopie centrale, dét[er]minée par une neurite rétro-bulbaire, le champ périphérique se prendre[,] l'atrophie ne plus rester limitée à la partie temporale de la papille, m[ais] gagner la moitié médiale, nous devons forcément en conclure que ce so[nt] les faisceaux les plus proches de la *gaine* dans le canal optique (*devenu[s] axiles au point de pénétration des vaisseaux*) qui se trouvent atteints, [et] que si nous voyons le scotome central s'étendre au delà des parties fourni[es] par les fibres maculaires, c'est que, près de l'entrée du nerf optique (ent[re] pénétration des vaisseaux centraux et globe oculaire), les fibres adjacentes gaine et avoisinant les fibres maculaires sont atteintes (1). Il est donc rmis de songer qu'une périostite intra-canaliculaire a pu être la cause ne combinaison de l'inflammation axile et périphérique du tronc nerveux ns son parcours à travers le canal optique, et que cette même inflammation se propageant le long de la gaine (à partir de sa réunion avec le rioste) jusque vers son implantation sclérale a déterminé une périnévrite gnant les fibres qui se rendent à la périphérie de la rétine.

Les mêmes causes de refroidissement, de rhumatisme, d'arthritisme peut être mises ici en avant. Il en est de même des infections spécifiques, s prédispositions héréditaires qui peuvent donner lieu à ces formes pures de neurite rétro-bulbaire. Au contraire, nous nions que les intoxiions seules d'alcool ou de tabac puissent dépasser le domaine des altérans axiles du nerf optique et entraîner des atrophies plus ou moins mplètes. Ici nous voyons encore de préférence, sinon exclusivement, les mmes qui n'ont pas dépassé cinquante-six ans (Leber) fournir le contint pour les formes frustes qu'on ne rencontre que tout à fait exceptionllement chez les sujets âgés de moins de vingt ans. Que ce sont les cuités des divers métiers qui doivent ici être invoquées, de préférence x dispositions névropathiques et héréditaires, la raison en est qu'on ne ncontre guère ces formes frustes dans la classe riche ; ce sont les métrs qui exposent à des variations brusques de température, à des refroissements instantanés par immersion, qui déterminent ces neurites rétrolbaires. Ainsi, les employés de chemins de fer, les gardes forestiers, chasseurs, tous ceux qui sont exposés à des intempéries sont facilement s de cette maladie, et cela encore plus fréquemment qu'on ne l'a exposé . 454) sous des formes de neurite rétro-bulbaire pure, où l'élément oxicant, sous ses diverses formes, prédomine bien davantage.

Il y a évidemment confusion avec des altérations rétiniennes, lorsqu'on ut faire intervenir l'action de la lumière (Arlt) et de la chaleur rayon-

1) « L'explication donnée ici, dit M. Leber, concernant la répartition des fibres macures, ne fournit pourtant pas l'explication de la forme du scotome qui n'a pas la tache ugle pour centre, mais forme un ovale couché, dont les extrémités comprennent le nt de fixation et la tache aveugle. Cette forme indique une participation essentielle fibres qui se rendent à la partie correspondante de la moitié externe de la rétine tre papille et macula), fibres appartenant au fasciculus cruciatus. Les autres parties la moitié externe de la rétine, situées au delà d'une verticale, passant par la macula ea, se trouvent fournies par suite de la semi-décussation des fibres dans le chiasma, r le fasciculus latéral du tractus opticus du même côté. Les fibres du fasciculus crutus vont dans la papille, ainsi qu'il ressort des observations ophthalmoscopiques de breich et des recherches anatomiques de Michel, directement en sens horizontal en hors, tandis que les fibres du faisceau non croisé circonscrivent en arc la macula et rrivent qu'au delà d'elle de nouveau au méridien horizontal. On comprend par cela, mment la seule atrophie de ce groupe peu volumineux de fibres peut néanmoins avoir ur résultat une décoloration marquée de la moitié externe, attendu que ces fibres se uvent à jour dans la moitié externe de la papille. » (Comparez cette appréciation avec le de M. Samelsohn, p. 448.)

nante sur l'œil comme cause d'une amblyopie centrale pouvant dégéné en forme fruste.

Il va sans dire que le pronostic des neurites impures est infiniment mo favorable que cela n'a été exposé pour la véritable neurite rétro-bulba Ici, une tendance assez marquée vers l'atrophie progressive et comp menace de priver les malades de toute vision. Le pronostic est d'autant p fâcheux qu'on voit se présenter le malade à une époque assez éloigné celle où l'amblyopie centrale pure existait, que le champ périphériqu la vision se trouve déjà sensiblement entamé, et que la totalité de la pa s'est déjà fortement décolorée. C'est ici qu'on est souvent embarrassé p poser le diagnostic, et savoir si l'on n'a pas en réalité affaire à une si forme progressive et si un espoir de rendre l'affection au moins stationna sans amélioration aucune, peut persister encore. Inutile de dire que le t tement inspiré d'un diagnostic précis doit être mis avec promptitud énergie en action, d'après les principes exposés plus haut (voy. p. 485).

ARTICLE XVIII

ATROPHIE PAR DÉGÉNÉRESCENCE DU NERF OPTIQUE. — DÉGÉNÉRESCEN ALCOOLIQUE.

Dans les chapitres précédents, les diverses formes de *neurites* décr peuvent aboutir à une atrophie que nous n'avons plus besoin de déc pas plus que nous n'aurons à nous occuper de la dégénérescence atroph du nerf qui suit la destruction de la rétine ou la phthisie du globe ocul en général. Mais il reste encore les formes atrophiques par *dégénéresc* du nerf, l'une *idiopathique*, l'autre *consécutive*. La forme idiopathi due à une dégénérescence du tissu propre du nerf et concordant le p souvent avec des altérations analogues de la moelle, a été différenc comme *atrophie spinale*, de l'atrophie consécutive et de préférence cause *cérébrale* ou *centrale*.

La première est plus spécialement connue et désignée comme *dégénér cence grise* du nerf optique; la seconde, quoique présentant, à peu chose près, les mêmes symptômes de dégénérescence, est plus connue so le nom d'*atrophie blanche* d'origine mécanique, c'est-à-dire par compress du nerf ou par interception de l'afflux du sang artériel vers le tronc nerve

Avant d'aborder la description des dégénérescences *généralisées* du n optique, nous avons à nous occuper d'une dégénérescence *partielle* d' processus interstitiel du nerf optique que présentent les alcooliques, q n'est pas absolument semblable aux dégénérescences généralisées et ne rent pas dans le cadre des altérations de la neurite rétro-bulbaire, quoique l changements anatomiques s'en rapprochent sensiblement. Elle nous se vira de trait d'union entre les neurites rétro-bulbaires et les dégénére cences atrophiantes et progressives du nerf. Quoique nous ayons fait figur lcoolisme parmi les formes étiologiques de la neurite rétro-bulbaire, la ritable *dégénérescence* ou *atrophie alcoolique* du nerf optique se diffé- ncie dans ses manifestations cliniques encore de la neurite rétrobulbaire ssique, et tandis que nous avons vu que cette neurite pouvait s'étendre, ontrer nombre de formes frustes, capables de transformer une amblyopie ntrale en amblyopie générale et amaurose même complète, il en est tout tre pour la maladie à laquelle est consacré cet article.

La *dégénérescence* ou *atrophie alcoolique* se différencie, d'un autre côté, s simples atrophies, ou *dégénérescences* en ce qu'elle reste partielle et omplète, occupant d'une façon typique un groupe déterminé de fibres nerf optique, tandis qu'il n'en est nullement ainsi des atrophies dont description suivra.

Nous avons donc, dans le chapitre de la neurite rétro-bulbaire, essentiel- ment décrit une forme d'inflammation axile du nerf avec tendance à rayon- r et à s'étendre, inflammation à l'étude de laquelle surtout les travaux de rster, Leber, Wilbrand, Samelsohn, Nettleship, Vossius, Schweigger, hmidt-Rimpler, Hook et autres ont contribué. Cette neurite se rattache turellement aux processus inflammatoires décrits précédemment comme pillite et neuro-papillite de la même manière que l'atrophie alcoolique relie aux atrophies simples. Pour elle, les symptômes inflammatoires nt en s'amendant, et nous assistons plutôt à un processus dégénératif, alogue à celui qu'on observe pour les atrophies simples. En outre, mme la neurite rétro-bulbaire présentait, par rapport aux papillites et uro-papillites, l'inflammation limitée opposée à l'inflammation généra- lée, aussi pour l'atrophie alcoolique, la dégénérescence se trouve limitée r rapport à la dégénérescence généralisée des atrophies simples. Pour- nt, une différence essentielle reste à noter ici, c'est que, tandis que pour nflammation représentée par la neurite rétro-bulbaire la tendance à se néraliser persiste jusqu'à un certain degré, il n'en est plus ainsi pour la générescence de l'atrophie alcoolique, qui tranche par sa tendance à ster circonscrite sur un terrain particulier.

Si l'amblyopie centrale a définitivement pris rang dans la pathologie et tude clinique des maladies du nerf optique, c'est surtout au concours des vaux de *Fœrster*, *Leber* et *Samelsohn* qu'on a réussi à baser sur des nnées anatomiques de la neurite rétro-bulbaire un groupe déterminé ffections du nerf; pour ce qui concerne au contraire l'atrophie alcoo- ue, c'est en quelque sorte exclusivement aux travaux de *Uhthoff* (1) que us sommes redevable d'avoir fait connaître cette atrophie partielle, aussi st sur ces travaux que nous nous appuierons essentiellement pour en rnir la description détaillée.

Nous avons choisi le terme clinique de *dégénérescence* ou d'*atrophie alcoo- ue* du nerf optique comme nous nous servons des termes de dégéné-

(1) *Archiv. für Ophthalmologie*, 1887, t. XXXII, 4, p. 95, et t. XXXIII, 1, p. 257.

rescence, d'atrophie tabétique ou ataxique. Les termes d'atrophie ou de dé-nérescence grise ou blanche sont infiniment moins propres que les dé-gnations étiologiques, parce que les différences d'anatomie pathologi dans les diverses dégénérescences ne sont, comme nous le verrons, assez marquées pour justifier une classification exacte. La désignation trophie alcoolique est encore justifiée par la fréquence de l'affection, d'après M. Uhthoff, on trouve 13 pour 100 d'altérations du nerf optique les alcooliques invétérés, quoique, dans tous ces cas, il ne soit pas be qu'il se produise des troubles visuels accusés, mais les changements an miques comme processus interstitiel n'existent pas moins, se révélant m comme aspect ophthalmoscopique. Au point de vue de la pathologie gé rale, c'est de préférence le nerf optique qui, dans l'alcoolisme, a été reco susceptible d'être pris d'un processus neurétique interstitiel *sui gene* c'est donc aussi pour cette raison qu'on est en droit de revendiquer p lui une désignation particulière.

Ce n'est bien sûrement pas dans une clinique ophthalmologique, si éten qu'elle soit, qu'on pourra étudier l'*anatomie pathologique de la dégé rescence alcoolique*, et si M. Uhthoff a pu recueillir ses matériaux anat ques si importants, c'est qu'il s'est adressé aux établissements d'alié dirigés par MM. Westphal et Dalhoff, qui lui ont fourni la série import de six cas d'altérations du nerf optique par abus d'alcool. En ou M. Uhthoff base son travail sur 1,000 alcooliques retenus dans les établi ments pour des troubles dus à leur intoxication (delirium tremens, lepsie, neurites multiples, démence alcoolique, etc.). Les examens opht moscopiques furent ici exécutés indifféremment, s'il s'agissait de plai proférées ou non concernant la vision. Ces examens furent répétés au que possible à des intervalles espacés, examens pratiqués et poursuivi partie pendant des années. C'est aussi grâce à cette observation, à jet c tinu, dit notre confrère, qu'on réussit dans une partie des cas à rece une explication des changements anatomiques de ce que fournissait l' topsie, attendu que quelques malades ne succombaient qu'après un te d'observation prolongée pendant plusieurs années.

Nous donnons un court résumé des six cas de nécropsie, le septième, rapportant à une atrophie tabétique, trouvera sa description ailleurs :

Obs. I. — A. H., barbier, âgé de trente-quatre ans, a eu à trois reprises le deli tremens; en 1882, pendant un delirium, une attaque épileptique est survenue. Il guéri de la Charité, mais continue à boire. Pendant l'été de 1883, le malade voit, dant plusieurs semaines, tout comme nébuleux, « tout lui brille devant les yeux. vue s'améliore plus tard, mais reste moins bonne qu'autrefois. En octobre, nou attaque de crampes et douleurs lancinantes dans les jambes, nouveau delirium; sorium et tous les organes intérieurs libres. A l'ophthalmoscope, pâleur atroph visible des moitiés temporales des papilles. L'acuité visuelle était à peu près un ti champ visuel libre pour le blanc et les couleurs; avec l'altération psychique du mal la constatation du scotome central pour le rouge et le vert, dans sa configuration c trale ovalaire, était assez difficile à constater. Les jambes en repos ne présentent de douleurs. La pression des parties molles de la cuisse est très sensible, tandis qu compression du système nerveux est moins douloureuse. Pas d'altération de sensibilité constatable du côté de la peau. Le malade peut soulever les jambes et exécuter tous les mouvements, mais leur puissance est réduite, la marche est pénible et surtout la jambe gauche plus faible : absence complète des phénomènes génuculaires ; cette faiblesse des extenseurs du genou augmente au début de novembre, au point de ne plus permettre la marche sans appui. L'examen électrique donne pour l'extenseur quadriceps droit une sensibilité réduite pour le courant faradique. Au milieu de novembre, la masse musculaire du côté des extenseurs de la cuisse se réduit sensiblement comme volume. Les renversements passif et actif des jambes sont très douloureux ; il ne peut soulever les jambes qu'à la hauteur du pied. De temps en temps des douleurs dans les mollets et les talons ; faibles hémorrhagies près de la malléole externe gauche, qui augmentent au point d'atteindre la largeur d'un écu : rien du côté des gencives. En décembre, l'amaigrissement des extenseurs a augmenté, l'irritabilité a aussi diminué du côté droit. Les extravasations sanguines ont gagné toute la jambe gauche. L'appétit baisse sensiblement sans amaigrissement, ni diminution de poids : il survient une pâleur excessive de la peau et des muqueuses. Examen du sang négatif. La température s'accroît à 39 degrés et la fréquence du pouls dépasse 100. Deux épistaxis. Vers la fin du mois, le malade devient délirant, et, en janvier 1884, après que l'anémie et la déperdition des forces se sont accrues, le malade succombe trois mois après son entrée, sans que d'autres phénomènes du côté du système nerveux se soient produits.

La nécropsie donne : Gastro-enteritis catarrhalis, degeneratio adiposa muscul. intestin. duodeni, jejuni et partialis ilei. Pneumonia fibrinosa levis lob. inferioris utriusque. Hæmorrhagia subcutanea et muscul. cruris utriusque. Gingivitis levis ulcerosa. Pachymeningitis levis convexitatis fibrinosa hemorrhagica. La dure-mère montre à sa surface interne un dépôt récent, comme du mastic, parsemé de petites hémorrhagies récentes, ponctuées, isolées, de la grandeur d'une tête d'épingle. Pie-mère normale ; la substance cérébrale un peu pâle. Ventricules, de la largeur moyenne, remplis d'un liquide aqueux incolore. La moelle et ses enveloppes se trouvent absolument intactes. La partie lombaire examinée au microscope et les racines antérieures sont normales. Du tronc de chaque nerf crural, la plupart des fibres nerveuses conservées ; entre elles se présentent disséminées sur la coupe des endroits qui se sont teintés d'une façon bien plus intense, et renferment un nombre de noyaux plus considérable. Ici l'on ne peut plus obtenir des coupes normales des fibres nerveuses. Par-ci par-là, on aperçoit encore dans le tissu quelques petits contours unis, qui ne laissent que rarement voir dans le centre un point noirâtre ; en bien des endroits, celui-ci manque aussi. On résume les altérations, en disant que le changement des nerfs déterminé par l'alcoolisme est le point de départ de dégénérescences musculaires dont certaines fibres présentent sur les coupes longitudinales et transversales une transformation complète en des masses grumeleuses. Les deux nerfs optiques et le chiasma de ce cas d'alcoolisme pur, qui n'ont présenté à l'ophthalmoscope qu'une décoloration atrophique visible des moitiés temporales des papilles, offrent un intérêt tout particulier. La vision, d'abord assez obscurcie, s'était relevée à un tiers à peu près et est ensuite restée telle. Un abus de tabac n'avait pu être constaté. Le mode de coloration consistait surtout dans la double coloration par le picro-carmin et l'hématoxyline (Weigert). Ce procédé donne à côté d'une coloration des parties atrophiées de la substance nerveuse et du tissu cellulaire, aussi une coloration différente et très marquée des noyaux. Le procédé de Weigert procure pour la constatation de la conservation des fibres nerveuses à gaine de myéline les meilleurs résultats.

« *Le nerf optique droit* durci et examiné macroscopiquement, montrait déjà une altération partielle consistant dans une décoloration grisâtre circonscrite. Pour ce qui regarde la topographie de la partie malade je trouve sur mes dessins schématiques les renseignements suivants. Des coupes horizontales (fig. 131 et 132) à travers la papille démontraient tout d'abord que la dégénérescence (a) occupe toute la moitié externe du nerf optique, mais que le terrain malade va en décroissant comme étendue à mesure que les coupes tombent en haut et en bas excentriquement à travers la papille.

Un arrangement en cône de la partie malade dans la tête du nerf optiqu se laisse déjà déduire, de cette manière la pointe du cône étant dirigée ver les vaisseaux centraux. Une coupe du nerf optique, située immédiatemen

Fig. 131. Fig. 132.

derrière le globe oculaire, démontre encore nettement cette forme en cône Une coupe située à 6-7 millimètres du nerf indique déjà un changemen visible comme forme, celle-ci étant devenue de conique semi-lunaire (voy

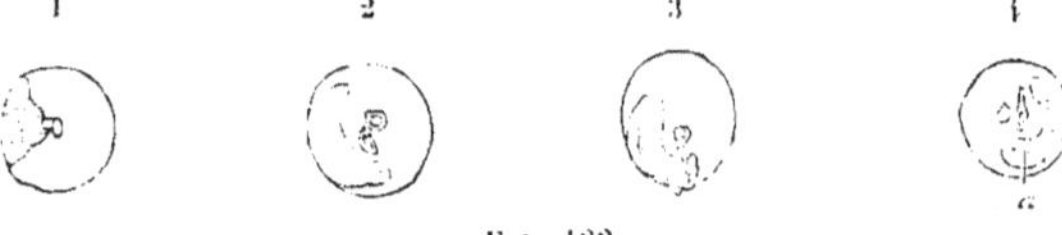

Fig. 133.

fig. 133). La convexité se délimite en partie en dehors par la gaine inter du nerf, tandis que la concavité embrasse avec ses cornes, en quelq sorte, les vaisseaux centraux, qui restent pourtant encore séparés d'el par une couche de fibres nerveuses saines (1). Cet arrangement semi-lunai du foyer dégénératif se transforme peu à peu en un ovale vertical, après sortie des vaisseaux centraux, à peu près à 14 millimètres derrière le gl oculaire. Tout d'abord, le foyer se tient encore exactement au côté exter du nerf, séparé seulement par une faible couche qui s'interpose progres vement. Cette conformation reste pour le moment la même, mais la zone fibres nerveuses normales, située entre le côté temporal du nerf et le fo dégénéré, s'élargit progressivement et avance de cette façon de plus en p

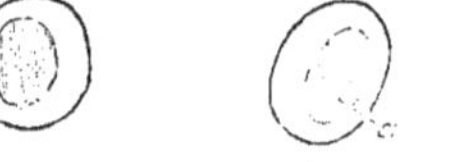

Fig. 134.

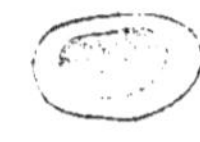

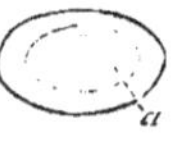

Fig. 135.

vers le milieu du nerf (fig. 134, portion orbitaire postérieure), jusqu' occuper, dans la région du canal optique, une situation assez centrale fai blement excentrique en dehors, et entourée d'une zone annulaire assez uni forme de fibres nerveuses normales. Dans le canal optique, le nerf a un forme ovalaire faiblement verticale. Dans les coupes de la partie intra

(1) Au centre des coupes 1, 2, 3 et 4 de la figure 133 se trouve le point de pénétratio des vaisseaux centraux.

rânienne du tronc qui prend progressivement une forme ovalaire, aplatie le haut en bas, des plus prononcées (fig. 135), le foyer dégénératif se tient ncore au milieu, ayant lui-même la forme d'un ovale couché. A mesure ue le nerf s'aplatit sur le chiasma, son bord inférieur restant fortement onvexe, le bord supérieur devenant graduellement plus rectiligne, la partie légénérée se trouve de plus en plus en dehors, s'allonge et s'amincit et ccupe une position un peu diagonale en dehors et en bas (fig. 136). Dans le

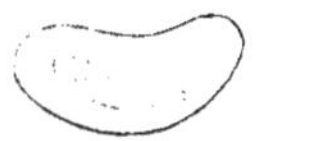
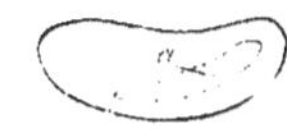

FIG. 136.

hiasma (partie antérieure), on reconnaît tout d'abord dans les deux moitiés s foyers dégénératifs symétriquement et au centre, mais situés à une assez rande distance de la ligne médiane; ils ont une forme allongée et se ouvent encore placés faiblement en sens diagonal, de dehors et en haut, n dedans et en bas. Vers le milieu du chiasma, les deux foyers s'appro-

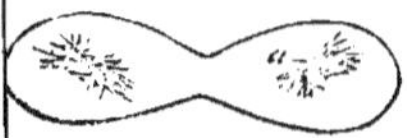
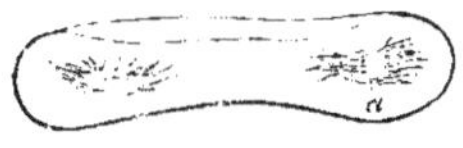
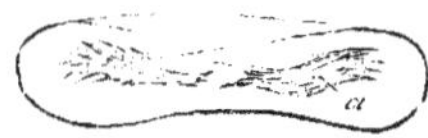

FIG. 137.

hent progressivement de la ligne médiane (fig. 137), et quelques parties égénérées striées se laissent poursuivre d'un foyer à l'autre, mais en haut, n dehors et en bas, ils sont complètement contournés de substance nerveuse normale. Dans la partie postérieure du chiasma pourtant les parties égénérées se sont rapprochées de la surface et présentent un arrangement n forme de biscuit avec un large point de jonction jusqu'à l'endroit où les eux tractus sortent isolément du chiasma (voy. fig. 138). Dans chaque

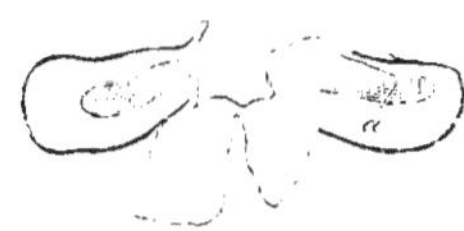

FIG. 138.

actus, la partie dégénérée se trouve alors située assez exactement au entre, contournée partout d'un large anneau de tissu nerveux normal, ne assant qu'en haut et en dedans assez directement dans la substance cérébrale avoisinante (voy. fig. 139).

« La topographie du foyer morbide dans le second nerf optique, se comporte d'une manière absolument analogue, de façon à ne pas réclamer un description isolée.

« Pour ce qui concerne maintenant la nature du processus pathologiqu il s'agit chez notre malade, dans les deux nerfs optiques, de la lame criblé jusqu'à l'extrémité intracrânienne du canal optique, d'un processus neuri tique interstitiel, qui en chaque point du parcours se reconnaît netteme comme tel. C'est un processus anatomo-pathologique qui se différenc essentiellement de la simple atrophie grise du nerf optique ; avant tout il s caractérise par une pullulation prononcée, en partie très abondante, du tiss connectif interstitiel ; en second lieu, par une augmentation, par places tr forte, des noyaux dans ce tissu épaissi, tandis que les espaces entre l

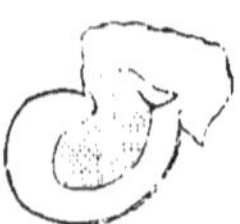

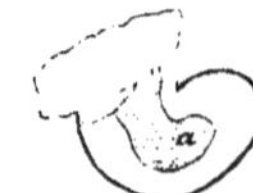

Fig. 139.

mailles ne laissent pas ressortir une pareille pullulation de noyaux; troisième lieu se manifeste une néoformation prononcée de vaisseaux, q sont en partie remplis de sang, et présentent des parois fortement ép sies et sclérosées. Les gaines du nerf et l'espace intervaginal peuvent ê envisagés comme normaux, avec cette exception que la gaine interne, fois tout près du globe oculaire (du côté temporal, tant que le foyer dé nératif s'y adosse), présente par places un épaississement manifeste a augmentation de noyaux et des vaisseaux particulièrement abondants; outre un pareil épaississement avec pullulation de la gaine interne s' serve dans le canal optique. Néanmoins semblable altération pathologi de la gaine interne n'occupe, comparativement aux véritables altérati du nerf même, qu'une place tout à fait secondaire, abstraction faite de deux régions, aussi le restant de la gaine doit être déclaré comme ess tiellement sain.

« Regardons maintenant tout d'abord une coupe horizontale qui, pratiqu à travers la papille, a atteint les vaisseaux centraux exactement dans le longueur, on voit alors la moitié interne du nerf optique avec les parti adjacentes de la rétine parfaitement normales, tandis que toute la moi externe paraît altérée pathologiquement. — La rétine tout d'abord q est située en dehors de la papille se trouve nettement conservée dans tout ses couches; mais la couche des fibres nerveuses est fortement amincie plus riche en noyaux qu'à l'état normal, on n'aperçoit rien d'un épaissis ment des éléments du tissu connectif de la couche des fibres nerveuses (d fibres à support de Müller par exemple). L'image de l'absorption de couche des fibres nerveuses ressemble tout à fait à celle de la dégénér cence primitive grise du nerf optique avec absorption secondaire de iouche des fibres nerveuses de la rétine, c'est-à-dire simple absorption ivec augmentation des noyaux apparente seulement, probablement parce ue les noyaux préexistants se trouvent entassés sur un moindre espace. a partie externe de la papille présente une faible excavation en jatte. La ouche des cellules ganglionnaires de la rétine se trouve aussi conservée ans ce terrain placé en dehors de la papille, quoique manifestement ces ellules soient plus clairsemées et plus incomplètes que du côté interne, où es fibres nerveuses normales fournissent à la rétine. J'ai eu à cœur de omparer pareilles coupes horizontales de la papille avec celles où il ne 'agissait que d'une simple dégénérescence grise du nerf optique; ainsi articulièrement avec celles d'un tabétique où, sur une coupe horizontale travers la papille, il existait exactement une atrophie unilatérale du nerf ptique. L'image ressemblait ici complètement à celle de notre cas, autant ue le processus atrophique des fibres nerveuses concernait la rétine et moitié externe de la papille jusque vers le plan postérieur de la lame criblée; à partir de là, il est vrai qu'en arrière, dans le tronc du nerf, il exisit des différences anatomiques manifestes.

« Si nous pénétrons, pendant l'examen de notre coupe horizontale à travers papille à partir de la lame criblée, plus en arrière dans le nerf optique, oute la moitié du nerf située en dehors des vaisseaux centraux se montre out d'abord dégénérée, et, en particulier, c'est la forte rétraction qui est appante, ainsi que le rapetissement de cette moitié du nerf, quoiqu'on uisse, en différents endroits encore, reconnaître des traînées de fibres erveuses saines, il est vrai, très amincies et raréfiées. Le diamètre ansversal de la couche saine est, à cet endroit, par rapport à celui de la oitié malade, à peu près comme 2 à 1, quoique l'on puisse assez bien connaître par le nombre des septa longitudinaux de chaque côté, que les isseaux centraux occupent assez exactement la partie centrale du nerf ptique. En revenant à notre comparaison de dégénérescence tabétique unitérale du tronc, les dispositions sont manifestement autres; le rapetisseent de la moitié atrophique est, comparativement à celle du côté sain, pas ssi considérable que tout à l'heure, quoique ici les fibres nerveuses, ainsi ue cela est sûrement à constater, soient complètement détruites; l'effet de rétraction est donc dans ce cas beaucoup moins prononcé, quoique l'atrohie des fibres nerveuses soit ici bien plus complète. Mais en outre des ifférences anatomiques d'un autre ordre se présentaient chez notre malade, ans cette région malade du tronc, située derrière la lame criblée, consisnt surtout dans un élargissement des septa longitudinaux et transversaux, vec forte augmentation de noyaux, et aussi dans un effacement de la riation longitudinale normale.

« Examinons maintenant une coupe du nerf, à peu près à 6 millimètres errière le globe oculaire (fig. 133, p. 498), où ces dispositions s'étudient vec une vue d'ensemble. Le terrain malade a ici, comme nous l'avons déjà it, un arrangement semi-lunaire, la convexité de la figure se trouve dans une grande étendue contiguë à la gaine interne du nerf optique, tandis qu les deux cornes de la faux embrassent les vaisseaux centraux placés a milieu du nerf; mais ce n'est qu'en bas pourtant que le terrain malade avanc jusqu'aux vaisseaux centraux mêmes, et ici les septa fortement élargis s continuent directement dans les gaines vasculaires; ailleurs il s'interpose e dehors de la coupe des vaisseaux encore une couche assez large de fibre nerveuses normales entre vaisseaux et foyer morbide. L'élargissement de interstices connectifs dans les parties malades est très prononcé, le mailles sont par ce fait fortement rapetissées, de manière que, par endroit et avec un moindre grossissement, elles paraissent avoir complètemen disparu; à leur place il n'existe qu'un tissu connectif de nouvelle for mation et une augmentation énorme de noyaux. A-t-on pourtant recours un plus fort grossissement sur des coupes suffisamment minces, on arri très souvent encore à constater pour ces endroits les plus fortement attein que de toutes petites mailles persistent et que dans ces petites mailles tiennent souvent encore des fibre nerveuses à gaine de myéline pa faitement saine, ainsi que nous n'avons jamais pu le constater sur des pr parations de dégénération partielle simple, servant à la comparaison. très forte pullulation de noyaux, qui existe dans toute l'étendue de la pa malade, se rapporte essentiellement aux interstices élargis du tissu co nectif et à la gaine interne fortement épaissie et avoisinante du nerf optiq tandis que le contenu même de ces mailles réduites ne laisse pas reconna de pullulation nucléolaire analogue. En beaucoup d'endroits aussi dans no cas les fibres nerveuses se trouvent dans les points malades entièrem détruites, simultanément avec cela aussi les mailles sont complètement o térées et la structure des septa connectifs par là même abolie, de fa qu'en beaucoup d'endroits on reçoit l'impression d'une masse cicatrici avec suppression de toute structure du nerf.

« L'artère et la veine centrale pénètrent dans notre cas exactement d bas, dans le tronc du nerf, et cela a lieu presque simultanément, la veine peu plus loin que l'artère. Les deux vaisseaux glissent dans l'extrémité in rieure, en forme de corne, du foyer dégénératif, de telle façon que sur parcours oblique des vaisseaux jusqu'au milieu, une partie restante du terr malade se trouve isolée en quelque sorte. Un brusque changement dan forme du foyer dégénératif ne se laisse pas constater par suite de l'ent des vaisseaux centraux, mais celui-ci parcourt ses transitions de forme pr gressivement en arrière, subit la transformation en ovale vertical lentem en avançant vers le milieu du nerf optique. Le caractère anatomo-patho gique est, dans la portion postérieure du nerf optique, aussi le même q dans celle située plus avant (celle de la névrite interstitielle), seulemen est moins accusé.

« Plus en arrière, une coupe du nerf de la région du canal optique mon que le foyer dégénératif a pris la forme d'un ovale vertical, qui est pla presque exactement au centre et se trouve par conséquent entouré d' anneau périphérique assez régulier de fibres nerveuses normales, anneau apparaissant en dehors un peu moins étroit que dans les autres directions. L'intensité du processus morbide est dans cette région manifestement plus grande que dans la partie orbitaire du nerf optique, et l'on observe que ce processus est en ce sens irrégulièrement réparti dans ce terrain malade, que dans la moitié externe les changements anatomiques sont plus notables, qu'en dedans, par contre, ils diminuent d'intensité. »

M. Uhthoff décrit pour cette coupe les mêmes altérations de névrite interstitielle déjà mentionnées, avec formation modérée de nouveaux vaisseaux. A partir du canal optique, le foyer dégénératif se comporte d'après le chemin mentionné plus haut. « Ce qui frappe, c'est qu'à partir du canal optique, en arrière aussi, le caractère du foyer morbide change, nous avons à partir de l'extrémité intracrânienne du nerf l'image de la simple dégénération des fibres nerveuses. Le fait de pullulation du tissu connectif des septa, avec augmentation de noyaux, néoformation de vaisseaux, ne se reproduit plus, et nous observons une simple atrophie des fibres nerveuses avec conservation normale du tissu interstitiel, mais qui se différencie pourtant encore de la dégénérescence grise primaire et simple, par cette particularité que presque partout il se rencontre encore dans la substance nerveuse atrophiée des fibres isolées saines à myéline. Aussi dans le *tractus opticus* on réussit à découvrir de semblables fibres bien conservées dans le foyer morbide même, tandis que pareille démonstration est difficile à établir avec certitude dans le chiasma, et cela à cause de sa structure complexe. La poursuite des altérations vers les centres nerveux ne pouvait avoir lieu, attendu que les parties anatomiques les concernant n'avaient pas été mises à notre disposition. »

Cette observation peut servir de prototype aux cinq autres cas rapportés par notre confrère. Chez ces six malades, examinés anatomiquement et précédemment reconnus comme alcooliques, l'ophthalmoscope avait démontré une décoloration blanchâtre, limitée au côté temporal de la papille, que l'on a si fréquemment l'occasion d'observer chez ce genre d'intoxiqués. Pour les autres cas de dissection rapportés par Erisman (1), Leber (2), Samelsohn (3), Nettleship (4), Vossius (5), Bunge (6), l'élément étiologique n'était pas aussi nettement accusé que dans les six observations relatées par Uhthoff; car dans tous les six cas, l'abus prolongé de l'alcool pendant des années avait entraîné d'autres troubles physiques et psychiques des plus caractérisés, tels que le delirium tremens, des attaques épileptiformes et des neurites dégénératives multiples, qui ont motivé leur admission dans un hospice, où ils succom-

(1) *Ueber Intoxications-Amblyopie Inaug. Dissert.* Zurich, 1887.
(2) *Handbuch d. gesammt. Augenheilk. v. Graefe-Saemisch*, t. V, p. 882.
(3) *Arch. f. Ophthalm.*, t. XXVIII.
(4) *Transact. of the Ophthalm. Soc.*, t. II, 1882.
(5) *Archiv. f. Ophthalm.*, XXVIII, 3, p. 201.
(6) *Ueber Gesichtsfeld u. Faserverlauf im optischen Leitungs-Apparat.* Halle, 1884.

bérent. Chez ces malades, il n'est pas question d'abus de tabac, et l'ét normal de leurs urines démontre qu'il n'y avait ni diabète ni album nurie.

Il reste donc établi, d'après Uhthoff, que chaque fois qu'on rencont une décoloration laiteuse des parties temporales de la papille, décoloratio à laquelle correspond un scotome central, on n'a pas affaire simplemen comme on était tenté de le supposer jusqu'alors, à de simples troub circulatoires, mais bien à des changements anatomiques du parenchyme d nerf même. L'intensité du processus pathologique se reflète moins da l'image ophthalmoscopique que dans l'état fonctionnel; autrement dit, l'an lyse du scotome rend bien mieux compte, jusqu'à quel degré les altératio pathologiques sont avancées, que ne le fait la plus ou moins grande intens de décoloration partielle de la papille. Ainsi, il se peut qu'une décolorati marquée corresponde à une intégrité presque complète ou même compl des fibres nerveuses, que l'altération ne porte encore que sur le tissu int stitiel du nerf. En pareil cas, le scotome sera à peine ébauché, la vis presque intacte ou même intacte (pour le blanc). Au contraire, à mesu que le scotome de relatif devient absolu, on peut en conclure qu'une attei sérieuse a été portée à l'intégrité des fibres nerveuses, sans pourtant q pour cela l'image ophthalmoscopique ait varié d'une manière appréciab même pour l'exploration la plus attentive et la plus exercée.

Si le *degré* de la coloration n'est que d'une valeur secondaire pour clinicien, il n'en est plus ainsi de l'*étendue* de ce même changement couleur. A mesure que la pâleur empiète sur le côté interne du nerf, n pouvons sûrement en conclure que les changements anatomiques ont env d'autres parties du nerf que celles qu'ils occupent ordinairement dans l'at phie toxique et partielle. Pourtant, il ne faudrait pas, de ce fait, concl que, tout de suite, le trouble visuel doit se révéler autrement que par présence d'un scotome central. Les altérations anatomiques qui entraîn la décoloration papillaire peuvent ici encore ne pas porter atteinte à la vis périphérique, de façon que l'exploration ophthalmoscopique, tout en dé tant une marche progressive du mal, ne nous renseigne pour cela jusqu'à quel degré atteinte a été portée à l'intégrité de la fibre nerveuse et son fonctionnement. Il peut en être conclu que des altérations anatomiq marquées, préexistant depuis fort longtemps, peuvent, dans l'atrophie toxiq se présenter sans que l'abolition presque complète ou complète dans u partie du champ visuel doive en être le résultat, et la raison paraît en être q ce genre particulier de neurite interstitielle n'aboutit que fort lentement à destruction de toutes les fibres nerveuses dans le foyer morbide, un certai nombre échappant à la destruction, ou ne la subissant qu'à l'occasion d'u poussée nouvelle de l'altération, à la suite d'une récidive.

Un scotome absolu existe-t-il depuis de longues années, ce scotome t-il pris une étendue notable pendant que des fluctuations sensibles de vision ont dénoté des alternances de mieux et de mal, après lesquelles u tat stationnaire s'est établi, alors on peut en conclure qu'il y a eu ici une éritable atrophie partielle, complète et irrémédiable du nerf. Beaucoup de rudence doit pourtant être conseillée dans l'analyse de pareils cas, pour liminer ici d'autres causes étiologiques adjuvantes, car des observations écartent alors sensiblement du prototype de l'atrophie toxique, qui est de e pas aboutir à une destruction absolue et complète, même d'une région rconscrite du nerf, et qui n'a surtout pas une propension à envahir de astes régions de ce nerf, c'est-à-dire à entraîner un agrandissement insolite u scotome.

Le mode de répartition de l'atropaie dans le tronc nerveux décrit pour la évrite rétro-bulbaire (voy. p. 437) se représente presque identiquement our l'atrophie toxique, et pour ce qui concerne la répartition atrophique ans l'expansion du nerf optique. Mais le type particulier de ce genre atrophie, de ne devenir que très difficilement complète, se manifeste en ce ns que la couche ganglionnaire se raréfie bien, mais ne disparaît pas, mme cela a été constaté pour la névrite rétro-bulbaire (Samelsohn)

Le *caractère pathologique* de l'atrophie toxique consiste dans une *névrite terstitielle, avec tendance plus ou moins prononcée à la rétraction et l'atrophie secondaire des fibres nerveuses* (Uhthoff), *atrophie marchant ec une lenteur extrême, et ne restant souvent qu'à l'état d'ébauche.* Cette névrite interstitielle se localise de préférence dans la portion intra-bitaire du nerf, ne siège pas exclusivement dans la région canaliculaire et manifestement en déclinant vers la partie intracrânienne du tronc ner-ux. Dans le parcours crânien, vers le chiasma et le tractus, l'affection ne vèle que le caractère de la simple dégénérescence.

En quoi se différencie alors l'altération intra-orbitaire et intra-crânienne, quoi diffère ce genre particulier de dégénérescence toxique, intra-orbi-ire de l'atrophie tabétique, de l'atrophie ascendante simple, suite de phthisie globe oculaire? Tout d'abord, et avant tout, l'altération porte sur la trame terstitielle, qui acquiert une épaisseur insolite dans toute l'étendue de la partition de cette trame, pour ce qui concerne le foyer morbide, de anière à le rendre infiniment plus visible, jusque dans ses plus délicates mifications, et à rétrécir forcément, par cette augmentation d'épaisseur, treillis des mailles. A mesure que se produit ce rétrécissement, les ailles se vident, le treillis se rapproche, il s'opère une oblitération de ces ailles, et le tout se transforme en un tissu uniforme, sclérosé et solide, sans cun arrangement anatomique particulier et sans que la coloration au carmin isse y révéler trace d'élément nerveux; mais cette abolition complète est que fort rare et ne s'opère que par traînées ou par ilots, de façon e même dans les plus anciens cas, on voit encore dans la traînée sclé-sée, se transformant en tissu cicatriciel, des petites mailles avec des res nerveuses intactes. M. Uhthoff insiste dans son travail si complet et compétent sur ce que « la conservation partielle de petites mailles avec s fibres nerveuses saines, à côté de changements interstitiels aussi prononcés, a justement quelque chose de particulier et de remarquable pour les altérations alcooliques du nerf optique et, dit cet auteur, voici, je pense, ce qui pourrait être la raison pour laquelle on observe si rarement dans l'amblyopie alcoolique des pertes étendues et absolues du champ visuel ».

Nous y trouvons la confirmation d'un fait publié il y a déjà huit ans dans nos leçons cliniques et que nous avons toujours professé, c'est « qu'une décoloration généralisée des papilles conduisant à l'atrophie progressive n'a jamais pu être observée à notre clinique, et ce qui me paraît précisément caractéristique dans l'amblyopie alcoolo-nicotique, c'est qu'elle n'offre aucune tendance à subir une pareille transformation, bien que, surtout si elle s'accompagne d'une notable décoloration des parties temporales des pupilles et d'amblyopie accusée pour les couleurs, elle puisse présenter une ténacité très marquée » (*Thérapeutique oculaire*, p. 640).

Dans tous les cas de névrite interstitielle alcoolique, même celle qui n'atteint en rien encore l'intégrité des fibres nerveuses, il y a augmentation du nombre des vaisseaux et des noyaux, mais à un degré variable et d'autant moins accusé que la névrite aboutit à la période de sclérose et de rétraction cicatricielle.

Ce qui nous paraît particulièrement important et peut nous mettre sur la voie de l'étiologie des altérations pathologiques, dans un terrain assez nettement délimité du trajet du nerf optique, c'est qu'on rencontre dans ces altérations un changement notable des vaisseaux avec augmentation considérable de leur nombre. Les parois en sont épaissies et sclérosées, et c'est des vaisseaux probablement que part l'élément infectieux et irritant qui engendre le processus morbide. Ainsi, si l'on jette, comme l'engage M. Uhthoff, un regard sur la coupe (fig. 140) provenant du milieu de la portion orbitaire du nerf, on voit dans la partie dégénérée du nerf que, par places, section de vaisseaux s'adosse à semblable coupe de vaisseaux, dont les parois présentent un épaississement sclérosé énorme et dont l'ouverture n'est que sur une partie visible et très étroite. Cette ouverture se trouve gorgée de corpuscules sanguins rouges. Dans d'autres cas moins prée... pareille néoformation de vaisseaux ressort moins, ou ne se fait même pas valoir du tout.

Ce qui différencie ce genre de névrite toxique essentiellement de la dégénérescence grise, qui elle aussi, atteint, à la fin, la trame cellulaire du nerf, c'est que la pullulation de ce tissu, devenu turgescent, s'accuse bien plus de façon à dessiner tout le treillis, jusqu'à ses plus fines ramifications; qu'à mesure que cet épaississement tend à effacer ou à oblitérer les mailles du treillis, la rétraction du tissu complète cette transformation du treillis en un tissu sclérosant à aspect uniforme. Dans la dégénérescence grise, la trame délicate du nerf avec ses fins septa est respectée. Comme nous le verrons plus loin, l'épaississement porte sur les fortes trabécules et leurs points d'intersection, mais la fine structure du nerf reste dessinée, les mailles renferment, au lieu de la fibre normale, un tissu fibrillaire, finement grumeleux e colorant par le carmin, et représentant un tissu nerveux dégénéré, mais ui occupe, à peu de chose près, le même espace que celui d'un tissu nereux normal, tandis que les fibres, dans un foyer de dégénérescence toxique, nt l'apparence de tissu nerveux normal, mais paraissent étranglées, étiolées u étouffées par le tissu ambiant.

Un autre point de différence entre la dégénérescence grise, qui elle, peut ussi rester quelque temps localisée à un secteur du nerf, c'est que si elle a envahi, cet envahissement se fait sur ce secteur d'une façon uniforme,

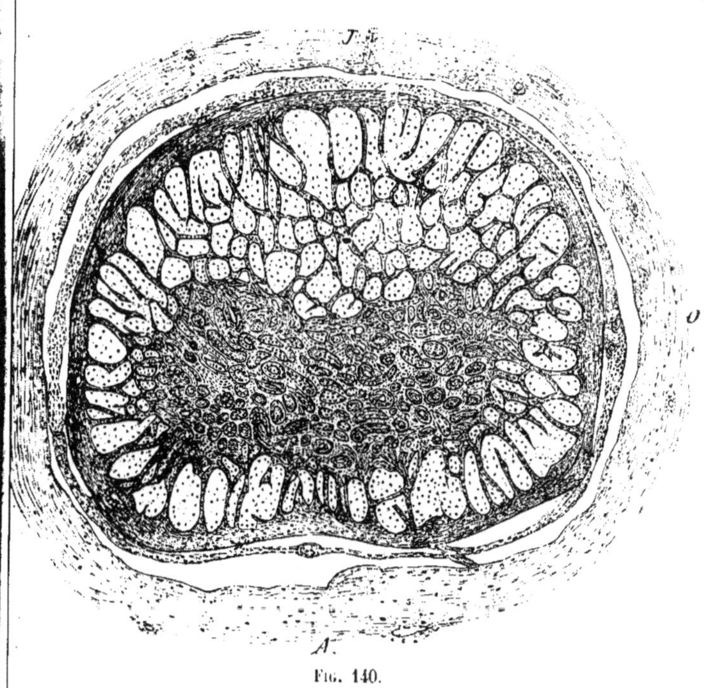

FIG. 140.

nais pas comme le fait la dégénérescence toxique; ce n'est que vers les bords e ce secteur qu'on rencontre, à mesure qu'on se rapproche des tissus sains, uelques fibres nerveuses conservées intactes, et en quelque sorte imbriuées déjà dans du tissu dégénéré, qu'au contraire de ce qui arrive pour a dégénérescence toxique, où, au sein même du foyer entouré d'un issu sclérosé, qui a perdu tout arrangement en mailles, on rencontre des aisceaux nerveux isolés, absolument sains. La rétraction cicatricielle, bien lus accusée dans la dégénérescence toxique que dans la forme grise, paraît ci jouer un rôle, respectant sur un point la fibre, l'étranglant sur un autre. Aussi, pour un nerf qui a subi un rapetissement notable dans sa coupe, on trouvera au sein même de la partie la plus rétractée, encore çà et là, de fibres nerveuses intactes, tandis que sur un nerf atteint de dégénérescence grise, si la rétraction, bien moins prononcée en tout cas, s'est déjà déclarée pareil nerf ne contiendra plus trace de fibres saines.

Disons en passant que les gaines et l'espace intervaginal du nerf ne montrent pas altérés dans la dégénérescence toxique, ce n'est que si le foyer dégénératif se rapproche, ou atteint la gaine interne. Les mêmes altérations pathologiques s'opèrent dans les parties juxtaposées à cette gaine comme cela a lieu pour la trame connective du restant du foyer morbide Il ne paraît pourtant nullement probable que c'est de cette partie de la gaine altérée que rayonne le mal, dans l'intérieur du nerf.

Ce que nous avons encore à faire ressortir au point de vue différentiel de la dégénérescence toxique avec la simple névrite rétro-bulbaire ou mieux intracaniculaire, c'est que son siège n'est nullement rattaché à ce passage interosseux du nerf. La dégénérescence toxique mérite, elle, bien plus le nom de intra-orbitaire. Elle peut s'étendre jusqu'au canal optique, elle p[illegible] même parfois sembler avoir débuté et rayonné de ce point essentiellem[illegible] riche en vaisseaux; mais dans quatre cas sur six examinés par Uhthoff, [illegible] l'un, la névrite cessait tout près derrière le globe oculaire, dans l'autre, [illegible] n'atteignait que la moitié du parcours du nerf, entre le globe oculaire e[illegible] canal osseux, enfin, dans les deux autres, la dégénérescence allait b[illegible] jusque vers ce canal, mais en diminuant sensiblement d'intensité, à pa[illegible] de son siège primitif et juxtabulbaire.

Il s'agit, chez les alcooliques, évidemment d'une névrite dégénérative [illegible] nerf optique, qui choisit comme point de localisation le trajet du ner[illegible] partir de sa sortie du globe oculaire, jusqu'à sa pénétration dans [illegible] cavité crânienne et qui se manifeste comme processus dégénératif, a[illegible] dans d'autres nerfs, particulièrement dans ceux des jambes. Le princ[illegible] toxique semble même avoir une certaine prédilection pour le nerf optiq[illegible] dont la structure anatomique particulière en doit fournir l'explication, [illegible] nombre d'alcooliques démontrent clairement les changements caracté[illegible] tiques de l'aspect ophtalmoscopique de leurs papilles, sans que pour cel[illegible] soit nécessaire que de notables troubles se soient manifestés du côté de l[illegible] vision. N'oublions pas non plus qu'à mesure que l'abrutissement croiss[illegible] envahit l'ivrogne, ses exigences du côté de la vision décroissent.

Pourtant, il reste aussi avéré qu'avec des dégénérescences neurétiq[illegible] multiples des nerfs périphériques, on a rencontré chez des alcooliques, [illegible] nerfs optiques sans aucune altération du côté de l'aspect ophthalmoscopi[illegible] et de la trame nerveuse (Uhthoff). L'intoxication ne doit donc pas forcém[illegible] atteindre le nerf optique, et des individus peuvent succomber à des lési[illegible] organiques que leur vice a engendrées (pachyméningite, néphrite, cirrh[illegible] du foie), et présenter des nerfs optiques intacts en tous points.

Il sera très intéressant de savoir dans quelle proportion les buveur[illegible] payent leur tribut du côté de leur sens visuel et quelles sont les condi[illegible] ons qui les exposent à devenir tributaires, quelles sont celles qui leur ermettent d'échapper à cet impôt du vice.

Quoique les longs mois du siège et de la Commune nous aient fourni un iste matériel d'étude (voyez la thèse de M. Masselon) (1) pour l'amblyopie xique et que nous ayons à notre disposition toujours un chiffre notable de is en observation, nous préférons, tout d'abord, donner ici les résultats atistiques d'un confrère qui, comme M. Uhthoff, s'est en quelque sorte fait epuis des années une spécialité de cette étude si intéressante, et nous a onné (2) les résultats de l'examen ophthalmoscopique de mille personnes teintes d'alcoolisme grave, ainsi que celui de cent cas d'amblyopie toxique. e n'est pas le clinicien, qui n'examine que les seuls malades qui viennent se aindre et chercher secours chez lui, qui résoudra la question numérique. ombien pour cent d'alcooliques ressentent simplement des changements hthalmoscopiques sans lésion fonctionnelle, ou deviennent amblyopes. Au us, sera-t-il à même d'exprimer, suivant le terrain d'observation qui est à sa sposition, avec plus ou moins de compétence, le rapport numérique de mblyopie toxique avec les autres affections oculaires. Ce ne sont pas non us nos cliniciens spécialistes qui savent exactement jusqu'où peut aboutir la génerescence des nerfs optiques, et c'est dans les hôpitaux, et principalement dans les services d'aliénés, qu'échouent et succombent les alcooliques, ordinairement dans un si piteux état que, sans le concours des spécialistes, et même souvent avec ce concours, on ne saurait débrouiller l'état nctionnel de pareils malades et le mettre en accord avec les altérations atomiques. Au surplus, sommes-nous à même de pouvoir constater chez alcoolique, qui, chose rare, a définitivement renoncé à l'abus des boisns, la disparition des symptômes fonctionnels et de voir se dissiper les gnes ophthalmoscopiques, les malades ne nous en laissent encore le plus uvent pas le temps, se souciant fort peu de se faire examiner, une fois ut trouble visuel dissipé. Cette lacune, M. Uhthoff l'a fort heureusement mblée en puisant surtout ses nombreux cas dans les cliniques de psyiatrie et les services d'aliénés, joignant ces matériaux à ceux d'une vaste inique spéciale (du prof. Schöler).

Le signe clinique le plus important chez les intoxiqués, est la décoloration anchâtre des parties temporales de la papille (décoloration temporale) ii se rencontre dans 13,9 pour 100 chez les alcooliques. Ce signe a donc, ur l'aliéniste particulièrement, une valeur considérable, aussi est-il nécesire d'insister sur le meilleur mode de différencier cette décoloration d'un at normal ou physiologique. Qu'ici le secours de l'éclairage faible (voy. 294) est inappréciable, et qu'une longue habitude d'examen est indisnsable pour se prononcer, cela va sans dire.

Les difficultés d'indiquer si le secteur ou la moitié temporale (nasale

(1) *De l'amblyopie nicotique*. Thèse de Paris, 1872.
(2) *Archiv. f. Ophthalm.*, t. XXXII, IV, p. 167, et t. XXXIII, I, p. 257.

à l'image renversée) a pâli seraient infiniment moindres, si physiologique ment cette partie ne se trouvait pas dans la majorité des cas moins colorée tout d'abord parce que vers le bord temporal (la macula) se dirige un nombr de fibres moins considérable, plus courtes et moins serrées les unes contr les autres. Là où les fibres ont une direction droite vers la macula, elle sont par conséquent très courtes, la neuroglie et par suite les fins vaisse se trouvent accumulés en nombre bien moins notable. Cette partie de papille se présentera d'autant moins colorée que l'entassement, se déno aussi par une augmentation d'épaisseur, s'opère à partir du moment où fibres prennent une direction incurvée pour circonscrire en arc la mac (voy. fig. 9, p. 19, d'après Michel). Il se produit ici donc un effet de c traste qui fait apparaître la région maculaire, occupée par les fibres droi encore plus pâle. A ces effets vient s'ajouter celui que cette partie pa laire est très souvent le siège d'une excavation physiologique, et si c excavation fait défaut, forcément sur ce point une couche de tissu vascula infiniment moins épaisse, recouvre la lame criblée dans le secteur tempo que cela a lieu surtout pour les secteurs supéro-inférieurs de la sect nerveuse. La quantité de lumière renvoyée par le tissu connectif de la la criblée sera donc sensiblement plus forte que celle traversant les au parties de la papille. Cela est si vrai que dans le secteur temporal la cou de fibres voile souvent si peu le treillis de cette lame criblée qu'elle n paraît absolument à jour et qu'on serait, en absence de la démonstrat anatomique bien établie, tenté de croire que la macula ne serait pas four par des fibres droites mais exclusivement par des fibres arquées.

Il faut donc connaître ces dispositions et porter son attention non su région papillaire, qui regarde directement la macula, mais vers le tiers su rieur et inférieur de la moitié temporale de l'entrée du nerf, c'est-à-dire les parties où l'on peut supposer que l'entassement des fibres courbées nerf a lieu. Toutes ces considérations rendent déjà suffisamment com qu'il peut se présenter certains cas où le doute qu'il y ait décoloration non, persistera même pour l'explorateur le plus exercé.

On doit encore faire observer ici que la décoloration temporale de la papille n'est un signe pathognomonique exclusivement réservé à l'intoxication alcoolique, qu'elle se présenter au début de l'atrophie simple et dans la dégénérescence grise. M. Uht la trouve même dans 1 pour 100 de cas chez des personnes qui ne font nullement ni d'alcool, ni de tabac; et, tout en déclarant pathologique cette décoloration papillaire il n'a pas toujours réussi à remonter à son origine. Ce qui a son importance, c'est notre confrère a rencontré cette décoloration, dans la même proportion de 1 pour 100 chez mille aliénés hommes, sans tare alcoolique, tandis que chez neuf cents alié femmes, il ne mentionnait que cinq cas de décoloration, dont toutes notoirement alcoo liques. Ce serait donc un symptôme réservé exclusivement aux hommes aliénés, e qui n'atteindrait les femmes aliénées que lorsqu'elles sont simultanément alcooliques

Cette décoloration déjà mentionnée par de Graefe, mais surtout étudiée à fond et expliquée anatomiquement par Leber, se révèle (explorée surtou avec l'ophthalmoscope à trois plaques) par une disparition du coloris ros e la papille dans sa région temporale ; une teinte bleutée qui devient à la ngue grisâtre et même légèrement verdâtre, vient occuper non toute la oitié temporale, mais surtout les bords internes des deux tiers supéro-inféeurs de cette moitié, tandis que vers les bords opposés de ces deux tiers la écoloration va en se dégradant. Même dans les cas les plus invétérés, il arrive guère que toute la moitié temporale de la papille se trouve décolorée l'on rencontre des cas récents, où seul le tiers moyen de la moitié tempole se trouve ainsi pâli, c'est-à-dire un sixième de l'étendue papillaire. Nous avons pas rencontré de cas, dont M. Uhthoff parle, où la partie décolorée rait nettement tranché avec les régions papillaires environnantes ; chez tous s malades examinés avec la plus grande attention, la transition s'opérait sez insensiblement même lorsqu'une partie relativement notable de la oitié temporale de la papille se trouvait décolorée.

Un point très important que le travail de M. Uhthoff révèle, c'est que cette écoloration temporale n'implique nullement la présence d'un trouble suel. Tout en constituant donc pour l'observateur consommé un écart l'état physiologique, elle ne doit pas concorder forcément avec une réducn fonctionnelle du nerf et cela s'explique d'après ce qui a été exposé us haut, le processus malade portant tout d'abord sur le tissu connec-, avant d'atteindre les éléments nerveux. Ainsi M. Uhthoff ne signale cette coloration qu'à peu près dans la moitié des cas (65 fois sur 139). N'oubions pas ici que ces chiffres portent sur 1000 alcooliques, n'appartenant s à une clinique ophthalmologique. Ici tous ceux avec décoloration papilre, montrent des troubles fonctionnels qui les ont justement conduits à xamen ; mais qu'il s'agit même en absence d'un trouble fonctionnel pour décoloration papillaire d'un état pathologique, la preuve en a été fournie r les six dissections de M. Uhthoff, dont trois présentaient la décoloration ns amblyopie centrale.

Nous avons déjà insisté plus haut sur ce que la décoloration papillaire stée temporale, n'empiète pas sur la moitié nasale, et si cet empiétement lieu, il ne s'agit que d'un faible degré de décoloration que M. Uhthoff n'a ncontré que 4 fois sur 139 (1 pour 100 des cas). Le hasard a voulu que stement un de ces cas se présentait à la dissection et a permis de conater que cette décoloration résultait d'un empiétement du processus alade sur le côté médial du nerf.

Un désaccord avec les données si précises de M. Uhthoff et les nôtres, et ui n'est aussi qu'apparent, c'est que nous rencontrons plus de 10 pour 100 s cas d'amblyopie centrale, où il y a absence de décoloration temporale et s alcooliques débutants qui présentent une hyperhémie assez marquée de urs papilles portant aussi sur la région temporale. Notre confrère qui mpulse un matériel d'alcooliques, non consultants d'une clinique ophthalologique, ne trouve que dans 1 pour 100 à peine (9 pour 1000) des malades nez lesquels le trouble visuel ne concordait pas avec un changement dans aspect ophthalmoscopique de la papille. Mais aussi notre confrère ins ste sur ce que l'amblyopie n'existait que depuis un temps relativement court et avait disparu dans trois des cas assez promptement. La prépondérance paraît pourtant exister pour les cas de lésions ophthalmoscopiques chez les alcooliques non amblyopes comparativement aux cas d'amblyopie alcoolique sans lésions ophthalmoscopiques. Que l'hyperhémie papillaire peut se rencontrer surtout au début de l'intoxication ressort aussi des observations de M. Uhthoff, qui l'a rencontrée six fois, dont un cas avec amblyopie toxique caractérisée.

A part la pâleur d'un secteur temporal de la papille, on peut y observer aussi une opacité pathologique empiétant sur les parties avoisinantes de la rétine. M. Uhthoff l'a signalée sur 55 de ses 1000 alcooliques. Dans treize cas le trouble pathologique occupe la papille même, dans quarante, il empiétait sur la rétine avoisinante et deux fois il fut compliqué d'une décoloration marquée d'une partie temporale de la papille. N'ayant, nous-même, pas observé dans les cas absolument purs d'intoxication (absence de toute trace de glycosurie et d'albuminurie) ce genre de trouble, nous en laissons entièrement la description à notre confrère. « Les papilles, dit-il, paraissent alors mates et légèrement opacifiées, d'une couleur gris empâté, seulement dans les cas exceptionnels hyperhémiées d'une façon prononcée. Les limites papillaires sont en haut, en dedans et en bas voilées, effacées, la limite papillaire externe se présente partout encore bien visible, même souvent encore parfaitement nette. Cette faible opacité s'étale souvent aussi dans les parties avoisinantes de la rétine; le passage de la partie opacifiée en un aspect normal du fond de l'œil s'aperçoit tout à fait progressivement de façon que l'image ophthalmoscopique gagne une grande ressemblance avec une faible neuro-rétinite diffuse, mais il manque tous les phénomènes inflammatoires (comme ceux de la stase dans les vaisseaux rétiniens, l'apparition d'hémorrhagies, la formation de foyers définis de neuro-rétinite, de striation radiée marquée de la papille, gonflement de celle-ci, etc.) de manière qu'en tous cas nous ne saurions être autorisé à vouloir sans réserve envisager cet état comme une des plus légères formes de neuro-rétinite. Un trouble visuel n'est pas déterminé par cet état et le malade n'a aucune raison de recourir au médecin (1). Pourtant ne paraît-il que ces données ophthalmoscopiques aient été déjà souvent signalées dans le domaine de l'amblyopie toxique par les ophthalmoscopistes, si fréquemment avec une décoloration des moitiés temporales des papilles, on a indiqué les parties internes comme « faiblement effacées, » d'un rouge sale « et manquant de transparence ». Notre série d'examen démontre qu'il ne se rencontre que relativement rarement avec cet état, une décoloration des parties externes de la papille, mais que ces changements ophthalmoscopiques se présentent isolément et sans lésion visuelle.

Ces variations d'aspect de la papille sont-ils, comme le pense notre con-

(1) C'est pourquoi nous ne rencontrons pas ces cas dans nos cliniques.

re, des signes précurseurs de la décoloration temporale de la papille, ou ne it-elles pas plutôt une manifestation des troubles nutritifs que l'alcoolisme gendre dans le parenchyme du nerf. En tout cas, quoique ne se présentant, près M. Uhthoff, que dans 5 pour 100 des cas, il en a encore été fait ntion chez des alcooliques atteints de troubles psychiques (Klein, Borysie-wicz), de même qu'on le rencontre dans la paralysie progressive et dans utres affections mentales chroniques (*retinitis paralytica* de Klein).

J'insiste encore ici de nouveau sur ce fait : combien en n'usant pas de toutes les pré-autions d'une correction parfaite à l'image droite (avec correction exacte de l'amétropie, articulièrement de l'astigmatisme), on peut prendre comme manque de netteté et pré-ision de l'image, ce qui n'est que le résultat d'une correction incomplète ou fautive de a réfraction des milieux réfringents de l'œil examiné. Aussi, lorsque nous entendons arler d'un aspect rouge pâle ou faiblement effacé de la papille, un confrère non spé-ialiste, ou spécialiste, mais n'ayant pas fait un sujet de prédilection de l'exploration ophthal-moscopique, nous savons fort bien quelle valeur attribuer à pareille description. Encore aut-il être prévenu que chez tous les sujets à pigmentation abondante (Italiens, spagnols, créoles, etc.) l'accentuation des fibres nerveuses se présente le long des gros roncs vasculaires bien plus prononcée, de manière que le contour papillaire est bien oins visiblement dessiné avec précision en haut et en bas de la papille, sans qu'il oit pour cela nécessaire que les fibres soient entourées d'une petite quantité de myéline Uhthoff). Ces délicates études ophthalmoscopiques se font, du reste, avec infiniment lus de facilité dans les régions du Nord, sur des yeux clairs, à pupille naturellement ilatée ; et l'abus de l'alcool, infiniment plus répandu dans ces régions, fournit aussi bien lus de matériaux propices à ces recherches.

Dans un seul des trois cas examinés anatomiquement par M. Uhthloff, il t avoir trouvé des altérations manifestes de neurite interstitielle immé-tement derrière le globe oculaire et résidant aussi dans la moitié in-ne de la papille, qui avait présenté pendant la vie simultanément une ble décoloration vers la papille. L'absence de toute trace de lésions dans deux autres cas examinés ne convainc pas notre confrère que celles-ci ient pas pu préexister, « car l'ophthalmoscope, avec son grossissement, ncipalement à l'image droite chez le vivant, peut dans certains cas faire ouvrir des changements pathologiques, plus que n'est capable de le faire la herche anatomique sur une préparation morte et durcie ». Nous voulons n croire qu'il ne faut pas conclure rigoureusement que l'absence d'une ion *post mortem* en implique la non-présence pendant la vie et inversement ; is comment soutenir que le grossissement intervienne ici et que l'histolo-e se bornerait, pour ces recherches, au pouvoir grandissant de l'ophthal-scope, joint à celui des milieux à travers lesquels nous regardons.

Les changements ophthalmoscopiques se présentent comme signe d'intoxi-ion, comme nous l'avons fait observer, tout autrement lorsqu'on n'examine le matériel d'une clinique spéciale. A part qu'il ne vient consulter ici que personnes atteintes de trouble visuel, il faut encore insister sur ceci que sont en grand nombre des sujets, chez lesquels la vision n'a fléchi que récemment, et pourtant nous voyons à peu près dans la proportion de 41 la décoloration temporale chez ces malades. M. Uhthoff, qui a compulsé cent cas, indique 63 pour 100 de décoloration papillaire, 8 pour 100 d trouble papillaire, sans décoloration temporale, mais dont 3 pour 100 étaie compliqués d'hyperhémie papillaire, 1 pour 100 d'hémorrhagie rétinienne 28 pour 100 avec manque absolu de lésion ophthalmoscopique. Dans l 63 pour 100 de décoloration papillaire les troubles visuels dataient de pl de quatre semaines; dans les 8 pour 100 de trouble papillaire l'altérati ne remontait aussi chez cinq malades pas au delà de deux mois; enfin ch les 28 sans lésions ophthalmoscopiques, presque tous étaient récemme atteints (pas au delà de huit semaines), seulement chez 6 le trouble visu datait déjà de trois mois. En général à notre clinique les malades se prése tent dans les premières semaines de leur amblyopie centrale, et no sommes tout porté à croire que chez les 25 à 30 pour 100 de ces malad sans lésions ophthalmoscopiques un grand nombre s'acheminaient vers décoloration temporale de leurs papilles, comme du reste nous avons so vent occasion de le confirmer, lorsque ces ivrognes se représentent ap un ou deux ans, ayant parcouru les autres cliniques et perdu parfois jusq la souvenance de s'être déjà présentés une première fois à l'examen.

Une notable différence doit résulter pour l'époque à laquelle apparais les lésions ophthalmoscopiques suivant que le siège du processus dégéné est placé plus ou moins près du globe oculaire. Plus haut a déjà été m tionné que ce siège, tout en n'étant pas astreint au canal optique, peut re à une distance variable du globe oculaire; par conséquent plus il se ra prochera du fond de l'orbite, moins il retentira promptement sur l'im ophthalmoscopique. En parlant des déchirures du nerf optique et de section près de l'entrée dans l'orbite, on verra que l'image ophthalmo pique ne se ressent de cette interruption complète de conductibilité dans le premier mois écoulé depuis l'accident. Combien plus lent doit pareil retentissement lorsqu'il ne s'agit que d'un foyer circonscrit de n rite centrale au voisinage, ou dans le canal optique. On peut, au contra de la présence d'une décoloration temporale tirer la conclusion que avant que le malade se plaigne de trouble de la vision, le proce morbide se trouve engendré et que les abus alcooliques doivent, par co séquent, remonter à une époque assez éloignée et qu'avec absence d changement ophthalmoscopique l'amblyopie centrale, lorsqu'elle persist ne cède pas, soit au traitement, soit à l'abstinence de tout alcool, sig l'évolution à courte échéance des changements ophthalmoscopiques.

M. Uhthoff, dans ses études spéciales sur la névrite toxique, s'est effor de bien établir quels sont ses rapports avec la névrite rétro-bulbaire en gé ral, maladie qui, compulsée sur un matériel de 30000 malades, se prése tait 204 fois, c'est-à-dire dans 0,68 pour 100. Les affections du nerf optiq et de la rétine constituent à peu près 2,5 pour 100 des maladies. Sur c 204 cas, les 2/3 se rapportent à des intoxications (64 abus alcooliques, 45 abu d'alcool et de tabac, 23 abus de tabac), diabète 3, intoxication par le plomb par le sulfure de carbone 2). Ces 138 intoxiqués sont pour la plupart de lcooliques (109 cas), les 23 intoxiqués par le tabac représentent des malades ui « avec un abus excessif de tabac ne faisaient qu'un usage modéré de oissons alcooliques et chez lesquels les symptômes objectifs du buveur faiaient défaut (1) ». « Je n'ai pas pu me convaincre que nous possédions des ignes différentiels marquants entre l' amblyopie par l'alcool et par le tabac. »

Nous avons déjà plus haut exprimé notre opinion sur l'influence du tabac comme élément toxique; ce n'est évidemment pas le dire des malades qui tranchera scientifiquement cette question, mais bien une géographie médicale bien ordonnée, nous donnant des chiffres exacts sur la répartition de la neurite rétro-bulbaire, toxique. On verra alors la confirmation de ce fait, que la courbe indiquant le nombre de neurites retro-bulbaires sera descendante avec le chiffre croissant de l'usage du tabac et ascendante avec la consommation progressive de l'alcool. Ainsi M. Van Millingen communique, le 26 janvier 1888, à la Société d'ophthalmologie de Londres qu'ayant séjourné quinze ans en Orient, il n'a pas vu un seul cas d'amblyopie toxique chez un Turc, tandis que chez les étrangers (fumant pourtant le même tabac) cette affection n'est pas rare.

A mesure que nos connaissances médicales internationales augmentent, n voit, comme le dit notre confrère Uhthoff, que de divers pays l'alcoosme est de plus en plus mis en première ligne comme la principale cause tiologique pour produire l'amblyopie toxique. Il est assez étrange que cerains de nos confrères anglais s'obstinent à vouloir démontrer le contraire t nier l'amblyopie alcoolique et n'admettre que l'intoxication par le tabac. ette démonstration leur serait singulièrement rendue plus facile s'il ne agissait pas d'un pays où l'abus de l'alcool est le plus prononcé et le plus épandu, même parmi le sexe faible, et quel que soit l'abus de la pipe fait en ngleterre, il est loin d'atteindre l'usage du tabac fait à la Havane et en spagne, où en absence de tout abus alcoolique l'intoxication nicotique est rès peu répandue (voy. *Clinica de enfermedade de los ojos* por el Dr Santo ernandes, Havane, 1887). La proportion que M. Uhthoff donne, en exerçant ans un pays du Nord, serait pour l'abus de l'alcool pur, pour l'alcool mélangé vec le tabac, enfin pour le tabac seul, comme 3 : 2 : 1.

Rencontre-t-on ici une différence dans la clientèle pauvre ou riche, comme soupçonne M. Uhthoff, les désœuvrés fumeurs sont-ils plus fréquents dans clientèle aristocratique ? Certainement non, et lorsque nous y rencontrons es personnes atteintes de névrite rétro-bulbaire toxique, ce n'est jamais, utant que nous avons pu l'observer, seulement par l'abus du tabac ; il s'agit onstamment de forts buveurs.

Pour ce qui concerne le genre de boisson, c'est de préférence l'absinthe t les qualités inférieures d'alcool qui entraînent le plus promptement l'inoxication. Il est rare que les buveurs de liqueurs fortes ne consomment pas n même temps aussi du vin et de la bière, de même qu'il est peu fréquent u'on rencontre un intoxiqué par abus de vin seul (3-6 litres par jour) ou ar le cidre. En Normandie ils consomment des quantités souvent prodiieuses qui, vu le titre alcoolique assez élevé des bons cidres, peuvent entraî-

(1) Rappelons que Hutchinson a pensé que l'un et l'autre de ces abus se neutralisaient.

ner des intoxications semblables aux simples buveurs de vin. Il est bien rare que même de pareils buveurs de vin, de cidre ou de bière, ne se débarrassent pas de leur pituite matinale par un verre d'eau-de-vie. Aussi pour connaître les habitudes de tempérance de son client, fait-on bien de s'informer de ce qu'il a coutume de prendre en se levant. Bien rares sont les cas où le petit verre n'est pas signalé par le malade intoxiqué.

Diagnostic différentiel. — En parlant de la différence si peu sensible entre les altérations de la névrite rétro-bulbaire ordinaire et de la névrite toxique, on peut déjà avoir pressenti quelle difficulté l'on doit avoir, d'établir un diagnostic différentiel, en dehors de l'élément étiologique. Le signe commun à tous deux est l'amblyopie centrale, déterminée par un scotome, qui débute par le vert et le rouge. Sur 132 cas, M. Uhthoff a trouvé ce qu'il ne nous a été jamais donné d'observer, c'est que chez un malade tout récemment atteint, ce scotome très étroit ne se tenait que sur l'œil gauche seul, présentant encore 1/3 de vision, tandis qu'il y avait absence de tout scotome sur le congénère dont la vision n'était tombée qu'à 1/2.

On rencontre, chez un certain nombre d'intoxiqués (7 pour 100 à peu près), que l'abolition de la sensibilité pour le vert ne se borne pas au seul scotome, mais empiète en sens divers sur la périphérie du champ visuel. La dégradation des couleurs de la périphérie du scotome, même vers son centre, est ici peut-être plus marquée que pour la simple névrite rétro-bulbaire; ainsi sur le bord d'un scotome fraîchement évolué, le malade intelligent indique encore un soupçon de vert qui, à mesure qu'on s'approche du centre, devient gris et au centre même blanc. Il en est de même pour le rouge qui, sur le bord du scotome, est rouge pâle, au milieu gris et au centre d'un gris foncé.

Ce n'est que dans 8 à 10 pour 100 des cas qu'on découvre pour les intoxiqués un scotome très restreint pour le bleu. La présence de ce triple scotome fait donc déjà songer qu'il y a peut-être une autre cause sous roche, qui a déterminé la névrite rétro-bulbaire, que celle de l'intoxication alcoolique. On serait encore bien plus porté à ce soupçon, si l'on découvrait dans le scotome pour les couleurs un petit scotome central absolu que M. Uhthoff n'a rencontré que dans 5 pour 100 des cas de notre confrère. Il peut, en outre, arriver (dans 3 pour 100 des cas) que le champ périphérique se rétrécit faiblement pour le blanc et le bleu, mais ces cas compliqués sortent absolument du cadre si bien tracé de l'amblyopie toxique où les limites des champs visuels sont rigoureusement respectées. Si donc pour la névrite rétro-bulbaire ordinaire, l'observation de M. Samelsohn n'est juste que lorsque le scotome central est très étendu, les rétrécissements des limites du champ visuel « font rarement défaut », on aurait ici un signe différentiel des plus précieux. Ce rétrécissement pour le blanc au moins fait presque constamment défaut pour l'amblyopie toxique.

En nous résumant, nous devons donc dire qu'à mesure qu'on s'approche des cas où la présence d'un scotome central absolu avec encadrement d'un scotome pour le bleu se présente, à mesure que le champ visuel tend à se rétrécir pour le blanc et que comparativement l'acuité visuelle descend au-dessous de 1/10, on peut, avec juste raison, accuser, même lorsque les habitudes du malade démontrent son intoxication indubitable, qu'il s'agit d'une forme atypique et qu'une complication avec d'autres lésions centrales doit être soupçonnée chez pareil alcoolique.

La *forme* du scotome paraît en dehors du *genre*, aussi dans l'amblyopie toxique, se différencier de celle de la névrite rétro-bulbaire ordinaire. Le scotome se montre sous l'aspect d'un ovale couché et elliptique plus large en dehors qu'en dedans; le point de fixation formant le centre de l'ellipsoïde (Uhthoff), les limites du scotome courent parallèlement avec celles du champ visuel (Bunge). La non-accordance du centre du scotome avec le point de fixation (scotome paracentral) devrait, d'après M. *Hirschberg* (1), correspondre à l'amblyopie nicotique, le péricentral à l'intoxication alcoolique. Cette supposition, toute théorique, a été reconnue aussi erronée que celle où l'amblyopie nicotique serait unilatérale, l'alcoolique, bilatérale (Galezowski). On rencontre à peu près aussi fréquemment des scotomes paracentraux que péricentraux et l'on peut même observer des malades chez lesquels l'un des yeux est atteint de l'un, l'autre de l'autre genre de scotome. Ce serait donc là un fumeur alcoolique, mais M. Uhthoff a précisément rencontré pareil cas chez un alcoolique non fumeur ; il n'y a donc pas grand cas à faire de l'observation que le scotome péricentral serait un peu plus fréquent chez les alcooliques jeunes, les paracentraux chez les buveurs fumeurs à la fois ou simples fumeurs [(Poetschke (2)]. Des scotomes hémianopsiques sont absolument étrangers à l'amblyopie toxique.

Un fait assez important du diagnostic différentiel est que pour l'amblyopie toxique, la diminution de l'acuité centrale ne paraît pas en rapport si intime avec la conformation et l'étendue du scotome. Ainsi il se rencontre des cas où avec une diminution très notable de la vision, on éprouve de sérieuses difficultés de délimiter un scotome pour le vert ou le rouge, et contrairement on observe des malades où la délimitation si précise du stocome fait supposer que la vision centrale doit être déjà très atteinte, tandis qu'au contraire elle n'a guère souffert. Ainsi M. Uhthoff parle d'un cas où le scotome pour le rouge et le vert était des plus prononcés, tandis qu'il y avait encore 3/4 d'acuité visuelle. Nous avons constaté cette disproportion dès les premières plaintes du malade et nous ne pensons pas que le relèvement de la vision précédant la disparition du scotome explique cette disproportion, car nous avons observé des cas où l'amblyopie précédait la formation du scotome. Nous voyons donc dans cette discordance un signe différentiel entre les formes ordinaires de névrite rétro-bulbaire.

Il a déjà été question qu'il est fort rare que l'amblyopie toxique fasse bais-

(1) *Deutsche Zeitschr. f. prakt. Medicin*, nos 17 et 18, 1878.

(2) *Die Verwerthung der Gesichtsempfindung für die Diagnostic u. Pronostik der Amblyopien. Inaug. Diss.* Dorpat, in-8°, 1886.

un très haut degré et l'on peut regarder la réduction au delà d'un vingtième déjà comme exceptionnelle que dans 0,05 pour 100 d'après notre statistique, et comme à peu près la limite. Dans son vaste champ d'expérience, M. Uhthoff n'a vu que six fois descendre l'acuité au-dessous de 15/200 et une seule fois seulement à 6/200.

Le signe différentiel le plus important est que l'amblyopie toxique est constamment bilatérale, tandis que l'apparition de l'amblyopie sur les deux yeux est pour la névrite rétro-bulbaire ordinaire bien moins fréquente (27 fois sur 66 cas, d'après M. Uhthoff, le trouble visuel était unilatéral). En outre, la succession de l'affection qui précède tout d'abord dans un œil, s'observe fréquemment dans la névrite rétro-bulbaire ordinaire, la différence de vision se trouvant, une fois la maladie déclarée sur les deux yeux, très accusée ; tandis qu'au contraire, la névrite toxique éclate à la fois sur les deux yeux et que rarement il y a un écart notable entre l'abaissement de la vision pour les deux yeux. En outre, pour la névrite rétro-bulbaire ordinaire, la brusquerie dans la réduction de la vision centrale est chose fréquente; tandis que l'amblyopie toxique ne débute pas avec pareille intensité, n'aboutit jamais à une abolition instantanée de la vision centrale.

Pour ce qui concerne le sexe, M. Uhthoff ne note pour la névrite toxique que des hommes. Dans la statistique dressée sur 30 000 de nos malades par M. le docteur Esmerian (voyez le tableau), se glissent dans ce nombre 3 femmes; ce qui nous donne une proportion de 0,001 pour 100. Les hommes atteints d'intoxication se présentent chez M. Uthoff à l'âge suivant :

De 28 à 30 ans	4
De 30 à 40 —	30
De 40 à 50 —	46
De 50 à 60 —	39
De 60 à 70 —	18 (1)

Les chiffres des intoxiqués pris sur un nombre égal de malades à notre clinique sont les suivants :

(1) M. Alt (*Americ. Journ. of Ophthalm.*, p. 201, 1886) donne pour la répartition par âge de 120 cas d'atrophie du nerf, les chiffres suivants, que nous mettons en opposition avec ceux de l'atrophie alcoolique :

De 1 à 10 ans	3
De 10 à 20 —	13
De 20 à 30 —	13
De 30 à 40 —	25
De 40 à 50 —	32
De 50 à 60 —	25
De 60 à 70 —	4
De 70 à 80 —	5
De 80 à 90 —	1

30 000 observations, 280 cas, 0,93 %			Hommes 277, 0,92 % Femmes 3, 0,001 %		
AGE	NOMBRE DE CAS	PROPORTION POUR 100	ACUITÉ VISUELLE	NOMBRE DE CAS	PROPORTION POUR 100
20—30	Hommes 7 Femmes 0	0,02	2/3	17	0,06
			1/2	30	0,1
30—40	73 } 74 1 }	0,24 } 0,25 0,003 }	1/3	36	0,12
			1/4	43	0,14
40—50	113 0	0,38	1/6	46	0,15
			1/8	30	0,1
50—60	63 } 64 1 }	0,21 } 0,210 0,003 }	1/10	28	0,09
			1/15	12	0,04
60—70	20 } 21 1 }	0,066 } 0,07 0,003 }	1/20	22	0,07
			1/30	16	0,05
70—80	1 0	0,003			

Sur 277 cas concernant les hommes :

De 20 à 30 ans................	7
De 30 à 40 —................	73
De 40 à 50 —................	113
De 50 à 60 —................	63
De 60 à 70 —................	20
De 70 à 80 —................	1

Des trois femmes, l'une avait dépassé la trentaine, l'autre la cinquantaine et la troisième la soixantaine.

Les 66 cas de névrite rétro-bulbaire ordinaire de M. Uhthoff se comportent de la façon suivante :

	Hommes.	Femmes.	Total.
De 1 à 10 ans.......	1	»	1
De 10 à 20 —.......	8	2	10
De 20 à 30 —.......	14	9	23
De 30 à 40 —.......	8	6	14
De 40 à 50 —.......	»	5	5
De 50 à 60 —.......	5	3	8
De 60 à 70 —.......	3	2	5
TOTAUX......	39	27	66

On voit tout de suite que les femmes apparaissent en proportion notabl côté des hommes, et tandis que le maximum des cas d'intoxication se re contre dans la statistique de Uhthoff aussi bien que dans la nôtre, chez l hommes de quarante à cinquante ans, il y a absence de toute névr rétro-bulbaire ordinaire pour les hommes du même âge, tandis que femmes y figurent seules.

L'argument émis surtout par nos confrères anglais en faveur de l'int cation par le tabac, d'après lequel, les femmes buvant autant, dans les c ches basses de la société, que les hommes, ne présenteraient jamais symptômes toxiques du côté du nerf optique, comme chez les hommes, aucune portée à notre avis, car tout d'abord il y a des pays où les fem fument non moins que les ho mmes et pourtant l'on ne signale pas d toxication chez elles. En second lieu, au point de vue de la classific et de la qualification de la dégénérescence toxique du nerf optique, affection doit être considérée comme une maladie peu accusée dans symptômes, n'aboutissant, même dans les cas les plus prononcés, plus ou moins à l'état d'ébauche comme atrophie. Qu'y a-t-il de si prenant que les femmes, montrant déjà si peu de tendance à des dégé rescences graves et complètes des nerfs optiques, restent absolum réfractaires à des formes ébauchées seulement pendant toute la durée la persistance du mal.

Au point de vue de la pathologie générale, la dégénérescence toxique d nerfs optiques fait partie des dégénérescences des nerfs périphériques alco liques, de même qu'il en est ainsi pour la dégénérescence tabétique. Partie elle reste, comme les autres dégénérescences alcooliques tendent à ê complètes, comme pour les nerfs périphériques dans le tabès, elle le devie aussi par la dégénérescence grise du nerf optique. Mais si l'alcoolisme, ai que la dégénérescence grise, ont la tendance d'attaquer simultanément avec beaucoup de constance le nerf optique, les nerfs périphériques se sitifs et les nerfs moteurs, ne serait-il pas bien surprenant que le tab ait une action en quelque sorte spécifique sur le nerf, son action nuisib sur d'autres nerfs périphériques étant encore à démontrer?

Comme signe différentiel des formes de neurite alcoolique et des neurit rétro-bulbaires d'autre provenance, il faut, ce que la marche de la neur laissait présumer, ne jamais s'attendre à une sensibilité de la région av sinante du parcours orbitaire du nerf. Ni les excursions excessives dans l mouvements des yeux, ni le refoulement du globe oculaire dans l'orbite (Hock) n'occasionnent une sensibilité ou une douleur rappelant une compression d'une articulation prise d'inflammation rhumatismale comme cela s'observerait dans 20 à 25 pour 100 des cas de simple neurite rétro-bulbaire.

En résumé, tandis que la dégénérescence toxique constitue un ensemble clinique d'une rare netteté et précision dont les cas ne s'écartent guère dans leur marche si régulière, il n'en est nullement ainsi de la neurite rétro-bulbaire d'autre provenance. M. Uhthoff confirme entièrement cette régularité dans la marche en ne signalant que 5 cas sur 138 qui par de légers écarts (plus grande étendue du scotome, scotome central absolu, scotome étendu pour le bleu, rétrécissement du champ périphérique) semblaient se rapprocher des formes ordinaires d'une neurite rétro-bulbaire et faire exception à la règle commune. Inversement sur soixante-six cas de neurite rétro-bulbaire non toxique, trois seulement présentaient une régularité telle dans leur marche, que l'on aurait pu songer à une origine toxique si l'absence de tout abus d'alcool et de tabac n'eût pas forcé de renoncer à pareille conclusion.

On peut donc déclarer dès à présent que l'étude clinique devance les recherches histologiques qui probablement nous indiqueront ultérieurement pourquoi des affections, en apparence si difficiles à séparer sur la tablette du microscope se différencient encore avec beaucoup de précision sous l'analyse clinique et surtout comme marche et pronostic.

Le *pronostic* de la dégénérescence toxique est d'autant plus favorable que l'affection est moins invétérée et qu'il y a plus d'espoir à voir renoncer les malades à leurs funestes abus de boissons. La bénignité du pronostic qui n'implique jamais une cécité complète, qui permet, surtout lorsqu'il s'agit de cas récents et où l'intoxication révèle le caractère aigu, une guérison prompte, réclame justement qu'on connaisse à fond ce genre d'affection, ce qui nous servira d'excuse d'avoir insisté tant sur tous les détails la concernant.

D'une part, une confusion avec une forme progressive d'atrophie pouvant devenir complète jetterait forcément un grand discrédit sur celui qui aurait commis pareille erreur et l'exposerait aux justes reproches du malade qu'il a bercé d'un vain espoir ; d'un autre côté, la connaissance parfaite des altérations anatomiques qui se déclarent dans le nerf avant même qu'une modification ait lieu dans l'état fonctionnel, nous permet de fixer la durée que prend la guérison et de ne pas attribuer injustement à un malade la persistance dans ses habitudes d'intempérance lorsqu'une amélioration ne s'opère pas assez promptement ; ainsi qu'on sera averti de l'inutilité des efforts de tenter une guérison complète chez les vieux ivrognes incorrigibles, portant un scotome absolu qui démontre l'impossibilité d'une restitution complète.

L'importance de bien fixer le diagnostic en pareille circonstance ressort clairement du fait suivant. En 1880, un gentilhomme d'une des capitales avoisinantes de France, ami et compagnon de chasse du souverain, est pris, à l'âge de vingt-neuf ans, d'une amblyopie réduisant promptement son acuité visuelle à un dixième de chaque côté, rendant toute lecture, chasse, etc., impossibles. Ayant consulté les sommités médicales ophthalmologues de sa capitale, on avait déclaré qu'il s'agissait d'une atrophie progressive des nerfs optiques, contre laquelle toute médication serait impuissante ; par conséquent, on conseillait à la famille du malade de le conduire dans ses terres, de lui faire subir là un régime roborant et d'attendre tranquillement la cécité inévitable. Ce verdict avait vivement impressionné les nombreux amis du jeune homme, qui insistèrent auprès de la famille pour le conduire à Paris. Un examen attentif nous fit aisément reconnaître que chez ce malade, élevé en Angleterre, adonné à la boisson et grand fumeur, il s'agissait d'un cas typique d'intoxication, scotome pour le vert et le rouge, décoloration des moitiés temporales des papilles, etc. Le malade fut soumis pendant quatre mois consécutifs à des injections journalières de pilocarpine, suivies d'un certain nombre d'injection de strychnine. Ce traitement seul, joint à l'abstinence de toute boisson alcoolique et d'usage de tabac, eut pour résultat une augmentation rapide de la vision, qui, au cinquième mois, se présentait comme normale. La maladie avait débuté en février 18.., déclaré incurable, vers le commencement d'avril, il se rendit à Paris ; rentré chez lui au mois d'octobre, il prit de nouveau assidûment part aux chasses royales, où il réacquit promptement sa réputation de premier tireur, mais où ce regain de réputation ne servit guère à rehausser celle des confrères qui avaient si imprudemment abandonné le malade comme incurable.

Les difficultés du *traitement* sont de deux ordres. Tout d'abord on ne réussit que difficilement à faire abandonner aux malades leurs habitudes d'intempérance et en second lieu la manifestation d'une amélioration sensible n'ayant lieu généralement que deux à trois mois après le début de l'affection, le malade trouve dans ce retard une raison pour décharger l'usage des alcooliques du reproche de lui avoir été nuisible et revient alors à ses anciens abus. Chez les personnes où l'intoxication est plus ou moins aiguë, l'abstinence est encore plus aisément obtenue que chez les ivrognes invétérés, chez lesquels une suppression brusque n'est pas possible, si l'on ne veut pas les exposer à des attaques de délirium.

A part l'abstinence, la diète des malades doit être réglée d'une façon particulière, car il n'est pas douteux pour nous que les symptômes toxiques éclatent surtout lorsque des embarras gastriques (catarrhe chronique des buveurs) ont fait pendant quelque temps obstacle à une nutrition suffisante ou abondante. Beaucoup de malades signalent la coïncidence de leur amblyopie avec le début d'une dyspepsie opiniâtre. L'alcool n'a exercé ses ravages sur les gardes nationaux pendant le siège que lorsque la nourriture rationnée devint tout à fait mauvaise et insuffisante. Incontestablement on boit plus abondamment et sans inconvénient pour la vue avec une bonne nourriture. Il est donc absolument nécessaire de régler la diète, faciliter la digestion par des doses de pepsine ou de pancréatine et mettre au besoin les malades à un régime lacté. A part l'action diurétique si salutaire ici, que donne ce régime, on a encore l'avantage de substituer pendant les repas aux boissons alcooliques un liquide qui n'a pas l'effet horripilant qu'a en général l'eau pure pour les alcooliques.

Un des moyens les plus puissants pour déterger le sang des principes toxiques qu'il renferme et d'agir d'une façon résolutive sur les altérations pathologiques du nerf, ce sont les injections de pilocarpine, qu'on fait faire à la dose de cinq à six gouttes d'une solution au dixième tous les matins,

dant deux à trois mois et plus au besoin. Ces injections peuvent être tant plus énergiquement employées qu'elles ne troublent pas la digestion nt faites le matin à jeun ou seulement après ingestion d'une petite ntité de café ou de thé).

hez tous les malades robustes, on fera bien d'adjoindre à ce traitement nploi de l'iodure de potassium à la dose de 3 à 6 grammes par jour, qu'on inistrera par lavements de 3 grammes, afin de ne donner lieu à aucune turbation dans les fonctions digestives.

Une fois que, grâce à ce traitement, on a acquis, par la réduction du scoe, la certitude que le processus dégénératif est en voie de régression, on t, avec fruit, avoir recours alors aux injections de strychnine, à l'hydrorapie et à un traitement roborant. On avait il y a quelques années cru ver dans le santonate de soude, grâce à son action sur la vision, un stimut particulier de la rétine et du nerf optique. L'emploi en fut conseillé à la e de 30 à 35 centigrammes par jour. La courte vogue dont a joui ce dicament a confirmé ce fait, que tout stimulant est inutile et même nuie si l'on y a recours à une époque rapprochée du début du mal.

Le bromure de potassium, à haute dose, conseillé autrefois ne trouve guère plus son application; par contre, toute attention doit être portée à ne pas raver par une médication interne les affections catarrhales et dyspepues de l'estomac, si fréquentes chez les alcooliques.

ARTICLE XIX

Dégénérescence grise, atrophie tabétique du nerf optique.

La coïncidence d'états amaurotiques avec l'état morbide, qu'on désignait nt les travaux de Duchenne (de Boulogne) sous le nom générique de tabès mberg), était connue depuis longtemps; mais jusqu'aux travaux cliniques Charcot on était tenté de mettre ces altérations du nerf optique dans une rélation analogue avec celles dépendant des maladies de l'encéphale. La rite médullaire devait, à ce qu'on supposait, s'étendre à travers l'encéle vers les nerfs optiques, ou en éclatant dans l'encéphale gagner à la la moelle et le nerf optique; en un mot, le nerf optique se trouvait envahi sécutivement à l'affection des centres.

Actuellement les opinions sur la maladie qui nous occupe ont changé ncipalement sous deux rapports et cela grâce à la fois aux recherches cliues et anatomiques. Il a été reconnu que le tabès est surtout une affecn du système nerveux périphérique, que le nom de neurite médullaire it plus ou moins mal choisi, qu'en tout cas il ne s'agissait pas d'une inflamtion franche avec un produit gélatineux (Stellwag de Carion) et que la désiation d'une dégénérescence qui se révèle, par la persistance de la moelle énérée du nerf, comme grise, par rapport à une dégénérescence avec disparition plus ou moins complète des fibres nerveuses, l'atrophie blanche des n optiques, se trouve aussi cliniquement justifiée. Dans l'atrophie grise n voyons un processus dégénératif, où la question de l'inflammation pe la rigueur encore être discutée, comme nous le verrons tout à l'heu tandis qu'il n'en saurait nullement être ainsi pour l'atrophie simple (blanc Nous pensons donc aussi avoir été conséquent dans notre classificatio affections du nerf optique et nous être conformé aux principes de la pa logie générale qui réclame de plus en plus que toute inflammation se nature infectieu se. La démonstration en a déjà été donnée pour les v tables neurites (Deutschmann), nous pouvons l'admettre pour les ne rétro-bulbaires ainsi que pour la dégénérescence toxique; mais à me que le caractère inflammatoire des affections du nerf optique s'efface, i nous est plus permis d'admettre une infection, l'élément nerveux se m dégénère et disparaît sans avoir eu besoin de passer par une phase in matoire, ou plutôt infectieuse.

Un second point capital acquis dans l'étude de la dégénérescence c'est l'absolue indépendance de cette altération trophique des nerfs op avec ce qui se passe dans les centres nerveux, de préférence dans les co postérieurs de la moelle. Actuellement il est avéré que la dégénéres grise peut exister isolément dans les nerfs optiques et rester, penda longues années, l'unique symptôme dégénératif des nerfs périphérique sitifs, et c'est pour cette raison que l'atrophie tabétique a été si souven connue et admise seulement pour les cas où les troubles trophiques da nerfs optiques succèdent à ceux de la moelle, tout en en restant absolu indépendants.

L'indépendance de la dégénérescence d'un nerf optique qui peut ment s'atrophier de longues années avant que pareille dégénéres atteigne le congénère, nous rappelle aussi le manque de symétrie de la g nérescence des nerfs sensitifs en général, l'asymétrie des plaques an siques cutanées et leur indépendance relativement aux altérations médull

Le signe pathognomonique que présente au point de vue de l'anatomi thologique la dégénérescence grise est une *dissociation* de la fibre ner et *sa transformation en une masse grumeleuse*. Simultanément av *ramollissement* de la fibre, les septa de la neuroglie enserrent davanta tissu nerveux dégénéré et moins résistant; la neuroglie se tasse et noyaux qui remplissent les mailles semblent avoir augmenté de nombre, même que les vaisseaux en se dilatant dans ce tissu moins consistant p sentent un volume plus notable et se trouvent gorgés de sang sur les cou des préparations microscopiques.

Ce ramollissement s'opère par places dans le nerf qui se révèle déj l'état frais par un état grumeleux des fibres, ne leur permettant plus d'ê isolées sur des coupes longitudinales, mais se présentent par petits fragme et s'échappent de leur treillis sur des coupes transversales. Les divers p cédés de coloration ainsi que celui obtenu déjà par le simple durcissem s du chromate de potasse, démontrent qu'il s'agit d'une dégénérescence plaques isolées, analogue à la dégénérescence myélitique des cordons a moelle. L'action qu'exercent ici sur des préparations fraîches les duits chimiques, l'éther en particulier, démontre qu'il ne doit pas r d'une dégénérescence graisseuse des fibres. On a affaire ici à une grégation, à la transformation de la fibre nerveuse en une masse gru-euse qui se colore avec le chromate de potasse de la même façon que les ues de dégénérescence de la moelle.

n caractère particulier de ce mode de dégénérescence est que les pro-

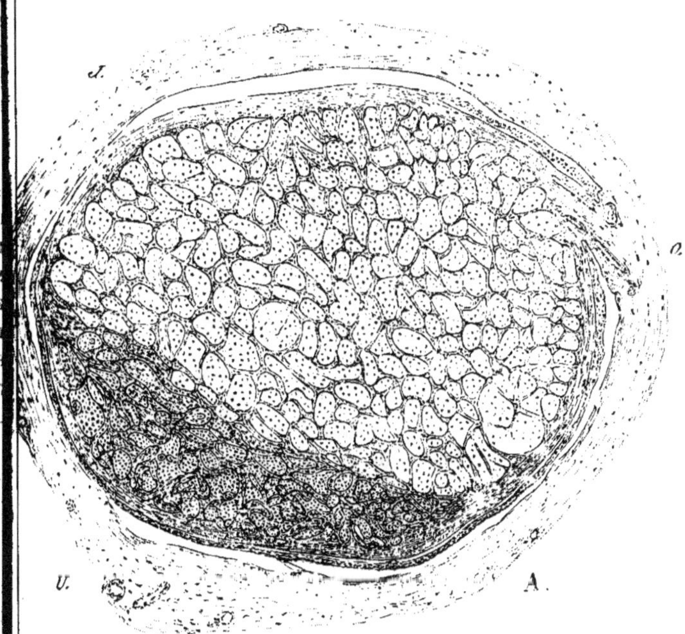

FIG. 141.

s dégénérés se présentent sous forme d'une masse finement granulée très finement fibrillaire, se colorent avec le carmin et la nigrosine e façon intense et absolument analogue au tissu interstitiel, ou, en se ant du mode de coloration récent de Weigert, deviennent d'une couleur brunâtre, tandis que les mailles du nerf qui contiennent des fibres males sont occupées par une masse d'un bleu intense. La grandeur de espaces bruns comparativement aux bleus est sensiblement réduite, s ils ont conservé leur configuration régulière et normale, de façon la structure particulière du nerf même dans les régions les plus énérées, présente encore sa régularité de disposition anatomique. Les septa, ne serait-ce leur plus grand enserrement (et par suite l'entassem de leurs noyaux) autour des espaces bruns plus réduits, ont une struct absolument normale. L'aspect que ces mailles prennent par places, en ce les trabécules qui les circonscrivent sont épaissies, se présentent arron et en massue, est le résultat de leur faible retrait, mais non d'une altérat pathologique dont le tissu trabéculaire du nerf serait le siège. C'est aussi retrait qu'il faut attribuer le manque de netteté et la disparition partielle très fines ramifications des treillis des septa du tissu connectif dans le

La *persistance* du tissu dégénéré est un trait caractéristique de la dé nérescence grise, ce tissu revient sur lui-même, et ce retrait est mé ainsi que le démontre la figure 141 empruntée à M. Uhthoff, assez nota mais ce retrait correspond à un véritable *affaissement* du tissu dégénér n'a rien de commun avec la *rétraction*, en quelque sorte cicatricielle, présente la névroglie du nerf dans la dégénérescence toxique (voy. fig. p. 507). Une participation directe et active du tissu connectif du ne la dégénérescence, doit être absolument exclue; l'idée d'une proliféra du tissu connectif envahissant les septa ou se substituant au tissu ner après l'avoir étouffé, ne se présente nulle part. Le retrait pur et simpl tissu connectif du nerf a pour résultat un affaissement et une réductio volume du nerf, mais qui restent toujours dans des proportions modé même lorsque la dégénérescence a acquis un développement notable co étendue. Il ne se présente jamais rien d'analogue à ce que nous décri pour l'atrophie blanche et simple, où la substance nerveuse, disparai en entier ou presque entièrement, le nerf réduit semble flotter dan gaine externe. Ici, seule, la gaine externe s'écarte et se plisse pro tionnellement à la réduction modérée qu'a subie le tronc du nerf.

La différence est surtout frappante entre un nerf complètement pris de dé nérescence, mais de date encore récente, et un nerf complètement atro par suite d'une compression en un point éloigné de son implantation à l'

Pourtant, il faut reconnaître que le nerf optique, subissant une compre sion lente et progressive, peut passer par des phases dégénératives, q rappellent la dégénérescence grise ; mais il est absolument erroné de di qu'une compression du nerf optique peut *aboutir* à la dégénérescence, peut passer en pareil cas par un état atrophique ayant une analo d'aspect avec la dégénérescence grise, mais il finit par s'affaisser entièrem et arriver à la dégénérescence blanche. Il en est de même de toute atrop consécutive à une interruption de conductibilité du nerf, ainsi que no l'exposons encore plus loin. Il nous paraît qu'il faudra ici tenir bien pl séparés, que cela n'a été fait jusqu'alors par Leber, les processus de véri table dégénérescence, avec conservation du tissu dégénéré pendant u temps plus ou moins prolongé, de l'atrophie pure et simple, avec disparitio complète de toute trace de tissu nerveux ; ce n'est pas une raison, parc que dans le retentissement lent et progressif d'une interruption d'origin centrale, qui ne permet pas que le nerf passe brusquement de l'état sai l'état atrophique, mais s'arrête en quelque sorte pendant un temps assez long, dans une période d'ébauche d'atrophie qui ressemble à la dégénérescence, qu'il nous soit permis de jeter la confusion dans les maladies du nerf, en disant qu'une interruption centrale dans la conduction du nerf puisse engendrer une dégénérescence grise.

La dégénérescence grise est une altération *sui generis*, idiopathique des nerfs périphériques, du nerf optique et des cordons de la moelle, qui n'a pas plus de rapport avec un simple état atrophique qu'elle n'en a avec un processus inflammatoire, une névrite ; si nous avons réussi à la dégager de ses rapports avec les névrites, il faut espérer qu'on parviendra à en faire autant en la séparant des simples états atrophiques, et l'on finira bien alors par reconnaître, il faut l'espérer au moins, quel est le caractère originaire de cette dégénérescence.

Elle débute, comme nous l'avons dit, dans le nerf optique, soit isolément, soit simultanément avec le chiasma et le tractus optique. Cette dégénérescence n'a alors pas besoin de se propager d'une manière centrifuge ou de

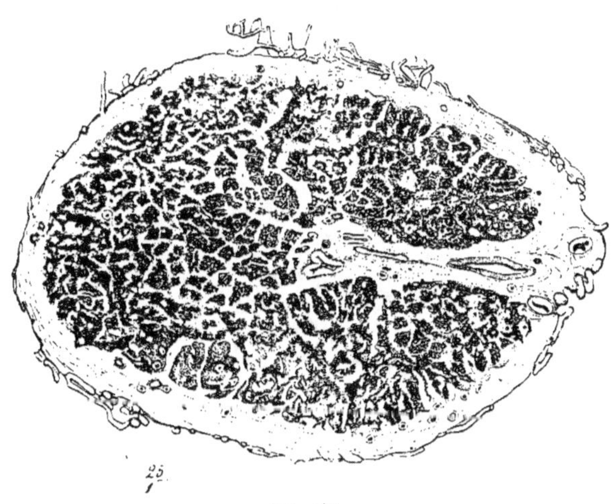

FIG. 142.

préférence centripète, mais elle peut se présenter sous forme d'îlots ou de plaques qui sur des coupes occupent (fig. 142, d'après Leber) de préférence le voisinage des enveloppes des nerfs optiques.

La marche de cette dégénérescence n'est nullement progressive, en ce sens qu'une dégénérescence débutant dans le tronc orbitaire ou intracanaliculaire doive, à une époque donnée, envahir le chiasma ; on peut encore rencontrer des cas où la dégénérescence grise en deçà du chiasma, n'a pas atteint celui-ci et concorde avec le début d'un foyer récent de dégénérescence dans les bandelettes optiques. La tendance de la dégénérescence à se répartir par plaques est pour le nerf optique aussi prononcée que pour moelle ; cette tendance, de même que l'absence d'étalement, en rayonn du point primitivement atteint, marque aussi un caractère différentiel en les névrites ainsi que les atrophies simple et par compression, où le ma propage d'un point déterminé d'où il rayonne.

Comme pour les recherches d'anatomie pathologique de la moelle, la fi structure histologique oppose un obstacle pour poursuivre le commen ment de la dégénérescence dans ses premiers débuts.

La figure 143 nous représente, d'après Leber, l'atrophie des fibres n veuses qui se trouvent entremêlées de cellules grumeleuses. Arrivé à dernière répartition des fibres, il devient déjà excessivement difficile se prononcer sur ce qui est élément nerveux et élément de tissu connec à moins d'avoir recours à des procédés de coloration différents pour deux genres de tissu. Ces procédés sont excellents pour nous donner idée sur le degré de conservation proportionnel de l'un ou l'autre ces tissus, mais ils ne sont guère aptes à nous renseigner sur le ge d'altération pathologique que subit l'un ou l'autre de ces tissus, en port atteinte à leur fonctionnement normal. Aussi comprend-on combien il difficile de tracer des limites entre un processus inflammatoire ou simp ment dégénératif.

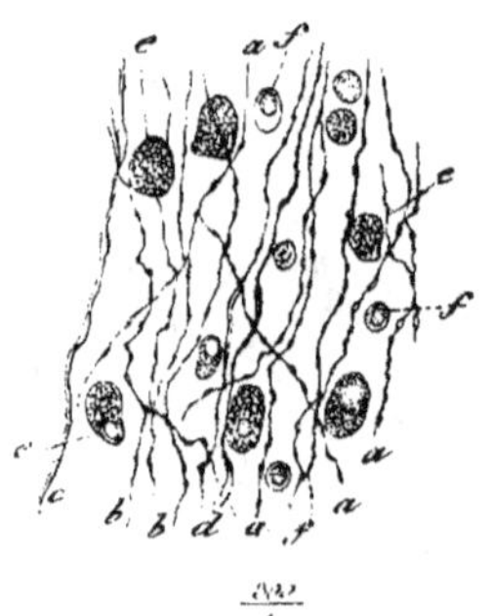

FIG. 143.

a, fibres nerveuses atrophiées, isolées, très fines, montrant de faibles varicosités ; *b*, fibres sembl sans varicosités ; *c*, fibres nerveuses un peu plus fortes, renfermant en partie encore de la mo *d*, fibres nerveuses normales ; *e*, cellules grumeleuses ; *f*, petites cellules rondes.

Les modes de coloration récents (Weigert) ont donc poussé fort loin recherche des altérations nutritives du nerf, comme conservation ou d truction des éléments nerveux, mais ils n'ont guère avancé la question sur début de l'altération morbide dans l'élément nerveux même, ni sur les p miers changements de rapport normal entre l'élément nerveux et la neurogl

L'inspection directe des nerfs optiques qui sont le siège de dégénérescen grise, varie sensiblement suivant l'époque à laquelle le mal a débuté. Celui-ci est-il déjà fort avancé, alors on constate une diminution sensible du volume et de la substance propre du nerf qui montre une teinte grisâtre plus ou moins prononcée. Cette teinte est irrégulièrement répandue par foyers le long des nerfs optiques et elle se montre plus intense dans les parties du nerf qui avoisinent la gaine même.

Sur une coupe traitée par le chlorure d'or (fig. 142, p. 527, d'après Leber), ou avec du carmin, on voit que c'est essentiellement par foyers avoisinant la gaine, que les fibres nerveuses se trouvent dégénérées. Le plus souvent, dans les cas récents, les parties centrales du nerf et, près du globe oculaire, celles qui avoisinent les vaisseaux centraux sont peu prises, ou atteintes en proportion bien moindre que celles à proximité de la gaine. Le tacheté gris du nerf frais, ou la répartition des plaques colorées par les divers procédés, se dégrade donc vers le centre à l'inverse de ce que nous avons vu dans la précédente affection, la dégénérescence toxique.

Dans certains cas, un seul secteur du nerf est atteint, et alors il arrive, comme pour la coupe de M. Uhthoff (fig. 141, p. 525), que tous les faisceaux dégénérés s'entassent vers la gaine, ou qu'un pareil secteur se prolonge vers le voisinage du nerf, vers les vaisseaux centraux. Ce qui différencie la répartition des foyers atrophiques de celle résultant d'une périnévrite, c'est que la dégénérescence grise ne contourne jamais en entier la gaine, qu'elle affecte la répartition par secteurs, et que si plusieurs secteurs tendent à faire le tour de la gaine interne, constamment il se présente déjà des plaques centrales de dégénérescence, dans le trajet des nerfs même.

La comparaison des figures 141 et 142 avec une coupe normale du nerf permet déjà de se rendre compte qu'il y a *substitution* du tissu cellulaire au tissu nerveux dégénéré, non pas dans le sens que nous l'enseignions autrefois, c'est-à-dire qu'à mesure de la réduction quantitative des éléments nerveux, ceux du tissu cellulaire augmentent, mais simplement qu'à force que le tissu nerveux disparaît et *s'affaisse*, le tissu connectif le suit *en revenant sur lui-même*. Ce retrait mécanique (passif et non actif comme dans le retrait cicatriciel de nouvelle formation) a pour effet de simuler un épaississement des trabécules ou leur élargissement, de même qu'il fait croire à une accumulation des noyaux (une nucléation), dans un tissu où les éléments cellulaires ont été mécaniquement rapprochés davantage les uns des autres. Ainsi le treillis sur une coupe transversale (fig. 144) a notablement perdu de sa régularité normale (fig. 145), les faisceaux de tissu cellulaire paraissant irrégulièrement épaissis, ont pris une direction curviligne plus ou moins prononcée et les vaisseaux qui les parcourent apparaissent plus larges et remplis de sang et le nombre des noyaux entre les faisceaux nerveux semble être notablement accru. Le retrait du tissu connectif produit sur une coupe longitudinale (fig. 146) le même effet lorsqu'on la compare avec la coupe normale (fig. 147). Ce réseau de tissu conjonctif se trouve plus serré, plus accentué dans ses fines ramifications, enlaçant les fibres nerveuses atrophié

Aussi ici, entre les fibrilles, le nombre des noyaux semble sensiblem accru. Le restant d'un faisceau semblable, atteint dans sa totalité par dégénérescence, se trouve composé de fibres longitudinales extrêmem ténues, munies çà et là de fines varicosités (voy. fig. 143, p. 528). Ces fib longitudinales sont les vestiges des fibres nerveuses; et qu'il en est ainsi

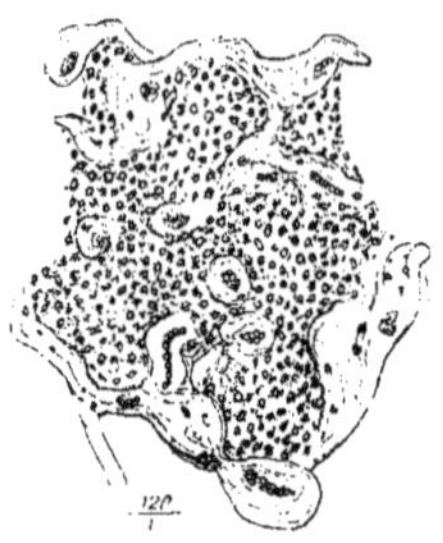

Fig. 1:4.

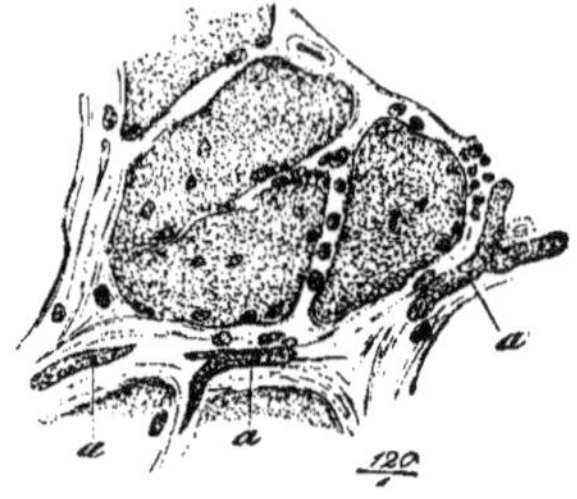

Fig. 145.

Fig. 144. — Coupe partielle d'un nerf affecté de dégénérescence grise (d'après Leber). Les faisceau tissu connectif sont irrégulièrement épaissis, ont pris une direction plus curviligne et leurs vaiss sont gorgés de sang. On reconnait de nombreux noyaux dans le tissu indistinctement grenu faisceaux nerveux (grossissement 120/1).

Fig. 145. — Coupe du nerf optique normal (d'après Leber) injecté et éclairci avec la térébenthine (g sissement 120/1). Les noyaux, qui se trouvent le long des fibres du tissu connectif et dans intérieur, ressortent nettement sur cette préparation qui a été traitée par le carmin. On reconnaî cette coupe les traces du tissu connectif le plus ténu, dans l'intérieur des faisceaux nerveux ; *a* in la coupe des vaisseaux; celle des cylindres-axes apparaît sous forme de points fins et çà et voit, près des points les plus accusés, les contours de la fibre nerveuse sous forme d'un anneau ténu.

comparaison avec des faisceaux moins atrophiés du nerf nous le démon car l'on rencontre alors des phases de transition des fibres nerveuses al par un amincissement progressif jusqu'à constituer ce tissu connectif lo tudinal et ne représentant probablement que le vestige des gaines des fi évidées de leur substance nerveuse qui a persisté encore un certain te dans la varicosité de la fibre. Myéline et cylindre-axe ont disparu une que la fibre a perdu ses varicosités. La fibre nerveuse a tout d'abord p est devenue plus mince et variqueuse et ne représente finalement qu' fine fibrille assez résistante et isolable sur une grande étendue.

La teinte grise est donnée par cette disparition de l'élément médull de la fibre qui, comme enveloppe connective, persiste et se trouve soute dans son ensemble par la présence d'un nombre variable de cellules g meleuses et à molécules grumeleuses, parfois aussi par l'apparition d assez grand nombre de corpuscules amyloïdes tels qu'on les rencontre a fréquemment dans l'atrophie simple (ascendante). Leur constance n'est r lement prouvée, et nous aurons, à l'occasion de la description de l'atro blanche, à revenir sur leur description. L'accumulation des corpuscu amylacés des cellules grumeleuses et de celles qui renferment de nombreuses petites gouttelettes d'un brillant grumeleux ou d'aspect de myéline, se trouve de préférence autour des vaisseaux, et ce sont probablement les corpuscules blancs, ayant eu charge de l'absorption des éléments médullaires des fibres nerveuses. On les rencontre aussi de préférence dans les gaines lymphatiques des fins vaisseaux, de façon que parfois une couche complète de semblables cellules paraît envelopper un vaisseau. Cette couche rappelle des changements morbides analogues qu'on observe dans les centres nerveux autour des vaisseaux avoisinant les dégénérescences et ramollissements atrophiques par plaques. Les vaisseaux eux-mêmes, étudiés avec le plus grand soin, ne présentent pas d'altération de leurs parois, leur élargissement apparent est dû à la facilité plus grande de se dilater dans un tissu qui empiète de plus en plus sur la place laissée libre par la disparition des éléments nerveux.

Si nous nous résumons et si nous voulons caractériser le processus de la dégénérescence grise, nous ne pouvons plus, comme nous le faisions dans notre *Traité des maladies du fond de l'œil*, soutenir qu'il s'agit d'une

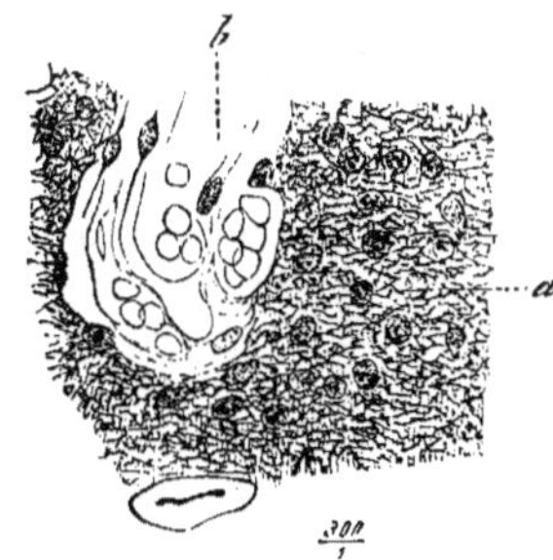

Fig. 146.

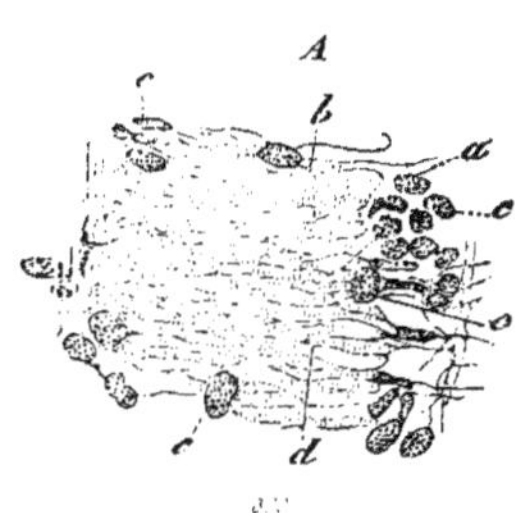

Fig. 147.

Fig. 146. — Représente (d'après Leber) une section longitudinale du nerf affecté de dégénérescence grise (préparation au vernis, grossissement 300/1). — *a*, faisceaux nerveux atrophiés avec réseau de tissu connectif très fin et assez serré, à fibrilles indistinctement longitudinales et assez riches en noyaux; *b*, faisceau de tissu connectif avec vaisseaux contenant du sang.

Fig. 147. — Section longitudinale du nerf normal (d'après Leber). — *a*, faisceau de tissu connectif longitudinal d'un calibre un peu plus fort; *b*, même faisceau un peu plus mince; *c*, noyau qui, en partie, appartient très évidemment à des cellules étroites dont les émanations se rattachent à un réseau tenu, placé dans l'intérieur du faisceau nerveux *d* (grossissement 300/1).

« augmentation sensible du tissu cellulaire et surtout de ses éléments cellulaires et de l'apparition considérable de cellules grumeleuses ». Il est vrai qu'à cette époque nous ne considérions déjà pas « que l'augmentation du tissu cellulaire aille au delà d'une simple substitution du tissu nerveux », et que nous refusions d'admettre toute augmentation en masse du tissu connectif et toute compression consécutive du tissu nerveux. « L'apparition, disions-nous, de nombreuses cellules grumeleuses, qui ne sont peut-être en partie que des produits régressifs, ne nous autorise pas non plus suffisamment à classer cette maladie dans le groupe des névrites optiques. Il faut la regarder comme une dégénérescence *sui generis* dont on trouve l'analogue dans les centres nerveux, principalement dans la moelle. »

Notre opinion n'a pas autrement été modifiée que par le fait, que les plus récents travaux histologiques et les nouveaux procédés de coloration et de durcissement ont appris que le tissu connectif n'augmente pas de masse, que cette augmentation est simulée par le retrait de ce tissu. Y aurait-il augmentation sensible n'allant même que jusqu'à une substitution, la réduction de volume d'un nerf atteint, même partiellement, de dégénérescence grise ne saurait s'expliquer, et cette réduction, permettant un écart plus notable des gaines, est chose constante. Si nous voulons définir le genre de la dégénérescence et le différencier de l'atrophie simple du nerf optique (atrophie blanche), nous dirons que le processus dégénératif porte *exclusivement* sur l'élément nerveux, mais respecte le tissu connectif qui, sauf son. retrait passif, ne subit aucune altération. La dégénérescence est absolument *médullaire*, elle respecte de prime abord jusqu'à la plus tendre enveloppe de la fibre, qui reste conservée et qui, jointe aux cellules ayant servi à absorber et digérer la moelle, représente ce tissu grisâtre particulier, cet aspect gélatineux, propre surtout aux nerfs fraîchement dégénérés.

A mesure que les cellules ayant servi à l'absorption médullaire disparaissent, que le tissu connectif des fibres s'entasse davantage, cet aspect gélatineux se perd de plus en plus. A la longue peuvent donc apparaître des états atrophiques si prononcés qu'on peut sans une recherche minutieuse qui tient compte des données étiologiques, croire à la présence d'une atrophie simple.

La confusion, avec les changements qu'opère anatomiquement dans le nerf l'atrophie simple, n'est donc possible que tout à fait au début, et principalement lorsque l'atrophie blanche est d'origine cérébrale (descendante), ce qui a fait soutenir à tort (Leber) que certaines affections cérébrales peuvent se compliquer de dégénérescence ou d'atrophie grise; de même, il n'est guère possible de reconnaître encore, dans un nerf dégénéré depuis vingt à trente ans, si réellement l'atrophie est d'origine tabétique, sans recourir aux données étiologiques. Ce dernier fait s'observe surtout chez des malades chez lesquels la dégénérescence grise a débuté dans les nerfs optiques, et où les malades ne sont devenus franchement ataxiques que plusieurs années après et ont vécu encore une vingtaine d'années.

Un caractère particulier de la dégénérescence grise est sa tendance prononcée à gagner progressivement tout le tissu nerveux du nerf qu'elle a attaqué, non d'un point isolé du tronc, mais de divers points d'une même région, de diverses régions du trajet et de l'épanouissement cérébral à la fois. Sous ce rapport, la dégénérescence grise diffère essentiellement des neurites, qu'elles soient papillaires ou rétro-bulbaires. Ici la destruction peut, dans les premières, s'opérer aussi, pour ce qui regarde le tissu nerveux, complètement, mais le degré de cette destruction dépend de l'intensité du processus inflammatoire et elle n'a nullement besoin d'être complète. La destruction peut se délimiter et rester ainsi pendant tout le restant de la vie. En outre, le siège de l'inflammation et de la destruction consécutive est bien unique et délimité à un point précis du trajet du nerf. Pour les papillites et neuro-papillites, la destruction totale n'est donc nullement forcée ; pour les neurites rétro-bulbaires, et principalement pour certaines formes (héréditaires, toxiques), cette destruction reste limitée et ne devient jamais progressive ; aussi ici, la dissémination des foyers morbides, la marche forcément progressive qu'on constate comme le trait caractéristique de la dégénérescence grise et qui ne fait défaut que pour un nombre très exceptionnel de cas (douteux dans leur interprétation clinique), ne s'observent nullement dans les formes d'atrophie du nerf d'origine inflammatoire.

Nous verrons plus tard que rien d'analogue à la cause anatomique ne se rencontre dans l'atrophie simple. Ici le point de départ est unique, la marche non forcément constante, et c'est de la cause occasionnelle que dépend si l'atrophie doit nécessairement, par sa persistance, aboutir à une atrophie totale du nerf. Ici la progression n'est nullement forcée, tout en pouvant, au point de vue de la statistique, être presque la règle, mais une compression exercée sur un point du trajet du nerf peut entraîner une atrophie partielle, parce que cette compression n'a pas été assez considérable, ou trop passagère pour déterminer une atrophie complète ; mais parce que l'atrophie a une fois éclaté, elle ne doit, pour ce fait même, nullement aboutir à une destruction complète du tissu nerveux. La cause supprimée, l'effet cesse. Il en est tout autrement pour la dégénérescence grise ; en règle générale, une fois qu'elle a débuté sur un point du trajet du nerf, elle affecte les allures d'une maladie infectieuse, c'est-à-dire d'éclater sur des points divers à la fois et d'être, à de bien rares exceptions (si toutefois elles existent en réalité), constamment progressive. Un arrêt dans la marche peut se produire et peut aussi être amené par le traitement, mais cet arrêt est ordinairement de durée limitée, guère définitif. Nous avons donc bien raison d'assigner à cette dégénération un caractère *sui generis*, caractère qu'elle dessine aussi bien dans sa symptomatologie.

Symptômes cliniques. — En règle générale, la réduction progressive de la vision s'opère sans que le champ visuel se rétrécisse au début et sans qu'un scotome central se forme. La vue tombe ordinairement déjà très bas sans que la périphérie du champ visuel présente des encoches et sans qu'il s'y montre des lacunes. La répartition des fibres du nerf doit expliquer l'absence de lacunes dans le champ visuel, dont la présence aurait pu être observée, d'après la localisation, par foyers de la dégénérescence dans le nerf. L'absence d'encoche du champ visuel doit moins nous surprendre, attendu qu'il est exceptionnel qu'une très large étendue d'une section soit prise à la fois. La dissémination des foyers de dégénérescences a donc pour résultat une conservation prolongée du champ visuel qui ne se réduit ordinairement que concentriquement. Il est absolument exceptionnel de rencontrer da l'atrophie tabétique des abolitions par secteur du champ visuel, des hémi nopsies ou des scotomes centraux absolus ainsi que de véritables lacun dans l'étendue de ce champ.

Un second point caractéristique est la disparition de la vision pour l couleurs, qui s'opère aussi ici d'une manière progressive et avec une sorte méthode. Il est moins aisé que dans toute autre affection de suivre avec pr cision la réduction du champ pour les couleurs, parce que leur aboliti s'opère souvent avec tant de brusquerie, que toute délimitation d'un cha pour une couleur déterminée se trouve supprimée du coup. En règle généra la sensation pour le vert disparaît en premier, après que le champ pour ce couleur s'est notablement rétréci. La disparition pour le rouge a alors li de la même façon, de manière qu'il est absolument inusité de rencontrer ataxique qui distinguerait encore le vert lorsque la perceptibilité pour rouge a déjà été abolie. En dernier lieu disparaissent le jaune et le bl Pour le bleu, le champ se maintient souvent assez longtemps intact, manière que, dans un champ visuel à peine rétréci, ou même intact pour blanc, nous trouvons une limite encore assez proche de la normale pour qui concerne le bleu, tandis que toute sensibilité pour le vert et le rou a été déjà abolie depuis un certain temps.

Nous nous trouvons en accord parfait avec M. Uhthoff (*zur Pathologie der Schnerve der Netzhaut, bei Allgemein-Krankheiten*, Berlin, 1884) pour ce qui concerne ce prem mode de disparition lorsqu'il dit : « En général les anomalies du champ visuel dans l'a phie spinale se divisent en deux classes. Celle où la fonction des fibres nerveuses souffre d toute l'étendue du champ visuel et où l'on observe un abaissement plus ou moins unifo du sens des couleurs et de l'espace et, par suite, de l'acuité périphérique et centrale. l'acuité centrale décline continuellement avec une réduction périphérique, et un rapeti ment des champs pour les couleurs, et tandis que l'on peut, tout d'abord, ne constater dans l'une ou l'autre direction un manque absolu et définitif d'une partie périphéri du champ visuel, on reconnaît pourtant aussi dans la partie encore conservée de champ le déclin de la fonction..... La seconde classe de l'atrophie spinale est alors c où le nerf optique n'est atteint que partiellement par le processus pathologique, où parties malades resp. défectueuses des champs visuels se délimitent nettement avec parties malades et saines. Dans les cas les plus rares une pareille atteinte partielle nerf optique par le processus atrophique reste complètement stationnaire, tandis que qui est certainement la règle dans le courant ultérieur du mal, les parties primitive encore restées saines du nerf, sont prises à leur tour. Nous recevons dans cette seco classe du champ visuel, soit des parties nettement limitées et un secteur du champ vi qui comprenne un ou plusieurs quadrants, ou aussi un rétrécissement énorme et conc trique du champ visuel, où l'acuité visuelle et la sensibilité pour les couleurs peu se trouver conservées dans les parties absolument normales dans ces parties centra Cette seconde classe de rétrécissement est néanmoins infiniment plus rare que la mière classe sus-mentionnée. De nos cas elle ne comprend qu'un cinquième, la prem quatre cinquièmes. » Ces rétrécissements comprennent chez nous à peine un dixième cas, mais il faut être averti que cette réduction du champ visuel par quadrants, lors deux de ces quadrants se rencontrent, peut laisser supposer qu'il s'agirait d'une table hémianopsie. Ce sont évidemment de pareil cas, dit avec raison M. Uhthoff, qui été parfois décrits à tort dans la littérature comme hémianopsies supérieure ou i rieure.

A part le rétrécissement par quadrants (hémianopsie transitoire), qu rencontre si exceptionnellement chez les ataxiques, on observe relativement encore moins fréquemment le rétrécissement concentrique du champ visuel, le ramenant à une conformation analogue à ce qu'on observe pour la dégénérescence pigmentaire avec conservation d'une bonne acuité centrale. Évidemment c'est question de hasard, si M. Uhthoff (1) l'a trouvé, à un examen périmétrique de douze tabétiques, trois fois; nous n'avons, sur un chiffre de cent trente-quatre malades (consultez notre tableau), rencontré cette anomalie que quatre fois. Notre confrère, qui la retrouve sur une nouvelle série de trente-sept malades cinq fois, pense que cette conservation d'une bonne acuité visuelle et du sens pour les couleurs avec fort rétrécissement du champ visuel (qui, chez ces patients, peu habitués à s'orienter avec pareil rétrécissement, paraît les aveugler pour se conduire) ne serait pas aussi rare pour l'atrophie spinale qu'on aurait été tenté de l'admettre jusqu'alors.

En tous cas, un caractère générique pour l'atrophie tabétique est que les champs visuels dénotent en général une participation de toutes les fibres au processus atrophique, que le sens pour les couleurs et pour l'espace (étendue du champ visuel) baisse proportionnellement. Les exceptions à cette règle doivent concorder, pour ce qui concerne la réduction par quadrants, à des foyers de dégénérescence des bandelettes optiques, corps striés, etc.; peut-être constatera-t-on pour les concentrations insolites du champ visuel avec bonne conservation de l'acuité centrale une localisation intra-orbitaire des foyers de dégénérescence groupés de préférence autour de la gaine optique. Tout est encore hypothèse ici, tandis qu'on peut considérer comme actuellement prouvée la loi signalée par M. Schön (2), qu'ici le sens pour les couleurs et l'espace diminue dans une proportion à peu près égale, loi que les recherches si méritoires de M. Uhthoff appuient, et qui, nous le pensons, se confirmera encore bien plus lorsqu'on maniera des chiffres assez importants que réclame la sécurité des données statistiques.

Un autre symptôme clinique des plus importants est l'*immobilité pupillaire pour les mouvements réflexes* et le myosis tabétique. Ce symptôme, connu aussi sous le nom de phénomène pupillaire d'Argyll Robertson, qui l'a, le premier, signalé (3), consiste dans l'absence absolue de toute dilatation et contraction de la pupille sous l'influence de la lumière, tandis que la pupille réagit conjointement avec les mouvements des muscles de l'œil. Lorsqu'on engage le malade à regarder vers le ciel éclairé, que ses lignes visuelles se mettent par la contraction des muscles droits externes en parallélisme, il survient une légère dilatation de la pupille myotique; au contraire, si l'on fait fixer au malade de tout près son propre doigt, alors le myosis s'accroît encore sensiblement. Il se présente une série de cas, qu'on a aussi signalés (Erb), où le myosis n'est pas bien accusé, et sur des pupilles encore assez larges on constate semblable immobilité réflexe avec conservation des

(1) *Archiv. für Ophthalm.*, t. XXVI, 1, p. 251.
(2) *Die Lehre vom Gesichtsfelde u. seinen Anomalien*, Berlin, 1871, p. 35.
(3) *On the physiologie of the iris* (*Lancet*, I, p. 211).

mouvements consensuels de mobilité pupillaire, lorsque les yeux se mett en parallélisme ou convergent. La raideur myotique des pupilles se rencon dans un quart des cas, tandis que la raideur, ou paresse pupillaire, so l'influence de l'action réflexe partant de la rétine et du nerf optique, se pr sente plus que dans la moitié des cas. Pour la raideur myotique, il d exister une paralysie des fibres sympathiques iridiennes, car il se prése un certain nombre de cas où toute dilatation fait défaut, même pour vision de loin, et où les pupilles ne sortent de leur immobilité que du mom où le malade fixe un objet rapproché, surtout lorqu'il en connait la distan (son propre doigt).

Chez les tabétiques, le lien entre l'impression *centrale* lumineuse et régulateur réflexe, qui préside à la dilatation et à la contraction pupillai semble donc se relâcher promptement, et cela même sans que pour cel soit besoin que, ni le sens pour les couleurs ni celui pour l'espace ai souffert. Ainsi, nous rencontrons assez fréquemment des malades attei de paralysie ou paresse musculaire préataxique, chez lesquels nous cons tons la présence de la raideur pupillaire (avec ou sans myosis) et c lesquels aucune diminution de quelque nature qu'elle soit puisse être c statée pour le sens lumineux, sens de l'espace ou des couleurs. Évidemm chez ces malades à raideur pupillaire, il y a un émoussement, une torp du côté de l'impression centrale de la lumière, qui a pour conséquence laisser les personnes indifférentes à la quantité de lumière qui accède à le yeux et abolit le mouvement réflexe pupillaire. Il y a ici une interrupti précoce de l'action du cerveau sur la moelle, analogue à ce qui se pa pour le sens génésique chez les ataxiques. Une impression voluptueuse parfaitement ressentie, mais l'excitation cérébrale ne retentit plus sur moelle.

Parmi tous les symptômes qui peuvent venir à notre aide pour confirm le diagnostic d'une dégénérescence grise à son début, ce sont les phén mènes pupillaires, la raideur et le myosis papillaire.

On sait, d'après les travaux de Rieger et de Forster (*Archiv.*, XXVII, p. 132), que la pupille oscille non seulement sous l'influence de la lumiè mais *constamment* sur l'homme sain et réveillé. Ces oscillations, étudi soigneusement par Schadow (*Archiv.*, XXVIII, 3, p. 189), sont absolume indépendantes de l'éclairage, de la convergence et de la pression sa guine ; elles ne sont ni à intervalles réguliers, ni en aucun rapport avec pouls et la respiration. Cet *hippus physiologique* est plus ou moins acc léré sur les divers sujets et suivent les impressions psychiques qu'ils sub sent ; il présente trente à soixante oscillations par minute. Si au lieu n'être aisément appréciables qu'avec l'éclairage oblique, surtout en se se vant du microscope oculaire ou, comme l'indique M. Laqueur (*Klin. M natsbl.*, XXV, p. 463), avec la loupe binoculaire de Zehender-Westee ces oscillations permanentes du bord pupillaire pouvaient être rendues pl apparentes à l'observateur, il faudrait signaler ce signe aux juges d'instru tion (actuellement si friands de nouveaux moyens révélateurs) comme un moyen de contrôle des plus précieux pour apprécier l'état psychique de l'interrogé. Car celui-ci ne saurait même pas se soustraire à la manifestation de ses oscillations psychiques, en instillant de l'atropnie, à moins de soumettre longtemps et très énergiquement ses yeux à l'action d'un puissant mydriatique (Laqueur). La cocaïne accentue, tout en dilatant la pupille, l'hippus physiologique, et le rend même manifeste à l'inspection directe d'un observateur attentif. Sous l'action des myotiques, la pupille resserrée *ad maximum* oscille encore avec son bord irrégulièrement contracté.

Chose la plus importante pour le clinicien, c'est que *si sous l'influence d'une affection tabétique la pupille devient myotique, elle s'immobilise simultanément.* Même *immobilité* se rencontre lorsque, sous l'influence d'une maladie spinale, il survient *avec la dilatation, la raideur pupillaire.* Pourtant cette même dilatation, suite d'une contusion de l'œil, d'une interruption de la circulation rétinienne, n'implique pas l'immobilité et elle ne se rencontre pas non plus sur des yeux à pupilles dilatées par amaurose cérébrale. Ici le bord pupillaire continue à osciller. Donc *la suppression de l'hippus physiologique concorde avec la raideur pupillaire*, ne s'observe pas lorsqu'il reste encore une action de la lumière sur l'iris; mais ce phénomène est des plus précieux pour le diagnostic différentiel, entre troubles visuels spinaux et cérébraux. Le repos plus ou moins complet du bord pupillaire, signalé par Rieger et Forster chez les tabétiques (que la cocaïne nous permet d'étudier aisément), s'impose en quelque sorte à l'observateur, tandis que la sensibilité pupillaire à la lumière varie notablement chez les divers sujets, et il n'est pas absolument facile de constater l'absolue absence d'action de la lumière sur la pupille.

L'étude des mouvements pupillaires chez toutes les personnes présentant les paralysies musculaires et des symptômes tabétiques offre donc un intérêt notable et tout aussi important que les questions qu'on adresse aux malades sur leur puissance génésique, et auxquelles ils répondent souvent avec plus ou moins de véracité. L'un et l'autre symptôme signalent une interruption des rapports normaux du cerveau à la moelle, et la raideur et l'immobilité pupillaire acquièrent encore plus de valeur lorsqu'elles ne sont pas compliquées de myosis et que la modalité de l'iris comme dilatation est franchement conservée avec la contraction des droits externes, le resserrement avec le mouvement de convergence. Car en pareil cas l'idée d'une paralysie des fibres du sympathique est nettement exclue, la raideur de la pupille comme absence de mouvement réflexe lumineux se manifeste d'une façon très pure. C'est cette raideur pupillaire qu'on rencontre chez les tabétiques presque constamment; pour qu'il se développe la raideur myotique, il doit intervenir encore un affaiblissement du côté des fibres du grand sympathique, car, chez un certain nombre, il persiste une immobilité complète, à l'exception des mouvements forcés de convergence, et chez quelques-uns de ces malades le myosis persiste même lorsque la vue s'est depuis longtemps éteinte.

Rappelons ici qu'à peu près chez 20 pour 100 des personnes qui se p sentent avec des atrophies tabétiques, il a existé une paralysie muscul des troubles du côté de l'accommodation, de l'insuffisance de convergen où les malades se présentent encore avec des paralysies incomplètem guéries, du strabisme paralytique.

Une importante question à trancher ici, c'est de savoir si l'atrophie g ou tabétique se différencie à l'ophthalmoscope des autres atrophies, pri palement de l'atrophie simple. Combien de fois ne nous adresse-t-on p de la part des cliniciens et principalement de ceux faisant des affecti nerveuses leur spécialité, la question : « Ce malade est-il pour vous, p ce qui concerne l'examen à l'ophthalmoscope, atteint d'une affection ta tique ou autre? » Je pense que, dans un assez grand nombre de cas, on p éclaircir le diagnostic par l'examen ophthalmoscopique.

Bien entendu qu'il est aisé d'écarter ici toutes les formes franches neurite avec changement de niveau de la papille et du calibre des v seaux, etc., qu'elles présentent. Bien plus grande sera déjà la difficulté différencier les débuts de la dégénérescence toxique. La similitude des a rations anatomiques explique suffisamment cette difficulté; néanmoins, d ces formes, la décoloration papillaire reste fort longtemps, et pour la fo toxique presque constamment *partielle;* tandis que pour la dégénéresce grise cette façon de se comporter est la grande exception, la décolorat papillaire se généralise sur toute l'étendue de la papille, tout en étant p accusée dès le début dans les parties externes de la papille les moins v cularisées et les moins riches en vaisseaux.

Pour différencier l'atrophie grise de l'atrophie blanche, les difficultés s ordinairement bien moindres, et l'on ne peut excepter ici que les cas o atrophies de causes centrales sont à leur début, c'est-à-dire qu'il s'agit d' atrophie descendante; mais là les symptômes généraux sont tellem différents, qu'il n'y a guère de nécessité que l'examen ophthalmoscop écarte un doute persistant. De l'atrophie simple par compression, la dé nérescence grise se différencie essentiellement, et si des difficultés se p sentent ici, elles résultent surtout de l'aspect varié qu'imprime à l'im ophthalmoscopique le grand nombre de variétés physiologiques de l'en du nerf optique. A part cela, la longue durée du temps efface les sig différentiels des deux genres d'atrophie, à l'instar de ce qui se produit a pour l'examen histologique. Il devient impossible sur une personne ave depuis quinze à vingt ans par dégénérescence grise de dire par quel ge d'atrophie les nerfs optiques ont été atteints; mais, pour les débuts de l'af tion, — et c'est ici que la question présente surtout un intérêt pratique, je maintiens ce que j'ai publié dans mon *Traité des maladies du fond l'œil* (p. 77). « Un signe essentiel, que nous avons revendiqué (1) p l'image ophthalmoscopique de la dégénérescence grise, c'est l'absence p

(1) *Klinische Monatsbl.* (Rapport du Congrès de 1868, t. VI, p. 312.)

moins complète d'une excavation atrophique. Du reste, il est facile de mprendre que l'excavation tend bien moins à se développer lorsqu'il y a bstitution (nous devons dire actuellement persistance du tissu neuroglien, en partie des résidus médullaires) que lorsque, comme dans l'atrophie nple, le tissu nerveux disparaît purement et simplement (et avec lui une table partie de la trame de neuroglie).

« Dans la dégénérescence grise des nerfs (disions-nous, il y a vingt ans, maintenons-nous actuellement) les *débuts* de la maladie se révèlent par simple changement de couleur, la papille ne s'affaisse pas, elle pâlit et, mme le montre l'examen à l'image droite avec les plaques de Helmholtz, le prend en pâlissant une teinte bleuâtre plus ou moins accusée. Avec ce angement de couleur coïncide un changement de transparence du tissu la papille, il devient impossible de poursuivre les vaisseaux centraux jus-'à une certaine profondeur; ils paraissent comme appliqués sur le tissu anc bleuâtre de la papille, et l'anneau sclérotical blanchâtre tranche vantage avec le tissu opaque de la section nerveuse. Ici le changement de uleur tient moins que dans la forme d'atrophie précédemment décrite rophie simple, blanche) à une destruction des capillaires qu'au fait que fins vaisseaux qui donnent à la section nerveuse la couleur rose sont asqués par le tissu cellulaire opaque, tissu qui, en les soustrayant aux ards (en se tassant) communique à la papille une teinte bleuâtre plus moins franche.

« Il va sans dire que la configuration primitive de la papille, la préexis-nce d'une excavation physiologique étendue et profonde, influera très siblement sur l'aspect de la coupe du nerf dans un cas de dégénérescence ise. Nous ne croyons pourtant pas trop nous hasarder en disant que dans cas où la papille ne montrait pas, avant la maladie, d'anomalies physiolo-ques très accusées, les changements d'aspect qu'impriment à la section ner-use la dégénérescence grise sont assez caractéristiques pour qu'on puisse, l'inspection ophthalmoscopique seule, poser le diagnostic d'une ataxie. »

Depuis que ces lignes ont été publiées, j'ai examiné, d'après le relevé atistique (voy. notre tableau) de huit cent cinquante à neuf cents ataxiques, teints d'atrophie, et je ne pense pas avoir à ajouter autre chose, c'est que diagnostic à l'ophthalmoscope n'a essentiellement sa valeur, comme nous bservions déjà, qu'au début de l'affection.

Dans la critique, M. Leber (*Nagels Jahresbericht*, t. I, p. 311) nous fait dire que nous différencions l'atrophie grise de l'atrophie simple parce que, dans la dégénérescence grise, « la papille devient opaque par pullulation (*Wucherung*) de sa neuroglie », nous avons simplement parlé d'une *substitution*, ce qui signifie qu'à la place du tissu nerveux se rencontre du tissu connectif. Nous basant actuellement sur de bien plus nombreuses dissections de nerfs optiques dégénérés, on fait mieux de remplacer le terme substitution par celui de *persistance de la neuroglie avec tassement*, et de ne pas oublier que les éléments cellulaires qui servaient à l'absorption de la masse médullaire du nerf se rencontrent encore dans ce tissu tassé, toutes raisons pour empêcher qu'un affaissement notable du nerf se produise, comme dans les atrophies par suite d'inter-ruption de conductibilité et de nutrition du nerf, où alors l'atrophie porte indifféremment sur tissu nerveux et neuroglie. Du reste, à la suite des progrès de nos connaissances cliniques et d'anatomie pathologique, on ne saurait non plus, comme le voulait alors M. Leber, désigner comme atrophie grise, tous les cas où, d'après l'examen anatomique, l'atrophie du nerf est primaire et non la suite d'une interruption de la conductibilité des fibres ou d'une neurite indubitable. Actuellement, nous classons les atrophies en *neuritiques*, en *toxiques*, en *tabétiques* et en *simples*, par suite d'interruption de conductibilité et de nutrition du nerf.

Nous n'avons pas ici à tracer un tableau de l'ataxie, et cela d'autant moins que nous n'avons qu'à relater la manifestation de la dégénérescence grise des nerfs optiques, au point de vue ophthalmologique. L'ophthalmologiste n'est à même de se prononcer, s'il y a dégénérescence grise, que d'après ce que lui apprend l'ophthalmoscope; mais la symptomatologie doit tâcher de différencier à quel genre d'affection médullaire cette altération se rapporte, si toutefois, comme cela arrive bien plus qu'on n'est actuellement enclin à le croire, la dégénérescence grise des nerfs optiques n'est pas le symptôme précurseur de l'affection médullaire. Avec beaucoup d'à-propos M. Uhthoff dit : « L'oculiste est naturellement encore bien moins en état que le neurologiste de donner chaque fois, lorsqu'il n'y a que des symptômes peu prononcés et à leur début, un nom à l'affection médullaire qui entraîne la maladie des nerfs, et ce sont justement ces cas qui se présentent le plus fréquemment à l'ophthalmologiste. »

C'est précisément parce que la dégénérescence grise peut éclater à la suite de diverses affections de la moelle qu'on fera bien de grouper les atrophies sous un nom générique de *spinales* pour les différencier de celles de cause cérébrale ou centrale, ainsi que des diverses formes d'atrophies suite de neurite et de dégénérescence toxique. Dans un court appendice à ce chapitre, nous verrons si l'on peut différencier de cette forme spinale de dégénérescence grise, une forme centrale de dégénérescence grise concordant avec des foyers isolés de sclérose dans le chiasma et les tractus. L'atrophie spinale se rencontre de préférence avec la dégénérescence grise, la sclérose en plaques des cordons postérieurs et la sclérose des cordons latéraux. Nous retrouverons la dégénérescence grise des nerfs optiques aussi dans certaines formes de paralysie progressive, mais alors des symptômes ataxiques accompagnent cette paralysie.

Ce qui, à notre avis, rend particulièrement difficile le diagnostic, c'est que très souvent la dégénérescence grise des nerfs optiques est un symptôme précurseur, on pourrait dire préataxique, si la dégénérescence n'était pas l'analogue des dégénérescences médullaires. Aussi le raisonnement porte-t-il absolument à faux, de vouloir, parce que tel ou tel symptôme de l'ataxie manque, douter de l'existence de la dégénérescence grise. Tous ces symptômes peuvent faire défaut, raison de plus pour ne pas se laisser ébranler dans son diagnostic lorsque les douleurs fulgurantes, le tendineux réflexe (Uhthoff en constate l'absence douze fois sur quinze), l'anesthésie cutanée, les symptômes vésicaux, etc., font défaut. Nous considérons comme infiniment plus important pour le diagnostic d'une atrophie spinale débutante n la *présence* de tel ou tel symptôme ataxique, mais l'*absence* de tout nptôme cérébral. Car, tandis que nous pouvons avoir des dégénérescences ses du nerf sans aucun symptôme spinal, nous ne rencontrerons presque nais des atrophies centrales sans aucun symptôme cérébral, et il est core relativement rare que des altérations du cerveau se combinent avec s symptômes ataxiques.

Nous pensons donc absolument inutile d'énumérer au point de vue tistique combien de fois tel ou tel symptôme ataxique s'est rencontré avec débuts de la dégénérescence grise des nerfs optiques. Lorsque nous us trouvons en présence des symptômes papillaires, le diagnostic nous raît confirmé, même en l'absence de toute autre manifestation ataxique, is ce n'est à peine qu'un peu plus que dans la moitié des cas (9 fois r 15, Uhthoff) que les altérations de motilité dans la pupille viennent ndre le diagnostic certain.

Il est pour nous absolument démontré que la dégénérescence grise des rfs optiques constitue assez fréquemment un signe précurseur de l'ataxie, ici le doute émis par des neurologues les plus compétents n'ébranle en n la manière de voir que nous avons exprimée depuis longtemps. Chez us le malade se présente lorsque le trouble visuel est l'unique symptôme i le préoccupe, tandis qu'il n'en est pas de même chez le neurologue, ez lequel il va consulter lorsque déjà un ensemble de symptômes le met r la voie qu'il a quelque chose de détraqué dans son système nerveux. De s, il ira trouver le spécialiste pour les affections nerveuses, lorsque ce nt des troubles du côté de la vessie ou de l'estomac qui sont les premiers nptômes à entrer en scène. Je ne pense pas que l'atrophie grise des rfs optiques puisse persister comme un symptôme *absolument isolé*, et rapproche de l'opinion de M. Uhthoff, qui dit que d'après sa statistique us ne sommes pas encore assez avancés pour rayer la dégénérescence se et primaire, simple, comme une maladie existant à elle seule, mais e nous ne sommes pas très éloignés de le faire. Pourtant cela n'empêche llement qu'elle peut s'imposer comme telle, en se présentant comme nptôme précurseur unique, pendant cinq, dix et même un plus grand mbre d'années. La forme spéciale d'atrophie de nerfs périphériques, n dépendant, mais précédant la sclérose des cordons postérieurs de la elle, est aussi, d'après M. Merkel (voy. *Traité*, p. 628), plus fréquente on ne l'a admis jusqu'alors. On n'a pas suffisamment appuyé sur ce fait e dans un très grand nombre de cas l'affection des nerfs optiques doit être ardée comme la manifestation la plus précise. Il est infiniment plus re d'observer le contraire, c'est-à-dire que lorsque déjà tout le cortège s symptômes ataxiques a évolué, que les malades peuvent à peine mar-er seuls, qu'alors seulement éclatent des dégénérescences des nerfs opti-es; et qu'un très grand nombre de ces malheureux y échappent, la preuve est que, sur les ataxiques en général, il n'y a que 12 à 18 pour 100 qui ésentent une atrophie papillaire.

Nous trouvons encore ici un signe de diagnostic différentiel entre la dégénérescence grise spinale et l'atrophie blanche cérébrale. L'absence de symptôme autre d'une altération dans la santé générale nous engage vivement à considérer l'atrophie progressive du nerf optique comme symptôme préataxique, et l'observation suivie du malade confirmera le diagnostic. Au contraire, s'agit-il d'une mise hors fonction d'un nerf optique par suppression de conductibilité provenant d'une cause cérébrale (affection intracrânienne), alors le plus souvent il y a des phénomènes cérébraux concomitants, ou ceux-ci suivent de très près la diminution progressive de la vision.

L'*étiologie* de l'atrophie spinale (consultez notre tableau) nous fournit quelques renseignements intéressants; tandis que M. Uhthoff, le confrère qui s'est le plus appliqué à l'étude des affections du nerf optique, ne trouve que 37 pour 100 d'atrophies spinales sur la totalité des atrophies, notre statistique en présente 44,50 pour 100. A mesure qu'on compulsera un plus grand nombre de cas, on verra que pour la réunion des 83 cas de Leber (*Graefe-Saemisch*, IV, p. 873) la proportion des simples atrophies, soit 37 contre 23 de spinales, subira une modification sensible. A mesure qu'on aura mieux défini ce qu'il faut ranger dans le groupe des simples atrophies, en n'y comprenant que les atrophies par mise hors conductibilité des fibres nerveuses de cause cérébrale ou intracrânienne, on verra que la proportion de 1 d'atrophie simple à 7 spinales ne sera pas encore juste et que probablement la proportion sera de 1 à 10.

Dans notre tableau de 300 atrophies, le chiffre des atrophies simples désignées comme cérébrales est certainement exagéré (84 sur 300). Un grand nombre des 28 pour 100 d'atrophies cérébrales doit être groupé dans les atrophies par papillite ancienne, mais lors de la présentation du malade tout signe pour diagnostiquer la papillite avait disparu.

La disproportion des affections atrophiques atteignant les hommes, comparativement aux femmes, est depuis longtemps connue. La compulsion de chiffres de plus en plus considérables fait ressortir encore sensiblement cette prédisposition du sexe fort à s'atrophier. Ainsi, sur la compulsion de Leber de 87 cas (dont 23 de simple atrophie), l'affection spinale atteint 87 pour 100 d'hommes et 13 pour 100 de femmes; sur les 37 pour 100 d'atrophie spinale de Uhthoff, nous trouvons une proportion de 70,2 pour 100 d'hommes pour 29,8 pour 100 de femmes. Sur nos 134 cas d'atrophie spinale nous n'avons noté que 21 femmes sur 113 hommes, la proportion de 1 femme pour 5 à 6 hommes se rapproche donc bien plus des chiffres de Leber.

Il sera encore utile de comparer pour les hommes les chiffres des 37 malades de M. Uhthoff avec nos 134 pour ce qui concerne l'âge des malades hommes: 12 avaient entre quarante et cinquante ans, 7 entre trente et quarante, 4 entre cinquante et soixante; de même les femmes: 4 se présentent entre trente et quarante ans, 3 entre quarante et cinquante, 3 entre cinquante et soixante ans. Dans notre statistique de 134 cas, aussi le maximum alades hommes tombe entre trente et quarante ans, ainsi que le maximum e femmes (8).

Les femmes seules ont le plus grand chiffre entre vingt et trente ans 5 femmes), tandis que chez les hommes c'est de cinquante à soixante ans, y a 24 cas, tandis que de trente à quarante ans il n'y a que 22 malades. n voit que la différence est fort peu sensible de soixante à soixante-dix ans, ous avons encore 15 hommes et 2 femmes. Dans notre statistique nous ouvons même entre vingt à trente ans 2 hommes et, passé soixante-dix ans, homme et 1 femme.

L'analogie de ces chiffres, dans deux capitales aussi différentes (Berlin et aris), nous montre que la dégénérescence grise se développe surtout vers fin de la lutte pour l'existence, et surtout chez ceux chez lesquels cette tte a été pénible et décourageante. C'est le *miserere moral* greffé sur la ébilité corporelle qui doit être cité avant tout comme une des causes prédis-osantes à l'ataxie, qui se présente chez nous ophthalmologistes, c'est-à-dire ez les 12 à 13 pour 100 des ataxiques amblyopes et amaurotiques. Ce sont ssi ici de préférence les personnes chez lesquelles l'amour-propre, le point honneur et les excitations morales sont souvent mises en cause, qui dévo-ent leurs chagrins, qui sont exposées à devenir ataxiques amblyopes.

On peut dire que toute maladie débilitante prédispose à l'ataxie lorsqu'elle teint une personne moralement surmenée, et c'est ici l'occasion de parler l'origine spécifique, nous bornant aussi ici à rester strictement sur tre terrain spécial. Les données de MM. Fournier et Erb ne se trouvent ère confirmées par nos chiffres de statistique (1), qui ne portent guère le mbre des infectés au delà de 30 pour 100. Aussi nous voyons le maximum nos malades se présenter entre quarante et cinquante ans, leur infection montant au début de la vingtième; à vingt ou vingt-cinq ans, on arriverait nc au signe de manifestation tertiaire. Les infections de personnes appro-ant la cinquantaine sont ici encore très fréquentes et pourtant on voit que même laps de temps d'incubation écoulé, la dégénérescence grise ne se ésente plus. On objectera que nombre de personnes se soustrairont par mort à cette manifestation, mais un certain nombre vivent, et l'on con-ent fort bien que la syphilis, tardivement acquise, se montre la plus apte produire les manifestations les plus rebelles, et surtout des accidents du té du cerveau, et pourtant les tabétiques anciens sont ceux qui de préfé-nce excluent, par leurs données anamnestiques, l'idée d'une nature spéci-que de la dégénérescence de leurs nerfs optiques.

Il faudrait donc admettre que c'est la syphilis acquise dans les meilleures nditions de curabilité (ou de moins de pouvoir de devenir latente), syphilis oculée à de jeunes sujets vigoureux, qui les prédispose à avoir, dans la ngtaine, des symptômes ataxiques. En prenant encore à notre point de vue ophthalmologiste l'influence de la syphilis comme agent nuisible et provo-

(1) Consultez la bibliographie.

cateur, on verra qu'elle entraîne, dans la série des affections oculaires général, un très respectable chiffre d'affections secondaires et tertiaires.

Jetons un coup d'œil sur notre tableau et en admettant que tous nos ata ques, s'ils avaient été syphilitiques, ne forment pas encore 0,1 pour 100 faudrait donc admettre que pour ce qui concerne le nerf optique, la syphi qui n'a pourtant guère d'aversion à se jeter sur l'œil et ses annexes, montre que fort peu de tendance à y produire la dégénérescence gri Dans les 13 pour 100 de tabétiques amblyopes et anévrotiques; la syphi ne joue certainement qu'un rôle adjuvant mais nullement initial. Tel pa aussi être l'opinion des neurologues les plus compétents pour le restant 87 pour 100 (Charcot).

Si nous faisons quelques réserves, concernant notre position de spéciali pour nous prononcer, sur la nature spécifique de l'ataxie, ce n'est certai ment pas que l'expérience nous ait manqué pour l'acquérir. Un coup d' jeté sur notre tableau montre qu'un clinicien répandu pourra, suivant nombre de malades qui se présentent à lui, observer de 60 à 70 ataxiq par an: nous doutons fort qu'un autre genre de spécialité, la neurologie à p soit plus favorisé à cet égard. La réserve porte donc sur le genre de mal que nous secourons et qui ne concerne que les 13 pour 100 d'ataxiq atteints d'affections des nerfs optiques et des muscles de l'œil. De 13 pour 100 nous pouvons affirmer, de la manière la plus positive, leur affection n'est pas seulement réfractaire au traitement spécifique, aussi que lorsque la maladie ne se trouve qu'ébauchée, tout traitement m curiel ou à l'iodure de potassium active manifestement la marche de l'a tion morbide. Si l'on a dû donc convenir que la manifestation tertiaire la moelle et les centres nerveux, comme dégénérescence et sclérose, se co portait absolument autrement dans ses résultats thérapeutiques que symptômes tertiaires en général, c'est-à-dire si l'on a dû convenir qu'on pas guéri un seul malade, depuis qu'on veut avoir découvert que l'at est le plus souvent spécifique, on s'est consolé en soutenant que les ch gements anatomiques, une fois établis, n'étaient pas de nature à perme un retour vers la guérison, mais que l'on pourrait citer nombre de cas où symptômes préataxiques auront disparu et que le traitement spécifi devait être regardé comme un moyen de préservation de l'ataxie (Fourni

Ce raisonnement peut certainement être contredit par les ophthalmologis et personne ne saurait nier que la manifestation de la dégénéresce est pour ce qui concerne les nerfs optiques un symptôme fréquent et es tiellement précurseur des altérations de la moelle, personne ne saurait n que le nerf optique n'est pas pris d'emblée dans toute une région de s épaisseur, qu'au contraire la dégénérescence débute par foyers délimit Viendra-t-on encore contredire qu'aucun clinicien, même pas le neurolog dispose de moyens plus précis pour se renseigner sur la marche progressi d'une affection, que nous le possédons par l'examen de l'acuité et du cha visuel, ainsi que du sens pour les couleurs (ce qui explique suffisamme pourquoi les neurologues aiment tant s'adjoindre un ophthalmologiste instruit et versé dans ces examens).

Combien de fois n'avons-nous pas tenté, sur des malades qui avaient affirmé avoir été infectés, un traitement spécifique des plus énergiques et méthodiques, et ne nous sommes-nous pas vu forcé de l'interrompre, voyant la très grande impulsion que pareil traitement donnait à la maladie. Donc les mercuriaux, ainsi que l'iodure de potassium, ne sont certainement pas à même d'empêcher l'évolution de la dégénérescence grise dans les nerfs optiques; loin de là, ces médicaments la hâtent; si donc la dégénérescence grise était de nature spécifique, le traitement préventif aurait pour ce genre de manifestation syphilitique une tout autre manière de se comporter qu'il ne l'a pour toutes les autres manifestations de ce genre.

Notre réserve concernant les ataxiques atteints d'affections oculaires, comparativement à ceux qui ne sont jamais molestés du côté des yeux, mérite encore d'être prise en considération pour ce qui regarde les *prédispositions héréditaires*. Cette prédisposition est citée et admise par tous les neurologues, mais nous l'avons vainement recherchée chez nos malades, et nous ne pouvons pas non plus mentionner cette cause, parmi les données étiologiques de la dégénérescence grise des nerfs optiques, chez les autres confrères, tandis qu'une forme particulière d'atrophie héréditaire est connue et décrite pour ce qui regarde la neurite rétro-bulbaire.

La *marche* et le *pronostic* de la dégénérescence grise sont désastreux. Dans la très grande majorité des cas l'atrophie est double, ou si elle est unilatérale, elle ne met qu'un intervalle de quatre ou cinq ans, au maximum, pour se manifester sur le nerf congénère. La cécité évolue, ordinairement, dans l'espace d'un à trois ans, rarement elle devient complète avant six ou huit mois en gagnant les nerfs optiques à la fois, ou dans un court intervalle. Si parfois, sous l'influence d'un traitement approprié, l'on voit la marche progressive dans la dégénérescence des nerfs optiques, ne s'arrêter en rien dans sa course rapide et destructive, il arrive encore assez souvent que le malade se désole, d'autant plus qu'il constate un amendement dans les autres symptômes (que les douleurs fulgurantes cessent, que les mouvements de coordination sont plus aisés et que la marche est plus facile). L'affection du côté des nerfs optiques affecte donc, dans son évolution, une certaine indépendance d'allures; pourtant, si l'on se donne la peine de poursuivre les malades qui, devenus aveugles, se sont soustraits à l'observation, on reconnaîtra aisément que la marche de l'affection est constamment progressive et que si la dégénérescence grise a même débuté dans les nerfs optiques, il ne se passera guère plus que quelques années (trois à cinq au maximum) pour que les autres symptômes ataxiques entrent en scène.

Il est triste à dire que même ceux qui ont prôné les médicaments les plus extraordinaires (cyanure d'or et de mercure) et en ont vanté les bienfaits, n'ont borné leurs éloges qu'à signaler un arrêt dans la marche de l'affection par un amendement insignifiant. Le premier ataxique est encore à guérir, mais on peut se vanter d'avoir bien empiré la situation de nombre d'ataxiq en leur détériorant la digestion par l'emploi continu du nitrate d'argen du seigle ergoté. C'est surtout ce dernier médicament qui, en provoqu des symptômes d'intoxication chez les ataxiques, a eu des résultats dés treux, tandis qu'on n'exposait, par l'emploi obstiné du nitrate d'argent, malades qu'à un transfert de leur argent sous la peau.

Ce que nous pouvons donc seulement attendre d'un *traitement* ration c'est un arrêt de la maladie, plus ou moins prolongé, avec une stimulat de la fonction visuelle, une certaine amélioration comme acuité visue Pour y arriver, tout traitement débilitant doit être rigoureusement ban Qu'on veuille bien s'abstenir de tout emploi de mercuriaux et d'iodure potassium, même si le malade avoue son infection syphilitique antérie L'emploi du bromure de potassium nous a donné un résultat tout a mauvais que le traitement antispécifique, que le nitrate d'argent et le se ergoté. Seuls l'hydrothérapie, les toniques, en particulier les ferrugineu préparations arsenicales, doivent être prescrits ici, en même temps qu tâche autant que possible d'activer la nutrition des malades par l'emploi préparations de quinine, de peptone et de pepsine. Simultanément ave traitement fortifiant, nous nous servons des courants continus à travers lames et apophyses mastoïdes (huit-dix éléments pendant deux à trois nutes) et nous faisons des séries d'injections de strychnine au centième (demi-seringue par jour injectée à la tempe). Ces séries sont de dix jo avec dix jours d'intervalle.

Lorsque nous nous trouvons en présence d'un malade qui a déjà perdu œil par dégénérescence grise, nous n'hésitons pas à l'engager à se soume à la distension du nerf optique de ce côté, pour arriver à un arrêt de maladie du côté opposé. Sur une centaine d'élongations du nerf optique nous avons pratiquées, nous n'avons, bien entendu, obtenu qu'un nom restreint de cas absolument favorables avec un arrêt complet pendant p sieurs années dans la marche de la maladie, mais dans 80 pour 100 des cet arrêt est incontestable, quoique d'une durée ne dépassant parfois gu huit à dix mois. D'un autre côté, nous possédons plusieurs observations o perception lumineuse s'est relevée pour le nerf distendu au point de p mettre de compter les doigts à 1-2 mètres, et de pouvoir tracer un cha visuel pour le blanc et le bleu. L'amélioration de la vision du côté oppo comme agrandissement du champ visuel, a été en quelque sorte constan celle de l'acuité visuelle, moindre. Pourtant, chez trois de nos malad nous avons observé, avec un agrandissement notable du champ visuel, u augmentation très sensible de la vision. Chez aucun de nos opérés, la visi n'avait diminué immédiatement après l'opération (par suite de l'excitati et de la crainte éprouvée).

Un phénomène incontestable, c'est que plusieurs de nos opérés ch lesquels, non la réduction de la vision, mais bien l'incoordination des mo vements des jambes rendait la marche excessivement difficile, ont décla spontanément une bien plus grande facilité pour se conduire. Je cite ici un homme de la campagne, âgé de quarante-huit ans, qui fut soumis à la distension de son nerf optique gauche, quoique le malade présentât encore à peine une manifestation de la maladie du côté de son nerf optique droit (bonne acuité visuelle et champ visuel presque intact), le malade n'osait pas sortir de crainte de chanceler en descendant et en remontant les trottoirs. Toute hésitation avait disparu après la distension du nerf optique gauche.

Chez plusieurs malades nous avons vu s'arrêter les progrès de la maladie rapides avant l'opération (mes premiers essais ne remontent qu'à sept ans). Ce qui engage à l'opération, c'est qu'on ne l'exécute que sur un œil privé de vision, qu'on ne l'entreprend que si l'autre œil présente déjà un commencement de dégénérescence, que l'intervention n'expose à aucun danger, en se servant de soins minutieux d'antisepsie et que c'est sans contredit encore le *seul traitement qui nous a donné une amélioration parfois assez marquée et un arrêt dans la marche rapide de l'affection*, tandis que tous les autres moyens thérapeutiques sont ici d'une stérilité désolante.

La constance dans l'agrandissement du champ visuel sur l'œil congénère devrait vivement engager à perfectionner l'exécution de la distension, et à ne pas faire hésiter à y revenir si l'effet de l'opération ne se produit pas, ou si cet effet se perd très rapidement, car on devrait bien se convaincre que pareil manque d'un résultat favorable peut fort bien s'expliquer par une exécution défectueuse dans une opération, qui n'est nullement dans les mains des opérateurs, et qui est d'autant plus difficile à doser qu'on ne se rend pas aisément compte, avant d'avoir exécuté un assez grand nombre d'opérations, jusqu'à quel point on peut exercer une certaine traction sur le nerf optique. Qu'on ne veuille pas oublier combien d'opérateurs sont imbus de leur infaillibilité ; une opération ne donne pas de résultat, c'est qu'elle est, le cas échéant, incapable de la donner, mais ce n'est jamais parce que, exécutée comme elle l'était, elle n'était capable de le donner. Une répétition de l'opération est donc ici d'autant plus indiquée que le doute peut exister pour le plus expérimenté des opérateurs, que l'exécution en est absolument inoffensive et équivaut à l'intervention dans le cas de strabisme.

A l'occasion de notre premier travail (*Ann. d'Ocul.*, mars-avril, 1881) sur l'élongation, j'ai exposé l'historique de l'élongation des nerfs, introduite dans la chirurgie par notre ami le professeur de Nussbaum, qui m'a fourni les renseignements suivants, lorsque je le priai de préciser qui avait été le premier à exécuter cette opération, Billroth ou lui. « Je suis entièrement de votre avis, la distension nerveuse est mon œuvre ; je l'ai, le premier, exécutée volontairement, intentionnellement, suivant un plan arrêté ; j'ai donné son nom à l'opération et l'ai recommandée à mes confrères. Ce que vous trouverez marqué au crayon rouge dans la brochure que je vous ai adressée est tout ce que l'on peut dire concernant l'histoire de cette opération ; s'il revient un mérite à Billroth en cette circonstance, c'est qu'il l'a exécutée inconsciemment. Ce n'est pas *lui*, mais bien *moi*, qui ai envisagé le résultat de son opération, non suivie de réussite, comme une indication pour pratiquer une traction sur les nerfs malades. Billroth n'a pas prononcé un mot à cet égard, pas donné le moindre conseil à ce sujet. »

La brochure dont il est fait mention plus haut (*Die Operation einer Intercostalneuralgie*. Munich, 1878) débute par le passage suivant : « Il y a des opérations qui naissent de longues réflexions; quelques-unes sont le résultat de la dure nécessité dans laquelle se trouve placé; d'autres enfin ont simplement pour point de départ le hasard : c'est cette dernière origine qu'est due l'élongation des nerfs. En 1860, j'ai réséqué, à l'hôpi d'ici, l'articulation du coude pour une carie avec forte suppuration. Au cours de l'op ration, le crochet de l'assistant distendit très fortement le nerf ulnaire. C'est à cet distension que j'attribuai ce fait qu'après la résection cessèrent les crampes tétaniqu dont le bras de l'enfant avait été le siège. C'est cette observation, et en particuli le cas que relata Billroth en 1869, qui me conduisirent à l'idée de distendre intentio nellement les nerfs, dans le but de combattre les contractures et les douleurs. Et, effet, Billroth ayant recherché, chez un malade qui souffrait d'attaques d'épilepsie même temps que de douleurs sciatiques, s'il ne trouverait pas près des nerfs une cau locale des douleurs, ne rencontra rien et termina, fort mécontent, l'opération. Cont toute attente, les attaques d'épilepsie ne reparurent plus. On pouvait de nouveau att buer ce résultat au tiraillement du nerf sciatique. Après ces observations, l'idée dev se présenter à l'esprit de faire *intentionnellement* de pareilles opérations.

« Je donnai à l'opération le nom d'*élongation nerveuse* (*Nervendehnung*), dénomin tion qui ne me paraît appropriée que jusqu'à un certain point. L'élongation réelle q subit un nerf par une forte traction est à proprement parler fort peu accusée. Même distendant très fortement un gros nerf, on arrive bien à l'allonger de quelques cen mètres, mais, grâce à son élasticité, il reprend ensuite à peu près son ancienne longue Ce n'est qu'en prolongeant la traction pendant des heures qu'il serait possible d'arri à une élongation quelque peu accusée et permanente. Ce que nous obtenons par u forte traction exercée sur un nerf, c'est le détachement des points où il est fixé, et, qui me paraît le plus important, le décollement de la moelle de son enveloppe, phén mène suivi d'un changement important dans la nutrition du nerf; car les ecchymo et les injections vasculaires qui surviennent lors d'une forte traction sur le névrilem s'étendent à une grande distance en haut et en bas du point où a porté la traction. fonction d'un nerf est certainement influencée d'une façon sensible par la pressi qu'exerce l'enveloppe sur la moelle du nerf, et c'est pourquoi l'on peut aussi, sans empirisme trop grossier, attendre un grand résultat de la distension nerveuse. En eff je ne connaissais pas encore, au début, l'effet que produit la distension sur un nerf, mon idée était, par conséquent, tout à fait empirique. »

J'ai cité ce dernier passage parce que je le considère comme important au point vue historique, et aussi parce qu'il présente de l'intérêt en ce qui regarde les expérien que l'on vient d'entreprendre sur l'élongation des nerfs. La plus importante opérati d'élongation fut pratiquée par Nussbaum, en 1872, sur un soldat de vingt-trois an blessé pendant la guerre par un coup de crosse de fusil, ayant atteint la nuque et coude gauche ; dans la première région, il se produisit un abcès qui guérit en quin jours. Il était résulté de ces blessures une contraction des grands et petits pectoraux de tous les fléchisseurs de l'avant-bras, du bras et de la main gauches. Cette contra ture était tellement prononcée qu'on n'arrivait qu'avec le plus grand effort à la vainc la sensibilité avait été abaissée, mais non abolie. M. de Nussbaum dégagea tout d'abo le nerf ulnaire qu'il sortit de sa rainure osseuse; il le *distendit doucement* et le re à sa place après l'avoir nettoyé. La plaie cutanée fermée, l'opérateur fit alors, séan tenante, une seconde incision dans le creux axillaire gauche, précisément au-dessus l'artère axillaire, incision à laquelle il donna également une longueur de 8 centimètre il dégagea ensuite tous les gros troncs situés autour de l'artère axillaire, en se re seignant par la contraction musculaire quand il avait affaire au nerf radial ou ulnair Après cette distension, une troisième incision fut pratiquée au-dessus de la plus gran courbure de la clavicule; on prépara alors avec deux pinces les nerfs placés en avant en arrière de la subclavia, c'est-à-dire les nerfs cervicaux spinaux inférieurs, et on l sortit avec le doigt de façon à les distendre. Chaque nerf fut poursuivi avec le bout d doigt jusqu'à la colonne vertébrale, puis on les repoussa en haut et latéralement, e exerçant sur chaque nerf une faible traction, comme si l'on avait voulu les sortir d la moelle épinière. Cette manœuvre qui, chose curieuse, fut bien plus facile dans so exécution qu'on n'aurait pu le croire, fut accompagnée de vives contractions du bra et des muscles pectoraux. Après replacement des nerfs, la plaie fut fermée. Le malad sortit de l'anesthésie ayant recouvré le mouvement des doigts et la sensibilité de l peau; en outre, la contracture avait disparu. Il guérit promptement, quoique la plai du cou ne se réunît pas par première intention.

Nous citons cette opération assez explicitement, tout d'abord parce qu'elle nous indique que l'inventeur n'avait essentiellement en vue de guérir qu'une contraction privant un membre de ses mouvements. Partant de l'application de cet allongement des nerfs pour le nerf facial dans les cas de tic facial persistant, il a, de préférence, posé cette indication, quoiqu'il ajoute que l'hyperesthésie pourrait aussi engager à pareille opération.

Le professeur Czerny, peu enthousiaste de l'extension des nerfs, à laquelle il préfère la résection, pratique l'extension du nerf sous-orbitaire (qu'il arrache pendant la traction et qu'il excise); il distend le sus-orbitaire et fait suivre l'opération d'une résection, parce que les douleurs névralgiques n'avaient pas cessé. Il fait sans succès la distension des nerfs sciatiques, avec un succès médiocre celle des nerfs ulnaires par deux fois; enfin, il distend, avec un résultat assez satisfaisant, les plexus axillaire et sus-claviculaire chez un étudiant chez lequel le forceps, ou une compression quelconque, lors de la naissance, avait laissé une contracture hémiplégique du bras droit avec des contractions spasmodiques.

En opposition avec ces résultats peu encourageants et qui contrastent avec ceux obtenus par les autres opérateurs, nous voilà en présence d'une cure des plus remarquables relatée par *Charles Langenbuch* (1); il s'agit de la guérison d'une ataxie. L'opération fut d'abord exécutée sur le nerf sciatique gauche, chez un négociant de quarante ans, atteint depuis plusieurs mois d'ataxie et de douleurs fulgurantes des plus intenses dans les jambes. Comme l'extension de ce nerf, qu'on avait trouvé tuméfié et rouge, avait amené un résultat très satisfaisant, on procéda, trois semaines après, à la distension des deux nerfs cruraux et du nerf sciatique droit. Chose des plus remarquables, non seulement les douleurs disparurent, mais aussi les autres symptômes ataxiques, les troubles d'incoordination et de sensibilité.

Après un résultat moins brillant d'un allongement des deux nerfs sciatiques, que fit M. *Erlenmeyer* (2) chez un ataxique, et qui, tout en donnant un accroissement des forces, resta sans effet sur les phénomènes ataxiques, le professeur *Esmarch* (3) obtint une guérison éclatante des mouvements d'incoordination, simultanément avec la disparition des douleurs, par l'extension des nerfs dans le creux axillaire.

L'opération que firent MM. *Gilette* et *Debove* (4), et à laquelle la présentation du malade par le professeur *Charcot* a donné un si grand retentissement, n'eut pas un résultat aussi brillant que les cas cités par *Langenbuch* et *Esmarch;* pourtant, M. *Charcot* insista avec raison sur le fait capital qui se reproduisit aussi chez ce malade, à savoir, non seulement l'allongement du nerf sciatique gauche amena la cessation de douleurs fulgurantes atroces et d'une intensité absolument insolite, mais encore certains symptômes ataxiques disparurent en même temps; ainsi, l'incoordination des mouvements cessa presque complètement, tandis que persistèrent les symptômes pupillaires et l'absence des réflexes tendineux du genou.

Le 16 décembre suivant, MM. Gilette et Debove (5) firent, chez un malade qui demandait à être débarrassé de douleurs fulgurantes incessantes dans les membres supérieurs, l'allongement des nerfs médian et radial droits. Cette distension fut faite sans hésitation à travers une plaie de 7 centimètres, pratiquée sur le trajet des nerfs, car des expériences sur le cadavre avaient appris à nos confrères qu'une force de 42 kilogrammes est nécessaire pour rompre ces nerfs. Fait des plus curieux, l'opération exécutée à droite amena en même temps un soulagement dans les douleurs du côté gauche; l'incoordination motrice fut améliorée au point de permettre la marche sans appui, et l'on constata une diminution de l'anesthésie plantaire du côté gauche, opposé au côté sur lequel on avait opéré.

C'est l'action sur des nerfs du côté où l'opération n'a dû avoir aucun effet direct — et l'on ignore absolument si l'influence s'exerce par le centre spinal ou si elle se produit directement sur le système périphérique —

(1) *Berliner klin. Wochenschrift*, 1879, p. 709.
(2) *Centralblatt für Nervenkrankheiten*, n° 21, 1880, p. 441.
(3) *Deutsche med. Wochenschrift*, n° 10, 1880.
(4) *Progrès médical*, n° 50.
(5) *Ibid.*, n° 52.

qui a attiré tout particulièrement mon attention. L'effet étant incontestable, une explication importait peu dans le but thérapeutique à poursuivre, et le but était de remédier aux altérations de l'ataxie dans les nerfs optiques et les centres nerveux.

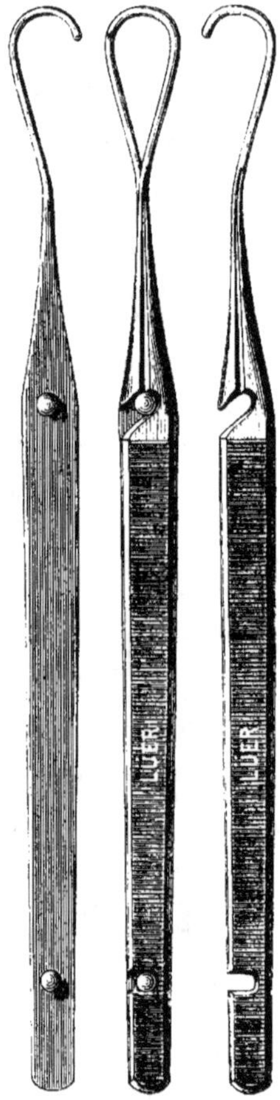

FIG. 148.

Une élongation du nerf optique était-elle impossible à tenter lorsque la plupart des opérateurs, et en particulier l'inventeur de ce procédé, avaient proclamé la parfaite innocuité de ces distensions nerveuses. Pour avoir une idée approximative du degré d'extension qu'on peut faire subir au nerf optique, il fallait avoir présents à l'esprit les chiffres concernant les rapports de la longueur du nerf optique, indiqués page 41.

Voici comment je procède à l'opération. Après avoir écarté les paupières, je détache la conjonctive tangentiellement au bord interne de la cornée, dans l'étendue de 2 centimètres. Je prends, ayant bien dégagé le tissu sous-conjonctival, le muscle droit interne sur l'une des branches de mon double crochet. Le muscle étant soigneusement détaché, je passe une suture à travers son tendon; puis, retirant le crochet, je dégage la capsule de Tenon et le tissu cellulaire sus-jacent au globe oculaire jusqu'au voisinage du nerf optique, au moyen d'une spatule mousse recourbée (voy. fig. 102, p. 418) avec laquelle on sent parfaitement le nerf optique qui offre sous l'instrument une grande résistance. Je saisis alors le nerf sur une des branches du crochet (fig. 148) et introduisant ensuite l'autre branche sessile, je les réunis après qu'elles ont contourné le nerf et j'obtiens par l'enchâssement des branches, un anneau qui contourne en entier le nerf optique, ne permettant pas qu'il s'en échappe. J'amène alors, autant que possible, à l'aide de l'instrument ainsi fermé, l'insertion oculaire du nerf vers le plan orbitaire. La traction doit être faite assez énergiquement pour que l'opérateur puisse, au besoin, toucher du doigt le nerf optique et se renseigner sur son implantation au globe oculaire. Je retire alors chaque branche du crochet, fais une irrigation avec une solution de sublimé et fixe le muscle droit interne à la conjonctive avec la suture qui a été préalablement placée; cela fait, on applique le pansement antiseptique.

Si j'ai insisté si longuement sur l'allongement des nerfs, c'est que cette opération peut être appliquée au nerf optique, sans que l'on ait à redouter une traction fâcheuse communiquée au cerveau par ses membranes. Car on sait que la dure-mère qui forme la gaine du nerf optique, adhère très solidement à la paroi osseuse dans le canal osseux, que parcourt le nerf pour entrer dans l'orbite. M. Landsberg (1) qui a aussi exécuté ce genre de distension vingt et une fois, dit : « La réaction et le mode de guérison étaient les mêmes que pour une opération ordinaire de strabisme. » Quoique notre confrère se servît, comme nous l'avons tout d'abord tenté, d'un simple crochet à strabisme, en pénétrant près du bord cornéen inféro externe, et qu'il lui arrivât alors que le nerf s'échappât du crochet très facilement, surtout si le malade ne se tenait pas tranquille pendant l'opération, il signale néanmoins chez six malades sur treize une amélioration de la vue et un arrêt dans la marche de l'affection.

Appendice. — Existe-t-il conjointement avec des *foyers multiples de ramollissement du cerveau* une dégénérescence du nerf optique qui rappelle la dégénérescence que nous venons de décrire au point de vue clinique et anatomique? Quoique très mal placé pour nous prononcer, nous ne pensons pas que, sauf la présence de véritables foyers de dégénérescence grise dans le cerveau, on rencontre pour le ramollissement cérébral d'autres lésions des nerfs optiques que celles de la névrite : c'est-à-dire tout d'abord rougeur et dilatation vasculaire de la papille, effacement des limites et halo péripapillaire. Après que ces symptômes se sont accentués parfois quelque peu, que quelques foyers hémorrhagiques ont apparu conjointement avec un léger soulèvement papillaire, le nerf se décolore rapidement; dans quelques cas, d'une façon plus prononcée du côté temporal (Michel). Jamais l'aspect ne peut ni simuler celui de la dégénérescence grise, parce que l'arbre vasculaire se trouve, dès le début de la décoloration, rétréci et présente souvent quelques fins vaisseaux bordés de raies blanchâtres. Anatomiquement il se pourra être, d'une façon transitoire, les coupes rappellent, au moment de la période atrophique, celle de la dégénérescence grise; mais les caractères de la névrite pourront ici toujours être constatés avec plus ou moins de précision.

La dégénérescence grise s'adjoint-elle à d'autres lésions de la moelle, telles que les diverses formes de myélites, de paralysies spinales spasmodiques, les lésions traumatiques, etc.? nous ne le pensons pas, quoique aussi, pour décider cette question, un spécialiste est mal placé. Probablement il ne doit s'agir ici que de processus infectieux qui, dans les myélites spontanées, se communiquent, en viciant le liquide cérébro-spinal, aux nerfs optiques et y provoquent des papillites d'une intensité peu accusée en général; à moins d'avoir recours, pour cette transmission, à l'ancienne théorie qui veut que le foyer primitivement atteint de la moelle agisse par perturbation vaso-motrice sur l'implantation du nerf optique au globe oculaire, y détermine une hyperhémie persistante, qui, entrainerait une pullulation de la neuroglie,

(1) *Archiv. für Ophthalm.*, t. XXIX, 4, p. 101.

suivie de troubles trophiques des fibres nerveuses mêmes. Nous ne cons dérons cette théorie pas plus soutenable que la propagation directe qu'c a invoquée pour la sclérose des cordons latéraux de la moelle.

C'est surtout en Angleterre qu'on a accusé les ébranlements de la colon vertébrale, à la suite de chutes sur les pieds, de chocs dans les accidents chemins de fer, de coups portés sur la nuque, etc. de pouvoir entraîne des atrophies du nerf optique, et où l'on a tenté un traitement direct par froid appliqué sur la colonne vertébrale [Chapman (1)]. C'est Albutt (*the ophthalmoscopic signes of spinal diseases, in Lancet*, p. 75, 187 qui a attiré l'attention sur ce sujet et a poursuivi les cas où, à la suite blessures de la colonne vertébrale et de la moelle, il est survenu des a blyopies et des amauroses. Les symptômes d'hyperhémie et de gonfleme papillaire excluent déjà ici l'idée que le traumatisme donne lieu à une sim dégénérescence grise et engagent Albutt à admettre une méningite asce dante, déterminant une dilatation des veines de la papille, avec effaceme de ses limites, c'est-à-dire de légers degrés de papillite, ayant bien plus tendance à rétrograder qu'à entraîner une atrophie complète.

Sur 30 cas de blessures de la moelle, cet auteur ne rencontre que 8 f des troubles oculaires, et encore ces 8 cas se rapportent à des lésions, p nant une tournure traînante dans leur guérison. Pour ces cas, du reste, proportion des troubles visuels est de plus de 50 pour 100, car sur 30 observations d'Albutt, les 8 avec troubles visuels se rapportent aux 13 c de lésions peu graves, tandis que dans les 17 autres qui entraînaient peu de semaines la mort, aucun trouble visuel ne fut relevé.

Qu'on ne veuille pas oublier que le traumatisme peut simultanément av atteint (par contre-coup) la base du crâne et le canal optique, ainsi que nerf qui lui livre passage, et qu'une coïncidenee due au hasard est ici, le nombre si restreint de cas, admissible. Car rien ne prouve qu'à la moe revient une influence directe sur la nutrition des nerfs optiques, et que c' à cette influence qu'est aussi due la fréquence des atrophies des nerfs op ques dans le tabes dorsal (Leber). La rareté des manifestations du côté nerfs optiques dans les formes graves de blessures de la moelle, surto lorsqu'elles n'intéressent pas la moelle allongée, exclut déjà pareil rapp et combien peut-on plus aisément admettre que de légères lésions traum tiques peuvent éveiller et faire éclater chez le blessé une prédispositi héréditaire à la sclérose des cordons postérieurs, et simultanément à ce des nerfs optiques.

Nous ajoutons ici (p. 554 et 555) le tableau statistique que M. le docte Esmérian a eu la bonté de dresser sur un chiffre de 21 000 mala et qui permet de se rendre compte de la fréquence proportionnelle d diverses formes d'atrophie du nerf optique.

(1) *Du traitement névro-dynamique dans certaines maladies des yeux*, Paris, in- 1878, p. 16.

ARTICLE XX

ATROPHIE SIMPLE (BLANCHE), CÉRÉBRALE, OU CENTRALE DU NERF OPTIQUE

Il nous reste à décrire un genre de dégénérescence atrophique, et c'est celui où le tissu du nerf disparaît par défaut de fonction ou par absence de nutrition suffisante (interruption d'afflux du sang, compression). Nous mettons souvent en opposition à l'atrophie spinale le terme générique d'atrophie cérébrale ou centrale, voulant ainsi désigner que la cause originaire siège de préférence dans le cerveau ou plutôt dans la cavité crânienne. Anatomiquement on doit mettre en opposition l'atrophie neurétique, l'atrophie par dégénérescence grise et l'atrophie par défaut de fonction et de nutrition, l'atrophie simple, blanche.

Nous pouvons, suivant l'origine de l'atrophie, distinguer deux variétés : l'une ascendante, lorsque la mise hors fonction du nerf résulte d'une destruction de son épanouissement oculaire (la rétine, la couche ganglionnaire des fibres du nerf) et une forme descendante, où cette mise hors fonction résulte d'une destruction du foyer d'élaboration de l'impression lumineuse ou d'un des tractus du nerf. En général l'atrophie descendante est par moitié répartie sur les deux troncs nerveux. Une mise hors fonction centrale, pouvant atrophier les deux nerfs centraux entraîne des désordres, le plus souvent incompatibles avec les fonctions vitales (1). L'atrophie par insuffisance ou suppression du sang vers les nerfs optiques a ordinairement pour cause des compressions qu'exercent des tumeurs, des épanchements, des produits inflammatoires sur le trajet intracrânien ou intra-orbitaire du nerf optique.

Dans notre statistique nous mettons en opposition l'atrophie spinale cérébrale, neuritique ou par papillite, par embolie et interruption dans l'afflux du sang et enfin par traumatisme. Dans ce tableau l'atrophie cérébrale est représentée par 28 pour 100 comparativement à l'atrophie par papillite qui ne fournit que 8,3 pour 100. On pourrait en conclure que l'atrophie simple serait infiniment plus fréquente que la forme neuritique, ce qui serait complètement erroné. Un très grand nombre d'atrophies sont énumérées dans les statistiques (et il en est ainsi pour la nôtre) comme cérébrales ou simples, qui ne sont que le résultat d'une neurite et même d'une

(1) Les cas où se rencontrent des désordres tels que Charcot et Tourner les ont décrits (*Compte rendu de la Soc. de biol.*, t. IV, p. 191, 1853) sont de véritables phénomènes. Il s'agit d'une jeune fille atteinte d'atrophie de la moitié du corps et contracture des extrémités, d'idiotisme et de cécité. La dissection démontre l'atrophie de l'hermophise droite des thalamus, corps striés, pédoncules et pyramides antérieures. De même les nerfs optiques, le chiasma et les tractus, ainsi que l'hémisphère gauche du cervelet et la partie gauche de la moelle se trouvent atrophiés. Un cas semblable fut observé par Leber (*Graefe-Saemisch*, t. V, p. 87) chez une jeune fille de vingt ans, mais ici l'atrophie survint à la suite d'une papillite.

AGE	ATROPHIE SPINALE						ATROPHIE CÉRÉBRALE						ANCIE		
	HOMMES			FEMMES			HOMMES			FEMMES			HOMMES		
	Nombre de cas	Proportion pour 100 d'atrophies	Proportion pour 100 de malades	Nombre de cas	Proportion pour 100 d'atrophies	Proportion pour 100 de malades	Nombre de cas	Proportion pour 100 d'atrophies	Proportion pour 100 de malades	Nombre de cas	Proportion pour 100 d'atrophies	Proportion pour 100 de malades	Nombre de cas	Proportion pour 100 d'atrophies	Proportion pour 100 de malades
mois. an. 1 — 1	0	0	0	0	0	0	0	0	0	0	0	0	0	0	0
1 — 10	0	0	0	0	0	0	4	1,3	0,02	3	1	0,014	3	1	0,014
10 — 20	0	0	0	0	0	0	4	1,3	0,03	0	0	0	4	1,3	0,02
20 — 30	2	0,7	0,009	0	0	0	17	5,67	0,08	7	2,3	0,03	1	0,3	0,005
30 — 40	22	7,3	0,1	6	2	0,03	10	3,3	0,05	4	1,3	0,02	0	0	0
40 — 50	49	16,3	0,23	8	2,7	0,04	6	2	0,03	8	2,7	0,04	3	1	0,014
50 — 60	24	8	0,11	5	1,7	0,02	2	0,7	0,009	4	1,3	0,02	1	0,3	0,005
60 — 70	15	5	0,07	2	0,7	0,009	7	2,3	0,03	5	1,7	0,02	0	0	0
70 — 80	1	0,3	0,005	0	0	0	1	0,3	0,005	2	0,7	0,009	0	0	0
80 — 90	0	0	0	0	0	0	0	0	0	0	0	0	0	0	0
	113	37,7	0,54	21	7	0,1	51	17	0,24	33	11	0,16	12	4	0,06
Total.....	134						84						25		
Proportion pour 100 d'atrophies.	44,5						28						8,3		
Proportion pour 100 de malades.	0,64						0,4						0,12		

21000 ma

100 ma

…LITE …ÉCENTE			EMBOLIE, INTERRUPTION DANS L'AFFLUX DU SANG						TRAUMATISME					
FEMMES			HOMMES			FEMMES			HOMMES			FEMMES		
Nombre de cas	Proportion pour 100 d'atrophies	Proportion pour 100 de malades	Nombre de cas	Proportion pour 100 d'atrophies	Proportion pour 100 de malades	Nombre de cas	Proportion pour 100 d'atrophies	Proportion pour 100 de malades	Nombre de cas	Proportion pour 100 d'atrophies	Proportion pour 100 de malades	Nombre de cas	Proportion pour 100 d'atrophies	Proportion pour 100 de malades
0	0	0	0	0	0	0	0	0	0	0	0	0	0	0
0	0	0	0	0	0	0	0	0	0	0	0	0	0	0
1	0,3	0,005	0	0	0	0	0	0	0	0	0	0	0	0
3	1	0,014	0	0	0	0	0	0	1	0,3	0,005	0	0	0
1	0,3	0,005	2	0,7	0,009	1	0,3	0,005	4	1,3	0,02	1	0,3	0,005
1	0,3	0,005	4	1,3	0,02	2	0,7	0,009	1	0,3	0,005	0	0	0
0	0	0	3	1	0,014	4	1,3	0,02	3	1	0,014	0	0	0
0	0	0	5	1,7	0,02	3	1	0,014	2	0,7	0,009	0	0	0
1	0,3	0,005	1	0,3	0,005	3	1	0,014	0	0	0	0	0	0
0	0	0	0	0	0	2	0,7	0,009	0	0	0	0	0	0
7	2,3	0,03	15	5	0,07	15	5	0,07	11	3,7	0,05	1	0,3	0,005
15			30						12					
5			10						4					
0,07			0,14						0,06					

…atrophies.

…atrophie.

papillite, mais où, toute trace inflammatoire ayant disparu, on a ra l'atrophie dans la forme simple ou progressive. De même, si l'on pou mieux suivre ses malades, on reconnaîtrait l'erreur fréquemment comm lorsque les malades atteints d'atrophie se plaignent des moindres maux tête, de les considérer comme atteints d'atrophie simple, tandis que marche ultérieure nous fournit la preuve qu'il s'agit d'une dégénéresce grise, d'une atrophie spinale.

Ce sera donc notre devoir de bien isoler les cas de véritable atrop simple et descendante pour arriver à en tracer l'image clinique exacte.

L'*anatomie pathologique* doit encore nous servir de guide ici, et n comprendrons mieux cette altération, en l'étudiant dans ses premières ph d'évolution, lorsqu'elle n'est que partielle et qu'une manifestation, en quel sorte physiologique, une évolution sénile, n'atteignant qu'un certain nom de faisceaux nerveux et qui est commune à tout homme. Cette atrophie, qu a désignée à cause de son siège comme périphérique, a été surtout étu par le professeur Fuchs. Nous l'exposerons avec détails d'après ses recherc car elle nous servira de prototype pour comprendre les altérations de l'a phie blanche complète, altérations ordinairement si avancées déjà, lorsqu arrive aux recherches histologiques, qu'il n'est plus guère possible de rec naître la marche qu'a suivie, dans ses différentes phases, l'affection morbi

Il sera ici utile de rappeler, comme le fait M. Fuchs, la disposition tissu connectif du nerf avec les faisceaux nerveux, pour se rendre b compte d'une atrophie qui se concentre en quelque sorte autour des se contigus à la gaine piale, se rencontre donc tout à fait vers la périphérie nerf, ou au proche voisinage à l'entour des vaisseaux centraux, et cela suite de l'inversion qu'a subie ici cette gaine.

On n'observe sur des coupes que 6-9 septa particulièrement consista partant de la gaine piale pour pénétrer dans le nerf, en se ramifiant tout suite sous forme d'arbre ou en y pénétrant même jusqu'à une certaine p fondeur, non divisés, séparant ainsi la coupe par secteurs ou segme (Kuhnt) (1). A ces septa plus volumineux s'en adossent de plus fins communiquent avec d'autres venant de cette même gaine, et forment ai un lacis qui contourne les faisceaux, courant de telle façon que cha faisceau est contourné de plusieurs septa affectant une forme ronde ou pol drique (fig. 149 et 150). De ces septa partent des faisceaux plus fins, déc par Leber (voy. p. 149, fig. 150), qui représentent, comparativement aux p forts, des septa secondaires, et ne se laissent souvent pas poursuivre d'u paroi d'un septum primitif à l'opposé ; ils ne subdivisent pas ainsi co plètement le faisceau, et ne représentent qu'une inversion de la surfa interne du faisceau primitif (Fuchs). Ces faisceaux secondaires se signal déjà à un faible grossissement par la présence d'un grand nombre de noya neurogliens qui s'y adossent.

(1) *Archiv. für Ophthalm.*, t. XXV, 3, p. 206.

Près du globe oculaire (à 3 ou 4 millimètres du point d'implantation), ce stème de septa se dessine encore avec beaucoup plus de netteté, gagnant n importance surtout par l'augmentation d'épaisseur des branches transverles des septa longitudinaux (Kuhnt). « Ceux-ci, dit M. Fuchs, apparaisnt non seulement plus forts, mais aussi plus nombreux, parce que quelques s septa (secondaires) sautent, grâce à leur épaississement, davantage aux ux (voy. fig. 149 et 150). La figure 151 représente la coupe d'un nerf

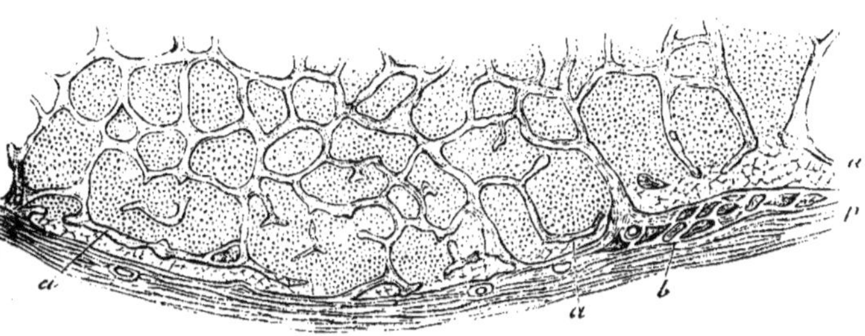

Fig. 149.

tie d'une coupe du nerf optique d'une fille de quatorze ans, prise à 4 millimètres derrière le globe ulaire. — *a*, *a*, *a*, septa périphériques. Entre ceux-ci et la gaine piale se trouvent les faisceaux atrohiés (coloration à l'or); *b*, coupe des faisceaux connectifs longitudinaux.

$$V = \frac{77}{1}.$$

tique pris à 4 millimètres de distance derrière le globe oculaire, la ure 150 à 10 millimètres. Tout près de la lame criblée (à 1 millimètre à u près), le nombre des noyaux qui s'adossent aux faisceaux longitudinaux gmente notablement. »

Cette augmentation d'épaisseur des septa au proche voisinage du globe ulaire ne doit pas être confondue avec l'épaississement et la sclérose, angement pathologique qui s'accentue aussi près de l'implantation du nerf s'y rencontre, chez les vieillards albuminuriques, en quelque sorte comme e altération constante dans un nerf autrement sain. Cette sclérose se alise souvent près de la paroi des fins vaisseaux (fig. 151, *a*) et s'accomgne alors d'un épaississement de la gaine piale, principalement de ses res longitudinales (fig. 151, *b*), sans qu'on puisse rencontrer simultanént une augmentation des noyaux dans les septa (Fuchs), qui donnerait à tte sclérose le caractère d'un produit inflammatoire.

L'arrangement des septa au proche voisinage du globe oculaire diffère restant, non seulement par leur développement plus notable, mais aussi r une disposition différente, car ici on rencontre, à part les septa usuels, core un genre de septa allongés et qui contournent, en une série simple, rallèlement à la surface interne. la gaine piale par un arrangement concentrique (*a*, fig. 149, 152 et 153). Ces septa périphériques (Fuchs sont pas plus réguliers que les autres et s'y continuent.

Quoique ces septa périphériques soient assez marquants, leur description n'a, d Fuchs, pas été donnée ailleurs, à l'exception des dessins de Edmunds et Lawford (*T actions of the ophthalm. Soc. of the U. K.*, t. III, 1882-1883, pl. XIII) : « Ces se composent de lambeaux de membranes irrégulières, fenêtrées en beaucoup d'end Ces membranes s'attachent, d'une part, aux septa radiaires (fig. 149 *a* et fig. 151, *c*) ; autre côté, elles leur servent à s'attacher (*a*, fig. 149 et fig. 152) ; très souvent, cette brane se trouve en divers endroits de son bord où, grâce à des prolongement aileron, en contact direct avec la gaine piale (fig. 149 et fig. 153 *b*). Sur des coupe septa périphériques se trouvent sous les formes les plus diverses. Lorsqu'on po un seul et même septum dans une succession de coupes, on le rencontre une fois trè tendu, dépassant en pont (fig. 152, *a*) plusieurs faisceaux nerveux ; une autre fo même septum se réduit à plusieurs ou même à un seul cordon renfermant un va (fig. 151, *d* et fig. 154, *b*). Sur des coupes longitudinales, ces septa ressemblent aux a qui se répandent entre les faisceaux nerveux à parcours longitudinal, à l'exception sont si rapprochés de la gaine piale qu'entre cette gaine et le septum, un mince ceau nerveux peut seul trouver place. »

Ces septa périphériques se laissent parfois poursuivre jusque dans la criblée ; d'autres fois, ils se terminent plus tôt, en se confondant avec la g

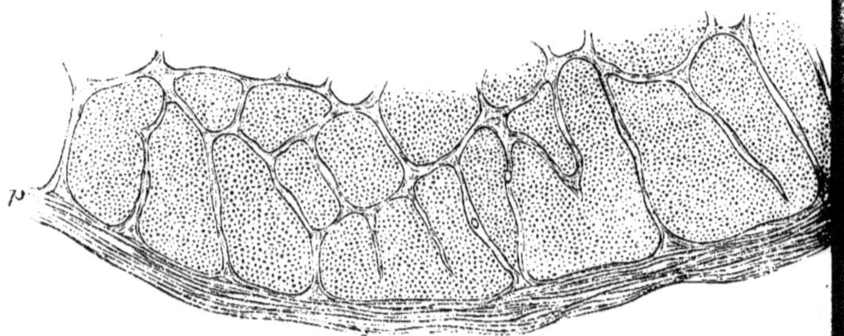

Fig. 150.

Partie d'une coupe du nerf optique provenant d'un homme de cinquante-huit ans, prise à 10 milli derrière le globe oculaire. Les septa périphériques manquent ici complètement dans cette partie du

$$V = \frac{77}{1}.$$

piale ; leur plus grand développement se trouve placé à quelques millim derrière le globe de l'œil et, là où ils sont bien développés, ils contour la périphérie du nerf (fig. 149). A mesure qu'on s'éloigne du globe ocul on voit que les forts faisceaux nerveux finissent par s'adosser sans inter tion à la gaine piale, et ce sont eux exclusivement qui la contournent à 9 millimètres derrière le globe oculaire ; mais ces septa périphéri peuvent aussi, dans certains yeux, s'étendre jusqu'à 15 et 18 millimè tout en devenant de plus en plus rares. Dans la portion intracrânienne nerf, on aperçoit çà et là quelques septa périphériques, mais jamais avec répartition typique comme dans les fractions du nerf qui avoisinent l

Les faisceaux compris entre les septa périphériques et la gaine piale sont, d'après Fuchs, les *faisceaux périphériques atrophiés*. Les faisceaux périphériques ont, par rapport à leur position entre la gaine piale et les septa du centre, une forme aplatie, convexe-concave, formant une portion d'un anteau cylindrique d'épaisseur variable, mais restant toujours bien moins éveloppé comme épaisseur que les faisceaux nerveux normaux (fig. 149 et

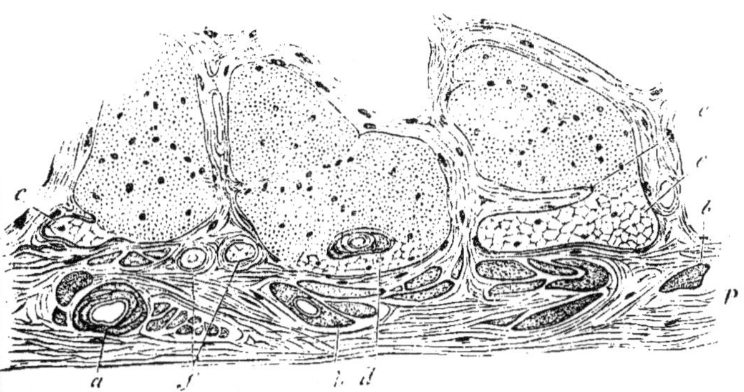

Fig. 151.

rtie d'une coupe transversale du nerf optique d'un homme de cinquante-sept ans à 1.5 millimètre du globe oculaire. V = 200 1. Épaississement sclérosé de la gaine piale et de la trame connective du nerf. — *a*, vaisseaux sanguins à parois sclérosées; *b*, *b*, coupe transversale de tractus longitudinaux de tissu connectif de la gaine piale; *c*, *d*, septa périphériques, *d* n'étant composé que d'un cordon arrond dépourvu de vaisseaux; *e*, *e*, faisceaux périphériques atrophiés; *f*, *f*, petits faisceaux isolés et atrophiés, indépendants des autres.

. 153). « Comme les autres faisceaux nerveux, dit M. Fuchs, se tiennent en pport les uns avec les autres, aussi les faisceaux périphériques se tiennent continuité sur beaucoup de points avec ceux qui les avoisinent. Leur pect sur différentes coupes du nerf optique est très différent, suivant que coupe a atteint un point de contact ou non. Dans le premier cas, le faisau périphérique ne se présente que comme une partie étranglée d'un sceau plus volumineux (fig. 151, *e*). En d'autres endroits, le septum périérique se trouve réduit à une trabécule étroite renfermant un vaisseau; tre lui et la gaine piale, on rencontre alors le tissu atrophié, qui, des deux tés, se continue dans la partie saine des gros faisceaux nerveux. Ici, il ut encore moins être question d'un faisceau périphérique particulier; c'est tement la partie périphérique d'un plus gros faisceau nerveux qui est venu atrophique (fig. 151, *d* et fig. 154, *b*).

« En d'autres points, par contre, les faisceaux périphériques atrophiés quièrent une existence plus indépendante. Ils ne se trouvent que sur un int étroit en communication avec les faisceaux sains, et s'étalent d'ici là, le long de la périphérie, dépassant parfois 2-3 des faisceaux internes (fig. 152). Pas rarement, un pareil faisceau distendu en longueur peut au avec son autre extrémité, se trouver en contact avec les faisceaux nerv internes. Si la coupe n'a pas atteint le point où le faisceau périphériqu

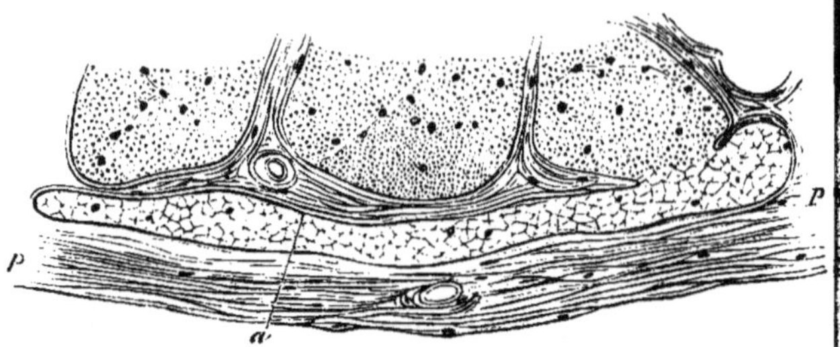

FIG. 152.

Portion de la coupe transversale du nerf optique d'un homme de soixante ans, prise à 10 millim derrière le globe oculaire. V = 191/1. — *a*, septaa périphériques,; entre ceux-ci et la gaine pi faisceau périphérique atrophié.

trouve en communication avec celui qui l'avoisine en dedans, la coupe le présente alors comme un faisceau complètement isolé, parfois (fig. 151, *f*), parfois assez grand et tiraillé en longueur. Parfois on renco toute une série de pareils faisceaux périphériques, complètement isolé

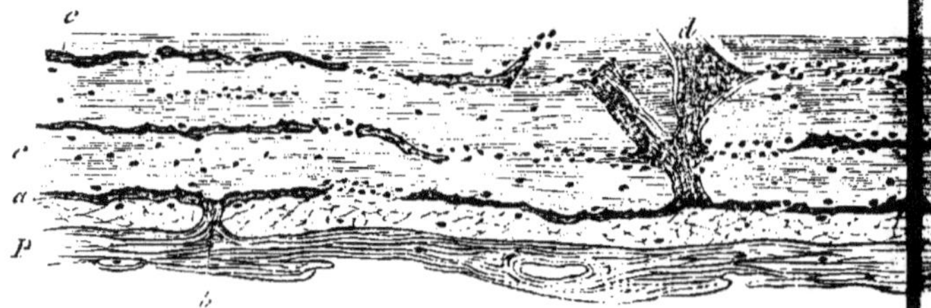

FIG. 153.

Portion de la coupe longitudinale du nerf optique d'un homme de vingt-cinq ans, prise à 4-5 millim derrière le globe oculaire. V = 100/1. — *a*, *a*, septum périphérique, entre celui-ci et la gaine le faisceau périphérique atrophié; *b*, trabécule transversale de tissu connectif qui réunit le périphérique avec la gaine piale; *c*, *c*, septa longitudinaux dans l'intérieur du nerf; *d*, s radial, atteint de telle façon par la coupe qu'il se présente de face.

juxtaposés. Là où la gaine piale envoie des septa particulièrement épais l'intérieur du nerf, on rencontre plus souvent des faisceaux atrophiés s'adossent à la partie initiale du septum et ne sont, par conséquent, complètement parallèles à la gaine piale

« Tentons d'acquérir une représentation plastique de la forme de ces ceaux périphériques. Ceux ci forment ensemble un manteau qui envel la partie cylindrique saine du nerf optique. Ce manteau est, en beau d'endroits, troué et en beaucoup d'autres endroits se trouve en contin avec le tronc sous-jacent et sain du nerf. Les trous correspondent en partie aux endroits où les septa radiaires interrompent ce manteau pour arriver à la gaine piale, en partie à des points où des faisceaux plus volumineux et sains atteignent la gaine piale. Ces derniers points deviennent de plus en plus fréquents à mesure qu'on recule en arrière, où le manteau devient, par conséquent, de plus en plus ténu, jusqu'à disparaître enfin complètement.

« Comme nous venons de l'observer, le manteau de faisceaux périphé-

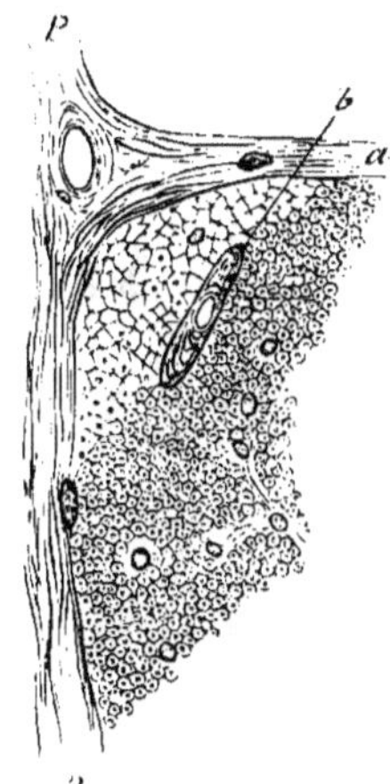

FIG. 154.

ortion d'une coupe transversale du nerf optique d'une femme de vingt-huit ans. V = 305/1. — *a*, septum radiaire fort, partant de la gaine piale; *b*, coupe d'un septum périphérique renfermant un vaisseau très fin. Ce septum ne court pas comme à l'ordinaire parallèlement à la gaine piale, mais se trouve placé obliquement par rapport à la gaine. Concordant avec cela, se trouve aussi l'emplacement de la partie atrophiée du faisceau nerveux qui est compris entre le septum périphérique et la gaine piale, emplacement dirigé obliquement, pénétrant un peu dans le tronc nerveux. Dans le réseau qui compose la partie atrophiée se trouvent encore quelques coupes (dans le dessin en bas) de faisceaux nerveux.

iques se trouve, en beaucoup d'endroits, interrompu par des faisceaux plus olumineux, qui vont jusqu'à atteindre la gaine piale. Ces faisceaux plus orts peuvent être jusqu'à leurs bords normaux, où ils présentent de même e l'atrophie dans leurs couches juxtaposées à la gaine piale (fig. 155 *c*). Le enre d'atrophie est absolument le même que celui qu'on observe aux faiseaux périphériques.

« De semblables changements à ceux de la périphérie du nerf optique se encontrent dans le centre, sur ceux des faisceaux nerveux qui contournent e faisceau central de tissu connectif. Seulement les altérations sont ici ien moins prononcées qu'à la périphérie du nerf. Des faisceaux (complèement indépendants) atrophiés se rencontrent ici bien plus rarement; le lus souvent, cela se passe alors d'une façon semblable, figure 151, il s'agit d'appendices de grands faisceaux atrophiés, plus ou moins étranglés. Au retrouve-t-on, en pareil cas, sur certains faisceaux plus volumineux, l'atr phie des couches rapprochées du bord. Cette atrophie centrale se laisse général poursuivre en arrière jusqu'au point de sortie des vaisseaux centrau Au delà de ce point, où n'existe plus de cordon connectif central, il ne rencontre plus d'atrophie centrale. Par contre, les vaisseaux sanguins, là ils perforent le tronc du nerf, tantôt d'une façon perpendiculaire, tantôt p oblique, pour arriver du centre vers la gaine, se voient souvent tout à l'e tour accompagnés de faisceaux fortement allongés, étroits et atrophiés.

« Non rarement, l'un des deux vaisseaux centraux poursuit encore s chemin le long de la surface du nerf, en deçà de la gaine piale. Dans qu

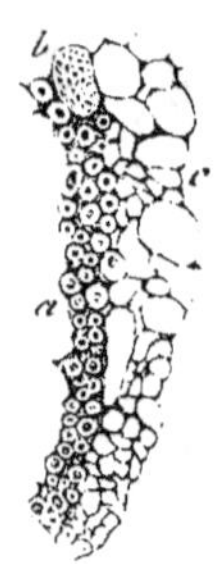

Fig. 155.

Bord d'un faisceau nerveux sectionné, faisceau sous-jacent à la gaine piale. V = 666/1. — *a*, faisce normaux ; *b*, noyau neuroglieu ; *c*, partie atrophiée du faisceau.

ques-uns de ces cas, j'ai rencontré tout le long de ce parcours des faisceau atrophiés, tandis que ceux-ci avaient déjà complètement disparu dans le r tant de la circonférence du nerf.

« L'atrophie des faisceaux centraux ne saute presque jamais autant a yeux que celle des faisceaux périphériques. Pour certains cas où l'atroph périphérique était assez accusée, je n'ai rencontré de la centrale que d traces. Pourtant je n'ai pas examiné un seul nerf optique (d'adulte) où ce dernière fît absolument défaut, de même qu'on pouvait aussi consta l'atrophie périphérique dans tous les nerfs optiques.

« Cette forme d'atrophie paraît intimement liée à la présence des se périphériques, elle se rencontre principalement là où il y a des septa pé phériques. Chaque fois que, par la formation d'un pareil septum, un faisce secondaire se trouve détaché d'un gros faisceau marginal, cette par détachée s'atrophie. Pourtant, dans les cas où l'atrophie périphérique e très accusée, de gros faisceaux, qui, sans subdivision, s'adossent à la gain sont atteints d'atrophie dans leurs couches les plus périphériques. L'id doit donc forcément se présenter que la formation des septa n'est pas ause, mais bien l'effet de l'atrophie. « Si nous admettons, dit M. Fuchs, ue, par une cause quelconque, les parties périphériques des faisceaux narginaux plus volumineux s'atrophient, on comprend facilement que eux-ci diminuent aussi sensiblement de volume dès que la substance nereuse en a disparu en majeure partie ou en a disparu complètement. Ils 'aplatissent, et, par conséquent, ces septa secondaires qui les délimitent en edans et qui, de prime abord, ne se différencient en rien des autres septa, 'approchent de plus en plus de la gaine piale et prennent une direction arallèle à cette gaine. »

La comparaison d'un nerf, pour ce qui concerne sa trame connective, orsqu'il est atteint d'atrophie périphérique, avec une coupe d'un nerf d'enant nouveau-né, montre qu'il n'existe pas de septa périphériques aussi rononcés que chez l'adulte, quoique l'on rencontre déjà un nombre surrenant de septa au proche voisinage de la gaine piale. Les faisceaux situés ntre ces septa et la gaine piale (que ce soient des faisceaux indépendants u seulement des portions de plus gros faisceaux) sont par conséquent plus troits que la plupart des autres faisceaux dans l'intérieur du nerf. Pourtant s sont loin d'être aussi minces et surtout aussi régulièrement aplatis, comme ela est le cas plus tard, et leur coupe présente, pour la plupart encore, la orme arrondie et polygonale des autres faisceaux. Par suite, les septa ériphériques sont encore disposés bien plus régulièrement et leur coupe e forme pas encore cette série régulière concentrique à la gaine piale, omme cela est si souvent le cas dans le nerf optique de l'adulte.

Déjà dans l'œil de l'enfant jeune, il se montre, d'après les belles recheres du professeur Fuchs, le début des altérations des faisceaux périphéques; « mais, à mesure que l'âge de l'individu augmente, le nombre de oupes de fibres diminue, d'une part dans les faisceaux périphériques, autre part, les fibres restantes se trouvent de plus en plus altérées de la çon mentionnée. Lorsque, enfin, les fibres nerveuses ont complètement isparu, il ne reste que la substance gliale sous forme d'un fin réseau ig. 155, *c*). Celui-ci correspond, dans beaucoup de cas, au dessin que rause (*Archiv.*, t. XXVI, 2, pl. III, fig. 4) a donné de la masse connecve d'un faisceau nerveux normal. Aux points d'intersection du réseau se ouvent de faibles épaississements, et çà et là sont placés dans ces points intersection des noyaux neurogliaires. Dans certains cas, l'aspect de ce seau subit une modification, par le fait de la disparition de certaines fines abécules isolées, ce qui donne lieu à la formation de plus grands espaces u de lacunes. Dans d'autres cas, l'inverse a lieu ; les fibres du réseau se raprochent les unes des autres, parfois jusqu'au point de se toucher, avant u'il se forme un tissu assez dense. En même temps, tout le faisceau est evenu beaucoup plus étroit que cela est ordinairement le cas. Il paraît ussi comme si le faisceau avait été aplati et que, par suite, le tissu lâche ui le compose en aurait été condensé.

« A mesure que l'atrophie s'avance, plus les fibres nerveuses disparaissent des faisceaux atrophiés, plus aussi le contraste entre ceux-ci et les faisceaux normaux s'accentue par les procédés de coloration. Sur des préparations au carmin les faisceaux périphériques ressortent par une couleur d'un rouge intense (de même sur des préparations à l'hématoxyline par leur teinte d'un bleu intense); en colorant avec de l'or par contre leur couleur claire frappe déjà à un faible grossissement.

« Plus l'atrophie des faisceaux périphériques se complète, plus ils deviennent étroits et plus ils se rangent d'une façon régulière en septa parallèles et périphérique le long de la gaine piale. Nous pouvons donc résoudre la question, soulevée plus haut, en ce sens que les septa périphériques et, par suite, les faisceaux périphériques ne sont tout d'abord pas un produit de l'atrophie, attendu qu'on les trouve déjà chez le nouveau-né, où l'atrophie n'est qu'à son début. Pourtant l'arrangement particulier que présentent

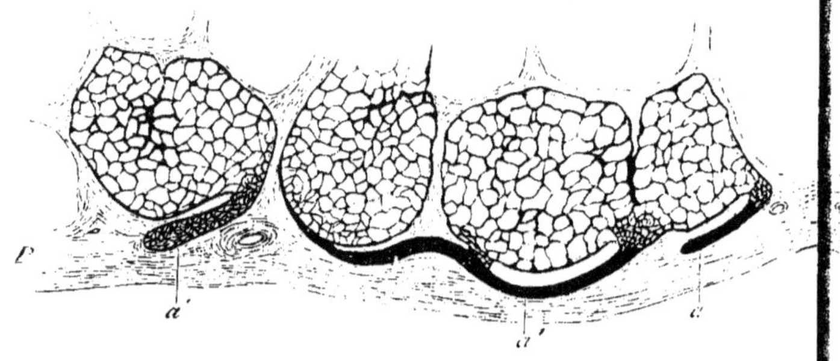

FIG. 156.

Portion d'une coupe transversale d'un nerf d'un homme d'âge moyen. V = 157/1. — Les voies lymphatiques sont remplies au moyen d'une injection par ponction avec du bleu de Prusse (coloré en noir dans ce dessin). — a, a, faisceaux atrophiés périphériques.

septa et faisceaux ne se dessine que plus tard avec toute sa précision, lorsque les faisceaux périphériques s'amincissent à mesure qu'ils s'atrophient.

« Les changements décrits, qui ont pour conséquence l'atrophie complète des éléments nerveux des faisceaux, se développent chez les différents individus avec une rapidité différente. Jusqu'à l'âge de trente ans la diminution des fibres nerveuses ne marche que lentement. En général elle ne se produit pas d'une façon uniforme, de façon qu'on voit que dans certains faisceaux les fibres nerveuses ont déjà en majeure partie disparu, tandis que dans d'autres elles sont encore nombreuses (quoique déjà altérées dans leur aspect. Après trente ans on rencontre bien plus souvent des nerfs ou des fragments périphériques ne renfermant plus que fort peu de fibres nerveuses. Pourtant j'ai examiné quelques nerfs optiques de gens âgés (au delà de la soixantaine), où il existait encore un assez grand nombre de fibres périph riques. Le développement de l'atrophie se produit donc avec une rapidité très différente et arrive à un degré très varié, mais elle ne fait jamais entièrement défaut. »

Si nous avons choisi ce genre d'atrophie sénile, découverte par M. Fuchs, comme prototype de l'atrophie simple ou franche, c'est qu'elle nous donne la façon initiale d'une atrophie telle qu'elle se produit dans le nerf à la suite d'interruption de conductibilité ou d'afflux suffisant de sang vers le tronc nerveux. M. Fuchs dit pourtant : « L'atrophie en question est un genre d'atrophie grise, comme Leber l'a décrite d'une façon si parfaite. » Oui, un genre, mais juste ce genre fait que l'atrophie n'est pas grise mais blanche. Les nuances entre ces deux formes d'atrophie sont, de fait, peu sensibles, mais pourtant encore assez marquées pour tracer une limite. Ainsi l'atrophie grise ne porte au début que sur l'élément nerveux, les masses de myéline sont absorbées par des leucocytes qui se transforment en cellules grumeleuses ou en cellules à gouttelettes graisseuses. Dans l'atrophie blanche, cette absorption se produit de la même façon, mais d'une façon insensible et plus rapide, de façon qu'on ne retrouve plus dans les troncs atrophiés les éléments cellulaires qui ont servi à l'enlèvement de la moelle. M. Fuchs dit : « Des cellules à granules graisseux comme on les rencontre si souvent dans l'atrophie tabétique du nerf, je ne les ai pourtant *jamais* rencontrées dans ce genre d'atrophie. »

Un second trait différentiel est que la plus grande succulence du tissu dans la dégénérescence grise (et par suite sa couleur grise particulière) n'est pas seulement due à ces cellules éliminatrices, mais à la présence d'un nombre sinon augmenté, du moins normal des noyaux dans le tissu connectif, de façon que le tissu se tassant, il arrive qu'on a l'impression comme s'il y avait eu une infiltration nucléolaire. Rien de semblable pour la dégénérescence blanche; ici les noyaux sont rares : « Çà et là se trouvent des noyaux neurogliens dans les nœuds d'intersection, dit M. Fuchs; pour l'atrophie dont il est question dans mon travail je fais ressortir qu'on a toujours constaté l'absence de phénomènes inflammatoires, de façon que je puis pour ces cas nier avec certitude l'origine inflammatoire. »

Peut-on, avec pareille assurance, le faire et l'a-t-on fait pour la dégénérescence grise, car M. Fuchs trouve aussi que Leber n'a, à proprement parler (*eigentlich*), pas regardé la dégénérescence grise comme une inflammation; mais, enfin, on hésite à se prononcer, tandis que pareille hésitation ne se présente plus pour la dégénérescence atrophique blanche. Cette hésitation est d'autant plus justifiée, que Leber décrit des atrophies périphériques, suite de périnévrites (voy. fig. 157), atrophies qui atteignent exclusivement les faisceaux les plus rapprochés de la gaine ou, lors d'une pullulation des faisceaux connectifs, qui enveloppent les vaisseaux centraux du nerf, les faisceaux centraux qui les contournent. La manière dont se comportent ici histologiquement les faisceaux nerveux atrophiés concorde complètement avec ceux résultant de la dégénérescence grise. Oui, mais l'altération était consécutive à une inflammation, et cette concordance aurait d'aut moins persisté qu'on se serait davantage éloigné de la période origina du mal. Il s'agit ici d'un processus pathologique avec altération fon-tionnelle, tandis que l'atrophie sénile de M. Fuchs est en quelque so physiologique et nous donne, tout en étant la règle chez l'homm l'indice de ce qui se passe dans l'atrophie pure et simple de nat morbide.

Un troisième signe différentiel entre l'atrophie blanche et la dégéné-

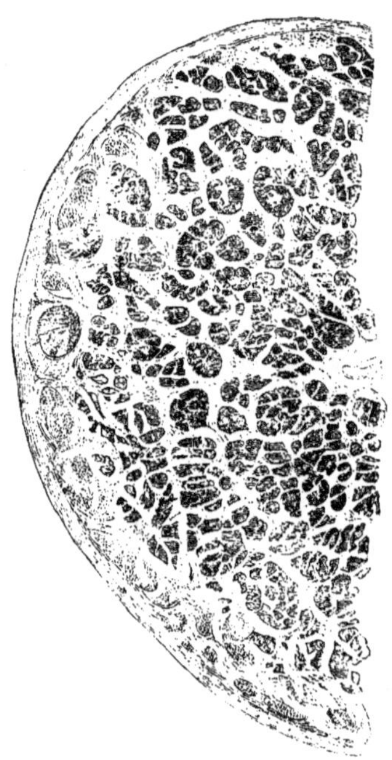

Fig. 157.

Atrophie partielle du nerf. confinée à ses faisceaux superficiels (d'après Leber).

cence grise, est que, dans la première, l'atrophie ne se borne pas aux tiss nerveux, mais attaque aussi promptement le tissu connectif qui se raréfie point que les mailles des plus fins réseaux disparaissent, qu'il se forme d lacunes. Au contraire, dans la dégénérescence grise, le tassement du tis est tel, que le réseau des fines mailles s'accentue au point qu'on a t d'abord cru à une augmentation du tissu connectif et à une substitution ce tissu au tissu nerveux. La dégénérescence grise porte donc exclusivement au début sur l'élément nerveux, laisse la trame connective plus ou moins intacte (ce qui contribue à donner la coloration grise).

Pour l'atrophie blanche, éléments nerveux et tissu connectif s'atrophient à la fois, avec plus de rapidité pour le délicat tissu nerveux, cela va sans dire, mais simultanément le tissu connectif pâlit, s'atrophie et disparaît. Cette disparition se manifeste même pour les épaisses trabécules du tissu connectif et a pour effet d'amincir en lamelles les trabécules qui se trouvent, comme dans l'atrophie sénile physiologique, refoulées contre la gaine piale, constituant les septa périphériques évidés.

Si, comme nous l'avons déjà fait observer, on rencontre donc dans les atrophies lorsqu'elles résultent de névrites ou que des périnévrites ont été la cause d'une obstruction et oblitération des vaisseaux, entravant la nutrition, des spécimens qu'on a beaucoup de difficultés de pouvoir, à un certain moment de leur évolution, différencier de la véritable dégénérescence grise, on aurait pourtant grandement tort de confondre ces deux genres d'atrophies et de dire par exemple qu'un manque de conductibilité, une interruption de l'afflux normal de sang vers le nerf, le laisse dégénérer par atrophie grise. Au point de vue clinique et anatomique, ces deux genres d'atrophies doivent être strictement séparés.

Nous n'avons donc rien à retrancher de la description donnée dans notre *Traité des maladies du fond de l'œil* et les recherches récentes d'anatomie histologique n'ont fait que confirmer qu'il fallait s'efforcer de séparer anatomiquement aussi bien que cliniquement ce qui mérite le nom d'une *dégénérescence* désignée, *par son aspect, comme grise*, de ce qui est purement et simplement une *atrophie* qu'on n'appelle *blanche* que par opposition au terme précédent.

« L'inspection directe, disions-nous (p. 67), nous montre que le nerf peut diminuer d'épaisseur au point d'être réduit à la moitié de son volume habituel. La gaine externe flotte et se plisse autour de la substance restante du nerf, et il se forme entre l'insertion oculaire du nerf et son enveloppe un large espace occupé par du tissu lâche. Il faut bien se garder de vouloir par l'inspection directe du nerf et surtout par sa coloration, préjuger de l'altération dont il a été saisi. Un nerf fortement atrophié peut montrer, dans le peu d'éléments qui lui restent, une teinte grisâtre assez avancée, sans que l'examen microscopique nous autorise à adopter autre chose qu'une atrophie pure et simple et non une dégénérescence grise. D'un autre côté, le nerf optique peut avoir conservé une coloration blanchâtre qui, à l'inspection directe, ne s'écarte en rien de l'état normal, tandis que le microscope nous révèle les signes non équivoques, ou d'une dégénérescence grise plus ou moins avancée, ou d'une névrite chronique, ou enfin d'une atrophie simple. Il est vrai que ce dernier fait s'observe essentiellement dans le cas d'atrophie par suite de destruction de la rétine, décollement de la rétine, inflammation intra-oculaire, atrophie qui ne survient alors qu'après un nombre d'années très considérable et montre, une fois de plus, l'indépendance de l'appareil conducteur et de l'appareil sensoriel de l'œil... »

On constate dans l'atrophie simple une disparition plus ou moins complète des éléments nerveux et, *en même temps*, une atrophie très accusée du tissu cellulaire (voy. fig. 158), surtout dans le voisinage des vaisseaux oblitérés en grand nombre. Cette disparition du tissu a lieu par voie de dégénérescence. Le nombre des cellules graisseuses qu'on rencontre est assez limité et dans les nerfs anciennement atrophiés on trouve souvent beaucoup de corpuscules amylacés. L'atrophie simple se laisse poursuivre dans les cas anciens à travers le chiasma jusque dans les tractus du nerf optique. Au contraire, du côté de l'œil, l'atrophie se borne, comme dans les sections périphériques pratiquées par M. Rosow (1) sur les animaux, à la couche

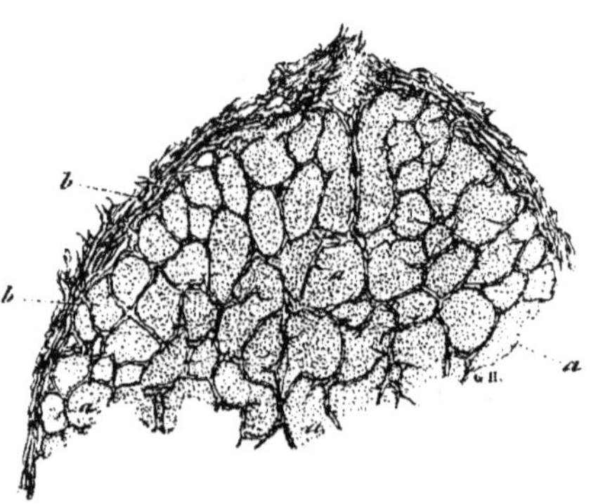

Fig. 158.

Dessin d'une préparation d'Iwanoff (par Haase), d'un nerf optique atteint d'atrophie simple. Cette coupe transversale fait ressortir l'atrophie simultanée du tissu cellulaire et des éléments nerveux atrophiés. — *a*, section des faisceaux nerveux atrophiée ; *b*, gaine interne.

des fibres nerveuses et des cellules ganglionnaires, autrement dit à l'appareil conducteur de la rétine.

Pour ce qui concerne le mode de répartition de l'atrophie simple, elle varie sensiblement, suivant que la cause originaire est ascendante ou descendante et, à cet égard, M. Fuchs nous donne (*loc. cit.*, p. 193) quelques renseignements précieux : « Les atrophies du nerf optique, dit notre confrère, débutent généralement en un point déterminé et circonscrit et s'étalent d'ici en sens centripète ou centrifuge, ou dans les deux sens à la fois. Dans le cas d'atrophie ascendante, l'affection morbide commence le plus souvent près de l'entrée intra-oculaire du nerf et se propage de là fort lentement en arrière. S'agit-il, par contre, d'une atrophie descendante, alors le siège

(1) *Sitzungsbericht der K. K. Akademie der Wissensch.*, Vienne, t. II, p. 431.

mal se trouve quelque part dans le trajet orbitaire ou intracrânien des nerfs optiques et se propage d'ici vers le globe oculaire infiniment plus vite que l'atrophie ascendante ne remonte d'habitude en arrière. »

Rien de pareil n'a lieu pour l'atrophie périphérique (sénile d'après nous); elle s'est produite là où on la rencontre et ne se propage ni en haut ni en bas. Il a été déjà indiqué que l'atrophie périphérique atteint son maximum de développement à quelques millimètres de distance derrière le globe de l'œil; d'ici elle décroît rapidement et n'arrive souvent même pas jusque vers la lame criblée. De même elle diminue en arrière de plus en plus et ne se laisse en général pas poursuivre au delà d'une distance de quinze millimètres à partir du globe oculaire. Souvent l'atrophie reparaît dans les parties les plus postérieures du nerf de nouveau, sans communication aucune avec la partie atrophiée qui occupe le segment le plus antérieur du nerf. Cette atrophie ne montre par conséquent aucune tendance à s'étendre dans un sens ou dans l'autre, ce qui est d'autant plus remarquable qu'elle se développe déjà si tôt, et que ce n'est donc pas le manque de temps qui l'empêche de se propager. Cette délimitation de l'atrophie à son point de départ est difficile à comprendre. Peut-être ce fait s'explique-t-il en admettant que les fibres nerveuses déjà altérées conservent au moins un certain temps leur conductibilité. Les altérations concernent tout d'abord la substance de myéline, tandis que le cylindre axis ne se détruit qu'ultérieurement.

Cette forme d'atrophie locale et périphérique me paraît devoir être rangée dans les altérations séniles, si précoces pour l'œil (le cristallin par exemple). On ne la rencontre nullement dans les yeux de nouveau-nés, mais déjà chez de très jeunes sujets elle débute et s'accentue de plus en plus à mesure qu'on avance en âge. Nous avions donc parfaitement raison de dire (p. 293) que le nerf optique pouvait conserver un certain degré de juvénilité appréciable à un examen ophthalmoscopique attentif.

Comment s'opère ce genre d'involution des faisceaux les moins volumineux et les plus périphériques du nerf, qui se concentre en quelque sorte près de la gaine piale et ses prolongements? L'atrophie, dit notre confrère de Vienne, atteint ainsi avant tout les endroits où une couche particulièrement mince, de substance nerveuse, se trouve emprisonnée entre des cloisons formées de vaisseaux. Il est assez plausible que lors d'un remplissage des vaisseaux dans le nerf optique, justement ces faisceaux nerveux souffrent par une compression répétée et qu'enfin si de semblables congestions se renouvellent fréquemment, elles occasionnent des lésions considérables. Tout le rôle qu'on attribue ici aux vaisseaux sanguins est rendu probable par cette circonstance qu'on peut suivre particulièrement loin, en arrière, l'atrophie périphérique le long d'un vaisseau toujours isolé, tandis qu'elle a par exemple déjà disparu dans toute la circonférence du nerf optique; on la rencontre souvent encore le long d'un vaisseau sanguin plus volumineux qui à son parcours en longeant la gaine piale.

« Encore plus d'importance que les vaisseaux sanguins pourra avoir l'arrangement des espaces lymphatiques. Ceux-ci sont, comme l'a le pre[illegible] démontré Wolfring (1), placés partout entre la surface des faisceaux ner[illegible] et les septa. Un coup d'œil jeté sur les figures données par Axelke[illegible] Retzius (2) démontre que les espaces lymphatiques se trouvent particuli[illegible]ment distendus et en continuité, d'une part entre la gaine piale et la sur[illegible] du tronc du nerf optique, d'autre part à l'entour des vaisseaux centraux. [illegible] faisceaux plus volumineux qui sont situés en ces points sont par conséqu[illegible] de prime abord, en contact avec une quantité plus notable de lymphe [illegible] de pareils faisceaux, grâce à la présence d'un septum avoisinant, i[illegible] trouve détaché un étroit faisceau, ce dernier sera tout particulièrem[illegible] baigné par la lymphe. La lymphe peut, soit mécaniquement — par comp[illegible]sion — avoir une action nuisible sur la fibre nerveuse, soit exercer par [illegible] action chimiquement par imbibition. Ce qui est au moins certain, c'est [illegible] la lymphe pénètre en bien plus grande quantité dans les faisceaux péri[illegible]riques, déjà atrophiés, que dans ceux d'aspect normal situés plus en ded[illegible] On s'en rend compte si, par des injections par portion, on remplit les v[illegible] lymphatiques des parties les plus antérieures. Sur des coupes d'un [illegible] pareillement injecté, les faisceaux atrophiés de la périphérie et du centr[illegible] présentent avec la plus grande netteté. De fait, il n'y a même pas de [illegible] leur moyen pour démontrer l'étendue qu'a prise cette atrophie (voy. fig. 1[illegible] car les faisceaux atrophiés sont traversés d'une façon bien plus serrée p[illegible] masse d'injection bleue (3) que les faisceaux normaux (a); même il[illegible] trouvent souvent tous uniformément colorés en bleu (a). Dans ce der[illegible] cas on peut, au premier coup d'œil, facilement les prendre pour des esp[illegible] injectés. La coloration intense en bleu résulte de ce que la masse inje[illegible] pénètre plus facilement dans les mailles vides de la glia et les rempli[illegible] entier. » M. Fuchs pense : « que les espaces subpials du nerf optique n[illegible] pas une communication directe avec les espaces intervaginaux, ou pour s[illegible] primer avec plus de précision, avec la partie subarachnoïdale de cet esp[illegible] Lorsque chez l'homme on remplit les espaces subpials du nerf optique [illegible] une masse d'injection, elle ne pénètre à travers la gaine piale qu'à la c[illegible] dition que la pression pour injecter a été très élevée (Axelkey et Retziu[illegible]

« L'écoulement normal de la lymphe des espaces subpials du nerf [illegible] donc s'effectuer vers les espaces lymphatiques du cerveau. Des fluctuat[illegible] dans la pression intracrânienne — peut-être déjà dans les limites phy[illegible] logiques — doivent donc tantôt faciliter, tantôt entraîner l'écoulement d[illegible] lymphe des espaces subpials. Y a-t-il entrave, elle peut contribuer à p[illegible] duire une stagnation de lymphe et à entraîner ainsi particulièrement [illegible] l'atrophie périphérique, ou à la pousser à un haut degré de développem[illegible] — Dans d'autres cas, des changements pathologiques du globe ocula[illegible]

(1) *Archiv. f. Ophthalm.*, t. XVIII, 2, p. 10.

(2) *Studien in der Anatomie der Nervensystems u. des Bindegewebers*, t. I, pl. XX[illegible] fig. 5 et 8.

(3) Donnée en noir sur notre dessin.

situés près de l'extrémité du nerf, peuvent peut-être donner lieu à une exagération d'échange de matériaux nutritifs et à un afflux exagéré de la lymphe dans le nerf optique. En faveur de cette interprétation me paraît au moins plaider le cas d'un garçon de deux ans et demi dans lequel l'atrophie du nerf, près de la gaine piale et principalement autour des vaisseaux centraux, se trouvait particulièrement accusée. Il avait existé ici depuis sept mois un gliôme rétinien, qui n'avait pas encore déterminé une exagération de pression ou des phénomènes inflammatoires. Ce même changement du nerf, je l'ai aussi rencontré dans un autre cas de gliôme chez une petite fillette de trois ans. »

Comme pour toute altération sénile nous voyons ici que des conditions hygiéniques fâcheuses et des états pathologiques peuvent hâter une altération

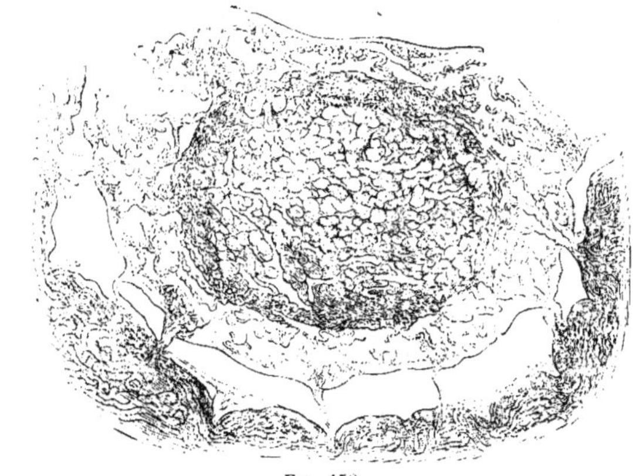

Fig. 159.

Transformation du nerf optique près du foramen opticum en un cordon de tissu connectif, probablement suite d'une inflammation. Gaines externe et interne ainsi que tissu intervaginal pullulés. Les mailles de ce dernier fortement distendues.

sénile, de même que de bonnes dispositions nutritives la retardent; mais l'évolution de cette atrophie qui touche presque à l'état physiologique nous fait saisir les particularités qui doivent favoriser le développement de l'atrophie nettement morbide. Il nous a paru plus instructif d'entrer dans les détails de cette atrophie physiologique, découverte par M. Fuchs, que d'insister sur les diverses variétés d'atrophie ascendante, neuritique et descendante.

Pourtant il sera encore utile d'insister ici sur une variété d'atrophie où la compression directe du nerf, où l'interception de l'afflux du sang artériel, joue le rôle exclusif de l'atrophie (*atrophie par compression*). Cette atrophie peut se produire par une compression directe du nerf lorsqu'une tumeur se produit au voisinage de l'entrée du nerf dans l'orbite, ou sur un trajet intracrânien; mais elle peut aussi être le résultat d'une inflammation du tissu graisseux de l'orbite, d'une compression par rétraction d'un tissu de nou formation autour du nerf, là où son déplacement est rendu impossible suite des attaches de ses gaines (aux os, au globe oculaire) ou par suit son parcours limité et fixe au voisinage du chiasma.

A la suite de ce genre de compression on voit se produire à la longue atrophies les plus complètes, où, comme le montre la figure 159 de Le le nerf se trouve transformé en un cordon de tissu cellulaire, tissu lequel on ne retrouve même que difficilement, dans certaines parties rosées, la structure du nerf et où il n'est plus question de la prés d'aucune fibre nerveuse.

La compression du nerf peut encore se produire, et là plus indirecte encore, comme Türck l'a le premier démontré (*Zeitschr. Wiener Ae* VIII, 2, p. 299, 1852). Une tumeur se développe à la base du crâne qui, m en n'atteignant pas directement le nerf optique, le soulève ainsi qu chiasma, et par suite de ce soulèvement tend les vaisseaux qui passent e point au-dessus du nerf optique, comme les *arteriæ corp. callos.;* cette tension des vaisseaux jointe au soulèvement qui refoule le nerf ver vaisseaux tendus, a pour effet de couper le nerf à un tel point que la ga comme dans l'observation de Türck, est vide à l'endroit comprimé, ta que des deux côtés il ne reste qu'un tiers et un quart interne du nerf.

Il n'est pas nécessaire que les choses prennent une tournure aussi m quée, il est parfaitement admissible qu'à la suite d'un épanche inflammatoire à la base du crâne, loin du nerf optique, il se produit soulèvement du nerf avec traction qui suffise à intercepter la conductib et amène une atrophie descendante. Une fois les causes de cette intercep transitoire disparues, il pourra même être très difficile de retrouver le p de départ d'une atrophie, étant devenue descendante vers l'œil et ascend vers les centres nerveux. Cela nous donne une explication comment o si souvent dans l'impossibilité, même dans un cas ou il s'agissait indisc blement d'une atrophie simple, survenue sans complications aucune papillite, de retrouver une explication quelconque de l'origine central l'atrophie lorsqu'on fait l'autopsie nombre d'années après le début du

La même compression par un vaisseau (l'artère commun. post., les c tides) peut encore être exercée sur les tractus lorsqu'une réduction de vol transitoire ou permanente, comme dans l'hydrocéphalie chronique, opérée du côté de la cavité crânienne. L'hydrocéphalie aiguë ou chroni peut encore agir, ainsi que Türck l'a de même le premier démontré (*Zeit Wiener Aerzte*, XI, p. 517, 1855), en distendant particulièrement le t sième ventricule qui par son plancher, refoulé en bas, aplatit alors le chias Jusqu'à quel point ici la compression lente et progressive par le *tuber ciner* distendu peut être portée résulte que, chez des enfants, on peut rencon un véritable arrêt de développement des os, se présentant comme une ex vation creusée dans la selle turcique et une réelle usure des saillies osseu de la base du crâne. Le plancher du troisième ventricule couvre non seu ent le chiasma, mais sa cavité forme, au milieu de la surface supérieure chiasma, sur les côtés, une sorte de recessus, garni d'épendyme, qui enveppe les côtés supérieurs du chiasma (Michel, *Arch. f. Ophth.*, XIX, 2, p. 77).

Ici nous pouvons donc encore rencontrer nombre de variétés anatomiques conformation du ventricule, de ses rapports avec le chiasma, variétés qui rattachent *à la conformation des os du crâne.* Il se peut aisément qu'un anchement brusque et de courte durée dans les ventricules entraîne e compression suffisante pour déterminer une interruption complète de nductibilité, avec cécité presque instantanée. Cette compression, ne persisnt que peu de temps, est à même de disparaître sans occasionner une atroie par compression, mais aussi la compression sur le chiasma ayant traîné une cécité brusque (le malade se réveillant aveugle le matin) peut rsister suffisamment longtemps pour déterminer une atrophie descendante nt les signes ophthalmoscopiques ne se relèveront qu'à une époque fort oignée du début de la cécité. Des changements atrophiques du chiasma ême ne se produisent que lorsque la compression a duré assez longtemps, ais il n'est pas nécessaire que la compression aille aussi loin, pour réussir dégénérer véritablement la masse nerveuse. Ainsi, il peut arriver qu'une mpression exercée par les lobules antérieurs du cerveau sur le chiasma les nerfs, qui s'enfoncent quelquefois dans ces lobules, amène une supession complète de la conductibilité, sans y déterminer la pression nécessaire ur entraîner une dégénérescence immédiate. Cette interruption de conducilité persistant un certain temps, alors il survient, comme Türck l'a encore montré, non seulement une atrophie descendante vers les globes oculaires, ais qui remonte aussi vers les tractus jusqu'aux corps géniculés externes.

Ce qui nous intéresse ici le plus, au point de vue clinique, c'est qu'une mpression du chiasma et des troncs optiques, même lorsqu'elle est transiire et n'est pas portée assez loin pour atrophier directement ces parties de ppareil optique, peut être à même d'y établir une interruption de conducilité entraînant une dégénérescence *secondaire* (Türck), dégénérescence nt le développement peut coïncider avec la disparition des effets qui ont é primitivement engendrés par la pression ; en sorte qu'en pratiquant ors une ouverture du crâne, cette cause première nous échappe complèment. Ce qui nous engage à rechercher ici constamment l'origine de la cité dans le chiasma et les deux nerfs optiques à la fois, c'est la simultaité du trouble fonctionnel survenu sur les deux yeux, tandis que toutes les érations d'un hémisphère, portant sur les tractus, n'entraînent que l'évotion d'une hémianopsie.

Une regrettable confusion a été faite ici, de vouloir, en pareil cas d'atroie, déclarer qu'il se produit une dégénérescence grise ; il s'agit ici d'une rophie, qui atteint aussi bien le tissu nerveux (tout d'abord) que le tissu nnectif, et la chose devient bien évidente lorsqu'un seul secteur de la pille, comme dans le dessin de Treitel (fig. 130, p. 192), est atteint.

L'atrophie ascendante n'a guère d'intérêt clinique pour nous, elle s'observe à la suite de la destruction intra-oculaire de l'épanouissement du n[illegible] Ainsi on l'observe à la suite de la rétinite pigmentaire, de la rétinite albu[illegible] nurique, de vastes apoplexies de la rétine et du décollement de cette me[illegible] brane. Cette même atrophie ascendante survient lorsque la rétine a [illegible] détruite par suppuration. La marche de l'atrophie ascendante est d'aut[illegible] plus lente que la perception lumineuse persiste encore quelque peu, com[illegible] dans le cas de décollement complet de la rétine. Ici on a retrouvé enc[illegible] dans les nerfs, des fibres assez bien conservées lorsque la cécité remonta[illegible] trente ans (Leber). Ce sont ces nerfs qui probablement, par une con[illegible] vation prolongée de la myéline dans un certain nombre de fibres, présent[illegible] une véritable atrophie blanche. C'est aussi dans ces nerfs que de préfére[illegible] s'accumulent des corpuscules amyloïdes, qu'on retrouve surtout dans [illegible] parties centrales du chiasma et dans les tractus où ils forment juste, [illegible] dessous de leur surface, une couche presque continue (Leber), et se l[illegible] sant poursuivre jusque dans les corps géniculés externes. L'origine de [illegible] corpuscules (découverts par Virchow [son *Archiv.*, VI, p. 135, 1853]), [illegible] ne se rencontrent nullement d'une façon constante, n'est pas encore exa[illegible] ment déterminée. Leur analogie de coloration par l'iode et les acides a dé[illegible] miné la dénomination de ces corpuscules à couches concentriques. M. Le[illegible]

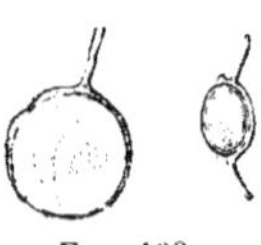

Fig. 160.

Corpuscules amyloïdes d'un nerf optique atrophié, avec capsule et fibre adhérente; un second corp[illegible] muni de deux fibres a été pris dans la moelle d'un tabétique (Leber).

(*Arch. f. Ophthal.*, XIX, 1, p. 191) a trouvé que chacun de ces corpusc[illegible] (voy. fig. 160) est enfermé dans une capsule hyaline très fine, qui, elle[illegible] prend par l'iode qu'une simple coloration jaune. Cette capsule se conti[illegible] en de longues fibres fines, d'un aspect analogue à des fibres nerveuses at[illegible] phiées (même aspect que présentent parfois les corpuscules amyloïdes [illegible] cordons dégénérés de la moelle). M. Leber pense donc que ces corpusc[illegible] résultent de la transformation de la masse nerveuse de la fibre, mais j[illegible] qu'à présent l'on n'a pas pu suivre pas à pas leur évolution, ce qui ser[illegible] pourtant possible en examinant des nerfs optiques sur des yeux deven[illegible] phthisiques à des époques plus ou moins reculées.

Symptômes cliniques. — Un des premiers symptômes de l'atrophie sim[illegible] du nerf est sa décoloration. Les changements de couleur qu'ils portent [illegible] la totalité, ou sur une partie du nerf, ne peuvent être étudiés qu'avec l'écl[illegible] rage modéré que donne l'ophthalmoscope à plaques (voy. fig. 84, p. 29[illegible] Les faibles décolorations échappent absolument en nous servant de l'ex[illegible] men à image renversée, avec un miroir concave, en matière plus ou moi[illegible] étamée, ou en nickel. On n'a qu'à faire la comparaison chez un malade but d'une atrophie progressive; en examinant d'après cette dernière éthode, on trouve encore une coloration qu'on ne croit pas différente de tat physiologique, tandis que l'ophthalmoscope à plaques nous révèle, à xamen à l'image droite, un nerf se différenciant déjà très sensiblement du rf normal.

Il en est de même pour établir la décoloration sénile du nerf optique la nte grisâtre que l'atrophie périphérique très accusée ajoute à la coloration énile. Cette diminution de transparence particulière aux nerfs des vieilds échappe le plus souvent à l'examen, à l'image renversée. Il en est de me de la teinte verdâtre que prennent certains nerfs ayant depuis très gtemps passé par l'atrophie simple, teinte verdâtre que l'on retrouve si n représentée par E. de Jaeger, pour les très profondes atrophies glaucoteuses, où tout le tissu nerveux a disparu dans la papille et où l'on ne oit que le reflet de la lame criblée recouverte d'une mince couche de u connectif comprimé (1).

La décoloration qui tire, pour les atrophies simples, bien plus sur le bleu e vert que dans la dégénérescence grise, se manifeste tout d'abord dans parties de la papille les moins riches en fibres nerveuses, la section temale, et la teinte rougeâtre paraît encore pendant quelque temps dans la tion nasale. C'est surtout ici qu'on peut se tromper sur la marche de la oloration en ne se servant que de l'image renversée et d'un miroir à irage intense, et croire qu'il ne s'agit que d'une atrophie partielle (une énérescence toxique). Dès qu'on a recours au miroir à plaques, on conte dans l'atrophie progressive (surtout celle par pression) la décoloration rquée de toute l'étendue du nerf.

mesure que cette décoloration générale de la section nerveuse s'actue, les limites de l'entrée du nerf se dessinent avec plus de précision, léger duvet produit par les fibres nerveuses qui dépassent cette limite paraissant par l'atrophie de ces fibres. Cette papille à délimitation si cise tranchera d'autant plus sur le restant du fond de l'œil que celui-ci a plus pigmenté, plus foncé. Tandis que la dégradation dans le rouge t plus aisément échapper sur des personnes à teint blanc et cheveux rs, chez lesquelles on rencontre déjà normalement des papilles d'une eur surprenante, on voit chez les personnes à teint basané et cheveux rs la moindre pâleur papillaire, ces personnes ayant d'habitude, avec un inage papillaire très foncé, des papilles d'un ton rougeâtre prononcé

(1) Avec le miroir faible employé pour l'examen à l'image droite, M. Leber dit (*Graefe-Sæmisch*, t. V, p. 852) : « La papille est moins claire (?), le ton bleuté ou verdâtre s'accentue davantage et, pour beaucoup d'observateurs, les premiers commencements sont pl faciles à reconnaître. Pourtant, cela est plutôt question d'habitude et, moi-même, je n'dans aucun cas, où l'examen à l'image renversée restait douteux, tiré plus de certitu de l'image droite pour le diagnostic. » Cette affirmation ne prouve qu'une chose, c'est qu M. Leber n'a guère fait usage de l'examen à l'image droite avec un miroir à faible é rage (miroir à plaques), absolument indispensable pour l'étude des altérations nutritis du nerf optique.

Chez les nègres en particulier la disparition du rayonnement des fibres d'une atrophie papillaire se constate aisément, ainsi que l'affirmation pré d'une limite de leur papille, qui se trouve, à l'état normal, toujours un voilée.

Tandis que, pour la dégénérescence grise, la papille en pâlissant prés tait un arbre vasculaire en général absolument normal, que seuls les vaisseaux pouvaient être recouverts par le tissu opaque, mais se présenta vers le bord papillaire avec leur calibre normal, nous voyons, dans l'atro simple, dès le début, les fins vaisseaux disparaître, ou devenir, en s'amin sant, de plus en plus rares. Cette disparition a lieu sans que leurs pa apparaissent comme traînées blanchâtres, tel que cela se présente pre constamment pour les atrophies neuritiques. A mesure que cette dispari s'opère, les gros vaisseaux papillaires deviennent plus grêles ; mais cet a cissement peut tarder quelque temps et l'appréciation est plus difficil l'absence d'une comparaison d'un œil à l'autre ; il faut alors pour se pronon tenir à la fois compte des variations physiologiques et de la turgescence culaire moindre qu'amène l'âge. Ce qui nous doit servir ici principalemen guide, c'est le rapport de la largeur des artères comparativement aux veine comme la réduction du volume des vaisseaux porte tout d'abord sur les artè on peut aisément, par l'abolition du rapport entre les proportions récipro se rendre compte que l'arbre artériel de la papille commence à s'étioler.

Nous regardons le mode de décoloration de la papille et la simultanéité de décoloration, avec l'oblitération des vaisseaux et la réduction du calibre des art comme pathognomonique pour l'atrophie simple, et nous donnant le moyen de rencier entre elle et l'atrophie grise. « Il ne saurait être nié, dit M. Leber (*loc. cit.*) dans certains cas où il n'y a pas eu trace d'inflammation préalable de la papille et où les symptômes classiques devaient faire ranger le processus dans la dégénére grise, que les vaisseaux se présentaient déjà amincis et pouvaient le devenir ultérieurement à un plus haut degré. » Nous connaissons parfaitement ces cas, m les poursuivant, on voit qu'il ne s'agit ici nullement d'ataxiques à marche nor qu'il y a, soit complication avec une dégénérescence toxique, soit des complication brales. La diminution des vaisseaux au début d'une dégénérescence grise est donc absolument insolite et dû à une complication. Ce qui différencie encore la dégénére grise de l'atrophie simple, c'est qu'on rencontre des personnes aveugles depuis pl années par dégénérescence grise, et chez lesquelles les gros troncs vasculair diffèrent pas du calibre normal. Une atrophie simple n'entraînera guère une cécité plète sans que déjà un changement appréciable se montre du côté des artères papille, et la réduction sera toujours constatable dans des atrophies simples, un plusieurs années écoulées après que les malades sont devenus aveugles ; car la rition de la couche des fibres nerveuses et des ganglions dans la rétine suit ici de plus près l'atrophie des fibres dans le nerf même. Je connais un ataxique q examiné chaque année, et cela depuis vingt-deux ans après qu'il était devenu ave et je n'ai vu l'arbre vasculaire diminuer sensiblement que quatre à cinq années éco et, à partir de là, l'image ophthalmoscopique s'identifia avec celle de l'atrophie si

La plus grande rapidité avec laquelle se développe l'excavation a phique dans l'atrophie simple, et *le bien plus haut degré qu'elle att* (voy. fig. 161), fournissent aussi un signe différentiel entre atrophie si et atrophie grise. Ceux qui ont l'habitude de l'exploration à l'opht hoscope à plaques pourront y ajouter un autre symptôme, c'est que, tandis que dans la dégénérescence grise la lame criblée ne se présente avec ses détails que dans les parties qui étaient primitivement exposées aux regards

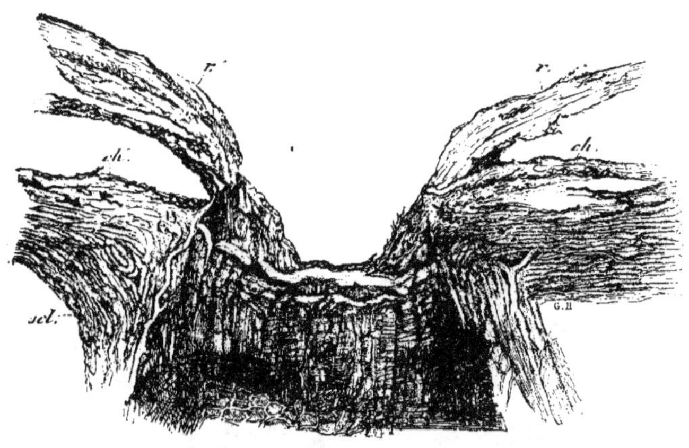

FIG. 161.

ssin d'une préparation d'Iwanoff (par Haase) d'un nerf optique atteint d'atrophie simple. — *r*, rétine; *ch*, choroïde sclérotique.

ar une excavation physiologique, au contraire, cette lame criblée se dénude ans toute son étendue, et l'on peut alors retrouver ici des dessins d'émanations de la lame criblée, comme nous les reproduisons dans l'article des fections congénitales du nerf. On peut, après correction très exacte de la fraction du sujet examiné (surtout de son astigmatisme), se rendre compte ue l'excavation atrophique se creuse irrégulièrement par places et qu'il ne agit pas d'un léger affaissement uniforme, d'un tassement, comme dans dégénérescence grise.

Ces études seraient singulièrement facilitées et l'on pourrait rendre bien plus de services à la médecine générale, en se prononçant sur le degré de turgescence et d'affaissement morbide du nerf, si le niveau du nerf était égal chez tous les individus et qu'il n'y eut qu'à constater les changements de niveau sur la faible procidence et le léger creux que forme, près des vaisseaux centraux, l'entrée du nerf optique. La figure 162 de E. de Jaeger (exécutée avec un grossissement de quinze diamètres) démontre que le niveau de la papille concorde presque complètement avec celui de la rétine. Un coupe verticale, dans le sens de la répartition des vaisseaux centraux, montre une proéminence très peu accusée, mais qui s'accentue déjà davantage. La majeure partie des fibres suivent les gros troncs vasculaires de la rétine, une section dirigée dans le sens de ces vaisseaux montrera la papille plus bombée que sur une coupe faite en sens horizontal. A l'ophthalmoscope de même, la saillie physiologique de la papille concorde avec le passage des gros troncs vasculaires sur la rétine.

Deux variétés dans la disposition anatomique peuvent, à part cela, faire mériter à l'entrée du nerf optique le nom de *papille*. En premier lieu, si l'anneau sclérotical est large et que les fibres nerveuses amincies après leur passage à travers la membrane criblée, se dissocient à une certaine profondeur pour se rendre à la surface de la rétine, autrement dit, s'il existe une excavation infundibuliforme bien accusée, la partie de la section comprise entre cet infundibulum et l'anneau sclérotical constitue un bourrelet qui dépasse plus ou moins sensiblement le niveau de la rétine. En second lieu, si les couches de la rétine avancent fortement vers l'anneau sclérotical, si celui-ci même est étroit et si les fibres nerveuses sont ramassées de manière qu'il existe à peine une très petite excavation infundibuliforme, la section nerveuse se montre aussi sous forme d'une faible saillie.

Cet exposé démontre qu'une excavation atrophique se produisant à un degré absolument identique fait, chez les uns, descendre le niveau de la papille au-dessous de celui de la rétine, tandis que, chez d'autres, elle ne l'abaisse guère jusqu'à ce niveau. Comme dans la dégénérescence grise, il ne s'agit que d'un affaissement, il se produit aussi souvent encore le cas que les personnes à papille saillante ne présentent pas d'excavation du tout.

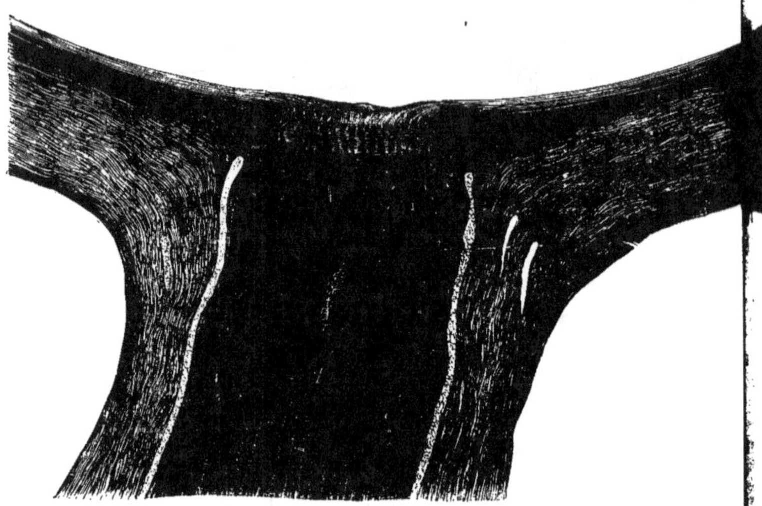

Fig. 162.

A part ces variations physiologiques de saillie papillaire, il existe habituellement au point où les vaisseaux centraux se recourbent pour s'épanouir sur la rétine, un enfoncement plus ou moins sensible auquel on donne le nom d'excavation physiologique. Suivant le mode de resserrement des fibres nerveuses dans l'anneau sclérotical et surtout suivant la façon dont les fibres s'accolent et se tassent autour des vaisseaux centraux et forment un arc plus ouvert pour contourner la macula, nous rencontrons deux types d'excavations centrale et marginale. Les figures 163 et 164 de Jaeger représentent deux genres de grandeurs différentes d'excavations : pour la figure 163, l'excavation centrale atteignait comme diamètre le rayon de la papille vue à l'ophthalmoscope; pour la figure 164, l'excavation physiologique dépassait, comme diamètre, les deux tiers du diamètre papillaire et ne laissait qu'un étroit anneau de tissu papillaire dépasser le niveau de la rétine. Un simple coup d'œil jeté sur ces dessins et en les comparant avec la coupe du nerf à excavation atrophique (fig. 161), doit déjà faire comprendre combien l'aspect ophthalmoscopique doit varier comme affaissement papillaire, suivant que celui-ci se produit sur une papille à très large excavation centrale, comme figure 164, ou sur un n[illegible] sans excavation centrale à proprement parler (fig. 162). On ne sera pas surpris que l'affaissement que donne la dégénérescence grise débutant sur un nerf, comme la figure 164 le représente, correspondra à l'excavation atrophique simple la plus accusée, tandis que l'atrophie simple se produisant sur un nerf à saillie papillaire ne descendra, au début

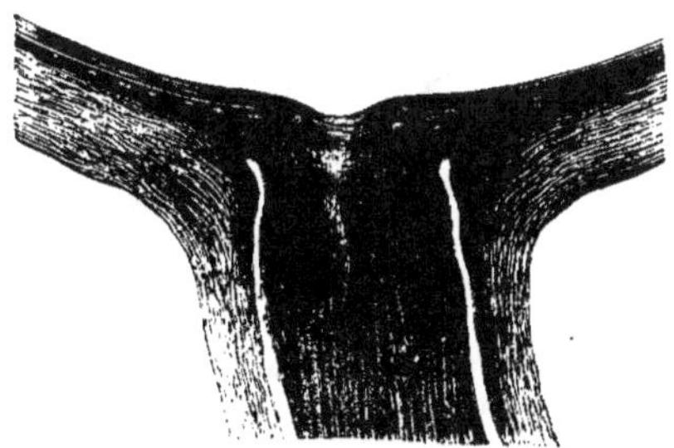

Fig. 163.

du mal, guère le niveau de la papille à celui d'un tassement de la dégénérescence grise. Nous ne mentionnons pas ici les excavations marginales étendues, qui ne laissent de la papille qu'un croissant dans lequel remontent les vaisseaux centraux. Ici, le simple

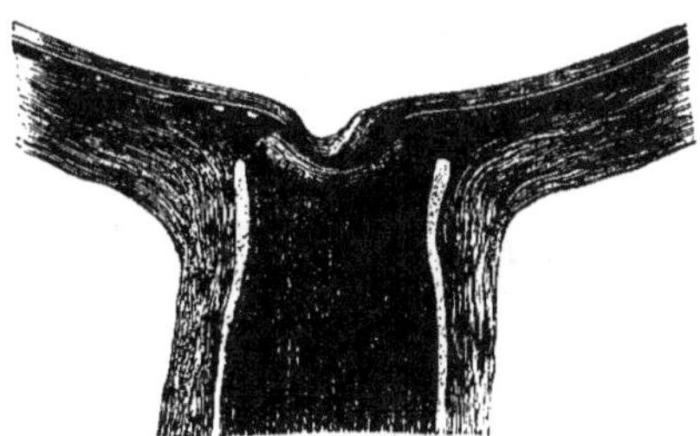

Fig. 164.

affaissement de la dégénérescence grise peut non seulement s'identifier avec l'atrophie simple, mais même simuler un refoulement glaucomateux de la papille.

Ce sont ces difficultés qui ôtent de la valeur à différencier l'affaissement papillaire de

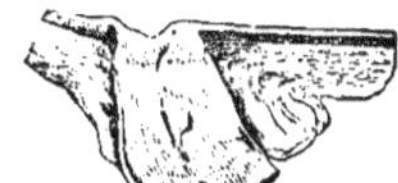

Fig. 165.

Faible excavation, suite de dégénérescence grise (Leber).

la dégénérescence grise, de l'évidement des fibres de la papille dans l'atrophie simple, mais cela n'empêche pas que pour un explorateur exercé, qui sait reconstituer l'état physiologique, la différence existe et si l'on a de certains côtés contesté ce signe différentiel et insisté sur une diminution notable du niveau de la papille aussi dans la dégénérescence grise, il ne peut s'agir ici que de cas déjà fort anciens. Les deux types d'excavation par dégénérescence grise (fig. 165) et par atrophie simple (fig. 166) montrent bi[illegible] la différence marquée, qu'aussi M. Leber assigne à ces deux variétés, quoique, pour ce[illegible] forte excavation, il s'agissait ici d'une destruction complète des fibres du nerf près [illegible] foramen opticum (probablement suite d'inflammation), sans trace ultérieure et transfo[illegible]

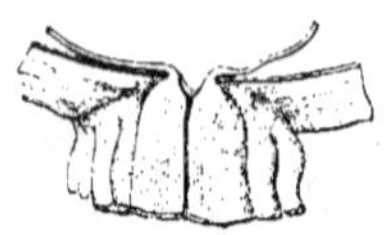

Fig. 166.

Excavation atrophique de la papille (Leber).

mant le nerf en un cordon de tissu connectif; les fibres atrophiées persistaient enco[illegible] vers l'excavation atrophique profonde, ce qui suffit à M. Leber pour dire que l'atroph[illegible] offrait la forme de la dégénérescence grise (*Klin. Monatsbl.*, t. VI, p. 110).

A plus forte raison, si déjà les excavations physiologiques peuvent faire hésiter, ap[illegible] un développement de l'atrophie grise, entre un affaissement et un évidement papilla[illegible] sur une très vaste excavation physiologique, une disparition de toutes les fibres nerveus[illegible]

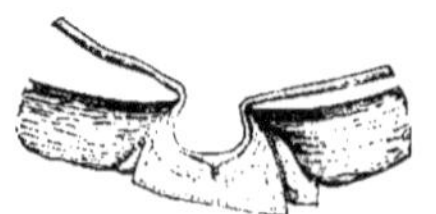

Fig. 167.

Excavation glaucomateuse (Leber).

suite d'atrophie simple, peut faire songer à une excavation glaucomateuse telle qu'el[illegible] se trouve rendue dans la coupe figure 167. Ce qui nous garantit encore ici le mie[illegible] d'une erreur de diagnostic, c'est que le refoulement dans le glaucome porte sur les c[illegible] de l'excavation aussi bien que sur le fond (voy. fig. 167), tandis que pour une excava[illegible] atrophique même très prononcée, il ne s'agit pas à proprement parler d'une excava[illegible] dans le sens véritable du mot, les plans que produisent l'affaissement et l'évidem[illegible] étant toujours plus ou moins inclinés et plats, jamais franchement creux (voy. fig. 1[illegible] p. 577).

La coloration d'une papille atrophiée et fortement excavée tient, comm[illegible] l'on peut aisément s'en rendre compte, exclusivement au reflet particuli[illegible] que donne le tissu connectif, et c'est pour cela qu'on voit, à mesure du dév[illegible] loppement de l'excavation atrophique, la teinte bleuâtre et verdâtre (tein[illegible] scléroticale des staphylômes congénitaux) prédominer. La teinte blanchât[illegible] de la papille affaissée de la dégénérescence grise tient au voile jeté par le[illegible] fibres nerveuses, en voie de dégénérescence, sur les détails de la structur[illegible] anatomique de la papille, et l'on peut fort bien différencier la couleur de [illegible] lame criblée d'une papille prise de dégénérescence grise, avec excavatio[illegible] physiologique, du tissu opaque ambiant. A mesure que l'excavation de l[illegible] dégénérescence grise s'identifie avec celle de l'atrophie simple, on peut s[illegible] convaincre que ces délicates nuances de coloris s'effacent.

Il est encore aisé de se convaincre que l'exploration de la papille à l'image droi[illegible] avec les plaques donne toujours une plus grande pâleur de la papille malade que l'intense éclairage avec le miroir concave à l'examen à l'image renversée. M. Leber pense « que la coloration tantôt plus bleutée, tantôt plus d'un blanc pur de la papille, repose en partie sur le mode de l'éclairage employé, en ce que, dans l'image droite, avec le miroir à faible éclairage, la couleur paraît toujours moins claire et moins brillante et plutôt bleutée qu'avec le miroir concave ». Qu'on veuille simplement se remettre à l'étude des variétés physiologiques de la lame criblée et de ses émanations, et l'on sera vite renseigné si c'est avec le miroir à plaque, qu'on reçoit le moins d'éclat de couleur, ou avec le miroir concave à l'image renversée où l'éclairage, uniformément répandu sur une grande surface, noie les teintes et efface le contraste de coloris dans les fins détails de la papille.

La *diminution de la vision* se fait ordinairement, dans l'atrophie simple, entement et progressivement, tandis que, pour les atrophies neuritiques rétro-bulbaires, toxiques), l'amblyopie centrale était le trait caractéristique t que, pour la dégénérescence grise, l'émoussement simultané de la vision ériphérique et centrale dominait comme caractère essentiel; nous observons our l'atrophie simple, surtout dans la partie périphérique du champ visuel, es parties à sensibilité émoussée et abolie, des rétrécissements en secteurs, insi que la prédominance marquée à une abolition de la vision dans un ens de préférence. Dans la dégénérescence grise, nous voyons, en général, e sens pour les couleurs baisser plutôt que le sens pour l'espace. Un champ isuel, normal d'étendue, ne permet souvent d'y tracer que le champ pour e bleu. Au contraire, dans l'atrophie simple, si fréquemment due à la comression des nerfs ou du chiasma, nous trouvons des champs visuels qui ont uelque analogie avec ceux des glaucomateux. C'est-à-dire il se rencontre ouvent des altérations par secteur du champ visuel, mais avec conservation e toutes les couleurs, quoique celles-ci puissent présenter une réduction ans l'étendue de leur champ respectif. La façon dont le champ visuel ans l'atrophie de cause cérébrale s'abolit de la périphérie en s'échancrant, épend essentiellement des causes occasionnelles, et il se peut qu'on observe es cas où cette abolition s'observe de préférence du côté nasal, contrairеent à ce que certains confrères veulent avoir observé pour l'atrophie pinale, car ce serait de la tempe que se rétrécirait le champ de la vision *Schweigger, Foerster*), mais aussi le contraire peut se rencontrer. La prouction d'un scotome central plaide en faveur d'une neurite rétro-bulbaire u d'une papillite qui a précédé l'atrophie simple.

Que les champs visuels de l'atrophie simple se rapprochent comme aspect e ceux des glaucomateux, ressort clairement des champs visuels suite 'une cause comprimante siégeant dans l'orbite même. Ici on trouve qu'il ersiste souvent un simple secteur du champ visuel, mais dans lequel toutes es couleurs sont encore conservées et même la vision centrale, si ce secteur mbrasse le point de fixation; mais, en général, lorsqu'une échancrure 'avance sensiblemement vers le point de fixation, alors on voit que, dans la rès grande majorité des cas, la vision centrale a notablement baissé et les hamps pour les couleurs se sont rétrécis, le vert seul, ou le vert et le ouge, ont disparu, au contraire de ce qui arrive pour le glaucome où l'échancrure, ou le rétrécissement nasal, peut s'approcher tout près du poi de fixation, sans que l'acuité et le sens pour les couleurs marchent, da leur réduction de pair avec pareil rétrécissement.

Un autre signe différentiel entre la manière de produire le rétrécissem du champ visuel comparativement à ce qui se passe pour la dégénérescen grise et le refoulement glaucomateux de la papille, c'est que, dans l'atroph simple, l'abolition par secteur ou par moitié du champ visuel, concor presque constamment avec un rétrécissement concentrique assez notab du restant du champ visuel; on ne rencontre ni l'abolition d'un ou de de secteurs, pouvant, à cause du maintien des limites pour le blanc, simul (comme dans la dégénérescence grise) des hémianopsies, ni la suppressi de la presque totalité d'un secteur d'un champ visuel à étendue norma pour le blanc et les couleurs, comme peuvent le présenter les glaucomateu

Le rétrécissement absolument concentrique du champ visuel est fort ra dans l'atrophie simple, et si pareil rétrécissement se produit, ce n'est qu' début, et la régularité dans l'abolition de la vision excentrique ne contin pas à amener un champ visuel avec conservation des couleurs (analogu celui des personnes atteintes de rétinite pigmentaire), comme on peut exce tionnellement le rencontrer chez des tabétiques. Bientôt, lorsqu'il y a eu moment rétrécissement concentrique, on voit l'abolition de la vision s'acc tuer dans un sens de préférence, et empiéter surtout sur l'un des secteu La symétrie entre le rétrécissement des deux champs visuels n'a donc n lement besoin d'être maintenue. La tendance des nerfs optiques à pren symétriquement (Schweigger), n'est certainement guère prononcée.

Un signe différentiel assez important, entre la forme spinale et cérébr d'atrophie, est que la dégénérescence grise ne débute ordinairement que p un seul œil et met, même lorsque la succession du mal sur le congénère prompte, deux à trois mois avant de débuter de l'autre côté. Il arrive enc assez souvent qu'il s'est écoulé plusieurs années entre le début du mal l'autre œil; au contraire, pour l'atrophie simple, les deux yeux se prenn en général simultanément. Bien entendu que l'atrophie d'origine orbitai qui reste toujours unilatérale, fait ici exception.

Un fait important, c'est que la décoloration de la papille ne marche de ni avec le rétrécissement du champ visuel, ni avec l'accentuation de l'a blyopie; nous ne sommes nullement de l'avis qu'on puisse, l'ophthalm scope en main, se hasarder à prédire jusqu'à quel degré la vision conservée, ni à se prononcer sur lequel des deux yeux, suivant sa colorati papillaire, a conservé le plus de vision. Des erreurs sont ici très ai ment commises et sont aptes à ôter une part de confiance du malade, c bien des exceptions se présentent à la règle soutenue par Leber : que décoloration de la papille va de pair avec la réduction du champ visuel, les deux se montrent, dans la plupart des cas, dès le début, à côté de l'an blyopie. Combien de fois ne rencontre-t-on pas des cas où, lorsque l'on borne à l'exploration à l'image renversée, les papilles se trouvent enco assablement bien colorées et la vision déjà presque abolie, tandis qu'au ontraire on rencontre des papilles d'un blanc sinistre, avec une bonne onservation de vision. L'anémie papillaire ne marche donc pas, chez tous es malades, de pair avec l'atrophie.

L'étiologie de l'atrophie simple est fort difficile à établir et il a déjà été uestion des causes étiologiques pour ce qui concerne l'atrophie par com-ression. Le tableau que le docteur Esmerian a dressé sur un chiffre de 1 000 malades, comporte 45,5 pour 100 d'atrophies spinales pour 28 pour 00 d'atrophies cérébrales, sur un chiffre de 300 cas d'atrophies. Tandis que os diverses formes d'atrophies (consultez le tableau) se présentent sur 1,43 our 100 des malades, M. Uhthoff n'indique l'atrophie du nerf que comme eprésentant 0,75 pour 100 des maladies oculaires et trouve sur ses 183 cas 9 atrophies spinales et 63 cérébrales et progressives simples. Les atro-hies spinales se rencontrent dans notre statistique non comme un tiers des as, mais presque comme la moitié, tandis que nos atrophies cérébrales rment un peu plus que le tiers (84 cas); mais pour les atrophies simples cérébrales) comparativement à la totalité des cas nous voyons la même pro-ortion d'un tiers à peu près maintenue (63 cas sur 183 chez Uhthoff; 84 sur 00 chez nous).

La comparaison de ces chiffres n'est pas d'une grande valeur, parce que otre confrère comprend dans son tableau aussi les atrophies par neurite étro-bulbaire et intoxication, tandis que nous avons exclu ces cas de notre tatistique, n'y comprenant que les formes à marche progressive et délétère. Dans les différents groupes nous avons séparé les atrophies cérébrales atrophie simple) des atrophies suites de papillites, puis, comme nous l'avons éjà fait observer, on prend aisément pour des atrophies simples des cas qui nt eu comme origine une papillite; de même que la confusion d'une atro-hie tabétique est facile à commettre avec une atrophie simple, si tous sym-tômes ataxiques font défaut. Il fallait pourtant autant que possible grouper es cas pour avoir un coup d'œil d'ensemble et nous nous sommes borné ici l'énumération des causes anatomiques, laissant de côté l'énumération fas-idieuse des causes symptomatiques (1).

Il a été déjà relevé la grande disproportion entre les hommes et les emmes atteints de dégénérescence grise. Cette disproportion est bien noindre pour l'atrophie simple et elle disparaît pour les atrophies suites de apillites où la proportion se trouve sensiblement égale. Ainsi :

(1) M. Uhthoff (*Arch. f. Ophthalm.*, t. XXVI, 1, p. 217), qui s'efforce de son côté de éblayer ici un terrain encombré, dit : « Si je compare l'énumération des causes étiolo-iques de l'atrophie du nerf, par exemple, avec une statistique de cent soixante-huit cas ar Galezowski (*Journ. d'Ophthalm.*, t. I, p. 45-50, 180-212, 138-148), je dois avouer que otre compulsion fait piteuse mine en face d'une pareille abondance de causes. Ainsi, ans notre compulsion de cas, des causes étiologiques pour l'atrophie font absolument éfaut, comme, par exemple, la période de dentition, la glycosurie, la cessation de igraines périodiques, la fièvre intermittente pernicieuse, la fièvre typhoïde, des diarrhées rolongées, l'onanisme, l'insolation et l'éblouissement, la dysménorrhée, la pression des uscles droits sur le globe oculaire. »

Sur 134	atrophies spinales	nous avons 113	hommes, 21	femmes.
— 84	— cérébrales	— 51	— 33	—
— 40	— par papillite	— 20	— 20	—

Cette même égalité de proportion se trouve pour les atrophies [par] embolie et interruption dans l'afflux du sang qui comportent 30 cas, d[e] 15 hommes et 15 femmes. Par contre, la disproportion la plus notabl[e se] présente pour les atrophies de causes traumatiques où l'on ne renco[ntre] sur 12 cas qu'une seule femme, mais aussi ici les chutes, les blessures [par] armes tranchantes et armes à feu sont particulièrement réservées [aux] hommes. Nous retrouvons de semblables proportions chez M. Uhthoff, tan[dis] que pour l'atrophie spinale la proportion des hommes aux femmes est [de] 93 pour 100 à 7 pour 100; elle n'est pour l'atrophie cérébrale que [de] 55,8 pour 100 à 44 pour 100. Dans la statistique de notre confrère, po[ur]tant la disproportion des cas d'atrophie produite par neurite non compliq[uée] est encore très sensible ; il y a 73,8 pour 100 d'hommes sur 26 pour 100 [de] femmes, mais il faut remarquer que cette statistique ne comprend q[ue] 17 cas. L'atrophie suite d'embolie donne chez M. Uhthoff une proport[ion] de 47,3 pour 100 d'hommes sur 52,7 de femmes.

Le désaccord avec la statistique si précieuse de M. Uhthoff s'explique pa[r le] fait que nous avons compris dans la nôtre toutes les atrophies suites de pa[pil]lites, c'est-à-dire toutes les affections cérébrales qui se sont compliquées d['in]flammation des nerfs optiques, de papillite et exclu les névrites rétro-bulbair[es].

Le *pronostic* de l'atrophie simple est en général très grave et dépend [de] la cause originaire; il existe peu de cas où l'on arrive à arrêter une atrop[hie] simple et à la faire rétrograder. Les cas sont même, pour le clinicien le p[lus] occupé, très exceptionnels, où l'on a vu un nerf optique pâli reprendre [sa] coloration normale; mais on rencontre un certain nombre d'observati[ons] où la vue remonte encore assez sensiblement sans que l'aspect ophthalm[o]scopique de la papille change notablement. A tous sont connus des cas [où] l'on voit assez parfaitement fonctionner des nerfs optiques que l'on aur[ait] déclarés privés de toute conductibilité si l'on s'était fié exclusivemen[t à] l'exploration ophthalmoscopique.

Il a du reste déjà été question, lors de l'atrophie toxique, qu'une pâl[eur] temporale précède tout trouble fonctionnel dans certains cas, de même u[ne] pâleur généralisée de toute la papille s'observe comme compatible avec u[ne] bonne fonction visuelle dans l'atrophie simple. Le pronostic ne peut do[nc] pas, avec certitude, se baser sur la pâleur des nerfs, mais un signe bi[en] plus important est l'affaissement des nerfs ainsi que l'amincissement d[es] artères. Pourtant aussi, l'excavation atrophique peut déjà avoir atteint [un] assez haut degré sans qu'il y ait impossibilité absolue d'un arrêt dans [la] marche et d'un retour à un degré parfois surprenant de vision. Certains ma[la]lades avec atrophie simple rappellent ici l'étonnant fontionnement des ner[fs] à profonde excavation glaucomateuse et à aspect blanc verdâtre. Pas pl[us] ı'il ne faut donc vouloir par l'aspect du nerf à l'ophthalmoscope, préjuger ı degré de vision qu'il a conservé, pas plus est-il possible de pronostiquer ı se guidant seulement sur l'image ophthalmoscopique.

Le pronostic a surtout à résoudre qu'il s'agit non d'une atrophie spinale ais cérébrale. Pour se guider ici, la présence ou l'absence de céphalalgies t de la plus haute importance. Fort peu de personnes présentent une atro-hie simple de cause centrale, chez lesquelles les céphalalgies ne sont pas n des principaux sujets de plaintes, tandis que les maux de tête sont rares ez les ataxiques. Une fois le diagnostic d'atrophie cérébrale posé, qui, tout auvais qu'il soit, est encore préférable à celui de l'atrophie spinale, il fau-ra, autant que possible, tâcher de décider si cette atrophie est la consé-ence d'une papillite ou neurite, car dans ce cas le pronostic est en général us favorable que dans les atrophies pures et simples par compression, at donné que la suppression de la cause comprimante est très difficile à tenir, et qu'il a suffi, dans nombre de cas, d'une interruption de conduc-lité peu prolongée, mais plus ou moins complète, pour entraîner l'évo-tion d'une atrophie progressive et complète.

L'atrophie par compression a donc bien des analogies, comme marche ogressive et non susceptible d'arrêt, avec la dégénérescence grise. Au ntraire, la compression de cause cérébrale a-t-elle été provoquée par un oduit inflammatoire, déposé dans les gaines du nerf, ou dans celui-ci ême, la phase inflammatoire a-t-elle été d'assez peu de durée, pour que sa ésence ne se révèle guère plus que par des traces dans le nerf, qui s'atro-hie, alors on peut espérer non seulement un certain arrêt dans la désorga-sation du nerf, mais même une reprise de fonction d'un certain nombre fibres. Ici une tendance à un processus dégénératif progressif est infini-ent moins accusé. L'analyse minutieuse de tous les détails de l'image phthalmoscopique est donc ici fort importante.

Lorsque nous exposerons les anomalies du nerf optique, nous verrons que la lame criblée renforce les troncs vasculaires, dans certains cas, d'un cordon qui les suit a une assez grande distance, de manière que, sur certains yeux absolument sains, les vaisseaux papillaires paraissent enrubannés. A mesure que l'atrophie se développe dans un nerf pareillement organisé, les prolongements de la lame criblée se dessinent de plus en plus avec précision et netteté, et l'on pourrait être tenté de croire qu'il s'agit ici d'un restant de périvasculite produite par papillite, tandis qu'en réalité aucun symptôme inflammatoire n'a préexisté. En pareil cas, on se guidera sur la façon dont les vaisseaux se trouvent enrubannés : cet enrubannement dépasse-t-il de plus d'un rayon papillaire la section nerveuse, on peut être certain qu'il s'agit d'un produit pathologique, car les prolongements de la lame criblée n'atteignent ordinairement pas cette distance. En tous cas, il est urgent de bien connaître cette disposition physiologique pour ne pas se tromper dans la classification du genre d'atrophie qu'on a à examiner.

Il ne peut être indiqué un *traitement* pour les divers cas d'atrophie mple qu'il faut attaquer suivant les diverses causes occasionnelles. *Aussi n malade, atteint d'atrophie progressive simple, doit-il être examiné ans toutes les minuties de ses fonctions physiologiques et de sa consti-*

tution, avant de procéder à une cure quelconque. Tandis que pour les for[illegible] spinales d'atrophies nous avons à nous abstenir rigoureusement de tout t[illegible] tement débilitant, de toute cure mercurielle en particulier, surtout [illegible] atrophies par compression (suite de méningite basilaire, gommeuse, e[illegible] peuvent nécessiter l'emploi d'une cure mercurielle des plus énergiq[illegible] Mais en général, une fois qu'en présence de vives céphalalgies, d'abse[illegible] de tout symptôme ataxique (phénomène pupillaire, abolition du tendin[illegible] réflexe) on est certain de n'avoir pas affaire à une forme spinale d'atrop[illegible] le traitement mercuriel, l'iodure de potassium à dose progressive s[illegible] encore les moyens auxquels on a d'autant plus volontiers recours [illegible] l'état des forces des malades n'y oppose pas d'obstacle sérieux. Les dép[illegible] tions sanguines, l'emploi de vésicatoires, de sétons à la nuque sont [illegible] moyens d'une efficacité plus que douteuse et plutôt propres à cong[illegible] tionner qu'à décongestionner les méninges; rappelons ici l'afflux nota[illegible] du liquide cérébro-spinal vers le cerveau qui suit toute déperdition brus[illegible] du sang, aussi ces moyens ont-ils bien perdu de leur ancienne réputati[illegible] imméritée.

Une fois que nous devons considérer qu'il ne s'agit plus d'un état infl[illegible] matoire des enveloppes du cerveau, ni d'une cause comprimante du nerf [illegible] pourrait être aggravée par des moyens stimulants, nous pouvons recourir [illegible] courants continus, à l'emploi des injections de strychnine, ainsi qu'aux in[illegible] lations de nitrite d'amyle, dont on verse quatre à cinq gouttes sur un m[illegible] choir qu'on fait tenir à une certaine distance de la bouche du patient, [illegible] répétant ces inhalations chaque jour, mais surveillant soi-même le vif é[illegible] de congestion de la figure et de la tête que provoquent ces inhalations. C[illegible] époque de la maladie réclame en outre une étude particulière de l'hygi[illegible] du patient, des soins particuliers pour un rétablissement régulier des fo[illegible] tions de la peau, telles qu'ablutions avec de l'eau salée (eau de mer), l'e[illegible] ploi des douches froides, de l'hydrothérapie. Doit-on accuser des troub[illegible] circulatoires comme cause occasionnelle, s'agit-il de cardiopathes, alors [illegible] cures de petit-lait, le lait, l'abstention de toute boisson alcoolique peuv[illegible] souvent donner lieu à un arrêt dans les progrès du mal.

ARTICLE XXI

APOPLEXIES ET PIGMENTATION DU NERF OPTIQUE

Il a déjà été question (p. 71) de la fréquence relative des apoplexies d[illegible] gaines du nerf optique, comparativement aux embolies, car c'est entre l[illegible] gaines que se produit l'extravasation du sang et non dans la trame même [illegible] nerf. Si l'on a parfois retrouvé ici quelques apoplexies capillaires, ell[illegible] étaient la suite d'une inflammation aiguë du nerf, d'un trouble brusq[illegible] apporté à la circulation intracrânienne (Stellwag de Carion, *Ophthalmol*[illegible] *ie*, II, 1, p. 611), ou enfin le résultat d'un traumatisme (1) et de tumeurs bitaires qui embrassent rapidement le nerf (Leber). Il est absolument solite qu'en pareils cas l'épanchement placé dans la gaine piale détruise es fibres sur une certaine longueur de leur trajet, car ces apoplexies ne ennent guère d'extension, vu le calibre restreint des vaisseaux du nerf, à oins qu'il ne s'agisse d'une déchirure des vaisseaux centraux, près du globe e l'œil, où le sang peut se répandre le long du faisceau connectif central sque vers la lame criblée et laisser alors une traînée pigmentaire bien plus ccusée que ne le font les petites apoplexies capillaires, situées à plus ande distance du nerf du globe oculaire.

Une extension bien autre peuvent, grâce à la présence de vaisseaux vagiaux (d'un calibre plus fort), prendre les épanchements intervaginaux qui euvent s'étendre amplement dans la gaine et la distendre notablement par la antité de sang accumulée. Ces épanchements sont à même de se produire rectement dans les gaines, ou ils ont simplement fusé de la base du crâne rs d'une déchirure traumatique de l'artère méningée, à l'occasion d'une acture de la base du crâne (Talco), d'une apoplexie cérébrale (Michel, oncet), de même qu'on l'observe à la suite d'une pachyméningite hémorrhaque (Virchow). Le sang a une tendance marquée à couler, lorsqu'il est rivé à l'anneau sclérotical, vers l'intérieur de l'œil entre la choroïde, et produire, près de l'anneau sclérotical, une invasion dans le corps vitré, r déchirure de l'implantation de la rétine et de la couche des fibres neruses.

M. Poncet représente un cas d'hémorrhagie dans la gaine et dans la étine provenant d'une hémorrhagie cérébrale (son *Atlas*, p. 32); dans ce s il y avait continuité du liquide avec l'hémorrhagie cérébrale, mais il 'admet pas ce mécanisme de continuité, parce que le sang ne peut fuser n aussi grande quantité par la gaine externe des vaisseaux qui, perforant sclérotique, vont s'anastomoser avec ceux de la papille. « Il faut remarquer, it notre confrère, que la veine centrale du nerf est oblitérée par un caillot, c'est assurément à cette gêne de la circulation en retour qu'est due la pture des vaisseaux rétiniens. Encore faut-il admettre un arrêt plus eculé de la circulation cérébrale, car la pression exercée sur le nerf ptique par cette hémorrhagie externe était insuffisante pour comprimer veine centrale et obtenir le caillot obturateur. »

Mais un coup d'œil jeté sur la figure 162, page 578, démontre que l'extréité de l'espace intervaginal remonte jusque vers la lame criblée avec quelle il se trouve en contiguïté de rapport presque directe des vaisseaux i se jettent dans la lame criblée. Le sang n'a donc pas besoin de suivre s vaisseaux qui perforent la sclérotique, mais simplement ceux qui du ut de l'espace intervaginal se jettent dans la lame criblée et la constituent

(1) Nous aurons de nouveau à traiter ce sujet à l'occasion des blessures et épancheents de l'orbite.

en quelque sorte (fig. 66, p. 244). Rappelons qu'ici les vaisseaux du ce de Haller peuvent servir de conducteur à l'entrée du sang à travers l'ann sclérotical. Du reste il n'a qu'à prendre le chemin des voies lymphatiq et la clinique nous présente des cas où les hémorrhagies se trouvent ar gées à l'entour de la papille, comme le dessin (fig. 75, p. 260) de l'injec de l'espace périchoroïdien. Arrivé là, le sang peut se répandre dans la pille, mais la rejeter aussi de côté et passer entre la choroïde et la ré et se répandre aussi dans l'intérieur de l'œil par déchirure de la rétine.

Aussi nous admettons, et la clinique le démontre surabondamment, la suite d'une hémorrhagie abondante dans les gaines, le sang, projeté l'impulsion activante du courant liquide cérébro-spinal, s'accumule de férence dans la coupole de l'espace intervaginal et peut ici produire phénomènes de compression (la formation de caillots) dans les vaisse centraux et simuler à s'y méprendre une embolie de l'artère centrale. « théorie qui attribue la cécité à la compression du nerf optique par une morrhagie de la gaine vaginale, dit M. Poncet, est tout à fait hypothéti Le nerf optique est fortement protégé par une enveloppe interne, la g externe peut se dilater dans la cavité orbitaire. La pression du nerf opti n'est jamais assez intense pour supprimer sa fonction. » De fait, dans le tr intra-orbitaire pareille compression est inadmissible et l'on n'y a g songé du reste ; mais le nerf optique n'est plus fortement protégé par enveloppe interne, là où celle-ci se dissocie en partie pour s'étaler dan lame criblée, en partie pour contribuer au revêtement de la coupole de l pace intervaginal. Ici aussi l'accumulation du sang peut donner lieu étranglement des vaisseaux centraux qui détermine, après avoir produit excitation violente des fibres (éblouissement, phosphènes intenses), une c sation complète de leur fonction.

L'image ophthalmoscopique de pareilles hémorrhagies qui refoulent le s met de l'espace intervaginal vers l'anneau sclérotical, ainsi que le démont tissu pigmenté qu'on retrouve dans cette région après d'anciennes hémorr gies, ne diffère en rien de celle que donne une embolie de l'artère central ce n'est que les vaisseaux ne sont ordinairement pas aussi exsangues et plusieurs jours après que la cécité est survenue, on voit apparaître un plusieurs flammèches hémorrhagiques contiguës au bord de la papille. D certains cas, une véritable flaque de sang s'étale vers la macule, ou fait ruption dans l'œil. Il faut surtout songer à la présence d'une hémorrh vaginale, lorsque rien dans la circulation du sujet ne laisse présumer qu' embolie ait pu se former et que la circulation rétinienne ne se trouve complètement interrompue (Magnus). Il en doit être de même si l'on se produire un relèvement prompt de la vision, que la présence d'un e bolus dans une artère terminale ne permet guère d'admettre.

La question d'anatomie pathologique reste pourtant ici en suspens e core, parce que l'on n'a guère l'occasion de procéder à la nécropsie des cents. Néanmoins la dissection du nerf optique chez des personnes qui ont rdu brusquement la vue, sans phénomènes morbides préalables, ou à la ite de céphalalgies internes, révèle ce que Knapp (1), Liebreich (2) et l'au-ur (3) ont depuis longtemps soutenu, ce que E. de Jaeger avait tout bord supposé dans sa thèse inaugurale (4) en 1854, c'est que des hémor-agies de la base du crâne peuvent descendre le long des nerfs optiques et nner lieu à une brusque interruption de conductibilité dans le canal tique même. Cette possibilité du sang de se frayer un chemin par le canal ique a du reste maintenant été confirmée par de récentes autopsies (Taleo, ncet, etc.). On voit alors à la longue apparaître *vers* l'anneau sclérotical *ns les parties périphériques* du nerf optique, du pigment noir, la papille trouvant atrophiée.

La répartition de ce pigment est telle qu'elle confirme notre manière de r pour ce qui concerne l'invasion du sang *à travers* l'anneau sclérotical et r les voies lymphatiques. Le pigment ne se trouve ordinairement pas osé *dans* l'anneau sclérotical (Leber); mais dans les parties les plus iphériques de la papille même, recouvrant le tiers, la moitié ou bien les is quarts. M. Leber dit à cet égard : « On peut difficilement se représenter mment le sang pénètre de la gaine du nerf optique dans la substance papil-re, attendu qu'en injectant, même sous une forte pression, la masse ectée s'arrête toujours près de la lame criblée. » Le sang s'insinue à la gue dans la papille, prenant pour chemin les espaces périvasculaires une injection, faite sous une forte pression, comprime. Du reste, il ne se duit ici pas autre chose que ce qui s'observe pour l'étalement d'hémor-gies dans d'autres régions, et l'on n'a pas besoin d'admettre ici une com-cation avec des hémorrhagies qui se seraient produites indépendamment s la papille (Leber).

La présence du pigment dans la papille, démontrant l'insinuation du g vers l'entrée du nerf optique, n'a pourtant pas lieu de se produire ne façon constante, et des épanchements peuvent n'arriver que fort lente-nt vers l'œil, distendre ici l'espace intervaginal, mais n'ont pas besoin de ner forcément lieu à une pigmentation de la papille, ainsi que le démon-nt les pièces recueillies par Leber sur un malade aveugle depuis vingt-cinq s et qui n'ont présenté que des papilles blanchâtres avec des vaisseaux ièrement amincis; mais ici toute la gaine du nerf se trouve distendue par tissu interstitiel pullulé et pigmenté (voy. fig. 168).

Du reste, les démonstrations, par injections sur le cadavre, peuvent, comme ailleurs, e pas prouver grand'chose. Tantôt ces injections faites avec une certaine force inu-itée par rapport à ce qui se passe normalement, donnent lieu à la formation d'ouver-ures par déchirure des tissus, tantôt, et c'est probablement le cas, près de l'entrée

(1) *Archiv. f. Ophthalm.*, XIV, 1, p. 252.
(2) *Klinische Monatsbl.*, t. II. et *Atlas d'Ophthalmoscopie*, pl. XII, fig. 3, p. 38.
(3) *Klinische Monatsbl.*, t. VI, p. 204.
(4) *Ueber Staar u. Staaroperationen*, p. 102.

du nerf dans le globe oculaire, ces injections tassent les tissus trop résistants pour déchirer. C'est ce qui doit aussi s'observer pour des hémorrhagies qui se produisent sous une forte pression. En tous cas, la clinique nous démontre que dans les observations, que nous devons rapporter à une hémorrhagie des gaines, le sang apparaît non pas instantanément près du bord papillaire, mais prend plusieurs jours pour s'étaler le long de l'entrée du nerf. La concordance d'hémorrhagies péripapillaires avec épanchements vaginaux de même nature a été aussi en réalité démontrée ; mais parce qu'une coupe faite dans un sens unique n'a pas donné la démonstration de la continuité, on ne les considère pas comme se reliant, mais l'on pense que c'est la gêne circulatoire dans la papille qui est cause des hémorrhagies rétiniennes, trouvant la veine rétinienne occupée par un caillot.

Que M. Leber admette du reste aussi la possibilité de la pénétration du sang de l'espace intervaginal dans la papille, ressort clairement du fait qu'il admet pour les épanchements, qu'on rencontre encore assez fréquemment *dans la papille* même, à la suite de traumatismes, de chutes, de balles

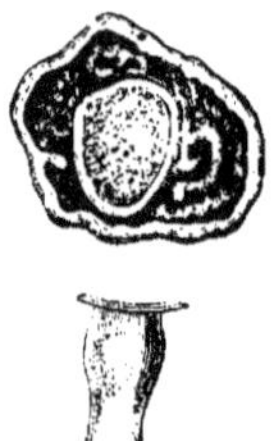

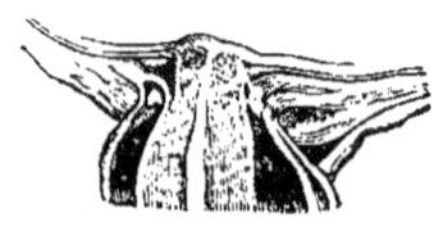

Fig. 168.

Atrophie du nerf optique avec forte distension de l'espace intervaginal par pullulation de tissu conjonctif probablement par hémorrhagie (Leber).

passant au proche voisinage de l'orbite, de violents ébranlements des yeux, etc., une origine autre pour la provenance du sang. « Il se peut, dit notre confrère, qu'il s'agisse ici *moins* d'une pénétration du sang de l'espace intervaginal du nerf optique, mais plutôt d'une déchirure de la membrane des vaisseaux de l'œil, quoique naturellement aussi une lésion simultanée du nerf optique ne saurait être exclue. » Nous observons que les petites hémorrhagies qui se rencontrent dans les formes hémorrhagiques du glaucome restent le plus souvent localisées dans le creux d'une excavation physiologique ou pathologique et près du bord papillaire, n'ayant guère de tendance à suivre même les gros troncs vasculaires sur une restreinte étendue de leur parcours, tandis que les épanchements traumatiques, ceux que nous devons en particulier rapporter à des hémorrhagies de la base du crâne, ont une tendance particulière à fuser du côté temporal vers la macula, la partie la plus déclive de l'œil, c'est-à-dire à s'étaler dans l'intérieur de l'œil même.

La *pigmentation de la papille* ne peut pas être confondue avec celle qui se rencontre à l'état congénital chez des personnes surabondamment pigmentées, à taches sclérales pigmentées, représentées par Liebreich (pl. XII, fig. 4).

Ici le pigment se trouve irrégulièrement répandu en faisceaux de pigment noir, occupant de préférence les émanations de la lame criblée qui enlacent les vaisseaux. C'est une tache sclérale intrapapillaire noirâtre ou d'un brun rougeâtre (Mauthner). Au contraire, le pigment provenant d'un épanchement intervaginal se range comme dans la figure 38 de l'Atlas de Jaeger (*Traité des maladies du fond de l'œil*) sous forme de segments d'anneaux, le long de l'anneau sclérotical ; « moulé sur le contour du nerf, il se compose d'un pigment à gros grains réunis en groupes très foncés, en partie même noirâtres. Ces amas de pigment, qui se terminent en pointe, peuvent avoir une largeur plus ou moins considérable ».

Nous avons fréquemment observé de vastes épanchements provenant de la papille en faisant invasion dans le corps vitré pour donner lieu à des productions de tissu connectif sus-jacent en forme de tente, recouvrant la papille (rétinite proliférante de Manz). Ici l'on peut se rendre compte que la transformation en un tissu pigmenté est absolument inusitée, les caillots s'organisent en se décolorant, comme cela s'observe du reste aussi pour les hémorrhagies rétiniennes qui ne se signalent que par un déplacement et parfois un ramassement du pigment de la couche épithéliale rétinienne.

A part les hémorrhagies du nerf même, la papille peut se pigmenter ainsi que le nerf optique sur son trajet, même par une infiltration de pigment mélanique qui se dessine autour des cellules (Poncet), et dans les noyaux neurogliaires. Cette pigmentation ne peut guère être observée lorsque l'infection a lieu du côté d'un sarcome intra-oculaire, entraînant promptement un décollement de la rétine ; mais il se peut que cette pigmentation mélanique du nerf apparaisse à la suite d'un sarcome intra-orbitaire, ayant envahi les gaines du nerf optique. La production d'un sarcome mélanique dans le nerf optique même ne paraît pas encore avoir été observée jusqu'alors (voy. la thèse si complète de Jocqs : *Des tumeurs du nerf optique*).

Nous trouvons dans l'excellente monographie de Leber (*Graefe-Saemisch*, V, p. 909) la pigmentation du *tronc* du nerf optique, citée comme un fait absolument exceptionnel à la suite de la rétinite pigmentaire (Cohnheim) ; il n'en est certainement pas ainsi de la papille. Ici le pigment empiète dans un très grand nombre de cas sur la papille et apparaît près des vaisseaux sclérosés lorsque les personnes arrivent à une cécité complète, la maladie congénitale ayant lentement fait ses ravages depuis quarante à cinquante ans. Ces dépôts sont ordinairement de peu d'étendue et disséminés en quelques rares plaques dans les parties marginales de la papille, empiétant souvent sur le bord même. De pareils petits dépôts, congénitaux non liés à une rétinite pigmentaire, se rencontrent parfois près du bord papillaire, dans la papille même, sur des nerfs optiques à fonction absolument normale.

ARTICLE XXII

BLESSURES DU NERF OPTIQUE

A part les épanchements sanguins qui peuvent se produire dans les ga s ou s'y insinuer, nous pouvons observer des déchirures, des arrachem , ainsi que des blessures directes, des sections plus ou moins complète nerf (1). Ces traumatismes peuvent s'opérer près du globe oculaire su trajet intraorbitaire ou intracrânien du nerf; mais le véritable *locus noris resistentiæ* du nerf est situé dans le canal orbitaire même, où i trouve solidement attaché à l'os, sa gaine externe faisant ici fonctio périoste et de gaine à la fois.

La mobilité du globe oculaire, ainsi que l'extensibilité du nerf, lon 28-29 millimètres, à partir de son centre dans l'orbite, où, avec un œil m rant en moyenne 24 millimètres, il occupe une cavité de 43 millim d'étendue, fait que ce centimètre d'excédent de longueur le garantit co des violences qui l'atteignent directement. Il y a, à la fois, moyen que le se distende, ou se déplace, soit isolément, soit conjointement. Un arra ment de l'œil de son insertion du globe oculaire est donc aussi rare qu détachement du nerf de son insertion oculaire. Pour assurer pareil déta ment, il est nécessaire que la violence ait été exercée avec un corps tondant qui, à la fois, fixe le globe de l'œil contre les parois de l'orbi refoule le nerf optique en arrière, en le chargeant sur un plan d'une lar suffisante pour qu'il ne puisse s'échapper, ou en l'emboîtant dans un ins ment en forme de fourche ou de simple crochet.

Pareil arrachement peut s'observer à la suite d'un coup de paraplui bout métallique chargeant [comme dans l'observation de His (2)] le ne pénétrant, après l'avoir détaché du globe oculaire, à travers la voûte o taire dans le crâne, pour y rester, en retirant cette arme improvisée. détachements s'observent encore lorsque des coups de corne ont été po de bas en haut et de dehors en dedans par des animaux jeunes à co pointues. Mais pareil arrachement s'opère bien plus facilement près de l trée du nerf dans l'orbite. Ici le globe oculaire et le nerf ont été violem attirés, ou projetés en avant. La violence du traumatisme peut être en pa cas assez forte pour que les muscles droits soient simultanément arraché entraînés avec le globe oculaire en dehors de l'orbite, restant pendu su joue et retenu seulement par la conjonctive et les muscles obliques. M même un semblable arrachement du globe oculaire avec toute la partie in

(1) Il sera encore question de ce genre de traumatismes à l'occasion de l'exposé blessures de l'orbite.

(2) *Beiträge zur norm. u. pathol. Histologie der Cornea*. Bâle, 1856, p. 132.

oculaire peut se produire lorsque le globe oculaire s'emboîte dans une sorte d'anneau comme chez un ivrogne qui trébuche, tombe sur la clef de sa porte et s'y engage le globe oculaire.

Quant à cette observation, déjà publiée en 1851, on peut répéter ce qu'en disait Verhaege (*Ann. d'Ocul.*, t. XXVI, p. 99) : « Les annales de la science contiennent plusieurs observations d'yeux chassés de leur orbite par suite de violences extérieures, et descendus jusqu'au milieu de la joue où ils restaient suspendus au nerf optique ou à des portions musculaires non divisées, mais je ne sache pas que des faits de la nature de celui que je viens d'observer à l'hôpital civil d'Ostende aient jamais été publiés. « Un pêcheur d'Ostende, Degruyter, âgé de quarante-neuf ans, rentra chez lui profondément ivre. Pendant qu'il était en train de se déshabiller, il trébucha et alla tomber de tout le poids de son corps contre la porte d'entrée de la chambre. Dans cette chute, la région orbitaire droite rencontra l'anneau de la clef qui se trouvait fixée dans la serrure de la porte, et, comme cet anneau était très aminci par un long usage, il entama la paupière supérieure qu'il divisa verticalement de part en part jusqu'à son bord libre, entra dans l'orbite et, agissant comme une espèce de levier ou plutôt d'une curette, extirpa l'œil, en coupant complètement toutes les adhérences. L'organe visuel ainsi isolé, avec une force dont on se fera facilement une idée, fut chassé de l'orbite et alla rouler à terre. Degruyter, dont l'ivresse était si profonde qu'elle ne lui permettait pas de juger de la gravité de la blessure qu'il venait de se faire, continua à se déshabiller et se mit au lit, où il ne tarda pas à s'endormir. Sa femme, en se levant le matin, fut fort étonnée de voir la quantité de sang que son mari avait perdue par une blessure de la paupière en apparence si légère ; mais son étonnement se changea bientôt en frayeur lorsqu'elle trouva, sur le plancher de sa chambre, un œil « que tous deux reconnurent bientôt avoir appartenu à l'un d'eux ». La paupière inférieure était fendue verticalement dans l'étendue de 6 lignes, l'orbite droit veuf de l'organe visuel etait rempli de sang coagulé, les lambeaux de quelques-uns des muscles oculaires pendaient encore des paupières. L'hémorrhagie avait cessé tout à fait lors de la visite du médecin. L'œil était entier, les muscles avaient été déchirés à des distances variables de leur insertion à la sclérotique, le grand oblique et le droit supérieur l'étaient à trois quarts de pouce. « Le nerf optique, lui aussi, était coupé à un pouce environ de son insertion de la sclérotique. » Il s'agit ici non d'une *coupure*, bien entendu, mais d'un *arrachement*, car le pouce indiqué, équivaut exactement aux 29 millimètres de longueur du nerf, comme le démontre aussi le dessin de grandeur naturelle adjoint à l'observation ; et le volumineux anneau de la clef (représenté aussi), mesurant 2 centimètres de largeur sur 3 de longueur, n'aurait pas pu être introduit dans le fond de la cavité orbitaire s'effilant en pyramide, sans avoir fracturé les os ; mais rien de pareil fut observé, et la guérison a été rapide. »

Nous citerons encore pour cette raison l'observation ci-dessus parce qu'elle est une preuve que le nerf optique peut être arraché du trou optique avec une précision qui simule une section et que cet arrachement ne se communique guère d'une façon fâcheuse au cerveau et à ses enveloppes, à cause de l'attache solide de la gaine externe du nerf aux parois osseuses du canal optique. Aussi à deux reprises le nerf fut arraché par un vigoureux confrère (Pamard, d'Avignon) lors d'une distension du nerf optique. Cette mésaventure n'avait eu aucune suite grave, et comme il y avait cécité déjà complète, elle laisse d'autant moins subsister de regrets que le malade succombait dans peu de mois au mal qui l'avait aveuglé.

Il est infiniment plus difficile qu'une arme pointue coupe ou arrache le nerf optique, à moins de pénétrer jusqu'au voisinage du trou optique. La pointe d'un fleuret rencontre-t-elle sur son parcours orbitaire le nerf, celui-ci glisse sur la pointe et se dévie, à moins que le fleuret ne pénètre tout à fait dans la profondeur vers le trou optique. Les gros corps qui entr dans l'orbite peuvent charger le nerf et l'arracher. Nous avons ainsi obse la déchirure du nerf arraché du trou optique par un coup de pipe, don bout d'ambre, long de presque 3 centimètres, a séjourné pendant tr semaines dans l'orbite. De semblables arrachements, ou peut-être aussi pareilles coupures du nerf optique, ont été observés à la suite de la pé tration de baguettes de fer (Pagenstecher), de coup de baïonnette (Hübs d'une dent de fourche à fumier (Cooper), etc.

Les blessures du nerf optique par arme à feu sont bien plus aptes à don lieu à des coupures du nerf seul, ou à des arrachements du nerf du t optique. Lorsqu'un grain de plomb (ainsi que nous l'avons obse pénètre assez malheureusement à côté du globe oculaire dans l'orbite p arriver avec une certaine violence vers l'entrée orbitaire du nerf, il peut, comme il l'est en ce point, le couper aussi net qu'un coup de neuroto Comme dans le cas de Schweigger (*Klin. Monatsbl.*, XIII, p. 25), l'am rose fut instantanée sans qu'aucune lésion du globe oculaire ni aucun ch gement dans l'image ophthalmoscopique immédiatement après la bless expliquât la perte de la vue, mais l'atrophie du nerf fut complète deux trois mois après. Les grains de plomb peuvent contourner le globe ocul et s'insinuer dans le canal optique, s'y fixer et comprimer le nerf, de mê qu'un pareil grain de plomb peut même traverser de part en part le ca optique et entraîner une mort instantanée.

J'ai connu un cas de mort, survenu à la suite d'une décharge de revolver lillipu dont la charge, à peine grosse comme un petit grain de plomb, avait pénétré ain long du canal optique dans le crâne.

Il est encore assez rare qu'un grain de plomb blesse le nerf optique ap avoir traversé de part en part le globe oculaire pour se loger dans papille, ou ait encore une force suffisante pour percer de nouveau gaines du nerf optique comme dans le cas de Leber (*Graefe-Saemisch*, p. 917).

« Je conserve, dit M. Leber, encore aujourd'hui, la préparation d'un cas de Gr (*Berl klin. Wochenschr.*, n° 20, 1866), où un grain de plomb avait traversé le glob l'œil obliquement d'avant en arrière, en pénétrant en avant près du bord cornée ressortant en arrière près du bord de la papille, pour se loger finalement à quel lignes derrière le globe oculaire, entre le nerf optique et sa gaine. Un cas semblable a été publié, il y a déjà longtemps, par J. Butter (*Lond. med.* G 15 March 1834), et est désigné, en 1864, par MM. Zander et Geissler, comme un uni tandis que maintenant le cas publié en 1860, par de Graefe, s'ajoute et devien deuxième. »

Les coupures ou déchirures du nerf par balles de revolver sont déjà b moins rares. Ces lésions avec amaurose instantanée peuvent se faire tout le trajet intra-orbitaire du nerf optique, même déjà près du gl oculaire de façon à produire une déchirure coupant des vaisseaux centraux. Comme dans l'observation suivante :

Un petit garçon de cinq ans saisit un revolver de très petit calibre placé sur une cheminée. Au moment de descendre l'arme, en accrochant le chien au bord de la cheminée elle se décharge. La balle pénètre à travers la paupière supérieure, contourne le globe de l'œil droit et se loge probablement dans la voûte palatine. L'enfant nous fut conduit deux jours après, ne présentant aucun signe morbide, si ce n'est la grave blessure de l'œil. La paupière supérieure était ébréchée, la pupille fortement dilatée laissait voir la papille presque exsangue ; à peine les veines étaient indiquées par de fines lignes. Dans toute la partie inférieure et interne de la rétine, on voyait de vastes plaques sanguines qui arrivaient jusque vers la papille et qui provenaient probablement de déchirures étendues de la choroïde et de la rétine. La membrane nerveuse avait en partie, près et au-devant des hémorrhagies, l'aspect œdémateux des cas d'embolie de l'artère centrale. Je n'ai malheureusement plus revu l'enfant pour pouvoir dire quelle tournure l'image ophthalmoscopique a prise après cicatrisation de ce traumatisme.

Les lésions du nerf optique par balles de revolver ne se bornent malheureusement pas toujours à un seul nerf, on observe des désespérés qui, dans une tentative de suicide, sont assez malheureux pour n'arriver qu'à se couper les deux nerfs optiques, soit dans leur trajet orbitaire, soit dans le canal optique même. Ainsi nous avons vu pendant le siège un négociant en déconfiture qui, appliquant le canon du revolver sur la tempe droite, s'était aveuglé instantanément. L'atrophie de nerfs optiques ne fut complète et poussée à un très haut degré, que six mois après cette tentative de suicide. D'après la direction de la balle, qui était ressortie du côté de la tempe gauche, les nerfs ont dû être coupés tout près de leur pénétration dans l'orbite. J'ai, à diverses reprises, vu des sections du nerf d'un seul côté, mais dans leur trouble les malheureux avaient dirigé leur arme de façon à n'atteindre que le nerf optique droit et à loger la balle dans les cavités gauches de la face.

Il est infiniment plus rare qu'un blessé échappe lorsqu'il y a eu lésion d'un ou des deux nerfs optiques dans leurs parcours intercrânien. Ainsi Leber (*Graefe-Saemisch*, V, p. 917), cite un cas où une balle pénètre par l'angle interne de l'œil droit et rend l'œil gauche absolument amaurotique.

« La pupille est sans réaction à la lumière, la position et la mobilité de l'œil normales : il n'y avait pas un trou de sortie pour la balle. Le blessé se promenait et se portait bien. Un sondage qui ne fut fait que maintenant (quatorze jours après la blessure), démontra la présence d'un canal de pénétration d'une direction oblique, allant de droite en avant et en bas, à gauche en arrière et en haut dans le cerveau, canal dans lequel la sonde pénétra jusqu'à 5" sans en atteindre le bout. La balle devait donc encore se trouver dans la cavité crânienne et d'après la direction du canal parcouru, la cécité gauche avait été produite par une déchirure du nerf optique gauche, dans la région du foramen opticum. Le sondage n'eut pas de suites graves ; malheureusement je n'ai rien pu savoir sur la tournure que prit ce cas. »

On connaît pourtant des cas, où les balles ont, en traversant la cavité crânienne, effleuré la base du crâne de façon à atteindre le chiasma ou les deux nerfs optiques à la fois, sans entraîner une mort instantanée.

Les déchirures du nerf optique peuvent encore être la suite d'une fracture de la base du crâne, fracture qui intéresse le canal optique. Qu'on n'oub pas que la gaine du nerf optique garnit, à une étroite gouttière près, tou canal, par conséquent que le moindre déplacement des parois de ce ca peut donner lieu, sinon à une déchirure du nerf même, du moins à celle sa gaine, avec épanchement dans la gaine et compression consécutive. Ce compression peut ne pas résulter exclusivement de pareil épancheme mais aussi d'un véritable déplacement des os, en ce sens que les proces clinoïdiens de l'os connectiforme se transportent en arrière et de côté. déplacement peut s'effectuer à la suite d'un choc direct par suite d'un co de baïonnette qui a pénétré dans l'orbite (Steffan, Teirbruck), ou ce dép cement suit une simple fracture de la base du crâne par chute sur la t ayant déterminé une lésion directe de ces processus clinoïdiens. La céc survient, suivant l'étendue de la fracture, instantanément sur un œil sur les deux yeux à la fois. Les signes ordinaires de la fracture, saigneme du nez, des oreilles, de la bouche, perte de connaissance avec vomis ments, s'observent ici constamment, de même qu'une légère protrusion globe oculaire, suivie des ecchymoses caractéristiques, autour des bo orbitaux des *deux* côtés à la fois, même s'il ne s'agit que d'une céc unilatérale. Lorsque la fracture n'atteint qu'un œil, elle se combine facilem de surdité du même côté, perte de l'odorat, de paralysies musculair anesthésie cutanée, etc.

Il n'y a pour nous qu'un intérêt médiocre de savoir qu'à la suite de fr tures du crâne et surtout de celles avec enfoncement des pariétaux, il pui être constaté par l'autopsie la lésion directe des nerfs optiques (Chassaign expliquant la cécité qu'accusait le blessé qui ne succombe pas immédia ment; ce qui a pour nous une valeur clinique bien autre, c'est de trouve l'autopsie l'explication anatomique pourquoi certaines chutes sur la tê principalement des coups portés avec violence sur l'arcade sourcili (le parcours du nerf sus-orbitaire) sont suivis quelque temps après d'u atrophie du nerf optique. On a de tout temps redouté les blessures et les chu sur cette région, et il n'est plus admissible de parler ici d'une atrophie p action réflexe. Ce qui est le plus probable, c'est qu'il s'agit ici aussi fissures dans la région du canal optique avec déchirure du périoste, qui produisent qu'ultérieurement à la période de cicatrisation, par rétracti et déplacement cicatriciel, une action délétère sur la fonction et la nu tion régulière du nerf. Ces traumatismes peuvent aussi être le point départ de la formation d'une exostose ou de l'évolution d'une simple péri tose donnant lieu à une compression du nerf.

L'image ophthalmoscopique que nous donnent les blessures (ruptu ou sections) du nerf optique varie sensiblement suivant que la blessure intéressé le nerf en deçà de la pénétration des vaisseaux centraux, près globe oculaire, ou au delà de ce point de pénétration au voisinage trou optique. Dans le premier cas, nous observons, comme cela a été pour le coup de revolver que s'est donné le petit garçon, que les vaisseaux dis raissent plus ou moins complètement de la papille qui tend à se confondre avec le restant pâli de l'entourage papillaire. Dans quelques cas, où la division du nerf n'a probablement pas été complète, on voit un certain nombre de fins vaisseaux à colonne sanguine interrompue, qui, en dépit du fond clair que leur fait la papille pâlie, ne peuvent à cause de leur amincissement et de l'uniformité de leur coloration, être différenciés comme artères ou veines. Une pression exercée sur le globe de l'œil n'entraîne pas de pulsation révélatrice.

Cet état d'ischémie complète ou incomplète de la papille, auquel peut s'adjoindre parfois, si la contusion a porté sur le globe de l'œil, en même temps des hémorrhagies de la rétine et de la choroïde par déchirure de ces membranes, ne se modifie guère les premiers jours qui suivent l'accident; mais, après cinq à six jours, on voit qu'une papille absolument anémiée se garnit de nouveau de fins vaisseaux et que ceux qui ont persisté se remplissent au point qu'il se rétablit une vascularisation assez complète, mais où il est toujours, sur le fond opalescent de la papille et de son entourage, impossible de se prononcer si l'on a affaire à des veines ou des artères, d'autant plus que la pression sur le globe oculaire ne produit aussi à cette époque pas de pulsation.

Ce retour à une vascularisation, ou même la production exceptionnelle d'une hyperhémie veineuse, n'est que transitoire, dure, au plus, quelques semaines et il se développe alors comme dans les expériences exécutées sur les animaux (Rosow, Berlin) une atrophie complète de la papille. L'infiltration œdémateuse péripapillaire, ainsi que les vaisseaux, disparaissent, la papille se montre d'un blanc intense sans vaisseaux, mais tranchant pourtant par un bord précis sur l'entourage pâli du fond de l'œil. Nous n'avons pas pu constater, dans les rares cas qui se sont présentés à nous, l'identité de l'image ophthalmoscopique avec l'expérience faite sur l'animal, ainsi que cela a été observé par M. H. Pagenstecher (*Archiv. f. Ophtalm.*, XV, 1, p. 223), qui relate qu'à mesure que le pigment épithélial de la rétine disparaît et que le fond de l'œil se décolore, des traînées pigmentées se développent dans la rétine le long des vaisseaux, traînées qui peuvent suivre le trajet des vaisseaux, jusque dans la papille même. La simple atrophie rétinienne sans infiltration pigmentaire s'observe certainement, de même que l'on ne constate chez l'homme qu'un simple œdème rétinien semblable à celui qui suit l'embolie de l'artère centrale et avec cette teinte d'un blanc laiteux ou graisseux que M. Berlin rapporte à une opacité grumeleuse des éléments rétiniens, principalement de la couche ganglionnaire et des fibres nerveuses.

Les tumeurs qu'on enlève de l'orbite offrent parfois l'occasion d'étudier ces changements comme si l'on faisait une expérience sur l'animal. Ainsi M. Knapp (*Klin. Monatsbl.*, XIV, p. 439) relate un cas d'extirpation de tumeur du nerf optique avec conservation du globe oculaire. Le nerf ayant été détaché ici tout près du globe oculaire, on peut suivre les altérations et constater l'analogie avec les cas produits par un traumatisme (*Pagenstecher*., *Inst*., etc.). Pourtant ici un obstacle s'oppose à pareil examen minutieux, c'est le gonflement des paupières et la protrusion de l'œil (sécheresse de la corn L'examen et le contrôle seront bien plus facilités lorsqu'il s'agit de poursuivre des ch gements qui évoluent plus tardivement dans l'image ophthalmoscopique et qui s consécutifs à la section du nerf près de son point de pénétration dans l'orbite. J'ai ai pu contrôler ces altérations sur un garçon de douze ans, chez lequel on a enlevé sarcome orbitaire. Le dernier coup de ciseaux pour détacher complètement la tum qu'on avait isolée avec le plus grand soin de l'œil et du nerf optique, sectionna ce d nier; quoique la contusion inévitable due à l'opération eût amené une propulsion l'œil rendant, les premiers jours après l'opération, l'exploration ophthalmoscopique difficile, on put plus tard se convaincre que tout se passe pour l'évolution de l'atro du nerf comme image ophthalmoscopique, suivant la règle connue qui est la suiva

Lorsque l'arrachement ou la section du nerf optique a eu lieu près trou optique, ou dans le canal optique, ou enfin dans son trajet int crânien, il n'y a nullement un retentissement immédiat sur l'image ophth moscopique à constater. Il se développe la même atrophie descenda d'autant plus rapide, que dans une expérience l'animal est plus jeune (G den in *Arch. f. Ophtalm.*, XX, 2, p. 249, 1874) et qui évolue avec une c taine lenteur chez les animaux (et les hommes) plus âgés [Lehmann (*Exp quaed. de nervi opti. dissect., etc.* Dorpat, 1855), Rosow (*Wien. Ak mathem. Naturwiss Cl.*, 14 Apr., 1864), W. Krause (*Die membrana f strata.* Leipzig, p. 35, 1868), Berlin (*Ueber Schnerverndeutschnscheid* in *Klin. Monatsbl.*, IX, p. 278, 1871)], mais n'aboutit pas moins à une a phie complète des couches rétiniennes appartenant à l'appareil conduct tandis que l'appareil tactile reste fort longtemps intact.

L'intégrité parfaite de l'image ophthalmoscopique nous impressio ici vivement et il faut déjà une observation des plus attentives pour const vers la fin de la quatrième semaine une faible décoloration papillair manifestant partout là où la couche des fibres nerveuses est la moins épai du côté temporal, et gagnant uniformément le restant de la section n veuse. L'arbre vasculaire ne diminue à cette époque encore pas, c réduction dans le calibre des vaisseaux sur une papille déjà d'un b nacré n'apparaît qu'assez tardivement.

C'est essentiellement la marche que suit, au point de vue ophthalmo pique, un cas qui nous autorise à conclure qu'il y a eu division comp ou incomplète du nerf, ou qu'il ne s'agit que d'une compression ou d' contusion passagère du nerf. On peut dans les blessures (déchirures, secti partielles du nerf, observer après une cécité instantanée qu'une parti champ visuel, complètement aboli tout d'abord, se rétablit, que la vi centrale peut, quoique émoussée, se rétablir lorsqu'un des secteurs ré du champ visuel vient embrasser le point de fixation.

L'image ophthalmoscopique ne nous démontre pas non plus, en géné une évolution d'une atrophie aussi complète, mais pourtant il existe des où l'inspection seule d'un nerf, en apparence complètement atrophié, laissait nullement supposer le moindre retour à la vision. Ce retour doi rapporter à la persistance d'un certain nombre de fibres qui ont écha au traumatisme et dont la fonction n'a été que provisoirement entravée par la commotion, la contusion ou la compression du sang extravasé. Un retour, par réunion des fibres déchirées. à la fonction ne paraît pas admissible, quoique le rétablissement de la sensibilité et de la motilité par suture nerveuse ait aussi sur le domaine de la névrologie sensiblement modifié les idées et les ait fait dévier au point de vouloir se bercer de l'espoir d'une greffe oculaire.

Que le *traitement* stimulant peut avec l'emploi des courants continus, les injections de strychnine, les inhalations de nitrite d'amyle, avoir ici une action favorable, lorsque déjà cette tendance à un recouvrement partiel de la vision se trouve accusée, des observations nombreuses sont là pour le constater, de même que toute tentative de traitement doit être abandonnée, si pareille tendance à un recouvrement de la vision a fait défaut depuis plusieurs mois et que les nerfs présentent déjà une réduction de calibre des vaisseaux.

Appendice. — Pour ceux qui s'intéressent à l'étude des blessures du nerf optique, nous donnons la compulsion des cas faite par M. G. A. Aschman, dans une thèse inspirée par Horner (*Beitrag. zur Lehre von den Wunden des Sehnerven*, Zürich, in-8°, 4 fr., 2 pl., 1884). Les 22 cas réunis sont : 1. Blessure d'un enfant avec un stylet, au moment où il regardait à travers le trou d'une serrure ; probablement déchirure du nerf près du globe oculaire (Gendron, *Traité des maladies des yeux*, I, p. 381, Paris, 1770); 2. Coups de fleuret pénétrant à droite dans le crâne jusque dans l'hémisphère gauche, en passant au-dessus du nerf optique gauche et lésant la racine du nerf optique droit (Larrey dans Yvert, *Traité des blessures*, p. 608); 3. Blessure avec une baguette de fusil traversant le nerf optique gauche et la tête de part en part (Larrey, in *Zander et Geissler 's Verletzungen des Auges*, p. 458); 4. Chute de cheval, blessure de la région de l'œil gauche avec un morceau de fer, déchirure intracrânienne complète du nerf optique droit (Philips, *London med. Gaz.*, January, 1841); 5. Blessure avec une alène de cordonnier, probablement transpercement du nerf optique (Rognetta, in *Zander et Geissler*, p. 296); 6. Coup de fleuret près de l'angle interne de l'œil gauche avec lésion du nerf optique (Feirlink, *Ann. d'Ocul.*, XIV, p. 132); 7. Coup de baguette à travers la paupière inférieure droite, probablement section du N. oculomoteur et N. optique droit (Hübsch, *Ann. d'Ocul.*, XXX, p. 182); 8. Blessure près du rebord orbitaire par une baguette en fer pointue, probablement blessure du nerf avec déchirure des vaisseaux centraux (Pagenstecher, *Arch. f. Ophthalm.*, XV, p 225); 9. Coup de fleuret pénétrant dans l'angle interne, probablement blessure du nerf optique (Sarasin, *Gazette méd. de Strasbourg*, 1870); 10. Blessure avec des ciseaux pointus ayant pénétré en bas dans l'orbite, probablement lésion du nerf optique (Schiess-Gemuseus, *Klin. Monatsbl.*, VIII, p. 218); 11. Blessure avec une alène de cordonnier qui pénètre près de l'angle interne de l'œil droit, déchirure du muscle droit interne et du nerf optique (Just, *Klin. Monatsbl.*, XI, p. 8); 12. Coup de couteau traversant la paupière supérieure et atteignant le nerf optique sans blesser le globe de l'œil (Lawson, *Lancet*, p. 13, January, 1876); 13. Chute sur une dent de fourche. Blessure partielle du nerf optique (Emmert, *Compte rendu de la Société de Heidelberg*, 1875); 14. Coup de fleuret près de l'œil droit (Yvert, *Traité des blessures du globe de l'œil*, p. 609); 15. Coup de pointe de sabre à travers la paupière inférieure droite. Blessure directe du nerf optique (Yvert, *Traité des blessures*, p. 609) ; 16. Coup de fleuret ayant pénétré dans l'orbite entre le globe oculaire et la paroi osseuse. Blessure du nerf optique et des nerfs ciliaires suivie de névralgies ciliaires intenses (Snellen, *Archiv. f. Ophthalm.*, XIX); 17. Coup d'épée à travers la paupière inférieure. Blessure du muscle droit inférieur et du nerf optique (Treitel, *Archiv. f. Augenheilk.*, X, p. 464); 18. Piqûre près de l'angle interne droit. Atrophie complète du nerf optique (Hamburg, *Beitrag. zur Casuistik der Augenverletzungen. Diss. Inaug.* Berlin, 1883, p. 51); 19. Coup avec une rapière émoussée dans l'œil droit, qui atteint directement le nerf optique, ou qui a donné lieu à la formation d'une esquille osseuse qui le comprime (Hambourg, *ibid.*, p. 35); 20. Coup de pointe avec un bistouri à travers la paupière inférieure qui provoque une fissure de l'orbite, commençant milieu de cette cavité et allant jusqu'au foramen optique, pas de lésion du nerf opti gauche dont la substance est plus imprégnée de liquide, est gonflée et vasculaire (Aschm dans sa *thèse*, p. 22); 21. Coup de parapluie. Blessure de la paupière inférieure dro déchirure de la partie postérieure du globe de l'œil et du nerf optique (Aschma *ibid.*, p. 26). En ajoutant les quelques observations que nous rapportons, on n'ar néanmoins qu'à un chiffre assez restreint; ce qui prouve que les blessures isolée nerf optique comptent encore parmi les cas rares.

ARTICLE XXIII

TUMEURS DU NERF OPTIQUE

Avant d'aborder le chapitre des véritables tumeurs du nerf optique, n avons à nous occuper d'affections dégénératrices du nerf qui peuvent pren par leur extension les allures de véritables tumeurs du nerf optique; sont : I. les *pullulations endothéliales du nerf optique*, et II. les *alté- tions tuberculeuses du nerf et des gaines.*

I. Sans aboutir à la formation de véritables tumeurs (endothéliomes), o observé la *pullulation de l'endothèle* des gaines arachnoïdale et piale nerf (Michel, Manz) aboutissant à un véritable étouffement et à l'atrophie tissu nerveux. Ces changements pathologiques concordent avec des alté tions semblables qui s'opèrent à la base du crâne et s'observent chez sujets atteints de troubles psychiques. Une accumulation notable de cellu endothéliales s'opère dans les gaines arachnoïdale et piale, les cellules n présentent plus sous forme de délicates et fines plaques, mais représent des éléments cubiques à gros noyaux ramassés en groupes et disposés rangées. Cette pullulation suit les prolongements qu'envoie la gaine p dans le nerf, en y formant des traînées de cellules, et leur pullulation, d la masse nerveuse du tronc même, a non seulement pour résultat un dép cement et une dégénérescence atrophique de la substance nerveuse m aussi un amincissement et une atrophie de la trame connective de la n roglie du nerf.

Comme le summum de pullulation endothéliale s'opère à l'entrée foramen opticum, il peut encore en ce point s'opérer une véritable in ception de conductibilité qui aboutit à une disparition de la gaine de m line des fibres, suivie, peu de temps après, par celle des cylindres a M. Manz, qui a principalement décrit cette affection curieuse (*Arch Ophthalm.*, XXVIII, 3, p. 93), l'envisage comme la propagation de sembl altération développée dans l'espace arachnoïdal intracrânien, affect devenue descendante vers l'œil, car tout en s'accentuant notablement voisinage du foramen opticum, elle décroît de là progressivement.

II. Il a déjà été (p. 186) question de l'invasion de l'intérieur dans l'œil des masses tuberculeuses (Brailey), comme un fait absolument exception et d'autant plus extraordinaire que la *tuberculose du nerf optique* com parmi les plus grandes raretés de l'anatomie pathologique. Ainsi Cruveilhier (*Traité d'anatomie path. gén.*, t. III, 1862) cite le cas de développement d'un tubercule gros comme une noisette dans le centre du nerf optique, qui s'était en quelque sorte fait une enveloppe des fibres nerveuses sans les atrophier. La pièce anatomique fut recueillie sur un individu qui succomba à une méningite tuberculeuse basilaire et était en même temps atteint de tuberculose du poumon. Si l'on mentionne encore un cas de Hjort (*Klin. Monatsbl.*, p. 166, 1867), d'un tubercule de la grosseur d'une noisette qui se développa dans la moitié droite du chiasma d'un homme de quarante-quatre ans, il faut se borner au cas relaté par M. Sattler (*Arch. f. Ophthalm.*, t. XXIV, 3, p. 127) pour constater la tuberculose du nerf optique et de ses gaines aboutissant à une véritable tumeur orbitaire. Voici un court résumé de ce cas si intéressant :

Un garçon de cinq ans fut transporté, en août 1876, à la clinique de Arlt, parce que son œil droit était, depuis quatre semaines, sorti de l'orbite. Le garçon était pâle mais assez bien nourri. La paupière supérieure droite, fortement distendue, pendait sur la cornée et ne pouvait être relevée. Le globe était directement projeté en avant, le sommet de la cornée au niveau de la racine du nez. Réduction sensible des mouvements en tous sens. Les milieux transparents permirent d'apercevoir que la région de la papille et les parties avoisinantes de la rétine étaient occupées par une masse blanchâtre d'une étendue de cinq diamètres pupillaires en sens horizontal, et de six diamètres papillaires en sens vertical, cette masse avait des bords irréguliers et diffus. L'emplacement de la papille se trouvait, en tenant compte de la confluence des vaisseaux, à peu près au centre de cette masse blanchâtre dont la surface était fortement plissée. Principalement près de son bord inférieur, se présente un si fort pli que les vaisseaux s'y trouvaient interrompus à l'instar d'une excavation glaucomateuse. Dilatation notable des artères et des veines avec tortuosités, dont on ne peut poursuivre que des fragments, le restant descendant s'enfoncer dans la masse blanchâtre. Au sommet de la procidence l'hypermétropie atteignait dix-huit D., vers le bord huit. Dans le restant de l'œil normal les vaisseaux conservaient encore, sur un certain trajet, leur étendue. Au voisinage de la grande masse blanchâtre se rencontrent, par-ci par-là, des plaques clair intense dépassées par les vaisseaux rétiniens. La tension de l'œil avait diminué (T-2), plus trace de sensations lumineuses, pas de douleurs ; l'exploration de l'orbite reste négative. M. Sattler diagnostiqua une tumeur du nerf optique ou de ses gaines. Le globe oculaire fut énucléé le 3 mai, en ayant soin de sectionner le nerf optique près du foramen opticum, mais au lieu que la guérison s'opérât promptement, elle se laissait vainement attendre pendant cinq mois, au bout desquels l'enfant succomba après que des abcès des joues se furent formés et qu'une méningite tuberculeuse se fut déclarée. L'œil gauche n'avait rien présenté d'anormal à l'ophthalmoscope. A part la présence de foyers tuberculeux des méninges, l'autopsie révèle la présence d'une tumeur de la grosseur d'une noisette qui tranchait nettement, vers les parties saines du chiasma, et occupait la place du nerf optique droit et la moitié droite du chiasma. Les couches périphériques de cette tumeur se continuaient directement dans l'orbite et dans la trame cicatricielle qui, elle, présentait un nombre surprenant de récents et petits tubercules submiliaires.

La tumeur orbitaire enlevée avait une forme cylindrique s'amincissant rapidement en arrière et vers le globe de l'œil, mesurant 25^{mm} de longueur sur 18 à 20^{mm} de largeur et offrait une consistance notable. Près de sa section, au trou optique, on voyait la présence d'un masse centrale grumeleuse et jaunâtre entourée d'une couche corticale grise. La figure 169 représente une coupe qui partage œil et tumeur en deux moitiés égales. Le globe oculaire comparé à celui du côté sain était aplati, ne mesurant que 18 sur 20^{mm}. Le plissement notable de la rétine accolée exactement au corps vitré, et qui débutait déjà près de l'ora serrata, frappe en produisant l'effet comme si elle était par places décollée de la choroïde.

L'entrée du nerf et les parties avoisinantes se trouvent fortement gonflées et épaissies de manière à dépasser de 1mm,5 à peu près l'anneau choroïdal. A 3mm de distance de l'entrée du nerf la rétine présente son épaisseur normale. Le nerf optique offrait au passage à travers l'anneau sclérotial 1mm,5 de diamètre (dimension normale), il était d'un aspect homogène. Nulle trace de lame criblée, par contre on voyait le long du nerf optique une masse opaque s'insinuer dans le tissu scléral, qui se continuait en arrière directement dans la substance de la tumeur. Derrière l'ouverture sclérale, le tronc du nerf se laissait encore poursuivre à une distance de 6-7mm tout en augmentant d'épaisseur jusqu'à 3mm et se soustrayait alors à l'œil en se confondant avec la masse jaunâtre grumeleuse qui occupait en foyers irréguliers, mais délimités et confluents, pour la plupart

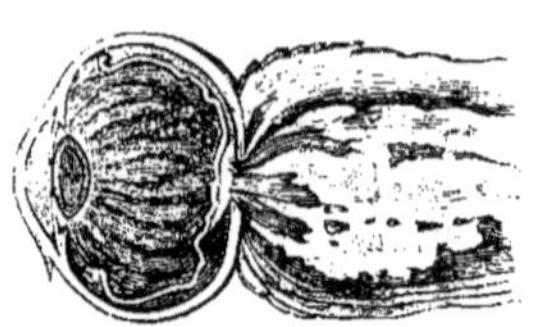

FIG. 169.

Coupe horizontale à travers le globe oculaire et la tumeur du nerf optique. Grandeur naturelle.

les uns avec les autres, les parties centrales de la néoplasie (voy. fig. 169). Plus en arrière cette masse caséeuse se réduisait de nouveau en un cordon axile placé dans la continuité du tronc du nerf et qui mesurait 5mm d'épaisseur. Près du foramen opticum la coupe de cette partie caséeuse centrale mesurait encore 3mm. La partie de la tumeur qui intéresse directement le nerf optique, ainsi que les masses caséeuses, s'étalait immédiatement derrière le globe oculaire sous forme d'une cloche et se composait d'une substance opaque et uniforme dans laquelle on découvrait déjà à l'œil nu de petites taches (grains) claires; sur une coupe transversale la sectionnant par parties égales, on aperçoit un disque de 7mm de diamètre formé par la masse grisâtre et sèche qui se trouve, soit en continuité directe avec les foyers caséeux et irréguliers qui le contournent, soit séparée d'eux par un étroit anneau de fibres. Cette masse, qui contournait les foyers et s'insinuait entre eux, avait le même aspect opaque que l'on avait reconnu sur la coupe longitudinale.

L'*examen histologique* démontre le tronc nerveux, jusqu'à la masse caséeuse, tellement gorgé de cellules lymphoïdes que sa structure particulière disparaît et qu'on ne découvre même plus une des trabécules de la lame criblée ; plus trace de fibres nerveuses. Les espaces périvasculaires sont énormément distendus de façon à entourer le tuyau endothélial sous forme de sacs. Ces espaces sont vides, ne renfermant que de rares cellules lymphoïdes, isolant ainsi d'une manière remarquable les vaisseaux gorgés de sang, avec leurs espaces périvasculaires clairs, de l'infiltration lymphoïde si intense de la tête du nerf optique. Des nombreux fins vaisseaux de cette partie, quelques-uns se trouvent fortement dilatés et gorgés de sang, mais la plupart disparaissent dans cette infiltration uniforme, constituent un tissu de granulations s'étant substitué à la substance du nerf optique lui-même. Dans ce tissu se trouvaient imbriqués de petits foyers arrondis au centre desquels on rencontre plusieurs cellules géantes bien conservées, entourées, elles, d'une auréole d'éléments épithéloïdes. Ces derniers sont imbriqués dans un réticulum des plus fins et se distinguent par l'aspect presque homogène et d'un éclat particulier de leur protoplasma, de la périphérie des nodules, où les cellules lymphoïdes, colorées fortement en bleu par l'hématoxyline, se trouvent particulièrement entassées en masse. De pareils tubercules (submiliaires) de plus minime calibre se trouvent en partie isolés, en partie réunis en groupes et se rencontrent déjà dans la portion intra-oculaire du nerf en diminuant, surtout en arrière, en nombre. Au voisinage de la partie dégénérée et caséeuse du tronc du nerf optique, on découvre que quelques-uns de ces nodules subissent un premier début de désagrégation grumeleuse. Tandis que les cellules géantes sont en général encore bien conservées et ne montrent rien qu'une coloration plus jaunâtre de leur protoplasma ; l'aréole qui les entoure se compose en partie ou en totalité de fins grains ou de grains plus volumineux réfractant fortement la lumière. On ne rencontre dans la masse caséeuse même de la partie axile du nerf que quelques noyaux visiblement ratatinés, dont l'hématoxyline révèle la présence, ainsi que des traces de cellules géantes. Dans la presque totalité de son étendue la partie caséeuse se présente sous la forme d'une masse unie plus ou moins finement granulée.

Tout près du passage de la sclérotique dans les gaines du nerf, déjà l'infiltration de cellules lymphoïdes et la désagrégation des faisceaux de tissu connectif produisent un épaississement des gaines.

La *gaine piale* n'a subi un pareil épaississement qu'à un moindre degré et ne présente cette infiltration cellulaire que par îlots; ce n'est que plus en arrière, où le nerf optique, ainsi que le contenu de l'espace subarachnoïdien sont en entier, ou presque en entier occupés par la masse caséeuse, que cette infiltration devient uniforme. Les éléments de ce tissu de granulations sont en général plus petits que les corpuscules blancs, présentent un protoplasma d'un brillant mat et un ou plusieurs noyaux. Bientôt ce tissu de cellules tombe en nécrose et la masse de détritus qui en résulte se confond avec celle qui s'est substituée au tissu du nerf et celle qui remplit l'espace subarachnoïdien. On ne retrouve de vaisseaux que dans un court espace, où la gaine piale a encore des cellules bien conservées, et jusqu'où le tissu de granulation vient à s'y substituer. *L'espace subarachnoïdal* (*intravaginal*) est rempli de cellules lymphoïdes et mesure à son extrémité antérieure 0,18 millimètres. On y reconnaît encore des trabécules avec leurs noyaux allongés et les cellules endothéliales qui y adhèrent. Mais bientôt l'espace s'élargit sensiblement par l'accumulation de cellules rondes. Ce tissu de granulations, dépourvu de vaisseaux, renferme aussi des tubercules submiliaires réunis par groupes. A peu près à hauteur égale de ce qui se passe pour le nerf optique le tissu de granulations qui remplit l'espace subarachnoïdal tombe en détritus granuleux. Une délimitation de cet espace en dehors (par une gaine arachnoïdale) ne peut être déterminée que dans les parties les plus antérieures, car aussi la *gaine durale*, à peu de distance de son passage en sclérotique, s'épaissit notablement, surtout par une abondante infiltration cellulaire, et c'est ici qu'on peut le mieux étudier les phases de transition de l'apparition des cellules lymphoïdes, jusqu'à leur transformation complète en tissu de granulations et leur métamorphose régressive en détritus uniforme; de même qu'ici aussi les tubercules disséminés et imbriqués montrent bien ces diverses phases d'évolution. Cette infiltration va en décroissant, des couches internes de la gaine durale vers les couches externes, quoique pas d'une façon absolument uniforme. A mesure qu'on avance vers la périphérie de la tumeur, les tubercules submiliaires paraissent de plus récente origine. Les cellules géantes présentent un protoplasma pâle, très finement granulé, à contours délicats qui permettent de reconnaître plusieurs prolongements. A mesure qu'on se rapproche de l'intérieur de la tumeur, les cellules géantes s'accentuent par leurs contours qui ne présentent plus de prolongements. Aussi les cellules épithéloïdes marquent de semblables différences, leur protoplasma devenant plus opaque et acquérant un brillant particulier. A la limite entre la masse caséeuse et sa transition en tissu de granulations, là où l'infiltration cellulaire est aussi la plus dense, on rencontre à côté des cellules lymphoïdes, assez souvent, des éléments plus grands qui sont pourvus d'un protoplasma finement granulé à reflet mat et d'un ou aussi de plusieurs noyaux distincts, bref, ressemblant essentiellement aux cellules épithélioïdes des tubercules. Parfois en pareils endroits ces éléments augmentent tellement en quantité, qu'ils paraissent dépasser en nombre les cellules ordinaires du tissu de granulations. Ce tissu acquiert alors l'aspect que M. Rindfleisch (*Lehrbuch der path. Gewebslehre*, 4 éd., p. 93) désigne comme caractéristique de « l'infiltration scrofuleuse ». Les vaisseaux sanguins sont assez abondants dans les couches externes et dissociées de la tumeur, à partir de là ils se raréfient, et, dans la masse caséeuse même, on ne rencontre plus que quelques petits troncs isolés. Dans les couches externes, ces troncs et branches d'artères ciliaires se trouvent en partie imperméables, par suite d'une endartérite oblitérante. Dans la partie papillaire et péripapillaire de la rétine, à peu près dans un rayon de 4 millimètres, sont imbriqués des nodules de tubercules, soit dans le milieu de l'épaisseur de la rétine, soit près d'une des membranes limitantes, la bombant devant soi. Ce sont des foyers très minimes de 0,7 à 0,15 millimètres de diamètre, soit d'un diamètre de 0,2 à 0,3 millimètres, et alors déjà reconnaissables à l'œil nu. Les vaisseaux de la région épaissie de la rétine présentent les mêmes altérations morbides que ceux du tronc nerveux. La choroïde ne présente qu'à l'entour de l'entrée du nerf optique un gonflement peu abondant de cellules lymphoïdes, mais ce gonflement décroît rapidement. Le corps vitré est atta à l'enfoncement en entonnoir de la papille. La partie antérieure du globe ocul est absolument saine.

Cette remarquable observation démontre qu'exceptionnellement le n optique, ainsi que son entrée intra-oculaire, peut devenir le siège d'u évolution abondante de tubercules submiliaires, jointe à une infiltration ly phoïde des éléments anatomiques qui les transforme en un tissu de gra lation servant de couche aux tubercules submiliaires, et aboutissant à métamorphose régressive, c'est-à-dire à la transformation des tissus en détritus granuleux uniforme; pendant que cette métamorphose s'opère centre, l'infiltration marche vers la périphérie. Cette altération a débuté dans toute l'étendue du nerf droit, à partir de l'angle antérieur du chias jusqu'à son étalement dans l'œil, a non seulement dissocié et étouffé fibres nerveuses, en éparpillant les faisceaux du tissu connectif, mais le absorbés pour les transformer dans cette masse qui représente une vérita tumeur d'un volume notable, remplissant en grande partie l'orbite.

« Si aussi, dit M. Sattler, les premiers débuts de l'infiltration cellul (tels qu'on les rencontre encore actuellement dans les parties périphériq de la tumeur) ne se différencient en rien d'une irritation inflammatoire or naire, elle acquiert néanmoins, à la suite, un cachet particulier, par le que l'accumulation des cellules est extrêmement abondante, que de no breux vaisseaux deviennent imperméables, que les cellules du tissu granulation changent par places d'aspect en s'agrandissant et en prenant reflet particulier et que finalement toute l'infiltration est vouée à la nécro Ces particularités des produits inflammatoires, ainsi que l'apparition nombreuses éruptions de véritables tubercules, dans les foyers d'infiltrati nous autorisent à envisager tout ce processus comme une soi-disant *infla mation tuberculeuse chronique du nerf optique et de ses gaines*, et d' établir l'analogie avec de semblables processus d'inflammations tub culeuses chroniques dans d'autres régions du corps (je rappelle ici soi-disant inflammations fongueuses des articulations, l'inflammation berculeuse chronique de la muqueuse génitale, l'infiltration péribro chique, etc.), ainsi que les affections qu'on rencontre dans l'organe vis même (iridocyclite, irido-chorio-rétinite, papillo-rétinite tuberculeuses) « Il est difficile de dire, ajoute notre confrère, si l'infiltration inflammato précède la formation de tubercules, ou si, au contraire, elle la suit. » De les deux choses peuvent se montrer, mais il est peu probable qu'il s'est ici d'une inflammation primaire du nerf. Le mal a débuté dans la partie c trale de la portion orbitaire du nerf et s'est de là étalé vers l'œil et le chias ainsi que sur les gaines de ce nerf. Il est présumable qu'il y a eu ici fixati d'une parcelle caséeuse, ou infectante, transportée par la circulation en point (peut-être naturellement dilaté et plus apte à sa fixation) et que d' s'est propagée l'infection, envoyant ainsi par les voies lymphatiques germes jusque dans la papille, à l'instar du transport des tubercules sur la euse de l'intestin lorsque la muqueuse est le siège d'un ulcère tuberculeux. »

Cette affection aurait-elle pu être diagnostiquée cliniquement et engager une intervention chirurgicale? En récapitulant mes souvenirs, j'ai observé ette image : opacité blanc intense de la papille avec nodules blancs, d'aspect cotonneux, chez une jeune fille d'une famille du faubourg Saint-Geraain, âgée de huit ans, chez laquelle on avait diagnostiqué un gliôme de la étine. L'absence de toute vascularisation des parties infiltrées de la rétine ui proéminaient fortement vers l'intérieur de l'œil, m'avait engagé à ne as admettre le diagnostic d'un gliôme et à ne pas recourir à l'énucléation, uoique cet œil fût privé de vision. J'adressai la jeune malade munie d'une onsultation détaillée à mon ami, le professeur Horner, qui se rallia aussi à a manière de voir, qu'il s'agissait, non de gliôme, mais de produits inflammaires, déposés près de l'entrée du nerf optique et se rapportant à une hyalite ppurative postérieure. La jeune fille, qu'on promenait chez nombre de onfrères, tous plus ou moins indécis dans leur diagnostic, succomba seize ois après à une méningite tuberculeuse que rien n'avait permis de prévoir, ce n'avait été un diagnostic exact de son affection oculaire, car l'enfant araissait d'une santé robuste ; mais les parents ne se fussent, même devant affirmation absolue d'une intervention urgente, jamais résignés à une opération, l'enfant ayant été d'une rare beauté.

Même le diagnostic exactement posé, faudrait-il réséquer le nerf et enlever œil? J'avoue ne pas trop comprendre comment M. Sattler termine son trail si précieux par la réflexion suivante : « Si l'on arrivait, de fait, par des rconstances particulièrement favorables à établir avec probabilité le diaostic d'une tumeur tuberculeuse du nerf, une intervention opératoire, ablation des parties morbides s'imposerait sans doute, pourvu qu'on ne puisse mettre avec raison que le processus se soit déjà propagé à la partie tracrânienne du nerf. L'avis émis par Virchow (*Die Krank. Geschwülste*, II, p. 727), qu'il est certainement justifié *qu'on enlève le plus tôt possible* des points accessibles des organes tuberculeux, a justement, par les onnées de l'expérience clinique et par l'expérimentation, reçu dans les mps récents un appui précieux. »

Ni le cas même de M. Sattler (un enfant qui traîne misérablement son istence sans se guérir de son opération, pendant cinq mois), ni l'interprétion de l'origine de l'affection (germe transporté de loin dans le nerf), ne justifient pareille conclusion, mais elle ne l'est pas non plus par ce que nous seigne la clinique et les récents travaux sur les névrites, car, pour qu'une fection tuberculeuse puisse rayonner jusque dans la papille et la rétine ême, il y a toute présomption qu'elle a eu le temps de se propager vers crâne, si elle n'a pas déjà été descendante. D'autre part, juste les affecons tuberculeuses du globe oculaire (contenu dans une capsule fibreuse) il en doit être de même des affections de la partie orbitaire du nerf optique, boutissant à une guérison par phthisie plus ou moins complète de l'œil, sans u'on observe une infection généralisée, l'abstention nous paraît absolument indiquée lorsqu'on aura posé le diagnostic d'une tuberculose du nerf optiq

Les deux affections, l'endothéliome et le tubercule du nerf, nous cond sent tout naturellement aux tumeurs du nerf optique, qui sont relativem rares, disions-nous, dans la précédente édition. En a-t-on signalé dans derniers temps un nombre plus considérable pour modifier cette opinion? fait l'examen attentif des cas qu'on a décrits comme tumeurs de l'or a prouvé que le nerf optique était un peu plus souvent le point de départ ce genre de tumeurs qu'on ne l'avait tout d'abord supposé, et qu'un exa incomplet des pièces enlevées pouvait le faire croire tout d'abord. Po tant, si l'on consulte la thèse si complète de M. Rémy Jocqs (Paris, in p. 232, 1887) sur cette matière, on voit qu'on n'y arrive à réunir soixante-deux cas. Pour combien donc d'oculistes ces maladies restent-el au point de vue pratique, une *terra ignota*, lorsqu'on ne s'occupe, b entendu, dans la description que des tumeurs de la partie intra-orbit du nerf, et non de celles qui ont débuté dans la partie intracrânienne, l'ont envahi, et sont conséquemment à classer dans les tumeurs cérébra dont nous ne nous occuperons qu'accessoirement.

Les tumeurs du nerf optique *ne débutent* (autant qu'on l'a observé jus présent) *jamais dans l'extrémité oculaire* du nerf optique et *ne dépas que tout à fait exceptionnellement la lame criblée.*

Les petites tumeurs et tuméfactions qu'on rencontre donc quelquefoi dehors des névrites dans la papille du nerf optique sont, soit des alt tions congénitales (vestiges de l'artère hyaloïde, prolongements de la l criblée enroulés) ou des dépôts de masses vitreuses qui ont migré dan papille, se détachant de la lame vitreuse choroïdienne. Ces concrétion trouvent, ainsi que le montre la coupe d'Iwanoff (fig. 170) (faite pour *Traité des maladies du fond de l'œil*) complètement isolées de la c roïde et de la lame criblée et donnent lieu à un soulèvement notable d papille. Depuis que nous connaissons mieux l'image des verrucosités cho diennes réparties sur la rétine, on est aussi à même de reconnaître aisém le changement qu'impriment à l'aspect papillaire ces dépôts vitreux. Em tent-ils sur le bord papillaire, ou sont-ils de date récente, on constate t jours un déplacement du pigment qui délimite le bord choroïdien de papille. Sont-ils au contraire placés déjà au centre de la papille, alors trouve un déplacement analogue (par incurvation) des vaisseaux de papille. A ce déplacement pigmentaire ou vasculaire correspond une tei un peu plus mate du tissu papillaire, visiblement saillant en ce point, tei qui prend un éclat particulier lorsqu'on fait tomber latéralement la flam et que l'on éclaire davantage derrière la procidence papillaire. M. Liebre (*Klin. Monatsbl.*, VI, p. 427) recommande aussi, pour reconnaître verrucosités papillaires, l'exploration à l'image droite et la projection l'image d'une petite flamme à côté de la concrétion, qui ne se présent jamais comme une plaque, mais toujours comme une masse arrondie les reflets particuliers qu'elle donne. Il faut absolument connaître ces cha

ements dans l'image de la papille, qui se rapportent aux pullulations de
t lame vitreuse, étudiées tout d'abord par Müller et Iwanoff, et qui sont
e nature tout à fait bénigne.

On peut les rencontrer, comme altération sénile précoce, dans des yeux
fonction normale ou presque normale, de même qu'on les retrouve dans les
s de rétinite pigmentaire avancée et aussi d'atrophie papillaire ancienne.
orsque ces verrucosités papillaires ont pris leur développement, depuis un
mps fort long dans des yeux atteints de désorganisation pigmentaire de la

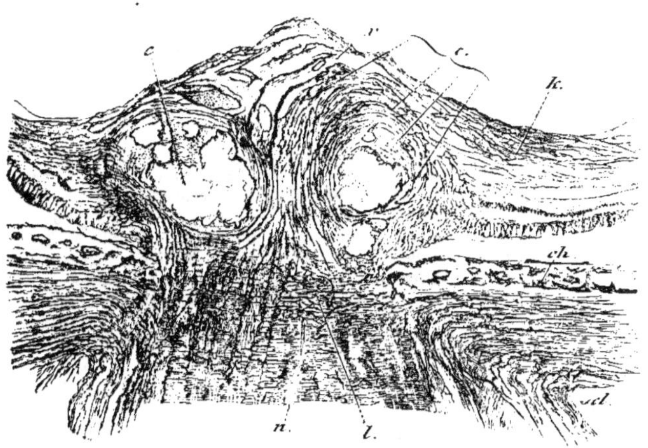

FIG. 170.

concrétions ; *v*, vaisseaux ; *k*, couche des fibres nervense ; *ch*, choroïde ; *scl*. sclérotique ; *n*, section des fibres nerveuses ; *l*, lame criblée. (Dessin de M. Haase.)

ine ou de chorio-rétinite ancienne, on peut constater qu'elles deviennent
dépôt de masses calcaires ou de cholestérine, mais ordinairement de
reils yeux se trouvent trop désorganisés pour se prêter à l'exploration
hthalmoscopique.

Comme le cas de l'envahissement de l'œil par une tumeur, qu'a décrit
Jacobson (*Archiv.*, t. X, 2, p. 55, 1869), est resté, à part l'observation de
ttler, citée plus haut, un fait unique, nous en donnons l'extrait qui pourra
rvir de prototype si un cas analogue devait se présenter. Il s'agissait d'une
meur secondaire (cylindrome de l'orbite) qui s'était produite dans la por-
on papillaire du nerf optique.

Le cas se rapporte à un jeune homme de vingt ans qui avait constaté, deux ou trois ans
auparavant, que son œil gauche, très amblyope et avec lequel il avait longtemps
louché en dedans, commençait à proéminer. Cette proéminence augmenta rapidement
en s'accompagnant de maux de tête, de douleurs profondes dans l'orbite et de vertiges.
La proéminence de l'œil, d'un aspect parfaitement normal, est d'un pouce ; cet organe
est, en même temps, dévié d'un demi-pouce en bas. Sa mobilité a peu souffert. A l'exa-

men ophthalmoscopique, les milieux et les membranes profondes paraissent norma seule, l'entrée du nerf optique présente des modifications considérables. La papille o une configuration très irrégulière, différente dans ses diverses parties et proémine i galement dans l'intérieur de l'œil. La figure singulière qu'elle présente est encadrée pa bord sinueux de pigment choroïdien. Une partie de la tumeur, celle qui proémine le dans l'œil, est d'un bleu clair et absolument dépourvue de vaisseaux. Une autre port moins saillante en avant, est vascularisée et rappelle, comme aspect, les tuméfact inflammatoires ordinaires du nerf optique. Une troisième partie, d'un jaune b offre une surface entièrement plane. Les vaisseaux qui partent de ces diverses port de la papille sont tous engainés, sur une étendue variable de leur trajet, par une co de couleur blanchâtre. Le diagnostic porte sur une tumeur du nerf optique ayant en la cavité oculaire. L'opération pratiquée consista dans l'énucléation de l'œil, qu'o suivre d'une excision du nerf à un demi-pouce de son insertion scléroticale. En ex rant l'orbite, on découvrit alors un cordon qui, partant du trou optique, allait ver région de la glande lacrymale, quant à elle intacte, et qui mesurait en longueur trois qu de pouce. Comme il était impossible de circonscrire les parties malades, on se cont de comprendre, dans une extirpation exécutée d'après l'ancien procédé, tout le con de l'orbite. L'examen anatomique des parties, fait par M. de Recklinghausen, mo six tumeurs de la grosseur d'un noyau de cerise, disséminées dans l'orbite et do volume total était insignifiant, comparé à celui des tissus graisseux et muscul enlevés. L'examen histologique assigna à ces tumeurs les caractères du myxosarc Le nerf optique, très libre dans sa gaine, a perdu sa coloration blanche, est de diaphane et présente les signes d'une atrophie simple. L'aspect de la papille corres exactement au dessin fait d'après l'examen ophthalmoscopique. Elle représente élevure à très peu de chose près analogue aux tumeurs disséminées dans l'orbite et lesquelles elle n'affecte d'ailleurs aucun rapport direct. Cette tumeur intra-ocu renferme une plaque de substance osseuse située à sa base et intimement adhére la choroïde.

Pour M. Jacobson, les caractères de l'image opthalmoscopique qui plai pour l'existence d'une tumeur du nerf sont l'inégalité de la saillie des di rentes parties de la papille, les reflets de diverses nuances qu'elle four l'élargissement de la limite choroïdienne; la démarcation tranchée des p ties altérées d'avec la rétine, très transparente, enfin le changement brus de direction ou les interruptions des vaisseaux, au niveau du bord des p ties saillantes.

Le professeur de Königsberg signale la ressemblance de ce cas ave figure 6 de la planche VII de l'Atlas de M. Liebreich que l'auteur interpr lui, comme une choroïdite exsudative péripapillaire. Ce qui pourrait réalité donner lieu à une confusion (que nous avons à la vérité vu commett c'est de prendre une soi-disant rétinite proliférante, avec de vastes ép chements d'organisation de tissu cellulaire, au-devant de la papille, p l'envahissement de l'œil par un néoplasme. Cette erreur peut d'autant facilement être reconnue que le manque de transparence du corps vi donne aux parties qui surplombent la papille une coloration indécise (dâtre parfois) et des contours mal dessinés. Ici aussi, la papille masq par les masses qui la surplombent paraît avoir écarté ses limites naturell tandis qu'elle se trouve simplement cachée.

Il est encore à noter que les sarcomes choroïdiens qui se développen voisinage du nerf optique près du pôle postérieur, peuvent, si un déco ment précoce ne les masque pas aisément en se développant en avant, ner une partie du bord papillaire à l'observateur, exposé alors à interéter d'une façon erronée le point de départ du néoplasme.

Pourtant le clinicien ne doit pas ignorer que sur soixante à soixante-dix ritables tumeurs du nerf optique, on n'a qu'une seule fois vu l'envahisment de la papille même par la néoplasie qui, en se développant dans la rtie intra-orbitaire du nerf, ne donne lieu qu'à des lésions papillaires comnes aussi à d'autres tumeurs de l'orbite. Ces lésions consistent dans une ase papillaire, une véritable papillite ou neuro-papillite et l'atrophie de la pille. On a signalé comme un caractère propre des tumeurs du nerf, de ne ovoquer dans certains cas qu'une papillite partielle (Willemer, Knapp). tuellement que nous savons que l'origine des papillites est de nature fectieuse, et que la théorie de la compression qui impliquait une répartition iforme de la strangulation et de l'inflammation sur l'entrée du nerf optique ns l'œil est abandonnée, on accordera d'autant moins de valeur à ce ne que tout observateur attentif connaît des cas où l'évolution de la pillite ne s'effectue que partiellement, et reste pendant longtemps limitée une partie de la papille.

Du reste, il faudra probablement retrancher, pour un certain nombre de s, la présence d'une véritable papillite ou neuro-papillite ; tout se borne ns une assez grande partie des observations (15 pour 100) à la présence ne atrophie simple, où l'aspect de la papille ne révélait en rien les traces ne ancienne névrite. Nous ne voulons nullement nier que, d'une néoplasie i évolue dans la partie orbitaire du nerf optique, il puisse se produire une ection de la papille (et pour les tumeurs gliomateuses et gommeuses elle des plus aisées) et même une ophthalmie migratrice, mais il n'est dès à ésent pas douteux que le genre de tumeurs qui se développent dans le rf optique, occasionne plutôt de la compression pure et simple, des phénomènes de stase partielle du nerf, que de la véritable papillite. Du reste ssi, comme infection néoplasique, la papille reste, ainsi que nous venons le voir, presque constamment indemne.

Le plus souvent on arrive à examiner les malades à une époque où, kamen ophthalmoscopique étant encore possible, l'on ne constate que la ésence d'une atrophie, qui, en l'absence de tout signe d'interception de culation, s'effectue à la longue par l'interruption dans la conductibilité du rf que la tumeur a partiellement détruit, mais cette interruption ne diffère ns ses effets en rien de celle que peut produire une compression par une neur située en dehors du nerf. Il en sera de même de la compression et de latissement du globe oculaire ; l'hypermétropie qu'on peut encore révéler exploration ophthalmoscopique ne sera pas plus aisément produite par e tumeur située dans le nerf optique qu'en dehors de lui.

L'exophthalmie nous donne-t-elle un caractère plus distinctif que ceux e nous fournit l'ophthalmoscope? Aurait-on souvent occasion de suivre s malades atteints de tumeurs du nerf optique, on verrait dans la façon nt les signes ophthalmoscopiques se comportent avec l'exophthalmie à marche généralement si lente, un indice pour le diagnostic différentiel d'u valeur appréciable. Aussi dans les tumeurs ordinaires de l'orbite, les sig de compression et d'atrophie papillaire suivent, en quelque sorte, la p pulsion, qui doit déjà être portée à un assez haut degré pour retentir la papille. Pour les tumeurs du nerf optique, on peut signaler le fait que troubles atrophiques précèdent les phénomènes de propulsion du gl oculaire. Pourtant bien des exceptions seront indiquées pour ce caract Il en sera de lui ce qui a été dit du genre d'exophthalmie pour les tume du nerf optique, la propulsion devant être directe d'arrière en avant et latérale. Ce signe a été indiqué plutôt par raisonnement (de Graefe), aucun clinicien n'a eu assez de cas à sa disposition pour le vérifier su vivant. M. Jocqs (*loc. cit.*, p. 70), en compulsant 56 cas, trouve 10 l'exophthalmie directe, 19 fois déviée et 27 sans direction spéciale i quée pour ce qui concerne la projection de l'œil. On ne saurait donc m pas soutenir que la projection directe est exclusivement réservée tumeurs de l'orbite, tumeurs qui prennent leur point de départ dans térieur des muscles droits et poussent l'œil directement en avant.

Nous ne pensons pas non plus que c'est l'insertion à 3 millimètres (tance insignifiante) du nerf optique, en dedans du pôle postérieur, qui la raison pour laquelle la tumeur, en se développant près du globe ocul en chasse le pôle postérieur en dehors et en avant (Jocqs). Ce qui influencer surtout, c'est la distance du globe de l'œil, à laquelle la tu s'est développée tout d'abord et s'est créé une place en repoussant parties avoisinantes. Si l'on consulte à cet égard les coupes topographi si instructives de M. Lange (1), on se rend aisément compte que la propul doit varier suivant la distance à laquelle la tumeur a pris son point d' tution. Voici, en chiffres ronds, l'écart du nerf optique par rapport parois de l'orbite.

Tout près de l'insertion oculaire, à 27 millimètres du foramen optic le point le plus rapproché du nerf à la paroi orbitaire est à peu près :

En haut, 1,1 centimètre.
En bas, 0,8 à 9 » »
En dehors, 1,0 » »
En dedans, 0,9 » »

A 20 millimètres du foramen optique, ces distances son :

En haut, 1,2 centimètre.
En bas, 6 à 6,5 millimètres.
En dehors, 7 » »
En dedans, 8 » »

A 14 millimètres du foramen opticum :

En haut, 1,5 centimètre.

(1) *Topographische Anatomie des Menschlichen Orbitalinhaltes*, pl. IX. 1887

En bas, 6 millimètres.
En dedans, 8,5 » »
En dehors, 5,5 » »

A 10 millimètres du foramen opticum :
En haut, 6 millimètres.
En bas, 5 » »
En dedans, 6,4 » »
En dehors, 4,4 » »

A 7 millimètres du foramen opticum :
En haut, 4,7 millimètres.
En bas, 4,3 » »
En dehors, 4,5 » »
En dedans, 4,8 » »

A 5 millimètres du foramen opticum :
En haut, 4,5 millimètres.
En bas, 4,4 » »
En dedans, 4,4 » »
En dehors, 4,3 » »

A 4 millimètres du foramen opticum :
En haut, 1,5 millimètres.
En bas, 2,0 » »
En dedans, 1,2 » »
En dehors, 2 » »

Près du foramen à 1-2 millimètres :
En haut, 0,5 millimètres.
En bas, 1,7 » »
En dedans, 0,6 » »
En dehors, 2,5 » »

Ces chiffres, qui ne sont pas rigoureusement exacts, nous démontrent pourtant clairement que le nerf optique n'occupe une partie centrale dans l'orbite qu'à une distance de 5 à 7 millimètres du foramen opticum.

Une tumeur qui se développe en cette région du nerf et qui s'accroît uniformément dans tous les sens, exercera donc une égale compression sur les parties latérales du contenu de l'orbite et projettera l'œil d'une façon uniforme en dehors. Elle le fera d'autant plus que dans cette région non seulement le nerf est placé à égale distance des parois osseuses, mais aussi de l'entonnoir que forment autour de lui les muscles. Plus on se rapproche du globe de l'œil à 14, 20, 27 millimètres, plus une tumeur rencontrera en se développant plus promptement la paroi inférieure de l'orbite et refoulera, en prenant un point d'appui, le contenu orbitaire en haut, et comme le nerf optique est aussi à ces distances plus près de la paroi interne de l'orbite, il projettera le globe davantage en dehors. C'est cette projection qu'on observe le plus fréquemment ; on pourrait donc en déduire que le plus souvent les

tumeurs prennent naissance à une distance située à 14 millimètres du n
optique et du globe oculaire.

Près du foramen opticum, nous voyons le nerf optique sensiblement
rapprocher de la paroi interne et surtout de la paroi supérieure de ce
cavité; si donc une tumeur prenait naissance dans cette région, il en rés
terait forcément une projection de l'œil plus accusée dans une directi
diagonale en bas et en dehors. Ces règles me paraissent applicables p
toutes les tumeurs comprises dans l'entonnoir des muscles droits, tume
qui se trouvent juxtaposées à la gaine du nerf optique, celui-ci n'occupant
centre de cet entonnoir que dans un parcours de 5 à 10 millimètres
foramen opticum. Entre le globe oculaire et jusqu'à 10 millimètres
foramen optique, le nerf optique est sensiblement plus rapproché des dr
inférieurs et internes que des droits supérieur et externe; à 5 millimètres
distance du foramen opticum le nerf s'avance à la fois vers le droit interne
le droit supérieur (et le releveur), et c'est surtout au droit supérieur et
releveur que se trouve adossé le nerf, au proche voisinage du foramen opticu

Il me paraît qu'on n'a jusqu'à présent pas assez tenu compte de
dispositions topographiques de l'orbite en ce qui concerne le rapport
nerf optique avec les parois orbitaires et les muscles, et c'est pourt
essentiellement de ces rapports que doivent dépendre le mode de propuls
de l'œil et l'entrave plus ou moins accusée que l'évolution d'une tum
apporte à la motilité des différents muscles. Ce sont surtout les tumeurs
nerf optique qui peuvent ici servir de prototype, attendu qu'elles ont be
coup de tendance, au moins au début, à se développer uniformément en t
sens, et à affecter la forme sphéroïde.

Ce mode d'évolution particulier, ainsi que l'emplacement de la tumeur
rapport à l'orbite sont les raisons pour lesquelles, dans un certain nom
de cas, aucun des muscles n'est désavantagé comme conservation de m
lité. La statistique de M. Jocqs dit que dans douze cas les mouvements étai
possibles, quoique limités, dans toutes les directions, que dans vingt-n
ils étaient impossibles dans une direction quelconque (quinze fois il n'
pas question des mouvements). L'égalité de la conservation des mou
ments (réduits dans tous les sens) n'est donc pas, comme le pensait
Graefe, un caractère distinctif pour les tumeurs du nerf optique; mais
qui paraît être le propre des tumeurs de ce genre, c'est que tant que la p
pulsion n'a pas donné lieu à une atrophie du globe oculaire, les mouvem
se conservent mieux que pour les autres tumeurs orbitaires et que cette c
servation est d'autant plus marquée que la projection du globe oculair
été plus directe.

Les douleurs qu'éprouvent les malades ne sont ordinairement accus
qu'au début et lorsque la propulsion de l'œil entraîne la destruction de l'
gane; mais dans la généralité des cas elles font défaut. Ainsi 37 fois sur 59
des douleurs ne se sont pas présentées (23 fois il n'en est pas du t
question, preuve que les malades ne se plaignaient pas, 14 fois l'absence

douleurs est spécifiée). C'est cette indolence jointe à une évolution des plus lentes de la tumeur, pouvant acquérir des dimensions pourtant si notables, qui reste le trait caractéristique des tumeurs du nerf optique. La douleur que signalent certains malades peut siéger dans l'orbite ou à l'entour du globe oculaire, et il est absolument exceptionnel qu'elle acquière une intensité telle qu'elle enlève tout repos au malade, comme dans l'observation de M. Tillaux (*Gaz. des hôp.*, 17 fév. 1887).

Du reste, ce malade présente encore ceci d'insolite, que l'impression des rayons lumineux sur l'œil sain provoque des douleurs intenses dans l'œil gauche, à tel point que le malade, pour éviter ces douleurs, est obligé de tenir l'œil droit fermé. Il ne peut s'agir ici que des mouvements synergiques de contraction palpébrale et des muscles de l'œil, occasionnés par l'impression de lumière sur l'œil sain, et l'on peut réellement se dispenser de la demande : « Comment donc expliquer que ce nerf ait réagi douleur au lieu de réagir lumière », et encore moins croire que ce signe permettra peut-être d'arriver désormais au diagnostic des tumeurs primitives du nerf optique.

Il y a des tumeurs orbitaires (tumeurs vasculaires) où le nerf optique n'intervient en rien, si ce n'est que par la distension à laquelle il doit se prêter et où, une fois l'œil projeté dehors, jusqu'à rendre l'occlusion palpébrale difficile, ainsi que le frottement des paupières sur une cornée, non encore entièrement anesthésiée, très pénible; ici l'impression lumière sur l'œil sain, avec le mouvement synergique de contraction palpébrale, provoque une douleur, ou au moins une très grande sensibilité sur l'œil sain même lorsque le nerf optique ne fonctionne que tout à fait incomplètement. Ces cas ont été observés sans qu'on ait le moins du monde songé à l'intervention d'un nerf sensoriel pour expliquer la transmission de la douleur.

Les douleurs qu'accusent un certain nombre de malades ne sont pas désignées comme orbitaires ou périorbitaires, mais comme véritables maux de tête qui s'accroissent la nuit, et il est utile de faire observer que, dans deux cas sur trois, l'autopsie a démontré un envahissement de la tumeur sur la portion intracrânienne du nerf. C'est à peu près le seul signe qui soit signalé par les malades, qui ne présentent guère de phénomènes bien caractérisés de l'empiétement de la tumeur sur la partie crânienne du nerf; nous ne trouvons sur soixante-deux observations qu'une fois la combinaison des maux de tête avec des étourdissements, de la céphalalgie (Holmes), une autre fois avec celle des bourdonnements d'oreilles (Quaglino). Dans un cas resté douteux, où la tumeur avait dépassé le trou optique, des attaques épileptiformes furent signalées, qui se réduisirent de trois à quatre fois par jour, à trois attaques dans trois mois, une fois l'ablation de la tumeur faite; aussi ici il existait de violents maux de tête que l'extirpation de la tumeur fit disparaître (Alt). Très rarement l'empiétement de la tumeur sur le crâne a donné lieu à des accidents mortels avec phénomènes de méningite (Quaglino, Peabody, Huc).

La marche indolente de l'affection a quelque chose de particulièrement caractéristique, marche qui débute parfois par une déviation de l'œil a diplopie, dans d'autres cas elle ne se signale que par une propulsion le et progressive de l'œil, sans saccades ni poussées dans les progrès, et ce propulsion même en arrivant à chasser l'œil avec la tumeur hors de l'orb conserve encore au globe un degré étonnant de mobilité, les muscles ay subi une distension lente et progressive et leur nerf s'étant quelque accommodé à la compression. Rien de semblable ne s'observe pour les au tumeurs orbitaires, à l'exception peut-être des kystes hydatiques.

La propagation de la tumeur en arrière, vers la cavité crânienne, n certainement pas une question de durée, elle tient au genre de tumeur surtout au point de départ primitif du néoplasme. Dans la majorité des il a ici bien plus de tendance à prendre son élan de développement avant qu'en arrière, et l'on peut observer pareille évolution pendant vi ans, sans avoir à constater l'empiétement d'une tumeur bénigne, comm sont en général les tumeurs du nerf optique, sur la cavité crânienne, ta qu'on a déjà après un mois constaté pareil empiètement pour le sarcom la gaine du nerf optique (Huc).

En général la marche est plus rapide chez les enfants jeunes. La d notée par M. Jocqs dans sa thèse est

De 2 ans et au-dessous,	21 cas.
De 5 — —	12 cas.
De plus de 5 ans,	12 cas.
Durée non indiquée (probablement longue),	13 cas.

Cette marche variera du reste, notablement, suivant le caractère a mique de la néoplasie. La compulsion des cas par Goldzicher, Wille Vossius et Jocqs ne donne, vu l'absence de détails histologiques suffis qu'une idée incomplète sur le genre des tumeurs dans chaque cas spé il nous permet pourtant de constater que le myxome et le myxosar occupent une place prédominante, et qu'en général les tumeurs à cara de myxome se trouvent vingt-quatre fois notées sur soixante-deux cas se répartissent de la façon suivante (Jocqs) :

Sarcomes	10 cas.
Myxo-sarcomes	10 —
Myxomes	9 —
Fibromes	4 —
Fibro-sarcomes	3 —
Fibro-myxomes	3 —
Myxome fasciculé	1 —
Gliômes	3 —
Glio-sarcomes	2 —
Glio-myxome	1 —
Psammomes	3 —
Névromes	3 —
Névrome médullaire alvéolaire	1 —
Squirrhe	1 —
Tumeur fibro-nucléolaire	1 —
Endothéliomes	2 —
Tumeurs sans détermination	5 —
	62 cas.

De ce tableau ressort déjà la rareté des cas malins, car il faut certaine-ent ranger un assez grand nombre de sarcomes et de fibro-sarcomes signalés i parmi les véritables fibromes. La consistance solide des tumeurs non yxoïdes est ici particulièrement à noter, de même que celles où le caracre de myxome est prononcé, présentant une tendance particulière à la dégérescence cystoïde. Quelle que soit la nature anatomique des tumeurs du erf optique et la marche différemment accélérée que leur implique cette ture, on a signalé pour toutes la rapidité avec laquelle se développe la cité. Ce développement est indépendant du degré de propulsion qu'a subi globe oculaire.

Le véritable neurome est très rare, les tumeurs sarcomateuses bien us fréquentes prennent ordinairement leur point de départ des gaines du erf optique, et ne sont alors en réalité pas de véritables tumeurs du nerf ême, celui-ci, lorsqu'il devient le siège d'une néoplasie, étant de préférence teint de myxome. Que ces tumeurs doivent rapidement faire dégénérer nerf, c'est ce que démontre la promptitude avec laquelle survient la cécité gnalée par tous les auteurs. Ce n'est certainement ni la compression ni éparpillement des fibres du nerf qu'il faut accuser, car sous ce rapport le erf optique se comporte parfois d'une façon absolument insolite, permetnt un éparpillement étonnant, sans présenter pour cela un défaut de conctibilité. Ainsi, de Graefe (*Archiv.*, XII, 2, p. 100) cite le cas d'un gliôme u nerf optique gauche où l'examen ophthalmoscopique fut trouvé absolument ormal du côté droit et où l'acuité visuelle était supérieure à l'acuité considérée comme normale, et pourtant l'autopsie démontra que le chiasma était transformé en une véritable tumeur de la base du crâne, occupant la lle turcique, tumeur n'ayant aucun rapport avec la tumeur qu'on avait nlevée chez la jeune fille de quinze ans. La néoplasie faisait tellement corps ns le chiasma et les nerfs qu'on ne pouvait même pas déterminer leur élimitation réciproque, et que Virchow n'arrivait à constater que des traíées isolées de fibres éparpillées dans la masse de la tumeur; pourtant la nction visuelle, parfaitement conservée jusqu'à la mort, démontra qu'il ne agissait ici que d'un simple éparpillement. Rien d'analogue ne doit s'obrver pour ce qui se passe dans l'orbite, où l'on constate si fréquemment action infectante exercée sur l'entourage de la tumeur, entraînant la apillite ou neuro-papillite, avec atrophie précoce du nerf optique. Du reste, éjà de Graefe avait insisté sur cette particularité, que c'est moins la comression que l'inflammation du nerf qui entraine en pareil cas la cécité.

Qu'il nous soit permis ici de citer comme un type de tumeur du nerf, elle que nous avons eu occasion d'observer. Voici l'extrait de l'observation ubliée par M. Poncet (*Arch. d'Ophthal.*, p. 616, 1881) :

Une jeune fille basque de quatorze ans vint me consulter à Biarritz, au mois d'août 1881. Son œil droit était remplacé par une tumeur de la grosseur d'une orange, au centre de laquelle existait un vestige de cornée dégénérée, entourée d'une conjonctive épaissie, parcheminée, adhérente sur tous les points aux bords palpébraux. En imprimant à la

tumeur, saisie à pleine main, un mouvement de déplacement, il était aisé de consta
une certaine mobilité et l'absence de toute adhérence bien solide avec les parois
l'orbite, dont les diamètres paraissaient de beaucoup augmentés. Début de l'exophthal
à l'âge de trois ans, augmentation lente à l'âge de dix ans. Perte complète de cet
jamais de douleurs. Une exploration attentive ayant révélé sur certains points une fl
tuation évidente, prenant aussi en considération la mobilité relative du néoplasme,
diagnostiquai un myxome cystoïde du nerf optique. L'opération fut exécutée au comm
cement de septembre 1881. Pour faciliter l'ablation de la tumeur et pour pouvoir int
duire le doigt entre le bord très tranchant de l'orbite, on fit, après dégagement soign
des paupières, une ponction qui donna issue à une grande quantité de liquide trans
rent et jaunâtre. La tumeur fut alors aisément enlevée, sans grande perte de sa
Pansement antiseptique en remplissant la vaste cavité orbitaire avec de la gaze phéni
et de la ouate borico-silicylique. Guérison sans suppuration au bout de trois semai
La tumeur remise à M. Poncet est ovoïde, de consistance dure, présentant à son ext
mité antérieure une petite surface d'apparence cutanée, qui n'était autre chose que
conjonctive, au centre de laquelle on reconnaît encore un petit point transparent,
cornée; mais tous ces tissus sont altérés et profondément modifiés; toute la partie po
rieure du néoplasme est formée d'un tissu cellulaire assez lâche, mêlé de graisse
quelques débris de l'œil : c'est le tissu périvasculaire de l'orbite. Une coupe antéro-po
rieure et médiane fait bien comprendre la disposition des parties. Et d'abord, en sect
nant les tissus près de la cornée, le bistouri rencontre une assez forte résistance : il
là une zone osseuse. En effet, nous reconnaissons en avant la conjonctive épaissie;
dessous, un tissu fibreux très dense, formant une petite cavité noircie par de la ma
pigmentaire éparse dans une substance osseuse; c'est la choroïde ossifiée. L'envel
scléroticale ratatinée se continue assez nettement en bas avec une autre fibreuse qui
autre chose que l'enveloppe la plus externe du nerf optique. En haut, la continuité
moins précise; mais on peut cependant suivre aussi cette même gaine externe. C
alors en arrière d'un petit bulbe oculaire atrophié qu'existe le véritable néoplasme,
celui-ci porte directement sur le nerf optique. La vraie tumeur est une masse globule
de 22 millimètres de large sur 27 de long, d'apparence striée, à fibres parallèles,
nettement allongées d'avant en arrière, et paraissant diverger d'un point précis. E
cette limite et le moignon oculaire, le nerf optique conserve ses dimensions, peut-
légèrement exagérées par l'hypertrophie des enveloppes. Le tissu de la tumeur cent
est assez dense; il n'offre pas de cavités kystiques et se déchire assez difficilement par
dissociations. En dehors de ce noyau médian, nous tombons sur une portion périphéri
intermédiaire de texture plus lâche, à petites cavités muqueuses. C'est le tissu, hyper
phié et dégénéré, qui existe entre les deux gaines externe et interne du nerf opti
(substance sous-arachnoïdienne); plus en dehors se trouve la véritable gaine ext
durale, revêtue elle-même du tissu cellulaire de l'orbite.

Examen histologique de la tumeur apparente du nerf proprement dit : Cette port
renflée, large de 23 millimètres, commençait en un point précis qu'on aurait pu pre
pour la lame criblée; mais l'espace compris entre ce point et le moignon ocul
laissait libre près de 1 centimètre du nerf optique en arrière de l'ouverture scléroti
de plus, avec un faible grossissement, il était déjà possible de voir, fait assez curi
que l'entrée de l'artère centrale de la rétine, dans la substance du nerf, se faisait j
au point où commençait la tumeur. Des fragments très minimes, macérés pendant plusi
jours dans l'alcool au tiers, puis colorés au picro-carmin, ne se laissaient que t
difficilement dissocier avec les aiguilles. Le tissu était résistant, feutré par des fibri
solides et assez épaisses. Ces préparations nous ont permis de reconnaître des élém
de nature très diverse. Des fibrilles en très grande quantité, très longues, homogèn
ainsi que des petites cellules semblables aux corpuscules blancs de différentes formes.
faisant des coupes parallèles à la surface de la section, il eût été permis de penser q
la tumeur était un névrome, car l'aspect finement strié prolongeant le tractus opti
donnait raison à cette hypothèse; autrefois plus d'un clinicien a pu, sur cette appare
fibrillaire, poser un diagnostic incertain; mais au microscope, dans cette portion de
tumeur, aucun vestige de fibres nerveuses, avec ou sans myéline, n'a pu être retrouvé. L
enveloppes du nerf examinées par M. Poncet donnent le résultat suivant : La gaine pi
jusqu'à un demi-centimètre en arrière de l'entrée du nerf dans la tumeur, n'était pas
altérée dans sa structure. Elle était formée de ses faisceaux de tissu conjonctif ondul
vivement colorés en rose par le picro-carmin, tandis que les fibrilles de la tumeur resta

jaunes ou incolores n'offraient que leur noyau teint en rouge jaune. Mais plus en arrière, la gaine interne du nerf disparaissait entièrement pour faire place à un tissu pathologique nouveau compris entre les enveloppes sur toute la surface de la tumeur. Le microscope révèle entre le néoplasme et la dégénérescence intervaginale une barrière très nette : derniers faisceaux sains de cette gaine interne, disposés en grosses travées parallèles, rosées par le carmin; puis en dehors de cette dernière barrière existe une grande épaisseur d'un tissu nouveau mou, noyé de sang, caverneux, au sein duquel a été pratiquée la ponction du kyste. A un faible grossissement, il paraît presque essentiellement formé des anciennes travées arachnoïdiennes, vivement rougies par le carmin, au milieu desquelles se seraient produites des hémorrhagies nouvelles et anciennes : masses verdâtres à globules sanguins, ou reliquats pigmentaires noirs, anciens extravasats. A un plus fort grossissement (500) l'altération est jugée plus grave, surtout dans les environs de la gaine piale : la dégénérescence myxomateuse a envahi les mailles arachnoïdiennes qui sont remplies de grosses cellules à prolongements et à ramifications caractéristiques du myxome. Les fibrilles de la tumeur principale se retrouvent formées en faisceaux entre les travées anciennes sous-arachnoïdiennes. Il s'est produit aussi entre les cellules absorbantes et les hémorrhagies, ce qui arrive toujours : c'est la résorption des matériaux du sang par les cellules muqueuses qui s'hypertrophient et se chargent de pigment à toutes les périodes. Le sang paraît circuler au milieu des travées arachnoïdiennes sans avoir besoin de parois propres, car les globules sanguins non altérés sont en contact direct avec les faisceaux connectifs, garnis il est vrai de leur endothélium, peut-être modifié par cette fonction nouvelle; disposition qui n'exclut pas la présence de nombreux vaisseaux nouveaux. La dernière gaine (durale) du nerf, diminuée d'épaisseur, avait cependant maintenu la séparation intacte entre la tumeur et le tissu cellulaire de l'orbite : il est permis de dire que la dégénérescence de ce myxome fasciculé avec cavités muqueuses n'avait envahi que le nerf avec l'espace sous-dural. Il est intéressant de suivre le processus pathologique dans les parties moins malades et enfin de constater l'état du moignon oculaire. Suivons le nerf optique depuis les environs de la sclérotique jusqu'à la tumeur. Les travées connectives interfasciculaires, ondulées, rose-carmin, sont encore saines; mais déjà dans les espaces nerveux proprement dits, les fibres nerveuses n'existent plus qu'à l'état de détritus granuleux dont la disposition en plan parallèle est à peine reconnaissable. Cette substance graisseuse se colore difficilement par le picro-carmin.

Ce qui frappe surtout, c'est la présence dans les alvéoles nerveux d'un nombre de plus en plus grand d'éléments cellulaires à mesure qu'on se rapproche de la tumeur vraie. Près d'elle, la substance graisseuse disparaît toutefois et les noyaux rouges de récente formation comblent presque en entier l'espace interfasciculaire. Dans ces conditions, au milieu de cette prolifération, les fibrilles connectives commencent à se produire. Elles sont si pressées et si tassées qu'il est difficile de se rendre compte de l'exacte disposition des éléments; déjà le protoplasma des cellules paraît hypertrophié, rameux; en quelques points ces cellules s'anastomosent. Au delà, les fibrilles sont dissociées par un liquide intercalaire, sécrétion des cellules muqueuses, et la disposition que nous avons décrite commence à se produire. Il est certain qu'en ces points où les fibrilles sont très tassées, où il existe encore un reliquat de substance nerveuse en granulation, avec des cellules de la neuroglie, il est certain, disions-nous, que la confusion avec un neurome vrai serait aisée. Pour l'éviter, il suffit de s'éloigner de ces cavités de transition pour descendre au centre même de la tumeur *où le myxome est aussi net que possible.*

Voici la compulsion que M. Jocqs donne, dans son intéressante thèse des [tu]meurs du nerf optique :

1. Goldzieher, Myxome (*Arch. f. Ophthalm.*, XIX, 3, p. 189); 2. Goldzieher, Gliome (*Ibid.*, p. 134); 3. Goldzieher, Fibrome myxomateux (*Ibid.*, p. 123); 4. Narkiewicz-Jacko, Neurome avec myxome (*Nagel's Jahresbericht*, p. 363, 1872); 5. Sichel fils, Myxome gélatiniforme (*Gaz. hebd.*, 1871); 6. Horner, Myxo-sarcome (*Correspondenzbl. für Schweizer Aerzte*, avril 1871, p. 198); 7. Quaglino, Myxome (*Annali di Ottalm.*, fasc. 1, p. 27 et fasc. 3, p. 337, 1871); 8. De Graefe, Myxome (*Arch. für Ophthalm.*, X, 1, p. 201); 9. de Graefe, Myxome (*Ibid.*, p. 193, 1864); 10. Aron Heymann, Neurome (*De neuromate nervi optici*, Berlin, in-8°, 1872); 11. Ritterich, Sarcome du

nerf optique (in *Weitere Beiträge zur Vervolkommnung der Augenheilk.*, 1861, p. 57 12. Szokalski, Tumeur squirrho-cancéreuse (*Ann. d'Ocul.*, t. XXVI, p. 43); 13. Rothmu Myxome cystoïde (*Klin. Monatsbl.*, p. 262, 1863); 14. Laqueur, Myxo-sarcome (*Arc f. Ophthalm.*, XXV, p. 241, 1879); 15. Holmes, Myxo-fibrome (*Arch. f. Augenheil* VII, 2, p. 308); 16. Schott, Glio-sarcome (*Ibid.*, VII, 1, p. 81); 17. Alt, Endothélion (*Ibid.*, VII, 1, p. 46); 18. de Graefe, Gliome (*Arch. f. Ophthalm.*, XII, 2, p. 100 19. Dusaussay, Sarcome angiolithique (*Bull. de Soc. anat.*, XX, 1875); 20. Leber, Myx sarcome (*Arch. f. Ophthalm.*, XXV, p. 189, 1879); 21. Leber, Myxo-sarcome (*Ibid* p. 195); 22. Förster, Tumeur fibro-nucléolaire (*Ibid.*, XXIV, 2, p. 103, 1878); 23. Gr ning, Myxome du nerf optique (*Arch. f. Augenheilk.*, VI, 1, p. 25); 24. Brayley, Tume fibreuse du nerf optique (*Ophth. Hosp. Rep.*, IX, p. 2 et 113, déc. 1877); 25. Cristins Tumeur sans qualitatif (in *Nagel's Jahresbericht*, p. 386, 1875); 26. Steffan, Fibro-s come (*Bericht der Augenheilanst.*, 1873-74, p. 33, Francfort); 27. Perls et Loch, Névro (*Arch. f. Ophthalm.*, XIX, 2, p. 287); 28. Leber et Vossius, Myxo-sarcome (*Ibid.*, XXVI 3, p. 33); 29. Leber et Vossius, Myxo-sarcome (*Ibid.*, XXVIII, 3, p. 33); 30. de R klinghausen, Sarcome angiolithique (in *Ueber di multiplen Fibrome der Haut. Festschri* Berlin, 1882); 31. Pufahl. Sarcome (in *Beiträge zur prakt. Augenheilk. v. Hirschbe* 1878, Helft 3); 32. Higgens, Fibrome (*Brit. med. Journ.*, 1879, p. 616); 33. Stawbri Tumeur sans qualitatif (*Transact. of the Americ. ophth. Soc.*, 1878, p. 383); 34. Kna Myxome (*Ibid.*, 1879, p. 557); 35. Rampoldi, Glio-sarcome (*Compte rendu du Cong de Milan*, 1881); 36. Wecker et Poncet, Myxome (*Arch. f. Ophthalm.*, 1881, p. 61 37. Chenantais, Neurome (*Société anat. de Nantes*, 1879); 38. Teillais, Gliôme (*Jo de méd. de l'Ouest*, Nantes, 1881, XV, p. 74); 39. Knapp, Fibro-sarcome (*Soc. oph de Heidelb., Compte rendu*, 1874); 40. Jacobson, Myxo-sarcome (*Arch. f. Ophth.*, X, p. 55); 41. Brayley, Sarcome (*Semaine méd.*, 24 nov. 1886); 42. Galezowski, Tum fibro-plastique du nerf optique et du cerveau (in Thèse de Paris, 1865); 43. Roux, Tum myxomateuse (*Gaz. des Hôp.*, 6 août 1844); 44. Lawson, Sarcome de la gaine du n optique (*Ophth. Hosp. Rep.*, 1882, p. 296); 45. Kunchewich, Myxome (*Med. Obezz.*, Mosc 1885, XXIV, p. 293); 46. Huc, Fibro-sarcome (Thèse de Paris, 1882); 47 Hul Neurome (*Ophth. Hosp. Rep.*, 1882); 48. Véron, Myxo-fibrome (*Recueil d'ophthal* 1883); 49. Johnson, Myxo-sarcome avec dégénérescence hyaline (*Arch. of Ophthal* New-York, 1885, t. XIV, p. 151); 50. Critchett, Tumeur fibreuse de l'orbite (*Med. Ti and Gaz.*, 1852); 51. Mackenzie, Tumeur fibreuse (in *Tretease*); 52. Scarpa, Tume du nerf optique (in Demarquay, Tumeurs de l'orbite); 53. Peabody, Sarcome (*The m Rec.*, fév. 1883); 54. Neuman, Psammome (*Arch. f. Heilkunde*, XIII, p. 310); 55. Kro Cancer (*Klin. Monatsbl.*, p. 103, 1872); 56. Parisotti et Despagnet, Fibrome (*Recu d'ophthalm.*, 1884); 57. Lidell, Neurome (*New-York med. Journ.*, 1886); 58. Rei Endothéliome (*Arch. f. Ophthalm.*, XXII, 1, p. 103); 59. Armaignac, Encéphaloïde de rétine et du nerf optique (*Journ. de méd. de Bord.*, 1878); 60. Tillaux, Tumeur prim tive du nerf optique (*Gaz. des Hôp.*, 17 fév. 1887); 61. Jocqs, Tumeur du nerf opti (sa thèse, p. 221); 62. Vossius, Myxo-sarcome (*Berl. klin. Wochenschr.*, 30 mars 188 Ajoutons un cas récent de myxome publié par Lawson (*Ophth. Hosp. Rep.*, XII, january 1888).

Les tumeurs du nerf optique s'observent ordinairement à un âge p avancé; ainsi sur quarante-deux cas, où l'âge fut compulsé (Jocqs), di neuf cas se rapportent à des personnes moins âgées que vingt ans, à sav 64,4 pour 100; de vingt à trente, il n'y a plus que quatre cas (8,8 pour 100 de trente à quarante, ainsi que de quarante à cinquante ans, et au-dessu que trois cas, c'est-à-dire 6 pour 100, et il ne faut pas oublier que, vu l'év lution lente de pareilles tumeurs, l'âge indiqué dans l'observation ne concor nullement avec le moment du début de la tumeur.

Le sexe féminin paraît un peu prédominer comme nombre de cas, ce q est à noter, vu le privilège des femmes d'être moins exposées aux affectio du nerf optique. Au point de vue de l'étiologie, les traumatismes paraisse jouer un certain rôle; dans la statistique de M. Jocqs, ils sont signalés da

26 pour 100 des cas; il serait donc possible que la lésion des gaines et du nerf même puisse coïncider avec des fractures du canal optique et donner lieu ainsi à une formation de néoplasmes (Knapp), comme on signale du reste cette cause étiologique pour les néoplasmes en général et en particulier pour les névromes des nerfs périphériques. Ce qui plaide contre cette interprétation, ou ce qui indique au moins que le traumatisme n'a pas dû être très violent, c'est que la vision, tout en se perdant avec promptitude, a été signalée comme bonne dans la plupart des observations au début de l'exophthalmie.

Le *pronostic* d'une tumeur du nerf optique est grave, en ce sens que l'affection, marchant et s'aggravant continuellement, réclame l'extirpation de la tumeur et cela généralement avec l'œil. La gravité de la maladie est encore accentuée par ce fait qu'en n'intervenant pas, on peut voir l'empiétement sur la cavité crânienne. Ce n'est donc pas absolument la difformité occasionnée par le mal qui réclame l'intervention, mais aussi ce danger de ne plus pouvoir l'enlever en entier par l'opération.

D'un autre côté, en présence d'une exophthalmie considérable qui, à part les tumeurs kystiques éburnées, les angiomes enkystés, est presque toujours provoquée par la présence de tumeurs de mauvaise nature, la constatation d'une tumeur du nerf optique présente, par comparaison, un pronostic favorable, tout d'abord parce qu'on est bien plus sûr d'extirper la tumeur en entier et qu'on n'a pas la crainte d'une récidive à avoir, les tumeurs du nerf optique étant pour la plupart bénignes.

Bien entendu que cette bénignité du pronostic pour ce qui concerne l'ablation diminue à mesure qu'on s'éloigne de la période d'évolution de la tumeur et que des symptômes cérébraux ont fait leur apparition. Une fois que la tumeur a envahi le trou optique et qu'on peut avec le toucher constater ce fait pendant l'opération, le pronostic devient très défavorable, attendu que l'opération reste forcément incomplète. Aussi sur douze opérés dans d'aussi fâcheuses conditions, trois fois seulement les malades ont survécu, cinq ont succombé à la suite de l'opération, trois ont récidivé et un a eu des accidents cérébraux (Jocqs). Le chirurgien sera averti, avant l'opération, que pareils déboires peuvent l'attendre, non pas par l'exploration directe, que le volume de la tumeur ne permet pas de poursuivre et que l'œil empêche de porter jusqu'au voisinage du trou optique, mais par un manque insolite de mobilité de la tumeur. En réalité, en jetant un coup d'œil sur la figure 70 (p. 251) ainsi que sur les remarquables coupes de l'orbite exécutées par M. Otto Lang (*loc. cit.*) à diverses profondeurs, on s'aperçoit facilement que la tumeur ne peut envahir le trou optique sans comprimer forcément les muscles droits qui, avec leur insertion, enveloppent le nerf optique et se rapprochent de lui, d'autant plus qu'il se trouve plus près de son passage dans la cavité crânienne. La mobilité de l'œil, conservée en dépit du développement notable du néoplasme, est donc aussi un signe précieux au point de vue du pronostic comme envahissement du crâne, car le genre de tumeurs n'est en général ici pas de ceux qui menacent une sorte d'infection métastatique le long du nerf sans que, à l'inspection microscopique, son aspect chan comme par exemple dans les gliômes rétiniens qui affectent le nerf. D si après une ablation de la tumeur, on a trouvé au toucher des dim sions normales du trou optique et un aspect normal, on peut être tr quille, pour ce qui concerne les dangers d'une récidive, si l'on a pris s d'enlever au besoin (par excutération) tout le contenu orbitaire.

Le *genre d'opération* variera suivant l'époque à laquelle on sera cons et à laquelle le malade se résignera à une intervention chirurgicale. C'e propulsion progressive d'un œil perdu pour la vue qui décidera bien p souvent le malade à se faire opérer, plutôt que les souffrances qu'il end Aussi, pour ce qui concerne le genre d'opération, on n'est presque ja influencé par un désir de conserver une partie de vision, mais seulem par celui de rendre la difformité moins choquante, en conservant le gl oculaire.

Sur cinquante-neuf observations recueillies par M. Jocqs, on a enl l'œil avec la tumeur 38 fois d'emblée, 5 fois après avoir acquis la convic qu'on ne pouvait pas faire autrement; chez trois malades cette conserva n'était qu'illusoire et fut abandonnée plus tard. Enfin quatre fois on réus conserver l'œil qui n'avait pas été projeté notablement en dehors et où d fois les douleurs engagèrent à intervenir (Grüning, Knapp). M. Grüning p céda par morcellement de la tumeur qui avait projeté l'œil directement dehors, tandis que M. Knapp opéra sa malade, dont l'œil avait été porté avant et un peu en bas et en dehors et chez laquelle on sentait une tum mobile et adhérente au globe oculaire dans l'angle interne de l'orbite, pratiquant, au moyen de ciseaux à strabisme, une incision entre les dr supérieur et interne et l'oblique supérieur, à travers la conjonctive et capsule de Tenon. La dissection fut faite suivant les termes de M. Kna « jusqu'à ce que, au moyen du doigt je puisse sentir la tumeur. Je circonscr ensuite, guidé toujours par l'indicateur gauche, toute la tumeur; je l'isolai la sclérotique et je coupai le nerf optique d'abord à son extrémité ocul ensuite à son extrémité orbitaire. Au moyen du plat des ciseaux, je p extraire la tumeur du volume d'une noix; l'hémorrhagie fut insignifian la plaie guérit sans suppuration. »

Critchett a non seulement conservé l'œil, mais il n'a même pas co le nerf en dégageant la tumeur adhérente à la gaine du nerf optiq mais cette tumeur fibreuse, désignée comme une tumeur de l'orbite et s adhérence avec la gaine du nerf optique autorise-t-elle à la comprend dans les tumeurs du nerf optique? De même pour le quatrième cas (Scarpa) la tumeur émanait de la gaine du nerf et se prolongeait entre l muscles releveur de la paupière et droit supérieur. La conservation globe oculaire n'est donc, pour de véritables tumeurs du nerf optique mêm constatée que dans les deux cas uniques de Knapp et Grüning.

L'exentération de l'orbite qui a dû être pratiquée dans quarante-trois c (Jocqs) a donné une mortalité surprenante pour ce genre d'opération, c'est-

tre 16 pour 100, mais quatre fois sur les sept cas mortels on a trouvé à autopsie une tumeur intracrânienne. Avec les soins d'antisepsie les plus inutieux on n'aura même pas des dangers immédiats à redouter lorsque la meur se prolonge à travers le trou optique et que l'opération a dû être rcément incomplète, et, vu le genre des tumeurs du nerf optique, une réci-ve instantanée ou une généralisation comme dans le cas de M. Lawsen est guère à craindre. Ordinairement avec une antisepsie bien ordonnée. vaste cavité de l'orbite se remplit sans suppurer; les paupières qu'on dû dégager de la tumeur se soudent et une prothèse n'est pas possible, ême si l'on s'est efforcé pendant la guérison de s'opposer par le port d'un pareil (coque ou boule de verre) à la rétraction du tissu inodulaire et la réunion des paupières.

Les tumeurs qui se développent par voie métastatique dans le nerf optique rsque le globe oculaire en a été le siège primitif, n'offrent guère d'intérêt

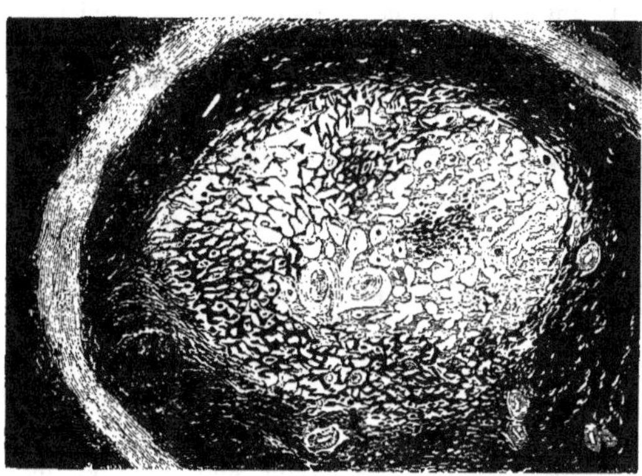

Fig. 171.

Dégénérescence mélanotique du nerf optique et de ses gaines à la suite de mélano-sarcome de la choroïde (coupe transversale).

i. Ainsi la dégénérescence du nerf peut être portée à un très haut degré ns le cas de gliome rétinien; il en est de même des sarcomes mélaniques i peuvent envahir sous forme d'un réseau et suivre la trame connective nerf, ainsi que le démontre le dessin de M. Leber (fig. 171) entraînant le atrophie prompte du nerf.

L'envahissement du nerf, ou plutôt de ses gaines par les tumeurs fibreuses fibro-sarcomateuses de l'orbite, a déjà été signalé plus haut et a donné lieu ns certains cas à la confusion avec de véritables tumeurs du nerf même. est infiniment plus rare que le nerf devienne un point de dépôt par métas-se, pourtant cela a été observé et a donné lieu, par suite de la papillite qu'on servait dans ce cas, à la supposition qu'il y avait eu une métastase dans le âne même. Ainsi l'on cite une observation (Krohn, *Klin. Monatsbl.*, X,

p. 103) où à la suite d'un carcinome des ovaires les deux nerfs optiq furent, près des globes oculaires, le siège d'une pullulation carcinomate suivie de papillite double, qu'en l'absence pourtant de tout symptôme cé bral on rapporta à une tumeur métastatique intracrânienne.

Il peut se présenter aussi le cas où la portion intracrânienne ainsi qu chiasma deviennent le siège d'une dégénérescence néoplasique. Un fait curieux de ce genre a été signalé par M. Michel (*Archiv. f. Ophth.*, XIX, p. 145) et où la dégénérescence ne se révéla pendant la vie par a symptôme. Il s'agissait d'un malade atteint d'éléphantiasis et qui présen à l'autopsie un épaississement très notable du chiasma et du nerf optic droit par pullulation interstitielle de fines fibres, semblables aux fibres é tiques formant dans le nerf des couches régulières de fibres à direct circulaire et longitudinale et contournant les faisceaux nerveux.

Les tumeurs (gommeuses, tuberculeuses, gliomateuses), qui se développ dans la partie intracrânienne des nerfs optiques, ou empiètent sur eux les envahissant, n'ont guère pour nous d'intérêt au point de vue ophthalm logique et doivent être traitées avec les tumeurs intracrâniennes dont partagent la symptomatologie.

ARTICLE XXIV

ANOMALIES CONGÉNITALES DU NERF OPTIQUE

Il a déjà (p. 578) été question des *excavations physiologiques* Foerster (*Archiv.*, III, 2, p. 86) avait tout d'abord signalées, mais que Jaeger a surtout étudiées, en comparant les coupes anatomiques a l'image ophthalmoscopique que donne l'inégalité de surface de l'entrée nerf optique dans le globe de l'œil.

C'est à la fois le mode d'implantation du nerf ou, pour mieux parler, répartition de ses gaines dans la sclérotique, et l'occlusion plus ou mo prompte de la fente sclérale et de la rainure du nerf optique, qui dét minent la répartition des vaisseaux et des fibres nerveuses dans l'intéri de l'œil. On prêtera, à ce mode d'implantation du nerf et aux variétés phys logiques qu'il peut présenter, à l'avenir, d'autant plus d'attention qu'on sera convaincu que c'est lui qui détermine si l'œil en croissant s'allo outre mesure dans le sens de son axe antéro-postérieur (deviendra myo et que c'est de la variété de largeur et du mode de passage des voies ly phatiques à l'entour de l'entrée du nerf optique que dépendra la disposit héréditaire de certaines formes de glaucome.

Celui qui étudie attentivement les rapports qu'affectent les diver variétés d'excavations physiologiques avec la conformation des staphylôn postérieurs et principalement avec les formes congénitales, liées à des colo mas centraux de la choroïde, ou à des colobomas ordinaires, mais peu éten

e la choroïde, se rendra facilement compte que l'excavation physiologique lépend essentiellement du mode d'implantation du nerf, et que le terme xtrême d'une excavation physiologique nous est donné par le coloboma du erf même. L'anneau sclérotical se trouve-t-il très resserré, le nerf s'insère-il directement et non obliquement au globe oculaire, sa rainure s'est-elle romptement fermée en donnant à cette insertion un contour circulaire régu-ier, alors nous voyons qu'il n'est guère question d'excavation physiologique. peine près de l'entrée de vaisseaux centraux se trouve-t-il un petit creux entral en entonnoir. La papille ne paraît pas uniformément saillante dans intérieur de l'œil parce que la répartition des fibres suit en quelque sorte elle des vaisseaux et que là où il se rend le moins de branches et les plus nes branches vasculaires, c'est-à-dire vers la macula, la papille se trouve de lus en plus aplatie. A mesure que par suite d'une occlusion plus tardive de a rainure sclérale et de celle des gaines du nerf, deux changements se pro-uisent dans le mode classique d'une implantation du nerf, c'est-à-dire ue l'anneau scléral s'élargit et que l'insertion du nerf devient moins irecte, s'effectue dans un angle temporal plus ouvert, on voit pour l'exca-ation physiologique deux modifications se produire. S'agit-il d'un simple largissement de l'anneau scléral, alors l'excavation physiologique ne se résentera que sous la forme d'un agrandissement de la faible dépression nfundibuliforme près des vaissaeux.

Nous devons encore pour ces excavations centrales noter une variété et ui est très probablement liée, non seulement à un simple élargissement de anneau scléral, mais aussi à une dilatation en ampoule de la gaine au voi-inage de l'implantation du nerf. Car ici l'excavation physiologique se pré-ente avec l'aspect d'une excavation glaucomateuse située au centre d'une apille normale, avec des vaisseaux en coude et le déplacement des troncs qui ourent au fond de l'excavation, ainsi que Ed. de Jaeger l'a représenté d'une anière si frappante (fig. 43 et 44 du *Traité des maladies du fond de l'œil*).

Une modification sensible est imprimée à l'excavation physiologique nor-male par une implantation oblique du nerf, une dilatation de l'anneau scleral t un élargissement en ampoule de la gaine, états déterminés par l'occlusion ardive de la rainure du nerf. On voit alors trois effets se produire : l'exca-ation physiologique normale devient excentrique, se rapproche du bord emporal et elle donne lieu à un enfoncement tel de la partie temporale qui ient se confondre avec la cavité de la papille, qu'aussi ici peut se produire le hénomène que le bord maculaire de l'excavation descendra à pic, que l'exca-ation a donc un côté en pente plus ou moins douce, celui qui correspond la sortie des gros troncs vasculaires et un autre descendant à pic dans excavation, c'est celui qui correspond à la dilatation ampullaire de la aine, tandis que l'autre exprime en quelque sorte le genre d'obliquité l'implantation du nerf à la sclérotique (l'angle plus ouvert du côté de la empe, anormalement étroit du côté médial) (1).

(1) H. Müller (*Archiv.*, IV, 2, p. 1) a fait dépendre la production de l'excavation phy-

L'extrême de cette malformation et d'irrégularité d'implantation du n[illegible] est ce qui représente le coloboma du nerf. Pendant une certaine période de la vie embryonnaire, dit M. Nieden dans son travail sur quatre cas *coloboma vaginæ nervi optici* (*Arch. f. Augenheilk.*, t. VIII) le pédicule la vésicule oculaire, le nerf optique se trouve, au voisinage de la scléroti[illegible] creusé en rainure dans sa partie inférieure, pour servir de voie de conduct[illegible] à des éléments protaplasmatiques, à l'instar de ce qui se passe pour la fe[illegible] de la vésicule secondaire, livrant passage aux éléments dans l'intérieur l'œil. Par épanouissement du bord et des parois de cette rainure, il produit peu à peu son occlusion en bas, ce qui a pour effet d'une part [illegible]

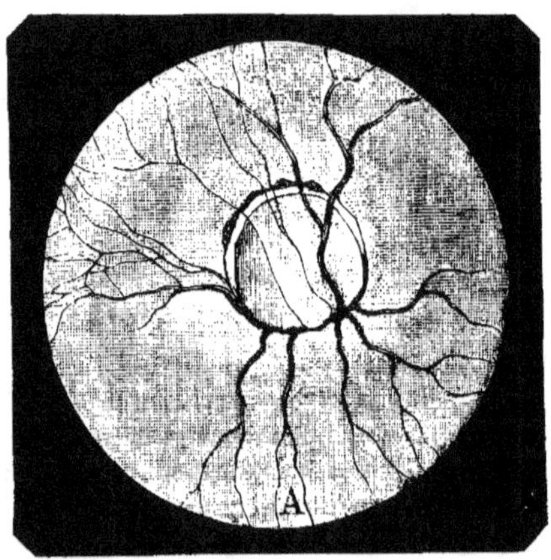

FIG. 172.

Fond de l'œil droit d'un garçon de neuf ans de structure hypermétropique (2 D à peu près). V = [illegible]

les vaisseaux placés centralement arrivent à être situés davantage au mil[illegible] de cet élément de conduction, d'autre part, de donner au cordon une for[illegible] plus arrondie sur l'œil fœtal; ainsi que chez le nouveau-né, cette soudure la rainure fermée se présente sous forme d'un raphé ou d'une faible inc[illegible]vation, placée du côté inférieur du cordon si l'on sectionne le nerf optiq[illegible] tout près de son ouverture sclérale.

Le coloboma du nerf peut présenter les variétés les plus bizarres et pouv[illegible] ici aussi avoir des gradations d'une simple excavation physiologique exce[illegible]trique (à bord à pic externe) des plus avancées, jusqu'à la formation d'u[illegible]

siologique du plus ou moins grand resserrement des couches externes autour de papille. Lorsque ces couches de la rétine se terminent tout près de l'entrée du nerf, [illegible] la fois, alors les fibres resteraient plus ramassées; le contraire aurait lieu si ces couch[illegible] s'amincissent progressivement. Pour admettre cette hypothèse, la formation de la réti[illegible] devrait précéder celle des fibres du nerf optique, ce qui n'a pas lieu, car les élémen[illegible] nerveux se développent à la fois et se moulent sur leur support réciproque.

véritable poche au lieu de l'entrée du nerf, poche qui peut mesurer jusqu'à deux et trois fois le diamètre papillaire et présenter l'aspect (ainsi que le démontrent les figures 172 et 173 empruntées à M. Nieden) d'une excavation glaucomateuse des plus accusées, n'étaient l'agrandissement énorme de l'entrée du nerf et le parcours si inusité des vaisseaux se trouvant tous rejetés sur un côté du nerf (celui opposé à la fermeture tardive de la rainure).

Du reste c'est surtout le mode absolument insolite de sortie des vaisseaux qui d'une part dépassent normalement le bord, de l'autre sortent comme de l'excavation la plus profonde, qui nous frappe à part les dimen-

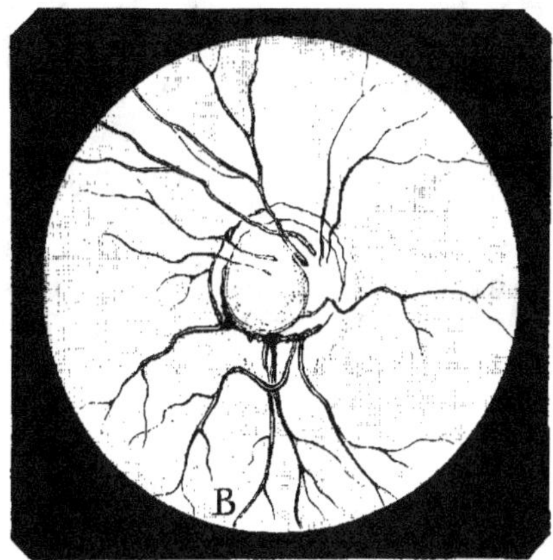

FIG. 173.

Fond de l'œil gauche du même sujet, atteint de ce côté d'amblyopie centrale (strabisme concomitant).

sions inusitées qu'a prises la papille, à reflet blanchâtre ou même bleuté. Ces reflets tiennent à des saillies anormales que fait la lame criblée dans la poche ectatique de la papille, formant parfois un véritable cloisonnement et séparant le creux de la poche en divers compartiments.

La corrélation du développement du coloboma du nerf optique avec les formations d'un staphylôme postérieur ou d'un coloboma choroïdien (ordinaire ou central) ressort aussi de la concordance du développement de ces anomalies dans certaines familles. J'ai cité (III, p. 379) l'observation de trois sœurs, filles d'un confrère, dont l'une était atteinte d'un simple coloboma iridien sans altération semblable de la choroïde, l'autre présentait un simple coloboma choroïdien, enfin la troisième un coloboma exclusivement formé à l'entrée du nerf optique (voy. aussi pour l'occlusion de la fente sclérale III, p. 511). La concordance du coloboma du nerf optique avec le coloboma choroïdien dirigé en bas a été assez fréquemment observée, mais il

n'en est pas ainsi pour le coloboma maculaire ou central. La figure 1
représente, en image renversée, une esquisse (1) de coloboma central jo
à celui du nerf optique, qui fut prise sur l'œil gauche d'une petite Angla
âgée de six ans. Cette enfant m'avait été présentée la première fois
l'âge de dix-huit mois, et l'éclat blanc bleuâtre de ce vaste coloboma po
vait, à un examen peu approfondi, faire croire à la présence d'une n
plasie. La fillette de six ans louche fortement de son œil gauche, atteint
coloboma, dès qu'elle fixe un objet de près (déviation, 20 degrés) et p
sente une forte amblyopie sur cet œil à structure hypermétropique de 2

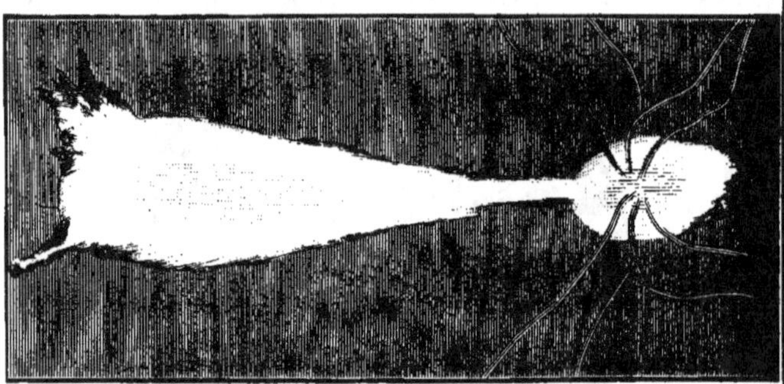

Fig. 171.

à 3 D. (examen ophthalmoscopique et skiascopique). Plus loin (fig. 18
est donné le dessin d'un cône du nerf optique avec coloboma central.

Le professeur Fuchs (*Arch. f. Ophthalm.*, t. XXVIII, 1, p. 137) a fait
effort louable pour séparer, dans l'ensemble des staphylômes, ce qui est c
génital et se rapporte à une malformation du nerf optique, de ce qui
acquis par suite d'une atrophie choroïdienne. Ainsi sépare-t-il tous les cro
sants placés à la partie *inférieure* du nerf optique comme anomalies congé
tales, « comme ces croissants congénitaux s'observent presque constamm
avec un défaut de réfraction et une diminution notable de l'acuité visuelle;
ont aussi leur importance clinique en nous facilitant dans nombre de cas
connaissance des soi-disant amblyopies congénitales ».

Tout clinicien sait que ces croissants inférieurs ne sont nullement u
rareté, mais fallait-il encore attirer l'attention sur ce point et en défi
nettement l'image, tel que l'a fait M. Fuchs dont nous suivons la descripti
Le croissant embrasse la moitié inférieure en se perdant dans l'anneau sc
rotical, comme un élargissement de cet anneau; sa coloration est uniform

(1) Il ne peut en réalité s'agir que d'une esquisse, encore difficile à prendre sur
enfant remuant, à peine âgé de six ans; aussi les détails du creux que formait le colobo
et le coude que les vaisseaux étaient forcés de faire, ne se trouvent-ils pas indiqués, m
l'image rend assez bien compte de l'étiolement de l'arbre vasculaire sortant de la papi

jaunâtre, ou jaune blanc, tranchant sur la teinte plus foncée de la papille, différences qui frappent bien plus à l'image renversée qu'à l'image droite. Le bord externe du croissant tranche nettement sur le fond rouge de l'œil, dont il se délimite exceptionnellement par un bord pigmenté.

La largeur du croissant mesure ordinairement un quart, à une moitié du diamètre papillaire, tandis qu'inversement on en trouve de très étroits (d'un dixième de diamètre) et cela parfois sur l'œil congénère de celui qui présente un croissant des plus développés mesurant le diamètre papillaire et plus (fig. 175).

A mesure que le croissant atteint une plus grande largeur, on peut voir à l'examen à l'image droite que ce croissant montre une incurvation de sa surface, ce dont on se rend assez difficilement compte en l'absence de fins vaisseaux dépassant le croissant, mais on reconnaît aisément que le bord papillaire du croissant fait arête avec la papille. Ces changements de niveau sont peu accusés lorsqu'il s'agit d'un croissant de largeur moyenne et il n'est pas possible de se renseigner, si sur de très larges croissants les vaisseaux rétiniens forment pont, comme dans les colobomas choroïdiens. L'excavation du croissant extraordinairement large que dessina M. Fuchs (fig. 175) permet de constater, même sur les gros troncs vasculaires, principalement les veines, un enfoncement coudé.

Le croissant est ordinairement non pigmenté, la présence de pigment sur son étendue (fig. 176) ou de gros troncs choroïdiens (fig. 177) est la grande exception. Il est le plus souvent dirigé directement en bas ou légèrement incliné en dedans. Ce n'est qu'exceptionnellement qu'on le rencontre en dehors et en bas (fig. 178). Le croissant embrasse ordinairement la moitié de la circonférence inférieure de la papille ou un peu plus. Il est plus fré-

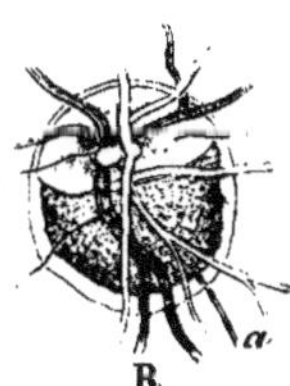

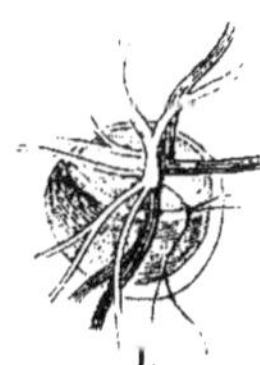

FIG. 175.

R, papille droite; *L*, papille gauche; la droite visiblement excavée avec coude des vaisseaux. Près de *a*, petite veine rétinienne sortant du cône.

quent de rencontrer une différence de largeur et de position du croissant d'un œil à l'autre, que d'observer une uniformité sur les deux yeux; encore moins fréquemment peut-on constater une symétrie telle que les deux croissants soient inclinés tous deux en dehors, ou bien l'un en dedans et en bas, l'autre en bas. Dans un tiers des nombreux cas (33 dans dix mois) que M. Fuchs a observés, le croissant était unilatéral.

La conformation de la papille, remarquablement petite,varie d'autant pl de l'état physiologique que le croissant est plus large. A mesure que diamètre du croissant augmente, celui en sens inverse de la papille se trou rapetissé, de manière que la papille forme, à l'instar de ce qui s'obser pour le staphylôme postérieur externe, un ovale allongé, dont le petit a

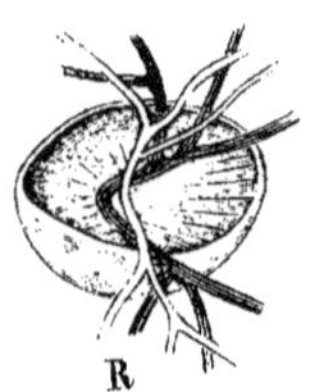

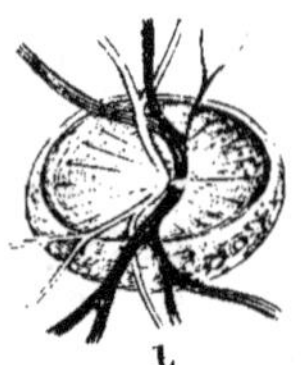

FIG. 176.

Papilles en forme de poire. Dessin tacheté sur les cônes par du pigment choroïdien. Augmentation p rapport à l'arrangement des vaisseaux. *R*, papille droite; *L*, papille gauche.

court dans le sens du diamètre le plus étendu du staphylôme. La différen qui existe ici, c'est que le bord de la papille qui repose sur le croissant trouve aplati (voy. fig. 175, 176 et 179), de façon que la papille ne forme un ovale régulier. Cet aplatissement est porté parfois à un tel degré, q le bord papillaire inférieur forme une ligne droite (fig. 180). Ce qui a f négliger cette anomalie, c'est que dans nombre de cas la papille avec s croissant, quelle que soit sa délimitation vers lui, forme un ensemble rég lier, semblable à une papille dont une moitié se trouve colorée en gris ro geâtre, l'autre présentant une teinte jaune rougeâtre.

Une anomalie congénitale qui se rencontre, d'après M. Fuchs, conjoint

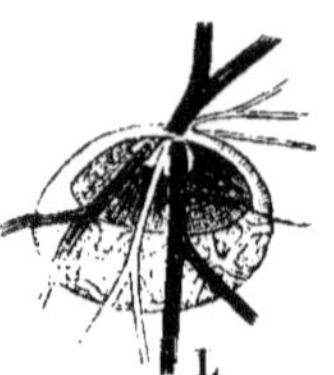

FIG. 177.

Papille gauche. Excavation en entonnoir, l'ouverture de l'entonnoir dirigée en bas. Les vaisseaux ré niens, destinés à la partie supérieure, émergent près du bord supérieur de la papille, de l'anneau sc rotical. Sur le croissant même, des vaisseaux choroïdiens sont visibles.

ment avec ce genre de croissant, est une excavation physiologique en sens que le diamètre dévié de l'excavation se dirige dans le même sens qu le diamètre de largeur maxima du croissant (voy. fig. 179). Il en résul ordinairement une irrégularité dans la distribution du trajet des vaisseau qui se jettent plus ou moins subitement en dedans, comme s'ils n'avaient à pourvoir qu'à la nutrition de la partie interne de la rétine (fig. 176, 179 et 180). La répartition sur la rétine est pourtant régulière parce que sur le bord même de la papille, ou près de ce bord, les vaisseaux forment un coude sensible pour reprendre leur direction normale. Il se passe pour la papille l'inverse de ce qui s'observe pour la distribution des vaisseaux qui normalement forment un coude déjà sur la papille, pour circonscrire par leur

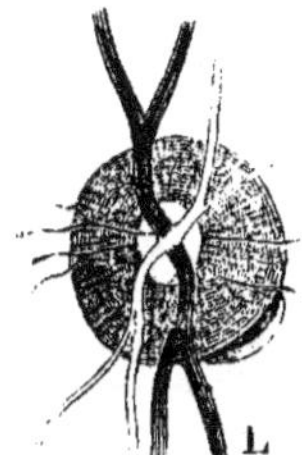

Fig. 178.

Papille gauche. Cône rudimentaire dirigé en dehors.

parcours la macula. Une seule fois M. Fuchs signale un déplacement du centre de sortie des vaisseaux qui se trouvait dévié vers le bord supérieur, de façon que les vaisseaux dirigés en haut ne se faisaient jour qu'au delà du bord papillaire dans l'anneau scléral (fig. 177) ; les déplacements en haut et en dedans des vaisseaux nous ont paru pour les cas que nous observons plus fréquents.

La réfraction des yeux atteints du croissant inférieur est ordinairement

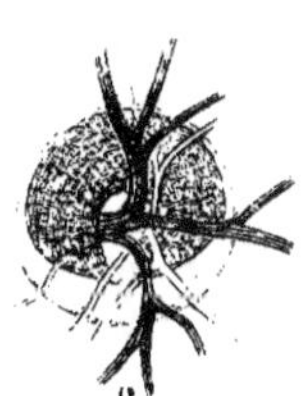

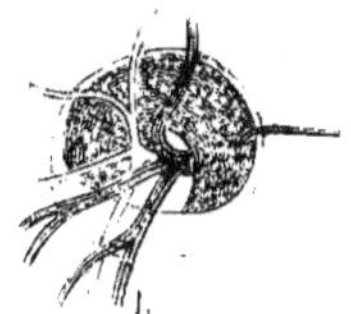

Fig. 179.

Cône placé en bas du nerf optique; excavation physiologique dirigée dans le même sens; interversion de la distribution des vaisseaux. *R*, papille droite; *L*, papille gauche.

myope ou myope astigmate. Dans cette dernière catégorie tombe un quart de tous les cas. Un rapport de la myopie avec l'étendue du croissant n'existe pas plus qu'il n'existe pour la largeur du staphylôme postérieur. De très faibles myopies concordent avec de très larges croissants, et inversement, et même la myopie peut être différente sur les deux yeux avec égalité de largeur du croissant, et encore là le plus haut degré de myopie s'observe su[r] des yeux à croissants de différente largeur sur l'œil où il est le moins large. Le rapport du croissant avec la myopie existe incontestablement, mais il n'est certes pas immédiat. L'astigmatisme observé par M. Fuchs était (à l'exception d'un cas d'astigmatisme mixte) constamment un astigmatisme myopique simple, variant de 2 à 4 D., et les axes n'étaient pas toujours exa[c]tement dirigés en sens horizontal ou vertical. Sur 45 cas, on rencontrait de[ux] emmétropes et six hypermétropes.

Ce ne sont que deux hypermétropes de cette série qui présentaient u[ne]

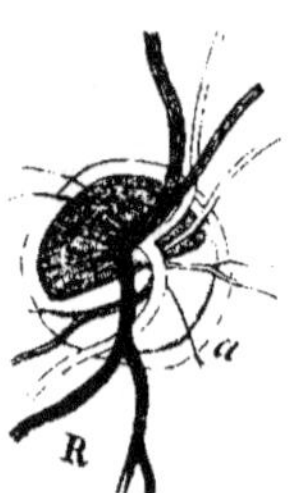

Fig. 180.

Papille droite en ovale très accusé, dirigé obliquement. Sortie des veines et des artères extraordi[nai]rement distancée.

acuité visuelle parfaite ; chez les autres, même lorsque la réfraction ne s'éc[ar]tait que peu de l'état normal, l'acuité visuelle ne dépassait guère [u]n quart ou un tiers (sur soixante-quinze yeux on n'en trouve que trois av[ec] acuité normale, dix avec deux tiers d'acuité). Ce qui frappe chez les myop[es] à acuité visuelle réduite, c'est qu'ils ne distinguent même pas très bien [de] près, ne peuvent pas lire le numéro 1 de l'échelle, que d'autres myopes (av[ec] une égale réduction d'acuité) lisent couramment. Nous ne pensons p[as] avec M. Fuchs qu'il s'agisse ici d'une torpeur rétinienne, mais bien d'[un] astigmatisme régulier et non correctible, dépendant d'une asymétrie de su[r]face de la région péripapillaire et périmaculaire (si toutefois cette asymét[rie] mérite le nom d'astigmatisme, car ce n'est pas l'image qui est déform[ée] mais l'écran qui la reçoit). Du reste, nos recherches sur la réfraction [et] l'acuité visuelle chez les sujets avec cônes, recherches poursuivies surt[out] par M. Masselon, concordent parfaitement avec celles du professeur Fuc[hs].

La coloration du croissant, dépourvu de pigment et de vaisseaux, s[on] emplacement presque constant en bas, le différencie sensiblement du st[a]phylôme postérieur ordinaire, d'autant plus qu'il ne s'agit ici presque jam[ais] d'une myopie progressive, ni encore moins de localisation sur la macu[la], et qu'il est très exceptionnel qu'une choroïdite atrophique se développe s[ur] pareils yeux, qu'un croissant atrophique vienne s'adjoindre au croiss[ant] congénital. Il s'agit donc dans la grande majorité des cas d'une anoma[lie] ongénitale stationnaire et d'yeux qui ne sont que peu exposés à la choroïdite atrophiante et à la myopie progressive.

M. Fuchs n'exclut pas non plus, comme nous l'avons indiqué plus haut, la ossibilité des rapports des staphylômes congénitaux (placés en dehors) avec e coloboma du nerf optique, mais il revendique surtout la qualité d'affection ongénitale pour le croissant inférieur et cela aussi à cause de la coïncidence e cette anomalie avec d'autres vices congénitaux des yeux. Ainsi c'est la etitesse de la papille et son aplatissement, qui ne sont pas ici virtuels comme pour les larges staphylômes postérieurs) mais réels, car cet état se encontre dans les yeux emmétropes et myopes, où l'observateur regarde irectement dans la papille, et on ne le modifie pas même en corrigeant, our l'examen ophthalmoscopique, l'astigmatisme de l'examiné. Comme il 'existe guère jusqu'à présent d'examen anatomique de pareille anomalie ongénitale du nerf, nous devons pourtant ici encore tenir compte jusqu'à uel point l'irrégularité d'implantation du nerf, ou l'irrégularité de surface es parties péripapillaires de la sclérotique, simule ici un rapetissement e la papille et un manque de régularité de ses contours. Mais peu importe ue l'image ophthalmoscopique corresponde à un changement de forme éel ou apparent, elle ne se rapporte pour cela pas moins à une anomalie ongénitale.

La présence du croissant concorde avec des anomalies de pigmentation lbinisme), la petitesse de la cornée, microphthalmie, ectopie pupillaire, bres nerveuses à double contour, etc. M. Fuchs indique que l'expression e la figure dénote chez certaines personnes, à croissant congénital, un rerd dans le développement de l'intelligence, une faiblesse d'esprit, jointe à es difformités congénitales du crâne.

Cette anomalie du nerf n'est aussi, d'après M. Fuchs, qu'une *ébauche du oloboma du nerf* optique, résultant d'une occlusion tardive de la rainure etale du nerf optique, et en est le corollaire. Arlt a signalé sur des yeux teints de coloboma, soumis à la dissection, que le nerf optique présentait sa partie inférieure et voisine du globe de l'œil quelquefois une sorte de oche, poche qu'on retrouve à l'ophthalmoscope, dans les cas de coloboma horoïdien, embrassant le nerf optique. Le croissant congénital ne serait, après Fuchs, qu'un commencement de pareille dilatation sacciforme. Du este on le retrouve dans les cas de coloboma et il est surtout bien indiqué ans le dessin de Hoffmann (*Dissert. inaug.*, Francf., 1871) que M. Manz représenté. On retrouve de semblables croissants dans d'autres obsertions (Hirschberg *Archiv.*, t. XXI, 1, p. 180; Schnabel, *Wien. med. Vochensch.* n°s 33-37, 1876), et M. Fuchs (*loc. cit.*) reproduit (fig. 181) areil croissant inférieur dans un cas de coloboma maculaire.

D'un autre côté, la transition de ce croissant en véritable coloboma du erf est donnée dans le dessin (fig. 173) par M. Nieden, de même que la ansition du cône en coloboma choroïdien a été représentée par M. Fuchs fig. 182). Ici le croissant dépasse de beaucoup le diamètre de la papille et forme une poche dans laquelle s'enfoncent les vaisseaux, comme cela a reste aussi été décrit pour d'autres auteurs (Schöler, *Jahresbericht*, 187 Streatfield., *Ophthal. Hosp. Rep.*, V., p. 121 ; Steffan, *Jahresbericht*, 187

Que certains staphylôme congénitaux, placés, quant à leur axe, en se de la vésicule, sont aussi liés à un état congénital et se rencontrent ass souvent avec des colobomas maculaires, nous en avons fourni la preu (voy. t. II, p. 424) ; que tous les staphylômes postérieurs ne sont pas con nitaux, tout clinicien le sait; mais il n'a été jusqu'alors pas possible de bi préciser ceux qui sont d'origine congénitale. M. Schnabel (*Archiv.*, XX, p. 43) en indique déjà la difficulté, qui se présente ici, en disant: « Le cô

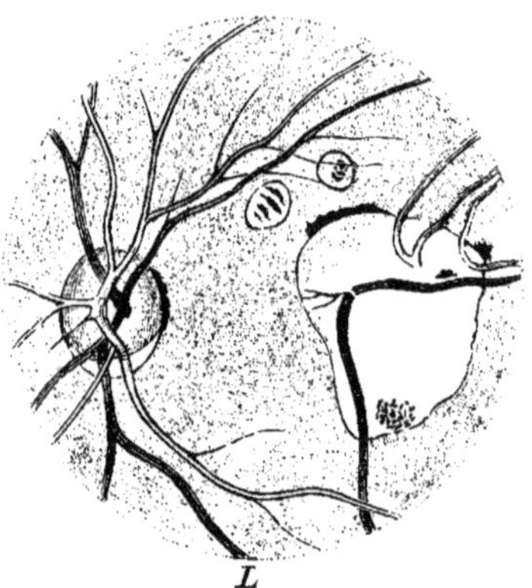

FIG. 181.

Coloboma maculæ luteæ. Près du bord inférieur de la papille un étroit croissant. A l'endroit d macula une partie triangulaire d'un blanc éclatant, munie de taches pigmentaires, d'où émanent vaisseaux. En dedans et en haut de ce manque d'étendue de choroïde deux petites places claires sit dans le fond de l'œil.

congénital est un analogue complet du soi-disant coloboma choroïdien s qu'il soit permis d'envisager les deux états comme des degrés différents la même anomalie. Pareille façon de voir est inadmissible, attendu que fente de la vésicule oculaire secondaire est constamment dirigée en bas, que le cône l'est le plus souvent en dehors. » Pour le croissant congéni que nous venons de décrire, il est presque constamment dirigé en bas; rapport direct avec l'occlusion tardive de la fente congénitale paraît d indubitable, de même le fait qu'il ne constitue qu'une gradation du co boma du nerf optique et du coloboma choroïdien; reste à déterminer nombre de cônes ou croissants externes qu'il faudra à l'avenir encore co prendre dans ce groupe d'affections congénitales.

De même que le mode d'implantation du nerf optique à la sclérotique, sa conformation à l'entour de cette attache, peuvent présenter de nombreu ıriations congénitales, qu'il est indispensable de connaître, pour acquérir ın jugement sûr, en maniant l'ophthalmoscope, de même aussi la délimitaon de la papille en arrière peut subir, pour ce qui concerne la lame criblée, e nombreuses modifications dans la disposition de ses fibres. Cette memrane représente les dernières ramifications du tissu connectif formant les oisonnements longitudinaux du nerf optique. Les brides de ce tissu dont enchevêtrement forme ainsi cette lame, émanent en suivant une direction diée, d'une part de la sclérotique et de la choroïde, ainsi que de l'extréité oculaire de la gaine piale du nerf, d'autre part, du cordon central de ssu connectif, qui suit les gros troncs vasculaires et qui ne représente ı'une inversion de la même gaine, près de l'entrée de ces vaisseaux dans tronc nerveux. Ces brides de tissu connectif renferment tous des vaisseaux des capillaires, de façon qu'on peut, à la rigueur, interpréter la lame

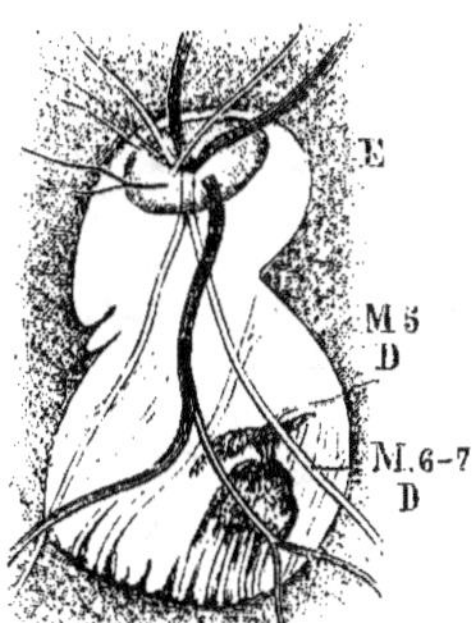

Fig. 182.

nd coloboma choroïdien. A côté du dessin, se trouve indiquée la réfraction pour les diverses régio du fond de l'œil.

iblée comme un amas, ou réseau de tissu adventiciel (voy. p. 244, fig. 66), rvant de support au réseau d'anastomoses entre le système vasculaire liaire et celui de la rétine, ou mieux, des vaisseaux centraux. Rappelons i que le dernier anneau des vaisseaux intervaginaux qui contourne la terinaison de la gaine piale, représente le cercle de Haller.

Nous insistons ici sur le double caractère anatomique de la lame criblée ui, d'une part, représente la terminaison de la gaine piale renforcée par s éléments de la sclérotique et de la choroïde, autrement la paroi postéeure de la papille et, comme telle, peut offrir des modulations de structure d'emplacement, d'autre part, envisagée comme renforcement du tissu lventiciel des vaisseaux provenant, soit du cercle de Haller, soit des vaisaux centraux, et pouvant conjointement, avec ces vaisseaux, présenter des nomalies de direction, d'augmentation de volume et de conformation. Nous errons plus tard qu'au point de vue ophthalmoscopique, on peut différencier deux genres d'anomalies : celles qui se rattachent à une anomalie d'o-clusion en arrière de papille, par la sclérotique et la lame piale, et genre qui se rapporte de préférence à une variété d'aspect du tissu conne-tif périvasculaire.

Pour ce qui concerne l'aspect ophthalmoscopique de la lame criblée, no laisserons la parole à M. Masselon qui, dans son travail si original sur anomalies de cette membrane (1), a donné d'excellents renseignements cet égard.

« Dans quelques cas favorables, dit M. Masselon, où il existe une large et profonde ex-vation physiologique, on peut exactement étudier l'aspect que présente la lame crib Celle-ci se montre alors avec une coloration blanche, éclatante, très légèrement tein de bleu. Lorsque, sur le même œil, la comparaison est possible, on voit que la tei est la même que celle qu'affectent l'anneau sclérotical et les staphylômes postérie

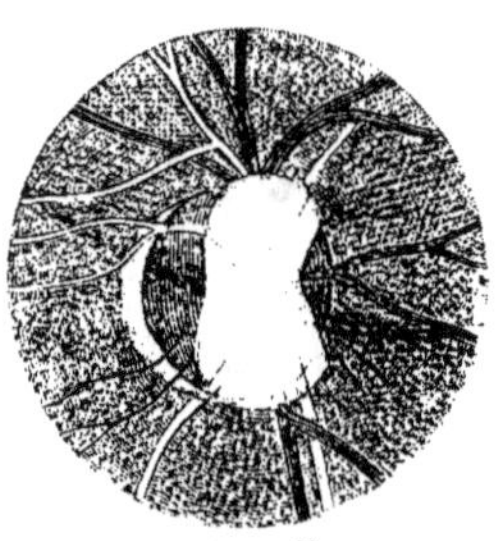

R

FIG. 183.

Anomalie congénitale de la papille qui se trouve en majeure partie recouverte d'une membrane de ti connectif. Au bord externe de la papille se voit un étroit croissant.

dans lesquels la choroïde a disparu à peu près complètement. Cette couleur bl bleuâtre de la lame criblée est dépourvue de toute transparence et le regard ne p pénétrer au delà. Les fins vaisseaux qui rampent dans les brides celluleuses de la la échappent complètement à l'examen. Dans l'étendue de cette teinte blanche opaque q donne la lame criblée, on voit de petites taches grisâtres de formes variées, rondes allongées, qui semblent souvent disséminées sans ordre, mais qui affectent parfois arrangement en lignes concentriques ou radiées. Ces taches sont formées par le p sage à travers la lame des faisceaux de fibres nerveuses, au moment où elles perde leur gaine de myéline. Ce sont donc les fibres encore munies de leur enveloppe de my line qui nous renvoient cette teinte grise. Au delà de la lame, les fibres devenues tra parentes, se replient sur la lame criblée et cheminent parallèlement à sa surface jusqu' point où cesse l'excavation et où elles prennent alors une direction d'arrière en ava Dans l'étendue de l'excavation, nous n'avons au-dessus de la lame criblée que des fib nerveuses qui se présentent à nous longitudinalement, comme cela a lieu pour la réti et qui en conséquence nous laissent voir avec netteté ce qui se trouve au-dessous.

« On peut se demander comment les groupes de fibres nerveuses à myéline nous do nent dans la lame criblée des taches grisâtres, tandis que les plaques de fibres à doub contour qui se présentent accidentellement apparaissent à l'ophthalmoscope avec une bla

(1) *Mémoires d'ophthalmoscopie.* Des prolongements anormaux de la lame criblé Paris, in-8°, 1885.

cheur éclatante. Sans vouloir parler des teintes complémentaires qui peuvent intervenir à la suite de la fatigue de l'œil de l'observateur pour la couleur de la région étudiée, c'est-à-dire le plus souvent pour le rouge ou le jaune orangé, et qui ont pour effet de faire apparaître des parties, en réalité blanchâtres ou grisâtres, sous une couleur verte ou bleue, comme on le voit pour certaines excavations glaucomateuses profondes, nous ferons remarquer combien il nous est difficile, dans un examen ophthalmoscopique, de nous renseigner d'une façon absolue sur la simple intensité de coloration que présente telle ou telle partie observée. A cet égard notre jugement se forme seulement par comparaison avec des points voisins. Ainsi les plaques de fibres à double contour ne nous paraissent d'un blanc si vif que par contraste avec les parties voisines, présentant une coloration plus ou moins foncée; et ce qui le démontre, ce sont les cas où le hasard nous met en présence d'une plaque de fibres nerveuses occupant une portion d'un staphylôme postérieur très dénudé, laissant voir presque à découvert la sclérotique. On constate alors que la blancheur de la sclérotique est bien autrement intense que celle de la plaque de fibres à double contour, qui prend ainsi, par contraste, une teinte grisâtre très marquée.

« Ceci nous rend donc déjà compte de la différence de coloration que doivent nous montrer dans la lame criblée les tissus nerveux et fibreux. Il faut encore remarquer, pour s'expliquer la teinte grise, si nette parfois, que laissent voir les lacunes circonscrites par les brides fibro-celluleuses de la lame criblée, que dans ces points les fibres à myéline sont vues perpendiculairement, tandis que, dans les plaques à fibres opaques de la rétine, elles apparaissent suivant leur longueur, circonstance bien différente pour ce qui regarde la façon dont la lumière doit nous être renvoyée. »

Les anomalies de la lame criblée ne sont connues en ophthalmologie que depuis les recherches, faites par M. Masselon, à notre clinique depuis sept ans; car ce qui a été publié par MM. Fuchs et Hirschberg ne se rapporte qu'à des observations tout à fait isolées et n'ayant trouvé aucune interprétation anatomique. Pour le prouver, nous donnons en entier l'appendice concernant ce sujet, ajouté dans le travail de M. Fuchs aux anomalies congénitales du nerf optique (*loc. cit.*, p. 160).

« Je donne comme appendice la description d'une anomalie congénitale que j'ai jusqu'à présent observée dans trois cas, chaque fois d'un seul côté. Dans le premier cas, il s'agissait d'un jeune homme de vingt-six ans dont l'œil droit représentait l'image ophthalmoscopique suivante (fig. 183). La partie moyenne de la papille se trouve recouverte par une tache blanche d'un clair brillant. Cette tache est en forme de biscuit et ne laisse apercevoir de la papille que le tiers externe et, d'autre part, un petit bout près de son bord interne. En haut et en bas, par contre, la tache dépasse d'un peu les limites de la papille. Les gros troncs vasculaires paraissent très faiblement à travers ce corps opaque, dépourvu de tout vaisseau et de taches; par contre, on les reconnaît tout de suite très distinctement dans la moitié supérieure, si l'on projette, avec le miroir, la lumière sur la partie inférieure de la papille et inversement. Cela arrive, sans doute, parce que la surface antérieure du corps blanc, lorsqu'il est atteint directement par les rayons, reflète tant de lumière (luit si fort) que les parties sous-jacentes se trouvent presque complètement couvertes. En exécutant la manœuvre susdite, on acquiert la conviction que la tache blanche n'est autre chose qu'un voile ténu formé par un tissu incolore (probablement du tissu connectif). Ce voile doit être juxtaposé à la papille ou être suspendu à proche distance au-devant d'elle dans le corps vitré, attendu qu'il ne présente pas une différence et qu'il ne permet pas davantage un déplacement parallactique. Pour la juxtaposition plaide l'absence de tout tressaillement du voile, lorsque l'œil se meut. — En dehors, s'adosse à la papille un étroit croissant atrophique. A part cela, le fond de l'œil est normal. Dans les deux autres cas, l'anomalie de conformation se présentait une fois dans l'œil droit, une autre fois dans le gauche. Elle se rapproche de celle déjà décrite comme forme et comme aspect, seulement ce voile était encore bien plus ténu, de manière qu'on pouvait voir bien plus distinctement les vaisseaux du nerf à travers. — Dans tous les trois cas, acuité visuelle et réfraction se trouvaient n[illegible] males. M. Fuchs ajoute : « Je n'ai pas rencontré d'observation analogue dans la littérat[illegible] si ce n'est le cas décrit par Hirschberg (*Beiträge zur prakt. Augenheilkunde*, Leip[illegible] 1878, p. 64), qu'on pourrait adjoindre ici. Mme S..., quarante-six ans, présente une ac[illegible] normale, à l'ophthalmoscope E., et, sur la papille gauche une membrane blanch[illegible] rubanée (doigtée) nettement délimitée, d'une largeur de 0,5 millimètres et de 0,25 m[illegible] mètres de hauteur, qui recouvrait complètement les vaisseaux. Substance de la pap[illegible] normale. »

Reproduisons textuellement ces anomalies de la lame criblée telles [illegible] M. Masselon les a si bien décrites, en les subdivisant d'après la provena[illegible] anatomique de la lame criblée, en trois variétés :

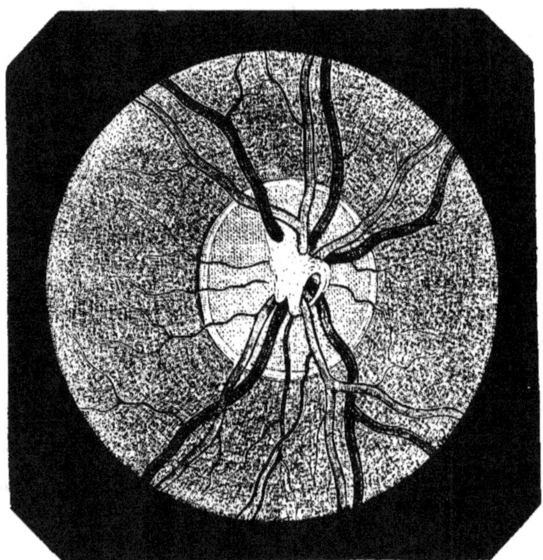

Fig. 184.
Homme de trente ans. Emmétrope. Acuité visuelle parfaite. O. G. (image renversée).

« 1° L'anomalie la plus fréquente consiste dans un prolongement plus [illegible] moins accusé du tissu connectif qui, au lieu de s'arrêter au niveau de [illegible] lame criblée, se continue le long des vaisseaux à travers la papille, po[illegible] s'étendre parfois au delà des limites papillaires jusque dans la rétine.

« Dans des conditions tout à fait normales, l'examen minutieux, pratiq[illegible] avec le grossissement que fournit l'image droite, ne permet de constater le lo[illegible] des vaisseaux centraux, dans leur trajet sur la papille, qu'un contour uniq[illegible] formé par une ligne d'un rouge plus ou moins foncé ; mais assez souve[illegible] aussi, et sans que l'on soit en droit de parler d'anomalie, on découvre, [illegible] ître, une seconde limite plus externe formée par une ligne blanchâtre intensité variable, et qui n'est autre chose qu'un reflet renvoyé par la paroi vaisseau observé, ou plutôt par la membrane adventice ayant peut-être ors un développement quelque peu plus accusé.

« Mais à côté de ces cas, on rencontre des sujets chez lesquels ces prongements blanchâtres, tout en suivant les gros vaisseaux, prennent une

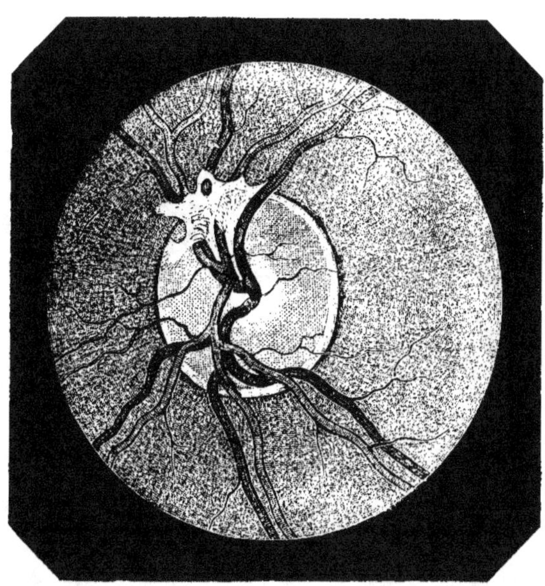

Fig. 185.

Femme de vingt-six ans. Hm. 1,75. Acuité visuelle excellente. O. D. (image renversée).

le extension qu'il est impossible de les considérer comme se rapportant parois vasculaires et qu'il faut admettre une extension anormale de elques parties du cordon connectif reliant les vaisseaux centraux. On nstate alors, à partir de l'excavation physiologique, des productions qui, nchant en clair sur les parties voisines, cheminent le long des vaisseaux us forme de bandelettes à contours irréguliers, formées de stries tantôt rallèles, tantôt enchevêtrées, et qui s'étendent çà et là dans le tissu papilre, ou sautent au-dessus des vaisseaux et particulièrement au-dessus des nes, en général plus profondément situées. On conçoit que si ces traînées reuses se ramifient sur la totalité du disque papillaire, on aura alors nage de ces prétendues décolorations congénitales de la papille qui ont é parfois signalées. Sur la figure 40 de l'atlas de Jaeger, se rapportant à un cas semblable, on peut voir nettement qu'il s'agit de traînées blanch[illegible] ou bleutées particulièrement le long des vaisseaux.

« Dans quelques cas, l'extension anormale du tissu connectif central es[illegible] lement accusée, qu'elle masque complètement, en les recouvrant, les v[illegible] seaux centraux à leur origine. Un véritable entortillement de ces fibres [illegible] tour des vaisseaux, qui à leur émergence se trouvent ainsi enlacés dans [illegible] les sens, se produit même parfois, ainsi que la figure 184 en offre un cas. [illegible] dispositions les plus bizarres peuvent d'ailleurs être observées : les fi[illegible] après avoir suivi dans une étendue variable de leur trajet les gros vaiss[illegible]

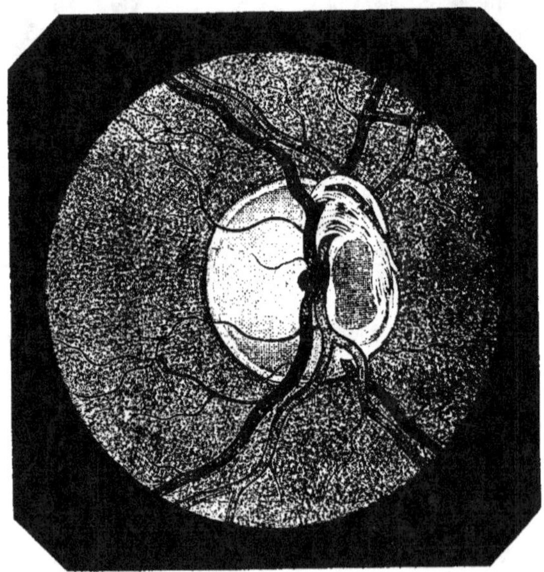

Fig. 186.

Femme de trente-huit ans. Hm. 1,25. Acuité visuelle parfaite. O. G. (image renversée).

sont susceptibles de se dissocier en une quantité de petits faisceaux [illegible] s'entre-croisent et s'enlacent dans toutes les directions, de façon à fo[illegible] en quelque sorte une seconde lame criblée qui, à un degré variable, ma[illegible] sous un lacis inextricable la papille et les vaisseaux sous-jacents, co[illegible] la figure 185 en montre un exemple.

« Il n'est pas rare encore de voir les groupes de fibres, s'échappant [illegible] forme de rubans du fond de l'excavation physiologique, abandonner, [illegible] en conservant leur disposition rubanée, les vaisseaux qu'ils suivaient d'ab[illegible] pour se recourber plus ou moins brusquement et affecter une marche in[illegible] pendante. En général ces rubans de fibres, après s'être recourbés, ne s[illegible] ent guère de la papille et se perdent isolément ou s'enchevêtrent entre eux fig. 187); mais d'autres fois, ils franchissent la papille, sans cependant s'en éloigner beaucoup, et tendent à prendre une marche parallèle au bord papillaire, comme on le voit figure 187 et pour un seul des groupes de fibres en rubans sur la figure 186. Ces faisceaux rubanés sont encore susceptibles de suivre presque à leur origine un trajet indépendant des vaisseaux.

2° Les productions fibreuses accidentelles de la papille peuvent, au lieu de naître au centre de l'excavation physiologique avec les vaisseaux qu'elles accompagnent, apparaître en un point variable du disque papillaire, et

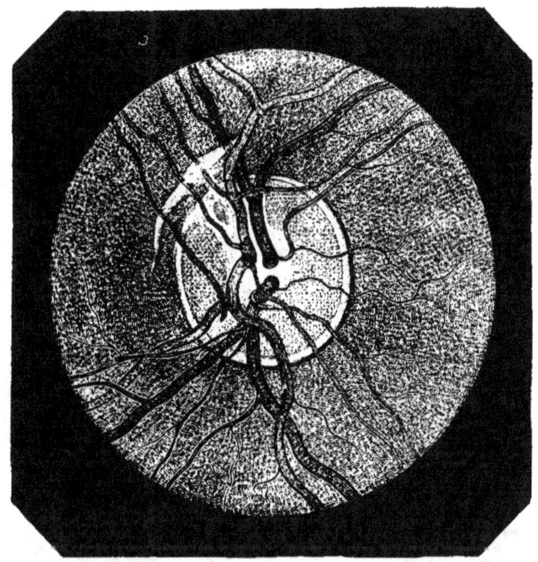

Fig. 187.

Homme de trente-six ans. 90° + 0,75 + 0,50. Acuité visuelle = 1. O. D. (image renversée).

prendre pour origine alors le tissu fibreux provenant de la sclérotique. La base de la plaque blanchâtre qui résulte de cette extension fibreuse, cheminant suivant un trajet indépendant des vaisseaux, se perd alors profondément dans le tissu de la papille, le plus souvent sans pouvoir être poursuivie au delà du bord de l'excavation physiologique; mais d'autres fois (fig. 188) on voit nettement les fibres en s'enfonçant se recourber et se diriger vers le bord sclérotical.

3° Enfin les fibres qui normalement émanent de la choroïde pour venir concourir, dans une mesure restreinte, à la formation de la lame criblée sont susceptibles de prendre par accident une extension exagérée, de façon à modifier sensiblement l'aspect habituel de la papille; on verra alors, pa- culièrement au côté temporal de la papille, où les fibres nerveuses capa de masquer l'image sont moins abondantes, des traînées blanchâtres na manifestement de la limite choroïdienne, où elles commencent d'une fa brusque, recouvrir l'anneau sclérotical et se perdre dans le tissu de la pa (fig. 189).

« Il nous faut maintenant justifier la désignation de prolongements a maux de la lame criblée, que nous avons donnée à ces productions acci telles de la papille. Disons tout de suite que la seule anomalie avec laq une confusion pourrait être faite consiste dans la présence de fibres veuses à double contour. Mais deux circonstances permettent d'établir

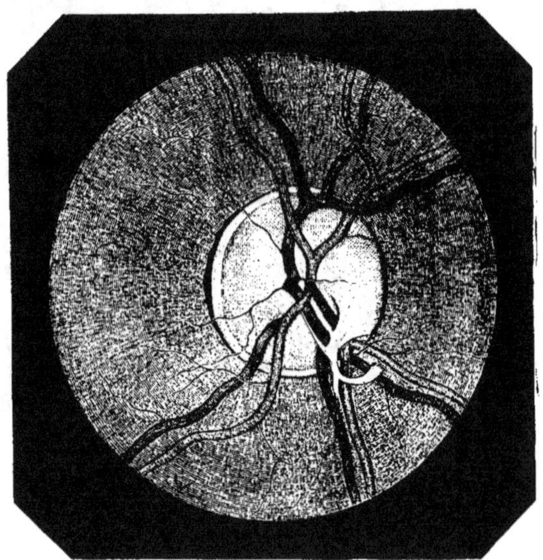

Fig. 188.

Femme de vingt-six ans. Hm. 1,75. Acuité visuelle excellente. O. G. (image renversée).

distinction très nette : d'abord les fibres nerveuses, qu'elles soient opa ou non, affectent constamment une direction radiée et s'échappent touj de la papille, de telle façon que les fibres franchissent perpendiculaire le bord papillaire. D'autre part, en aucun cas les plaques de fibres nerve opaques ne sont en continuité avec la lame criblée ; toujours il existe partir de celle-ci, une certaine étendue dans laquelle la fibre nerveuse doit reprendre sa gaine de myéline s'en trouve dépouillée. En sorte que plaques de fibres à double contour, toujours formées de stries régulièrem ayonnantes, ne touchent le plus souvent la papille que par leur bord et rennent surtout leur développement dans la rétine voisine.

« Il suffit de jeter un coup d'œil sur nos dessins pour voir qu'il s'agit de out autre chose. Les productions blanchâtres qu'ils représentent ont d'abord n général une direction bien différente de celle des fibres nerveuses et en econd lieu sont en continuité avec la lame criblée. On ne peut donc avoir faire à des fibres nerveuses, et il faut nécessairement rapporter ces traînées paques occupant la papille à des productions celluleuses; si l'on remarque

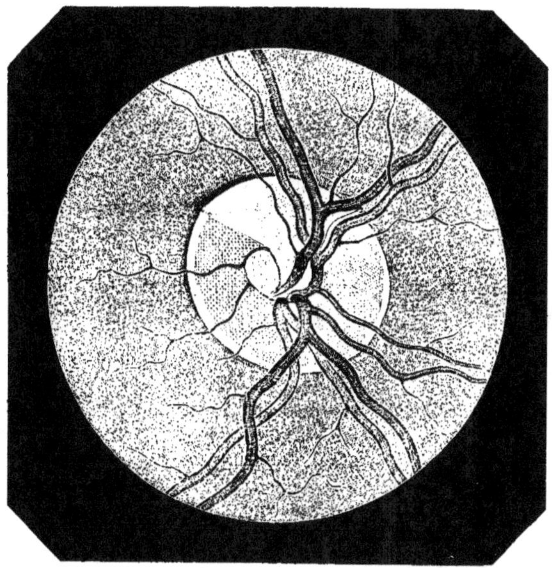

FIG. 189.
Homme de trente-six ans. 110° + 3 + 1,50. Acuité visuelle = 1. O. G. (image renversée).

fin que celles-ci se prolongent jusqu'à la lame criblée, on sera forcé admettre l'existence de prolongements anormaux de la lame criblée.

« Sans doute, au point de vue pratique, il sera assez indifférent, chez un dividu doué d'une bonne vision, qu'il existe une plaque de fibres nerveuses aques ou un prolongement anormal de la lame criblée. Mais, si l'on consire à quelles images variées donne lieu cette dernière anomalie, il sera s important, dans un cas où l'acuité visuelle serait défectueuse, d'être en renseigné sur la possibilité de pareilles productions, afin de ne pas uloir prendre pour une affection du fond de l'œil ce qui n'est qu'une dissition accidentelle sans conséquence. »

Il est nécessaire non seulement de pouvoir bien différencier ce qui est, dans un cas d'acuité visuelle défectueuse, congénital ou acquis, mais au de bien connaître ces anomalies congénitales afin d'en faire la part d l'interprétation d'états pathologiques. Nous avons déjà insisté (p. 585) ce fait que les enrubannements des vaisseaux tant qu'ils courent su papille ne peuvent pas, d'une façon absolue, être rapportés à des névri lorsqu'il s'agit d'une atrophie suite de papillite, mais que le mode pa culier de prolongement des fibres de la lame criblée devait être pris sérieuse considération. Nous pouvons ajouter encore que la décoloration la papille, dans les atrophies simples et les dégénérescences du nerf, sensiblement modifiée par la présence d'une plus grande abondance tissu connectif placé par vice congénital dans la papille.

Quoique nous admettions parfaitement que dans les diverses formes d'at phie, et même dans la simple, la blancheur de la papille n'est pas, pou plus grande partie, due au reflet renvoyé par la lame criblée à travers le ti plus ou moins anémié de la papille, qu'il y a même pour l'atrophie sim à un moment donné, altération de transparence des tissus, on ne sau néanmoins nier qu'une abondance inusitée de tissu connectif, provenant l'anomalie congénitale susdécrite, modifiera encore sensiblement son asp en général, lorsqu'il y a mélange de ce tissu connectif à jour de la surf papillaire avec le tissu opaque de la papille même. D'un autre côté, d les formes d'atrophie simple, ainsi que dans celles par compression dir (glaucome), le tissu nerveux finit par disparaître à la longue avec son ti connectif; la papille se vide en quelque sorte, laissant plus ou moins à la lame criblée, qui, pendant cette période d'évidement, et lorsque cell est plus ou moins accomplie, doit se montrer sous un aspect absolum différent quand il s'est agi d'une lame criblée à disposition normale o prolongements nombreux et bien développés. On peut, surtout dans anciennes atrophies simples, étudier ainsi dans ses détails la trame ar rescente des prolongements de la lame criblée, qu'au contraire, dans un de refoulement glaucomateux, on voit comprimée vers le fond de l'excavat ou tendue parfois en brides entre ce fond et les bords de la papille excav

Si nous avons donné tant d'importance à cette étude, c'est qu'elle n permet, comme celle du cône qui précédait, de comprendre certaines p dispositions morbides et certaines variétés d'aspect, que présentent des ét pathologiques, suivant qu'ils évoluent dans un œil à anomalie congénit et non pour pouvoir seulement constater la présence de pareille anomal de peu d'importance, pour l'individu qui en est porteur.

Lorsque les prolongements de la lame criblée se réduisent à la prése d'une quantité peu sensible de tissu connectif, en plus de l'état physiologiq aucune atteinte n'est portée au fonctionnement du nerf et l'acuité des pe sonnes sur lesquelles ont porté les recherches de M. Masselon était exc lente. Pourtant il est admissible qu'une malformation de la lame crib puisse donner lieu à la production de ces décolorations blanchâtres bleuâtres que Ed. de Jaeger a représentées et qui concordaient avec u éduction appréciable de l'acuité visuelle. Ces décolorations congénitales essortent, comme le fait aussi observer de Jaeger, « d'une manière particuière à l'*image droite* et avec un miroir à *éclairage faible* ». C'est à cet xamen que la coloration bleuâtre ou blanchâtre très pâle et froide (de aeger) du tronc nerveux frappe particulièrement.

A part les cas de rétinite pigmentaire évoluée déjà à la naissance, existe-il des cas d'*atrophie congénitale* du nerf optique? Nous ne le pensons pas, u au moins cela ne doit se rencontrer que tout à fait exceptionnellement. 'oublions pas que les blessures du crâne, pendant la naissance de l'enfant Mackenzie), peuvent entraîner une malformation des canaux optiques qui étermine une atrophie, ne datant que des premiers temps de la vie. Les nfants que nous avons examinés dans la première année de leur vie t trouvés atteints d'atrophie papillaire présentaient des malformations râniennes avec réunion prématurée des sutures crâniennes, ou montraient n degré plus ou moins avancé d'hydrocéphalie, et encore était-il difficile e déterminer si le début de l'affection remontait jusqu'à la vie intra-utéine.

Il en est de même pour les très jeunes enfants chez lesquels l'atrophie se apporte à une papillite ancienne; les parents de ces enfants ne se sont rdinairement aperçus de la cécité que la première année de la vie de l'ennt écoulée, et ne manquent presque jamais de signaler la présence de onvulsions observées dans les premiers mois de l'existence de l'enfant.

Il ne saurait être nié qu'exceptionnellement avec d'autres malformations e l'œil (microphthalmie, large coloboma chorio-iridien) on puisse aussi ncontrer l'*absence congénitale* ainsi que des *rapetissements et déformaions de l'entrée du nerf dans l'œil*, et *anomalie de parcours de ses vaiseaux*, dont le cône congénital nous indique déjà les premières étapes; ais nous tenons absolument à faire observer quels obstacles en pareil cas e microphthalmie, jointe à un nystagmus, se trouvent apportés à l'examen phthalmosopique d'yeux de tout petits enfants, et combien il faudrait peu e fier aux indications d'une personne peu rompue aux difficultés de l'exploation ophthalmoscopique très grandes pour pareil examen, difficultueux our les plus exercés. Tout ce qui nous a été donné d'observer se raportait à des rétinites pigmentaires ou plutôt à des chorio-rétinites intraérines et nous supposons qu'il doit en être ainsi des cas signalés par de raefe, Mooren, Newman, Hutchinson, Oglesby, Leber et Manz.

ARTICLE XXV

OPÉRATIONS QUI SE PRATIQUENT SUR LE NERF OPTIQUE

La section du nerf optique, à part son indication comme premier temps e l'énucléation d'yeux atteints de gliôme (voy. p. 184), fut conseillée . Weber, de Graefe) contre l'ophthalmie sympathique, lorsqu'on supposait

une transmission mystérieuse de cette maladie par voie nerveuse et par l
termédiaire du nerf optique. Depuis que le terme d'ophthalmie migratr
a avantageusement remplacé la dénomination absurde d'ophthalmie sym
thique et qu'on a reconnu que ce sont les voies lymphatiques du nerf
livrent passage à la propagation de l'ophthalmie, on est revenu à l'idée
couper la voie de transmission en s'attaquant au nerf optique. M. Schweig
a proposé une véritable résection du nerf, mais, vu sa difficulté d'exécut
et le danger de la continuation d'un nouveau rétablissement de communi
tion, et d'infection des voies lymphatiques, cette opération n'est pas ent
dans la pratique et a joui encore d'un moindre crédit que l'énervation,
presque tous les praticiens ont abandonnée maintenant.

Il n'est non plus question de la section du nerf optique que de Gra
(*Compte rendu du Congrès ophth.*, p. 59, Paris, 1868) proposa pour co
battre les phosphènes si pénibles qu'on observe parfois sur des yeux imp
pres à la vision, à la suite d'irido-choroïdite avec décollement de la rét
ou pour éviter l'impression si désagréable du ballottement d'une ré
décollée, mais encore quelque peu sensible. Les opérations conseillées
pareils cas sont des sclérotomies équatoriales ou l'énucléation.

Nous avons encore à signaler ici le débridement des gaines du nerf opti
(avec désinfection) dont il a été question (p. 416) à l'occasion du traitem
des papillites ou neuro-papillites, ainsi que la distension du nerf opti
décrite plus haut (voy. p. 550). Il est à présumer qu'à l'encontre de ce q
eu lieu pour les sections et résections du nerf, abandonnées presque c
plètement, on cultivera les autres opérations lorsqu'on aura encore da
tage élargi le cadre de nos connaissances des maladies du nerf optique.

BIBLIOGRAPHIE

769. MORGAGNI. De sedib. et caus. morbor. Epistol. (Obs. 8, 9, p. 302, atrophie du ner. optique).

98. ROLLO. Cases of the diabetes mellitus. London, in-8°, 2e édit.

24. WOLLASTON. On semidecussation of the optic nerves (*Philos. Transact.*, t. I, p. 422).

30. LARREY. Diabète (*Clin. chirurg.* Paris, in-8°).

34. BUTTLER. Lésions traum. du nerf optique (*London med. Gaz.*, 5 mars, et ZANDER et GEISSLER. Verletzungen des Auges, p. 226).

37. SICHEL. Amblyopie alcoolique, in Traité de l'ophthalmie, la cataracte et l'amaurose. Paris, in-8°.

42. CHASSAGNAC. Lésions traumatiques du crâne et des parties qu'il contient. Thèse de concours, Paris, in-4°.

— HEYMANN. De neuromate nerv. optici. Berol., in-8°.

— LIMAN. Observationes quæd. de diabete mellito. Hallae, in-8°.

43. RUETE. Atrophie par suite du diabète (*Klin. Beiträge zur Path. u. Physiol. der Augen- u. Ohren.* Braunschweig, in-8°, p. 229).

46. BOUCHARDAT. Nouveaux mémoires sur la glucosurie (*Ann. de thérap., suppl.*, p. 162).

48. FRŒBELIUS. Zu den Anästhesien des Sehnerven; Amblyopie u. Amaurosis (*Med. Zeitg. Russland*, n° 3).

— SEIFENSAND. Ueber Hemiopie (*Rhein. Monatschr. Nov. et Canstadt's Jaresb.*, III, p. 92).

49. BOWMAN. Lectures on the parts concerned in the operations of the eye. London in-8°.

— KNORR. Zwei Fälle von syphilit. Amaurose (*Deutsche Klinik*, nos 6 et 7).

— MIALHE. Nouvelles recherches sur la cause et le traitement du diabète sucré. Paris, in-8°.

50. BOUCHARDAT. De l'affaiblissement de la vue accompagnant les maladies qui ont pour symptôme une modification d'une branche (dentaire) de la cinquième paire (*Ann. de thérap. et de mat. méd.*, p. 298).

— KLAUNIG. Amblyopia potatorum (*Deutsche Klinik*, n° 46).

— LANDOUZY. Affection morb. du nerf optique dans le diabète (*Un. méd.*, p. 527).

— SOLLY (Jam.). De l'amaurose par inflammation de la dure-mère (*Lancet*, avril).

51. BLODIG. Einige Erfahrungen über das Vorkommen amaurotischer Zustände bei Krankheiten des Herzens u. der grossen Gefässe (États amaurotiques accompagnant les affections du cœur et des gros vaisseaux. *Zeitschr. der k. k. Ges. der Aerzte in Wien*, et *Ann. d'ocul.*, t. XXVII, p. 191).

— BRUCK. Wiederholte Entzündung des Antr. Highmori u. Amaurose (*Caspar's Wochenschr.*).

— DEVAL. Traité de l'amaurose. Paris, in-8°.

— REID. Amaurose avec douleurs intenses, kyste volumineux du cerveau (*Lond. med. Gaz.*, oct.).

52. BAUER. Albuminure mit Hemiopsie u. nachfolgender Amaurose (*Deutsche Klinik*, n° 28).

— BOUCHARDAT. Du diabète sucré ou glycosurie (*Mém. de l'Acad. de méd.*, t. XVI, p. 69).

— HANNOVER. Structure du chiasma, in *Das Auge*. Leipzig, in-8°.

— LAWRENCE. Amaurose instantanée, suite d'hæmatemesis (*Lancet*, 28 fév.).

1852. O'Reilly. Amaurose, suite d'hæmatemesis (*Lancet*, mars).
— Tuerk. Ueber Compression u. Ursprung des Sehnerven (*Zeitsch. der k. k. Ges.* d. *Wien. Aerzte, Jahrg.*, VIII, H. 10).
— Wegmann. Cécité d'un œil avec atrophie d'un œil et du lobus opticus (*Amer. Jour*., oct.).
1853. Coccius. Ueber die Anwendung des Augenspiegels. Leipzig, in-8°, p. 124.
— Fauconneau-Dufresne. Expérience de M. Claude Bernard, prouvant l'union du nerf optique avec le grand sympathique (*Un. méd.*).
— Hoffmann. Organische Gehirnkrankheiten der Irren (*Zeitschr. für klin. Med.* v. *Günsburg*, t. IV, H. 1).
— Schran. Oorzaken van amblyopie en van amaurosis (*Nederl. Weekbl.*, t. II, p. 5..).
— Tavignot. De l'amblyopie symptomatique du diabète (*Gaz. des hôp.*, p. 412).
— Virchow. Ueber eine im Gehirn u. Rückenmarck des Menschen aufgefundene Substanz von der chemischen Reaction der Cellulose (*Arch. f. path. Anat.*, t. ., p. 135).
1854. Graefe (A. de). Bluterguss in die Orbita (*Arch. f. Ophthalm.*, t. 1, p. 424).
— Mackenzie. Pract. treatise, 4 th Ed. London, in-8°.
— Morel-Lavallée. Traitement simple de certaines amauroses (*Bull. de thérap.*, avril).
— Röhrig. Beobachtung einer partiellen Lähmung des Nervus trigenmius u. des Nervus opticus mit Bildung von Glaucoma (*Deutsche Klinik*, n° 8).
— Rokitansky. Corpuscules amylacés du nerf opt. atrophié (*Sitzungsber. der Wien. Acad.*, t. XIII).
— Ruete. Bildliche Darstellungen der Krankheiten des menschl. Auges. Leipzig, in-f°.
— Szokalski. Ueber die Organe des Sehens in Bezug auf cerebrale Alterationen (*Prag. Vierteljahrschr.*, t. XI, 1).
1855. Bastien. Atrophie des nerfs optiques (*Arch. d'Ophthalm.*, t. VI, p. 49).
— Falk. Blei-Amaurose (*Handb. der spec. Path. u. Ther.*, t. II, 1, p. 211).
— Gratiolet. Note sur les expansions des racines cérébrales du nerf optique et leur terminaison dans une région déterminée de l'écorce des hémisphères (*Arch. d'Ophthalm.*, t. VI).
— Hoppe. Chemische Untersuchung eines nach aufgehobner Function atrophischen Sehnerven (*Arch. f. path. Anat.*, t. VIII, H. 1).
— Lent (E.). Beitrag zur Lehre von der Regeneration durchschnittener Nerven (*Zeitschr. f. wiss. Zoologie*, t. VII, p. 152).
— Rau. Amaurose durch Färben des Kopfhaare mit einem bleihaltigen Mittel (*Arch. f. Ophthalm.*, t. 1, 2, p. 205).
— Stelwag de Carion. Ueber Amaurose in ihrer Beziehung zu den Leistungen des Augenspiegels (*Wien. med. Wochensch.*, n°s 13 et 14).
— Türk. Mittheilungen über Krankheiten der Gehirnerven. Krankeiten der Sehnerven (*Zeitschr. des k. k. Ges. der Aerzte zu Wien.*, H. 9 et 10).
1856. Albertotti. Amaurose, suite de l'emploi de l'aconit (*Gaz. Sarda*, n° 32).
— Arlt. Nevrite, in Augenheilkunde, t. III, p. 159.
— Cruveilhier. Atrophie des nerfs optiques, in Traité d'Anat. path. gén., t. III, p. ..
— Graefe (A. de). Die Untersuchung des Gesichtsfeldes bei amblyop. Affectionen (*Arch. f. Ophthalm.*, t. II, 2, p. 258).
— — Hemiopische Gesichtsfelderkrankungen (*Ibid.*, p. 226).
— Heymann. Ophthalmoscop. Beiträge zur Lehre von der Amaurose (*Prager Vierteljahrschrift*, t. I).
— Stelwag de Carion. Hydrops nervi opt., in Ophtalmologie, t. II, 1, p. 617.
— Virchow. Zur path. Anatomie der Netzhaut u. der Sehnerven (*Arch. f. path. Anat.*, t. X, p. 170).
1857. Fœrster. Bemerkungen über Excavationen der papilla optica (*Arch. f. Ophthalm.*, t. III, 2, p. 81).
— Graefe (A. de). Fälle von Amaurose, nach Chiningebrauch (*Ibid.*, t. III, 2, p. 396).
— Jaeger (E. de). Ueber die mittelst des Augenspiegels sichtbaren Veränderungen der Sehnerven (*Wochenschr. dr. k. k. Gesell. Wiener Aerzte*, n° 27).

1857. JORDAO. Considérations sur un cas de diabète (*Un. méd.*, n° 114).
— LEHMANN (E.). Exper. quæd. de nervi opt. disecti ad retinæ texturam vi et effectu. Dorpat, in-8°.
— LEUDET. De l'influence des maladies cérébrales sur la production du diabète (*Monit. des hôp.*, p. 254).
— MÜLLER (H.). Anatomischer Befund bei einem Fall von Amaurose mit Atrophie der Sehnerven (*Arch. f. Ophthalm.*, t. III, 1, p. 92).
— PLAGGE. Ein Fall von Diabetes traumat. (*Arch. f. path. Anat.*, t. XIII, p. 93).
— ROMBERG. Atrophie spinale, in Lehrbuch der Nervenkrankheiten, 3e éd., t. I, p. 911.
— QUADRI. Amaurose par suite d'abus de tabac (*Gazz. lomb.*, n° 35).
— SICHEL. De l'encéphaloïde et du pseudo-encéphaloïde de la rétine et du nerf optique (*Gaz. méd.*, nos 29 et 30).
1858. DESMARRES. Affections du nerf optique dans le diabète, in Traité des maladies des yeux, 2e éd., t. III, p. 531.
— DIXON. Tumeurs des nerfs optiques chez les personnes atteintes de syphilis (*Med. Times and Gaz.*, 23 oct.).
— DUPUY (F.). Atrophie des nerfs optiques partant du globe oculaire et allant jusqu'aux tubercules quadrijumeaux (*Soc. de Biol.*, *Gaz. méd. de Paris*, n° 27).
— FOERSTER. Cas d'hydrocéphalie extrême, avec atrophie des nerfs optiques, chez un adulte (*Zur Pathologie des Gehirns. Arch. f. path. Anat.*, t. XIII, p. 53).
— GRAEFE (A. de). Ein ungewöhnlicher Fall. von hereditaerer Amaurose (*Arch. f. Ophthalm.*, t. IV, 2, p. 266).
— — Ueber die mit Diabetes vorkommenden Sehstoerungen (*Ibid.*, p. 230).
— LIEGEY. Amaurose et ophthalmorrhagie, suite de névrite (*Gaz. de Strasb.*, n° 4).
— MARTIN (W.). De quelques formes curables d'amaurose (*Brit. med. Journ.*, 10 avril).
— MÜLLER (H.). Ueber die anatomische Grundlagen einiger Formen von Gesichtsfeldbeschränkung (*Verhandl. d. Würtzb. phys. med. Gesellsch.*, t. X).
— — Ueber Nevenveränderungen an der Eintrittsstelle des Sehnerven (*Arch. f. Ophthalm.*, t. IV, 2, p. 1).
— ROTHMUND. Fälle von angeborener oder kurz nach der Geburt erworbener Sehschwäche u. Blindheit (*Bayr. aerzt. Intell-Bl.*, n° 46).
1859. DEVAL (Ch.). Amaurose syphilitique (*Un. méd.*, n° 97).
— GRAEFE (A. de). Neuro-rétinite, suite de tumeurs cérébrales (*Soc. de Biol.*, voy. *Gaz. hebdom.* et *Berl. med. Centralzeit.*, 1860).
— — Fall von Verletzung des opticus durch einen Schlägerhib. (*Arch. f. Ophthalm.*, t. V, 1, p. 142).
— GRISINGER. Studien über Diabetes (*Arch. f. physiol. Heilk.*, N. F., t. III, p. 1).
— HANKOCK. Amaurose guérie par l'ablation d'une tumeur de l'occiput (*Lancet*, 24 juin).
— HILLAIRET. Amaurose datant de six ans, plusieurs attaques d'apoplexie, hémorrhagie dans le cerveau et le cervelet, dégénérescence athéromateuse des artères (*Gaz. méd.*, n° 10).
— JAEGER (E. de). Ueber Glaucom (*Zeitschr. Wien. Aerzte*, nos 30 et 31).
— LAURENCE. Hémiopie liée à un épanchement dans la partie inférieure de la rétine (*Ophth. Hosp. Rep.*, n° 8, juillet).
— SICHEL. De l'amaurose cérébrale et syphilitique (*Gaz. méd.*, n° 28).
— ULO. Amaurose ayant succédé à des phénomènes nerveux (*Ann. d'Ocul.*, t. XLI. p. 76).
— VIRCHOW. Multiple Melanome an der Arachnoidea u. der Scheide der Hirn- u. Rückenmarknerven. Optici in schwarzer Masse eingeheilt (*Arch. f. path. Anat.*, t. XVI, p. 181, et *Krankh. Geschwülste*, t. II. 1, p. 120).
1860. AMMON (de). Beiträge zur path. Anatomie des intraocularen Sehnervenendes, etc. (*Arch. f. Ophthalm.*, t. VII. 1, p. 1).
— BUSINELLI. Zwei Fälle von Amaurose mit temporaerer Schwellung u. Vorwölbung der Sehnervenscheibe (*Wien. med. Wochenschr.*, n° 35).
— FRANK. On a peculiar appearance of the nerve entrance (*Ophth. Hosp. Rep.*, t. XIII, p. 89).

1860 GRAEFE (A. de). Ueber Complication von Sehnervenetzündung mit Gehirnkran heiten (*Arch. f. Ophth.*, t. VII, 1, p. 58).
— — Fälle von plötzlicher u. incurabler Amaurose nach Hæmatemesis (*Ibid.*, p. 14
— — Zur Casuistik der Geschwülste (*Ibid.*, VII, 2, p. 61).
— — Ueber Haebschen durch Paralyse einer Netzhauthaelfte auf beiden Aug bedingt (*Deutsche Klinik*, n° 7).
— GRISENGER. Nachträgliches über Diabetes (*Arch. f. phys. Heilk.*, t. I, p. 91).
— GUERINEAU. m Du diagnostic des maladies des yeux à l'aide de l'ophthalmosco In-8°.
— KLEBS. Zur normalen u. path. Anatomie des Auges (*Arch. f. path. Anat.*, t. XI Tissu cellulaire du nerf opt. excavation path.).
— LIDELL. Neurome du nerf optique (*New-York med. Journ.*, mars).
— MOUTARD-MARTIN. Polydipsie consécutive à une commotion cérébrale (*Gaz. des Hô* 11 février).
— SCHNELLER. Beiträge zur Kenntniss der ophthalm. Befunde bei extraocularen Ambl pien u. Amaurose (*Arch. f. Ophthalm.*, t. VII, 1, p. 70).
— STREATFELLD. Varcous ophthalmoscopic. appearance of the vesels of the optic di when excaved (*Ophth. Hosp. Rep.*, n° XI, p. 140).
1861. ARLT. Zwei Fälle von Amaurose mit temporaerer Schwellung u. Worwölbung Sehnerwenscheide (*Spitals Zeitg.*, n°s 17 et 18).
— BEGBIE (J. W.). Perte partielle de la vision dans le diabète (*Edinb. med. Jour* juin, p. 1105).
— DEVAL. Du traitement de l'amaurose dans l'albuminurie et le diabète (*Bull. thérap.*, 30 mai).
— FINKENTSCHER. Plötzlich u. unheilbare Amaurose nach Magenblutung, in Folge ei chronischen runden Magengeschwüres (*Arch. f. Ophth.*, t. VIII, 1, p. 209).
— GEROLD (H.). De amblyopia nervosa ejusque cura propria et nova. Hallæ, in-8°, p.
— GILET DE GRANDMONT. De l'examen ophthalmoscopique comme élément de diagno dans certaines affections de l'organisme et en particulier dans les cas de tume de l'encéphale (*Gaz. des hôp.*, n° 19, p. 73, 14 fév.).
— HUGLINGS JACKSON. Cases of reflex (?) amaurosis with coloured vision (*Ibid.*, p. 2
— HULKE. Cases illustrating varcous forms of mutilation of the field of vision (*Oph Hosp. Rep.*, t. II, p. 242).
— JAEGER (E. de). De l'excavation atrophique de la papille, in Einstellung des diop schen Apparates. Wien, in-8°, p. 37-41, pl. I, fig. 19 et 11.
— KRAUS (L. C.). Plötzlich anfgetretene Amaurose zu Ende einer normalen Schw gerchaft (*Allgm. Wiener med. Zeitg.*, n° 47).
— LECORCHÉ. De l'amblyopie diabétique (*Gaz. hebdom.*, 8 nov.).
— LIDELL (J. A.). Névrome du nerf optique (*New-York med. Journ.*, mars 1860, p.1 et *Schmidt's Jarhb.*, t. CVIII, p. 232).
— MÜLLER (E.). Visus dimideatus bedingt durch eine Geschwulst auf der sella turc (*Arch. f. Ophthalm.*, t. VIII, 2, p. 160).
— OGLE (John W.). Amaurose par suite d'un anévrysme intracrânien (*Med. ch Transact.*, t. XLII, p. 804).
— PAGENSTECHER. Apoplexia nervi optici extra-ocularis in Beobachungen, H. 1, p. 53, Klin. Fall. von Amblyopia potalorum (*Ibid.*, p. 57).
— ROBINOWICZ. Amaurose survenue brusquement pendant la convalescence d'u pneumonie. Guérison rapide par une émission sanguine (*Gaz. des hôpit.*, n° p. 242).
— ROBINSON (A. H.). Troubles visuels consécutifs à l'irritation spinale (*Amer. m Journ.*, p. 580).
— ROSE (H. C.). Paralysie du nerf optique (*Med. Times and Gaz.*, 28 avril).
— SCHREDER. Amaurosis in Gefolge von Fieberslchtum, Heilung durch Chinin (*Allg Wien. med. Zeit.*, n° 10).
— SEDGWICK. De l'amaurose héréditaire (*Brit. med. Journ.*, 22 mars).
— SICHEL. Amaurose comme conséquence d'affections inflammatoires et congesti des organes respiratoires, etc. (*Gaz. des hôp.*, n° 64).

861. Sous. De l'anémie de la papille du nerf optique (*Ann. d'Ocul.*, t. XLV, p. 106).

— Szokalski. Tumeur squirrho-cancéreuse du nerf optique (*Ibid.*, t. XLVI, p. 43).

— Wedl. Retina-opticus, in Atlas d. path. Histologie. Wien, in-4°, pl. III-VI.

862. Ammon (de). Illustrirte pathol. Anatomie des optischen Nerven, etc. Leipsig, fol. VIII, p. 41.

— Beugin. Amaurose et ténia (*Am. med. Times*, avril, p. 228).

— Bouchut. De la méningite étudiée à l'ophthalmoscope (*Gaz. des hôp.*, n° 118).

— Desmarres (Alph.). La méningite granuleuse étudiée à l'ophthalmoscope (*Gaz. des hôp.*, p. 226).

— Fronmiller. Amaurose u. Melæna (*Memorabilien*, t. VIII, p. 7).

— Graefe (A. de). Bemerkungen über Complication von Glaucom mit Sehnervenatrophie (*Arch. f. Ophthalm.*, t. VIII, 2, p. 308).

— Herschell. Premier exemple de guérison d'une amblyopie amaurotique chez un malade affecté d'ataxie locomotrice, traité par l'usage interne du nitrate d'argent (*Bull. de thérap.*, oct.).

— Lee (Ch.). Cas d'hémiopie (*Am. med. Times*, mars).

— Noyes et Echevaria. Amaurose suite d'une lésion du nerf sus-orbitaire (*Am. med. Times*, et *Jahrb.*, t. CXVI, p. 357).

— Saemisch. Zum anatom. Befund des Neuroretinitis u. des Retinitis circumscripta Beitr. zur path. Anatomie des Auges. Leipsig, in-8°.

— Salter (J. A.). Amauroses consequent on acute absces of the antrium, produced by a carious tooth (*Med. chir. Transact.*, t. XXV, p. 355).

— Sedgwick. Case of hereditary amaurosis (*Med. Times and Gaz.*). Amaurose transmise dans deux générations sur les membres mâles, pas d'exploration ophthalmoscopique.

— Seidel. Sehstörmegen bei Pneumonie (*Deutsche Klinik*, n° 27).

863. Billod. Amaurose avec inégalité des pupilles dans la paralysie générale (*Ann. d'Ocul.*, nov., p. 317, et *Smidt's Jahrb.*, t. CXXIV, p. 78).

— Bowman. Amaurose cérébrale avec aménorrhée (*Med. Times and Gaz.*, 1er août).

— Cuignet. Œdème du nerf optique et de la rétine à la suite de méningite granuleuse (*Rec. de mém. de méd. milit.*, nov., p. 359).

— Fronmüller. Amblyopia de erysipelate capitis (*Memorabil.*, t. VIII, 1).

— Galezowski. De l'amaurose cérébrale et de l'œdème de la papille (*Gaz. des hôp.*, oct.).

— Graefe (A. de). Neuro-rétinite double, avec amblyopie et rétrécissement excentrique et circonscrit du champ visuel, coïncidant avec une affection intracrânienne (*Klin. Monastbl.*, t. I, et *Ann. d'Ocul.*, t. LI, p. 110).

— Hart. Smoking as a cause of optic atrophie (*Lancet*, juillet).

— Horner. Périostite de l'orbite et périneurite du nerf optique (*Klin. Monatsbl.*, et *Ann. d'Ocul.*, t. XLIX, p. 252).

— Huglings Jakson. Observations on defects of sigt in basis diseases (*Ophth. Hosp. Rep.*, n° 4).

— — De l'action de la glace appliquée sur la nuque sur la circulation de la rétine (*Med. Times and Gaz.*, 25 juillet).

— — De certaines formes d'amaurose (*Brit. med. Journ.*, 1er août).

— Julia. Cause mécanique d'une amaurose (kyste de l'encéphale) (*Gaz. des hôp.*, n° 36).

— Lang. Amblyopie in Folge eines kleinen apoplektischen Herdes im Gehirn (*Schweizer Zeitschr. f. Heilk.*, t. II, p. 172).

— Lawson. Amaurose, suite de suppression des règles (*Med. Times and Gaz.*, 1er août).

— Leboucher. Recherches expérimentales sur la terminaison du champ de la vision. Caen, in-4°, p. 27.

— Nagel. Amaurose bei einem Pferde, bedingt durch eine Cyste in der Schaedelhöhle (*Arch. f. Ophthalm.*, t. IX, 3, p. 211).

— Quaglino. De l'amaurose encéphalo-spinale et de l'amaurose ganglionnaire (*Giorn. d'Opt. Ital.*, 1862, et *Ann. d'Ocul.*, t. L, p. 73).

1863. ROTHMUND. Neurome, dégénérescence cystoïde du nerf optique (*Klin. Monatsbl.*, t. et *Ann. d'Ocul.*, t. LI, p. 108).

— SICHEL. De l'influence du tabac à priser sur la production de l'amaurose (*Soc. m chir. de Paris*, 25 février, et *Ann. d'Ocul.*, t. L, p. 83).

— TESTELIN. Amblyopie glycosurique consécutive à une lésion traumatique (*Bull. m du nord de la France*, juin, et *Ann. d'Ocul.*, t. XLXIX, p. 263).

— TREMINEAU. Amaurose gauche guérie par des injections sous-cutanées de strychn (*Gaz. des hôp.*, n° 49) (amaurose, suite de fièvre typhoïde).

— WORDWORTH. Amaurose produite par l'usage du tabac (*Lancet*, août).

1864. BENEDICT. Der Daltonismus bei Schnervenatrophie (*Arch. f. Ophthalm.*, t. X, p. 185).

— DAUJOL. De l'albuminurie dans l'encéphalopathie et l'amaurose saturnine (*Arch. g de méd.*, avril).

— DESMARRES (A.). Amaurose double à la suite de suppression des règles; guéri (*Gaz. des hôp.*, n° 35).

— DUCHEK. Störungen des Sehapparats bei Kleingehirnleiden (*Wien. med. Jah* H. IV, p. 54).

— EASTLAKE. Amaurose se présentant huit fois consécutivement aux accoucheme (*Obstetric. Transact.*, t. V, p. 59).

— FANO. De l'arrêt de développement dans l'appareil nerveux optique (*Un. me* p. 168).

— GRAEFE (A. de). Geschwülste des Sehnerven (Zwei Fälle mit Untersuchungen vo Recklinghausen (*Arch. f. Ophthalm.*, t. X, 1, p. 493) (tumor orbitæ et cerebri).

— — Ueber Neuro-retinitis (*Klin. Monatsbl.*, t. II, p. 367).

— GALEZOWSKI. Amaurose cérébrale double, due à la suppression de l'époque m struelle. Guérison (*Gaz. des hôp.*, 2 mars).

— HABERSHON. Tumor at the base of the brain into the third and right lateral ven cules; amaurosis; protrusion of the eyeballs; albuminuria; epileptic convulsi (*Med. Times and Gaz.*, n° 748, et *Klin. Monatsbl.*, t. I, p. 37).

— HEYMANN. Rétinite double, consécutive à une affection de l'encéphale (*Ibid.*, et A d'Ocul., t. LIII, p. 74).

— — Œdema nerv. opticorum (*Ibid.*, t. II, p. 75).

— HUGLINGS JACKSON. Remarques cliniques sur les troubles visuels dans les maladies système nerveux (*Med. Times and Gaz.*, 30 avril, et *Klin. Monatsbl.*, t. II, p. 1

— — Hémiopie avec hémiplégie (*Ibid.*, 23 juillet).

— HUTCHINSON. Report on cases of amaurosis from intracranial causes in which one only was affected (*Ophth. Hosp. Rep.*, t. IV, p. 235).

— — On amaurosis (*Med. Times and Gaz.*, 6 fév.).

— JACOBSON. Tumorenbildung im nervus opticus (*Arch. f. Ophth.*, t. X, 1, p. 55).

— LANCEREAUX. De l'amaurose liée à la dégénération des nerfs optiques dans les d'altérations des hémisphères cérébraux (*Arch. gén. de méd.*, janv. et fév.).

— LAQUEUR. Amblyopie cérébrale (*Klin. Monatsbl.*, t. II, et *Ann. d'Ocul.*, t. LIII, p. 7

— LIEBREICH. Pigment dans la papille du nerf optique (*Ann. d'Ocul.*, t. LII, p. 31).

— MACKENZIE (W.). Cases of amaurosis coincident with oxaluria (*Ophthalm. Re* oct., p. 213).

— MEUNIER. De l'atrophie des nerfs et des papilles optiques dans ses rapports avec maladies du cerveau. *Thèse de Paris*, in-4°.

— NEWMANN. Congenital blindness in two sisters. Absence of opt. disc. and reti vesels (*Ophth. Hosp. Rep.*, t. IV, p. 201).

— SAEMANN (O.). Amaurosis beides Augen. durch subcutane Injection von Strychni geheilt. (*Deutsch. Klinik.*, n° 44 et 45).

— SAEMISCH. Sehstörungen in Folge eines Blitzschlages (*Klin. Monatsbl.*, t. II, p. 2

— SECONDI. Casi di amaurosi per ischemia della retina da atrophea del cuore, guer colla paracentesi della camera antiscore. Torino, in-8°.

— TETZER. Ueber Beschränkung u. Unterbrechung des Sehfeldes (*Wien. med. Jahr* t. XX, p. 155).

364. VAN LAIR. Tubercules du cerveau avec inflammation de la papille (*Arch. méd. Belg.*, p. 134, et *Ann. d'Ocul.*, t. LII, p. 177).
— VIRCHOW (R.). Die Krankhaften Geschwülste. Berlin, in-8°, t. I et t. II, H. 1.
365. AYES. Schnelle Heilung eines siebenjährigen Quecksilberamaurose (*Han. Zeitschr. f. prakt. Heilk.*, p. 260).
— BOUCHUT. Du diagnostic différentiel des maladies du système nerveux par l'ophthalmoscope (*Gaz. des hôp.*, 54).
— GALEZOWSKI. Étude ophthalmoscopique sur les altérations du nerf optique et sur les maladies cérébrales dont elles dépendent. Paris, in-8°, p. 181.
— GANIE (Ch.). Anémie du nerf optique droit, avec amaurose, abcès de l'antrum Highmori par carie d'une dent molaire (*Brit. med. Journ.*, 30 déc.).
— GRAEFE (A. de). Ueber Amblyopie u. Amaurose (*Klin. Monatsbl.*, t. III, p. 139, 193 et 257).
— — Progressive Amaurose durch Atrophie des Sehnerven (*Ibid.*, p. 201).
— — Progressive Amaurose unter der Forme centraler Scotoma mit gleichzeit. Anomalie der Gesichtsfeldperipherie (*Ibid.*, p. 222).
— — Rasch entwickelte doppelseitige Erblindung mit einseitigee unvollkommener Restitution, vermuthlich durch basilaren Tumor (*Ibid.*, p. 257).
— — Gleichseitige cerebrale Hemiopie, stationär, als Residuum eines apoplectischen Insultes (*Ibid.*, p. 215).
— — Temporale Hemiopie in Folge basilarer Affectionen, vermuthlich Periostitis. Zweifelhafte Prognose, Heilung (*Ibid.*, p. 268).
— HART. Amaurose consécutive à l'atrophie progressive des nerfs optiques avec épilepsie (*Lancet*, 1er janv.).
— HEDEUS. Ischæmiæ retinæ mit sec. Atrophie des Opticus (*Klin. Monatsbl.*, t. III, p. 285).
— JACKSON (H.). Tumor at the base of the brain. Death. Autopsy. Clin. Remarks (*Med. Times and Gaz.*, p. 626).
— — Observations on the defects of the sight in diseases of the nervous system (*Opht. Hosp. Rep.*, t. IV, p. 289).
— KLEBS. Anatomische Beiträge zur Ophthalmo-Pathologie (*Arch. f. Ophthalm.*, t. XI, 1, p. 335).
— KOSTER (W.). Two gevallen van tumor cerebri, opmerkingen over des Zamenhang, etc. (*Compte rendu de la clinique d'Utrecht*, t. IV).
— LANDSBERG. Beitrag zur Casuistik der Tumoren (*Arch. f. Ophthalm.*, t. XI, 1, p. 58).
— LOUREIRO. Ueber den Einfluss des Rauchtabaks auf die Krankheiten des Auges (*Klin Monatsbl.*, t. III, p. 394).
— LEYDEN. Sarcom des einen thal. optic. Paralysis agitans des rechtes Armes (*Arch. f. path. Anat.*, t. XXIX, p. 202, et *Klin. Monatsbl.*, t. III, p. 121).
— MAGNI. De l'inflammation et de l'atrophie du nerf optique (*Revista clin.*, n° 12, p. 358).
— MANZ. Hydrops nervi optici (*Klin. Monatsbl.*, t. III, p. 261).
— RUSSEL (James). Amaurose avec atrophie par compression des tractus optici par un encephaloma cerebri (*Brit. med. Journ.*, 25 fév., et *Schmidt's Jahrb.*, t. CXXVII, p. 164).
— SAEMISCH. Laterale Hemiopie durch einen Tumor bedingt (*Klin. Monatsbl.*, t. III. p. 51).
— SCHELSKE. Rothblindheit in Folge path. Processe (*Arch. f. Ophthalm.*, t. XI, 1, p. 171).
— SCHIRMER. Ueber die bei Meningitis cerebrospinalis vorkommenden Augenkrankheiten (*Ibid.*, p. 275).
— SELTHEIM. Zur Casuistik von plötzlich eingetretener Amaurose nach Blutbrechen. Diss. Inaug. Giessen, in-8°.
— SICHEL. Nouvelles recherches pratiques sur l'amblyopie et l'amaurose causées par l'abus du tabac à fumer, avec des remarques sur l'amblyopie et l'amaurose des buveurs (*Ann. d'Ocul.*, t. LIII, p. 122).
— STEFFAN. Plötzlich eingetretene Amaurose des rechten Auges, etc. in Folge eines

Bayonnet-Stiches gegen das reste Os zygomaticum (*Klin. Monatsbl.*, t. III, p. 1
1865. WAGNER (W.). Zwei Fälle von Erkrankungen des Opticus in Folge intracranie Ursaches (*Ibid.*, p. 139).
1866. BLESSIG. Klinische Beiträge zur Lehre von der Sehnervenentzündung (*Petersb.* m *Zeitschr.*, n° 2, p. 65).
— BOUCHUT. Diagnostic des maladies du système nerveux par l'ophthalmoscope. 1 avec atlas, Paris, in-8°.
— CHARPENTIER. Amblyopie congénitale. *Thèse de Paris*, in-4°.
— DOLBEAU. Atrophie papillaire, amblyopie au début de la paralysie générale (G *des hôp.*, p. 257).
— ERISMAN. Ueber Intoxications-Amblyopien. *Diss. Inaug.*, Zürich, p. 76.
— FARGUES. Lésions anatomiques des affections autrefois confondues sous le no d'amaurose (*Rec. de mém. de méd. milit.*, nov., p. 369).
— FISCHER. Neuroretinitis descendens mit Tumor in der hinteren Schädelgrube (*K Monatsbl.*, t. IV, p. 164).
— GALEZOWSKI. Des différentes formes d'amblyopie dans les altérations de la ca orbitaire (*Presse méd.*, n° 41).
— — De la rétinite et névrite syphilitiques (*Gaz. des hôp.*, p. 419).
— GRAEFE (A. de). Ueber Neuroretinitis u. gewisse Fälle von fulminirender Erblind (*Arch. f. Ophthalm.*, t. XII, 2, p. 114).
— — Tumor orbitæ et cerebri (*Ibid.*, p. 100).
— HIRSCHLER. Amaurosis saturnina (*Wien. med. Wochenschr.*, n°s 7 et 8).
— HIRSCHMANN. Eigenthümliche Form progressiver Amaurose (Zwei Fälle) (*K Monatsbl.*, t. IV, p. 39).
— — Zwei merkwürdige Fälle von Verletzungen (*Berl. klin. Wochenschr.*, n° 20).
— HULKE. Cases of neuroretinitis associated with kidney disease (*Ophthalm. H Rep.*, t. V, p. 16).
— HUTCHINSON. Clinical lectures on cases of inflammation of the optic nerves (*Ibid.*, p.
— — Two cases of monocular amaurosis (*Ibid.*, p. 185).
— — On a group of cases of optic neuritis in children (*Ibid.*, p. 307).
— — Report of cases of congenital amaurosis (*Ibid.*, t. V, 4, p. 347).
— JACKSON (H.). Observations on defects of sight in diseases of the nervous syst (*Ophthalm. Hosp. Rep.*, t. V, p. 51).
— — Cases of disease of the nerv. syst. on which there was defects of smell, sight hearing (*Ibid.*, p. 251).
— KOSTER (W.). Deux cas de tumeurs du cerveau, remarques sur la relation qui ex entre les tumeurs cérébrales et les altérations de la rétine et du nerf opti (*Ann. d'Ocul.*, t. IV, p. 31).
— MANDELSTAMM. Neuritis opt. durch basilaren Tumor (*Wiesbadner klin. Beob.*, H. p. 72).
— MANZ. Zur Casuistik der Orbitalfracturen (*Arch. f. Ophtalm.*, t. XII, 1, p. 1).
— NOYES. Amblyopia produced by osmic acid (*New-York med. Journ.*, juill.).
— OGLE. On disease of the brain as a result of diabetes mell. (*St. George's Hosp. R* t. I, p. 169).
— TESTELIN. Fièvre larvée double quotidienne, forme amaurotique (*Ann. d'Oc* t. LVI, p. 317).
— WECKER et DELGADO. Observations de cécité soudaine, précédée par des attaq névralgiques de la cinquième paire (nerfs dentaires) (*Pavillon méd.* et *A d'Ocul.*, t. LV, p. 130).
1867. ALEXANDRE. Fall von Hemiopischer Gesichtsfeldbeschränkung (*Klin. Monats* t. V, p. 88).
— ALLBUTT. Case of neutis (*Med. Times and Gaz.*, 11 mai).
— BERTHOLD. Amaurose linkerseitig nach Commotio cerebri u. gleichzeitig entwickelt Exophthalmus (*Berl. klin. Wochenschr.*, n° 27).
— BOUCHUT. Du diagnostic des affections cérébrales aiguës au moyen de l'ophthalm scope (*Gaz. des hôp.*, 15 juillet).

1867. FARGUES. Lesion anatomiche di malattie altre volte confuse sotto il nome di amaurosi (*Gior. d'oftalm. ital.*, t. X, p. 43).

— GRAEFE (Alf.). Simulation einseitiger Amaurose (*Klin. Monatsbl.*, t. V, p. 53).

— HAASE. Amaurosis saturnina, Heilung durch subcutane Morphium-Injectionen (*Klin. Monatsbl.*, t. V, p. 229).

— HJORT. Fall von hemip. Gesichtsfeldbeschränkung (durch Tuberkel im Chiasma) (*Klin. Monatsbl.*, t. V, p. 166).

— HUTCHINSON. Optic neuritis in a child, following severe cerebral symptoms (*Ophth. Hosp. Rep.*, t. VI, p. 43).

— — Statis. details of a years experience in respect to the form of amaurosis supposed to be due to tabaco (*Med. Chir. Transact.*, t. I).

— — Symetric opt.-neuritis in a child, without the usual history of severe illness (*Ibid.*, p. 56).

— — Case of sudden blindness by optic neuritis (*Med. Times and Gaz.*, 12 déc.).

— KOEST et NIEMETSCHEK. Vorläufige Mittheilhang über die klinische Vermuthung des ophthalmosc. Befundes in Psychosen (*Prager Vierteljahrsch.*, t. XCV, p. 134).

— LOUREIRO. Quelques remarques pratiques sur l'ophthalmo-nicotisme et sur l'ophthalmo-alcoolisme. Paris, in-8°, p. 51.

— MACKENZIE (J.). Cases of opt. neuritis in connexion with constit. syphilis (*Ophth. Hosp. Rep.*, t. VI, p. 50).

— MOREN. Ophthalm. Beobachtungen. Krankheiten der Netzhaut u. des Sehnerven, p. 260.

— MORGAN (de). Tumeur maligne de l'orbite. Extirpation. Hémiopie de l'autre œil par propagation de la néoplasie sur le chiasma (*Pathol. Transact.*, t. XVIII).

— NOYES. The ophthalmoscope as a help to diagnosis of brain deasease (*Ann. Journ. of med. sc.*, avril).

— OGLE (I.). Cas d'examens ophthalmoscopiques dans les affections du système nerveux (*Med. Times and Gaz.*, 26 sept.).

— QUAGLINO. Emiplegia senistra con amaurosi. Guarigione. Perdita totale della percezione del colore, della memoria, della configuratione degli oggetti, con annotazioni di G. B. Borelli (*Giorn. d'oftalm. ital.*, t. X, p. 106).

— RAMSKILL. Cécité temporaire avec vice du cœur (*Lancet*, 17 avril).

— SQUARE. Optic neuritis in connexion with tertiary syphilis and in connexion with mercurial poissening (*Ophth. Hosp. Rep.*, t. IV, p. 53).

— TEALE. Atrophie of the optic nerve following typhus fever (*Med. Times and Gaz.*, 11 mai, p. 498).

— VIARDIN. Amblyopie par abus de tabac (*Bull. de thérap.*, fév., p. 141).

— WAREN. The symetric optic neuritis in connexion with lead poissoning (*Ophth. Hosp. Rep.*, t. VI, p. 55).

— WATSON. Cases of optic neuritis in connexion with constitutional syphilis (*Ibid.*, p. 50).

— ZAGONSKI. Ein Fall von gleichseitiger Hemiopie nach apoplectischem Insult mit vollständiger Restitution (*Klin. Monatsbl.*, t. V, p. 322).

1868. ALEXANDER. Amaurose in Folge von Neuralgia der Zahnnerven (*Klin. Monatsbl.*, t. VI, p. 42).

— ALLBUTT (Cliffort). De l'état du nerf optique et de la rétine dans la folie (*Lancet*, 21 mars).

— ARCOLEO. Tumeur gommeuse dans le chiasma des nerfs optiques (*Compte rendu du Congr. de Paris*, p. 183).

— BENEDICT. Ueber die Bedeutung der Sehnervenerkrankung bei Gehirnaffectionen (*Allg. Wien. med. Zeitung*, n°s 3 et 8).

— BOUCHUT. Du diagnostic de la méningite à l'ophthalmoscope (*Gaz. méd. de Paris*, n° 1, 3, 6, 8 et 11).

— EBERT. Ueber transitorische Erblindung bei Typhus u. Scharlach (*Berl. klin. Wochenschr.*, n° 2).

— FOERSTER. Mensuration du champ visuel monoculaire dans diverses maladies de la rétine et du nerf optique (*Compte rendu du Congrès d'ophth. de Paris*, p. 25).

1868. Foerster. Ueber den schädlichen Einfluss des Tabakrauchens auf das Sehvermög (*Jahresber. der schles. Gesellsch.*).

— Galezowski. Du diagnostic des maladies des yeux par la chromatoscopie rétinie Paris, in-8°, p. 267.

— — De la névrite et périnévrite optique et de ses rapports avec les affections cérébr (*Arch. gén. de méd.*, déc. et janv. 1869).

— Graefe (A. de). Sur la section du nerf optique dans les affections pénibles de (*Compte rendu du Congrès ophth. de Paris*, p. 59).

— Houdin (Robert). Mensuration du champ visuel (diopsimétrie) (*Ibid.*, p. 70).

— Hulke. Case of neuritis optica, neuro-retinitis and retinitis (*Ophth. Hosp. Rep.*, t. p. 80).

— Hutchinson. Blindness from white atrophy. Curious symptom of profuse ptya probably of cerebral origin (*Ibid.*, t. VI, p. 143).

— — Twins born blind, etc. (*Ibid.*, t. IV, 2, p. 145).

— Iwanoff. Geschichtete Concretionen nach innen von der Lamina cribrosa (*Sitz ber. d. Ophth. Gesellsch. klin. Monatsbl.*, t. IV, p. 425).

— — Ueber Neuritis optica (*Klin. Monatsbl.*, t. VI, p. 421).

— Jackson (Hughlings). A case of epileptiform amaurosis (*Ophth. Hosp. Rep.*, t. p. 131).

— Jacobi (Jos.). Ophthalm. Befund bei fractura basi cranii (*Arch. f. Ophthalm.*, t. 3, p. 147).

— — Zwei Verschiedene Fälle von neuritis optici (*Ibid.*, p. 149).

— Jacobs. Hæmatemesis, intermittirende Spinalneuralgie, beidersutige Amaurose (*klin. Wochensch.*, n° 4, p. 39).

— Knapp. Ueber pathol. Pigmentbildung in der Sehnervenescheibe u. Netzhaut (A *f. Ophthalm.*, t. XIV, 1, p. 207).

— Leber. Beiträge zur Kenntniss der Neuritis des Sehnerven (*Arch. f. Ophth.*, t. 2, p. 333).

— — Ueber Neuritis optica (*Sitzungsber. der ophth. Gesells. klin. Monatsbl.*, t. p. 302).

— Lœwengren. Fall of Hemiopie (*Hygiea*, t. XIII, n° 5).

— Loureiro. De l'amblyopie nicotique (*Compte rendu du Congr. ophth. de P* p. 170).

— Meyer (E.). Deux cas d'amaurose saturnine (*Un. méd.*, 27 juin).

— Oglesby. On the recovery of sight after atrophy of the opt. discs (*Lancet*, 22 A et *Ophth. Hosp. Rep.*, t. VI, p. 190).

— Rau. De l'amaurose (deux cas d'amaurose saturnine). Thèse de Paris, in-8°.

— Rossander. Fall of intracranial syfilitisk tumor (*Hygiea*, t. XIII, n° 9).

— Thielesen. De l'amblyopie nicotique (*Compte rendu du Congrès ophth. de P* p. 170).

— — Neuritis opt. (*Norsk. Magaz. f. Laege vidinsk.*, 2, pl. XXII).

— Wecker. Instrument nouveau pour la mensuration du champ visuel superficiel (momètre) (*Compte rendu du Congr. ophth. de Paris*, p. 64, 204).

— — Blutergusse im Sehnerven u. path. Pigmentbildung in der Sehnervensch (*Klin. Monatsbl.*, t. VI).

— Welz (H.). Moyens de découvrir la simulation de l'amaurose unilatérale (*Co rendu du Congr. ophth. de Paris*, p. 123).

— Wendt. Sehnervenatrophie bei Geisteskranken (*Allg. Zeitschr. f. Psychia* t. XXV, H. 1 et 2).

— Westphal. Ueber die progressive Paralyse der Irren (*Arch. f. Psychiatrie u. Ner krankh.*, t. V, p. 54).

— William. Two cases of tumor of the brain with optic neuritis, autopsy in each (*Record.*, 18 March).

1869. Allbutt. The ophthalmos. diagnosis of tuberc. meningitis (*Lancet*, 1 et 8 mai).

— Airy (Hub.). On a distinct form of transient hemiopia with two plates (*Philos. T sact.*).

— Chisolm. Colour-blindness resulting from neuritis (*Ophth. Hosp. Rep.*, t. IV, p. 2

69. COLSMANN. Blindheit nach Blutverlust durch Erbrechen u. Stuhlgang. Punktion der vorderen Kammer mehrfach wiederholt. Iridectomie : Ruckkehr einer Spur von Sehvermögen auf dem nicht operirten Auge ; Beginnende Atrophie des Sehnerven (*Klin. Monatsb.*, t. III, p. 11).

— COWELL. Case of syph. neuro-retinitis in the left eye regulary striated from a deposit round the yellow spot (*Ophth. Hosp. Rep.*, t. IV, 4, p. 251).

— DAGUENET. Quelques considérations sur l'amblyopie alcoolique (*Ann. d'Ocul.*, t. LXII, p. 136).

— GRISINGER. Nachträgliches über Diabetes (*Arch. f. Heilk.*, I, p. 91).

— GUÉRINEAU. Du diagnostic des maladies des yeux à l'aide de l'ophthalmoscope. Paris, in-8°.

— HIRSCHBERG. Beobachtungen über plötzliche Erblindung durch intracranielle Processe (*Berl. klin. Wochenschr.*, n° 37).

— HULKE. Three cases of optic neuritis (*Ophth. Hosp. Rep.*, t. IV, p. 214).

— HUTCHINSON. Notes of misc. cases. Sudden failure of sight in one eye in conjunction with paralysis of III nerve, partial recover of III nerve and improuvement of sight. No cause assignable (*Ibid.*, t. IV, 4, p. 273).

— — Xanthelasma palpebr. Amauroses of two eyes, locomot. ataxy, etc. (*Ibid.*, t. VI, p. 282).

— — White atrophy of optic nerves in association with general arthritis (*Ibid.*, 3, p. 220).

— — Injury to the left forehead in a fall, followed by immediate and complete blindness of the left eye with defect of smell on the same side (*Ibid.*, p. 225).

— — Case of tabaco amaurosis ending in absolute blindness (*Med. Times and. Gaz.*, 4 sept.).

— — Very profuse haematemesis. Atack of severe general spasms three days later, followed by failure of sight. No ocular changes. Report of the state one year later (*Ophth. Hosp. Rep.*, VI, 3).

— JAEGER (E. DE). Ophthalmoscopisches Handatlas. Vienne, in-4°.

— LEBER. Ueber das Vorkommen von Anomalien des Farbensinnes bei Krankheiten des Auges, nebst einigen Bemerkungen über einige Formen von Amblyopie (*Arch. f. Ophthalm.*, t. XV, 3, p. 26).

— LIEBREICH. Ueber den Verlauf der Nervenfasern auf der Papille u. in der Retina (*Sitzungsber. der ophth. Gesellsch. klin. Monatsbl.*, t. VII, p. 456).

— MAUTHNER. Ueber das Vorkommen von Anomalien des Farbensininne bei Krankheiten des Auges, nebst Bemerkungen über einge Formen von Amblyopie (*Arch. f. Ophthalm.*, t. XV, 3, p. 26).

— MOUTARD-MARTIN. Polydipsie consécutive à une commotion cérébrale (*Gaz. des Hôp.*, 11 fév.).

— OGLESBY. Congenital malformation of the optic disc. No vision (*Ophth. Hosp. Rep.*, VI, 4, p. 270).

— PAGENSTECHER (H.). Ein Fall von Verletzung der Nerv. op. mit Zerreissung der centralen Gefässe u. die dadurch bewerkten Veränderungen des Augenhintergrundes (*Arch. f. Ophthalm.*, t. XV, 1, p. 223).

— SANDER. Ueber Aphasie (*Arch. f. Psychiatrie u. Nervenkrankheiten*, II, 1, p. 60).

— SCHMIDT (H.). Zur Entstehung der Stauungspapille bei Hirnleiden (*Arch. f. Ophthalm.*, t. XV, 2, p. 192).

— — et WEGNER. Aenlichkheit der Neuroretinitis bei Hirntumor u. Morbus Brightii (*Ibid.*, 3, p. 253).

— SOELBERG WELLS. A treatise of the diseases of the eye. London, in-8°.

— VERNON (J.-B.). An account on some pathol. specimens (*Ophth. Hosp. Rep.*, VI, 4, p. 284) (tumeur du nerf optique).

— WARTON JONES. On the occurrence of amaurot. amblyopia long after the injury in cases of concussion of the spinal marrow (*Brit. med. Journ.*, 24 juill.).

70. ALLBUTT (Clifford). Cases of intracranial diseases, with ophthalmoscopic observations (*Lancet*, p. 670).

1870. Allbutt. On the ophthalmoscopic signs of spinal diseases (*Lancet*, p. 76).

— Blumenstock. Verletzungen an der Stirn u. am Gesicht. Erblindung, ursachli[illegible] Zusammenhang (*Wien. med. Presse*, n°s 14 et 15).

— Bonnafy. Considérations sur l'héméralopie. Thèse de Paris, in-8°.

— Colsman. Zür Diagnose, Prognose u. Therapie der amblyopischen Affectio[illegible] (*Berl. klin. Wochenschr.*, p. 347, 371 et 386).

— Cuignet. Ambliopie très prononcée à l'œil droit, absence d'altérations matéri[illegible] apparentes (*Rec. de mém. de méd. milit.*, p. 409).

— Daa (G.). Hemiopi. Det 6 Tilfaede i samme Slaegt (cas d'hémiopie, le sixième [illegible] la même famille) (*Norsk Magazin for Lägevidenskel*, t. XXIII, p. 615).

— Dietzmann. Ein Fall von transitorischer Erblindung nach Intermittens (*Wien.* [illegible] *Presse.*, p. 514).

— Fitzgerald. Glycosuric Amblyopia (*Dublin. Quart. Journ. of med. science*, [illegible] p. 226).

— Flarer (G.). Sullo sviluppo della neurito ottica da affezione cerebrale (*Giorn.* [illegible] *delle mal. venere della pele*).

— Goos. Eclampsia et Amaurosis uraemica im Gefolgeacuter Nephritis (*Deutsche Kli*[illegible] p. 344).

— Hirschberg. Ein Fall von transitorischer Erblindung bei einem Erwachsenen ([illegible] *klin. Wochenschr.*, p. 25).

— Hudson. Ataxie locomotrice progressive : impairment of the senses of sight, [illegible] and hearing (*Brit. med. Journ.*, p. 436).

— Hulke. Cases of optic neuritis (*Med. Times*, p. 412).

— Jackson (Hughlings). Over disease of the cerebellum lead to loss of sight? ([illegible] *med. Journ.*, p. 459).

— Knapp. The Channal by wich in Cases of neuroretinitis, the exudation proc[illegible] from the brain into the eye (*Transact. of the Am. ophth. Soc.*, p. 118).

— Koesti u. Niemetschek. Der Centralvenenpuls bei Epilepsie u. verwandten Z[illegible] den (*Prag. Vierteljahrschr.*, t. CVI, p. 81 et 107).

— Magnan. Observation de sclérose en plaques cérébro-spinales avec atrophie p[illegible] laire des deux yeux (*Gaz. méd.*, n° 14).

— Manz. Ueber die Erscheinungen des Hirndrucks am Auge (*Centr. f. med.* [illegible] VIII, p. 113).

— — Experimentelle Untersuchungen über Sehnervenerkrankungen in Folge [illegible] intracraniellen Erkrankungen (*Arch. f. Ophth.*, t. XVI, 1, p. 265).

— Monod (Louis). Albuminurie aiguë, consécutive à la scarlatine; convulsions [illegible] leptiformes, amaurose, guérison (*Gaz. des hôp.*, p. 113).

— Nagel. Strychnin als Heilmittel bei Amaurosen (*Centralb. f. d. med. Wiss.*, p. [illegible]

— Netter. Note relative au mécanisme de formation des lésions anatomiques ré[illegible] ment découvertes dans l'héméralopie épidémique (*Compte rendu*, 14 mars, [illegible] *Gaz. méd. de Strasb.*, n° 8).

— Oglesby (Rob.). Du rétablissement de la vision à la suite de l'atrophie de la pa[illegible] optique (*Dubl. Quart. Journ.*, 1869, p. 520, et *Ann. d'Ocul.*, t. LXIV, p. 148).

— Pagenstecher (H.). Atrophia nervi optici nach Erysipelas faciei (*Klin. Monat*[illegible] t. VIII, p. 207).

— Raymond. Delle circonstance nelle quali l'abuso del fumo di tabaco e delle bev[illegible] alcoolische produce l'amaurosi (*L'Osservatore*, n° 20).

— — Interpretazione di hemeralopia (*Giorn. d'Oftalm. Ital.*, p. 343).

— Reynaud-Lacroze. De la névrite et de la périnévrite optique, considérées d[illegible] leurs rapports avec les maladies cérébrales. Thèse de Paris, in-8°, p. 72.

— Robertson (Argyll). Des symptômes oculaires dans les affections spinales (*A*[illegible] *d'Ocul.*, t. CXIII, p. 114).

— Roth. Doppelseitige Schwellung der Papille, interstitielle Neuritis Nerv. optic[illegible] Wucherung der Retina bei Tumor cerebri (*Berl. klin. Wochensch.*, n° 43).

— Schies-Gemuisens. Rasch entstandene Totalamaurose, links vollständige Wiederh[illegible] stellung (*Klin. Monatsbl.*, t. VIII, p. 212).

70. Schiess-Gemuseus. Traumatische absolute Amaurose, etc. (*Klin. Monatsbl.*, t. VIII, p. 218).

— — Acute Neuritis optici bei Gehirntumor. Section (*Ibid.*, p. 100).

— Schmidt (H.). Ueber urämische Amaurose (*Berl. klin. Wochensch.*, nos 48 et 49).

— Seggel. Ueber plötzliche Erblindungen (*Bayer. aerzt. Intell.-Bl.*, nos 13 et 14).

— Szokalski. Phosphène d'un genre particulier (*Klin. Monatsbl.*, t. VIII, p. 146).

— Teobaldi. L'ophthalmoscopio nella alienazione mentale, nella epilepsia, nella pellagra (*Rev. clin.*, p. 201).

— Wecker. Amblyopies produites par l'introduction de principes toxiques dans le sang (*Presse méd.*, p. 72).

— — et Jaeger (E. de). Traité des maladies du fond de l'œil et Atlas d'ophthalmoscopie. Paris et Vienne, in-4°, p. 231, avec 29 pl.

71. Alridge. The ophthalmoscope in mental and cerebral diseases (*West Riding Lunatic Asylum Report*, t. I).

— Berlin. Ueber Sehnerven Durchschneidung (*Klin. Monatsbl.*, t. X, p. 271).

— Berthold. Zur Kenntniss der nach Meningitis vorkommenden Erkrankungen des Augapfels (*Arch. f. Ophthalm.*, t. XVII, 1, p. 178).

— Bouchut. De la cérébroscopie (*Gaz. des hôp.*, p. 97 et 101).

— Bucknell. Complete amaurosis after convulsions occuring during bronchitis (*Brit. med. Journ.*, II, p. 756).

— Chevalier. Considérations sur les troubles de la vision consécutifs aux altérations des dents et aux opérations pratiquées sur elles (*Gaz. méd.*, n° 41).

— Del Monte. Emiopia incrociata e diabete insipido per pachimeningite esterna sifilitica circonscritta (*Osservazioni e note cliniche*, p. 77).

— Derby (R. H.). Cerebral hemiopia occuring on simuler sides, stationery, resulting from a apoplectic attack (*The med. Rec.*, p. 336).

— Flaret (Guilio). Appunti alle osservazini del dott. C. Forlanini relative alla memoria del dott G. Flarer « sullo sviluppo della neurite ottica de affezione cerebrale » (*Ann. di Ottalm.*, p. 323).

— — Polemia al Prof. H. Schmidt (*Ibid.*, p. 448).

— Forlanini. Apropositi della memoria del Dott G. Flarer sullo sviliuppo della neurite ottica da affezione cerebrale. Osservazione ed esperience (*Ibid.*, p. 41, 327 et 581).

— Hirschberg. Stauungspapille durch Solitärtuberkel im Kleinhirn (*Arch. f. Augen- u. Ohrenheilk.*, II, 1, p. 225).

— Hirschler. Ueber den Missbrauch von Spirituosen u. Tabak als Ursache von Amblyopie (*Arch. f. Ophthalm.*, t. XVII, 1, p. 221).

— Horner. Fall von Neuritis optica syphilitica mit Section (*Corresp.-Bl. f. Schweiz. Aerzte*, p. 49).

— — Fall von Mycosarcoma nervi optici (*Ibid.*, p. 198).

— Hutchinson. Statistical details of four years experience in respect to the form of amaurosis supposed to be due to tabaco (*Ophth. Hosp. Rep.*, VII, p. 169).

— — On lead poissoning as a cause of optic neuritis (*Ibid.*, p. 6).

— — Absolute amaurosis with loss of smell and taste after erysipelas (*Ibid.*, VII, p. 35).

— — Atrophy of left optic disc and deafness on the same side after a severe blow on the head, which was attended for a time with hemiplegia (*Ibid.*, p. 45).

— Jackson (Hughlings). On the routine use of the ophthalmoscopic in cases of cerebral disease (*Med. Times and Gaz.*, p. 627).

— — Lectures on optic neuritis from intracranial disease (*Ibid.*, p. 241, 341 et 581).

— Jeaffreson (Air.). Absolute amaurosis with loss of smell and taste (*Ophth. Hosp. Rep.*, VII, p. 188).

— Kean and Thornson (W.). Gunshot-wound of the brain, followed by fungus cerebri. Hemiopia (*Transact of the Am. Ophth. Soc.*, p. 122).

— Krohn (L.). Toenne fall of Neuritis optica (*Truska läkaresollskapete handlingar Jul.*, et *Klin. Monatsbl.*, IX, p. 93).

1871. LEBER. Ueber hereditäre u. congenitale angelegte Sehnervenleiden (*Arch. f. Ophth.* t. XVIII, 2, p. 249).
— MANFREDI. Missoma del nervo ottico. Esame anatomico (*Annali di Ottalm.* p. 337).
— MANZ. Ueber Sehnervenerkrankungen bei Gehirnleiden (*Deutsches Archiv. f. klin. Med.*, IX, p. 339).
— MONTI. L'ottalmoscopie nelle malattii mentali (*Ippocratico*, III, V, et XVII).
— MÜLLER (A.). De l'atrophie du nerf optique dans les affections cérébrales. Thèse de Paris, in-4°, p. 26.
— NOYES. A case of amaurosis absolute from intracranial tumor (*The Detroit Review of Med.*, may).
— PAGENSTECHER. Atrophie of the optic nerve after Erysipelas of the face (two cases) (*Ophthalm. Hosp. Rep.*, VII, p. 32).
— — Pathological and anatomical researches on the inflammatory changes occuring in the intraocular terminations of the optic nerves as a consequence of cerebral disease (*Ibid.*, p. 125).
— — Neurosis nervi optici et retinæ (*Klin. Monatsbl.*, VIII, p. 41).
— QUAGLINO. Missoma del nervo ottico (*Ann. di Ottalm.*, p. 27).
— SCHMIDT (H.). Cerebrale Sehnerven-Atrophie mit Druck-Excavation der papilla optica (*Arch. f. Ophthalm.*, t. XVII, p. 117).
— — Lettera all dott. Flarer sullo sviluppo della neurito ottica da affezione cerebrale (*Ann. di Ottalm.*, p. 447).
— SICHEL (A.). Notes sur les tumeurs de l'orbite et principalement sur le myxome du nerf optique (*Gaz. hebd.*, nos 8 et 9).
— SOCIN (B.). Beitrag zur Lehre von den Sehstörungen bei Meningitis (*Deutsches Arch. f. klin. Med.*, VIII, p. 476).
— SWANZY. Tumour of the brain, congestion papillæ. With a plate (*Dubl. Quart. Journ. of med. science*, t. LI, p. 226).
1872. ALLBUTT (Clifford). On the causation and signification of the choked disc in intracranial diseases (*Brit. med. Journ.*, avril 27, p. 443).
— APOSTOLI. Étude sur l'amblyopie alcoolique (*Journ. d'Ophth.*, p. 462).
— BERNHARDT. Vorkommen u. Bedeutung der Hemiopie bei Aphasischen (*Berl. klin. Wochenschr.*, n° 32, p. 311).
— BONCOUR. Hémiopie homonyme droite, cérébrale (*Journ. d'Ophth.*, p. 335).
— — Névrite optique double consécutive à une blessure de l'os frontal par un éclat d'obus (*Ibid.*, p. 337).
— — Périostite syphilitique double (*Ibid.*, p. 571).
— BOUCHUT. Du diagnostic de l'hydrocéphalie par l'ophthalmoscope (*Gaz. des hôp.*, p. 345).
— BRIESENITZ (G.). Ueber das Farbensehen bei normalen u. atrophischen Nervus opticus. Inaug. Diss.. Greifswald, in-8°, p. 116.
— BROADBENT. The Ophthalmoscope in diagnosis (*Brit. med. Journ.*, 7 sept., p. 273).
— — Dropsy of the sheets of optic nerve in meningites (*Transact. of the path. Soc. of London*, t. XXIII, p. 216).
— — On the causation and signifiance of the choked disk in intracranial diseases (*Brit. med. Journ.*, 18 juin, p. 633).
— BROWN-SÉQUARD. Recherches sur les communications de la rétine avec l'encéphale (*Arch. de physiol.*, t. IV, 2, p. 261).
— BULL. Inflammatory changes and atrophy of the optic nerf and retina. Results of the treatment by mercury and potass. jodid. compared with those obtained from strychnia (*Med. Record Aug.* et *Ann. d'Ocul.*, t. LXVIII, p. 182).
— CARTER (Br.). Cases of optic neuritis (*Transact. of the clinical Soc. of London*, IV, 5).
— CHARCOT. De l'amaurose tabétique (*Union méd.*, nov.).
— CHISOLM. Strychnia as a retinal and optic nerve stimulus (*Am. Journ. of med. Sc.*, t. LXVI, p. 59).

1872. Clarke (Jos.). Colour-blindness in disease of the brain and optic nerves (*Lancet*, I, p. 635).
— Cohn. Ueber 50 mit Strychnin behandete Fälle von Amblyopie (*Wien. med. Wochensch.*, n° 13).
— Curtis. Amblyopia potatorum (*Transact of the med. Soc. of California*).
— Deneffe. De l'influence de l'alcoolisme sur l'organe de la vision (*Presse méd.*, XXIV, 31).
— Derby (H.). A case of spasm of the accommodation, with concentric limitation of the field of vision (*Boston med. and. surg. Journ.*, 8 avril, p. 250).
— — Case of partial temporay blindness (*The med. Record*, 2 janv.).
— Desprès. Nature de l'amaurose dans l'intoxication saturnine (*Soc. de chir.*, 27 nov., *Gaz. des hôp.*, p. 1180).
— Dieu. Amblyopie déterminée par la masturbation chez un enfant de quinze ans, atteint de phimosis congénital (*Journ. d'ophthalm.*, I, p. 188).
— Dor. Die Anwendung des constanten Stromes bei Amblyopie (*Corresp.-Bl. für Schweizer Aerzte*, n° 18, p. 407).
— Drever. Ueber die Behandlung einiger 'Augenkrankhetein mit dem constanten Strom (*Arch. f. Augen- u. Ohrenheilk.*, II, 2, p. 75).
— Duguid. Hypodermic use of strychnia in organic and functional infirmity of sight (*Brit. med. Journ.*, n° 16, p. 570).
— Evans. Hydatids of the brain. Neuritis optici (*Ibid.*, 6 avril, p. 366).
— Foot. Solitary tubercle of the cerebellum, amaurosis, etc. (*Dublin Journ. of med. Sc.*, t. LIV, p. 162).
— Fraser. Contribution to Electrotherapeutica, case of amblyopia (*Glascow med. Journ.* fév., p. 163).
— Galezowski. Aperçu sur les atrophies de la papille du nerf optique et sur leur étiologie (*Journ. d'Ophth.*, p. 43, 108 et 138).
— Garmau. Hypodermic use of strychnia in organic and functional infirmity of sight (*Brit. med. Journ.*, 16 nov., p. 570).
— Gori. De l'usage de la strychnine dans la pratique ophthalm. (*Ann. d'Ocul.*, t. LXVIII, p. 135).
— Gueneau de Mussy (Noël). Périnévrite optique double. Apoplexies de la rétine liées probablement à une fièvre larvée. Guérison par le sulfate de quinine (*Journ. d'Ophthalm.*, p. 5).
— — Observations de tumeur du cerveau (Amaurose) (*Gaz. hebdom.*, 12 avril, p. 227).
— Haddow. A case of tumor of the brain with the ophthalmoscopic appearences observed (*The Practitioner*, juin, n° 48).
— Higgens (Ch.). Two cases of amaurosis treated by the subcutaneous injection of the strychnia (*Med. Times and Gaz.*, n° 45, p. 68).
— Hippel (de). Ueber Heilwirkung des Strychnin auf Amaurosen (*Berl. klin. Wochensch.*, p. 45).
— Horner. Bemerkungen über den Werth der Strychnininjectionen in einigen Formen von Amblyopie (*Corr.-Bl. für Schweizer Aerzte*, n° 17, p. 365).
— Hübsch. Herpes zoster général chronique. Atrophie blanche des papilles des deux yeux. Délire furieux (*Ann. d'Ocul.*, t. LXVIII, p. 237).
— Jackson (Huglings). Optic nevritis often existing without defect of sight, recovery from optic neuritis (*Lancet*, II, p. 525).
— — Epileptiform seizures, beginning in the right cheak, epileptic loss of speech and epileptic hemiplegia. Double optic neuritis without impairment of sight. Syphilis; temporary recovery after the use of jodid of potassium (*Med. Times and Gaz.*, p. 625).
— Jayakar. Amaurosis successfully treated with hypodermic injections of strychnia (*Ibid.*, p. 398).
— Kraft-Ebling (de). Ueber Heilung u. Heilbarkeitr der Tabes dorsalis durch den constanten galvanischen Strom (*Arch. f. klin. Med.*, IX, p. 271).

1872. LUNN. Chronic lead poisoning. Amaurosis (*Med. Times and Gaz.*, p. 685).
— MAGAWLY. Ueber Amblyopia potatorum (*Petersb. med. Zeitschr.*, III, p. 97).
— MAKLAKOFF. Cas exceptionnel d'excavation de la papille (*Rapp. de la Soc. phy méd. de Moscou*).
— MANZ. Ueber Schnervenerkrankung bei Gehirnleiden (Hydrops vaginæ n. opti (*Deutsche Arch. f. klin. Med.*, t. IX, p. 339).
— MICHEL. Sectionsbefund bei augeborener Amaurose (*Tageblatt de 45. Versamm deutsch. Naturforscher u. Aerzte in Leipzig*, p. 172).
— MILLS (Ch.). Decending neuritis (*Philadelphia med. Times*, 1er fév.).
— NARKIEWICZ (Jodke). Neurome et myxome du nerf optique (*Gaz. Lekarska*, n° 5
— NICOLAÏ. Ueber Veränderungen des Augenhintergrundes in Zusammenhang mit int craniellen Erkrankungen. Inaug. Diss. Berlin, in-8°.
— NORRIS. The ophthalmoscop in the diagnosis of intercranial diseases (*Philad. me Times*, 1er janv., p. 121).
— OETTINGEN (de). Anwendung des Strychnin. nitric. bei Erkrankungen des Au (*Dorp. med. Zeitschr.*, II, p. 337 et 353).
— OTTO. Casuistischer Beitrag zur multiplen Sklerose des Hirns u. Ruckenmarks (*Archiv f. klin. Med.*, X, p. 532).
— PIÉCHAUD. Amblyopie dans le diabète sucré (*Journ. d'Ophthalm.*, p. 399).
— POWER. A case of optic neuritis in which Wecker's operation was performed, a some selected cases (*St-Barthol. Hosp. Rep.*, p. 571).
— PRICHING. Reports of cases of optic neuritis treated with the hypodermic injecti of strychnia (*Brit. med. Journ.*, oct., p. 466).
— PYE-SMITH. Anemia of the optic nerves treated by galvanism. (*Ibid.*, 18 m p. 521).
— QUAGLINO. Amaurosi completa. Glioma del cervelleto. Morte per idrocefalo (*An di Ottalm.*, II, p. 210).
— — Amaurosi instantanea all occhi destro con nevralgii periorbital. — Atro acuta della papilla in soggetto affetto da sifilidi costituztionale (*Ibid.*, p. 203).
— — Amaurosi subitanea sinistra con nevralgia del 5°, blepharoplegia e midriasi soppresio sudore alla frente, etc. (*Ibid.*, p. 207).
— ROSENBACH. Ein Fall von Neuroretinitis bei Tumor cerebri (*Arch. f. Ophthal* t. XVIII, 1, p. 31).
— SAMELSOHN. Ueber Amaurosis nach Hæmatemesis u. Blutverlusten anderer Art. (*Ibi* 2, p. 225).
— SIEFFERT. Tubercules du cervelet; névrite optique double; tubercules de la c roïde. — Tumeur cancéreuse du cervelet; névrite optique double (*Journ. d'Opht* p. 526).
— SYLVESTER. Notes on a case of sudden and complete blindness (*Transact of m and phys. Soc. of Bombay*).
— TALKO. Affection du nerf optique guérie par les injections de strychnine (*G Lekarska*, nos 42 et 44).
— VAUTRIE (G.). Ataxie locomotrice progressive à forme aiguë. Amaurose consécuti — Traitement par l'hydrothérapie (eau sulfurée calcique froide). — Guéris (*Gaz. des hôp.*, p. 859).
— WAGNER (W.). Amaurose in Folge von Vergiftung mit Morphium (*Klin. Monats* t. X, p. 335).
— WECKER. The surgical treatment of optic neuritis (*Lancet*, II, p. 242).
— WERNER Heilung einer durch Schussverletzung bewirkten Amaurose durch Stryc nin-Injectionen (*Berl. klin. Wochensch.*, p. 226).
— WOINOW. Ueber den Gebrauch des Strychnin's bei Amblyopien (*Arch. f. Ophthaln* t. XVIII, p. 38).
1873. ANNUSKE. Die Neuritis optica bei Tumor cerebri (*Ibid.*, t. XIX, 3, p. 165).
— BARBAR. Ueber einige seltene syphilitische Erkrankungen des Auges. Inaug. Di sert. Zürich, in-8°.

1873. BIGELOW. The premonitory symptoms of insanity (*The Chicago medic. Journ.*, déc.).
— BOUCHUT. Ophthalmoscopie médicale. Revue cérébroscopique pendant l'année 1872 (*Gaz. des hôp.*, p. 202 et 209).
— FOURNIER. Des ophthalmies profondes de la syphilis dans la période secondaire (*Ibid.*).
— GAYAT. Vision persistante avec les signes d'atrophie du nerf optique (*Lyon méd.*, n° 15).
— GEISSLER. Plötzliche Erblindung, Hydrocephalus chronicus (*Arch. f. Heilkunde*, p. 567).
— GROSMANN. Neuroretinitis bei einer in der Gehirnmasse selten vorkommenden Art von Tumor (*Berl. klin. Wochensch.*, p. 35).
— HEIBERG. Atrophia nervi optici og Oculomotorsin. — Paralyse efter et Fall (*Norsk. Magaz. f. Laegevid*, t. III, p. 183).
— HOGG. Sur certaines formes d'atrophie du nerf optique (*Compte rendu du Cong. de Londres*, p. 182).
— HUTCHINSON. Blow on the eye, followed a fortnight later by sudden pain in the right forehead and proptosis. — Subsequent paralysis of all the muscles of the eye. — Afterwards extreme proptosis of the other with acute neuritis. — Recovery (*Ophthalm. Hosp. Rep.*, VII, p. 504).
— JACKSON (Hughlings). Observations on defect of sight in diseases of the nervous system (*Ibid.*, p. 513).
— — Sudden death in cerebral diseases; necessity of retine ophthalmoscopical examinations in cases of disease of the brain (*Lancet*, p. 875).
— LEBER. Ueber ein eigenthümliches Verhalten der Corpuscula amylacea in atrophischen Nerven (*Arch. f. Ophthalm.*, t. XIX, 1, p. 191).
— MAGNAN. État de la circulation cérébrale et rétinienne et de la température pendant l'attaque d'épilepsie (*Soc. de Biol.*, *Gaz. des hôp.*, p. 291, et *Arch. de phys. norm. et path.*, p. 115 et 281).
— MANNDER. Abscess in the left lobe of the cerebellum from suppurative disease of the ear, double optic neuritis (*Lancet*, p. 443).
— MARTYN. Tubercular basis meningitis; double optic neuritis (*Med. Times and Gaz.*, p. 691).
— MICHEL. Beitrag zur Kenntniss der Entstehung der sog. Staunngspapille u. der pathol. Veränderungen in dem Raume zwischen äusserer u. innerer Opticusscheide (*Arch. f. Heilkunde*, p. 39).
— MITCHEL et THOMSON. Cases illustrative of the use of the ophthalmoscope in the diagnosis of intracranial lesion (*Am. Journ. of med. Sc.*, juillet, p. 91).
— NOYES. A case of supposed disseminated sclerosis of the brain and spinal cord (*Arch. of scientific and pract. med.*, janv., p. 43).
— OGLESBY. Clinical remarks on a case of hyperemia of the optic disk (*Med. Times and Gaz.*, p. 80 et 198).
— PANAS. Phlegmon orbitaire. Méningo-encéphalite consécutive. Névrite optique avec amaurose. Perforation spontanée par ostéite des os et du crâne (*Soc. de Chir.*, 5 nov., et *Gaz. des hôp.*, p. 1148).
— PEIPERS. Ueber Neuroretinitis bei Hirnerkrankungen. Inaug. Diss. Berlin, in-8°.
— PETERSHAUSEN (de). On a diseaded condition of the fundus oculi in a case of typhoid. (*Detroit Rev. of Med.*, déc., p. 531).
— POWER (H.). Four cases of double optic neuritis (*St-Barthol. Hosp. Rep.*, p. 181).
— PROUFF (Mathieu). Sur une forme d'atrophie papillaire observée chez plusieurs membres d'une famille (observations prises à la clinique du Dr de Wecker). Thèse de Paris, in-8°.
— QUAGLINO et MANFREDI. Neuro-retinite doppia-tumore intracranico (*Ann. di Ottalm.*, t. III, p. 99).
— RAHMER. Zur Casuistik spinaler Augenleiden. Inaug. Diss. Breslau, in-8°.
— ROTHMUND et SCHWENNINGER. Ein Fall von Staungspapille bei Gehirntumor (*Klin Monatsbl.*, t. XI, p. 250).
— RUSSEL. Disease? (tumor) of the optic thalamus: probably independent. epilesy pre-

ceding the disease, the symptoms changing presumably with the formation of th tumor and an aura appearing temporaryly — optic atrophie — sudden death (*Med Times and Gaz.*, p. 167).

1873. RUSSEL. Malignant tumor from the bones at the base of the cranium, successivel destroyng the several ocular nerves; the progress marked by paralysis of th muscles of the globe and by horizontal loss of vision (*Ibid.*, p. 91).

— — Large sarcomatous humor springing from the dura-mater in the temporal region Optic neuritis. Almost sudden death (*Ibid.*).

— SCHMIDT. La névrite optique intra-oculaire due aux tumeurs cérébrales avec œdèm consécutif de la tunique du nerf optique (*Compte rendu du Congr. de Londres* p. 166).

— SWANZY. Neuroretinitis in connection with disturbance of menstruation (*Iris Hosp. Gaz.*, p. 46).

— — Neuritis optici (*Med. Presse and Gaz.*, 5 fév., p. 118).

— TALKO. Ein Extravasat zwischen dem Sehnerven u. dessen Scheiden sowie ein Extr vasat im linken Glaskörper in Folge von Schädelbruch u. Zerreissung d Arteria meningea media (*Klin. Monatsbl.*, t. XI, p. 341).

— — Affections des yeux dans les maladies cérébrales (*Medycyna*, II, p. 30, 33, 3 51 et 52).

— VANCE. The ophthalmoscopic appearences in cases of exophthalmic goitre (*Chica med. Journ.*, aug., p. 449).

— WECKER. Sur l'incision du nerf optique dans certains cas de névro-rétinite (*Comp rendu du Congr. de Londres*, p. 11).

— WESTPHAL. Ueber einen Fall von intracraniellen Echinococcen mit Ausgang in He lung (*Berl. klin. Wochensch.*, p. 205).

— WILSON. Pigmentation of the optic disc. (*Irish Hosp. Gaz.*, 1, aug.).

1874. ABADIE. De la névrite optique symptomatique des tumeurs cérébrales (*Un. méd* 22 oct.).

— — Considérations sur certaines formes de cécité subite (*Ibid.*, n°s 15 et 16).

— — Recherches cliniques sur l'amaurose congénitale (*Gaz. hebd.*, n° 22).

— ALDRIGE. Ophthalmoscopic observations in acute dementia (*West Riding Luna asylum med. Rep.*, t. IV, p. 291).

— ALEXANDER. Ein Fall von Arachnitis u. Transport des Exsudates aus dem Gehirn den Bulbus (*Klin. Monatsbl.*, XI, p. 351).

— — Drei Fälle von hereditärem Sehnervenleiden (*Ibid.*, p. 62).

— ALLBUTT (Clifford). Derengements of vision and their relation to migraine (*Brit.a for. med. Review*, April., et *Amer. Journ. of med. Sc.*, t. LXVIII, p. 272).

— BERGER. Ophthalmoscopische Mittheilungen aus der Rothmund'schen Augenkli in München. München, in-8° (Effets curatifs des injections de strychnine, quar observations).

— BERLIN. Beitrag zur Lehre von der multiplen Gehirn-Rückenmarks-Sclerose (*Ar f. klin. Med.*, t. XIV, p. 103).

— BLUMENSTOCK. Sehnervenentzündung hervorgerufen durch Schläge in die Seit wand- u. Jochbeingegen. Schwere Beschädigung (*Blätter für gericht. Me* t. XV, p. 56).

— BOUCHUT. Ataxie locomotrice et sclérose des cordons postérieurs de la moelle ch les enfants. Signes ophthalmoscopiques (*Gaz. des hôp.*, p. 297).

— — Gliôme du cervelet, paraplégie incomplète devenant paralysie ascendante, mén gite tuberculeuse, double névrite optique, mort et autopsie (*Ibid.*, p. 385).

— BRECHT. Ueber concentrische Einengung des Gesichtsfeldes, symptomatisch entsta den (*Arch. f. Ophthalm.*, t. XX, 1, p. 97).

— BUCKNER. Cerebral amaurosis and its connection with diseases of the kidneys (*T Cincinati Lancet and Observ.*, nov., p. 653).

— BULL. On the circulation of the optic nerve and retina in diseases of the spi cord and membranes, depending upon caries of the vertebræ (*Trans. of the A Ophth. Soc.*, p. 170).

— CANTINI. Un caso di tumore cerebrale (tuberculo nel fronte) (*Il Morgagni*, p. 28)

1874. CHISHOLM. Diagnostic intéressant d'un cas d'amaurose par le tabac et la strychnine dans l'amaurose par le tabac (*Ann. d'Ocul.*, t. LXXI, p. 99).

— DERBY (H.). Amaurosis and amblyopia treated by the subcutaneous injections of strychine (*Boston med. and surg. Journ.*, t. XCI, p. 137).

— DOWALL (Mc). On the power of percieving colours possessed by an insane (*West Riding Lunatic asylum med. Reporter*, t. IV, p. 291).

— DRYSDALE. Cases of tabaco amaurosis (*Med. Presse and Circul.*, 6 May).

— FECHNER. Ueber die Beziechungen von Hirntumoren u. Augenerkrankungen. Diss. Inaug. Halle, in-8°.

— FITZ-GERALD. The ophthalmoscopic appearance of the opt. nerve in cases of cerebral tumor (*Dublin Journ. of. med. Sc.*, t. LVII, p. 538).

— — Atrophy of both optic nerves (*Ibid.*, t. LVIII, p. 168).

— FUMERGALLI. Sulla cura dell' ambliopia per abuso di bevande spiritose col bromuro di potassio (*Ann. di Ottalm.*, t. III, p. 201).

— GALEZOWSKI. Des troubles oculaires dans l'ataxie locomotrice (*Gaz. des hôp.*, p. 674).

— — Tumeur cérébrale diagnostiquée à l'aide de l'ophthalmoscope (*Ibid.*, p. 865).

— GOLDZIEHER. Die Geschwülste des Sehnerven (*Pest. med. chir. Presse*, nos 4 et 5).

— GUDDEN (DE). Ueber die Kreuzung der Fasern im Chiasma nervorum opticorum (*Arch. f. Ophth.*, t. XX, 2, p. 249).

— HARLAN. Strychnia in atrophie of the optic nerve (*Philad. med. Times*, 26 déc., p. 194).

— HECQUIN. De l'atrophie traumatique de la papille. Thèse de Paris, in-8°.

— HEIBERG. Tilfälde of Hemiopie og afasi (*Nordsk. Mag.*, t. IV, p. 12).

— HOCK. Ueber Sehnervenerkrankungen bei Gehirnleiden der Kinder (*Oestr. Jahrbücher. f. Pädiätrik*, t. V, p. 1).

— JACKSON. (Huglings). Double optic neuritis with perfect vision (*Lancet*, p. 164).

— — Double optic neuritis form syphilitic brain desease (*Journ. of mental. Sc.*, July. et *Ophth. Hosp. Rep.*, t. VIII, p. 89).

— — On a case of recovery from double optic neuritis (*West. Riding Lunatic asylum med. Rep.*, t. IV, p. 24).

— — Optic neuritis of the left eye and left hemiplegia from tumor of the right cerebral hemisphere (*Med. Times and Gaz.*, 28 fév., p. 234).

— — Blindness and optic atrophy, supposed tumor of middle lobe of cerebellum (*Ibid.*, 17 oct., p. 441).

— — A case of hemiopia, with hemianesthesia and hemiplegia (*Lancet*, p. 306).

— — Coloured vision as an aura in epilepsia (*Brit. med. Journ.*, 7 fév., et *Ophth. Hosp. Rep.*, t. VIII, p. 91).

— — Ophthalmoscopical examination during an attack of epileptiform amaurosis (*Ibid.*, p. 90).

— JEHN. Ueber ophthalmoscopische Befunde bei Geisteskrankheiten (*Allg. Zeitschr. f. Psychiatrie*, t. XXX, p. 519).

— KNAPP. Exstirpation einer Sehnervengeschwalst mit Erhaltung des Augapfels (*Klin. Monatsbl.*, t. XI, p. 439).

— KŒNIG. Étude historique et critique sur la nature des amauroses consécutives aux blessures de l'orbite. Thèse de Paris, in-8°.

— KOHN. Atrophie des papilles consécutive à une fièvre pernicieuse (*Rec. d'Ophthalm.*, p. 384).

— LANGE. Beitrag zur Casuistik über die Wirkung des Strychnins bei Amaurosen u. Amblyopien. Inaug. Diss. Königsberg.

— LAURENCE. Report of a case of intracranial tumor, with remarks (*Edinb. med. Journ.*, march., p. 809).

— LOCH. Ein Fall von Neuroma verum nervi optici. Diss. Inaug. Greifswald, in-8°.

— MANZ. Ueber Veränderungen am Sehnerven bei acuter Entzündung des Gehirns (*Klin. Monatsbl.*, t. XI, p. 447).

— MATHEWSON. Hypodermic injection of strychnine in falling vision (*Med. Record*, p. 590).

1874. Michel. Ueber die Ausstrahlungsweise der Opticusfasen in der menschlichen Re
(in *Festgabe Carl Ludwig*. Leipzig, in-8°, p. 56).

— Munier. Considérations sur les maladies de l'œil, consécutives à la fièvre typho
et particulièrement sur un cas de névro-rétinite. Thèse de Paris, in-8°.

— Nixon. Locomotor ataxy (posterior spinal sclerosis) (*Dubl. Journ. of med. Sc.*, t. L
p. 201).

— Norris. Cases of optic neuritis (*Transact. of the Americ. ophth. Soc.*, p. 163).

— Onimus. De l'influence des courants continus dans l'atrophie du nerf optique (
d'Ophth., p. 293).

— Perreymond. De l'atrophie du nerf optique et de sa papille chez les tabéti
Thèse de Paris, in-4°.

— Reich. Zur Statistik der Neuritis optica bei intracraniellen Tumoren (*Klin. Monat*
t. XI, p. 274).

— — Ueber Neuritis optica bei intracraniellen Tumoren (*St.-Petersb. milit. Jo*
t. LXX, p. 71).

— Rusconi. Storia clinica e anatomo-pathologia di un sarcome fibrocellulare dei ta
ottici e delle eminenze quadrigemelle (*Ann. di Ottalm.*, p. 363).

— Schaffner. A mild case of cerebrospinal meningitis followed by bleindness (*Ph*
med. Times, 16 May, p. 520).

— Scheibe. Ueber Hirngeschwülste im Kinderalter. Inaug. Diss., Berlin, in-8° (tr
cinq fois de troubles nerveux visuels, observés sur cinquante-quatre ca
tumeurs).

— Schön. Die Lehre vom Gesichtsfelde mit seinen Anomalien. Leipzig, in-8°, p.
12 planches.

— Schweigger. Hyperämie u. Entzündung des Sehnerven in seinem orbitalen
(6 Fälle) (*Klin. Monatsbl.*, t. XI, p. 18).

— Secondi. Sulla fotopsia da hiperemia neuro-papilitica e della sua guarigione co
di chinina (*Ann. di Ottalm.*, t. III, p. 145).

— Veyssière. Recherches cliniques et expérimentales à propos de l'hémianesthés
cause cérébrale. Thèse de Paris, in-8°.

1875. Abadie. Sur la valeur séméiologique de l'hémiopie dans les affections céréb
(*Prog. méd.*, n° 9).

— Blessig. Neuritis descendens (*Klin. Monatsbl.*, t. XII, p. 420).

— Bouchut. Revue cérébroscopique de 1874 (*Gaz. des hôp.*, p. 2 et 9).

— — Des signes ophthalmoscopiques différentiels de la commotion et de la cont
du cerveau (*Gaz. des hôp.*, p. 667 et 977).

— Bull. The ophthalmoscope as a cerebroscope (*The med. Record*, 12 juin, p.

— — A case of intracranial tumor with microscopical examination (*Philad.*
Times, 9 janv., p. 225).

— — Clinical contribution to the symptomatology and pathology of intracr
tumors (*Ibid.*, 15 mai, p. 515).

— — Lesions of the optic nerve and papil in connection with certain affections o
spinal cord, with special reference to Pott's disease (*Amer. Journ. of med*
t. LXX, p. 60).

— Charcot. Des localisations dans les maladies cérébrales. Hémiopie latéra
amblyopie croisée (*Rec. d'Ophthalm.*, p. 303).

— Christensen. Tumor nervi optici (*Hospitals Tidende*, t. II, p. 817).

— Deborne. Étude sur la neurite optique. Thèse de Paris, in-8°.

— Dussausay. Sarcome angiolithique du nerf optique gauche. Ablation. Méningi
la convexité. Contracture. Mort (*Bull. de la Soc. anat.*, p. 211).

— Emmert. Horizontale Hemiopie (*Klin. Monatsbl.*, t. XII, p. 502).

— Fieuzal. Névrite optique et névro-rétinite; observation avec réflexions sur l'ex
du champ visuel comme signe de méningite (*Tribune méd.*, p. 567).

— Floupe. Névralgie trifaciale droite; perte de la vue et de l'odorat du même
Autopsie. Carcinome de la dure-mère comprimant le ganglion de Gasser (
méd., oct. 1874, et *Rec. d'Ophth.*, p. 182).

1875. Galezowski. Névrite optique double avec cécité absolue. Accidents cérébraux. Guérison complète, etc. (*Rec. d'Ophth.*, p. 80).

— Gowers. On a case of convulsion of brain injury; ophthalmoscopic observation during the fit (*Lancet*, 6 nov., p. 656).

— Guaita. Un caso d'emeralopia con limitazione periferica del campo visivo, guarito colle injeczioni epidermiche di stricnina (*Ann. di Ottalm.*, t. IV, p. 135).

— Habershon. Tumor in the posterior lobe of the cerebrum, amaurosis, cephalalgia, coma, congestion of the optic nerve (*Guy's Hosp. Rep.*, t. XX, p. 330).

— Haerl. Zur Casuistik von Amaurosis nach Hämatemesis u. anderen Blutungen. Diss. Inaug. Münich, in-8°.

— Heinzel. Ueber den diagnostischen Werth des Augenspigelbefundes bei intracraniellen Erkrankungen der Kinder (*Jharb. d. Kinderheilk.*, t. VIII, p. 360).

— Herzog. Ein Fall von Stauungspapille bei Gehirntumor nebst mokro- u. microscopischem Befunde (*Klin. Monatsbl.*, t. XIII, p. 263).

— Higgens. Neuro-retinitis associated with cyanosis. Complete amaurosis, no morbid ophthalmoscopic appearance (*Med. Times and Gaz.*, p. 362).

— — Remarks on the ophthalmoscopic appearances met with. intracranial disease (*Guy's Hosp. Rep.*, t. XX, p. 315).

— Hirschberg. Ophtalmosemiotik bei progressiver Paralyse u. Tabes dorsalis (*Berl. klin. Wochenschr.*, p. 258).

— Hock. Ophthalmoscopische Befunde bei Meningitis basilaris der Kinder (*Arch. f. Augen- u. Ohrenheilk.*, t. IV, 2, p. 293).

— — Sehnervengerkrankungen bei Gehirnleiden der Kinder (*Oestr. Jahrb. f. Pädiet.*, 2, t. V, p. 1).

— Hogg (Jabes). Impairment or loss of vision, from spinal concussion or shok (*Med. Press and Circular*, 1er oct., p. 419).

— — An unusual case of uraemic poisening; epileptic convulsion followed by coma: ultimate recovery with total loss of sight (*Lancet*, 12 juin, p. 823).

— Hutchinson. On the use of the ophthalmoscope in the diagnostic of cerebral disease (*Philad. med. Times*, 8 May, p. 497).

— Jackson (Huglings). On recovery from severe double optic neuritis (*Ophth. Hosp. Rep.*, t. VIII, p. 316).

— — Syphilitic amaurosis (*Ibid.*, p. 322).

— — Autopsy in a case of hemiopia with hemiplegia and hemianesthesia (*Ibid.*, p. 326).

— — General remarks on cases of hemiopia occuring olny with hemiplegia (*Ibid.*, p. 330).

— — Hemiopia and coloured vision preceding one-sided epileptiforme seizures (*Ibid.*, p. 331).

— — On coloured vision and spasm of ocular muscles in epileptic and epileptiform seizures (*Ibid.*, p. 337).

— Kieselbach. Beitrag zur näheren Kenntniss der sogenannten grauen Degeneration des Sehnerven bei Erkrankungen des lerebrospinalsystems. Diss. Inaug. Erlangen, in-8°.

— King. Des troubles visuels à la suite de lésions des sinus frontaux (*Brit. med. Journ.*, 25 sept.).

— Klein. Zur Casuistik der Neuroretinitis in Folge von Orbitaltumoren (*Wien. med. Presse*, n° 23).

— Knapp. Ein Fall von Neuroretinitis bedingt durch ein Gummigeschwulst der Dura mater (*Arch. f. Augen- u. Ohrenheilk.*, t. IV, 2, p. 205).

— — Ein fall von Carcinom der äusseren Schnervenscheide extirpirt mit Erhaltung des Augapfels (*Ibid.*, p. 209).

— König. Étude historique et critique sur la nature des amauroses consécutives aux blessures de l'orbite. Thèse de Paris, in-8°.

— Lamy. Remarks on the etiology of choked disk in brain disease (*Am. Journ. of med. Sc.*, t. LXX, p. 361).

— Landolt. Des localisations dans les maladies cérébrales (*Prog. méd.*, n° 52, p. 768).

1875. LAWSON. Wound of the optic nerve from a staf with knife without injury of th globe (*Lancet*, 2 janv., p. 13).
— MANDELSTAMM. Zur Frage über Hemiopie (*Klin. Monatsbl.*, t. XIII, p. 91).
— MIERNY. Amaurose des deux yeux, suite d'une saignée (*Petersb. med. Bot* p. 354).
— NETTLESHIP. Severe blow on the eye followed by lasting domage to sight, withou visible changes in any part (*Lancet*, 21 août, p. 277).
— PAULI. Beiträge zur Lehre vom Gesichtsfelde. Munich, in-8°, p. 80.
— RAEHLMANN. Ueber den Farbensinn bei Sehnervenerkrankung (*Arch. f. Ophth* t. XXI, 2, p. 27).
— RANKIN (Frank). A case of syphilitic atrophy of both optic nerves (*The med. Rec* 13 mars, p. 180).
— RAYMOND. Stado torpido e stati emeralopi della acuita visiva col rishiarament (*Ann. di Ottalm.*, t. IV, p. 40).
— RICHET. Sarcome angiolitique du nerf optique gauche; ablation; méningite de l convexité; contracture; mort (*Rec. d'Ophth.*, p. 295).
— ROOSA. A case of basilar meningitis in which the ophthalmoscope appearance (choked disk) were observed one month before death (*Philadelph. med. Time* 20 mars, p. 389).
— SAMELSHON. Zur Pathogenese der fulminirenden Erblindungen nach Blutverluste Zweiter Artikel (*Arch. f. Ophthalm.*, t. XXI, 1, p. 150).
— SCHILLING. Ueber Gesichtsfeldamblyopien ohne ophthalmoscopischen Befund. Diss Inaug. Berlin, in-8°.
— SCHOEN. Die Verwerthung der Augenaffectionen für Diagnose u. Localisation grobe Hirnerkrankungen (*Arch. f. Heilkunde*, t. XVI, p. 1).
— SCOTT. Puerperal Blindness (*The med. and surg. Reporter*, 9 oct., p. 384).
— STAN. Ein Beitrag zur Casuistik von plötzlich eingetretenen Amaurosen nach Haema temesis. Diss. Inaug. Greifswald, in-8°.
— SWANZY. The significance of « congestion papilla » or « choked disk » in intracra nial disease (*Dublin Journ. of med. Sc.*, 1 March, p. 178).
— — A case of sudden amaurosis associated with chorea (*Ophth. Hosp. Rep.*, t. VIII p. 181).
— SEELY. Galvanism in ocular and aural affections (*Arch. of Electrol. and Neurol.* 1er nov. 1874).
— THOMSON. Case of sector-like defect of the field of vision (*Transact. of the Am ophth. Soc.*, p. 337).
— TOROWGOOD. Optic neuritis with complete loss of vision, recovery under treatmen (*Med. Times and Gaz.*, t. L, p. 160).
— TREITEL. Ueber das Verhalten der peripheren u. centralen Farbenperception be Atrophia nervi optici. Diss. Inaug. Königsberg, in-8°.
— USCHAKOW. Ueber Stauungspapille bei intracraniellen Leiden (*Ann. der chir. Ge sellsch. zu Moskau*, p. 590).
— VAN DER BORG. Strichinn-Injectionen gegen Amblyopien (*Dorpater med. Zeitschr.*, t. VI, p. 52).
— VIEUSSE. De l'atrophie et de la névrite traumatique de la papille (*Rec. d'Ophthalm.*, p. 334).
— WILLIAMS. Some peculiar phenomena attending a case of sudden temporary loss o hearing and sight (*Transact. of the Am. ophth. Soc.*).
— WOINOW. Aus der ophthalmoscopischen Praxis (*Petersb. med. Bote*, p. 301). (Neuro-rétinite avec épanchement sanguin dans les deux rétines).
1876. ABADIE. De l'atrophie des nerfs optiques dans le mal de Pott (*Ann. d'Ocul.*, t. LXXVI, p. 85).
— BOUCHUT. Revue cérébroscopique de 1875 (*Gaz. des hôp.*, p. 1).
— — Carie vertébrale, paraplégie, etc. (*Ibid.*, p. 561).
— — Carie vertébrale et pachyméningite spinale, etc. (*Ibid.*, p. 609).
— — Méningite tuberculeuse, neuro-rétinite; tubercule de la choroïde (*Ibid.*, p. 241).

1876. BOUCHUT. Atlas d'ophthalmoscopie médicale et cérébroscopie. Paris, in-4°.
— CROSS. On the retinal circulation in epilepsy (*The med. Record*, 15 July).
— DECAIN. Éclampsie puerpérale accompagnée d'amaurose albuminurique, suivie de guérison (*Gaz. des hôp.*, p. 210).
— EMMERT. Recidiverende Amaurosis transitoria (*Arch. f. Augen- u. Ohrenheilk.*, t. V, p. 401).
— ENGESSER. Beitrag zur Casuistik der simulirten Sclerose des Gehirns u. Rückenmarks (*Arch. f. klin. Med.*, t. XVII, p. 556).
— FRIES. Beitrag zur Kenntniss der Amblyopien u. Amaurosen nach Blutverlust (Diss. Inaug., Tubingen, in-8°, et *Beilageheft der klin. Monatsbl.*, août).
— GALEZOWSKI. De l'atrophie de la papille du nerf optique et des amblyopies dans certaines affections gastriques (*Un. méd.*, p. 365).
— — De l'action toxique de l'aniline, de l'opium, du tabac, etc., sur la vue (*Rec. d'Ophthalm.*, p. 210 et 331).
— GOODHART. Headach, double optic neuritis and blindness ending in recovery (*Med. Times and Gaz.*, t. V, p. 455).
— GOWERS. Note on chronic optic neuritis (*Report of the fifth intern. Congress*, p. 14).
— HALL. The ophthalmoscope in cerebral tumor (*Philad. med. Times*, p. 221).
— HALTENHOFF. La strychnine dans la thérapeutique oculaire (Genève, in-8°, et *Ann. d'Ocul.*, t. LXXVI, p. 185).
— HIRSCHBERG. Stauungspapille u. Neuritis optici bei Hirnerkrankungen (*Deutsche Zeitschr. für prakt. Med.*, n° 4).
— HOGG. Impairment or loss of vision from spinal concussion or shock (*Med. Press and Circular*, 5 et 11 janv.).
— HOLMS. Ueber drei Fälle von Neuro-retinitis mit Symptomen eines intracraniellen Leidens (*Arch. f. Augen- u. Ohrenheilk.*, t. V, p. 172).
— HURST. Contribution à la stase papillaire (*Przeglad Lekarski*, n° 2).
— HUTCHINSON. Miscellaneous cases and observations (neuritis optica) (*Ophth. Hosp. Rep.*, t. VIII, p. 493).
— — Miscellaneous cases (Rupture of sclerotic; subsequent atrophie of eye probably from rupture of the optic nerve) (*Ibid.*, p. 491).
— — On the influence of the sexual system on diseases of the eye (*Ibid.*, t. IX, p. 1).
— — Report on the prognosis in tabacco amaurosis (*Ibid.*, p. 488).
— JACKSON (Huglings). A case of double optic neuritis without cerebral tumor (*Ophth. Hosp. Rep.*, t. VIII, p. 445).
— — Case of large cerebral tumor without optic neuritis and with left hemiplegia and imperception (*Ibid.*, p. 434).
— LANDOLT. De la valeur de certains symptômes oculaires dans la localisation des maladies cérébrales (*Bull. de la Soc. de méd. prat.*, p. 149).
— LASKIEWICZ-FRIEDENFELD (de). Tumeur du nerf optique (*Przeglad Lekarski*, n° 30).
— MATHEWSON. A case of choked disk under observation three years and a half (*Rep of the fifth. intern. Opthalm. Congress*, p. 63).
— NETTER. Cécité par un éclair (*Rev. méd. de l'Est*, p. 339).
— NETTLESHIP. Pathol. and clinical notes (Optic neuritis in an eye lost by Ophthalmia neonatorum) (*Ophth. Hosp. Rep.*, t. VIII, p. 507).
— — The after-history of fifteen cases of malignant tumor of the eye (*Ibid.*, t. IX, p. 40).
— PANAS. Contribution à l'étude des troubles circulatoires visibles à l'ophthalmoscope dans les lésions traumatiques du cerveau (*Bull. de l'Acad. de méd.*, n° 12).
— PITRES. Sur l'hémianesthésie d'origine cérébrale et sur les troubles de la vue qui l'accompagnent (*Gaz. méd. de Paris*, p. 302).
— POWER. Hemiopie and partial paralysis (*Med. Times and Gaz.*, p. 255).

1876. PUFAHL. Ueber hereditäre Amblyopie (*Berl. klin. Wochenschr.*, n° 10).

— RAFFERLY. A case of brain disease characterised by double Retinitis, etc. (*T. med. and surg. Rep.*, p. 241).

— REICH. Zur Pathologie der Sehnerven (*Arch. f. Ophthalm.*, t. XXII, 1, p. 108).

— RINGER. Case of hemiplegia, hemianaesthesia, hemiopia, unilateral sweating (*M. Times and Gaz.*, p. 489).

— SALOMON. Zwei Fälle von Tuberculose der Choroidea mit Neuritis optica (*Tage. der 49. Vers. der Naturf. u. Aerzte*, n° 8).

— SAVARY. De l'emploi de la strychnine dans l'atrophie du nerf optique (*Ann. d'Ocu* t. LXXVI, p. 158).

— SCHIESS-GEMUSEUS. 1) Totale Erblindung beider Augen, Heilung, Farbenperversio 2) Totale Erblindung beider Augen nach Fall. Heilung. (12. *Jahresber. der Auge heilanstalt, in Basel.* Basel, in-8°, p. 36 et 38).

— SCHNABEL. Ueber den Werth des Augenspiegels für die Diagnose innerer Erkra kungen (*Wien. med. Presse*, p. 575).

— SCHOTT. Veränderungen des Opticus bei Syphilis (*Arch. f. Augen- u. Ohrenheil* t. V, p. 409).

— SCHWEIGGER. Hemiopie u. Sehnervenleiden (*Arch. f. Ophthalm.*, t. XXII, 3, p. 27

— SEELY. Optic neuritis as a sequel of diphteria (*The Clinic*, 9 déc., p. 277).

— SHAW. The intracranial and intraocular circulation (*The Journ. of nerv. and me disease*, p. 207).

— STEINHEIM. Die Behandlung der Amblyopien u. Amaurosen mit Amylnitrit (*Be klin. Wochenschr.*, p. 230).

— TREITEL. Neuroparalytische keratitis, Umvandlung einer kleinen Abschnitts d Nervus opticus in einen Bindegewebsstrang (*Arch. f. Ophthalm.*, t. XXII, p. 239).

— WALZBERG. Ein Fall von Basedow'scher Krankheit u. Sarcom des Schädelbasis m Neuritis optica (*Klin. Monatsbl.*, t. XIV, p. 401).

1877. ATKINSON. Case of locomotor ataxy with unusual visual troubles (*Med. Tim* juin).

— BAER. Retrobulbäres Extravasat durch Trauma, plötztiche Amaurose (*Deutsche me Wochenschr.*, n° 39).

— BERGER. Zur Lehre von der primaeren Lateralsclerose des Rückenmarks (*Deutsc Zeitschr. f. prakt. Med.*, n° 6).

— BERNARDT. Eigenthümlicher Fall von Hirnerkrankung (*Berl. klin. Wochenschr* n° 49).

— — Ueber den diagnost. Werth der Symptome der Deviation conjuguée, der abno nen Kopf u. Rumpfhalthung bei Hirnkrankheiten (*Arch. f. path. Ana* t. LIXIX, p. 1).

— BOUCHUT. Des altérations du nerf optique, de la rétine et de la choroïde produit par la carie vertébrale scrofuleuse et pachyméningite spinale (*Gaz. des hôp* n° 22).

— — Leçon d'ouverture sur le diagnostic de la méningite par l'ophthalmoscop *Ibid.*, p. 143).

— BOWELL. De quelques accidents de l'épilepsie et de l'hystéro-épilepsie. Thèse d Paris, in-8°.

— BRAILEY. Report of two cases of rare tumor of the eye (*Ophth. Hosp. Rep.*, IX, p. 229).

— BROWN-SÉQUARD. Introduction à une série de mémoires sur la physiologie et pathologie des diverses parties de l'encéphale (*Arch. de physiol.*, mai à oct.).

— — Anaesthesia, amaurosis and aphasia as effects of brain-diseases (*Dubl. Journ. o med. Sc.*, p. 113).

— BULL. Observation on shoked disk, following injuries to the had in children (*Amer Journ. of med. Sc.*, p. 365).

— CHIARI. Ein Fall von Tuberculose des Nerv. opticus dexter (*Oest. med. Jahr* p. 559).

— CURSCHMANN. Tumor des Kleinhirns (*Berl. lin. Wochenschr.*, n° 17).

77. DAGUENET. Du zona ophthalmique avec névrite optique du côté correspondant (*Recueil d'Ophthalm.*, p. 117).

— DAVIDSON. Atrophie des nerfs optiques par un abcès intracrânien guéri par la trépanation (*Ann. d'Ocul.*, t. LXXVII, p. 38).

— DELAHOUSE. Tumeurs du cerveau et leur localisation (*Arch. gén. de méd.*, p. 58 et p. 55, 1878).

— DESPAGNET. De l'atrophie progressive de la papille du nerf optique (*Mouvement méd.*, n°s 31-33).

— EISENLOHR. Zur Casuistik der Tumoren der Hypophysis (papillite par suite de tumeur de l'hypophyse) (*Arch. f. path. Anat.*, t. LXVIII, p. 3).

— FOX. Amaurosis by tumor of the brain (*Lancet*, n° 1).

— FÜRSTNER. Zur Genese u. Symptomatologie der Pachymeningitis hæmorrhagica (*Arch. f. Psych.*, VIII, p. 1).

— — Ueber eine eigenthümliche Sehstörnug bei Paralytikern (*Ibid.*, p. 182).

— GALEZOWSKI. Localisation des maladies cérébrales ayant rapport avec les maladies oculaires (*Mouvement méd.*, n° 35).

— — Ataxie locomotrice (*Progrès méd.*, n° 13).

— — Atrophie double des deux papilles par névrite optique (*Recueil d'Ophthalm.*, p. 193).

— GRÜNING. Ueber ein mit Schonnug des Bulbus extirpirtes Myxorm des Sehnerven (*Arch. f. Augen- u. Ohrenheilk.*, t. VI, 1, p. 35).

— HARDY. Hémiplégie consécutive à un ramollissement cortical du cerveau (*Gaz. des hôp.*, n° 57).

— HELDT. Ueber die Wirknugen des Amylnitrits bei Amblyopien. Mittheilungen aus der Augenkl. des Dr Waldauer in Riga (*Petersb. med. Wochenschr.*, n° 37).

— HERTER. Fall von retrobulbärer viellecht entzündlicher Sehnerven-Affection (*Charité-Annalen*, p. 621).

— HULKE. Clinical lectures on a case of intracranial sarcoma (*Med. Times and Gaz.*, p. 1386).

— HUTCHINSON. Clinical groups of cases of amaurosis (*Opht. Hosp. Rep.*, IX, 2, p. 111).

— JACKSON (Huglings). Ophthalmologie in its relation to general medicine (*Med. Times and Gaz.*, May).

— JASTROWITZ. Tumor im linken Hirnlappen. Aphasie, rechtseitige Hemianopsie (*Centralbl. f. prakt. Augenheilk.*, déc.).

— KLEIN. Augenspiegelstudien bei Geisterkranken (*Wien. med. Presse*, n° 3).

— LANDOLT. De l'influence de la strychnine sur certaines affections du nerf optique (*France méd.*, n° 27).

— LAQUEUR. Traumatische Amaurose ohne ophthalmoscop. Befund (*Klin. Monatsbl.*, t. XV, p. 231).

— LEBER. Krankheiten des Sehnerven, in Handbuch. d. ges. Augenheilk. v. *Graefe-Saemisch.*, t. V, 2. H.

— LEYDEN. Ueber die Betheiligung der motorischen Muskeln u. Nervenapparate bei der Tabes dorsalis (*Deutsche Zeitschr. f. prakt. Med.*, n° 19).

— LOWNE. Névro-rétinite avec atrophie consécutive de la papille, avec observations sur la perception des couleurs (*Clin. Soc. Transact.*, IX, p. 117).

— MAGNAN. Note sur la sclérose du nerf optique et des nerfs moteurs de l'œil (3e et 4e paires) dans la paralysie générale (*Gaz. méd.*, n° 44, et *Arch. de physiol.*, p. 840).

— MAKLAKOW. Zur Aetiologie der Sehnerven- u. Retinalerkrankungen (*Centralbl. f. prakt. Augenheilk.*, mars 1878, et *Rapport de la Soc. chir. de Moscou*, 1877, t. 11).

— NETTLESHIP. Clinical notes and cases (*Ophth. Hosp. Rep.*, IX, 2, p. 168).

— — Single optic neuritis with much swelling of the disk, caused by a contusion of the eyeball, no other symtoms, recovery of good sight (*Lancet*, juillet).

— NIEDEN. Ueber die Bedeutung der Augenaffectionen zur Diagnose von Gehirnerkrankung (*Correspond.-Bl. d. Aerzt-Vereine im Rhein.*, etc., n° 20).

1877. NOYES (H.). Diseases of the general organism in their relation to the vision (*Rich-mond and Louisville med. Journ.*, p. 121).

— OETTINGEN. Drei Fälle progressiver Amblyopie die wesentlich von der Sehnerv-sheide ausgingen (*Dorpater med. Zeitsch.*, VI, 3 et 4).

— PETRINA. Klinische Beiträge zur Lokalisation der Gehirntumoren (*Prager Viert-jahrsch.*, t. CXXXIII et CXXXIV).

— POOLEY. Rechtseitige binoculare Hemiopie, bedingt durch eine Gummigeschw- im linken hinteren Gehirnlappen (*Arch. f. Augen- u. Ohrenheilk.*, t. VI, I, p. 2

— PRÉVOST. Ataxie locomotrice (*Arch. de phys. norm. et path.*, p. 764).

— PUTZER. Ein Fall von multipler Sclerose des Gehirns u. Ruckenmarks (*Deuts Zeitschr. f. prakt. Med.*, n° 6).

— RAOULT. Des atrophies papillaires. Thèse de Paris, in-8°.

— REULING. A case of retrobulbar neuritis with only quantitative perception of li ending in the restoration of perfect vision (*New-York med. Journ.*, p. 393).

— ROSHER. Regressive Stauungspapille in *Hirschberg's Beiträge zur prakt. Augenhei* 2 H.

— SAMELSOHN. Amaurosis des rechten Auges in Folge einer durch Zahnextraction eingten Periostitis orbital (*Berl. klin. Wochenschr.*, p. 752).

— SCHAW. A contribution to the symptomatology of brain tumor (*Journ. of ment. diseas* p. 565),

— SCHLESINGER. Zur Casuistik des Gehirnluberkeln (*Deutsche Zeitschr. f. prakt. Me* n° 7).

— SCHMIDT-RIMPLER. Amblyopie ohne Befund, retrobuläre Neuritis (*Klin. Monats* t. XV, p. 165).

— SWANZY. On the treatment of amblyopia (*Dubl. Journ. of med. sc.*, janv.).

— TARDY. Essai sur les altérations des nerfs crâniens dans la paralysie géné Thèse de Paris, in-8°.

— VINCENT. Des phénomènes oculo-pupillaires dans l'ataxie locomotrice progressiv la paralysie générale. Thèse de Paris, in-8°, p. 129.

— VINCENTIIS (C. de). Osservazione cliniche e anatomiche. Glioma dell' extr intraoculare del nervo ottico (*Mouv. med. chir.*, et in-8°., p. 30).

— WARLOMONT et DUWEZ. Etiologie de la neuro-rétinite (*Ann. d'Ocul.*, t. LXXV p. 144).

— WEBER. Amaurose im Wochenbett (*Petersb. med. Wochenschr.*, n° 38).

— WURST. Contributions à l'étude de la papillite (*Przeglad Lekarski*, n°s 32 et 33).

1878. ABADIE. Des atrophies interstitielles et parenchymateuses des nerfs optiques (*A d'Ocul.*, t. LXXX, p. 191).

— ALT. Fall von Endetheliom des intervaginalen Raumes des Opticus. Versuch d Augapfel bei dessen Entfernung. zu erhalten, durch unstillbare Bleitung verei (*Arch. f. Augen- u. Ohrenheilk.*, t. VII, I, p. 46).

— — Klin. Bericht über Knapp's Augenheilanstalt zu New-York (*Arch. f. Augen- Orenheilk.*, VII, p. 168). (Rapport de 66 cas d'atrophie du nerf optique).

— ATKINSON. Eye cases illustrative of medical ophthalmologie (*Lancet*, mai et juin)

— BASTIAN. Clinical lecture on two cases of cerebellar disease (*Ibid.*, p. 207).

— BELL. Case of injury of the brain presenting certain anormal symptomes (*Edi med. Journ.*, p. 682).

— BOCHEFONTAINE et VIEL. Méningo-encéphalite déterminée expérimentalement chez chiens sur la convexité du cerveau (*Gaz. méd.*, n° 1).

— BOUCHUT. Ophthalmoscopie et cérébroscopie (*Gaz. des hôp.*, n° 1).

— BURNETT. Entzündung beider Sehnerven (Stauungspapille) u. Hornhautvereiteru der rechten Auges bei einem rectseitigen Sarkom des Kleinhirns (*Arch. Augen- u. Ohreinheilk.*, t. VII, 2, p. 172).

— BUZZARD. Imperfect right hemiplegia with double optic neuritis and obliteration the right brachial artery (*Med. Times and Gaz.*, p. 631).

— BYRON-BROMVELL. Case of intracranial tumor (*Edinb. med. Journ.*, p. 308).

— COINGT. Contribution à l'étude des symptômes oculaires dans les maladies du sy tème nerveux central. Thèse de Paris, in-8°, p. 209.

1878. DAVIDSON. Tubercular tumor of cerebellum (*Med. Times and Gaz.*, p. 218).
— DEFOSSEZ. Essai sur les troubles des sens et de l'intelligence causés par l'épilepsie. Thèse de Paris, in-8°.
— DULLES. Four cases of cerebral injury (*Philadelph. med. Times*, n° 257).
— ENGESSER. Ueber einen Fall von disseminirter Sklerose des Gehirn's u. Rückenmarks (*Arch. f. Psychol.*, t. VIII, p. 225).
— FERRIER. On the localisation of cerebral disease (*Med. Times and Gaz.*, p. 473 et 499).
— FÜRSTNER. Weitere Mittheilungen über eine eigenthümliche Sehstörung bei Paralytikern (*Arch. f. Psych.*, 3, p. 90).
— GAIRDNER. A case of tubercular meningitis (*Glascow med. Journ.*, avril).
— GALLOPAIN. Lesion of the brain in an apoplectic; absence of the inferior parietal lobule of the right side without ocular derangement on the opposit side (*Med. Press and Circular*, avril).
— GLYAN. A case of cerebral tumor and other forme of brain disease with special reference to the doctrine of localisation (*Brit. med. Journ.*, sept.).
— GORVERS. Pathologischer Beaweis einer vollständigen Kreuzung der Sehnervenfasen beim Menchen (*Centralb. f. med. Wissensch.*, n° 31).
— GRAEFE (Mar.). Ein Fall von Hirntumor (*Deutsche med. Wochensch.*, n° 89).
— GRASSET. Études cliniques et anatomo-pathologiques. Montpellier, in-8°.
— HEUSINGER (de). Apoplectiformer Anfall (*Berl. klin. Wochenschr.*, n° 23).
— HOLMES. Dreizehn Fälle von ocularen Geschwülsten, eine Sehnervengeschwulst u. ein Fall von Panophthalmitis mit einer Geschwulst vortäuschendem Coagulum (*Arch. f. Augen- u. Ohrenheilk.*, t. VII, 2, p. 301).
— HUBBARD. Neuro-retinitis from inflammation of the dura-mater (*New-York med. Journ.*, n° 3).
— JACCOUD. Un fait contraire aux localisations cérébrales (*Gaz. hebd.*, n° 30).
— JACKSON (Huglings). Tetanus-like seizures with double optic neuritis (*Med. Times and Gaz.*, p. 1482).
— JAEGER (A.). Beitrag zur Casuistik der Kleinhirntumoren. Diss. Inaug.. Tübingen. in-8°.
— KAHLER. Casuistischer Beitrag zur Therapie von typischer Tabes (*Arch. f. klin. Med.*, t. XXI, p. 432) (Régression des symptômes ataxiques *à l'exception de ceux de la vision*, par l'emploi du nitrate d'argent).
— KEPINSKI. Ein Sarkom, der Basis cranii Perforation in die Augen- u. Schädelhöhle. Diss. Inaug. Kiel, in-8°, p. 17.
— KIDD. A case of great enlargement of the pons, crura cerebri and medulla (*St-Bartholom. Hosp. Rep.*, XIII) (Entraînant une paralysie complète des deux nerfs abducteurs; paralysie incomplète de l'oculomoteur droit et une neurite optique double).
— KIEPERT. Halbseitiger Verlust des Gesichts u. Gehörsinn's mit Hemicranie in Folge von Sympathicuslähmung (*Deutsche Zeitschr. f. prakt. Med.*, n°s 3 et 4).
— KRIES (de). Mittheilungen aus der Augenklinik zu Halle (*Arch. f. Ophthalm.*, t. XXIV. 1, p. 153) (Cas de névrite rétro-bulbaire).
— LASKIEWICZ-FRIDENFELD. Cas de dégénérescence tuberculeuse du nerf optique (*Przeglad Lekarski*, n°s 40 et 41).
— LEARED. Oculo-motor Paralysis and atrophy of the optic disk probably due to syphilitic growth (*Med. Times and Gaz.*, p. 390).
— LEBRIS. Des différentes formes cliniques des atrophies papillaires. Thèse de Paris, in-8°, p. 40.
— LUBINSKI. Entwicklungsprocess der Retinal- u. Papill.-atrophie nach Erysipelas faciei (*Klin. Monatsbl.*, t. XVI, p. 168).
— MACKELLAR. The structure of the lamina cribrosa (*Glascow med. Journ.*, X, p. 548). (Transmission des affections choroïdiennes au nerf optique par la lame criblée).
— MAGAWLY. Amblyopie in Folge von Contusion des Kopfes (*St-Petersb. med. Wochenschr.*, n° 5).
— MAGNUS. Embolie oder Sehnervenblutung (*Klin. Monatsbl.*, t. XII, p. 78).

1878. MAUTHNER. Ueber Exophthalmus (*Wiener med. Presse*, nos 1, 3, 5 et 7) (Tumeur d nerf optique, extraction, mort).

— MICHEL. Ueber die anatomischen Ursachen von Veränderungen der Augenhinter grundes bei einigen Allgemeinen Erkrankungen (*Deutsch. Arch. f. klin. Med* XXII, p. 439).

— — Die spontane Thrombose der Ven. centralis retinæ (*Klin. Monatsbl.*, t. XVI, (*Arch. f. Ophthalm.*, t. XXIV, 2, p. 37).

— MILLS. Tumor of the brain, invoing portions of the first and second frontal conv lutions, convolution of the corpus callosum (*Philad. med. Times*, n° 291). Papill double et amaurose complète.

— NEFTEL. Ein Fall von vorübergehender Aphasie mit bleibender medialen Hemiop des rechten Auges, nebst einem Beitrage zur galvanischen Reaction des optisch Apparates im gesunden u. kranken Zustande (*Arch. f. Psychiatr.*, t. VIII, p. 409).

— NIEDEN. Ueber Massenentwikelung von Drusen de Lamina vitrea choroïdeæ und i Umfange des intraocularen Sehenervenendes (*Centralb. f. prakt. Augenheil* janv.).

— — Ophthalmosc. Demonstration der Drusenbildung auf den Nervus opticus beschrä (*Ber. d. ophth. Gesellsch. zu Heidelb.*, p. 195).

— PFLÜGER. Neuritis optica (*Arch. f. Ophthalm.*, t. XXIV, 2, p. 169).

— — Bericht der Augenklinik in Bern. Berne, in-8°.

— POLLAK. Cysticerken in dem Gehirn. u. dem Auge (*Wien. med. Presse*, p. 1480).

— REICH. Ueber die neuen Untersuchungen bezüglich der Neuritis optica als Merkm der Cerebralgeschwülste (*Protok. der Kaukas Gesellsch.*, n° 13).

— REINHARD. Beitrag zur Casuistik der von Fürstner beschriebenen eigenthümlich Sehstörung bei Paralytischen (*Arch. f. Psych.*, t. IX, p. 147).

— RISLEY. Retinal irritation (*Philad. med. Times*, p. 529).

— ROUIRE. De l'atrophie papillaire tabétique et de son traitement. Thèse de Par in-8°.

— SANDER. Ueber die Beziehungen des Auges zum wachenden u. schlafenden Zusta des Gehirns u. über ihre Veränderungen bei Krankheiten (*Arch. f. Psych.*, t. I p. 120).

— SATTLER. Ueber eine tuberkulöse Erkrankung des Sehnerven u. seiner Scheiden über Netzhauttuberculose (*Arch. f. Ophthalm.*, t. XXIV, 3, p. 127).

— SCHMIDT-RIMPLER. Progressive Sehnerven-Atrophie u. Fehlen des Kniephenome (*Klin. Monatsbl.*, t. XII, p. 265).

— SCHMIKEWITSCH. Un cas de neurite optique suite de tumeur cérébrale (*Milit. me Journ.*, déc.).

— SCHULTZE. Beitrag zur Lehre von den Rückenmarkstumoren (*Arch. f. Psyc* t. VIII, p. 367).

— SIEMENS. Zwei Fälle von Hæmatoma duræ matris (*Berl. klin. Wochenschr.*, n° 2

— STRAWBRIDGE. Ophthalmic contribution (*Transact. of the Am. ophth. Soc.*, p. 3 (Ablation d'une tumeur gliomateuse du nerf optique chez une femme de ving quatre ans).

— VACK. Essai critique sur la pathogénie et l'étiologie de l'atrophie papillaire. Th de Paris, in-8°.

— VIRET. Étude critique sur l'étiologie et la pathologie de l'atrophie papillaire. Th de Paris, in-8°.

— WEST. Tubercular meningitis (*St-Barth. Hosp. Rep.*, XIII).

— WESTPHAL. Ueber ein frühes Symptom der Tabes dorsalis (*Berl. klin. Wochensch* n° 1) (Paralysies musculaires et dégénérescence grise du nerf optique).

— — Ueber strangförmig Degeneration der Hinterstränge mit gleichzeitiger fleckwei Degeneration des Rückenmarks (*Arch. f. Psychiatr.*, t. VIII, p. 389).

— WILBRAND. Ueber Neuritis axialis (*Klin. Monatsbl.*, t. XVI, p. 505).

— ZIEGLER. Ueber pathologisch-anatomische Veränderungen bei Erkrankungen des Ce tralnerven-Systems (*Sitzungsber. der phys.-med. Gesellsch. zu Würzburg*, 6 ju let) (Tuberculose de l'hypophyse et des nerfs optiques).

1878. ZIEMSEN (de). Zur Casuistik der Meningitis cerebro-spinalis (*Ann. d. städt. Allg. Krankenhauses in München*, I).

1879. ALTHAUS. Observations on neuritis and perineuritis of some of the cranial nerves (*in Brain*, t. II, p. 10).

— ALTHERR. Ein Fall von Tumor cerebri mit einigen Bemerkungen über dessen Diagnose. Diss. Inaug., Würzb., in-8°, p. 34. (Gliôme cérébral avec stase papillaire et paralysie incomplète des trois. paires).

— BABSTEIN. Ueber die selbständige combinite Seiten- u. Hinterstrangsclerose des Rückenmarks (*Arch. f. path. Anat.*, t. LXXVI, p. 74).

— BECKER. Ueber Augenkrankheiten mit Rücksicht auf Localisation von Gehirnleiden (*Intern. med. Congress zu Amsterdam Compte rendu*).

— BERLIN. Ueber Fracturen der Wandungen des canalis opticus (*Klin. Monastbl.*).

— BOUCHUT. Cérébroscopie, diagnostic immédiat de méningite par l'ophthalmoscope en absence de tout autre renseignement (*Paris méd.*, p. 163).

— — Des localisations cérébrales. Tubercules ayant détruit la totalité des couches optiques; hyperesthésie cutanée, amaurose et neuro-rétinite, paralysie agitante (*Gaz. des hôp.*, n° 144).

— BRAMWELL. Cases of intracranial tumor (*Edinb. med. Journ.*, n°s 283 et 284).

— BRIERE. Névrite optique un mois après une iridectomie pratiquée sur l'autre œil pendant une iritis aiguë (*Ann. d'Ocul.*, t. LXXXI, p. 33).

— — Névrite optique double syphilitique, cécité complète pendant trois jours; guérison rapide (*Ibid.*, p. 37).

— CHARON. Tumeur cérébrale procédant de l'orbite; mort; autopsie (*Presse méd. belge*, p. 145).

— CHRISTENSEN. Amaurose ved Tumor cerebr. (*Oftalmo. Med. de Leser*, 1, 2, 3) (Sarcome à la surface post. de la pars petrosa)

— CLOUSTON. Three cases of mental disease accompagned by affection of the bones of the skull (*Journ. of ment Sc.*, juillet).

— CURSCHMAN. Ueber die cerebralen Centren des Geseichtsinns (*Centralb. f. prak. Augenheilk.*, p. 181).

— DAGUENET. Quelques remarques sur la pathogénie de la névrite optique (*Rec. d'Ophthalm.*, p. 705).

— DOWSY. The contiguity of neuro-retinitis with descending retinitis from intracranial disease (*Med. Press and Circul.*, p. 519).

— DRESCHFELD. Cerebellar tumor (*Brit. med. Journ.*, p. 590).

— EISELEN. Ueber einen Fall von symptomatischer Epilepsie in Folge einer grossen Osteom des Stirnbeins Diss. Inaug., Würzb., in-8°, p. 31. (Neurite chr. double, régression après ablation de l'hypostose).

— ERB. Ueber das Zusammenvorkommen von Neuritis optica u. Myelitis subacuta (*Arch. f. Psych.*, t. X, p. 146).

— — Zur Pathologie der Tabes dorsalis (*Deutsch. Arch. f. klin. Med.*, t. XXIV, p. 1).

— FANO. Amaurose spinale, application de cautères volants sur la région cervico-dorsale; amélioration notable de la vision (*Journ. d'Ocul.*, VII, p. 24).

— FUCHS. Neuritis in Folge heriditærer Anlage (*Klin. Monatsbl.*, t. XVIII, p. 332).

— GALEZOWSKI. Des amblyopies et des amauroses congénitales (*Rec. d'Ophthalm.*, p. 82).

— — Sur les atrophies traumatiques des papilles optiques (*Gaz. méd.*, n° 51).

— GARLICK. Observations on the ophthalmosc. appearences in the tubercular meningitis of children (*Med. chir. Transact.*, LXII, p. 400).

— GILL. Ball passed through both orbits and ethmoid bone dividing both optic nerves (*Lancet*, p. 259).

— GOWERS. Cases of cerebral tumor illustrating diagnosis and localisation (*Ibid.*, p. 8).

— — De la relation de la névrite optique et des affections encéphaliques (*Ann. d'Ocul.*, t. LXXXII, p. 143).

— — A manual and atlas of medical ophthalmoscopy. London, in-8°.

1879. Grossmann. Doppelseitige Neuro-retinitis descendens mit consecutiv eintretent Amaurose bei diabetites mellitus (*Berl. klin. Wochenschr.*, n° 10).

— Harlan. Sympathetic neuroretinitis with remarks on sympathetic ophthalmia (*Am Journ. of med. sc.*, t. LXXVII, p. 303).

— Hénoch. Beiträge zur Casuistik der Gehirntuberculose (*Charité-Annalen*, p. 489).

— Hirschberg. Stauungspapille durch Hirntumor (*Arch. f. Augenheilk.*, t. VII p. 51).

— — Rechtseitige Hemiplegie mit linkseitiger Oculomtorius-Lähmung u. doppelse tiger Neuritis optica bei einem Kinde. Tuberkel in der linken Hälfte d Pons, etc. (*Ibid.*, p. 49).

— Hutchinson. Clinical groups of cases of amaurosis (concluded) (*Ophth. Hosp. Rep* IX, 3, p. 273).

— Hygenin. Typhus ambulatorius. Embolie der Arteria fossæ sylvici (*Corres.-Blatt Schweiz. Aerzte*, n° 15). Avec neurite descendante et ptosis double.

— Jackson (Hnglings). Remarks on the routine use of ophthalmoscope in cerebr disease (*Med. Press and Circular*, et London, in-8°).

— Jastrowitz. Emige Beobachtungen von Sehstörungen nach Hirnverletzungen (*All Zeitschr. f. Psychiatrie*, t. XXXIV, p. 5).

— Jellineck. Ueber eine Cyste im Kleinhirn (*Mittheilungen d. Vereine der Aerzte Nieder-Oesetreich*, n° 24) (Ayant occasionné une papillite avec apoplexie rét nienne).

— Kjelberg et Axel Key. Cas de glioma cerebelli (*Hygiea*, p. 625) (Avec papillite).

— Knapp. Tumor of the optic nerve (*Transact. of the Americ. ophth. Soc.*, p. 557).

— Kuhnt. Zur Genese der Neuritis (*Sitzungsber. der Heidelb. ophth. Gesellsch* p. 150).

— Landesberg. Neuritis u. Amblyopia sympathica (*Klin. Monatsbl.*, t. XVIII, p. 235

— Lasinski. Beitrag zur plötzlichen Amaurose (*Deutsche med. Wochenschr.*, n° 24).

— Leyden. Beitrage zur acuten u. chronischen Myelitis (*Zeitsch. f. klin. Med.*, p. 1).

— Lippincott. A case of atrophie of the optic nerves; recovery (*Med. and surg. Repo Philadelph.*, XLI, p. 137).

— Mackenzie. A case of double atrophic neuritis without gross cerebral lesion, wi remarks upon the immediate causation of optic neuritis (*Brain*, p. 257).

— Marchand. Ein Fall von sogenantem Cysticercus racemosus des Gehirns (*Arch. path. Anat.*, t. LXXV, p. 404) (Amaurose brusque s'amendant progressivem deux mois et demi avant la mort).

— Mauriac. Contribution à l'étude des amblyopies symptomatiques de la syphil cérébrale, Paris, in-8°, et Amblyopia symptomatic of cerebral syphilisation (*Me Press and Circ.*, XXVII, p. 404, et XXVIII, p. 4).

— Mills. Syphiloma of the cervical dura-mater (*Philad. med. Times*, n° 312) (Entra nant une amblyopie).

— Mohr. Ein Beitrag zur Frage der Semidecussation im Chiasma nervorum opticoru (*Arch. f. Ophthalm.*, t. XXV, 1, p. 57).

— Moore. A case of sclerosis of the cerebral cortex with two other exemples of cerebr disease in children (*St-Barth. Hosp. Rep.*, XV) (Amaurose avec dilatation pupi laire).

— Nothnagel. Tipische Diagnose der Gehirnkrankheiten. Berlin, in-8°, p. 626.

— Nüel. Des altérations acquises du sens chromatique (*Ann. d'Ocul.*, t. LXXXI p. 64).

— Obtulowicz. Neuritis optica traumatica (*Przegl. Lekarski*).

— Oeller. Retinitis u. Cyclitis sympathica bei Cerebrospinal-meningitis (*Arch. f Augenheilk.*, VIII, p. 357).

— Oglesby. Case of inflamined optic disc (*Brit. med. Journ.*, p. 853).

— Paoli. Dell atrofia interstitiale e parenchimatosa dell nervo ottico (*Sperimental* XLIV, p. 164).

— Parinaud. De la névrite optique dans les affections cérébrales (*Ann. d'Ocul* t. LXXXII, p. 5).

1879. RUMPF. Ueber einige Rückenmarkssymptome bei chronischen Gehirnerkrankungen (*Deutsch. Arch. f. klin. Med.*, XVIII, p. 527) (Décoloration gris blanchâtre des papilles dans leur moitié externe).

— SANTOS FERNANDEZ. De las infermidades del nervo optico por causa cerebral (*Cron. med.-quir. de la Habana*, V, p. 351).

— SCHIESS-GEMUSEUS et ROTH. Metastatiches Sarcom der Papille u. angrenzenden Retina (*Arch. f. Ophthalm.*, t. XXV, 2, p. 177).

— SCHIRMER. Amaurosis mit Blephorospasmus (*Klin. Monatsbl.*, t. XVIII, p. 349).

— SNELL (Simeon). Foreign body (peace of steel) embeded close to the optic disc., with retention of perfect sight (*Ophth. Hosp. Rep.*, IX, 3, p. 370).

— STEFEAN. Beitrag zur Lehre des Zusammenhangs der Erkrankungen der Sehenerven mit denen des Rückenmarks (*Ber. der Heidelb. Opht. Ges.*, p. 90).

— STEWART (GRAINGER). The eye symptoms in locomotor ataxia (*Brain*, II, p. 181).

— TEN CATE HONDEMAKER. Multiple Herdsklerose im Kindesalter (*Deutsch. Arch. f. klin. Med.*, XXIII, p. 443) (Décoloration gris blanchâtre avec V = 1/26 — 6/24).

— TREITEL. Ueber den Wert der Gesichtsfeldmessung mit Pigmenten für die Auffassung der Krankheiten des Schapparates (*Arch. f. Ophthalm.*, t. XXV, 2, p. 29).

— VULPIAN. Tumeur cérébrale, hémiplégie avec phénomènes spasmodiques, amaurose double; attaques épileptiformes; coma continu; mort. (*Clin. méd. de l'hôp. de la Charité*, Paris, in-8°, p. 588).

— WEBSTER. A case of apparent atrophy of the optic nerv., in which recovery of eyesight followed the use of hypodermic injections of nitrate of strychnia (*Trans. of the Amer. ophthalm. Soc.*, p. 673).

— WEICHSELBAUM. Zu den Neubildungen der Hypophysis (*Arch. f. path. Anat.*, t. LXXV, 3, p. 444) (Avec atrophie complète des nerfs optiques).

— WEINLECHNER. Sturz vom zweiten Stocke. Impression des rechten Stirnbeines mit rechtseitiges Amaurose, etc. (*Ber. der Rudolfsst*, p. 331).

— WILBRAND et BINSWANGER. Ueber ascendirende Neuritis des Nervus opticus bei chronischen Hydrocephalus internes, nebst Bemerkungen über die Faserstellung in der Retine (*Breslauer Aerzt. Zeitschr.*, n° 10).

— WILLEMER. Ueber eigenthümliche d. h. sich innerhalt der æusseren Scheide entwickelende Tumoren des Sehenerven (*Arch. f. Ophthalm.*, XXV, I, p. 161).

— YEO. Clinical lecture on a remarcable case of abcess of the dura-mater and brain, following a blow on the head (*Brit. med. Journ.*, juin) (Névrite opt. modérée, plus accusée à droite, sans hémorrhagies rétiniennes à gauche).

1880. AGNEW. The value of the ophthalmoscope as a mean of determining the presence or absence of cerebral congestion (*Med. Gaz. of New-York*, p. 150).

— ARREGUI. Amaurosis atrofica; observation (*Cron. oftal.*, Cadix, p. 275).

— BALL. Sclérose à plaques disséminées (*Gaz. des Hôp.*, n° 75).

— BAMBERGER et LÜTKENMÜLLER. Fall von Keilbeincaries u. Amaurose (*Wien. med Blät.*, III, p. 1).

— BERGMANN (E. de). Die Lehre von den Kopfverletzungen (*Deutsche Chirurgie*, 30 *Lief*, Stuttgart, in-8°).

— BERLIN. Ueber den anatomischen Zusammenhang zwischen den orbitalen u. intracraniellen Entzündungen (*Arch. f. Psych. u. Neurolog.*, t. XI, p. 273, et *Berl. klin. Wochenschr.*, p. 407).

— BOUCHUT. Neuro-rétinite en rapport avec une lésion de l'oreille interne et du facial, dont l'origine était comprimée par une tumeur de la protubérance (*Compte rendu du Congres de Milan*, p. 81).

— BRAILEY. Tumor of the brain and the optic nerve (*Brit. med. Journ.*, p. 15).

— CATTANI. Due casi di lesioni cerebellare (*Gazetta degli ospitali*, n° 8) (Sarcome du cervelet droit avec une neurite optique).

— CHARCOT. Leçons sur la localisation dans les maladies du cerveau et de la moelle épinière Paris, in-8°, 2 fasc. publ. par Bourneville et Brissaud.

— CHAUVEL. Coïncidence d'une myélite aiguë et d'une névrite optique (*Prog. méd.*, n° 32).

1880. Clozier. Ataxie locomotrice progressive, atrophie de la papille et altération simultanée de la cinquième paire (*Rec. d'Ophth.*, p. 531).

— Darier. Du diagnostic des affections cérébrales au moyen de l'ophthalmoscope (*Prog. méd.*, 17 juill.).

— Delecluse. Des troubles visuels dans l'ataxie locomotrice. Thèse de Paris, in-8°.

— Despagnet. De l'atrophie du nerf optique dans l'érysipèle (*Rec. d'Ophthalm.*, p. 716).

— Dickinson. Pathological relation of certain ophthalmic phenomens to tabes dorsalis (locomotor ataxie posterior spinal scleroses, etc.) (*Alaunt Neurol. St-Louis*, p. 178).

— Dmitrovski. Atropija zritelnich nervo amblyopija, etc. (*Med. Vestnik St-Petersb.*, XX, p. 163).

— Dowse. Tumor of the cerebellum (*Med. Press and Circ.*, déc.) (Avec atrophie des nerfs optiques).

— — Palettar tendon reflex and cerebellar disease (*Ibid.* et *Lancet*, p. 772).

— Dreschfeld. Pathologisch-Anatomische Beiträge zur Lehre von der Semidecussation der Sehnervenfasern (*Centralb. f. prakt. Augenheilk.*, fév.).

— Dutuque. De l'emploi de l'ophthalmoscope dans les maladies du système cérébro-spinal (*Bull. de la Soc. méd. de l'Yonne*, t. II, p. 73).

— Eickhold. Beitrag zur centralen Sclerose (*Arch. f. Psych. u. Nervenkr.*, X, p. 613) (Atrophie des nerfs optiques).

— Fano. Étude sur un cas d'amaurose unilatérale et extra-oculaire (*Rev. de thérap. méd.-chir.*, VII, p. 189).

— Ferrier. De la localisation des maladies cérébrales, trad. par C. Varigny. Paris, in-8°.

— — Tumor under left lobe of cerebellum (*Brit. med. Journ.*, p. 617) (Avec névrite opt. double et cécité).

— — Affections of vision from cerebral disease (*Ibid.*, p. 338).

— Fieuzal. Tumeur cérébrale diagnostiquée pendant la vie (*Compte rendu du Congrès de Milan*, p. 126).

— Fischer. Zur Symptomatologie der Tabes dorsualis (*Deutsch. Arch. f. klin. Med.*, XXVI, p. 83).

— Galezowski. Des atrophies traumatiques des papilles (*Gaz. hebdom.*, p. 54).

— Ganneton. Des troubles oculaires dans la paralysie faciale. Thèse de Paris, in-8°.

— Grasset. Des localisations dans les maladies cérébrales. Paris, in-8°.

— Guttmann. Ein bemerkenswerther Fall von inselförmiger multipler Sclerose des Hirns u. Rückenmarks (*Zeitschr. f. klin. Med.*, II, p. 46) (Atrophie du nerf opt. avec cécité de ce côté).

— Haase. Tenotomie musculi reti externi; phlegmonoese Entzündung des Orbitalgewebes mi Ausgang in Atrophia nervi optici (*Arch. f. Augenheilk.*, t. IX, 4, p. 442).

— Hanke. Die ophthalmosc. Diagnose intracranieller Herderkrankungen. Diss. Inaug. Berne, in-8°, p. 28.

— Hickmann. Amblyopic affections; their value in general practice (*Transact. M. A. Georgia Atlanta*, XXXI, p. 163).

— Horstmann. Ueber Neuritis optica (*Deutsche med. Wochenschr.*, n° 31).

— Jackson (Huglings). On tumors of the cerebellum (*Lancet*, n° 4, et *Brit. med. Journ.*, p. 997).

— — On a case of recovery from organic brain disease (*Brit. med. Journ.*, p. 65) (Double neurite optique).

— — Case illustrating the value of the ophthalmoscope in the investigation and treatment of the brain (*Lancet*, p. 906) (Double neurite optique).

— — Eye symptoms in locomotor ataxy (*Ibid.*, p. 968 et 982) (Atrophie grise des nerfs optiques).

— Kümmel. Beitrag zur Casuistik der Gliome des Pons u. der Medulla oblongata (*Zeitschr. f. klin. Med.*, p. 46) (Double papillite, cécité presque complète).

— Mackenzie. The diagnosis of tumors of the cerebellum (*Lancet*, p. 522, 558, 562 et 932).

1880. MACKENZIE. Case of cerebral disease (*Cincin. Lancet and Klin.*, p. 1431).
— MAUTHNER. Gehirn u. Auge. Wiesbaden, in-8°, p. 155.
— MC-HARDY. On the value of gymnastic visual exercises in the treatment of functional amblyopia (*Brit. med. Journ.*, p. 780).
— MEDIN. Ett fall of cysticercus cellulosæ cerebris (*Hygiea*, p. 25, 1879).
— MEDINI. Amblyopia amaurotica unilaterale probabliamente congenita senza tegni ottalmoscopici (*Ann. di Ottalm.*, t. IX, p. 295).
— MENGIN. Atrophie des deux papilles à la suite de méningite aiguë (*Rec. d'Ophthalm.*, p. 385).
— MILLINGEN (E. de). Tubercule de la choroïde, névrite optique, méningite primaire tuberculeuse; mort et autopsie (*Gaz. méd. d'Orient*, Constantinople, t. XXIII, p. 11).
— MILLS. Two cases of diseases of the brain, studied chiefly with reference to localisation (*Brain*, jan.).
— MORANO. Ambliopia amaurotica per tenia (*Giorn. delle malattie di occhi*, t. III, p. 7).
— MÜLLER. Symptomatologie u. Therapis der Tabes dorsualis im Initialstadium. Graz in-8°, p. 42 (La conservation du sens des couleurs dans l'atrophie tabétique, utilisée comme signe différentiel entre cette atrophie et celle résultant de la sclérose disséminée).
— NETTLESHIP. Colour-blindness in diseases of the optic nerve (*Brit. med. Journ.*, t. II, p. 779).
— — Cases of temporary affection of the one optic nerve comparable to Bell's paralysis of the facial (*Lancet*, p. 765).
— PHILIPSON. Case of cerebral tumors (*Lancet*, p. 803) (Double névrite optique).
— PRÉVOST. Note relative à un cas d'hémiopie latérale avec anesthésie de cause cérébrale, avec autopsie (*Bull. de la Société méd. de la Suisse romande* et *Rev. mens. de méd. et de chirurgie*, p. 823).
— QUINCKE. Zur Pathologie des Blutes (*Deutsch. Arch. f. klin. Med.*, t. XXVII, p. 193) (Papillite avec encéphalite hémorr.).
— RAMPOLDI. Gliosarcome du nerf optique (*Compte rendu du Congrès de Milan* et *Ann. di Ottalm.*, t. IX, p. 295).
— REICH. Die Neurose des nervœsen Sehapparats, hervorgerufen durch anhaltende Wirkung grellen Lichtes (*Arch. f. Ophthalm.*, t. XXVI, 2, p. 135).
— REYNOLDS. Circumscribed cortical optic neuritis (*Med. Herald*, Louisville, t. II, p. 22).
— ROMIÉ. Neuro-rétinite avec phénomènes cérébraux suivie de guérison (*Gaz. d'Ophthalm.*, t. II, p. 1).
— ROSENTHAL. Metastatiche Sarcome der Schädelbasis (*Zeitschr. f. klin. Med.*, p. 46) (Avec papillite).
— SCHIESS-GEMUSEUS. Neuro-retinitis beiderseitig mit ausgedehnter Netzhauthämorrhagien (*Klin. Monatsbl.*, t. XVIII, p. 380).
— SCHLEICH. Rasche Heilung einer Amaurose mit weisser Verfärbung der Sehnervenpapille (*Mittheil. aus der ophth. Klinik zu Tübingen*, p. 216).
— SCHULZE. Zur Symptomatologie u. path. Anatomie der tuberculœsen u. entzündlichen Erkrankungen u. der Tuberkel des cerebrospinalen Nervensystems (*Deutsch. Arch. f. klin. Med.*, t. XXV, p. 297) (Carie du rocher avec infiltration purulente des gaines des nerfs optiques).
— — Ueber combinirte Strangdegeneration in der Medulla spinalis (*Arch. f. path. Anat.*, t. LXXIX, p. 132).
— — Ein Fall von eigenthümlicher multipler Geschwulstbildung des centralen Nervensystems u. seines Hüllen (Avec notable neuro-rétinite transitoire, sans lésion histologique).
— SEGUIN. On the coincidence of optic neuritis and subacute transverse myelitis (*Journ. of nerv. and ment. dis.*, Chicago, t. V, p. 177).
— SPALDING (James). A case of intra-cranial tumor with symptoms chiefly on the part of the eyes, seen during a course of five years (*Arch. of Ophthalm.*, t. IX, 2).

1880. SUCHINOFF. Zwei Fälle von Tumoren an der Basis cranii. Iena, in-8° (Rien du cô des nerfs optiques).

— UHTHOFF. Beitrag zur Sehnervenatrophie (*Arch. f. Ophthalm.*, t. XXVI, 1, p. 244

— WAGNER (L.). Vorstellung eines Gehirntumor (*Berl. klin. Wochenschr.*, n° 36) (Av atrophie complète des nerfs optiques).

— WATSON. A case of optic nerve neuritis, with subsequent atrophy associated wi cyst of the antrum (*Brit. med. Journ.*, p. 849).

— WENGLER. Ueber eine mit Aphasie complicirte Meningitis (*Deutsch. Arch. f. kli Med.*, t. XXVI, p. 180).

— WERNICKE. Ueber einen Fall von Hirntumor (*Deutsche med. Wochenschr.*, n° (Avec neuro-rétinite).

— — Demonstration von Gesichtsfeldern (*Ibid.*, n°s 4 et 5).

— WESTPHAL. Einige Falle von Erkrankungen der Nervensystems nach Verletzung a Eisenbahnen (*Charité-Annalen*, t. V, p. 379).

1881. ABADIE. De la névrite optique produite par des néoplasmes intracrâniens q déterminent la cécité sans entraîner la mort (*Arch. d'Ophthalm.*, t. I, p. 145).

— ALEXANDRE. Casuistische Mittheilungen aus der Augenheilanstalt zu Aachen Neuri des Sehnervenstammes (*Deutsche med. Wochenschr.*, n°s 40 et 41).

— ARMAIGNAC. Atrophie des deux papilles chez une enfant de quatre mois, née av terme et atteinte d'hydrocéphalie; cécité paraissant complète (*Rev. d'Oc* p. 205).

— BENEDICT. Ueber Aetiologie, Prognose u. Therapie der Tabes (*Wien. med. Pres* n°s 1, 2, 4 et 5).

— BERGMANN. Die Hirnverletzungen mit allgemeinen u. mit Herd-Symptomen (*Vol mann's Sammelung klin. Verträge*, n° 190).

— BERLIN. Ein Fall von Verletzung des Sehnerven bei Fractur des Canalis optic (*Bericht der Heidelb. Ophth. Gesell.*, p. 81).

— BERNHARDT. Beitrag zur Lehre von den Störungen der Sensibilität u. der Sehv mögens bei Läsionen des Hirnmantels (*Arch. f. Psych. u. Nervenkr.*, t. I p. 781).

— — Zur Pathologie der Tabes (*Arch. f. path. Anat.*, t. LXXXIV, p. 1).

— BEURMANN. Des symptômes oculo-papillaires de l'ataxie locomotrice. Revue critiq (*Arch. gén. de méd.*, t. CXLVII, p. 328).

— BYRON. Clinical lecture on intra-cranial tumours. Changes in the optic di (*Edinb. med. Journ.*, p. 725).

— CHARCOT. Amaurose tabétique; douleurs fulgurantes; crises gastriques; vertige Ménière; épilepsie spinale, etc. (*Gaz. des hôp.*, n° 7).

— CHAUFFARD. Note sur un cas de cécité et de surdité cérébrales (cécité et surd psychiques) avec blépharoptose droite incomplète par lésion du lobule parié gauche inférieur et du pli courbe (*Rev. de méd.*, t. I, p. 939).

— CHAUVEL. Sur quelques cas de perte immédiate unilatérale de la vue à la suite traumatisme du crâne et de la face (*Bull. de la Soc. de chir.*, n° 7).

— CHENANTAIS. Tumeur du nerf optique et de l'orbite (*Bull. de la Soc. anat. de Nan* et Paris, in-8°, p. 48).

— DEUTSCHMANN. Miliartuberkulose des Gehirns u. seiner Häute u. ihren Zusammenha mit Augenaffectionen (*Arch. f. Ophthalm.*, t. XXVII, 1, p. 224).

— DOBROWOLSKY. Amaurosis uraemica in Folge von Sehnervenödem (*Klin. Monatsb* p. 121).

— — Neuro-retinitis in Folge der Druckes der Thränendrüsengeschwulst auf d Sehnerven (*Ibid.*, p. 159).

— DOWSE. On ataxis and the pre-ataxic stage of locomotor ataxia (*Med. Times a Gaz.*, 1er oct.).

— DRESCHFELD. Cases of cerebellar disease (*Med. Times and Gaz.*, p. 734) (Sarcome cervelet avec atrophie des nerfs optiques).

— DUBOYS DE LAVIGERIE. Commencement d'atrophie de la papille d'origine centr et consécutive à une embolie; amélioration (*Rev. clin. d'Ocul.*, t. II, p. 127).

— — Affaiblissement considérable de la vue, consécutif à des troubles cérébra de natures diverses et sans lésions ophthalmoscopiques très notables (*Ibid.*).

1881. DUTUQUE. De l'emploi de l'ophthalmoscope dans les maladies du système cérébro-spinal; étude de la paralysie générale d'après la méthode ophthalmoscopique; observations cliniques. Auxerre, in-8°.

— ERB. Ein Fall von Tumor in der vorderen Centralwindung des Grosshirns (*Deutsch. Arch. f. klin. Med.*, t. XXVIII, p. 175).

— EULENBERG. Ueber differente Wirkungen der Anästhetica auf verschiedene Reflexphänomene, namentlich Sehnervenreflexe (*Centralb. f. der med. Wiss.*, n° 6).

— FENOGLIO. Contribuzione allo studio delle localizzazione delle malattie cerebrali. Torino, in-8°.

— FERRIER. A case of amblyopic ataxy (*Brit. med. Journ.*, 11 déc.).

— FIELD. Case of brain lesion with hemiplegie on the same side and uni-ocular neuritis on the opposit side (*Brain*, juillet).

— FRICKE. Zwei Fälle von Echinococcus intracranialis. Diss. Inaug., Göttingen, in-8°.

— FRIEDENWALD. Optic neuritis (*Maryland med. Journ.*, t. VIII, p. 145).

— GALEZOWSKI. Quelques mots sur la névrite optique (*Rec. d'Ophthalm.*, p. 114 et 272).

— — Daltonisme pathologique : comm. faite à la Soc. de Biol. (*Gaz. des hôp.*, 31 mai).

— GAILLIARD. Tubercule volumineux de la protubérance (*Prog. méd.*, n° 23) (Atrophie papillaire commenc.).

— GOWER. Syphilis and locomotor ataxy (*Lancet*, janv.).

— — Optic neuritis in chorea (*Brit. med. Journ.*, p. 981).

— — Axial neuritis in spinal disease (*Ibid.*, p. 932).

— GREATFIELD. Orbitac tumor and double optic neuritis (*Brit. med. Journ.*, p. 563).

— — Hemianopsie bei Schädelverletzung (*Centralbl. f. prakt. Augenheilk.*, juillet).

— GREIFF. Ueber Rückenmarksyphilis (*Arch. f. Psych. u. Nervenkrankh.*, t. XII, p. 564) (Taches grisâtres du nerf opt. g.).

— HARDY (Mc). Tumor involving the optic chiasma (*Brit. med. Journ.*, p. 163).

— HASNER. Gleiseitige Amaurose nach Schädelverletzung, geheilt durch Trepanation. Inaug. Diss., Königsberg, in-8°.

— HEUSE. Hemianopsie bei Schädelverletzung (*Centralbl. f. prakt. Augenheilk.*, juillet).

— HIGGENS. Three cases of simple atrophy of the optic nerve occuring in membres of the same family (*Lancet*, p. 869).

— HIRSCHBERG. Ein Schwarzer Sehnerf (*Centralbl. f. prakt. Augenheilk.*, mai).

— HOCK. Doppelsictige Lähmung fast aller Augenmusklen Exophthalmus, Neuritis optica, retrobulbärer Abcess., merkwürdiger durch einen Druckverband hervorgerufener Verlauf. Heilung (*Arch. f. Kinderheilk.*, t. II, p. 7).

— HUTCHINSON. Clinical remarks on a case of amaurosis and other marked symptoms of locomotor ataxy (*Brit. med. Journ.*, p. 339).

— JACKSON (Huglings). Optic neuritis in intracranial disease (*Brit. med. Journ.* p. 472).

— KIRCHKOFF. Ueber Atrophie u. Sclerose des Kleinhirnes (*Arch. f. Psych. u. Nervenkr.*, t. XII, p. 647).

— LEBER et DEUTSCHMANN. Klinisch. ophthalmologische Miscellen (*Arch. f. Ophthalm.*, t. XXVII, 1, p. 272). (Atrophie des nerfs optiques avec pigmentation des bords papillaires, suite de fièvre typhoïde?).

— LEMEKE. Ueber Gliome im Cerebrospinalsystem der Kinder (*Berl. klin. Wochenschr.*, n° 20).

— LITTEN. Ueber einige vom allgemeind klinischen Standpunkte aus interessante Augenveränderungen (*Berl. klin. Wochenschr.*, n°s 1 et 2) (Vaste hémorrhagie des gaines et de la rétine, suite d'apoplexie cérébrale).

— LITTLE. Restoration of function of sight in an eye amblyopic for years, both eyes exhibiting various diseases of the eye, with treatment (*Am. Journ. of the med. Soc. Philad.*, p. 451).

— MANN. On the treatment of blindness and deafness resulting from cerebro-spinal meningitis, by the constant current of electricity (*Journ. of Psych. M.*, London, t. VII, p. 71).

1881. Mann. On the value of the constant or galvaniccurrent of electricity in amaurosis a in diseases of the auditory organs (*Med. Gaz.*, New-York, t. VIII, p. 238).

— Marotte. Observations de crises bulbaires de nature tabétique à forme épileptiq (*Bull. de l'Acad. de méd.*, n° 96) (Attaques épileptiformes chez des tabétiqu avec atrophie des nerfs optiques).

— Mauthner. Die Sehnerven-Netzhautentzündungen bei Hirnerkrankungen (*Wie med. Bl.*, p. 289, 321, 357 et 360).

— Meyer (E.). Contribution à l'étude des maladies du nerf optique de cause intr crânienne (*Rev. clinique*, t. II, p. 102).

— Moeli. Ueber psychiche Stoerungen im Verlaufe der Tabes dorsalis (Atrophie gri des nerfs optiques avec troubles psychiques) (*Charité-Annalen*, t. IV).

— Morton. Normal vision in connexion with swollen disc (*Brit. med. Journ.*, p. 56

— Nauwerk. Beitrag zur Pathologie des Gehirns (*Deutsch. Arch. f. klin. Med.*, t. XXI h. 1).

— Nieden. Beiträge zur Lehre vom Zusammenhang von Hirn- u. Augenaffection (*Arch. f. Augenheilk.*, t. X, p. 603).

— Norman (Moore). Tumor of the brain (*Brit. med. Journ.*, p. 808) (Tumeur du chias et des tractus opt. avec atrophie blanche des nerfs optiques).

— Noyes (H.). Acute Myelitis mit Doppelseitiger Neuritis optica (*Arch. f. Augenheil* t. X, 3).

— Oebecke. Zur localen Gehirnerkrankung (*Berl. klin. Wochenschr.*, n° 32).

— Olivier. Notes on two cases of cerebellar disease (*Journ. of Anat. and Physi* janv.).

— Pollak. Congenitale, multiple Herdsclerose des Centralnervensystems; partiel Balkenmangel (*Arch. f. Psych. u. Geisteskr.*, t. XII, p. 157) (Sclérose cérébrale av sclérose cong. des nerfs optiques et du chiasma).

— Poncet. Myôme fac. du nerf optique (*Arch. d'Ophthalm.*, 1er nov.-déc.) (Tum enlevée à Biarritz, à l'hôpital Saint-Léon).

— Putman. The diagnosis of locomotory ataxy in the early stages (*Bost. med. surg. Journ.*, fév. et mars).

— Rampoldi. Glio-sarcoma del nervo ottico (*Ann. di Ottalm.*, t. X, p. 131).

— Reich. Fall auf den Hinterkopf, scharfer Gesichtsdefect, Neuro-retinitis parti Heilung (*Central. f. prakt. Augenheilk.*, avril).

— Reumont. Syphilis u. Tabes dorsalis. Achen, in-8°, p. 98.

— Rieger u. v. Forster. Auge- u. Rükenmark (*Arch. f. Ophthalm.*, t. XXVII, 3, p. 10

— Rockwell. Eye symptomes in locomotor ataxy (*New-York med. Rec.*, 5 mars).

— Roosa. Totale Amaurose in Folge eines Stosses (*Arch. f. Augenheilk.*, t. X, p. 2

— Rumpf. Mittheilungen aus dem Gebiete der Neuropathologie u. Electrother (*Deutsch. med. Wochenschr.*, n° 32).

— Schlüter. Beiträge zur Pathologie des Sehnerven (*Centralbl. f. prakt. Augenhei* août).

— Schüller. Ueber Neuritis optica. Diss. Inaug., Berlin, in-8°.

— Seguin. On the early diagnosis of some organic diseases of the nervous sys (*New-York med. Rec.*, 26 fév.).

— — A second contribution to the study of localized cerebral lesion (*Journ. of ne and ment. dis.*, juillet).

— Sous. Du diagnostic de l'ataxie locomotrice par les symptômes oculaires (*Journ. méd. de Bordeaux*, p. 595).

— Spalding. Ein Fall von intracraniellem Tumor (*Arch. f. Augenheilk.*, t. X, 3, p. 31

— Stenger. Syphilom des linken Centrum ovale der rechten Ponshälfte (*Arch. Psych. u. Nervenkr.*, t. XI, p. 194).

— Strympell. Beiträge zur Pathologie des Rückenmarks (*Ibid.*, t. XI, p. 27 et 723).

— Sympson. Tubercle of cerebellum, with double optic neuritis (*Brit. med. Jour* p. 668).

— Treilet. Verletzung des Nervus opticus in der Orbita bei intactem Bulbus, volkommenen Vorlust des Sehvermögens (*Arch. f. Augenheilk.*, t. X, p. 464).

81. **Vladescu**. Cause le cele mai frecuente de ambliopiei (*Compte rendu du Congrès de Milan*, p. 233, et *Progres sul med. roman*. Bucuresci, t. III, p. 303).

— **Walter-Edmunds**. External hydrocephalus, inflammation of the optic nerve (*Brit. med. Journ.*, p. 769).

— **Wernicke**. Ueber ein grössere Auzahl von Gesichtsfeldaufnahmen (*Arch. f. Anat. u. Physiol.*, p. 166).

— **Westphal**. Zur Frage von der Localisation der unilaterale Cirvulsionen u. Hemianopsie bedingenden Hirnerkrankungen (*Charité-Annalen*, t. VI, p. 342).

— **Zaufel**. Ueber die Wichtigkeit der Untersuchung des Augenhindergrundes für die Diagnose. Prognose u. Therapie der Krankheiten des Gehörorgans (*Prag. med. Wochenschr.*, n° 45).

82. **Alexander**. Linkseitige Erblindung durch Thrombophlebitis als Folge einer rechtseitigen Glaskörpervereiterung (*Deutsch. med. Wochenschr.*, n° 34).

— **Bacon**. A case of secondary carcinoma of the sphenoidal cavities, causing ocular paralysis and destruction of sight (*Proc. Connect. med. Soc. Hartford*, t. II, p. 44).

— **Benson**. Coloboma de la choroïde et du nerf optique (*Dubl. Journ. of med. science*, mars).

— **Berger**. Ueber Bindegewebsbildungen in der Sehnervenpapille u. der Netzhaut (*Klin. Monatsbl.*, p. 269).

— — Zur Kenntniss vom feineren Bau des Sehnerven (*Arch. f. Augenheilk.*, t. XI, p. 314).

— **Bergh**. Fall af hyarntümörer med amaoris (*Hygiea*, p. 252, 1882).

— **Berry**. Subjective symptoms in eye disease (*Edinb. med. Journ.*, p. 673).

— **Bevan Lois**. Histological notes on a case of tabes with ophthalmiplegia externa (*Brain*, avril).

— **Bouchut**. De la cérébroscopie (*Paris méd.*, p. 277, 301 et 313).

— **Brailey**. Case of tubercle of the eye, resembling in some of its clinical aspects as retinal glioma (*Med. Times and Gaz.*, p. 512).

— **Brieger**. Fall von Hirntumor (*Berl. klin. Wochenschr.*, n° 30).

— **Brill**. Color blindness from a cerebral lesion (*Chicago med.*).

— **Brousse**. De l'ataxie héréditaire (maladie de Friedrich) (*Rev.*, t. V, p. 617, Paris, in-8°).

— **Buller**. Remarks on optic neuritis (*Canada med. and surg. Journ.*, t. X, p. 641).

— **Capron**. A case of blindness after fracture on the base of the skull (*Arch. of Ophthalm.*, t. XI, p. 335).

— **Chisolm**. Two cases of malignant tumor of the sphenoidal cavities inplicating vision (*Arch. of Ophthalm.*, t. XI, mars).

— — An obscure case in nerve pathologie, accompagning optic neuritis (*Ibid.*, p. 229).

— **Coleman**. The ophthalmoscope in the diagnosis of brain disease (*Canada Lancet*, t. XIV, p. 101).

— **Connor**. Optic neuritis, considered in some of its relations to cerebral tumors; full history of a case (*Trans. of the med. sc. Mich. Lansing*, t. VIII, p. 200).

— **Coupland**. Neuro-retinitis after contusion of brain (*Lancet*, n° 12).

— **Dickinson**. Meningitis, long continued and extreme retraction of the head and flexion of the limbs, double optic neuritis and loss of vision, bed-sores, recovery with good vision and powers of mouvement (*Brit. med. Journ.*, p. 738).

— **Dreschfeld**. Cases of cerebellar disease (*Med. Times and Gaz.*, p. 7 et 34).

— — On two cases of acute myelitis associated with optic neuritis (*Lancet*, 7 janv.).

— — Pathological contributions on the course of the optic nerve fibres in the brain (*Brain*, t. IV, p. 543).

— — A further contribution on the course of the optic nerve fibres in the brain (*Ibid.*, t. V, p. 118).

— **Duterque**. Des lésions ophthalmoscopiques dans la paralysie générale (*Ann. méd. psychol.*, p. 211) (Hypérémie, œdème et exsudat papillaire).

1882. EWETSKY. Ein Fall von Endotheliom der aeuseren Sehnervenscheide (*Arch. Augenheilk.*, XI, p. 16).

— FÉRÉ. Contribution à l'étude des troubles fonctionnels de la vision par lésions cér brales (amblyopie croisée et hémianopsie). Paris, in-8°, p 242.

— — Amblyopie croisée et hémianopsie d'origine cérébrale (*Arch. de Neurol.*, t. I p. 337).

— FERRIER. Glioma of the right optic thalamus and corpora quadrigemina (*Brai* avril) (Double névrite optique avec paralysie du droit interne droit).

— FONSECA. Amblyopia ex anopsia; consideravel augmento da agudeza visual com empreja das correntes continuas (*Arch. ophth. de Lisboa*, II, p. 35).

— FOURNIER. De l'ataxie locomotrice d'origine syphilitique (*Ann. de dermatologie de syph.*, janv., fév.).

— FÜRSTNER. Zur Diagnostik der Arteritis obliterans durch den Augenspiegel. Zuglei ein Beitrag zur Localisation der Hirnrinde (*Deutsche Zeitschr. f. klin. Med* XXX, p. 534).

— GAMALOBO. Des thromboses vasculaires amenant des névrites optiques (*Ophth. Rev* p. 58).

— GERHARDT. Das Gliom. Ein Beitrag zur qualitativen Diagnostik der Hirngeschwüls (*Zeitschrift z. dritten Säcularfeier der Alma Julia Maximiliana*, II, p. 183).

— GIRARD. Les cécités soudaines (*Revue d'Ocul.*, III, p. 33).

— GOWERS. Cerebral tumor and double optic neuritis (*Lancet*, n° 25).

— — Chorea with optic neuritis (*Ibid.*).

— GREIFF. Ueber Rückenmarksyphilis (*Arch. f. Psych. u. Nervenkr.*, XII, p. 564).

— HAAB. Ueber Cortex-Hemianopsie (*Klin. Monatsbl.*, p. 141).

— HEUBNER. Drei Fälle von Tuberkelgeschwülsten im Mittel- u. Nachhirn (*Ibid* p. 586).

— HICKMANN. Changes in the appearence of the optic nerve as an aid in the diagno of cerebral affections (*North. Car. med. Journ.*, Wilmington, IX, p. 308).

— HIGGENS. Trois cas d'atrophie simple des nerfs optiques observés sur les enfants d'u même famille (*Rev. clin. d'Ocul.*, III, p. 151).

— HÖGEN. Die Stauungspapille nach Traumen des Schädels Diss. Inaug., Würzbur in-8°.

— HULKE. On a case of spurcous neuroma of the optic nerve (*Ophth. Hosp. Rep.*, p. 293).

— HUTCHINSON. Two cases of double optic neuritis, without impairment of vision a without atrophy resulting, after injury to the head (*Lancet*, p. 485).

— JANY. Ein Fall von rechtseitiger Hemianopsie u. Neuro-retinitis in Folge eines Gli sarcoms im linken Occipitallappen (*Arch. f. Augenheilk.*, XI, 2, p. 190).

— KAHLER. Beitrag zur pathol. Anatomie der mit cerebralen Symptomen vorlaufend Tabes dorsalis (*Prag. med. Zeitschr.*, II, p. 432).

— KESTEVEN. Xantopsia (*Clinic. Soc. of London*, 27 janv.) (Avec faible neurite).

— KEY. Un cas de gliôme rétro-bulbaire (*Hygiea Stockolm*, n° 4, et *Nord. med. Arch* XI, p. 26 et 29).

— LAWSON. On a case of sarcoma springing from the sheath of the optic nerve; excisio of the globe and removal of the tumor; recurrence; necropsie; secondary depo sits (*Ophth. Hosp. Rep.*, X, p. 296).

— — On a fatal case of tumor of the brain with optic neuritis (*Ibid.*, p. 311).

— LITTLE. Horizontal hemiopia with atrophy of half the optic papilla (*Ophth. Rev* London, p. 183).

— LORING. A new nervous connection betveen intracranial disease and chocked di (*New-York med. Journ.*, juin).

— MACKENZIE. Case of chronic tubercle of the choroid and brain (*Med. Times an Gaz.*, p. 512) (Avec double neuro-rétinite).

— — Double neuro-retinitis; total loss of vision (*Brit. med. Journ.*, p. 617).

— MANZ. Ueber endotheliale Degeneration der Sehnerven (*Arch. f. Ophth.*, t. XXVIII 3, p. 93, et *Bericht der Heidelb. ophth. Gesellschaft*, p. 162).

82. MARCHAND. Beitrag zur Kenntniss der homonymen bilateralen Hemianopsie u. der Faserkreuzung im Chiasma opticum (*Arch. f. Ophthalm.*, t. XXVIII, p. 63).

— MAYERHAUSEN. Zur Casuistik der Sehstörungen nach Schädelverletzungen (*Centralb. f. prakt. Augenheilk.*, p. 41) (Atrophie blanche avec conservation d'une acuité visuelle de 1/10).

— MOOREN. Fünf Lustren ophthalmologischer Wirksamkeit. Wiesbaden, in-8°.

— NETTLESHIP. Atrophy of optic disc after phlegmoneous erysipelas of ortit (*Brit. med. Journ.*, p. 381).

— NIEDEN. Zur Casuistik der nach traumatischen Verletzungen des Hirns- u. Rückenmarks auftretenden Augenverletzungen (*Arch. f. Augenheilk.*, XII, p. 30).

— NOTHNAGEL. Zwei Fälle von Gehirntumoren (*Wien. med. Blätt.*, n° 1).

— NOYES (H.). Two cases of hemi-achromatopsia (*Arch. of Ophthalm.*, XI, 2 juin).

— PFLÜGER. Jahresbericht der Universitäts-Augenklinik zu Bern. Bern, in-8° (Neurorétinite guérie avec conservation de la vision).

— PHILIPSON. Cerebral tumor (*Med. Times and Gaz.*, sept.) (Avec double neurite optique suite d'endothéliome du lobe frontal gauche).

— RAMPOLDI. Della stricnina nella cura della atrofia dei nervi ottici (*Annali di Ottalm.*, XI, p. 390).

— — Amaurosi unilaterale (isterica?) reperto oftalmoscopico visibile. Guarigione dopo tre mesi di cura (*Ibid.*, p. 527) (Faible hypérémie veineuse de la papille gauche).

— REHLEN. Statistiche Mittheilungen über 35 Fälle von Tabes dorsalis (*Aerzt. Intelligenzblatt.*, n°s 11-14) (Sur 35 cas, dont 23 pour 100 syphilitiques, 9 cas d'affections du nerf optique).

— RUMSCHEWITCH. Einseitige pigmentirte atrophische Sehnervenpapille (*Klin. Monatsbl.*, p. 279) (Pigmentation de la papille après onze ans de pénétration d'un éclat de bois dans l'orbite).

— SAMELSOHN. Zur Anatomie u. Nosologie der retrobulbäre Neuritis (amblyopia centralis) (*Arch. f. Ophthalm.*, t. XXVIII, 1, p. 1).

— — The pathological changes in retro-bulbar neuritis (central amblyopia) (*Internat. Med. Congr. London*, t. III, p. 60).

— SAUNDERS. Case of optic disturbance probably from intracranial tumor (*Brit. med. Journ.*, p. 116).

— SCHRANZ. Untersuchungen über das Entstehen von Schädelbrüchen (*Wien. med. Jahrb.*, p. 291).

— SEELY. Ocular disturbances in spinal lesions (*Lancet*, p. 429).

— SHAW. Case of glioma of the right hemisphere (*Brain*, juillet).

— STENGER. Die cerebralen Störungen der Paralytiker (Diss. Inaug., Würzburg, in-8°, et *Arch. f. Psych. u. Nervenkr.*, XIII, p. 218).

— TEILLAIS. Gliôme du nerf optique (*Journ. de méd. de l'Ouest*, XV, p. 71, et *Ann. d'Ocul.*, t. LXXXVII, p. 51).

— TUCKWELL. Paralysis probably syphilitic, affecting in rapid succession both arms, impaired vision, optic neuritis, gradual restory under large doses of jodide of potassium (*Lancet*, n° 2).

— TUCZEK. Ueber die Veränderungen im Centralnervensystem, speciell in den Hinterstängen des Rückenmarks, bei Ergotismus (*Arch. f. Psych. u. Nervenkr.*, XIII, p. 99) (Absence presque complète d'atrophie des nerfs optiques dans l'intoxication par l'ergotine).

— VOSSIUS. Das Myxosarcom des Nervus opticus (*Arch. f. Ophthalm.*, XXVIII, 3, p. 33).

— — Nachtrag zur vorstehenden Arbeit (*Ibid.*, p. 283).

— — Ein Fall von beiderseitig centralem Scotom mit pathol. anat. Befund (*Ibid.*, p. 201).

— WAREN TAY. Double optic neuritis after head injury (*Brit. med. Journ.*, p. 382).

— WEISENFELS. Meningitis tuberculosa. Diss. Inaug., Würzburg, in-8°, p. 28 (Onze cas avec deux localisations oculaires et dans un développement du tubercule dans le nerf optique même).

— WEST. Sequel to a case of optic neuritis (*Med. Times and Gaz.*, p. 765).

1882. WILLIAMS. Neuro-retinitis from blow on the forehead (*Brit. med. Journ.*, p. 157)
1883. ABADIE. L'ataxie locomotrice est-elle d'origine syphilitique? (*Un. méd.*, n° 25).
— ALEXANDER. Doppelseitige Papillitis bei Gehirnabscess (*Deutsche med. Wochensch*, n° 23).
— ANGELUCCI. Sul rapporto dell' oculistica colla neuropathologia (*Boll. d'Oculist.*, p. 269).
— BECK. Zur Casuistik der Hirntumoren (*Arch. f. path. Anat.*, t. XCIV, p. 369).
— BENNET. Clinical lecture on a case of cerebral disease, probably a gross lesion of brain; loss of sight, hearing, smell, test and feeling; double optic neuritis; uni teral convulsions; hemiplegia, etc.; ending in complete recovery (*Lancet*, p. 2
— BENSON. On the frequency of papillitis in sympathic ophthalmitis (*Ophth. Rev.*, p. 130).
— — Abscess (?) of right antrum, with intensive optic neuritis and proptosis (*Br med. Journ.*, p. 1084, 1882).
— BONO. Il daltonismo nel delinquenti (*Arch. di Spichiat-Torino*, IV, p. 88).
— BOUCHUT. Diagnostic de la méningite et des maladies cérébro-spinales par l'ophth moscope (*Paris méd.*).
— BRODEUR. Ataxie locomotrice. Amaurose complète. Examen nécroscopique et mic scopique (*Soc. anatom.* du 7 avril 1882, *Prog. méd.*, n° 3).
— BULL. Two cases of ophthalmoplegia externa, associated with disease of the op nerves from brain tumor, with autopsy (*New-York med. Journ.*).
— CARRERAS ARAGO. Atrofiä incipiente en el nervio optico, principalmente izquier con paresis de las extremidades derechas, antecedentes sifiliticos hereditarios, c racion (*Rev. de cien. med. Barcelone*, VIII, p. 619, 1882).
— CHEATAM. Diseases of the eye and ear in connection with general disease and t assistance their proper diagnosis may afford the general practitioner (*Am. Pr Louisville, p.* 65).
— CORNWELL. Four cases of eye disease following brain disease (*Journ. Am. med. A Chicago*, I, p. 267).
— CREMER. Ein Fall von solitären Gehirntuberklen. Diss. Inaug., Würzburg, in-8 (Double papillo-rétinite).
— CZERMAK. Eie Fall einer in den Glaskörper vordringenden arteriellen Gefässchlin u. Sehnervenausbreitung (*Centralb. f. prakt. Augenheilk.*, oct.).
— DENTI. Contribuzione allo studio dell' ambliopia ed amaurosi traumatica (*Ann. Ottalm.*, XII, p. 394).
— DEUTSCHMANN. Grosshirnabscess mit doppelseitiger Stauungspapille; Meningitis ba laris u. Perineuritis sowie Neuritis interstitialis optica descendans (*Arch. Ophthalm.*, t. XXIX, 1, p. 292).
— DRUMOND. Note on the diagnosis and so called perforating tumors of the dura-mat (*Brit. med. Journ.*, 20 oct.).
— — Case of double optic atrophy with cerebral symptoms the result gazing at the su (*Med. Presse and Circ.*, p. 67).
— EALES. Uniocular reflex, iridoplegia, associated with necrosis of the orbital roof o the same side, and with double optic neuritis (*Ophth. Rev.*, II, p. 225).
— — Exophthalmos and optic neuritis (*Brit. med. Journ.*, I, p. 566).
— EVE. Endothelioma of the cerebellum (*Transact. of the path. Soc.*, XXXIII) (Av double neurite optique).
— EWELZKY. Contribution aux troubles visuels, suite de traumatismes du crâne (*Med Oborrenije*, p. 374).
— FENDUSEN. Ein Fall von Hirnsyphilis Diss. Inaug., Würzburg, in-8°.
— FOUCHER. Névrite optique et maladies cérébrales (*Un. méd. du Canada, Montréal* XII, p. 337).
— FRASER. Fracture of the parietal bone, ataxia, recovery (*Lancet*, p. 917) (Doubl neuro-rétinite).
— FRIEDENWALD. Relation of the eye and spinal diseases (*Transact. of the med. an chirurg. faculty of Maryland*, in-8°, p. 13).
— GALEZOWSKI. Du traitement des atrophies des papilles ataxiques par les injection

hypodermiques de cyanure d'or, de cyanure de platine et de cyanure d'argent (*Rec. d'Ophthalm.*, p. 287).

13. **Gerner**. Ein Fall von Glioma cerebelli. Diss. Inaug., Würzb., in-8°.

Giraudeau. Amaurose double, iridectomie. Paraplégie avec incontinence d'urine. Attaque apoplectiforme. Mort. Méningo-myélite chronique diffuse. Sclérose du bulbe. Hématomyélite dorso-lombaire (*Rec. de méd.*, p. 972) (Atrophie des nerfs optiques).

Guémonprez. Troubles nerveux consécutifs à une fracture du crâne (*Gaz. des hôp.*, 13 fév.) (Atrophie du nerf opt. gauche).

Haupt. Ein Beitrag zur Lehre von den Basisfrakturen. Diss. Inaug., Würzburg, in-8°.

Hirschberg. Sehnervenleiden bei Schädelmissbildung (*Centralbl. f. prakt. Augenheilk.*, janv.).

— Ueber Sehstörungen progressiver Paralyse (*Ibid.*, 15 janv.).

Hock. Bericht der Privat-Augen-Heilanstalt. Nebst Beiträgen zur Lehre von der Neuritis retrobulbaris. Wien, in-8°.

Janneway. Cases bearing on a diagnosis and localisation of cerebral disease and their difficulties (*Transact. of the New-York Academy of med.*, III, p. 167).

Jannin. Considérations sur une forme mal définie de stase papillaire aiguë. Paris, in-8°, p. 49.

Jaug. A case of right-sided hemianopsia and neuro-retinitis caused by a gliosarcoma in the left occipital lobe (*Arch. of Ophthalm.*, XIII, p. 326).

Keersmaecker. De l'atrophie axiale du nerf optique observée chez plusieurs membres d'une même famille (*Recueil d'Ophth.*, p. 193).

Kestner. Casuistischer Beitrag zu den Hirntumoren im Kindesalter (*Jahrb. f. Kinderheilk.*, XX, p. 276).

Kowalewsky. Veränderungen des Occipitallappens bei chronisch Blinden (*Neurolog. Centralb.*, n° 15).

Landesberg. Zur Streckung der Sehnerven (*Arch. f. Ophthalm.*, t. XXIX, 4, p. 101).

— Genuine atrophy of the optic nerve and Tabes dorsalis dependent upon syphilis (*Philad. medic. Times*, XIII, p. 827).

Laschkewitsch. Hydrocephalus internus u. Tumor cerebelli (*Centralb. f. Neurolog.*, p. 562) (Double papillite).

Lawford. Cases of general paralysis of the insane with optic atrophy (*Lancet*, p. 1090).

Leber. Ein Fall von Hydrocephalus mit neuritischer Sehnervenatrophie u. continuirlichem Abträufeln von wässeriger Flüssigkeit von der Nase (*Arch. f. Ophthalm.*, t. XXIX, 1, p. 273).

Lünnel. Ein Fall von binocularer Hemianopsia sinister mit einem Bericht über Autopsie u. mikroskopische Untersuchung (*Arch. f. Augenheilk.*, XII, 2, p. 183).

Mader. Tuberkel im Pons Varoli; Sarcoma thalami optici dextri (*Bericht der Rudolf-Stiftung*, p. 366 et 370).

Marigne. Tumeur sarcomateuse de la dure-mère développée entre les deux lobes occipitaux (*Presse méd. belge*, n° 10).

Moeli. Ueber ophthalmosc. Befunde bei Geisteskranken (*Bericht der Heidelb. Ophth. Gesellsch.*, p. 657) (2 à 3 pour 100 d'altérations du fond de l'œil).

Money. Gliomatous enlargement of the pons Varolii in children (*Med. Transact.*, t. LXVI, p 283).

Nettleship. Case of optic neuritis followed by dropping of fluid from the nostril (*Ophthalm. Rev.*, II, p. 1).

— On cases of injury to the optic nerve (*St-Thomas Hosp. Rep.*, XI, p. 113).

— Cases of homonymous hemianopsie (*Brit. med. Journ.*, p. 778).

Nieden. Ein Fall von einseitiger temporaler Hemianopsie des rechten Auges nach Trepanation des linken Hinterhauptbeins (*Arch. f. Ophthalm.*, t. XXIX, 3, p. 143).

— Nachschrift zum mitgetheilten Falle von temporaler Hemianopsie (*Ibid.*, 4, p. 271).

1883. NIEDEN. Zur Lehre des Sehcentrums beim Menchen (*Bericht der Heidelb. Oph. Gesellsch.*, p. 4).
— — Contribution to the study of the relations betveen cerebral and ocular dise (*Arch. of Ophthalm.*, t. XII, p. 365).
— NOTHNAGEL. Thrombose des Sinus longitudinalis (*Auszug. d. k. k. Gesellsch. der Ae in Wien*, n° 19).
— — Zwei Fälle von Gehirtumoren (*Wien. med. Blätter*, n° 1).
— NOYES. On eye troubles which may be erroneously attribued to lesions of the b and nervous system (*Med. News Philadelphia*, XLIII, p. 140).
— OLIVER. Notes on three cases of cerebellar disease (*Journ. of Anat. and Phys.*, XVII, p. 484) (Dans deux des trois cas, altérations des nerfs optiques).
— ORMEROD. Contracted field of vision and optic atrophy in a case of hemiplegia (*M. Times and Gaz.*, p. 470).
— PEABODY. Sarcoma of right optic nerve (*Med. Rec.* New-York, XXIII, p. 216).
— PEUNOW. Double neuro-rétinite dans un cas d'échinococcus de la grosseur d'un œuf d'oie, siégeant dans le lobe occipital (*Med. Sk. Kawk. Ob.*, n° 13).
— PHILIPPSON. Om nogle Symliderser ved traumalisk Læsion af kranietellir Ansi (*Biblioth. f. Laeger*, t. XIII, p. 585).
— PUTZEL. Hemianaesthesia and hemiopia, cerebral syphilis (*Med. Record.*, N. York, p. 432).
— RAMPOLDI. Osservazioni di atrophica progresiva di nervi ottici (*Ann. di Ottal.*, p. 432).
— — Amaurosi da atrofica in quatre generiazioni (*Ibid.*, p. 269).
— — Neuro-papillito bilaterale da tumore intracranico. Morte e autopsia (*Ibid.*, p. 424).
— RICHET. Fibro-sarcome du nerf optique (*Recueil d'Ophthalm.*, p. 32).
— RICHTER. Zur Casuistik der Hirntumoren (*Allgem. Zeitschr. f. Psych.*, t. XXX, p. 300).
— SCHARKEY. Case of simple cyst in cerebellum (*Transact. of the path. Soc.*, t. X (Avec neurite optique double).
— SCHWEICHLER. Die Augenstörumgen bei Tabes dorsalis (*Arch. f. Augenheilk.*, t. X 4, p. 451).
— SEELY. Atrophy of the optic nerve (*Lancet and Clinic*, p. 263).
— — Amaurosis from tumor in the nasal cavity, cured by removal of the tu (*Ibid.*, p. 167).
— SILK. Optic neuritis (*Brit. med Journ.*, p. 1007).
— SMITH. Persistent dropping of fluid from the nostrit, associated with atrophy of optic nerves and other brain symptoms (*Birmingham med. Res.*, t. XII, p. 11
— STINSING. Tumor cerebri ; Amblyopia ; Neuro-retinitis ; Hemorrhagien der Re (*Bayr. Aerzt. Intelligenztb.*, p. 318).
— STOOD. Zwei Fälle von Drusenbildung am intraocularen Sehnervenende (*K. Monatsbl.*, p. 506).
— SUCKLING. A case of spasmodic paraplegia or lateral spinal sclerosis with o neuritis (*Brit. med. Journ.*, p. 452, 882).
— SYMPSON. Deposit of tubercle in the cerebellum with double optic neuritis ; al minuria (*Transact. of the Ophthalm. Soc. U. Kingdom*, t. II, p. 83).
— TALON. Observation d'atrophie du nerf optique consécutive à des oreillons (*Ar de méd. et pharm. mil.*, I, p. 103).
— THOMSON. Das Verhalten des Gesichtsfeldes zum epileptischen Anfall (*Neurol Centralbl.*, n° 23).
— TUCZEK. Zur Lehre von dem Durhämatom (*Wien. med. Blätter*, n° 12) (Név optique double).
— UTTHOFF. Ueber ophthalmoscopische Untersuchungen bei Geisteskranken (*Ber. Heidelb. oph. Gesellsch.*, p. 13).
— VOSSIUS. Fall beim Turnen auf die Tubera ischii mit nachfolgender fast voll diger Amaurose. Spätes Hemiparesis sinistra. Ausgang in atrophis nervi op

dextra ; mit theilweises Wiederherstcellung des Visus u. Rückbieldung der Hemiparesis (*Klin. Monatsb.*, t. II, p. 284).

3. **Vossius**. Em Fall akuter einsectiger Neurites optica (*Ibid.*, p. 292).

— Beidersseitige Neuritis optica nach Erysipelas capitis et faciei (*Ibid.*, p. 294).

Walter and **Lawford**. Remarks on the immediate causation of optic neuritis in cases of intracranial disease (*Brit. med. Journ.*, p. 963).

Walton. Possible cerebral origine of the symptoms usually classed unter « Railway spine » (*Bost. med. and surg. Journ.*, 11 oct.).

Warren (Tay). A case of immediate and permanent blidness of the left eye with deafness of the right ear after on injury to the head (*Lancet*, p. 1091).

Waters. Case of spontaneous recovery of sight in the right eye after a half century of blidness (*Maryland med. Journ.*, t. X., p. 193).

Webster (Fox). A case of central scotoma with derangement of color perception, cured by the hypodermic use of nitrate of strychnine (*Med. Record*, t. XXIII, p. 621).

Wernicke. Amaurose mit erhaltener Pupillarreaktion bei einem Hirntumor (*Zeitschr. f. klin. Med.*, t. VI, p. 361).

Williams. Remarks on the osseous lesions of locomotor ataxy (*Lancet*, 9 déc. 1882).

Woods. Optic neuritis with consecutive atrophy in a child of five years (*Maryland med. Journ. Baltim*, t. IX, p. 552).

Zacher. Doppelseitige Stauungspapille mit Perineuritis bei Haematom der Dura (*Neurolog. Centralb.*, p. 125).

— Beiträge zur pathologischen Anatomie der progressiven Paralysie (*Arch. f. Psych. u. Nervenk.*, t. XIX, p. 463).

4. **Adamkiewicz**. Ueber Gehirndruck u. Gehirncompression (*Wiener Klinik*, n°s 8 et 9).

— Die Lehre vom Hirndruck u. die Pathologie der Gehirncompression (*Sitzungsber. d. k. k. Akademie der Wissenschaff. zu Wien*, 88, p. 231).

Alexandre. Ein fall von gummösen Geschwülsten der Hirnrinde (*Breslauer. Aerzt. Zeitschr.*, n° 22) (Avec papillite).

Allen Staar. Cortical lesion of the brain. A collection and analyses of the american cases of localised cerebral disease (*Am. Journ. of med. sc.*, t. CLXXIV, avril).

— The usuel area on the brain determined by a study of hemianopsia (*Ibid.*).

Angelucci. Sul rapporte dell' oculistica colla neuro-pathologia, protusione al corso d'oftalmologia e clinico oculista. Roma, in-8°, 1883.

Augstern. Ueber Störung des Farbensinnes bei Neuritis (*Arch. f. Augenheilk.*, t. XIV, p. 347).

Bacchi. Note sur le traitement des atrophies des nerfs optiques (*Bulletin des Quinze-Vingts*, t. II, p. 119).

Berger. Zur Symptomatologie der Tabes dorsalis (*Sitzung. der med. Section. der Schles. Gesellsch.*, 21 mars).

Beunet et **Godlee**. Excision of a tumor from the brain, sequel to his case (*Lancet*, 20 déc.) (Double papillite, excision d'un gliôme après trépanation, mort).

Bono. Chloridrato di tebaina nella terapia di alcuna affezioni del nervo ottico (*Gazetta della Cliniche*, n° 39).

Bouchut. Étude d'ophthalmoscopie dans la méningite et dans les maladies cérébro-spinales. Paris, in-8°, p. 84.

— Hydrocéphalie chronique; sclérose latérale amyotrophique ; atrophie des deux papilles (*Paris méd.*, p. 25).

Bouvai. Neuritis optica ten geoolge van tumor cerebri (*Weekbled*, p. 45).

Brailey. Optic neuritis with increased tension (*Brit. med. Journ.*, t. II, p. 761).

— Two cases of retrobulbar neuritis (*Americ. Journ. of Ophthalm.*, p. 167).

— Sympathetic neuro-retinis (*Brit. med. Journ.*, p. 12).

Burchardt. Beitrag zur Behandlung einer Form von concentrischen Gesichtsfeld-Einengung (*Charité-Annalen*, t. IX, p. 516).

1884. Burnett et Olivier. Clinical history of a case of recurrent dropsy of the middle ear, compliated after eight years durating by a accute attack of monoc[...] optic neuritis (chocked disk) on the same side, followed by general tabetic sy[...]toms (*Ann. Journ. of the med. sc.*, janv.).

— Callan. Atrophie of both optic nerves as a sequel of whooping cough (*Am. Journ. of Ophthalm.*, p. 219).

— Campos. Neuritis doble (*La oftalmologia practica*, févr.).

— Charcot. Troubles oculaires de la sclérose en plaques (*Prog. méd.*, p. 641).

— Cornwell. On the value of ophthalmoscopic examination in disease of nervous system together with remarks of hyperæmia of the fundus oculi pressure-atrophy of the optic nerve in diseases of the brain (*Med. Record*, N[...] York, t. XXV, p. 635).

— Darier. De la réaction électrique des nerfs optiques comme moyen de diagno[...] entre les amblyopies simples et les atrophies papillaires (*Bull. de la Soc. fr[...] d'Ophthalm.*, p. 83).

— Derby (H.). A case of sudden amaurosis, recovery (*Boston. med. and surg. Jou[...]* t. CX, p. 126).

— Descays. Essai sur l'atrophie papillaire et son traitement, spécialement par courants continus. Montpellier, in-8°.

— Dianoux. De l'anesthésie du nerf optique (*Gaz. méd. de Nantes*, t. II, p. 65).

— Dufour. Sur le champ visuel des hémiopiques (*Bull. de la Soc. franç. d'Ophth[...]* p. 50).

— Duyse (Van). Contribution à l'étude des anomalies congénitales du nerf op[...] (*Ann. d'Ocul.*, t. XCI, p. 17).

— Engelskjon. Die ungleihchartige therapeutische Wirkungsweise der beiden el[...]trischen Stromesarten u. die elektro-diagnostiche Gesichtsfelduntersuch[...] (*Arch. f. Plyd. Nervenkrenk.*, t. XV, 2, p. 305).

— Eulenberg. Multiple Sklerose mit beiderseiltigen totale neuritischer Sehnervena[...]phie (*Neurolog. Centralbl*, n° 22).

— Eversbusch. Kasuistiche Mitheilungen aus der Münchener Universitäts- Au[...]klinik (*Klin. Monatsbl.*, p. 87) (Affection congénitale du nerf optique).

— Fano. Valeur sémiologique du scotome central (*Journ. d'Ocul.*, p. 102) (D'après[...] sans valeur pour l'intoxication nicotique et alcoolique).

— French Banham. Case of gliome of the pons Varolii (*Lancet*, 4 oct.) (Avec neu[...] optique commençante).

— Freund. Ein Fall von Hirnblutung mit indirekten basalen Herdsymptome (*W[...] med. Wochensch.*, n° 7) (Apoplexies multiples de la rétine et névrite rétro-[...]baire).

— Frost. Double optic neuritis in children (*Brit. med. Journ.*, p. 124).

— Galezowski. De l'atrophie de la papille ataxique (*Gaz. des hôp.*, p. 255).

— Gnauck. Ueber Augenstörungen bei multiples Sclerose (*Neurolog. Centralb.*, t. [...] p. 313) (Sur cinquante cas de sclérose, quinze altérations du nerf optique, at[...]phies partielles et complètes et neurites).

— Granger. Amblyopie et Hemiopie (*Brit. med. Journ.*, p. 416).

— Grossmann. Zur Diagnostik der Augenkrankheiten, mit Bezug auf Lokalisation [...] Cerebrospinalleiden (*Wiener Klinik.*, t. X, oct.).

— Haab. Sur la névrite et la périneurite du nerf optique (*Arch. des scienc. phys[...] natur.*, Genève, 15 oct. 1883).

— Hadden. On some clinical and pathological points in cerebellar disease (*Brit. m[...] Journ.*, p. 1087).

— Hamilton. Destruction of occipital lobe accompagned by blindness (*Brain*, t. X[...] 4, p. 89).

— Handfield-Jones. Abscess in cerebellum; syphilitic symptoms, sudden blind[...] great occipital pain; great benefit from calomel; death; autopsy (*Ibid.*, t. V[...] p. 398).

— Harlan. Two cases of swelling of the optic papille possibly congenital (*Trans[...] of the amer. opht. Soc.*, p. 321).

1884. HERMANN. Atrophie of the optic nerve; multiple sclerosis or spastic paralysis; differentiel diagnosis (*Am. Journ. of Ophth.*, t. I, p. 48).
— HIRSCHBERG. Klinische Kasuistik (Neuritis retrobulbaris) (*Centralb. f. prakt. Augenheilk.*, juin).
— — Zur Frage der Sehnervendurchtrennung bei Erschütterung (*Ibid.*, juillet).
— HOCK. Ueber Neuritis retrobulbaris (*Bericht der Heidelb. ophth. Gesellsch*, p. 83).
— HOPKINS. Strychnia for defective vision due to brain concussion (*Virginica med. illustr.*, t. XI, p. 304).
— JACOBSON. Ueber die Abhängigkeit der Farbensinnstörung von Krankheiten der Retina u. des Nervus opticus (*Centralb. f. prakt. Augenheilk.*, oct.).
— JONES LEVIS. Bullet wonnd ot the brain from the left temple, followed by right hemiplegia, optic neuritis and epilepsy; exploration and removal of fragment of the bulled and depressed spicula of bone; recovery (*Lancet*, p. 1026).
— KNAPP. Drei schwere Falle von Erkrankungen des Warzenfortsatzes nebst Bemerkungen (*Zeitschr. f. Ohrenheilk.*, t. XIII, p. 38).
— — Neuroretinitis with fulminant blindness (*Transact. of the Am. Ophth. Soc.*, p. 654).
— LANDERSBERG. Ein Fall von Neuritis perepherica beiderseits (*Centralb. f. prak Augenheilk.*, sept., p. 280).
— LAWFORD. Central amblyopia with peripherical contraction of the fields (*Ophth. Soc. of U. K. Brit. med. Journ.*, p. 68).
— MANEY-BELTON (DE). Plötzlicher Verlust des Sehvermögens nach Anästhesie des Quintus (*Arch. f. Augenheilk.*, t. XV, p. 480).
— MANZ. Ueber angeborene Anomalien des Auges in Beziehung zu Geistes u. Nervenkrankheiten (*Arch. f. Psych. u. Nervenkrankh.*, t. XV, p. 837).
— MARIE (P.). Sclérose en plaques et maladies infectieuses (*Prog. méd.*, nos 15, 16, 18 et 19).
— MAUNSELL. Atrophy of the optic nerve following severe pains of a neuralgie nature in the brow (*Indian med. Gaz.*, t. XIX, p. 15).
— MC KEOWN. A case of atrophy of the optic nerves treated by hypodermic injections of pilocarpine (*Brit. med. Journ.*, p. 905).
— MICHEL. Lehrbuch der Augenheilkunde. Wiesbaden, in-8°, p. 674 (Maladies du nerf optique).
— MILLINGEN (de). Ein seltener Fall von Neuritis optic. retrobulbaris (*Centralb. f. prakt. Augenheilk.*, janv.).
— MÜLLER (Fr.-Carl). Railway-Spine. Diss. Inaug. Würzburg, in-8°.
— MÜLLER. Ein Fall von Hydrocephalus (in Mittheilungen aus der med. Klin. zu Würtzburg. Wiesbaden, in-8°) (Enfant de 27 mois avec leptoméningite et atrophie du nerf optique).
— NETTLESHIP. Cases of retroocular neuritis (*Brit. med. Journ.*, p. 68).
— — Pseudoglioma; death from meningitis (*Ibid.*, p. 769).
— — Amaurosis in children (*Ibid.*, p. 1152).
— NORRIS. Hereditary atrophy of the optic nerve (*Transact. of the Americ. ophth. Soc.*, p. 662).
— OCKER. Eine Fall von Hirntumor. Göttingen, in-8°, p. 36 (Sarcome fasciculé avec double papillite).
— ORMEROD. Cerebral tumor (*Session of the path. Soc.*, 10 mars) (Sarcome avec double neurite optique).
— PARINAUD. Troubles oculaires de la sclérose en plaques (*Prog. méd.*, n° 32).
— PARISOTTI et DESPAGNET. Fibrome du nerf optique (*Recueil d'Ophthalm.*, p. 720).
— PREATHLEY SMITH. Congenital defects of fondus oculi (coloboma du nerf optique) (*Brit. med. Journ.*, p. 512).
— PUTNAM (Jones). Recent investigations into the pathologie of so-called concussion of the spine (*Boston med. and surg. Journ.*, n° 10).
— PYE SMITH. Tumor of optic thalamus (session *of the Path. Soc. of London*, 18 March) (Tumeur tuberculeuse avec affaiblissement de la vue).

1884. QUAGLINO. Riassemto delle attuali nostre cognizioni sui rapporti dell' apparecc viio coi centri nevrosi (*Ann. di Ottalm.*, t. XII, p. 2).

— REMAK. Ein Fall von Coloboma der Sehnerven (*Centralb. f. prakt. Augenheil* p. 225, août).

— ROSSOLYMMIO. Zur Frage der trophischen Slörungen der Haut bei Tabetikern (*Ar f. Psych. u. Nervenk.*, p. 722).

— ROUSSEAU. Un cas de tumeur cérébrale (*l'Encéphale*, n° 2).

— — Lypémanie compliquée d'une triple diathèse, etc. (*Ibid*, p. 700) (Atrophie nerfs optiques).

— RUMPF. Ueber Rückenmarkblutungen nach Nervendehnung, nebst einen Beitrag path. Anatomie der Tabes dorsalis (*Arch. f. Psych. u. Nerveenk.*, t. XV, p. 419).

— RYBALKAN. Ein Fall von Kleinhirntumor (*Neurolog. Centralb.*, p. 537) (Avec dou papillite).

— SCHLAUTMANN. Ein Fall von primærem Sarcoms des Kleinhirns mit Metastasen Rückenmakrshäute u. Stauungspapille. Diss. Inaug., München, in-8°.

— SCHÖLHER et UHTHOFF. Beiträge zur Pathologie der Schnerven u. der Netzhaut Allgemeinerkrankungen, etc. Berlin, in-8°.

— SCHREIBER. Wiederherstellung des Sehvermögens 12 Wochen nach totaler Erblind durch retrobulbärer Neuritis (*Jahresb. der Augenheilanst. in Magdeb* p. 16).

— SCHULEK. Zur Frage der monoculären Blindhit (*Pest. med. Presse*, t. X p. 541).

— SCHWEIGGER. Fälle von Erschütterung der Sehnerven (*Arch. f. Augenheilk.*, t. X p. 244).

— SEGGEL. Bericht über die Augenkrankheiten des kgl. Garnisons-Lazarethe in M chen (*Deutsche militär-aerzt. Zeitsch.*, t. XIII, p. 213).

— SHARKEY et LAWFORD. Acute optic neuritis associated with acute myelitis (*B med. Journ.*, p. 1151).

— — Deux cas d'amaurose suite de malformation du crâne (*Ibid.*, p. 248).

— — Appendice à ces deux cas de malformation (*Ibid.*, p. 334).

— SIMI. Sopra un caso di nevrite ottica (*Boll. d'Ocul.*, t. VII, p. 2).

— SINA. Sul valore dei scotomi oculari nella diagnosi della tabe dorsale (*B d'Ocul.*, t. VI, p. 128).

— STOOD. Zur Casuistik der Misbildungen an der Sehnervenpapille (*Klin. Monatsbl Augenheilk.*, p. 285).

— STORY. Double optic neuritis with paralysis of both affecting nerves and senso division of right fifth netve (*Brit. med. Journ.*, p. 1153).

— TAFFIER. Polyurie et hémianopsie d'origine traumatique (facture du crâne) (*Rev. Clin.*, p. 827).

— UHTHOFF. Weitere Beiträge zur Sehnervenatrophie. Berlin, in-8°.

— VERMYNE. Myxo-fibrome of the basis cranii causing blindness and seven y after deafness by destruction of the labyrint (*Am. Journ. of Ophthal* p. 135).

— VERONÈSE. De la syphilis secondaire du système nerveux (*Rev. clin. et thér* janv.).

— VOSSIUS. Ein Fall von neuritischer Sehnerven-Atrophie mit eigenthümlicher A malie der Venen auf der Papille, beiderseits bei angeborener Schädeldeformitä Epikrisis (*Klin. Monatsbl.*, p. 172).

— — Ein Fall von bilateraler temporaler Hemianopsis, nebst Bemerkungen über Lage der Nervenbündel des Fasciculus cruciatus und non cruciatus in Papille (*Arch. f. Ophthalm.*, t. XXX, 3, p. 157).

— WAREN FAY. Loss of sigh and hearing after head injury (*Brit. med. Jou* p. 1246, 1863).

— WATSON SPENSER. Injury of the head followed by temporary blindness and anos (*Brit. med. Journ.*, p. 123).

— WATTER EDWARDS. Case of cerebral tumor (*Brit. med. Journ.*, p. 123).

1884. WEBSTER. Case of atrophy of the optic nerve apparently benifited by hypodermic injections of strychnia (*N. Engl. Monthly*, t. III, p. 199).

— WEST. A case of embolism of the right middle cerebral artery, producing left hemiplegia, left hemianesthesia, blindness of the left eye and right sided convulsions (*Med. Times and Gaz.*, p. 251).

— WESTPHAL. Ueber einen Fall von Zerstörung des lincken Schläfenlappens durch Geschwulstbildungen ohne aphasiche Störungen. Linkshändigkeit (*Berl. klin. Wochenschr.*, p. 777, n° 49) (Avec double papillite.)

— — Ueber einen Fall von allgemeiner Paralyse mit Spinal-Erkrankung u. Erblindung (*Neurolog. Centralbl.*, n° 15).

— WIETHE. Ein Fall von plötzlicher Amaurosis mit nachfolgender Hemianopsie hommonyma superior (*Arch. f. Augenheilk.*, t. XIII, 4, p. 157).

— WIGLEWORTH et BICKERLON. On the condition of the fundus oculi in insane individuals (*Brain*, t. XV, April and July).

— WILBRAND. Ueber die concentrische Gesichtsfeld-Einengung bei funktionellen Störungen der Sehcentren u. die Incongruenz hemianopischer Defecte (*Bericht der 57 Vers. Naturf. u. Aerzte in Magdebourg. Sitzung der. Ophthalm.*)

— ZADEK. Kystes hydatiques du quatrième ventricule (*Gaz. hebd. des sciences méd. de Bordeaux*, n° 47, p. 561, 1883).

— ZEHEIG. Atrophia nervi optici traumatica egy retka esate (*Szemeszet*, p. 108).

1885. ANCKE. Ein Fall von einseitiger Verfärbung des Sehnerven nach Commotio retinæ bei vollständig normaler Funktion (*Centralb. f. prakt. Augenheilk.*, oct.).

— ANDERSON. On a case of symetrical defect in the lower halfes of both fields of vision with right hemiplegia and hemianesthesia (*Ophth. Review*, p. 225).

— BARRAQUER. Tratamento electrico de la ambliopia (*Gaz. med. Catalana*, p. 89, n° 6).

— BASSO. Sul valore dei sintomi oculari per la diagnose e la localisazione die tumori cerebrali (*Bollet. d'Ocul.*, VIII, p. 138 et 155).

— BENSON. On the causes of atrophy other than glaucomatous (*Brit. med. Journ.*, p. 685).

— BERGER. Zur Lokalisation der kortikalen Sehschärfe beim Menschen (*Breslauer Aerzt. Zeitschr.*, n° 1).

— — Ueber die aetiologischen Beziehungen zwischen Syphilis u. Tabes (*Deutsche med. Wochenschr.*, n°s 1 et 2) (Sur 100 cas, 43 ayant été atteints de syph. sec.),

— BERGOUGNOUX. Considérations sur le pronostic de l'atrophie papillaire. Thèse de Lyon, in-8°.

— BRIGER. Solitärtuberkel im Kleinhirn (*Charité-Annalen*, X, p. 154) (Avec neurite optique).

— BRUGELUIS et WALLIS. Ett fall of tumor i lilla hjerna (*Hygiea*, XLVI) (Avec double papillite).

— BULL. Two cases of unilateral temporal hemianopsia (*Transact. of the Amer. ophthl. Soc.*, p. 115).

— BURNETT. Clinical contributions to the study of retro-bulbar affections of the optic nerves (*Am. Journ. of Ophth.*, II, p. 62).

— — A case of great swelling of the eyelids and face following an unsuccessfull attempt to extract the upper canine tooth on the left side; abscess of the orbit, total blindness, atrophy of the disc; obliteration of the retinal venels (*Arch. of Ophthalm.*, t. XIV, p. 177).

— CARTER (Brudenell). Changes in optic discs persistent ten years after accident (*Ophth. Review*, p. 343).

— CATELL. The inertia of the eye and brain (*Brain*, VIII, p. 295).

— CZAPODI. Neuritis essudative partiais (*Szemeszet*, p. 55).

— DODDS. Central affections of vision (*Brain*, VIII, p. 21).

— ESKRIDGE. Tumor of the cerebellum with monocular hemianopsia (*Journ. of nerv. and ment. disease*, XII, p. 1).

— EULENBERG. Beiträge zur Aetiologie u. Therapie der Tabes dorsalis namentlich über deren Bezirhungen zu Syphilis (*Arch. f. path. Anat.*, XCIX, p. 18) (Sur 106 hommes, 67 sans, 39 avec antécédents syphilitiques).

1885. EVERSBUSCH. Eine neue Form von Misshildung der Papille nervi optici, verbund mit ausgedehnter Verbreitung markhaltiger Sehnervenfasern u. congenitaler ho gradiger Kurzsichsigkeit (*Klin. Monatsbl.*, I, 91).

— FÉRÉ. Trois autopsies pour servir à la localisation des troubles de la vision d'origi cérébrale (*Arch. de Neurol.*, n° 26).

— FÜRSTNER. Weitere Mittheilungen über Gliose der Hirnrinde (*Arch. f. Psych. u. Ne venkr.*, XVI, 3, p. 851) (Suivie dans 4 cas d'atrophie des nerfs optiques).

— FULTON. Ein Fall von chronisch-eitriger Mittelohrentzündung mit nachfolgend intrakranieller Erkrankung. Doppelseitige Neuritis optici. Vollständige Genesu (*Zeitschr. f. Ohrenheilk.*, XIV, p. 218).

— GALEZOWSKI. Attaque d'épilepsie et ophthalmie sympathique par la perte d'un o (*Bull. de l'Acad. de méd.*, 25 déc.).

— GRIFFRITH. Two cases of sudden and complete loss of sight in one eye from bl followed by atrophy of the optic nerve (*Med. Chron.*, II, p. 382).

— GUDDEN (de). Ueber die Sehnerven, die Sehtractus, das Verhältniss der gekreuzt u. ungekreuzten Bündel, etc. (*Tagebl. der 58. Versamml. deutsch. Naturf. Aerzte in Strasb.*, p. 136).

— GUNN. Proptosis and optic atrophy (*Ophth. Review*, p. 247).

— HALLOPEAU. Essai de localisation d'une cécité accompagnée d'hémichorée (*Un. méd* n° 68, p. 825).

— HANDEL. Beitrag zur Kasuistik der akuten genuinen Neuritis optica. Diss. Inau Berlin, in-8°.

— HEINEMANN. Eine Beabachtung von in Anfällen auftretender doppelseitiger Amauro bei Epilepsie (*Arch. f. path. Anat.*, CII, p. 522).

— HERXHEIMER. Ueber Lues cerebri. Diss. Inaug., Würzburg, in-8° (Dans 27 c 3 atrophies des nerfs optiques).

— HOCK. Bericht der Privat-Augenheilanstalt (cas de névrite optique) (*Wien. m Blätter*, n°s 39-44).

— HOLZ. Ein Fall von genuiner Atrophia nervorum opticorum simplex progressiva Geschwistern. Diss. Inaug., Greifswalde, in-8°, p. 36.

— HUGHES (Bennett). Case of cerebral tumor (*Brit. med. Journ.*, p. 988) (Gliôme tiers moyen de la fissure de Rolland, névrite optique, trépanation, mort qua semaines après).

— HUNICKE. A case of anormalous central retinal blood vessels; atrophy of the op nerves (*Am. Journ. of Ophthalm.*, t. II, p. 27).

— JACKSON. Ophthalmology and diseases of the nervous system (*Med. Times and. Ga* p. 695).

— KNAPP. Ueber einen Fall von akuter Myelitis und beidierseitiger Ophthalmoplegie Stauungspapille (*Tagbl. der 58. Versammlung deutsch. Naturf. u. Aerzte Strassb.*, p. 489).

— LANDESBERG. Atrophie der Sehnerven u. labes dorsalis in Folge von Syphi (*Berl. klin. Wochenschr.*, n° 33).

— MACKENZIE. Intracranial tumor, probably cerebellar; double papillitis with am rosis, disappearance of both kneejerks (*Brit. med. Journ.*, p. 328).

— MASSELON. De la coloration de la papille et des prolongements anormaux de lame criblée (*Bullet. et mém. de la Soc. franç. d'Ophth.*, t. III, p. 192, *Mémoires d'Ophthalm.*, Paris, in-8°).

— NETTLESHIP. Clinical lecture on a case of syphilitic optic neuritis (*Med. Times a Gaz.*, p. 276).

— NORRIS. On the association of gray degeneration of the optic nerves with abnorm patellar-tendon reflexis (*Transact. of the Amer. Ophth. Soc.*, p. 158).

— — On the relation between the earliest stages of gray degeneration of the op nerve and increase or diminution of the-patellar-tendon reflex (Kneeje (*Med. News*, XLVII, p. 205).

— OPPENHEIM. Beiträge zur Pathologie der Hirnkrankheiten (*Charité-Annalen*, t. p. 335).

— — Weitere Mittheilungen über die sich an Kopfverletzung u. Erschütterung (

specie Eisenbahnunfälle) anschliessenden Erkrankungen des Nervensystems (*Arch. f. Psych. u. Nervenkr.*, t. XVI, p. 743).

885. Parisoti et Despagnet. Fibrome du nerf optique (Supplément au mémoire publié dans le numéro de décembre 1884) (*Recueil d'Ophth.*, p. 218).

— Pflüger. Schussverletzung beider Occipitallappen (*Tagebl. d. 58. Versamml. deutsch. Naturf. u. Aerzte in Strasb.*, p. 503) (Avec double papillite).

— Pichon. De l'épilepsie dans ses rapports avec les fonctions visuelles. Thèse de Paris, in-8°.

— Playes (de). Du sourcil et de la lésion du nerf sus-orbitaire dans l'amaurose (*Paris méd.*, p. 481).

— Rampoldi. Un notivole caso di neurite retro-bulbare (*Annali di Ottalm.*, p. 202).

— Remak. Ein Fall von generalisirter Neuritis mit schewren elektrischen Alterationen auch der niemals gelähmten Nervi faciales (*Neurolog. Centralbl.*, n° 14, p. 313).

— — Drei Fälle von Tabes im Kindesalter (*Berl. klin. Wochenschr.*, n° 7) (Avec atrophie des nerfs optiques).

— — Ein Fall von excessiver Drusenbildung in der Papille bei atypischer Retinitis pigmentosa (*Centralb. f. prakt. Augenheilk.*, p. 257).

— Richter. Ueber sekundäre Atrophie der optischen Leitungsbahnen von den Occipitalwandungen aus nach dem Pulvinar (*Neurolog. Centralb.*, p. 260).

— Risley. A case of sympathetic neuro-retinitis with consecutive serous iritis (*Journ. Americ. med. Ass. Chicago*, VI, p. 43).

— Rumpf. Ueber die Behandlung des Tabes dorsalis (*Tagebl. der 58. Versamml. deutsch. Naturf. u. Aerzte in Strasb.*, p. 271).

— Samelsohn. Augenkrankheiten bei Spinalleiden (*Deutsche med. Wochenschr.*, n° 25).

— Saundby. Note on optic neuritis in children (*Birmingham med. Rev.*, p. 222, nov.).

— Schmidt (E.). Contribution à l'étude de l'inflammation du nerf optique (*Westnik. Oftalm.*, p. 273, mai-juin).

— Schulz. Beitrag zur Lehre der multiplen Neuritis bei Potatoren (*Neurolog. Centralbl.*, n° 19, p. 483)

— Schweiger. Ueber Resektion der Sehnerven (*Arch. f. Augenheilk.*, t. XV, p. 50, et *Arch. of. Ophthalm.*, t. XIV, p. 223).

— Silcock. Compression of optic chiasma (*Med. Times and Gaz.*, p. 856).

— Snells. Double amaurosis and paralysis of both external recti (*Brit. med. Journ.*, p. 331).

— Sorokine. Pilocarpine contre la neurite optique (*Westuck Ophth.*, p. 272, mai-juin).

— Story. Hereditary amaurosis (*Ophth. Review*, p. 33).

— Uhthoff. Ueber Neuritis optica bei multipler Sklerose (*Berl. klin. Wochenschr.*, n° 16).

— Ulrich. Ueber Stauungspapille (*Tagbl. der 58 Versammlung deutscher Naturf. u. Aerzte in Strasb.*, p. 504).

— Vossius. Ueber Sehnervengeschwülste (*Berl. klin. Wochenschr.*, n° 13).

— Walker. Recovery of good sight after twenty years blindness (*Lancet*, p. 1030).

— Webster. A case of double optic neuritis from chronic cerebral meningitis brought on by a fall (*Boston med. and surg. Journ.*, 11 oct. 1884).

— Weir. Acute Neuritis (*Louisville med. News*, t. XIX, p. 19).

— West. Double optic neuritis after a fall (*Med. Times and Gaz.*, p. 856).

— Wilbrand. Ueber concentrische Gesichtsfeldbeschränkung bei funktionellen Störungen der Crosshirnrinde u. über Incongrenz hemiaopischer Gesichsdefecte (*Klin. Monatsbl. f. Augenheilk.*, p. 73).

— Young. Was it tabetic atrophy? (*Americ. Journ. of Ophthal.*, t. II, p. 259).

1886. Abadie. Sur quelques particularités de la névrite optique des tumeurs cérébrales (*Un. méd.*, n° 71, et *Gaz. des hôp.*, n° 19).

— Alt. One hundred and twenty cases of anemia and atrophic condition of the optic and retina (*Am. Journ. Ophthalm.*, f. 201 et 264).

— Anderson. Sensory epilepsy, a ase of basal cerebral tumor involving the left temporasphenoidal lobe and the chiasma and optic nerves and inducing optic atrophy a late optic neuritis (*Brain*, oct., p. 385).

1886. ANDERSON. On latency in cerebral tumor. A case of relapsing neuritis (*Opht Review*, V, p. 121).

— ANGELUCCI. I sintomi oculari nei tumori cerebrali (*Boll. d'Ocul.*, VIII, p. 173).

— ARMAIGNAC. Du traitement de l'atrophie simple commençante du nerf optique p la strychnine et les courants continus (*Revue clin. d'Oculist.*, n° 2, p. 25).

— BARCK (C.). Two cases of disease of the optic nerves, due to cerebral affecti (*Am. Journ. Ophthalm.*, III, p. 46).

— BASSO. I disturbi funzionali del simpatico nella tabe dorsale (*Ann. univ. di m e chir.*, juin et juillet).

— BENEDIKT. Kephalometrischer Befund bei cortikaler angeborner Blindheit (*Neurol Centralb.*, n° 16).

— BERNHARDT. Ueber die multiple Neuritis der Alkoholisten u. Beiträge zur dif rentiellen Diagnostic dieses Leidens von der Tabes, der Poliomyelitis subacuta der sog. Landr'schen Paralyse (*Zeitschr. f. klin. Medic.*, XI, 2, 3 et 4, p. 363).

— BOURNEVILLE et BRICON. Idiotie complète symptomatique d'une atrophie cérébr double (*Prog. méd.*, n° 34) (Réduction de moitié du nerf optique droit).

— BRAILEY. Sarcome growing from the dural sheath of the optic nerve (*Ophth. Soc. the U. K. Ophthalm. Review*, p. 362).

— BRISTOW. Double optic neuritis in cerebral haemorrhage (*Ophth. Review*, p. 35

— BRUDNELL CARTER. Permanent injury to the optic nerves from the effects of a railw collision (*Transact. of the ophth. Soc. of U. K.*, VI, p. 371).

— BULL. Tumor of the optic nerve (*Med. News*, XLIX, p. 555).

— BUNS. Ueber Tumoren des Balkens (*Berl. klin. Wochensch.*) (Absence de troub visuels).

— BUTTERSACK. Zur Lehre von den syphilitschen Erkrankungen des Centralnerve systems, etc. (*Arch. f. Psych. Nervenks*, XVII, 3, p. 603).

— CANNAS-BOY (N.). Studi sul sentomi oculari nella meningite epidemica della ba Cabinette di clinica oculistica della R. Universita di Cagliari. Cagliari, in-8°.

— COOMES (M.-F.). A case of optici neuritis, the result of cerebral glioma (*Med. Her Louisville*, VII, p. 231).

— DAGILLON. Paralysie de la 5ᵉ et 7ᵉ paire droites, avec hémiplégie croisée, tume de la base (région protubérantielle) (*Bull. de la Clin. des Quinze-Vingts*, p. 8

— DRAKE-BRECKMANN. Tow cases of retro-ocular tumor (*Ophth. Review*, V, p. 8).

— FERRIER. The functions of the brain, second edition re-written and inlarged. Londo in-8°.

— FIRTH. Double optic neuritis, with paralysis of one arme following an injury to t spine (*Practitioner*, June).

— FREUND (S.). Acute multiple Neuritis der Spinalen u. Hirnnerven (*Wien. me Wochensch.*, n° 6).

FÜRSTNER. Experimentale Untersuchungen, im Bereiche des Centralnervensyste (*Berl. klin. Wochensch.*, n° 45) (Répétition des expériences de Mandel).

— — et STUHLINGER. Ueber Gliose u. Höhlenbildung in der Hirnrinde (*Arch. f. Psy u. Nervenkr.*, XVII, p. 1) (Avec atrophie grise des nerfs optiques).

— GERHARDT. Ueber Hirnsyphilis (*Berl. klin. Wochensch.*, n° 1).

— GOLDFLAM. De la sclérose cérébro-spinale disséminée multiple (*Kronika lekers* n°ˢ 7 et 8) (9 cas avec paralysies musculaires et atrophie des nerfs optiques).

— GRAETTI. Le injezion epodermiche di stricnina in alcuni amblyopie (*Gaz. med. it lombard.*, n° 29).

— GRASSET. Du tabes combiné ataxo-spasmodique ou sclérose postéro-latérale de moelle (*Arch. de Neurolog.*, n° 92) (Sur 33 cas, 13 affections des muscles de l'o et du nerf optique, 4 fois nystagmus).

— GROSS. Abnormal visual sensation (*Am. Journ. of the med. scienc.*, n° 184, p. 415).

— GRÜNING. A case of tumor of the left occipital lobe, with right homonymo Hemianopsia (*Am. Journ. d'Ophth.*, p. 308, et *Ophth. Review*, p. 271).

1886. GUNN. Peculiar deep partial excavation of the optic disc (*Transact. of the ophth. Soc. of U. K.*, VI, p. 374).

— HAAB. 1. Arteritis syphilitica ; 2. Neuer Papillar reflex (*Schweiz Corresp.-Bl.*, n° 6, p. 152).

— HANSELL (H.-F.). Acute optic neuritis of rheumatic origin ; two cases, one monocular (*Med. News*, XLIX, p. 144).

— HOFFMANN (V.). Ueber einen operativ behanditten Fall von Meningitis suit Eiterung im intravaginalen Raume des nervus opticus (*Neurolog. Centralb.*, p. 357).

— HUTCHINSON. Relapsing after neuritis with developpement of vessels in front of the papille (*Ophth. Hosp. Rep.*, XI, 2, p. 291).

— JABOULAY (M.). Relations des nerfs optiques avec le système nerveux central. Paris, in-8°.

— JACKMON. Fracture of the base of the skull with optic neuritis Recovery (*Lancet*, p. 685).

— KIPP. Ueber die Bedeutung der Entwicklung von Neuritis optica in Fällen von eitriger Entzündung des Mittelohres (*Zeitsch. f. Ohrenheilk.*, XV, p. 250).

— KÖPPEN. Ueber die histologischen Veränderungen der multipelen Sclerose (*Arch. f. Psych. u. Nervenk.*, XVII, p. 63).

— KOLLOCK (C.-W.). A particular groth of the optic papille (*Med. News*, XLIX, p. 436).

— LANDESBERG. Neuritis retrobulbaris peripherica acuta oculi dextri (*Klin. Monatsbl.*, p. 316).

— LANNEGRACE. Des troubles visuels d'origine corticale (*Assoc. fr. pour l'avanc. des Sc.*, session de Nancy).

— LAUTENBACH. Ophthalmoscopic examination of the insane at the state hospital Norristown and the insane departement of the Philadelphic hospital (*Philadelphia med. Times*, n° 486). (Sur 707 aliénés, dont 130 hommes et 577 femmes on rencontre 75 papillites et 286 atrophies du nerf optique).

— — et BENNET. Ophthalmoscopic examination of the insane with notes of cases (*New-York Journ. of nerv. and ment. diseas.*, n° 13) (Sur 278 cas de manie, dont 103 aigus, 18 papillites et 25 atrophies du nerf optique).

— LEEGARD (Ch.). Ueber di electro-diagnostische Gesichtsfelduntersuchung. (*Deutsch. Arch. f. klin. Med.*, XXXVIII, p. 525).

— MAJOLI. Amaurose bilatérale par destruction partielle des tubercules quadrijumeaux et totale des couches optiques, consécutive à un abcès idiopathique, développé dans le ventricule moyen du cerveau (*Rev. clinique d'Ocul.*, p. 177).

— MAYET. Note sur une tumeur du plexus choroïde du quatrième ventricule et sur un kyste du cervelet (*Lyon méd.*, n° 50) (Avec stase papillaire).

— MASSELON. Des prolongements anormaux de la lame criblée, avec 12 dessins photogr. Paris, in-8°.

— MOORE. Gummati of the right corpus striatum with double optic neuritis ; autopsie (*New-York med. Journ.*, 1er mai).

— NORTON (G.-S.). Ein Fall von Gehirnabscess mit doppelseitiger Neuritis optica, Caries der rechten Orbita u. Entzündung des Orbitalgewebes, mit Autopsie (*Arch. f. Augenheilk.*, XVI, p. 882).

— OPPENHEIM. Ueber einen Fall von gummöser Erkrankung des chiasma nervorum opticorum (*Arch. f. path. Anat.*, CIV).

— PANAS. Amaurose double déterminée par une méningite chronique de la base du cerveau (*Recueil d'Ophth.*, p. 651).

— PERLIA. Zur acuten rheumatischen Neuritis retrobulbaris (*Klin. Monatsbl.*, p. 132).

— PETTERSON. Unsachen u. Verlauf der Sehnervenatrophie (*Centralb. f. prakt. Augenheilk.*, p. 45, 75 et 106).

— PONFICK. Ueber den Zusammenbrang von Schädelmisbildung mit Hirnhautentzündung u. angeborener Blindheit (*Bresl. Aerzt. Zeitschr.*, n° 21).

— POWER. Optic neuritis without evident cause (*Transact. of the ophth. Soc. of U. K.*, VI, p. 361).

— RAMPOLDS. Osservazion di neurite ottica coincidente con Morbo di Aran (*Annali di Ottalw.*, XI, p. 116).

1886. RAMPOLD. Atrophia obtica acuta sussegienta a befarite gangrenosa (*Ibid*, p. 113) (Éry sipèle gangreneux suivi d'atrophie du nerf optique).

— RAVA. Sulla amaurosi subitanea (*Spallanzani*, XV, p. 233).

— REMACK. Ueber das Auftreten von Stauungspapille bei Hirnblutungen (*Berl. klin Wochenschr.*, nos 48 et 49).

— RIEGER. Ueber frühzeitige Erkennungeh ronischer Rückenmerks-Erkankunge (specille der Tabes) mit Hife von Symptomen, die am Auge auftreten. (*Aerztliche Jahresberich*, 55 *Jahrgang*.) (Études des mouvements pupillaires).

— ROY (Vict.). De la névrite optique rhumatismale. Paris, in-8°, p. 36.

— RUMPF. Die syphilitischen Erkankungen des Nervensystem. Wiesbaden, in-8°, p. 62 (Affections syph. du nerf optique).

— SCHOLEFELD. Fünf Fälle von transitorischer Amblyopien u. Amaurosen beobachtet i der Kieler Augenklinik. Disc. Inaug., Kiel, in-8°.

— SESEBRENNIKOW. K. woprosu o witjaschenic scrotelnorvo nerva (Distension du ne avec amélioration de la vision).

— SMITH (F.). Bullet voound of the forehead; optic neuritis, partial reavery (*Lance* p. 970).

— STRAUB. Die Gliome des Sehorgans (*Arch. f. Ophthalm.*, XXXII, p. 205).

— TROUSSEAU. Amblyopie dans le pseudo-tabes alcoolique (*Gaz. hebd.*, 1er janv.).

— UHLE. Anaemie des Nervus opticus u. der Retina durch Blitzschlag (*Klin. Monatsb* p. 379).

— UHTHOFF. Untersuchungen über den Einfluss des chronischen Alkoolismus auf d menschliche Sehorgan (*Arch. f. Ophthalm.*, XXXIII, 4, p. 95, et XXXIII, II p. 258).

— — Zur diagnostischen Bedeutung der reflectorischen Pupillenstarre. (*Berl. kli Wochenschr.*, n° 3).

— ULRICH (Rich.). Ueber Stauungspapille u. Oedem des Sehnervenstames (*Arch. f Augenheilk.*, XVII, p. 30).

— WALTER EDMUNDS et LAWFORD. Optic neuritis in head-injuries (*Ophthal. Review* p. 334).

— WICK et ALT. A case of rapidly growing tumor of the brain. Atrophy of both op nerves without optic neuritis (*Am. Journ. of Ophthalm.*, p. 331).

1887. ABADIE. Pseudo-atrophie de la papille (*Recueil d'Ophthalm.*, n° 3, p. 174).

— ALEXANDER. Erweichungsherd im rechten Grosshirnschenkel (*Deutsche med. Wo chenschr.*, n° 18).

— ARMAIGNAC. Amblyopie nicotinique rapidement guérie par la suppression du tab et les injections de strychnine (*Rev. clin. d'ocul.*, mars).

— AUSCHER. Atrophie grise au début; tabes dorsalis, symptômes oculaires précoc (*Bull. de la Clin. des Quinze-Vingts*, avril-juin).

— AYRES et ALT. A case of sympathetic neuro-retinitis; anatomical examination of th enucleated eye (*Amer. Journ. of Ophthalm.*, n° 2, p. 29).

— BECHTESEW. Die Bedeutung der Sehhügel auf Grund von experimentellen ü patho Daten (*Arch. f. path. Anat.*, t. CX, p. 102).

— BRAILEY. Optic neuritis, increased tension, nasal polyps, numbness of face, rig hemiplegia and albuminuria (*Transact. of the ophth. Soc.*, V, p. 178).

— BULL. Pathological changes in the retinal vessels (*New-Yord med. Record*, sep p. 309).

— CARL (le Duc). Ein Beiträg zur Pathologischen Anatomie des Auges bei Nierenleide Wiesbaden, in-8°, p. 77, 6 p.

— CAPRON. Ein Fall von Erblindung nach Fraktur der Schaedelbasis (*Arch. f. Augenheilk* XVII, 4, p. 407).

— CARTER (Brudnell). On retrobulbar incision of the optic nerve in cases of swolle disc. (*Brain*, July, p. 199).

— — Remarks on Pr. Deutschmann's views on optic neuritis (*Ophth. Review*, May).

— — Permanent injury to the optic nerves from the effects of a railway collision (*Tran sact. of the ophthalm. Soc.*, VI, p. 441).

— CASPER (Leopold). Ueber das colobom des Sehnerven. Diss. Inaug., Berne, in-8°.

1887. CHEATRAM. The pupil in health and disease (*Philadelph. med. and surg. Reports*, July, p. 41).
— CHISOLM (Jul.). An interesting case of tabaco amblyopia in a lady (*Amer. Journ. of Ophthalm.*, n° 3, p. 68).
— CLERVAL. Atrophie grise double; paralysie de la 3ᵉ paire, tabes et atrophie grise double: paralysie de la 6ᵉ paire, consécutive à un traumatisme (*Bull. de la Clin. des Quinze-Vingts*, avril-juin).
— DEUTSCHMANN. Ueber Neuritis optica, besondus die sogenannte Stauungspapille u. deren Zusammenhang mit Gehirn-Affectionen. Iéna, in-8°, p. 68.
— DUMONT. Atrophie papillaire toxique par le sulfure de carbone (*Bull. de la Clin. des Quinze-Vingts*, avril-juin).
— — Atrophie papillaire suite de névro-rétinite albuminurique (*Ibid.*, n° 3, p. 142).
— EMRYS (Johnes). On atrophy of the optic nerve associated with dropping of fluid from the nostris (*Brit. med. Journ.*, n° 1339).
— EXNER (S.) et PANETH (J.). Ueber Sehstörungen nach Operationen im Bereich des Vorderhirns (*Arch. f. die ges. Phys.*, t. XL).
— FONSECA. (Lourenço da). Nova anomalia das papillas opticas (*Arch. ophthalm.*, nᵒˢ 2 et 3).
— FRIEDENWALD (A.). A case of optic neuritis with brain symptoms. Recovery with remarks (*New-York med. Journ.*, n° 6, p. 147).
— FROTHINGHAM. Sarcome of the optic nerve (*Ophthalm. Rev. anat.*).
— FURLAYSON. Observations on the state of the pupil in Cheyne-Stokes respiration (*Glascow med. Journ.*, sept., p. 221).
— GORECKI. Tumeur cérébrale et névrite optique (le *Praticien*, 9 déc.) (Soulagement par l'antipyrine).
— HABERSCHON. Hereditary optic atrophy (*Ophth. Review*, nov.).
— HIRSCHBERG. Sehstörungen durch Zuckerharnruhr (*Deutsch, med. Wochenschr.*, XIII, 17, 18 et 19).
— — Ueber selbstständige Sehnervenentzündung (*Centralb. f. prakt. Augenheilk.*, nov.).
— HOWE (Lucien). Changes in the fundus of the eye immediatly after death (*Am. Journ. of Ophthalm.*, n° 4, p. 98).
— HUTCHINSON (Junior). The pupil symptoms met with after injuries of the head (*Ophth. Review*, n° 67, p. 125, et n° 68, p. 153).
— JOCQS. Tumeurs du nerf optique. Thèse de Paris, in-8°, p. 231.
— KALLOCK. A peculiar growth of the optic papilla (*Med. News*, p. 456).
— LAGRANGE. Contribution à l'étude clinique des affections oculaires dans le diabète (*Arch. d'Ophthalm.*, t. VII, p. 65).
— LANNEGRAVE. De l'influence de certaines lésions cérébrales sur l'appareil de la vision (*Soc. de méd. et de chir. de Montpellier*, 1ᵉʳ sem.).
— LAQUEUR. Ueber Beobachtungen mittelst der Zehender-Westien'schen Cornealloupe (*Bericht über die 60 Versammlung deutsch. Naturf. u. Aerzte zu Wiesbaden*).
— LITTLE. Absence of the optic chiasma and other cerebral commissures, temporal hemianopsia (*Transact. of the Am. ophth. Soc.*, p. 248).
— MACEWEN (Well). The pupil in its semeiological aspects (*Am. Journ. of med. sc.*, July, p. 123).
— MANZ. Ueber Schaedeldeformation mit Sehnerven-Atrophie (*Bericht über die 19ᵗᵉ Versammlung der Ophth. Gesellsch. zu Heidelberg*, p. 18).
— MASSELON. L'ophthalmoscope Helmholtz-Wecker. Avantages de l'examen à l'image droite sous un faible éclairage (*Ann. d'Ocul.*, XCVIII, p. 24).
— MELLINGER. Ein Fall von Amblyopie nach Chiningebrauch (*Klin. Monatsbl.*, p. 57).
— MICHEL. Ueber Sehnervendegeneration u. Sehnervenkreuzung. Wiesbaden, in-4°, p. 87, pl. 4.
— MITTENDORF (W.-F.). Transmitted pulsation at the fundus oculi (*Transact. of the Amer. ophth. Soc.*, Boston, p. 491).
— MOOREN (A.). Eye troubles in their relation to occipital disease (*New-York med. Record*, sept., p. 309).

1887. Nettleship. Toxid amblyopia (*Brit. med. Journ.*, p. 21, n° 1383).
— — Atrophie of one optic nerve after papillitis from erysipelas, affecting, orbit duri convalescence from scarlet fiver. Cellulitis had probably extented from erysipel of the face (*Ophth. Hosp. Rep.*, XI, p. 65).
— Peschel. Amblyopie quinique (*Compte rendu de la Soc. ophth. ital.*, sept., Turin
— Post (M.-H.). Rupture of the optic nerve at the chiasma (*Americ. Journ. of Ophthalm* n° 6, p. 163).
— Pooley. Névrite optique et maladie de Ménière (*New-York med. Journ.*, 8 janv.).
— Randall (Alex.). Coloboma of the optic nerve and sheath (*Transact. of the Amer ophth. Soc.*, Boston, p. 558).
— Reuss (de). Angeborene Anomalien des Opticus (*Wien. med. Presse*, n° 9).
— Roosa (John). A case of amaurosis after the administration of large dose of quini Recovery (*Transact. of the Americ. ophth. Soc.*, Boston, p. 431 et 602).
— Schirmer. Ueber Augenerkrankungen bei Diabetes mellitus (*Deutsche med. W chenschr.*, XIII, 20, p. 432).
— Schmidt-Rimpler. Doppelseitige Amaurose nach Blutverlust in Folge einer Nas operation (*Klin. Monastbl.*, p. 375).
— Sgrosso. Affezioni oculari e disturti visivi nella paralisi generale progressi (*Psichiatrica*, anno V, et Napoli, in-8°, p. 55).
— Story (J.-B.). A case of optic atrophy in one eye and temporary hemianopsia in t other (*Ophth. Soc. of the U. K. Brit. med. Journ.*, p. 1334).
— Szilli. Zur Morphographie der Papilla nervi optici (*Centralb. f. prakt. Augenheil* janvier).
— Théobald (Sam.). Recurrent retinal hæmorrhages followed by the autgrowth numerous small blood vessels from the optic disc (*New-York med. Record*, Au p. 171).
— Tillaux. Tumeur primitive du nerf optique (*Gaz. des hôp.*, 21).
— Walter Edmunds et Lawford. La névrite optique dans le pronostic des tumeurs cé brales (*Brit. med. Journ.*, 30 avril).
— Trousseau. Pseudo-atrophies de la papille (*Bullet. de la Clinique des Quinze-Ving* V, p. 45).
— Uhthoff. Untersuchungen über den Einfluss des chron. Alkoholismus auf das me chliche Schorgan (*Arch. f. Ophthalm.*, XXXIII, 1, p. 257).
— — Ueber weitere Fälle anatomischer Sehnervenveränderungen in Folge von Al holismus nebst Bemerkungen über die Intoxicationsamblyopie u. retrobulb Neuritis (*Deutsche med. Zeitg.*, 52, p. 585).
— Ulrich (Rich.). Ueber Netzhautlutungen bei Anemiæ, sowire über das Verhalten d intraocularen Druckes bei Blutverlusten, bei Chimin. Chloralvergiflungen (*Ar f. Ophthalm.*, XXXIII, 2, p. 1).
— Vincentis (de). Double papillite dans un cas de tumeur cérébrale (*Compte rendu la Soc. ital. d'Ophth.*, sept., Turin).
— Wallone. La destenzioni del nervo ottico (*Gaz. d'Ospit.*, VII, p. 34) (Rapport 64 cas de distension pratiqués à la clinique du docteur de Wecker).
— Workmann. Case of blindness, following an attack of right hemiplegia (*Glascow me Journ.*, July, p. 59).
— Wertheim (Th.). Ueber die Zahl der Seheiheiten mittlerer Theile der Netzh (*Arch. f. Ophthalm.*, XXXIII, 2, p. 137).
— Williams. Excision of the optic nerve as a substitute for enucleation (*Saint-Lo med. and surg. Journal*, n° 3, p. 170).
— Zellweger (I.). Anatomische u. experimentelle Studien über den Zusammenha von intracraniellen Affectionen ü. Sehnerven-Erkrankung. Diss. Inaug., Zuric in-8°.
— Ziegler. Zur Keuntniss der Entsethung der Amaurose nach Blutverlust (*Beiträge z path. Anatom. u. Physiol.*, t. II, H. 1).

11074. — Imprimeries réunies, A, rue Mignon, 2, Paris.

MALADIES DE L'ORBITE

PAR L. DE WECKER

INTRODUCTION

Si l'espace, consacré dans un traité complet des maladies oculaires, était roportionné pour chacune à leur fréquence, la description des affections de orbite n'occuperait qu'une place fort restreinte, car elles n'atteignent u maximum pas plus que 0,02 pour 100 des maladies oculaires en génétal (1). Pourtant, on leur consacre avec raison, dans les grands traités, ne place des plus importantes (dans Graefe-Saemisch, la douzième partie e ce vaste ouvrage classique, proportion que de même nous gardons); car a difficulté du diagnostic, ainsi que la gravité que présentent en général les ffections orbitaires d'une part, nous contraignent de fournir aux études un xposé aussi complet que possible; d'autre part, nous forcent, dans un traité omme le nôtre, à donner une monographie complète, pouvant être conltée avec fruit par le praticien, qu'un cas particulier embarrasse.

Pour ce qui concerne la répartition de ce travail, nous débutons par la escription d'un symptôme, l'ex- et l'enophthalmus; nous exposons alors s affections inflammatoires concernant l'orbite, les tumeurs, les traumaismes et épanchements morbides et nous terminons (comme dans le Traité e Graefe-Saemisch) par l'exophthalmus pulsatile et la maladie de Basedow, n nous basant surtout sur les recherches si laborieuses de nos confrères, M. Berlin et Sattler.

Une description anatomique ne précède pas cette monographie, car, pour viter des redites, les données d'anatomie topographique nécessaires seront xposées à l'occasion de la description des différentes affections de l'orbite.

(1) D'après Cohn (*Jahresbericht* de Nagel, année 1874, Tab. II et III, 1875), on ne note ur cent quatre-vingt-cinq mille six cent trente-cinq malades que 0,02 pour 100. Berlin, n compulsant deux cent neuf mille cent quatre-vingt-cinq cas (Graefe-Saemisch, VI, . 505), n'indique que 0,19 pour 100. Suivant le genre de malades qui fréquentent les diverses cliniques, ces chiffres doivent subir des modifications sensibles. Aussi, pour réunir inquante cas d'affections de l'orbite, M. le docteur Esmerian a dû, comme l'indique le bleau suivant (p. 701), compulser trente-quatre mille trois cent trente-six cas, ce qui donne, pour 100, 0,14 de cas répartis comme le montre le tableau ci-joint.

ARTICLE PREMIER

EXOPHTHALMIE (DISLOCATION DU GLOBE OCULAIRE)

Le déplacement, la dislocation du globe oculaire peut s'effectuer par u augmentation uniforme du volume du tissu orbitaire (une plus gra ampleur de ses rameaux sanguins ou lymphatiques), de même qu'il p résulter d'un accroissement de volume *limité* à une partie seulement contenu orbitaire, consécutivement à un épanchement, à la production d'u néoplasie, ainsi qu'à l'introduction d'un corps étranger.

L'exophthalmie peut aboutir à une véritable *luxation* du globe ocula derrière lequel se resserrent les paupières, état qu'on peut provoquer art ciellement et qui s'est maintenu comme un vestige de coutumes sauvage pugilat dans la haute Bavière (de Rothmund), le Tyrol (Geissler) et certai régions isolées de l'Amérique du Nord (Wild), où l'adversaire enfonce s vant le meilleur point d'attaque qu'on lui présente, son pouce dans l'an interne ou externe de la cavité orbitaire. Nous produisons aisément et int tionnellement cette luxation en poussant l'écarteur en arrière pendant l'é cléation du globe oculaire, pour se faciliter la section du nerf optique, fois tous les muscles droits sectionnés, ou seulement le droit externe.

Le déplacement du globe oculaire peut encore résulter d'une réduction volume de la cavité par rapprochement de ses parois, sans que ces pa prennent directement part à cette réduction d'espace. Il en sera ainsi lors les cavités voisines de l'orbite se distendent, par suite d'une accumulat inusitée des produits, qu'elles renferment normalement, soit que ces cav deviennent, elles, le point d'évolution d'une tumeur ou qu'elles soient siège d'un épanchement morbide.

L'exophthalmie produite par une traction exercée directement sur le gl oculaire, qui n'aboutit pas à un arrachement complet avec déchirure globe oculaire, compte parmi les curiosités des blessures de l'œil, deva peine être mentionnées ici. Il en est de même d'une attraction du gl oculaire par des tumeurs (lipomes, télangiectasies, lymphangiomes) qui sont simultanément développées sur les paupières et le globe oculaire, qui, en s'agrandissant de préférence en dehors, font basculer le globe o laire, par le point d'attache qu'a pris sur lui la néoplasie croissante.

Lorsque le contenu rétro-bulbaire augmente *uniformément* de volu par suite d'une plus grande ampleur de volume des vaisseaux, par exemp le globe de l'œil est-il chassé directement en dehors dans le sens de l' orbitaire? Certains auteurs l'ont admis (Tavignot, de Graefe) pour le phl mon orbitaire, qui certainement ne doit pas souvent présenter cette unif mité de répartition; mais d'autres sont plus réservés dans leur appréciati et M. Berlin (Graefe-Saemisch, VI, p. 506) dit avec raison : « De fai

34 336 Observations, 50 Cas, 0,14 %

AGE	TUMEURS			CARIE ET NÉCROSE			MALADIE DE BASEDOW			EXOPHTHALMIE PULSATILE ET INFLAMMATOIRE		
	Nombre de cas.	Proportion pour cent. Observations.	Proportion pour cent. Affections de l'orbite.	Nombre de cas.	Proportion pour cent. Observations.	Proportion pour cent. Affections de l'orbite.	Nombre de cas.	Proportion pour cent. Observations.	Proportion pour cent. Affections de l'orbite.	Nombre de cas.	Proportion pour cent. Observations.	Proportion pour cent. Affections de l'orbite.
1 — 10	Hommes 4 Femmes 0	0,01	8	1 1 } 2	0,003 0,003 } 0,006	2 2 } 4				1 1 } 2	0,003 0,003 } 0,006	2 2 } 4
10 — 20	2 4 } 6	0,006 0,01 } 0,017	4 8 } 12	1 1 } 2	0,003 0,003 } 0,006	2 2 } 4				2 0	0,006	4
20 — 30	0 1	0,003	2	0 1	0,003	2	1 0	0,003	2	0 3	0,009	6
30 — 40	3 1 } 4	0,009 0,003 } 0,01	6 2 } 8	1 1 } 2	0,003 0,003 } 0,006	2 2 } 4	0 2	0,006	4	0 1	0,003	2
40 — 50	0 1	0,003	2	1 0	0,003	2	0 0			2 3 } 5	0,006 0,009 } 0,015	4 6 } 10
50 — 60	5 1 } 6	0,014 0,003 } 0,017	10 2 } 12				0 1	0,003	2			
60 — 70	3 1	0,009	6									
TOTAL.	17 8 } 25	0,05 0,02 } 0,07	34 16 } 50	4 4 } 8	0,01 0,01 } 0,02	8 8 } 16	1 3 } 4	0,003 0,009 } 0,01	2 6 } 8	5 8 } 13	0,014 0,02 } 0,04	10 16 } 26

déviations, dans un sens ou dans l'autre, sont difficiles à constater, par que, tant que la vision et l'énergie des muscles sont restées intactes,

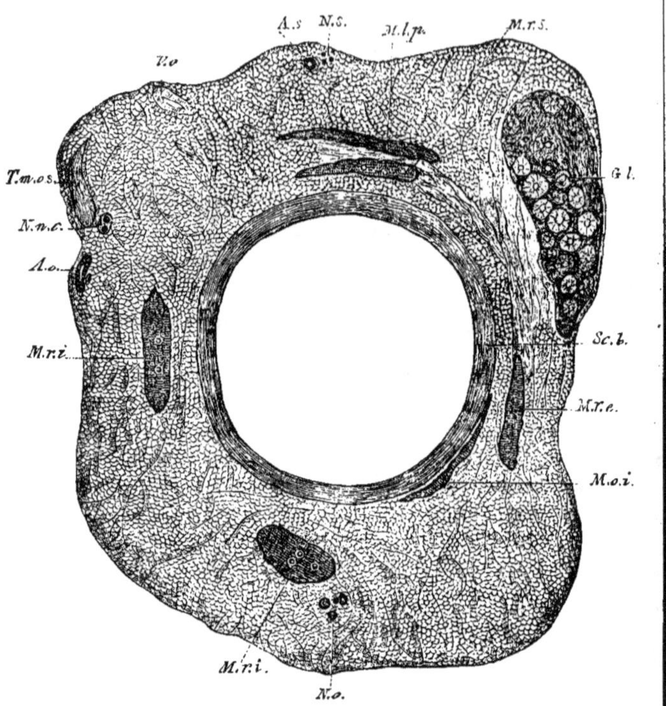

FIG. 190.

V.*o*., vena ophth.; A.*s*, art. supraorbit; N.*s*., n. supraorbit.; **M.*l*.*p*.**, musc. levat. palpeb. sup.; **M.r.** mus. rect. sup.; G.*l*., glande lacrym.; S.*c*.*b*., scler. bulb.; M.*r*.*s*., mus. rect. ext.; M.*o*.*i*., musc. obl inf.; N.*o*., n. oculo-mot. (ad. M. obliq. inf.); M.*r*.*i*., musc. rect. inf.; A.*o*., art. ophthalm. (na frontal.); N.*n*.*c*., nerf naso-ciliaris; T.*m*.*o*.*s*., tendon Mus. obl. sup. Cette figure est représen moitié grandeur de la figure IX de Lange.

parallélisme des lignes visuelles sera conservé intact dans l'intérêt de vision binoculaire. » Pourtant, si nous consultons les données de la top graphie (1) orbitaire, qui, seules, permettent ici de définir les lois, on verr

(1) Nous empruntons les figures concernant la topographie de l'orbite aux instruct dessins que M. Otto Lange nous a fournis dans son excellent ouvrage *Topographisc Anatomie des menschlichen Orbitalinhalts*, *Braunschweig*, in-4°. Le format de notre ouvra nous a forcé de réduire cette figure de moitié, mais ce qui n'a pas porté grand préjud à sa qualité instructive. Tous les dessins de M. Lange ont été faits d'après des coupes, av la lanterne magique, qui, grâce à un miroir plan incliné à 45 degrés, les reflétait sur papier. Le grossissement des coupes était de 5 diamètres.

d'après la figure 190, représentant une coupe à travers l'orbite et la région postérieure de l'œil, que le globe oculaire ne se trouve pas exactement placé dans la direction de l'axe orbitaire. L'écart le plus sensible se présente entre la paroi orbitaire interne et la surface du globe oculaire. La distance est aussi plus grande entre le bord orbitaire inférieur et le bord supérieur; mais la différence en faveur du rebord orbitaire inférieur n'est pas aussi accusée. Lorsque le tissu orbitaire gagne donc uniformément de volume, ce sont de préférence les coussinets sur lesquels reposent les surfaces interne et inférieure de la paroi orbitaire qui souffriront de cet accroissement de volume, et le globe oculaire sera, quelque peu, plus dévié en dehors et en haut de la ligne de propulsion, qu'il aurait suivie par la seule distension uniforme du tissu *rétro*-bulbaire, et s'il y avait eu répartition uniforme du tissu *péri*-bulbaire.

Ce raisonnement pourrait sembler viser à la recherche de la petite bête, s'il ne nous rendait pas compte d'un phénomène qui accompagne ces propulsions par distension, uniformément réparties, comme le goitre exophthalmique nous les présente. Aussi ici, évidemment dans l'intérêt de la vision binoculaire, le parallélisme des lignes visuelles sera, autant que possible, maintenu pour la vision de loin; mais l'écart anormal qu'ont subi les centres de rotation par ce faible déplacement en dehors (et faiblement en haut), se révélera promptement par une réduction dans le pouvoir de convergence et les symptômes de l'insuffisance des muscles droits internes.

Pourtant, il est assez rare que, même pour les distensions vasculaires, du tissu rétro-bulbaire, celles-ci s'opèrent uniformément, et même encore lorsque pareille chose a lieu, la répartition vasculaire fait que la force de propulsion qui chasse le globe oculaire de sa cavité n'est pas répartie de telle façon que l'œil avance directement en avant. Il ne s'agit donc que d'un à peu près, mais qui est pourtant assez bien observé, pour ce qui regarde l'exophthalmus vasculaire et les tumeurs qui se développent dans l'entonnoir des muscles droits internes.

Il a déjà été question des luxations que la bestialité de certains lutteurs produit et qui, prétend-on, s'opèrent aussi directement en dehors (Mackenzie); mais, à part cela, il existe (voy. la *Bibliographie*) quelques cas rares dans la littérature où, à la suite de traumatismes graves, tels que coups de corne de vache, de sabot de cheval, d'accidents de chemins de fer, le globe oculaire n'a pas été poussé en avant de l'orbite, mais luxé dans l'*antrun Highmori*. Cette luxation peut être tellement complète, qu'on peut être induit en erreur et penser qu'il s'est agi d'un arrachement du globe oculaire, de ses muscles et de son implantation au nerf optique.

ARTICLE II

ENOPHTHALMIE

Si nous disposions de moyens plus pratiques de mensuration des degrés de saillie normale du globe oculaire, on se rendrait bien plus aisément compte que l'enophthalmie n'est pas aussi rare qu'on le pense, et que les *yeux caves* se rattachent à certains états pathologiques bien définis. Ces moyens de mensurations rapides et pratiques nous faisant défaut, il faut encore bien se garder de ne pas considérer comme véritable enophthalmus le refoulement que la pression atmosphérique peut exercer, surtout autour du rebord orbitaire supérieur, lorsque le tissu de l'orbite a perdu de son tonus et est devenu plus aisément compressible, mais sans permettre au globe oculaire lui-même d'exercer un tassement sur le tissu orbitaire. Ce refoulement de la paupière supérieure simule alors l'enophthalmus (Hyrtl, *Topograph. Anat.*, p. 158).

Dans la plupart des cas de véritable enophthalmus, le fictif s'y adjoindra et accentuera encore l'aspect attristant des yeux enfoncés. Ceux qui ont assisté à quelques épidémies de choléra connaissent cet aspect cadavérique que prennent si promptementle les malades, pour ce qui concerne le contenu orbitaire, et qui est surtout frappant chez les personnes maigres, chez lesquelles la paupière supérieure forme un petit sillon autour du globe oculaire, refoulé dans l'orbite. Mais, sans attendre pareille occasion, de production brusque et très prononcée d'enophthalmus, nous le retrouvons chez les personnes qui succombent à des affections émaciantes, chez les phthisiques, les cancéreux, et c'est le retrait du globe oculaire qui constitue, avec l'enfoncement de la paupière supérieure, un des traits les plus caractéristiques du *facies hippocratica*.

Nos connaissances sur la possibilité d'un enfoncement nerveux du globe oculaire sont malheureusement encore bien incomplètes. Pourtant, par le *facies* particulier que donne l'enophthalmus, qui se produit rapidement et en dehors d'états émaciants ou de déperdition du contenu vasculaire qui l'expliquent, ce symptôme mériterait d'être mieux étudié qu'il ne l'a été jusqu'à présent. Aussi on connaît, d'après de Graefe, fort bien, que sans exophthalmie, sous l'influence d'excitations du grand sympathique, qui ne portent encore pas sur la circulation intra-orbitaire, il se produit un spasme du releveur. On sait en outre que, chez les chevaux, une véritable enophthalmie se produit au moment du tétanos par contraction spasmodique du *retractor bulbi* (Berlin). Il est vrai que, chez l'homme, ce rétracteur n'existe qu'à l'état rudimentaire, mais il est pourtant encore assez développé (H. Müller) pour pouvoir faire rentrer quelque peu le globe oculaire dans sa cavité sous l'influence d'une excitation du grand sympathique, à l'encontre de ce qui a été décrit, que la paralysie du sympathique entraînerait une exophthalmie vaso-motrice (Baerwinkel, Berger, Berlin).

Un semblable *enophthalmus vaso-moteur* aurait été observé à la suite de névralgies du trijumeau (Björnström); mais, avec pareille interprétation nous entrons alors en plein champ d'hypothèses.

On a occasion d'observer un véritable enophthalmus *traumatique*, ou mieux *cicatriciel*, lorsqu'on a dû pratiquer des opérations derrière le globe de l'œil en enlevant des tumeurs (Letenneur), surtout si celles-ci sont de nature congénitale (kystes, lipomes), et que, tout en étant assez volumineuses, l'exophthalmus n'était pas trop prononcé, qu'on a plutôt pratiqué l'opération à cause du déplacement latéral du globe oculaire que pour remédier à une propulsion exagérée. Qu'il puisse se former une véritable rétraction cicatricielle, suite d'inflammation adhésive, sans traumatisme préalable, nous paraît fort peu probable, tandis que l'enophthalmus, avec déviation du globe oculaire, n'a rien de surprenant, lorsqu'il se produit à la suite d'un phlegmon rétro-bulbaire où l'on a évacué les produits de suppuration au dehors.

Pour ce qui concerne la détermination du degré de l'ex- et de l'enophthalmie, nous renvoyons à l'ophthalmostatométrie de cet ouvrage (I, p. 726).

ARTICLE III

INFLAMMATION DES PAROIS DE L'ORBITE, ORBITITE, PÉRIOSTITE, CARIE, NÉCROSE

Dans un but dogmatique nous subdivisons les inflammations qui s'opèrent dans les diverses parties de l'orbite, quoiqu'il doive être, vu la distribution vasculaire et lymphatique, extrêmement rare, sinon impossible, qu'un processus inflammatoire, ou infectieux, se délimite à une des diverses régions, que notre division sépare les unes des autres. L'*orbitite* a au contraire une certaine tendance à se généraliser, à rayonner, c'est donc aussi de préférence le point de départ que vise notre division en différentes formes, et nous distinguons ainsi : une *inflammation des parois de l'orbite ou périostite, suivie ou non de carie et de nécrose de ces parois;* une *inflammation du tissu connectif et graisseux propre de l'orbite*, une *cellulite;* une inflammation qui concerne la *capsule de Tenon*, *capsulite;* un processus inflammatoire qui prend les veines de l'orbite comme point de départ, une *phlébite orbitaire;* enfin une inflammation qui, partant des sinus du cerveau, rayonne vers l'orbite, une *thrombose de l'orbite*.

La *périostite*, qui représente essentiellement l'inflammation des parois, peut-elle n'être que secondaire, c'est-à-dire dépendre d'une véritable *ostéite* ou *ostéomyélite ?* La littérature ophthalmologique est muette à cet égard, et, de fait, on n'aura guère occasion de baser pareille classification sur des données d'anatomie pathologique, d'une part, parce que les cas qui se présentent à la nécropsie montrent des désorganisatio secondaires déjà tellement avancées qu'il ne sera plus possible de constat les signes primitifs de l'ostéite, d'autre part, si nous comparons ce qui passe pour le restant de l'organisme, nous ne voyons guère dans des o aussi peu fournis de tissu spongieux et de moelle que ceux de l'orbite sont en général, se localiser les ostéomyélites, car ce n'est en réalité q dans l'extrémité postérieure de l'orbite et près de ses rebords que le ti spongieux des parois osseuses gagne à tel point en importance que l' puisse songer à l'évolution d'une ostéomyélite ou à la possibilité du dé loppement d'une *enostose* (d'un corps osseux enkysté ou d'exostose méd laire de Cruveilhier). A l'occasion de la description des *ostéomes* de l'orbi nous aurons encore occasion de revenir sur le fait de savoir quelle p prennent os et périoste à leur formation et jusqu'à quel point leur dével pement se rattache à un véritable processus inflammatoire, méritant la dé gnation de périostite. Dans cet article nous retenons donc exclusiveme des altérations osseuses, celles qui ont de beaucoup le plus d'importa pratique, c'est-à-dire la *carie* et la *nécrose*.

La *périostite orbitaire* est la manifestation la plus fréquente de l'*orbit* (consultez notre tableau) et dépasse de beaucoup en fréquence la cellulit capsulite et phlébite orbitaire. Pourtant ici encore il doit exister com distribution géographique une différence notable de fréquence. Aussi, si Graefe (*Klin. Monatsbl.*, I, p. 57) signale, sur un matériel d'observation six mille malades par an, de trois à quatre cas de périostite suppurative, no ne rencontrons sur un semblable nombre de malades qu'à peine un ou de cas. Quoique la désignation différente que lui donnent les auteurs, com périorbite, périostite (Mackenzie), abcès sous-périostique (Chassaignac ou carie orbitaire (Sichel), rende difficile d'établir un chiffre proportion exact, on peut d'après la compulsion de M. Berlin (*loc. cit.*, p. 504) évalu la périostite comme comprenant 41,3 pour 100 de toutes les affectio orbitaires en général. Dans notre tableau le chiffre est sensiblement inféri (16 pour 100).

La localisation de la périostite peut varier; néanmoins, il ne paraît gu pratique de subdiviser encore une fois la périostite en celle qui concerne *rebord* et celle qui atteint les *parois orbitaires* et d'admettre que tout ce q se passerait en dehors du fascia orbitaire (*septum orbitæ*) concernerait le bor mais non les parois de l'orbite. Aucune véritable délimitation anatomique d parties osseuses mêmes ne justifie pareille subdivision que les manifestatio cliniques ne respectent pas non plus. Il est déjà assez arbitraire d'exclu des périostites les affections concernant l'os unguis et les parties avoisinant du sac lacrymal, qui évidemment devraient être groupées dans la périostit orbitaire, mais enfin la description à part, donnée aux affections des voie acrymales, justifie jusqu'à un certain point pareille subdivision.

La périostite peut affecter une marche plus ou moins rapide; ce que nou avons décrit dans la précédente édition comme *périostite aiguë* est ce qu notre maître Sichel a, il y a cinquante ans, désigné comme *carie primitive de l'orbite* et dont la description posthume fut faite par son fils (*Ann. d'Ocul.*, t. LXIV, p. 1, 1870).

La *périostite aiguë* est plus rare que la périostite chronique. Elle signale son début par l'apparition de douleurs ciliaires très violentes qui deviennent continues et s'accompagnent très vite d'un mouvement fébrile intense, d'anorexie, de nausées et d'une grande prostration. Ces symptômes généraux marchent de pair avec les troubles locaux qui consistent dans une vive rougeur des paupières, une faible saillie de l'œil et un certain défaut de mobilité de cet organe, plus prononcé dans les points qui correspondent aux parties malades du périoste. Ces symptômes locaux prennent souvent, dans l'espace de peu de temps, un développement très considérable (d'après Sichel, s'amendent aussi parfois). Les paupières, rouges et luisantes, se trouvent de préférence gonflées vers l'une des commissures, la conjonctive bulbaire est soulevée de manière à entourer la cornée d'un épais bourrelet jaunâtre, et, à cette époque, on a observé la mobilité de l'organe visuel complètement supprimée dans un sens, sans que la vue ait présenté des changements. Au début de l'exophthalmie, l'œil est baigné de larmes; mais, lorsque le mal se trouve localisé vers le rebord orbitaire supéro-externe, la compression des conduits excréteurs de ce liquide en arrête l'écoulement.

Peu de jours suffisent quelquefois pour mettre le malade dans un état d'abattement profond, et l'on cite un certain nombre d'observations où le coma et des mouvements convulsifs ont précédé la mort, causée dans ces cas par la propagation du mal aux parties environnantes, particulièrement aux enveloppes du cerveau.

Quand la périostite affecte une marche très rapide, les produits qu'elle fournit sont de nature purulente, et nous pouvons y ajouter qu'ils se forment quelquefois avec assez de rapidité pour que la compression qu'ils exercent sur les parties voisines en amène la mortification. C'est donc avec raison qu'on a avancé qu'assez souvent les collections purulentes sous-périostiques ont pour résultat la nécrose d'une portion des parois osseuses de l'orbite et le sphacèle du tissu cellulaire voisin. Cet effet provient, en partie, d'une action purement mécanique; car le pus, décollant le périoste, oblitère un nombre assez considérable des vaisseaux nourriciers. En pareille circonstance, l'examen anatomique montre la surface de l'os dénudée, couverte d'aspérités par suite de la résorption inégale des sels calcaires, qui entraient dans sa composition, les canalicules de Havers dilatés, ainsi que les alvéoles du tissu spongieux, et le tissu cellulaire normalement contenu dans ces vacuoles infiltré de pus. Dans ces cas, l'inflammation du tissu osseux lui-même peut compliquer celle du périoste et envahir toute l'épaisseur des minces parois de l'orbite.

La *périostite chronique*, qui, il faut le dire, peut avoir des conséquences aussi fâcheuses que la périostite aiguë, en diffère essentiellement par ce fait que l'évolution des phénomènes morbides locaux s'y effectue beaucoup moins rapidement, et qu'au lieu de les accompagner, les troubles généra y sont en quelque sorte consécutifs. Ici encore, les douleurs périorbitai sont un symptôme précurseur. Elles sont bientôt suivies d'une légère tum faction des paupières, particulièrement de la supérieure, tuméfaction n'a parfois que les caractères de l'œdème. En général, l'inflammation restreinte à une partie assez limitée du périoste, et les produits qui s'ac mulent sous cette membrane fibreuse n'ont pour effet de dévier l'œil et le déplacer que quand la périostite siège au voisinage du sommet de l'orbi Le plus souvent, un abcès intra-orbitaire est la conséquence d'une périost chronique. Bien moins souvent cette périostite se termine par résolution, l sant longtemps persister un épaississement du périoste sensible au touch

Sichel père (*Ann. d'Ocul.*, t. LXIV, p. 10) prétend n'avoir qu'une seule fois obse cette périostite à l'état aigu et décrit, par contre, fort bien la forme chronique, dont be coup d'exemples se sont présentés à son observation. « Une douleur sourde qui augme par la pression et qui sur les paupières ou les parties environnantes se manifeste d un point quelconque de son pourtour ; des maux de tête et quelquefois de légers éto dissements, tels sont les signes par lesquels l'affection débute. Ces symptômes si vag manquent même souvent ou ne frappent pas l'observateur. Quelquefois un coup, chute, ou quelque autre lésion traumatique de l'orbite ou du crâne, ont été la ca déterminante sur un individu d'un tempérament lymphatique ou atteint d'une affect scrofuleuse ou syphilitique. Il faut se défier de la maladie et la traiter comme une péri tite avec tendance à la carie. »

En dehors des deux variétés de périostite et de carie aiguë décrites, il s' présente encore une, celle-ci franchement de nature infectieuse (tuberc leuse), où, principalement chez des enfants, l'apparition de la tumeur péri tique se montre sous forme d'un abcès froid accompagné de carie et nécro des parois orbitaires. On présente en pareil cas les jeunes malades au m decin parce qu'on s'est aperçu d'un gonflement ou d'une tumeur périor taire, mais non parce que cette tumeur aurait révélé sa présence par signe irritatif quelconque et serait devenue gênante autrement que par diplopie qu'elle occasionne parfois, en déplaçant légèrement le globe oculai

Ces *tumeurs orbitaires froides* sont ordinairement d'une très gran dureté au toucher, presque immobiles, à base solidement implantée n'atte gnant généralement pas un volume, dépassant celui d'une forte noisette n'étant guère plus large à leur base qu'à leur sommet. Pendant que souve une assez longue période s'est passée, où la tumeur ne montrait aucun cha gement et ne paraissait nullement incommoder beaucoup le malade, le somm de la tumeur se ramollit, l'on constate une fluctuation incertaine et peu éte due, la peau rougit, soit sur le sommet même ou à quelque distance, elle pre une couleur phlegmoneuse et une perforation se produit qui ne donne ord nairement lieu qu'à l'issue d'une quantité proportionnellement faible de pu comparativement au volume de la tumeur. Aussi cet écoulement minime d' pus mal lié, grumeleux, même quand on l'a provoqué par une incision alla jusqu'à la base de la tumeur, ne donne-t-il pas lieu à son affaissement à une réduction quelque peu notable de son volume. Au contraire le sonda nous renseigne que le périoste et le tissu connectif ambiant se trouvent notablement épaissis et durcis et que la sonde tombe tout de suite sur une partie dénudée de l'os, rugueuse et dans un état plus ou moins avancé de nécrose.

Peut-on différencier de la périostite une périostose (Mackenzie, Demarquay, Desmarres, Sichel, etc.), c'est-à-dire une affection où, à l'instar de ce que nous venons de décrire, il se produirait une tumeur périostique près du rebord orbitaire mais qui laisserait l'os intact? Peut-on admettre qu'une périostose précède la périostite (Demarquay)? Ces subtilités de subdivision disparaîtront certainement à mesure qu'on aura reconnu que le point de départ de ces affections est une ostéite infectieuse portant de prime abord sur toute l'épaisseur de l'os jusqu'à la membrane protectrice de sa table opposée. A mesure que nos connaissances bactériologiques gagneront en précision, on se rendra compte que la nécrose n'est guère la conséquence d'un manque de nutrition par suite d'un soulèvement et décollement du périoste par le pus infecté, mais que la carie et la nécrose précèdent ce décollement périostique et que la périostite n'est pas le point de départ de l'affection, mais bien l'ostéite infectieuse. Les cas qu'on voit se résoudre quelquefois et qu'on classe parmi les périostites, sont certainement sujets à caution et les auteurs ont ici décrit bien des affections, où ni le périoste, ni l'os n'intervenaient d'une façon directe.

Un caractère anatomique propre à la périostite chronique consiste en ce que le travail de réparation commence autour du foyer morbide avant même que celui-ci soit entièrement détergé. Ainsi, on constate fréquemment autour de l'abcès une couche épaisse de tissu connectif de nouvelle formation qui, lorsque le pus s'est évacué, constitue des bourgeons charnus abondants, et, de plus, on observe dans le tissu osseux qui limite la lésion principale toutes les phases de la réparation. Celle-ci succède si rapidement à l'élimination des produits inflammatoires, qu'elle peut donner lieu à un épaississement notable de la paroi malade, en fournissant un tissu d'une grande densité. Dans d'autres circonstances, la marche de la périostite chronique est si lente, qu'on a quelquefois pu confondre cette maladie avec une néoplasie maligne en voie de développement, dans d'autres circonstances la marche aiguë n'a pas préservé de pareille confusion (1).

(1) Le cas que présenta feu le maréchal Radetsky demeure un exemple très curieux et d'autant plus propre à mettre en lumière les difficultés du diagnostic, qu'il a induit en erreur les praticiens les plus éminents. Nous rapportons un abrégé de la relation faite par Frédéric Jaeger (*Annales d'Oculistique*, t. XXIII, p. 14), d'après le bulletin qu'il reçut du médecin particulier et d'après l'examen qu'il fit lui-même. Le maréchal, âgé de soixante-dix ans, s'exposa, le 9 octobre 1840, à l'époque des manœuvres du camp de Pardenone, pendant six heures consécutives, sur le cheval qu'il montait, à la chaleur accablante qui régnait dans les vallées et aux courants d'air des hauteurs. Il fut pris subitement d'une fièvre violente, accompagnée de grandes douleurs dans la région du front et des tempes. En même temps il se déclara une inflammation dans l'œil droit et ses parties molles, et cet organe fut chassé presque complètement hors de l'orbite. L'inflammation de l'œil, la fièvre et les douleurs se dissipèrent, mais il resta dans les paupières de la rougeur et dans la conjonctive un boursouflement qui ne fit qu'augmenter. Une tumeur appréciable à la vue et au toucher se montra dans l'angle palpébral interne et fit sortir le globe oculaire de son orbite. Malgré tous les médicaments homœopathiques administrés par le médecin particulier, M. Hartung, la maladie s'aggrava pendant les trois mois suivants et une seconde tumeur apparut dans l'angle externe. Puis le globe de l'œil proémina de plus en plus hors de l'orbite; des douleurs, parfois de fortes congestions et des accès de vertiges survinrent et se renouvelèrent. Le médecin particulier et le professeur Flarer (de Pavie), appelé en consultation à peu près trois mois après le début de la maladie), crurent à la présence

Il est pourtant assez rare que la périostite éclate dans une région éloign du bord orbitaire, pouvant par son évolution lente et insidieuse simuler formation d'une néoplasie. Ordinairement c'est vers le rebord orbitaire q paraît l'affection, et ce serait, d'après Sichel père, le supérieur, suivant Ma kenzie, l'inférieur, qui serait plus fréquemment atteint. Ce qui ne paraît p douteux, c'est que seuls les cas de périostite chronique à marche insidieu doivent être regardés comme des cas purs, tandis que, dès qu'il s'agit d'u marche tumultueuse, avec production d'une exophthalmie quelque p accusée, suivie d'une réduction ultérieure de l'acuité visuelle, il s'est d'une combinaison de la périostite avec la cellulite à décrire dans l'arti suivant. Ce n'est que l'avenir qui décidera si notre opinion que la carie et nécrose sont (basées sur un processus infectieux) le point de départ de l'aff tion ou si l'opinion de M. Berlin (*loc. cit.*, p. 312) prévaudra : « L'infla mation du périoste est la chose première et c'est elle qui entraîne la carie.

Les difficultés du diagnostic, concernant une carie et une nécrose or taires, se dissipent du moment où un trajet fistuleux s'est produit, livr passage à la sonde exploratrice. Comme il s'agit en général de jeunes suje le développement d'une tumeur dure, mais qui, dès le début, est sensible toucher et très adhérente à l'os, permettra aussi déjà avant l'ouverture d'u fistule de conclure à l'absence d'une néoplasie qui ne se développe guère cette région (à moins d'être congénitale) à un âge peu avancé, et qui, si exce tionnellement cela a lieu, ne présente pas cet endolorissement particulier la périostite.

Lorsqu'il ne s'agit pas d'un cas pur, mais d'une combinaison de périost et de cellulite, alors c'est encore dans les caractères particuliers de protrusi de l'œil qu'il faut chercher les meilleurs indices de la nature du mal. Si p exemple, la périostite occupe le fond de l'orbite, et si le gonflement périoste et la collection purulente sous-périostique sont considérabl

d'une tumeur maligne (squirrhe périorbitaire). Le professeur Jaeger, mandé par l'em reur à Milan, constata l'état suivant : « Le globe de l'œil droit, sain dans toutes parties, est poussé complètement en dehors de la cavité par une tumeur qui non seulem la remplit entièrement, mais la déborde même de beaucoup. La saillie qu'il forme suite de l'écartement extraordinaire des paupières est telle, que si celles-ci pouvaient contracter, la fente se fermerait derrière le globe. Touchée à travers les paupières, ce tumeur sur laquelle le bulbe repose, immobile comme sur un coussin, est dure com pierre, inégale et bosselée. La pression y cause de la douleur. Les paupières voûtées cette tumeur, sont avancées et énormément tendues dans toutes les directions, gonflée immobiles. Elles sont, de plus, sillonnées par un réseau de vaisseaux variqueux. La co leur de la surface externe en est altérée, d'un bleu foncé presque noir, de même que ce des parties du visage qui les environnent. La surface interne de la conjonctive est d' rouge sale, baignée de mucosités sanieuses... » On est d'un commun accord, dans la co sultation des deux professeurs et de M. Hartung, pour déclarer que la maladie consi dans une dégénérescence squirrheuse des parties molles de l'orbite, menaçant de passe l'état de cancer, et devant nécessairement finir par miner la vie même du malade. C' d'après cette opinion qu'est rédigé le rapport adressé à l'empereur. Le maréchal, qui s'ét opposé à tout traitement direct, continue à suivre les prescriptions homœopathiques de s médecin particulier. Peu de temps après, un écoulement copieux de pus s'effectue : l'o rentre progressivement dans l'orbite et, suivant les paroles de M. Hartung, la tume fongueuse de l'orbite disparaît sous l'influence du traitement homœopathique.

exophthalmie sera très manifeste; mais comme la maladie offre presque oujours sa plus grande étendue sur une des parois de l'orbite, la saillie de œil ne se fera pas directement en avant; elle sera plus prononcée du côté pposé à celui qui est le siège principal du mal. Au contraire, comme le issu graisseux de l'orbite englobe, pour ainsi dire, l'œil d'une manière uni- orme, s'il s'enflamme et se tuméfie, il doit chasser directement devant lui organe de la vision, suivant son axe antéro-postérieur. En pareil cas, la obilité de l'œil peut diminuer beaucoup, mais d'une même quantité dans ous les sens, et non d'un côté plus que de l'autre, comme dans la périostite.

La sensibilité, qui augmente au fur et à mesure que l'exophthalmie fait des rogrès, est ordinairement la même dans les deux affections; néanmoins on encontre des cas de périostite où les malades localisent eux-mêmes avec ssez de précision les douleurs qu'ils ressentent, vers le bord de l'orbite ui correspond à la paroi affectée. Au reste, dans la plupart des cas, l'un des ords est très sensible au toucher, lorsque glissant, quand on le peut, le petit oigt dans le cul-de-sac conjonctival, on le promène lentement à la face nterne de cette saillie osseuse Ce symptôme n'existe pas dans l'inflammation u tissu graisseux rétro-bulbaire, où il est remplacé par les vives douleurs ue ressentent les malades quand on repousse légèrement le globe oculaire ers le fond de l'orbite.

La rougeur et le gonflement des paupières sont, en général, beaucoup plus arqués dans l'inflammation du tissu cellulo-graisseux que dans la périostite t ils s'étendent alors généralement tout à l'entour du rebord orbitaire. ans la périostite, la tuméfaction marche moins rapidement, atteint rare- nent un développement aussi considérable et se montre presque toujours lus accusée sur une des paupières que sur l'autre.

Tout en faisant le tableau de ces caractères différentiels, nous devons vouer qu'une erreur est toujours possible, comme l'expérience nous l'a rouvé et cela en vertu des raisons suivantes : une périostite aiguë, surtout orsqu'elle occupe les parties profondes de l'orbite, peut se compliquer, dès e début, d'une inflammation si intense du tissu cellulo-graisseux contigu u'elle en simule, à s'y méprendre, l'inflammation primitive. Alors la rou- eur excessive des paupières et la sensibilité locale que les malades, agités ar de vives souffrances, témoignent au moindre attouchement, sont des ignes tout à fait impropres à éclairer le diagnostic. En outre, comme on le erra dans le prochain chapitre, le tissu cellulo-graisseux peut s'abcéder et onner naissance à une collection abondante de pus qui pousse l'œil plus ortement dans un sens que dans l'autre : caractères signalés plus haut omme appartenant à la périostite. On comprend donc qu'il puisse n'être ossible de se faire une opinion exacte sur la nature du mal, qu'après avoir onné issue aux produits de la suppuration par une ouverture dans laquelle l est nécessaire, dans l'intérêt du diagnostic, de conduire ultérieurement une sonde exploratrice.

Il importe pourtant de faire le plus promptement possible son diagnostic, car, s'il s'agit d'une simple cellulite orbitaire qui n'a pas besoin d' céder, la temporisation est en quelque sorte indiquée pour ce qui conce une intervention chirurgicale, tandis que, si l'on a bien reconnu une périos avec abcès sous-périostique, l'évacuation la plus prompte est command Bien entendu que ces hésitations n'existent pas pour les abcès voisins rebord orbitaire, mais exclusivement pour ceux situés dans la profond de l'orbite et nous dirons tout à l'heure comment il faut procéder à évacuation.

Nous avons déjà indiqué plus haut quelle analogie nous admettons pour périostites à marche très lente, avec les abcès froids et les ostéites q rencontre dans d'autres régions du corps; mais il faut avouer que l'*étio gie* de la périostite de l'orbite offre peu de données précises. On sig parmi les causes les plus fréquentes de cette maladie les contusions la région orbitaire ou les plaies par instruments piquants qui ont bl l'une des parois de l'orbite. Dans ce dernier cas, le médecin doit po toute son attention à reconnaître s'il n'est pas resté dans la plaie une pa du corps vulnérant qui entretienne l'inflammation. L'action prolongée d froid intense sur la région orbitaire figure encore, ainsi que l'insolati parmi les causes de la maladie que nous étudions. On a aussi observé cas où l'inflammation du périoste de l'orbite avait pris son point de dép dans les cavités voisines, comme, par exemple, les sinus frontaux, maxillai et la cavité crânienne. Quant à l'influence étiologique de l'âge sur la péri tite orbitaire, on peut dire que celle-ci est plus fréquente dans l'enfanc dans la jeunesse que dans l'âge adulte, et qu'il n'est pas rare de la renc trer dans les premiers mois de la vie.

Le *pronostic* de la périostite orbitaire offre toujours une certaine grav qui varie, du reste, suivant le siège et l'étendue du mal. On comprend fa lement qu'un abcès sous-périostique de la voûte de l'orbite puisse s'ou dans la cavité du crâne, au travers de cette même paroi. On cite des cas d genre où des débris de substance cérébrale se présentèrent à l'ouverture la plaie, et où une méningite infectieuse mit fin à la maladie. Quand la péri tite est localisée très près du sommet de l'orbite, non seulement on menacé d'une propagation de la phlogose vers le crâne, au travers des fent le long des vaisseaux et des nerfs, qui occupent cette région, mais encore suites ordinaires de la périostite doivent être plus fâcheuses qu'en tout au point, à cause de la compression que subissent les nerfs rassemblés dans étroit espace. Enfin, tout épaississement du périoste et toute résolution i parfaite, ou la formation d'une exostose, deviendront, presque toujours, ce point, la cause d'une exophthalmie permanente, d'une cécité plus ou moi complète et de la paralysie d'un ou de plusieurs des muscles de l'œil. pronostic de la périostite n'est moins grave, lorsqu'il s'agit d'une affection rebord orbitaire, que, si après avoir reconnu la maladie à temps, on donné rapidement issue aux produits de la suppuration, et prévenu, cette manière, l'extension des phénomènes morbides aux parties voisin

Le *traitement* exige, on le comprend sans peine, beaucoup d'habileté et de circonspection. On peut poser en règle générale, que dès qu'on suppose qu'un abcès s'est formé, il est indispensable de l'ouvrir. Aussi, dans le cas où l'on hésiterait entre un abcès sous-périostique et un phlegmon orbitaire qui n'exigerait pas une intervention aussi urgente, serait-il sage d'agir comme si l'on avait arrêté son opinion à la première de ces maladies, et de pratiquer une incision, pour prévenir, en toute occurrence, un large décollement du périoste.

La vraie hardiesse d'un chirurgien ne doit être basée que sur une connaissance très précise des dispositions topographiques de l'œil avec les parois

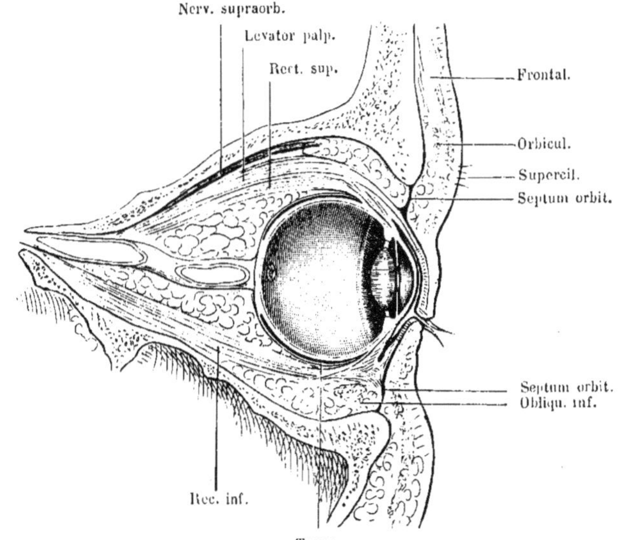

Fig. 191. — Coupe sagittale de l'appareil visuel à travers le sommet de la cornée et le canal optique.

orbitaires. Nous rappelons donc ici l'excellent exposé qu'en vient de donner le professeur Merkel (*Handbuch der Topographischen Anatomie. Braunschweig*, 1887, p. 277) (1).

« Les rapports topographiques du globe oculaire avec l'orbite se divisent en deux parties. Tout d'abord il faudra exposer ses rapports avec le rebord orbitaire, parce qu'il s'y rattache les considérations pour l'accès opératoire et, en second lieu, il faudra considérer sa position dans l'intérieur de l'orbite même, ce qui a son importance pour comprendre les fonctions optiques de l'organe dans son sens le plus étendu.

« Il faut tout d'abord citer que les deux globes oculaires sont placés de telle façon que les centres pupillaires soient écartés à peu près de 58 à 60 milli-

(1) La topographie de l'orbite même se trouve exposée à l'article *Blessures de l'orbite*.

mètres. Les globes oculaires sont, pour ce qui les concerne, exacteme placés dans le plan frontal de la tête, mais les plans des deux ouvertur orbitaires sont par contre inclinés l'un vers l'autre et, par suite aussi, ve le plan frontal, sous un certain angle; en outre, ces ouvertures ne so pas directement situées en avant, mais un peu en bas. Par cette faib congruence dans la position du globe oculaire et l'ouverture orbitaire s'é blissent des rapports réciproques, qu'on analyse le mieux sur des coup de l'appareil visuel pratiquées dans divers sens.

« Si l'on fait une coupe sagittale à travers l'orbite et son contenu, divis le globe oculaire, et si l'on réunit par une ligne les points touchés des rebor orbitaires supérieur et inférieur, on verra que cette ligne est exacteme

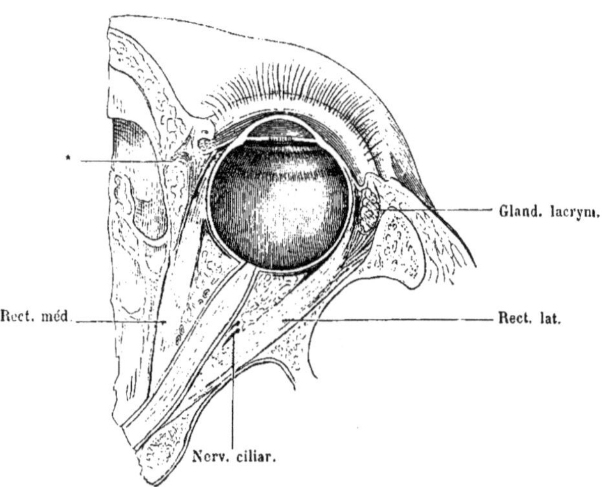

Fig. 192. — Coupe horizontale de l'œil et de l'orbite.

tangentielle au sommet de la cornée, ou coupe cette membrane to près, derrière le sommet (voy. fig. 191). On peut se figurer alors cett ligne comme un axe autour duquel l'ouverture orbitaire aurait tourn avec son bord médial en avant, avec son rebord latéral en arrière. Sur u coupe horizontale de l'orbite, le globe oculaire doit donc, du côté médial, êtr dépassé par le rebord orbitaire, tandis que ce rebord recule un peu du côt latéral. L'étude d'une coupe horizontale (fig. 192) montre pourtant, qu cela n'est exact que relativement. Car, si l'on réunit les deux bords de l coupe ensemble, on voit que cette ligne traverse l'œil bien en arrière de l cornée. Du côté latéral elle se trouve encore placée derrière l'ora serrat tandis que du côté médial elle le quitte à peu près dans la région du corp ciliaire. Par conséquent des deux côtés le rebord orbitaire recule plus qu 'on ne s'y attendait. Cette disposition s'explique par le fait que l'ouverture orbitaire n'est pas plane, mais paraît incurvée, concave en arrière, comme a vue en profil de tout crâne le démontre.

« Par ce qui précède, ce sera indubitablement le rebord orbitaire supérieur qui sera le plus puissant garant pour le globe oculaire, rôle qui lui est encore facilité, à part la situation favorable de ce rebord osseux, par la couche importante superposée de parties molles, à structure résistante, qui le garnit d'un véritable bourrelet. Le rebord orbitaire inférieur se trouve par rapport à l'œil dans la même situation que le supérieur, mais il est désavantagé pourtant en ce sens que, comme nous l'avons dit, il recule (voy. fig. 191). Ce reculement est fort peu sensible, mais un choc arrivant exactement d'en bas, sera pour cela beaucoup plus à même d'atteindre le globe oculaire que s'il vient en sens inverse. Si aussi le rebord médial de l'orbite ne recouvre pas complètement le globe oculaire, le dos du nez qui fait immédiatement

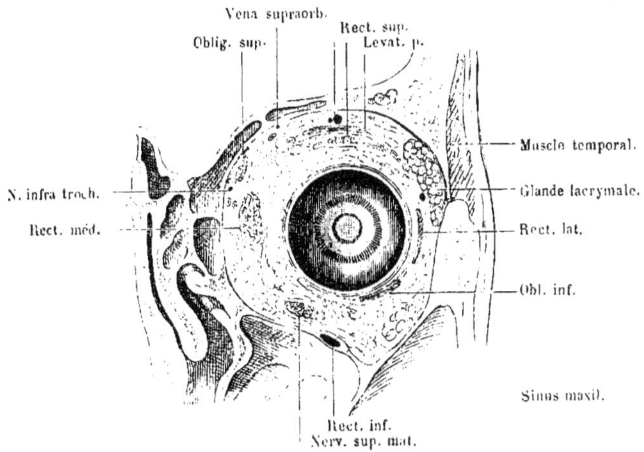

FIG. 193. — Coupe frontale de l'œil et de l'orbite.

suite à ce rebord fournit une garantie plus que suffisante (voy. fig. 192). C'est donc le côté latéral du globe oculaire qui reste accessible aux interventions, et de fait aussi l'exploration avec le doigt démontre qu'en arrivant en sens latéral du rebord orbitaire correspondant, on atteint le globe oculaire qui est ainsi accessible au toucher jusque vers son équateur.

« Pour ce qui concerne la position qu'occupe le globe oculaire dans l'orbite même, une coupe frontale (fig. 193) démontre qu'il n'est pas situé dans l'axe orbitaire, mais que son centre se trouve de quelques millimètres placé latéralement à cet axe. De la paroi orbitaire supérieure et inférieure de l'orbite, la circonférence du globe oculaire reste assez uniformément distante ; peut-être du bord supérieur s'en rapproche-t-elle un peu plus. L'étude d'une pareille coupe ne se trouve pas en harmonie entière avec la recherche su l'emplacement du globe oculaire, telle que nous pouvons l'exécuter sur l vivant, par le palper, car la possibilité de pénétration de la pointe du doig dans l'orbite ne dépend pas ici exclusivement de l'emplacement du glob oculaire, mais aussi de la manière plus ou moins prononcée avec laquelle l rebord orbitaire surplombe. On pénètre le plus facilement entre le glob oculaire et la paroi inférieure de l'orbite dans sa profondeur; ici le rebor orbitaire est fort peu en saillie arrondie et la pénétration du doigt est favo risée par la manière brusque avec laquelle la paroi descend en avant et laté ralement. Le côté médial suit comme facilité de pénétration, là où le pla latéral du nez se continue sans limite bien tranchée dans la paroi de l'orbit On pénétrerait ici indubitablement très profondément entre le globe oculai et l'orbite, si l'appareil lacrymal et le lig. palpab., med., qui s'y trouve solid ment réuni, ne fournissaient pas une protection puissante. En haut le rebo orbitaire surplombe tellement qu'il retient même le doigt disposé pour un exploration méthodique. Le côté latéral est le plus dangereux. Déjà un pression, peu pénétrante, permet à la pointe du doigt d'atteindre l'hémisphè postérieur du globe oculaire, placé librement dans une vaste étendue, Henke (*Topog. Anatomie*, 1884) rapporte que la figure par compressio que produit dans le champ visuel le doigt solidement appliqué, lorsque regard est fortement dirigé en dedans, apparaît presque sur la macula. C'e à cause de cet accès si facile qu'il est possible au doigt, qui y pénètre, d luxer le globe oculaire et de le soulever hors de son orbite comme ce s'observe comme accident pendant un pugilat.

« Par un appareil de fascias de tissu connectif, le globe oculaire est fixé da sa position, mais qu'un certain déplacement latéral est encore possible pe à chaque moment être démontré expérimentalement.

« La position du globe oculaire avec l'ouverture faciale de l'orbite (fig. 194) va notablement suivant les divers individus. *Cohn* a constaté comme limites normales enfoncement en arrière du globe oculaire de 10 millimètres et une procidence de 12 m limètres; avec des yeux à fleur de tête de 24 millimètres (?) (*Klin. Monatsbl.*, 186 En outre la position du globe oculaire dépend temporairement, quelque peu, de la qua tité de graisse que contient l'orbite ainsi que de l'ampleur des vaisseaux orbitaires. graisse abonde-t-elle, alors le globe est chassé en avant; diminue-t-elle, alors la pressi atmosphérique renfonce le globe oculaire dans l'orbite. A cause des attaches de tis connectif du globe avec les parois orbitaires, le globe ne peut pourtant s'enfon au delà d'une certaine limite dans l'orbite et la pression atmosphérique n'agit, l'am grissement augmentant, que sur l'entourage de manière qu'il se forme entre le glo oculaire et le rebord orbitaire une rétraction, qui peut atteindre une profondeur notab Que le degré de réplétion des vaisseaux sanguins de l'orbite influence la position globe oculaire, c'est ce que démontrent les observations établissant qu'à la suite d'abo dants vomissements, de fortes diarrhées et d'un brusque collapsus, les yeux s'enfoncer par contre, des émotions vives (colère, frayeurs), font croire « que l'orbite ne fournir pas au globe oculaire une place suffisante » (Arlt, Donders). Aussi pendant la men truation une protrusion du globe de plusieurs millimètres peut exister (*Cohn, loc. cit* ce qui doit évidemment se rapporter à une activité plus grande de la circulation. »

L'ouverture des abcès orbitaires est d'autant plus difficile qu'ils siège plus profondément et qu'ils donnent moins de fluctuation; on est, dans l cas les plus favorables, forcé de pénétrer très profondément dans la cavité orbitaire, laquelle offre, on le sait, chez l'adulte, environ 4 centimètres et demi de profondeur. Le bistouri doit glisser le long de la paroi malade de l'orbite, et il faut le pousser avec modération, de manière à éviter la perforation d'une lamelle osseuse peu épaisse, que ses altérations peuvent avoir rendue très friable. On cherchera de même à maintenir l'instrument à une distance convenable du globe oculaire ; car on connaît plusieurs observations d'après lesquelles des chirurgiens très habiles, jaloux d'exécuter un coup de maître, ont blessé l'œil et sont ainsi arrivés involontairement à suivre le conseil de Wenzel qui proposait de sacrifier l'œil dans les cas d'abcès rétro-bulbaires.

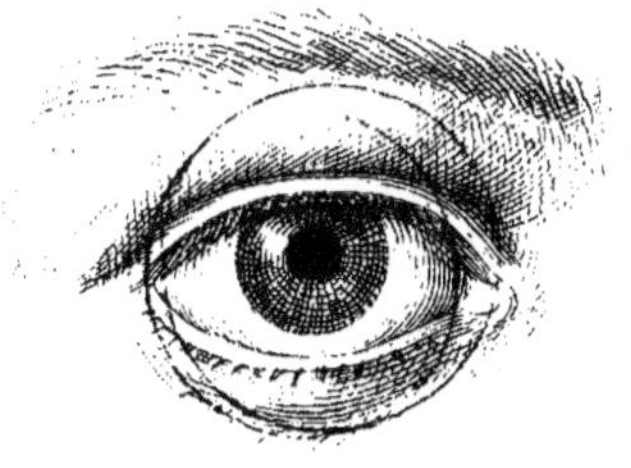

FIG. 194. — Œil ouvert muni des contours du bord orbitaire (en jaune), du globe oculaire (en bleu) et de la périphérie du sac conjonctival (en rouge).

L'ouverture de ces abcès est incomparablement moins difficile lorsqu'ils donnent une fluctuation manifeste, perceptible au voisinage du rebord orbitaire. Bien entendu, si la propulsion de l'œil n'y porte obstacle et que le gonflement des paupières ne s'y oppose pas, l'ouverture de l'abcès doit se faire du côté de la conjonctive ; en cas contraire, il suffit de s'attacher à suivre, à la lettre, le conseil de de Ammon qui veut qu'on n'incise pas directement la peau au niveau de la tumeur, mais un peu au-dessus pour la paupière supérieure, au-dessous pour l'inférieure, afin d'éviter autant que possible que la plaie horizontale, qu'on ouvre, ne contracte avec l'os des adhérences qui exercent consécutivement une influence fâcheuse sur la position des paupières. Dans les cas où une altération des os fournit une suppuration prolongée, Riberi a conseillé d'ouvrir les abcès de l'orbite en perforant largement l'os planum de l'ethmoïde au moyen d'une gouge d'un maillet, et de pratiquer à ce niveau une ouverture capable d'admettr le petit doigt. Ce conseil semble une preuve de ce fait, que le traitement e parfois pire que le mal lui-même.

Il faut insister sur ce que la région orbitaire est une de celles où l règles de l'antisepsie doivent être le plus strictement observées, non seul ment pendant l'ouverture d'un abcès, mais principalement aussi penda les pansements répétés que réclame le traitement d'une affection osseuse d parois orbitaires. Autant une antisepsie bien ordonnée peut ici abréger l durée de l'affection, la circonscrire et lui donner un caractère de bénigni relative, autant on peut aggraver la situation du malade par un manque d soins et de propreté. La hardiesse d'un chirurgien qui plonge en se guida le long des parois orbitaires le bistouri de 4 à 5 centimètres dans l'orbit aura, même en ne tombant pas sur le foyer suppuratif, moins d'inconv nients que l'introduction d'une sonde malpropre qu'on fait glisser à pei de quelques millimètres au delà dn rebord orbitaire.

Si l'on a émis le doute que, vu la disposition anatomique, l'évacuati d'un abcès du fond de l'orbite, ou le débridement simple du tissu engorgé p quelques incisions exploratrices avec un couteau étroit donnaient moins soulagement que dans d'autres régions du corps, c'est que les observatio qui plaidaient en ce sens nous viennent des temps préantiseptiques, même le manque d'une asepsie rigoureuse avait évidemment pour l'orbi plus d'inconvénients que pour des parties à jour atteintes de phlegmon, une élimination de matières infectieuses était bien moins entravée, une fois débridement fait, que cela n'avait lieu pour les tissus orbitaires. Il est abs lument erroné qu'avec les soins méticuleux de l'antisepsie « le traumatis provoque une augmentation du gonflement comme nous l'observons mê assez souvent en ne pratiquant que quelques petites ponctions isolées » (Berli *loc. cit.*, p. 548). Jamais le simple traumatisme, vierge d'infection, n'e comme nous le savons actuellement fort bien, une cause d'accentuation mal qui, lui, est sûrement de nature infectieuse et où nous devons, au promptement et vigoureusement que possible, intervenir pour faire ces l'action rayonnante de cette infection.

On peut très notablement parfois se faciliter la tâche de pénétrer da l'orbite, lorsque l'abcès siège du côté externe, en fendant amplement commissure externe et en renversant les paupières si leur raideur fait tr d'obstacle. J'ai parfois eu, devant mes élèves, l'ennui de ne pas voir s'écha per du pus, après être pénétré jusque vers les parties les plus reculées l'orbite et avoir eu la satisfaction de voir s'échapper un flot de p pendant les manœuvres pour introduire dans la profondeur de la cavité orb taire un fin drain bien aseptique.

Une fois l'abcès détergé, on s'efforcera, au moyen d'explorations pr dentes avec le stylet, de se renseigner sur l'état du périoste et de l'os sou jacent, sans oublier qu'il ne faut pas pousser ces perquisitions trop loin, cause du peu de résistance que les parois opposent quelquefois à l'instrument. Même dans le cas où le sondage est resté négatif, c'est-à-dire que l'on n'a pas rencontré une surface osseuse dénudée et rugueuse, on ne doit pas laisser la plaie, sans y placer un drain, qu'on introduit aussi profondément que possible, après quoi on fera précéder l'application du pansement contentif d'une irrigation, prolongée pendant une à deux minutes, avec une solution de sublimé à 0,40 pour 1000.

Il n'est guère possible de se prononcer avant un sondage si l'on a affaire à une carie ou nécrose des parois orbitaires, ou si les symptômes inflammatoires ne se rapportent qu'à une simple périostite, ne donnant lieu qu'à la formation d'un abcès, plus ou moins étendu, qui, une fois évacué, ne menace en rien l'existence des parties osseuses avoisinantes. On aurait tort de conclure ici qu'il y ait un rapport quelconque entre le degré des symptômes inflammatoires et les altérations osseuses, qu'on doit s'attendre à trouver, une fois l'ouverture de l'abcès faite, car il y a des cas où des lésions osseuses se produisent d'une manière si lente et si peu sensible, qu'elles ne se révèlent à l'observateur que grâce à l'accumulation des produits morbides auxquels elles donnent naissance, à la compression des organes voisins, enfin à la réaction, qui se produit consécutivement dans l'état général du sujet. Quoiqu'il soit toujours difficile de reconnaître ce qui, dans ces maladies, appartient au périoste ou aux os eux-mêmes, on peut dire que le rôle important revient généralement ici au tissu osseux.

Le pus qui s'échappe de l'ouverture produite, soit artificiellement, soit d'une manière spontanée, est généralement peu épais, mal lié et répand rapidement une odeur désagréable. Les bords de l'ouverture ne tardent pas à se renverser vers l'extérieur, à se couvrir de quelques bourgeons charnus flasques, d'une coloration brunâtre ou violacée, et la sonde introduite n'atteint assez souvent l'os malade qu'au travers d'un trajet étroit plus ou moins sinueux. Ce trajet offre d'autant plus de longueur que la carie ou la nécrose est plus rapprochée du sommet de l'orbite, et, dans ce cas, on trouve communément le tissu cellulo-graisseux voisin devenu le siège d'une induration permanente, déterminant une exophthalmie légère qui ne se dissipe qu'avec la maladie de l'os et la suppuration qui l'accompagne. La sonde conduite avec prudence dans le trajet fistuleux rencontre une surface rugueuse entourée de bourgeons charnus, et si la maladie dure depuis quelque temps, si la suppuration est bien établie, il n'est pas rare de pouvoir constater la mobilité d'une esquille isolée par la nécrose. C'est surtout alors que ces explorations deviennent dangereuses, si le mal occupe la voûte de l'orbite, car on risque, en ce cas, de pousser l'instrument vers la cavité crânienne.

La *marche* de ces maladies est, en général, très lente, surtout si un trajet fistuleux s'est produit spontanément, ce qui se fait pour le rebord orbitaire presque constamment à travers la peau qui à l'entour de la fistule a déjà contracté quelques attaches anormales avec le rebord orbitaire. Pareille fistule établie, il peut se passer des mois et même des années avant que la suppuration se tarisse, quoique, il faut le dire, elle s'interrompe quelquefois brusquement par suite d'une oblitération passagère de la fistule, phénomène marqué par la réapparition de l'exophthalmie, quand le siège du mal est profond, et par la manifestation de symptômes fébriles intenses. Parfois l'élimination ou l'extirpation d'un séquestre donne à la maladie une allure plus rapide. Il va sans dire que l'état général, l'âge du sujet et les causes du mal ont sur la succession de ces différentes phases une influence marquée. La tournure que prend la maladie doit être d'autant plus favorable que les forces du sujet sont meilleures et qu'il est moins avancé en âge, surtout quand la carie ou la nécrose est l'effet d'un traumatisme et non la manifestation d'une diathèse. La réparation des parois osseuses détruites se fait quelquefois, chez les enfants, avec une rapidité merveilleuse, et souvent sans que le voisinage d'un organe aussi délicat que le cerveau devienne la source de complications dangereuses.

Dans une série de cas, où l'exophthalmie primitive ne s'est jamais complètement dissipée, on peut observer la formation de véritables ostéophytes (de Graefe, Hulke, Horner) dont la saillie dure, à bord tranchant, se révèle à la sonde exploratrice, en se différenciant d'une exostose à saillie uniforme et arrondie.

Il ne faut pas oublier les complications que peut entraîner la nécrose partielle des parois de l'orbite, particulièrement quand cette affection s'est étendue sur une très grande surface d'une même paroi. Ici le *siège* déterminera essentiellement les complications à redouter et que le traitement doit autant que possible prévenir. La carie, ou nécrose, ne se borne-t-elle qu'aux *rebords orbitaires* et ne descend-elle que peu dans la profondeur, alors, en général, l'évacuation du pus ne rencontre guère de difficulté ; il est déversé par une ou plusieurs fistules en dehors, ce n'est qu'après la guérison, ou, si celle-ci se fait longtemps attendre, vers la fin de la maladie que les dénudations du globe oculaire, sur lesquelles nous aurons à revenir, sont à craindre. La *paroi externe* est-elle prise de carie, ce qui ne s'observe ordinairement qu'après des traumatismes, l'évacuation du pus se trouve encore facilitée, même lorsque la carie descend dans la profondeur de l'orbite, et il est encore aisé, si l'on doit donner issue à une vaste collection de pus, d'éviter l'artère temporale superficielle, même si le gonflement œdémateux a sensiblement modifié la disposition normale des vaisseaux. Afin qu'on se renseigne sur ce que l'artère temporale reste encore assez distante du ligament palpébral externe, distance que le gonflement qui s'irradie de l'orbite même ne peut qu'accentuer, il suffit de jeter un coup d'œil sur le dessin de Merkel (fig. 195). Tout en ne présentant pas de sérieux dangers, la section de la temporale a entraîné des hémorrhagies secondaires fort ennuyeuses pour le chirurgien (Berlin) et elle doit par conséquent être autant que possible évitée.

La carie des parois *interne* et *inférieure* de l'orbite donne lieu asse facilement par suite de l'élimination des minces parois latérales de l'orbite (la lame papyracée) à des évacuations dans le nez directement, ou tout d'abord à travers l'antre d'Highmore. Si pareille évacuation s'opère assez promptement, elle peut avoir le très grand avantage d'épargner au malade la formation d'un trajet fistuleux et des adhérences déviatrices de la paupière inférieure.

Les vastes suppurations que peut provoquer la carie de la *voûte orbitaire* sont celles qu'on a le plus à redouter; un échappement du pus par les

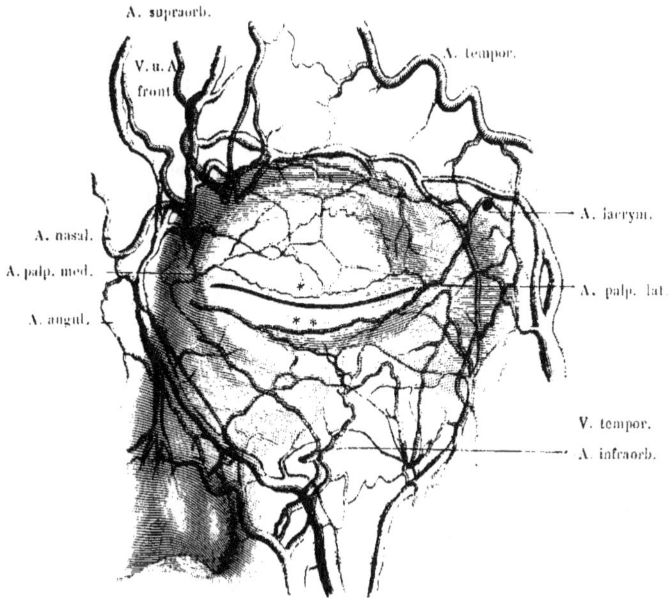

FIG. 195. — Vaisseaux des paupières. — *, **, les deux arcus tarsei.

sinus frontaux (S. Warren) n'est guère ici à espérer, tandis qu'il est à redouter qu'après perforation, ou détachement d'un séquestre, le pus ne s'insinue sous la dure-mère. L'extrême minceur des os en certains points laisse surtout redouter pareil danger d'une méningite consécutive, plus ou moins généralisée, ou même d'un abcès du cerveau. Ces complications sont actuellement moins à craindre depuis qu'on attaque plus hardiment les abcès osseux de l'orbite et qu'on peut même ne pas reculer, avec la méthode antiseptique, devant l'évacuation d'un abcès du cerveau, bien moins encore devant un véritable lavage des méninges. La hardiesse est ici d'autant plus justifiée que l'abstention d'une intervention active aboutit presque sûrement à un exitus léthal, car on ne saurait compter souvent sur une issue telle que l'observa de Graefe (*Arch.*, t. IV, 2, p. 162), où le pus, qui s'éta évidemment collectionné dans la cavité crânienne, s'échappa, une fois le symptômes de l'abcès orbitaire terminés et l'exophthalmie dissipée, à diffé rentes reprises, en permettant une guérison complète.

La carie et la nécrose bien constatées, il s'agit d'abréger la durée si trai nante de l'affection, en élargissant autant que possible le trajet fistuleu spontanément établi, ou en maintenant une ouverture artificielle largemen ouverte par des drains et en procédant à plusieurs reprises par jour à de injections désinfectantes. Ici le sublimé ne doit être mis en usage chez le enfants qu'avec beaucoup de précautions, tout d'abord parce que, mêm employé à faible dose, on n'est pas sûr que la solution injectée soit évacué en entier après chaque injection et que la rétention journalière d'une cer taine quantité de l'injection ne donne pas lieu à des phénomènes toxique En second lieu le contact de la peau avec la solution de sublimé entraîn des irritations intenses qui interdisent d'y revenir, pendant longtemps, deu à trois fois par jour. L'acide carbolique à 2 1/2 pour 100, mais surto l'acide borique mélangé d'acide salicylique (1 pour 100), nous semble encore préférables pour un emploi prolongé. Toutes les pièces de pan sement, drains, tampons, etc., sont fortement saupoudrés d'iodoforme, o mieux d'iodol.

Dès que la sonde révèle une certaine mobilité d'un séquestre, on ne doi pas hésiter à procéder à son extraction, en se donnant un accès assez libr lorsqu'il s'agit de carie du rebord orbitaire.

Pour ce qui concerne les principales causes étiologiques d'une affectio qui a une prédisposition marquée pour l'âge infantile, il ne faut pas oublie que nous avons de préférence à traiter des sujets tuberculeux (scrofuleu et ceux chez lesquels la syphilis héréditaire est venue en partage. Simulta nément donc avec le traitement local, un traitement général peut sensible ment hâter la marche si désespérante, comme lenteur, de cette maladie. De enfants scrofuleux transportés dans un milieu aéré, dépourvu de micro-orga nismes, au bord de la mer, guérissent ici avec une étonnante rapidité. Che les enfants issus de parents syphilitiques, l'administration par voie sous dermique des préparations mercurielles, en ne portant pas obstacle au fonc tionnement régulier des voies digestives, exerce une sensible accélératio sur la marche de la maladie vers sa curation.

Si l'emplacement d'une ouverture spontanée ou artificielle est telle qu'u ectropion doive presque inévitablement s'ensuivre, il est bon de remettr jusqu'à la consolidation de la cicatrice, toute tentative thérapeutique ayan pour objet de combattre la rétraction cicatricielle ; car, malgré l'opinion d plusieurs auteurs, il est impossible de prévenir ce phénomène pendant l cours de la maladie, dût-on recourir aux moyens les plus énergiques, pa exemple, à l'occlusion passagère de l'œil par la tarsorrhaphie. J'ai plusieur fois employé la tarsorrhaphie partielle, sans qu'elle paraisse avoir aucun action préventive quelque peu prononcée.

ARTICLE IV

INFLAMMATION DU TISSU GRAISSEUX DE L'ORBITE. CELLULITE. PHLEGMON ET ABCÈS DE L'ORBITE

La généralisation de l'inflammation, qui peut aussi exceptionnellement avoir pris son point de départ du périoste et gagner tout le tissu graisseux de la cavité orbitaire, nous engage à différencier nettement une *cellulite* de l'affection précédente. Cette inflammation peut devenir *phlegmoneuse*, aboutir à un *abcès* de l'orbite, mais la *périophthalmite* (Friedberg) n'a pas forcément besoin d'abcéder.

La *cellulite*, désignation choisie par des confrères anglais, est constamment le résultat d'une infection qui gagne le tissu périorbitaire et se jette très fréquemment sur la trame périoculaire, la capsule de Tenon. Cette infection peut être transmise comme nous venons de le dire, de la paroi osseuse de l'orbite et de son périoste, mais elle peut aussi résulter d'une carie des os avoisinants, de l'os cunéiforme par exemple (Horner). La transmission peut être plus indirecte encore, se communiquer par les sinus qui longent les os malades et l'orbite. La cellulite suit alors la thrombose des sinus longitudinaux et caverneux.

Une des plus fréquentes transmissions s'opère sur les veines de la face qui se jettent dans l'orbite et charrient des masses infectantes, lorsque le tégument facial est devenu le siège d'inflammations érysipélateuses et phlegmoneuses. En traitant des *phlébites de la veine ophthalmique* dans un article à part, nous parlerons de la cellulite, pour laquelle on a revendiqué une origine *genuine* et spontanée qui ne lui revient certainement pas.

Enfin un genre de cellulite qu'on peut déclarer *traumatique*, doit le plus souvent son origine à des blessures par des corps contaminés, des instruments d'une propreté contestable. Ici les chirurgiens se chargent quelquefois de procéder à de véritables expériences cliniques pour la production artificielle de la cellulite. Un sondage avec une sonde de Bowman amène une déchirure du conduit et aboutit, en la faisant pénétrer quelque peu dans le tissu cellulaire de l'orbite, à une cellulite infectieuse, peut-être en y déposant les masses infectieuses que renferme si souvent un conduit lacrymal malade.

Comme pour l'érysipèle, les degrés de la cellulite peuvent sensiblement varier. L'inflammation se borne parfois à un simple gonflement œdémateux, avec hypérémie du tissu affecté et les changements pathologiques sont si peu prononcés que si la mort survient, il n'est plus possible de rencontrer macroscopiquement trace de l'altération morbide sur le cadavre. Tout au contraire l'infection du tissu orbitaire peut avoir été tellement généralisée et maligne que la suppuration et le sphacèle du tissu connectif se trouvent répandus tout à l'entour du globe oculaire.

Ce qui caractérise la cellulite, c'est que cette infection renfermée et couvant dans la cavité orbitaire, même lorsqu'elle ne doit pas aboutir à la destruction et à la formation d'un abcès, retentit notablement sur l'état général de la santé. Un degré variable de fièvre accompagne constamment le début de la cellulite, ainsi qu'une prostration notable et une anorexie complète. Une douleur sourde, alourdissante, occupe le front et souvent la moitié de la tête, dont l'œil commence à proéminer et à accuser un degré variable de déperdition de motilité. Si la cellulite est uniformément généralisée, l'œil sera chassé assez exactement dans le sens de son axe et la motilité réduite d'une manière égale en tous sens, mais fréquemment le tissu de la glande lacrymale participe plus ou moins à l'inflammation infectieuse et alors le globe de l'œil se trouve de préférence déplacé en dedans, la motilité étant presque complètement abolie en dehors. Le gonflement œdémateux et parfois le luisant phlegmoneux gagnent aussi de préférence la paupière supérieure qui surplombe, comme une masse dure et inerte, la fente palpébrale, en rendant toute exploration des plus laborieuses.

A cette époque, protrusion et douleurs peuvent atteindre un degré tel que l'on ne sera nullement surpris de la prostration des malades qui nous frappait au contraire, au début de l'affection, lorsque l'orbite était encore le siège d'altérations en apparence insignifiantes. Explore-t-on le globe de l'œil presque immobilisé au début de sa protrusion, on trouve la vision assez intacte et si le gonflement de la paupière le permet, l'exploration ophthalmoscopique donne aussi un résultat négatif, à part une certaine dilatation des veines de la papille. Aussi les malades se plaignent-ils à cette époque à peine de quelques phosphènes, ou d'un léger nuage qui leur voile les objets. C'est plus tard que des changements notables de la vision, avec abolition complète de tout sens lumineux, s'observent, et leur début est en général marqué par une dilatation progressive de la pupille et une anesthésie, plus ou moins prononcée, de la cornée, dénotant que les nerfs ciliaires subissent un degré sensible de compression à laquelle le nerf optique ne saurait longtemps échapper.

Il n'est guère possible, vu l'extrême sensibilité de la région oculaire, la prostration des malades et la répulsion pour tout ce qui les dérange, de procéder à une exploration quelque peu concluante de l'orbite même. Ce que l'on peut presque toujours constater, c'est que contrairement à ce qui s'observe pour la périostite, la compression de la région périorbitaire n'est pas douloureuse, mais que par contre toute tentative pour réduire l'exophthalmie, en repoussant l'œil dans l'orbite, entraîne une douleur aiguë.

Ce n'est ordinairement que lorsque l'inflammation rétrograde qu'on peut arriver à explorer quelque peu la région rétro-bulbaire et se renseigner que l'œil est projeté par une tumeur très peu résistante qui l'embrasse de toute part.

Très souvent la cellulite se dissipe sans qu'il se forme un abcès; si le contraire a lieu, on voit alors que le globe oculaire est davantage projeté l'un côté, que la paupière se soulève davantage au-dessus d'une partie saillante de cette tumeur, si peu résistante, qui entourait le globe oculaire, et après que cette saillie a montré une assez grande résistance au toucher, elle devient fluctuante et laisse échapper, soit spontanément, soit après ponction, une quantité plus ou moins considérable de pus. L'œil rentre alors à sa place et, assez souvent, avec une intégrité parfaite pour ce qui concerne motilité et acuité visuelle.

Ce qui doit nous surprendre ici, c'est le retentissement que la cellulite a parfois sur le nerf optique et la diversité de ce retentissement, comparativement à l'intensité des phénomènes qu'a présentés la cellulite. Ainsi il est absolument prouvé que cette affection peut atteindre un très haut degré sans avoir besoin d'entraîner la formation d'un phlegmon, mais même en abcédant, ou en atteignant un degré tel, que la menace d'un phlegmon restait toujours suspendue sur la tête du malade, il guérit avec une intégrité parfaite de vision et de mobilité. Tout au contraire l'on voit de faibles cellulites accompagner surtout des érysipèles de la face, où la protrusion était si peu accusée et les malades éprouvaient si peu de souffrance qu'ils attiraient à peine l'attention du médecin sur ce qui se passait du côté de leur œil ou de leurs yeux, et grande est la surprise, lorsque le dégonflement de la face permet d'ouvrir les paupières, de constater que la vision se trouve absolument éteinte sur le côté où la cellulite avait éclaté.

J'ai, dans ces cas, fait immédiatement l'examen ophthalmoscopique et vu qu'il s'agissait des altérations de la névrite rétro-bulbaire et de la périnévrite, non des suites d'une papillite, et pour moi cette différence dans le retentissement de l'inflammation doit dépendre suivant que l'inflammation gagne plus ou moins le périoste avoisinant le trou orbitaire. Le nerf optique échappe à la participation, même d'une très violente inflammation qui se concentre autour du globe oculaire; par contre il subit des altérations nutritives graves et une interruption complète de conductibilité, si le périoste du fond de l'orbite et particulièrement celui qui sert dans le canal optique à la fois de gaine et de périoste, participe à une inflammation, même de peu d'intensité.

Une terminaison absolument inusitée de la cellulite, et qui doit dans la majorité des cas s'expliquer par une confusion faite avec la carie des parois orbitaires, est la rétraction cicatricielle d'une partie du tissu rétro-bulbaire, avec défaut de mobilité consécutive du globe oculaire dans un sens. Ces rétractions sont impossibles lorsque le périoste n'est pas intéressé et que des brides qui s'y attachent comprennent un nerf moteur, ou fixe l'un des muscles, ou la capsule de Tenon même. La simple formation d'un abcès phlegmoneux du tissu graisseux ne conduit à aucun autre résultat qu'une consumation d'une partie du tissu rétro-bulbaire, avec légère enophthalmie.

Des cas de cellulite ayant conduit à la destruction du globe oculaire, à la gangrène des paupières, distendues outre mesure, sont d'autant plus sujets à caution, qu'on parle d'une issue, que le pus s'est frayée spontanément, da le nez (Demours, Mackenzie) ou dans l'antrum Higmori (Saint-Yves) dans la cavité crânienne (Tavignot, Demarquay). La participation de lésio graves des os est, par cela même, déjà presque établie et il est con actuellement que pour que le phlegmon orbitaire s'irradie de telle maniè l'infection doit avoir été transmise par des voies circulatoires bien au de du contenu orbitaire, les matériaux infectieux étant chassés, comme no le verrons ultérieurement pour la thrombose des veines et des sinus, da d'autres endroits que l'orbite même. En d'autres termes le rayonneme de l'inflammation infectieuse du tissu rétro-bulbaire même est bien moi à redouter que celle qui part du point d'où la cellulite phlegmoneuse a ell même puisé ses matériaux infectants.

L'inflammation du tissu graisseux de l'orbite marche généralement av beaucoup de rapidité, et, lorsqu'elle se termine par suppuration, on voit l paupières devenir sur un point particulier, voisin, dans la plupart des ca du rebord orbitaire, le siège d'une tuméfaction plus intense que celle d parties environnantes, puis le chémosis augmenter près de ce point, où est alors possible de constater une fluctuation plus ou moins prononcé L'abcès, lorsqu'il s'ouvre spontanément, perce sous la paupière, ou au tr vers de son tégument externe.

L'*étiologie* de la cellulite est donnée par la constatation du fait qu'il s'a ici constamment d'un processus infectieux qui n'évolue jamais sponta ment. L'infection peut être produite de trois manières : l'élément infectie a été transporté par *contiguïté* du vaisseau dans le tissu graisseux de l'orbi il peut être transmis par la circulation générale d'une région éloignée l'orbite, nous donnons alors à l'affection le nom de *métastatique*, ou en la matière infectante a été directement introduite dans le tissu orbitai la cellulite est *traumatique*.

La *cellulite par contiguïté* est encore celle qu'on observe le plus fréque ment et ce sont de préférence les inflammations érysipélateuses du voisina de la région orbitaire qui tendent à s'étendre au tissu rétro-bulbaire. Aus de petits furoncles de l'angle de la bouche, de l'aile du nez, de l'entrée de narine doivent ici être signalés de préférence. A l'occasion de la thrombo nous aurons encore à revenir sur le danger de ces foyers infectieux, e apparence si peu importants.

La *cellulite métastatique* s'observe de préférence dans les affections reco nues comme infectieuses. Ici il faut signaler en premier lieu les fièvr puerpérales, typhoïdes et paludéennes graves, ainsi que la septicémie, sui d'opérations ou de blessures. En second lieu le charbon et la morve peuve engendrer des cellulites graves se signalant par la multiplicité des foye purulents, qui s'établissent dans le tissu rétro-bulbaire. La gravité de pareill infections est la raison pour laquelle on les trouve si rarement signalées pa les auteurs ophthalmologiques, car les malades de ce genre sont ordinaire ment transportés dans les services de médecine ou de chirurgie, où les phéno mènes alarmants de leur état général font, dans la majorité des cas, tenir fort peu compte de leur exorbitisme. L'autopsie doit déjà alors être pratiquée avec assez de soin pour faire retrouver les lésions de la cellulite, l'exophthalmie ainsi que le gonflement des paupières s'étant en majeure partie dissipés sur le cadavre.

La *cellulite traumatique* se rencontre parfois à la suite de traumatismes en apparence des plus insignifiants. On la signale après le simple sondage du conduit inférieur (Fulton), la sonde ayant été contaminée, ou ayant transporté des germes de ce conduit, si souvent encombré de masses infectieuses. La rupture du sac lacrymal distendu peut, en déversant ses produits dans le tissu cellulo-graisseux de l'orbite, déterminer une cellulite (1). Au temps barbare de la destruction artificielle du sac lacrymal, le malade n'obtenait encore parfois cette obstruction que grâce à une participation du tissu graisseux de l'orbite avec cécité consécutive complète de l'œil larmoyant. Les opérations atteignant la capsule de Tenon comme la strabotomie ont donné lieu à semblable cellulite désastreuse (Haase). Enfin l'œil pris de panophthalmie peut communiquer le phlegmon à l'orbite et même lorsque la suppuration infectieuse ne s'est bornée qu'à la partie antérieure du globe oculaire. Ainsi M. Berlin (*loc. cit.*, p. 528) cite trois observations où la kératite à hypopyon suite d'ophthalmie gonorrhéique et traumatique fut suivie, de quatre à six semaines après la guérison, de cellulite. Ce qui n'est pas indiqué ici, c'est comment la guérison s'est effectuée. M. Berlin pense qu'il n'y a rien de surprenant qu'après une terminaison, qui n'est qu'apparente, d'une inflammation si intense, à laquelle participent des régions vasculaires si étendues comme celles de la kératite à hypopyon, il peut rester accumulés des produits pathologiques qui, transportés dans le tissu rétro-bulbaire, donnent lieu à un nouveau processus inflammatoire. Mais où restent accumulés ces produits? Semblables observations ont aussi été recueillies à notre clinique, mais le laps de temps écoulé était là bien plus long, d'une à plusieurs années, et nous supposons que c'est dans le staphylome circonscrit et partiel qu'a laissé la kératite à hypopyon que sont restés enkystés les éléments infectants et qu'après un nouveau traumatisme parfois insignifiant, mais ayant détruit cet enkystement, l'infection nouvelle de l'œil et du tissu rétro-bulbaire a eu lieu.

Le *pronostic* de la cellulite est toujours grave non seulement, pour ce qui concerne la conservation de l'œil et de sa vision, mais aussi pour la vie même du malade. En effet, les symptômes de la cellulite peuvent être tellement rapides et intenses dans leur évolution que la propulsion peut menacer l'innervation et la nutrition de la cornée, produisant même une nécrose des parties les plus distendues de la paupière. Mais ces violentes cellulites ne menacent pourtant pas directement la vie et l'on serait tenté d'admettre que

(1) Chez un malade, actuellement en traitement, le phlegmon orbitaire s'est développé après pareille rupture, en trente-six heures, entraînant une perte complète de la vision.

juste cet excès de compression mettrait un certain obstacle à la propagatio de la maladie vers le crâne. Comme nous avons déjà fait ressortir pour ce q concerne le danger de la compression du nerf optique, que ce sont souve les inflammations de moindre intensité qui, en gagnant le périoste du fo de l'orbite, sont suivies d'atrophie complète du nerf optique, de même o observe aussi que les cellulites peu graves comme intensité sont aptes donner lieu à des thromboses de la veine ophthalmique et des sinus.

Pour ce qui concerne la facilité de transmission des phénomènes inflam matoires à la cavité crânienne, il est prouvé que les cellulites où l'infectio s'est développée dans le tissu rétro-bulbaire par *contiguïté* sont de préfé rence à craindre, plutôt que celles occasionnées par une infection direct et traumatique. Bien entendu que la cellulite métastatique sera comm pronostic d'autant plus grave que l'affection putride qui l'a engendré aura donné naissance à d'autres foyers métastatiques.

La propagation du phlegmon orbitaire à la cavité crânienne, en ce sen qu'il déverserait le pus dans la cavité crânienne par la fissure orbitair supérieure (Velpeau, Demarquay), n'a jusqu'à présent pas encore pu êtr constatée et n'est certainement pas probable. Dans les cas fort rares où l'o a signalé la présence d'abcès rétro-bulbaires, avec de la méningite pu rulente, il s'agissait, non d'une contiguïté des collections purulentes mais bien de foyers métastatiques isolés, où la thrombose veineuse jouait comme agent de transmission, ainsi que l'infection par les voies lymphati ques, le rôle le plus important. Nous pouvons assister même expérimenta lement à pareil genre d'infection si, après les opérations dans l'orbite, prin cipalement l'énucléation, les soins de l'antisepsie ont été négligés; et le ca se présente parfois où une méningite purulente seule existe, sans aucun cellulite phlegmoneuse, ou, si celle-ci coïncide avec la méningite, il n'y nullement nécessité qu'il y ait contiguïté des foyers suppuratifs; au con traire cette contiguïté ne peut qu'exceptionnellement être démontrée d'un façon précise.

Le véritable danger de la cellulite réside donc en ce qu'elle peut se com pliquer de l'affection dont nous traitons dans l'article suivant, ou que l'affec tion métastatique se généralise en des endroits variés, dans l'orbite et la cavit crânienne à la fois; ce qu'on a signalé souvent comme suite de la cellulite pouvant aggraver le pronostic, à savoir la carie plus ou moins étendue de parois de l'orbite, la fonte du globe de l'œil (Del Monte, Mooren), son renfon cement dans l'orbite, se rapporte à des périostites suppuratives qui s sont compliquées de cellulite, mais non à la cellulite typique, qui, même e abcédant, n'entraîne aucune adhérence avec le globe oculaire, ni aucun participation directe des parois orbitaires au processus inflammatoire. Cett propagation au périoste est surtout à craindre quand la cellulite gagne le fond de l'entonnoir orbitaire, alors aussi l'envahissement du canal optique est à redouter, entraînant une périnévrite (Horner) ou une compression suffisante du nerf pour engendrer une atrophie par interruption de conducibilité, atrophie qu'on a désignée à tort (l'autopsie étant faite au début des altérations dégénératives) comme atrophie grise (Panas, Leber).

Le danger d'une complication indirecte du nerf optique par épanchement dans les gaines (Nieden, Tay) ne paraît guère se présenter. Le décollement de la rétine, qu'on a signalé à la suite de cellulite abcédante, ou d'un abcès périostique, nous paraît sujet à caution, d'autant plus qu'on en veut avoir constaté la prompte guérison. De Graefe et Berlin, qui ont cité pareils cas, durant avec toute la pathogenèse du décollement, les rapportent à une strangulation des veines choroïdiennes, qui engendreraient un trop-plein mécanique, avec épanchement séreux.

Nous ne revenons pas sur le *traitement*, qui aura pour but principal de donner le plus promptement possible issue à une accumulation du pus dès que la cellulite a donné lieu à un abcès. Cette ouverture sera faite d'après les principes exposés dans l'article précédent. Connaissant la nature infectieuse de la cellulite, on s'abstiendra de tout traitement débilitant, surtout les déplétions sanguines. L'emploi de hautes doses de quinine et un traitement symptomatique doivent être institués ici.

ARTICLE V

THROMBOSE DE LA VEINE OPHTHALMIQUE. — THROMBOSE DES SINUS

« Les *veines* de l'orbite, dit M. Merkel (1), méritent pleinement l'attention qu'on leur a donnée (Sœmmering, J.-G. Walter, Sesemann, Gurowitsch), attendu qu'elles sont d'une importance marquée pour la pathologie. Dans de nombreux cas de méningite léthale, on pouvait les reconnaître comme colporteurs de l'infection. Aussi, le rôle principal leur revient pour la formation de l'anévrysme artério-veineux.

« Nous distinguons deux *veines ophthalmiques :* une supérieure et une inférieure (veine ophthalmique *cerebralis* et veine ophthalmique *facialis*). De ces deux veines, la veine ophthalmique supérieure doit être désignée comme tronc principal, et l'on doit envisager l'inférieure comme une branche collatérale. La veine ophthalmique supérieure se forme de deux branches, dont l'une vient au-dessus, l'autre au-dessous du tendon du muscle oblique supérieur, de la région palpébrale. Le tronc se dirige tout près au-dessous du muscle droit supérieur, obliquement en arrière et latéralement au-dessus du nerf optique, et, après l'avoir dépassé, remonte en haut, de façon qu'il se rapproche déjà sensiblement, dans le plan du dessin (fig. 196), du plan

(1) *Handbuch der Topographischen Anatomie*, II, p. 298, 1887 ; voyez aussi la description des veines donnée, non au point de vue topographique, p. 251 et 721 de ce volume, et consultez la thèse de Festol : *Veines de l'orbite et leurs anastomoses avec les veines des régions voisines*. Paris, 1887.

situé entre les muscles droit, supérieur et latéral. Que le tronc veine remonte de plus en plus en arrière, ressort nettement du dessin (fig. 196 Il aboutit enfin, par la fissure orbitaire supérieure, au sinus *cavernosu* Sur ce parcours, la veine reçoit des branches latérales; mais la plupart aboutissent dans la partie moyenne de la veine, qui paraît aussi, à cause cela, s'élargir en fuseau (fig. 196). Ces branches collatérales proviennent d parties que renferme l'orbite, du sac et de la glande lacrymale, des muscle des nerfs, du globe oculaire même et du tissu graisseux de l'orbite. La ve

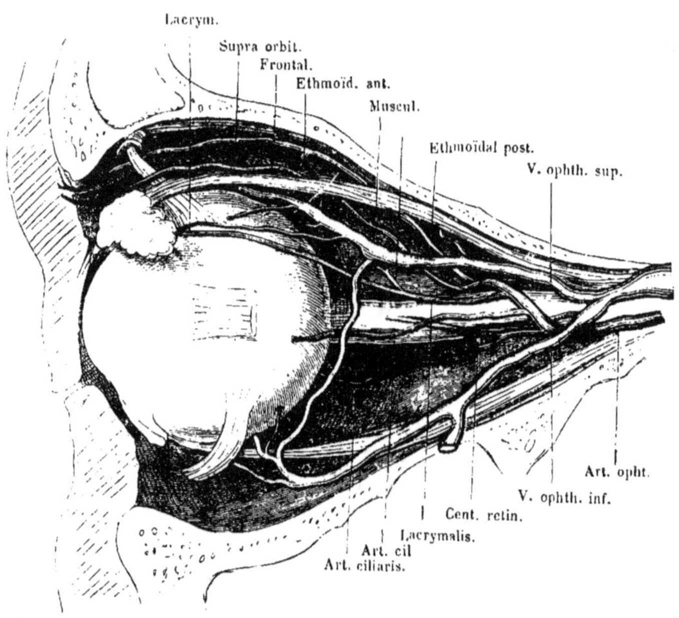

FIG. 196. — Représentation (demi-schématique) des vaisseaux de l'orbite; ni les muscles, ni la gla lacrymale ne sont indiqués. Les venæ ciliares (non désignées sur le dessin) qui sortent du globe ocu laire, ont été exactement dessinées d'après la préparation. Gross. 1 1/2.

centralis retinæ aboutit souvent directement dans le sinus caverneux, mai souvent elle échange de si nombreuses et de si fortes anastomoses avec le veines de l'entourage, qu'il est parfois peu facile de déterminer où se dirig la veine. Je connais un cas où elle aboutit, sans aucune anastomose quel conque, à la branche antérieure qui réunit la veine ophthalmique supérieur et inférieure.

« La *veine ophthalmique inférieure* prend son sang des parties infé rieures de l'orbite. Ordinairement elle se déverse dans la veine ophthal mique supérieure peu de temps avant que celle-ci quitte l'orbite; à par cela, elle y est ordinairement réunie par de fortes anastomoses, qui se trouvent à courte distance derrière le globe oculaire (fig. 195).

« *D'une importance capitale est maintenant le fait que les deux veines, la supérieure et l'inférieure, reçoivent du dehors de fortes veines affluentes, ou qu'elles se forment en quelque sorte par cet afflux veineux.* La veine ophthalmique supérieure reçoit ses branches initiales de la région palpébrale et se trouve, par cet intermédiaire, en communication avec les veines de la face, de la région temporale et du sinus maxillaire. On a, pour cette raison, observé des processus phlébitiques des veines orbitaires, qui ont pris leur point de départ des lèvres ou de la joue. En haut, le système veineux du tégument de la tête et du front, de même que le sinus frontal, se trouvent en réunion avec l'orbite. Directement aboutissent à l'intérieur de l'orbite les deux veines ethmoïdales, qui y conduisent le sang des parties supérieures et postérieures du nez, tandis que latéralement, la *vena zygomatico-temporalis*, en parcourant le canalicule du même nom, établit une communication entre les veines de l'orbite et les veines profondes de la tempe. Sur le plancher même de l'orbite, la *vena infraorbitalis*, si toutefois elle existe, communique ordinairement avec la veine ophthalmique inférieure, et cette dernière échange, par la *fissura orbitalis inf.*, des anastomoses avec la *vena facialis profunda*, qui, elle, se trouve en communication avec le *plexus ptérygoïdien*, les veines profondes du nez et les veines du sinus maxillaire.

« Il n'est pas possible de répondre d'une manière générale à la question : de quel côté le courant sanguin se dirige dans la *vena ophthalmica?* attendu qu'en l'absence de valvules dans les veines de l'orbite, une direction tout à fait déterminée ne se trouve pas tracée au sang ; pourtant, aussi bien les faits pathologiques, que la manière dont toutes les anastomoses collatérales aboutissent, en angle aigu, au tronc principal, indiquent que d'ordinaire l'évacuation doit avoir lieu en arrière, dans le sinus caverneux, opinion à laquelle se rallie aussi celui qui a le plus récemment traité de cette question (Gurowitsch, *Archiv.*, XXIX, p. 31). Éventuellement, avec des changements dans les conditions normales de pression sanguine, il peut être utilisé des voies de communication avec les veines de la face.

« Pour ce qui concerne les variétés anatomiques des veines de l'orbite, celles-ci présentent comme tout le système veineux de très nombreuses variétés. Pas plus que celles des artères, on ne saurait les énumérer spécialement, attendu qu'elles manquent d'intérêt pratique. Pourtant il faut insister sur ceci : que la *veine angulaire*, n'aboutit parfois pas dans le système de la *veine ophthalmique supérieure*, mais se déverse, en courant le long de la paroi médiale de l'orbite, directement dans le *sinus cavernosus*. Dans quelques cas le bout terminal de la *veine ophthalmique supérieure* se réunit avec le *sinus sphenoidalis*, avant que les deux se déversent dans le *sinus cavernosus*. La terminaison de la veine ophthalmique se trouve quelquefois en communication avec la *vena fossæ Sylvii* et peut de cette façon conduire directement des substances infectieuses aux méninges (Hyrtl, *Oestr. Zeitschr. f. prackt. Heilk.*, 1859). »

Avec la description de la cellulite phlegmoneuse, celle de la *phlébite orbitaire* était déjà donnée, aussi avons-nous pensé qu'il fallait laisser tout d'abord la parole à l'anatomie, en nous adressant à la description si lumineuse du professeur Merkel. Du reste, il est rare qu'on observe, dans une clinique ophthalmologique, un cas pur de phlébite orbitaire; d'une part parce que les lésions qui l'entraînent ne rentrent en général pas dans le domaine de notre spécialité, et, d'autre part, parce que la phlébite orbitaire, si elle ne complique pas déjà une thrombose des sinus, l'entraîne facilement, et alors les symptômes graves engagent ordinairement à évacuer le malade dans un autre service et privent l'ophthalmologiste de tout contrôle anatomique.

Aussi, la démonstration anatomique que les symptômes phlegmoneux de l'orbite reposent et ont pris leur point de départ d'une altération des veines porte-t-elle plutôt sur un raisonnement théorique que sur des recherches directes. Il est bien question d'accumulation de pus dans la veine ophthalmique (Pitha), de la production de petits abcès dans les parois veineuses, de la présence de thrombus adhérents, en décomposition purulente, et de l'existence de masses purulentes dans les diverses veines de l'orbite; mais ce que nous attendons des recherches bactériologiques, c'est la démonstration de la présence de micro-organismes infectieux qui, d'un point déterminé, se sont propagés, par la voie des veines périphériques, jusqu'à la veine ophthalmique et aux sinus (1).

Il est à noter ici que, même au point de vue clinique, la démonstration du mode de propagation peut être rendue fort difficile, attendu que l'inflammation infectieuse (érysipélateuse) de la face peut s'être dissipée très promptement, et nous partageons l'avis de M. Leber (*Arch.*, XXVI, 3, p. 21[illegible]) qui dit : « La gravité des états consécutifs ne paraît en général pas autant, en tout cas, dépendre uniquement de l'intensité de l'infection, mais, en particulier aussi, de sa localisation accidentelle; de manière qu'une dermatite migrante, relativement inoffensive, peut pénétrer dans les veines et y déterminer une phlébite qui menace la vie. » Dans les différentes formes d'érysipèle, ce n'est pas tant la provenance étiologique qui décide de la gravité, que la localisation, et probablement, pour ce qui concerne la phlébite orbitaire, la coïncidence avec certaines anomalies anatomiques, qui facilitent cette propagation et nous donnent la raison pour laquelle quelques inflammations infectieuses gagnent tout de suite la profondeur de l'orbite, au lieu de s'étaler sur les paupières et la face. A pareille infection pénétrante, la plus légère blessure des téguments voisins des angles des yeux peut donner lieu. Ainsi ces phlébites ont été observées à la suite d'injections de morphine à la tempe (E. de Jaeger) ou d'injections avec rupture du conduit lacrymal (de Graefe).

Non seulement ces processus infectieux menacent l'œil qu'ils ont atteint

(1) On consultera avec fruit, pour se rendre compte où en est actuellement cette question, la thèse de Lanciol : *De la thrombose du sinus de la dure-mère*. Paris, 1888.

mais leur propagation à l'autre peut exceptionnellement s'effectuer par la thrombose des sinus interveineux, et avoir sur la veine ophthalmique du côté opposé une action centrifuge, comme dans l'observation suivante, rapportée par Leber (*loc. cit.*, p. 224), et dont nous donnons un résumé.

« Un mécanicien, âgé de vingt-cinq ans, qui avait eu un rhumatisme articulaire il y a six ans, fut pris après un rhume *d'une rougeur érysipélateuse avec gonflement de la moitié gauche de la face* qui s'étendait en haut jusqu'à la paupière supérieure et un peu sur le nez du côté latéral. Le malade ne se plaignait que peu de maux de tête. Deux jours après, le gonflement et la rougeur ne sont que très peu accusés, la température qui avait été de 38°,5 descend à 37°,8, le pouls est à 84. Vers le soir, le malade accuse des douleurs dans l'œil gauche, la tempe gauche et le front, il dort mal, les paupières de ce côté sont le lendemain gonflées, l'œil projeté, la conjonctive chémotique sort de la fente palpébrale d'où s'échappe un peu de liquide sanguinolent. La pupille étroite ne réagit pas, la vision est presque abolie, à peine le malade voit-il les doigts placés devant l'œil ; l'amaurose est complète à la fin du troisième jour. Vers la soirée, légère rougeur et gonflement de la peau à l'entour de l'œil droit. Délire le quatrième jour, l'état de l'œil gauche ne change pas. Le droit est davantage projeté avec un gonflement modéré des paupières, chémosis et douleurs, mais la vision n'est pas encore troublée. Température, 39°,8; pouls, 80. A la fin du quatrième jour, M. Leber constate à gauche un fort gonflement des paupières, tandis que la rougeur de la peau dépasse à peine leurs limites, de façon qu'on ne peut plus songer à un érysipèle ; exophthalmos modéré, mais très fort chémosis. La partie inférieure de la conjonctive sclérale s'échappe des paupières sous forme d'un bourrelet sec, recouvert d'une croûte ; immobilité complète du globe oculaire, la cornée mal protégée est, par suite de la sécrétion qui la recouvre, déjà un peu trouble et mate. Le fond de l'œil ne peut être éclairé qu'incomplètement, mais le résultat négatif de l'examen de l'autre œil permet de supposer qu'aussi ici il n'existe pas de processus inflammatoire. A droite gonflement moindre des paupières, l'œil est moins projeté, chémosis pâle, jaunâtre, immobilité complète du globe oculaire et de la pupille. Le fond de l'œil aisé à éclairer, papille normale, artères un peu minces, veines assez normales, mais irrégulièrement remplies; amaurose double complète. Le sensorium fortement atteint. Température, 40 degrés; pouls, 74. L'exitus léthal paraît certain et désirable; en pareille circonstance, abstention de tout traitement. Le soir du quatrième jour, coma.e Tmpérature, 38°,8 ; pouls, 64; respiration, 28, et dans la nuit du cinquième jour, la mort survient. Le diagnostic avait été posé : inflammation phlegmoneuse du tissu orbitaire, avec thrombose des sinus et probablement méningite, l'origine de l'affection restant douteuse, vu la rapidité avec laquelle l'érysipèle s'était dissipé.

« L'*autopsie* est faite cinq jours après le début du mal. Paupières des deux côtés fortement rouges et œdémateuses, de même que *la peau au voisinage de la commissure externe gauche*. La *dure-mère* dans les cavité moyennes du crâne, à côté des sinus caverneux, recouverte à sa surface interne d'un enduit mince, fibrino-purulent, plus accusé à gauche qu'à droite. *Pie-mère* près du chiasma, vers la fosse sylvienne, et au delà du pont, trouble et infiltrée par du pus. En incisant les *sinus caverneux*, il s'écoule une masse épaisse, purulente, d'un aspect sale, rouge jaunâtre. Semblable contenu dans le *sinus petrosus inférieur*, les sinus transverses libres. Dans les *deux ventricules*, principalement à gauche, une petite quantité d'un liquide purulent. Dans la paroi, plutôt du côté gauche, plusieurs foyers de ramollissement. Aucune anomalie des os de la base du crâne. Le *tissu graisseux* montre une infiltration purulente diffuse; à part cela, comme cela s'observe aussi pour les *muscles de l'œil*, de nombreux petits foyers purulents, la plupart de la grandeur d'une tête d'épingle. Aussi les *veines orbitaires* présentent en beaucoup d'endroits un contenu purulent. Les deux *globes oculaires*, sans altérations macroscopiques. Le cœur présente une forte hypertrophie du ventricule gauche. Aorte : endocardite fibreuse chronique, avec rétraction et insuffisance consécutive des valvules Récentes verrucosités de la grandeur d'une tête d'épingle sur la mitrale. Dans les poumons de nombreux foyers purulents de la grandeur d'un noyau de cerise. Récente tuméfaction assez notable de la rate, reins très sanguinolents, mais sains. »

La rareté de cette observation consiste dans l'insignifiance apparente de la lésion primitive, qui avait en quelque sorte disparu, lorsque les phénomènes si graves du côté des veines orbitaires et des sinus éclatèrent. Il peut, en pareille circonstance, arriver que chez un malade, non observé dès le début, on ne tienne nullement compte de cette période d'infection, et que l'on croie à une phlébite primitive de l'orbite, tandis que la mycose atteint tout d'abord une petite veine faciale et propage de là l'infection vers les veines orbitaires. Qu'ici des anomalies anatomiques, principalement la communication plus directe encore des veines faciales avec la veine ophthalmique supérieure et les sinus, puissent aider à la propagation de la mycose, c'est ce qui ne paraît pas douteux. Ceci nous semble bien plus admissible qu'une plus grande virulence de la substance infectieuse, qui jurerait avec la bénignité et le peu de durée des phénomènes infectieux du côté de la peau de la face, ou de la muqueuse des narines. Jusqu'à quel point des altérations circulatoires, dépendant, comme dans l'observation précitée, de troubles cardiaques, peuvent faciliter la propagation de l'infection, cela n'est pas encore du tout élucidé.

Lorsque l'infection est nettement partie d'un côté de la face, que la ligne médiane n'a pas été dépassée par la région érysipélateuse, et que néanmoins, comme dans l'observation ci-dessus, l'autre œil se prend successivement, il ne faudrait pas admettre que la phlébite et la thrombose se sont propagées par les veines frontales et supraorbitaires, mais bien que cette propagation a eu lieu dans le crâne même et est partie des sinus caverneux, se transmettant de l'autre côté par les sinus intercaverneux et gagnant alors, d'arrière en avant, les veines ophthalmiques et le tissu orbitaire. La participation de la thrombose des sinus et la *presque certitude de l'exitus léthal*, est donnée par cette constatation de la transmission de la phlébite d'une orbite à l'autre.

La possibilité d'une simultanéité d'infection des veines orbitaires sur les deux côtés, ressort clairement de l'observation de Cohn (*Klinik der embolischen Gefaeskrankheiten*, p. 196) :

« Une domestique de quinze ans souffre depuis des semaines d'abcès multiples de la lèvre supérieure gauche qui est très gonflée et livide ; côté gauche de la face d'une rougeur intense et œdémateux ; maux de tête intenses, fièvre modérée. Une incision de la lèvre laisse échapper un peu de pus. Le lendemain *érysipèle de toute la face*, œdème de la paupière droite ; les deux globes oculaires projetés. Pupille droite immobile, ecchymoses conjonctivales. Graves phénomènes pulmonaires. Mort le sixième jour. L'autopsie démontre la présence d'une phlébite des veines faciales antérieures gauches. Thrombose des sinus circ. Ridl. »

La nature parasitaire n'a, jusqu'à présent, pu être constatée que dans un nombre restreint de cas, mais que ces parasites peuvent être transportés jusque dans les fines branches des foyers encéphaliques secondaires, ressort de l'observation de Schüle (*Zur Mycosis des Gehirns. Arch. f. path. Anat.*, LXVII, p. 215) :

« Un aliéné âgé de quarante-deux ans est pris d'un *érysipèle de la racine du nez* qui se propage rapidement sur les deux paupières et le front avoisinant. Le lendemain les paupières supérieures sont tellement gonflées que le malade peut à peine les relever avec les doigts. Dans le courant des quatre jours suivants, l'éruption de petites pustules, qui s'était présentée, rétrograde et le gonflement du nez diminue un peu, lorsque brusquement le huitième jour il survient de nouveau un gonflement considérable des deux paupières supérieures, avec tuméfaction œdémateuse du front et des tempes, accompagnée d'un accroissement de la fièvre. Dans la tuméfaction rouge bleuâtre et résistante de la peau du front et des paupières, on sent quelques cordons isolés et durs. Le onzième jour fluctuation de la paupière supérieure, incision et évacuation de grandes quantités de pus. Deux jours après, la mort survient. L'autopsie démontre une intégrité parfaite des os ; la peau des paupières, du front et des joues fortement infiltrée est parcourue par quelques traînées purulentes. Le tissu orbitaire des deux côtés infiltré de pus qui s'écoule en torrent après avoir fendu la capsule de Tenon. Les deux globes oculaires atrophiés. Une thrombose de la veine ophthalmique ne peut pas être démontrée. Les sinus, particulièrement les sinus caverneux, sont remplis d'un sang fluide et foncé ; par contre la *vena fossæ Sylvii* ressort comme un cordon noueux, à couleur jaunâtre ; les fins vaisseaux, près de la pointe de la première circonvolution frontale, sont remplis d'un semblable contenu. La pia de la base est faiblement injectée et épaissie, les espaces sub-arachnoïdiens sont remplis d'un liquide jaunâtre, altération qui s'étend encore plus loin vers l'extrémité de la *fossæ Sylvii* gauche. A l'extrémité de la *fossæ Sylvii* gauche se trouve un foyer récent de ramollissement de la grandeur d'un noyau de cerise, un autre est placé dans la tête du tuber cin. droit, et dans le noyau lenticulaire du même côté se rencontre une partie décolorée et jaunâtre, dans laquelle l'examen microscopique démontre une accumulation de micrococcus, qui, à part le contenu des vaisseaux, occupe aussi les éléments cellulaires de cette région. Dans les deux poumons de nombreux petits foyers purulents qu'on rencontre aussi dans le rein droit. »

Nous aurons occasion en traitant des suites des opérations, qui se pratiquent dans l'orbite, en particulier l'énucléation, de nous occuper spécialement des voies de propagation vers la cavité crânienne des inflammations infectieuses, qui ont pris naissance dans l'orbite même. La transmission de l'infection par les veines orbitaires aux sinus, paraît hors de doute et ne sera même pas ébranlée lorsque dans une nécropsie comme la précédente des altérations notables dans les veines (qui toutes ne sauraient être explorés) ne sont pas particulièrement notées. Ce qui nous intéresse ici surtout, au point de vue clinique, ce sont les faits suivants :

1° Que la phlébite orbitaire peut en quelque sorte se circonscrire au tissu orbitaire, déterminer, comme M. Knapp (*Archiv. f. Augenheilk.*, XIV, 3, p. 257) l'a démontré, de préférence une thrombose des vaisseaux de la rétine, c'est-à-dire que l'infection semble revenir par ses effets à son point de départ : l'érysipèle facial ;

2° Que l'infection partant d'un point périphérique traverse en quelque sorte les veines orbitaires pour gagner les sinus sans provoquer un processus infectieux grave dans l'orbite même (1), tuant pourtant par méningite, suppuration infectieuse, etc. ;

(1) L'observation de H. Weber (*Cases of cerebral diseases, caused by diseases in the region of the nose and eyes. Med.-chir. Transact.*, XLIII, case 1, p. 177), que M. Leber (*loc. cit.*, p. 256) reproduit aussi, est ici absolument concluante. Il s'agit d'un cordonnier de vingt-cinq ans qui après avoir eu un rhumatisme, il y a trois ans, séjourna à la clinique de Bonne pour une insuffisance mitrale. En février 1850, érysipèle de la face et de la tête, qui

3° Que dans tous les cas d'infection par métastase, la matière infectieuse peut être tout d'abord déposée dans l'œil même et de là gagner l'orbite comme dans le cas de M. Wagemann (*Archiv.*, XXXIII, 2, p. 167).

La question se pose tout naturellement si l'infection du tissu de l'orbite et la phlébite orbitaire ne pourraient pas être transmises par les sinus et cela surtout si l'on connaît que des otites suppuratives donnent parfois lieu à des phlébites et à la thrombose du sinus transverse, se communiquant à la vena emissaria Santorini jusqu'à la veine jugulaire externe (voy. *Moos. Archiv. f. Augenheilk.*, t. LVII, p. 215). Les phénomènes cérébraux précèdent en pareil cas les symptômes orbitaires, dont l'œdème conjonctival est le premier symptôme d'après Knapp (*Archiv.*, XIV, 1, p. 220).

La propagation centrifuge de la thrombose des sinus aux veines ophthalmiques semble prouvée par quelques observations, dont une citée par Knapp et Leber et se rapportant à un malade de Pitha (*Oestr. Zeitschr. f. prakt. Heilk.*, n° 1, p. 139) paraît absolument concluante.

Le mal avait pris son point de départ loin de l'orbite et était parti d'une blessure du crâne au processus mastoïdien gauche, devenu carié à la suite; tout d'abord il survint des phénomènes métastatiques pulmonaires avec septicémie; ce n'est que le quarante-cinquième jour que l'exophthalmie du côté droit survint avec cécité complète. Le lendemain exophthalmie gauche, gonflement de la région temporale et mort. L'*autopsie* démontre que les deux sinus caverneux sont remplis de pus jusque dans les veines ophthalmiques, le restant est le siège de la thrombose. On rencontre de même du pus dans le sinus circularis Ridlegi, les sinus petrosi et le sinus sigmoideus. Carie du processus mastoïdien et l'emissar. Santorini recouvert d'un exsudat purulent ainsi que le chemin de l'oreille interne, à travers le sinus, jusqu'aux veines ophthalmiques est complètement ouvert.

Il ne saurait donc être nié que la phlébite orbitaire peut prendre son ori-

se dissipa promptement, mais qui récidiva dans la même année sur la joue droite et l'œil droit. Après une semaine il avait disparu, lorsque neuf jours après le début de la maladie survinrent de très forts maux de tête et de la fièvre. Les jours suivants se présentèrent les symptômes de méningite; le bras gauche et aussi la jambe gauche furent paralysés et après une amélioration transitoire, la mort survint onze jours après le début des phénomènes cérébraux. L'œil droit avait pendant la vie été presque complètement fermé, la conjonctive faiblement injectée; les pupilles, tout d'abord rétrécies, s'étaient plus tard élargies et étaient devenues paresseuses. L'*autopsie* démontre que les paupières du côté droit et les parties avoisinantes du nez étaient légèrement gonflées et recouvertes de vésicules érysipélateuses desséchées. La surface inférieure de l'hémisphère droit se présentait recouverte d'une couche purulente; la membrane sous-jacente fortement épaissie et hypérémiée. Dans les ventricules beaucoup de liquide trouble. Le sinus caverneux droit renfermait un thrombus gris rougeâtre, adhérant partiellement à la paroi; la partie avoisinante de la veine ophthalmique contenait également un coagulum assez solidement adhérent. Hypertrophie du ventricule gauche, avec sténose modérée des valvules aortiques. Ascite secondaire, rien dans les autres organes. Il reste incertain si le coagulum et la phlébite se sont tout d'abord formés dans le sinus caverneux ou dans la veine ophthalmique; il paraît, dit M. Leber, très possible, ainsi que Weber le suppose, qu'une plus forte coagulation s'est tout d'abord produite dans le sinus caverneux, favorisée par les conditions anatomiques, quoique le poison érysipélateux ait cheminé tout d'abord par la veine ophthalmique. L'intérieur de l'œil, ainsi qu'à ce qu'il paraît, aussi l'orbite, à l'exception de la première partie de la veine ophthalmique, n'ont pas pu être examinés, mais la manière dont les choses se sont passées pendant la vie démontre qu'il n'y a pas eu une participation marquée du globe oculaire et du tissu graisseux de l'orbite à ce processus phlegmoneux.

gine du côté de la cavité crânienne, quoique cela doive être la très grande exception et que sans devenir en réalité elles-mêmes le siège d'altérations graves, les veines de l'orbite peuvent avoir été le chemin par lequel s'est insinuée la matière infectieuse. Comme nous l'avons déjà fait observer, les phénomènes inflammatoires peuvent bien faire défaut pour l'orbite pendant cette période de transmission au sinus, tandis que le retentissement de la phlébite et la thrombose des sinus, répercutée sur les veines ophthalmiques, font alors seulement ressortir l'imminence du danger. Donc une lésion insignifiante du tégument de la face et du cuir chevelu peut faire éclater une méningite, lorsque le souvenir de cette légère inflammation érysipélateuse est déjà effacé, et ainsi s'expliquent certaines méningites en apparence spontanées.

Si nous devons donc, pour les méningites suppuratives, constamment admettre leur nature infectieuse et le transport d'un élément infectant entraîné par une voie circulatoire dans la cavité crânienne, infiniment plus close que l'orbite et en moins directe communication avec les veines, nous devons, en l'absence d'une transmission métastatique, où l'œil se prend tout d'abord, d'un retentissement si rare par voie centrifuge, presque toujours songer, lorsque nous avons affaire à une phlébite orbitaire, à une infection par voie directe, par les veines ou les voies lymphatiques. Une attention toute particulière doit ici être portée à l'exploration des oreilles et de la cavité buccale, des dents. Une observation de M. H. Pagenstecher (*Archiv. f. Augenheilk.*, XIII, 2, p. 138) que nous donnons en abrégé est très instructive à cet égard.

Un garçon de neuf ans est pris des symptômes les plus caractéristiques d'une cellulite rétro-bulbaire du côté gauche, sans qu'un traumatisme ait précédé. L'examen de l'orbite et de la bouche ne montre rien d'anormal, mais trois jours auparavant l'enfant s'était plaint de violents maux de dents du côté gauche. Le dentiste consulté deux jours auparavant avait déclaré qu'une molaire plombée, la dernière du côté gauche, n'était pour rien dans la provocation de ces douleurs, occasionnées, d'après lui, par la dent à venir. C'est dans la soirée que les paupières commencèrent à gonfler et qu'avec des douleurs violentes et de la fièvre l'œil fit saillie pendant que les maux de dents s'étaient dissipés. Cette proéminence diminua un peu les jours suivants, mais le cinquième jour elle s'accentua davantage et la vue, qui avait été jusqu'alors excellente, baissa notablement. Quoique le dentiste s'opposât à l'extraction de la molaire plombée, elle fut enlevée et on reconnut que ses trois racines étaient usurées. Le soir même le gonflement de l'œil avait notablement diminué, cependant, deux jours après, la palpation fit découvrir une tumeur dans l'orbite qui se pointa et laissa échapper le lendemain une quantité modérée de pus pendant que le gonflement des paupières et la procidence de l'œil avaient complètement disparu. La sonde pénétra jusqu'à 1" dans le canal dentaire, qui ne se ferma qu'à la suite d'injections d'acide carbolique à 1 pour 100 après cinq semaines. La vision revint complètement. Trois ans après la dent qui devait avoir occasionné les douleurs n'avait pas encore apparu.

Dans l'observation précédente l'infection provenant du canal dentaire n'avait entraîné qu'un phlegmon orbitaire, mais la complication avec des abcès intracrâniens est connue, et non seulement cette propagation si redoutable s'observe, mais aussi la formation d'abcès profonds dans la région temporale peut résulter de la propagation de la phlébite de la veine ophthalmique inférieure à travers la fissure orbitaire s'étendant au plexus ptérygoïdien, ou maxillaire interne (Leber). Cette propagation explique pourquoi l'on signale si fréquemment la coïncidence d'abcès de l'orbite avec des abcès de la région temporale et de la cavité crânienne. La transmission par les veines cérébrales à la substance cérébrale même, entraînant la formation d'abcès, paraît ne pouvoir être mise en doute. Les abcès temporaux déjà signalés par Spencer Watson (*On the diagnosis of periostitis in the orbit. Practitioner*, janv. 1872) se trouvent indiqués dans une observation de Pitha et une de Panas (*Gaz. des hôp.*, n° 149, 1873).

Dans ce dernier cas un érysipèle facial avait été le point de départ chez un jeune homme de vingt et un ans, d'un phlegmon orbitaire du côté gauche, qui éclata le 6 mai 1873. L'exophthalmie très sensible se complique d'ulcère de la cornée, forte amblyopie avec névrite. Le 1er juin, évacuation du pus par ponction du grand angle. Le 25 juin, après plusieurs jours de douleurs, perforation du tympan avec écoulement purulent continu. Le 6 juillet, première attaque épileptique, qui se répète encore deux fois. Le 12 juillet, gonflement de la région temporale, qui augmente progressivement et permet quatorze jours après de constater de la fluctuation. Rétrocession de l'exophthalmie, pendant ce temps guérison de l'ulcère cornéen avec amaurose complète. Le 5 octobre, incision profonde jusqu'à l'os dans la région temporale avec évacuation de pus. On trouve le périoste de l'os temporal détaché et deux petites perforations de l'os qui livrent passage à la sonde dans la cavité crânienne. Après une amélioration transitoire, nouvel érysipèle le 8 octobre, qui rétrograde le 25 octobre. Raideur du cou, dysphagie et somnolence. La mort survint le 31 octobre après que la fièvre et les symptômes cérébraux s'étaient davantage accentués. L'autopsie démontre que les phénomènes inflammatoires s'étaient dissipés dans l'orbite. Dans le fond de l'entonnoir orbitaire les parties molles fortement épaissies et très adhérentes au nerf optique pris de dégénérescence grise. Autour de l'œil, capsule de Tenon et tissu ambiant libre, artère et veines ophthalmiques perméables. Très vaste abcès dans le lobe moyen gauche, méningite suppurative, ostéite raréfiante de l'os temporal, ayant produit les trous de perforation sus-mentionnés, ainsi qu'un trajet entre la portion écailleuse et le rocher vers l'oreille interne.

La propagation est ici difficile à déterminer, les phénomènes orbitaires s'étant au moment de l'autopsie déjà presque complètement dissipés. A-t-elle eu lieu par la fissure orbitaire supérieure, sans atteindre le sinus caverneux, ainsi que le pense M. Panas, ou, comme la participation si prompte de l'oreille interne le fait supposer, cette propagation s'est-elle effectuée par la veine ophthalmique inférieure et le plexus ptérygoïdien (Leber) et étendue de là, grâce à la vena tympanica, à l'oreille interne et à la cavité temporale pour atteindre ensuite la cavité crânienne? L'autopsie faite si exceptionnellement tard ne permet plus un jugement sans appel et cela d'autant plus qu'aussi la façon dont les sinus caverneux se mettent en communication avec les veines semble sujette à de nombreuses variations anatomiques.

A cet égard M. Merkel s'exprime dans son anatomie topographique (*loc. cit.*, p. 67) de la manière suivante : « En général indépendants du système de l'A. meningea media se trouvent les *sinus veineux*, qui courent dans la substance de la dure-mère et ne possèdent pas d'artères propres, mais sont destinés à collectionner le sang du cerveau, ainsi que des branches veineuses des os du crâne. Ce n'est qu'en un seul point qu'on rencontre ordinairement une transition entre sinus et venæ meningeæ et c'est dans le sinus spheno-parietalis. Celui-ci accompagne la branche principale de l'A. meningea et court par conséquent non loin de la suture coronaire, parallèlement à celle-ci, en bas. Une fois, il est hors de doute qu'il est une venæ meningeæ élargie, une autre fois il se dirige complètement isolé, souvent double ou formant un réseau à rameaux. Ses débuts, *lacunæ laterales* des sinus longitudinalis, sont en tout cas sans artères afférentes. Dans de nombreux cas ce sinus est profondément imbriqué dans une rainure osseuse, il y a même des cas où il se trouve dans toute sa longueur recouvert de substance osseuse, ce qui le transforme alors en une veine temporale du diploë. Comme son commencement, aussi sa terminaison se trouve isolée. Une fois il aboutit sous l'extrémité latérale de l'ala orbitalis dans le diploë, une autre fois il passe dans les veines de l'orbite, soit qu'il choisisse pour son passage la fissure orbitaire supérieure, soit qu'il se serve d'un canicule propre situé à côté, où il se dirige vers le bord de l'ala orbitalis au sinus caverneux. *Dans de nombreux cas on voit plusieurs de ces variations réalisées.*

« Les autres sinus sont, comme l'indique déjà leur dénomination, des canaux imbriqués dans la dure-mère. Ils ne possèdent pas les membranes des autres veines, avec lesquelles ils n'ont de commun que l'épithèle. La paroi que leur fournit la dure-mère est dans toute la circonférence solide, ils sont sans valvules et leur ouverture ne peut s'affaisser. Pourtant on ne craint pas beaucoup leur blessure, leurs hémorrhagies s'arrêtent facilement. La pénétration d'air qui de prime abord paraît si menaçante, constitue une des plus grandes raretés, de façon que leur présence ne doit dans un cas donné même pas faire reculer devant une trépanation. L'immunité contre la pénétration d'air dépend indubitablement de la raideur complète et de l'immobilité des sinus, ce qui empêche une aspiration, telle qu'elle se présente par exemple pour la veine subclavière qui change si aisément de calibre. Dans tous les cas où l'on a observé l'entrée de l'air, le sinus paraissait détaché et mobile.

« La principale sortie du sang dans les sinus s'effectue par le *foramen jugulare;* c'est vers lui qu'ils se concentrent presque tous (fig. 197). Le *sinus transversus* qui quitte dans cette ouverture la cavité crânienne comme canal central, recueille le sang des sinus longitudinaux superposés en trois étages. Ces sinus longitudinaux sont le *sinus sagittalis superior* de la voûte crânienne, le *sinus sagittalis inferior* près du bord libre de la falx cerebri et le *sinus tentorii.* Du point de confluence des sinus transversus, longitudinalis superior et tentorii se présente, dans la ligne médiane en bas, le *sinus occipitalis* si variable, qui se réunit également par deux branches avec l'extrémité du *sinus transversus* dans la fosse jugulaire. Avec le système de la *sella turcica* et les deux *sinus cavernosi* et leurs embranchements (sinus intercavernosus ant. et post., sinus circularis Ridlegi), le *sinus transversu*[s]

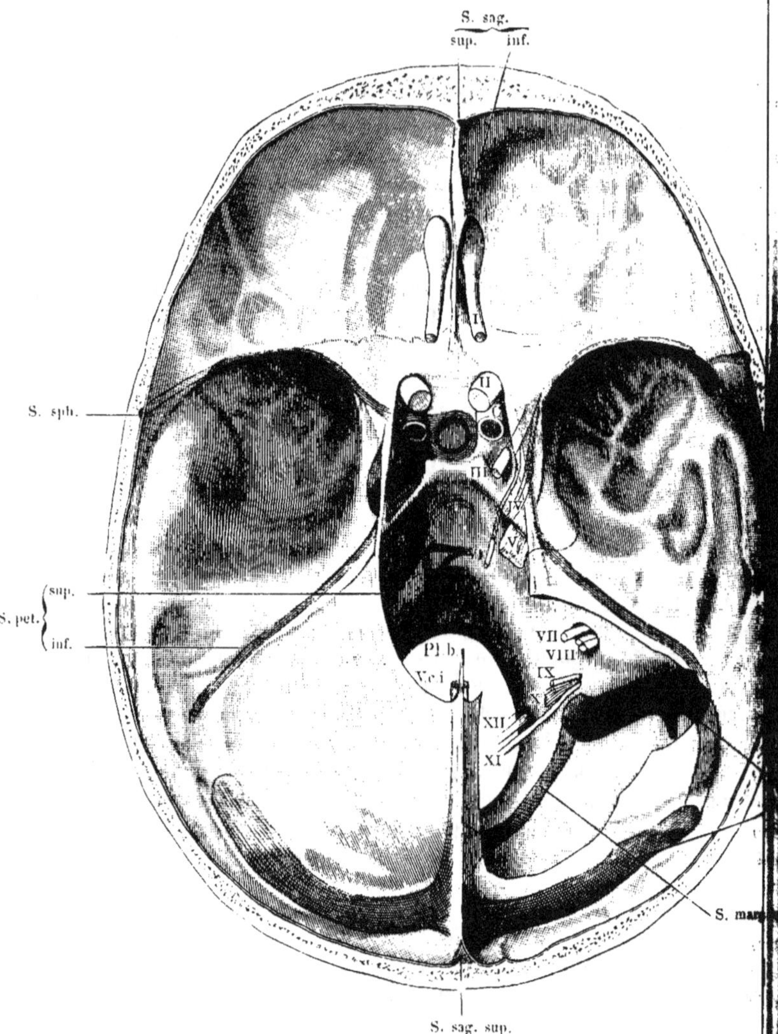

FIG. 197. — Base du crâne recouverte de la dure-mère. Du côté droit le tentorium est enlevé pour pe[r]mettre l'inspection de la cavité crânienne postérieure. — C., A. carotis; *Pl., b.* plexus basilaris; *V. c. i.* vena cerebri interna. Les chiffres romains indiquent la série des nerfs crâniens. Dessin au 4/[5] de la grandeur naturelle.

se trouve en communication par les deux *sinus petrosi*, le supérieur e[t] in[férieur] inférieur. Si je fais abstraction des émissaires déjà décrits à l'occasion de description des os, les sinus communiquent encore avec les veines, situées n dehors du crâne, par le *plexus basilaris* qui descend du système de la *ella turcica* vers le plexus veneus antérieur de la cavité du rachis et par s petites branches du *sinus occipitalis*, qui pénètrent dans le plexus postéieur. En avant une communication importante, au point de vue pratique, est ablie avec le système veineux de l'orbite, par la *vena ophthalmica* qui boutit au *sinus caverneux*. »

Nous insistons encore une fois sur le fait indéniable des nombreuses riations anatomiques, si fréquentes pour les veines de la région périorbiire (faciales) qu'il est difficile d'en adopter un schéma; pour les veines e l'orbite, le nombre des variantes n'est pas moins considérable et va si loin ue quelques anatomistes ne veulent même pas admettre une veine ophthaliique inférieure. Ce qui est moins connu, c'est que même les veines intraâniennes sont loin d'avoir des aboutissants constants avec les veines extraâniennes et que la disposition des sinus peut encore notablement varier. Ce sont ces diversités de dispositions anatomiques qui doivent nous rendre mpte pourquoi, fort heureusement, les inflammations infectieuses de la au de la face, quoique fréquentes, ne sont encore que très exceptionnelleent suivies de phlébite orbitaire, pourquoi la phlébite se localise dans cers cas dans l'orbite, tandis qu'elle rayonne dans d'autres promptement sur sinus, enfin pourquoi la symptomatologie présente une fluctuation aussi table dans sa marche. C'est encore une des causes qui rend presque imposle de différencier les symptômes de la phlébite, de la thrombose orbitaire de la thrombose des sinus. C'est la coïncidence des phénomènes qui se pportent à la thrombose des sinus, avec ceux occasionnés par la simple lébite orbitaire, qui seule permet d'établir le diagnostic d'une extenon du mal aux sinus, de sa propagation au côté opposé et de l'extrême avité de la maladie.

Nous n'avons guère besoin de revenir sur l'*étiologie* de cette affection ujours infectieuse et où il ne reste qu'à rechercher d'où provient la atière infectieuse et où se trouve la porte d'entrée. L'exploration la plus inutieuse des cavités avoisinantes de l'orbite doit donc être entreprise, si e dermatite, quelque légère qu'elle soit, n'a pas précédé la phlébite, compagnée d'une rougeur érysipélateuse transitoire. L'ostéite tubercuuse peut, chez les enfants, avoir éclaté dans les parois de l'orbite même, s'y être propagée du voisinage en déversant dans l'orbite le pus infecux. Les phlébites orbitaires qu'on observe quelquefois chez les nouveaus, les premières semaines de la vie (*Mooren*, *Ophth. Beobachtungen*, 26), doivent se rapporter à des écorchures palpébrales infectées par s substances que fournissent aisément les écoulements lochials de la ère, mais qui ne paraissent pourtant pas offrir le degré de gravité que phlébite présente chez les adultes, où le *pronostic* est toujours des plus rieux.

Au point de vue du *traitement*, nous pensons que l'intervention prom est indiquée dès qu'on peut supposer qu'un abcès s'est formé. Les irrigati répétées avec le sublimé et le pansement antiseptique le plus rigoure nous paraissent devoir ici être mis en usage, le plus promptement possib Afin de pouvoir faire ce genre d'irrigation antiseptique jusque dans parties les plus reculées de l'orbite, on peut se servir d'une spatule cre munie d'un tuyau de caoutchouc qui nous sert à l'irrigation de la gaine nerf optique débridé.

ARTICLE VI

INFLAMMATION DE LA TUNIQUE VAGINALE DE L'ŒIL (O. FERRALL). INFLAM TION DE LA CAPSULE OCULAIRE (MACKENZIE). CAPSULITE (WECKER). TE NITE (SŒLBERG WELLS).

Dans les articles précédents nous avons traité de diverses inflammati où les veines se chargeaient plus particulièrement de colporter l'élé infectieux et où très fréquemment la formation d'une ou de multiples lections de pus terminait la maladie. L'affection dont nous nous occup actuellement, évolue dans les espaces lymphatiques, principalement le grand espace lymphatique périoculaire et n'entraîne, elle seule, ja la formation d'un abcès. La capsulite, faisant en quelque sorte constam cortège à des cellulites graves ainsi qu'à des phlébites orbitaires, peut demment coïncider avec la formation d'un phlegmon orbitaire; mais, qu'elle n'est pas consécutive à une panophthalmite grave, mais primitiv capsulite n'abcède jamais.

Il est à regretter que tout en ayant tant étudié, au point de vue du m nisme des mouvements des yeux, leur enveloppe capsulaire, nos con sances concernant la capsule comme espace lymphatique soient encor peu approfondies. Ainsi la terminaison péricornéenne de cet espace, la c munication, qu'il affecte au moment du passage du nerf optique au g oculaire, sont encore fort peu étudiées; enfin nous ignorons absolu comment la continuation de l'espace lymphatique périorbitaire, de périoptique, communique dans le canal, ou près de ce canal, avec la ca crânienne. Pourtant il est aisé de comprendre que lorsqu'on veut étu avec fruit une inflammation d'un espace lymphatique, il est indispens de connaître les premières ramifications qui aboutissent à cet espace amènent l'élément irritant, de même qu'on doit connaître jusqu'à q distance peut rayonner l'inflammation une fois engendrée, d'après les di sitions anatomiques de cet espace.

C'est cette absence de connaissances exactes du terrain, sur lequel év la maladie et l'impossibilité presque complète de se procurer des pi d'anatomie pathologique, qui expliquent la pauvreté de la symptomatol l'une affection, que même les praticiens les plus répandus n'observent que fort rarement. O'Ferral, qui, en 1841 (Dublin, *Jour. of Med.* . XIX, p. 343), a le premier appelé l'attention sur cette maladie si rare, cru devoir indiquer comme signe caractéristique la façon particulière dont l'œdème de la paupière supérieure se limite à sa portion tarsale; mais c'est là une subtilité, que l'observation clinique n'a pas justifiée ultérieurement, comme du reste sa description se prête en général notablement la critique.

La *capsulite*, qu'il ne nous a été permis d'observer comme maladie distincte que dans un petit nombre de cas, présente trois symptômes caractéristiques, qui sont :

1° Une injection sous-conjonctivale prononcée avec tuméfaction du tissu sous-conjonctival, phénomène qu'on chercherait vainement à rattacher soit à une kératite, soit à une iritis, soit enfin à une affection des membranes profondes. Cette injection violacée et le gonflement du tissu périkératique rappellent, quant à l'aspect, la tuméfaction épisclérale, si manifeste dans quelques formes d'iritis que les anciens, fidèles observateurs, croyaient devoir rapporter à la diathèse rhumatismale; seulement, ici, l'iris est intact et ses fonctions sont normales. L'injection ne peut pas non plus se rattacher à une choroïdite; car, bien qu'elle persiste en général plusieurs semaines, les milieux de l'œil n'offrent jamais le moindre trouble et la vue reste excellente. Enfin, il n'est pas permis de songer à une violente inflammation de la sclérotique, à laquelle le tissu sous-muqueux de la conjonctive bulbaire se serait associé, et cette confusion est impossible à cause de l'égalité de répartition de l'injection, l'absence de foyer avec soulèvement en monticule du tissu épiscléral de la muqueuse.

2° Le second symptôme essentiel de la capsulite consiste dans une légère exophthalmie, qui s'établit dès le début de la maladie et qui, tout en durant autant qu'elle-même, n'atteint jamais des proportions notables, comme celle qui résulterait des inflammations étudiées dans les chapitres précédents.

3° Le troisième caractère de la capsulite réside dans une diminution de la motilité du globe oculaire, ce phénomène restant beaucoup moins prononcé que dans les inflammations des autres parties que l'orbite contient. C'est pour cela que ce symptôme peut, comme le précédent, échapper à un observateur peu exercé; il ne se manifeste que pendant les mouvements extrêmes de l'œil, et n'est sensible aux malades qu'en leur donnant la perception d'images doubles. L'apparition de ces images doubles a lieu pendant le regard forcé, dans toutes les directions, et ces images présentent, à égale distance, le même écartement, ce qui prouve que l'exophthalmie s'est produite d'une manière uniforme.

O'Ferral, qui a, le premier, décrit une inflammation du tissu rétro-bulbaire, sous le nom d'inflammation de la tunique vaginale, maladie qu'il attribua à la diathèse rhumatismale, s'est évidemment trompé; car il n'avait très probablement affaire qu'à une inflammation du tissu graisseux l'orbite, ou à une périostite. Il relate, dans ses observations, une protrusi de l'œil tellement prononcée, un chémosis si considérable et des doulen si violentes, que ces symptômes ne sauraient se rapporter à une sim inflammation de la capsule de Tenon. Il trouve un signe pathognomoni de la capsulite dans ce fait que la paupière supérieure n'est pas le si d'une rougeur intense au voisinage du rebord orbitaire, et que ce dern n'est pas sensible à la pression : or ces phénomènes peuvent tout naturel ment se rattacher à un phlegmon du tissu cellulo-adipeux contigu à la pa inférieure de l'orbite, phlegmon consécutif à une périostite.

Les caractères que cet auteur attribue à la marche de la capsulite ne pe vent, en outre, que se rattacher à une inflammation du tissu graisseux l'orbite, ou à une périostite de la même région ; car il n'arrive jamais d une véritable inflammation de la capsule de Tenon, qu'il se forme une c lection purulente, pour qu'on puisse, d'après son conseil, percer l'abcès pratiquant une ouverture à la capsule, dans le point où la fluctuation se sentir. Nous pouvons avancer hardiment que la véritable capsulite n'ab jamais à la suppuration, sauf dans les cas où elle accompagne l'inflam tion phlegmoneuse du globe de l'œil (panophthalmitis). En pareille cir stance, nous avons vu le pus se faire jour au travers de la sclérotique, e tissu cellulaire lâche, qui unit cette membrane à la capsule, lui-même le siège d'une suppuration abondante.

La capsulite doit être envisagée comme une lymphangite périocul plus ou moins aiguë, dont l'exsudat séreux se répand uniformément d tout l'espace lymphatique périoculaire (*Linhardt*, *Verhand. der p med. Gesellschaft zu Würzburg*, t. IX, p. 245), pouvant distendre que peu la capsule et, en projetant légèrement l'œil en dehors, donner palpation une sensation vague et incertaine de fluctuation.

Peut-il exister une forme *chronique* de capsulite avec hydropisie con cutive? Théoriquement oui, mais jusqu'à présent on ne l'a qu'excepti nellement rencontrée dans les cas d'exostose orbitaire (*Knapp*, *Arch. Ophthal.*, t. VIII, p. 242) et on doit admettre la possibilité d'une confus avec des kystes séreux adjacents à la capsule. L'hydropisie de la bou fibreuse de Tenon que Carron du Villards (*Ann. d'Ocul.*, XL, sept.- 1858) décrit et où l'œil jaillissait de l'orbite lorsque le malade se b sait, et dans un second cas, donnait lieu à un chémosis péricorn d'une extrême étendue, est restée exclusivement réservée à cet aut dont la fantaisie paraît avoir pris la majeure part dans l'énumération d symptômes.

La *marche* de la capsulite est caractérisée par une certaine lenteur et p la persistance de la plupart des symptômes ci-dessus mentionnés. Les do leurs n'atteignent jamais la même intensité que dans la périostite et phlegmon orbitaire, et on les a vues, dans certains cas, manquer presq absolument. Elles disparaissent lorsque l'œil reprend sa position, ce q arrive au bout de six à huit semaines; et avec elles se dissipent la vision double et l'injection périkératique.

Cette affection si rare reconnaît principalement pour causes étiologiques les blessures qui ont intéressé la capsule de Tenon. A ce sujet, nous devons signaler la strabotomie, après laquelle une capsulite de ce genre peut éclater, dans quelques cas rares, lorsque l'opérateur n'a pas suffisamment ménagé les rapports de la capsule avec la sclérotique et qu'il s'est servi d'instruments d'une propreté discutable (1).

L'inflammation de la capsule de Tenon suit parfois, mais moins directement, l'opération de la cataracte; alors elle résulte généralement de l'irido-choroïdite purulente qui survient après cette opération. L'exophthalmie légère qui se produit provient, sans nul doute, d'une inflammation de la capsule de Tenon, et ce fait ne laisse pas que d'avoir une certaine importance pratique; car l'énucléation des yeux atteints d'irido-choroïdite purulente n'a pas toujours été, en n'observant pas une antisepsie des plus scrupuleuses, sans de grands dangers, lorsqu'on y a eu recours dans le seul but de débarrasser le malade d'un organe, voué à la destruction, et dont la présence lui causait des souffrances intolérables. Dans ces circonstances fâcheuses, on a vu la capsule, brusquement mise à nu après l'énucléation, ou qu'on infectait en y déversant en partie le pus que contenait l'œil énucléé, continuer à fournir des produits inflammatoires, et la phlegmasie se propager le long des enveloppes du nerf optique, de manière à causer une méningite mortelle.

La capsulite s'observe encore, mais très rarement, après des érysipèles de la face, ou spontanément chez des malades qui se sont exposés à des changements brusques de température ou chez lesquels se sont rencontrés les traits de la diathèse rhumatismale et de l'infection spécifique (capsulite gommeuse) (2).

Le *pronostic* de la capsulite idiopathique est en général favorable, mais la durée de cette maladie est longue, quel que soit d'ailleurs le traitement

(1) Cet accident ne nous est arrivé qu'une seule fois sur cinq mille opérations de strabisme. Il s'agissait d'une jeune fille qui, vingt-quatre heures après l'opération, fut prise d'une exophthalmie analogue, pour le degré, à celle que nous avons signalée plus haut et s'accompagna d'une injection périkératique assez intense, bientôt dissimulée par un léger chémosis. Contrairement à ce qui arrive pour la capsulite idiopathique, cette inflammation, très peu douloureuse, céda, au bout de quelques jours, à l'emploi de réfrigérants et de quelques doses de calomel, sans avoir eu, pour la jeune malade, aucune suite fâcheuse. M. Mooren (*Ophth. Mitheil.*), sur 3705 opérations de strabisme, l'a rencontrée cinq fois. *Bull* (*Med. Record*, 1873), mentionne trois capsulites consécutives à des ténotomies du droit interne; la proportion des cas n'est pas indiquée.

(2) Voici comment j'ai rapporté (*Thérapeutique oculaire*. p. 721) un cas de cette affection : « Dans le courant de ces leçons, je vous ai montré un cas absolument insolite de *capsulite gommeuse*. Il s'agissait d'une dame de cinquante-six ans, chez laquelle deux incisions pratiquées à la périphérie du globe oculaire mirent à nu un tissu gommeux parfaitement caractéristique. Grâce à un traitement mercuriel énergique cette malade guérit, et il persiste sur son œil jouissant d'une bonne vision, une teinte gris ardoisé de la sclérotique s'étendant jusqu'à un demi-centimètre de la cornée. Cette malade avait présenté les symptômes ordinaires d'une capsulite, mais à allures chroniques. »

qu'on dirige contre elle. Le pronostic de la capsulite est moins favorab
quand cette inflammation succède à un érysipèle facial, à une lésion tra
matique où elle se complique presque constamment avec un degré plus
moins accusé de cellulite orbitaire. Il semble qu'alors le tissu cellulaire, q
tapisse la capsule, devienne le siège d'une hypergenèse bien plus active q
dans les cas de capsulite idiopathique, et que le tissu nouvellement form
subissant une rétraction en quelque sorte cicatricielle, puisse exercer u
influence funeste sur le point d'émergence du nerf optique et amener u
cécité complète. Il s'est même produit des faits de ce genre dans des cas
l'exophthalmie avait été très peu prononcée.

La capsulite qui accompagne les inflammations phlegmoneuses de l'
est naturellement peu digne d'intérêt, à côté de l'affection primitive, si gra
par elle-même. Néanmoins il ne faut pas perdre cette complication de vu
car c'est à elle qu'on doit très probablement rapporter les troubles génér
sérieux, qui surviennent parfois avec la panophthalmie (voy. la discussi
du Congrès de Paris de 1888). La possibilité d'une infection de l'organis
par un œil atteint de panophthalmie suite d'opération de cataracte, qu'
n'a pas enlevé ou qu'on enlève trop tard, ne saurait aussi s'expliquer q
par une capsulite suppurative.

Le *traitement* de la capsulite idiopathique sera complètement expectat
Divers moyens, consistant dans l'emploi de frictions belladonées sur le fro
de compresses chaudes et d'un bandeau compressif modérément ser
peuvent être mis en usage pour tenter d'abréger la durée du mal. Si d
antécédents rhumatismaux, un refroidissement brusque, sont signalés com
causes originaires du mal, alors on pourra avoir recours à une série d'inj
tions de pilocarpine, ainsi qu'à l'emploi du salicylate de soude, ou mie
encore du salicylate de lithine, à la dose de 2 à 3 grammes par jour.
méthode antiphlogistique et, en particulier, l'application d'une ves
remplie de glace pilée sur l'œil recouvert d'une compresse, ne so
pour ainsi dire, indiqués que dans les cas de capsulite traumatiqu
Lorsque la capsulite est consécutive à la suppuration du globe oculair
les moyens antiphlogistiques ne peuvent avoir pour résultat que de dim
nuer les forces du malade, sans atténuer ses souffrances. En pareil ca
les antiseptiques, un débridement hardi et l'emploi de compresses im
bées d'une solution de sublimé chaude (1 pour 5000), ou l'usage d
cataplasmes bien désinfectés, joints à des injections sous-cutanées
morphine, sont seuls capable d'accélérer le cours de la maladie, de so
lager le malade et d'écarter les dangers d'une phlébite avec thrombose co
sécutive.

Appendice. — A la suite de la capsulite chronique peut-il se développ
une *hydropisie de la capsule de Tenon?* Berlin (*loc. cit.*, p. 537) arriv
après avoir cité les observations uniques rapportées par Carron du Villard
à émettre l'avis que sa plume lui paraissait non seulement comme nous l'avo
pensé « quelque peu poétique » (not. deuxième édition, p. 784), mais que vu l

licences anatomo-physiologiques que se permettait cette plume, on devait lui refuser « toute valeur d'une observation sérieuse ». D'après Berlin, l'hydropisie de la capsule de Tenon manquerait de toute base anatomique.

Il s'agissait, d'après Carron du Villards (*Ann. d'Ocul.*, XL, p. 120), d'une jeune fille de dix-sept ans qui portait une exophthalmie assez volumineuse, accompagnée de douleurs extrêmement vives, survenant dès que la malade baissait la tête. L'œil, en apparence sain, était complètement amaurotique. L'extirpation en fut pratiquée, car on supposa qu'il s'agissait d'une tumeur fibreuse. Quand on donna le dernier coup de ciseaux, dans le but de sectionner le nerf optique, il s'écoula une grande quantité d'un liquide citrin: l'œil s'affaissa et la tumeur disparut. L'examen presque immédiat de cet organe donna les résultats suivants : « Son séjour dans l'eau lui avait rendu la forme qu'il avait avant son ablation, c'est-à-dire qu'une tumeur uniforme l'enveloppait de toutes parts. En le sortant, le liquide s'échappa par une ouverture située à la partie inférieure, correspondant à l'anneau fibreux d'où naît la bourse de Tenon. Je le replongeai de nouveau dans le liquide, et il se remplit derechef: j'avais donc affaire à une cavité que je me proposai d'examiner avec le plus grand soin. Sortant l'œil de nouveau, mais en sens inverse de la première fois, c'est-à-dire en le saisissant par le point d'où l'eau s'échappait, en tenant la cornée en bas, il ne s'écoula aucun liquide et la tumeur conserva sa forme. Il s'agissait donc d'une poche environnant l'œil de toutes parts, et à laquelle j'avais, dans le dernier temps de l'opération, pratiqué une ouverture accidentelle. L'examen anatomique de la pièce justifia complètement mon opinion. Ayant introduit par l'ouverture accidentelle un stylet mousse, je pus le promener dans toute la circonférence du globe. Le décollement de la bourse fibreuse de Tenon était complet jusqu'à la cornée. Ayant introduit une sonde courbée pour dilater un peu l'ouverture accidentelle, et après avoir dégagé le nerf optique de ses adhérences avec l'anneau fibro-aponévrotique qui l'entourait, je pus retourner la poche de telle sorte que l'œil était libre de toute enveloppe et que la face interne de la poche aponévrotique était devenue externe, etc. »

Carron du Villards prétend que l'exophthalmie des moutons atteints de la clavelée doit être rapportée à une hydropisie de la capsule de Tenon.

ARTICLE VII

HÉMORRHAGIES DE L'ORBITE, HÉMATOME (KYSTE SANGUINOLENT) DE L'ORBITE

Les épanchements sanguins, spontanés ou traumatiques, peuvent se faire entre le périoste et l'os, dans le tissu cellulo-graisseux de l'orbite, enfin entre le globe de l'œil et la capsule de Tenon. Il est, on le pense bien, très difficile de déterminer le siège exact de l'épanchement: néanmoins on peut, jusqu'à un certain point, former un diagnostic précis, en se servant des signes différentiels exposés dans les premiers chapitres, et surtout en s'appuyant sur la nature des causes qui ont déterminé la maladie. Les épanchements sanguins de l'orbite sont anatomiquement si mal connus, parce que, même dans les cas rares où, après un traumatisme, le sujet succombe, on porte bien plutôt son attention sur les lésions qui ont entraîné la mort que sur le chemin qu'a choisi le sang en se répandant dans le tissu orbitaire (Berlin). Pourtant, pour nous ophthalmologistes, l'importance de ces épanchements réside surtout dans le fait déjà signalé par Meyr (*Beiträge zur Augenheilkunde. Wien*, 1850), qu'ils peuvent être *juxtaposés à la gaine du nerf optique* et se répandre même dans la gaine, comme nou le démontrerons tout à l'heure. Juxtaposé à la gaine, l'épanchement s répandra forcément dans l'espace tenonien.

Le sang peut s'échapper des vaisseaux orbitaires mêmes (veines, artèr et capillaires), où il s'est répandu des cavités avoisinantes, le plus souve après l'établissement d'une communication anormale par traumatisme, d même que du sang, s'échappant des vaisseaux de l'orbite, peut s'être répand dans des cavités avoisinantes. Il a déjà été question (p. 71 et p. 386 de c volume) des hémorrhagies intravaginales et de la possibilité d'une répart tion d'un épanchement sanguin intracrânien entre la cavité crânienne l'espace intravaginal, et nous aurons à y revenir dans le chapitre suiva relatif aux blessures de l'orbite.

Les *épanchements intracapsulaires ou tenoniens spontanés* sont d'un excessive rareté ; Wharton Jones (*Brit. med. Journ.*, *May* 1863) en cite u exemple, mais on a parfois occasion de les étudier expérimentalement e donnant accès au sang dans la capsule pendant une ténotomie. Sur un tr haut chiffre d'opérations (voy. p. 745), pareil accident ne s'est présenté moi que deux fois. Ainsi, si sur deux à trois mille opérations, on ne re contre qu'une seule fois ce genre d'épanchement qu'aucune manœuvr opérative n'explique, on doit bien songer à une anomalie anatomique da la répartition des vaisseaux. Ce n'est évidemment pas le dégagement tr étendu de la capsule qu'il faut accuser ici, car pour les distensions du ne optique, pour les incisions et irrigations de la gaine du nerf, je détache muscle droit interne complètement de son insertion et je dégage alors inte tionnellement avec une spatule la capsule de Tenon du globe oculaire s une assez grande étendue, jusque vers l'insertion du nerf optique ; jama je n'ai pourtant vu se présenter le cas d'une projection instantanée de l'œi distendant les paupières au point de rendre leur écartement presque impo sible, comme le produit l'hématome, suite de ténotomie, dans quelques c absolument exceptionnels.

Les épanchements de sang entre le périoste et l'os, absolument circo scrits, ou communiquant avec d'autres extravasations sanguines dans tissu orbitaire, sont le corollaire ordinaire des fractures de l'orbite dont sera question plus tard.

Des épanchements orbitaires peuvent-ils se produire spontaném Oui, mais le nombre des observations recueillies jusqu'à présent est petit, que l'on doit regarder l'orbite comme un des endroits les moins expo à des épanchements sanguins spontanés. La pression en quelque so constante exercée par les muscles qui retiennent le globe oculaire, la co tention, exercée ici, par l'orbiculaire et le fascia tarso-orbitaire, doive contribuer à garantir, jusqu'à un certain point, des ruptures vasculair mais c'est aussi principalement la facilité de déplacement des vaisseau que leur disposition anatomique leur assure, qui fait qu'une déchirure do nant lieu à un vaste épanchement ne se produit pas facilement, même si d altérations vasculaires générales préexistent, ainsi que des congestions passagères (après les repas) chez les dyspeptiques (Panas), les constipés, etc.

La première observation est due à Fischer (*Lehrbuch der gesammten Entzündungen*, Prag., 1846, p. 359), elle offre un intérêt particulier, à cause des proportions inusitées de la tumeur. La malade, d'une complexion robuste, souffrait depuis quelques années d'une exophthalmie qui avait succédé à la suppression de ses règles. D'après les commentaires ajoutés par M. Arlt à cette observation (*loc. cit.*, t. III, p. 427), l'œil était complètement amaurotique. Les douleurs, augmentant avec l'exophthalmie, atteignirent un degré tel que la malade se résolut à subir une opération. La tumeur offrait beaucoup de ressemblance avec une masse cancéreuse mamelonnée; mais l'état de la santé générale chassait l'idée d'une tumeur maligne. L'œil et la tumeur, qui était énorme, furent enlevés en même temps, et cette dernière montra à la dissection une foule d'anciens et de nouveaux foyers apoplectiques, occupant le tissu cellulaire de l'orbite, et dont quelques-uns, déjà enkystés, formaient des mamelons épais et résistants. Le tissu cellulaire voisin était induré (Rokitansky).

La seconde observation relatée par Wharton Jones (*Brit. med. Journ.*, mai 1863) se rapporte à une jeune fille pâle de dix-neuf ans, atteinte à la fois de maladie de Bright et de diathèse hémorrhagique. A l'autopsie, on trouve un épanchement sanguin entre la capsule de Tenon ainsi qu'entre celle-ci et la conjonctive et s'étendant dans la paupière supérieure. Pétéchies multiples aux bras et aux jambes, ecchymoses de la grandeur d'un pouce dans la dure-mère, liquide rouge clair dans la trachée et les bronches, ecchymoses à la surface pulmonaire et çà et là dans les vésicules pulmonaires; il en est de même de la surface externe et interne du cœur, rate molle, parsemée d'extravasations sanguines, reins à la période d'atrophie corticale et de dégénérescence graisseuse.

La troisième observation a été donnée par M. Zehender (*Handbuch.*, p. 161, 1876). Il s'agit d'un garçon d'un an, pâle et anémique, sujet à des hémorrhagies, qui fut brusquement pris d'un exophthalmie d'un côté, avec ecchymoses de la paupière supérieure. L'exophthalmie notable se dissipa lentement, de manière qu'après une année il n'en restait plus trace.

Le quatrième cas a été rapporté par M. Panas (*Archives d'Ophthal.*, VIII, p. 153). Un petit garçon de quatre ans, en apparence de bonne santé, mais sujet à des épistaxis répétées de peu d'importance, présente un matin, à son réveil, une protrusion notable de l'œil gauche; les paupières sont closes, la motilité réduite en tous sens. L'exploration fait sentir une dureté, comme un noyau lobulé du volume d'une noisette. Papille blanche et décolorée, bords diffus, veines rétiniennes gonflées et tortueuses, artères diminuées de volume. Pas de perception lumineuse. Incision à la partie inféro-interne, après s'être convaincu que le contenu de l'orbite est parfaitement fluctuant. Le bistouri ayant pénétré de deux à trois centimètres, on voit sourdre du sang liquide noir comme mortifié. La sonde permet de constater que la collection sanguine siégeait autour et en arrière du globe, dans la cavité sous-ténonienne qu'elle avait distendue. Diminution notable de l'exophthalmie; le lendemain l'œil compte les doigts à 25 centimètres. Réapparition de l'exorbitisme le surlendemain, qui s'accentue, avec chémosis partiel en bas. A la suite, le petit malade est pris de vomissements et d'épistaxis. Un drain laissé pendant trente-cinq jours après l'opération est retiré, le chémosis scarifié à différentes reprises. Ce n'est que quarante-trois jours après l'opération que le chémosis décroît ainsi que le gonflement orbitaire et que la motilité revient. La guérison n'est pas encore complète au moment de la publication de cette observation.

Parmi ces quatre observations, une seule manque de la confirmation directe de la présence du sang, constatée par l'autopsie ou l'évacuation directe. Il en est de même de notre observation, mais l'exploration ophthalmoscopique nous paraît ici absolument confirmatrice.

M. L. H..., âgé de soixante-quatre ans, courrier, a été toujours bien portant, sauf un étourdissement qui le prit il y a deux ans et qui lui fit faire une chute dans laquelle il se fendit le sourcil droit, qui fut réuni par des sutures. Le malade resta quatre heures sans connaissance. Rien du côté de la vue. Dans la soirée du 1er mars 1888, il fut pris brusquement de violentes douleurs du côté de l'orbite droite, l'œil semblait vouloir sortir de la tête et les paupières avaient peine à recouvrir le globe oculaire projeté. Le malade, pris de vomissements, se trouvait dans un tel état d'abattement qu'il ne se rendit que trois jours après à ma clinique. On constata une forte protrusion de l'œil avec immobilité presque complète et grande difficulté de relever les paupières. Léger chémosis à teinte sanguinolente. En voulant repousser l'œil, le malade n'accuse qu'une sensibilité modérée et la main ressent une résistance élastique; de même le doigt promené le long du rebord orbitaire ne rencontre, entre lui et le globe oculaire projeté, aucune partie plus dure ou résistante. Impossible de percevoir la moindre fluctuation, le globe oculaire repoussé tendant notablement les parties périoculaires. La vision a été, dès l'apparition de l'exophthalmie, complètement abolie. La sensation de coups de marteau dans le côté droit de la tête a notablement diminué, plus de nausées. La pupille dilatée et absolument immobile facilite l'exploration de l'œil, en soulevant la paupière supérieure, qui recouvre le globe oculaire chassé au dehors. On trouve la papille pâle, les artères très amincies, de même que les veines qui se reconnaissent seulement par leur coloration plus foncée. Plusieurs plaques hémorrhagiques s'adossent au bord de la papille, telles qu'on les rencontre à la suite d'hémorrhagies intravaginales; le restant de l'œil est absolument normal. Prescription : iodure de potassium à l'intérieur et frictions mercurielles périorbitaires. Je revis le malade, qui avait été très abattu; huit jours après, on constate alors l'extension des hémorrhagies dans l'œil et l'envahissement du corps vitré par quelques caillots adhérents à la papille près de son bord interne. L'exophthalmie se dissipe progressivement, le chémosis pâlit et disparaît, la paupière supérieure peut de nouveau être levée et le globe occulaire, qui avait été chassé directement en dehors et qui présentait une abolition de motilité assez égale dans toutes les directions, reprenait ses mouvements. Six semaines après le début de l'exophthalmie, celle-ci avait complètement disparu. Il n'existait plus d'hémorrhagies rétiniennes, le corps vitré, absolument transparent, laissant voir une papille presque dépourvue d'artères et de veines, avec un bord interne diffus et déjà en voie de s'affaisser. Pendant toute la durée de l'observation la papille n'avait jamais présenté les signes d'un gonflement quelconque, mais ceux de l'épanchement intravaginal. La vision reste absolument abolie, comme elle l'avait été dès le début de l'exophthalmie.

Une observation de de Graefe, qui a longtemps été citée comme un cas d'hématome spontané de l'orbite, est regardée actuellement comme reposant sur un diagnostic de probabilité, d'autant plus que le silence gardé sur l'exploration ophthalmoscopique laisse présumer qu'elle fut négative.

De Graefe (*Arch. für Ophthalmologie*, t. I, A. I, p. 424) observa un jeune manouvrier chez lequel se déclara brusquement une légère exophthalmie avec diplopie et défaut de mobilité, variant avec la direction de l'œil. Cet accident était survenu pendant le travail au feu, et le malade fut examiné quatre jours après. Un examen très attentif fit reconnaître une paralysie complète des muscles droits supérieur et inférieur et du grand oblique, ainsi qu'une paralysie incomplète des droits externe et interne. L'oblique inférieur était donc seul intact. Le nerf optique lui-même avait souffert dans ses fonctions. Tout symptôme cérébral faisait défaut, tandis que le malade accusait une sensation inaccoutumée de pesanteur au fond de l'orbite et ne supportait que difficilement les tentatives ayant pour objet de refouler l'œil dans sa cavité. Ces efforts rencontraient tant de résistance qu'il était impossible de rapporter la projection de l'œil à la paralysie de presque tous les muscles. On diagnostiqua donc un épanchement sanguin occupant le sommet de l'orbite. La guérison s'effectua dans l'espace de quinze jours environ et vint ainsi appuyer le diagnostic.

Vu l'extrême rareté des hématomes spontanés de l'orbite, il ne paraît vraiment guère pratique de vouloir longuement discuter à quel genre de diathèse hémorrhagique il faut rapporter la prédisposition à cette maladie si rare. Incontestablement une prédisposition à des hématomes traumatiques doit se présenter. Y a-t-il un rapprochement à faire ici avec l'apoplexie générale du corps vitré des jeunes gens sujets à l'épistaxis? Tout est supposition ici.

Il semble, la fréquence de l'hématome traumatique étant de beaucoup plus accusée, que des traumatismes qui ont précédé, et parfois à une époque assez éloignée pour que leur souvenir soit déjà effacé de la mémoire, aient préparé le terrain pour la production d'un hématome spontané, ainsi que cela nous est mentionné par notre malade. L'apparition de l'hématome chez de petits enfants, à leur réveil d'un sommeil profond, n'exclut aussi nullement un choc contre l'orbite dont les vaisseaux présentaient déjà une solidité insuffisante. La présence de varices orbitaires qui pouvaient faciliter ces ruptures (*Ruete*, *Lehrbuch der Ophthalmologie*, p. 267, 1845) n'a jusqu'à présent même été relatée dans aucune nécropsie.

M. Berlin (*loc. cit.*, p. 561) cite l'observation d'un hématome orbitaire survenu à la suite d'un violent accès de toux. « L'hémorrhagie n'avait pas pour suite une exophthalmie, mais elle se manifesta indubitablement par l'apparition de violentes douleurs dans le fond de l'orbite, un trouble notable de la vision, et une fois les symptômes complètement disparus, par une coloration ultérieure du tissu sous-conjonctival par l'hématome. » L'examen ophthalmoscopique aurait dû fournir ici, mieux que la coloration du tissu sous-conjonctival, une explication irrécusable.

L'*hématome traumatique* est infiniment moins rare que le spontané, mais il est loin encore de compter parmi les affections qu'un ophthalmologiste observe fréquemment. « Si Carron du Villards (*Ann. d'Oph.*, 1858, sept.-oct.) veut avoir observé 100 cas, dit avec raison M. Berlin, nous appliquerons à cette taxation, maniée légèrement, non la mesure d'une méthode statistique. Moi-même, je n'ai, sur 35 376 malades, rencontré que 6 hémorrhagies traumatiques, dont une dans le courant d'une opération de strabisme, les autres à la suite d'un coup de feu avec pénétration du projectile dans l'orbite. » De fait, on ne devrait pas parler des hématomes orbitaires qui accompagnent les fractures du crâne et n'en constituent qu'un symptôme, sur la valeur duquel nous reviendrons tout à l'heure; ils ne devraient pas figurer ici, d'autant plus qu'il ne s'agit pas le plus souvent d'exophthalmie, mais de faibles épanchements qui finissent par fuser sous les paupières.

Exceptionnel et dû encore à la plume fantaisiste de Carron du Villards, est le cas suivant. Cet auteur (*Guide pratique*, t. I, p. 479. Paris, 1838) a rapporté un cas d'épanchement sanguin de nature traumatique, intéressant au point de vue des lésions directes qu'on a pu y constater. « J'ai vu, dit l'auteur, un grand nombre de faits de ce genre (?). L'un d'eux a laissé dans mon souvenir des traces ineffaçables. Il eut lieu chez l'infortuné docteur Bennoti, qui succomba à la suite d'une chute sur le pavé. Je diagnostiquai, à première vue, un épanchement dans l'orbite. L'autopsie vint malheureusement prouver la sûreté (!) de mon diagnostic. Il existait une fracture de l'orbite près du trou optique; l'artère et la veine ophthalmique avaient été rompues; l'œil était repoussé en avant par un énorme caillot sanguin. »

On peut voir se produire l'hématome traumatique *par lésion directe* des vaisseaux et *par lésion indirecte*.

Les *hématomes par lésion directe* s'observent à la suite d'une pénétration d'un instrument piquant ou tranchant et principalement à la suite de la pénétration de projectiles. Ceux-ci n'ont pas besoin de passer par l'ouverture orbitaire, mais peuvent y entrer sans léser le globe de l'œil, latéralement. Lorsqu'il s'agit de la pénétration d'un instrument piquant, ou d'un projectile, qui est entré directement d'avant en arrière et a lésé un des gros troncs vasculaires, l'écoulement du sang ne se fait que difficilement à travers les téguments des paupières et de l'orbite, qui se déplacent et se masquent les uns les autres suivant les divers tissus que le corps vulnérant a traversés. Cette difficulté d'écoulement déjà connue depuis longtemps (Jüncken, *Lehr. von den Augenkrankheiten*, p. 768, 1832; Carron du Villards, *Ann. d'Ocul.*, sept.-oct. 1858) a été encore assez souvent constatée par les opérateurs qui ont voulu extraire des corps étrangers ou des tumeurs de l'orbite. Ce sont pricipalement les abrasions nerveuses (névro-ciliaires, résection du nerf optique) qui ont appris aux opérateurs cette difficulté d'écoulement du sang du fond de l'orbite, même en la facilitant par l'écartement des parois de la voie que les instruments ont parcourue. Ici c'est l'exophthalmos qui se produit, bien plus brusquement que l'écoulement du sang au dehors, qui obstrue cette voie d'écoulement de plus en plus.

Les *hématomes par lésion indirecte* sont le résultat, soit d'une lésion contondante *directe* sur la charpente osseuse de l'orbite, soit de fractures de ces os par choc *direct* du crâne contre une surface dure, ou par *contre-coup*. L'hématome nous intéresse en pareil cas, bien moins comme entité morbide que comme symptôme des lésions que le traumatisme a entrainées. Les signes principaux dénotant qu'un hémophthalmos s'est produit sont :

1° L'apparition soudaine d'un exophthalmos variable suivant la quantité de sang épanché (l'importance des vaisseaux lésés). Le sens dans lequel s'est produit l'exophthalmie peut aussi varier d'après le traumatisme et le siège des vaisseaux lésés; mais, lorsqu'il s'agit de très vastes épanchements, toutes les parties constituantes de l'orbite s'infiltrent, et la protrusion s'effectue directement en avant. Les hématomes circonscrits, qui dévient bien nettement le globe oculaire, et pendant toute la durée de l'épanchement, de l'axe orbitaire, peuvent, avec raison, être envisagés comme *hématomes sous-périostiques*.

2° Le second signe de l'hématome, et qui a surtout sa très grande importance lorsque l'exophthalmie n'est pas très accusée, est la *suffusion sanguine de la conjonctive*. Cette suffusion peut se présenter isolément ou simultanément avec celle des paupières. M. Berlin (*loc. cit.*, p. 563) donne, avec raison, à ce signe une importance capitale, mais pourtant nous ne souscririons pas absolument à cet axiome : « Là où pendant tout le cours de l'affection ce symptôme fait défaut, le diagnostic manque en général d'un criterium suffisant pour établir qu'une hémorrhagie a lieu. » A part qu'un traumatisme peut aussi provoquer des ecchymoses conjonctivales si fréquentes, sans qu'il y ait eu la moindre production d'hématome, les hématomes sous-périostiques, surtout lorsqu'ils siègent loin dans le fond de l'orbite, ne doivent guère provoquer facilement d'ecchymoses conjonctivales.

Le degré de la suffusion conjonctivale peut très notablement varier, le tout peut se borner à une imprégnation du repli du cul-de-sac par de l'hématoïdine ; parfois, on voit apparaître quelques petites traînées sanguines correspondant comme emplacement aux interstices des tendons des muscles droits. Au contraire, lorsqu'il s'est agi de vastes déchirures vasculaires, le sang peut s'accumuler sous forme de bourrelet, se circonscrivant entre les paupières, qui ont peine à recouvrir le globe oculaire chassé de son orbite.

Les épanchements sanguins sous-conjonctivaux apparaissent d'autant plus promptement que la quantité de sang répandu dans l'orbite a été plus abondante. Aussi ils surviennent très peu de temps après, et parfois même simultanément avec l'exophthalmie, tandis que lorsque le sang s'est surtout répandu entre la capsule de Tenon et le globe oculaire, qu'il ne s'est pas épanché entre les lobes graisseux du tissu orbitaire, les petites hémorrhagies inter-tendineuses n'apparaissent qu'après plusieurs jours. Une simple coloration sanguinolente du cul-de-sac ne doit pas exister, lorsqu'il s'agit d'épanchement entre périoste et os, voisin du rebord orbitaire.

Un troisième signe sont les *ecchymoses palpébrales* qui surviennent, soit isolées, soit simultanément avec les épanchements de sang sous-conjonctivaux. De fort peu d'importance lorsqu'il s'agit d'une blessure directe du contenu orbitaire qui a donné lieu à un hématome orbitaire, ces ecchymoses palpébrales sont au contraire d'un haut intérêt pour le clinicien, lorsqu'il s'agit d'une chute que le malade a faite, d'un coup qui l'a atteint à la tête, car elles sont alors le plus souvent un signe révélateur, non seulement d'une fracture orbitaire, mais aussi de fissures à la base du crâne qui peuvent avoir intéressé plus ou moins directement le plancher de l'orbite.

J'ai déjà donné (t. I, p. 33) les indications pour différencier les ecchymoses palpébrales, survenues à la suite de blessures et de chutes par migration de sang intra-orbitaire, des extravasations directes intrapalpébrales.

M. Berlin (*loc. cit.*, p. 564) a accordé à l'exposé de ces ecchymoses révélatrices toute l'importance qu'elles méritent. A part les objections que j'ai déjà signalées (t. I, p. 33), il faut d'après M. Berlin encore prendre en considération que de très vastes épanchements pourraient, comme d'autres le supposent, se produire dans l'orbite après des lésions indirectes, sans aucune fracture des parois, et que, en second lieu, les fractures des parois orbitaires s'observent aussi sans le moindre épanchement sanguin dans l'orbite. Ainsi Friedberg (*Zur Entstehung u. Diagnose der Fractur des Orbitaldaches. Arch. f. path. Anat.*, XXXI, p. 362) dit : « A part des hémorrhagies orbitaires survenues par d'autres causes, je voudrais encore rappeler ici qu'on observe quelquefois à la suite de couches graves et principalement après l'emploi du forceps, des hémorrhagies de l'orbite et des paupières sur le cadavre des enfants, sans qu'il existe aucune fracture des os du crâne. » Bergmann (*Verletzungen der Knochen des Schädels. Handbuch der allgem. u. spec. Chirurgie*, III, 1, Abth.) soutient de son côté « qu'on a connu des accumulations très abondantes de sang non seulement à la suite d'un coup sur l'œil, mais aussi sur la région frontale ou le maxillaire, sans aucune fracture de la charpente osseuse de l'orbite ». D'après M. Berlin, ces cas existent; il n'y a pas de confusion à faire avec les hémorrhagies palpébrales que Lucas a signalées et dont nous avons exposé le mécanisme ailleurs (p. 33, t. I).

Notre confrère M. Berlin énumère ses observations personnelles et conclut qu'elles démontrent indubitablement qu'il existe des cas d'hémorrhagie orbitaire, suite de commotions du crâne, sans fracture de la voûte orbitaire, ni des autres parois de l'orbite. Probablement, ajoute-t-il, *toutes ces hémorrhagies proviennent des vaisseaux de l'orbite même*. Il en est ainsi évidemment dans le premier cas cité, par suite du nombre et de l'arrangement des extravasations multiples éparpillées. Dans la plupart des autres cas, il serait pourtant discutable, si le sang ne serait pas parvenu des paupières ou arrivé par la fissure orbitaire inférieure. M. de Hölder (qui avait fourni les observations à M. Berlin) a compulsé 124 cas de blessures du crâne observés par lui-même, sur lesquels on constata 79 fractures orbitaires par continuité, dont 69 présentaient les hémorrhagies intra-orbitaires, les autres ne montraient que de minces couches sanguines étalées entre os et périoste. Il en résulterait que des épanchements intra-orbitaires par suite de violentes secousses du crâne, 91-92 pour 100 concorderaient avec des fractures des parois orbitaires, tandis que 8-9 pour 100 se présenteraient sans lésion osseuse.

Il n'y a rien de plus naturel, pour ce qui concerne la seconde objection, contre la valeur sémiotique des ecchymoses palpébrales, à savoir que des fractures des parois de l'orbite puissent exister sans épanchement de sang dans l'orbite, lorsque cette fracture ne représente qu'une simple fissure par contiguïté; mais il ne peut exister un véritable écart par fracture, qui accompagne celle-ci constamment d'une déchirure du périoste très adhérent, sans qu'il se produise un épanchement sanguin considérable dans l'orbite. M. Berlin combat point à point l'opinion émise par M. Friedberg et arrive à cette conclusion : « D'après mon opinion, Friedberg n'a, ni par les observations cliniques citées par lui, ni par les recherches anatomiques et expérimentales, fourni la preuve que des fractures orbitaires qui s'écartent puissent exister sans hémorrhagie dans la cavité orbitaire. Pour cette raison et en considération du fait qu'en opposition de 8 à 9 pour 100 d'épanchements sanguins *sans* fracture, se trouvent placés 91 à 92 pour 100 *avec* fracture, je pense contrairement à Friedberg, en me ralliant à de Bruns, que l'importance des épanchements sanguins de l'orbite doit être tenue en haute considération. Tout d'abord il me paraît qu'il ne faut pas appuyer ici sur le diagnostic, comme fracture de la voûte orbitaire, *mais sur l'importance de l'hémorrhagie orbitaire comme pronostic. Elle est, de fait, un signe que nous avons affaire à une lésion des plus préjudiciables pour l'existence du blessé, et dans ce sens l'hématome orbitaire conserve aussi, dans les cas non compliqués de fractures, qui tous se terminaient par la mort, sa très haute valeur symptomatique.* »

Un *quatrième signe* des hématomes traumatiques, sur lequel Berlin n'insiste que fort peu, ce sont les altérations du fond de l'œil que nous révèle l'ophthalmoscope, qu'on peut constater surtout avec précision lorsqu'il ne s'agit pas d'une pénétration de corps étrangers, ni de projectiles. Nous observons ici constamment, lorsqu'il se présente une exophthalmie, les signes d'une ischémie rétinienne ainsi que d'une extravasation dans la rétine, ou d'un épanchement sanguin dans le corps vitré comme dans notre observation citée plus haut. Un exemple frappant de ces altérations ophthalmoscopiques a été fourni par M. H. Pagenstecher (*Archiv. f. Augenheilk.*, XIII, p. 143) :

Un ouvrier vigoureux est atteint à l'œil droit par un morceau de bois lancé par une scie circulaire. On l'examine un quart d'heure après. Les deux paupières sont très gonflées et infiltrées de sang, la supérieure descend comme un épais voile. Aucune lésion de continuité le long du bord orbitaire. Le globe oculaire recouvert des paupières a jailli de la largeur d'un doigt de l'orbite. Conjonctive chémotique parsemée d'ecchymoses, cornée un peu nuageuse, mais encore bien transparente, pupille irrégulièrement dilatée, milieux transparents, V = 15/200. Ce qui frappe tout d'abord à l'examen ophthalmoscopique, c'est une décoloration blanchâtre de la rétine, d'un aspect luisant comme de la porcelaine, qui recouvre complètement la choroïde. Cette décoloration est plus intense au voisinage de la papille et de la macula; vers la périphérie la rétine est encore transparente et permet de reconnaître distinctement la choroïde. L'ampleur des vaisseaux rétiniens est très peu accusée. Les artères et veines sont très minces, les veines un peu plus foncées. Pendant l'examen le malade se plaint subitement que tout devenait noir devant son œil. Un examen, immédiatement fait, montre qu'il reconnaît encore la main tout près de l'œil, et cela seulement au centre et dans la partie externe du champ visuel, de préférence dans la dernière. En dedans toute trace de perception lumineuse a disparu. A l'ophthalmoscope on voit que les vaisseaux rétiniens apparaissent encore plus minces et s'amincissent brusquement sur la papille où ils se montrent presque exsangues. Le passage de la partie exsangue en celles qui renferment du sang, est très brusque et située partout à la limite de la papille. Une différence de niveau de la papille ne peut être constatée. Après l'examen ophthalmoscopique, le globe oculaire était si saillant que les paupières ne pouvaient plus se fermer. On applique alors un bandeau compressif très serré. Après une demi-heure, celui-ci enlevé, V = 10/200, l'exophthalmie moindre, de manière qu'actuellement les paupières recouvrent de nouveau complètement l'œil. Un examen rapide montre une ampleur plus uniforme des artères et des veines dans l'étendue de la papille; même décoloration de la rétine. Réapplication du bandeau. Après quatre heures, le défaut dans le champ visuel persiste encore en dehors. Les artères et les veines sont maintenant fortement remplies, peut-être plus qu'à l'état normal. Le fond de l'œil a de nouveau, à l'entour de la papille, sa coloration rouge normale; par contre on trouve tout à fait à la périphérie en dedans, particulièrement dans le parcours des vaisseaux rétiniens, encore cette décoloration, à reflet de porcelaine, de la rétine, mais celle-ci apparaît plutôt çà et là, comme marbrée et non en plaque continue, comme antérieurement. Réapplication du bandeau. L'exophthalmie disparaît insensiblement. Peu à peu il se développe un décollement de la rétine après qu'une opacité diffuse du corps vitré s'était produite, quatre jours après l'accident. Au dernier examen, trente jours après la blessure, le décollement avait augmenté, le malade ne compte les doigts qu'à 8 pieds.

Ce qui rend cette observation si instructive, c'est qu'on a suivi en quelqu sorte pas à pas la compression des vaisseaux rétiniens et la production d l'opacité de la membrane nerveuse, succédant immédiatement à l'inter ruption de circulation et se dissipant dès le retour de celle-ci. On ne con state pas comme dans notre cas où l'épanchement doit s'être produit simul tanément dans l'espace intravaginal, une cécité immédiate et irrémédiable ainsi que la production d'épanchements sanguins intra-oculaires.

Tandis que pour les cas d'hématomes orbitaires, qui ne sont pas consé cutifs à un traumatisme direct de l'orbite, on doit attribuer les trouble visuels à la pression mécanique du sang, qui peut agir à la fois sur la sub stance nerveuse même du nerf optique et sur la circulation rétinienne, o doit les attribuer exclusivement à la première cause et sans production d phénomènes ophthalmoscopiques, si l'accumulation du sang prédomine dan le fond de l'entonnoir de l'orbite et si aucun épanchement intravaginal n s'est produit simultanément avec l'hémorrhagie orbitaire.

Il est impossible, lorsqu'il s'agit de blessures directes de l'orbite suivie d'hématomes, de faire la part exacte, relativement aux troubles visuels ainsi qu'aux changements dans l'image ophthalmoscopique de ce qui revien à l'épanchement sanguin. Surtout après la pénétration de balles, de l pointe d'une épée, le nerf optique lui-même peut avoir été atteint. On peu alors constater les changements les plus variés, une ischémie complète d la rétine, des extravasations sanguines au voisinage de la papille, etc., don l'origine ne peut être rapportée exactement au genre de lésion produite pa la blessure.

Après avoir exposé les quatre signes cardinaux de l'hématome orbitaire il ne sera guère nécessaire d'insister sur les autres symptômes résultant d la compression, comme manque de mouvement (avec diplopie en cas de con servation de vision sur l'œil projeté), réduction de l'accommodation, chan gement de réfraction de l'œil projeté et aplati à la fois par les muscles qui l retiennent. Ces symptômes varient trop, suivant le degré de l'épanchement e surtout suivant l'emplacement de la collection sanguine dans l'orbite, pou mériter qu'on les expose avec détails. Il en est de même des douleurs, qui n dépendent nullement du degré de l'hématome, mais principalement de so emplacement; quoique lorsque l'exophthalmos devient excessif, que l'hémor rhagie se produit à plusieurs reprises, comme dans l'observation de Fischer la douleur peut devenir assez intense pour nécessiter une intervention prompte En général l'œil s'accommode à son déplacement; la douleur qui peu avoir été intense au moment de la production, se dissipe ordinairement e n'est pas provoquée de nouveau, lorsqu'on tente, pendant l'exploration, d refouler l'œil en arrière.

Les complications de l'hématome orbitaire dépendent surtout des lésion concomitantes. Ainsi les fractures osseuses qui ont donné naissance à l'épan chement intra-orbitaire, peuvent avoir donné lieu à de vastes déchirures de vaisseaux, et le tamponnement naturel produit par le globe oculaire peu être annulé dans ses effets, parce que des communications anormales se sont produites entre l'orbite et les cavités voisines. Le malade comateux, par suite du traumatisme, peut avoir avalé une très grande quantité de sang, qui lui a coulé dans l'arrière-gorge. Mais aussi simultanément avec la lésion vasculaire intra-orbitaire, un écoulement abondant peut s'observer par le nez et la bouche, prenant parfois un caractère si alarmant, qu'on a eu recours à la ligature de la carotide (Cooper, *Wounds and Injuries of the eye*, p. 96).

Heureusement que dans la plupart des hématomes ainsi produits par lésion directe, le *pronostic* ne présente pas, comme lésion orbitaire, cette gravité et qu'ordinairement la résorption s'opère dans l'espace de quelques semaines. Une répétition des hémorrhagies ne sera à craindre que pour les cas si rares d'hématomes spontanés. L'idée de la possibilité de transformation de vastes collections sanguines, en néoplasies malignes, a été dans ces derniers temps plusieurs fois mentionnée, elle a aussi été donnée il y a longtemps pour l'hématome orbitaire (Carron du Villards, *loc. cit.*). Qu'une hémorrhagie ntra-orbitaire abondante, produisant brusquement un exophthalmos, puisse donner lieu à une tumeur pulsatile de l'orbite, rien de surprenant ; mais le danger de pareille transformation se révélera, en quelque sorte, instantanément, par le bruit de souffle perçu par l'auscultation.

L'hématome de l'orbite ne réclame ordinairement aucun traitement et surout aucun traitement immédiat, si ce n'est l'emploi du bandeau compressif t du froid (sac de caoutchouc avec glace pilée). La compression sera d'autant lus utile qu'elle peut encore prévenir à temps un accroissement de l'exophhalmie ; aussi elle doit, de même que l'emploi des réfrigérants, être maniée vec beaucoup de précaution, lorsque la protrusion de l'œil a été très notable, ue les paupières se ferment déjà difficilement et que la cornée est menacée ar interruption de son innervation.

Lorsqu'il existe un danger pour la cornée, on ne se décidera à remédier à a projection de l'œil que lorsque quelque temps s'est écoulé entre la roduction de l'hématome et que le genre d'accident qui l'a produit permet 'espérer qu'on rencontrera déjà une sorte d'enkystement du sang, n'exposant aucune nouvelle lésion vasculaire dans la profondeur de l'orbite. Une xcessive sensibilité de l'œil projeté au dehors peut aussi pousser à une vacuation du sang, dont on se gardera bien, si l'hématome s'est produit pontanément et si aucun signe alarmant ne réclame d'urgence une inter ention qui, comme le montre l'observation de M. Panas, n'a l'avantage, ni de âter un retour prompt de la vision, ni d'abréger la durée du mal. Je suis eureux de me trouver ici en accord parfait avec M. *Berlin*, qui dit, dans sa récieuse monographie (p. 577) : « C'est avec raison que *de Wecker* insiste ur ce que, dans la majorité des hémorrhagies, il est superflu d'opérer et qu'il aut réserver l'intervention pour les cas dans lesquels la sensibilité est extrême, u lorsqu'il se présente un réel danger pour le globe de l'œil lui-même. Je eux encore ajouter, dit M. Berlin, que ces opérations, ainsi que les observaeurs le confirment, n'ont pas toujours le résultat immédiat qu'on poursuit.

c'est-à-dire d'évacuer le sang et de réussir à dégager l'orbite, ainsi qu'o le désirait. Lorsqu'il y a un très grand danger pour l'existence du glob oculaire, il pourrait en pareil cas peut-être être permis de le dégager par tiellement de la capsule de Tenon et de se frayer alors un chemin jusqu'a foyer de l'hémorrhagie. »

Nous avons déjà insisté (p. 752) sur cette difficulté particulière d'évacu le sang, même fraîchement épanché à la suite d'une opération et qui s'infilt dans le tissu graisseux de l'orbite comme dans une éponge, dont il ne so plus après s'être coagulé; aussi faudrait-il, lorsqu'on est forcé, pour sauve non la vue, mais même le globe oculaire et qu'on ne s'expose pas (un certai temps s'étant écoulé depuis le traumatisme) à une nouvelle hémorrhag d'un gros vaisseau orbitaire lésé, de procéder à un hardi débridement d paupières, du fascia tarso-orbitaire, afin de pénétrer jusqu'au principal foy hémorrhagique, qu'on déterge par des irrigations prolongées avec une faib solution de sublimé (1 pour 5000). L'aspiration, tentée en pareil cas, est abso lument sans effet.

ARTICLE VIII

BLESSURES DE L'ORBITE. — ANATOMIE

Anatomie. — Non seulement au point de vue de l'appréciation d'une ble sure de l'orbite qui peut se présenter au praticien, une connaissance exac de l'anatomie de l'orbite est nécessaire, mais il est aussi indispensable q l'ophthalmologiste se familiarise plus qu'il ne l'a fait jusqu'à présent av cette région, si l'on veut faire de la chirurgie rétro-bulbaire, à laquel nous contraindra forcément à l'avenir la thérapeutique des affections du ne optique. C'est pour cette raison que nous reproduisons ici le chapitre concis et si clair que M. le professeur Merkel vient de consacrer à cet région dans son traité d'anatomie topographique (p. 229) (1) :

« L'orbite est comparée, comme forme, par les uns à un cône, par l autres à une pyramide couchée. Comme un moulage le démontre, les par de l'orbite se confondent si insensiblement que la première comparais est indubitablement plus juste; mais la description courante qui différen quatre parois et qui se base sur la disposition plus ou moins carrée de l'o verture orbitaire, engage à se servir de la seconde comparaison.

« La base de la cavité conique ou pyramidale se trouve dans le plan facia le sommet doit être recherché en arrière dans le foramen n. optici, ou côté de lui.

« La *paroi supérieure* de la cavité orbitaire est formée par la plaque de l' frontal, elle est voûtée en coupole et cela surtout en avant, où le rebo orbitaire qui surplombe, contribue beaucoup à faire paraître cette vousso

(1) *Handbuch der Topographischen Anatomie, Braunschweig*, in-8°, 1887.

plus profonde (fig. 198). Aussi sur les côtés, ce creux est tellement prononcé, qu'il se perd tout à fait insensiblement dans les parois latérales. Ici se trouvent les sutures osseuses qui réunissent d'un côté l'os frontal avec la grande aile du sphénoïde, de l'autre avec la lame papyracée de l'ethmoïde, permettant ainsi sur le squelette une séparation; pourtant celle-ci n'est pas possible à établir, d'une manière précise, dans une orbite recouverte de son périoste; pas plus que cela ne peut se faire en d'autres points de cette région. Le coin postérieur de la paroi supérieure de l'orbite est formé par la petite aile du sphénoïde qui s'étend du canalis n. optici en avant et se réunit par une suture finement dentelée à l'os frontal.

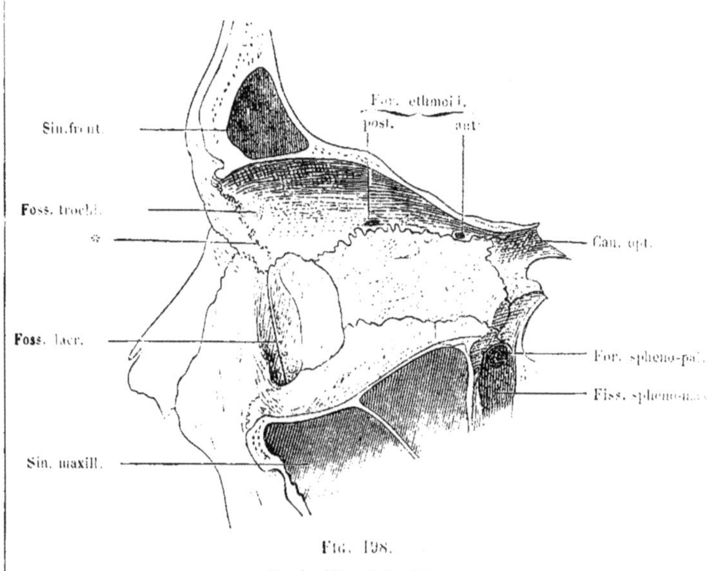

Fig. 198.
Paroi médiale de l'orbite.

« Cette paroi supérieure de l'orbite est en général lisse et sans présenter de particularités : seulement en avant et assez près de l'ouverture faciale, elle offre deux endroits dignes de remarque : du côté latéral la *fossa glandulæ lacrymalis* (fig. 199), du côté médial la petite *fossa trochlearis* pour la poulie du m. obl. sup. (fig. 198). Celle-ci se trouve placée à 4-5 millimètres derrière le bord de l'orbite et verticalement au-dessus de l'extrémité latérale du grand angle de l'œil.

« L'épaisseur de la paroi supérieure de l'orbite est très insignifiante ; lorsque la lumière passe par en haut, on voit sans difficulté par transparence la *juga cerebralia* et les *impressiones digitatæ* de la cavité cérébrale antérieure. Cela n'a pas lieu dans l'étendue des sinus frontaux, quoique aussi ici l'épaisseur de la voûte orbitaire ne soit pas plus considérable : en arrière, les doubles plaques osseuses, séparées par un intervalle, empêchent la transpa rence. Comme les sinus frontaux s'agrandissent à tel point qu'ils s'étenden par-dessus la voûte orbitaire jusqu'à la petite aile du sphénoïde, il peu arriver que cette paroi orbitaire se présente dans presque toute son étendu double et par suite dépourvue de transparence. Les fractures de cette voût courent entre les saillies solide de la *juga cerebralia* et se terminent trè souvent dans le *canalis opticus*, dans d'autres cas aussi dans la *fiss. orbit sup*.

« La *paroi médiale* est, ou complètement plane, ou faiblement bombée ver

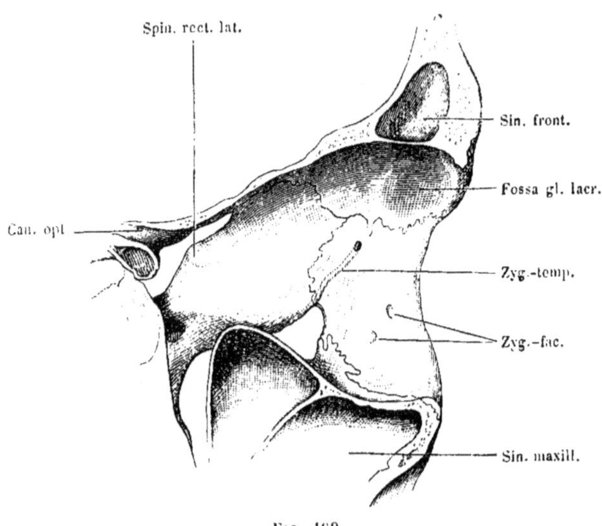

Fig. 199.

Paroi latérale de l'orbite.

la cavité orbitaire. Elle se compose de trois plaques osseuses réunies pa des sutures lisses dont la plus grande est la lame papyracée de l'ethmoïd située au milieu. En avant s'y adjoint l'os lacrymal; en arrière une petit portion du corps du sphénoïde contribue à compléter cette paroi. Elle es de beaucoup la plus mince de toute les parois de l'orbite (0,2 à 0,4^{m}) et s transparente qu'aussi déjà à l'éclairage direct, on peut percevoir les cel lules ethmoïdales (fig. 198). Toutes ces parties ont derrière elles les divi sions de l'espace nasal, de façon que par des blessures un emphysème d l'orbite peut se produire avec une extrême facilité.

« La *fossa lacrymalis*, qu'on décrit le plus souvent comme appartenan à la paroi médiale, ne lui revient en réalité pas et doit être attribuée au rebord orbitaire; il en sera donc encore question.

« La *paroi inférieure* est pour la majeure partie formée par la *facies orbitalis* du maxillaire supérieur, en avant et latéralement elle est complétée par une plaque en languette de l'os malaire, en arrière par le *proc. orbitalis* de l'os palatin. Cette paroi représente une plaque presque plane très peu concave, dont le plan se trouve le plus élevé du côté médial et qui s'incline en avant latéralement. Parfois on trouve cette paroi comme bombée vers la cavité orbitaire par une sorte de boursouflure du sinus maxillaire. Elle est réunie à la paroi médiale par une simple suture et aboutit latéralement à la *fissura orbitalis inferior*. Son plan est parcouru par le *sulcus infraorbitalis* dirigé directement d'arrière en avant (fig. 200). Celui-ci sépare la plaque osseuse en deux champs d'à peu près égale étendue, mais encore plus

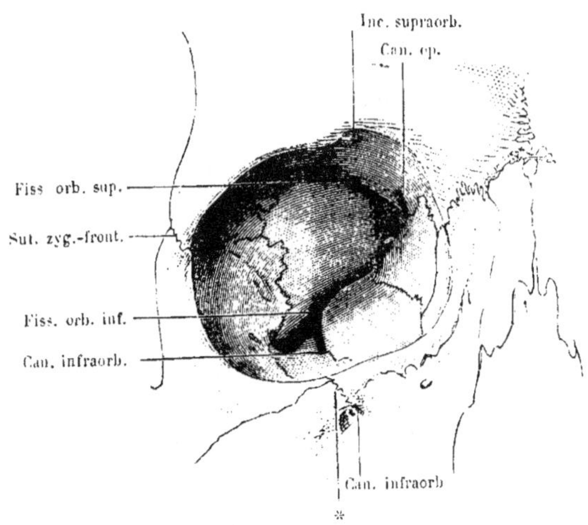

Fig. 200.
Orbite vue de face.

souvent en un médial plus étendu et un latéral de moindre surface. Après un parcours d'une longueur variable, souvent déjà tout près de son origine, souvent aussi seulement avant le milieu de tout le plan du plancher orbitaire, le sulcus s'enfonce obliquement en avant et en se recouvrant d'une plaque osseuse devient *canalis infraorbitalis* qui trouve alors son ouverture sur la joue. On peut percevoir le *n. infraorbitalis* par transparence à travers le périoste en arrière dans le sulcus, sous forme d'un cordon blanchâtre. La paroi inférieure de l'orbite n'est pas plus épaisse que la supérieure, elle recouvre le sinus maxillaire, seulement au-dessous de sa partie médiale se trouvent les cellules maxillaires de l'ethmoïde. Lors de fractures de celles-ci, la seconde branche du trijumeau qui est placée dans le canal infra-orbitaire subit ordinairement une lésion, ou se trouve complètement déchirée.

« La *paroi latérale* de l'orbite (fig. 199) est formée en arrière par l'*ala tem-*

poralis du sphénoïde, en avant par la plaque orbitaire de l'os malaire; dan la suture qui réunit les deux os, se montrent non rarement des os intercalaires. La partie appartenant au sphénoïde de cette paroi latérale se trouve par les deux *fissuræ orbitales*, séparée de la paroi supérieure et inférieure. Tant que s'étendent les deux fissures, la surface de la paroi est plane; davantage en avant, elle est alors bombée, passant dans les parois voisines de l'orbite. Comme la fissure supérieure est plus courte que l'inférieure, cette voussure se prolonge davantage en arrière qu'en bas; ici se réunissent l'*ala temporalis* et l'os malaire avec l'os frontal, de même ici l'os malaire se continue sans suture dans la paroi inférieure. La surface de cette paroi est en général lisse, seulement au proche voisinage du coin postérieur se présente un épaississement osseux en forme d'épine ou de pelle (*spina m. recti lateralis*) qui sert d'insertion à l'une des têtes du m. *rectus lateralis*. Qu'il ne soit que brièvement fait mention ici des ouvertures des canalicules osseux qui livrent passage aux branches du *n. orbitalis*, existant sur cette paroi, ainsi que des rainures osseuses y afférentes. La paroi latérale est de beaucoup la plus forte, elle atteint jusqu'à deux millimètres d'épaisseur.

« Le *rebord orbitaire* représente un épaississement notable des parois en général si minces de l'orbite. Il paraît très propre à opposer de la résistance aux coups et blessures et est par conséquent dans sa moitié latérale plus développé que dans la médiale. Celle-ci peut être plus faible pour cette raison que le nez, saillant en cet endroit, offre une protection suffisante pour les attaques venues de ce côté. Ici aussi le rebord se trouve modifié d'une manière singulière par l'interposition de la fossette lacrymale. Tandis que le rebord supérieur se recourbe par une ligne rugueuse en arrière, pour se terminer finalement dans la *crista lacrymalis posterior* (fig. 198*), le rebord inférieur se continue directement dans la *crista lacrymalis inferior*, de façon que le bord n'est dans sa totalité pas disposé en anneau, mais figure une spirale longuement distendue, entre les extrémités de laquelle se trouve renfermée la gouttière lacrymale. Que la *crista lacrymalis posterior* doit aussi, par ses autres dispositions, être regardée comme appartenant au rebord orbitaire, c'est ce que prouvent ses rapports sus-décrits avec le *septum orbitale*.

« La forme de l'ouverture de l'orbite, circonscrite par le rebord orbitaire, paraît beaucoup plus quadrangulaire que celle-ci même; cela provient de ce que seuls les bords latéral et médial se trouvent dans la continuation directe des parois, tandis que les bords supérieur et inférieur surplombent fortement. L'ouverture paraît par cela plus basse et fait l'impression d'être plus large que l'orbite située en arrière. Un moulage de l'orbite avec des masses susceptibles de se solidifier ne peut, pour cette raison, pas être enlevé de l'orbite sans briser les os. Comme la saillie des deux bords varie individuellement d'une façon très sensible, l'ouverture de l'orbite varie aussi beaucoup. On rencontre donc des orbites très basses et larges, d'autres où les

›ords se recourbent si peu, que l'ouverture paraît presque complètement ·onde.

« En palpant le rebord orbitaire, on rencontre plusieurs points qui méritent ıne mention. Tout d'abord c'est l'*incisura supraorbitalis*, qu'on peut sentir ı travers la peau. Du côté latéral elle tranche le plus souvent nettement avec e rebord orbitaire, tandis que du côté médial elle s'y confond insensiblenent (fig. 200). En moyenne elle est placée à 25 millimètres de la ligne nédiane. En sens médian de l'*incisura supraorbitalis*, on n'observe pas arement une seconde fente, l'*incisura frontalis*, qui est généralement plus uperficielle que la première et par suite moins aisément palpable. De '*incisura supraorbitalis* de côté jusqu'à l'extrémité de l'os frontal, la noitié latérale du rebord orbitaire est particulièrement puissante, saillante t résistante. Mais aussi le tranchant de ce rebord osseux est la cause que ›rs d'un choc, par une chute sur un sol dur et lisse, comme de la glace, par xemple, les parties molles peuvent être coupées de dedans en dehors. Si 'on promène le doigt le long de ce bord, le doigt rencontre la *sutura ygomatico-frontalis* nettement perceptible, au-dessus de laquelle on doit hercher la glande lacrymale.

« Le bord latéral est lisse et sans présenter de particularités, il en est de ıême de la partie latérale du bord inférieur. Au-dessus du *foramen infra-›bitalis* on sent souvent une sorte de voussure de l'os qui peut se produire e différentes manières. En premier lieu elle peut correspondre à la *sutura ıfraorbitalis* qui, en remontant, dépasse le rebord orbitaire, pour se diriger ›rs le *sulcus infraorbitalis* (fig. 200). Dans d'autres cas, c'est la suture ıtre l'os maxillaire et l'os malaire qu'on sent par le toucher, et encore dans ne autre série de cas toute la surface osseuse se trouve épaissie entre les ›ux sutures, ou, là où les sutures se réunissent et dépassent en voussure le ›bord orbitaire en se dirigeant en arrière. C'est cette partie décrite qui a é parfois prise par les explorateurs pour une fracture; pour le reste, le re-›rd orbitaire est d'une structure si caractéristique et si aisée à explorer au ucher que les différences de niveau qui se produisent ordinairement à ›ccasion de fractures peuvent être constatées avec une entière précision.

« Les ouvertures de l'orbite, qui n'ont été que brièvement mentionnées us haut, le *canalis opticus* et les deux *fissures* nécessitent encore une ›scription plus détaillée. Le premier n'appartient, en quelque sorte, à ıcune des quatre parois de l'orbite mais aide à former la pointe du cône. Il présente un tuyau s'élargissant en entonnoir en avant, d'une longueur de à 9 millimètres et d'un diamètre moyen de 6 millimètres. Le canal aboutit ı arrière à la cavité cérébrale moyenne et se dirige de l'orbite en remontant liquement et en sens médian pour converger avec celui de l'autre côté.

« Les deux *fissures* se tiennent, ainsi que cela a été dit, des deux côtés la paroi latérale de l'orbite. La supérieure, la plus courte, qui aboutit à la vité cérébrale moyenne, a une forme en massue; son extrémité pointue se rige en sens latéral, l'obtuse en sens médian; cette dernière n'est séparée du *canalis opticus* que par un mince feuillet osseux. Le rapetissement dan la partie latérale de la fissure s'effectue ordinairement d'une manière brusqu par la saillie de la *spina m. rect. lat.* La largeur de la fissure est sujette bien des variations individuelles et se présente même différente des deu côtés d'un même crâne. Sa longueur est assez constante et mesure à droit

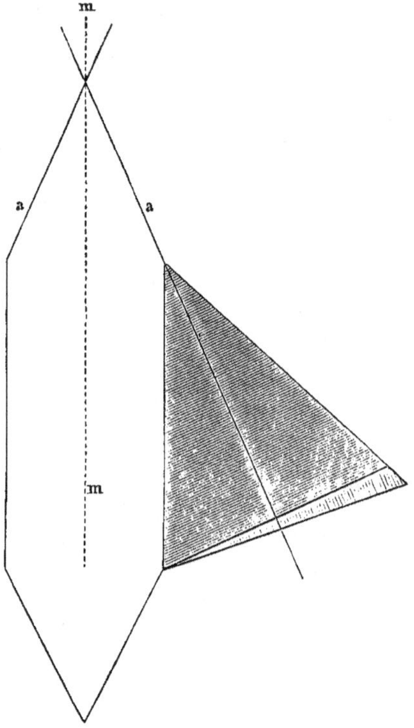

Fig. 201.

Construction linéaire de l'orbite. La ligne médiane (*m*) est indiquée par une ligne pointillée ; le c proprement dit de l'orbite, par des traits plus accentués que la partie conique qui s'y trouve jux posée en avant. — *a*, axe de l'orbite.

presque constamment 22 millimètres, à gauche de 1 à 2 millimètres moins (fig. 200). La *fissura orbitalis inferior* aboutit en arrière dans *fissura pterygo-palatina* et en avant dans la *fossa infratemporalis.* arrière elle converge avec la *fissur. sup.*, et se confond finalement av elle. Sa forme est rarement celle d'une simple fente arrondie en avant, pl souvent elle est à l'inverse de la fissure supérieure élargie en massue son extrémité périphérique. Cet élargissement peut atteindre en diamèt usqu'à 1 centimètre (Tillaux), ce qui présente alors un avantage pour l'opération de la résection du maxillaire supérieur. L'extrémité antérieure de la issure se trouve de 10 à 18 millimètres du rebord orbitaire et on la renontre à quelques millimètres en sens médian d'une ligne verticale partant e la tubérosité malaire.

« Pour ce qui concerne en outre *l'orbite prise dans sa totalité*, on fera nieux, comme cela a déjà été mentionné plus haut, de partir de l'idée que a forme serait celle d'une cône absolument régulier. Celui-ci est par sa aroi latérale si intimement réuni au nez, que son plan adjacent s'y confond fig. 201). En outre ce cône n'est pas placé horizontalement, mais s'élève par a pointe, située en arrière, à peu près de 15 à 20 degrés au-dessus de l'horizon (fig. 202, *h. h.*). La position du cône fait alors que son axe doit se liriger en haut et en sens médian. Il se croise enfin avec celui de l'autre ôté et cela dans la région de la selle turcique (fig. 201, *a. a.*). Pour ce qui

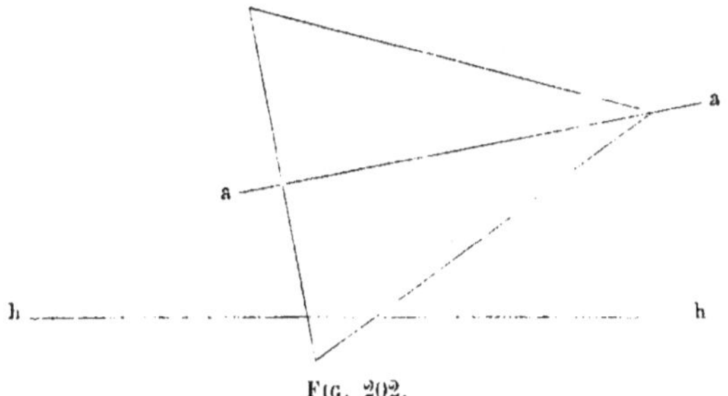

Fig. 202.

nstruction linéaire d'une coupe sagittale de l'orbite. — *h. h.* Ligne horizontale. *a. a.* Axe de l'orbite

oncerne les parois de l'orbite, ce sont surtout la latérale et l'inférieure qui raissent occuper un emplacement oblique, ce qui doit exclusivement être apporté à l'emplacement décrit de l'orbite dans son ensemble. Le plancher e l'orbite se trouvera dévié de sa position frontale de telle façon qu'il egarde latéralement et en bas.

« L'orbite présente des modifications multiples de la figure mathématique u cône, dont il faut surtout faire ressortir une, c'est que son bord latéral st plus en saillie que la construction devrait, en quelque sorte, le permettre. n est donc forcé, si l'on veut en avoir une image aussi fidèle que possible, ajouter à la base du cône encore un morceau en coin, comme l'indique la gure 201. Par cela l'angle, que les deux ouvertures orbitaires comprennent isemble, est un peu plus obtus, que cela serait autrement.

« Des dimensions de l'orbite on trouve un très grand nombre d'exploraurs; pourtant on n'a jusqu'à présent pas encore réussi à arriver à une itente. Pas un seul n'a mesuré un nombre assez considérable de crânes pour mettre à même d'égaliser les erreurs que produisent les fluctuations individuelles et pour arriver aussi à des dimensions moyennes définitives; e outre les diverses mensurations ont été entreprises à un point de vue si pe uniforme, qu'elles ne permettent même pas la comparaison entre elle C'est pour cette raison que je suis forcé de prendre pour base mes propr mensurations (Graefe-Saemisch, I, p. 11) quoique aussi celles-ci ne co prennent pas un matériel très vaste. La *profondeur* de l'orbite je la trou sur des crânes d'homme de 430 millimètres, sur ceux des femmes de 405ᵐ mais cette profondeur varie extraordinairement, comme l'évolution en pr fondeur de toute la face, aussi bien au point de vue individuel, que nationa Dans les notations de la littérature, les chiffres flottent entre 39,0 (Emme et 50,0ᵐᵐ (Richet, Tillaux), ce sont là des différences énormes (1). Comm dans ces derniers temps la considération de la profondeur de l'orbite gagné en importance, il ne paraît pas sans intérêt de donner aussi sur vivant quelques points de repère qui permettent une appréciation approx mative. Si l'on tient compte de la construction anatomique de la face, il e clair que le développement de la cavité orbitaire, ainsi que celui du max laire supérieur se trouvent dans le rapport le plus rapproché. Le maxillai va aussi loin en arrière que la *fissura orbit. infer.*, dont l'extrémité trouve assez sensiblement dans une même ligne avec l'ouverture du *cana opticus*. Laisse-t-on tomber une verticale du canal optique, elle traverse la *fissura pterygopalatina* et apparaîtra dans le plan où le maxillai supérieur se réunit au *processus pterygoideus*, attendu que l'extrémité inf rieure du maxillaire supérieur recule un peu plus que l'extrémité sup rieure. Pour ce qui concerne l'extrémité antérieure de l'orbite, elle mont qu'elle peut être mise en corrélation avec la circonférence inférieure maxillaire supérieur. On trouve que la première molaire est le plus souve exactement placée dans le plan frontal du milieu de la fosse lacryma

(1) J'ai pour une précédente édition de cet ouvrage fait à Clamart de nombreuses me surations orbitaires, qui n'ont pas été connues du professeur Merkel, mais qui concord avec les mesures qu'il a fournies, et flottent entre les chiffres extrêmes donnés par Emm d'une part, et ceux de Richet et Tillaux, de l'autre. Parmi ces longueurs, celles qui mesur l'espace compris entre le bord orbitaire antérieur, d'une part, le trou optique et l'extrém antéro-supérieure de la fente sphénoïdale, d'autre part, nous semblent les plus importan

Distance du trou optique.

	Millim.
Mesurée de l'angle interne (insertion du ligament palpébral interne).	40 à 41
— de l'angle externe (milieu du bord orbitaire externe)	43
— du milieu du bord supérieur..........................	43
— du milieu du bord inférieur..........................	46

Distance de l'extrémité supérieure de la fente sphénoïdale.

	Millim.
Mesurée de l'angle interne..............................	41
— de l'angle externe....................................	33
— du milieu du bord supérieur...........................	37
— du milieu du bord inférieur...........................	45

(De W.)

nfin le bord dentaire remonte en général d'une façon analogue comme l'axe rbitaire, et il arrive ainsi qu'on a, de la distance de la première dent préolaire jusqu'au bout du maxillaire supérieur derrière la dent de sagesse, ne mesure qu'on peut aussi prendre sur le vivant et qui assez souvent onne exactement la longueur de la paroi médiale de l'orbite; même pour s cas où la concordance n'est pas parfaite, il s'agit de différences si minimes u'on est davantage autorisé à utiliser pour le cas particulier une mesure eut-être pas tout à fait exacte, que de renoncer complètement à se former n jugement sur la profondeur de l'orbite.

« Les axes qui parcourent l'orbite se coupent au-dessus de la région de selle turcique sous un angle de 42 à 44 degrés (fig. 201). Leur écart, ntre leurs extrémités, situées dans l'ouverture orbitaire, mesure à peu près 0 millimètres.

« L'ouverture faciale de l'orbite paraît, par le développement divers du ord saillant supérieur et inférieur, comprimé en sens vertical et tiraillé ansversalement en largeur surtout, et c'est elle qui varie beaucoup indiviuellement. Sa conformation et son emplacement donnent à la figure, et ssi au crâne macéré un type tout particulier. Si je donne le maximum 'ouverture chez l'homme, 40,5 sur 35 millimètres; chez la femme, de 40 milmètres, resp. 34,5; ces mesures ne sont, d'après ce qui précède, valables ue pour la population examinée de la basse Saxe. Dans la littérature, on ouve aussi des variations notables dans les données; la largeur flotte entre 5 (Arlt) jusqu'à 50 millimètres (Luschke), la hauteur de 30 à 40 milliètres. En général, on peut seulement dire que les mesures de la hauteur estent à peu près un demi-centimètre au-dessous de celles de la largeur(1).

« L'angle sous lequel se rencontrent les deux ouvertures orbitaires esure, d'après Emmert, chez l'homme, 147 degrés; chez la femme, 146,5. es dessins de D. W. Sœmmering, Braune et Pirogoff, que j'ai mesurés à

(1) Voici ce que nos mensurations nous avaient donné (première édit. de cet ouvrage), qui se rapproche très sensiblement des chiffres que, plus tard, notre confrère si compént en cette matière, M. Merkel, a publiés : « Les dimensions de la cavité orbitaire et celles son ouverture antérieure varient notablement, souvent même d'un œil à l'autre, chez même sujet. Généralement, le diamètre horizontal l'emporte sur le vertical. D'après nos cherches, le premier mesure en moyenne 39 millimètres, le second 35 millimètres. M. Arlt oc. cit., t. III, p. 419) donne des chiffres moins élevés. Suivant cet auteur, le diamètre rizontal mesurerait 36 millimètres, le vertical 30. Au contraire, M. Richet (*loc. cit.*, 322) note des dimensions bien plus considérables. Il indique pour le diamètre vertical 40 à 41 millimètres, pour l'horizontal de 45 à 46 millimètres. Ces différences indiquent ffisamment les variations qu'on peut trouver dans la conformation de l'orbite. Les chiffres e A. Zander et M. A. Geissler donnent dans leur excellent traité des lésions de l'œil oc. cit., p. 220) dépassent de beaucoup ceux que nous venons de transcrire. Il est vrai e ces auteurs n'ont pas mesuré ces distances à partir des mêmes points du rebord orbiire. Toutefois, nous avons été surpris de la profondeur qu'ils attribuent à l'orbite (la stance du trou optique à l'angle externe atteint, d'après eux, jusqu'à 56 millimètres, ndis que M. Arlt n'attribue à l'orbite qu'une profondeur de 42 millimètres). Cette contraction nous a paru si étrange, que nous avons voulu répéter ces mensurations, et nous tirons l'attention sur ce point dans l'espoir qu'on arrivera, en suivant notre exemple, des résultats définitifs. (De W.)

ce point de vue, donnent par contre un angle de 140 degrés (exactemen 141, 139, 140).

« La largeur du nez, c'est-à-dire l'écart des deux crêtes lacrymales ant rieures, je la trouve en moyenne de 22 millimètres.

« La *periorbita*, qui revêt l'orbite, est assez mince et extrêmement rési tante. Elle se continue, à travers toutes les ouvertures de l'orbite, avec périoste des parties avoisinantes du crâne. La réunion avec l'os n'est qu peu intime; avec les sutures, cette réunion est, il est vrai, un peu plus for que dans le restant de la cavité, mais l'adhérence se laisse aussi ici romp avec l'os sans difficulté. Particulièrement adhérent est le périoste a bord orbitaire, ainsi qu'aux autres ouvertures de l'orbite. Les deux fissur se trouvent remplies par un tissu très dense en forme de croûte q entoure intimement les nerfs et les vaisseaux traversant les fissures. Da le tissu placé en dessus de la fissure orbitaire inférieure, se trouve situé muscle *orbitalis*, muscle lisse, qui, au point de vue de l'anatomie comp rée, offre dans sa structure rudimentaire quelque intérêt, mais n'a pas c signification au point de vue pratique.

« A la surface interne, dirigée vers l'orbite, le périoste est, en généra lisse, mais pourtant on y rencontre partout de tendres faisceaux de tissu co nectif, qui établissent des réunions avec la gaine avoisinante. Aux muscl se rendent des plaques plus solides qui se perdent dans leur faisceau.

« Comme différence de l'orbite, au point de vue du sexe, il est à rema quer que, chez la femme, les contours du rebord sont souvent plus arrond que chez l'homme, et je n'ai rencontré une ouverture circulaire qu'exclusi vement chez des femmes. D'après Emmert, les orbites féminines sont e général un peu plus petites que les masculines; mais, par rapport aux pr portions du restant de la figure, elles sont ordinairement, chez la femm plus grandes que chez l'homme.

« *Différences par rapport à l'âge.* — Tandis que chez l'adulte une cou frontale en arrière du rebord orbitaire se rapproche beaucoup du cercl une même coupe du crâne d'un nouveau-né présente la forme d'un ov couché et fortement tiraillé, dont le pôle latéral obtus est placé latéralem et en haut; la pointe regarde en sens médial et en bas. Avec la croissa du crâne, seule la partie médiale et supérieure de l'orbite conserve ses pr portions intactes; comme avec la croissance de toute la face, qui s'effect particulièrement en bas, l'orbite croît aussi dans la même direction, e comme dans les années ultérieures de l'enfance, où la face s'élargit de pl en plus, c'est aussi essentiellement la partie latérale qui s'agrandit. La ha teur de l'ouverture faciale augmente si rapidement, qu'il ne manque, ch un enfant de cinq ans, que 2 à 3 millimètres pour atteindre le développe ment complet; chez un enfant de sept ans, cette mesure est acquise gén ralement; mais, comme il manque encore de la largeur, l'ouverture orb taire infantile présente assez souvent un aspect circulaire.

« Le *canalis opticus* de l'enfant est davantage tiré obliquement et plu rrégulier que chez l'adulte. Les fissures sont, à cause de l'étroitesse de l'aile temporale du sphénoïde dans la jeunesse, larges et espacées.

« L'emplacement de l'orbite infantile est purement horizontal, c'est-à-dire un axe partant du milieu de l'ouverture faciale et se terminant dans le *canalis opticus*, se trouve situé dans le plan horizontal (Zinn).

« A un âge plus avancé, les parois de l'orbite montrent une grande tendance à se raréfier, et aucune partie n'y échappe complètement, quoiqu'il se présente ici des variétés de degrés. Dans la paroi supérieure, aussi bien que dans la latérale, on peut constamment observer des parties défectueuses, de plus ou moins grande étendue ; aussi, la paroi inférieure est parfois résorbée, dans une plus ou moins grande proportion. L'os lacrymal est particulièrement enclin à cette résorption, et se montre assez fréquemment transformé en un véritable treillis de trabécules osseuses. La plaque papyracée de l'ethmoïde reste, en dépit de sa minceur, intacte jusqu'à l'âge le plus avancé. Pourtant j'y ai aussi pu observer parfois des phénomènes de résorption.

« *Variétés.* — La *fossa trochlearis* est non rarement assez peu profonde et à peine reconnaissable au toucher. — Une *spina trochlearis*, comme on l'a décrite comme variété, est assez rare. Elle se trouve, lorsqu'elle existe, toujours placée *à côté* de la *fossa trochlearis*, présente alors aussi et est située derrière elle. Entre cent deux crânes que j'ai examinés à cet égard (Graefe-Saemisch, t. I, p. 3), j'ai trouvé sept fois une *spina* des deux côtés, dont quatre présentaient simultanément une *fossa* profonde. Des cas où seule du côté gauche existait la *spina trochlearis*, ne se sont pas présentés à l'observation. — Digne de remarque est encore la variété observée trois fois par *Langer* (Wiener, *Wochenschr.*, 1868, n° 37), concernant le *canalis infraorbitalis*. Dans cette variété, le canal court autour de la périphérie en arc et se trouve placé dans la suture. Le *canalis infraorbitalis* peut être partagé en deux (W. Gruber, *Mém.*, Saint-Pétersbourg, mars-avril 1874).

« Depuis Pétrequin, on trouve notée l'indication que les orbites se rapetissent après l'atrophie ou l'extirpation du globe oculaire. »

La *topographie de l'orbite* même est encore à reconstruire, quoique pour la chirurgie rétro-bulbaire, aussi bien que pour l'appréciation exacte des lésions de l'orbite, cette topograhie devrait être aussi familière aux ophthalmologistes que le sont en général d'autres régions importantes du corps pour les chirurgiens. Nous donnerons donc ici les indications que le professeur Merkel a fournies dans sa précieuse *Anatomie topographique* (p. 286-290), en complétant cette étude par la reproduction de quelques coupes de M. Otto Lange, empruntées à la *Topograph. Anatomie des Menschlichen Orbitalinhaltes* (Braunschweig, 1887), pour rendre plus saisissable la disposition des diverses parties que renferme l'orbite, que ne le ferait une énumération aride concernant la disposition topographique de chaque élément à part que renferme la cavité orbitaire.

« Pour ce qui concerne la position du nerf optique dans l'orbite (voy. aussi page 1 de ce volume), dit M. Merkel, il se dirige du canal optique en sens latéral et un peu en bas vers le globe oculaire, en faisant une double incurvation. Cette incurvation dans le plan horizontal est en forme de S ; le nerf se dirige tout d'abord latéralement et se rapproche ainsi du *m. rectus late-*

ralis. Alors il va de nouveau en faible arc vers l'axe du cône formé par les muscles pour exécuter, tout près de son entrée dans le globe oculaire, encore une courte incurvation en sens latéral. La courbure qu'exécute le nerf dans le plan vertical peut être désignée comme étant en forme de baïonnette (fig. 191, p. 713). Comme Vossius l'a démontré, le nerf exécute encore à 22-24 millimètres derrière le globe de l'œil, une torsion autour de son axe longitudinal, de manière que l'entrée des *vasa centralia* (fente fœtale de l'œil) tout d'abord dirigée en bas et en sens médial, exécute une rotation d'au moins 90 degrés en sens latéral (1).

« Les courbures du nerf optique ainsi que sa longueur en totalité ne sont nullement constantes (2), et, dans ces derniers temps, les variétés ont attiré

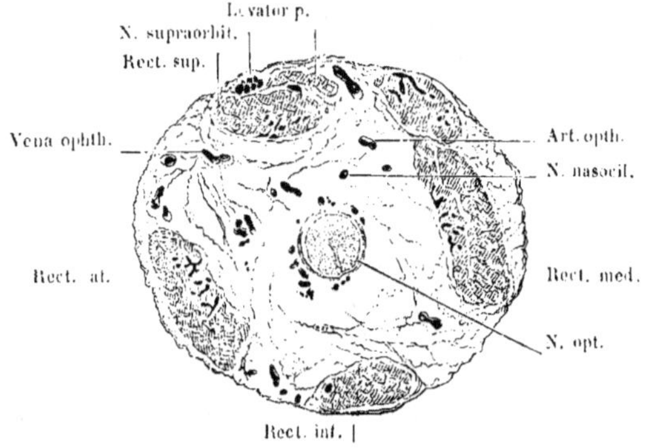

Fig. 203.

Coupe frontale à travers l'orbite, au point de pénétration des vaisseaux ciliaires dans le nerf optique. Grossissement 2.

l'attention, parce qu'on a trouvé qu'un nerf optique trop court tiraille le globe oculaire pendant ses mouvements et favorise par là extraordinairement l'évolution de la myopie (de Hasner, Emmert, Paulsen), et Weiss (*Ber. d. ophth. Gesellschaft zu Heidelb.*, 1885) a trouvé, dans une série de recherches plus étendues, que la longueur et la courbure du nerf optique sont très différentes et varient même, chez le même individu, d'un côté à l'autre.

« Sur ce chemin à travers l'orbite, le nerf est entouré de la graisse qui remplit cette cavité et y est imbriquée; pourtant des nerfs et des vaisseaux s'en rapprochent beaucoup en quelques points (fig. 203). L'artère ophthal-

(1) Schwalbe (voy. p. 1 de ce volume) dit : « Cette torsion s'opère en allant du côté médian vers le côté inférieur, puis vers le côté latéral et en haut, c'est-à-dire dans le sens du mouvement d'une aiguille de montre. » Cette dernière comparaison peut bien convenir pour l'un des nerfs optiques, tandis que pour l'autre la chose doit se passer en sens inverse. (Nous avons désiré reproduire l'exposé de M. Schwalbe (p. 1) et celui de M. Merkel, parce que le sujet mérite d'être étudié à fond.) (De W.)

(2) Voyez l'exposé que nous en avons donné, p. 417. (De W.)

nique qui, dans le canal optique, se trouvait placée sous le nerf optique et un peu latéralement, arrive, en pénétrant dans la cavité orbitaire, à se présenter à son côté latéral. Elle remonte tout de suite pour courir entre lui et le muscle rectus supérieur en sens médian.

« Dans la partie postérieure de l'orbite il est encore en outre étroitement entouré des tendons musculaires, ainsi que des nerfs qui pénètrent dans la

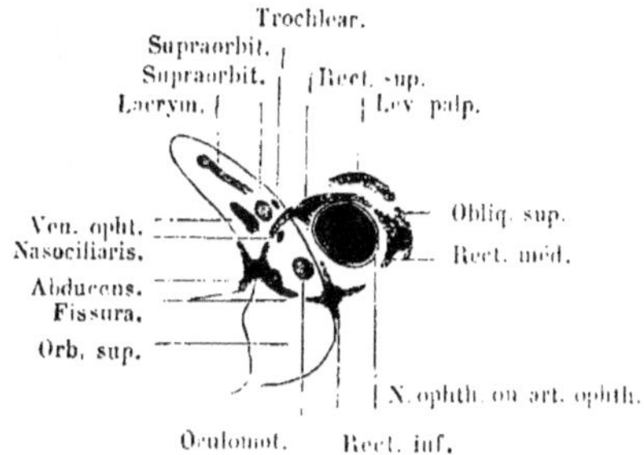

Fig. 204.

Représentation schématique des parties qui se trouvent dans la région du canal optique et de la fissura orbitalis sup.

cavité orbitaire (fig. 204). De ces derniers seuls la branche inférieure du n. *oculoturtorius* ne l'abandonne pas pendant un court trajet et lui reste adossée du côté latéral. Souvent il est accompagné de la racine longue

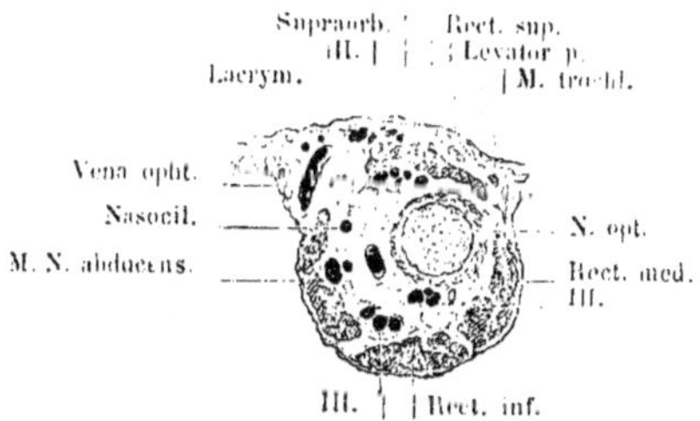

Fig. 205.

Coupe à travers le contenu de l'orbite tout près derrière l'insertion des muscles. Les *m. trochlearis* et *levator palbeb.* sont atteints directement après leur naissance ; les autres muscles sont déjà bien développés. Les nerfs se présentent subdivisés en faisceaux ; l'*art. ophth.* aisément visible en rouge n'est pas particulièrement actynee. Grossissement 2.

du *ganglion ciliaire* qui prend son origine du *nerf nasociliaris ;* celui-ci se croise avec le nerf optique assez loin en arrière. Plus en avant et du côté latéral du nerf optique, se trouve le *ganglion ciliaire* et au voisinage du globe oculaire, il est entouré des artères ciliaires.

« Le *canalis opticus* et la *fissura orbitalis superior* sont les chemins par lesquels, à une seule exception près, les nerfs et les vaisseaux pénètrent dans l'orbite ; ce sont aussi les points où six des sept muscles orbitaires prennent leur point d'origine. Comme l'étroit espace qui forme la pointe de

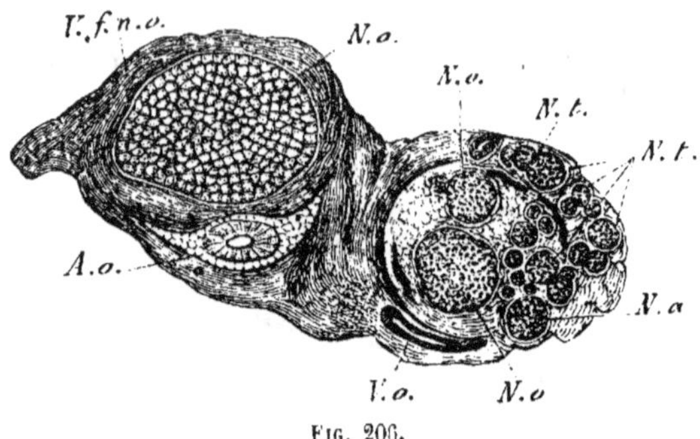

FIG. 206.

V.f.n.o. Vagina fibros. nerv. opt. — *N.o.* Nerf. optic. — *N.o.* N. oculoturtorius. — *N t.* N. trochlearis — *N.t.* N. trigemin. — *N.a.* Nervus abducens. — *V.o.* Vena ophthalm. — *N.o.* N. oculomot.

l'orbite est d'une conformation conique, les éléments groupés autour de l'ouverture du *canalis opticus* doivent être recherchés plus en arrière que

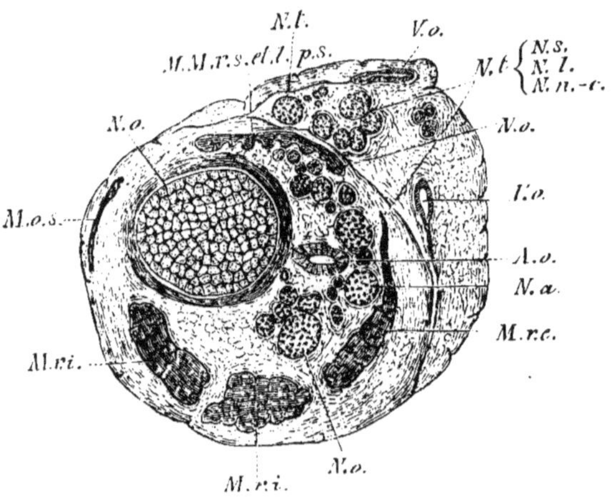

FIG. 207.

N.t. N. trochlearis. — *M.M.r.s.* et *l.p.s.* Muscles droit sup. et levat. palp. sup. — *V.e.* Vena ophthalm — *N.t.* N. trigemin. — *N.s.* N. supraorbit. — *N.l.* N lacrymalis. — *N.n.-c.* N. nasociliaris. — *N.o.* N. oculomot. — *V.o.* Vena ophthalm. — *A.o.* Art. ophthalm. — *N.a.* N. abduc. — *M.r.e* M. rect. ext. — *M.r.i.* M. rect. int. — *M.o.s.* M. obl. sup. — *N.o.* Nerf optique.

ceux qui apparaissent par la fissure, attendu qu'elle dirige sa pointe en avant. On peut donc utiliser pour la description le dessin schématique (fig. 204) qui laisse apparaître toutes les parties à mentionner comme situées dans un même plan. Dans le *canalis opticus* même se montre la coupe du nerf optique et à son côté inférieur et latéral l'*artera ophthalmica*. Les insertions des quatres muscles droits entourent le canal, mais embrassent encore une partie de la fissure. Ils se développent en partie en partant des os, en partie en provenant du tissu enfeutré qui remplit la fissure. Ces origines tendineuses se trouvent tellement ramassées qu'elles forment en réalité un tuyau, à coupe ovale, dans lequel on n'est pas à même d'établir des subdivisions. Il est vrai que ce tuyau est fort court, car déjà à 1-2 millimètres de l'origine les tendons commencent à se séparer et à devenir indépendants.

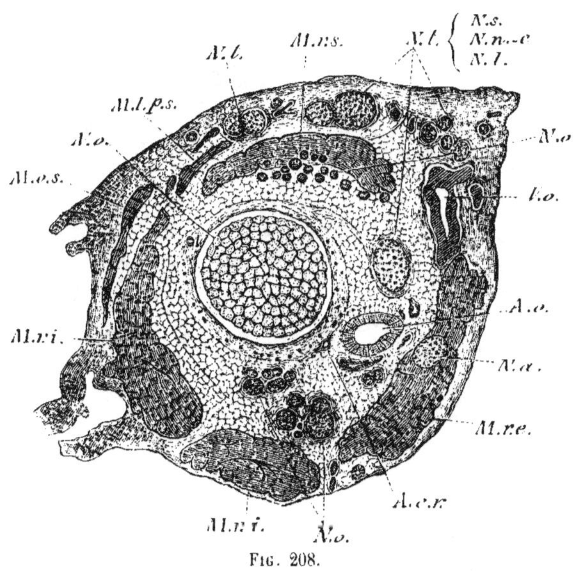

Fig. 208.

Les lettres ont la même signification sur cette figure et les suivantes que celles indiquées figures 206 et 207.

« Seulement un peu plus en avant, à ces muscles s'adjoignent dans une seconde couche externe, les autres muscles situés dans le fond de l'orbite, le *muscle obliquus superior, levator palpebræ* et la tête accessoire du *m. rectus lat.* Le *m. obl. sup.* recouvre peu après son origine presque complètement le m. rectus méd.; le muscle levator palpebræ ne se trouve placé qu'exclusivement sur la moitié médiale du *m. rectus sup.* et laisse la moitié latérale libre. La tête accessoire du *m. rect. lat.* prend son origine de la *spina rect. lat.* et n'est séparée de l'origine principale que par un peu de tissu connectif lâche, les deux se confondent très tôt intimement.

« Pour ce qui concerne les autres parties molles, la *vena ophthalmica sup.* ne quitte pas l'orbite avec son artère, mais se rend au-dessus du point où le m. rectus superior et le latéral se réunissent, par la *fissura orbit. sup.*, en arrière pour se déverser dans le *sinus cavernosus*. Des nerfs de l'orbite, une partie y pénètre à travers la portion de la fissure qu'entourent les tendons musculaires, tandis qu'une autre passe à travers la fissure au-dessus de l'anneau musculaire. Ils sont au nombre de six, à savoir : les trois nerfs de motilité des muscles, *n. oculomotorius*, *abducens* et *trochlearis*

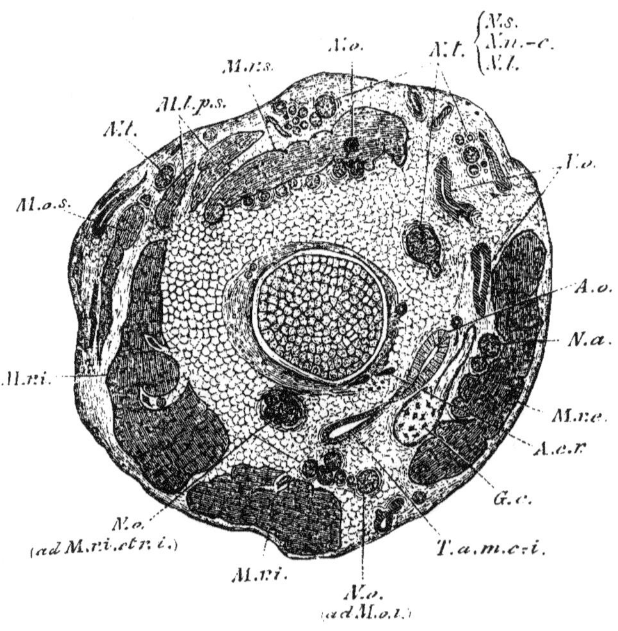

FIG. 209.

Lettres comme pour les précédentes figures.
A.c.r. Art. cent. retin. — *G.c.* Gang. ciliar. — *T.a.m.c-i.* Truncus arter. muscula-ciliaris inf.

et ensuite les trois parties de la branche sensible du *trigeminus*, les nerfs *n. supraorbitalis*, *nasociliaris* et *lacrymalis*, branches suivant lesquelles elle s'est déjà subdivisée, avant sa pénétration dans l'orbite. De ces nerfs, le *n. oculomotorius*, *abducens* et *nasociliaris* pénètrent dans l'intérieur des insertions musculaires, les autres en dehors.

« Le nerf oculomotorius se trouve ainsi placé le plus en sens médian très près de l'ouverture du canalis opticus et se rapproche de l'artère qu'il renferme. Le nerf abducens se présente au début adossé intimement au muscle, auquel il fournit, et le nerf nasociliaris passe au-dessus des deux autres nerfs à travers la fissure. Les nerfs qui sont placés en dehors de l'anneau tendineux apparaissent de telle façon, que le *n. trochlearis* dépasse autant que possible en sens médian; il se trouve exactement au-dessus de l'endroit où l'insertion du *m. rectus sup.* passe de l'os à la fissure. A son côté latéral s'adosse le *n. supraorbitalis*. Celui-ci est ordinairement séparé de la veine par un espace plus considérable, veine qui se trouve placée près de la circonférence latérale de la fissure. Le *n. lacrymalis* se dirige, renfermé dans le tissu de la fissure en haut et ne la quitte que près de sa pointe placée latéralement pour se rendre en avant.

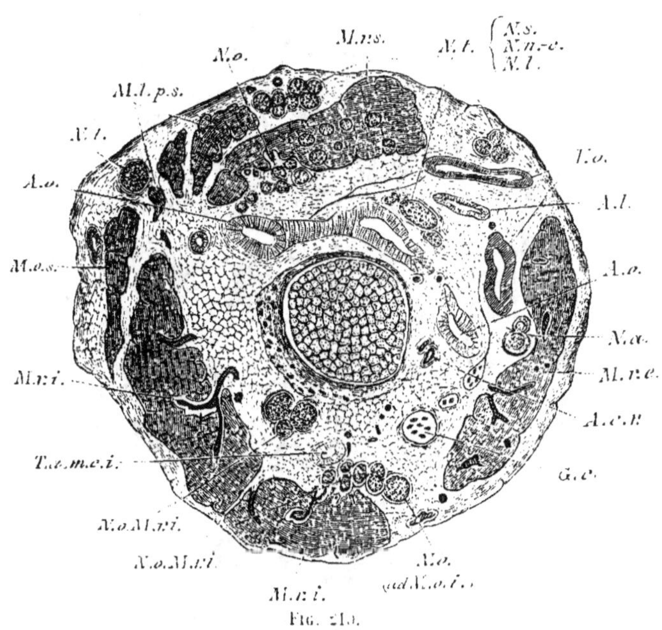

FIG. 210.

« Si l'on regarde une coupe réelle, faite à travers le contenu de l'orbite (fig. 205, p. 771) à quelques millimètres de sa pointe postérieure, on trouve que la topographie diffère déjà en de nombreux points de l'image que nous venons de tracer. Tout d'abord il faut insister sur ce que la couche musculaire intérieure ne paraît plus tendineuse, mais déjà musculaire. La tête accessoire du *rectus lateralis* s'est en outre déjà réunie à la tête principale du muscle; du *m. levator palpebræ* et du *m. obl. sup.* apparaissent déjà les premières fibres musculaires. L'artère a abandonné le *n. opticus* et commence à remonter, la veine se trouve placée comme antérieurement. Pour ce qui concerne les nerfs, le *n. supraorbitalis* conserve avec le *trochlearis* son ancien emplacement; ce dernier nerf ne peut pas être différencié des faisceaux du premier sur une coupe. Le *n. lacrymalis* court le long de la voûte de l'orbite en avant. Les nerfs *nasociliaris* et *abducens* n'ont pas quitté leur position, mais le *n. oculomotorius* s'est subdivisé en trois branches, dont seule, la moyenne occupe son ancien emplacement, tandis que la supérieure remonte déjà vers le *m. rectus sup.* L'inférieure est déjà descendue vers le *m. rectus inf.*

« Chaque coupe qui est pratiquée plus en avant à travers le contenu de l'orbite, démontre d'autres déplacements et les vaisseaux et les nerfs se subdivisent en leurs branches. »

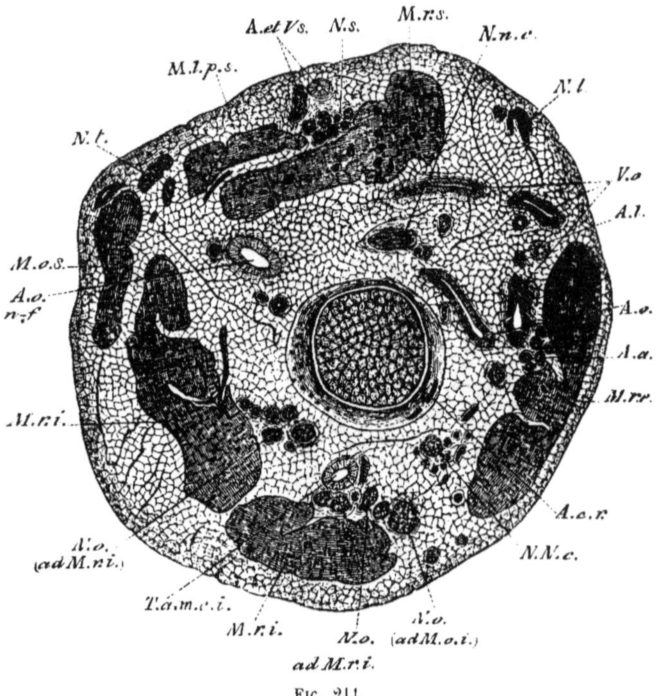

Fig. 211.

M. Lange a donné, complétant ainsi le travail du professeur Merkel, une série de dessins du contenu orbitaire, « enlevé autant que possible sur des cadavres frais et durci d'après la méthode connue dans de l'acide chromique, le liquide de Müller et l'alcool, imbriqué ensuite dans le colloïdien et divisé avec le micromètre en une série successive de coupes, dont les postérieures étaient très minces, tandis que les antérieures ont dû être exécutées en plus grande épaisseur à cause de leur étendue notable. Ces coupes teintées à l'hématoxyline, resp. éosine, furent imbriquées sur le porte-objectif dans du baume du Canada ; elles furent dessinées avec l'emploi de la lanterne magique et l'observateur doit se représenter le contenu orbitaire *droit* divisé en une série de coupes frontales, dont le dessin représente toujours la *surface postérieure* de chaque coupe ». M. Lange dit avec raison, que les diverses coupes n'ont pas besoin d'explication et que le parcours des petites artères et veines de l'orbite subissent, ainsi qu'on le sait, de très grandes variantes individuelles, en se signalant par leur tortuosité remarquable, qu'on ne saurait que difficilement suivre sur des coupes frontales, mais cela n'importe guère. Les dispositions plus constantes dans le parcours des plus gros troncs

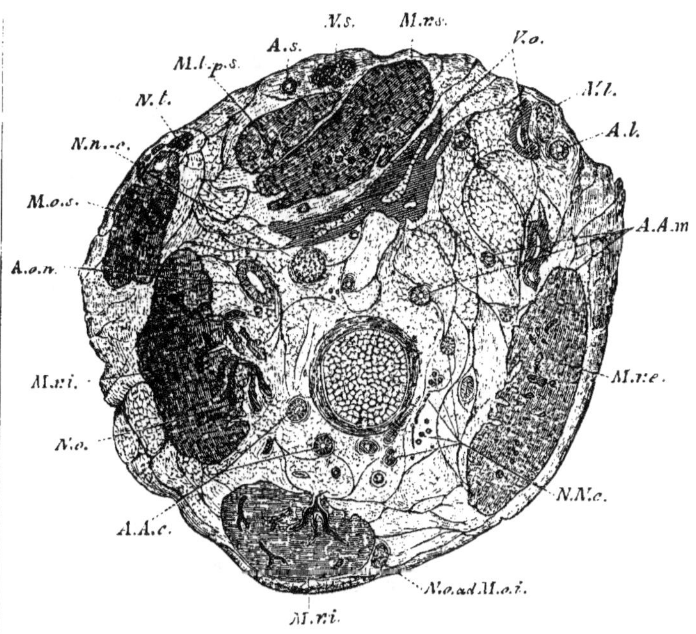

FIG. 212.

vasculaires et du nerf sont, on ne peut mieux, à contrôler sur les dessins, de même la disposition des muscles oculaires.

Nous insistons sur ces changements successifs d'emplacement. La figure 206 (p. 712) est exécutée à 28-29 millimètres de distance du globe oculaire, ad ipsum foramen op. et dessinée, comme toutes les autres coupes, à un grossissement de 5; les distances et les emplacements des artères, veines et nerfs se trouvent indiqués d'une façon très précise.

La figure 207 (p. 712), représentant une coupe, à 1 et 2 millimètres ante foramen optic., sive 26-27 millimètres post bulbum, nous rend exactement compte de la situation excentrique du nerf se rapprochant du côté supéromédian, du changement de position de l'artère qui se trouve placée à son côté latéral, ainsi que de l'emplacement des muscles.

La figure 208 (p. 713) représente une coupe 3-4 millimètres ante foramen optic. sive 24-25 millimètres post bulbum. A cette distance le nerf se trouve sensiblement plus au centre du contenu orbitaire, l'artère se dirige de nouveau davantage vers le côté inférieur du nerf. Les muscles droits prennent davantage, surtout l'interne, la position indiquée par leur nom.

Sur la coupe figure 209 (p. 714) prise à 4-5 millimètres ante foramen opt.

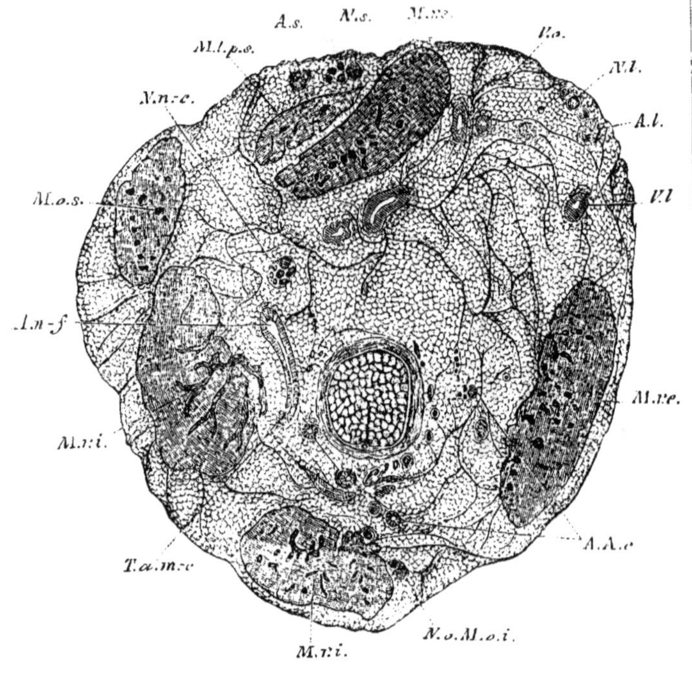

FIG. 213.

sive 23-24 millimètres post bulbum, nous voyons que le nerf optique est exactement placé dans l'axe du contenu orbitaire, que l'artère ophthalmique est divisée en deux branches, dont l'une se trouve placée sous le nerf, et qu'on obtient déjà une coupe de l'artère centrale de la rétine. Sur ces trois coupes la veine ophthalmique n'a pas sensiblement changé d'emplacement.

Sur la coupe figure 210 (p. 775) prise 6-7 millimètres ante foramen optic. sive 21-22 millimètres post bulbum, ce qui nous frappe le plus c'est que les branches de l'artère ophthalmique se placent en haut des nerfs et que la veine ophthalmique subdivisée comme dans le précédent dessin, se rapproche du nerf optique.

On voit figure 211 (page 776), sur la coupe prise à 9-10 millimètres ante foramen optic. sive 18-19 millimètres post bulbum, que la tendance du nerf d'abandonner l'axe de l'orbite s'accentue encore davantage que sur la précédente coupe et que l'écart entre la paroi supérieure interne et le nerf est déjà notablement plus grand que celui du nerf à la paroi inférieure externe. La veine ophthalmique se rapproche ici sensiblement du nerf.

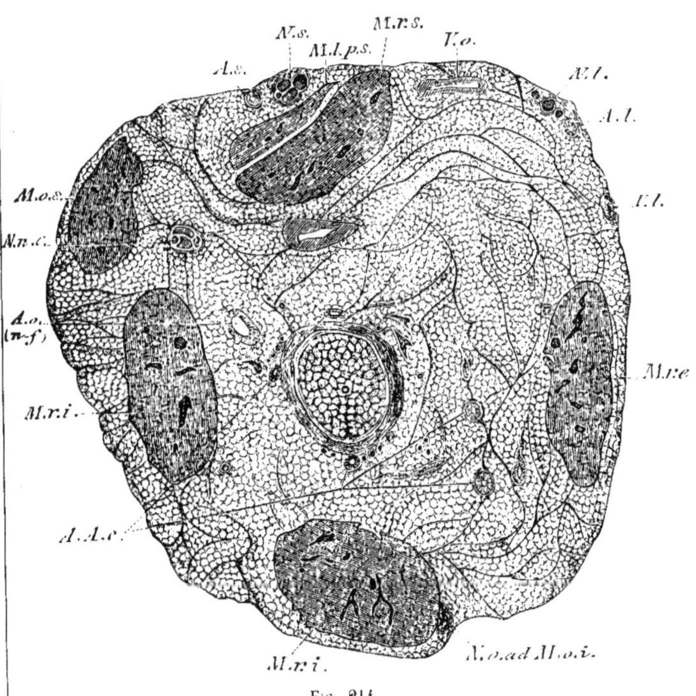

Fig. 214.

Dans la figure 212 (p. 777) (réduite d'un tiers du dessin original), cette excentricité du nerf optique est encore bien plus prononcée, car la coupe se trouve de 11-14 millimètres au-devant du foramen optic. et à 14-17 millimètres derrière le globe oculaire. On voit sur ce dessin que la veine ophthalmique occupant la région supérieure de l'orbite est juxtaposée à la surface inférieure du droit supérieur.

La figure 213 (réduite d'un tiers du dessin original) représente une coupe prise 17-30 millimètres ante foramen optic. sive 8-11 millimètres post bulbum. Les vaisseaux centraux pénètrent dans le nerf. La veine ophthalmique occupe le même emplacement que dans le précédent dessin, les vaisseaux et nerfs ciliaires se trouvent déjà groupés autour du nerf optique.

La coupe fig. 214 (réduite d'un tiers du dessin original) prise à 23-27 millimètres ante foramen optic. sive 1-5 millimètres post bulbum, nous montre ce groupement des vaisseaux et nerfs ciliaires encore bien plus accusé. La coupe du nerf optique même présente ses vaisseaux centraux. La veine ophthalmique reste dans le voisinage de la surface inférieure du droit supérieur.

Il n'est guère nécessaire de faire ressortir quelle importance il y a pour un praticien d'être, grâce aux travaux de *Merkel* et *Lange*, renseigné sur la topographie orbitaire ; celle-ci nous enseigne tout d'abord qu'un instrument atteindra d'autant plus facilement le nerf optique qu'il aura suivi la paroi interne de l'orbite. Un instrument piquant s'engagera d'autant plus tôt dans la cavité crânienne par la fente sphénoïdale qu'il aura longé les parois externe ou supérieure de l'orbite, etc. Il est vrai que, dans la plupart des blessures qui se produisent avec une certaine violence, les parois minces de l'orbite n'opposent à l'instrument vulnérant qu'une résistance médiocre; les instruments ne glissent par conséquent pas sur elles, mais les perforent, et il faut surtout tenir compte de ce fait lorsque celui-ci s'est porté vers la voûte orbitaire, en contournant le rebord orbitaire.

Parmi les blessures de l'orbite nous distinguerons trois groupes : celles qui intéressent le rebord orbitaire, les parois orbitaires, et enfin celles qui concernent le contenu orbitaire.

ARTICLE IX.

BLESSURES DU REBORD ORBITAIRE.

Le rebord orbitaire, principalement le supérieur et l'inféro-externe, peuvent être le siège de deux genres de blessures : de simples *contusions* et de véritables *fractures*.

Il a déjà été mentionné dans la partie anatomique (p. 763) que des chutes ou un violent choc contre le rebord orbitaire supérieur, peuvent même être suivis d'une lésion de continuité, grâce à la saillie tranchante de l'os; mais en général les *contusions* du rebord orbitaire ne donnent lieu qu'à des épanchements sanguins, qui peuvent être de simples sugillations sous-cutanées, en partie sous-aponévrotiques, ou s'adjoindre même des épanchements sous-périostiques. Le sang s'étale ordinairement bien plus vers la figure que vers l'orbite, ou le fascia tarso-orbitaire fait obstacle à sa propagation. Lorsqu'on voit donc une simple blessure du rebord orbitaire se compliquer d'un hématome orbitaire, il ne faudra pas rapporter ce dernier à une simple propagation, mais à la coïncidence avec une lésion intra-orbitaire.

Ordinairement les contusions du rebord orbitaire sont, à part les fortes sugillations sanguines, suivies d'un très notable gonflement œdémateux de paupières, qui rend, dans les premiers jours, la palpation d'un véritable hématome palpétral difficile et masque quelque peu l'étendue de la sugillation sanguine.

Nous aurons encore occasion, lors de la description des opérations qui se pratiquent dans l'orbite, d'exposer le fait si étrange que des ecchymoses sous-cutanées se produisent à l'entour de l'orbite du côté opposé, lorsqu'il y a eu blessure du rebord orbitaire ou de l'orbite. Ces *sugillations symptomatiques*, comme de Ammon les désignait (*Zeitschrift für Ophthalm.*, I, p. 125, 1830), doivent, à l'instar de ce qui s'est passé pour l'ophthalmie du même nom, échanger ce terme contre la désignation moins poétique de *sugillations migratrices*, car il s'agit, en réalité, d'une migration du sang d'une orbite à l'autre.

Nous venons de dire que le très fort gonflement des paupières empêche de bien préciser le siège d'un hématome périorbitaire. Il a encore le grand inconvénient de le faire apparaître parfois avec une dureté telle (surtout s'il est sous-périostique) qu'on peut penser qu'il s'agit d'une fracture du rebord orbitaire. L'analyse des autres symptômes, surtout l'exploration du fond de l'œil, si le gonflement des paupières le permet, la mobilité de l'iris, etc., doivent ici guider dans un diagnostic, peu éclairci par la simple palpation.

La production de tumeurs pulsatiles par l'établissement d'un anévrysme artério-veineux, ne se rencontre pas à la suite de simples blessures du rebord orbitaire, et ne s'observe qu'à la suite de lésions dans la profondeur de l'orbite, qui impliquent la contusion du rebord orbitaire. Ce qui peut en être la suite, c'est la formation d'un *hématome* qui, étant sous-périostique, prend souvent un temps fort long pour se dissiper.

L'intervention immédiate ne doit consister que dans l'emploi d'une compression dosée, suivant la sensibilité du sujet, compression à laquelle on peut adjoindre le sac de glace pilée, s'il s'agit d'un accident tout récent. Autant que possible, on tentera par des massages simples ou faits avec des pommades résolutives (lanoline, vaseline et onguent gris à parties égales), ramener une résorption du sang, qui prend, il est vrai, toujours plusieurs semaines à s'effectuer en entier. Nous sommes très ennemi des incisions qui mettent souvent à jour d'assez vastes décollements du périoste du rebord orbitaire, et facilitent une suppuration infectieuse et la carie consécutive qu'on aurait pu éviter.

La contusion s'est-elle compliquée de plaies qui siègent lorsque l'os a coupé les téguments de dedans en dehors, ordinairement près de la jonction du rebord orbitaire supérieur avec l'externe, on a forcément une plaie allant jusqu'à l'os et se compliquant de décollement périostique et de commotion du tissu osseux ambiant, suivant l'intensité du choc vulnérant. Comme la blessure siège ordinairement à la réunion de l'os frontal avec l'os malaire, il peut même se présenter une légère disjonction des os. La réaction sera ici d'autant plus violente que les règles strictes d'une antisepsie rigoureuse ont été moins suivies, dès que l'accident s'est produit, et l'introduction de matières infectieuses peut donner ici lieu à des inflammations phlegmo neuses, qui dévastent surtout la paupière supérieure. Aussi sommes-nou de l'avis que l'irrégularité des plaies qu'on observe ici parfois ne doit nulle ment empêcher de procéder, sous le jet de l'irrigation désinfectante, à u avivement régularisateur de la plaie, après l'avoir tout d'abord soumise une irrigation prolongée au sublimé et ensuite à l'application d'un bandea compressif garantissant la plaie réunie le plus possible du contact de l'ai

Au point de vue médico-légal, il est très important de savoir que la simple contusio du rebord orbitaire, principalement le supéro-externe, peut déterminer des plaie comme si elles avaient été faites avec un instrument tranchant. Nous citons à cet éga l'exemple suivant : Dans une rixe entre cochers, l'un tombe après avoir reçu un co de poing qui produit une vaste rupture de la sclérotique avec sortie du cristallin et la majeure partie du corps vitré. Dans sa chute, il se fend (par coupure de dedans dehors) le sourcil. Le médecin expert aura, dans ce cas, s'il y a poursuite, à répond au juge d'instruction, s'il y a eu perte de l'œil par un simple coup de poing, sans que main fût armée d'un instrument vulnérant, ou si le cas contraire s'est présenté. Un expe qui ne connaîtrait pas la particularité, comment les blessures peuvent se produi dans cette région, conclura par les bords nettement tranchés que présentent ces plai que forcément l'adversaire a dû avoir un instrument tranchant dans la main. Son ign rance de ce fait pourra avoir pour conséquence que l'accusé passera devant les assi au lieu de comparaître en simple police correctionnelle, car c'est à cette dernière jurid tion qu'il aurait été renvoyé, même en privant son adversaire d'un œil, en se serv non d'armes, mais seulement de son poing.

A l'occasion des fractures de l'orbite, nous expliquerons pourquoi, penda si longtemps, on craignait les lésions des parties molles à l'entour du ne sus-orbitaire, pouvant, fait connu depuis Hippocrate, entraîner une amaur supra-orbitaire; de l'amaurose infra-orbitaire, il n'est guère fait menti (*Lichtenstädt*, *Arneman*, *Putgenat*). Actuellement on sait que ce so les lésions concomitantes qui se produisent dans le fond de l'orbite q entraînent l'amaurose; aussi, à personne qui aura exploré à l'ophthalm scope l'œil, et reconnu que le trouble visuel revient à une atrophie plus moins complète du nerf, ne viendra l'idée d'imiter Beer (*Lehre der Auge krankheiten*, I, p. 171) et de vouloir sectionner le nerf sus-orbitaire po interrompre une action réflexe entre la fibre du tégument, qui aurait tiraillée par la cicatrice et le nerf optique. Beer peut bien avoir vu rét grader deux amauroses *après* avoir sectionné le nerf sus-orbitaire; par hasard heureux ne fera pas revivre l'action d'un nerf sensitif, sur un n sensoriel. L'ophthalmoscope nous renseigne du reste, qu'il agit comme ca occasionnelle de l'atrophie du nerf optique, non seulement l'atrophie par lési intracrâniennes, intracanaliculaires et intravaginales, mais que la névr peut encore être intervenue ici, si un érysipèle a gagné la région sus-or taire blessée et, par suite, le tissu rétro-bulbaire, comme dans le cas H. Noyes (*Am. med. Times*, 862, p. 62). Du reste, ces observations d'am roses sus-orbitaires tendent de plus en plus à disparaître de la littératu depuis que nos moyens d'analyse et d'exploration ont gagné en précision.

Les *lésions osseuses* qu'on peut observer concernant le rebord orbita sont fort rares, car on ne les rencontre guère isolées et sans que les parties osseuses de l'orbite y participent. Il faut qu'il y ait eu en quelque sorte une cause vulnérante qui, tout en atteignant le bord osseux, n'ait fait qu'effleurer ce rebord et non agi en ébranlant sensiblement la paroi orbitaire (dont le rebord représente la terminaison). Ainsi l'on a observé que, par suite d'un coup de pierre, un petit fragment du prolongement nasal du maxillaire supérieur a été détaché. Ce fragment se butant contre le nerf intra-orbitaire aurait déterminé un tétanos, suivi de mort (Biermeyer). Mackenzie, qui cite ce cas, rapporte aussi deux observations, l'une de fracture du prolongement nasal du maxillaire supérieur, l'autre du rebord orbitaire supérieur, ce dernier cas ayant entraîné un ectropion cicatriciel.

J'ai observé tout récemment une jeune fille de dix-neuf ans qui, se trouvant à portée d'un imprudent, jouant avec un revolver, fut atteinte d'une balle qui lui pénétra dans la région temporale droite et avait entraîné une fracture du rebord orbitaire gauche. Les nerfs optiques n'avaient pas été atteints, mais un fragment du rebord s'était enfoncé vers le sac lacrymal et bouchait entièrement l'entrée du canal nasal. Un larmoiement persistant s'était développé, contre lequel on proposa l'extirpation de la partie orbitaire de la glande lacrymale, la lésion osseuse étant ancienne.

Des fractures par arme à feu comme celle que nous venons de citer, son encore plus facilement observées (*Demmé, de Bellingen*) que celles produites directement par une arme, comme dans l'observation rapportée par Berlin (*loc. cit.*, p. 584).

Un étudiant reçoit un coup de rapière à travers la paupière supérieure droite. Le médecin présent suture la plaie et applique des compresses froides. Berlin voit le blessé vingt-quatre heures après. De la circonférence inférieure de la glabella partait une plaie dirigée obliquement en dehors et en bas, croisant le sourcil droit et allant avec ses lèvres nettement taillées et fraîchement agglutinées jusqu'à l'extrémité du rebord orbitaire supérieur. La paupière supérieure gonflée ne présentait pas trace de motilité. Par conséquent, on pensa que le tendon du releveur avait été sectionné, et l'on ouvrit, pour rechercher les extrémités sectionnées, la plaie dans toute son étendue. « Dans cette recherche, je trouvai, dit Berlin, à part la division soupçonnée du muscle levator palpebræ et du rectus supérieur, une vaste plaie de la sclérotique et dans la profondeur une esquille de 9 millimètres de longueur et de 2mm1/2 de largeur et d'épaisseur ; une esquille presque identique restait encore par son extrémité externe attachée par quelques fibres avec le périoste du rebord orbitaire. » L'os fut enlevé et reconnu comme un fragment de la moitié externe du rebord orbitaire supérieur, rebord qui montrait une plaie correspondante lisse et appartenait par moitié à l'os malaire, par moitié à l'os temporal. La plaie refermée guérissait par première intention.

Ce n'est que lorsqu'on est appelé immédiatement après la blessure du rebord orbitaire osseux qu'il peut être question d'intervenir et, le plus souvent, cette intervention se bornera à une reposition de l'os, qu'on peut, au besoin, fixer par les lambeaux de périoste qui y adhèrent au moyen de quelques sutures de catgut. Le redressement ou l'extraction d'un fragment, une fois la plaie cutanée guérie, ne sera indiqué que lorsqu'il s'agit de remédier à un déplacement des paupières ou à la compression de nerfs sensitifs avec névralgies rebelles, ou menace de tétanos.

Une véritable disjonction suturale du rebord inférieur, compliquée ou non de fractures osseuses, a été observée, lorsque la figure a porté sur un sol dur, la glace. Ces accidents s'observent surtout à la suite de chutes de cheval, et la direction du choc peut, en pareil cas, être telle qu'il porte de préférence sur le rebord orbitaire inférieur, en disjoignant les os ou en les fracturant sans intéresser notablement le plancher orbitaire. Cette disjonction se caractérise par une véritable dislocation des os. La joue s'affaisse d'un côté, ainsi que le rebord maxillaire inférieur.

Cette disjonction ne se produit jamais sans qu'il y ait déchirure du nerf infraorbitaire avec trouble de la sensibilité, et si une fracture s'y adjoint, il est rare qu'un hématome orbitaire avec suffusion conjonctivale ne l'accompagne pas, en chassant l'œil dehors au-devant de la joue affaissée, ce qui le fait paraître plus saillant encore. C'est l'hémorrhagie qui est ici la cause de la saillie de l'œil; bien rarement elle est produite par la saillie des os vers l'intérieur de l'orbite, et encore bien plus rare doit être la blessure directe du globe oculaire, par suite d'une dislocation et fracture des os du rebord orbitaire. Du reste, ces graves blessures trouvent leur description dans les traités de chirurgie.

ARTICLE X

BLESSURES DES PAROIS ORBITAIRES (FRACTURES)

Le rebord orbitaire garantissant notablement les parois de l'orbite là où elles sont de préférence exposées à des blessures, les lésions directes des parois orbitaires sont donc fort rares et ne méritent pas une description à part. Ce qui nous intéresse ici presque exclusivement, ce sont les *fractures,* et cela à un double point de vue, celui de l'importance qu'elles ont comme symptôme des fractures crâniennes en général, et, pour ce qui concerne le contour orbitaire, comme retentissement sur la conservation de la vision en particulier.

Nous devons distinguer ici : 1° des *fractures directes* et 2° des *fractures indirectes; par continuité.* Les premières résultent d'une action d'un corps vulnérant, d'un choc sur les parois orbitaires ; les autres ont lieu par contre-coup. L'effet du contre-coup se produit en ce que, entre le point directement frappé ou contusionné se trouve une partie des os qui a montré une élasticité suffisante pour se plier, se courber et se tasser sans se fracturer, tandis qu'au delà de cette partie, une portion des os, bien moins disposée pour cet amortissement du choc vulnérant, quoique le recevant indirectement et amorti, se fracture. Il peut y avoir combinaison de fracture directe et de fracture indirecte, par contre-coup; mais en pareil cas, la lésion directe se trouve séparée de l'indirecte par une portion de l'os qui a échappé à l'action de la force; de même que celle-ci, tout en n'étant pas assez puissante pour déterminer une fracture directe, et tout en étant amortie, rencontre, en propageant son action, une portion de l'os mal disposée par sa configuration pour pareil amortissement, et qui se fracture alors par contre-coup.

1° Ce sont les *fractures directes* qui se présentent comme simples fissures ou fractures avec dislocation des bords, qu'on peut encore le mieux diagnostiquer par une exploration de l'orbite même, quoique les lésions concomitantes soient, en général, si étendues que la constatation d'une lésion osseuse des parois orbitaires importe, vu la gravité de la blessure, généralement fort peu. Cette constatation directe est ordinairement rendue impossible, quelque temps écoulé depuis la blessure, par l'*hémophthalmos*, la *projection de l'œil* et sa véritable *dislocation*, si des fragments osseux ont réduit, en s'incurvant, la capacité orbitaire.

Un écart sensible des parties fracturées, ainsi que la pénétration d'esquilles dans l'orbite, donnera, le plus souvent, lieu à de très abondants épanchements de sang. Le diagnostic peut alors devenir très difficile, car l'impossibilité absolue de refouler quelque peu le globe oculaire, peut aussi revenir à un simple hémophthalmos, ce qui n'implique pas un envahissement de la cavité orbitaire par des parties osseuses fracturées. M. Berlin pense que nous pouvons dire avec certitude que dans les degrés les plus prononcés d'exophthalmos où le globe oculaire a été complètement expulsé de sa cavité, ce déplacement doit s'expliquer principalement par la dislocation des parois osseuses, quoique celle-ci n'a pas besoin d'être persistante dans la même forme et le même degré, qui a nécessité l'expulsion de l'œil. Nous diagnostiquerons la dislocation par envahissement des os, juste par l'impossibilité du retour de l'œil à son ancienne place, une fois l'hémophthalmos disparu et en général l'exophthalmos ne conserve pourtant pas son degré primitif. Il doit être cité ici, pour justifier jusqu'à quel point la dislocation peut être poussée, l'observation que Hoffmann (*Monatschrift f. Gebsturtsk.*, IV, 6) a relatée, et que nous donnons d'après le résumé de Berlin.

En décembre 1850, H... fut appelé pour donner ses soins à un garçon nouveau-né chez lequel le globe oculaire pendait sur la joue, retenu encore par le muscle droit inférieur et un peu de tissu connectif lâche. Les paupières étaient fortement gonflées et on vit dans l'orbite une masse charnue. On coupa le globe et la guérison eut lieu rapidement. L'accouchement s'était effectué très lentement, mais sans intervention de l'art. En avril 1852, la femme accoucha de nouveau. Comme la tête tarda à passer, les contractions utérines faisant défaut, on la dégage avec le forceps. En traversant l'ouverture des parties génitales, *un globe oculaire tomba dans la main* de l'accoucheur. L'enfant paraissait mort, mais fut rappelé à la vie. L'œil tombé était le droit, l'orbite se trouva rempli de sang coagulé. L'œil gauche proéminait aussi un peu. Au-dessus du *tuber frontalis dexter* se trouvait un enfoncement osseux notable. La mort survint rapidement après la naissance. L'autopsie montra un enfant bien nourri pesant 8 livres; diamètre antéro-postérieur, 4",3/4; transversal, 4"1/2; oblique, 5. L'orbite droite remplie de sang, forte compression du crâne. Le cerveau recouvert de masses de sang, principalement en arrière; il y avait de même beaucoup de sang à la base du crâne. Les deux parties orbitales du frontal se trouvaient fracturées. Le frontal droit était incurvé de près de trois quarts de pouce. L'examen de la mère, immédiatement après la naissance, avait fait constater un promontoire très saillant et des os du coccyx proéminents d'une manière inusitée. La femme devenue de nouveau enceinte, en 1853, fut soumise par H...

afin de sauver l'enfant, à l'accouchement prématuré et succomba. L'examen anatomique révéla à H... une conjugata de 3'', un diamètre transversal de 4''3/4 et oblique de 4''1/2. Promontoire un peu saillant. La réunion de la dernière vertèbre lombaire avec le coccyx n'était pas aussi arrondie que d'ordinaire, mais présentait un bord tranchant.

La *fracture de la paroi externe* ne présente pas, par la lésion des parties avoisinantes, des troubles fonctionnels qui lui soient propres. L'emplacement exposé de cette paroi, pour ce qui concerne son rebord, fait que les fractures directes sont encore assez fréquentes et parmi elles, celles où un projectile a directement atteint le rebord ou la paroi même. Bien plus rares sont les fractures de cette région produites par des armes, une contusion, comme l'observation de Berlin (*loc. cit.*, p. 589). Le projectile peut fracturer la paroi en ne frappant que le rebord ; lorsqu'il atteint directement la paroi, il a ordinairement détruit le globe oculaire pendant son passage. Les blessures qui atteignent la partie supérieure de la paroi externe peuvent mettre à nu le cerveau. De même, lorsque, surtout par la pénétration de projectiles, la partie de la paroi externe avoisinante du trou optique a été fracturée, la fracture se complique non seulement de déchirures de la choroïde, mais même du nerf optique, sans que le globe oculaire ait eu besoin d'avoir été directement atteint. La description de pareilles blessures variant suivant le lieu de pénétration, la position du malade au moment où il a été blessé et la nature du projectile surtout, n'offre aucun intérêt pratique.

Les *fractures de la paroi orbitaire interne*, directes ou indirectes, peuvent compliquer les fractures d'autres parois, mais aussi, surtout, lorsqu'il s'agit d'une lésion directe, n'intéresser de préférence que l'os planum de l'ethmoïde, si facilement perforable par des coups d'armes, de parapluie, de fleuret, de clef, etc. A cette fracture de la lame papyracée participe ordinairement celle de l'os unguis, et il surgit alors tout de suite deux symptômes particuliers qui sont l'*écoulement du sang par le nez* et la production d'un *emphysème orbitaire*. Il est vrai que l'emphysème peut aussi survenir à la suite des fractures des parois supérieure et inférieure de l'orbite qui mettent le tissu orbitaire lâche en communication avec l'air que renferment les sinus frontaux et l antrum Highmori, ainsi que nous le verrons encore tout à l'heure ; mais ici l'emphysème ne se produit tout d'abord pas avec cette instantanéité, comme à la suite d'une communication établie avec les fosses nasales, et en outre l'air n'est pas chassé aussi brusquement dans l'orbite à chaque tentative que fait le blessé pour se moucher. Le signe serait donc absolument pathognomonique, ainsi que l'écoulement *abondant* de sang par le nez, si la déchirure du sac lacrymal ne parvenait pas à elle seule à se compliquer d'emphysème orbitaire (voy. *Maladies des voies lacrymales*).

Les *fractures de la paroi inférieure* de l'orbite ne s'observent comme lésion directe qu'à la suite d'une pénétration d'un projectile ou d'un instrument pointu ; comme fractures indirectes et directes, elles font partie des fractures directes et indirectes du maxillaire supérieur, principalement de l'os de la pommette. Ni le déplacement, ni l'enfoncement des os ne contribue beaucoup à accentuer l'exophthalmos par hématome qu'on observe ordinairement dans ces cas.

Aussi ici un écoulement de sang par le nez, mais ordinairement *peu abondant*, est observé parce que l'écoulement ne se fait, la paroi inférieure de l'orbite étant seule lésée, que par l'antrum Highmori, et le sang ne s'échappe pas alors à la fois par le nez et la bouche. Du reste, la complication presque constante de fractures étendues du maxillaire ôte notablement à pareil écoulement de sa valeur symptomatique. Il en est de même de l'*anesthésie des régions fournies par le nerf infra-orbitaire* qui, lorsqu'elle résulte réellement d'une fracture de la paroi orbitaire inférieure, reste permanente à cause de la déchirure (arrachement) du nerf.

Nous nous abstenons ici de la description de lésions orbitaires compliquant les fractures des os de la face et qui ont nécessité l'emploi d'une force notable: d'une part ces descriptions sont du domaine de la chirurgie, et d'autre part la participation de la fracture du plancher de l'orbite n'ajoute ni des signes bien importants pour le diagnostic, ni n'aggrave, si le globe de l'œil n'est pas intéressé, sérieusement l'état du blessé.

La lésion par *fracture de la paroi supérieure*, directe ou indirecte, est évidemment celle qu'il importe le plus de bien connaître. Les fractures peuvent intéresser exclusivement la paroi, ou ce qui est plus fréquent, paroi et rebord orbitaire à la fois. La manifestation de *symptômes cérébraux* produits par des épanchements de sang, la lésion cérébrale directe, ou la commotion, enfin la méningite ou l'encéphalite consécutive caractérisent les fractures. Pourtant, d'après Berlin, la gravité de ces complications n'est pas aussi redoutable, car ces blessures montraient une tendance particulière à se guérir, et sur 19 cas diagnostiqués comme fractures du rebord et de la voûte orbitaire, 3 seulement auraient eu une terminaison fatale. Il n'en est certainement pas ainsi, si ces fractures se compliquent, comme on l'observe, de plaies externes et qui ont mis directement à nu les méninges ou même la masse cérébrale (Scott, Strenitz, Marchetti, Berlin), si l'on n'a pas recours ici à l'observation du pansement antiseptique le plus scrupuleux.

Ainsi, M. Berlin (p. 597) cite, grâce à ces soins, la guérison suivante :

Il s'agit d'un militaire qui tombe d'un quatrième étage; le côté droit de la figure et de la tête portent sur le rebord tranchant d'un toit en bois d'une fontaine. L'os zygomatique et la partie du frontal, appartenant au rebord orbitaire, qui se trouve situé au-dessus de son prolongement frontal, sont fracturés, et toutes ces parties si mobiles, qu'on pouvait les détacher avec facilité. Après enlèvement des esquilles, dont un fragment notable revenait à la voûte orbitaire, on voyait le cerveau dans une grande étendue à nu et broyé. Les masses cérébrales broyées s'éliminèrent et la plaie guérit; il est vrai avec une faible parésie de l'extrémité supérieure et inférieure gauche et du sphincter de la vessie, ainsi qu'avec une certaine faiblesse de l'intelligence.

Il paraît que lorsqu'une force vulnérante a brisé directement toute la voûte orbitaire, c'est-à-dire rebord et paroi à la fois, sans entraîner la mort, le choc s'émoussant sur le rebord orbitaire si résistant, elle laisse une plaie infiniment moins dangereuse que si la force vulnérante a exclusivement agi sur la paroi supérieure en la brisant. Cela s'explique encore par ce fait, que dans les cas de fracture simultanée du rebord, l'action vulnérante a agi plus ou moins directement sur ce bord, en sens plus ou moins vertical, tandis que pour fracturer la voûte sans intéresser le bord, un projectile, un instrument piquant, ont dû, pour contourner ce bord, léser le contenu orbitaire et agir en sens plus ou moins vertical sur la paroi orbitaire et pénétrer bien plus aisément et profondément dans le cerveau. Ainsi, au lieu de 15 pour 100 de mort, Berlin constate, sur 52 cas recueillis par lui, 41 cas de mort.

Ce sont essentiellement les lésions cérébrales et les hémorrhagies intra-crâniennes, qui les accompagnent, qui entraînent la mort; dans 1 seul cas de 36 autopsies qu'on a faites dans les observations réunies par Berlin, on constata une lésion directe de la carotide interne, entraînant par épistaxis abondante la mort en peu d'heures; dans 5 des autres cas, où l'hémorrhagie devait être accusée comme cause directe de la mort, on rencontra des lésions de la carotide cérébrale, de l'artère cérébrale antérieure, de la communiquante antérieure et d'une veine de la dure-mère. Dans la plupart des cas, où la mort ne survient pas immédiatement, on constate la formation d'abcès intracrâniens, soit avec, soit sans méningite (18 fois sur 36 autopsies). Comme dans la majorité de ces abcès intracrâniens consécutifs, on a trouvé la collection de pus au proche voisinage des os fracturés, et 4 fois sur les 18 observations en communication directe avec la suppuration intra-orbitaire, l'idée d'un dépôt de substance infectieuse au voisinage des parties fracturées se présente, ainsi que l'indication d'une intervention chirurgicale pour amener l'évacuation du pus et la désinfection des parties fracturées des os, dès que l'on se trouve en présence de symptômes cérébraux graves.

Comme l'exploration directe de la voûte orbitaire n'est ordinairement pas possible, la constatation directe fait défaut, contrairement à ce qui se présente pour la fracture simultanée du rebord orbitaire; ce sont donc essentiellement les données *anamnestiques* qui doivent nous engager à poser le *diagnostic*, et ici il ne faudra pas oublier que tandis que pour les fractures du rebord orbitaire et des parois externe et inférieure, les parois supérieure et interne cèdent déjà à une force très légère de propulsion et permettent donc, en n'épuisant que très faiblement le choc vulnérant, une pénétration très profonde de projectiles, de corps vulnérants dans la cavité crânienne.

La direction du trajet nous est quelquefois indiquée par la façon dont le contenu orbitaire se trouve impliqué dans la blessure, tandis que la solution de continuité de la peau, si facilement déplacée pour les contractions perpétuelles de l'orbiculaire, ne nous donne aucun renseignement de quelque valeur; mais la manière suivant laquelle aussi les parties molles de l'orbite se déplacent au moment de la pénétration d'un corps vulnérant, fait qu'il n'y a guère de conclusions certaines à en tirer. Le prolapsus du tissu graisseux de l'orbite ainsi que des abondantes hémorrhagies instantanées avec formation d'hématome orbitaire renseignent mieux sur la gravité de la blessure (Berlin).

En toute circonstance, ce n'est pas dans l'intérêt d'une constatation directe d'une fracture, surtout lorsqu'elle intéresse la voûte orbitaire, qu'il serait permis de procéder à la moindre exploration, soit avec le doigt, soit avec la sonde. On sait que ce genre d'exploration expose à l'infection des plaies, qui y avaient heureusement échappé, mais, en outre, on peut, par pareille exploration, encore notablement aggraver la situation du malade en enfonçant vers la cavité crânienne des esquilles et en déposant avec la sonde (parfaitement désinfectée au préalable), dans la cavité crânienne, des masses infectieuses que renferme le trajet orbitaire où elles n'avaient pas été entraînées de prime abord. Je m'éloigne donc ici d'autant plus de l'opinion, si compétente pourtant, de M. Berlin (*loc. cit.*, p. 601), que la désinfection *préalable* du trajet dans l'orbite est chose inexécutable, à cause de son irrégularité par suite du déplacement de l'œil. M. Berlin dit : « D'après mon opinion, l'exploration avec la sonde, lorsqu'elle est pratiquée avec les précautions nécessaires de l'antisepsie, doit être autorisée. Si la blessure est récente et si le canal de la plaie n'intéresse que les parties molles, le sondage nous renseignera tout d'abord sur la direction et la profondeur de la plaie, et en outre, sur cette question grave, si un corps étranger y séjourne ou non. Si nous pouvons pratiquer l'exploration avec la sonde, en général d'une façon aseptique — une question qui, il faut l'avouer, est pour ce qui concerne les plaies récentes et n'intéressant que les parties molles encore discutable, — ce sondage doit aussi, dans l'intérêt du diagnostic, être complet et dans ces cas, même une exploration prudente de la partie accessible de la voûte orbitaire et même une pénétration minuscule au delà du bord osseux blessé sont d'autant plus autorisées que les parties avoisinantes ont déjà, par l'action du traumatisme souffert, respectivement été broyées. »

Ce n'est pas le traumatisme du sondage que nous craignons, quoique l'on connaisse la férocité de certains chirurgiens, lorsqu'il s'agit de l'intérêt du diagnostic à poser devant des élèves, qui prime bien celui du malade, mais la possibilité du déplacement de germes infectieux de la cavité orbitaire dans le crâne, car évidemment c'est dans l'orbite qu'un corps vulnérant aura tout d'abord laissé les germes avec lesquels il était contaminé.

S'agit-il d'un projectile ; on n'ira certainement pas à sa recherche au moyen d'un sondage intracrânien ; en cas de pénétration d'autres corps étrangers, projetés avec moins de violence, dont on soupçonne la présence, on bornera le sondage exclusivement à la cavité orbitaire et nous aurons encore à nous prononcer ; combien, même faite avec le doigt, cette exploration est peu fructueuse, les corps étrangers fuyant avec la plus grande facilité, en s'enfonçant, et se déplaçant dans le tissu graisseux de l'orbite. L'exploration du trajet d'armes blanches (fleuret, baïonnette, etc.) est absolument interdite.

Un certain nombre de symptômes renseignent du reste plus que suffisamment que la blessure a intéressé le cerveau. Ainsi on signale dans un quart des cas que le blessé s'est affaissé sur lui, après avoir perdu connaissance (Berlin), et cela doit paraître d'autant plus surprenant, si le choc vulnérant a été insignifiant. Si la mort ne survient pas alors, le blessé revient à lui assez promptement, et ordinairement des symptômes cérébraux (abstraction faite de ceux d'une plaie profonde du cerveau atteignant les circonvolutions) ne surviennent alors qu'après un certain temps écoulé, c'est-à-dire lorsque la suppuration intracrânienne s'est établie sous l'influence d'une infection. En l'absence de celle-ci, il ne persiste, pendant un temps plus ou moins prolongé, que les symptômes déterminés par la lésion et qui peuvent varier très notablement suivant la blessure, se borner à une simple céphalalgie, des étourdissements, ou entraîner une paralysie des extrémités, le délire, etc. L'écoulement de liquide cérébro-spinal des masses cérébrales broyées lève bien entendu, en pareil cas, tout doute sur la gravité de la lésion.

Le diagnostic est rendu si complexe, parce que l'apparition de symptômes centraux n'a pas besoin de se produire tout de suite. Ainsi tout symptôme immédiat peut faire défaut, et un malade succombe brusquement dix minutes, ou quelques heures après à la suite d'une hémorrhagie intracrânienne. Ou il arrive que tout symptôme immédiat de la blessure a fait défaut et que la production d'un abcès intracrânien par infection traîne fortement en longueur et qu'après que le blessé ne s'est plus ressenti pendant cinq à sept semaines de sa blessure, il succombe alors brusquement. M. Berlin dit, avec beaucoup d'à-propos : « Cette absence complète de tout symptôme qui implique une lésion du cerveau, a juste quelque chose d'inquiétant et nous engage à observer, avec d'autant plus de soin, les signes du diagnostic que donnent l'anamnèse, la blessure des parties molles et le sondage, mais aussi les troubles en apparence les plus insignifiants de l'état général de santé. »

Qu'on ne veuille pourtant pas oublier ici que les lésions les plus compliquées de la voûte orbitaire, avec pénétration de projectiles dans les hémisphères, ont été observées sans entraîner autre chose que des symptômes cérébraux transitoires; que la présence de corps étrangers est de même parfaitement tolérée, à la condition de leur composition aseptique; par conséquent l'abstention d'une intervention quelconque immédiatement après l'accident (le pansement aseptique à part) nous paraît donc strictement indiquée. La hardiesse est excusable et même commandée lorsque de graves symptômes cérébraux menaçant la vie du blessé ne se dissipent pas quelque temps depuis le moment de la blessure, ou si ces symptômes ont réapparu et doivent être attribués avec raison à l'infection de la plaie crânienne, ou à la présence d'un corps étranger.

2° Les *fractures indirectes par continuité* font partie des fractures de la base du crâne; ce sont des fractures qui se prolongent jusque dans l'orbite, et actuellement c'est chose avérée que l'orbite est une des parties les plus fréquemment lésées dans les fractures basilaires. Cette fréquence ressort surtout des recherches de M. de Hölder, faites à l'instigation de Berlin (*loc. cit.*, p. 604) qui, sur quatre-vingt-six fractures de la base du crâne, trouve soixante-treize fois la voûte orbitaire intéressée. Si *Prescott-Hewett* (*Medico-chirurgical Transactions*, t. XXXVI, p. 340) avait indiqué une proportion infiniment moindre (vingt-trois cas seulement sur soixante-huit), la raison en est qu'il n'a pas, comme de Hölder, pris la précaution de dégager dans toute son étendue la dure-mère.

D'après la théorie exposée plus haut (p. 784) sur la production des fractures indirectes, celle de la voûte orbitaire par continuité doit surtout se produire lorsqu'il y a fracture de l'os frontal. M. Merkel, dans son *Anatomie topographique*, émet (p. 58) l'avis suivant : « Si l'on doit déjà, en général, insister particulièrement sur ce qu'*aucune* partie de la base du crâne ne jouit d'une immunité contre les fractures, et que chaque partie peut se fracturer dans un sens quelconque, pourtant l'expérience enseigne que des fractures d'un parcours absolument irrégulier ne sont produites que par des traumatismes qui intéressent toute la capsule crânienne et les parties molles en même temps.

« Si je fais abstraction de ces cas extrêmes, alors il résulte des communications pratiques (*Bergmann*, *Kopfverletzungen*, 1880) que ce sont justement les parties solidement construites de la base du crâne qui échappent aux fractures. Ce sont les grandes ailes du sphénoïde, le clivus et le tiers moyen du rocher renfermant le limaçon. Comme ces régions jouissent d'une immunité, d'autre part les endroits les plus minces (fig. 215) de la base sont privilégiés particulièrement pour ce qui concerne les fractures. Dans la partie antérieure de la fosse crânienne, nous voyons les fractures cheminer à travers la *lamina cribrosa* ou latéralement entre les *juga cerebralia* et aboutir soit dans la région de l'extrémité latérale de la *fissura orb. sup.*, ou, ce qui est plus ordinaire encore, dans le *canalis opticus*. En arrière, elles se continuent alors dans le *for. rotundum* et *ovale*. La selle turcique se brise le plus facilement en travers, près de la limite, entre parties épaisse et mince de l'os, par conséquent dans la région du dos de la selle et en avant, où les racines des *proc. clinoïd.* s'y buttent pour la renforcer. Les parties latérales de la fosse moyenne du crâne se fracturent le plus aisément dans la région de la fosse articulaire du maxillaire inférieur, soit en avant, soit en arrière, à la limite du *tegmen tympani*. La *fissura spheno-petrosa* est très apte pour servir de conducteur à des fractures vers la ligne moyenne. Le rocher se fracture le plus fréquemment obliquement dans la région de son système de cavité, moins fréquemment vers son extrémité latérale. Dans la fosse crânienne postérieure, les fractures laissent le soliveau moyen intact et traversent les parties latérales minces de la coque de l'occiput. Lorsqu'il se produit une fracture dans la région du trou occipital, alors elle continue en allant des parties minces au-dessus de la *fossa condyloïda*, les protubérances condyloïdiennes, pour atteindre le *foramen jugulare*, pour filer obliquement à travers le rocher ou, en suivant la *fissura petro-occipitalis* jusqu'à la pointe de la pyramide de l'os temporal.

« A ces fractures, qui ne sont qu'exclusivement données par la nature de la base osseuse du crâne, s'en adjoignent encore d'autres qui ne doivent pas leur provenance à l'architecture des os, mais au mode d'implantation de la dure-mère, particulièrement du tentorium. Celui-ci s'insère au *proc. clinoïdeus anterior*, ainsi qu'au dos de la selle turcique, et se trouve réuni avec le tissu très dense qui rattache la pointe du rocher au corps du sphénoïde. Si donc, à la suite d'une chute ou d'un coup, la capsule crânienne

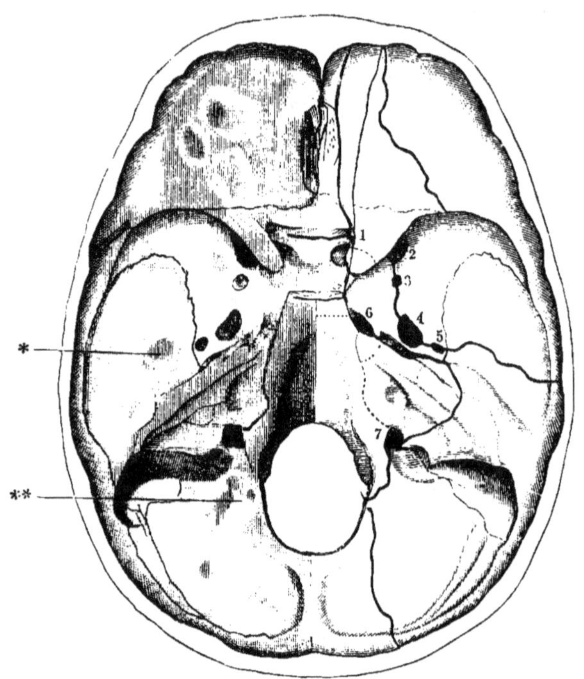

FIG. 215.

Sur le côté droit de la figure se trouvent indiquées les fractures basilaires les plus fréquentes. — 1. For. opticum. 2. Fiss. orbit. sup. 3. Canal rotundus. 4. Foram. ovale. 5. For. spinos. 6. For. lacerum. 7. For. jugul.

subit un changement notable de forme, il peut arriver que le tentorium se trouve tendu au point de fracturer par arrachement le *proc. clinoïdeus anterior* ou le dos de la selle turcique, ou que la pointe du rocher, réunie au corps du sphénoïde d'une façon particulièrement solide en ce point se fracture ici. »

Par ce qui précède, on voit que tous les genres de fractures, même celles dues au mode particulier d'implantation de la dure-mère, intéressent la égion voisine de la voûte orbitaire et ont une tendance à la gagner par ontiguïté. La force qui provoque ces fractures peut agir de trois manières ifférentes. Le crâne peut être atteint par un choc direct, un coup de bâton, n coup de pied de cheval, une pierre, etc., ou le crâne porte dans une hute, ou le corps était projeté, sur un support résistant. Enfin, la force ontondante peut agir de deux côtés à la fois, le crâne est comprimé par la oue d'une voiture, dans un bassin trop étroit, dans les branches du foreps, etc. Il ne faut pas non plus oublier que par une très violente secousse, ans aucune action directe sur l'ossature du crâne, on a observé des fracıres de sa base, et juste il se produit cet arrachement du processus clinoïdien antérieur dont Merkel fait mention (*Observations de Robert*, *rch. gén.*, 4e série, VI, p. 161).

Ce qui doit nous intéresser tout particulièrement comme ophthalmologistes, 'est que dans ces fractures par contiguïté, comme dans toutes les fractures asilaires en général, le canal optique est très souvent impliqué dans la racture (cinquante-trois fois sur quatre-vingt-six, d'après de Hölder), et ce u'on n'a pas assez fait ressortir, c'est que cette fracture occupe *toujours la aroi supérieure du canal*, au moins cela a été le cas dans toutes les bservations de de Hölder. La paroi inférieure peut participer à cette fracture t se continuer dans la lame papyracée.

Nous savons, en outre, que dans la partie supérieure du canal, la gaine xterne du nerf optique, qui est la continuation directe de la dure-mère, dhère non seulement d'une façon très solide au périoste, mais aussi que la aine interne, la gaine piale, se trouve, pendant ce passage à travers le canal ptique, très solidement attachée à la gaine durale et ainsi indirectement à a paroi osseuse supérieure du canal optique. Le point d'attache des enveoppes du nerf, et de celui-ci même, est donc placé à la paroi supérieure du anal optique, tandis que non seulement la gaine durale se trouve séparée le la paroi osseuse inférieure du canal par un tissu connectif tendre, interosé entre gaine et périoste, mais aussi ici les gaines durale et piale se rouvent éloignées par l'espace intervaginal qui se continue en rainure (en orme de croissant sur une coupe) à travers le canal optique.

La *solide réunion* de l'os, du périoste, de la gaine durale et piale et du issu nerveux lui-même à cette dernière gaine, par l'intermédiaire du cloionnement que la gaine piale fournit, rend presque impossible qu'une fracure de la partie supérieure du canal optique se produise sans qu'elle etentisse jusque dans l'intérieur du tronc nerveux lui-même. Il est impossible que le nerf se soustraie par un simple déplacement. Reste à savoir combien la simple distension de la dure-mère, capable de produire, ainsi qu'on l'a vu plus haut, des fractures basilaires, peut agir sur ce *point fixe* où dure-mère et périoste se confondent dans le canal optique, car l'on a aussi vu se produire des atrophies du nerf optique à la suite de chutes à plat sur les deux pieds, et l'on attribue à des commotions spinales bien des atrophies du nerf optique, qui trouveront leur explication bien plus naturellement dans des lésions produites dans le canal optique lui-même.

Que dans les fractures du canal optique le nerf doit, d'après son mode particulier d'attache à la paroi supérieure du canal et d'après la fréquence si grande de l'emplacement de la fracture dans la paroi supérieure de ce canal, être forcément atteint, ressort déjà des recherches nécroscopiques. Aussi de Hölder trouve sur *cinquante-trois fractures, quarante-deux fois des épanchements de sang dans les gaines du nerf optique*. Si sur onze cas cet épanchement n'est pas noté, c'est qu'on ne sait pas non plus à quelle époque après l'accident la nécropsie a été faite. De Hölder pense plutôt que pour les cas où l'on n'a pas rencontré de sang, la mort aurait été trop instantanée pour permettre cet épanchement, qui, du reste, s'est produit encore une fois en dehors de la gaine et en très grande quantité (dans la partie inférieure du canal) sans qu'il y ait eu du sang dans l'espace intervaginal. Les causes des fractures sont indiquées pour celles avec épanchement intervaginal: trente-deux coups de feu (dont vingt-sept dans la bouche), neuf chutes et un cas d'écrasement par une voiture. Pour les onze cas sans épanchement intervaginal, dix coups de feu, dont sept tirés dans la bouche, et une chute sur la tête.

La *fréquence* des fractures du canal optique, pour ne pas dire la *constance* de pareille lésion, avec les fractures de la base du crâne étant démontrée, quel *genre* de lésion entraînent ces fractures? M. Berlin dit bien, si nous réfléchissons, que trois des parois du canal entourent le nerf, il est aisé d'admettre qu'une intervention traumatique suffisante pour fracturer les parois osseuses ne saurait se passer sans lésions matérielles du nerf. Il en doit être ainsi, en particulier, de la solution de continuité de la paroi supérieure, celle qu'on a justement observée le plus souvent, paroi dont le périoste se trouve intimement réuni au nerf, respectivement à sa gaine interne et se trouve par suite particulièrement disposée pour transmettre des insultes mécaniques de l'os au nerf même.

Mais quelles sont ces insultes? Les observations de de Hölder, fournies par Berlin, sont encore actuellement la base anatomique presque exclusive (voy. aussi Reich, *Klin. Monatsbl*, p. 96, 1879, et de Öttingen, *Die indirecten Verletzungen des Auges bei Schussverletzungen der Orbitalgegend*, 1879, ainsi que Kohn). Ces observations, prises la plupart sur les suicidés qui s'étaient tiré un coup de feu dans la tête et avaient presque tous succombé instantanément, ne donnent guère beaucoup de renseignements. De recherches microscopiques, il n'en est pas question, les investigations ne portant pas sur ce sujet; pourtant de Hölder dit que, même là où le coup de feu avait directement atteint le nerf, celui-ci se trouvait *souvent arraché* ou *déchiré partiellement*, et là où la lésion n'était qu'indirecte, on la rencontrait parfois *très distendue et sur la coupe avec l'autre nerf comparativement plus mince*. Une fois, on rencontre dans la substance même du nerf des hémorrhagies en stries.

Rappelons tout d'abord encore que si M. de Holder n'a pas constaté des lésions microscopiques sensibles du nerf même, il insiste que sur cinquante-trois cas de fractures du canal optique, quarante-deux fois il constata un épanchement sanguin dans la gaine du nerf. Cette hémorrhagie faisait toujours défaut s'il n'y avait pas fracture du canal optique, et elle ne se rencontrait, lorsqu'il n'existait que d'un seul côté la fracture du canal, qu'exclusivement de ce côté. Il ne saurait pourtant pas être nié que le sang peut provenir aussi de la cavité crânienne même, ainsi que des vaisseaux intervaginaux et centraux du nerf optique.

Les observations recueillies par Berlin (*loc. cit.*, p. 611) que renferme la littérature, portent sur quarante-trois observations, pour lesquelles la majorité est due à une action contondante, une chute sur la tête, et le point sur lequel a, de prime abord, porté le choc, est dans la plus grande partie des cas (vingt-six fois) l'os temporal (de préférence le rebord orbitaire). Ce n'est qu'exceptionnellement que l'occiput fut le point d'attaque. Ce sont ces blessures, mieux que les violentes secousses qui résultent d'un coup de feu tiré dans la bouche et où la mort est instantanée, qui peuvent même, en l'absence d'une exploration anatomique et histologique du nerf, nous apprendre de quelle manière il a participé au traumatisme, et cela en étudiant les troubles fonctionnels qui surviennent et les changements ophthalmoscopiques qu'on a pu observer dans un certain nombre de cas.

Quel est le fait saillant d'un traumatisme du crâne suffisant pour entraîner, d'après les données qui précèdent, une fracture du canal optique? Le sujet tombe, sous l'influence de la commotion cérébrale, sans connaissance et reste ainsi un temps variant de quelques minutes à plusieurs jours. Sorti du coma, il constate une cécité plus ou moins complète du côté blessé de la tête (elle est indiquée vingt-sept fois complète, quatre fois incomplète sur quarante-trois cas). De ces cécités instantanées une seule se dissipa, deux fois il y eut amélioration. Dans un seul des cas l'amaurose ne concorde pas avec le côté lésé de la tête, dix fois des troubles éclatèrent des deux côtés, dont un des cas se termina par une cécité complète. L'ophthalmoscope ne donne que dans trente des cas des renseignements, dix-sept fois on constata une atrophie papillaire, deux fois avec pigmentation de la papille atrophiée.

L'image ophthalmoscopique doit forcément être tout à fait différente suivant l'époque à laquelle l'examen a été fait et suivant le genre d'altération qu'a subi le nerf. L'absence de tout signe ophthalmoscopique (Nagel, Leber) précédant une atrophie complète qui survient, comme après une déchirure ou coupure du nerf, a été constatée, aussi bien que les symptômes d'une stase papillaire qu'on a décrite comme névrite optique (Noyes). En outre, on a rencontré des épanchements du sang dans la rétine (King, Demme) et dans le corps vitré.

Si nous nous demandons maintenant comment les troubles visuels, ainsi que les altérations dans l'aspect ophthalmoscopique, peuvent être déterminés, nous pouvons tout d'abord, en faisant ici abstraction d'une lésion directe du nerf, ainsi que de son épanouissement cérébral, pouvant aussi se rencontrer dans un violent traumatisme, constater la possibilité d'une *commotion* du nerf près de son point d'attache, de sa gaine interne au périost du canal optique, en second lieu une véritable *déchirure intervaginale* ou du moins une *interception définitive de conductibilité.* Ces lésions seule expliquent la cécité instantanée, irrémédiable, et sans aucun changemen ophthalmoscopique, précédant l'atrophie complète du nerf, atrophie dont le débuts ne se manifestent que vers la troisième ou quatrième semaine.

Les hémorrhagies dans les gaines, ou celles qui se sont propagées de l cavité crânienne, ne peuvent que plus difficilement expliquer la cécité instantanée, à moins qu'il n'y ait eu une compression notable dans le canal osseu inextensible, qui a alors aussi comprimé l'artère ophthalmique; par contr ces hémorrhagies nous rendent bien compte des rétrécissements concentrique du champ visuel qu'on a parfois constatés, ainsi que des phénomènes d'ischémie de la papille qu'ont signalés quelques auteurs.

Enfin, il se peut que le sang épanché vienne s'accumuler près de l'annea sclérotical, pour distendre l'espace intervaginal à un très haut degré, en traver sa filtration postérieure, augmenter la pression intra-oculaire et êtr la cause de vastes hémorrhagies dans la rétine et le corps vitré. La dilatation en ampoule de l'espace intervaginal finit par simuler les signes d l'embolie rétinienne, ou au moins ceux d'une stase partielle de la papil et dans ces cas, la cécité étant aussi complète, l'atrophie consécutive s compliquera encore d'une pigmentation de la papille.

Qu'il s'agisse ici de lésions directes du nerf, ainsi que de changements pathologiques de l'espace intervaginal, la preuve en est fournie par le fa que, presque sans exception, la cécité correspond au côté du crâne sur leque le traumatisme a porté. Si, exceptionnellement aussi, l'autre nerf optiqu participe, on peut bien, sans forcer les choses, admettre que la fracture atteint aussi l'autre canal optique, de même qu'il peut une fois, exceptionnellement, se présenter le cas que c'est le canal optique du côté opposé la partie lésée du crâne qui est atteint, la fracture ne s'étant propagée de l fissure de l'occiput qu'uniquement dans un des canaux optiques. Du reste comment vouloir discuter ici une absolue régularité dans la symptomatologi lorsqu'il n'y a pas deux traumatismes qui agissent absolument d'une manière identique, ni deux crânes d'une conformation et résistance absolume semblables, même si la blessure les avait atteints d'une façon tout à fa identique?

Aussi sera-t-il presque impossible de poser avec quelque certitude un *pronostic* des fractures de la base crânienne et du canal optique, déjà graves en elles-mêmes. Évidemment, c'est la commotion et la déchiru intervaginale du nerf qui est ici le plus à redouter pour la vision, car, e général, les épanchements dans les gaines ne sont pas très abondants constituent des traînées filiformes, en spirale ou floconneuses qui se réso bent encore assez facilement. De vastes collections sanguines dans l'espac intervaginal semblent plutôt tirer leur origine d'hémorrhagies basilaires, e alors ces dernières sont bien plus à redouter que l'altération du nerf optique même. Une interruption de toute perception lumineuse, signalée par le blessé qui sort d'un coma de courte durée, est toujours très défavorable au point de vue du pronostic, tandis que la conservation d'une partie du champ visuel laisse encore l'espoir d'un rétablissement de la vision, bien moins menacée par les altérations consécutives au traumatisme que par la violence d'action de la blessure même.

Le *traitement* des fractures *directes* de l'orbite se bornera à des pansements aseptiques les plus minutieux, à l'enlèvement d'esquilles absolument détachées, ou mieux à leur reposition, si cela est possible. L'antisepsie la plus rigoureuse est surtout commandée lorsque des parties du cerveau ont été dénudées. Dans ces cas, l'attention doit encore être particulièrement dirigée sur ce point, que l'écoulement de toute sécrétion puisse s'opérer librement, et ici le fait est indéniable que les fractures qui intéressent, à la fois, voûte et rebord orbitaire sont infiniment moins dangereuses que les fractures directes de la paroi supérieure de l'orbite, ne donnant pas cette facilité à la plaie de se déterger et au sang de s'écouler librement. Même au temps où l'antisepsie n'entrait pas en jeu, la dénudation du cerveau n'impliquait pas une mortalité dépassant 34 pour 100 ; actuellement ces conditions sont infiniment plus favorables et c'est pour cette raison, lorsque des phénomènes cérébraux se présentent quelque temps après le traumatisme, qu'on est en droit de transformer une plaie cachée, à trajet sinueux, en une plaie largement ouverte, disposée pour des irrigations antiseptiques fréquentes.

Un conseil général est ici difficile à donner, lorsqu'il ne s'agit pas d'une fracture simultanée du rebord orbitaire, qui indique déjà par où elle se dirige, mais nous pensons, comme Berlin l'admet aussi, qu'on pourra au besoin détacher la paupière supérieure du rebord orbitaire, et, si la vie se trouve en danger, sacrifier même l'œil.

Le sacrifice de l'œil est d'autant plus à conseiller que, dans la très grande majorité de pareils cas, il se trouve privé de sa fonction, ce dont on aura pu se rendre compte, si les phénomènes de méningite et d'encéphalite se sont présentés après un intervalle assez long depuis l'accident, pour que le blessé ait repris connaissance. Mais on agira ainsi, même lorsqu'on aurait la certitude qu'il s'agit d'un organe intact; car, si déjà les blessures de la voûte orbitaire montrent une mortalité d'un tiers (34 pour 100), le blessé succombe presque sûrement lorsque des symptômes tardifs de méningite se présentent. Ici le conseil de vouloir laisser le globe de l'œil après section des muscles droits supérieurs, externes et internes, ne saurait non plus avoir aucune utilité pratique, attendu que l'exophthalmie qui existe constamment en pareil cas et qui est due à la participation, jusqu'à un certain degré, du tissu graisseux de l'orbite à l'enflammation, rend l'effet de la subluxation absolument illusoire.

On devra donc, dans ces cas désespérés, lorsque l'on intervient activement, non seulement enlever le globe oculaire, mais même pratiquer l'exentération de toute la moitié supérieure de l'orbite et mettre ainsi la voûte orbitaire à nu, dans une vaste étendue, afin de pouvoir réséquer les parties broyées, enlever les esquilles ainsi qu'un corps étranger implanté dans cette région.

ARTICLE XI.

BLESSURES DES PARTIES MOLLES DE L'ORBITE (CORPS ÉTRANGERS, EMPHYSÈME).

Grâce à la sphéricité du globe oculaire et à son peu de fixité dans la cavit[é] orbitaire, il peut encore aisément arriver qu'une blessure, sans atteindre les parois de l'orbite, se limite aux parties environnantes de l'œil. A l'occasio[n] de l'exophthalmie, hémophthalmie, et de la cellulite orbitaire de l'œil, nou[s] avons déjà eu occasion de rappeler ce genre de blessures, dont il sera encor[e] question, lorsqu'on traitera des tumeurs pulsatiles de l'orbite. La cellulit[e] après de simples blessures de l'orbite ne s'observe, il est vrai, que lorsqu'i[l] y a eu blessure avec un corps vulnérant infecté (coup de parapluie, de canne), et nous l'avons observé, ce n'est pas comme le pense M. Berlin, parce qu[e] l'air atmosphérique est en quelque sorte exclu de ces blessures, et que d'un[e] part la pénétration en est rendue impossible, parce que trois couches, [la] peau, la muqueuse et le septum orbitaire recouvrent complètement la plai[e,] que cette infection directe n'exercera pas ses effets. Comme nous l'avo[ns] déjà indiqué et comme le démontrent du reste les opérations que nous pra[ti]tiquons, telles que la distension du nerf optique et l'incision de ses gaine[s,] la disposition particulière des parties constituantes du contenu orbitaire fai[t] que les plaies de l'orbite jouissent, en quelque sorte, des avantages des plaie[s] sous-cutanées (Berlin), ce qu'elles sont du reste, mais cela n'est juste que ta[nt] qu'il n'y a pas eu infection directe, car l'accès libre de l'air, rendu impossibl[e] par la disposition du canal d'entrée, n'empêchera nullement les effets désas[-] treux de l'infection de se produire.

La preuve de ce que nous avançons est fournie par l'étude des *corp[s] étrangers de l'orbite*. Un instrument vulnérant, même souillé de matiè[res] infectieuses, s'en débarrassera aisément, en laissant ces matières sur la pe[au] et la muqueuse conjonctivale. Il n'en est plus ainsi de corps étrangers, d[e] conformation si variée qui, pénétrant dans la cavité orbitaire, souvent av[ec] une très grande vitesse, y déposent les substances infectieuses, rest[ées] attachées dans les anfractuosités du corps étranger même.

La pénétration d'un corps étranger dans l'orbite n'est pas chose aussi ra[re] qu'on pourrait le supposer, car la curiosité pour des faits pareils étant d[é]émoussée, on ne se soucie guère plus de les collectionner. Aussi Berl[in] réunit soixante-neuf cas dont deux lui sont personnels, et établit comm[e] cause la statistique occasionnelle suivante. Dans 49 pour 100 (la moitié de[s] cas) le corps étranger était projeté par une autre personne, dans 7 pour 10[0] par arme à feu, dans 11 pour 100 par agression criminelle, dans 45 pour 10[0] un accident a déterminé l'introduction du corps étranger et ce n'est que dans 6 pour 100 des cas où le travail usuel du blessé expliquait cet accident. Le nombre de corps étrangers à collectionner serait encore sensiblement plus considérable, si l'on y comprenait les chasseurs, qui ont eu la chance qu'un grain de plomb ne leur a pas lésé le globe oculaire, mais s'est logé dans le tissu graisseux de l'orbite, où son séjour n'est suivi d'aucun inconvénient.

On peut, en général, soutenir que la réaction est très peu prononcée pour les corps étrangers qui n'ont pas entraîné des substances infectantes dans l'orbite et l'on est vraiment surpris de constater pendant combien de temps les corps étrangers, d'un volume énorme, sont tolérés dans l'orbite sans provoquer d'autres phénomènes qu'une exophthalmie plus ou moins prononcée. En voici deux exemples :

Pendant le siège, un homme de quarante ans fut frappé, dans un guet-apens, par un adversaire qui lui donna avec sa pipe un coup à travers la paupière supérieure et s'enfuit. Le malade se présenta le lendemain avec un exophthalmos assez prononcé, mais permettant l'occlusion facile des paupières. La vision avait complètement disparu, sans que l'ophthalmoscope signalât le moindre changement du fond de l'œil. Un sondage plusieurs fois répété ne donna pas de résultat; pourtant, le malade soutenait qu'il avait, au moment de la blessure, entendu la pipe se casser. L'atrophie complète du nerf optique se développa à partir de la quatrième semaine et, chose étrange, l'exophthalmos ne rétrocéda pas, ni la plaie de la région sourcilière ne se ferma; mais, comme le blessé n'endurait aucune souffrance et que sa vue avait été abolie dès le moment de la blessure, il ne voulut se soumettre à aucune opération. Vers la fin du troisième mois, il se présenta un jour, nous montrant un corps jaunâtre pointu qui faisait légèrement saillie à travers la plaie, que nous élargîmes alors un peu pour en retirer un bout d'ambre long de 4 centimètres qui s'était cassé presque à ras de son trou de vis. L'exophthalmos disparut promptement et la plaie se cicatrisa.

En 1873, me fut adressé de l'Alsace un cultivateur qui, monté sur un arbre, était tombé, et si malheureusement, qu'il s'empala littéralement sur un talon de vigne, qui se cassa sous le poids du corps, mais dont l'extrémité supérieure resta implantée dans l'orbite gauche. Le malade resta privé de connaissance pendant plusieurs heures et l'on enleva aussi soigneusement que possible tous les fragments de bois de l'orbite. L'œil blessé devint phthisique, le malade guérit assez promptement et se serait facilement consolé de la perte de son œil, si un assez haut degré d'exophthalmos ne l'avait pas sensiblement défiguré et ne lui avait occasionné de temps à autre des douleurs névralgiques périorbitaires. Six mois après la blessure, j'extrayais après avoir enlevé l'œil phthisique et mis largement à jour les parties molles de l'orbite, deux fragments de bois dont le plus long mesurait près de 3 centimètres et 1 centimètre d'épaisseur. Aussi ces corps étrangers n'avaient pas été reconnus par le sondage.

La tolérance des corps étrangers non infectés est excessivement grande dans l'orbite et cela grâce à la disposition du coussinet graisseux de cette cavité, qui, une fois l'œil réduit par la phthisie, fournit au corps étranger une cavité où sa tolérance sera d'autant plus assurée que l'absence d'un volume trop considérable empêchera qu'il ne puisse léser et contusionner les parties environnantes. Il est fort utile pour le praticien de connaître cette tolérance, afin de ne pas intervenir par simple curiosité. Cela est d'autant plus vrai, que le corps étranger occupe non seulement la cavité orbitaire, mais s'est implanté de manière à envahir aussi, par une de ses extrémités, une cavité avoisinante et qu'en voulant l'enlever on établit des communications avec les cavités situées à l'entour de l'orbite. Le cas le plus instructif que nous connaissions à cet égard, est celui publié par feu Pagenstecher, et fournit une preuve éclatante des dangers que l'intervention chirurgicale peut présenter pour l'extraction des corps étrangers de l'orbite.

« Marie D..., âgée de vingt-quatre ans, se présente le 26 mars 1863 à la clinique de Wiesbaden. La malade est d'une bonne constitution et son extérieur annonce la santé. Dans le cours de sa septième année, elle tomba, en tricotant, et se perfora le globe oculaire droit avec une aiguille qui fut, dit-elle, retirée dans son intégrité. A ce moment, il survint dans cet œil une inflammation chronique qui abolit bientôt la fonction visuelle et se termina en produisant une convergence considérable de l'œil malade, avec impossibilité de le porter dans l'abduction. La malade eut souvent, par la suite, à souffrir dans cet œil d'attaques inflammatoires subaiguës, qui la contraignaient à recourir à un traitement médical. Il y a quelques années, on tenta même de pratiquer l'opération du strabisme, mais cet essai resta infructueux, car il fut impossible de découvrir le muscle droit interne. Dans ces derniers temps, l'œil gauche, qui n'avait pas souffert, présenta des symptômes inflammatoires qui, d'après les indications de la malade, doivent être rapportés à des conjonctivites pustuleuses avec kératites superficielles. Actuellement, le globe oculaire droit est réduit aux deux tiers de son volume primitif. Il est fortement attiré en dedans et fixé de telle sorte qu'une partie seulement de la masse cicatricielle qui remplace la cornée s'aperçoit au-dessous de la conjonctive fortement tuméfiée. La conjonctive bulbaire est le siège d'un chémosis, et les paupières sont atteintes d'œdème et rougies. Le toucher du globe de l'œil, assez dur, y excite des douleurs. L'œil gauche craint beaucoup la lumière, la conjonctive est légèrement rouge; la cornée, l'iris et le cristallin présentent l'aspect normal. L'examen fonctionnel révèle un affaiblissement marqué des fonctions accommodatrices et une diminution de l'amplitude de l'accommodation. L'examen ophthalmoscopique montre les milieux à l'état normal, la choroïde saine, la papille très rouge. Dans ces conditions, nous croyons urgent de recourir à l'énucléation de l'œil droit, pour faire cesser les symptômes précurseurs d'une inflammation sympathique de l'œil gauche. L'opération fut pratiquée le 30 mars. Elle offrit quelques difficultés, car il fut impossible de produire la rotation du globe de l'œil pour couper les muscles droits interne, supérieur et inférieur. Lorsqu'on essaya de sectionner le nerf optique, les ciseaux rencontrèrent une résistance très considérable causée par un corps acéré de 6 à 8 millimètres de long sur 1 millimètre de large, et qui, provenant de la voûte orbitaire, avait traversé la sclérotique dans sa partie postérieure et inférieure et tenait évidemment l'œil dans l'adduction. Ce corps, en forme d'arête, semblait légèrement mobile et élastique, et la malade, revenue de l'état anesthésique, accusait, quand on le touchait, de vives souffrances. Comme les ciseaux ne réussissaient pas à le sectionner, on se vit contraint de n'enlever que les trois quarts environ de la sclérotique et son contenu. La pointe de cette prétendue arête osseuse était recouverte d'un tissu inodulaire épais et de vestiges de la sclérotique. On appliqua le bandeau compressif et l'on se réserva de soumettre la malade à une exploration plus attentive. Dans le cours de l'après-midi, la jeune fille fut très agitée, accusa de vives douleurs dans le côté droit de la tête, et eut, à diverses reprises, des vomissements violents, symptômes qu'on attribua à l'action du chloroforme. Cependant la guérison n'avançait pas : la réunion ne se fit pas, comme il arrive habituellement après l'énucléation, par première intention; au contraire, il survint une suppuration fétide et la malade fut agitée par un mouvement fébrile incessant. La céphalalgie persista, les paupières se tuméfièrent fortement; les vomissements seuls cessèrent le 1er avril. Jusqu'au 20 de ce mois, la malade garda une grande faiblesse, avec anorexie complète, et la céphalalgie dont elle souffrait persista, ainsi que la suppuration de mauvaise nature dont l'œil opéré était le siège. Mon ami, M. le professeur Esmarch (de Kiel), qui vint, ce jour-là, à ma clinique, me fit penser qu'un corps étranger laissé dans l'orbite pourrait être la cause de cette suppuration et retarder la guérison. Contre la volonté de la malade, qui nous assurait que l'aiguille qui avait pénétré dans son œil ne s'y était pas rompue, nous la soumîmes de nouveau à l'action du chloroforme, et le doigt introduit dans l'orbite rencontra encore la pointe élastique et mobile dont j'avais constaté la présence. J'introduisis le long de mon doigt une pince à pansement, je saisis ce petit corps, et par une traction assez énergique je retirai un fragment d'aiguille à tricoter long de 10 centimètres et fortement rouillé, et cela dans une direction telle qu'il ne fut pas douteux que l'aiguille, après avoir pénétré le long de la face interne de l'orbite, avait longé la face interne de la cavité crânienne et s'était dirigée vers le rocher droit. Il survint une faible hémorrhagie, et j'appliquai un pansement léger. Vers le soir, la malade fut prise de vomissements violents et de douleurs très vives dans la moitié droite de la tête et vers l'occiput. Le pouls s'éleva à 100. Je fis prendre à la malade de la glace et de l'acétate de morphine à la dose de 1 centigramme ; mais les vomissements et la céphalalgie persistèrent. Continuation du traitement. Le 22 avril, les nausées, les vomissements et la fièvre existaient toujours. La mémoire était affaiblie et la malade plongée dans une demi-somnolence. Le 24 avril, la suppuration diminue dans la plaie, toujours sensible, et le toucher de la paroi supérieure de l'orbite, surtout en dehors, dans la région de la glande lacrymale, est extrêmement pénible : anorexie, soif, pouls à 90, plein et bondissant; respiration très accélérée, céphalalgie générale. Je prescris le calomel à haute dose. A partir de ce moment jusqu'au 30 avril, les symptômes généraux s'amendent pour réapparaître avec toute leur intensité le 9 mars, jour où la malade fait sa première sortie. Trois émissions sanguines locales ramènent peu à peu un état très satisfaisant (1er juin). La malade fut soumise pendant trois semaines à une surveillance attentive, et comme au bout de ce temps il n'était pas survenu de nouvelles rechutes, elle put quitter la clinique. Après avoir vécu dans de mauvaises conditions hygiéniques, la malade rentre le 30 août 1863 à l'hôpital de Wiesbaden. Huit jours auparavant, elle avait été prise de fièvre, de céphalalgie, de vertige, de douleurs dans la nuque et de fortes nausées. Le pouls, qui n'indiquait que 100, augmente progressivement jusqu'à 120, le 30 septembre, jour où la malade succombe dans un profond collapsus après exacerbation considérable des symptômes cérébraux. A l'autopsie, on trouve du côté gauche de la moelle allongée et pénétrant dans la substance du cerveau un foyer purulent d'un demi-pouce d'étendue. Un semblable foyer, de l'étendue d'une pièce d'un florin, fut trouvé sur le pont de Varole entre l'arachnoïde et la pie-mère ; celui-ci ne pénétrait pas dans la substance du cerveau même. » (*Extrait du registre de l'hôpital civil.*)

L'énumération des corps étrangers si variés qu'on a rencontrés dans l'orbite ne présente guère d'intérêt. En général, c'est un fragment d'un corps vulnérant, qui, en se cassant au moment de la blessure, a été retenu dans l'orbite, et ordinairement ce n'est qu'un seul corps étranger qu'on y trouve, il est exceptionnel qu'un bâton déjà fendillé d'avance laisse ses fragments dans l'orbite et qu'il s'y brise en plusieurs morceaux. Une exception doit être faite ici pour des fragments de verre qu'on a trouvés jusqu'au nombre de trois à cinq (Fronmüller, Hardy). Qu'on veuille ici surtout se méfier des malades (principalement des hystériques) qui, pour se rendre intéressants, se réintroduisent des fragments de corps étrangers, une fois qu'on a procédé à leur extraction.

Le volume de la cavité orbitaire admet déjà le séjour de corps étrangers très volumineux, mais on en peut extraire qui présentent des dimensions vraiment extraordinaires, lorsqu'ils empiètent, comme dans l'observation de Pagenstecher, sur les cavités avoisinantes, où qu'ils font saillie en dehors de la cavité orbitaire. On ne saurait pourtant nullement vouloir tirer une conclusion du volume du corps étranger, d'après l'exophthalmos que présente le blessé ; ainsi l'on peut rencontrer celui-ci très peu accusé et pourtant trouver un corps étranger très volumineux, mais qui a pénétré dans une des cavités osseuses ; de même le volume peut être considéré infiniment supérieur à ce qu'il est, par suite du gonflement du tissu cellulaire qui entoure le corps étranger. Ordinairement ce gonflement se fait de préférence autour du corps étranger même, formant une sorte de noyau endurci lorsque celui-ci a séjourné quelque temps dans la cavité orbitaire et aide ainsi, surtout quand ce gonflement s'étend jusque sous la paupière même, à poser le diagnostic. C'est plutôt encore cet endurcissement, que le volume même du corps étranger, qui, formant tumeur autour de lui, réduit plus dans un sens que dans l'autre la mobilité de l'œil et contribue à raffermir notre diagnostic, principalement lorsque l'exophthalmie s'accentue davantage dans une direction opposée à celle où séjourne le corps étranger.

Nous insistons sur ces signes, car le *sondage* même ne nous paraît fournir que des données incertaines et cela d'autant plus qu'il s'agit de corps peu volumineux qui ne se butent pas contre l'une des parois de l'orbite, lorsque la sonde exploratrice les atteint. Cela est si vrai qu'il m'est arrivé de laisser dans l'orbite des fragments de bois de petites dimensions, même après avoir exploré à travers une large ouverture de la paupière l'orbite derrière le globe de l'œil luxé. Car ces corps étrangers, très faciles à déplacer dans le tissu graisseux rétro-bulbaire, fuient sous la sonde et le doigt explorateur. Aussi n'accordons-nous au sondage de plaies récentes que très peu de valeur lorsqu'il ne s'agit pas de corps métalliques, ou très volumineux, qui viennent se loger dans l'orbite.

Il en est autrement lorsque cette induration du tissu ambiant a, en quelque sorte, déjà fixé le corps étranger, c'est-à-dire lorsqu'il s'agit déjà d'un séjour assez prolongé dans la cavité orbitaire; mais ici l'attention du praticien est déjà suffisamment attirée par d'autres symptômes. Ce n'est pas que nous déconseillions l'exploration attentive avec la sonde dans les cas de blessures récentes et bornées à l'orbite même, mais nous voulons seulement bien faire ressortir que le résultat *négatif* donné par le sondage n'exclut nullement la présence d'un corps étranger.

Il est impossible de tirer des symptômes concomitants une déduction de quelque valeur sur la présence d'un corps étranger. Ainsi au moment de sa pénétration, il peut avoir donné lieu à des détachements d'un muscle, au déchirement d'un nerf moteur, à la déchirure et rupture du nerf optique, et produire ainsi des phénomènes qu'on attribue, à tort, à la présence même du corps vulnérant et à la *compression* qu'il exerçait sur son entourage. Il est même assez fréquent de rencontrer des cas où un corps étranger volumineux se trouve logé à côté du globe oculaire intact, conservant toute sa mobilité et tout symptôme douloureux faisant absolument défaut.

Il est rare de voir l'état général être atteint par la présence de corps étrangers qui séjournent seuls dans l'orbite et n'ont pas empiété sur les cavités voisines; leur absolue tolérance est même caractéristique, ne provoquant aucune irritation des nerfs avoisinants. Exceptionnellement on a signalé des anesthésies de la région frontale, des hyperesthésies de cette même région (Hardy). Les douleurs névralgiques périorbitaires (Saemisch), ou des névralgies qui ne surviennent que dans une position déterminée de la tête (Dolbeau), avec spasme consécutif des paupières (Lyster), sont exceptionnelles.

Le goût particulier de tabac indiqué lorsqu'un bout de pipe séjourne dans l'orbite (White, Cooper, Borel) ne peut pas s'expliquer autrement que par la fracture des parois de l'orbite qu'entraîne presque forcément l'introduction d'un corps très volumineux dans l'orbite. Ce sont ces fractures et principalement l'implantation simultanée de corps effilés et pointus dans les cavités avoisinantes qui peuvent alors provoquer des symptômes très complexes, allant jusqu'au développement du tétanos avec issue fatale (Hulke).

Nous ne nous arrêtons pas à l'exposé des symptômes de ces cas compliqués de fractures, qui varient suivant chaque cas donné ; ce qui est presque caractéristique à tous, c'est que ces corps étrangers restent fixes et implantés dans l'une des parois fracturées et que leur séjour prolongé peut provoquer la formation d'ostéophytes avec tendance à l'enkystement, s'il s'agit d'un corps peu volumineux et au point de vue chimique peu irritant, ne se décomposant pas.

Comme *traitement*, l'extraction doit être conseillée en règle générale si le blessé se présente tout de suite, et qu'on peut procéder facilement à travers le trajet d'entrée (qu'on élargit au besoin) à cette extraction. Le blessé vient-il après cicatrisation de sa plaie : alors il faut des indications précises pour déterminer une intervention chirurgicale, car on ne s'amusera pas à rechercher des corps de petites dimensions (grains de plomb, fragments de capsule, pointes d'instruments piquants) qui sont parfaitement supportés par le blessé. On n'ira pas non plus à la recherche de balles une fois l'œil détruit et la plaie complètement cicatrisée, car l'enlèvement de ces projectiles, encastrés le plus souvent dans les os, peut exposer le malade à des accidents graves (fissures, épanchements sanguins intracrâniens), desquels sa bonne étoile l'avait primitivement préservé.

Un corps étranger même, lorsqu'il est parfaitement toléré, réclame l'extraction si son volume est considérable et qu'une exophthalmie défigurante en est la conséquence. Il en est de même si l'emplacement du corps étranger, tout en ne déterminant pas une propulsion notable, entraîne une diplopie gênante dans une direction du regard. On aura une autre indication précise, si la vision n'a souffert qu'après un certain temps de séjour dans l'orbite, et n'est abolie que partiellement, de manière qu'on peut songer à une compression plus ou moins directe du nerf optique.

Il va sans dire qu'on procédera tout de suite à l'opération, si un corps étranger qui a séjourné et a été toléré pendant assez longtemps, vient à entraîner des symptômes douloureux et inquiétants pour la santé du malade ; mais on s'abstiendra rigoureusement lorsqu'il n'en est pas ainsi et qu'on a le moindre doute que le corps vulnérant n'est que *partiellement* logé dans l'orbite même.

Ces corps implantés dans les os peuvent, lorsqu'on les enlève, donner lieu à l'extension de fractures vers la base du crâne, à de vastes hémorrhagies (Dolbeau). Nous avons cité *in extenso* l'observation de Pagenstecher pour démontrer combien il est dangereux de toucher à un corps vulnérant qui occupe simultanément la cavité crânienne. Un pendant de ce cas est celui relaté par Demours (t. Ier, p. 411). Il s'agissait d'un enfant de dix ans qui avait, pendant six semaines, parfaitement supporté un fragment de fil de fer, qu'on enleva parce qu'il faisait de plus en plus saillie et était devenu de moins en moins fixe, ne se doutant, bien entendu, pas qu'il avait pénétré dans la cavité crânienne. L'extraction fut immédiatement suivie de convulsions et l'enfant succomba un quart d'heure après l'extraction.

Parce que cette extraction n'est pas toujours suivie d'accidents aussi graves, qu'on a pu enlever une lame de couteau qui avait pénétré à 2 centimètres dans le lobe central antérieur et voir parfaitement se remettre le malade (Cintrac), on ne sera nullement justifié, si on procède à l'extraction sans que l'état du blessé la réclame d'urgence. Y est-on contraint? On mettra tous ses soins à éviter de brusquer l'extraction, et cela particulièrement lorsque le corps étranger se trouve implanté dans la paroi supérieure de l'orbite. Toute brusquerie est d'autant plus défendue, qu'on ne sait pas exactement dans quel sens appliquer la traction, et qu'on doit toujours avoir présent à la mémoire qu'il peut s'agir de corps vulnérants qui ne sont pas droits, mais qui se sont recourbés et forment crochet dans une des cavités avoisinantes. La prudence dans les mouvements d'extraction est encore commandée par la fragilité des corps étrangers, et qu'il faut à tout prix éviter une fragmentation de corps cassants (verre, bouts d'ambre, bois pourri), fragmentation qui complique alors singulièrement l'opération.

Opère-t-on dans l'intérieur de l'orbite? On doit bien encore se rendre compte que les lésions portent, lorsqu'on n'y met pas toute la délicatesse dans ses mouvements de traction, aisément sur le nerf optique et les nerfs moteurs, et qu'on doit soigneusement éviter de provoquer, par l'extraction d'un corps étranger, des désordres que la pénétration dans l'orbite avait heureusement évités.

On peut ranger, parmi les corps étrangers de l'orbite, la pénétration de l'air, l'*emphysème orbitaire*. L'exophthalmie produite par la pénétration de l'air dans le tissu cellulo-graisseux de l'orbite ressemble, quant à l'aspect, à celle du goitre exophthalmique; mais, au lieu de percevoir une sensation d'empâtement au pourtour de l'œil, le toucher révèle, dans l'emphysème, une élasticité particulière, de la crépitation, et l'on arrive, par une pression continue et modérée, à replacer, au moins en partie, l'œil dans l'orbite.

Presque toujours l'emphysème de l'orbite se complique de l'emphysème des paupières qui reconnaît les mêmes causes, et, assez souvent, l'air se mélange de sang extravasé, déterminant de larges ecchymoses sous-conjonctivales et sous-cutanées. On peut tirer de différentes circonstances quelques indications propres à permettre de localiser assez exactement le siège de l'emphysème de l'orbite, en s'appuyant, par exemple, sur ce que celui des paupières a précédé ou suivi l'exophthalmie, sur ce que cette dernière est plus prononcée dans un point que dans un autre, que l'exophthalmie augmente sensiblement lors de l'expiration, et surtout si le malade ferme le nez et la bouche pendant un effort d'expiration, etc.

L'œil est ordinairement chassé en dehors et latéralement et les mouvements réduits en tous sens, si l'exophthalmie est notable. La possibilité de pouvoir, par une douce pression prolongée, procéder à une réduction partielle du globe oculaire, que le malade annule tout de suite par un mouvement violent d'expiration, pose mieux que tout autre signe le diagnostic, car la crépitation revient à l'emphysème palpébral, celui du tissu graisseux de l'orbite même ne saurait être constaté. Une conclusion certaine que l'exophthalmie, coïncidant avec un emphysème orbitaire, doit forcément revenir à une pénétration d'air dans le fond de l'orbite, n'est pas admissible, car les blessures qui déterminent de l'emphysème orbitaire, provoquent très facilement un hématome orbitaire.

En négligeant ici l'emphysème généralisé, la cause la moins redoutable de l'emphysème de l'orbite consiste dans la déchirure du sac lacrymal, et l'accident survient, en pareil cas, lorsque le malade éternue ou se mouche avec force (voy. t. Ier, p. 35, EMPHYSÈME DES PAUPIÈRES).

La fracture des sinus frontaux donne lieu au même phénomène ; mais implique un pronostic beaucoup plus grave, surtout si la violence n'a pas directement porté sur la région indiquée et si l'on a affaire à une fracture par contre-coup. L'emphysème consécutif à cette fracture s'étend facilement sous les téguments du front et de la tempe, comme dans le cas si curieux rapporté par le professeur Jarjavay (1).

Enfin l'emphysème de l'orbite peut résulter d'une rupture des cellules ethmoïdales ou d'une communication établie entre la partie supérieure des fosses nasales et l'orbite. Quoi qu'il en soit, ces lésions proviennent ordinairement d'un contre-coup, et nécessitent, le plus souvent, une violence trop considérable pour que l'exophthalmie devienne un symptôme assez digne d'intérêt, si ce n'est au point de vue du diagnostic.

Le *pronostic* de l'emphysème orbitaire le plus commun, c'est-à-dire de celui qui succède à une simple lésion de continuité des voies lacrymales, est tout à fait bénin et permet de fixer à quelques jours ou, au plus, à quelques semaines, la fin de la maladie. D'ailleurs. on peut juger du peu de gravité qu'offre cet épanchement gazeux en lisant les lignes suivantes, que nous empruntons au volumineux *Traité des tumeurs de l'orbite* de M. Demarquay : « Certains maquignons le développent artificiellement chez les vieux chevaux qui ont les yeux trop enfoncés dans l'orbite. A cet effet, ils pratiquent une petite incision sous la paupière, puis, à l'aide d'un chalumeau, ils y insufflent de l'air, lequel enfle les tissus et fait ressortir le globe de l'œil. On a même vu des conscrits avoir recours à ce coupable moyen pour produire chez eux l'exophthalmos. »

Le *traitement* se borne, quand la propulsion de l'œil est due au déchirement du sac, à appliquer un bandeau compressif et à recommander au malade de ne pas se moucher et d'éviter les expirations violentes. Si, à la suite d'une fracture des parois orbitaires, il se formait une tumeur gazeuse

(1) *Compendium de chirurgie*. t. I, p. 100.

qui persistât un temps assez long, on devrait encore s'en tenir à une simple compression et ne tenter l'évacuation de l'air extravasé que dans l'imminence d'une suppuration qu'on se verrait contraint de combattre par un traitement chirurgical.

Pour ce qui concerne les lésions des parties molles de l'orbite sans la pénétration d'un corps étranger, il n'y a que deux genres de blessures qui présentent de l'intérêt pour nous, ce sont celles de l'*appareil moteur* et celles de son conducteur sensoriel, le *nerf optique*.

Un corps vulnérant qui pénètre dans l'orbite (et c'est le plus souvent en longeant la paroi osseuse du nez) ne rencontre que des parties molles de l'orbite, qui tendent à fuir et à se déplacer devant l'instrument vulnérant, une résistance n'est présentée que par le globe oculaire, lorsque, comprimé contre l'une des parois orbitaires, il reste fixé, et alors le corps vulnérant y pénètre ou glisse à sa surface. Pendant ce mouvement de glissement, il peut détacher ou arracher l'un des muscles. C'est à ces lésions directes des muscles qu'il faut rapporter les strabismes qu'on observe à la suite des blessures du contenu orbitaire et non à des sections ou déchirements des nerfs qui se trouvent dans des positions assez garanties contre les lésions directes, s'y soustraient par leur distension et leur mobilité et ne s'observent que lorsque de graves désordres ont éclaté dans la profondeur de l'entonnoir orbitaire par suite de la pénétration d'un corps vulnérant.

Nous avons observé (voy. *Ann. d'Ocul.*, LXXI, p. 229) un détachement musculaire, même avec un instrument contondant grossier, d'une manière aussi exacte que s'il avait été exécuté par la main d'un opérateur adroit. C'est le glissement sur la surface lisse et résistante de la sclérotique, qui fait que même des surfaces vulnérantes très peu larges, telles qu'un grain de plomb, arrivent à raser le tendon du globe oculaire. Il est donc absolument erroné de vouloir, par le défaut d'une étendue suffisante de plaie de pénétration, douter qu'un détachement complet d'un muscle ait pu s'opérer, et d'interpréter son manque absolu de fonction, comme le fait Berlin (*loc. cit.*, p. 641), par une déchirure d'une branche du nerf oculo-moteur au delà de son départ de la *radix brevis*.

Un petit garçon était tombé, il y a quatorze jours, sur un fer étroit qu'il tenait dans la main. Assez exactement dans le milieu de la paupière inférieure droite se voit une plaie récente à peine de 3 lignes d'étendue et à peu près horizontale. L'œil est immobile en bas, et en dedans, pas d'exophthalmie. La pupille élargie est immobile. Des troubles grossiers de la vue n'existent pas. A des présentations ultérieures, l'œil ne montrait pas de changements.

Nous n'hésiterons pas, en pareil cas, à admettre un détachement ou arrachement de deux muscles à la fois et le réattachement de pareils muscles, suivi d'un rétablissement parfait de la fonction, prouve bien que les nerfs moteurs n'ont pas été directement atteints.

Du reste, un véritable arrachement de tous les muscles du globe oculaire a été observé après des traumatismes graves, ainsi que l'introduction violente d'un corps volumineux dans l'orbite, de manière que le globe oculaire se trouvait complètement luxé en dehors de sa cavité et que les paupières se fermaient derrière lui, restant suspendu uniquement au nerf optique, ou pendant encore à quelques filaments de muscles et de tissu connectif. Pendant que cette luxation se produit, une violente compression du globe oculaire, qui n'aboutit pas à la rupture scléroticale, suffit pour déterminer un détachement de tous les muscles, ou au moins d'un certain nombre, comme dans l'observation de Flarer (*Ann. d'Ocul.*, XIX, p. 141), où le droit interne, le droit supérieur et l'oblique supérieur furent détachés. Une avulsion complète de tous les muscles se rencontre lorsque le globe oculaire est enlevé de son orbite, comme dans les observations de Verhaage (voy. p. 593), Hergot (*Ann. d'Ocul.*, p. 200) et Arcoleo (*Giornale d'Ophth.*, p. 150, 1870). Que le nerf optique peut se prêter à un haut degré de distension, démontre l'observation de A. Stuart (*Cooper. Wounds and Injuries of the Eye*, p. 220, 1850), où, en dépit de ces déchirures, le nerf optique avait conservé sa fonction.

Ces blessures, accompagnées évidemment de lésions notables des vaisseaux qui se rendent au globe oculaire, ne donnent pas non plus un mauvais pronostic pour ce qui concerne la guérison, et il faut soigneusement éviter une résection hâtive. Après une irrigation antiseptique prolongée, on procède à la reposition de toutes les parties détachées et qui dépassent les paupières, et on replace l'œil s'il a été luxé en écartant les paupières avec des élévateurs en forme de crochets; le bandeau compressif complète le pansement. La reposition de l'œil est commandée même lorsqu'il n'existe presque plus d'attaches du globe oculaire avec le contenu orbitaire. L'arrachement des nerfs ici n'est pas une contre-indication pour tenter une greffe devant laquelle on n'a pas hésité avec des yeux d'animaux. L'expérience a démontré que la greffe du globe oculaire réussit, si la reposition s'opère assez promptement, et que celle-ci peut, grâce à la persistance de quelques points d'attache, être faite assez complètement.

Ne s'agit-il que de traiter des anciennes lésions concernant un détachement d'un ou de plusieurs muscles, alors qu'il s'est développé un strabisme, gênant par la diplopie qu'il entraîne? Alors on procédera aux opérations indiquées en pareil cas, et l'on se bornera, suivant le degré de reculement qu'a subi le muscle blessé, à un simple avancement capsulaire ou musculaire, ou à pareille opération avec ténotomie de l'antagoniste, et parfois même, si la déviation n'est que très peu accusée, à un simple reculement musculaire. Comme de préférence on suivra l'indication de rétablir le *statu quo ante*, ce sera à un avancement capsulaire ou musculaire qu'on s'adressera; mais comme cela n'est pas exécutable s'il s'agit des muscles obliques, c'est aux procédés de correction chirurgicale des paralysies résultant des obliques qu'on aura recours. La diplopie qu'accuse presque toujours le malade, nous permet ici, par le dosage avec les prismes, de nous rendre compte quel degré de correction nous devons nous efforcer d'obtenir. La suppression de la diplopie nous est aussi un garant certain de la guérison obtenue, ou sa persistance nous indiquera, par le degré qu'elle présente, si nous avons l'espoir d'aboutir au moyen d'exercices stéréoscopiques, ou si l'on doit procéder à une opération complémentaire.

Parmi les blessures des parties molles du contenu orbitaire, il y en a une qui nous intéresse particulièrement, et c'est celle qui atteint le nerf optique mais dont il a été déjà longuement question (p. 592). Si nous y revenons, c'est pour parler de celles qui accompagnent les luxations du globe oculaire ou son déplacement brusque, et consistant dans un simple *tiraillement* et une *distension* du nerf optique.

A l'occasion de la distension des nerfs, que nous avons conseillée pour le traitement de la dégénérescence ataxique (voy. p. 549), nous avons déjà fait observer que, chez quelques malades qui n'avaient présenté, avant la distension sur l'œil opéré, qu'une simple perception lumineuse, un retour à la vision avait été observé au point de leur permettre de compter les doigts à quelques mètres de distance. Expérimentalement, il est donc prouvé que le nerf peut subir un haut degré de distension sans qu'il en résulte forcément une abolition de sa fonction. Mais les traumatismes nous avaient déjà renseigné à cet égard, et nous avaient appris que le globe oculaire peut être attiré avec son pôle postérieur jusque dans le plan orbitaire, rester luxé au-devant des paupières, qui se sont resserrées derrière lui, déplacement qui implique une distension énorme, si nous comparons la longueur du nerf et la profondeur de l'orbite, et pourtant, comme dans les observations de Richter, Tyrell, Stuart, Cooper et autres, il est expressément indiqué qu'après reposition du globe oculaire la vision est redevenue intacte.

Nous sommes d'autant plus frappé de ce fait, que nous avons fait remarquer combien le nerf optique est disposé à souffrir lorsqu'il s'agit d'un déplacement dans le canal optique même, déplacement insignifiant, quand il est question de fissures, passant à travers le canal osseux. N'oublions pas que le nerf optique ne se prête dans le canal ni à un déplacement direct ni indirect (dans ses gaines), que pareil déplacement, lorsqu'on le force, est nécessairement suivi de déchirures vasculaires (et probablement aussi des fibres nerveuses). Il en doit être tout autrement pour la partie intra-orbitaire du nerf, où les collections abondantes de liquide peuvent avoir lieu dans les gaines, en les déplaçant l'une sur l'autre, sans qu'il en résulte, pour cela, un trouble fonctionnel et où la distension n'entraîne aucun des désavantages qu'elle présente pour la portion intracanaliculaire. Cela est si vrai qu'on a observé des cas où cette distension s'était prolongée pendant fort longtemps (pendant des mois sans qu'aucun préjudice en fût résulté pour la vision). Il est à noter pourtant que ces observations (Beer, Himly) datent d'une époque où l'on ne mesurait ni le degré de l'acuité visuelle, ni l'étendue du champ visuel.

Nous ne possédons aucun renseignement non plus sur les altérations ophthalmoscopiques qui s'observeraient à la suite d'une distension plus ou moins prolongée du nerf optique. J'ai soigneusement examiné les opérés par distension du nerf, mais je n'ai même pas pu me rendre compte si un déplacement des vaisseaux centraux en était la conséquence. Jamais je n'ai observé des épanchements sanguins dans la papille, tandis que je les ai constatés à la suite d'incisions pratiquées à la gaine externe du nerf optique.

ARTICLE XII

TUMEURS DE L'ORBITE. — GÉNÉRALITÉS

Dans la description des tumeurs de l'orbite, on peut suivre un ordre purement d'anatomie pathologique, ou établir, au point de vue pratique, une classification telle que nous l'avons adoptée pour la précédente édition d'après leur siège, en arrivant ainsi à les diviser en deux grandes classes :

1° Les tumeurs intramusculaires, c'est-à-dire celles qui prennent leur point de départ dans l'espace compris entre le globe de l'œil et les muscles qui, du fond de l'orbite, viennent s'y insérer, en circonscrivant un espace ayant à peu près la forme d'une pyramide à quatre pans;

2° Les tumeurs extra-musculaires; c'est-à-dire celles qui se sont développées en dehors de cet espace, et auxquelles se joignent tout naturellement les tumeurs nées de la paroi osseuse de l'orbite ou de son périoste. Dans le groupe des tumeurs intramusculaires on doit faire rentrer, au premier chef, celles qui ont pris naissance dans l'œil même, dans ses enveloppes ou dans le nerf optique. Dans l'autre groupe seront comprises particulièrement les tumeurs qui ont pris leur point de départ dans les parois de l'orbite, les paupières, la glande lacrymale, etc.

Une autre division topographique des tumeurs se rapporte aux diverses parties constituantes de l'orbite et comprend, comme *Berlin* (*loc. cit.*, p. 668) l'a adopté :

1° Les tumeurs ayant leur siège et pris leur évolution dans le tissu connectif de l'orbite ;

2° Les tumeurs de la glande lacrymale ;

3° Les tumeurs du nerf optique ;

4° Les tumeurs des parois osseuses de l'orbite.

Cette subdivision classe non seulement les tumeurs d'après certaines *régions*, mais elle les groupe, mieux encore que dans les divisions que nous avions autrefois adoptées, d'après leur *constitution histologique* et les range davantage d'après certains groupes de symptômes. C'est pour ces raisons que nous donnons à cette classification la préférence. Nous ne comprenons pas ici dans les tumeurs les altérations vasculaires (tumeurs vasculaires), la distension du coussinet graisseux de l'orbite (le goitre exophthalmique).

Les tumeurs de l'orbite méritent un soin de description particulier non seulement à cause des grandes difficultés qu'elles présentent, au point de vue du diagnostic, mais aussi à cause de l'importante place qu'elles occupent dans les affections orbitaires en général.

Tandis que Berlin indique 41,7 pour 100 de tumeurs dans ses maladies orbitaires, notre tableau (voy. p. 700) porte ce chiffre à 50 pour 100. Pourtant la proportion des tumeurs orbitaires, comparativement aux tumeurs de tout le corps, paraît encore assez restreinte, quoique ici la statistique est difficile à établir, car il y a relativement peu d'oculistes, qui renvoient leurs malades atteints de tumeurs orbitaires dans les services de chirurgie, ne les opèrent pas dans leurs propres services. C'est pour cette raison aussi que le nombre des tumeurs orbitaires est rapporté par Billroth (*Chirurgische Erfahrungen*, *Wien.*, 1879, p. 638 et 121) à un chiffre si insignifiant. Sur 2058 tumeurs opérées en 1871-76 par cet éminent chirurgien, 217 concernent la figure (nez, bouche). et de ces dernières 18 seulement se rapportent à l'orbite. La relation de la proportion des tumeurs orbitaires avec les tumeurs de tout le corps en général (et non de celles qui réclament les soins du chirurgien) n'a été faite jusqu'à présent que pour les tumeurs mélaniques par Eisel (*Prager Vierteljahrschrift*, LXXVI, p. 26, 1862), et il serait peu justifié de vouloir en tirer une conclusion sur la répartition des tumeurs en général, car les tumeurs mélaniques ont une prédilection particulière pour le tractus uvéal et les parties avoisinantes; aussi presque la moitié (47 sur 104) occupe la région oculaire.

La répartition des tumeurs dans la région oculaire, c'est-à-dire suivant qu'elles concernent globe oculaire, paupières et orbite, a été donnée par *Hasner d'Artha* (*Prager med. Wochensch.*, n° 49, 1864) et fournit la proportion suivante, d'après un relevé de 162 cas :

Tumeurs du globe oculaire	40 cas.
Paupières	86 —
Orbite	36 —

Les tumeurs orbitaires occupent donc dans pareille compulsion encore une place fort importante (28 pour 100).

La répartition que *de Hasner* donne suivant l'âge est la suivante (nous plaçons à côté la répartition, d'après l'âge, de notre statistique, pour ce qui concerne les tumeurs dans 25 cas) :

	globe oculaire	paupières	orbite	notre statistique
De 1 à 10 ans	13	0	13	4
— 11 à 20 —	4	4	9	6
— 21 à 30 —	0	4	2	1
— 31 à 40 —	2	9	3	4
— 41 à 50 —	10	23	6	1
— 51 à 60 —	6	24	1	6
— 61 à 70 —	5	16	3	3
— 71 à 80 —	0	6	1	0

Cette statistique démontre que l'âge infantile, jusqu'à dix ans, est particulièrement exposé aux tumeurs du globe oculaire et de l'orbite, tandis qu'on n'y observe pas de tumeurs des paupières (à l'exception toutefois des tumeurs érectiles) et que ce sont surtout les affections des paupières qui atteignent les personnes âgées de quarante à soixante-dix ans. On ne saurait pourtant pas tirer des conclusions sur des statistiques, qui portent sur des chiffres aussi restreints et qui doivent encore notablement varier suivant la réputation d'opérateur expérimenté, que se sera faite celui qui réunit ces chiffres.

C'est ici l'occasion de dire que, pour ce qui concerne le diagnostic des tumeurs néoplasiques de l'orbite, il ne sera toujours qu'un *diagnostic de probabilité*, car à part la situation de ces tumeurs enfermées dans une cavité peu accessible au palper, elles se trouvent, lorsqu'elles sont de petite dimension, masquées par le globe oculaire. Nous sommes donc privés ici de bien des signes que l'exploration d'autres régions nous fournit, la dureté, la transparence, la vascularité, etc. Il ne faut pas non plus oublier que les premiers débuts d'une tumeur orbitaire se soustraient à l'observation et que, dans la majorité des cas, nous sommes incapables de préciser le moment exact où la tumeur a pris naissance; car ce n'est qu'après qu'un déplacement de l'œil, une exophthalmie plus ou moins prononcée s'est produite ou qu'une déviation du globe oculaire s'est révélée au malade par la diplopie, qu'elle occasionne, qu'on est averti des changements qui se sont opérés dans l'orbite, mais ces signes ne concordent, le plus souvent, pas exactement avec les débuts de l'affection.

Il est encore utile d'observer que la direction dans laquelle l'exophthalmie se produit, la réduction de motilité plus accusée dans un sens ou dans l'autre, peuvent bien nous donner au début un renseignement précieux sur le siège d'une tumeur, mais que ces signes perdent sensiblement de leur valeur, lorsque l'exophthalmie est déjà très prononcée et la motilité abolie pour la plupart des directions du globe oculaire. En pareil cas, le diagnostic ne devient ordinairement qu'un diagnostic d'à peu près, car ni l'exploration avec le trocart, ni la tentative de l'arrachement d'une parcelle, en harponnant la tumeur, ne donnent des indications de quelque valeur pratique, à cause du siège particulier des néoplasies. Il est bon de rappeler ici que souvent après avoir même enlevé une tumeur et en la tenant entre les mains, nous ne pouvons pas nous prononcer, sans avoir tout d'abord procédé à l'examen histologique : comment donc prétendre à une précision parfaite du diagnostic au moyen du palper et des données anamnestiques aussi incertaines que celles dont nous disposons *avant* l'opération et que le malade nous fausse ordinairement.

Passons rapidement en revue les divers symptômes propres aux tumeurs de l'orbite afin de ne pas avoir à y revenir chaque fois en décrivant les diverses variétés.

A part l'exophthalmie, la réduction de motilité du globe oculaire (le ptosis pour les tumeurs de la région supérieure de l'orbite), nous voyons les signes de compression se manifester du côté du globe oculaire, ainsi que des difficultés surgir pour la libre circulation dans cet organe. Une augmentation de tension et un changement de forme, un aplatissement du globe oculaire, peuvent survenir, se signalant par une hypermétropie acquise. Le développement de la myopie, un allongement par compression latérale auraient aussi été observés (Galezowski, *Ann. d'Ocul.*, t. LIV, p. 202), mais pour cela il doit évidemment se présenter des conditions extraordinaires qui permettent au globe oculaire la compression de latéralité.

Nous avons exposé (p. 401) les raisons pour lesquelles nous n'admettons pas qu'une véritable papillite puisse se développer pour les tumeurs de l'orbite qui ne communiquent pas avec les gaines du nerf optique. Les symptômes que peuvent provoquer du côté de la papille les tumeurs orbitaires sont ceux d'une simple stase, avec ischémie rétinienne plus ou moins prononcée (et pouls artériel dans certains cas). « L'état le plus fréquent qu'on rencontre, en général, est une papillite qui occupe toute la papille, exceptionnellement elle n'est que partielle, » dit M. Berlin. C'est certainement le contraire qui a lieu et ce n'est que bien exceptionnellement (tumeurs infectieuses du nerf optique) qu'on peut constater une véritable papillite, concordant avec une tumeur orbitaire. Du reste les recherches anatomiques le prouvent aussi ; le nerf s'atrophie, soit après avoir passé exceptionnellement par des phases de strangulation et de compression, qui se reflètent sur le disque nerveux et qu'on a désignées d'après de Graefe (*Arch. f. Ophth.*, X, p. 190 et 201) comme inflammatoires ; ou le nerf s'atrophie purement et simplement à la suite de son tiraillement, de sa distension et de l'interruption de conductibilité. Les véritables signes d'une inflammation du nerf n'ont jamais été révélés sur des yeux enlevés simultanément avec des tumeurs orbitaires, siégeant en dehors de l'espace intervaginal. Pour une inflammation, il faut une infection, et « l'hypérémie *fluxionnaire* » qui a lieu de se produire « au voisinage des tumeurs et vers celles-ci » ne nous rend, à nous, nullement « ce processus inflammatoire très aisément explicable » (Berlin). « Un surcroît de matériaux de nutrition affluant vers le nerf, au moins vers sa partie intra-oculaire » ne peut nullement déterminer une inflammation, mais au plus les signes d'hypérémie, à laquelle peuvent s'adjoindre les phénomènes d'embarras du retour de l'afflux sanguin. C'est aussi sur les troubles circulatoires, thrombose de la veine centrale, dilatations vasculaires, etc., que portent les données anatomiques constatées (Leber), mais nullement sur la présence de signes indiscutables de névrite floride ou ancienne (1).

Ce qui s'observe en réalité bien plus fréquemment encore que les

(1) M. Picqué (*Arch. d'Ophthalm.*, nos 5 et 6, 1888) consacre deux longs articles critiques à ma classification des inflammations du nerf optique. Je n'ai pas répondu à cette critique, car je ne suis nullement de l'avis de notre estimé confrère, qu'il faille s'abstenir de donner pour l'enseignement une classification, parce que comme toute division analogue, elle est nécessairement critiquable et revisable, suivant les progrès de notre science. Si, d'après M. Picqué, il faut « réserver toute tentative de classification et attendre la publication de nouveaux documents », je dois, il me semble, aussi remettre ma réponse au moment où notre confrère aura remplacé ma classification par la sienne.

signes de troubles circulatoires du côté du nerf optique, c'est une atrophie plus ou moins complète, car la compression du nerf peut aller jusqu'à évider les gaines en certains points, les tumeurs même les plus malignes n'ayant pas de tendance à empiéter sur les gaines, pas plus qu'elles ne pénètrent dans le globe oculaire, si leur siège n'a pas été primitivement dans l'espace intervaginal. Le nerf s'atrophie de la façon la plus complète, à mesure que l'exophthalmie est poussée au plus haut degré. La distension des nerfs ciliaires, qui dès le début peut se révéler par une réduction ou abolition complète de l'amplitude d'accommodation (de Graefe), va aussi jusqu'à l'abolition de toute sensibilité de la cornée. Comme celle-ci est déjà, par suite de l'exophthalmie, mal protégée du côté des paupières, il se développe alors promptement des phénomènes de kératite neuro-paralytique, et une vaste perforation donne lieu à la destruction du globe oculaire, hâtée parfois même par une infection directe du contenu du globe, à travers la cornée partiellement détruite.

Les troubles circulatoires déterminés dans le globe oculaire peuvent exceptionnellement se manifester comme hémorrhagies rétiniennes, décollement du corps vitré et de la rétine et même détachement de la choroïde (Krohn) ; mais en général ces altérations de nutrition ne s'observent que lorsque, par l'accroissement très rapide d'une tumeur, une perturbation a été apportée subitement, non seulement à la circulation et nutrition du nerf optique, mais à celles du globe oculaire en général.

En ce qui concerne l'état général de santé dans les cas de tumeurs orbitaires, il ne souffre ordinairement pas, à moins que l'évolution de la tumeur, dans la profondeur de l'orbite, n'expose à la compression des nerfs sensitifs et n'occasionne des douleurs périorbitaires, de la névralgie ciliaire très intense et ne prive les malades de repos, les prédisposant en outre à des nausées et des vomissements. Bien entendu que pour ces tumeurs, siégeant dans l'entonnoir rétréci de l'orbite, leur propagation vers la cavité crânienne entraîne alors promptement des phénomènes cérébraux d'une gravité plus ou moins notable, soit que ceux-ci soient consécutifs à des hémorrhagies cérébrales, des méningites infectieuses, ou à de l'encéphalite de même nature.

L'apparition de tumeurs métastatiques, la dissémination des foyers dans la cavité crânienne et les cavités avoisinantes, sont surtout à craindre pour les gliomes, les sarcomes à petites cellules et les tumeurs mélaniques, qui ont déjà, dans la plupart des cas, donné lieu à des métastases hépatiques, lorsque leur évolution dans l'orbite a pris une certaine extension. C'est principalement ce genre de tumeurs qui montre une prédilection pour des métastases à distance, ainsi que cela s'observe aussi pour certains cylindromes.

Toutefois M. Berlin insiste (*loc. cit.*, p. 660) que, pour toutes les tumeurs de l'orbite, la façon dont se comportent les voies et les glandes lymphatiques doit être le sujet d'une attention toute particulière. Il faut se rappeler ici, que les glandes cervicales profondes se trouvent en réunion intime avec les glandes faciales profondes, qui reçoivent elles, les *vasa afferentia* de l'orbite. Une infection néoplasique peut ainsi se propager, comme Berlin l'a observé, jusque vers les glandes supra-claviculaires, qui, elles, se trouvent en communication avec les glandes cervicales profondes. La propagation est, grâce à cette répartition des glandes, facilitée vers les cavités de la face et le long du cou.

ARTICLE XIII

I. — Tumeurs siégeant dans le tissu propre de l'orbite.

Toute division que nous puissions adopter pour la classification des tumeurs de l'orbite est sujette à la critique, et cela surtout pour ce qui concerne les besoins d'un enseignement pratique, ainsi qu'au point de vue des exigences des données étiologiques. La subdivision ancienne en tumeurs bénignes ou malignes a certainement sa raison d'être, au point de vue pratique; de même que par la classification, au point de vue purement anatomique, concernant le siège de la tumeur, nous nous voyons forcé de ranger parmi les tumeurs, siégeant dans le tissu propre de l'orbite, des tumeurs qui n'y ont nullement pris naissance, comme certains kystes (encéphalocèles). C'est pour cette raison que nous débutons aussi dans l'exposé du premier groupe des tumeurs par les tumeurs kystiques et que nous procédons de la description des tumeurs envahissantes de l'orbite de nature bénigne à celles de même nature qui y ont pris directement naissance, pour arriver à l'exposé des tumeurs malignes, aux véritables néoplasies.

A. — Kystes de l'orbite.

1. *Encéphalocèle.*

L'*encéphalocèle*, ou *hernie durale*, peut se présenter comme simple *hydro-encéphalocèle*, ou même comme véritable *céphalocèle*, c'est-à-dire la hernie durale renferme simplement du liquide cérébro-spinal, montre alors des parois d'une épaisseur variable, acquérant parfois les qualités de véritables fibromes, ou la hernie se présente avec des parois, ne dépassant, comme épaisseur, guère celle de la dure-mère même et renferme une partie étranglée de la masse cérébrale, pouvant parfois être en communication avec les ventricules, comme cela s'observe pour d'autres encéphalocèles du crâne. La règle paraît être pour les encéphalocèles orbitaires qu'elles ne représentent que des hydro-encéphalocèles, c'est-à-dire une cavité qui ne renferme que du liquide cérébro-spinal, en communication directe avec l'espace subdural. L'abolition de cette communication amène alors la formation de certains kystes congénitaux de l'orbite.

La hernie durale se produit ordinairement par suite d'une occlusion défectueuse de la suture située entre l'os planum et le frontal, mais elle peut aussi résulter d'une malformation de l'os lacrymal, du prolongement nasal du maxillaire, ainsi que d'une absence complète ou d'un état rudimentaire de l'os planum. C'est donc essentiellement un vice congénital dans la conformation de la paroi interne de l'orbite, concernant les parties avoisinantes de l'os lacrymal et son entourage, qui donne lieu à la formation de la hernie durale, et cette origine congénitale détermine donc forcément aussi le siège le plus commun de l'encéphalocèle. Très exceptionnellement son siège est plus profond et résulte d'une malformation de la fissure orbitaire supérieure de l'orbite (Moreau, Velpeau).

La peau qui recouvre la hernie, dont la grosseur varie entre celle d'un pois et d'un œuf de poule, est ordinairement absolument normale, lisse et mobile sur la hernie. A mesure que celle-ci a pris de l'extension, la peau se montre plus tendue sur le sac herniaire, peut même y prendre adhérence et présenter des dilatations vasculaires rappelant les télangiectasies. Suivant les diverses dimensions des encéphalocèles, leur forme varie. Ordinairement elles sont aplaties, ovalaires et ressemblent, comme conformation, beaucoup à des dilatations hydropiques du sac lacrymal. Bien exceptionnellement, on a occasion d'observer une forme pédiculée permettant un certain degré de déplacement. Dans les cas que nous avons observés, et dont un a été décrit par M. Raab (*Wiener med. Wochenschrift*, n°s 11-13, 1876), la ressemblance de la tumeur avec une hydropisie du sac lacrymal, qui n'aurait pas dépassé le bord inférieur du ligament palpébral interne, était frappante.

Pour la plupart des encéphalocèles, deux signes sont particulièrement caractéristiques : c'est un degré de fluctuation généralement très accusé et, en second lieu, la possibilité de pouvoir par une compression douce et continue réduire le volume de la tumeur. Le doute sur la nature de la tumeur sera, bien entendu, dissipé, si, par suite de l'amincissement des parois, elle devient transparente, présente une pulsation apparente et s'agrandit visiblement sous l'influence des mouvements expiratoires. Il n'est nullement nécessaire que la compression du sac herniaire, surtout lorsqu'il ne présente pas une large communication avec l'espace subdural et que son volume n'est pas considérable, provoque des symptômes cérébraux, comme cela s'observe pour les encéphalocèles d'autres régions du crâne, dont la compression est suivie de mouvements convulsifs et de phénomènes d'exagération de pression intracrânienne. Existe-t-il plusieurs encéphalocèles (bilatérales)? Alors la compression de l'une fait saillir l'autre et fournit ainsi un nouveau signe pour le diagnostic.

L'origine congénitale représente l'encéphalocèle, ou mieux la hernie durale, comme un vice congénital, qu'on doit rapporter plutôt à un arrêt de développement, pour ce qui concerne les hernies orbitaires, qu'à la compression par dilatation hydrocéphalique d'un ventricule, comme cela peut être le cas pour des encéphalocèles d'autres régions du crâne. Du reste nous avons déjà fait observer que des malformations, ainsi que des anomalies congénitales des os constituant la paroi interne de l'orbite, ne comptent pas parmi les raretés et c'est une grande exception que la coïncidence avec d'autres encéphalocèles du crâne (Ripoldi, de Öttingen) laisse soupçonner que la malformation des cavités encéphaliques joue, dans l'origine de l'encéphalocèle orbitaire, un rôle prépondérant.

Les hernies dont nous traitons sont d'une telle rareté qu'il n'y aurait guère d'intérêt à s'en occuper ici plus longuement, si nous n'avions pas nous-même vu commettre la confusion de pareilles hernies avec des tumeurs lacrymales et proposer une intervention chirurgicale. La dilatation vasculaire qui recouvre la hernie, son mouvement pulsatile peuvent aussi exposer à l'erreur grave de les confondre avec des tumeurs érectiles et engager à vouloir les traiter par des injections coagulantes. La confusion avec des tumeurs polypeuses du nez et des sinus frontaux et la proposition de les attaquer de ce côté ont aussi déjà été faites, lorsque la hernie a sensiblement empiété sur la région de la racine du nez. Persisterait-il en réalité dans un cas difficile un certain doute, on serait engagé, avant de se décider à une intervention quelconque, à procéder à une aspiration du liquide et à faire son examen chimique, qui nous révélerait alors les caractères identiques du liquide cérébro-spinal (voy. pour pareille analyse, t. I, p. 249).

Car il ne faudrait pas croire que tous les enfants atteints d'encéphalocèles, surtout ceux qui présentent de petites hernies orbitaires, soient voués à une mort prématurée, comme cela est ordinairement le cas pour des encéphalocèles d'autres régions du crâne. Le praticien doit donc être prévenu qu'il est exposé à les rencontrer. En général, les malades ou les parents l'avertiront que la tumeur est congénitale et n'a guère varié depuis la plus tendre enfance. Aussi en l'absence de toute gêne autre pour le malade que la difformité (l'effacement du dos du nez), le praticien s'abstiendra rigoureusement de toute intervention.

2. *Kystes par occlusion.*

La fermeture tardive d'un vide congénital dans la paroi interne ou supérieure de l'orbite, qui a livré passage à une hernie directe, peut donner lieu à la formation d'un kyste par occlusion. De fait, pareille origine semble prouvée par des observations où l'on a, conjointement avec d'autres encéphalocèles, rencontré à l'endroit ordinaire, où siège la hernie durale, un véritable kyste à parois fibreuses, ne correspondant pas avec la cavité crânienne. En outre, on a observé des cas où la partie la plus superficielle de l'encéphalocèle formait un sac kystique isolé de la partie herniaire qui, elle seule, communiquait avec l'espace subdural. Pourtant ce genre de kystes par occlusion est d'une extrême rareté et dans une des principales observations à citer, celle de Ripoll (De l'encéphalocèle congénitale. *Bull. de thérap.*, t. 74, 1878), le premier sac kystique ne contenait pas de liquide.

L'attention sur ce mode de formation du kyste doit être portée sur pareille origine congénitale, toutes les fois qu'on rencontre un kyste, non dermoïde, situé sur la paroi interne et supérieure de l'orbite, et cela même lorsque en procédant à une opération, on n'est pas à même de pouvoir démontrer une partie du kyste qui aurait été en communication avec l'espace subdural. La simple adhérence très intime avec les parois mentionnées de l'orbite suffit, et cela, d'autant plus que cette adhérence se rencontre en un point où la paroi orbitaire se trouve très notablement amincie.

Nous sommes aussi actuellement de l'avis que tous les kystes qui traversent les parois interne et supérieure de l'orbite pour communiquer avec la cavité orbitaire, formant un sac clos, sont à considérer comme kystes par occlusion d'origine congénitale (encéphalocèle) et non comme provenant d'un hygrôma orbitaire, dont nous aurons à parler tout à l'heure; car la dilatation progressive d'un kyste, pouvant librement s'étendre en dehors ou, comme le font les tumeurs du nerf optique, distendre notablement la cavité orbitaire, n'aboutit pas à une usure des os et à la production d'une fente, qui donnerait accès du kyste à la cavité crânienne, mais cette ouverture est bien d'origine congénitale.

Le cas remarquable observé par Delpech se rapporte à un jeune homme de vingt ans qui portait, depuis l'âge de huit ans, une tumeur considérable qui remplissait l'orbite gauche et faisait saillie entre les paupières. L'espace compris entre ces voiles membraneux écartés mesurait un pouce et demi. Il n'existait plus que quelques vestiges de la cornée; l'exophthalmie paraissait le résultat d'une tumeur de la cavité orbitaire, dont elle semblait atteindre le sommet, et qu'on pouvait croire occuper l'intervalle des muscles de l'œil, qu'elle suivait dans ses mouvements. La consistance de la tumeur indiquait suffisamment sa nature : il était évident qu'il s'agissait d'un kyste. La cavité orbitaire avait acquis des dimensions considérables. Le front, le nez et la moitié gauche de l'arcade alvéolaire supérieure avaient changé de forme. Le kyste fut ouvert, à l'aide d'un bistouri droit, vers le milieu de la paupière inférieure. Il s'en écoula en abondance un liquide citrin, dont la quantité se trouva manifestement disproportionnée avec les dimensions de la tumeur et de la cavité orbitaire elle-même. Le doigt porté dans la plaie pénétra dans un kyste « séro-muqueux », qui présentait de nombreux épaississements et se prolongeait dans la cavité crânienne au travers du trou optique dilaté, au point d'admettre facilement l'indicateur. Plusieurs médecins y plongèrent le doigt pour s'assurer de la consistance de la substance cérébrale contiguë à ce prolongement intracrânien du kyste. Ces explorations et le pansement, qui consista à introduire « mollement » de la charpie dans la cavité et entre les bords de la plaie, isolés par l'interposition d'une bandelette de linge enduite de cérat, étaient certainement peu propres à infirmer l'opinion du chirurgien, qui craignait de voir les phénomènes inflammatoires se propager vers le cerveau et amener une terminaison fatale. Celle-ci survint, en effet, dans la soirée du cinquième jour. Un diverticulum du kyste, long de 3 pouces, plongeait dans la substance de la face inférieure du lobe gauche, en refoulant dans ce point la pie-mère et l'arachnoïde, avec laquelle il avait contracté des adhérences solides. Cette partie du kyste contenait, comme les autres, des produits purulents, et la surface en était également irrégulière. Le trou optique était transformé en une sorte d'isthme par lequel passait ce prolongement du kyste. Il se trouvait déplacé en haut et en arrière, par rapport à celui du côté opposé. Son diamètre mesurait plus de 6 lignes. Le nerf optique avait complètement disparu (?) par suite de la compression qu'il avait subie. Un second kyste fut trouvé dans l'épaisseur du lobe antérieur droit du cerveau, sans refoulement des méninges, avec lesquelles il n'était en rapport qu'en bas et en avant, dans le point où il était le plus superficiel. Ce kyste avait les dimensions d'un demi-œuf de pigeon. (*Clinique chirurgicale de Montpellier*, p. 505, Demarquay, *loc. cit.*, p. 376.)

Probablement il s'agissait aussi d'un kyste d'origine congénitale semblable relaté par Masgana (*Gaz. des Hôp.*, p. 355, 1870), quoique aussi ici la communication directe avec une encéphalocèle n'a pu être établie.

Un grand kyste occupant la paroi *supérieure* et *interne* de l'orbite est extirpé. On trouve après l'enlèvement ces parois *défectueuses*, et le kyste renfermant une masse très semblable comme aspect à la masse cérébrale. La jeune femme de vingt-six ans avait déjà présenté, avant l'opération, des signes d'aphasie; ces symptômes persistèrent et la parole resta traînante.

Si ces cas constituaient toujours les faits les plus rares qu'on puisse observer, par contre, nous pensons qu'un très grand nombre des kystes dermoïdes qu'on a observés doivent être rangés dans le groupe des kystes par occlusion (teratomes de Virchow). Ces kystes doivent leur origine, d'après les recherches de Verneuil (*Bull. de la Soc. d'anat.*, p. 300, 1852, et *Comptes rendus de la Soc. de chirurgie*, 27 déc. 1876), à un arrêt de développement des arcs branchiaux et nous avons déjà exposé (t. I, p. 106) le mécanisme de ce développement qui est pour l'orbite le même que celui relaté pour les paupières. Leur siège concorde aussi avec pareille origine congénitale, car on les rencontre de préférence dans les parties superficielles de la cavité orbitaire, soit vers la queue, soit de préférence vers la naissance du sourcil. Comme nous ne sommes pourtant pas absolument certains que tous les kystes dermoïdes soient d'origine congénitale, nous les décrivons parmi les tumeurs.

3. *Kystes par extravasation.*

Un kyste hématique (sanguineous kyst) peut-il se développer à la suite d'épanchements intra-orbitaires? Le fait ne saurait être nié, mais doit être d'une rareté extrême, et nous-même n'avons jamais eu occasion d'en observer un cas. Qu'on ne veuille pas oublier que, dans la majorité des cas, où l'on a diagnostiqué des kystes hématiques, une ponction exploratrice a précédé l'opération et que le sang pur que renfermait à l'opération le sac kystique, ou la coloration rougeâtre ou roux-brunâtre, provenait de la ponction préalablement exécutée.

Il peut en outre arriver que, dans un cas d'angiome caverneux, qu'on n'enlève qu'incomplètement, on prenne pour un espace kystique, une partie à large dilatation vasculaire. M. Berlin qui, avec tant de soin, a parcouru toute la littérature, ne trouve que trois observations : celle de Holmes (*Chicago med. Journ.*, janv. 1871) où le kyste faisait partie d'une tumeur caverneuse, celle de Waters (*Bombay Indian med. Gaz.*, 1871), et enfin le cas de Fischer dont il est question dans l'article des hématomes (voy. p. 749). Depuis le travail classique de Berlin aucune observation authentique de kyste sanguinolent n'a été signalée.

Comme les kystes hématiques sont destinés à être, à l'avenir, rayés des traités, il en sera ainsi pour les *kystes pigmentaires ou mélaniques*. Un kyste pigmentaire peut-il se développer à la suite d'une hémorrhagie intra-orbitaire? Cela est d'autant plus problématique que la formation d'un kyste hématique est plus que douteuse.

Nous savons, par expérience, que certaines tumeurs mélaniques présentent une consistance mollasse des plus accusées, de façon qu'en les incisant il s'en écoule un contenu absolument semblable à de l'encre et que le mélanome se vide, en quelque sorte, de son parenchyme pigmenté fluidifié; c'est aussi dans ce sens qu'il faut interpréter les deux uniques observations de kystes mélaniques.

Dans le premier cas de Pamard père (*Ann. d'Ocul.*, XXIX, p. 26), on rencontre, chez un homme âgé de trente ans, « une tumeur ayant la forme et le volume d'une grosse amande dépouillée de sa coquille, située à l'angle externe de l'œil droit. Elle soulevait la conjonctive, à travers laquelle on apercevait une coloration noire qui me fit présumer l'existence d'une tumeur mélanique. La seule médication à remplir me semble être l'ablation... La tumeur fut parfaitement isolée (par une incision intéressant conjonctive et commissure externe) et enlevée sans de grandes difficultés. La glande lacrymale, qu'on avait cru malade, offrant l'aspect normal, je crus devoir la respecter. Examinée avec soin, la tumeur offrait l'aspect d'une amande, enveloppée dans un kyste mince, diaphane, qui renfermait une substance que je ne saurais mieux comparer qu'à la cire noire dont les soldats se servent pour leur giberne. C'était la même consistance, la même couleur. La guérison eut lieu promptement. » Rencontré vingt ans plus tard, l'opéré n'avait pas présenté de récidive.

L'autre observation est rapportée par Mooren (*Ophth. Mittheilungen*) et se prête bien à la discussion. On avait cru qu'il s'agissait d'un néoplasme de la glande lacrymale, mais, en procédant à l'opération, on se convainquit qu'on avait affaire à un kyste. Des quantités incroyables d'un liquide semblable à de l'encre s'échappèrent du sac kystique incisé. Aussi paraissait-il incompréhensible comment le kyste pouvait renfermer une si grande quantité de liquide, jusqu'à ce que le doigt introduit constata que la pars orbitalis de l'os frontal avait été perforée et que les sinus frontaux avaient servi de dépôt à ces masses *noirâtres*. Déjà le deuxième jour, il survient une inflammation des tissus graisseux de l'orbite, avec panophthalmitis consécutive, qui fit courir les plus grands dangers à la malade. Comme cause étiologique du mal, on invoqua une contusion contre le montant d'une porte juste deux ans auparavant.

Le manque de récidive dans le cas de Pamard, constaté depuis vingt ans, n'exclut pas la possibilité qu'il se soit agi d'une tumeur mélanique qui, après la première ablation, reste, surtout chez des personnes jeunes, longtemps non suivie de rechute. La coloration noire que Pamard père indique, d'une façon si imagée, pour le contenu du prétendu kyste, n'admet pas non plus l'interprétation d'un kyste hématique qu'on a voulu lui donner (Fano). Pour ce qui concerne l'observation de Mooren, est-il admissible qu'une tumeur de petite dimension, qu'on est tout d'abord tenté de prendre pour un néoplasme de la glande lacrymale, se trouve en communication avec les sinus frontaux? Est-il admissible que sans qu'il ait préexisté aucun symptôme cérébral, il se soit agi ici, comme Berlin le pense, d'une mélanose de la pie-mère ayant perforé la paroi supérieure de l'orbite usée? Il avait affaire, très probablement, à une mélanose des parties postérieures du globe oculaire, ou des gaines du nerf optique, ce qui explique aussi la panophthalmie consécutive. La quantité incroyable de masses pigmentaires résulte du mélange de ces masses avec le sang qui s'écoule et lui donne absolument l'aspect de l'encre.

4. *Kystes exsudatifs, hygroma de l'orbite.*

C'est dans la distension progressive d'une très petite bourse muqueus intra-orbitaire que ces kystes prennent leur source, et il est très probabl que la plupart des kystes véritablement séreux qu'on rencontre dans cett région reconnaissent une origine semblable. Le nombre de ces petites bourse muqueuses varie suivant les sujets, et il n'est pas rare d'en rencontrer che lesquels on les rechercherait en vain; car, comme le dit très judicieusemen M. Virchow (1) : « Ces organes ne se trouvent, pour ainsi dire, pas dans l plan général de l'organisation; ils ne résultent pas nécessairement du déve loppement de l'organisme, comme le péritoine, la plèvre et le péricarde, e la raison de leur existence est, non dans l'embryogénie, mais dans l'usage e les mouvements des parties, mouvements grâce auxquels ils naissent, ou tout au moins, se développent. »

Le plus souvent, c'est au-dessus et au-dessous du releveur de la paupièr que se rencontrent ces petites bourses muqueuses, et elles constituent là d petites cavités remplies d'un liquide transparent, légèrement visqueux, e dont les parois sont constituées par le tissu cellulaire épaissi. A la suit d'une irritation inflammatoire plus ou moins intense, il peut s'y faire u épanchement assez considérable de liquide, épanchement qui prend un teinte citrine, lorsqu'il s'opère, aux dépens des vaisseaux circonvoisins, d petites hémorrhagies. Selon que les phénomènes d'irritation, qui sont l cause de ces kystes séreux et qui les accompagnent, sont plus ou moin intenses, leur évolution est plus ou moins rapide et leur développement plu ou moins considérable. Ils peuvent constituer des tumeurs assez volumi neuses qui pénètrent dans la profondeur de l'orbite, s'insinuent au traver des fentes dans la cavité crânienne, et produisent des exophthalmos quel quefois assez considérables.

D'après les recherches anatomiques de Hyrtl (I, p. 123), le tend de l'oblique supérieur se trouverait constamment, à son passage près de l trochlée, entouré d'une bourse muqueuse et l'on veut en avoir souvent ren contré entre les muscles releveur et droit supérieur (Demarquay, *loc. cit* p. 419). Nous devons considérer comme résultant d'une altération d'une bours muqueuse, l'observation que nous avons recueillie, ainsi que celle assez ana logue rapportée par Vose Salomon.

Il s'agissait dans notre cas d'un enfant de dix ans, chez lequel avait pris naissanc une tumeur siégeant au-dessus du plancher de l'orbite, et qui refoulait légèrement l'œ en haut (2mm), en diminuant *très notablement* la mobilité de cet organe en bas. Cett tumeur offrait au toucher le volume d'une grosse noisette; son apparition remontait une époque indéterminée. L'enfant accusait des images doubles, qui s'écartaient cons dérablement dès que le regard se dirigeait en bas. Le médecin de la maison et nou même avions diagnostiqué, d'après la dureté de la tumeur et la lenteur de son dévelop

(1) *Loc. cit.*, p. 198.

pement, un fibrome de l'orbite. Je pratiquai une incision parallèle au rebord orbitaire inférieur; je mis la tumeur à jour, et, en essayant avec une spatule mousse, de la dégager du périoste, je vidai un kyste dont le contenu caséeux et semi-fluide s'écoula au dehors. J'enlevai ensuite avec beaucoup de soin la poche adhérente en divers points au globe de l'œil et qui se propageait jusqu'au voisinage du trou orbitaire. Cette ablation faite, je fus très surpris de trouver, par le toucher, la surface inférieure du globe de l'œil absolument lisse, quoique je fusse presque certain de n'avoir pas attaqué un des muscles situés dans cette région. Or voici ce que démontra l'examen microscopique de la paroi du kyste, d'après MM. Cornil et Ranvier. Sur la paroi supérieure du kyste éxistait une bandelette rougeâtre, striée en long, visiblement musculaire, large de 4 à 5 millimètres, longue de 2 centimètres, et dans laquelle le microscope ne révéla que des fibres striées. A côté de ce tissu, dont il se séparait très nettement, se présentait un tissu cellulaire condensé, d'un blanc grisâtre, contenant çà et là, dans son épaisseur, de rares fibres musculaires striées et quelques capillaires. Ces dernières fibres striées, nullement perceptibles à l'œil nu, s'apercevaient à une grande distance de la bandelette musculaire, et étaient, par conséquent, disséminées dans toute la paroi. Le contenu du kyste, adhérent à la paroi, se trouvait composé de cellules à divers degrés de dégénérescence graisseuse, de gouttelettes de graisse, et de cristaux de margarine. La surface interne du kyste était dépourvue d'épithélium. — La réunion s'effectua par première intention, de telle sorte que, huit jours après, le seul symptôme qui persistât était une immobilité absolue de l'œil en bas et un faible chémosis conjonctival. Deux ans plus tard je revis l'enfant : il n'existait aucune déviation de l'œil, mais la diplopie persistait lorsque l'enfant dirigeait le regard en bas.

Il ne s'agissait pas ici d'un kyste sébacé, comme l'examen histologique des parois le démontra clairement, mais d'un kyste à contenu, ayant subi la dégénérescence graisseuse de ses éléments.

Chez l'enfant de quatre ans observé par Vose Salomon, on trouve, cachée derrière la paroi externe de l'orbite et dans la direction du muscle droit externe de l'œil gauche, une tumeur lisse, dure, de la grosseur d'une noisette. Elle avait été observée depuis quelques mois sans qu'un traumatisme ait pu en expliquer la présence. On fit une incision dans la direction des fibres du muscle, on détacha son insertion antérieure, qu'on renversa en arrière avec la tumeur, qui se trouva fixée dans la gaine musculaire. L'extrémité postérieure de la tumeur fut extraite du fond de l'orbite, et l'on reconnut que plus d'un tiers de la longueur du muscle y était compris. On fit la suture de la conjonctive et la ténotomie du droit interne dans l'intérêt de l'équilibre musculaire. Après six mois il n'était survenu aucune récidive, mais un faible strabisme convergent s'était développé. La tumeur énucléée était dure, blanchâtre et d'une structure uniforme. A peu près vers son centre, se trouvaient deux petites cavités remplies de pus. M. Vose Salomon considère cette tumeur comme fibro-plastique (*Brit. med. Journ.*, 18 janv. 1868).

5. *Kystes folliculaires (dermoïdes).*

Les kystes folliculaires de l'orbite sont, comme le prouvent plus ou moins clairement quelques observations, en rapport avec une des paupières, et prennent leur point de départ dans un des follicules du derme. Comme cela a aussi lieu pour un certain nombre de tumeurs semblables qui siègent aux paupières, ils peuvent s'enfoncer à une profondeur variable dans la cavité orbitaire. Il arrive alors, ainsi que cela s'observe dans d'autre régions du corps, qu'ils dissimulent, en se développant notablement, leu origine primitive. En effet, le follicule s'étant oblitéré à son orifice, et de masses épithéliales et graisseuses s'étant peu à peu accumulées à l'intérieur la portion du follicule la plus voisine de la surface du derme s'allonge, s pédicule et s'amincit de telle sorte, qu'il devient fort difficile d'apercevoir le rapports du kyste avec la peau mobile au-dessus de la tumeur.

M. Berlin dit dans sa précieuse monographie : « Comme kystes par rétention, de Wecker comprend un seul grand groupe qu'il désigne comme kyste folliculaires. Celui-ci renferme les *athéromes*, *cholestéatomes*, *méricérides* Il lui ajoute aussi ces formes qui contiennent des poils et même une dent D'après de Wecker, ces tumeurs doivent leur origine à un *follicule cutané* ce qui résulte *de ce qu'elles seraient dans la plupart des cas plus ou moins nettement en réunion avec les paupières*. Aucune autre preuve pour cette origine de pareils kystes orbitaires n'est rapportée ici, ni par des observation propres ou étrangères, qui illustraient cette réunion des kystes avec la peau des paupières. »

A cette critique nous n'avons qu'à répondre qu'il nous a été deux foi possible de constater cette réunion analogue au dernier cas, cité par M. Berlin, qui, dit-il, « n'a trouvé dans la littérature que deux fois une réunion d kyste avec le tégument externe, et cela dans chaque cas sous forme d'u trajet fistuleux conduisant dans l'espace kystique. Dans le premier cas l réunion était acquise, par un traumatisme violent qui avait atteint l'endroi correspondant (Schwarz, Graefe et Walher's, *Journal der Chirurgie u Augenheilk.*, t. VII, p. 245); dans le second cas (Watson Spencer, *Compte rendu du Congrès de Londres*, p. 151, 1873). l'ouverture fistulaire ains que toute la paroi interne du kyste se trouvait garnie de fins poils, ains que toute la paroi interne du kyste; faits qui plaident plutôt pour la nature dermoïde ». D'après M. Berlin, « il n'existe en général aucune donnée positive qui plaide pour l'origine de kystes orbitaires comme provenant d'u follicule pileux, mais tous les kystes folliculaires décrits par Wecke reviennent plutôt aux kystes dermoïdes ».

C'est du reste ainsi que je l'entends aussi, car dans la précédente édition i est expressément dit :

« Les kystes folliculaires de l'orbite se différencient de ceux qui ont été précédemment décrits, par la nature de leur contenu, essentiellement composé de cellules épithéliales, de masses graisseuses, de cristaux de cholestérine, de dépôts calcaires, etc. Suivant que l'un ou l'autre de ces divers éléments prédomine, le kyste reçoit différentes dénominations. Ainsi quand les éléments épithéliaux et les molécules graisseuses entrent à peu près par parties égales dans la constitution de la tumeur, on l'appelle *athérome*. Si les masses épithéliales sont très compactes, et si la graisse a la densité de la stéarine, on a affaire à un stéatome (nom employé par Galien, qui a, plus tard, servi à désigner des tumeurs de tout autre nature et qui doit être, pour ce motif, abandonné). Dans le cholestéatome, il existe une grande proportion de cholestérine ; enfin, dans les kystes décrits sous le nom de *méli-cérides*, la graisse qui s'y trouve en abondance est à l'état fluide. On voit quelle large part est laissée dans cette appréciation au libre arbitre du médecin. Quant au contenu de ces kystes en général, ajoutons qu'on y a signalé la présence de poils (Kerst, de Ammon), et, dans un cas particulier, d'un germe dentaire (Barnes). Les kystes folliculaires peuvent atteindre un développement très considérable, et, à mesure qu'ils grandissent, non seulement chasser l'œil de sa cavité, mais encore dilater singulièrement cette dernière, amincir et user ses parois. »

Dans nos deux observations de kystes orbitaires se rattachant à la peau des paupières, il ne s'agissait pas d'un trajet fistuleux, mais de cordons de tissu connectif qui reliaient le kyste une fois à la peau du grand angle, l'autre fois à celle de la commissure externe. Il s'agissait dans ces deux cas de jeunes filles âgées de dix-neuf et vingt et un ans.

Ne serait-ce que ces quatre observations d'un rattachement direct du tégument externe au kyste, on jouirait d'un matériel plus important pour prouver la provenance folliculaire des kystes dermoïdes que celui dont nous disposons pour la démonstration des kystes dermoïdes comme tératome orbitaire. A l'exception du cas de Berlin, sur lequel nous reviendrons tout à l'heure, nous conclurons *par analogie* que tous les kystes dermoïdes de l'orbite sont congénitaux et dus à un arrêt de développement des arcs branchiaux. Mais on se trouve ici sans autre preuve anatomique que celle que certains kystes de la queue du sourcil sont parfois tellement implantés dans le rebord orbitaire que leur extrémité la plus enfoncée devient orbitaire. Disposons-nous peut-être de nécropsies qui, pour les simples kystes dermoïdes de l'orbite, interprètent exactement leur origine congénitale et dépendante des parois orbitaires. Tout est donc ici hypothétique et pourtant moi-même je suis enclin à reconnaître pareille origine congénitale pour un grand nombre de kystes dermiques de l'orbite, mais non pour tous.

Le nombre des kystes dermoïdes de l'orbite est encore assez restreint, si l'on considère que Berlin (*loc. cit.*, p. 678) dans ses laborieuses compulsions n'arrive qu'à réunir 73 observations, dont on pourra hardiment en retrancher 23 dont le liquide indiqué comme séreux, ou séro-sanguin, semblable à la synovie ou à l'albumine, n'a évidemment rien de commun avec ce que renferme d'ordinaire le kyste dermoïde. Ce n'est pas parce que ces kystes ont été onze fois congénitaux et ont été quatre fois observés chez des enfants âgés de moins de quatre ans, qu'on doit considérer ce fait comme d'une importance décisive pour leur revendiquer le caractère de kystes dermoïdes.

Il y a eu ici évidemment une confusion avec des hygromas orbitaires qu'on a réunis pêle-mêle avec les kystes dermoïdes de l'orbite. Les raisons pour lesquelles M. Berlin les comprend néanmoins dans sa statistique, sont « qu'aucun cas de bourse muqueuse n'ayant encore été examiné anatomiquement (1)

(1) M. Berlin n'a pas fait mention de notre observation (voy. p. 820).

et qu'on peut sur ses 73 observations recueillies en considérer 54 comme kystes dermoïdes indubitables, il vaut mieux adjoindre ces cas à contenu fluide à ces cas indubitables, qu'à une catégorie théoriquement possible ».

Il y a une autre raison, bien plus plausible, pour ranger même un certain nombre de kystes à contenu fluide parmi les dermoïdes, c'est qu'il se présente pour les kystes orbitaires la même chose que pour les kystes sourciliers, à savoir que leur contenu se fluidifie, devient oléagineux (Verneuil) et que le liquide huileux peut, surtout lorsqu'il se mélange avec le sang, être pris pendant l'opération pour un liquide séreux, sanguinolent ou albumineux ou semblable à de la synovie.

Les kystes dermoïdes placés le plus souvent *en dehors* de l'entonnoir des muscles et *un peu en arrière du plan orbitaire* occupent (contrairement aux kystes du sourcil) de préférence le côté interne, c'est-à-dire dans 53 pour 100 des cas, et dans 24 pour 100 seulement le côté temporal (Berlin). Les autres régions sont dans l'ordre de fréquence les suivantes : directement en dehors et en haut, et en dehors et en bas. Ce n'est que dans 15 pour 100 que la situation est directement en bas et on ne l'a rencontrée que dans 4 pour 100 des cas directement en haut.

La forme de ces kystes est arrondie et ils sont uniloculaires dans la presque totalité des cas. Ce qui les différencie des kystes dermoïdes d'autres régions, c'est l'épaisseur plus notable et souvent très vasculaire de leurs parois pouvant donner lieu, au moment de la ponction exploratrice, à des hémorrhagies qui font commettre une erreur sur la nature des kystes, lorsque leur contenu trop peu fluide ne peut être aspiré. Ce contenu peut, ainsi qu'il a été dit plus haut, varier sensiblement suivant qu'il contient plus de graisse, de cholestérine, de margarine et surtout suivant qu'il y a eu tendance à la transformation oléagineuse, ou au contraire à l'infiltration par des sels calcaires et à une production abondante de masses épithéliales de la part des parois du kyste.

De ces deux tendances paraît aussi dépendre l'agrandissement du kyste qui, une fois son contenu devenu oléagineux, semble avoir moins de propension à s'étendre, contrairement aux kystes à masses dermoïdes et pileuses. Pourtant on peut aussi observer la transformation oléagineuse du kyste lorsque celui-ci a déjà acquis des dimensions notables, et il arrive qu'on en évacue alors de très grandes quantités de liquide (un verre à vin dans l'observation d'Ingram).

On observe les kystes dermoïdes aussi fréquemment chez les personnes de l'un ou l'autre sexe ; mais, ce qui est remarquable, c'est que ce n'est guère que sur des jeunes sujets qu'on les rencontre (Berlin) ; dans 82 pour 100 ils étaient moins âgés que vingt ans (il en est ainsi des trois observations que nous avons eu occasion de faire) et seulement 18 pour 100 avaient dépassé la vingtaine. Cette particularité est du reste propre à tous les kystes hygromateux et autres, de même qu'il n'est guère possible de déclarer que la tumeur n'est pas toujours congénitale, attendu que sa présence échappe aux mères, même parfois lorsqu'il s'agit de kystes sourciliers, et leur attention n'est attirée que par l'accroissement du kyste. Tout traumatisme qui a alors précédé cette découverte est accusé comme cause du développement du kyste. Pareil traumatisme peut même amener une rupture du kyste et l'établissement d'un trajet fistuleux (Schwarz).

Le pronostic de ces tumeurs absolument bénignes peut être assombri par le fait qu'elles acquièrent un développement notable (quoique n'empiétant jamais sur la cavité crânienne) rendant leur enlèvement difficile à cause de leur adhérence aux muscles, au globe oculaire et au nerf optique ; le pronostic n'est fâcheux que dans les cas où ces tumeurs ont atteint un développement très considérable et quand leur évolution a parcouru toutes ses phases dans un espace de temps assez restreint. Non seulement alors elles peuvent directement exercer une influence nuisible sur les fonctions de l'œil ; mais encore leur ablation, qu'il n'est pas toujours possible de pratiquer d'une manière complète, expose le malade à des récidives et à une suppuration funeste pour cet organe. Au reste, quand ces tumeurs mettent un temps assez long à se développer, l'œil peut subir un déplacement considérable sans que le malade en souffre beaucoup et sans que sa vue s'affaiblisse sensiblement. Nous devons ajouter que c'est ce mode d'évolution que suivent ordinairement les kystes folliculaires.

Il ne faut s'arrêter à une méthode de *traitement* déterminée, pour les kystes de l'orbite considérés d'une manière générale, qu'après s'être assuré de la consistance de leur contenu, lequel peut être liquide, semi-liquide ou dense. Dans ce but, on ne saurait s'en rapporter purement et simplement à la sensation que donne la fluctuation ; mais quand l'auscultation, la palpation et l'anamnèse ont démontré qu'il ne s'agit pas d'une tumeur anévrysmale, on procédera, pour fixer définitivement le diagnostic, à une ponction exploratrice, au moyen d'un trocart à assez large canule. Ce moyen est infidèle, il faut l'avouer, pour dissiper tous les doutes, qu'on peut avoir sur l'existence d'une tumeur solide, quand le contenu du kyste offre une certaine consistance ; et l'on n'arrive ainsi à une certitude absolue que lorsqu'il s'écoule par la canule un liquide plus ou moins fluide. Encore est-on sujet à se tromper sur le volume du kyste, si ce dernier est, par exception, multiloculaire. D'ailleurs, il n'arrive que dans des cas très rares que l'amincissement de la paroi du kyste et de la peau qui le recouvre ait rendu ces membranes assez transparentes pour permettre d'apprécier, à première vue, la nature de son contenu (Carron du Villards, Sanson).

Selon que le kyste est reconnu contenir une matière consistante ou liquide et selon qu'il est plus ou moins développé, on choisira pour procédé opératoire tantôt l'extirpation du kyste, tantôt l'incision, à laquelle doit succéder un drainage. Une simple ponction, suivie ou non d'injections irritantes, ne trouve son application que dans un très petit nombre de cas. Lorsque les kystes ont un contenu dense et sont de dimensions médiocres, il faut en pratiquer l'extirpation. La dissection de ces tumeurs, dont les parois sont quelquefois très faibles, doit s'opérer lorsqu'on est arrivé sur la membrane d'en veloppe, avec le doigt et le manche du bistouri, plutôt qu'avec le tranchant de l'instrument; car, s'il arrive qu'on produise une solution de continuité dans cette membrane, il devient, sinon impossible, du moins très difficile d'extirper le kyste en totalité. Une simple incision de ces kystes à contenu épais donnerait lieu à une suppuration tellement lente (1), qu'on serait souvent contraint de procéder à une opération nouvelle et d'essayer l'énucléation partielle ou totale de la tumeur.

Les injections iodées (une partie pour sept d'eau distillée), poussées par la canule d'un trocart, ont donné de bons résultats (Tavignot, Monod); mais c'est un moyen auquel nous aurions beaucoup de peine à nous décider sans avoir acquis une notion très exacte des dimensions du kyste.

Nous avons dans ces derniers temps, comme pour les kystes dermoïdes (à insinuation osseuse) de la région du sourcil, employé pour les kystes dermoïdes de l'orbite l'électrolyse appliquée dans un certain nombre de séances (six à huit) et en avons obtenu un résultat d'autant meilleur que le contenu était oléagineux.

Appendice. — Comme *tératome* de l'orbite, M. Berlin adjoint aux kystes dermoïdes de l'orbite qu'il considère, lui, tous de même nature, le cas de Weigert (*Arch. f. path. Anatomie*, LXVII, p. 518, 1876) et qui a été publié sous le nom de « teratoma orbitæ congenitum ». La rareté des cas ainsi que la démonstration indiscutable qu'il fournit de l'origine congénitale de ce genre de tumeur et de celles qui s'en rapprochent, justifie d'en donner la traduction.

« Chez un enfant né la veille, on constata la présence d'une tumeur de la grosseur d'une orange. Cette tumeur déplaçait le nez du côté gauche et repoussait la joue en bas. Sur le sommet de la tumeur se trouvait placée la cornée encore transparente mais faiblement opaque. La tumeur se mouvait simultanément avec l'œil implanté d'une façon analogue à celui du côté sain. Elle ne donnait pas de fluctuation manifeste, quoiqu'elle semblait très fortement distendue. Cinq jours après, la tumeur paraissait visiblement agrandie, sa surface partiellement érodée, les paupières légèrement œdémateuses; dans la chambre antérieure une accumulation notable de pus. Comme l'accroissement de la tumeur paraissait inquiétante, on procéda à l'opération. Tout d'abord on ponctionna la tumeur, ce qui donna lieu à un écoulement d'une telle quantité d'un liquide clair jaune que la tumeur s'affaissait de moitié. Ensuite, on dégage avec soin la tumeur en partie des paupières, en partie de l'orbite adhérente, et on coupe finalement le nerf optique qui formait en quelque sorte le pédicule de la tumeur.

« Deux jours après, l'enfant mourut. L'autopsie démontra une largeur bien plus considérable de l'orbite droite comparativement à celle de gauche, la surface des os était parfaitement lisse. De même, le cerveau ne présentait pas trace de restes de la tumeur. On ne rencontra comme altération morbide qu'une péricardite fibro-purulente.

« La masse extirpée avait en totalité une forme pyramidale. Au milieu de la base se trouve le globe oculaire, à la pointe de la pyramide le nerf optique. En dépit de l'évacuation du kyste, la masse de la tumeur a encore la grosseur d'une pomme de moyenne grandeur. Il est possible de gratter de la surface interne du kyste un épithèle vibratile pavimenteux. Une coupe pratiquée de manière à diviser en deux le globe oculaire, ainsi que la tumeur d'avant en arrière, démontre les dispositions suivantes : Le globe oculaire

(1) Voyez à ce sujet l'intéressante observation de M. Testelin (*Traduction de Mackenzie*, t. I, p. 171).

a la grandeur correspondante à celle de l'âge de l'enfant, mais il est (sur la préparation durcie), effilé en arrière. La chambre antérieure est remplie d'une masse, qui se compose microscopiquement de corpuscules de pus. Juxtaposée au globe oculaire, mais séparée de lui par un tissu connectif lâche, se trouve une série de kystes dont le plus volumineux était celui qu'on avait évacué par la ponction, les autres avaient la grandeur de noix ou de noisettes. Ils s'adossaient aussi à la gaine externe du nerf optique, même ici le tissu connectif interposé est plus dur, quoique encore séparable. La délimitation des kystes est formée par une membrane solide, mais qui ne se laisse que difficilement dégager là où le kyste touche au globe oculaire, ou au nerf optique, ou là où il avance vers la conjonctive. En arrière, ces kystes s'adossent au tissu graisseux de l'orbite, avec lequel ils sont réunis. Dans ce tissu courent, autant que la démonstration peut en être faite, les muscles de l'œil qui embrassent les grands kystes; dans ce tissu se trouve encore imbriqué, en arrière et en bas des kystes, un nombre d'éléments étranges. Ceux-ci sont absolument disparates, même pas ramassés comme une tumeur; partout le tissu graisseux s'insinue plutôt entre ces éléments, y adhérant solidement pour la majeure partie. Aussi ici existent des cavités. De celles-ci une frappe surtout par sa conformation bizarre. Cet espace a, en réalité, la configuration d'un boyau ou d'un saucisson, est d'un côté plus mince, de l'autre renflé en massue et recourbé en une sorte d'arête. Sa surface est lisse et brillante comme celle d'un intestin. Il se laisse, contrairement à la plupart des autres masses disséminées, aisément dégager et soulever de son entourage. Sur la coupe, il présente une ouverture, qui, par la saillie de replis, a l'aspect étoilé; ces replis ne sont pas formés par toute la paroi de la tumeur, mais par une membrane située en dedans qui, elle, se trouve rattachée à l'externe par un tissu connectif lâche. Tout près de cette masse en boyau, se rencontrent encore d'autres cavités qui ont une paroi solide, mais non nettement délimitée en dehors. D'autres de ces espaces se trouvent encore disséminés ailleurs.

« On rencontre, en outre, dans ce tissu graisseux des ilots de masses de tissu connectif résistant, du cartilage, des parties osseuses. Les premières ont absolument l'aspect du cartilage hyalin. Elles sont en partie isolées, en partie disposées en couches superficielles d'un tissu osseux, poreux ou solide. Une de ces formations cartilagineuses ou osseuses se laisse de même décortiquer de son entourage et présente une configuration allongée et noueuse qui, avec un peu de fantaisie, rappelle une extrémité.

« Examen microscopique : la masse principale du tissu compact se compose, partie de tissu graisseux, partie de tissu connectif. Les parties cartilagineuses disséminées ont la structure ordinaire du cartilage hyalin, aussi celles juxtaposées aux os montrent les conditions connues du cartilage ossifié. Les corpuscules osseux sont bien développés; dans les espaces de moelle de cellules rondes, aux parois des ostéoplastes. Çà et là se trouvent dans le tissu connectif des fibres musculaires lisses, des vaisseaux et des corpuscules sanguins accumulés et diffus.

« A côté de ces éléments à caractère de tissu connectif se rencontrent aussi de véritables masses épithéliales et cela en partie en de larges noyaux, en partie en espaces cylindriques de petites et de plus grandes dimensions, variant jusqu'à la formation de de très grands kystes. Les éléments épithéliaux sont de trois sortes. La plus rare est la forme d'épithèle en couches pavimenteuses. Ici les cellules les plus profondes sont arrondies et à cylindre court. Superposées, se trouvent de toutes grandes cellules cornifiées, qui présentent dans les couches les plus profondes de grands noyaux, plus en haut de plus petits, et finalement plus de noyaux du tout. Les espaces garnis de pareilles cellules représentent des kystes qui ne deviennent pas plus grands que des pois. Leurs parois sont ou lisses, ou montrent des saillies papillaires irrégulières. De ces kystes partent dans l'alentour des faisceaux solides de cellules épithéliales. La cavité cystique même est remplie de cellules cornées sans noyau rangées concentriquement, qui représentent à l'œil l'aspect d'une perle luisante.

« Un second genre de cavités est garni de simple épithélium cylindrique. Celui-ci se compose de cellules hautes à noyau périphérique. Le protoplasma en est transparent, les cellules même séparées les unes des autres par une ligne étroite. A la surface se trouve dans les cavités assez vastes un mucus nuageux plus ou moins transparent, auquel se reconnaît dans les couches profondes une sorte de subdivision correspondante aux limites des cellules et des noyaux isolés. Ces masses cellulaires sont placées sur un support de tissu connectif, et cela, soit sur de longs tuyaux à étroites ouvertures, soit dans des espaces cystiques et plutôt arrondis. Elles garnissent, en outre, le corps lisse en boyau que nous avons décrit plus haut. Ici elles ne se trouvent pas placées dans une simple couche sur les plis saillants, mais elles forment plutôt des tubes cellulaires, juxtaposés les uns contre les autres, et très réguliers, de la forme des glandes de Lieberkühn. Elles ont leur emplacement sur une couche résistante; en dehors se trouve placée une plus lâche, qui se délimite finalement et avec précision contre la membrane externe. Cette dernière se compose de fibres musculaires lisses qui, elles sont constituées de nouveau de deux couches, une interne vasculaire et une externe incomplètement longitudinale. Dans le stroma de tissu connectif se trouvent çà et là d'assez grands amas de cellules lymphoïdes.

« En outre, on rencontre des cellules cylindriques dans de petits tubes comme appendices de quelques kystes de troisième ordre. Ces derniers kystes sont garnis d'un épithélium vibratile en couches, dont les cellules se différencient aussi, comme qualité de protoplasma, nettement des cellules cylindriques sus-décrites: elles ne sont pas diaphanes, mais légèrement granulées. On reconnaît sur des kystes de moindre dimension de ce genre un substratum de tissu connectif, mais qui montre en divers endroits des imbrications cartilagineuses. La continuité de la paroi du kyste se trouve en divers endroits interrompue par des éléments semblables aux glandes, munis d'un conduit excréteur cylindrique et d'un corps glandulaire arrondi; le conduit montre des cellules avec un protoplasma finement granulé; le corps glandulaire, des cellules cylindriques diaphanes pâles, qui ressemblent complètement à celles antérieurement décrites, et entourent aussi assez souvent un espace plus ou moins vaste. Aux kystes tout à fait grands, on ne reconnaît rien qu'une paroi lisse de tissu connectif garnie d'épithélium vibratile en couches. »

6° *Kystes congénitaux avec microphthalmie ou anophthalmie.*

L'observation précédente, ainsi qu'un très grand nombre de kystes folliculaires, doivent être rangés dans les kystes congénitaux. Il en existe pourtant un genre qui mérite une mention à part, parce qu'il se rencontre constamment soit avec un arrêt de développement du côté du globe oculaire, soit même avec une absence complète des yeux. Nous avons décrit à l'occasion des anomalies congénitales des paupières (t. I, p. 247) des kystes congénitaux de ce genre et, en réalité, on peut être autorisé à les comprendre dans la description des anomalies des paupières parce que, surtout dans les cas d'anophthalmie, leur siège est plutôt dans la paupière inférieure et extra-orbitaire que réellement orbitaire. Celui qui grâce à son matériel clinique (oriental) a le plus observé de cas de ce genre de bizarreries de formation, M. Talko, les désigne comme *kystes séreux congénitaux de l'orbite siégeant sous la paupière inférieure*. Que notre désignation, ou celle de M. Talko, soit plus propre pour un cas particulier, il n'est pas moins constant pour tous que le kyste tend à s'insinuer entre la conjonctive et la peau de la paupière inférieure et à se présenter comme vésicule bleutée et transparente, ou même d'un bleu intense, comme Berlin l'a observé dans un cas avec anophthalmie.

Une fois l'on a extirpé pareil kyste (Chlapowski, *Klin. Monatsbl.*, p. 105, 1879), qui présentait en avant une inversion semblable à la cornée et en arrière un prolongement en queue représentant le nerf optique; le kyste mobile pendant la vie et dont les mouvements concordaient avec ceux de l'autre côté, n'avait pu être enlevé sans sectionner quelques muscles. Le contenu ne fut pas examiné. Ce contenu, nous l'avons démontré (t. I, p. 249), comme semblable à l'humeur aqueuse dans sa composition chimique, tandis qu'on a dans un autre examen (Biesiadecky) trouvé en dedans du sac excisé des éléments épidermoïdes et de la graisse.

Comme interprétation de l'origine de ce genre de kystes, nous nous rangeons absolument à l'avis de M. Berlin, qui pense qu'il ne peut pas s'agir ici d'une simple coïncidence des kystes avec la microphthalmie et l'anophthalmie, « mais que les éléments cystoïdes proviennent des parties embryonnaires qui contribuent normalement à la formation du globe oculaire ». L'identité de ces kystes avec anophthalmie et de ceux avec microphthalmie plus ou moins accusée, nous laisse aussi présumer qu'il puisse se présenter des kystes analogues, de petites dimensions, avec une conformation normale du globe oculaire, et ce sont les kystes à contenu séreux, qu'on rencontre sous le globe oculaire, voisins du rebord orbitaire, auxquels on doit attribuer cette même origine embryonnaire. Ni la construction anormale de la paroi inférieure de l'orbite, ni la transformation d'une bourse muqueuse d'un muscle (qu'on ne trouve pas normalement) ne peut ici mieux expliquer la présence de pareil kyste.

Il paraît impossible de songer encore pour l'interprétation des kystes en question à la malformation du globe oculaire (Talko), ou à un étranglement d'une partie du sac lacrymal (Hoyer); surtout les cas si rares de kystes avec anophthalmie double (dans les trois quarts des cas, le kyste se rencontre unilatéral) démontrent bien nettement que l'œil, au lieu de devenir œil, est resté à l'ébauche d'un kyste.

7° *Hydatides* (*cysticerque, échinocoque*).

Une autre forme de kyste séreux intra-orbitaire tire son origine du développement d'hydatides. Pour les distinguer des kystes simples, on doit se rappeler que les hydatides possèdent, outre leur paroi propre, une enveloppe composée de tissu cellulaire condensé d'une épaisseur très variable. L'une et l'autre se touchent ; mais il n'existe cependant pas entre elles des adhérences assez intimes, pour que, l'enveloppe extérieure étant ouverte sans qu'on ait intéressé la paroi propre de l'hydatide, celle-ci ne puisse s'échapper.

Les deux formes d'hydatides observées dans cette région sont le *cysticerque* et l'*échinocoque*.

1° Le *cysticerque* n'atteint guère des dimensions plus élevées que celles d'une grosse fève. Sa paroi propre est molle et tellement tendre qu'elle offre parfois un aspect gélatineux. Sous le microscope, il est presque toujours possible de distinguer au moins une partie de la couronne de crochets, alors même que l'animalcule a subi une métamorphose régressive, en s'incrustant de sels calcaires.

Les cysticerques qu'on rencontre pourtant si fréquemment dans certaines régions du nord de l'Allemagne à l'intérieur de l'œil, riche en artères terminales, ne s'observent presque jamais dans le tissu orbitaire, à vaste communication circulatoire avec le dehors de la face et la cavité crânienne. Instructifs sont ici surtout les cas de ladrerie humaine, où tout le corps est parsemé de cysticerques et où les orbites restent absolument indemnes.

Il existe à peine six à huit observations de cysticerque orbitaire dont trois en dehors de toute discussion comme authenticité du fait, les examens anatomiques détaillés ayant mis hors de doute la nature parasitaire du mal; ce sont les observations de de Graefe (*Arch. f. Ophth.*, XII 2, p. 194) (1), celle de Horner (*Klin. Monatsbl.*, p. 31, 1871) et celle de Higgens (*Brit. med. Journ.*, p. 800, 1877).

Quelques signes, que les observations de cysticerque orbitaire ont eus de commun, pourront faciliter le diagnostic dans un des cas exceptionnels, qui se présenteront au praticien. Pour ce qui concerne le siège, il est au voisinage du rebord orbitaire et en dehors de l'entonnoir des muscles. En second lieu, tandis que la paroi du cysticerque se signale par son extrême mollesse, le kyste de tissu connectif qui l'isole du voisinage est d'une solidité et parfois d'une épaisseur remarquables (de Graefe parle d'une capsule fibroïde « colossale »). Les dimensions du cysticerque sont connues, mais quoique rarement l'animalcule atteigne ici une longueur de 1 centimètre et demi et 8 millimètres de largeur, comme dans l'observation de Horner, le volume en paraît bien plus notable à cause de l'épaisseur que peuvent acquérir, par la réaction irritative et infectieuse de l'animalcule, les parois enveloppantes. Cette réaction semble bien plus notable que celle que produit comparativement l'échinocoque. Aussi peut-elle aller jusqu'à la production de pus à l'entour du cysticerque et provoquer des symptômes inflammatoires du côté de la peau, qui rougit, devient sensible au toucher et présente de la fluctuation. Pourtant les douleurs que le malade accuse sont, vu

(1) De Graefe observa, chez une jeune fille de dix ans, une tumeur siégeant entre le plancher de l'orbite et le globe de l'œil et qui, après s'être développée sans causer de douleurs, avait fortement refoulé l'œil en haut et tout en restant extérieure à l'infundibulum, limité par les muscles, avait considérablement diminué les mouvements d'abaissement. Comme cette tumeur, observée pendant six semaines de suite, augmentait visiblement, l'extirpation parut en être indiquée. Une section pratiquée au niveau du rebord orbitaire divisa le tégument de la paupière, l'orbiculaire et le fascia. La surface de la tumeur se présenta immédiatement dans la plaie, et ayant soulevé le globe de l'œil et la conjonctive, on la dégagea du tissu cellulo-graisseux ambiant. La guérison fut prompte; l'œil n'eut rien à souffrir, et sa mobilité se rétablit complètement. La tumeur, dont les premières traces avaient apparu trois mois auparavant, était longue de 2 centimètres et se terminait vers la paupière inférieure, qu'elle avait refoulée devant elle, par une extrémité sphérique de 6 millimètres de diamètre. Son extrémité postérieure était conique et aplatie dans le sens de la hauteur. On reconnut, sur une coupe, qu'elle était composée d'un tissu dense, homogène, d'un reflet presque tendineux. Tout près de son extrémité sphérique se trouvait un kyste de 6 millimètres de diamètre renfermant un liquide trouble légèrement purulent et un cysticerque celluleux. Tout le reste de la tumeur était formé d'un tissu fibreux qui, comme le constatèrent les recherches de M. de Recklinghausen, constituait une poche de cysticerque extraordinairement développée. (Voyez le dessin et la description de M. de Recklinghausen, *Archiv. f. Ophthalmologie*, t. XII, A. 2, p. 196.)

les petites dimensions de la tumeur ainsi produite, ordinairement infiniment moins prononcées que cela n'a lieu pour les échinocoques.

2° L'échinocoque peut acquérir des proportions bien plus considérables et occasionner consécutivement une exophthalmie des plus fortes. Sa paroi propre est très résistante et élastique. Sous le microscope, elle offre un aspect stratifié qu'elle doit probablement à la superposition de plusieurs couches et qui rappelle la disposition des fibres du cristallin (Wedl).

Nous donnons plus loin quelques observations abrégées : l'absence de tout examen microscopique dans la plupart de ces observations doit imposer au lecteur une grande réserve dans l'appréciation du diagnostic. D'ailleurs, nous ne partageons par la surprise de Demarquay (*loc. cit.*, p. 382), lorsqu'il s'étonne que Mackenzie ne trouve pas de motifs suffisants pour considérer ces tumeurs, observées par différents médecins, comme résultant nécessairement de la présence d'entozoaires.

Nous-même avons observé deux cas, l'un à notre clinique, l'autre qui fut opéré par nous à la clinique du docteur de la Peña à Madrid. La rareté de ces observations s'explique par celle de cet entozoaire dans certaines régions comme celle de la France. Tandis qu'en Islande on prétend le rencontrer dans le foie une fois sur sept personnes, qu'en Allemagne ce rapport paraît être de un sur vingt, la proportion semble être infiniment moindre en France. Berlin a réuni trente-neuf observations (1) dont nous complétons la liste en ajoutant nos propres observations et celles publiées depuis la laborieuse compulsion de notre estimé confrère.

Le nombre de ces entozoaires semble pouvoir varier sensiblement, mais dans la majorité des cas, on n'en a rencontré qu'un seul, quoique ce seul individu a pu acquérir un volume parfois des plus considérables. On a ainsi vu des échinocoques présenter le volume d'un œuf et, lorsqu'il s'agissait de nombreux animalcules, composer une masse telle qu'on ne la voit rarement atteindre les néoplasies de cette région. Leur évacuation s'opère, lorsqu'on n'a pu pratiquer tout de suite une large incision, ordinairement qu'après qu'un certain degré de suppuration s'est produit autour du sac hydatique. La quantité du liquide évacué, ainsi que ses qualités chimiques et microscopiques mettront sur la voie du diagnostic, quelque rares que puissent être les cas qui se présenteront dans la carrière d'un praticien le plus occupé.

Les échinocoques peuvent siéger dans toutes les parties de l'orbite ainsi que dans les cavités avoisinantes, sauf entre la paroi osseuse et le périoste. De même qu'on les a vus par leur extension extraordinaire, lorsqu'ils ont tout d'abord siégé dans les cavités avoisinantes, gagner l'orbite par usure des parois (Verdalle, Petit, Westphal), aussi l'inverse peut être constaté, c'est-à-dire que des échinocoques orbitaires arrivent à gagner la cavité crânienne (Wesphal) et que cette communication explique alors un mouvement pulsatile du sac hydatique.

(1) Voy. la fin de cet article.

Le siège si variable de l'entozoaire, qui peut même se loger dans l'espace intervaginal du nerf optique, dans la glande lacrymale, entre les muscles droits et le globe oculaire, fait que les symptômes, comme exophthalmie et déviation oculaire, peuvent varier très sensiblement; ce qui me paraît assez caractéristique, c'est que dès que l'exophthalmie a acquis un certain degré de développement, les malades accusent des névralgies périorbitaires, une névrose ciliaire, assez intense, dans la plupart des cas. Cette sensibilité, nous ne l'attribuons pas à un plus haut degré de propension du tissu connectif ambiant à s'enflammer (Berlin), mais bien à cette qualité particulière des hydatides de s'insinuer entre les parties constituantes de l'orbite et de donner lieu ainsi par places à une compression directe des nerfs sensitifs.

Si l'on compare la manière dont se présente l'échinocoque hépatique et orbitaire, on constate que, seul, pour ce dernier genre d'hydatides, le sexe fort se trouve privilégié; ainsi Berlin a rencontré dans sa compulsion 77 pour 100 de personnes du sexe masculin, sur 23 pour 100 du sexe féminin. La statistique comparative entre l'échinocoque hépatique et orbitaire révèle encore une autre particularité, c'est que tandis que les hydatides se nichent de préférence chez des personnes âgées de vingt à quarante ans dans le foie, elles ne donnent la préférence à l'orbite que chez des sujets âgés de dix à trente ans (88 pour 100) et cette préférence est telle que, dans deux tiers des cas, les malades avaient entre onze et vingt et un ans. Malheureusement les chiffres dont on dispose pour la statistique des échinocoques orbitaires, sont trop peu élevés pour donner toute l'importance voulue, mais il est très probable que la cohabitation plus fréquente des hommes avec les chiens comparativement aux femmes qui préfèrent les chats, que l'habitude des jeunes garçons de se faire lécher la figure et les lèvres, doit expliquer les chiffres statistiques donnés par Berlin.

Le *traitement* des hydatides orbitaires est commandé par le volume excessif qu'elles tendent à prendre et qui porte non seulement préjudice à la fonction de l'œil, mais peut entraîner la mort par empiétement sur la cavité crânienne (J.-A. Schmidt, Bresgen); quoique la rapidité du mode d'évolution, la fluctuation, auront en général déjà prévenu le médecin de ce dont il peut s'agir, on peut pourtant avoir des doutes, et c'est pour cela qu'une ponction aspiratrice sera toujours nécessaire pour se rendre compte à quel genre de kyste on a affaire. C'est surtout la constatation de la non-identité du liquide retiré avec le liquide cérébro-spinal qui nous intéresse ici. La composition de ce dernier a déjà été indiquée ailleurs par notre regretté ami Robinet (t. I, p. 249) et nous avons vu que ce qui le caractérise est l'absence des chlorures, tandis qu'au contraire le contenu du sac des hydatides est riche en chlorure de sodium, qu'on peut précipiter tout de suite avec quelques gouttes de la solution de nitrate d'argent qui est toujours à portée dans une clinique ophthalmologique. Ce n'est pas l'examen microscopique qui sera nécessaire pour décider après la ponction aspiratrice si l'on a affaire à une hydatide ou à kyste dermoïde. Tandis que la ponction exploratrice donne toujours un résultat pourvu que l'aiguille aspiratrice ait pénétré dans le sac hydatique, au contraire on n'aspire pour les kystes dermoïdes rien, ou, si l'on réussit à en extraire du liquide, c'est qu'on a eu affaire à un kyste huileux, et alors l'aspect jaunâtre, oléagineux, nous renseignera déjà sur la nature du kyste ponctionné.

Le traitement peut, suivant les divers cas, se borner à une simple ponction avec élargissement du trajet de pénétration suivi de drainage, à une excision partielle de la paroi kystique avec drainage, ou, enfin, à une extirpation complète du sac hydatique. Les soins de l'antisepsie sont ici à observer, comme, du reste, pour toute opération dans l'orbite, avec la rigueur la plus absolue. Le volume du sac hydatique rend une extirpation totale souvent périlleuse pour la conservation du globe oculaire et pour le sujet même. Il est vrai que cette excision totale exécutée avec toutes les précautions de l'antisepsie donne bien moins facilement lieu à une participation à l'inflammation du tissu rétro-bulbaire, que cela n'a lieu pour les ponctions réitérées, ou l'excision partielle; mais il ne faudra pas oublier que juste cette inflammation tend à dégager le sac hydatique, qu'on réussit alors à enlever à travers une ouverture souvent insignifiante, vu l'extension du sac avant d'être affaissé. On s'épargne, en outre, un dégagement d'adhérences périlleuses à détacher lorsqu'il s'agit du globe oculaire et surtout du nerf optique.

L'extirpation totale ne nous paraît donc indiquée que pour les hydatides de petites dimensions, ainsi que nous la pratiquons aussi pour les kystes dermoïdes peu volumineux, tandis que la simple incision, ou l'incision avec excision d'une petite portion du sac hydatique suivie de drainage, nous semble indiquée pour de vastes sacs d'échinocoques, dont on ne sait exactement l'extension qu'ils ont prise en arrière. M. Berlin pense que la simple incision suffit pour les cysticerques et les échinocoques, afin de laisser échapper les entozoaires. « L'enlèvement du sac de nouvelle formation n'est pas nécessaire. Nous l'abandonnerons à la résorption. » Cela paraît bien facile à conseiller, mais cette résorption ne s'opère ordinairement pas, et ce n'est qu'après l'expulsion du sac de tissu connectif, dégagé par la suppuration, que la guérison s'effectue.

Voici quelques observations instructives à ce sujet :

Observation I. — Goyrand, d'Aix (*Annales de chirurgie française et étrangère*, t. VIII), rapporte l'observation d'un enfant de onze ans, dont l'œil gauche faisait saillie en avant et vers le nez. Les paupières soulevées et distendues ne recouvraient qu'en partie l'œil chassé de l'orbite, et les cils étaient tournés vers cet organe. La conjonctive était injectée et la cornée avait perdu une partie de sa transparence. Ce déplacement s'était produit insensiblement et avait mis deux ans à se faire. L'œil offrait son volume ordinaire, et, en écartant davantage les paupières, on voyait, en dehors du globe, la tumeur tapissée par la conjonctive injectée et boursouflée. Elle était dure et l'on y percevait une fluctuation douteuse. Le diagnostic s'arrête à un kyste hydatique et l'opération est pratiquée de la manière suivante. On incise la commissure externe jusqu'à la tempe. Tandis qu'on s'efforce de sectionner la conjonctive, le malade fait un mouvement brusque et le bistouri perce le kyste, d'où jaillit un liquide parfaitement limpide. « La tumeur se flétrit et s'affaisse. Avec une pince à crochet je saisis alors le kyste et la conjonctive qui le recouvrait et j'en excise un lambeau avec des ciseaux courbes. Le kyste fut ainsi largement ouvert. J'y plongeai le doigt, qui pénétra sans obstacle jusqu'au fond de l'orbite; puis, regardant au fond de la poche, j'y distinguai un corps blanc, opalin, membraniforme, ridé, que je retirai avec des pinces. C'était une hydatide solitaire qui, distendue, avait dû avoir le volume d'une très grosse noix. » On réunit la commissure palpébrale; l'œil rentra de lui-même dans l'orbite, en conservant une direction oblique et une situation plus profonde que l'œil sain. Après une inflammation suppurative qui avait amené une nouvelle saillie de l'organe, la guérison s'effectua sans laisser trace d'exophthalmie.

Observation II. — M. Bowman (*Medico-chirurgical Transactions*, 1851) rapporte le cas suivant. Un jeune homme de vingt ans, voilier, se présente avec une tumeur située dans la profondeur de l'orbite gauche, qui a déterminé la destruction de l'œil. Elle donne, en haut et en dedans, la sensation d'une fluctuation obscure. La paupière supérieure est renversée et l'œil dévié en bas et en dehors. Trois ans auparavant, il était survenu, au milieu de vives souffrances, une saillie de l'œil gauche : la vue s'était progressivement affaiblie jusqu'à s'éteindre complètement, il y a un an. Une céphalalgie frontale très intense prive le malade du sommeil, et c'est ce qui le porte à rechercher du secours. La ponction, pratiquée avec le bistouri, laisse échapper, sur-le-champ, une certaine quantité de liquide parfaitement limpide, et la tumeur s'affaisse au fur et à mesure. M. Bowman agrandit horizontalement l'ouverture, afin d'y passer le doigt, qui pénètre jusqu'au sommet de l'orbite et lui permet de se convaincre que le kyste a pénétré dans l'interstice des muscles de l'œil et du nerf optique. C'est en vain qu'on recherche avec la curette la présence d'hydatides. Une mèche de charpie est introduite dans le but de provoquer la suppuration. Celle-ci une fois bien établie, c'est-à-dire huit jours après, trois hydatides apparaissent dans la matière de l'écoulement. Deux d'entre elles ont le volume de grosses billes et la troisième est moitié moins grande. Elles sont presque globuleuses : leur paroi est mince et composée d'une membrane semi-transparente. La guérison est complète.

Observation III. — Un cas assez analogue est rapporté par Weldon (*Cases and observations in Surgery*, p. 104, London, 1806, Mackenzie, t. I, p. 467). Le kyste est ponctionné au niveau de la partie médiane du bord inférieur de l'orbite et il s'en échappe environ deux cuillerées à bouche d'un liquide transparent et légèrement visqueux. A travers les lèvres de la plaie, tenues écartées, on extrait, au bout de cinq à six jours, un kyste pris par Weldon pour une hydatide. La paroi en était sphérique et un peu plus épaisse que ne sont ordinairement les enveloppes des hydatides de même dimension. Sa surface était unie et brillante.

Observation IV. — J. Ansiaux a publié (*Annal. d'Ocul.*, t. XXXIII, p. 90) l'observation suivante : « J. L. P..., âgé de dix-huit ans, s'est présenté à mes consultations le 12 avril 1846, pour une tumeur siégeant à la partie inférieure et externe de l'orbite gauche et placée entre les muscles droit inférieur et droit externe. Cette tumeur, dont l'apparition remonte à la fin du mois d'octobre 1845, avait toujours gagné en volume, et par suite de son développement avait forcé l'œil à se dévier en haut et en dedans. Dans les premiers jours d'avril, elle avait pris un accroissement assez rapide; les mouvements de l'œil étaient devenus tout à fait impossibles en dehors et en bas, et cet organe pouvait à peine se diriger en dedans. Lorsque je vis le malade pour la première fois, l'œil était saillant, repoussé en haut et en dedans; la paupière inférieure, légèrement abaissée et écartée du globe vers l'angle interne, laissait voir en dessous de son bord libre une tumeur arrondie et assez proéminente; elle formait une saillie de la grosseur d'une amande, bosselée et résistante. Cette tumeur était indolente, ne présentait pas de battements et se laissait légèrement déplacer, quand on exerçait sur elle des pressions latérales. Vers le 15 avril, l'enfant commençait à ressentir des élancements dans la partie malade et des symptômes de phlegmon. Je me décidai à ouvrir cette tumeur. Il s'échappa d'abord un liquide clair, transparent, puis une légère traînée de pus, et enfin une hydatide se présenta à l'ouverture du kyste et fut extraite avec des pinces. Elle avait le volume d'une noisette. Je cherchai par des pressions méthodiques à provoquer la sortie de nouveaux zoophytes, si le kyste en renfermait encore, mais il ne sortit plus rien. Le lendemain, l'enfant pouvait un peu tourner l'œil en dehors; ce mouvement s'étendit à mesure que la tumeur diminuait, ce qui se fit rapidement, car, après une quinzaine de jours, les mouvements de l'œil étaient rétablis. Pour traitement, je prescrivis des applications d'eau froide pendant deux jours sur l'œil malade, et j'introduisis tous les jours un stylet dans la cavité du kyste, dans l'intention de provoquer l'inflammation adhésive de ses parois. Cette simple manœuvre a suffi pour amener la guérison. L'acéphalocyste n'a pu être examinée au microscope; elle avait été déposée provisoirement dans un verre avec un peu d'eau, qui fut jetée par un domestique. »

Observation V. — Dans la *Thérapeutique oculaire* (p. 731), le cas suivant est rapporté par nous. « Vous avez pu observer, Messieurs, un cas remarquable de kyste hydatique chez un jeune garçon de seize ans. Il s'était développé, dans l'espace de six mois, sans aucune douleur, une exophthalmie telle, que les paupières arrivent à peine à recouvrir le globe de l'œil gauche, repoussé en bas et en dedans. Vous m'avez vu évacuer en grande quantité, par une aspiration avec une seringue de Pravas, un liquide absolument limpide. Trois séances d'aspiration, à plusieurs jours d'intervalle, furent ainsi pratiquées. Après les deux premières, il se développa à chaque fois une tuméfaction très considérable des paupières, dans lesquelles s'épanchait, ainsi que dans le tissu de l'orbite, une certaine quantité de liquide, dès que la canule avait été retirée. A la suite de la troisième évacuation, les paupières restèrent très gonflées et l'œil projeté en dehors. Me doutant alors que le liquide épanché avait déterminé cette fois un abcès de l'orbite, je pratiquai, près du rebord orbitaire supéro-externe, une incision de 1 centimètre et demi, qui fut maintenue ouverte au moyen d'un drain. Un écoulement abondant de pus soulagea immédiatement le jeune malade, qui avait éprouvé de vives souffrances depuis la dernière ponction. Enfin, je pus extraire, le lendemain, deux très volumineuses hydatides qui se présentèrent dans la plaie et dont le sac de l'une ne mesurait pas moins de 4 centimètres. La guérison marcha alors avec une très grande rapidité, et ce jeune garçon put retourner peu de temps après dans son pays, complètement guéri.

Observation VI. — Le second cas que j'ai eu occasion d'observer se rapporte à un malade que j'ai opéré à Madrid avec le docteur de la Peña et dont il a donné la relation suivante :

« Ce cas très intéressant se rapporte à un homme d'un tempérament sanguin, d'une bonne constitution, laboureur à Villacanas, province de Toledo, qui se présenta à notre consultation, le 25 janvier 1879, en se plaignant de légères douleurs avec tension de l'œil gauche. Aucune lésion n'a été démontrée, ni à la lumière oblique, ni à l'examen ophthalmoscopique. Acuité visuelle normale, V = 1. Nous lui avons conseillé des lunettes neutres, légèrement bleutées, le repos, des pilules laxatives, frictions à la pommade mercurielle sur les tempes, et nous l'avons engagé à revenir à la consultation, si les douleurs ne se calmaient pas. Au bout de quatre mois, nous avons revu le malade, qui est revenu à Madrid, accusant de nouveau des névralgies dans l'œil gauche et dans la région sourcilière correspondante, avec augmentation de la pression intra-oculaire, *exophthalmos*, dilatation pupillaire, et, dans le fond de l'œil, ectasie des vaisseaux rétiniens et légère excavation de la papille.

« L'*exophthalmie* qui surtout attirait notre attention, nous a fait penser à une tumeur de l'orbite, dont le diagnostic nous échappait et qui produisait les phénomènes glaucomateux observés. Comme l'acuité visuelle commençait à diminuer, nous avons, en attendant, pratiqué une sclérotomie, afin de combattre l'état glaucomateux.

« L'opération fut exécutée sans aucun accident et produisit une amélioration relative quoique peu durable. Les douleurs ont complètement cessé, l'acuité visuelle redevint normale, et le malade s'en alla chez lui avec une ordonnance d'iodure de potassium et d'ésérine. Cette amélioration dura un mois à peu près, et au bout de quatre mois, nous avons revu le malade, à la consultation, dans un état déplorable : l'exophthalmie avait augmenté considérablement; l'œil à la suite de la pression, était dévié vers la partie supérieure de l'orbite, un peu en dedans les mouvements étaient difficiles, pas de fluctuation; la tumeur et l'organe se déplaçaient comme un seul corps sur lequel on ne voyait pas d'adhérences; forte injection conjonctivale; la cornée dépolie; la pupille dilatée, et de grands flocons dans le corps vitré, ne permettant pas l'examen ophthalmoscopique. Malgré cette transparence si défectueuse des milieux dioptriques, l'acuité visuelle n'avait pas disparu complètement.

« Comme état général, courbature, insomnie, amaigrissement; la peau d'une coloration jaune-paille; dans ces conditions nous avons proposé l'extirpation, en conseillant toutefois au malade d'aller voir d'autres spécialistes et chirurgiens; le malade avait du reste, déjà consulté quelques confrères qui tous avaient posé le diagnostic de *sarcome de la choroïde*. Sans prendre aucune résolution, et sans nous permettre de faire une ponction exploratrice, le patient nous demanda la permission de consulter le docteur de Wecker, quand il viendrait à Madrid, et retourna en attendant de nouveau dans son pays.

« A son retour le malade se trouvait dans le même état; seulement, la tumeur était plus volumineuse encore (voy. fig. 216), l'œil plus déplacé, en haut; le globe oculaire immobilisé; aucune perception quantitative de la lumière; la conjonctive hypertrophiée; la

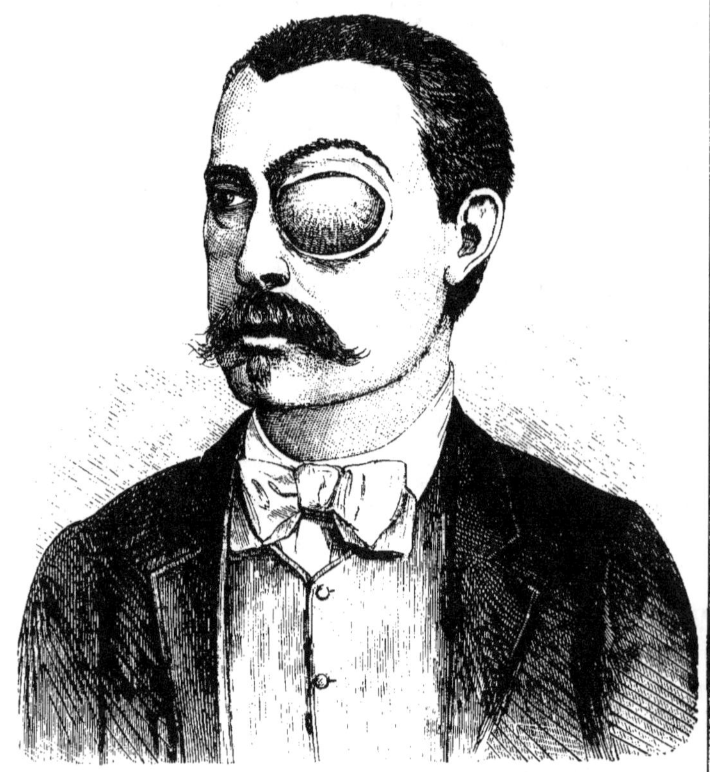

FIG. 216.

cornée, de cette couleur mate qu'on observe dans les ectropions cicatriciels de la paupière supérieure. La tumeur avait 8 centimètres dans le diamètre vertical et 7 dans le diamètre transversal. Ces symptômes locaux étaient accompagnés de pâleur de la peau, perte de l'appétit et affaiblissement général, avec un peu de fièvre pendant quelques jours.

« Le 10 février 1881, le docteur de Wecker pratiqua l'opération dans notre clinique, aidé par celui qui écrit ces lignes. Sans endormir le malade, on fit une ponction avec le trocart, qui donna issue à 100 grammes à peu près d'un liquide d'une couleur blanchâtre un peu sale; ensuite on pratiqua une incision circulaire dans la conjonctive, comme pour faire l'énucléation, et on coupa les tendons du droit interne et du droit inférieur en faisant la section du nerf optique par le côté interne, de crainte de ne pouvoir extraire le kyste sans faire l'extirpation du globe, l'opérateur luxa l'œil pour couper les autres muscles et les nerfs ciliaires, mais au moment où il prenait avec la pince l'enveloppe kystique, la tumeur sortit très facilement, comme si elle avait été entourée d'un liquide ; les adhérences étaient en effet si faibles, qu'une simple traction suffit. Le kyste était logé à la base de la cavité orbitaire. On pratiqua alors des injections d'acide phénique, puis on nettoya la cavité orbitaire avec des éponges désinfectées. Après que le globe oculaire eut repris sa place normale, on fit quelques points de suture, et on laissa une petite ouverture à la partie interne et inférieure, pour le cas d'une suppuration. Le traitement dura vingt-quatre jours et le patient reprit ses forces, l'état général s'améliorant de plus en plus. Dans les premiers jours, la suppuration était assez abondante et fétide, malgré les injections répétées d'une solution d'acide phénique ; plus tard on les remplaça par des injections boriquées. Un drain donnait issue au pus. Peu à peu la cicatrisation de la plaie se termina et le globe oculaire reprit sa place aussi bien que possible, seulement la cornée fut prise de suppuration partielle, peut-être à cause de la section des nerfs optique et ciliaires, quoique cette complication pût être aussi attribuée à l'infection purulente.

« Le malade quitta la clinique, le 6 mars 1881, complètement guéri, et les dernières nouvelles que nous avons eues récemment de lui, confirment sa guérison complète. » L'examen de la poche extraite fut faite par M. Lopez Carcia, confirmant le diagnostic de cysticerque fait après extraction de l'hyadtide (*La Oftalmologia pratica*, n° 1, 10 avril 1882).

Ces deux observations ne sont pas mentionnées dans la compulsion des cas par M. *Berlin*, qui cite : *Jean Petit*, Œuvres complètes, p. 231, 1874, cité par Demarquay (l. c., p. 20). *Joh. Ad. Schmidt* (2 cas), Die Krankheiten des Thräenorgans, p. 90 et p. 94, 1803 (2 cas). *Weldon*, mentionné par nous plus haut. *Langenbeck*, Neue Bibliotheck für Chirurgie u. Ophthalmologie, t. II, p. 40, 1819. *Delpech*, Clinique de Montpellier, t. II, p. 102, 1828. *Lawrence* (Med. chir. Transactions, t. XVII, p. 124). *Mackenzie* (son Traité, Obs. 629). *Holscher* (Caper's Wochenschrift, n° 13, 1834). *Romeral Garcia* (Ann. d'Ocul., août 1854). Goyrand (voy. plus haut son observation). *Bowmann* (voy. p. h. son observ.). *Ansiaux* (voy. p. h. son observ.). Fano (Un. méd., 1859). *Garatheodori* (Gaz. d'Orient, t. V, 9, 1860). *Fehre*, Hytalide der Thrânendrüe Inaug. Diss. Leipzig, 1860. *Hulke* (Ophth. Hosp. Rep., IV, 1, p. 91, 1863). *Waldhauer* (Klin. Monatsbl., III, p. 385). *Mac Gillivray* (Ann. d'Ocul., XLI, p. 172, 1866). *Steiner* (Oestr. Zeitung f. pract. Heilk., XVIII, p. 121, 1872). *Gray* (Lancet, II, p. 644, 1872), 2 cas. *Verdalle* (Bordeaux médical, 8 sept. 1872). *Westphal* (Berl. klin. Wochenschr., p. 295, 1873). *Schmidt* (Beobacht. aus der Augenabth. des Odessaschen Stadthospital's, p. 31, 1873). *Desmarres* (A.), Leçons cliniques sur la chirurgie ocul., p. 341, 1874. *Bresgen* (Berl. klin. Wochenschr., p. 381, 1874). *Waldhauer* (Klin. Monatsbl., p. 152, 1876). *Higgens* (Lancet, Oct. 21, p. 576, 1876). *Billroth* (Chirurgische Klinick, 1871-1876, 1879, p. 101). *Dornblüth* (Zeitschrift für die gesammte Medicin, t. XXI, 1). *Guthrie* et *Travers* (Velpeau, Dictionnaire de Médecine. Article Orbite). *Cloquet* (Archives gén., t. XIII, p. 293). — *Hauel*, Fall von Echinococcus der Orbita. (Jahresber. der Gesellsch. f. Nat. u. Heilkunde in Dresden, p. 24, 1879) (fille de vingt-deux ans). *Lawson*. On a case of hydatist tumor of the orbit ; protrusion of the eye ; suppuration of the cyst. ; removal recovery (Ophth. Hosp. Rep., XV, p. 301, 1882). *Mules*, Hydatid. tumor of orbit. (Brit. med. Journ., II, p. 1251, 1882). *Barobasheff*, Deux cas d'échinocoques de l'orbite (Wratsch, n° 1, et Petersb. med. Wochenschrift) (l'un chez une fille de douze ans, l'autre chez un soldat de vingt-sept ans), 1883. *Dieu*, Kystes hydatiques de l'orbite, (Recueil d'Ophthalm., p. 6, 1884). *Gaudron*, Kystes hydatiques de l'orbite (Gaz. des Hôp. n° 14, fév. 1884). *Zehender*, Ein Fall von Echnicoccus in der Angenhöhle (Klin. Monatsblat., p. 333, sept. 1887) (homme de trente-huit ans) et Cases of echinoccus in the orbit. (Brit. med. Journ., n° 26, 1887).

On veut encore avoir aussi observé dans l'orbite des larves de *Filairia medinensis* (Stellwag de Carion, II, p. 1289, et *Ann. d'Ocul.*, IX, p. 156, Roger et Normann), ainsi que celles de *Lucilia hominivorax* (Saint-Pair in Demarquay, p. 103) ; mais ces observations manquent de données assez précises pour trouver place ici.

Nous exposerons les tumeurs cystiques qui dépendent des distensions des parois osseuses, principalement des sinus frontaux, en traitant des tumeurs des parois osseuses de l'orbite.

B. — Angiomes de l'orbite.

Les angiomes de l'orbite se présentent le plus ordinairement sous la forme de *tumeurs caverneuses*. De ce genre de tumeurs, Berlin avait déjà, en 1880, pu réunir cinquante-quatre cas, liste que nous avons complétée par onze cas publiés depuis (1); nous-mêmes avons eu occasion d'en observer deux dans notre pratique.

Tandis que l'*angiome simple*, la *télangiectasie*, s'insinuant des paupières dans l'orbite, et les *tumeurs caverneuses* ne comptent pas parmi les raretés ophthalmologiques, il en est tout autrement pour le lymphangiome. Les *angiomes simples*, *tumeurs érectiles* ou *télangiectasies* peuvent, comme nous l'avons déjà dit des tumeurs semblables qui se développent aux paupières (t. I, p. 81), pénétrer dans la profondeur de l'orbite; et il est presque certain qu'on les a confondues avec des tumeurs anévrysmales, toutes les fois qu'on leur a fait prendre leur point de départ au fond même de la

1. *Alberthung*. Surgical observations on injuries of the head and miscellaneous subjects, p. 228, 1840. *Schön* (Morgagni), Pathologische Anatomie des Auges, p. 129, 1828. *Ad. Schmidt* (Von Ammon's Zeitchr. für die Ophthalmologie, II, p. 263, 1831). *Roquetta* (Revue méd., IV, p. 400, 1832, deux cas). Carron du Villards, Traité pratique des maladies des yeux, 1840. *Velpeau* (Dictionnaire en XXX volumes, p. 310 et 319, 1400, 3 cas). *Dieulafoy* (Ann. d'Ocul., III, p. 44, 3 cas). *Ledran* (Consultations de Chirurgie, p. 170). *Sibold* (Dans. Stellwag de Carion, II, 2, p. 1345). *Andrae* (Fischer's Lehrbuch der gesommten Entzündungen, p. 361, 1846). *Lebert* (Abhandlungen aus dem Gebiete der practischen Chirurgie, p. 88. 1848). *Walton*, Operative Ophthalmical Surgery, p. 258, 1853. Broca (in Demarquay, l. c., p. 299). *Mackenzie*, I, p. 435, 1856. *Wood* (New-York Journal, July 1857). *Carron du Villards* (Ann. d'Ocul., sept.-oct. 1858). *Foucher* (Gaz. des Hôp., p. 141, 1858). *Soler* (El Siglo medico, n° 332. Maggio, 1860). *Mazel* (Un. méd., p. 163, 1861). *Hodges* (Boston med. and surg. Journal, t. II, p. 417, 1864). *De Kempf* (Allgem. Wiener med. Zeit., IX, p. 17, 1864). *Ricci* (Dub. med. Journal, p. 318, Nov. 1865). *De Graefe* (Archiv f. Ophthalm., XII, 2, p. 222, 2 cas, 1866). *Küchler* (Deutsche Klinik, p. 213, 1866). *Wecker* (Gaz. hebdom., n° 472, nov. 1867). *Manz* (Klin. Monatsbl., p. 182, 1868). *Morton* (Americ. Journ. of med. Science, July 1870, p. 43). *Iodko-Naskiewicz* (Gazeta Lekarska, 1871, p. 760 et 792). *Holmes* (Chicago med. Journ., January 1871). *Jefferson* (Ophth. Hosp. Rep., VII, p. 187, 1871). *Lawson* (Lancet, I, p. 116, 1871). *Horner* (Klin. Monatsbl., p. 18, 1871). *Van Sante* (Nedrl. Tysch. f. Genesk., I, n° 3, p. 1872). *Grüning* (Arch. f. Augen- v. Ohrenheilk., III., 1, p. 168, 1873). *Kemperdik* (Archiv f. klin. Chirurgie, XVI, p. 575, 1873). *Braun* (Annalen der Chirurg. Gesellschaftzhu Moskau, p. 418, 1875). *Carter* (Lancet., Dec. 1875). *Knapp* (Archiv f. Augenu. Ohrenheilk., VI, p. 38, 1877). *Gosetti* (Annalidi Ottalmologia, p. 265, 1878). *Martin* (Annales d'Ocul., juillet-août 1879). *Billroth* (Chirurg. Klinik Wien, 1871-1876, p. 101, 1879). Probablement un cas décrit comme meloma, par *Küchler* (Deutsche Klinik, 1866, l. c.) — *Samelsonn* (Berl. klin. Wochenschrift, p. 13, 1880). *Camuset* (Gaz. d'Ophthalm., XI, p. 338, 1882). *Capdeville* (Marseille méd., XIX, p. 5, 1882). *Gallenga* (Giorn della R. Accad. di Med. di Torino, XLV, 5-6, p. 382, 1882). — *Panas* (Archiv. d'Ophthalmologie, I, p. 1, 1883) (deux cas). *Goussenbauer* (Wiener med. Wochenschrift, n° 9, 1883). *Van Duyse* (Gand, in-8°, 1884). *Brincken* (Klinisch Monatsbl., p. 129, 1884). *Fialkowski* (Vesterck oftalm., Kieff, I, p. 260. 1844). *Dolgenkow* (Wesnik ophth., janv.-fév. 1866). *Snell* (Lancet, II, p. 163, 1886).

cavité orbitaire (Stellwag de Carion) (1). Desmarres (2) nous paraît être beaucoup plus près de la vérité lorsqu'il déclare que ces tumeurs débutent, dans la plupart des cas, par une simple tache pigmentaire ou par un nævus; mais nous ne partageons pas sa manière de voir sur les productions décrites comme tumeurs érectiles dans le chapitre qu'il a consacré à cette maladie. Les observations relatées par Demarquay (3) sous le titre de *tumeurs érectiles veineuses*, distinction qui nous semble peu admissible, prouvent que ces tumeurs, à l'exception de deux (Velpeau, Dieulafoy), avaient, avec les paupières, d'intimes connexions. Nous croyons donc que le développement des tumeurs érectiles au fond de l'orbite n'est pas suffisamment démontré, tandis que la migration de tumeurs semblables vers le sommet de cette cavité ainsi que le développement de tumeurs caverneuses nous paraissent aujourd'hui hors de doute.

Tumeurs caverneuses. — La confusion jetée par la difficulté du diagnostic dans la classification des tumeurs de l'orbite a eu pour résultat de

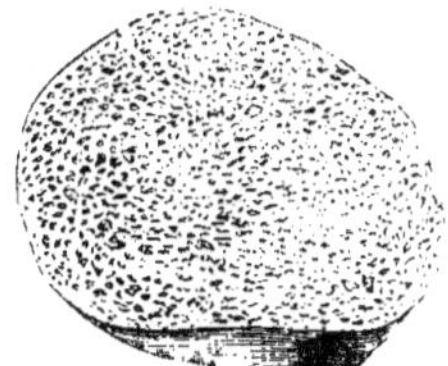

FIG. 217.

faire ranger une variété bien définie de tumeurs vasculaires, soit parmi les anévrysmes, soit parmi les tumeurs malignes, très riches en vaisseaux (fongus, hématodes). On a même été jusqu'à nier complètement l'existence des *tumeurs caverneuses* de l'orbite. Ainsi Demarquay, dans sa précieuse monographie, ne parle, en traitant des tumeurs sanguines de l'orbite, que des diverses variétés d'anévrysmes et des tumeurs érectiles et variqueuses. Aucune notion exacte d'anatomie pathologique ne permet de définir le caractère propre de ces deux dernières variétés de tumeurs. Virchow (*Die krankhaften Geschwülste*, t. III, p. 358, Berlin, 1867), en traitant des angiomes (tumeurs vasculaires), dit : « Sans aucun doute, il se rencontre dans la profondeur de l'orbite des angiomes caverneux; un cas de ce genre a été décrit en détail par de Graefe (4). J'ai vu et examiné la préparation anatomique, et je ne puis que confirmer ses assertions. C'était une tumeur munie d'une forte capsule, si peu adhérente au tissu graisseux de l'orbite qu'elle a pu être enlevée presque sans écoulement de sang. Néanmoins, elle se composait d'un tissu spongieux à mailles fines et très ténues (fig. 217). »

(1) *Die Ophthalmologie*, etc., t. III, p. 1275.
(2) *Loc. cit.*, t. I, p. 234.
(3) *Loc. cit.*, p. 351.
(4) *Archiv für Ophthalmologie*, t. VII, A. 2, p. 12.

Nous donnerons cette observation en abrégé (1) et nous nous contenterons

(1) « M. S..., âgé de cinquante ans, sanguin et d'une bonne santé, s'aperçut en chassant, pendant l'année 1848, qu'il ne voyait plus aussi distinctement avec l'œil droit que par le passé. Un an plus tard, il reconnut que cet œil proéminait, au point d'empêcher l'occlusion complète des paupières, ce dont ses parents furent frappés comme lui. Bientôt il vit double lorsqu'il dirigeait son regard en haut; mais les progrès de l'exophthalmie continuèrent à être très lents. En 1850, M. S... fut tourmenté par des douleurs siégeant sur le trajet des nerfs frontaux, assez intenses pour lui causer des insomnies pénibles mais ces douleurs se dissipèrent d'elles-mêmes au bout de quelques mois. Dans cette même année, le malade constata l'existence d'une tache nébuleuse au centre du champ visuel de l'œil affecté. Ces symptômes persistèrent jusqu'à l'année 1854, où le malade se soumit à l'observation d'un praticien fort habile qui porta le doigt dans le cul-de-sac conjonctival et le promena, pour s'éclairer sur la nature du mal, autour de l'équateur de l'œil. Au dire du malade, ce serait à partir de cette dernière époque que l'œil aurait, à des intervalles irréguliers, proéminé au-devant de la paupière inférieure. Ce fut en 1856 que je vis le malade pour la première fois, et, à cette époque, la cornée de l'œil, déplacée en dedans et en bas, faisait une saillie de 10 millimètres. La moitié de la mobilité manquait en haut. L'examen de l'orbite exigeait déjà la plus grande réserve, à cause de la facilité avec laquelle l'œil faisait hernie. L'orbite était occupée par une tumeur située en haut et en dehors du globe, et formant dans la région de la glande lacrymale plusieurs bourrelets élastiques et tendus. Il existait, de ce côté, une hypermétropie de $\frac{1}{12}$, une légère diminution de la latitude de l'accommodation; mais le malade pouvait encore lire des caractères fins, même à travers la tache nébuleuse mentionnée plus haut. L'examen ophthalmoscopique montra les veines rétiniennes turgescentes et tortueuses, la papille un peu gonflée et opaque. En 1857, la proéminence de l'œil était encore un peu plus prononcée. Le globe oculaire se herniait, principalement quand la tête était le siège d'un afflux sanguin. Le malade éprouvait même parfois de la difficulté à replacer cet œil en arrière de la paupière inférieure. La faculté visuelle baissait alors considérablement et le malade ne pouvait plus lire de forts caractères qu'en s'aidant de verres grossissants. En 1858, je revis le malade, chez lequel le centre de rotation de l'œil s'était déplacé de 12 millimètres. Le globe de l'œil faisait hernie, presque chaque jour, au-dessus de la paupière inférieure, tandis que la paupière supérieure, qui s'était progressivement allongée, en recouvrait encore une partie. Le malade ne distinguait avec cet œil que les gros objets, et le tiers inférieur du champ visuel manquait complètement. Toutes les veines rétiniennes étaient très tortueuses, turgescentes; les artères pâles; la papille, à peine gonflée, avait pris une teinte blanchâtre et ses bords étaient diffus. Évidemment on assistait à la formation d'une dégénérescence avec atrophie du nerf. C'est au mois d'août 1859 que le malade vint me prier de le débarrasser de son mal, qui lui causait beaucoup de tourment. L'œil était alors atteint d'une cécité presque complète; l'atrophie du nerf était plus avancée; on était frappé de l'intégrité des mouvements latéraux, tandis que la mobilité était complètement abolie en haut et diminuée en bas. La tumeur avait toujours le même aspect, seulement les bourrelets qui s'y rattachaient étaient plus proéminents. Supposant que la tumeur occupait l'infundibulum musculaire, on procéda à l'extirpation de l'œil. On fendit la commissure externe et l'on enleva le globe oculaire d'après la méthode de Bonnet, puis on pratiqua à travers la capsule de Tenon une incision horizontale au-dessus du nerf optique. On dut dégager une couche de tissu cellulo-graisseux épaisse de plusieurs millimètres et inciser la commissure interne, pour mettre la tumeur complètement à jour; on supposa un moment qu'on avait affaire à un sarcome mélanique, tant sa coloration était foncée. Elle fut séparée du tissu cellulo-graisseux ambiant, complètement sain, et la guérison se fit avec rapidité. La tumeur avait une forme à peu près ovoïde et possédait plusieurs appendices qui correspondaient aux bourrelets ci-dessus mentionnés; sa face supérieure était convexe, tandis que l'inférieure était plutôt aplatie et se trouvait munie en arrière d'une rainure peu profonde, creusée par le nerf optique. La tumeur était entourée d'une couche de tissu cellulaire condensé, lisse, et la couleur foncée qu'elle devait à la rétention du sang dans ses mailles avait été remplacée par une coloration gris bleuâtre. Sur une coupe, on put y constater une texture réticulée, dans laquelle les mailles représentaient les espaces vasculaires, et le réseau les cloisons de tissu cellulaire qui séparaient ces espaces. L'examen histologique de ce tissu montra qu'il s'agissait, dans ce cas, d'une tumeur caverneuse type. »

le mentionner particulièrement les cas où une dissection a jeté du jour sur a nature des tumeurs enlevées. Il ne nous restera ainsi, à part l'observation le de Graefe, qu'à en rapporter deux cas recueillis par nous.

La première dissection est due à Lebert (*Abhandlungen aus dem Gebiete ler Chirurgie*, Berlin, 1848, p. 88), qui donne la description d'une tumeur ongénitale enlevée par Dieffenbach au-dessous de la paupière supérieure hez un jeune homme âgé de vingt-quatre ans; elle était composée d'un issu spongieux et aréolaire, et ses parois auraient été constituées par des aisseaux qui n'auraient pas communiqué avec les aréoles, ce qui ne fut ullement démontré par une injection.

Une seconde observation appartient à de Ricci (*Dublin Quart. Journal*, novembre 1856, p. 338). Il s'agit d'une jeune personne âgée de vingt-deux ns, qui, seize années auparavant, avait vu survenir une protrusion de l'œil la suite d'une forte contusion sur la tête, déterminée par une chute. Une remière fois on extirpa une tumeur lobulée ronde et rouge pourpre, qu'on léclara être manifestement de nature veineuse. Peu de temps après, une écidive étant survenue, Bowman enleva l'œil avec la tumeur. Celle-ci aurait été composée d'un amas de veines variqueuses traversées par des cordons endineux analogues aux fibres tendineuses du cœur. Ces deux cas ont donc bien été examinés anatomiquement, et il n'est pas juste de dire. « Le premier cas envisagé anatomiquement comme *angiome* caverneux est celui de *de Graefe* » (Berlin, *loc. cit.*, p. 697).

M. Iocko-Naskiewicz a aussi décrit anatomiquement un angiome caverneux de l'orbite (*Gazeta Lakarska*, p. 760 et 792, 1875); mais cette observation présente cette particularité, qui la rend douteuse pour être classée parmi les angiomes, que l'auteur indique que les parois des cavités de la tumeur avaient été garnies d'une couche multiple d'épithélium pavimenteux.

Voici notre premier cas observé :

Mme Lépinay, âgée de trente et un ans, vint au mois de juillet 1865 me consulter pour une exophthalmie considérable. Le globe de l'œil avait été chassé hors de l'orbite (voy. fig. 218), à peu près dans la direction de son diamètre antéro-postérieur, et faisait une saillie d'environ 1 centimètre comparativement à l'autre œil. La malade raconte qu'il y a quatorze ans, en tissant du coton, la navette avait sauté vers sa tempe près de la commissure externe de l'œil droit. A part une forte ecchymose, l'accident n'avait eu aucune suite immédiate. Quinze jours plus tard, l'œil sortit de l'orbite pendant la nuit, au point de constituer une difformité aussi choquante que celle qui existe actuellement. Cette procidence rétrograda peu à peu, mais l'œil ne reprit pas complètement sa position normale. Environ deux ans plus tard, il commença à proéminer de nouveau, et la saillie acquit, dans l'espace de douze années, le degré qu'elle a aujourd'hui. Quelques douleurs ciliaires se firent sentir au début, mais ce n'est en réalité que le volume de la tumeur qui inspira des inquiétudes à la malade. La mobilité du globe est abolie presque complètement en haut et en dehors, très fortement réduite en dedans et en bas. La vision a baissé au point que la malade ne distingue les doigts qu'à quatre pieds de distance. Le champ visuel est sensiblement rétréci dans tous les sens, les veines de la papille sont grosses et tortueuses, les artères amincies, le disque du nerf optique faiblement nacré dans sa totalité. Au toucher, on perçoit une tumeur mollasse, faiblement bosselée, qui enveloppe toute la sphère postérieure du globe de l'œil, mais proémine surtout en haut et en dehors, et, en ce dernier point, a manifestement soulevé le muscle droit externe, qui fait relief sous la conjonctive. La tumeur ne montre aucune sensation de fluctuation, ni de vibration; l'auscultation ne donne aucun résultat, pas plus que la compression de la carotide et des veines jugulaires. Le diagnostic inscrit sur le registre porte : tumeur fibreuse probablement très vasculaire.

Le 24 juillet, après avoir anesthésié complètement la malade, on procède à l'extirpation de la tumeur. Je pratique une incision du côté supéro-externe à 1 centimètre de distance de la cornée, mettant à nu par le dégagement du tissu sous-conjonctival les muscles droits supérieur et externe. Après avoir pénétré un peu plus en arrière, on voit apparaître une tumeur bleuâtre que je m'efforce de détacher aussi complètement que possible du globe de l'œil avec les ciseaux fermés. Je reconnus bientôt que, pour isoler davantage cette tumeur de la partie postérieure du globe, et pour ne pas sectionner par un imprudent coup de ciseaux le nerf optique sur lequel elle était implantée, il fallait détacher le droit supérieur et le droit externe près de leur insertion. Cela fait, je réussis après un travail fort pénible de trois quarts d'heure et en n'employant les ciseaux qu'avec la plus grande réserve, à retirer une tumeur de la grosseur d'une

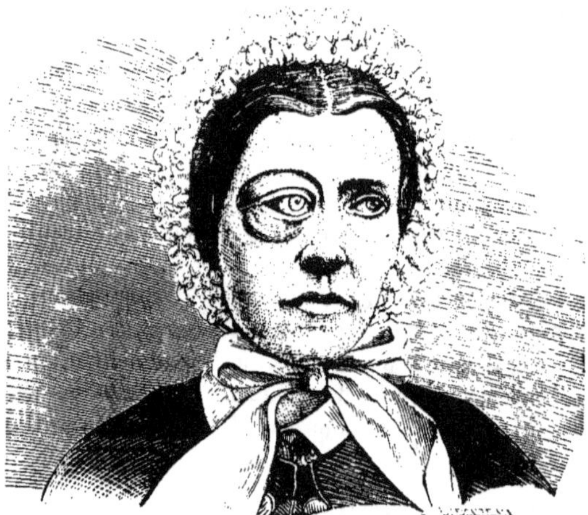

Fig. 218.

forte noix faiblement bosselée et entourée d'une sorte de capsule fibreuse. L'écoulement du sang avait été très modéré, quoiqu'il eût été impossible de ménager complètement la tumeur. Un bandeau compressif fut appliqué, et après dix jours la malade quitta la clinique sans qu'il se fût montré trace de suppuration. Le globe de l'œil n'était pas complètement rentré dans l'orbite, la mobilité était abolie dans tous les sens, et la paupière supérieure complètement abaissée. Peu à peu l'exophthalmie disparut, au point même que l'œil parut un peu plus enfoncé que l'autre (voyez fig. 219, faite comme la précédente, d'après une photographie), et la mobilité se rétablit. La paupière ne resta que très peu abaissée, et seuls les mouvements en haut tardèrent beaucoup à revenir, ce qui m'engagea, huit semaines après l'opération, à pratiquer, sans grande amélioration, la section du droit inférieur. La vision diminua sensiblement à partir du moment où l'œil rentra dans l'orbite. Actuellement, c'est-à-dire quinze mois après l'opération, la malade compte à peine les doigts à un pied de distance. Les vaisseaux rétiniens, surtout les artères, se sont sensiblement amincis, et la section du nerf, probablement par suite de la rétraction du tissu cicatriciel voisin, est faiblement excavée, et a pris une teinte franchement nacrée.

La malade, quoique ayant perdu du côté malade de la vue, est très satisfaite d'être débarrassée d'une difformité aussi choquante.

La tumeur ressemblait beaucoup comme grandeur et comme aspect à la section de l'angiome caverneux enkysté représenté par M. Virchow (fig. 217). Elle était aussi entourée d'une couche de tissus condensés, mais elle montrait des espaces vasculaires plus larges et en nombre proportionnellement égal. La structure réticulée de la tumeur ressort surtout lorsqu'on évacue le sang des aréoles par la pression : le tissu prend alors une teinte franchement grisâtre. L'examen microscopique fait par M. Cornil démontre que la tumeur est exclusivement composée d'un tissu fibreux, circonscrivant de nombreux espaces vasculaires de différentes dimensions, dont les parois ne sont pas recouvertes d'une couche épithéliale, et dans l'épaisseur desquelles on ne trouve que peu de fibres élastiques et pas de fibres musculaires.

Ce qui fait que cette observation diffère de celle de Graefe, c'est qu'à l'époque de l'opération l'exophthalmie était devenue à peu près stationnaire. Aussi, pendant cette opération, la quantité de sang perdue était très faible.

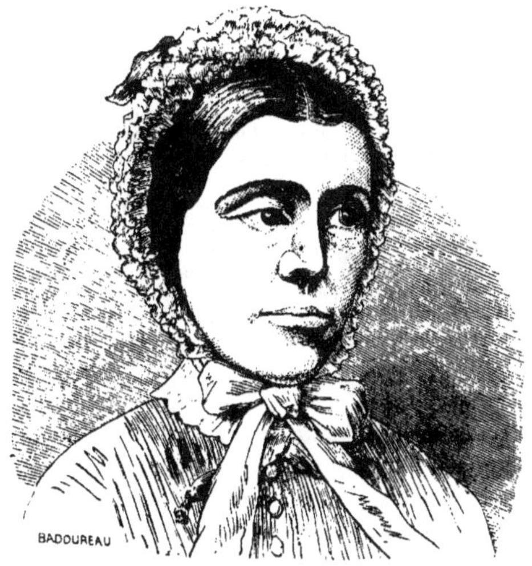

Fig. 219.

Toute la difficulté consistait à enlever la tumeur sans énucléer le globe, ce à quoi on ne réussit pas toujours, comme le prouve l'observation suivante :

Le 5 septembre 1886, se présentait à Biarritz un Espagnol âgé de cinquante-huit ans, atteint d'une exophthalmie des plus considérables de l'œil droit. Le malade raconte qu'il y a cinq ans, il a vu son œil droit saillir progressivement de l'orbite, sans qu'il ait senti la moindre incommodité. Ce n'est que lorsque le mouvement des paupières fut rendu pénible, que la diplopie s'accusait davantage et que des douleurs alors très vives se déclarèrent dans toute la région périorbitaire, qu'il se décida à se rendre à Madrid, où il fut admis dans une clinique particulière. On avait diagnostiqué une tumeur de bonne nature et proposé une extirpation de la tumeur, garantissant la conservation du globe oculaire. D'après le dire du malade, on avait commencé l'opération, mais la difficulté de conserver l'œil et le fort écoulement de sang qu'avait provoqué la tentative opératoire, décida à abandonner l'opération. Le malade sortit de la clinique, l'opérateur ayant quitté Madrid pour un voyage à Paris. Lorsque je vis le malade, je constatai une projection de l'œil directement en dehors avec absence de toute mobilité;

la cornée, desséchée en partie, rendait l'inspection du fond de l'œil impossible. A la moindre tentative d'explorer le fond de l'orbite, on provoquait une luxation du globe oculaire et les douleurs les plus violentes. Pendant cette exploration, on constata que le globe oculaire reposait sur une tumeur élastique, peu résistante et que la compression semblait réduire un peu. De même le malade déclarait que son œil était moins saillant après le repos de la nuit, qu'il fermait plus aisément les paupières, tandis qu'à la moindre tentative de baisser la tête, il craignait de voir se fermer les paupières derrière le globe oculaire. Ses douleurs étaient devenues si persistantes, que le malade réclamait d'urgence une opération, même si l'on devait sacrifier l'œil, dont la vision était réduite à 1/10. L'inspection de l'alentour du globe oculaire montrait une conjonctive tuméfiée, épaissie et sillonnée de très gros vaisseaux veineux. A la partie supéro-externe siégeait une large cicatrice de 2 centimètres d'étendue. Comme mon diagnostic s'arrêta, en l'absence de toute pulsation et en considération de l'accroissement si lent de la tumeur, avec sa turgescence intermittente, à une tumeur caverneuse de l'orbite, je proposai au malade l'extirpation avec conservation du globe oculaire. Après avoir endormi le malade, j'ai dû, en voulant, par une très large incision de tout le cul-de-sac conjonctival, procéder à la décortication de la tumeur, renoncer à cette tentative, arrêté par un très abondant écoulement de sang et surtout par la très grande difficulté de dégager la tumeur du globe oculaire. Je fis alors entrer le malade dans mon service à l'hôpital Saint-Éloi, lui déclarant que la conservation du globe oculaire me paraissait impossible, vu l'étendue et le degré de vascularisation de la tumeur. Une fois l'énucléation faite, il me fut aisé de dégager la tumeur du périoste orbitaire, me servant, à mesure que je vidais l'orbite, de ma main, comme tampon pour arrêter l'écoulement du sang qui cessa promptement, après avoir enlevé une tumeur caverneuse de la grosseur d'un œuf de pigeon. Cette tumeur avait absolument la structure caractéristique des angiomes caverneux, était nettement entourée d'une capsule adhérente au périoste dans la partie supérieure de l'orbite et à toute la circonférence supérieure du globe oculaire ainsi qu'au nerf optique. En arrière, une épaisse capsule se délimitait nettement, tandis qu'en avant, près de la cicatrice, résultant de la première tentative opératoire, ces limites étaient assez indécises. Le malade guérit très rapidement sous l'emploi du pansement antiseptique et se consola promptement, une fois débarrassé de ses douleurs, de la perte de son œil.

Broca avait déjà été frappé de ce fait particulier en présentant en 1856, à la Société anatomique, une tumeur « érectile » enlevée par Pàris (de Lille); il avait signalé « la circonscription » nette et franche de la tumeur, à ce point qu'on n'a eu à faire qu'une seule ligature pour arrêter l'hémorrhagie (voy. Demarquay, *loc. cit.*, p. 299). Du reste, l'idée que les tumeurs érectiles seraient presque toujours enkystées a déjà été émise, il y a quarante-six ans, par Dieulafoy, *Examinateur médic.* (nº 26, 1842).

Les tumeurs caverneuses de l'orbite, qui, suivant leur siège plus ou moins profond, *montrent une disposition plus ou moins prononcée à se gonfler et à se dégonfler*, se différencient justement de tous les autres angiomes de la même région par leur enkystement, ce qui permet de les attaquer directement, à l'inverse des autres tumeurs sanguines.

Après les observations ci-dessus données, nous n'avons à ajouter pour ce qui concerne leur symptomatologie que la motilité du globe oculaire est, vu leur siège de prédilection dans l'entonnoir musculaire, ordinairement encore assez bien conservée. Leur accroissement est généralement très lent, leur sensibilité en général nulle. Un signe précieux est qu'à part la sensation d'élasticité que donne la tumeur au toucher et qui peut être assez accusée pour simuler la fluctuation, la tumeur est *compressible* jusqu'à un certain, degré, ce qui s'observe d'une manière bien moins prononcée pour des lipomes très vasculaires de l'orbite. En outre, la turgescence de la tumeur, ou plutôt l'accroissement de l'exophthalmie, se montre surtout pendant les mouvements, les efforts, lorsque le malade se penche en avant, retient la respiration, tandis que le degré de l'exophthalmie diminue lorsque le malade reste couché et conserve un repos complet.

Des tumeurs sanguines que nous aurons à décrire, l'angiome caverneux se différencie essentiellement par le fait qu'il ne donne ni pulsations, ni aucun bruit systolique à l'auscultation.

Le *lymphangiome* n'a été observé que tout à fait exceptionnellement. Nous avons eu occasion de rencontrer des des plus accusés de lymphangiome des paupières, mais dans aucun cas cette altération des vaisseaux lymphatiques ne montrait de tendance à gagner l'orbite. Voici, en abrégé, l'unique observation indiscutable rapportée par de Forster (*Arch. f. Ophth.*, XXIV, 2, p. 108, 1878), qui avait été diagnostiquée comme sarcoma fibromucosum.

M. B., âgé de quarante-six ans, s'était aperçu depuis dix ans d'une saillie progressive de son œil gauche, avec lequel il ne voit actuellement que le mouvement de la main à 1 pied de distance. La sensibilité du globe oculaire est diminuée en tous sens, principalement en haut et en dedans. Le toucher montre l'orbite occupée du côté interne par un nodule mobile, mou et en quelques endroits bosselé; ni pulsation, ni bruit à l'auscultation. Atrophie blanche du nerf optique avec remplissage modéré des vaisseaux. On pratique l'énucléation de l'œil et de la tumeur. Le malade est guéri en six jours et ne présente pas de récidive. *Aspect microscopique :* En arrière et en dedans du globe oculaire, dans l'entonnoir des muscles, se trouve une tumeur longue de 37 millimètres, large de 35 millimètres, ayant la forme d'une pomme, et qui, présentant une surface lisse, est extrêmement mollasse et élastique. Elle est placée librement avec sa capsule dans l'orbite, ce n'est qu'en haut qu'elle se trouve par son tiers antérieur attachée, par du tissu connectif lâche, au nerf optique, repoussant le nerf temporalement dans son tiers moyen et en haut de façon qu'il paraît faiblement replié dans son parcours. Fait-on une coupe à travers la tumeur : son tissu se présente partout muni d'espaces plus ou moins vastes, de façon qu'il en résulte un aspect absolument criblé. Les plus vastes espaces occupent les parties centrales, tandis que vers la périphérie, les mailles se resserrent. Entre les alvéoles se trouve un large réseau de fines fibres connectives, qui gagne en épaisseur à mesure que les alvéoles augmentent d'étendue. *Au microscope,* les coupes aussi bien que les préparations, par isolement, montrent un large réseau caverneux en certains endroits très distendu, à large stratum de tissu connectif. Les vacuoles sont d'une forme irrégulière pour la plupart anguleuses; la surface interne des parois est garnie de cellules cylindriques, par places d'endothèle. Les parois mêmes sont formées par des fibrilles de tissu connectif rangées concentriquement autour des espaces caverneux; entre les fibrilles sont placées des cellules fusiformes à courtes incurvations et à ovale allongé, se montrant parfois faiblement incurvées. Ces cellules sont toutes placées dans le sens du parcours des faisceaux de tissu connectif, verticalement aux espaces vacuolaires. Ces espaces mêmes renferment un très grand nombre de corpuscules lymphoïdes, tandis que les faisceaux fibrillaires présentent en outre une grande abondance de fibres élastiques et de vaisseaux sanguins. On doit désigner cette tumeur comme un lymphangiome caverneux. Comme celui-ci se trouve absolument isolé dans le tissu connectif de l'orbite, on peut admettre la probabilité qu'il s'est développé aux dépens de ce tissu lâche.

Le diagnostic des angiomes de l'orbite étant bien établi, leur extirpation avec conservation du globe oculaire se trouve indiquée à l'exclusion de tout autre procédé opératoire.

C. — *Lipomes de l'orbite.*

Les lipomes véritables de l'orbite constituent aussi des raretés ophthalmologiques comme le lymphangiome orbitaire, à moins qu'on veuille ici comprendre les lipomes sous-conjonctivaux qui s'insinuent plus ou moins en arrière du globe oculaire (voy. t. I, p. 421) ou des paupières (t. I, p. 108), dont une partie dépasse le plan orbitaire. Derrière le fascia orbitaire, développant aux se dépens du tissu connectif lâche de l'orbite, on n'a jusqu'à présent observé qu'un nombre très restreint de cas. Berlin (*loc. cit.*, p. 702) ne mentionne que cinq cas dont l'un, celui de Knapp, n'est pas un véritable lipome, mais une angiome lipomateux.

Ces quatre cas rapportés par Dupuytren (*Lancette française*, p. 446, 1835), *Carron du Villards* (*Ann. d'Ocul.*, t. XL, p. 103, 1858), Coraz (*Des anomalies congénitales des yeux et de leurs annexes*, 1848) et *Bowman* (*Journal of medic.*, nov. 1849) prêtent encore tous à la discussion. Principalement le cas de Bowman est par ce savant éminent lui-même rangé parmi les tumeurs des paupières, les autres sont si peu précisés dans leurs détails histologiques qu'on ne saurait acquérir la conviction qu'on a eu réellement affaire à de véritables lipomes. Car, que penser si l'on doit admettre une tumeur comme lipomateuse quand, dans l'observation de Carron du Villards, il se contente d'affirmer que « c'était un lipome uniforme, poli, élastique, ayant le volume de l'hémisphère cérébral du bœuf, qui, après avoir à peine incisé le grand angle, fit brusquement hernie ». On acceptera avec d'autant plus de réserve cette observation que Carron du Villards va jusqu'à prétendre qu'il a observé un grand nombre de lipomes de l'orbite, tandis qu'on est encore actuellement à la recherche d'un cas authentique.

Celui relaté par Hauser rapporte par Cornaz aurait été congénital et n'est qu'un lipome sous-conjonctival.

D. — *Différentes formes de sarcome (fibrome).*

C'est de ce genre de tumeurs qu'il ne sera pas souvent facile d'établir le diagnostic, même après avoir déjà enlevé la tumeur et après l'avoir soumise à l'examen histologique, car l'appréciation en dépend exclusivement de la manière de juger d'à peu près de l'anatomie pathologique. Car on n'a encore guère changé la manière de voir de Virchow (*loc. cit.*, p. 185), qui dit : « Pour qu'un sarcome succède à un fibrome, il ne faut qu'un développement progressif de la partie cellulaire de ce dernier tissu, développement tel que ces cellules, en augmentant de nombre, augmentent aussi de volume et prennent une individualité plus marquée, tandis que la masse intercellulaire diminue en même proportion. » Il est alors aisé de comprendre que ce qui, pour un histologiste, est un fibrome pur, sera pour l'autre déjà fibro-sarcome et ce que le premier désignera comme fibro-sarcome, sera pour le second déjà un sarcome des plus caractérisés.

Aussi les cliniciens sont-ils arrivés à donner plus d'importance aux signes cliniques pour poser leur diagnostic et surtout leur pronostic que de se laisser influencer sensiblement par l'appréciation histologique. Pour faire le diagnostic, il est tout d'abord utile de reconnaître que les fibromes qu'on rencontre dans l'orbite sont, ou des tumeurs caverneuses, ou des fibro-sarcomes très denses.

« Un caractère propre, avons-nous dit dans la précédente édition, au fibrome de l'orbite est que dans cette cavité même, il s'isole d'une manière assez complète dans une enveloppe de tissu cellulaire condensé. » Ce sont des tumeurs caverneuses décrites plus haut, qu'on a désignées comme fibromes (Critchett, *Med. Times and Gaz.*, p. 465, 1852; Zehender, *Arch. f. Ophthalm.*, II, 2, p. 55); car de véritables fibromes, il en est si peu question depuis qu'on a mieux étudié les angiomes de l'orbite, que Berlin n'en parle presque pas dans sa monographie pourtant si complète. Aussi déclarerons-nous avoir affaire à un fibro-sarcome très dense si, comme nous le disions dans la précédente édition, le développement est singulièrement lent, « développement qui ne s'accompagne d'aucune sensation douloureuse jusqu'à l'époque à laquelle l'exophthalmie devient manifeste. L'absence de tout symptôme inflammatoire pendant l'évolution du mal et l'intégrité de la santé générale, enfin, les antécédents du sujet, tels sont les éléments du diagnostic. En outre, si la tumeur a pris son origine au voisinage du rebord orbitaire, et si l'on a eu l'occasion d'observer le sujet à une époque peu avancée de la maladie, on pourra s'éclairer encore en obtenant la sensation d'une petite tumeur circonscrite, consistante et mobile. Lorsque, au contraire, le fibrome a pris naissance au fond de l'orbite, et que l'exophthalmie est le premier des symptômes par lesquels il révèle sa présence, le médecin en est réduit, s'il veut préciser le diagnostic, à de pures hypothèses. »

Le caractère du fibrome prédominera sur le fibro-sarcome dans notre diagnostic d'autant plus que pour une tumeur d'une grande densité bien délimitée du restant du contenu orbitaire, la récidive a fait défaut.

Les diverses formes de *sarcomes* qu'on observe dans l'orbite sont :

1° *Fibro-sarcome.*

Si nous devions établir la classification des tumeurs orbitaires d'après la *genèse* des cellules qui la constituent et considérer comme sarcomateuse toute tumeur qui, au point de vue génésique (Cohnheim), se rapporte au feuillet plastodermique moyen, c'est-à-dire au tissu connectif, notre embarras pour nous prononcer serait encore plus grand, pour savoir de quelles cellules est née la tumeur orbitaire ; les corpuscules blancs immigrés proviennent-ils de la prolifération des cellules du tissu connectif propre de

l'orbite, ou de ses capillaires, des cellules endothéliales, des espaces lym
phatiques périvasculaires, etc.? Une seule des questions est facileme
résolue comme origine, le départ primitif restant le plus souvent inconn
c'est que les cellules n'ont pas dans l'orbite le type des cellules épithéliale

De toutes les tumeurs de l'orbite, celles désignées sous le nom de sa
comes à cellules rondes ou fusiformes, ou fibro-sarcomes, sont les plus fré
quentes (1), mais, comme nous l'avons déjà fait observer, il n'est déjà pa
aisé de se prononcer pour l'histologiste à quel genre de sarcome il a affai

(1) Voici les cas réunis par Berlin, que nous complétons par les observations publié
depuis.

Kuhl, Schmidt's Jahrbücher, I, p. 242, 1834. *Zéis*, de Ammon Zeitschrift f. Ophtha
mologie, IV, 1835. *Lebert*, Traité des maladies cancéreuses, p. 841, 1851. *Bocondé*, Bull
tin général de thérapeutique, déc. 1845. *Chappet*, Ann. d'Ocul., XIV, p. 21, 1845. *Heifelde*
Das Chirurg. u. Augenkranken-Klinikum der Universitat Erlangen, von 1 Oct. 1846 bis zu
30 Sept. 1847; Hamburger Zeitschrift, XXXVII, 1848. *Hübsch*, Ann. d'Ocul., XXXI, p. 10
1854. *Quain*, Med. Times and Gaz. et Ann. d'Ocul., XXXVI, p. 268, 1864. *Veräge*, ibid
XXXVIII, p. 236, 1855. *Heifelder*, Oestr. Zeitschrift f. prakt. Heilkunde, III, 16 (tro
cas), 1857. *Mackenzie*, l. c., 1, 1856, Obs. 279, 284, 285, 286, 287, 288, 290, 29
Laurenze, Med. Times and Gaz., May 1858. *Werner*, Würtemb. Correspondenzbl
16-18, 1858. *Zehender*, Arch. f. Ophthalm., IV, 2, p. 58, 1858. *Filiczky*, Ungarische Zeit
chrift, X, 52, 1859, et *Schmidt's*, Jahrbücher, 106, p. 330. *Ressel*. Allgem. Wiene me
Zeitung, 1860, 8-10. *Demarquey*, l. c., p. 426-492. *Singer*, Allgem. Wiener med. Zeitun
VI, p. 46, 1861. *Schuh*, Wiener med. Wochenschrift, XI, 1861. *Rumstead*, American me
Times, March 1862. *Hulke*, Ophth. Hosp. Reports, IV, p. 92 et p. 97, 1863. *Virchow*, D
Krankhaften Geschwülste, I, p. 193; II, p. 278. *Munder*, Med. Times and Gaz., March
1863. *Sindney*, Lancet, 1863, et Ann. d'Ocul., LII, p. 54, 1863. *Sichel*, Ann. d'Ocul., LII
janv. et fév. 1865. *Hulke*, Ophth. Hosp. Rep., V, p. 336. 1866. *Blessig*, Petersb. me
Zeitschrift, X, p. 65, 1866. *Küchler*, Deutsche Klinik, 1866, p. 195 et 212. *Mooren*, Op
thalmiatr. Beobachtungen, p. 40, 1867. *Lawson*, Opht. Hosp. Rep., VI, p. 167, 1867.
Morgan, ibidem. *Hirschberg*, Klin. Monatsbl. f. Augenheilkunde, VI, p. 153, 1868. *Laws*
Ophth. Hosp. Rep., VI, p. 206, 1869. *Spencer Watson*, ibid., p. 49, 1869. *Chipperfie*
Madras Monthly Journal of med. Science, déc. 1870. *Emmerst*, Zwei Fälle von Sarcome
der Orbita, etc., Inauguraldissertation, Bern, 1870. *Horner*, Klin. Monatsbl., VIII, p. 1
1871. De *Oettingen*, Dorpater med. Zeitschrift, II, p. 187, 1871. *Brailey*, Ophth. Hos
Rep., p. 302, 1871. *Arcoleo*, Resoconto della clinica ottalm. di Palermo, p. 278, 187
Samelson, Brit. med. Journ., Aug. 31, p. 253, 1872. *Billroth*, Chirurgische Klinik, Wie
1869-1870, p. 67, 1872. *Fano*, Ann. d'Ocul., LXVII, p. 127, 1872. *Hutchinson, E.* (Uttica
Transact. of the med. Soc. of New-York for the year 1872. *Brechat*, Rapport de Ranvie
Bull. de la Soc. anat., p. 118, 1833. *Hulke*, Med. Times and Gaz., p. 621, 1873. *Sichel fil*
Gaz. des Hôp., 1873, p. 86. *Letenneur*, ibid., p. 243. *Mc Donnel*, Irish. Hosp. Gaz., 187
p. 195. *Nancrede*, Philadelphia med. Times, 1874, p. 353. *Lawson*, Lancet, 1875, 2. *Hoc*
Anzeiger der Wiener Aerzte, 1875. *Nettleship*, Ophth. Hosp. Rep., VIII, 2, p. 302, 187
Christison, Hosp. Tidende, p. 817, 1875. *Brailey*, Ophth. Hosp. Rep., VIII, p. 302. *Gyo*
Bull. de la Soc. de Chirurgie, p. 780, 1875. *Klein*, Wiener med. Presse, 1875, n° 23. *Lands*
berg, Virchow's Archiv, LXIII, p. 276, 1875. *Péan*, Lancet, 8 janv., 51, 1876. *Knapp*, Arc
f. Augen- u. Ohrenheilkunde, V, 2, p. 310, 1876. *Hay*, Report of the fifth internation
Congress, p. 258, 1876. *Dechamps*, Bull. de la Soc. Anat., p. 764, 1876. *Richet*, Recue
d'Ophthalm., p. 44, 1876. *Zill*. Oest. Jahresbericht f. Pädiat., II, p. 155, 1877. *Faya*
Dublin Journ. of med. Sc., 1877, p. 280. *Vincentiis (de)*, Estratto dagli atti della R. Aca
med. chirurg., p. 31, 1877. *Wolfe*, Remvel of sarcoma of the orbit, 1878, in Centralbl. f. Augen
heilk., III, p. 162, et Recueil d'Ophthalm., mars 1879. *Perls*, Lehrbuch der allgemeine
Pathologie, p. 367, 1879. *V. Forster*, Archiv f. Ophthalm., XXIV, 2, p. 99, 108 et 111, 1878
Billroth, Chirurgische klin. Wien, 1871-76. Berlin, 1879, p. 100. *Bergh*, Cas de cance
de l'orbite. Hygica, p. 19, 1879. *Packard*, Americ. Journ. of med. Sc., p. 127, 1879. *Remy*
Recueil d'Ophthalm., 142, 1879. *Aschenborn*, Arch. f. klin. Chirurgie, XXVI, p. 110. *Bull*

et n'était-ce l'extrême rareté des véritables fibromes, il faudrait se demander s'il ne devrait pas ranger bien des fibro-sarcomes dans cette catégorie de tumeurs bénignes.

Le point de départ des tumeurs sarcomateuses peut varier. Évidemment, elles naissent du tissu connectif propre de l'orbite et de préférence des endroits où ce tissu se condense et s'accumule en plus grande quantité. C'est donc moins dans le tissu graisseux lui-même que la tumeur prend son point de départ que des enveloppes que le tissu connectif constitue aux parties renfermées dans l'orbite, ce serait l'enveloppe de l'orbite même, le *périoste*, l'enveloppe du globe oculaire, la *capsule de Tenon*, l'*enveloppe de la glande lacrymale et des nerfs de l'orbite*.

Parmi le genre de sarcomes le plus fréquent dans l'orbite est le fibro-sarcome, le squirrhe des anciens ; suivent alors les sarcomes à cellules fusiformes et ensuite les sarcomes à cellules rondes. La quantité, aussi bien que la forme de ces dernières, peut notablement varier et les formes à cellules très grandes (psammom-sarcome) ou cellules gigantesques se rencontrent aussi quelquefois dans l'orbite. La très grande richesse en cellules a fait désigner certains sarcomes par les anciens, comme tumeurs encéphaloïdes et carcinomes. La production d'espaces plus ou moins nombreux et étendus dans la tumeur peut donner lieu à la désignation d'un cysto-sarcome, de même que des phases régressives qui parcourent la tumeur peuvent entraîner leur ossification (sarcome ossifiant de Billroth).

La production des sarcomes est pour la plupart primitive dans l'orbite, mais on les a aussi rencontrés comme tumeurs métastatiques ; comme pour les autres régions, le sarcome est d'autant plus disposé à *récidiver* qu'il est plus riche en cellules, moins dense, par conséquent moins délimité vers son entourage.

2° *Mélano-sarcome.*

Contrairement à ce qui a été dit pour les sarcomes en général, le mélano-sarcome qu'on observe dans l'orbite est plutôt métastatique, résultant de

New-York med. Rec., XVIII, p. 19, 259 et 301 (trois cas). *Howe*, Buffalo med. and surg. Journ., p. 385, 1880. *Sonnenberg*, Arch. f. Chirurgie, XXV, 4, p. 45. *Jaeger* (*E. de*), Wiener med. Presse, XXII, p. 1350, 1881. *Bull*, Philadelph. med. News, XI, p. 317, 1881. *Behring* et *Wicherkiewicz*, Berl. klin. Wochenschr., n° 33, 1882. *Dufait*, Thèse de Paris, in-8°, 1882. *Giacomo*, Ann. clin. di osp. in Napoli, VII, p. 199, 1882. *Costa Brimeda*, Rev. méd. de Chili, p. 137 et 181, 1883. *Michel* (*M.*), North. Car. med. Journ., XII, p. 72, 1883. *Shakespeare*. Melanic sarcoma of the orbit with metastases to the lever, etc.; New-York med. World, 20 janv. 1883. *Dianoux*, Journ. de méd. de l'Ouest, XVII, p. 442, 1883. *Jesset*, Brit. med. Journ., p. 67, 1881. *Vinke*, Americ. Journ. of Ophthalm., p. 120, 1884. *Bardeleben*, Charite Annalen, X, p. 383, 1885. *Buller*, A case of melanotic sarcoma of the orbit. American Journ. of Ophth. malin., II, p. 115 et 118, 1885. *Bäumler*, Klin. Monatsbl., XIV, p. 5, 1886. *Coks* (*D. C.*). Med. News, XLIV, p. 147, 1886. *Hirschberg*, Centralb. f. prakt. Augenheilk., p. 63, 1886. *Kollock* (*C.-W.*), Ostio-sarcome of the orbit. Transact. of the South Car. med. Assoc., p. 31, 1886; *Otto*, Ein Fall von melanotischen Sarcome der rechters Orbita, etc. Halle, in-8°, p. 30, 1886. *Richet*, France méd., n° 108, et Recueil d'Ophthalm., p. 321, 1886.

mélano-sarcomes de la choroïde, ou de ceux qui siègent près de la lim sléro-cornéenne. Pourtant, à l'instar des mélanomes sous-cutanés, rencontre exceptionnellement des mélanomes primitifs du tissu connec même de l'orbite, cas dans lesquels le globe de l'œil ne participait pas tout, ou n'était atteint que secondairement, la tumeur ayant perforé sclérotique et envahi de telle façon l'œil, que la choroïde fut refoulée, m ne participait pas à l'accroissement de la tumeur. Ces tumeurs rares para sent prendre origine du périoste de l'orbite et ne se différencient des mélano-sarcomes, tumeurs mélaniques des autres régions; parfois el peuvent se présenter comme les fibro-sarcomes plus ou moins enkys (Giraldes).

Le *diagnostic* de ce genre de tumeurs ne pourra pas être fait à mo qu'elles ne siègent très superficiellement, et faut-il encore se garer d' erreur, de confondre un angiome caverneux dans lequel se sont produites extravasations, suivies d'une transformation successive du sang extrava avec un mélano-sarcome.

Aussi, pour le mélano-sarcome de l'orbite, le pronostic est des p sérieux; dans les trois quarts des cas la récidive a été prompte et la géné lisation la règle. Lorsqu'on a relaté une absence de récidive prolong (cinq ans pour le cas de Stöber), on est à se demander si une erreur de diagn tic n'a pas été commise concernant le caractère histologique de la tumeur.

3° *Myxo-sarcome.*

Berlin (*loc. cit.*, p. 710) a pu réunir neuf cas (1) de ce genre de sarco qu'on a désigné autrefois (Lebert) comme cancer, ou fongus de l'orbi et qui s'observe de préférence chez les jeunes enfants (trois cas) et les pe sonnes n'ayant pas dépassé trente ans (trois cas).

On sait que le myxo-sarcome n'est pas rare parmi les tumeurs du n optique (voy. p. 614), tandis que le nombre de cas est, pour ce qui concer le véritable myxo-sarcome de l'orbite, trop restreint pour qu'on puisse prononcer sur la plus ou moins grande fréquence d'origine dans l'une l'autre des régions de cette cavité. Comme malignité, ce genre de sarco paraît occuper, en sa qualité de sarcome mou, la première place après l sarcomes pigmentés, avec lesquels il partage aussi le caractère fâcheux se généraliser et de produire des métastases jusque dans le nerf optique l'œil même (de Recklinghausen, Jacobson, voy. p. 607).

Si l'on a donc indubitablement reconnu la présence de cellules fusiform ou étoilées dans le liquide mucilagineux d'un sarcome mou (Manfre

(1) *Lebert* (Wirchow's Archiv., IV, 2, 1852). *De Recklinghausen* (*Jacobson*) (Arch. f. Op thalm., X, 2, p. 55, 1864). *Horner* (Klin. Monatsbl., VII, p. 25, 1871). *Quaglin* e *Manfre* (Ann. di Ottalmologia, III, fasc. 1, p. 3, 1873). *Valirani* (Ibid., p. 175, 1874). *Nov* (Wiener med. Presse, n° 55, 1877). *Bull* (Med. Record, p. 359, 1879). *Landsberg* (Virchow Archiv, LXIII, p. 271). *Schill* (Bull. de la Soc. d'anat., Paris, 1877). *Bull* (Med. Recor p. 359, 1879).

Valerani, Horner, etc.), on a en même temps assigné à la tumeur une malignité qu'elle ne partage qu'avec les mélano-sarcomes.

4° *Cylindrome.*

Le cylindrome, qu'on rencontre de préférence dans le voisinage de l'œil (paupières, orbite et maxillaire), se caractérise aussi par une bien plus grande malignité comme récidive que les formes dures de sarcome. Leur structure alvéolaire les a aussi conjointement, avec leur malignité, fait plutôt ranger par les auteurs dans les carcinomes ou désigner comme sarcomes carcinomateux (Sattler). C'est principalement M. Sattler qui s'est occupé de ce genre de tumeur et de la place qui doit leur être réservée dans la classification des tumeurs orbitaires.

Il paraît que ces tumeurs malignes peuvent naître dans toutes les parties de l'orbite, mais aussi prendre leur origine sous la peau des paupières (Billroth) et s'insinuer dans l'orbite même. Dans d'autres cas, leur point de départ était le grand angle de l'œil, ou le périoste garnissant le rebord orbitaire. La *constance des douleurs* qu'on a observée pour l'évolution des cylindromes paraît dépendre de leur tendance à se répandre assez rapidement, d'user les os et de pénétrer dans les cavités voisines. A part cette propriété fâcheuse, qui facilite la récidive sur place, par extirpation incomplète, et réclame par conséquent une ablation des plus complètes, le cylindrome a bien moins de tendance que les précédentes tumeurs à se généraliser et même à récidiver après une ablation complète; mais, plus que les autres sarcomes, il réclame une intervention prompte.

Comme une variété de cylindrome, on a désigné le *sarcome plexiforme*, ou *myxo-sarcome plexiforme*. Il n'existe que quelques rares observations de cette tumeur qui a été rencontrée dans l'un des cas comme double, siégeant dans la région des glandes lacrymales (Alexander).

5° *Neuromes, neuromes plexiformes de l'orbite.*

Nous avons précédemment indiqué que les fibro-sarcomes prennent de préférence leur origine du tissu condensé formant enveloppe aux diverses parties que renferme l'orbite. Lorsque le tissu connectif qui constitue une enveloppe aux divers nerfs que contient l'orbite dégénère, il peut se développer un neurofibrome plexiforme (Billroth), ou neurome cylindrique plexiforme (Verneuil), ou un fibrome cylindrique des gaines nerveuses (Marchand). Ces tumeurs constituent des raretés, quoique dans la compulsion de quinze cas de neurofibrome faite par Marchand (*Archiv. f. path. Anat.*, LXX, p. 36, 1877), cinq se rapportent à la région de la paupière supérieure et temporale, concernant l'épanouissement du trijumeau, et se dirigeaient probablement tous dans l'intérieur de l'orbite. Mais aussi d'autres nerfs orbitaires (zygomaticus, lacrymalis) peuvent devenir le siège de fibromes cylindriques de leur gaines et le développement en être ainsi véritablement orbitaire.

A part les cas rapportés par Billroth (*Archiv. f. Chirurgie*, XI, p. 232) e ceux de Marchand, *Berlin* relate une observation (*loc. cit.*, p. 716) qui l a été communiquée par le prof. Bruns et qui peut servir de prototype de c genre de tumeur orbitaire.

Mme T. T... fut adressée, le 23 juillet 1876, à la clinique chirurgicale de Tubinge. Déjà dans les premières années de sa vie, probablement comme congénital, on observa à l paupière supérieure droite un petit gonflement rougeâtre qui augmenta progressive ment dans le courant des années et s'étendit aussi dans l'orbite; presque en mêm temps avec la tumeur de la paupière, on observa aussi sur la joue droite, à la hauteu de l'arc zygomatique, un même gonflement indolore, comme celui de la paupière, qu atteint peu à peu la grosseur d'un œuf de pigeon et fut extirpé il y a six ans à Heidel berg. Quelques semaines après, une seconde opération aurait eu lieu à la paupière supé rieure. *Status præsens.* La paupière supérieure droite se montre notablement allongée e épaissie, ne pouvant pas être relevée spontanément. Le globe oculaire droit est un pe plus bas que le gauche et fortement chassé en dehors. Au bord externe de la paupièr supérieure, on sent dans la profondeur de l'orbite une tumeur d'une certaine duret qui paraît un peu mobile; on constate la présence d'une semblable tumeur, un peu plu petite, dans la partie inféro-externe de l'orbite. Il n'est pas possible de déterminer si le deux tumeurs se trouvent réunies dans la profondeur. Près du rebord supérieur se sen tent plusieurs exostoses.

Diagnostic : Tumor congenitus orbitae. — *Opération :* Élargissement de la fente e dehors de 2 à 3 centimètres. Pénétration vers la partie externe du rebord orbitaire entre celui-ci et le globe oculaire disloqué, après avoir enlevé une couche superficiell du tissu connectif, en apparence normal, avec de nombreux petits vaisseaux. Incision su la circonférence antérieure d'une tumeur d'une forme allongée, qui s'étend de la longueu presque du pouce en arrière dans l'orbite. Cette tumeur n'est que lâchement imbriqué et se laisse détacher en totalité avec le doigt et les ciseaux. *Après l'avoir enlevée, on voit dans la partie postérieure de l'orbite une surface d'un coloris foncé, pulsatile d'une forme allongée et de l'étendue de la pointe du petit doigt. L'examen démontr qu'il s'agit en cet endroit d'un manque de l'os*, qui ne se trouve recouvert que du re vêtement interne de l'orbite. Après cela, on enlève encore la petite tumeur du rebor inféro-externe de l'orbite, qui se trouve de même munie d'une capsule et se laisse aisé ment décortiquer. Celle-ci est à peine grande comme une fève, entourée d'une envelopp molle, après l'enlèvement de laquelle la surface apparaît semblable à la surface du cer veau, composée de plusieurs bourrelets séparés, d'une consistance molle. Hémorrhagi assez abondante; 6 sutures de catgut. Drain. Suppuration modérée. La malade quitt avec une fistule dix jours après. Pendant ce temps, un faible dégonflement de la pau pière s'est produit spontanément, mais la dislocation du globe oculaire persiste en ba et en dedans. En novembre de la même année, la malade revint pour un traitement opé ratoire de l'épaississement de sa paupière supérieure qui a persisté. Cette opération donn un résultat satisfaisant. En quittant, le globe oculaire se trouve encore deux lignes plu bas que le gauche. État général non altéré. A l'examen, la tumeur se présente comme neurome ou neuro-fibrome, et particulièrement cette fève que j'ai décrite (*Arch. f. path. Anat.*, L, p. 80, 1870), comme neurome racemosum (Rankenreurmen).

On se rend aisément compte que certains fibromes, en particulier celui décrit par Carron du Villards et par Perls (Berl., *Klin. Wochenschr.*), n'étaient très probablement que des neuromes. Le voisinage des nerfs dont l'enveloppe dégénère avec les os, fait que le périoste et même les os parti- cipent facilement à la dégénérescence proliférante, accompagnée d'une usure de parois osseuses de l'orbite, comme dans les cas de Bruns, Billroth et Perls.

Billroth relate d'une manière analogue à la description de Marchand la structure histologique de ce neurome de la façon suivante :

« La coupe des cordons montre une structure très nette en coques concentriques, ou même, en certains endroits, on arrive à détacher nettement une ou même deux enveloppes des cordons. Le centre de ces cordons n'était pourtant pas partout aussi nettement reconnaissable, il se présentait à l'œil nu, ou à la loupe, comme un point blanc ou jaunâtre. Quelques-uns de ces cordons paraissaient se terminer en massue et finissaient alors directement ou indirectement par un fin fil, qui pouvait, à l'examen microscopique, être reconnu comme fin nerf. Quelque indubitable que puisse, dans ce cas, paraître la raison de la forme en plexus, comme composé de fibres nerveuses, partie simplement atrophiée, partie atteinte de dégénérescence graisseuse, pourtant la démonstration histologique est, surtout dans les cordons les plus épais, plus difficile à faire que dans un cas précédemment décrit. Les cordons mêmes se composaient d'un tissu connectif solide assez riche en noyaux. »

La nature de ces neuromes, probablement à début congénital, est évidemment bénigne. Leur siège est presque exclusivement celui de la région de la glande lacrymale, et le déplacement du globe oculaire doit donc forcément se produire en bas, en dedans et en avant. L'intervention doit même, pour ces tumeurs bénignes, être aussi prompte que possible pour opérer avant l'usure de la voûte orbitaire.

E. — *Tumeurs à type épithélial* (*Waldeyer*).

Nous avons déjà dit plus haut que dans l'orbite même ce genre de tumeur ne se rencontre pas primitivement, et pourtant on peut observer le carcinome épithélial, glandulaire, et des adénomes, mais leur origine n'est pas alors orbitaire, ils ont *pénétré* dans l'orbite en se propageant, soit des paupières, soit de la surface du globe oculaire, soit enfin de la glande lacrymale. Même un kyste dermoïde pouvant, en dégénérant, donner lieu à un carcinome épithélial, on devrait envisager le cas comme une tumeur à type épithélial immigré.

F. — *Enchondrome.*

Depuis qu'on a mis plus de précision dans l'examen histologique des tumeurs ainsi que dans leur classification, on s'est convaincu que pour les observations rapportées comme enchondromes (Mackenzie, Anderson, Fano) on avait fait confusion avec d'autres tumeurs.

II. — Tumeurs de la glande lacrymale.

Quoiqu'il puisse être discuté si les néoplasmes désignés comme tumeurs de la glande lacrymale lui appartiennent, ou si ce ne sont pas plutôt des productions néoplastiques qui se seraient faites aux dépens de s[illegible] enveloppe et devraient par conséquent forcément être, à ce titre déj[illegible] rangées dans les tumeurs orbitaires, nous les décrirons pourtant, en no[illegible] conformant à l'habitude prise par les auteurs, parmi les affections des voi[illegible] lacrymales.

III. — Tumeurs du nerf optique.

Voyez article XXIII des maladies du nerf optique, p. 600.

IV. — Tumeurs osseuses des parois de l'orbite.

Dans la description des tumeurs des parois, nous n'avons à no[illegible] occuper que des *ostéomes*, ainsi que de la dilatation des parois orbitaire[illegible] déterminant par leur *élargissement cystique* un *rétrécissement* de la cavi[illegible] orbitaire. De véritables kystes ne se développent pas dans les parois orb[illegible]taires, il s'agit dans les observations relatées comme telles, de dilatations d[illegible] sinus avoisinants, produites parfois par des kystes ou des hydatides, qui y si[illegible]geaient. Un seul cas de cholestéatome se serait vu d'après Demarquay (*Ann[illegible] d'Ocul.*, XL, p. 110, 1858), dans la substance spongieuse du rebord orb[illegible]taire aux dépens du frontal; mais comme cette tumeur communiquait aus[illegible] avec les cavités avoisinantes, elle prête, au point de vue de l'origine de l[illegible] tumeur, notablement à la discussion.

Nous n'avons pas non plus à nous occuper des *ostéosarcomes* qui ne s[illegible] développent pas primitivement dans les parois orbitaires comme certaine[illegible] observations l'ont voulu faire admettre (Carron du Villards, Petit, Cruvei[illegible]lier, etc.). Il s'agissait ici d'ostéosarcomes qui ont empiété sur les paro[illegible] osseuses ou de sarcomes partiellement ossifiés (ostéoïdsarcome).

Ostéome de l'orbite.

Nous ne comprenons pas dans la désignation ci-dessus les différente[illegible] variétés d'exostoses, périostoses, hyperostoses ou ostéophytes, mais exclusi[illegible]vement les cas où il s'agit d'une prolifération osseuse provenant du diplo[illegible] de l'os et se présentant comme corps osseux enkystés d'après Cruveillier[illegible] Ces *corps osseux enkystés* ont aussi reçu le nom de *tumeurs éburnées* o[illegible] d'*exostoses éburnées*. Les tumeurs osseuses spongieuses ou demi-cartila[illegible]gineuses doivent être plutôt rangées parmi les périostoses, tandis que l[illegible] véritable ostéome orbitaire, la tumeur éburnée, se caractérise par so[illegible] extrême dureté et sa densité, par son absence presque complète de vais[illegible]seaux et d'espaces à moelle, et de canaux de *Havers*.

Le siège de prédilection de ces exostoses est le rebord supéro-interne[illegible] Sur 49 cas collectionnés par Berlin (1) 31, c'est-à-dire 63 pour 100, sié[illegible]

(1) *Sporing*, Abhandlungen der K. Schwed. Acad. der Wissenschaften von A. G. Köstner[illegible]

geaient directement en haut, à savoir trente-cinq cas en haut et cinq en haut et en dedans, et un en haut et dehors, dix cas, 2 pour 100, en dedans, six cas 12 pour 100, en bas ou en bas et en dedans et un seul cas en dehors et en haut ; un autre avait contourné la cavité orbitaire, en ayant pris naissance en dehors de la partie squameuse du frontal. Il est vrai que lorsque ces tumeurs éburnées ont pris un très grand développement, il devient alors assez difficile d'en déterminer exactement le siège, mais ce qui est hors de doute, c'est que c'est l'ethmoïde et le frontal qui leur donnent le plus souvent naissance et qu'il est exceptionnel qu'il se développe deux tumeurs côte à côte ou vis-à-vis l'une de l'autre. Dans le cas que nous avons observé

1750. *Brassant*, Mémoires de l'Académie roy. de Chir., t. XIII, p. 277, 1874, Paris. *Acrel*, Chir., Vorfälle in Murray, t. I, p. 102 et 104, 1777. *Jourdain*, Traité des maladies de la bouche, t. I, p. 289, 1778. *Lucas*, Edinburgh med. and surg. Journal, t. I, p. 405, 1805. *Cooper*, Surgic. Essays. London, 1708, t. III, p. 171. *Howship*, Lectures in surg. Path., t. II, p. 237. *Schœn*, Path. Anat. des Auges, Hamburg, 1828, p. 151. *Gerhard van der Meer*, Dissert. exhibens historias quatuor operationum, etc. Groning, 4, 13 t. I. 1829, et Lancet, 1831, p. 671. *Seutin*, Obser. belge, oct. 1834. *Schott*, Controverse über die Nerven des Nabelstrangs, Anhang Frankfurt, 1836. *Hilton*, Guys Hosp. Rep., I, London, 1836, n° III, sept. *Constatt*, v. Græfe u. Walther's Journal der Chir. u. Ophthalm., V, 27, H. 1, p. 208, Berlin, 1838. *Rokitansky*, Path. Anatomie, t. II, p. 210, Wien, 1842. *Adelmann*, Beiträge zur med. u. chirurg. Heilkunde, t. II, p. 172. Erlangen, 1845. *Brodi*, Hawkin's-Vorlesungenubers. v. Berend, Leipzig, 1847, t. II, p. 607. *Keate*, ibid., p. 607 et 608. *Michon*, Mémoires de la Soc. de Chir. de Paris, t. II, p. 615, 1851. *Canton*, Med. Times. t. XXIII, p. 491, London, 1851. *Törnbroth* et *Limoni*. Analecta clinica, t. I, fasc. I. *Haynes Walton*, Operative ophthalmic Surgery, p. 345, 1853. *Maisonneure*, Gaz. des Hôp., n° 95, 1853. *Busch*. Chirurg. Beobachtungen, Berlin, 1854, p. 22. *Mackenzie*, l. c., p. 64. *Lenoir*, Gaz. des Hôp., n° 47, p. 188, 1856. *Windsor*, Ann. d'Ocul., t. XXXII, p. 211, 1857. *Aiken*, Charleston Journal, nov. 1858. *Von Oettingen*, Beitraege zur Heilkunde, herausgegeben von der Gesellschaft praktischer Aerzte zu Riga, t. IV, 3, 1860. Cas d'hyperostose in Osterreich. Zeitsch., n° 12, et Gaz. Hebd., 28 mai 1858. *Dumas*, Société de Chirurg. Séance du 13 janv. 1858. *Demarquay*, l. c., p. 49. *Mot*, ibid., p. 71. *Bowman*, Med. Times and Gaz. oct. 1859, p. 403, *Stephenson*, Ann. d'Ocul., fév.-mars 1860, p. 139. *Bowman*, Med. Times and Gaz., p. 139, 1860. *Ricord* in Demarquay, l. c., p. 52. *Paget*, Lectures II, p. 236. Comparez encore *Baillie*, Series of Engravings, fasc. X, pl. I. Musée Dupuytren, N° 327 (p. 437), N° 378 (p. 519), N° 384 (p. 528); *Ribett*, Mém. prés. à l'Acad. royale des sciences, t. II, p. 336 : Museum of the University of Cambridge. La précédente littérature a été empruntée à l'excellente thèse de Grünhoff : « Die Knochengeschweilste der Orbita. » Dorpat, 1861. Comparez en outre *Frank*, Opuscula posthuma, p. 77. Tab. IV, V, VI, Paris, 1825. *Travers*, Synopsis of the diseases of the eye, etc., p. 220, 1820. *Anderson*, *Haynes*, *Walton*., l. c., p. 448, fig. 101. *Carron du Villards*. Ann. d'Ocul., t. I, p. 58, 1858 (quatre cas). *Knapp*, Arch. f. Ophthalm., VIII, p. 239, 1861. *Knapp*, Klin. Monatsbl., p. 376, 1865. *Maisonneuve*, Ann. d'Ocul., LI, p. 134. *Textos fils*, Würzburger med. Zeitschrift, t. VII, pl. V, 1867. *De Wecker* (Morel-Lavallée), Traité théorique et pratique des maladies des yeux, p. 813, 1867. *Bryant*, Brit. med. Journ., Dec. 7, 1872, p. 631. *Birket*, Guys. Hosp. Rep., série III, t. XVI, p. 503, 1871. *Letenneur*, Gaz. des Hôp., p. 462, 1871. *Arnold*. Zwei Osteome der Stirnhöhlen, Virchow's Archiv., LVII, p. 145, 1873. *Banga*, Osteom. der linken Stirnhöhle mit Durchbruch in die Orbita. Deutsche Zeitschrift, p. 185, 1875. *Burow*, Verein f. wissenschaft. Heilk. zu Königsberg, Sitzung vom 5 nov. 1877. *Higgens*, Brit. med. Journ., p. 896, 1877. *Knapp*, 5e Congrès international (deux cas), Centralb. f. Augenheilk., p. 224. 1877. *Willams* (*E.*), Ann. med. And., 1879, ibid., III, p. 180. *Manz*, Archiv. f. Augenheilkunde, VIII, 2, p. 121, 1879. A cette compulsion nous ajoutons six nouveaux cas publiés, depuis : *Landesberg*, Med. Record, t. XVI, p. 124. 1879. *Careras y Arajo*, Compte rendu du congrès de Milan, p. 282, 1880. *Tweedy*, Lancet, p. 303 et Ophth. Hosp. Rep., X, p. 302. 1882. *Badal*, Ann. d'Ocul., XLI, p. 20, 1884. *Knapp*. Arch. f. Ohrenheilk., XIII, p. 307, 1884. *Guaita*. Ann. di Ottalm., XV, p. 205, 1886.

dans le service de Morel-Lavallé, l'os frontal avait donné naissance un tumeur éburnée qui déprima l'œil et souleva le rebord orbitaire supérieur.

La détermination *exacte* du siège de la tumeur éburnée qui a générale-ment une forme sphéroïde est d'autant plus difficile à donner que la base d'implantation est ordinairement assez large ; très exceptionnellement cette base est pédiculée (Ricord). Un des principaux dangers de ces ostéomes est qu'ils peuvent atteindre des dimensions énormes, on en a observé qui ont eu jusqu'à 30 centimètres de circonférence et 8-10 centimètres de hauteur. En général, lorsque ces tumeurs atteignent un si fort développement, elles n'em-piètent plus exclusivement sur la cavité orbitaire, mais font saillie dans les cavités avoisinantes, cavités du crâne, des fosses nasales, sinus fron-taux et souvent on doit même faire une méprise et prendre pour ostéome de l'orbite ce qui n'est qu'une tumeur osseuse des sinus frontaux. L'enva-hissement de l'orbite peut aussi s'opérer de toutes les cavités avoisinantes de l'orbite et comme la perte de substance s'effectue au détriment des parois orbitaires, elle peut avoir lieu pour celle du *cavum cranii*, fait dont il faut toujours tenir compte, lorsqu'on opère un ostéome orbitaire. Il s'agit ici quelquefois non d'un véritable envahissement, mais aussi d'une disjonction des os avec mobilité excessive.

Quelle est l'origine véritable de ces tumeurs éburnées? Si l'on fait abstrac-tion des rares cas où il ne s'agirait probablement que d'exostoses qui ont été observées à la suite de l'infection syphilitique dont le traitement spécifique a amené une guérison (Mackenzie, Ricord) on n'a que, faute d'une meilleure interprétation, accusé une diathèse arthritique ou rhumatismale (générale-ment en contradiction avec l'âge du sujet); on fait mention d'une diathèse scrofuleuse (tuberculeuse) contre laquelle plaide la nature anatomique de la production morbide. En tenant compte de l'évolution si lente de l'ostéome, remontant comme début si fréquemment aux premières années de la vie, on est porté à croire qu'il s'agit d'une néoplasie, dont le germe remonte à la vie intra-utérine (Arnold, Cohnheim, Berlin), car aussi une cause, qu'on invoque si fréquemment, pour les affections osseuses d'autres régions, les traumatismes ne peuvent pas être cités ici, au moins pour ce qui regarde les véritables tumeurs éburnées et non les exostoses du rebord orbi-taire.

La *marche* de ces tumeurs éburnées est, comme développement, d'une lenteur extrême et comme leur évolution s'opère sans occasionner tout d'abord de douleur, on comprend que des malades ne viennent consulter que dix à vingt ans après le début de l'affection. L'exophthalmie aussi ne se pro-duit que fort lentement et ne consiste au début que dans une faible dévia-tion du globe oculaire. Cette évolution lente explique encore qu'il s'opère une véritable accommodation du côté de la circulation et de la part des nerfs intra-orbitaires, de manière que l'on ne rencontre que rarement des troubles visuels, des symptômes de compression et des douleurs. S'il survient des douleurs, la raison en est qu'un nerf sensitif a été enserré entre deux ostéomes, ou a été comprimé entre une saillie d'une seule tumeur éburnée et la paroi osseuse. Bien entendu que lorsque la tumeur a pris un développement extrême et que la compression des parties intra-orbitaires, par rétrécissement de la cavité, a été portée à un très haut degré, alors on pourra constater à l'ophthalmoscope des phénomènes de stase, une coloration très accusée de la papille et même l'atrophie consécutive. A ce moment aussi les douleurs peuvent devenir très intenses.

Il faut encore être prévenu que cette accommodation que présentent jusqu'à un très haut degré les parties renfermées dans l'orbite, peut encore se manifester du côté de la cavité crânienne. Ainsi, même lorsqu'il y a eu réduction de l'espace intracrânien par envahissement de la tumeur, cet envahissement s'est opéré d'une façon tellement lente et insidieuse, que les phénomènes cérébraux font absolument défaut. On a bien signalé des apoplexies cérébrales dans le cas de tumeurs éburnées (Cooper, Howship, etc.), mais on est à se demander s'il y a eu ici réellement une relation directe avec l'insulte apoplectiforme et la réduction relativement minime de la cavité crânienne. Que la compression exercée par la tumeur éburnée peut pourtant atteindre dans certains moments un degré d'intensité inusitée et disproportionné à une certaine période, c'est ce que prouvent les observations d'élimination spontanée après sphacèle des parties avoisinantes, déterminant ainsi une guérison spontanée (Spöring, Hilton).

Pour bien établir le *diagnostic*, on est aidé par le siège qu'occupe ordinairement ce genre de tumeurs, au voisinage du rebord orbitaire, et qui rend alors appréciable son extrême dureté et son absolue immobilité, ne permettant aucun déplacement de la paroi osseuse à laquelle il adhère. D'ailleurs une erreur de diagnostic ne pourrait être aisément commise qu'avec une exostose très proéminente, ou une distension des parois du sinus frontal, avec notable résistance par excès de liquide accumulé dans le sinus (voyez plus loin). Du reste, dans ces cas, une exploration au moyen d'un fin trocart renseignera aisément si l'on a affaire à une exostose, dans la masse spongieuse de laquelle pénètre encore l'instrument, ou à une distension des parois d'un sinus, dont la paroi est facilement traversée par le trocart, ou enfin si celui-ci donne en arrivant sur la masse éburnée la sensation, comme si l'on touchait une surface métallique, contre laquelle la pointe du trocart se recourbe.

Le *pronostic* ne serait pas, dans bien des cas, si sérieux si l'on avait affaire à des tumeurs récemment développées et qu'on aurait la certitude, en enlevant une tumeur très étendue, de ne pas pénétrer dans la cavité crânienne ou d'être forcé d'ébranler par les efforts des os déjà disjoints ou disposés à la disjonction, ou enfin s'il y avait ultérieurement (comme dans l'observation de M. Haltenhoff) une production de semblable tumeur dans la cavité crânienne. L'emploi de l'iodure de potassium ne doit pas nous faire encore perdre du temps et ne sera mis en usage, du reste, que si un doute persiste entre une tumeur éburnée et une exostose de nature spécifique.

Le *traitement* doit consister dans l'extirpation totale de la tumeur, soit, faute de mieux, dans une résection aussi complète que possible, d'autant plus dangereuse et difficile, que les rapports de la tumeur avec l'os sont plus intimes. Si l'on parcourt les observations de tumeurs éburnées ayant donné lieu à une opération de ce genre, on est surpris de la différence des résultats qu'elles mentionnent suivant les cas. En effet, toute concession faite à la hardiesse de Maisonneuve, hardiesse qu'il a poussée jusqu'aux limites extrêmes de l'art chirurgical, on accordera que, dans les deux observations qui appartiennent à ce chirurgien, l'exostose avait avec les os voisins des rapports bien moins intimes que dans les cas où l'on s'est vu forcé de renoncer à l'opération. Il en est de même de la seconde observation de M. Knapp et de celle de Textor (1). Dans les observations précitées, la tumeur, volumineuse, fut détachée en masse, laissant, chez le premier des malades de Maisonneuve, l'excavation qu'elle avait occupée, « parfaitement lisse, et tapissée par une sorte de membrane tomenteuse », tandis que l'excavation d'une grande profondeur ne communiquait, ni avec l'intérieur du crâne, ni avec les fosses nasales.

Au contraire, dans les cas où l'on dut s'abstenir de l'opération (Mackenzie, Knapp, etc.) l'exostose avait une base tellement large et des embranchements si considérables, que l'extirpation fut complètement impossible. On est donc porté à croire qu'il s'est agi, dans ces cas, de tumeurs très différentes quant à l'origine, et que celles dont la base est étroite (2) représentent de véritables tumeurs éburnées, tandis que celles dont la base est large, et qui se ramifient dans plusieurs directions, sont le produit d'une ostéite et se sont développées dans le diploë des parois de l'orbite. En faveur de cette manière de voir, nous pouvons ajouter que, chez l'un des malades de M. Knapp, la mort est survenue à la suite du développement intracrânien que la tumeur avait pris.

Il est facile de comprendre combien le traitement doit alors se modifier, selon l'origine de la tumeur, et de reconnaître que dans plus d'un cas il faut renoncer à l'extirper, si l'on ne veut pas courir le risque d'ouvrir trop largement la cavité crânienne. Heureusement, ces tumeurs s'arrêtent parfois dans leur évolution, et d'ailleurs on n'a pas toujours d'accidents à déplorer lorsqu'on a fait pour les enlever de vaines tentatives. Mackenzie rapporte une observation dans laquelle de semblables essais restèrent infructueux et où, dix ans plus tard, la tumeur se présentait à travers la plaie, avec le trait de scie qu'elle portait et qui semblait dater de la veille. Dans quelques cas favorables, l'exfoliation ou l'élimination complète de la tumeur s'effectua après une suppuration prolongée.

(1) Le professeur Textor fit l'ablation d'une tumeur éburnée de l'os frontal qui, dans l'espace de dix ans, avait acquis le volume de la tête d'un enfant. Pendant l'opération et après de vains efforts pour enlever cette tumeur volumineuse avec la scie, elle se détacha en masse des coques osseuses environnantes, laissant une vaste cavité à parois tomenteuses (voy. *Wurzb. med. Zeitschrift*, t. VIII, S. 5).

(2) C'est un fait très important pour la pratique, de savoir que le point d'attache d'une exostose éburnée ne s'étend presque jamais, et que l'accroissement de la tumeur a lieu principalement par la périphérie (Mackenzie, t. I, p. 73).

Pour mieux encore insister sur les dangers de l'opération de ces tumeurs osseuses, citons l'analyse de trente-deux opérations que Berlin (*loc. cit.*, p. 730) a réunies. Neuf des opérés par résection ou extirpation furent pris de méningite dont un seul guérit; donc 25 pour 100 de cas de mort. La mortalité est encore bien plus considérable lorsqu'il s'agit d'exostose de la paroi orbitaire supérieure, car elle est de 38 pour 100 (6 sur 16 cas). Il s'agissait dans tous les cas léthals de méningites, ou de véritable encéphalite, avec formation d'abcès, au proche voisinage du terrain opératoire.

Actuellement les soins antiseptiques minutieux peuvent à la fois garantir que la plaie pratiquée dans l'orbite ne suppure et par conséquent qu'une infection ne se propage de cette plaie à la cavité crânienne. Aussi ne sera-t-on plus aussi affirmatif, de soutenir qu'un opérateur soigneux et exercé doit se tenir à la règle émise par Berlin « que la défiguration ne doit en aucun cas autoriser à procéder à une intervention qui, en somme, sacrifie un quart des malades ».

Il ne sera actuellement, vu l'innocuité absolue des opérations qui ouvrent le crâne, lorsqu'on observe rigoureusement l'antisepsie, plus permis de suivre le conseil de Mackenzie (comme Berlin l'a fait dans un cas) qui conseillait qu'il peut être bon dans certains cas d'exostoses d'enlever le globe de l'œil déplacé, par exemple quand la vision est abolie, la douleur atroce. Cette ablation ne sera faite en l'absence de toute fonction visuelle que lorsque l'on n'arrive que très difficilement à atteindre les parties profondes de la tumeur osseuse qu'on se propose de réséquer pour calmer les douleurs d'un malade. Si un sacrifice est ici à faire, il le sera au détriment de l'exostose.

Nous donnons en terminant une observation fort intéressante, que nous devons à l'obligeance de M. Haltenhoff, et qui prouve bien que, même après l'opération la mieux réussie, les malades ne peuvent pas toujours être considérés comme guéris.

Observation inédite du *docteur G. Haltenhoff*, de Genève.

Nystagmus congénital. Ostéome éburné de l'orbite. Extirpation. Guérison. — Exostoses intracrâniennes. Accidents cérébraux mortels (porencéphalie).

Michel Ch.... seize ans, garçon bien développé, fils de parents robustes et sans antécédents morbides, s'est toujours bien porté. S'est heurté le front contre un mur, il y a trois ans, d'où céphalées pendant huit jours. Depuis quelques mois, il ressent par moments de vives douleurs dans les régions sus-orbitaire, temporale et occipitale à droite, et remarque que l'œil devient plus gros. Il existe un nystagmus rotatoire remarqué depuis la tendre enfance. Quand M. Ch... fixe un objet, la tête exécute de petits mouvements rapides, compensateurs du nystagmus. La vision a diminué. O. D. M $\frac{1}{18}$ V $= \frac{1}{10}$. O. G. M $\frac{1}{15}$ V $= \frac{3}{8}$ (Janvier 1874). Mouvements du globe normaux, pas de diplopie Tn. Je trouve l'œil porté en avant de 8 à 9 millimètres. Cette protrusion n'est pas réductible, mais les essais de réduction ne provoquent aucune douleur. Ni pulsation, ni tumeur palpable dans l'orbite.

Ophthalmoscope : Légère stase dans les troncs veineux de la rétine à droite. Iodure de potassium prescrit sans aucun effet.

Les mois suivants, les symptômes s'accentuent, il survient de la diplopie. Le stéthoscope fait entendre à la tempe et au sourcil un léger bruit de souffle avec renforcement systolique. Plus tard le malade accuse, quand il marche ou s'anime, des battements dans cette région. L'exorbitisme augmentant, l'œil est déjeté aussi du côté temporal; le droit interne s'affaiblit, les paupières sont distendues. Le petit doigt explorateur rencontre, au-dessous et en dedans du globe une résistance, qui bientôt prend corps, fait nettement reconnaître (mai 1874) une tumeur arrondie, de dureté pierreuse, immobile, assez lisse, paraissant implantée à la paroi nasale de la cavité orbitaire. Le bruit de souffle qu'on continue à entendre doit donc provenir, non de la tumeur même, mais de la compression qu'elle exerce sur les vaisseaux de l'orbite.

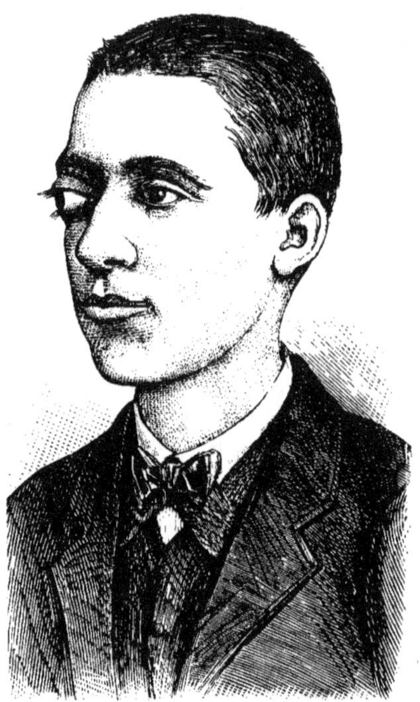

FIG. 220.

Quant aux cavités voisines (nasale, frontale, pharyngienne), elles paraissent indemnes. On remarque, à la protubérance frontale droite, une élevure ronde, grosse comme une moitié de pois et qui a l'air d'une exostose. $V = \frac{1}{6}$. Champ visuel libre. Dyschromatopsie de ce côté. Décoloration de la portion temporale du disque optique, veines engorgées. Peu à peu l'exophthalmie prend un aspect effrayant (voy. fig. 220); l'œil, toujours plus chassé en avant et en dehors, s'injecte par suite d'insuffisance des clignements palpébraux. L'exostose de la paroi ethmoïdienne arrive presque à niveau de l'orifice orbitaire. Le diagnostic est successivement confirmé par mes collègues et amis, les docteurs J.-L. Reverdin, L. Piachaud et le regretté L. Odier, chirurgien en chef de l'hôpital de Genève, dans le service duquel le malade se fait recevoir, environ un an après le début des accidents.

Le 26 septembre, le docteur Odier pratique, avec mon aide, l'opération du malade chlo roïformé. « Après avoir sectionné le grand angle palpébral et prolongé l'incision perpendiculairement en haut, l'opérateur introduit un doigt jusque sur la tumeur et la dénude des parties molles. Avec un ciseau et un marteau, il essaie vainement de l'isoler par en haut ou par en bas. Il prend alors une gouge très large et l'applique obliquement en avant de l'unguis, en la dirigeant sur la paroi interne de l'orbite. Trois vigoureux coups de marteau détachent l'exostose, qui est extraite à l'aide d'un davier. L'œil tend aussitôt à reprendre sa place primitive. » (Dr Odier.)

Quelques semaines après, toute suppuration cessant, l'opéré sort guéri de l'hôpital. Un petit reste de protrusion, cette fois réductible par la pression, ne tarda pas à se dissiper. En novembre, toute diplopie disparut, même en regardant à gauche ; $V = \frac{1}{7}$. La pâleur temporale du disque persiste, ainsi que la cécité pour le vert. Un léger ptosis disparut dans la suite, en sorte que l'aspect de l'opéré redevint normal.

La tumeur (voy. fig. 221) a le volume d'un marron ; son diamètre maximum antéro-

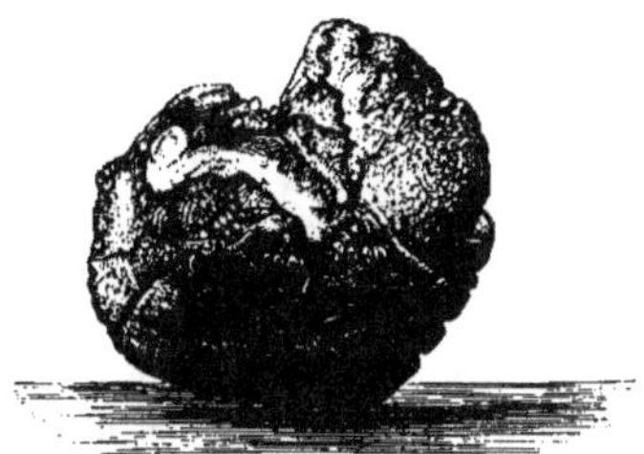

Fig. 221.

postérieur mesure 38, le diamètre vertical 34, le transversal 23 millimètres. Le poids de la tumeur sèche est de 15gr,55. Elle est dépourvue du périoste, dont les réseaux vasculaires ont laissé leurs empreintes à sa surface arrondie et un peu bosselée. La face profonde, plus plate, offre des vestiges du tissu spongieux qui la réunissait à l'ethmoïde. Sur la coupe, la masse de l'exostose se montre formée d'un tissu dense et clair comme de l'ivoire, disposé en couches concentriques parallèles à sa surface, muni d'assez nombreux vaisseaux, mais sans aucun espace médullaire. Au microscope, c'est la structure régulière d'un tissu osseux très compact.

Notre opéré jouit d'une bonne santé jusqu'en 1877, quand survint une crise épileptiforme isolée (1). En 1878, premiers signes d'une légère hémiparésie gauche avec céphalées frontales et diminution d'intelligence, symptômes qui variaient d'intensité, mais allèrent en s'aggravant. En février 1879, plusieurs crises épileptiques le même jour. M. Ch... continua son travail de terrassier. Un an après, perte de connaissance, suivie d'une série de crises typiques ; reçu à la clinique médicale, où l'on note la prédominance des convulsions à gauche. Le 3 mars 1880, seize crises, puis coma et mort.

Autopsie (M. le professeur Zahn). — L'hémisphère droit est occupé dans ses deux tiers antérieurs par une vaste cavité porencéphalique située en dedans du ventricule ; une cavité semblable plus petite occupe le tiers antérieur de l'hémisphère gauche. Elles contiennent un sérum limpide. Au sommet du lobe frontal droit est une région très hypérémiée, avec imbibition sanguine des méninges et des circonvolutions, qui sont très ramollies. Ces parties adhèrent fortement à une tumeur osseuse basale, grosse comme une noix, à surface irrégulière, développée à droite de la crista-galli. Les sinus sphénoïdaux, qu'on ouvre en enlevant cette partie du frontal, sont très inégaux : le gauche est rapetissé, sa muqueuse normale, mince ; le droit, considérablement agrandi, contient deux fragments d'os libres, formés de tissu éburné, sans périoste,

(1) Je dois la fin de cette observation aux obligeantes communications de MM. les professeurs Revilliod et Zahn.

irréguliers et comme érodés à leur surface, baignant dans le pus qui remplit la cavité dont la muqueuse est très épaissie. Dans l'orbite droite, le périoste du côté interne es épaissi ; aucune tumeur. Sinus frontaux : le gauche est normal, ainsi que son canal ; l droit, très dilaté, offre à sa paroi postérieure une proéminence formée de tissu osseu mince et friable ; le canal du sinus est agrandi aussi, sa muqueuse épaissie. — Rien noter dans les autres organes.

L'exostose orbitaire, les autres pièces osseuses et l'encéphale sont conservés a musée pathologique de l'École de médecine de Genève.

ARTICLE XIV.

DISTENSION CYSTIQUE DES PAROIS DE L'ORBITE. RÉTRÉCISSEMENT ORBITAIR

La *distension* cystique des parois orbitaires a été décrite aussi comm véritable kyste des parois mêmes, ce qui repose évidemment sur une erreu d'interprétation. Ainsi Mackenzie cite une observation de Mac Keate (1 où une tumeur partant du front, au-dessus de l'orbite gauche, offrait l forme et les dimensions des trois quarts d'une grosse orange. Aprè l'ouverture de cette tumeur, il en sortit vingt-huit hydatides et le malad guérit complètement. Évidemment ces hydatides ont séjourné dans le sinus frontaux dilatés. Une autre observation de kystes des parois orbi taires, due à Gosselin (2), se rapporte très probablement à un kyste folli culaire juxtaposé à l'angle supérieur et externe de l'orbite, région où ce sortes de tumeurs sont si fréquentes.

Lorsqu'on rencontre une exophthalmie sur la nature de laquelle o éprouve quelque difficulté à se renseigner, par suite de l'impossibilité, o l'on est de constater la présence d'une tumeur, il faut aussitôt rechercher s la cavité orbitaire ne s'est pas rétrécie, consécutivement à l'augmentation d volume d'une des cavités voisines. Il est donc indispensable de connaître le différents changements qui peuvent s'opérer dans ces cavités et modifier le rapports qu'elles affectent naturellement avec l'orbite. Nous signalerons don en peu de mots les altérations les plus fréquentes des sinus maxillaires, de sinus frontaux et ethmoïdaux, ainsi que celles de la cavité crânienne.

Il est utile de savoir que dans pareils cas la paroi d'un sinus repoussé vers l'orbite peut se distendre au point que toute substance osseuse disparaît par usure et que le périoste joint à la muqueuse qui garnit le sinus distendu fournit seul la paroi d'une véritable poche cystique empiétant dans la cavité orbitaire.

Le *sinus maxillaire* peut augmenter de capacité lorsqu'il est dilaté par des produits solides ou liquides, qu'il est le siège d'une hydropisie, d'une collection purulente ou d'une tumeur. Dans l'un et l'autre cas, toutes les parois qui circonscrivent cette cavité sont plus ou moins sensiblement

(1) *Medico-chirurgical Transactions*, t. X, p. 278, London, 1819, et Mackenzie t. I, p. 70.

(2) Demarquay, *loc. cit.*, p. 78.

déviées, le plancher de l'orbite est soulevé, l'œil refoulé en haut et le rebord orbitaire distendu d'une manière anormale. Le sinus maxillaire communique, comme on le sait, avec la partie supérieure du méat moyen des fosses nasales. Si l'orifice, qui réunit ces deux cavités, s'oblitère, soit indirectement, soit directement, par suite d'un gonflement de la muqueuse qui tapisse le sinus, celui-ci peut devenir le siége d'une abondante collection de muco-pus ou de pus. La pression que ce liquide exerce sur les parois amincies du sinus est quelquefois assez considérable pour empêcher de percevoir la sensation de parchemin froissé, qui dénote habituellement l'amincissement des parois du sinus dilaté, ou de se rendre compte de la fluctuation lorsque la paroi inférieure de l'orbite a en grande partie été usée. Une ponction exploratrice devient alors indispensable pour convaincre le médecin, qu'il n'a pas affaire à une tumeur solide du sinus maxillaire. Les tumeurs qu'on rencontre dans cette région sont des tumeurs osseuses, des polypes fibreux ou des cancers de diverse nature.

L'exophthalmie que produit le refoulement du plancher de l'orbite s'accompagne presque constamment d'une déformation des autres parois du sinus, plus accessibles au toucher, et par conséquent mieux disposées pour fournir des éclaircissements sur la nature de l'exorbitisme. Les opérations que nécessitent ces états morbides ne sont plus du domaine de ce traité et nous renvoyons, pour leur étude, aux livres spéciaux.

L'orbite peut encore être rétrécie par la dilatation des *fosses nasales*, dilatation qu'on peut regarder comme n'étant que par exception l'effet d'une rétention de liquide, toutes ces cavités communiquant largement avec l'extérieur. Le diagnostic ne sera donc embarrassé qu'entre une exostose, un polype ou une affection cancéreuse des fosses nasales. Ici l'on cherchera les symptômes capables d'éclairer sur la nature de l'exorbitisme dans le déplacement des parois du nez, de la voûte palatine, ou encore dans l'oblitération plus ou moins complète d'une des fosses nasales.

Les *sinus frontaux*, qui, par l'intermédiaire des cellules ethmoïdales antérieures, communiquent avec le méat moyen, peuvent, à la façon du sinus maxillaire, être distendus par une collection de pus, ou de muco-pus. La disposition topographique de ces sinus est indiquée par le professeur Merkel, dans son excellent traité (p. 47), de la façon qui suit et offre un intérêt particulier pour les ophthalmologistes, car c'est à la distension de ces cavités qu'il a encore le plus souvent affaire.

« Les sinus frontaux sont au nombre de deux, séparés par une cloison qui se trouve, il est vrai, placée en sens médian, mais n'occupe probablement jamais bien exactement la ligne médiane, se trouvant incurvée d'un côté ou de l'autre. En cas de blessure, on ne doit donc pas, si celle-ci tombe au voisinage du plan médian, conclure, de l'emplacement à droite ou à gauche de ce plan, que l'on a affaire au sinus droit ou au gauche, sans avoir procédé à une exploration exacte. La cloison de séparation osseuse est d'une épaisseur très variée. Elle est la plus épaisse sur des crânes à suture frontale.

Son épaisseur sur des crânes normaux (fig. 222*), ne dépasse ordinairement pas 1 millimètre. Pourtant, dans beaucoup de cas, la paroi est plus mince et peut même manquer par places, de façon que la cloison des deux côtés ne constitue finalement qu'une masse membraneuse. Ainsi l'étendue des sinus frontaux subit des variations notables. Les extrêmes sont d'une part, qu'on ne rencontre, surtout sur des crânes sclérosés, que de faibles fossettes au côté inférieur de l'os frontal, d'une autre part qu'elles remontent jusque vers la moitié de la *pars perpendicularis* du frontal, s'insinuent loin entre l'orbite et la base du crâne et peuvent aborder jusqu'à la *sutura zygoma-*

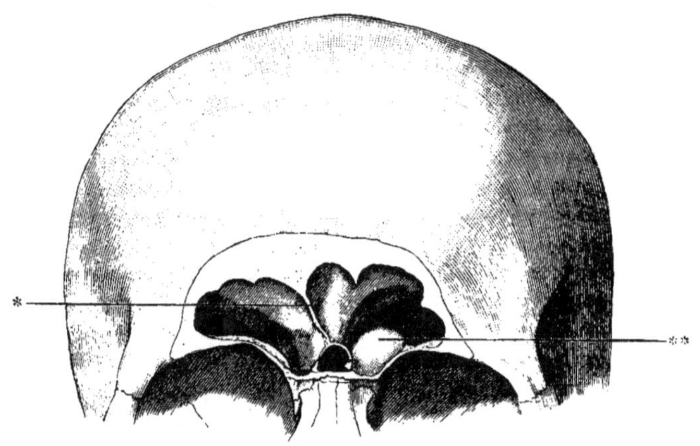

Fig. 222.

Sinus rontaux ouverts par une coupe frontale. * Cloison de séparation des sinus. ** Cellule ethmoïdale faisant saillie en forme de vésicule. A côté, une semblable ouverte par le coup de scie.

tico-frontalis; on a même déjà vu que le *proc. zygom.* du frontal se trouvait renflé en ampoule.

« Dans l'intérieur des sinus frontaux se rencontrent ordinairement des arêtes en saillies tranchantes, qui délimitent des compartiments en forme de diverticules. Ces arêtes sont très aptes, à l'occasion de fractures des parois des sinus, à faire saillie à l'intérieur et à simuler des esquilles, mais dont on peut les différencier à cause du bord évasé en arc. A part cela, on a rencontré dans la plupart des cas, des cellules ethmoïdales qui font saillie en bas dans le sinus, en forme de vésicule ou de coupole et qui rapetissent (1)

(1) Si Roser dit (*Vademecum*, 4e édit., p. 5, 1870) : « Probablement tous les hommes ont trois sinus frontaux, un moyen et deux latéraux. Il n'est même pas rare de rencontrer quatre sinus et même six », il veut très probablement désigner les espaces incomplètement séparés par les rainures, ainsi que les cellules ethmoïdales en saillie (fig. 222 **), car en réalité, ainsi qu'il est facile de s'en convaincre, les sinus frontaux ne se trouvent qu'au nombre de deux.

plus ou moins la capacité des sinus frontaux (voy. fig. 222**). Toutes ces variantes nombreuses et imprévues que présente la structure des sinus, ainsi que l'obligation d'exécuter l'opération en deux temps, ont depuis longtemps engagé les chirurgiens à éviter soigneusement la trépanation dans cette région.

« Le revêtement membraneux des sinus frontaux ne dépasse pas comme épaisseur 1/2 millimètre, mais il est facile de différencier, sur des coupes, les deux couches, la muqueuse et le périoste. La première est fournie de glandes muqueuses en nombre restreint, dont la sécrétion lors d'une entrave d'écoulement, peut distendre toute la cavité. Les nerfs de la muqueuse proviennent des *r. ethmoïdales* du *n. nasociliaris;* ils sont nombreux et ont été poursuivis jusque dans l'épithèle (Inzani, Paris, in-8°, 1872 et *Lyon méd.*). Les organes terminaux, fort curieux, que cet auteur a décrits dans l'épithèle, attendent encore confirmation. Le nombre de ces nerfs explique facilement l'intensité que les maux de tête acquièrent parfois, ainsi que les phénomènes réflexes, que les corps étrangers des sinus peuvent provoquer.

« Les vaisseaux sanguins sont nombreux; surtout la muqueuse proprement dite, renferme beaucoup de vaisseaux, dont les branches atteignent en partie un calibre notable. L'embryologie enseigne que ceux-ci, aussi bien que les voies lymphatiques, se trouvent en communication avec ceux du nez.

« L'ouverture des sinus frontaux dans le nez est ordinairement large et commode, même pour le passage d'épaisses sondes; son emplacement est très caché. Il se trouve au-dessous de l'insertion de la coque moyenne, non loin en arrière de son extrémité antérieure. Cette ouverture est située à peu près dans un même plan horizontal que celui occupé par la fente palpébrale.

« *Variétés d'après l'âge.* — Steiner, auquel nous devons les recherches les plus minutieuses sur le développement des sinus frontaux, dit : « La première trace de sinus frontaux se trouve dans la formation primitive du labyrinthe cartilagineux de l'ethmoïde. Avec le développement des espaces cellulaires du labyrinthe antérieur commence aussi celui des sinus frontaux, car ceux-ci ne représentent que la distension des cellules les plus antérieures de l'ethmoïde. A cette incurvation du diploë de la *pars nasalis* du frontal, qui augmente progressivement, à partir de la fin de la première ou la deuxième année de la vie, toujours reconnaissable, comme évolution du labyrinthe de l'ethmoïde, se joint à cette même époque un accroissement plus marqué du frontal en bas, de façon que, vers la sixième ou septième année de la vie, il existe ordinairement des sinus frontaux déjà gros comme des pois, qui se trouvent placés entre les tables osseuses du frontal et doivent être envisagés comme le résultat combiné de la croissance du labyrinthe de l'ethmoïde et du frontal, qui fait disparaître par compression le diploë de l'os frontal aux endroits correspondants. »

« Le mode d'évolution rend peu plausible, que jamais la communication entre le sinus frontal et le nez puisse se trouver obstruée par malformation. Pareille occlusion doit plutôt être toujours le résultat d'un processus morbide appartenant à la vie extra-utérine. Au début de leur distension, les sinus frontaux s'étalent latéralement tout près de la voûte orbitaire. Il résulte de ce fait, qu'à l'âge infantile, c'est cet endroit, où parois supérieure et médiale se joignent, qui se trouve repoussé latéralement et en bas de manière qu'avec un accroissement ultérieur, le globe oculaire même peut être déplacé dans le même sens.

« Les sinus n'acquièrent leur entier développement qu'après achèvement de la croissance du frontal et du nez, ce qui n'a lieu que vers le commencement de la vingtaine. On prétend qu'à l'âge sénile les sinus s'élargissent encore. Ceci est pourtant en général très difficile à démontrer, attendu que déjà à l'âge moyen, leur développement varie extrêmement. L'indication de *Jarjavay* (*Anat. chirurgicale*, t. II) fournit, il est vrai, la preuve que les sinus peuvent, par suite de la disparition du diploë, acquérir un développement qu'ils n'ont jamais présenté dans la jeunesse. D'après *Inzani* (*l. c.*) le périoste des sinus frontaux s'épaissirait à l'âge de la vieillesse. »

La science renferme plusieurs observations d'hydropisie des sinus frontaux ayant déprimé la voûte orbitaire et dévié l'œil en bas (Beer, F. Jæger, Bellingham).

J'ai soigné, en 1872, avec le docteur Acosta, un jeune Américain de quatorze ans qui à la suite d'une distension du sinus frontal gauche, avait une exophthalmie avec refoulement du globe oculaire en bas et en dehors. Le sinus fut ponctionné au-dessus de la coupole du sac lacrymal et l'ouverture élargie pour l'introduction d'un drain. Il sortit une quantité surprenante de muco-pus condensé qui était évacué sous forme de macaroni de l'ouverture pratiquée. On activait notablement cette évacuation en refoulant le globe oculaire et en le poussant vers la paroi orbitaire distendue. Il a fallu cinq mois d'injections quotidiennes avec de faibles solutions de teinture d'iode, jointes à la compression du globe oculaire, pour voir disparaître l'exophthalmie, le dos du nez s'affaisser et la sécrétion, au début si abondante, se tarir peu à peu. Aucun traumatisme ne pouvait être invoqué comme cause étiologique de cette affection, dont le début remontait à quatre ans, et ce garçon, d'une santé parfaite, se montrait extraordinairement développé et vigoureux pour son âge.

On connaît aussi des cas dans lesquels une dilatation considérable occupait un des sinus frontaux rempli d'hydatides; mais ces derniers faits sont loin d'être parfaitement avérés (Langenbeck, Carron du Villards). L'amincissement des parois et la sensation de crépitation qu'elles donnent, lorsqu'on les comprime, ne permettent pas de confondre l'affection que nous étudions avec une tumeur solide, telle qu'une exostose, un polype, un fibrome, un carcinome.

Les *sinus sphénoïdaux*, qui communiquent avec le méat supérieur de chaque fosse nasale et s'adossent à la paroi interne de l'orbite, sont si profondément situés, que les altérations dont ils paraissent pouvoir devenir le siège, ne sont accessibles au diagnostic qu'à une époque où les désordres produits sont de beaucoup plus graves que l'exorbitisme consécutif : celui-ci n'est alors qu'un symptôme de second ordre.

La *cavité crânienne*, en augmentant de volume par suite du développement d'une tumeur ou d'une collection de liquide, peut rétrécir la cavité orbitaire. Tel est, par exemple, l'effet des fongus de la dure-mère, qui passe au-dessus de la voûte orbitaire. Des observations de ce genre, recueillies en certain nombre, prouvent suffisamment que le médecin est mis en garde, bien avant que l'exophthalmie survienne, par l'apparition de symptômes généraux (céphalalgie, paralysies, altération du caractère des malades, etc.).

Rappelons encore ici le rétrécissement de la cavité orbitaire consécutif à l'extirpation de l'œil, rétrécissement d'autant plus manifeste que le sujet est moins avancé en âge. Cette tendance, qu'offrent les parois de l'orbite à revenir sur elles-mêmes est d'une haute importance pour la prothèse oculaire.

ARTICLE XV

TUMEURS PULSATILES DE L'ORBITE. — EXOPHTHALMIE PULSATILE

Nous avons détaché des tumeurs de l'orbite et de l'exophthalmie qui leur est propre, ce groupe compris sous le nom générique d'*exophthalmie pulsatile*, parce que, en réalité, il ne s'agit, dans la très grande majorité des cas, pas de véritables *tumeurs*, mais d'une altération plus ou moins étendue du système vasculaire de l'orbite et des régions circulatoires avoisinantes. Ce qui caractérise ce genre d'affections est, à part l'exophthalmie, la présence d'un *bruit* perceptible non seulement en auscultant la région orbitaire, mais s'étendant aussi, en général, sur une grande partie des régions avoisinantes du crâne. Le second signe caractéristique de ce genre d'exophthalmie est la *pulsation* que l'on constate sur les parties saillantes de l'ouverture orbitaire. Tandis que ce second symptôme réclame pour sa constitution un certain soin d'exploration, le premier est des plus aisés à trouver, attendu que le malade attire lui-même l'attention sur un bruit qu'il perçoit et qui le tourmente souvent beaucoup.

La raison de ne pas comprendre l'exophthalmie pulsatile parmi les tumeurs orbitaires est encore donnée par le fait qu'il n'est pas forcément causé par une altération morbide siégeant *dans* l'orbite même, mais qu'il peut être provoqué par un changement qui s'est produit dans le système circulatoire intracrânien.

Ainsi, nous pouvons rencontrer des *anévrysmes vrais et faux* de l'orbite, ces derniers *circonscrits et diffus*, *artério-veineux* et simplement *variqueux;* mais nous rencontrons aussi une exophthalmie pulsatile lorsqu'il s'agit d'un *anévrysme carotidien*, soit qu'il existe un véritable anévrysme près de la disjonction de l'artère ophthalmique, soit qu'il s'agisse d'une sorte d'*anévrysme faux*, c'est-à-dire de la communication de la carotide avec le sinus. Mais exceptionnellement et sans aucun genre d'anévrysme la simple obstruction des sinus peut déterminer de l'exophthalmie pulsatile.

Toutes ces différentes formes d'exophthalmies pulsatiles ont été autrefois désignées sous le nom générique d'anévrysme orbitaire ou tumeur anévrysmale de l'orbite. Le nom d'exophthalmie pulsatile comprend un groupe d'affections qu'on n'est (sauf l'obstruction des sinus) généralement pas à même de bien détailler sur le vivant, mais qu'on ne saurait non plus désigner simplement comme protrusion vasculaire de l'œil (vascular protrusion of the eyeball), attendu que par dilatation vasculaire, il peut se produire, comme dans le goitre exophthalmique, des exophthalmies qui ne sont pas pulsatiles, tandis que toutes le sont dans le groupe susmentionné.

Des *symptômes de l'exophthalmie pulsatile*, le plus frappant est bien entendu l'*exophthalmos* lui-même, qui, le plus souvent unilatéral, peut atteindre un si haut degré, que les paupières ont peine à recouvrir le globe oculaire, celui-ci dépassant avec sa région équatoriale le plan de l'ouverture orbitaire. L'œil n'est en général pas projeté dans la direction de l'axe orbitaire, mais dévié, soit en bas et en dedans, ou en bas et en dehors, de manière que dans les cas excessifs la cornée vient reposer sur la joue (Sattler).

La *paupière supérieure très gonflée et tendue*, sillonnée dans la majorité des cas de veines dilatées et cirsoïdes, pend, plus ou moins inerte, sur le globe projeté en avant et ne peut être que très peu relevée, même par l'impulsion de volonté la plus énergique. La rougeur que présente ce voile membraneux est inconstante, limitée à la paupière même ou s'étendant au delà du rebord orbitaire, et se trouvant en rapport avec la dilatation des veines cutanées. La *paupière inférieure* se trouve, contrairement à ce qu'on observe pour la supérieure, *facilement renversée;* la traction exercée sur elle n'occasionne pas de douleur, tandis que l'impulsion que fait le malade pour relever la paupière supérieure ou la traction exercée sur elle, est généralement douloureuse.

Un *chémosis volumineux* d'une couleur rouge foncé, ou écarlate, se presse ordinairement à travers la fente. Cette infiltration séreuse ne peut guère se produire à un pareil degré sur le globe oculaire, au-dessous des paupières contre lesquelles bute le globe oculaire; mais même ici, on constate l'infiltration séreuse et l'on est surtout frappé de l'extrême dilatation des vaisseaux qui forment vers les angles de l'œil des paquets et circonvolutions de vaisseaux, se présentant en haut et en bas de la cornée non comme des cordons radiés, mais en tire-bouchon. Ces réseaux reposent sur un champ d'une coloration vineuse, plus ou moins prononcée, indiquant l'hypérémie des couches épisclérales profondes.

Les phénomènes qu'on rencontre du côté de la cornée et de l'iris dépendent du degré de l'exophthalmie; dans nos cinq cas observés, l'examen ophthalmoscopique ne fut rendu difficile que par le ptosis, mais il était au contraire facilité par la dilatation moyenne de la pupille, qui ne réagissait que lentement. L'absence absolue de mouvements pupillaires est aussi rare que la contraction excessive de l'ouverture pupillaire.

Un second symptôme cardinal de l'exophthalmie pulsatile est que l'on réussit presque toujours par une douce compression à *réduire* quelque peu la projection du globe oculaire, et cela, en procédant avec ménagement, *sans la moindre douleur* pour le patient. On constate la *reprise de l'ancienne position* de l'œil, dès que la compression a cessé. Pendant ces manœuvres de réduction on se rend, dans un certain nombre de cas, tout de suite compte que la main ressent une sensation de soulèvement à chaque contraction cardiaque. La *pulsation du globe oculaire* s'aperçoit moins facilement, quoiqu'il puisse se présenter des cas où toute la partie projetée de l'orbite, jusqu'au delà du rebord orbitaire, présente un soulèvement pulsatile très visible. Pourtant il faut avouer que le signe qui a donné la dénomination à ce groupe de maladies peut parfois faire défaut, et cela surtout pour ce qui concerne l'inspection directe. Dans les cas d'absence de pulsation du globe oculaire même, ou simultanément avec celle-ci, on rencontre une *tumeur pulsatile* à côté du globe oculaire, dont le siège ordinaire est en haut et en dedans, entre le rebord orbitaire et l'œil, entre l'incisure supra-orbitaire et le ligament palpébral interne. Il ne s'agit ordinairement que d'une accentuation plus notable du chémosis, mais dans certains cas il se forme ici une procidence au delà du rebord orbitaire et qui atteint la grosseur d'une fève ou même d'une noisette.

On a relaté des cas où cette saillie pulsatile aurait donné lieu à l'usure du rebord orbitaire (Jobert de Lamballe, Bramard, Syme). Cette tumeur, ordinairement en forme de fève, présente une surface lisse ; elle est rarement bosselée; dans ce dernier cas, elle paraît constituée d'un amas de vaisseaux variqueux. La compression de cette tumeur, même la plus légère, la réduit. Le doigt placé dessus ne ressent pendant la compression aucune résistance, et, dès que la compression a cessé, la tumeur reparaît et donne au doigt la pulsation isochrone avec le pouls radial (Sattler). Exceptionnellement la tumeur offrait une sensation d'élasticité et paraissait tendue sous le doigt qui la refoulait; le malade accusait alors la même impression douloureuse que lui produit l'effort pour relever la paupière supérieure.

La *sensation de souffle et de vibration* que, dans certains cas, reçoit la main lorsqu'on la tient posée sur la région orbitaire, est constamment plus accusée en haut et en dedans, et s'observe surtout lorsque cette partie de l'orbite est le siège d'une saillie en forme de tumeur; pourtant ces saillies ne donnent pas toujours la sensation de souffle et de vibration.

Les renseignements les plus précieux nous sont fournis par l'*auscultation*, soit en posant directement l'oreille sur l'orbite, soit en plaçant un stéthoscope sur la paupière supérieure et le globe oculaire. On constate alors un bruit de souffle qui ne paraît qu'au premier moment intermittent, car en s'appliquant on aperçoit vite que dans la très grande majorité des cas, le souffle est continu et que le susurrus s'accentue seulement sensiblement, prend l'intonation d'une machine à vapeur (Sattler), au moment où l'onde artérielle avance dans l'orbite mais ne tombe pas entièrement pendant la diastole cardiaque, pour ne pas être rattrapé par un nouveau bruit systolique. Ce bruit peut s'entendre, en déplaçant le stéthoscope, avec une intensité variée, mais sans changer de caractère dans les diverses régions orbitaires; ordinairement c'est au-dessus du globe oculaire qu'il s'accentue. Même dans toute la région sourcilière et principalement dans le creux temporal, on entend souvent le souffle avec autant d'intensité qu'en appliquant l'oreille sur le globe oculaire. En général, il s'entend lorsqu'on applique la tête sur une région quelconque de celle du patient, mais il est infiniment moins fréquent qu'on aperçoive, en se tenant à quelque distance de la tête du malade, ce bruit de machine à vapeur, ou que le stéthoscope placé le long de la carotide cervicale, donne encore un susurrus systolique perceptible.

Le *bruit de piaulement* s'entend aussi dans un certain nombre de cas et cela sans être constant, reparaissant et disparaissant, sans qu'on puisse exactement se rendre compte si c'est l'accroissement des mouvements cardiaques qui augmente ordinairement le susurrus, provoque, ou accentue ainsi le bruit de piaulement.

La *suppression de tout bruit*, ou du moins son *atténuation très marquée*, est amenée par la compression de la carotide commune correspondante. Cette compression a aussi pour effet de réduire faiblement l'exophthalmos, ou du moins d'affaisser le soulèvement de la partie saillante au-dessus du tégument palpébral interne; mais je n'ai pas observé, comme Walker (*Essays in Ophthalmolog.*, London and Liverpool, 1879, p. 101) veut l'avoir trouvé, que la compression carotidienne supprime la circulation dans l'artère centrale de la rétine. Je pense qu'il s'agit ici d'une erreur d'observation, car, dans ce cas, la disparition de la vue devrait accompagner forcément la compression carotidienne, et je ne sache pas que quelqu'un l'ait signalée jusqu'à présent. Beaucoup de malades ne supportent pas une compression très prolongée de la carotide; ils sont pris de vertiges, de défaillances, lorsqu'ils ont subi quelque temps la compression. Ils commencent alors à voir noir devant eux, mais je n'ai pas pu me rendre compte si, à ce moment, des troubles dans la circulation de la rétine concordaient avec ceux de l'anémie cérébrale.

L'effet de la compression carotidienne présente quelques particularités, lorsqu'il s'agit d'une exophthalmie pulsatile double. Il peut alors se rencontrer des cas où, seule, la compression d'un côté est suivie de la suppression du bruit du côté correspondant (Harlan), tandis que, de l'autre côté, cette compression ne modifie en rien le susurrus, ou le diminue seulement (Grüning). Le cas de Velpeau peut aussi s'observer où la compression d'une carotide supprime le bruit du côté opposé, tandis que celle de l'autre côté le diminue seulement dans l'autre orbite.

Je n'ai pas vu mentionnée la possibilité de supprimer instantanément le bruit, en comprimant la veine angulaire près de la naissance du sourcil, ainsi que nous l'avons observé chez un de nos malades. Chez lui, la compression de la carotide opposée réclamait infiniment plus d'attention pour faire cesser entièrement le bruit de souffle, tandis que la plus légère compression de la veine angulaire faisait cesser tout bruit, et le malade, qui ne reposait qu'en ayant sa main appuyée sur la région sourcilière, nous avait signalé le fait.

L'*examen ophthalmoscopique* donnerait, d'après M. Sattler, l'*image typique de la stase papillaire*. L'expression de *stase veineuse de la papille* nous paraît mieux choisie, car, dans les cas que nous avons examinés avec le plus grand soin, nous n'avons jamais rien vu qui ressemblât à un étranglement; et, avec cela, concorde aussi le fait presque constant de l'intégrité de la vision. Du reste, les contours de la papille ne sont que légèrement indécis et le disque papillaire que très faiblement soulevé; mais toute la papille présente une coloration plus accusée et sa striation physiologique est plus prononcée. Ce qui nous frappe le plus, c'est l'extrême dilatation des veines, qui peuvent atteindre le double et le triple de leur diamètre et se montrent notablement plus tortueuses. Les artères n'ont pas toujours diminué de calibre (au moins dans nos observations), mais on les a observées très amincies et même filiformes; et on les aurait même vues disparaître dans un cas où, depuis trois mois, la vision avait fait défaut (Grüning). Quoiqu'on ait quelquefois indiqué une disparition des vaisseaux sur la papille, la présence d'extravasations sanguines aux points d'incurvation des veines, dans d'autres cas, l'examen ophthalmoscopique ne révéla presque rien, si ce n'est un pouls veineux très accusé, mais nullement pathognomonique. L'atrophie incomplète, sans altérations du côté des vaisseaux, a été aussi indiquée (Leber).

Au point de vue fonctionnel, on constate une *réduction de mobilité* dans toutes les directions, mais qui s'accuse surtout pour le releveur de la paupière et pour le droit externe. Il existe dans bien des cas (comme dans notre troisième observation) une paralysie complète du droit externe. La paralysie isolée de l'oculo-moteur est infiniment moins fréquente; la diplopie n'est gênante qu'au début, avant que la paupière se soit abaissée inerte sur la cornée.

La *vision* est, dans la majorité des cas, restée intacte, à moins que l'exophthalmos n'ait donné lieu à un desséchement de la cornée ou à des processus ulcératifs, par défaut d'innervation et de protection. Il faut ici tenir compte que la compression que subit le globe oculaire, projeté en avant et retenu à la fois par les muscles, donne lieu à un raccourcissement de l'axe antéro-postérieur qui améliore la vision des myopes, mais augmente une hypermétropie préexistante, ou crée une hypermétropie, simulant, sans sa correction exacte, une amblyopie. Néanmoins, il existe, en réalité, des cas où la vision est réduite à la perception lumineuse, ou même est complètement abolie. M. Sattler note, sur soixante-dix-sept cas, huit avec diminution notable, neuf avec abolition complète de la vision.

Il va sans-dire que la sensibilité, dans les diverses branches orbitaires du trijumeau, peut être plus ou moins considérablement atteinte, lorsque l'exophthalmie est poussée à un très haut degré, et cela concerne aussi particulièrement les nerfs sensitifs de la cornée; de même, on a noté la diminution de l'ouïe du côté malade et une surdité complète, comme chez un de nos malades. Cette surdité est généralement unilatérale.

Les plaintes que profèrent les malades concernant ordinairement les douleurs périorbitaires, qui s'accentuent à mesure que l'exophthalmie augmente, sont alors. soit intermittentes, soit continues, et peuvent atteindre un très haut degré d'intensité. Quelquefois, elles cessent complètement, pour reprendre, après quelques jours ou quelques semaines d'interruption, avec une intensité très grande, et s'accentuent, lorsque le malade repose du côté atteint, ou lorsqu'on percute le voisinage du globe oculaire projeté. Mais ce dont se plaignent ordinairement davantage encore les patients, c'est le bruit incessant de bruissement, de souffle qu'ils entendent continuellement et qui les privent souvent de sommeil. Ainsi, une de nos malades était obligée, pour se procurer quelque sommeil, de se faire conduire dans les rues les plus bruyantes de Paris, où le bruit de sa propre voiture et celui de son entourage lui permettaient de se procurer quelque sommeil. Chez elle, ce bruit intolérable l'avait poussée, contre notre avis, à se soumettre à une opération qui lui fut funeste, parce qu'elle déclarait que la vie, dans de pareilles conditions, lui était devenue insupportable. L'extrême embonpoint de la malade l'avait aussi privée d'une ressource précieuse, de la compression efficace de la carotide, qui, en pareil cas, fait ordinairement cesser ce bourdonnement, qui leur rend impossible de percevoir des sons peu intenses; celui de la voix, lorsqu'on ne l'élève pas. Au commencement du mal, ce bruit simule à tel point le son d'une machine à vapeur en mouvement, le roulement du chemin de fer, le bruissement d'une grosse mouche, etc., qu'il leur faut un déplacement d'un endroit à un autre pour se convaincre qu'il n'est pas en réalité extracrânien.

On comprend que, dans de telles conditions, la vie psychique doit forcément en souffrir, que les malades ne sont plus bons à rien, deviennent apathiques et portent sur leur figure l'empreinte de l'indifférence, ou, au début, d'une inquiétude constante.

Pour ce qui concerne l'*étiologie* de cette maladie, les cas se subdivisent en *spontanés* et *traumatiques*.

Les cas *spontanés* ou *idiopathiques* sont presque tous *instantanés*. Le malade a entendu *craquer* quelque chose dans sa tête. Une vive douleur est quelquefois ressentie au moment où il se produit dans la tête un bruit, comme un fort claquement de fouet, ou un coup de revolver. Généralement, on observe que quelque chose s'est disloqué dans la tête et presque aussitôt est ressenti le susurrus, qui augmente d'intensité dans les heures et jours suivants. Quoique la douleur puisse être très intense tout de suite, il est rare qu'elle prive le malade de connaissance (Juillard, *Gaz. des Hôp.*, p. 740, 1873) ou qu'elle soit suivie de vomissements. L'exophthalmie est précédée d'un gonflement des paupières, d'un léger ptosis avec difficulté de relever la paupière, et d'un chémosis plus ou moins prononcé, symptômes qui peuvent se produire déjà peu d'heures après le craquement ressenti par le malade, et qui sont suivis de tout près de la protrusion du globe oculaire.

Ce qui se développe en dernier lieu et peut faire même défaut entièrement, c'est la tumeur pulsatile du grand angle. On a exceptionnellement rencontré des cas où l'exophthalmie s'effectuait avec une rapidité extraordinaire, et atteignait tout de suite un très fort degré, suivi de cécité complète ou presque complète; de même qu'on a observé des cas rares, où les symptômes susmentionnés ont fait une évolution extrêmement lente et où le moment du début a échappé au malade. Ce qui ne reste pas moins caractéristique, c'est que, dans presque tous les cas, il n'y a pas eu de prodromes, des maux de tête, des velléités à un exophthalmos transitoire, qui aient pu avertir d'un état aussi grave. Il ne faudra pourtant pas oublier qu'il y a un certain nombre de cas où la gravité ne s'est accentuée qu'après un certain temps écoulé, et où l'exophthalmie du début n'inquiétait pas beaucoup le malade, tout en étant presque instantanée.

Quelles causes ont été trouvées pour ces cas idiopathiques, qui se sont révélés soit avant, soit après l'évolution de l'exophthalmie? Ce sont principalement les efforts faits pour tousser, en se relevant, ayant la tête baissée et en mettant ou en retirant des chaussures, en ayant, comme dans un de nos cas, la tête fortement congestionnée pendant une promenade en hiver, pendant un assez grand froid, etc. Ce qu'il ne faut pas oublier, c'est que la très grande majorité des cas spontanés se rapporte aux femmes.

Sattler, ayant réuni trente-deux observations, cite, parmi celles-ci, vingt-trois femmes. De ces vingt-trois femmes, six étaient enceintes, et, chez une septième, le mal éclata au moment des douleurs. Chez toutes ces femmes, le mal débuta d'une façon excessivement brusque et acquit un très haut degré de développement. En général, les femmes se plaignent davantage de troubles circulatoires (chez trois, affections cardiaques), tandis que la plupart des hommes furent atteints de leur mal au milieu d'une santé en apparence parfaite.

Pour ce qui concerne les cas *traumatiques*, l'instantanéité n'est pas observée avec autant de précision que pour les cas spontanés, mais cela tient à ce que le trauma, qui entraîne l'évolution de l'exophthalmos pulsatile, est ordinairement tel qu'il détermine une fracture de la base du crâne. Lorsque les blessés s'en relèvent, après une perte de connaissance plus ou moins prolongée, ils ont à se préoccuper de symptômes encore plus graves que ceux qu'entraîne leur exophthalmos, ou les symptômes qu'il produit ne sont, au début, pas assez intenses pour sortir le blessé de l'état d'hébétement, dans lequel l'ont plongé sa chute ou les coups qu'il a subis.

Sattler (*loc. cit.*, p. 758), qui a, avec tant de soin, collectionné tous les cas publiés jusqu'en 1880, trouve, sur 58 observations où le genre de blessures a été indiqué, 3 *chutes* sur la tête d'une assez grande hauteur, 2 chutes de cheval, 2 de voiture, 1 chute d'un matelot sur les pieds, 6 chutes dans les escaliers, 1 d'une échelle à la hauteur de 1 mètre (c'est un de nos malades; notre troisième a fait également une chute d'une chaise; dans les deux cas, la tête porta). Chez 21 malades, un *violent coup* avait été donné sur la tête, soit sur le sommet, soit sur la tempe ou la région orbitaire, ou enfin dans la figure. Le coup fut porté deux fois avec le poing, deux fois avec un sabot de cheval, une fois avec la barre d'une voile, trois fois par une poutre, une fois par un mur qui s'écroula, deux fois par un morceau de charbon se détachant d'une mine, une fois par choc dans une rencontre de trains. Une fois, une femme se heurta contre l'angle d'une porte, une fois écrasement par un omnibus, deux fois serrement violent de la tête, deux fois coups dans la nuque. Un *coup direct* avec un parapluie ou parasol occasionne trois fois l'exophthalmos (deux fois du côté atteint par le coup, une fois du côté opposé). Une fois, la maladie fut déterminée par la pénétration de grains de plomb, tirés par la bouche, deux fois les grains de plomb pénétrèrent dans l'œil gauche et furent suivis d'exophthalmos droit. Une fois, on constata une pénétration d'une aiguille à tricoter entre les paupières; une autre fois, la chute contre une canne la fit pénétrer dans l'orbite du côté interne; enfin, dans un dernier cas, l'éclat d'une bouteille d'eau de Seltz détermina la maladie.

Qu'il s'agisse d'une action traumatique indirecte ou directe, dans la plupart des cas la violence a été telle, qu'elle pouvait aisément expliquer la production d'une fracture de la base du crâne, que, du reste, les autres symptômes laissaient supposer. Ainsi, la perte de connaissance plus ou moins prolongée est signalée dans presque toutes ces observations, de même qu'un état de torpeur et de somnolence dans lequel reste plus ou moins longtemps le blessé et qui n'est interrompu que par des accès de vomissements. Un saignement souvent très abondant de l'oreille et persistant pendant plusieurs jours est signalé dans beaucoup de cas, de même que des saignements de nez et l'écoulement du sang par la bouche. Très rarement, il y a eu écoulement de liquide cérébro-spinal, comme, du reste, dans les cas qui ne sont pas suivis de mort, pareil écoulement de quelque abondance n'est pas observé. Il ne manque pas non plus, dans un certain nombre de cas, les sugillations sanguines de la conjonctive et des paupières, si caractéristiques pour les fractures de l'orbite (voy. p. 784), et rappelons ici qu'il n'y a guère beaucoup de fractures de la base du crâne qui laissent les parois orbitaires intactes.

La paralysie d'autres nerfs crâniens, en particulier du facial, paralysie plus ou moins transitoire, a été quelquefois indiquée, et principalement du côté où l'écoulement sanguin de l'oreille a eu lieu.

Si nous avons dit plus haut que l'instantanéité d'évolution de l'exophthalmos ne se révèle pas pour les blessés aussi promptement que cela a lieu dans les cas spontanés, nous ne voulons pas dire par là, qu'elle ne s'opère pas avec une assez grande promptitude, quoique toujours moindre que celle des cas idiopathiques. Ce sont les douleurs du côté blessé et le susurrus qui attirent l'attention du malade, lorsqu'il sort de sa torpeur, et la difficulté de relever la paupière supérieure qui frappe l'entourage. La diplopie dont il se plaint est due à une paralysie plus ou moins complète du droit externe. Bien plus souvent que dans les cas spontanés, il y a ici trouble et perte de la vision et de l'ouïe du côté blessé.

Il est assez rare que plusieurs jours se passent sans que le blessé commence à se plaindre de ces symptômes; mais, en général, ce n'est que quelques jours, le plus tôt vingt-quatre heures après le traumatisme, que l'exophthalmos se produit pour les cas d'action indirecte. En cas de blessure directe, les choses peuvent se passer autrement, mais on est surpris du temps (deux à trois semaines) que prend quelquefois l'exophthalmos à se produire, et le contraste est ici frappant avec les cas spontanés. Jamais, pour ces derniers, une confusion avec d'autres maladies de l'orbite n'est possible, tandis que cette évolution est si lente, qu'on a confondu le cas avec des abcès orbitaires et tenté d'évacuer une collection de pus qui ne se trouvait pas dans l'orbite (Desormaux, Schmid).

S'il se produit un exophthalmos double, ordinairement la formation de l'un suit l'autre. Il est encore absolument inusité qu'il arrive, comme dans notre troisième observation, que l'exophthalmos survienne six mois sur l'autre œil, lorsque le premier se trouve déjà en voie de guérison. Seul Harlan mentionne le développement de l'exophthalmos sur le second œil, deux mois après qu'il s'était développé sur le premier.

Ce qui se produit le plus tard dans les cas d'exophthalmos traumatique, c'est la tumeur pulsatile du grand angle, car, si ordinairement tous les autres symptômes sont devenus manifestes après deux mois, la tumeur pulsatile médiale n'évolue ordinairement que trois à six mois après le traumatisme; très sûrement, on a déjà vu son apparition s'effectuer trois à quatre semaines après l'accident. On n'a rarement vu évoluer tout le cortège des symptômes que plusieurs mois après le traumatisme, de façon que, seules, les paralysies musculaires (sixième paire) avaient paru tout d'abord, et qu'ensuite le restant des symptômes se soit présenté comme dans un cas spontané, ou même tout à fait insidieusement, le traumatisme ayant déjà presque été oublié.

Il faut encore noter, pour les cas traumatiques, que surtout, pour ce qui concerne les saignements, une certaine *intermittence* peut être observée. Les saignements de nez peuvent se répéter (Nélaton, Hutchinson, Hussey), au point de mettre la vie en danger et nécessiter une prompte intervention chirurgicale. Ces hémorrhagies expliquent aussi, dans quelques cas, l'accentuation subite de l'exophthalmos, des douleurs et l'apparition de phénomènes cérébraux.

Nous avons eu occasion, chez un de nos malades, de suivre pas à pas l'évolution de l'exophthalmos pulsatile, d'abord sur l'œil droit amener une dilatation notable des veines de la racine du nez et du front, rétrograder ainsi que la paralysie complète du droit externe, sous l'influence de la compression de la carotide, apparaître alors avec une égale intensité du côté gauche, six mois après, rétrograder ici de même dans l'espace de cinq mois mais en laissant une paralysie complète du droit externe de ce côté, avec surdité complète du même côté. Une *guérison spontanée* a aussi été observée en moins de temps (trois mois), de même qu'on ne la rencontre qu'après quelques années, interrompue par plusieurs récidives. Cette guérison a aussi été constatée, mais seulement après que l'œil, chassé de l'orbite, avait abcédé (De Oettingen), et, avec la destruction de la cornée, une élimination des parties antérieures du globe oculaire, ainsi que du sac conjonctival s'était produite (Imblard), ou qu'une violente irido-choroïdite avait entraîné la perte de l'œil (Bitsch). Même lorsque la maladie semblait rétrograder sans pareilles complications, on l'a vue interrompue par la mort, survenue brusquement, soit au début (Gendrin, Nélaton, Hirschfeld, Hutchinson), soit après deux à trois ans (Aubry, Carron du Villards, Hussey). Le danger de mort fut quelquefois annoncé par des hémiplégies ou de l'aphasie (Hutchinson).

M. Sattler a, dans sa précieuse monographie, étudié cette intéressante affection, au point de vue du *sexe*, de l'*âge* et de sa répartition géographique, et nous donnons les résultats de ses recherches, basées sur cent six cas.

Des *trente-deux cas idiopathiques*, concernant vingt-trois personnes du *sexe féminin*, six cas seulement se rapportent à des sujets du *sexe fort*, et encore faut-il observer ici qu'il règne, dans quelques-unes de ces dernières observations, une certaine incertitude sur le genre de sexe. Pour 3 cas le sexe n'est pas indiqué.

Pour ce qui concerne la répartition comme âge, 10 avaient de vingt à trente ans (dont 4 hommes et 3 femmes, 3 sans indication de sexe) ; 5 de trente à quarante ans (4 femmes et 1 homme) ; 10 de quarante à cinquante ans (9 femmes et 1 homme) ; 1 femme de cinquante à soixante ans et 7 de soixante à soixante-dix ans (2 femmes et 5 hommes).

Au point de vue du siège, la répartition des cas idiopathiques se présente de la manière suivante : 11 cas d'exophthalmos droits, 16 gauches, 2 bilatéraux et 3 sans indication du côté.

Comme distribution géographique, 11 des cas furent observés en Angleterre et en Écosse (8 femmes, 3 hommes) ; le même nombre en France (7 femmes, 2 hommes et 2 sans indication de sexe) ; les autres cas se répartissent pour l'Amérique du Nord (4 cas), l'Allemagne (2 cas), la Suisse (1 femme) et la Russie (1 femme). C'est donc l'Angleterre et la France qui ont fourni, jusqu'à présent, le plus grand contingent d'observations de cas spontanés.

Pour les 59 *cas traumatiques*, 44 concernent le *sexe masculin*, 13 seulement le *sexe féminin* (et 2 sans indication de sexe). La répartition comme âge est :

De 5 à 15 ans......	1 garçon,	2 filles....	Somme :	3 cas.
— 15 à 20 ans......	3 hommes,	1 fille.....	—	4 —
— 20 à 30 ans	18 —	—	—	18 —
— 30 à 40 ans. . .	10 —	3 femmes.	—	13 —
— 40 à 50 ans. . . .	8 —	4 —	—	12 —
— 50 à 60 ans......	1 —	1 —	—	2 —
— 70 à 80 ans......		1 —	—	1 —

Chez 3 hommes et 1 femme, l'âge ne se trouve pas indiqué; quant au siège le l'affection, il était 19 fois à droite, 32 fois à gauche et 4 fois des deux côtés à la fois; pour 4 cas, le siège a été négligé d'être indiqué.

La répartition géographique des cas est la suivante : l'Angleterre tient vec 19 cas (15 hommes, 4 femmes) la tête; suit l'Amérique du Nord avec 2 cas (9 femmes, 2 hommes et 1 cas sans précision du sexe); l'Allemagne vec 11 cas (9 hommes, 2 femmes); la France, 10 cas (6 hommes, 3 femmes t 1 cas non précisé); les 8 autres cas sont répartis : pour la Russie 3 hommes), la Suisse (1 homme et 1 femme), la Norwège (2 hommes), Italie 1 homme).

Il y a donc, en comparant ces chiffres, d'abord à noter la *prépondérance narquée du sexe faible pour l'évolution spontanée* de l'exophthalmos pulatile, et, comme évidemment l'affection dépend ici d'une altération morbide es parois vasculaires, elle démontre une grande disposition du sexe féminin pareilles altérations dans le domaine de la carotide interne, à travers le anal carotidien et le sinus caverneux (Sattler). Ce fait devrait surprendre, n considérant que, dans la statistique des anévrysmes en général, le sexe rt prédomine d'une façon extraordinaire (7/8 des cas lui reviennent d'après ne statistique de 551 cas, d'après Crisp); d'après Guthrie, il ne se rencoerait que 1 cas d'anévrysme sur 20 à 30 observés chez les hommes. La vraie roportion paraît être, pour les hommes, de 80 pour 100; mais il s'agit ici ssentiellement d'anévrysmes des extrémités, produits par des efforts, et rsqu'on compulse seulement les cas d'anévrysmes de la carotide, on voit u'il y a une répartition égale entre hommes et femmes. Néanmoins, en renant en considération que ce ne sont pas des anévrysmes, comme l'exposé térieur de l'anatomie pathologique le démontrera, qui produisent l'exothalmie pulsatile, et qu'elle est due à de l'endartérite ou mésartérite chroique, on doit pourtant être surpris du résultat de cette statistique, parce que n sait que les hommes sont plus sujets à l'endartérite chronique (Sattler).

La compulsion des cas, par M. Sattler, montre, en outre, *que la plurt des cas idiopathiques se présentent entre trente et cinquante ans* 1,72 pour 100), ce qui concorde assez avec la proportion comme répartin par âge pour les anévrysmes en général (59,34 pour 100, Crisp). Une nsible différence se montre pourtant après soixante ans, où l'on ne note us que 5 pour 100 pour les anévrysmes ordinaires (Crisp), tandis que statistique de l'exophthalmos pulsatile spontané en présente encore ,17 pour 100, ce qui explique que la cause essentielle pour la production s anévrysmes ordinaires, les efforts, diminue sensiblement, tandis que celle pour l'exophthalmos pulsatile, l'endartérite, augmente après soixante ans, et que les femmes montrent une plus grande longévité.

En général, l'Angleterre est favorisée pour ce qui concerne les affections anévrysmales ; rien d'étonnant donc qu'aussi ici elle ne se trouve en tête mais la France ne jouit pas de ce triste privilège, et, si l'on voit qu'elle occupe dans la répartition des cas une place si importante, on doit, à notre avis, s'expliquer que l'on aime mieux que dans tout autre pays publier chez nous des cas qui frappent l'imagination, et que, dans beaucoup de pays avoisinants, des cas restent non publiés.

La *prépondérance des hommes pour les cas traumatiques* surprendra d'autant moins que le chiffre de 74,57 se rapproche sensiblement de celui donné pour les anévrysmes en général, produits par efforts, qui chez les hommes, est de 78,4 pour 100 (80 pour 100). Rien de surprenant non plus que c'est entre vingt et cinquante ans que la proportion numérique est la plus élevée (75,44 pour 100), âge où l'on est le plus exposé aux accidents.

Nous laissons la parole à M. Sattler, pour ce qui concerne son grand tableau de 106 cas, qui lui a servi pour sa statistique, et que l'espace consacré à notre monographie nous empêche de reproduire. « Du chiffre assez important de 106 cas d'exophthalmos pulsatile, que nous avons réuni dans le tableau suivant, on pourrait peut-être recevoir l'impression, comme si l'affection en question ne serait pas si rare. Rien ne serait moins exact ; ce chiffre en apparence si élevé a pu être réuni par la collection de tous les cas accessibles, pendant un laps de temps de plus de soixante-dix ans, et, en outre, il faut prendre en considération que, vu la particularité et l'intérêt de cette affection, bien moins de cas restent non publiés, tombent dans l'oubli, que cela serait probablement le fait pour une autre affection. Cette maladie *est en réalité excessivement rare* (1), et un nombre non insignifiant de chirurgiens et d'oculistes expérimentés n'en ont, dans une pratique qui comprenait plusieurs dizaines d'années, pas observé un seul. Si quelques collègues, comme Nuneley, Nélaton, de Wecker, Nieden, de Rothmund, Morton, ont eu à présenter plusieurs cas, cela doit être attribué à un hasard particulièrement favorable. »

En réalité, nous avons été favorisé tout particulièrement, car, en dehors des observations que nous avons pu recueillir et dont la troisième est postérieure aux laborieuses recherches de Sattler, nous avons pu observer avec *Passavant* son intéressant cas, où ce chirurgien procéda à la résection de la paroi externe de l'orbite, et celui de *Desormaux*, où l'on fit des injections de perchlorure de fer.

On trouve, à la fin de cet article, la réunion de tous les cas d'exophthalmos

(1) On ne saurait néanmoins pas lire sans étonnement que le rapport de M. Le Fort, en présentant une jeune fille atteinte d'exophthalmos pulsatile droit, consécutif à un coup de pied de cheval et qu'une ligature des deux carotides ne guérit pas complètement, se termine ainsi : « Quatre cas semblables existent dans la science, deux appartiennent à Nélaton, un autre à Hirschfeld et un à Velpeau » (Séance du 13 nov. 1888). Voilà les académiciens bien renseignés

publiés jusqu'à présent; ayant compliqué le tableau de M. Sattler, nous nous contentons ici de résumer les trois observations qui nous sont propres. La publication de la dernière a été conservée pour cette monographie. Nous faisons précéder nos observations de celle de Passavant (de Francfort-sur-le-Mein) et de celle de Desormaux, que nous avons nous-même suivies, observations particulièrement intéressantes, ainsi que de celles de Nélaton, Gurdin, Hulke, Aubry, Lenoir, qui seront exposées dans la partie de cet article concernant l'anatomie pathologique.

Dans l'observation de Passavant, il s'agissait d'une petite fille qui avait reçu en plein visage un tricot lancé par sa sœur, dans un mouvement de colère. L'une des aiguilles avait pénétré du côté externe entre les paupières, mais avait été aussitôt retirée. Peu de temps après, il survint une exophthalmie de 6 millimètres, avec tous les symptômes d'une tumeur anévrysmale.

Cette observation offre un intérêt tout particulier, puisqu'on tenta de lier directement la tumeur anévrysmale dans l'orbite. Comme l'œil était proéminent, fortement porté en dedans et avait perdu toute mobilité en dehors, on supposa qu'il s'agissait d'un anévrysme de l'artère lacrymale et l'on essaya d'arriver directement sur l'anévrysme en réséquant une partie de la paroi externe de l'orbite. M. Passavant exécuta cette opération en présence de plusieurs confrères, le 4 mai 1860. Il incisa la commissure externe dans une longueur de 1 pouce 1/2, et, après avoir sectionné toutes les parties molles et l'aponévrose temporale, il disséqua avec soin le périoste. Pour faciliter les manœuvres, une seconde section fut pratiquée de haut en bas et d'arrière en avant; les extrémités antérieures des sections se correspondaient. On réséqua ensuite dans l'os une portion cunéiforme assez large pour permettre au doigt de pénétrer sans difficulté derrière le globe de l'œil; puis on enleva une partie du tissu graisseux rétro-bulbaire et l'on attira aussi fortement que possible l'œil en dedans, au moyen d'un petit crochet à strabisme glissé sous le tendon du droit externe. Voici les détails que notre honoré confrère nous a communiqués au sujet de l'exploration de l'orbite: « L'espoir que nous avions de trouver un anévrysme de l'artère lacrymale à côté de l'œil et à une certaine distance en arrière de cet organe fut malheureusement déçu; car ce n'était pas en ce point, mais bien vers le sommet de l'orbite, que siégeait l'anévrysme, et la pointe du doigt dépassant le nerf optique sentait à son côté interne, et très profondément, les pulsations de la poche anévrysmale. La déviation de l'œil en dedans et l'abolition complète des mouvements en dehors n'étaient pas le résultat d'une pression directe : elles dépendaient, soit d'une déchirure, soit d'une paralysie du muscle droit externe. L'anévrysme provenait non de l'artère lacrymale, mais de l'artère ophthalmique. Les tentatives qui furent faites pour lier un pareil anévrysme, situé au sommet de l'orbite, devaient nécessairement rencontrer des difficultés d'autant plus grandes qu'il ne s'agissait pas d'un anévrysme vrai, mais d'un anévrysme diffus, dont les parois s'étaient formées aux dépens du tissu cellulo-graisseux déplacé. » On tenta vainement, à deux reprises, de lier l'anévrysme, et de peur de le léser, on renonça à ces tentatives. La réunion de la plaie fut pratiquée de manière à comprendre le périoste, et on laissa à sa partie postérieure une boutonnière destinée à l'écoulement des liquides. Il survint une tuméfaction notable des paupières et de la joue : un abcès, qui s'était formé dans cette dernière, fut ouvert vers le rebord du maxillaire inférieur et la petite malade quitta la clinique le 23. « J'ai, dit M. Passavant, revu plus tard cette enfant : la plaie s'est cicatrisée sans difformité; la crainte que nous avions d'une rupture de l'anévrysme ne s'est heureusement pas réalisée, et la malade est dans le même état qu'avant l'opération. »

Le cas observé dans le service de M. Desormaux a été publié sous le nom d'anévrysme cirsoïde dans la thèse de M. Laburthe (Paris, 1867).

Louis Floquet, âgé de trente-trois ans, reçoit le 2 février 1867, sur la région temporale gauche, une énorme caisse qui le jette sur une grue de fer, contre laquelle vient frapper la région temporale droite. Aussitôt le sang coule à flots de la narine et de l'oreille droite ; les yeux chassés de l'orbite pendent sur les joues ; plaie insignifiante à la région temporale. A son entrée à l'hôpital Necker, on constate que l'œil droit est à moitié vidé. L'humeur vitrée est presque entièrement expulsée, et le cristallin se présente à l'ouverture de la plaie scléotico-cornéenne, qui est très large. L'œil gauche ne présente pas de lésions graves. On opère la réduction, on fait un traitement antiphlogistique, et, le 20 février, Floquet sort de l'hôpital : l'œil droit est entièrement perdu, l'œil gauche fait légèrement saillie, et la vision y est un peu affaiblie. Le 6 janvier suivant, Floquet revient à l'hôpital et présente à gauche tous les signes d'un phlegmon de l'orbite, mais un coup de bistouri n'a donné issue qu'à un peu de sang et de sérosité. Le 18 janvier, le gonflement périorbitaire ayant disparu, on s'aperçoit de la présence d'une tumeur grosse comme une aveline, siégeant près de la moitié interne et supérieure de l'arcade orbitaire et s'étendant profondément en bas. Le malade, au moment où il était sorti de l'hôpital, l'avait déjà remarquée et elle avait alors le volume d'un petit pois. Il avait vu également un vaisseau sinueux qui, partant de cette tumeur, remontait vers le front pour se perdre dans les téguments. Le vaisseau, qui présente tous les caractères d'une artère, a le volume d'une plume d'oie, et est en communication avec plusieurs autres vaisseaux moins volumineux. La tumeur offre des pulsations isochrones au pouls radial, un mouvement d'expansion très prononcé, et l'on y entend un bruit de souffle intermittent. L'œil gauche exécute des mouvements de projection en avant en rapport avec les battements du pouls. La tumeur donne tout à fait la sensation d'un anévrysme cirsoïde ou varice artérielle. Le 20 février, injection de huit gouttes de perchlorure de fer ; la compression est faite sur les artères autour de la tumeur et maintenue dix minutes après l'injection. Immédiatement la branche artérielle signalée plus haut s'affaisse et n'offre plus de battements ; ils s'affaiblissent dans la tumeur ainsi que le bruit de souffle. La moitié interne de la tumeur s'indure, la moitié externe n'est que peu modifiée. Le 26 février, MM. de Wecker et Desormaux trouvent une dilatation considérable des veines rétiniennes, les contours de la papille sont mal délimités, la rétine est œdématiée. Le 7 mars, MM. de Wecker, Perrin et Desormaux font un nouvel examen. L'emplacement exact de la papille n'est indiqué que par le point d'émergence des vaisseaux ; elle est pâle, d'un blanc jaunâtre ; les vaisseaux décrivent, à partir du centre, une inflexion descendante sur laquelle M. de Wecker s'appuie pour admettre une hypertrophie du tissu cellulaire de la papille œdématiée ; les veines sont très dilatées ; l'une surtout, qui remonte à la partie supérieure de la rétine, offre des dimensions considérables. Les artères paraissent saines. A la partie inférieure de la papille, il y a deux ou trois petits foyers hémorrhagiques. Le 9 mars, deuxième injection de douze gouttes de perchlorure de fer, qui ne donne lieu à aucun accident. Le 13 mai, le malade sort la tumeur avait beaucoup diminué, plus d'exophthalmie, plus de souffle. Trois mois après, il restait une petite induration au niveau de la tumeur; la vue était presque normale.

La première observation qui nous est personnelle fut communiquée au congrès de Heidelberg, en 1868.

Mme S..., âgée de soixante-trois ans, d'une constitution robuste, raconte qu'au retour d'une promenade en voiture découverte, elle éprouva tout à coup un fort bourdonnement dans l'oreille gauche ; elle se sentit très faible, fut prise de frissons et d'une violente céphalalgie, et fut forcée de se coucher. Le lendemain, elle était atteinte d'une chute de la paupière supérieure, et le médecin de la maison reconnut une paralysie absolue de l'oculo-moteur. Il prescrivit une médication légèrement purgative. Au bout d'un mois, les symptômes de paralysie de l'œil gauche diminuèrent. Le docteur Vigla fut appelé en consultation, et, de concert avec le médecin traitant, il ordonna l'application de huit sangsues sur la tempe gauche. On eut beaucoup de peine à arrêter l'écoulement du sang.

C'est à cette époque que la malade fait remonter la dilatation des vaisseaux du front et des tempes. Sa santé a toujours été fort bonne ; seulement, elle souffre de varices aux extrémités inférieures, pour lesquelles Jobert de Lamballe, il y a trente ans, lui a conseillé une opération qu'elle a refusée. Elle attribue la cause de son mal à l'avulsion d'une dent qui lui a occasionné un fort ébranlement dans toute la tête. Je vis la malade pour la première fois le 4 avril 1868 ; elle présentait tous les caractères d'une paralysie incomplète de l'oculo-moteur gauche. Comme la protrusion de l'œil est un symptôme fort ordinaire en pareil cas, et comme la malade ne me disait rien de ses bourdonnements d'oreille et qu'elle ne me parla que du refroidissement qu'elle avait éprouvé pendant sa promenade en voiture, je crus avoir affaire à une simple paralysie rhumatismale; mais, trois jours après, j'examinai l'œil à l'ophthalmoscope, afin de m'assurer, si l'état de la papille optique ne m'apprendrait rien sur la nature de la paralysie. Quel ne fut pas mon étonnement en constatant une dilatation considérable de la veine centrale! J'examinai alors les vaisseaux externes de l'œil, ceux des paupières et du front, et je les trouvai fortement dilatés. L'un d'eux surtout, qui longeait le rebord interne et supérieur de l'orbite et parcourait le front, attira plus particulièrement mon attention. En appliquant le doigt sur ce vaisseau, je perçus un frémissement très sensible; l'auscultation me fit entendre un bruit de sifflement intense, synchrone avec la systole, lorsque le stéthoscope était placé sur la paupière supérieure de l'œil gauche. L'examen du cœur ne fit découvrir qu'une légère dilatation du ventricule gauche. Ce n'est qu'alors que j'appris de la malade, qu'elle entendait des bruits dans la tête et que de temps en temps elle souffrait de battements de cœur. Je prescrivis une médication dérivative; la diplopie fut corrigée par des verres appropriés. Je revis souvent la malade. Voici quelle a été, pendant tout le temps que je l'eus en traitement, la marche de l'affection. Vers le milieu d'avril, la paralysie des muscles de l'œil augmente sensiblement; le droit externe et le grand oblique sont atteints; la protrusion du bulbe dépasse 3 à 4 millimètres; on constate l'abolition du mouvement d'élévation de l'œil. Le calibre des vaisseaux qui parcourent le rebord interne de l'orbite et le front atteint l'épaisseur du petit doigt. Le frémissement se perçoit à une distance de plus de 1 centimètre du vaisseau. La conjonctive bulbaire est parcourue de vaisseaux fortement dilatés. Le mois de mai se passe assez bien; seulement, la malade se plaint de bourdonnements dans le côté droit de la tête. L'œil droit présente aussi une dilatation de ses vaisseaux externes ainsi que de la veine centrale de la rétine. Vers la fin de mai, on remarque de légères pulsations à l'œil gauche. La papille, examinée à l'image renversée, paraît soumise à un mouvement rythmique de dehors en dedans, isochrone à la systole ventriculaire. Au commencement de juin apparaissent quelques phénomènes inquiétants qui indiquent un état de compression des organes encéphaliques. La sensibilité de toute la moitié droite du corps est éteinte et la malade accuse des fourmillements aux extrémités. Le bruissement d'oreille est continuel et prive la malade de sommeil; elle ne sait plus dormir qu'en voiture, quand le bruit des roues est plus fort que celui qu'elle ressent dans la tête. Elle accuse une diminution de la vision à gauche, qui descend rapidement de 1/3 à 1/10. Les contours de la papille (image renversée) sont complètement effacés; toute la moitié interne présente une coloration rouge, qu'à l'aide d'un verre convexe (+ 4) on reconnaît être due à un réseau capillaire très fin, de nouvelle formation. Les veines sont énormément dilatées, elles atteignent le triple de leur calibre normal; les artères sont pâles et amincies; près la papille se trouvent deux taches apoplectiques. Le 20 juin, la rougeur a envahi toute la papille qui, en même temps, est un peu œdématiée; trois nouveaux épanchements sanguins se sont produits au voisinage de la papille optique, le long des veines. Considérant que la situation de ma malade devenait de jour en jour plus pénible, je fis la compression digitale de la carotide primitive gauche, ce qui arrêta momentanément les battements et le bourdonnement. Malheureusement, l'excessif embonpoint de la malade ne me permet pas d'appliquer à demeure le compresseur de Lüer. De guerre lasse, et désespérant d'obtenir la guérison par des moyens faciles, Mme S... se décida à se laisser faire la ligature de la carotide, qui fut pratiquée, le 20 juin, par M. le professeur Richet; les bruits cessèrent complètement; seulement, à l'auscultation, on entendit encore un léger souffle. Trois heures après l'opération, la malade fut frappée de paralysie du côté droit et tomba dans un état comateux qui devint de plus en plus profond. La mort arriva cinquante-deux heures après l'opération. L'autopsie fut faite vingt-six heures plus tard. L'œil gauche était rentré profondément dans l'orbite et l'on ne distinguait plus de distension d'aucun des vaisseaux du bulbe, des paupières ou du front. L'artère ophthalmique était légèrement distendue et ses parois un peu amincies; la veine était fortement élargie. M. Cornil examina les organes contenus dans les deux orbites. Voici ce qu'il eut la complaisance de m'écrire concernant cet examen :

« La veine ophthalmique gauche mesure, à son entrée dans l'orbite, 10 millimètres de diamètre et à l'endroit où elle se divise pour la première fois 7 millimètres; son premier rameau a un calibre de 5 millimètres et le second de 8. La veine ophthalmique droite offre à peu près les mêmes dimensions que celle de gauche. Lorsque, après dissection, on incise ces veines dans le sens de la longueur, on reconnaît que la tunique interne est considérablement épaissie et qu'elle contient un grand nombre de jeunes cellules à noyau ovoïde; on constate, par conséquent, les signes d'une prolifération très active des éléments cellulaires de la tunique interne. La tunique moyenne est presque exclusivement formée de faisceaux musculaires. La tunique externe est hypertrophiée on y trouve des fibres musculaires lisses. La membrane interne ne présente aucun signe de dégénérescence athéromateuse, très prononcée de la tunique interne. La lésion anatomique essentielle consistait dans une dilatation extraordinaire de la veine ophthalmique avec inflammation de sa tunique interne. »

La seconde observation qui nous est propre a été aussi présentée au même congrès de Heidelberg, en 1868.

Maudin (François), âgé de trente-un ans, ayant toutes les apparences d'une constitution robuste, se présente à ma clinique le 28 juillet 1868. Il rapporte que, le 18 avril, il tomba d'une échelle et se fit une plaie de 3 centimètres, intéressant les téguments de la région sourcilière et le rebord orbitaire supérieur droit. Il resta un quart d'heure sans connaissance. La plaie fut réunie et, quinze jours après, le malade retourna à son travail. Le malade nous apprend aussi qu'après son accident l'œil avait été très tuméfié et qu'il ne put l'ouvrir que le septième ou huitième jour. La faculté visuelle avait été troublée et s'était incomplètement rétablie. Voici quel est l'état du patient à son entrée à la clinique : l'œil droit proémine fortement dans la direction de l'axe oculaire. La paupière supérieure, rouge et tuméfiée, forme un épais repli au-dessus du cartilage tarse, qui gêne beaucoup le mouvement d'élévation de la paupière. Le mouvement de rotation du bulbe sur son axe transversal s'exécute encore assez facilement, mais celui d'adduction est très borné et celui d'abduction complètement aboli. Les vaisseaux externes de l'œil sont très distendus. Au niveau du ligament palpébral interne, mais là seulement, la pulpe du doigt perçoit un fort frémissement, une pulsation qui est en synchronisme avec la systole cardiaque. Dès que le doigt a quitté le ligament palpébral, à quelque profondeur qu'on l'introduise sous le rebord de l'orbite, on ne sent plus aucun battement. L'oreille, appliquée sur la région palpébrale, entend un bruit de souffle intermittent, isochrone aux battements artériels et surtout très distinct au voisinage de l'angle interne de l'œil. La compression de la carotide droite arrête instantanément les pulsations et le souffle. A l'examen ophthalmoscopique, on constate que les contours de la papille sont très nettement dessinés. La veine centrale est fortement distendue; elle a deux fois le calibre de celle de gauche; sa branche externe (image renversée) présente un aspect variqueux et forme des flexuosités; sa coloration, très foncée à certains endroits, est plus claire dans d'autres. Il me semble y distinguer des battements, mais je n'ai aucune certitude à ce sujet. Les artères ne présentent rien d'anormal. A un second examen, j'ai trouvé qu'en dehors (image renversée) les contours de la papille étaient un peu effacés. La mensuration de l'acuité visuelle donne O. D. V. = 1/7; O. G. V. = 2/3. En somme, les symptômes que je viens de décrire présentent tant d'analogie avec ceux qui ont été observés chez Mme Larcher, qu'on peut les rapporter aussi à une distension variqueuse et inflammatoire des veines de l'orbite, bien que cependant la fracture du rebord orbitaire puisse faire croire à la lésion d'un des rameaux de l'artère ophthalmique et à la formation d'un anévrysme artérioso-veineux. Les moyens de traitement qui ont été employés sont : la compression, les applications de glace et l'administration de purgations légères. Au bout de huit jours, la vue semble un peu améliorée; la paupière est moins gonflée et se relève plus facilement. Pour le reste, l'état du malade est le même. Quelques jours plus tard, je constate que cette amélioration s'est maintenue, que les mouvements d'adduction et d'abduction du bulbe tendent à se rétablir. L'examen ophthalmoscopique ne révèle aucun changement. Depuis lors le malade a quitté Paris et je ne l'ai plus revu. On m'a fait savoir deux ans après que la guérison a été complète.

Le troisième cas fut observé par nous en 1885-88.

Ch. Bigot, cocher, quarante-sept ans, se présente, le 17 juillet 1885, à ma clinique avec une paralysie complète de la sixième paire droite (*Hm*, 0,75 V = 1 de chaque côté). Le malade raconte qu'il y a trois mois, s'étant, en rentrant le soir, endormi sur une chaise, il est tombé sur le sol de la remise, de façon que le côté gauche et l'occiput portèrent sur le pavé. Il est revenu à lui trois heures après, ressentant de violents maux de tête, qui diminuèrent, mais ne le quittèrent qu'après la protrusion de son œil droit. Immédiatement le malade s'aperçut qu'il voyait double, en regardant à sa droite. On prescrivit le sirop de Gibert et le malade resta en observation. Ce n'est que les premiers jours du mois de septembre que la paupière supérieure droite s'abaisse légèrement et que le globe de l'œil commence à faire saillie. L'exophthalmos s'accroît alors très vite, au point que les paupières ne recouvrent que très difficilement le globe oculaire. Fort chémosis, veines conjonctivales et palpébrales très dilatées, ainsi que la veine centrale de la rétine. Peu de suffusion papillaire et pas de soulèvement de l'entrée du nerf optique. L'immobilité du globe oculaire était, par suite d'une paralysie croissante de la troisième paire droite, devenue presque absolue, mais la vision n'est guère moindre que deux tiers (champ visuel intact). Le malade précise fort bien la coïncidence de l'apparition d'un bruit « de locomotive » se développant tout d'abord du côté de l'oreille gauche et faisant le tour de la tête pour s'accentuer alors de préférence vers l'oreille droite. Le docteur Platzer, qui, en auscultant le malade à notre clinique, n'avait rien constaté d'anormal, signale l'accroissement du bruit en allant de l'œil droit vers l'apophyse mastoïdienne gauche; c'est lui qui apprend au malade à faire cesser son bruit en comprimant la carotide *gauche;* la compression à droite n'avait aucun effet sur l'intensité du bruit de souffle *continu* que le malade ressent et que l'on perçoit en auscultant la tête. Une pulsation du globe oculaire projeté n'est pas perçue, mais la main placée sur les paupières sent un susurrus synchrone avec la systole radiale. Le docteur Platzer exerce alors la femme du malade à la compression digitale et nous lui faisons construire, d'après le craniomètre de Broca, un compresseur, mais que le malade ne peut guère supporter au-delà de quinze minutes, sans perdre connaissance, et il préfère de beaucoup l'intervention de sa femme. Sous l'influence de cette compression et de l'emploi de l'iodure de potassium, l'exophthalmie, qui était restée stationnaire pendant trois semaines, rétrograde assez vite et la motilité revient aussi bien dans les branches de la troisième paire que dans le droit externe. Vers la fin du mois d'octobre, le malade, étant couché et ayant appliqué son compresseur, s'endort; il se réveille deux heures après et est tout de suite frappé de l'intensité du bruit qu'il ressent cette fois du côté de l'oreille gauche, dont il est *devenu absolument sourd*. Cette recrudescence du bruit est d'autant plus pénible au malade que ses plaintes, à cet égard, avaient presque cessé. Le malade ne revient à la clinique qu'au mois de novembre, à sa rentrée de la campagne; nous constatons une paralysie complète de la sixième paire gauche, léger ptosis et faible saillie du globe oculaire. Pendant le mois de décembre, on voit progressivement rétrograder tous les symptômes morbides du côté droit, qui ne présente plus aucun phénomène anormal à la fin du mois de décembre 1885, tandis que l'œil gauche devient de plus en plus saillant en dépit de la compression que le malade et sa femme ne cessèrent de continuer. Aussi le bruit, devenant des plus alarmants pour le malade, l'engageait à se présenter plusieurs fois par semaine à notre clinique. Au mois de février 1886, la protrusion de l'œil gauche avait atteint son maximum et dépassé encore un peu celle qu'on avait observée du côté droit; en outre, non seulement les veines palpébrales s'étaient dilatées, mais aussi particulièrement la veine supra-orbitaire qui formait un épais cordon de la grosseur du petit doigt. Cette veine présentait au doigt qui la touchait une sensation de vibration très nette, mais non de pulsation, tandis que le globe oculaire et particulièrement la partie du tissu orbitaire au-dessus du ligament palpébral interne montraient une pulsation visible et très aisément sensible à la main placée sur les paupières fermées. C'est au mois de février 1888 que le malade découvre par hasard, qu'en comprimant la veine supra-orbitaire distendue, il arrête instantanément le bruit qui l'incommode tant. Nous faisons à nos élèves, à chaque présentation du malade, faire l'expérience, qu'en plaçant eux-mêmes très légèrement le doigt sur cette veine, sans la comprimer, on arrête tout de suite le bruit si intense perçu principalement du côté de l'oreille gauche. Nous insistons pourtant que le malade n'use pas exclusivement de ce moyen, si facile pour se débarrasser de son bruit tourmentant, mais d'avoir régulièrement recours à son compresseur ou à la compression digitale exercée par sa femme. Une proposition d'employer l'électrolyse fut refusée par le malade qui, déjà vers le mois d'avril 1886, se disait beaucoup soulagé. En réalité, à cette époque la dilatation de la veine centrale de la rétine commençait à diminuer, ainsi que la suffusion péripapillaire. La vision de deux tiers remontait, comme du côté droit, à la normale ; la paralysie de la troisième paire, qui avait rendu l'œil presque immobile, rétrogradait; seul le droit externe ne recouvrait pas de mobilité; au contraire, la forte rétraction du droit interne entraînait une déviation de près de 50 degrés. Pendant le courant de l'année 1886, les symptômes s'amendèrent progressivement et l'exophthalmos rétrogradait notablement; pourtant le bruit de souffle persistait d'une façon assez intense, mais à type plus intermittent qu'on ne l'avait perçu, et pouvait toujours être arrêté instantanément par la compression de la veine supra-orbitaire. Pendant toute l'année 1887 j'observai le malade, dont l'œil était complètement rentré dans l'orbite, mais dont les veines palpébrales et celles de la région nasale restèrent dilatées. Ce qui gênait maintenant bien plus le malade que son bruit, était la diplopie, et il me priait de vouloir bien l'en débarrasser au moins pour le regard en face. A cet effet, je fis, au commencement de décembre, une résection du muscle droit externe gauche, que je fixai, après la ténotomie du droit interne, aussi près que possible du bord cornéen. La résection portait sur près de 8 millimètres du tendon. Ma crainte d'être, vu l'état de dilatation des veines des paupières et de la région nasale, embarrassé par une hémorrhagie, ne fut pas justifiée; au contraire, une diminution sensible dans le calibre des veines après l'opération frappa même le malade. La cornée reprit sa position au milieu de la fente palpébrale et la diplopie si gênante avait disparu pour le regard en face. Actuellement (juillet 1888), le malade se considérerait comme complètement guéri, s'il ne persistait pas une immobilité absolue de son abducteur gauche et s'il n'était pas resté complètement sourd de l'oreille gauche. Il entend encore « un bouillonnement d'écluse » près de l'oreille gauche; plus de bruit de souffle, ce qui ne l'empêche pas de s'endormir très vite. Il ne veut pas se séparer de son compresseur qu'il emporte à la campagne, se croyant toujours encore sous la menace d'une rechute, que rien ne laisse du reste prévoir, car l'auscultation ne permet plus de percevoir le moindre bruit, autrefois si aisé à entendre.

Pour arriver à une connaissance aussi exacte que possible de l'*anatomie pathologique* de l'affection qui nous occupe, il faut, comme Sattler l'a le premier fait (*loc. cit.*, p. 846), soumettre les divers cas qui ont pu être examinés anatomiquement à un triage critique, car en les compulsant simplement, ces rares autopsies paraissent jeter plutôt de la confusion que de la clarté dans l'étude de l'exophthalmos pulsatile, qui, évidemment, doit son origine à diverses causes qui peuvent être :

1° L'*anévrysme de l'artère ophthalmique dans l'orbite.* Il n'existe que deux observations, dont une seule de *Guthrie* (*Lectures on the operative Surgery of the Eye.* London, 1823, p. 138) donne quelques renseignements écourtés de ce que cet état produisit de symptômes pendant la vie. Une tumeur ne pouvait être perçue, mais un bruit notable fut senti dans la tête. L'anévrysme était double, gros comme une noix et avait empêché le reflux du sang par la veine ophthalmique là où elle passe par la fissure orbitaire supérieure. « Le gonflement en masse des quatre muscles droits et leur dureté cartilagineuse » auront, d'après Guthrie, autant contribué à produire l'exophthalmos que la dilatation des vaisseaux. Une opération n'avait pas été pratiquée ici, parce que la protrusion des yeux se présentait des deux côtés. Le second cas se rapporte à une découverte d'anévrysme de l'artère ophthalmique que Carron du Villards aurait faite par hasard sur le cadavre, et l'on fera bien de le passer sous silence.

2° L'*anévrysme de l'artère ophthalmique avant sa pénétration dans l'orbite* fut constaté par Nunneley (*Medic. chirurg. Transact.*, t. XLII, p. 165, 1859) chez une femme qui avait été prise cinq ans auparavant d'une exophthalmie pulsatile spontanée et avait subi avec succès la ligature de la carotide commune. L'artère ophthalmique paraissait, juste près de son origine de la carotide externe, sous forme d'un anévrysme de la grosseur d'une noisette, reposant sur le côté de la selle turcique et se trouvant rempli d'un coagulum solide. Cet anévrysme exerçait sur la veine ophthalmique une pression et déterminait ainsi la protrusion du globe oculaire. L'artère ophthalmique était dans l'orbite même, ainsi que ses branches, très amincies; il n'est pas question d'élargissement de la veine ophthalmique, quoique Nunneley dise expressément que l'anévrysme « *filled with a solid coagulum pressed upon the ophthalmic vein and thus occasioned the protrusion of the eyeball* ». Sattler cite encore une note rapportée par Zuckeckandl (*Wien. med. Jahrb.*, p. 343, 1876) où l'on aurait trouvé, sur le cadavre d'un garçon, les deux nerfs optiques, juste avant leur pénétration dans le canal optique, atteints de dégénérescence grise partielle et en des points symétriques, dégénérescence dont la cause aurait été, des deux côtés, une dilatation anévrysmale de la partie intracrânienne de la carotide (pas plus volumineuse que des lentilles, d'après les renseignements que Sattler reçut par lettre, et, n'ayant pas provoqué des symptômes d'exophthalmie).

3° La *déchirure de la carotide interne dans le sinus caverneux* a été démontrée nettement dans quatre cas, dont deux reviennent à Nélaton, qui avait déjà diagnostiqué ce traumatisme pendant la vie ; le premier cas, si intéressant, fut publié dans la thèse de Henry (Paris, 1856). Un étudiant en droit est atteint, à la partie externe de la paupière inférieure gauche, par un violent coup de parapluie. Celui-ci, après avoir déchiré la paupière, glissa, de dehors en dedans, jusqu'au voisinage du nez. Deux mois après, M. Nélaton constate une paralysie de la troisième paire avec exorbitisme. En posant le doigt indicateur sur l'œil et l'arcade sourcilière, on perçoit des soulèvements de l'œil isochrones aux pulsations de la radiale, et l'auscultation révèle un bruit de souffle assez fort, correspondant à la diastole artérielle et se prolongeant, en s'affaiblissant, de manière à fournir un bruit presque continu, mais cependant intermittent. La compression de la carotide droite fait disparaître tous ces symptômes. On diagnostique un anévrysme de l'artère ophthalmique, ou de la carotide interne. La compression de la carotide droite ne réussit pas à arrêter les épistaxis auxquelles le malade devient sujet trois semaines après l'accident, et bientôt il succombe.

A l'autopsie, faite par M. Sappey, on trouva le cerveau et le cervelet dans un état normal. Les sinus de la dure-mère ne renfermaient qu'une petite quantité de sang. Au niveau de la paroi externe du sinus caverneux droit, adhérence des méninges et petit noyau de substance cérébrale ramollie. Apophyse clinoïde antérieure droite plus volumineuse que celle du côté gauche. En ouvrant le sinus caverneux droit, on trouve le nerf de la troisième paire altéré au niveau de la paroi, et on constate qu'il est réduit à son névrilème renfermant un détritus jaunâtre. Au sommet de l'orbite existent des traces d'une fracture comminutive consolidée, avec une petite esquille mobile. Dans le sinus sphénoïdal gauche, on trouve un polype

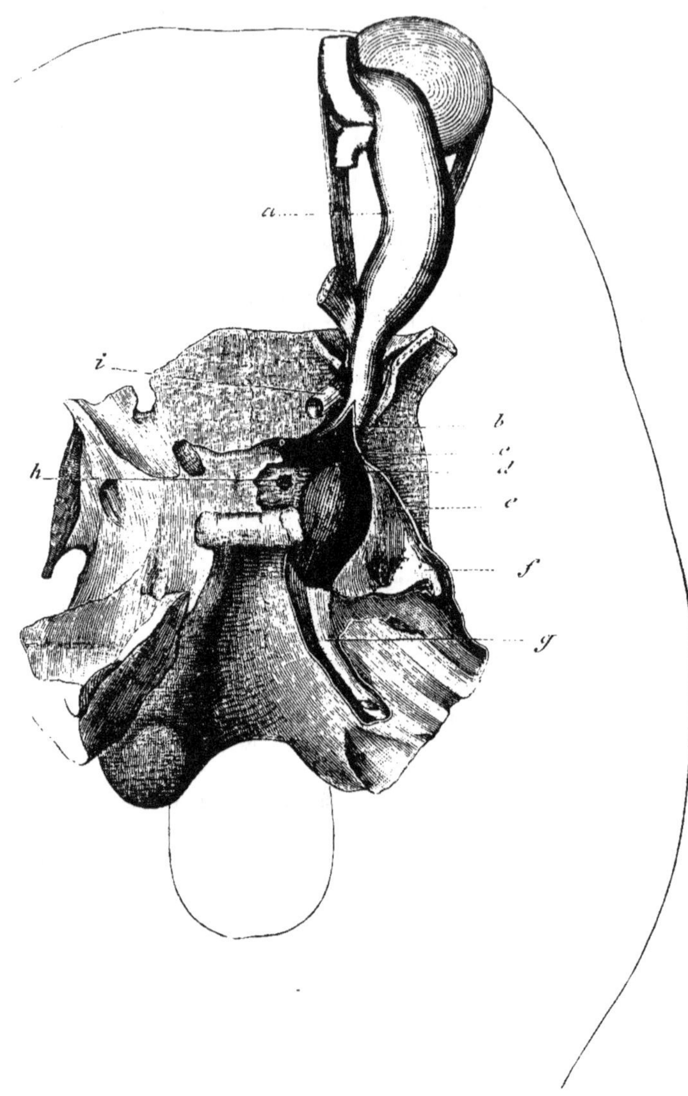

FIG. 223.

a, veine ophthalmique ; — *b*, orifice de la veine ophthalmique à la partie antérieure du sinus caverneux ; — *c*, orifice du bout supérieur de la carotide déchirée dans le sinus ; — *d*, orifice du bout inférieur réuni par une languette au bout supérieur ; — *e*, paroi externe du sinus caverneux renversé en dehors ; — *f*, esquille osseuse de la paroi externe ; — *g*, sinus pétreux inférieur ; — *h*, orifice par lequel le sinus sphénoïdal communique avec le sinus caverneux ; — *i*, nerf optique pénétrant dans l'orbite avec l'artère ophthalmique.

muqueux ; la cloison du sinus est détruite en un point. Le sinus sphénoïdal droit communique largement avec le sinus caverneux, et on trouve dans la paroi externe de ce dernier une esquille aplatie qui paraît appartenir à la paroi du sinus sphénoïdal repoussée en arrière et en dehors. La carotide interne a été complètement divisée dans l'intérieur du sinus, de sorte que le sang artériel se mêlait directement au sang du sinus. La veine ophthalmique en communication avec le sinus est très dilatée ; elle a 1 centimètre de diamètre. Les branches sont également très développées. Les deux artères ophthalmiques, le nerf optique, les nerfs de la quatrième, de la cinquième et de la sixième paire ne sont pas altérés (voy. fig. 223).

La seconde observation de Nélaton (Delens, *Thèse de Paris*, 1870) se rapporte à une jeune fille. Vu l'importance de ce cas, nous transcrirons textuellement l'observation recueillie par M. Delens :

« Amélie Vorre, âgée de dix-sept ans, couturière, née à Chaudardes, et demeurant à Pontavert (Aisne), est entrée à l'hôpital des *Cliniques* le 25 février 1865 et a été couchée au numéro 6 de la salle des femmes (service de M. Nélaton). Cette jeune fille, pâle, un peu lymphatique, non réglée depuis six mois, s'est présentée à la consultation de l'hôpital, envoyée par le médecin qui l'a soignée dans son pays, et qui transmet par écrit quelques renseignements sur l'accident qu'elle a éprouvé et dont les suites l'obligent à venir demander sa guérison à Paris. Au mois de juillet 1864, elle a fait une chute de voiture ; une pièce de vin a roulé sur elle et a porté principalement sur la tête. Elle n'a pas perdu connaissance et a même pu faire quelques pas, mais elle a rendu du sang par la bouche, le nez et les deux oreilles, et éprouvé des douleurs violentes dans la tête du côté gauche. Pendant huit jours, elle a eu du délire avec un gonflement considérable des parties molles du crâne. On a constaté, en outre, un abcès de l'oreille et une paralysie faciale du côté gauche. En même temps, se manifestait un strabisme de l'œil gauche avec boursouflement de la conjonctive, exophthalmie, pulsations anévrysmales de la paupière supérieure et bruit de souffle. L'époque de l'apparition de ces différents phénomènes n'est pas indiquée dans la note assez brève que la jeune fille remet à M. Nélaton de la part du médecin qui l'a soignée, et, lorsqu'on lui demande à elle-même de compléter ces renseignements, elle répond bientôt qu'elle ne sait pas, qu'elle ne se rappelle pas. Elle ne semble pas cependant inintelligente, et, pendant son séjour à l'hôpital, elle a toujours demandé à lire et à s'occuper pendant la journée ; mais elle présente une certaine apathie et une paresse intellectuelle assez marquée. Elle est habituellement triste, mais sa santé générale est d'ailleurs satisfaisante. Ce qui frappe tout d'abord chez cette jeune fille, lorsqu'on l'examine, c'est un exorbitisme très marqué de l'œil gauche, avec tuméfaction de la paupière supérieure, et un chémosis énorme qui renverse et recouvre la paupière inférieure. M. Nélaton, appliquant le doigt sur la paupière, y perçoit des battements, et, en auscultant à ce niveau, constate un bruit de souffle continu avec renforcement intermittent et n'hésite pas à diagnostiquer un anévrysme artério-veineux de la carotide interne dans le sinus caverneux. Voici ce qu'un examen plus attentif permet de constater relativement à l'état de l'œil malade. La saillie du globe oculaire est considérable ; il dépasse le niveau de l'arcade orbitaire des deux tiers de son diamètre environ. La paupière supérieure, un peu tuméfiée, le recouvre à peu près complètement et ne peut se soulever qu'avec beaucoup d'effort ; lorsqu'on découvre l'œil, on constate l'intégrité de la cornée qui a conservé sa transparence et une faible dilatation de la pupille. La conjonctive oculaire présente seulement une injection marquée. La paupière inférieure est entièrement renversée en bas par un chémosis énorme de sa muqueuse qui constitue un bourrelet très saillant, d'un rouge vif, ayant environ 2 centimètres dans le sens vertical et étendu transversalement de l'angle interne à l'angle externe. Ce bourrelet, qui constitue pour la malade la difformité la plus choquante et la plus gênante, ne s'est développé, dit-elle, que depuis un mois, mais l'exophthalmie s'est montrée immédiatement après l'accident. Malgré cela, le globe oculaire a conservé ses mouvements, et la vision n'a pas notablement diminué. Il y a, à la vérité, une très légère déviation ou projection de l'œil en dehors, mais il peut néanmoins suivre facilement le doigt dans toutes les directions, lorsqu'on prend la précaution de fermer l'œil droit. Le strabisme, qui paraît avoir existé à une certaine époque, d'après les renseignements donnés par le médecin de la malade, et dont la variété n'a pas d'ailleurs été spécifiée, a donc disparu, ainsi que la paralysie faciale du côté gauche, dont on ne retrouve plus de traces aujourd'hui. L'état de la vision est satisfaisant; il n'y a pas de diplopie, soit que la malade se serve des deux yeux, soit qu'elle regarde seulement avec l'œil gauche les objets qu'on lui présente à des distances variables et dans différentes positions. Elle peut lire, du reste, à une distance normale et distingue parfaitement les aiguilles très fines d'une montre qu'on lui présente. M. Giraud-Teulon, qui a examiné la malade à plusieurs reprises, a pu constater l'intégrité presque complète de la vision. En considérant attentivement l'œil malade, surtout si on le regarde de profil, on remarque qu'il est légèrement soulevé et projeté en avant à intervalles égaux qui correspondent à chaque pulsation artérielle. En appliquant doucement la main sur la paupière supérieure qui le recouvre, on sent également ce soulèvement de la totalité du globe de l'œil, et l'on constate en même temps une élévation de température qui n'a pas été mesurée exactement. En outre, lorsqu'on applique le doigt sur la paupière supérieure, à la partie interne de l'orbite, au-dessous de la tête du sourcil, on y trouve une petite tumeur à peu près sphérique, de la grosseur d'une noisette, qui offre des battements évidents. Cette tumeur est molle et facilement réductible; elle possède un mouvement d'expansion propre qui coïncide avec les pulsations artérielles et le soulèvement du globe de l'œil; mais le doigt n'y perçoit pas de frémissement. Lorsqu'on applique l'oreille directement sur la région, on y constate un bruit de souffle très évident. Ce bruit de souffle est plus ou moins fort, suivant le point où l'on ausculte; il a son maximum au niveau de la tumeur pulsatile; on l'entend encore lorsqu'on applique l'oreille sur la région frontale et même vers la région temporale; dans ces points, il est beaucoup plus faible. Les caractères de ce bruit de souffle ont été soigneusement étudiés par M. Nélaton, qui l'a caractérisé ainsi : *bruit de souffle continu avec renforcements*. On entend, en effet, au moment de chaque pulsation artérielle, un bruit de souffle assez fort suivi d'un silence d'une durée presque imperceptible. Au premier abord, ce bruit de souffle peut sembler intermittent, mais on ne tarde pas à constater, vu l'extrême brièveté du silence qui le suit, que ce souffle constitue, en réalité, le renforcement intermittent d'un murmure continu. Tel est, d'ailleurs, d'après M. Nélaton, le caractère le plus habituel du bruit de souffle des anévrysmes artério-veineux. On perçoit, en outre, à intervalles inégaux, un bruit de piaulement très manifeste, qui reste quelquefois un certain temps sans se faire entendre. Le bruit de souffle varie dans son intensité, suivant le moment où l'on ausculte, sans qu'on puisse se rendre compte des causes qui le font varier; il semble quelquefois se suspendre complètement. Ces variations ne paraissent pas dépendre de la position de la malade, car on les observe aussi bien quand elle est debout que lorsqu'elle est assise. Cependant les grandes inspirations paraissent avoir pour effet de diminuer un peu son intensité. Du reste, les caractères du bruit de souffle se modifient suivant qu'il est plus ou moins énergique. Lorsqu'il atteint son maximum d'intensité, le renforcement étant très marqué, le souffle prend les caractères du souffle intermittent; mais, lorsqu'on le perçoit modéré, sa continuité devient, au contraire, très nette. La compression de la carotide primitive gauche fait cesser immédiatement les battements de la tumeur de la partie interne et supérieure de l'orbite; cette tumeur s'affaisse un peu, mais la saillie du globe oculaire ne diminue pas sensiblement. Pendant la durée de la compression, on cesse de percevoir le bruit de souffle. La malade a conscience du bruit de souffle perçu à l'auscultation et des battements qui animent sa tumeur; elle les compare un peu vaguement à un bourdonnement, mais on ne peut lui faire préciser devantage et elle n'en paraît pas beaucoup incommodée.

Tous ces symptômes ont été constatés à plusieurs reprises par M. Nélaton et par les personnes qui suivaient sa clinique et n'ont pas laissé de doutes sur l'existence d'une communication artério-veineuse, remontant sans doute jusqu'à la carotide interne à son passage dans le sinus caverneux. Avant d'avoir recours à d'autres moyens, M. Nélaton voulut essayer la compression. Il pratiqua d'abord la compression digitale de la carotide primitive; mais, au bout de quelques instants, la malade se plaignit vivement et chercha à s'y soustraire, de sorte qu'il fallut renoncer à l'emploi de ce moyen. Le 26 février, on essaye la compression directe du globe de l'œil. Les paupières sont recouvertes d'une feuille de baudruche et, par-dessus, une couche épaisse d'ouate est maintenue à l'aide d'un bandage de manière à refouler le globe oculaire dans l'orbite. Cette compression, d'ailleurs facilement supportée, ayant eu pour effet d'augmenter un peu le chémosis de la paupière inférieure, fut remplacée, le 28 février, par l'application continue sur la région d'un sac de baudruche rempli de glace. L'emploi de ce moyen ne fut suivi d'aucun changement notable dans l'état de l'œil. Ce fut alors que M. Nélaton, après avoir exposé les raisons qui lui faisaient rejeter l'injection de perchlorure de fer dans la tumeur pulsatile, se décida à pratiquer la ligature de la carotide primitive. Le 6 mars, cette opération est exécutée à l'amphithéâtre de l'hôpital des Cliniques. La malade est chloroformée. Une incision de 7 à 8 centimètres est pratiquée au niveau du bord supérieur du cartilage thyroïde et parallèlement au bord antérieur du sterno-mastoïdien. Une dissection minutieuse est nécessaire pour ménager de grosses veines placées au-devant de la carotide primitive. Le tronc de cette artère est mis à nu immédiatement au-dessous de sa bifurcation. La ligature est appliquée à 1 centimètre et demi ou 2 centimètres au-dessous de cette bifurcation. Il ne se produit aucun effet appréciable dans le côté correspondant de la face, au moment de la ligature. Les battements s'affaiblissent et cessent à peu près complètement dans la tumeur pulsatile de l'orbite; mais le bruit de souffle persiste encore à l'auscultation. Dans la soirée, l'état de la malade est assez satisfaisant. Le pouls est à 92. Mais les battements de la radiale *gauche* sont excessivement faibles, tandis que ceux de la radiale droite ont leur intensité normale. Cette différence entre les battements des deux radiales n'existait pas avant l'opération. La malade dit ne plus entendre de bourdonnements dans la tête. M. Nélaton constate la persistance d'un bruit de souffle modéré. Les battements orbitaires sont douteux. Il y a un peu moins de saillie du globe de l'œil et la surface du chémosis légèrement ridée présente une teinte plus sombre. Aucun phénomène intellectuel particulier. Pas de paralysie. Le 7, nuit bonne. Même faiblesse du pouls radial gauche. Le bruit de souffle n'est pas perçu à l'auscultation et les battements de la tumeur orbitaire ne sont plus que douteux. Le 8, un peu plus de fréquence dans le pouls. Absence de bruit de souffle, mais battements très faibles de la tumeur. Pas de changement notable dans l'état de l'œil; cependant le chémosis donne un peu de suppuration. La plaie de la ligature a bon aspect et ne présente pas de gonflement. La malade se trouve bien. Le 9, réapparition du bruit de souffle constatée par M. Nélaton, mais avec un timbre différent. État général bon. Le 10, battements imperceptibles de la tumeur. Bruit de souffle peu intense. L'œil est un peu moins saillant, et le chémosis est en suppuration. Le 11, le malade a eu, dans la matinée, un frisson. Le pouls est à 110. On ne constate rien de particulier du côté des viscères, et la plaie de la ligature continue d'avoir bon aspect. Le 12, pouls à 116. Œil chassieux par accumulation du pus que fournit le chémosis. Paupières légèrement tuméfiées. Battements douteux dans la tumeur; bruit de souffle sibilant par moments à l'auscultation. La malade est somnolente dans la journée, cependant elle ne se trouve pas mal et a encore bon aspect. Rien de nouveau du côté de la plaie. Le 13, nouveau frisson pendant la nuit; deux ou trois vomissements. Pouls à 135. Pas d'altération notable des traits, bien que le frisson se renouvelle dans la journée. Même état de l'œil. La malade est abattue. Potion avec 2 grammes d'alcoolature d'aconit. Le 14, pouls à 140. Dans la soirée apparaissent quelques taches rouges saillantes sur les poignets, les avant-bras, le menton, la partie antérieure de la poitrine. Elles ressemblent à celles d'une variole au début. La respiration n'est pas accélérée. La malade se plaint de mal de gorge et signale une douleur vive au niveau du genou droit. Elle est très affaissée. Le pouls monte à 150 dans la soirée. Sulfate de quinine, $0^{gr},50$. Le 15, traits altérés, parole hésitante, gémissements continuels; pouls à 160. Pas d'éruption nouvelle; la plaie conserve un bon aspect. Le 16, état désespéré, affaissement profond, délire léger, pouls tremblotant. Le 17, mort à cinq heures du matin.

Autopsie le 18 mars. — Rien à noter dans l'aspect général du cadavre. La face n'est pas très altérée. Le globe oculaire du côté gauche est notablement affaissé. — *Abdomen.* Le foie paraît sain extérieurement. Coupé par minces tranches parallèles, il ne présente aucun abcès ni aucun noyau d'induration. Sur la face convexe, on remarque deux ou trois taches très peu étendues, un peu jaunâtres. L'examen microscopique n'a fait voir, en ces points, qu'un nombre de gouttelettes graisseuses plus considérable qu'à l'état normal. La rate est normale de volume et de consistance. Rien à noter du côté des autres viscères de l'abdomen. — *Thorax.* Un peu d'engouement des deux poumons en arrière. Partout ailleurs ils sont rosés et de consistance normale. On n'y découvre aucun noyau d'induration, ni aucun abcès en les incisant. Un seul tubercule crétacé vers le centre du lobe supérieur du poumon droit. Les ganglions bronchiques sont volumineux et renferment de la matière tuberculeuse ramollie. Le cœur ne présente rien d'anormal extérieurement. Le péricarde est vide. Caillot fibrineux, jaunâtre, assez résistant, dans l'oreillette gauche; il s'engage à travers la valvule tricuspide jusque dans le ventricule et adhère aux colonnes charnues. L'oreillette droite renferme un caillot analogue, et, de plus, des caillots rouges non fibrineux. Dans la crosse de l'aorte on trouve quelques débris de caillots à peu près cylindriques, mais non adhérents aux parois de l'artère, et qui peuvent provenir de la carotide liée; mais l'artère sous-clavière correspondante est parfaitement perméable. — *Articulations.* On ne trouve aucune trace d'abcès dans l'articulation du genou droit, dont la malade avait souffert pendant les derniers jours, ni dans le tissu périarticulaire.

Examen de l'artère liée. — La carotide primitive gauche présente un certain épaississement de ses parois. Extérieurement, on constate une coloration rouge livide, uniforme, de sa tunique celluleuse, plus marquée vers la partie inférieure, dans le point où elle se rapproche de la sous-clavière. La membrane interne se détache facilement. Le fil de la ligature a été placé à 1 centimètre et demi de la bifurcation du vaisseau. La thyroïdienne supérieure naissant à l'origine même de la carotide externe, il y a en réalité, en ce point, une trifurcation de la carotide primitive. Le fil a commencé à couper les parois de l'artère, et, dans un point, existe un petit pertuis par lequel on peut engager un stylet. Il n'y a *aucune trace de caillot dans le bout inférieur de l'artère*, dont la tunique interne se détache avec facilité. Dans le bout supérieur existe un petit caillot assez peu consistant, dont l'extrémité ne dépasse pas le point où naissent la carotide interne et la carotide externe. Aucune trace de phlébite ni de coagulation dans les veines qui avoisinent l'artère. Pas de suppuration dans le tissu cellulaire qui les entoure.

Examen de l'anévrysme. — Le crâne est scié horizontalement. Le cerveau est assez mou, mais n'offre pas d'altération appréciable à l'œil. L'hexagone artériel est soigneusement détaché avec la pie-mère de la base du cerveau et laissé adhérent aux carotides dont il émane. On ménage également avec soin les paires nerveuses qui avoisinent le sinus caverneux. Après l'ablation du cerveau, on remarque que le sinus caverneux du côté gauche, la dure-mère étant intacte, est manifestement distendu; il présente une convexité marquée de sa paroi externe. Une saillie plus accusée encore se voit du côté du sommet du rocher. La dure-mère, en ce dernier point, offre par transparence une coloration bleuâtre très foncée. Le sinus pétreux supérieur est également distendu de ce côté. Du côté droit, le sinus caverneux est normal. En arrière de la selle turcique existe une fracture consolidée du corps du sphénoïde, immédiatement au-dessus de son union avec l'apophyse basilaire. La lame verticale postérieure de la selle turcique et les apophyses clinoïdes postérieures sont déformées, rugueuses, dépourvues de dure-mère et hérissées de stalactites osseuses. En arrière d'elles, la dure-mère épaissie forme un cordon blanchâtre cylindrique et transversal, à la partie la plus élevée de la gouttière basilaire. Pour permettre d'étudier complètement les lésions de l'orbite et l'état des vaisseaux, M. Nélaton détache avec précaution, en employant la scie et le ciseau, toute la région de la base du crâne qui comprend l'orbite et la fosse sphénoïdale gauches, avec le corps du sphénoïde. Le rocher gauche est divisé à sa base par un trait de scie. Un autre trait de scie antéro-postérieur divise la paroi supérieure de l'orbite droite, en passant en dehors du sinus caverneux de ce côté. Les os du nez, l'apophyse zygomatique, l'apophyse montante du maxillaire supérieur sont sciés ou détachés avec le ciseau, de manière à isoler une sorte de parallélipipède osseux qui comprend l'orbite gauche et le corps du sphénoïde avec la plus grande partie du rocher. Cette pièce, ainsi détachée, est remise à M. Sappey, qui, après injection du système veineux, en a minutieusement disséqué et préparé tous les détails. Voici les résultats de la préparation : il n'y a nulle trace de fracture sur les fosses temporales et sphénoïdales; mais, en enlevant la dure-mère qui tapisse la gouttière basilaire, on constate immédiatement en avant de l'union de l'apophyse basilaire de l'occipital avec le corps du sphénoïde, une fracture transversale consolidée, avec un léger écartement des fragments plus apparent du côté gauche. De cet écartement des fragments résulte un faible mouvement de bascule des parties situées en avant de la fracture, qui a porté l'apophyse clinoïde postérieure gauche un peu plus en avant que la droite. Quelques rugosités osseuses limitent les bords de la fracture. Sur le sommet du rocher gauche, empiétant sur la face antérieure de l'os, se voit

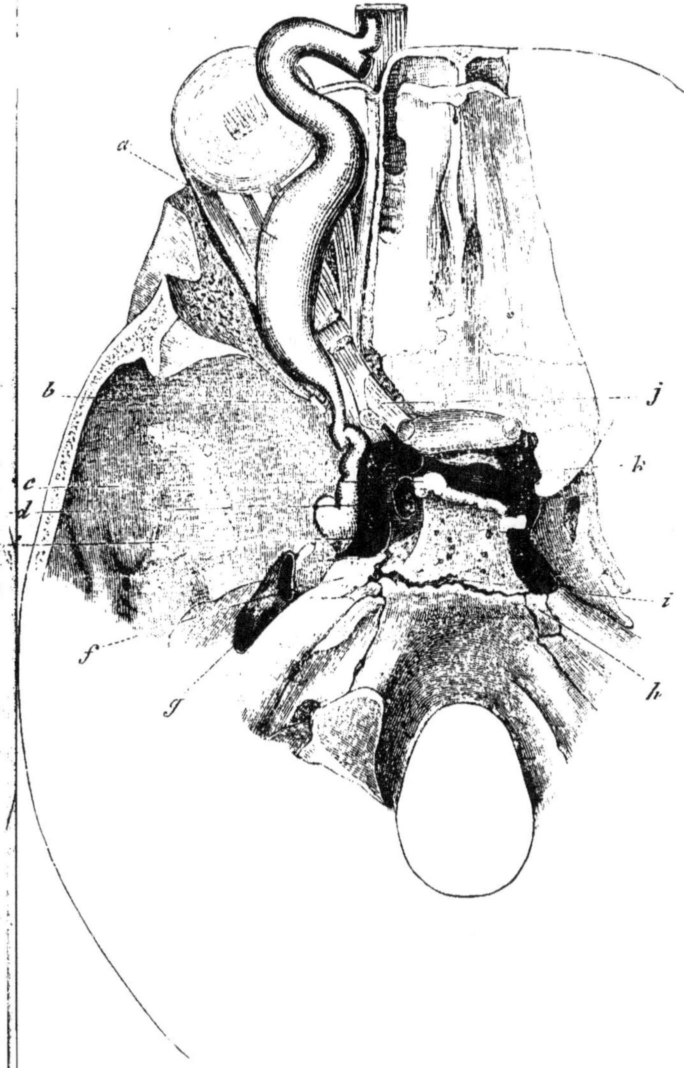

FIG. 221.

eine ophthalmique dilatée et flexueuse; — *b*, fente sphénoïdale; — *c*, apophyse clinoïde post. uche; — *d*, orifice du sinus coronaire; — *e*, perforation de la carotide interne (la paroi supérieure e l'artère a été incisée pour montrer l'orifice de communication); — *f*, esquille pointue du sommet u rocher gauche, ayant déterminé la perforation de l'artère; — *g*, sinus pétreux supérieur droit; — i fracture transversale du sphénoïde immédiatement au-devant de l'apophyse basilaire; — *k*, carotide aterne du côté droit; — *l*, nerf optique gauche dans l'orbite avec l'artère ophthalmique.

une petite esquille qui en a été détachée par une fracture, mais qui est actuellemen consolidée. Cette esquille, longue de 6 à 7 millimètres et large de 4 millimètres envi ron, est pointue à son extrémité antérieure, qui répond à la partie postérieure du sinu caverneux. Le sommet du rocher droit présente une esquille semblable également cons lidée. L'artère carotide interne, examinée dans le sinus, après que celui-ci a été ouver offre une perforation circulaire à sa partie antérieure, un peu au-dessus du premi coude qu'elle décrit. Cette perforation, assez régulière, a environ 2 millimètres de di mètre; elle répond précisément à l'extrémité pointue de l'esquille osseuse (fig. 224) q est, évidemment, venue perforer l'artère au moment où elle a été détachée du som met du rocher. La carotide interne est saine dans le reste de son étendue. La vein ophthalmique, injectée avec une substance solidifiable, présente son diamètre norm au point où elle s'ouvre dans le sinus caverneux; mais, dans l'orbite, elle est énorm ment dilatée et tortueuse. La dilatation porte surtout sur la moitié postérieure, qui le volume du petit doigt. Les inflexions sont plus prononcées vers la base de l'orbit où elle constitue, à la partie supérieure et interne, la tumeur pulsatile observ pendant la vie. La dilatation cesse au niveau de l'échancrure sus-orbitaire. L branches veineuses qui aboutissent au tronc de l'ophthalmique ne présentent pas d dilatation notable. Les parois de la veine ont subi une hypertrophie manifeste; le épaisseur est à peu près quadruplée, d'après l'évaluation de M. Sappey. Les branch de l'artère ophthalmique sont normales. Les nerfs qui passent par la fente sphénoïda ne présentent pas d'altération apparente.

Le premier fait d'anévrysme dans le sinus fut donné par Baron à Société anatomique de Paris en 1835 (*Bulletin*, p. 178); après que Lebe avait mentionné un anévrysme de la basilaire, il ajoute : « Un aut exemple d'anévrysme vous a été offert par M. Baron : la tumeur siégea sur la carotide à son passage dans le sinus caverneux et paraissait s'y ét rompue ; un épanchement de la grosseur d'une amande décortiquée occu pait le sinus caverneux ; n'est-ce pas à cette cause qu'il faut rapporter dilatation variqueuse des veines de l'orbite, qui avait causé une exop thalmie considérable? Ce qui semble encore venir à l'appui de cette op nion, c'est le bruit de souffle fort intense que faisait percevoir le stéthosco appliqué sur le globe oculaire déplacé. »

Une observation analogue à la précédente a été rapportée par Hirschfel Voici l'histoire que nous empruntons à la *Gazette des hôpitaux* (p. 57 d l'année 1859) :

« Une femme de soixante-douze ans, bien constituée et de forte corpulence, ent le 7 janvier à l'Hôtel-Dieu (salle Saint-Antoine), dans le service de M. le profe seur Rostan. Elle raconte qu'il y a deux mois environ, ses jambes s'étant embarrassé dans le brancard d'une voiture, elle tomba sur le pavé et se fit à la racine du nez u large ouverture par laquelle elle perdit une assez grande quantité de sang. La pl se cicatrisa. Mais un mois plus tard, sans aucun phénomène précurseur, sans étou dissements, sans éblouissements, sans douleurs de tête, elle ne put relever la paupi supérieure abaissée, et le globe de l'œil resta complètement immobile et porté un p en avant. Il y eut, en outre, anesthésie de la peau de la paupière, de l'aile du nez du front. C'est dans cet état que la trouva le lendemain de son entrée à l'hôpi M. Ludovic Hirschfeld, chargé alors du service en l'absence de M. Rostan. La malad du reste, jouissait de toute son intelligence, et donnait avec facilité tous les rens gnements qu'on lui demandait. Où siégeait la lésion cause de ces troubles foncti nels ? quelle en était la nature ? La question de l'hémorrhagie cérébrale fut de pri abord écartée, les symptômes précurseurs manquaient; et la paralysie étant t limitée, il aurait fallu admettre une hémorrhagie cérébrale assez circonscrite po n'intéresser que les nerfs se rendant dans l'orbite (le nerf optique excepté). Le d gnostic porté fut celui-ci : tumeur peu étendue comprimant les nerfs de l'œil avant le entrée dans l'orbite, c'est-à-dire au niveau de la fente sphénoïdale ; ou bien tumeur située dans le fond de l'orbite comprimant les nerfs de l'œil, et expliquant par sa présence la procidence du globe de l'œil. De ces deux hypothèses, dit M. Hirschfeld, la première parut la plus probable ; car, dans la seconde, le nerf optique aurait dû être comprimé lui-même, et, par suite, le trouble de la vision beaucoup plus considérable que celui qu'on observait. Pour déterminer la nature de la tumeur, il fut fait aussi deux hypothèses : ou bien c'était une tumeur formée par un épanchement de sang, ou bien une tumeur encéphaloïde. La marche rapide des accidents fit pencher pour la première hypothèse. Ainsi, le diagnostic définitif fut celui-ci : *Epanchement de sang comprimant les nerfs moteurs de l'œil avant leur entrée dans l'orbite.* La marche de la maladie fut la suivante : le 9 janvier, surlendemain de l'entrée de la malade, application d'un petit vésicatoire volant sur la tempe du côté gauche. Le 10, il se déclare un érysipèle de la face; l'érysipèle fait de rapides progrès, envahit le cuir chevelu ; fièvre intense, coma, et la malade succombe le 17 janvier à neuf heures du soir. Voici ce que la nécropsie a présenté : les téguments du crâne sont dans presque toute leur étendue œdématiés, et tel est leur décollement que les os du crâne, entièrement à nu, baignent dans une sérosité claire et limpide à droite, purulente à gauche, là où l'érysipèle a pris son point de départ. La cavité encéphalique ouverte laisse voir un cerveau intact, la dure-mère est dans son état normal, un peu adhérente au crâne, ce qui est dû aux progrès de l'âge. Au niveau de la fente sphénoïdale gauche, et pénétrant dans le sinus caverneux, apparaît un très léger soulèvement de la dure-mère, qui, si ce n'eût été la présomption de siège donnée par le diagnostic, aurait certainement échappé à l'observation. La paroi externe du sinus caverneux étant enlevée, on découvre une petite tumeur aplatie, du volume d'une grosse amande, de consistance molle, de couleur lie de vin, semblant être le résultat d'un épanchement de sang très peu considérable, ce que d'ailleurs le microscope a complètement confirmé. Placée entre la dure-mère et la tumeur, la branche ophthalmique de Willis éprouvait une compression qui rend compte de l'anesthésie observée sur la peau du front et celle du nez, là où se terminent deux de ses branches, le nerf frontal et le nerf nasal. Quant aux nerfs moteurs de l'orbite, enveloppés par l'épanchement qu'ils traversent, leur paralysie trouve dans cette disposition même son explication toute naturelle. Le nerf optique est resté en dehors de toute lésion. Dans l'orbite se trouve un peu de pus provenant du phlegmon de la paupière supérieure. En renversant la tumeur en dehors, on aperçoit sur l'artère carotide interne, vers le milieu de son trajet dans le sinus caverneux, une petite ouverture circulaire, comme faite à l'emporte-pièce, et qui est traversée par un cordon d'un blanc rougeâtre, long de 7 à 8 centimètres environ et du volume d'un gros fil : l'une de ses extrémités plonge dans la tumeur, l'autre se termine dans l'artère. Ce cordon semble n'être autre chose qu'un caillot fibrineux. »

Nous citons encore, en le résumant, un cas de M. Leber (Schlaefke) *Archiv. f. Ophthalm.*, XXV, 4, p. 112) :

Le malade de M. Leber, chez lequel l'exophthalmos était survenu à la suite de la pénétration d'un grain de plomb par la bouche, avait succombé trois mois après la ligature de la carotide avec les symptômes d'une forte dyspnée; la dure-mère se trouvait transparente, modérément tendue, ses vaisseaux peu remplis. Dans le sinus longitudinal, presque pas de coagulum fibrineux, la pie-mère était un peu œdémateuse, les veines moyennement remplies. A la partie inférieure de l'hémisphère gauche se voient deux foyers de ramollissement circonscrit de la substance corticale. Aussi, à la convexité des hémisphères, on rencontrait plusieurs foyers de ramollissement, autant dans la corticale que dans la substance blanche. Le nerf optique était d'autant plus coloré en gris qu'on s'éloignait davantage du chiasma. Le sinus caverneux gauche était notablement plus large que le droit; ses parois, ainsi que les trabécules qui le traversent, fort épaissies. Toutes les veines de l'orbite avec la v. supra-orbitalis et frontalis énormément dilatées, en partie irrégulièrement ectasiées; les parois avaient été tellement épaissies qu'elles ressemblaient à celles des artères. Le vaisseau élargi à la naissance du sourcil, qui avait montré des pulsations et un susurrus pendant la vie, se trouvait aussi être une veine. La pars caverneuse de la carotide externe gauche se mantrait élargie sous forme d'un anévrysme de la grandeur d'une fève à peu près et se trouvait, par trois ouvertures, facilement perméable à une sonde de moyen calibre en communication avec le sinus caverneux. L'artère ophthalmique ne présentait pas d'altération.

M. Sattler fait suivre ces observations, où la communication de la carotide était démontrée, de cas où, en absence de pareille constatation, elle lui paraît très plausible. En premier lieu notre confrère cite l'observation de Blessig (*St-Petersbourg, med. Wochensch.*, n° 31, p. 269) qui a beaucoup de ressemblance avec la seconde observation de Nélaton. Suivent alors les deux cas de Baron et Nunneley (voy. plus haut) où aussi la rupture d'un anévrysme « *paraît avoir existé* ». L'observation de Gendrin, que nous reproduisons en entier, paraît à M. Sattler tellement démonstrative que la présence d'une *rupture de la carotide, quoique non dilatée, mais épaissie dans ses parois, paraît démontrée* d'une manière si plausible, *qu'elle touche à la certitude*, tout en démontrant l'inadmissibilité de l'explication de Gendrin concernant la pulsation observée dans ce cas.

Gendrin (*Leçons sur les maladies du cœur et des grosses artères*, t. I, p. 210, 1841-42) rapporte l'observation suivante. Une couturière, âgée de trente-deux ans, entre à l'hôpital Cochin le 12 décembre 1835. Elle avait été prise, le soir du 29 novembre, en revenant du spectacle, d'une douleur vive dans l'œil gauche. Le lendemain matin, elle se réveille ayant l'œil projeté en avant, comme hors de l'orbite. La vue était éteinte de ce côté. Des douleurs temporales et frontales se manifestèrent immédiatement du côté gauche et il survint une formication et une faiblesse marquées dans les bras et la jambe droite. Le 14 décembre, l'œil se présentait avec l'aspect suivant. Les paupières étaient rouges, tuméfiées et portées en avant comme si elles eussent été soulevées par un corps étranger. En les écartant, on voyait le globe de l'œil porté en dehors et immobilisé dans l'orbite. Il avait son aspect et ses dimensions ordinaires (pupille dilatée). La main, appliquée sur le globe oculaire recouvert par les paupières, percevait une chaleur assez vive et des soulèvements du globe de l'œil isochrones aux diastoles artérielles. La compression de l'œil n'était pas directement douloureuse, mais elle déterminait de vives souffrances dans la région temporo-pariétale. Paralysie du bras droit et hyperesthésie cutanée de tout le côté correspondant. Le stéthoscope appliqué sur cet œil et comprenant dans son pavillon la tumeur qu'il formait, recouverte par la paupière, transmettait d'abord l'impulsion qui s'y renouvelait à tous les battements isochrones aux diastoles des artères temporales. A chaque impulsion, on entendait un bruit de frottement sec très prononcé, diastolique par rapport aux battements artériels. Ce bruit de frottement ne se percevait pas au delà du pourtour de l'orbite. En appliquant le stéthoscope sur l'œil droit, on entendait très profondément, mais d'une manière faible, le bruit de frottement artériel sec ; mais on ne percevait aucune impulsion. Le diagnostic est porté de la façon suivante. Anévrysme probable de l'artère ophthalmique : artérite occupant principalement les artères supérieures : induration des valvules tricuspide et mitrale portée au point d'occasionner l'inocclusion des orifices auriculo-ventriculaires. La paralysie est déterminée par une lésion cérébrale inhérente à une tumeur anévrysmale ou à une affection de l'artère cérébrale moyenne gauche. Les phénomènes paralytiques augmentent, tandis que la propulsion de l'œil reste la même. La conjonctive devient insensible. Le 27 décembre, l'œil, moins saillant, n'est plus le siège d'un bruit de frottement : la cornée s'ulcère, l'humeur aqueuse se trouble. Le 16 janvier, la chambre antérieure est pleine de pus, la cornée se ramollit, s'affaisse ; le 8 janvier, l'œil continue à rentrer dans l'orbite ; le 9, la cornée se perfore à la partie inférieure ; le 11, la malade succombe brusquement. L'autopsie montre un grand foyer ramolli dans la partie supérieure du lobe moyen de l'hémisphère gauche : il comprend plus de la moitié postérieure de l'épaisseur de ce lobe. L'œil est mis à découvert par l'ablation de l'arcade sourcilière et de la voûte de l'orbite. On remarque, en dehors du muscle droit supérieur de l'œil, une veine ophthalmique variqueuse et gonflée par le sang coagulé au point de présenter un diamètre de 6 à 7 millimètres. Cette veine s'étend d'avant en arrière et de dehors en dedans vers le fond de l'orbite, au point où le nerf optique croise l'artère ophthalmique. Une deuxième veine variqueuse, presque aussi grosse que la première, est située en dehors du globe de l'œil sur le muscle abducteur. Ces veines variqueuses étaient tellement gonflées par le sang qui les remplissait, qu'elles avaient l'aspect de caillots cylindriques. Leur paroi était extrêmement mince et adhérait au sang qu'elle contenait. Dans le tissu cellulaire graisseux de l'orbite qui entoure ces vaisseaux, on ne trouvait aucune trace de sang extravasé. Le sinus caverneux du côté gauche était obstrué par du sang coagulé d'un brun grisâtre et jaunâtre, déjà en voie de décomposition. La carotide était enveloppée dans le caillot fibrineux qui contournait aussi comme une enveloppe extérieure l'artère ophthalmique, jusqu'au point où elle croise le nerf optique. On constata sur la membrane interne de la carotide des rugosités jaunâtres, inégales : elle se trouvait obstruée par un caillot jaunâtre et adhérent. La tunique interne de l'artère ophthalmique était altérée comme celle de la carotide et également adhérente au sang coagulé en un caillot solide qui obstruait cette artère et toutes ses branches, principalement la lacrymale, l'artère centrale de la rétine et les ciliaires. Cette artère, ainsi que la carotide, était bosselée et mamelonnée par suite de la présence d'un épanchement de sang coagulé qui avait son siège sur la tunique externe. La saillie de l'œil, dit M. Gendrin, était due évidemment à la congestion et à la dilatation des veines ophthalmiques et à l'hémorrhagie infiltrée qui s'était produite, autour du sinus caverneux, dans la tunique celluleuse des artères. Les pulsations isochrones au pouls qui se percevaient dans l'œil gauche saillant, quand la malade vint à l'hôpital, étaient le résultat des battements artériels de la carotide et de l'ophthalmique, transmis par le sang accumulé en excès dans le sinus et par la masse des veines ophthalmiques distendues. Ces conditions pathologiques, continue l'auteur, avaient pour effet de déterminer derrière l'œil une masse anomale qui repoussait le globe oculaire et servait de moyen de transmission aux battements artériels. A une période plus avancée de la maladie, ces battements isochrones aux diastoles artérielles ont cessé d'être perçus, lorsque la circulation s'est interrompue dans les artères, qui ont fini par s'obstruer; à cette période aussi, l'œil est rentré en partie dans l'orbite, par suite de la condensation du sang dans les sinus caverneux, les veines ophthalmiques, et par suite de la suppression de l'afflux sanguin, une fois les artères devenues imperméables.

Cette observation de Gendrin est suivie, dans la monographie de M. Sattler, [d]e cette réflexion : « Dans les autopsies de cinq cas, dans lesquels le com[p]lex des symptômes d'exophthalmie pulsatile s'était développé pendant la [v]ie de la façon la plus caractéristique, on ne trouva pas d'anévrysme et, [d'aprè]s ce qu'il est rapporté, aucune lésion artérielle; mais nous verrons que seu[l]ement dans un seul des cinq cas a été relevée l'absence de toute lésion [d]u système et constatée comme hors de doute. » M. Sattler donne alors un [a]brégé du cas de Mme Sarcher rapporté plus haut (p. 879).

L'autopsie de cette malade (riche rentière de Paris, morte dans son [h]ôtel) n'avait pu être obtenue par moi qu'avec la plus grande difficulté, et [l]orsque j'ai prié mon ami, le professeur Cornil, de vouloir bien s'en char[g]er, je connaissais bien l'importance qui se rattachait à cette observation. [A]ussi prévenu de ce qu'on aurait l'occasion de trouver, d'après les observa[t]ions de Nélaton si connues à Paris, Cornil avait enlevé toute la région de la [b]ase du crâne qui intéressait ici la circulation orbitaire et l'avait emportée [p]our la soumettre à un examen aussi minutieux que possible. Seule l'autopsie [d]u crâne nous avait été concédée, donc s'il y est question de carotide, [c]'est bien de la carotide interne qu'il s'agit; mais pour ce qui concerne les [a]ltérations basilaires, M. Sattler peut être assuré que les recherches ont [é]té faites avec toutes les minuties possibles et le nom de Cornil nous est [i]ci un garant certain. Nous protestons donc si M. Sattler fait suivre notre observation de cette réflexion : « De l'état des sinus, particulièrement du sinus caverneux, il n'est rien dit, et en outre la carotide interne ne paraît pas avoir été examinée dans le sinus, pour ce qui concerne une fissure de sa paroi, d'une façon particulière (1). Plus loin (2) nous verrons qu'une simple dilatation variqueuse des veines de l'orbite, telle que *de Wecker* l'admet pour ses cas ainsi que pour beaucoup d'autres, afin de rendre compte du complex de symptômes de l'exophthalmos pulsatile, ne suffit en général pas pour l'expliquer. Il me paraît plutôt indubitable (*sic*), comme le soupçonne aussi *Delens* et *Walter Rewington*, *que la présence d'une petite fissure de la carotide interne* DANS LE SINUS CAVERNEUX *a échappé pendant la dissection.* » Oui, évidemment cela peut arriver lorsqu'on est obligé de faire rapidement une autopsie, mais non lorsqu'on emporte le corpus delicti avec soi pour l'examiner justement, afin de savoir si carotide interne et artère ophthalmique présentaient la moindre lésion, pouvant expliquer une communication avec les veines dilatées.

4° *Sans aucune altération des artères de la base du crâne et des orbites, seules l'inflammation et la thrombose des sinus semblent entraîner le complex de symptômes de l'exophthalmie pulsatile.*

A l'appui de cette assertion, nous citons le cas observé dans le service de Bowman, par M. Hulke (*Ophthalmic Hosp. Rep.*, VII, 1859, p. 6, et *Ann. d'Ocul.*, t. XLIII, p. 113) :

Une femme âgée de quarante ans avait reçu, cinq mois auparavant, dans une rixe, sur la tempe et le côté gauche de la tête, un coup de poing qui la renversa. Il survint dans la tempe gauche des douleurs qui durèrent quinze jours et furent remplacées par un bruit de sifflement. Quatre mois après, elle voyait double. Il y a quinze jours, l'œil devint rouge et fit sensiblement saillie. On constate une tuméfaction générale de la région orbitaire gauche avec proéminence de l'œil, qui est congestionné. Dépression abrupte du bord inférieur de l'orbite, au niveau de l'articulation des os malaire et maxillaire supérieur. Un bruit de sifflement s'entend de loin dans le côté gauche de la tête ; mais il est plus prononcé au-dessus et au-devant de l'oreille. Le son est synchrone avec les battements du cœur. Les doigts placés sur les paupières fermées perçoivent une pulsation sensible et on les voit s'élever et s'affaisser successivement. On entend un bruit très fort, lorsqu'on place le stéthoscope sur la face antérieure de l'œil. Croyant qu'il s'agissait d'un anévrysme de l'orbite, qui allait en apparence en croissant, M. Bowman pratiqua la ligature de la carotide primitive. Dès qu'on a serré la ligature, toute pulsation et tout bruit cessent dans l'œil, qui devient moins saillant et moins congestionné. La malade succombe huit jours après l'opération à des hémorrhagies réitérées provenant de la plaie. L'autopsie démontre que la dure-mère, qui forme la paroi externe du sinus caverneux, est gonflée et ramollie : la cavité du sinus contient un fluide puriforme, qu'un examen attentif fait reconnaître pour un coagulum ramolli et désagrégé. Le sinus transverse est rempli d'un caillot ancien adhérent à la paroi. Le sinus circulaire contient la même masse. La double courbure de la carotide baigne dans

(1) C'est justement cette recherche qui a été faite à cause des observations de Nélaton, car M. Sattler pense qu'on n'est pas allé faire pareille autopsie sans se renseigner d'avance sur ce qu'on devait s'attendre à trouver et qu'on a regardé surtout à cet égard des pièces qu'on a emportées, et, si je n'ai donné que les courts détails de la lettre de notre ami, c'est que je n'en ai relevé que ce qui m'a paru essentiel pour ne pas inutilement allonger une observation déjà très étendue.

(2) Dans la partie historique, nous verrons que toute la réfutation de M. Sattler consiste à trouver une autre explication que celle démontrée dans un certain nombre d'autopsies.

une sanie ichoreuse, l'artère n'est point dilatée et sa surface interne est parfaitement saine. L'artère ophthalmique et ses branches n'offrent aucune anomalie. L'os malaire est détaché du maxillaire supérieur et légèrement déplacé en haut : c'est la seule altération qui existe dans les parois de l'orbite. La veine ophthalmique a beaucoup augmenté de volume ; elle ressemble à une varice, comparée à celle du côté opposé ; on reconnaît que cette augmentation de volume est due à un épaississement de ses tuniques et non à une dilatation de son calibre. Dans le point où cette veine s'ouvre dans le sinus caverneux, elle est obstruée par un caillot mou, tout semblable à celui que contient le sinus. Ce caillot se prolonge le long du tronc de la veine jusque dans l'orbite ; mais là, ainsi que dans les veines collatérales, il paraît d'une date plus récente que celui qui obstrue l'embouchure de la veine dans le sinus caverneux. « Il est difficile, dit M. Hulke, d'expliquer la cause qui a donné lieu aux symptômes d'anévrysme. Les altérations cadavériques étaient celles d'une phlébite des sinus caverneux, transverse, circulaire et pétreux. La carotide interne peut avoir été partiellement comprimée par les parois tuméfiées du sinus caverneux contre la paroi du corps du sphénoïde, en donnant ainsi naissance à un bruit qui se sera transmis par les os du crâne, agent de transmission si favorable. L'obstruction par un caillot de la veine ophthalmique dans son point d'union avec le sinus caverneux, en gênant le retour du sang de l'orbite, explique la propulsion de l'œil et peut-être aussi la pulsation perçue lorsqu'on appliquait les doigts. En effet, chaque diastole de l'artère ophthalmique devait occasionner l'accroissement momentané de la quantité générale du sang dans l'orbite. Or, la sortie du sang par la veine ophthalmique étant empêchée, les parois existantes de l'orbite ne permettaient de dilatation qu'en avant. L'état sain de la carotide interne et de ses branches, ainsi que celui de la veine jugulaire interne, excluent l'idée que les altérations pathologiques des sinus ne se soient développées que consécutivement à la ligature. »

M. Sattler, peu disposé à admettre cette explication, et qui ne pense pas que la thrombose du sinus caverneux soit à elle seule capable d'entraîner l'évolution de l'image clinique de l'exophthalmie pulsatile, s'exprime de la façon suivante :

« Dans ce cas, il n'existe aucune raison d'admettre la thrombose comme altération, déjà préexistante, avant l'opération ; il nous paraît à nous plutôt indubitable (*sic*) que celle-ci n'a été que la suite de l'intervention chirurgicale, ou ne s'est développée qu'après l'apparition de la gangrène et qu'elle se soit étendue depuis. Si Hulke pense devoir réfuter cette supposition, en insistant sur l'aspect sain de la carotide interne à l'endroit de la ligature, et à cause de la coloration normale de l'intima, on peut lui opposer que la partie supérieure de l'artère près de la ligature se trouvait fermée par un bouchon, qui n'a pas été voué à la décomposition, ainsi que, comme l'expérience l'a prouvé, des troncs du calibre de la carotide opposent à la gangrène des plaies une très grande résistance. Par contre, il paraît aisé d'admettre *que l'infection de la plaie s'est effectuée le long de la gaine externe de la carotide, grâce aux petites veines, en se propageant vers le sinus caverneux et y a produit la thrombose, ou si celle-ci préexistait déjà avant l'opération, le thrombus s'est décomposé et a donné ainsi lieu à l'extension de la thrombose.* En considération de la nature du processus, un ramollissement putride des thrombus, ainsi que l'inflammation des sinus et des parois des veines, ne pouvaient pas manquer de se produire. Il est bien à regretter qu'il n'est fait nulle mention de l'état de la plaie et de l'extension que la décomposition gangreneuse a prise. Du reste, il ne manque pas d'exemples de la production de thrombose des sinus et de la décomposition putride de thrombus par suite de causes qui se trouvent plus ou moins loin des sinus cérébraux ; je rappelle seulement les inflammations des sinus lors de plaies extra-crâniennes, quand il survient une décomposition de la sécrétion qu'elles fournissent, ainsi que la thrombose et l'inflammation du sinus caverneux avec l'érysipèle facial, les furoncles de la lèvre, des abcès de la paupière supérieure, etc. Que la veine jugulaire est restée dans ce cas intacte, aurait pu s'expliquer par l'irradiation du processus phagédénique de la plaie, si l'on avait donné des renseignements à cet égard. »

Qu'était maintenant la véritable cause de l'exophthalmos pulsatile dans le cas de Bowman? « Je suis convaincu, dit M. Sattler, que nous ne ferons ici pas fausse route, si nous prétendons *qu'il a existé une fissure de la paroi de la carotide interne qui a échappé à l'autopsie*. L'affirmation du contraire que Hulke a faite verbalement au professeur Holmes (*Lectures on the surgical treatment of Anneurisen*, p. 255, 1873) ne peut pas nous faire changer d'opinion; nous verrons plus loin qu'une petite solution de continuité insignifiante dans la paroi de la carotide suffit pour développer l'image clinique caractéristique, seulement le développement des symptômes sera moins tumultueux et prendra plus de temps à se produire, ce qui est exactement arrivé dans ce cas. Il faut en outre considérer qu'évidemment Hulke n'avait pas connu les cas de rupture de la carotide interne dans le sinus caverneux, par conséquent qu'il ne l'a pas recherchée particulièrement, encore moins avait-il mis à nu l'artère dans tout son parcours à travers le canalis opticus, comme cela, ainsi que nous le verrons plus loin, est nécessaire, pour pouvoir nier, en pareil cas, avec certitude, une lésion de la carotide. Enfin, il faudra encore prendre en considération que, comme dans le cas de Blessig, un espace de temps de près de trois semaines entre la ligature de la carotide et la mort s'est écoulé, et que par conséquent une petite fissure de la paroi artérielle pouvait déjà être cicatrisée, à tel point que la communication avec le foyer phlegmoneux se trouva interceptée, et que la cicatrice, relativement insignifiante, n'attirait plus l'attention d'une façon particulière, principalement si le coagulum filiforme qui a été trouvé dans la partie supérieure de la carotide interne a pris son point de départ de l'endroit de la rupture, comme cela, en réalité, eut lieu dans l'observation de Hirschfeld. »

A ce raisonnement nous opposons notre propre observation ; à Cornil aussi bien qu'à moi les fissures de la carotide dans le sinus étaient connues, on avait donc particulièrement recherché une altération de cette nature ; une solution de continuité dans toute la partie intracrânienne n'existait pas. Une cicatrisation n'a pas pu s'effectuer chez notre opérée dans l'espace de cinquante-deux heures, et ce qui nous paraît le plus important, les symptômes s'accentuaient sensiblement chez Mme Larcher, la déterminant à se faire opérer, tout en connaissant le danger, « la vie lui étant insupportable ». Le début de son mal remonte au mois de mars, la mort fin juin. Une solution de continuité serait-elle restée ici simple fissure pouvant échapper à l'observation en laissant le sinus d'un aspect absolument normal ?

Un cas de dilatation et d'oblitération du sinus caverneux et circulaire et de la veine ophthalmique, par du sang coagulé, ayant déterminé une exophthalmie pulsatile, sans lésion artérielle que Morton rapporte (*Americ. Journ. of the med. Sc.*, LXXI, p. 134, 1876), est aussi rangé par Sattler (*loc. cit.*, p. 857) comme résultant très probablement d'une fissure dans la paroi de la carotide interne qui a échappé à l'observation en faisant l'autopsie. « Il en est de même de l'observation de de Öttingen (*Dorpater med.*

Zeitsch., p. 180, 1873) qui n'avait constaté aucun changement pathologique des parois artérielles, mais bien des traces d'un processus inflammatoire dans le tissu rétro-bulbaire, avec oblitération partielle des veines de cette cavité. Pour M. Sattler, « tous les symptômes se laissent aussi dans ce cas expliquer sans peine, en admettant une communication de la carotide interne avec le sinus caverneux ».

Un seul cas d'Aubry (*Gaz. des hôp.*, n° 43, p. 171, 1864) est regardé comme absolument exceptionnel par Sattler et fait remarquable, comme ne présentant sûrement pas de lésions de la carotide interne, ni du système artériel de l'orbite, *tout en ayant eu pendant la vie toute l'apparence des cas, et cela dans tous les détails*, où une communication de la carotide dans le sinus avait indubitablement été constatée. Aubry avait pris la précaution, en pratiquant l'autopsie d'une jeune paysanne de trente-deux ans atteinte d'exophthalmie pulsatile, d'injecter dans la carotide commune une masse coagulante, afin de bien pouvoir étudier le siège de l'anévrysme que l'on pensait trouver dans l'artère ophthalmique, mais on ne trouva *pas la moindre lésion des artères.*

Nous donnons cette observation en entier, et elle est la preuve qu'aussi pour les cas où l'on a voulu *octroyer par raisonnement une solution de continuité à la carotide*, les symptômes de l'exophthalmie pulsatile peuvent avoir été déterminés par une simple dilatation veineuse dont la cause originaire nous échappe encore.

Une femme âgée de trente-deux ans présente une exophthalmie de l'œil droit, qui a conservé ses fonctions, et que la malade, peu intelligente, attribue à une fièvre typhoïde dont elle fut prise il y a quatre ans. A la partie interne de la paupière supérieure, se voit une tumeur grosse comme une noisette, offrant une largeur de 20 millimètres sur 17 millimètres de hauteur. Elle est sous-cutanée, sans changement de couleur de la peau. Plus en dedans, dans la rainure qui sépare le nez des paupières, existe une autre tumeur divisée en deux portions par le tendon de l'orbiculaire. Le lobe supérieur a 13 millimètres dans le sens vertical sur 5 centimètres de largeur. Le lobe inférieur est situé au-devant du sac lacrymal, et simule une tumeur lacrymale. Ces tumeurs sont molles, fluctuantes, disparaissent sous la moindre pression et réapparaissaient immédiatement après. Le doigt qu'on y applique très légèrement perçoit des pulsations isochrones aux battements artériels, un frémissement, un frôlement très manifeste. On entend un bruit de souffle très distinct, intermittent, isochrone à la systole ventriculaire. On diagnostique une tumeur anévrysmale siégeant dans l'orbite et développée dans l'artère ophthalmique. La malade, sujette à des éblouissements et à des vertiges, succombe brusquement neuf jours après son entrée à l'Hôtel-Dieu de Rennes. Avant de procéder à l'examen de la tumeur de l'orbite, une injection solidifiable est poussée dans la carotide primitive droite, pour permettre de distinguer plus nettement la branche de l'artère opthalmique où siège l'anévrysme. La tumeur était constituée par la dilatation et l'amincissement de la veine ophthalmique, et les bosselures observées à la paupière supérieure étaient formées par cette veine. Elle offre le volume du petit doigt; ses parois sont tellement minces qu'on pourrait les comparer à une séreuse ouverte en arrière dans le sinus caverneux, qui est lui-même trois fois plus large que celui du côté gauche. Elle parcourt l'orbite, du sommet à la base, en décrivant des flexuosités. Au niveau de l'échancrure sus-orbitaire, elle reçoit la veine de ce nom, qui présente elle-même, en ce point, une dilatation notable. La veine nasale et la veine faciale sont aussi dilatées et voisines dans leur point le plus rapproché de l'angle interne de l'œil. Le sinus caverneux, largement dilaté, communique librement avec la veine ophthalmique variqueuse; il se termine en arrière par un cul-de-sac et n'est dans aucun rapport, au moins autant qu'on peut le voir, avec le sinus pétreux inférieur. M. Aubry rend compte des pulsations par deux explications différentes. Ou bien elles sont dues aux battements de la carotide interne dans le sinus caverneux dilaté et à la transmission de ces battements au sang contenu dans la veine; ou bien leur présence résulte de ce que, par suite du développement vasculaire des parois crâniennes, les capillaires plus dilatés ont établi entre les artères et les veines une communication assez large pour que l'action du cœur sur le cours du sang veineux se soit fait sentir plus facilement qu'à l'ordinaire.

En terminant l'exposé des résultats que les autopsies ont fournis pour la maladie si intéressante dont nous nous occupons, il ne sera pas inutile de signaler la confusion qu'on a commise, en confondant des néoplasies ainsi que cela eut lieu pour l'observation de Lenoir, que nous donnons en rappelant ici en même temps un des cas de Nunely (*Med. chirurg. Transact.*, XLVIII, p. 15, 1865) où une tumeur du sinus caverneux comprimait l'artère ophthalmique.

La femme Remy, âgée de vingt-six ans, entre à l'hôpital Necker pour une tumeur de l'œil gauche, à base large et à sommet saillant. Ce sommet correspond à l'angle interne des paupières et les bords sont bien limités. L'œil repoussé de l'orbite fait sur cette tumeur une saillie considérable. Il jouit d'ailleurs de tous ses mouvements, et la vue n'est pas troublée; seulement un épiphora continuel empêche la malade de fixer pendant quelque temps le même objet. Elle n'accuse de douleurs ni dans l'orbite, ni dans la tempe, mais une céphalalgie assez vive et des bourdonnements d'oreille qu'elle compare au bruit d'un rouet. La tumeur est légèrement bleuâtre; lorsqu'on la presse sous la main, on sent manifestement des pulsations isochrones aux battements de l'artère carotide primitive. Quand on comprime ce vaisseau, tout battement cesse dans la tumeur, qui devient moins tendue, plus molle et semble s'affaisser, on y entend un susurrus léger. Il y a environ un an, la malade fit une chute dans son escalier et s'évanouit. Ayant repris connaissance, elle ressentit dans la tête une vive douleur et s'aperçut qu'elle avait le côté gauche de la face paralysé. Il y a quatre mois que la paupière supérieure gauche devint proéminente et se tuméfia. Peu à peu elle augmenta de volume, l'œil fut chassé de l'orbite et la tumeur gagna la fosse temporale. Supposant qu'on avait affaire à une tumeur anévrysmale, on lia l'artère carotide primitive gauche. Immédiatement, les battements se dissipèrent et la tumeur s'affaissa un peu; mais quoique tout bruit cessât de s'y faire entendre, elle augmenta de volume et la cornée se détruisit. Neuf mois environ après l'opération, la malade succombe et l'on trouve après l'autopsie, dans la région de l'orbite, une saillie grosse comme le poing, de couleur grisâtre, divisée transversalement en deux lobes inégaux. Les os frontal, malaire et maxillaire supérieur sont repoussés en dehors et sont partiellement envahis par le produit morbide. On trouve de plus dans la cavité crânienne, dans le cerveau, le cervelet, les poumons et le mollet gauche, des tumeurs encéphaloïdes (Lenoir, *Bulletin de la Société de chirurgie*, t. II, p. 141).

La *pathogénèse* de l'exophthalmie pulsatile nous montre donc comme actuellement prouvé qu'il peut se rencontrer un *véritable anévrysme* de l'artère ophthalmique, comme le démontre le cas de Guthrie, et que la compression de la veine ophthalmique, rendant le retour du sang difficile, peut entraîner la production d'une exophthalmie pulsatile. La présence d'un faux anévrysme (anévrysme spurium) n'a pas encore été démontrée pour l'orbite, quoiqu'on l'a théoriquement admis comme devant le mieux expliquer la maladie en question. Ce n'est ni la transformation d'un vrai anévrysme en faux, ni la production directe par traumatisme, ou indirecte par fracture du canal optique, qui jusqu'à présent a pu être prouvée par des autopsies. Du reste, il faut noter le peu de rapprochement des veines et artères dans l'orbite, qui entrent et sortent par des ouvertures différentes et, qui, ainsi que les coupes à travers l'orbite le prouvent (voy. p. 770 à 779), ne sont guère en contiguïté, comme cela a lieu pour les membres du corps, où ces vaisseaux présentent un volume plus notable. Nous pouvons passer sous silence les anévrysmes cirsoïdes (*racemosum*), qu'on ne rencontre pas dans l'orbite. Il en est de même des angiomes plexiformes, à moins que, d'origine congénitale, ils ne se soient insinués dans la cavité orbitaire (Pauli). Ce que nous rencontrons évidemment le plus souvent comme cause de l'exophthalmie pulsatile, c'est une *dilatation variqueuse de la veine ophthalmique, dilatation à laquelle ses branches participent plus ou moins complètement.*

« Les varices des veines de l'orbite, dit M. Sattler (*loc. cit.*, p. 875), ne nous intéressent ici qu'autant qu'elles sont occasionnées par une cause locale ou qu'elles représentent une maladie indépendante de ces veines. Quoique, à la rigueur, cet état ne doit plus être compris dans le cadre de l'exophthalmie pulsatile, nous ne pouvons le passer sous silence, une fois que nous savons que *de Wecker*, en se basant sur une autopsie, a émis, pour un de ces cas, l'opinion qu'une dilatation variqueuse des veines de l'orbite serait à elle seule capable de simuler les phénomènes d'une tumeur anévrysmale située dans ou derrière l'orbite et que cela ne serait non plus une cause exceptionnelle de l'exophthalmie pulsatile, mais justement la plus fréquente. Il est clair que tous les obstacles qui entravent sensiblement le retour du sang par la veine ophthalmique supérieure dans la région de son passage à travers la fissure orbitaire, ou empêchant ce retour, doivent, s'ils surviennent quelque peu brusquement, déterminer une très grande dilatation du tronc et des branches principales de la veine supérieure et produire les phénomènes de la stase veineuse, de l'œdème, une saillie notable du globe oculaire, une distension des veines de la conjonctive et des vaisseaux de la rétine, etc., et cela en dépit des anastomoses collatérales avec la veine ophthalmique inférieure et celles de la face. Aussi peut-on comprendre que les veines placées au-devant du fascia tarso-orbitaire et appartenant au réseau de la veine ophthalmique supérieure se transforment en tumeur cédant à la moindre pression du doigt; mais il n'est pas compréhensible comment ces tumeurs près du globe oculaire, ou au voisinage de celui-ci, puissent montrer un soulèvement pulsatile perceptible, ainsi qu'il en est des bruits qu'on peut entendre dans une grande étendue et qui peuvent donner lieu à des bruissements dans la tête si tourmentants pour le malade. *De Wecker* n'entre pas dans une explication de ces phénomènes, mais émet simplement l'opinion basée sur le protocole connu de l'autopsie, dont nous avons toute raison de douter qu'il soit suffisamment complet et démonstratif. Par contre, l'explication que *Hulke* admet dans son cas pour rendre compte de la pulsation, si toutefois cette explication se démontrait comme juste, devrait aussi ici être interprétée de la même façon. Il conclut qu'avec la diastole de l'art. ophthalmique, la quantité du sang dans l'orbite se trouve momentanément augmentée et que si le retour par la veine subit un obstacle, les parois rigides de l'orbite ne permettraient qu'une dilatation en avant. *James Paget* (*Lancet*, 3 avril 1875, p. 475) va encore plus loin; il veut voir établir un parallèle entre des tumeurs pulsatiles des os et des liquides renfermés dans des cavités osseuses avec les conditions de la stase veineuse dans l'orbite. De même qu'une tumeur de quelque nature qu'elle soit donne dans une cavité osseuse une pulsation, qui lui est communiquée par des vaisseaux relativement petits, qui se trouvent appliqués contre la paroi, et de même que le pus dans le creux d'un os nécrosé peut présenter des pulsations nettement visibles, de même aussi une augmentation de la pulsation de l'art. ophthalmique et de ses branches, ainsi qu'une entrave dans le retour du sang veineux de l'orbite devraient avoir chaque fois pour conséquence une pulsation du globe oculaire. « *Such a hallow bone, with bloodvessels in its walls, is precisely similar to a bony cavity, such as the orbit which to complete the analogy is full of fatt which is really fluid at the ordinarg temperature of the boody, on which the eyeball floats freely.* » Avec toutes ces suppositions de *Hulke* et *Paget*, on n'a pas tenu compte que le contenu de l'orbite ne se compose pas d'une seule masse uniforme, comme, par exemple, un fibrome ou sarcome, et n'est pas non plus formé de graisse fluide sur laquelle nagerait librement le globe oculaire, mais par ce fait que la graisse se trouve comprise dans des cellules, cellules réunies en de petits lobules, ceux-ci avec les vaisseaux qui les enveloppent composent des masses unies les unes aux autres d'une façon lâche, formant un support élastique et peu résistant. Maintenant, si le canal d'écoulement du sang de l'orbite, la veine ophthalmique supérieure, se trouve barré par un obstacle quelconque, la conséquence nécessaire sera qu'avec chaque diastole de l'artère ophthalmique, davantage de sang entre dans le domaine de la veine; la dilatation croissante à laquelle ne s'oppose nullement la laxité du tissu ambiant, s'étendra peu à peu aussi aux capillaires et augmentera la pression dans tout le système de la veine, jusqu'à ce qu'il ait atteint une intensité de plus en plus rapprochée de celle de la pression artérielle. Une autre conséquence est alors une abondante transsudation, pour laquelle le tissu orbitaire, grâce à ses qualités anatomiques, fournit de nouveau un terrain particulièrement favorable, mais d'un autre côté aussi l'élévation de la pression se chargera du soin que le sang, par l'élargissement des voies collatérales, sera, d'une part, dérivé de la veine ophthalmique supérieure vers les veines de la face et de son système et des régions capillaires vers la veine ophthalmique inférieure dont le tronc est, grâce à des valvules, préservé d'une régurgitation par les veines sœurs aussi bien que du sinus caverneux (comp. Merkel, *ibid.*, I, p. 110). Avec cela une limite est tracée à une augmentation des conséquences susdécrites de la stase veineuse et la possibilité donnée à une régression progressive. De la grandeur de l'obstacle dans la veine ophthalmique supérieure d'une part, et des variantes anatomiques bien connues comme fréquentes de l'autre, dépendra essentiellement, si cette terminaison survient plus tôt ou plus tard. Il est clair que si la quantité de sang, que la diastole artérielle jette dans l'orbite, dépasse quelque peu celle que les veines peuvent dériver en même temps, une augmentation du volume du contenu orbitaire doit survenir, que celle-ci, à cause de la rigidité des parois, ne doit pouvoir produire ses effets qu'en avant. Cette augmentation ne se produit aussi pas dans un rythme pulsatile, mais progressivement et uniformément et s'accroît peu à peu jusqu'au début de la résolution. Comme les veines de l'orbite ont juste à cause du peu de résistance de leurs parois, ainsi que de celle du tissu ambiant, le pouvoir de se distendre colossalement, l'excès du sang, qui afflue par la diastole artérielle, sang qui se débarrasse lui-même par transsudation séreuse dans le tissu orbitaire en grande partie de ses masses liquides, sera reçu par des voies de circulation énormément dilatées des veines jusqu'au moment où, sous l'influence de l'augmentation de la tension même, un écoulement suffisant s'est établi par d'autres voies (1). Dans de pareilles circonstances, il est donné aussi peu d'occasion pour l'établissement d'une pulsation visible et tangible, comme on doit s'y attendre dans des conditions normales dans l'orbite. Pour cela la quantité de sang amenée par l'artère ophthalmique est trop faible. »

Nous avons reproduit ce long passage de la monographie de Sattler parce que nous voulions lui laisser en entier la parole, et pour prouver qu'il a dû sentir que son argumentation avait besoin d'appuis solides. Il en fait appel à deux, qui sont : 1° que dans les cas exquisite de thrombose de la veine ophthalmique ou de son point d'immersion dans le sinus caverneux, il n'a jamais été question ni de pulsation, ni de bruits perceptibles. Comparer un exophthalmos phlegmoneux avec oblitération des principales veines de l'orbite, avec l'affection qui nous occupe, me paraît s'adresser à un soutien bien faible. 2° Dans les cas, dit M. Sattler, « où un simple élargissement variqueux des veines de l'orbite existait, sans avoir été démontré par des autopsies, il se produit une exophthalmie d'un complex de symptômes très différents ». Je crois bien qu'ici, pulsation ou bruits de souffle manquent, car il s'agit alors de télangiectasies pour la plupart congénitales, qui se

(1) Et si cet écoulement reste insuffisant ? (De W.)

trouvent en communication directe avec les paupières, ne déterminant une exophthalmie que très peu prononcée, qui ne survient que dans des positions fâcheuses pour la liberté de la circulation, et se comporte absolument comme tous les nævi télangiectasiques de la peau qui ne présentent pas de pulsation.

Qu'ai-je émis il y a vingt ans, après l'autopsie faite par Cornil, et qui ne nous avait donné aucun renseignement sur la pathogénèse du cas? L'affirmation que ce qu'on avait jusqu'alors regardé, dans la plupart des exophthalmies pulsatiles, comme produit par une tumeur anévrysmale vraie ou fausse, ou par des artères distendues, se rapportait *à une altération des veines.* Que l'on pourrait, dans des cas de soi-disant anévrysme orbitaire, ne rencontrer pas autre chose qu'une distension énorme des veines, tandis qu'on avait en général admis l'opinion de Nunneley, qui avait prétendu (1864) que, dans la plupart des cas, il ne se rencontrait *aucune* altération morbide de l'orbite, et que le siège de l'affection était intracrânien?

Que l'obstacle survienne du côté du crâne ou siège dans la veine ophthalmique au moment de son passage à travers la fissure, les changements orbitaires se bornent, ainsi qu'un coup d'œil jeté sur la figure de Delens (p. 891) le démontre, pour produire l'exophthalmie, à une excessive distension des veines. C'est ce fait que je voulais faire ressortir sans me hasarder à une interprétation. Comme M. Sattler veut à toute force m'octroyer ainsi qu'à la majorité des cas, une rupture, ou fissure de la carotide interne dans son passage à travers le sinus, je discuterai tout d'abord les raisons qui rendent pour nos cas cette interprétation impossible.

Qu'on veuille tout d'abord se rappeler que deux de nos malades se sont présentés à la consultation et ont été inscrits avec le diagnostic d'une simple paralysie de l'oculo-moteur ou du droit externe, la fissure carotidienne aurait donc tout d'abord agi en paralysant ces nerfs; il est vrai que le nerf abducteur se trouve placé dans le sinus de telle façon, qu'il est enserré entre l'artère et la paroi du sinus, et que ce n'est qu'avec sa partie inférieure qu'il fait saillie dans le sinus (Merkel, *Topographie*, I, p. 71). Y aurait-il rupture de la carotide dans le sinus, avec déversement de sang artériel dans cet espace veineux, le nerf serait plutôt dégagé que comprimé. Un obstacle dans le sinus, ou près du point de déversement de la veine ophthalmique peut, par contre, très bien expliquer cette compression instantanée et isolée du nerf abducteur.

En second lieu, tandis que dans les cas avérés et confirmés de communication par rupture de la carotide et le sinus, on voit se développer presque instantanément l'exophthalmie pulsatile, notre observation 3 prouve bien que les choses se passent tout autrement, et chez ce malade, observé dès le début de l'affection et pendant toute l'évolution du mal sur les deux yeux, nous avons bien vu que l'exophthalmie se développait, successivement sur les deux yeux, avec une extrême lenteur. Chez lui, les branches de l'oculomoteur ne furent prises qu'après que la paralysie de l'abducteur avait été longtemps établie; pourtant l'oculo-moteur est dans le sinus caverneux immédiatement placé au-dessus de l'artère. Ni ce nerf, ni l'abducteur n'ont été immédiatement, ni forcément, atteints dans les cas de rupture avérée de la carotide dans le sinus.

Si nos observations, ainsi que la plupart des cas, comme Sattler le veut, devaient se rapporter à une rupture (fissure carotidienne), la pulsation et le susurrus se rapporteraient au mélange du sang artériel avec le sang veineux. L'effet d'une compression de la carotide sur la cessation de la pulsation et le bruit se comprend fort bien, en arrêtant le déversement du sang artériel dans le sinus; mais comment admettre que la plus faible pression exercée sur la veine supra-orbitaire, comme chez notre troisième malade, arrête instantanément tout bruit, et cela a été démontré en présence de nombreux élèves qui tous répétaient l'expérience.

Enfin, comme nous l'avons déjà fait observer, la fissure dans la carotide devrait, à mesure du temps écoulé, s'agrandir et se montrer, comme dans le dessin de Delens, sous la forme d'un véritable trou arrondi. Une restitutio in integrum complète, comme nous l'avons trois fois observé, serait-elle ici présumable, pourrait-elle avoir lieu autrement qu'avec une oblitération étendue des veines de l'orbite qui se manifesterait par l'établissement de nouvelles veines collatérales? Pourtant rien de pareil n'a été constaté dans nos observations de guérison (complète sur l'œil droit de notre troisième malade).

Nous inclinons fortement vers l'interprétation de sir James Pajet, qui assimile ce qui se passe pour l'orbite avec la production de tumeurs pulsatiles des cavités des os, et cela d'autant plus qu'on a vu le même phénomène se produire pour des néoplasmes à croissance rapide dans l'orbite; nous pensons que la vibration et pulsation est communiquée aux veines par les artères avoisinantes et le rapprochement de la veine ophthalmique énormément distendue avec l'artère (de Oettingen). Nous pensons que le doigt placé sur la continuation de la veine ophthalmique qui, chez notre troisième malade, était représentée par la veine supra-orbitaire dilatée à l'extrême, arrêtait cette vibration comme le doigt placé sur l'extrémité d'une corde qu'on fait vibrer, et où il suffit aussi de poser simplement le doigt dessus sans exercer la moindre pression sensible.

Tout est maintenant hypothétique pour ce qui concerne la cause initiale que nous revendiquons pour nos cas et la plupart des spontanés, comme résidant dans une altération des parois des veines, débutant dans la veine ophthalmique, près de son entrée dans le sinus ou dans celui-ci même.

Pour ce qui regarde la pathogénie des cas traumatiques, ici nous sommes tout à fait disposé à nous ranger à l'avis du professeur Sattler et à admettre des états pathologiques *dont le siège est de préférence extra-orbitaire*. Il faut alors tout d'abord mentionner le *vrai anévrysme de l'artère ophthalmique à son origine*, comme Nunneley en a rapporté un exemple, où la tumeur présentait, cinq ans après la guérison, encore la grosseur d'une noisette; mais notons aussi que la douleur était tout de suite très forte, qui pénétrait comme un coup de foudre dans l'œil droit et que le bruit, dans la moitié correspondante de la tête et l'oreille, survinrent instantanément. La compression doit ici aussi agir sur le nerf optique qu'elle pousse de côté et refoule; les troubles visuels sont donc dans ce cas inévitables et irrémédiables (la malade était aveugle du côté de l'anévrysme dans le cas rapporté par Nunneley), même lorsque l'on pratique assez promptement la ligature de la carotide commune. Le bruit doit être moins intense que lorsque le sang artériel se mélange au sang veineux et plus interrompu que dans ce dernier cas.

M. Sattler admet que ce genre d'anévrysme ne produirait l'exophthalmos pulsatile que lorsque l'évolution en serait brusque, tandis que, « si l'anévrysme intracrânien de l'artère ophthalmique ne se produisait que très lentement et augmentait progressivement de volume, pour comprimer l'ouverture de la veine ophthalmique et du sinus caverneux, des phénomènes de stase et de pulsation dans l'orbite pourraient faire complètement défaut, attendu qu'une circulation collatérale suffisante pourrait s'établir. L'entière autorisation à émettre cette opinion nous donne l'expérience que l'anévrysme vrai de la carotide interne dans le sinus existait. En aucun de ces cas connus et confirmés par l'autopsie il n'existait des phénomènes de stase, une exophthalmie ou un gonflement pulsatile de l'orbite, et pourtant on pouvait se convaincre, à diverses reprises, que la tumeur anévrysmale occupait et obstruait complètement le sinus caverneux ». Peu de personnes assimileront les conditions d'un anévrysme de la carotide interne pouvant s'étendre vers la cavité crânienne à l'anévrysme de l'artère ophthalmique fixé et immobilisé près de la courbure de la carotide interne (voy. fig. 48, p. 249), et cette comparaison n'est même pas admissible pour les anévrysmes de la carotide interne situés dans le sinus.

Aussi, pour M. Sattler, il n'est pas douteux que, si un anévrysme de la carotide interne se développe rapidement, en obstruant le sinus caverneux, il doit être à même de provoquer l'exophthalmos pulsatile, comme cela a été confirmé pour la même maladie de l'artère ophthalmique.

Indubitable paraît actuellement être le fait que la cause originaire d'un grand nombre de cas traumatiques de l'exophthalmie pulsatile est la *rupture de la carotide interne dans le sinus caverneux*. Il ne saurait non plus être nié que cette rupture peut survenir spontanément sous l'influence d'un effort, lorsqu'il s'agit d'une artère déjà malade, athéromateuse, ou dilatée et à parois amincies.

On devrait croire que la position si abritée de la carotide dans le sinus devrait sûrement la garantir d'une atteinte directe par les corps vulnérants, mais de nombreuses observations prouvent qu'un instrument piquant peut l'atteindre, non seulement en pénétrant par l'orbite du même côté, mais aussi par celle du côté opposé. Pour ce dernier cas, l'expérience de Nélaton, faite sur le cadavre au moyen d'un cône de bois qu'on a fait pénétrer à travers la paupière inférieure du côté opposé, a fourni une pièce démonstrative qu'on conserve, à juste titre, au musée Dupuytren, comme témoignage de l'ingéniosité de ce grand chirurgien. La minceur des os qui environnent le sinus n'oppose guère de résistance aux projectiles, et, comme la preuve en a été fournie (Leber, Holmes), même à ceux d'un très petit calibre, comme des grains de plomb.

L'étude des fractures de la base du crâne, que nous avons donnée à l'occasion des blessures de l'orbite (voy. p. 792), démontre que les fractures qui intéressent le corps du sphénoïde, ou la pointe de la pyramide du rocher peuvent en détacher une esquille qui blesse directement la carotide. Indirectement en quelque sorte, par contre-coup, une fissure de sa paroi peut se produire, soit avec fracture simultanée de la base du crâne, soit même sans celle-ci, si, à la suite d'un coup sur la tête, ou un choc de celle-ci contre un corps résistant, la carotide a subi un déplacement ou ébranlement, auquel les parties adhérentes du vaisseau au sinus ont donné bien moins suite que celles qui sont libres, ou auquel les parties saines du vaisseau se sont mieux prêtées que les parties athéromateuses.

La suite inévitable et *immédiate* de la rupture de la carotide interne est *le passage du sang artériel dans le sinus, suivi d'une augmentation de tension dans celui-ci*, avec rétention du sang dans la veine ophthalmique, d'autant plus accusée que, grâce à une plus large ouverture, la quantité de sang artériel est plus abondante et ne peut s'échapper par les sinus collatéraux (*s. cavernus petrosus inf. sup. et transversus*). C'est surtout dans la région de la veine ophthalmique supérieure que cette difficulté d'écoulement se fera valoir *promptement* et aboutira à son élargissement. Cet élargissement précède ordinairement la *pulsation*, car, tant que la veine, par suite de la difficulté croissante dans l'écoulement du sang veineux, se distend à un haut degré et présente avec des parois tendues une augmentation notable de tension extra-vasculaire, le sang artériel trouve un obstacle dans cette tension même à se mélanger au sang veineux. A mesure que les voies collatérales se dilatent et donnent issue à une quantité suffisante de sang, pour que la tension intraveineuse tombe, alors le sang artériel peut se mélanger au sang veineux, jusqu'aux embranchements les plus avancés du plan orbitaire qui présentera alors une véritable pulsation artérielle. Tout d'abord, le mélange du sang artériel et veineux dans le sinus produit la formation d'un tourbillon, ou un bouillonnement, qui seul lui suffit pour expliquer le susurrus perçu tout de suite par le malade et perceptible à l'auscultation.

La projection du sang artériel peut progressivement se faire bien au delà du fascia tarso-orbitaire, s'étendre aussi dans les veines supra-orbitaires et frontales, et c'est ce qui a fait supposer si longtemps qu'on avait affaire à de véritables tumeurs artérielles, et d'autant plus facilement que les parois de ces veines variqueuses et pulsatiles s'épaississent. L'erreur a encore été maintenue par la constatation du sang artériel dans ces varices orbitaires, lorsqu'on fit une tentative de les attaquer (ponctionner) directement.

Quoique dans les cas de ruptures traumatiques, où il ne s'agit pas de fissures, mais de véritables déchirures (par le corps vulnérant, ou de petites esquilles), l'évolution de tous ces phénomènes se succède très rapidement, l'examen ophthalmoscopique fournit pourtant l'occasion de contrôler la succession des perturbations circulatoires, telles que nous venons de les mentionner, suivies finalement parfois, d'une pulsation des veines rétiniennes. qui alterne avec le pouls artériel sur une papille comprimée et ne laissant accès au sang artériel que pendant la systole.

A ce moment aussi, le bruit objectif et subjectif montre une accentuation marquée pendant la systole artérielle, et les bruits à intermittence régulière, à souffle, se trouvent réunis par un susurrus, qui est probablement dû à la vibration des parois veineuses. Un bruit de piaulement peut être provoqué, parce qu'une pointe d'esquille, ou un lambeau détaché de la plaie carotidienne, fait saillie dans le sinus.

La compression ou la déchirure, à laquelle participent les nerfs moteurs qui traversent le sinus, explique les phénomènes paralytiques qu'on constate simultanément avec l'évolution de l'exophthalmos. Il en est de même de l'entrave portée à la fonction du nerf optique, des douleurs de tête d'une intensité extraordinaire que signalent les malades au moment de la lésion, et des symptômes d'exagération de pression intracrânienne qui tendent à se dissiper, à mesure que la tension des veines méningées et cérébrales n'a pas pu se débarrasser, par les sinus avoisinants et les émissaires, de l'excès du sang qu'elles renferment.

Du genre et de la qualité de la blessure de la carotide doit dépendre la brusquerie avec laquelle se déroulent les symptômes et l'intensité qu'ils atteignent. Aussi, l'on a vu survenir instantanément une cécité complète, soit par compression du tronc du nerf, soit par dilatation tellement notable des veines papillaires que le sang artériel ne pouvait se frayer un passage à côté de ces veines tendues et distendues. On a observé une telle brusquerie dans la propulsion du globe oculaire, et celle-ci a été portée à un si haut degré, que le sphacèle cornéen en a été la conséquence et que tous les symptômes avaient atteint leur summum de développement en vingt-quatre heures.

Tandis que nous sommes tout à fait convaincu que les cas traumatiques à évolution rapide sont dus à des lésions carotidiennes, il y a évidemment quelque chose de forcé, de vouloir aussi rapporter à pareilles blessures les cas où des mois se passent avant que l'exophthalmos et les altérations circulatoires se produisent. M. Sattler, qui sait fort bien la désharmonie qui existe ici, pense pouvoir se tirer d'affaire en disant : « Il n'est pas invraisemblable que, dans pareils cas, un fragment d'os un peu disloqué n'ait, dans la partie supérieure du *canalis caroticus* ou du côté du sphénoïde seulement, effleuré la paroi vasculaire ; mais avec la très forte tension qui règne dans la carotide, il se produit probablement, plus ou moins tard, une déchirure complète. » M. Sattler oublie que, dans ces cas, rien ne justifie dans les symptômes l'établissement d'une fracture osseuse devant entraîner la formation d'esquilles, et que la brusquerie avec laquelle se produirait toujours, tôt ou tard, une déchirure complète, jurerait singulièrement avec la progression lente. constamment croissante et régulièrement décroissante des phénomènes morbides signalés dans les observations qu'il nous a été donné de recueillir.

La guérison spontanée de la rupture de la carotide dans le sinus caverneux est expliquée par Sattler par la thrombose de la veine ophthalmique supérieure, qui se développerait à l'instar de ce qu'on rencontre pour l'anévrysme variqueux des extrémités. Le prolongement du thrombus dans le sinus caverneux amènerait alors une occlusion de l'ouverture traumatique de la carotide. Comment admettre cela dans un cas comme le nôtre, où l'exophthalmos droit se guérit, à mesure que celui du côté gauche évolue? Cette transmission de l'affection d'un côté à l'autre est expliquée par la présence du sinus circulaire, car, si la tension a notablement augmenté dans le sinus caverneux où siège la lésion carotidienne, celle-ci se transmettra grâce au sinus *petros.* et *circularis* au sinus caverneux du côté opposé. La tension transmise à ce sinus, s'étant non épuisée par le peu d'extensibilité de ses parois, trouvera essentiellement dans la veine ophthalmique un moyen de se propager, et les phénomènes d'exophthalmie pulsatile peuvent alors se produire. Bien entendu, cela ne peut avoir lieu qu'à la condition que la blessure carotidienne livre toujours passage au sang artériel dans le sinus; mais comment admettre avec une cicatrisation par thrombose veineuse de l'exophthalmos d'un côté, qu'il rétrograde du côté primitivement atteint et se développe en même temps du côté opposé ? N'oublions pas non plus que chez notre malade, c'est la compression du côté de la carotide gauche qui arrêtait le bruit dû à l'exophthalmos droit et qu'après guérison de celui-ci, c'est encore cette même compression qui faisait (ainsi que celle de la veine susorbitaire) disparaître bruit et pulsation.

Pour pouvoir soutenir, d'après Sattler, que les exceptions, comme le cas indéniable d'Aubry, qui n'admettent pas la présence d'une lésion carotidienne, « sont extrêmement rares », il faudrait prouver le fait intéressant qu'avec la grande rareté des déchirures des artères en général, lorsqu'elles présentent le calibre de la carotide interne, celle-ci occuperait à cet égard une place à part, et « qu'on constaterait, pour la carotide *interne*, une prépondérance marquée pour les affections anévrysmales comparativement à la carotide *externe* ». Oui, mais cet intérêt se perd complètement, tant qu'il n'est pas *prouvé* que les cas non traumatiques sont dus à des déchirures de la carotide, et, jusqu'à cette constatation, les faits qui paraissent si intéressants et extraordinaires pour M. Sattler peuvent juste être invoqués, comme plaidant contre l'admission de la constance des lésions carotidiennes.

La *thérapeutique* doit évidemment varier suivant qu'on admet une lésion intra-orbitaire, un anévrysme vrai de l'artère ophthalmique ou une lésion artérielle extra-orbitaire (déchirure carotidienne), ou, enfin, un obstacle à l'écoulement du sang veineux dans la veine ophthalmique ou le sinus caverneux (thrombus). M. Sattler, qui ne reconnaît comme cause originaire de l'exophthalmos que très exceptionnellement le vrai anévrysme de l'artère ophthalmique (et tous les auteurs sont de son avis), mais qui n'admet po les autres cas que presque exclusivement la déchirure de la carotide dans le sinus caverneux, arrive, d'après des expériences sur l'artère fémorale chez des lapins, aux conclusions suivantes : 1° que les bords de la plaie des parois artérielles ne s'agglutinent jamais directement ensemble: 2° que le tissu intercalaire qui ferme l'ouverture béante possède, pendant un temps assez long, une force de résistance relativement faible; et 3° que la plaie cicatrisée de la rupture fermée peut rester aisément inaperçue à la simple inspection macroscopique, et cela surtout si l'on n'y porte pas une attention particulière.

Vouloir comparer la cicatrisation de plaies qui se sont produites spontanément dans une carotide malade, ou qui sont le résultat d'une esquille ou d'un instrument plus ou moins contondant, avec celles résultant de fines incisions pratiquées avec le couteau de Graefe sur la fémorale d'un lapin, témoigne d'une hardiesse enviable et doit fort peu inquiéter ceux qu'on accuse d'avoir mal observé les lésions rencontrées dans une nécropsie.

Il nous paraît qu'on doit, pour les guérisons spontanées de l'exophthalmos pulsatile, dont notre troisième malade montre un exemple si frappant, bien différencier : 1° les cas où il s'agit d'une exophthalmie spontanée sans lésion ou avec un traumatisme, si peu violent, qu'on doit admettre qu'il n'aurait pas entraîné des désordres, sans une prédisposition résultant d'une altération morbide préexistante des parois vasculaires; 2° il faut différencier les cas, comme les nôtres, où cette guérison s'est effectuée graduellement et insensiblement, de ceux où elle suit une poussée de projection du globe oculaire, donnant lieu à des phénomènes inflammatoires, rappelant la thrombose de la veine ophthalmique ou des sinus. En considérant cette différence qu'il est nécessaire d'établir, on verra qu'on aura d'autant moins de chances de compter sur une guérison spontanée que le traumatisme a été plus violent et que le blessé présentait des artères plus malades.

Qu'il en soit comme il voudra, il faut, en considération de la possibilité d'une guérison, placer son malade dans les meilleures conditions pour le faire bénéficier de cette guérison, et qui sont : de diminuer autant que possible la pression dans les carotides et toutes les artères en général; le repos, le décubitus, des calmants, la digitaline, l'iodure de potassium à hautes doses (Trousseau). En ajoutant à ce régime des scarifications conjonctivales pour obtenir une déplétion assez abondante, l'application du froid et de la compression au moyen d'une vessie de glace, quelques observateurs, ont pu obtenir parfois des guérisons, si malade et médecin ont la persévérance de poursuivre un pareil traitement assujétissant pendant plusieurs mois (trois mois, Herpin). On répugnera bien plus à recourir à des vénésections démodées, dans la crainte d'affaiblir, sans garantie de succès, son malade, mais on a cité une observation (Nunneley, *Med.-chir. Transact.*, XLII, p. 165, 1859), où repos et vénésections auraient eu raison d'une récidive.

Le principe du repos et des calmants posé en principe comme base du traitement, il faut ici en émettre un autre qui est que toute intervention chirurgicale n'est autorisée que lorsqu'il y a des symptômes si alarman qu'un retard dans l'intervention devient dangereux.

En premier lieu, il faut citer ici les hémorrhagies abondantes qui peuve survenir par intervalles et mettre immédiatement la vie en danger; en seco lieu, une propulsion telle de l'œil que la vision se perd et qu'un sphacè soit à craindre; en troisième lieu, des douleurs et des bruits si assourdi sants, que le moral et la santé du malade en souffrent. En l'absence de c raisons d'urgence, l'expectative est d'autant plus commandée que la *co pression de la carotide* nous fournit un excellent moyen d'amender tous l symptômes et de gagner du temps pour faire bénéficier le malade de chance d'une guérison spontanée.

Il est à regretter que la compression de la carotide commune ne prése pas tous les avantages de la compression des gros troncs artériels des extr mités; car il faut bien se rappeler que l'anémie, que la compression, lo qu'elle s'effectue bien, entraîne du côté du cerveau, empêche chez beauco de malades de la continuer un temps suffisamment long, ou de la reprend assez souvent. Il faut ordinairement s'arrêter, lorsque le malade éprouve sensation de défaillance, de vertige, et qu'il est près de perdre connaissanc Chez les personnes qui, au contraire, supportent fort bien et pendant ass longtemps cette compression, l'auscultation nous révèle la réapparition bruit et indique qu'un rétablissement, suffisant pour annuler les effets de compression, s'est établi par voie collatérale.

En dernier lieu, il ne faut pas oublier que, chez des personnes très gross la compression digitale et par compresseur rencontre de très sérieus difficultés, et que, chez des personnes très maigres, les compresseurs gli sent très facilement et se déplacent.

La compression digitale de Vanzetti (1) a ce très grand avantage d'assur chez nos malades, bien mieux que la compression instrumentale, la con nuité dans la compression, de pouvoir annuler momentanément les mauva effets de cette compression et d'habituer le cerveau à ces états anémiqu prolongés, si l'on était forcé d'arriver à la ligature carotidienne. Ce qui bien plus difficile de trouver, ce sont des personnes assez dévouées pour continuer un temps suffisamment long. Car, quoiqu'il ne s'agisse ordinair ment de faire la cure que pendant quelques jours, il faut encore dispos de plusieurs personnes qui se mettent à l'œuvre, les doigts d'une seu refusant bientôt le service.

Après trois jours de compression digitale par une série d'étudiants, exercés à cela, e se succédèrent pendant plusieurs quarts d'heure, suivis d'un intervalle, Gioppi de Pad (*Ann. d'Ocul.*, XL, p. 223) a, en 1856, fait disparaître, en quatre jours, la pulsati les bruits, et a vu, six jours après, la vision, qui avait complètement disparu, réap raître. D'après Gioppi, « la compression peut se pratiquer de quatre manières différen A. en pressant fortement d'avant en arrière et en ligne directe entre les deux ch

(1) Sul metodo della compressione digitale nella cura degli aneurismi. (*Gaz. med. It Stati Sardi*, n° 44, 1857, et n° 30, 1858.)

du sterno-mastoïdien, on pouvait diminuer les pulsations de la carotide, mais en empêchant le retour du sang dans la veine jugulaire antérieure, et il en résultait de la cyanose; B. en poussant l'index, le médius et l'annulaire de la main gauche le long du bord externe et le pouce de cette main le long du bord interne du sterno-mastoïdien, au-dessous de son entre-croisement avec l'omoplato-hyoïdien, et en le serrant après l'avoir poussé postérieurement contre le muscle susdit, tandis que la main droite, posée sur l'occiput, renversait la tête à gauche et en bas, de manière à relâcher les téguments et les aponévroses du cou, on rencontrait la gaine commune de la jugulaire, à la carotide et au nerf vague, on pouvait faire glisser postérieurement entre les doigts la jugulaire et le nerf vague, en conservant entre eux le vaisseau artériel. La carotide se présentait, sous la pression des doigts, comme un cylindre de 1 centimètre environ de diamètre; on la sentait raide, résistante, et, en serrant plus fortement, on pouvait exercer une compression à peu près parfaite. Cette manœuvre était suivie de la cessation immédiate des battements, du souffle et du bruissement, qui apportait à la patiente, pour quelques secondes, ce bien-être qui suivit immédiatement leur suspension. Si ce mode de compression était interrompu par quelques pulsations imparfaites que l'on permettait, on pouvait la prolonger pendant un temps beaucoup plus long, c'est-à-dire pendant plusieurs quarts d'heure. La malade indiquait par un mouvement quand elle éprouvait le besoin qu'on arrêtât la compression; C. en passant l'index d'une des mains le long du bord interne du sterno-mastoïdien dans le trigone supérieur et le poussant en arrière et un peu en dehors, on trouvait la carotide qu'il était possible de comprimer postérieurement sur le corps de la colonne vertébrale. Dans le cas où cette compression réussissait complètement, elle ne pouvait être que momentanée, parce que l'artère glissait facilement du côté interne ou du côté externe et alors, D, on pouvait tenter une compression légère vers le larynx ou les premiers anneaux de la trachée. Cette dernière compression était exercée par la malade elle-même, qui plaçait son pouce droit sur le côté du larynx pour obtenir une plus grande résistance, et l'index ou le médius, de la même manière, du côté externe du sterno-mastoïdien dans le trigone cervical supérieur, et pratiquant ainsi la manœuvre décrite en C. Quelquefois il arrivait à la malade de ne point réussir à toucher l'artère et on devait alors la lui placer sous les doigts, comme il est indiqué en C. » On ne comprend ce cours d'anatomie sur le vivant que s'il s'agit, comme chez la malade de Gioppi, d'une personne très maigre, où « le peu de nutrition avait donné lieu à un relâchement de la peau et des fibres musculaires». Heureusement la disparition et réapparition du bruit est un excellent moyen de contrôle pour les malades, à savoir, s'ils compriment bien eux-mêmes ou si cette compression est bien exécutée. Chez notre cocher, sa femme savait à merveille exercer la compression digitale et il n'avait recours au compresseur que lorsque les doigts de son épouse n'en pouvaient plus.

La compression digitale qui, comme tous les moyens thérapeutiques, a ait merveille au début et guéri la *malade* de Gioppi et Scaramuzza Vanzetti, *Annali univers. de medecine*, CLXV, p. 151, 1858), n'a, par a suite, pas donné d'aussi brillants résultats qu'on pouvait espérer. Sattler e cite, comme ayant donné un succès complet, que trois cas; le quatrième e M. Galezowski (*Ann. d'Ocul.*, t. LXVI, p. 104, 1871), publié avant la terminaison de l'observation, a été « presque » guéri. Sur vingt-neuf malades raités, il n'y aurait donc eu que 10 pour 100 (trois cas) qui en auraient éellement bénéficié. N'oublions pas que ce moyen, lorsqu'on ne prend pas oi-même le soin d'en surveiller l'emploi, est appliqué à la diable et je suis oin d'avoir la conviction que ce ne soit, chez notre cocher, que la compression digitale, appliquée les soirs, qui l'ait guéri. Tout dépend donc de a manière dont est pratiquée la compression, qui a eu au début de si bons résultats, parce qu'on avait pris à cœur de bien l'exécuter; aussi Vanzetti guérit lui-même avec un assistant, après douze heures de compression, un anévrysme de l'artère brachiale, qui n'avait, pendant quatorze jours subi aucune modification sous la compression de ses aides.

Pour tirer un véritable bénéfice de cette méthode, il faut donc : 1° un sujet dont l'état anatomique se prête à la compression; 2° un malade qui ait assez de persévérance pour la subir, le mieux est qu'il se la fasse lui-même et 3° disposer d'aides exercés. Ce qui vient bien activer la persévérance des malades, c'est de leur indiquer que ce moyen fastidieux est destiné à remplacer une opération sanglante.

Les mêmes difficultés se présentent pour l'application des *compresseurs* dont les meilleurs sont encore ceux qui embrassent en demi-cercle le cou prenant un point d'appui sur la nuque et, avec une petite pelote, un second appui sur la carotide à comprimer, compresseurs qui ont la forme du craniomètre de Broca. M. Sattler recommande un compresseur d'Alcock (*Lancet*, p. 274, 1875) modifié par Gersuny et qui représente une sorte d'entonnoir ordinaire, qu'on remplit à une mesure proportionnée au degré de compression qu'on veut obtenir, avec du petit plomb ; le tuyau de l'entonnoir, bouché et bien capitonné, s'applique sur l'artère à comprimer. Un aide quelque peu docile peut maintenir cet appareil en place, mais il faut un malade bien attentif, si son déplacement ne doit pas s'effectuer promptement, ou s'il occasionne des phénomènes de suffocation par compression simultanée du larynx. Toutefois, la facilité de se confectionner tout de suite pareil compresseur justifie un essai.

Tout praticien raisonnable sera de l'avis *que le traitement doit débuter par la compression digitale ou instrumentale* et qu'on ne doit pas se laisser rebuter par les premières difficultés qu'on rencontre sur son chemin. Ce conseil est surtout applicable aux cas idiopathiques et pour arrêter les progrès des cas traumatiques qui menacent l'existence et où l'on veut *préparer* le malade à l'opération.

Celle-ci consiste dans la *ligature de la carotide commune*, opération qui ne doit pas être mise à exécution sans avoir eu des raisons sérieuses pour renoncer à un traitement non chirurgical. M. Sattler, qui résume les ligatures de carotide pratiquées jusqu'en 1880 chez soixante et un malades (soixante-trois ligatures), constate huit cas de mort (12,70 pour 100) et chez dix-sept (26,98 pour 100), pas de succès ou pas de succès durable. Le résultat ne fut favorable que chez trente-huit opérés, par conséquent que dans 60,32 pour 100. Il est vrai d'ajouter que dans ce groupe se trouvent aussi compris les cas d'angiome et de sarcome pulsatile de l'orbite ; en ne comptant que les véritables exophthalmies pulsatiles, on arrive, sur cinquante-six ligatures, à 66,07 pour 100 de guérisons, 19,64 pour 100 d'insuccès (onze cas) et à 14,29 pour 100 (huit cas) de morts.

La ligature, lorsqu'elle est bien exécutée, est ordinairement suivie, aussitôt, d'une cessation complète du bruit qu'entend le malade et de la pulsation; en même temps, l'exophthalmos disparaît ou s'amende notablement, mais tous les symptômes paralytiques ne rétrogradent que fort lentement;

souvent la paralysie du droit externe persiste. Les phénomènes ophthalmoscopiques se dissipent assez rapidement et un retour à la vision, ou le rétablissement d'une vision défectueuse, survient assez promptement. Pourtant, dans deux cas, la vue, qui avait été assez bonne, ne s'est perdue qu'après l'opération : une fois par sphacèle de la cornée (Nieden), dans l'autre cas, par une thrombose de la veine ophthalmique qui suivit la ligature (Curling).

En cas de parfaite réussite, la guérison survient dans l'espace de trois à six semaines, quoique les malades signalent (comme chez notre cocher) la persistance d'un bruit, mais qu'on ne peut plus percevoir en auscultant. M. Sattler pense que ces bruits objectifs s'expliquent par le remplissage de la carotide interne et par le frôlement du sang à côté de la blessure carotidienne, guérie par suite d'un thrombus qui s'est développé dans le sinus. Dans plusieurs cas, le bruit s'est rétabli comme auparavant. Le rétablissement de la circulation carotidienne peut s'être opéré par le circulus arteriosus Willisii et les branches de communication avec la carotide du côté opposé, mais aussi par l'artère thyroïdienne supérieure, pouvant posséder d'amples branches de communication avec celle de l'autre côté. Cette artère peut alors prendre un développement inusité, montrer de fortes pulsations et sa compression entraîner une cessation instantanée du bruit que ressent l'opéré dans la tête ; en pareil cas, on peut être contraint de procéder à la ligature de la carotide commune au-dessous de l'origine de l'artère thyroïdienne supérieure (Legouest).

Le bruit qui inquiète tant les opérés finit par se dissiper ordinairement après un certain laps de temps; pourtant, il faut noter qu'il a persisté parfois tout en ayant changé de caractère, en étant devenu faiblement sifflant, et cela, sans qu'il se soit reproduit d'exophthalmos. La *récidive* survient-elle alors, ce qui est plus à craindre pour les cas traumatiques que les idiopathiques (sur onze récidives, trois seulement étaient idiopathiques), elle peut se présenter de suite peu d'heures après l'opération et mérite alors à peine, à cause de l'affaissement si passager de l'exophthalmos, le nom d'une récidive; mais elle peut aussi ne se présenter qu'après plusieurs jours et même après des mois (neuf mois dans le cas de Herpin), à une époque où l'on supposait déjà tout danger écarté. Là, une récidive survient parfois sous l'influence des mêmes causes occasionnelles qui ont été invoquées pour la production des cas idiopathiques. La compression de la carotide opposée amende alors l'exophthalmos et l'on a vu survenir, chez deux opérés par la ligature de la carotide du côté opposé (Buck, Williams), une guérison, sans que la circulation cérébrale s'en soit ressentie le moins du monde. Pourtant, même la compression digitale n'est plus supportée dans certains cas, lorsque de l'autre côté, la ligature avait été pratiquée préalablement, quoiqu'il paraisse que, grâce aux branches anastomosantes des artères vertébrales un afflux suffisant de sang s'est rétabli avec la carotide interne du côté de la ligature, pour que l'on puisse interrompre sans danger la circulation pour quelque temps du côté opposé. Aussi, dans trois cas de double ligature, le bruit ne fut pas instantanément supprimé par cette seconde ligature. Évidemment, avant d'y avoir recours, on pratiquera la compression digitale, soit pour tenter de soustraire le malade à une seconde opération dangereuse, soit pour l'accommoder à ce nouveau trouble considérable, apporté à la circulation cérébrale.

Les cas où le mal apparaîtrait du côté opposé, après qu'il a été guéri de l'autre par ligature de la carotide, devraient être rapportés au fait que le sinus, après oblitération par thrombose de la veine ophthalmique du côté guéri, serait devenu de nouveau perméable et aurait livré passage au sang artériel par la plaie carotidienne débouchée pour provoquer, du côté jusqu'alors resté sain, l'exophthalmos pulsatile (Sattler). Mais comment se tirera-t-on d'affaire, si cette affection paraît du côté opposé avant que le côté primitivement atteint soit guéri, pour donner une explication quelque peu plausible ?

La mortalité, après la ligature de la carotide dans l'affection qui nous occupe, a bien de quoi faire réfléchir un opérateur ; et pourtant, d'après les relevés statistiques faits, en 1868, par Pilz (*Arch. f. klin. Chirurgie*, IX, p. 238) et en 1879, par Wyeth (*Essays on surgical Anatomy ent Surgery New-York*, p. 121-130), la mortalité, est pour l'exophthalmie pulsatile, infiniment moins grande que celle présentée pour d'autres causes ; car Pilz trouve 43,16 pour 100 d'issues mortelles sur six cents ligatures et Wyth 10,93 pour 100 sur sept cent quatre-vingt-neuf observations.

Les dangers que courent nos opérés en particulier méritent d'être analysés ; ils concernent d'abord la *perturbation dans les fonctions cérébrales*. Dans la compulsion de huit cas de mort que Sattler cite dans sa statistique, quatre cas se rapportent à des cas spontanés (Nunneley, Jeffreson, Morton, de Wecker) et à des femmes dont trois d'un âge avancé (pourtant la malade de Morton n'avait que vingt-trois ans). Il y a donc ici présomption qu'il y a à compter avec une altération vasculaire généralisée du cerveau, bien plus que si un individu jeune est atteint en pleine santé par suite d'un traumatisme de la maladie qui nous occupe. Comme l'artério-sclérose progresse avec l'âge, comme les processus athéromateux prédominent chez les sujets ayant subi l'infection syphilitique, ces deux considérations doivent évidemment peser sur le pronostic. Ce sont donc surtout ces personnes qui doivent être préparées, par la compression digitale, à la perturbation brusque, que leur occasionnera la ligature et au surplus de tension auquel leurs artères cérébrales seront subitement exposées. Qu'on ne veuille pas oublier que, déjà en 1856, Broca (*Des Anévrysmes et de leur traitement*) a soutenu que l'intervention chirurgicale pouvait, grâce à la compression digitale pour les ligatures des anévrysmes en général, être réduite à moitié et plus (de 1/4, ou 1/3 à 1/8) et cette assertion a été pleinement confirmée par Fischer (*Prager Vierteljahrschr.*, III, p. 173, 1869) (1).

(1) Si M. Sattler dit « que dans aucun des cas d'exophthalmos pulsatile, suivis de phénomènes cérébraux graves après l'opération et non plus dans le cas de Morton, la com-

Un second danger peut résulter, pour l'opéré, des *hémorrhagies* secondaires qui se produisent au moment de la chute de la ligature, vers la deuxième, jusqu'à la fin de la troisième semaine, mais elles peuvent aussi encore survenir après cette chute, lorsque la plaie semble déjà en grande partie cicatrisée. Chez les quatre autres cas mortels (Sattler), la cause de la mort leur était due ou du moins en majeure partie. Dans un des cas (Hulke), la malade succomba à l'hémorrhagie le troisième jour après la chute de la ligature; dans un autre (Blessig), que le trente-cinquième jour, lorsque tout paraissait bien terminé ; mais on n'avait pas compté avec la nécrose large de 1 centimètre qui s'était produite tout à l'entour de la partie serrée de la carotide liée. Dans les deux autres cas (Nunneley, Leber), les hémorrhagies n'étaient pas la cause exclusive de la mort.

Il va sans dire qu'on doit se conformer strictement au progrès de la chirurgie moderne, si l'on veut échapper à tout danger immédiat de l'opération, on évitera de comprendre la gaine de la carotide dans la ligature, on se mettra en garde contre l'infection, car on cite aussi, parmi les cas de mort, la pyémie (Nélaton), ainsi que l'érysipèle et le phlegmon du tissu connectif médiastin (Hulke, Leber). De ce côté, le danger doit être absolument éliminé par une antisepsie des plus rigoureuses.

Que dire des autres méthodes proposées, l'*injection de liquides coagulants* et l'*électrolyse?* L'injection de perchlorure de fer, que Pravaz et Giraldes ont surtout pratiquée, peut donner, comme le prouve le cas que nous avons observé avec M. Desormaux (p. 879), un excellent résultat; mais ces injections peuvent, comme on l'a constaté (Walter Rivington, *Brit. med. Journ.*, p. 771, 1875), pousser l'exophthalmos momentanément encore à un tel point qu'il entraîne le sphacèle de la cornée. Si l'on connaît les dangers que ces injections ont présenté dans des veines de régions bien plus éloignées, il faut avoir bien du courage pour la faire au proche voisinage des sinus, et cela même, si l'on était aussi assuré que M. Sattler de la présence dans tous les cas, d'un courant centrifuge de sang artériel dans les veines s'opposant à la pénétration lointaine du liquide coagulant. Tout d'abord fera-t-on bien de s'assurer, avant l'injection, par une ponction, de la présence de ce sang artériel intraveineux et l'on bornera ces injections à l veine supra-orbitaire, en se servant de quatre à six gouttes d'une solution bien neutre, tâtant en quelque sorte par une très petite injection quel sera l'effet local, ou l'on commencera tout d'abord par des injections concentrées de tanin (Walton Haynes, Taylor), qui ne donne pas d'irritation locale tout en déterminant la coagulation du sang dans les veines.

Fait-on, comme il est indiqué pour tous les cas non alarmants, par la rapidité de leur marche, de l'expectation, tout en employant la com-

pression digitale a été pratiquée », il fait évidemment erreur pour notre cas, où il est expressément indiqué : « Considérant que la situation de ma malade devenait de jour en jour plus pénible, *je fis la compression* digitale. L'excessif embonpoint de ma malade ne me permit pas d'appliquer à demeure le compresseur de Lüer. »

pression digitale et celle au moyen de compresseur, alors on pourra se servir d'injections sous-cutanées périorbitaires d'ergotinine (quatre à cinq gouttes de la solution Tanret). Dans un cas (Langenbeck) pulsation et bruit ont déjà diminué après les deux premières injections.

On pourra aussi recourir à l'électrolyse, qui nous paraît ici absolument exempte de danger, mais aussi d'une efficacité douteuse, si nous jugeons du nombre de séances qu'il nous faut, pour faire disparaître des télangiectasies quelque peu développées, traversant, de part en part, les paupières. Nous conseillons ici surtout l'emploi de très fines et longues aiguilles et de ne pas interrompre le courant avant que les aiguilles soient retirées avec une lenteur extrême. Car il faut surtout éviter qu'avec une exophthalmie déjà très accusée, des hémorrhagies dans le tissu connectif de l'orbite, au moment du retrait des aiguilles, puissent accentuer encore davantage la propulsion de l'œil.

Notre expérience personnelle nous a bien confirmé dans la résolution de n'arriver aux moyens violents, tels que la ligature de la carotide, que lorsqu'elle est commandée par un danger pour la vie ou pour la conservation de l'œil et que l'on doit, autant que possible, user des moyens anodins, compression directe, digitale, injections d'ergotinine, etc., pour pouvoir bénéficier d'une guérison spontanée, qui survient peut-être plus souvent qu'on ne veut le croire actuellement (1).

(1) Les 106 cas que M. Sattler a réunis avec tant de soin, sous forme de tableau, sont : *Travers* (*Benjamin*), Medico-Chirurgical Transact., II, p. 1, 1813. *Dahymple*, *William*, *ibid.*, VI, p. 3, 1815. *Guthrie*, Lectures on the Operative Surgery of the Eye, London, p. 158, 1823. *Warren.* (*J.-B.*) Surgical Observations on Tumors, Boston, p. 400, 1829 (2 cas). *Roux*, Journal et Gaz. hebdom., 1859, p. 63 (1 cas observé en 1831). *Rosas*, Handbuch der theorit. u. prakt. Augenheilk., II, p. 422, et Lehre von den Augenkraukh, avant 1835. *Scott*, Busk (G.), Medico-Chirurg. Transact., XXII, p. 124, 1834. *Busk*, *ibid.*, 1834. *Baron*, Bull. de la Soc. anat., X, p. 178, fév. 1835. *Gendrin*, Leçons sur les maladies du cœur et des grosses artères, I, p. 240, 1835. *Gervasi*, Intorno alla ligatura della Carotide primitiva destra. Spezzia, p. 132, 1836. *Caron du Villards*, Guide pratique pour l'Étude et le Traitement des maladies des yeux, t. I, p. 484, avant 1838. *Le même*, American Journ. of the Med. Sc., January, 1843, p. 173, 1838. *Velpeau*, Bullet. de thérap., XVI, p. 128, 1839, et Dict. en 30 vol., t. XXII, p. 321. *Le même*, Leçons orales, t. III, p. 437, en 1839. *Jobert de Lamballe*, Mém. de l'Acad. roy. de Méd., IX, p. 57, 1839. *Caron du Villards*, Ann. d'Ocul., XI, sep.-oct. 1858, p. 122 observé en 1839. *Herpin*, Gaz. des Hôp., n° 131, p. 500, 1852, observé en 1844. *Petrequin*, Comptes rendus de l'Acad. des Sc., XXI, p. 994, 1845. *Thibaut*, Ann. d'Ocul., XVIII, p. 270, 1847. *Brainard*, Lancet, p. 162, 1853, observé en 1851. *Walton Hagnes*, Med. Times and Gaz., 10 July, p. 31, 1852, observé en 1851. *Lenoir*, Bull. de la Soc. de Chirurgie, II, p. 61, 1852, observé en 1851. *Nunneley*, Med. Chirurg. Transact., V, XLII, p. 165, 1859, observé en 1852. *Aubry*, Gaz. des Hôp., n° 43, p. 171, 1864, observé en 1853. *France*, Guy's Hos. Rep., sér. 3, vol. I, p. 58, 1855, observé en 1853. *Curling*, Med. Chir. Transact., XXXVII, p. 221, et Dub. Med. Press, Aug., 1854. *Van Buren*, New-York. Journ. of Med., July 1859, observé en 1854. *Critchett*, Med. Times and Gaz., fév., p. 185, 1854. *Bourguet*, Gaz. méd. de Paris, n° 49, p. 772, et Arch. d'Ophthalm., nov.-déc. 1855, observé en 1854. *Nélaton* (*Henry*), Thèse de Paris, p. 13, 1856, observé en 1855. *Hussey*, Ophth. Hosp. Rep., II, p. 127, 1859, observé en 1855. *Nunneley*, Med. Chirurg. Transact., XLII, p. 165, 1859, observé en 1856. *Gioppi*, Giornale d'Oftalm. Italiana, Aprile e Maggio, 1858, et Ann. d'Ocul., XL, p. 122, 1858, observé en 1856. *Caron du Villards*, Ann. d'Ocul., XL, p. 123, 1858, observé en, 1856. *Halstead*, New-York Med. Journ., Marg., p. 66, 1869, observé en 1857. *Buck.*, *ibid.*

ARTICLE XVI

GOITRE EXOPHTHALMIQUE (MALADIE DE BASEDOW ET DE GRAVES), ATAXIE CARDIO-VASCULAIRE (FÉRÉOL).

Historique. — Après que l'on avait, bien entendu, déjà rencontré et décrit des cas de goitre exophthalmique, ce n'est pourtant que Parry (*Collections from the unpublished medical writings.* London, I, p. 111, 1825) qui, le premier, a réuni un certain nombre d'observations, cas où il insiste encore, chose nouvelle et non décrite, sur l'*enlargement of the Thyroid Gland in connection with Enlargement or Palpitation of the Heart*, donnant ce titre à la description à laquelle il consacra un article. Ce n'est que dix ans après, en 1835, que Graves s'occupa de nouveau du complex des symptômes, en insistant surtout sur la différence de ce genre de goitre avec le

et Ophth. Hosp. Rep., II, p. 219, observé en 1857-59. *Scaramuzza (Vanzetti)*, Ann. univers. di med., Padova Lug'io, p. 151, 1858. *Hirschfeld*, Compte rendu de la Soc. de Biologie, V, p. 138, et Gaz. des Hôp., p. 57, 1859, observé en 1858. *Bowman (Hulke)*, Ophth. Hosp. Rep., II, p. 6, 1859, observé en 1858. *Nunneley*, Med. Chir. Transact., XLII, p. 165, 1859, observé en 1858. *Nunneley, ibid.*, p. 187, observé en 1858. *Corner*, Transactions of Hunterian Soc., 1874, observé en 1859. *Bowman*, Med. Times and Gaz., II, Aug. 1860. *Syme*, Observations in Clinical Surgery, p. 161, 1860. *Passavant*, in Wecker, Traité, 2ᵉ éd., t. I, p. 802, 1867, observé en 1860. *Hart*, Lancet, 15 March 1862, observé en 1861. *Clarkson Freeman*, Americ. Journ. of med. Sc., July 1866, p. 277, observé en 1865. *Greig*, Edinburgh Med. Journ., nᵒ 80, p. 446, 1862. *Holmes*, Americ. Journ. of med. Sc., July, p. 44, 1864, observé en 1863. *Legouest*, Bull. de l'Acad. de Méd., oct., p. 156, 1864; Gaz. hebdom., p. 715, observé en 1863. *Nunneley*, Med. Chirurg. Transact., XLVIII, p. 13, 1865, observé en 1863. *Le même, ibid.*, p. 23, observé en 1863. *Le même, ibid.*, p. 37, observé en 1864. *Szokalski*, Klin. Monatsbl., p. 427, 1864. *Morton*, Americ. Journ. of Med. Sc., XLIX, p. 331, 1865, observé en 1864. *Nélaton*, Delens, Thèse de Paris, 1870, observé en 1865. *Erichson*, The Science and Art of Surgery, 6ᵉ Ed., II, p. 88, 1870, observé en 1866. *Desormaux (Wecker)*, Laburke, Thèse de Paris, 1867, et Wecker, Traité, 2ᵉ éd., I, p. 802, observé en 1866. *Mackenzie*, Traduct. de Warlomont et Testelin, II, p. 165, 1866. *Virchow*, Die krankheiten Geschwülste, III, p. 238, 1866. *De Œttingen*, Saint-Petersb. Med. Zeitschr., XI, p. 1, 1886. *Bell (Joseph)*, Edinburgh Med. Journ., XIII, Jul., p. 36, 1867. *Lawrence*, Brit. Med. Journ., 5 oct., p. 289, 1867, et Ophth. Review, nᵒ 12. *Foote, (Williams)*, New-York Med. Rec., 15 April 1868, observé en 1867. *Wecker*, Klin. Monastbl., VI, p. 405, 1868, et Ann. d'Ocul., t. XI, p. 186, 1869, observé en 1868. *Le même, ibid.*, p. 413, observé en 1868. *Schies-Gemuseus*, Klin. Monastbl., VIII, p. 56, 1870, observé en 1869. *Morton*, Americ. Journ. of Med. Sc., LX, July, p. 36, 1870, observé en 1869. *Le même* (et *Harlan*), *ibid.*, p. 46, observé en 1869-74. *Le même, ibid.*, p. 45, observé en 1869. *Le même* (et *Harlan*), *ibid.*, p. 45, observé en 1865. *Lawson*, Brit. med. Journ., 11 déc., p. 63, 1869. *Galezowski*, Traité des maladies des yeux, p. 829, 1872, observé en 1869. *Hutchinson*, Ophthal. Hosp. Rep., VII, p. 489, 1876, observé en 1870. *Galezowski*, Gaz. des Hôp., p. 237, 241 et 245, et Ann. d'Ocul., LXVI, p. 104, 1871. *Schmid*, Klin. Monatsbl., IX, p. 219, 1871. *Julliard*, Bull. de la Soc. de Chirurg., 4 juin, et Gaz. des Hôp., p. 740, 1873, observé en 1872. *Forthingham*, Americ. Journ. of Med. Sc., LXXIII, p. 97, 1877, observé en 1872. *De Hippel*, Arch. f. Ophthalm., XX, p. 173, 1874, observé en 1873. *De Œttingen*, Klin. Monatsbl., XII, p. 45, 1874, et XIV, p. 315, 1876, observé en 1873. *Nieden*, Klin. Monatsbl., XIII, p. 38, 1875, et Arch. f. Augenheilk., VIII, p. 16, 1879, observé en 1874. *Gilles*, Wolff Inaug. Diss. Ueber pulsirenden Exophthalmos, Bonn, 1875, observé en 1874. *Saemisch*, Wolff. Ueber pulsirenden Exophthalmus, Diss. Inaug. Bonn, 1875, p. 35, observé en 1874. *Landsdown*, Brit. med. Journ., 5 juin, p. 736, 12 juin

goitre ordinaire, qu'il rapproche, dans sa structure, du tissu érectile, dont la turgescence dépendait de l'exagération de la fonction cardiaque; quoique Graves signale la présence de l'exophthalmos, comme Parey l'avait fait dans certains cas, il n'établit pas une véritable trilogie. L'idée de Graves de la dépendance du goitre de l'action cardiaque a été encore davantage accentuée par *Stokes*, mais sa doctrine de neurose cardiaque, professée par lui aussi tout d'abord dans ses leçons orales, ne fut publiée que dix ans plus tard dans son traité (*Deseases of the Heart*, Dublin, in-8, 1853), tandis que Graves n'avait non plus fait connaître autrement que verbalement dans ses leçons avant 1843 (*System of clinical Medecin*, Dublin, p. 674), ses idées sur cette névrose cardiaque.

C'est donc bien sans avoir été, le moins du monde, influencé par les idées des confrères anglais que *de Basedow* publia en 1840 (*in Casper's Wochen-*

p. 771, et 26 juin, p. 816, 1875, observé en 1874. *Walter Rivington*, Med. Chirurg. Transact., LVIII, p. 183, et Lancet, 3 April, p. 473, 1875, observé en 1874. *Morton*, Americ. Journ. of med. Sc., LXXI, p. 334, 1876, observé en 1874. *Grüning*, Arch. f. Augen u. Ohrenheilk., V, p. 280, 1876, observé en 1875. *Maklakoff*, Ann. de la Soc. de Chirurg. de Moskou, 1875. *Le même, ibid.*, 1875. *Blessig*, Saint-Petersburger med. Wochenschrift, nº 31, p. 269, 1877. *Hjort*, Norsk Magazin für Lägevidenskaben, B. 3, B. 7, 1877. *De Rothmund*, Schalk., Hauser Ein Fall von Aneurysma der Carotis int., etc. Inaug. Diss. München (Cassel), 1878, observé en 1877. *De Rothmund*, Bitsch. Klin. Monatsbl., XVII, p. 16, 1879, observé en 1877. *Czerny*, Sattler in Graefe Saemisch, t. VI, p. 836, 1880, observé en 1878. *Walker*, Essays in Ophthalmologie, p. 101, Liverpool, 1879, observé en 1878. *Nieden*, Arch. f. Augenheilk., VIII, p. 133, 1879, observé en 1878. *Leber, Schlaefke*, Arch. f. Ophthalm., 4, p. 12, 1879, observé en 1878. *Jeffreson*, Lancet, p. 112, 1879, observé en 1878. *Hjort*, Norsk. Magazin für Lägevidenskaben, 1879. *De Langenbeck*, Flatten. Ein Fall von Aneurysma der Art. Ophthalm., etc. Inaug. Diss., Berlin, 1880. *Schmidt-Rimpler*, Klin. Monatsbl., p. 322, 1880. *Hansen*, Sattler in Graefe-Saemisch VI, p. 544, 1880, observé en 1865. Cette liste se trouve complétée par 31 cas qui n'ont été publiés qu'après l'apparition de la monographie du professeur Sattler jusqu'en 1885, et qui ont été réunis dans un tableau que renferme la thèse de M. John Eckerlin, Ein Fall von pulsirenden Exophthalmus, etc., Königsberg, in-8°, p. 62, 1887; ce sont : *Mooren*, in 5 Lustren ophthalm. Wirksamkert, 1882, observé en 1873. *Le même, ibid.*, observé en 1875. *Le même, ibid.*, observé en 1878. *Knapp*, Arch. f. Augenheilk., XIII, 1880. *Secondi*, Ann. di Ottalm., X, 1881, observé en 1880. *Martin*, Journal de méd. de Bordeaux, 1881, observé en 1880. *Higgens*, Brit. med. Journ., 1881, observé en 1880. *Sklifassowky*. Wratsch, 1881, observé en 1880. *Schell*, Arch. of Ophthalm., X, 1881. *Badal*, Gaz. hebd. des Sc. méd. de Bordeaux, I, 1881. *Nieden*, Arch. f. Augenheilk. X, 1881. *Wolfe*, Lancet, 1881. *De Hoffmann*, Arch. für Psychiatrie, XII, 1881. *Klein*, Norsk. Mag. for Laeger. R. 3, Bd. 9, 1881. *Rampoldi*, Ann. di Ottal., X, 1881. *Belmann*, Journ. of the Med., 1884, observé en 1881. *Rübel*, Centralb. für Augenheilk., 1884, observé en 1881. *Frost*, Transact. of the Ophth. Soc., London, 1884, observé en 1882. *Lubrecht*, Deutsche med. Wochenschr., 1883, observé en 1882. *Coggin*, Arch. f. Augenheilk., XIV, 1882. *Lloyd*, Lancet, II, 1882. *Weiss*, Revue méd. de l'Ouest, Nancy, XIV, 1882. *Berger*, Bull. de la Soc. de Chirurgie, 1882. *Bull*, Transact. of the Americ. Ophth. Soc., 1882. *Eales*, Birmingham med. Revue, 1882. *Gayet*, Ann. d'Ocul., LXXXIX, 1883, observé en 1882. *Glascott*, The Ophth. Rev., 1883. *Gauron*, Gaz. des Hôp., 1883. *Carreras*, Arch. Ophthalm. di Lisbonne, 1884. *Haase*, Arch. f. Augenheilk., 1886, observé en 1885. A cette liste, nous ajouterons les cas suivants : *Eckerlin*, voy. sa thèse, p. 7, 1887, observé en 1886. *Kohler*, Berl. klin. Wochenschr., p. 550, 1886. *Mac Barney*, New-York. med. Journ., 20 mars 1886. *Scleock*, Ophthalm. Rev., p. 229, 1886. *Nieden*, Arch. f. Augenheilk., XVII, 3, p. 275, 1887. *Clark*, Glasgow med. Journ., XXVIII, 4, p. 270, 1887. *Le Fort*, Bull. de l'Acad. de méd., séance du 13 nov. 1888. En comprenant l'observation inédite relatée page 88, nous arrivons à un ensemble de 115 cas publiés dans l'espace de quatre-vingt-trois ans (1806 à 1888).

schrift, n° 13, p. 197 et n° 14, p. 220), le premier, une série de cas marquants qu'il avait, lui, simple médecin praticien d'une petite ville (Merseboury), observés dans sa clientèle, avec un ensemble de symptômes auquel ceux qui l'ont suivi. n'ont eu que fort peu de chose à ajouter pour les compléter. C'est encore *de Basedow* qui, le premier, signale les yeux à fleur de tête, phénomène qui se produit par suite d'une hypertrophie du tissu graisseux de l'orbite, consécutive à une maladie du cœur, et des gros troncs vasculaires, manifestant dans plusieurs glandes, et des parties du tissu connectif. *De Basedow* rapportait alors cette affection trilogique à une dyscrasie. qui se caractériserait par des végétations glandulaires et un entassement humoral dans le tissu connectif, mais où l'affection cardiaque ne serait, comme dans la chlorose, qu'un symptôme secondaire.

Cette maladie qu'*Henoch* (*Casper's Wochenschrift*, n° 39, p. 609 et 40, p. 769) avait vainement cherché, en 1848, à s'approprier, fut alors couramment diagnostiquée en Allemagne et en Angleterre, tandis que Charcot est, en 1856, le premier clinicien qui attire, par sa communication à la Société de biologie (*Gaz. de Paris*, n°s 38 et 39 et *Archiv. gén.*, déc.), l'attention sur cette affection, qui devenait alors un sujet de prédilection des leçons de *Trousseau*, mettant une certaine affectation à vulgariser la maladie sous le nom de maladie de Graves et arrivant, par la discussion à l'Académie de médecine, à lui donner un retentissement particulier.

Depuis cette époque, c'est surtout par les travaux français que l'étude de la maladie de « Graves » a pris un essor marqué, que l'on s'est efforcé de la représenter non comme trilogie, mais comme se composant essentiellement de quatre groupes de symptômes : les *palpitations*, la *dilatation des artères*, le *gonflement thyroïdien* et l'*exophthalmie* (Jaccoud, *Gaz. méd.*, n° 20, 1888); mais, dans le restant du monde médical, la trilogie de Basedow et la dénomination comme *maladie de Basedow* persiste à avoir cours.

Symptomatologie. — On peut actuellement soutenir qu'un *goitre exophthalmique*, — et c'est là la meilleure désignation, — se caractérise, en dehors des deux symptômes que renferme sa désignation propre, encore par deux autres qui sont : 1° les palpitations du cœur et des gros troncs vasculaires du cou et 2° la dilatation vasculaire ; mais, tandis que la triade, palpitations, goitre et exophthalmie, se maintient dans la très grande majorité des cas, la dilatation vasculaire ne peut s'ajouter qu'à la longue. Les formes frustes (Trousseau) sont celles où l'un des symptômes de la triade fait défaut, qu'il n'y ait, par exemple, que palpitations et goitre, ou palpitations et exophthalmos, ou seulement goitre et exophthalmos ; mais l'absence de la dilatation vasculaire n'autorise pas à déclarer la forme fruste.

De la triade le symptôme le plus constant est celui qui, à peu d'exceptions près, signale le début de la maladie ; ce sont les *palpitations* du cœur et l'exagération notable des pulsations, qui ne sont que rarement comme nombre au-dessous de cent, mais peuvent dépasser deux cents et atteindre une fréquence telle qu'on ne peut plus les compter. En même temps, l'impulsion du cœur, le choc ont gagné sensiblement d'intensité, se répandant sur toute la surface thoracique et le choc s'entendant avec une intensité bien plus grande et parfois même à quelque distance (Graves, Bäumler). La régularité des palpitations varie aussi très notablement, soit spontanément sans cause appréciable, soit sous l'influence de la moindre émotion ou du plus petit effort.

Ces palpitations occasionnent une peine variable aux malades. Nous en rencontrons qui ne les mentionnent même pas, surtout si la maladie a pris une évolution très lente, tandis que, chez d'autres, elles constituent une source de tourment incessante. « Partout l'on sent son cœur battre » et la moindre émotion, ou le moindre effort, occasionne au malade une angoisse dont l'expression se dessine sur la figure. Cette disposition de sentir battre partout son cœur se rencontre surtout chez les personnes, chez lesquelles le choc du cœur a notablement gagné d'intensité, tandis que la seule augmentation du nombre des contractions cardiaques peut rester inaperçue.

Ce qui caractérise cet état, c'est l'absence de tout symptôme qui, à l'exploration attentive du cœur, laisse admettre la présence d'un vice cardiaque. Si, dans les cas les plus accusés, il se présente parfois un souffle systolique ou un léger bruissement, il est dû à l'insuffisance de la contraction du cœur chez des personnes anémiées, rendant la formation d'un ton difficile et ne l'ébauchant que comme souffle (Traube); mais, la maladie se guérissant et le malade reprenant des forces, on voit les tons reprendre leur caractère habituel, ainsi que toutes les autres fonctions du cœur devenues normales. Il en est de même d'une sorte de dilatation apparente du ventricule gauche qui s'observe exceptionnellement; le malade rétabli, le cœur reprend, après la disparition du souffle, ses dimensions normales. Constate-t-on, en réalité, la présence d'un vice cardiaque? Il a préexisté et ne doit nullement être envisagé comme occasionnel pour la maladie et consécutif à elle.

Les *palpitations remontent vers le cou* et, à mesure que les carotides se dilatent, les parties latérales du cou présentent des secousses rythmiques avec les contractions du cœur et donnent à la main superposée une vibration nettement perceptible, ainsi qu'à l'auscultation un bruit de souffle continu qui s'accentue par intermittence avec la systole cardiaque. Ces phénomènes peuvent s'étendre sur la région antérieure du cou, surtout au-devant de la glande thyroïdienne gonflée et dont les vaisseaux tortueux sont notablement dilatés, mais ne remontent pas vers la tête. Une exception serait, d'après M. Otto Becker, établie pour l'artère centrale de la rétine; mais, comme nous le verrons encore, cela nous paraît être dû à une erreur d'observation. Ordinairement les palpitations vasculaires et leur dilatation se concentrent de préférence vers le cou. Il est déjà très exceptionnel que les artères radiales et brachiales présentent une accentuation du choc ou une vibration; au contraire, la faiblesse de la contraction cardiaque se révèle par une petitesse remarquable du pouls radial. Il y a donc dilatation vasculaire avec abaissement de pression artérielle qui va, pour les capillaires, jusqu'à un état d'épuisement

(Jaccoud) de façon que le moindre frôlement de la peau marque sa trace.

Les veines du cou (jugulaires, thyroïdiennes) sont parfois assez dilatées et gonflées et peuvent quelquefois donner un souffle anémique: mais c'est la très grande exception, si aussi les veines présentent une pulsation (Friedreich) et que, à l'acmé de la maladie même, les veines du dos de la main montrent de la pulsation (Baümler).

Le second symptôme cardinal, et en général un symptôme constant, est le *gonflement de la glande thyroïdienne* qui constitue un goitre de dimensions moyennes et bien moindre comme volume que les goitres endémiques. Le gonflement est ordinairement uniformément répandu sur toute la glande; lorsqu'un côté se trouve favorisé, c'est ordinairement le droit (Trousseau, Féréol). Le palper de la glande montre, surtout au début, un tissu mollasse, mais qui peut devenir assez résistant, et la main placée sur la glande ressent un ébranlement par une sorte de susurrus. Quelquefois, l'inspection montre déjà un mouvement pulsatile manifeste, soulevant la glande, dont la peau, qui la recouvre, se trouve sillonnée de veines bleuâtres et gorgées de sang. Ces phénomènes de pulsation ne sont nullement constants; tout peut se borner, pendant le courant de la maladie, à un gonflement de la glande, de même qu'on peut rencontrer une sorte d'*intermittence*, la glande gonfle et se dégonfle à certaines périodes de la maladie et au moment de cet excès de turgescence devient pulsatile. Ordinairement ce gonflement concorde avec une exagération des fonctions cardiaques, et l'on veut l'avoir vu poussé à un tel degré que des symptômes alarmants réclament la trachéotomie (Trousseau, Roberts).

Le troisième symptôme de la triade est l'*exophthalmos*, qui est ordinairement *double* et se développe *à la fois* sur les deux yeux et à un *égal degré*, quoiqu'il n'est pas rare qu'un côté, et d'après nos observations le *côté droit*, soit ici privilégié comme période de début et de procidence. Il est tout à fait exceptionnel que, pendant toute la durée de l'affection, un seul œil (et encore ici de préférence le droit) soit le siège d'une protrusion. Celle-ci s'effectue presque toujours *directement en avant* dans le sens de l'axe orbitaire, mais peut très notablement varier comme degré, et ici il n'y a pas de rapport direct à établir avec les deux autres symptômes cardinaux. Tout se borne ici, même avec les palpitations les plus pénibles, à une légère projection des yeux, simulant les yeux fortement myopes et à fleur de tête, sur lesquels aisément un liséré sclérotical est mis à découvert, en écarquillant les paupières au-dessus et au-dessous du bord cornéen, tandis que l'on rencontre inversement des malades chez lesquels l'exophthalmie est portée à un tel degré que, même pendant le sommeil, la cornée reste en grande partie à découvert, et où l'on craint, au moindre soulèvement de la paupière supérieure, de voir se produire une luxation du globe oculaire. J'ai remarqué que, juste chez ces malades, les plaintes sur l'exagération de leurs fonctions cardiaques ne se faisaient guère entendre et que le goitre présentait des proportions modérées. Notons tout de suite ici que, lorsque la maladie a une issue mortelle, en général les yeux ne sont pas le siège d'une protrusion excessive et que ceux au contraire, chez lesquels l'exophthalmie est portée à un tel degré que des accidents du côté de la cornée se sont présentés, ne succombent que tout à fait exceptionnellement à leur mal.

Un signe, que les femmes atteintes de la maladie ne manquent guère de signaler, c'est que le degré de leur exophthalmie *varie* suivant les états émotifs auxquels elles ont été exposées et qu'en exerçant avec le plat de la main une pression quelque peu prolongée sur les globes oculaires, les yeux rentrent davantage dans leurs orbites, surtout si le mal n'a débuté que depuis peu de temps. On veut en auscultant la région oculaire, après avoir placé un coussinet à air, avoir entendu un bruit de souffle systolique dans les vaisseaux (Snellen), bruit resté introuvable pour la plupart des cliniciens.

Un caractère particulier des causes d'exophthalmie, qui nous occupe, c'est que la motilité de l'œil, dans les degrés faibles, ne souffre que fort peu (1) et se trouve, dans de fortes exophthalmies, moins réduite que pour un degré équivalent, occasionné par une tumeur. Seulement, en haut, la motilité paraît plus restreinte. Il est bien entendu que, dans les très hauts degrés d'exorbitisme, les mouvements de latéralité sont aussi notablement réduits et, ici, le resserrement des paupières contre le globe oculaire oppose déjà une certaine difficulté aux mouvements de latéralité, qu'instinctivement le malade évite à cause de la gêne qu'il éprouve, non comme diplopie, car la symétrie des projections des yeux l'empêche ordinairement, mais à cause de la sensation de pesanteur que ce frôlement lui occasionne. Que les paupières exercent dans les hauts degrés une compression sur les globes oculaires et entravent, par conséquent, jusqu'à un certain point les mouvements d'excursion des globes oculaires, ressort déjà du fait qu'en fermant, si cela est possible, les paupières distendues et sillonnées de veines, on voit le tissu graisseux de l'orbite jaillir sous forme de bourrelets dans la région tarso-orbitaire.

Ce qui frappe l'observateur, même lorsque l'exophthalmie n'est qu'ébauchée, c'est une sorte de *rétraction du releveur de la paupière supérieure* mettant à découvert la sclérotique au-dessus du bord supérieur de la cornée. Cette rétraction peut, à elle seule, *simuler* une exophthalmie qui ne s'est pas encore produite et en signale les débuts. On l'a rencontrée même lorsque la protrusion des yeux ne reste, pendant toute la durée de l'affection, que fort peu accusée, de même qu'elle n'est pas en relation directe avec le degré de la protrusion; très accusée avec un très faible degré de projection, cette rétraction peut, à elle seule, devenir préjudiciable pour l'intégrité de la cornée (de Graefe). Les injections de morphine faites au voisinage de l'œil font rétrograder momentanément cette rétraction.

Cette contraction du releveur de la paupière supérieure, nous l'avons, en 1863, très clairement aperçue chez une dame dont l'œil droit présentait un si singulier aspect que son mari, lui-même médecin, vint nous demander s'il ne s'agissait pas en effet d'un

(1) Voy. p. 703.

goitre exophthalmique au début. Cette dame était alors enceinte et se plaignait de quelques palpitations de cœur, sans offrir de gonflement dans la région thyroïdienne. Notre diagnostic s'arrêta à un simple spasme du releveur que nous attribuâmes aux troubles de la circulation causés par la grossesse, et cette opinion fut pleinement justifiée, après l'accouchement, par la disparition des accidents; on sait, du reste, que la grossesse exerce sur le goitre exophthalmique une heureuse influence (Basedow, Charcot, Trousseau).

A cette rétraction du releveur est aussi en grande partie dû l'étrange aspect que donne aux goitreux l'*écart démesuré de leurs paupières*, écart *permanent* en quelque sorte, car la fermeture rythmique et inconsciente, que nous exécutons un nombre variable de fois par seconde, ne s'opère ici que fort rarement. White Cooper avait déjà, en 1849 (*On protrusion of the eyes, in connexion with anaemia, palpitation and goitre, in Lancet*, p. 551, 1849), indiqué cet écart particulier des paupières, que Dalryample avait en premier signalé à son ami. Mais on n'y prêta une attention particulière qu'après que *de Graefe* (*Deutsche Klinik*, n° 16, et *Klin. Monatsbl.*, II, p. 183, 1864) eut de nouveau insisté sur ce symptôme que White Cooper avait parfaitement décrit et bien expliqué ; les yeux étant fortement projetés sont presque dénudés et privés de la protection de la paupière supérieure, qui est attirée de telle manière, en haut et en arrière, que *beaucoup* de la sclérotique devient visible, par suite de ce spasme constant et puissant du releveur de la paupière supérieure. Ces observateurs anglais ajoutent : « The expression given to the countenance by this protrusion of the globes and the unnaturally elevated lid, *is very peculiar, and the aspect is that of the wildest terror.* »

Cette expression d'anxiété et de terreur que donne, d'après leur judicieuse remarque, cet état à la physionomie du malade, est encore accrue par l'obstacle que cette rétraction palpébrale semble porter à la fonction du droit supérieur. Un signe que de Graefe a le premier signalé (*Berlin. Klin. Wochenschr.*, n° 91, 1867), c'est la *disjonction des mouvements de soulèvement de la paupière avec l'élévation de l'œil et d'écartement de la paupière inférieure avec l'abaissement du regard.* Cette suppression du consensus des mouvements palpébraux avec le déplacement du globe oculaire n'est nullement en rapport avec le degré de projection des yeux, qui peut n'être que peu accusé. C'est ainsi qu'on rencontre quelquefois ce signe comme seul symptôme oculaire dans la maladie de Basedow, ou qu'il se présente sur les deux yeux, lorsqu'un seul se trouve atteint d'exophthalmie.

Ce sont surtout ces phénomènes qui, plus que la protrusion elle-même, caractérisent l'aspect que présentent les personnes atteintes de la maladie qui nous occupe. Leur regard devient raide, immobile, simulant la terreur, la surprise ou la fureur, ainsi qu'une inquiétude constante, lorsque ces symptômes n'ont pas encore acquis un assez haut degré de développement, et cette expression d'inquiétude est encore notablement accrue par la rareté des battements des paupières et la façon incomplète, comment ces voiles membraneux recouvrent, en se fermant, le globe oculaire (symptôme signalé en premier lieu par Stellwag de Carion (*Wien. med. Jahrbüch.*, XVII, p. 25). L'aspect particulier des malades s'accroîtra encore si le brillant des yeux se trouve exagéré par un excès de larmes qui les recouvrent, ou par une humectation plus notable de la cornée par excès de transsudation des liquides intra-oculaires.

Un nouveau symptôme serait, d'après M. Otto Becker (*Wiener med. Wochenschr.*, n°s 24 et 25, 1873), les phénomènes pulsatiles des artères de la rétine. Je donne ici la traduction du passage que M. Sattler consacre à la description de ce symptôme, avouant que ni moi, ni le docteur Masselon, nous ne l'avons jamais pu constater, ayant pourtant quelque habitude à contrôler des minuties de détail dans l'image ophthalmoscopique et d'autant plus que l'attention a été une fois appelée sur un point particulier. Chez tous nos malades examinés avec le plus grand soin, il s'agissait d'un déplacement de reflet des vaisseaux simulant à s'y méprendre une pulsation, mais se tenant sous la dépendance des palpitations cardiaques et du frémissement que l'on ressent au globe oculaire avec chaque systole cardiaque. *Jamais* nous n'avons observé quelque chose d'analogue à ce que rapporte M. Sattler, qui dit :

« Jusqu'à l'année 1857, Becker n'avait trouvé dans six cas, qu'il avait examinés à cet égard, de morbus Basedowii, que deux fois des phénomènes pulsatiles (dans un de ces cas, on ne pouvait acquérir une opinion exacte, à cause des difficultés de l'examen), et, dans une compulsion plus récente des six dernières années (*Klin. Monatsbl.*, p. 11, 1880), le pouls de la rétine ne manquait qu'une fois sur huit cas (dont un concernait un homme de quarante et un ans). Les artères, et d'une manière moins frappante aussi les veines, paraissaient plus larges que d'ordinaire, et les premières présentaient en différents endroits un calibre différent. *Les phénomènes pulsatiles sont, dans certains cas, très marquants et se concentrent souvent non seulement sur la région de la papille, mais s'étendent plus ou moins loin dans la rétine. Tandis que le changement rythmique dans le calibre des vaisseaux est en général peu prononcé* (1), *des locomotions latérales et des incurvations en forme d'S ressortent d'une manière très distincte.* Dans un cas (chez une femme de quarante ans), on pouvait, avec le pouls artériel aussi, percevoir aux deux veines, jusque dans la rétine, des oscillations dans leur calibre. *Une hypérémie du fond de l'œil ne peut être constatée.* »

« Dans un cas d'exophthalmos unilatéral, les phénomènes pulsatiles ne se voient aussi que sur un œil. Comme on devait s'y attendre d'avance, Becker n'a pu constater le pouls rétinien dans les cas en voie régressive que tant que les palpitations cardiaques et les phénomènes vasculaires persistaient, et il ne l'a pas retrouvé lorsque l'action tumultueuse du cœur s'était calmée et le pouls revenu à l'état normal. Par contre, dans de pareils cas, les

(1) C'est justement le changement de calibre qui caractérise la pulsation et évidemment non le déplacement qui, d'après nos observations, n'est pas réel, mais illusoire. (de W.)

artères se trouvaient dans la région de la papille, enlacées de filets blanchâtres (1). »

Chose remarquable, c'est qu'à part Hutchinson (*Med. Times and Gazette*, p. 260, 1874), presque tous les auteurs signalent la découverte de Otto Becker, mais personne ne la confirme, même M. Sattler, qui, écrivant une monographie si précieuse de la maladie en question, ayant certainement examiné nombre de malades, se borne à cette courte remarque donnée en note : « Aussi, moi j'ai pu, dans trois cas, confirmer les observations de Becker »: lesquelles? le changement rythmique du calibre des artères, ou le déplacement des vaisseaux, qui n'a rien à faire avec le véritable pouls artériel ?

Nous avons toujours examiné avec le plus grand soin à l'ophthalmoscope les personnes atteintes de goitre exophthalmique, et ce qui nous a toujours frappé, c'est le peu d'altérations, même circulatoires, que présentent les yeux, et cela, lorsque l'exophthalmie était poussée à un très haut degré. Avec ce fait concorde aussi parfaitement l'*intégrité de fonction que tous les observateurs signalent* et qui serait vraiment peu compatible avec la présence d'un pouls artériel, qui ne se rencontre guère dans des yeux, à vision absolument normale.

Pour ce qui concerne les autres fonctions de l'œil, principalement l'état des mouvements pupillaires, il n'y a rien de constant à noter; en général, ces mouvements sont normaux, quoique quelques cliniciens notent un certain degré de dilatation qui se serait dissipée à mesure que la maladie rétrogradait (Friedreich), tandis qu'au contraire le resserrement pupillaire est mentionné pour d'autres cas (Russel, Bäumler); toutefois, de Graefe, qui a soumis ses malades à un examen si minutieux, dont un fort grand nombre se trouvait à sa disposition, ne veut avoir rien trouvé d'anormal de ce côté; il en est de même de mes observations. Conjointement avec cette intégrité de fonction, il faut noter celle de l'accommodation, à moins que la faiblesse du malade ne soit très accusée et que la réduction de ses forces musculaires n'agisse alors aussi sur son amplitude d'accommodation.

Parmi les *symptômes accessoires* et qui facilement font défaut dans le tableau clinique du goitre exophthalmique, il faut citer le *tremblement* surtout prononcé dans les membres supérieurs, et que Charcot regarde, lui, comme un symptôme constant. Ce tremblement se signale surtout par un mouvement oscillatoire des mains (Marie) et qui frappe par l'extrême régularité qu'il présente parfois.

Une *sensation de chaleur* des plus pénibles doit encore être citée parmi les symptômes accessoires, sensation qui ne paraît pas en relation avec l'accélération du pouls et l'intensité des palpitations. Cette sensation, subjective dans la majorité des cas, peut néanmoins aussi concorder avec une réelle élévation de la température (Friedreich, Eulenberg, Guttmann, Bull, Jaccoud); mais c'est là l'exception.

(1) Probablement de prolongements physiologiques de la lame criblée. (de W.)

Des symptômes de bien moindre importance consistent dans un *excès* ou un *défaut* d'humectation de l'œil. Il reste absolument dubitatif si, avec l'afflux plus notable de sang, il y a excès de sécrétion intra-oculaire des liquides qui expliquerait, comme nous l'avons mentionné plus haut, l'excès de brillant de la cornée, observé chez quelques malades; mais, ce qui n'est pas discutable, c'est qu'une anomalie dans le transport des larmes peut être la suite de la perturbation apportée à la motilité des paupières. Un *larmoiement* fort gênant est assez souvent indiqué par les malades dont l'exophthalmie se trouve relativement peu accusée. Il peut être attribué à trois causes, qui sont : un véritable excès de sécrétion par suite d'un afflux excessif du sang vers la glande lacrymale, à l'instar de ce qui a lieu pour le tissu rétro-bulbaire de l'orbite en général. En second lieu, la quantité de larmes sécrétées étant restée la même, la paresse dans le battement des paupières donne lieu, par suite d'une élimination insuffisante, à un larmoiement. En dernier lieu, un manque d'action du côté des fibres du facial peut occasionner cette même élimination insuffisante, ou même un arrêt complet dans l'évacuation des larmes, comme nous le décrirons plus loin comme larmoiement préataxique.

Au contraire, lorsque l'exophthalmie est arrivée à un très haut degré, les malades se plaignent ordinairement d'une sensation de sécheresse des yeux, qui leur est fort sensible, et l'inspection des yeux démontre, en réalité, un manque suffisant d'humectation des parties des globes oculaires exposées à l'air. Cette sécheresse de la muqueuse peut être occasionnée par une distension et une application trop forte du globe contre les canaux excréteurs des larmes, ou elle est simplement due à un battement insuffisant et à un abaissement incomplet de la paupière supérieure. Ces divers états anormaux d'humectation du globe oculaire peuvent devenir le point de départ d'états irritatifs de la conjonctive, dont la ténacité et la tendance à récidiver désolent les malades.

Un véritable danger peut résulter d'un manque d'humectation, surtout pour la *cornée*, d'autant plus qu'il contribue à *accentuer un défaut de sensibilité* qu'on constate déjà assez fréquemment dans les hauts degrés d'exophthalmie. C'est à ces causes qu'on doit attribuer les ulcérations destructives de la cornée, qu'on constate chez certains malades, ulcérations qui, en dépit de l'antisepsie la plus rigoureuse, deviennent infectées dès que la couche épithéliale a été éliminée. Au début, une infiltration indolente d'aspect laiteux occupe, dans une large étendue, l'espace de la cornée la moins protégée par les paupières, c'est-à-dire le tiers inférieur de cette membrane, qui persiste parfois un certain temps et donne l'espoir qu'on échappera à la perforation; mais, dès que la couche épithéliale s'est exfoliée, le processus ulcératif marche ordinairement avec une très grande rapidité, et l'on assiste impuissant, dans certains cas, à la destruction des deux cornées, comme nous avons été à même de l'observer. Je n'ai pas rencontré de cas où la cornée, passant par une phase de dessiccation, se recouvrait de véritables croûtes (Praël, de Graefe, Neumann), avant d'être prise d'une exfoliation destructive. Une panophthalmitis double peut encore terminer ce procès microbiotique et les moignons oculaires, recouverts d'une conjonctive bourgeonnante, faire saillie entre les paupières, comme de Basedow en a donné la description effrayante.

Heureusement, en suivant un traitement antiseptique actif, on voit, après la perforation surtout, le processus s'amender, et l'on arrive souvent encore à sauver les yeux, comme cela nous a été possible chez la femme d'un de nos confrères, ophthalmologiste lui-même, et sans avoir eu à déplorer la persistance de fortes opacités cornéennes, comme on les a signalées lorsqu'on n'avait pas recours à l'antisepsie et aux myotiques (de Graefe, Patchett). Il s'agit ici évidemment de formes infectieuses qui se produisent sur un œil incomplètement garanti et très difficile à garantir. La dissection d'un œil, qui avait passé par ce processus ulcératif et qui était devenu staphylomateux, a bien démontré que tout se passait du côté de la cornée; à part une perturbation dans la pression intra-oculaire, elle aussi, sous la dépendance de la perforation qui avait eu lieu, l'œil était absolument sain (*Nettleship Ophth. Hosp. Rep.*, VII, p. 563).

Heureusement, la tendance à des processus ulcératifs de la cornée n'est pas très prononcée chez les sujets atteints de goitre exophthalmique, et elle nous paraît ne se présenter que lorsque la projection de l'œil a été poussée à un très haut degré, de façon qu'au manque de protection de la cornée et d'une humectation suffisante, s'ajoute encore un véritable défaut d'innervation. Et même, avec tous ces inconvénients, certains malades échappent encore à cette complication redoutable, et cela, lorsque, pendant un temps fort long, les yeux n'ont pas pu être fermés pendant le sommeil. Ce qui est surprenant, c'est que les femmes se soustraient encore bien plus facilement au danger de complications cornéennes. Ce sont surtout les hommes qui y sont exposés, et sur quatorze suppurations de la cornée, quatre seulement se rapportent, dans les observations recueillies par de Graefe, à des femmes. Encore ici, les jeunes se tirent mieux d'affaire, car la plupart des malades avaient dépassé la quarantaine. Il est absolument insolite qu'une jeune fille de dix-huit ans montre, comme dans l'observation de Tatum (*Med. Times and Gaz.*, 23 janv. 1864), une complication cornéenne; de même, son apparition est très surprenante quand l'exophthalmie ne dépasse guère un maximum physiologique, comme on l'a parfois signalé (de Graefe, Laurence). Mais, ici, l'excès de larmoiement qu'on a noté (Bäumler) laisse supposer qu'il s'agissait d'une complication qui se rattachait moins directement au goitre exophthalmique que dans les cas ordinaires, c'est-à-dire ne s'approchait pas des kératites neuro-paralytiques.

Nous passons encore rapidement en revue quelques symptômes accessoires qu'on rencontre chez les personnes atteintes de maladie de Basedow et qui méritent mieux d'être décrits en détails ailleurs. La tache cérébrale de Trousseau (*Gaz. méd.*, p. 180, 1864) a déjà été mentionnée plus haut, c'est-à-dire que la moindre irritation de la peau, de la face et du cou surtout, fait apparaître une tache rouge. Cette asthénie du système vaso-moteur se révèle du reste aussi à la moindre émotion, à laquelle on expose les femmes atteintes de la maladie; elles rougissent dès qu'elles sont émotionnées et parfois la rougeur n'apparaît que par plaques, ou nettement limitée à la moitié de la figure. La même répartition irrégulière s'observe pour la température de la peau et la sécrétion des glandes sudoripares.

Chez les femmes surtout, le goitre exophthalmique se complique aisément de perturbation des fonctions génitales, avec chloro-anémie; de même, elles sont particulièrement exposées à des troubles psychiques, à des attaques d'hystérie, à la chorée. Mais, même sans aller si loin, une inégalité d'humeur, une versatilité extrême de disposition intellectuelle, sont l'apanage des femmes atteintes de maladie de Basedow; aussi, des troubles de l'intelligence persistants s'observent-ils à la suite et dans le courant de l'évolution du goitre exophthalmique.

Il faudra encore noter un groupe de symptômes qui s'associe fréquemment à cette maladie, ce sont en première ligne : la glycosurie, la polyurie et l'albuminurie, ainsi qu'un certain degré de ptyalisme. Il s'agit ici de troubles d'innervation plutôt que d'altérations organiques, comme le prouve l'intermittence dans ces phénomènes et la disparition de ces symptômes une fois le goître exophthalmique disparu.

La *marche de la maladie* est caractérisée par son irrégularité comme durée et comme persistance des divers symptômes. Ainsi, des rémissions marquées se présentent souvent, et il peut alors arriver qu'elles portent de préférence sur un symptôme. Pendant la recrudescence, alors, la triade des symptômes se trouve parfois complètement annulée, et il arrive que deux ou un seul des trois symptômes prédomine. Ces exacerbations sont, chez les femmes, incontestablement liées à la période menstruelle.

Un autre trait caractéristique de l'affection est qu'elle évolue d'une façon insidieuse. Après un prélude de symptômes dénotant une excitabilité nerveuse particulière, un des premiers tourments signalés par les malades sont les palpitations cardiaques, suivies promptement d'un excès d'élévation de la paupière supérieure et d'un écart anormal de la fente palpébrale. La protrusion véritable des yeux ne survient qu'après et finalement le goitre; au moins l'attention se porte-t-elle, en dernier lieu, sur le cou, dont le gonflement bien léger, au début, n'attire guère l'attention. Un faible degré de goitre peut donc, dans beaucoup de cas, avoir préexisté avant que les yeux aient fait saillie, mais il nous arrive assez souvent d'indiquer aux femmes la tuméfaction du cou qui leur avait échappé, tandis que l'exophthalmie était déjà assez prononcée.

Ce n'est que tout à fait exceptionnellement que l'évolution de la triade de symptômes s'opère avec beaucoup de brusquerie et cela a alors, en général, lieu sous l'influence de vives émotions; ainsi, M. Peter (*Gaz. hebdom.*, p. 180, 1864) cite l'observation d'une femme qui, ayant passé une nuit en larmes, que lui firent verser la perte de son père et qui avait été prise d'une épistaxis persistante pendant toute cette nuit, avec cessation des règles, présentait, le lendemain, tous les signes bien évolués du goitre exophthalmique. C'est après la cessation brusque des règles, suite d'émotion, après des excès génésiques, des danses forcenées pendant toute une nuit, etc., qu'on a parfois vu la maladie éclater avec beaucoup de brusquerie et prendre alors souvent une fort mauvaise tournure.

Cette apparition brusque de l'ensemble des symptômes, aussi bien que d'un seul, suivi alors d'une façon traînante des autres, constitue la très grande exception. à part toutefois des palpitations que les malades disent souvent avoir éprouvées, bien avant que quelque chose d'anormal se soit passé du côté de leurs yeux ou de leur cou. Tout à fait exceptionnel est le cas de M. Féréol (*Un. méd.*, nº 158, 1874) où, chez une femme de quarante et un ans, les palpitations ne surviennent que neuf mois après l'apparition du goitre et de l'exophthalmie, ou même qu'après trois ou quatre ans comme cela a été relaté (Yeo). Ce qui est infiniment plus rare encore, c'est que les palpitations aient fait absolument défaut pendant toute la durée de la maladie.

On veut même avoir observé des cas de goitre exophthalmique, sans exophthalmie, ce qui rendrait la dénomination bien défectueuse; mais on se demande si réellement ici les observations ont été prises un temps suffisamment long pour être complètes, car, exceptionnellement aussi, la production de l'exophthalmos peut traîner et l'on ne possède guère de relations de cas où la guérison aurait été constatée sans phénomènes oculaires, au moins sans le signe de la paupière supérieure de de Graefe et celui de Stellwag (*Wien. med. Jahrb.*, XVII, p. 25, 1869), c'est-à-dire la conservation des mouvements de convergence, avec abolition des mouvements associés de latéralité.

Ce que nous avons constaté chez les nombreux malades que nous avons eu occasion d'observer, c'est que le goitre peut faire défaut pendant très longtemps, ou au moins rester à un degré minime de développement, tandis que, si l'on n'avait pas non plus, chez certains malades, occasion de constater un degré aisément appréciable d'exophthalmie, toujours l'on trouverait une rétraction du releveur en désharmonie avec l'élévation de la paupière et celui du regard et l'immobilité de ces voiles membraneux plus ou moins accentuée. Il n'était pour cela nullement nécessaire que les symptômes oculaires soient bilatéraux, et le plus souvent, au début, ils étaient plus prononcés ou exclusivement marqués du côté droit.

La maladie rétrograde ordinairement de la même façon dont elle a débuté et cette régression se fait aussi avec beaucoup de lenteur en général. Une brusque disparition n'a été notée exceptionnellement que pour certains cas où l'apparition des trois symptômes cardinaux s'est effectuée en quelque sorte instantanément, et aussi dans les cas où la gravidité a été une des causes occasionnelles. De même Charcot (*Arch. génér.*, p. 521 et 682, 1869) a signalé l'influence heureuse que la grossesse peut avoir sur la guérison, observation que de Basedow avait du reste déjà faite.

Il ne reste pas moins vrai que, abstraction faite des cas légers où le mal n'a été en quelque sorte qu'ébauché, la mortalité des cas graves est encore assez considérable; elle est évaluée par de Graefe à 12, par Charcot (40 observations) à 10 pour 100. De Dusch (*Lehrbuch der Herzkrankheiten*, Leipzig, p. 349, 1869) signale aussi 7 décès sur 56 cas, c'est-à-dire 12,5 pour 100 (Sattler). Le goitre exophthalmique paraît indubitablement revêtir une gravité plus grande lorsqu'il se présente chez les hommes que chez les femmes et, indifféremment du sexe, lorsqu'il se présente à un âge plus avancé.

La mort résulte ordinairement d'un épuisement général avec développement de vices cardiaques, de phénomènes hydropiques et d'altérations vasculaires, avec attaques apoplectiformes du côté des méninges, des poumons, ou du tractus intestinal. On a aussi vu succomber les personnes à la suite du développement de l'hydropisie, par la gangrène des extrémités, de vastes érysipèles, etc.

Pour ce qui concerne l'*étiologie* de cette maladie si bizarre, ce sont surtout les *femmes* qui sont exposées à la contracter; il y a, sur une série de 57 cas, 46 femmes et seulement 11 hommes (de Dusch); mais d'autres statistiques ne donneraient qu'une proportion bien moindre que celle de 4 et 3 à 1, elle ne serait que 1 à 7 et même 1 à 12. En général, les femmes sont atteintes, à partir du moment de la puberté, jusqu'à l'âge critique, tandis que, chez les hommes, il est plus fréquent de ne voir éclater cette affection qu'après la trentaine, quoiqu'on a vu aussi des garçons de huit ans (Gagnon), de quatorze ans (Trousseau) et de quinze à dix-sept ans (Pepper) être pris de la maladie, de même qu'elle a été observée chez une fillette de sept ans (Solbrig), ainsi qu'on a vu être atteintes des personnes ayant dépassé la soixantaine (Trousseau, Zehender, etc.).

Un état anémique (chlorotique chez les femmes) précède l'évolution de la maladie, anémie qui est en général ordinairement la suite de maladies débilitantes, comme en particulier le rhumatisme articulaire, des pertes abondantes, des diarrhées persistantes, l'allaitement prolongé, des pertes blanches prolongées et, *avant tout, une nutrition défectueuse sous l'influence d'émotions prolongées*. C'est pour cette raison que la désignation de Féréol d'ataxie cardio-vasculaire se trouve justifié, mais non par la terminaison la plus fréquente de cette étrange affection.

Quoique l'on signale chez les femmes la cessation complète ou l'irrégularité dans le flux menstruel comme une des causes originaires de la maladie, on ne sait pas jusqu'à quel point des perturbations dans les fonctions génitales sont aptes à engendrer le goitre exophthalmique, perturbations sur lesquelles appuie particulièrement le professeur Foerster (Graefe-Saemisch, VII, p. 96). En tout cas, on note comme nous l'avons fait observer plus haut, que des excès vénériens ont brusquement fait éclater le mal. Ici, l'on tient évidemment encore trop compte du *post hoc ergo propter hoc*, car la maladie de Basedow a atteint des personnes en pleine santé, où toutes les fonctions, en particulier chez les femmes le flux menstruel, étaient aussi régulières que possible; mais indubitablement chez elles, dans la très grande majorité des cas, une très vive émotion intervenait, émotion qui blessait en particulier l'amour-propre de l'individu (comme des chagrins d'amour, des atteintes portées à la considération du sujet, des pertes de position et de fortune, etc.). Une émotion très prolongée, l'anxiété, des soucis d'existence, le chagrin éprouvé par la perte de proches doivent encore ici être mentionnés, de même que chez les femmes une frayeur subite. Il a été déjà question plus haut, en énumérant les symptômes accessoires, des troubles psychiques si fréquents chez les personnes atteintes de goitre exophthalmique; on ne sera donc pas non plus surpris que la prédisposition héréditaire ait été signalée par un très grand nombre d'auteurs.

Les cas sont rares où l'on a noté, mais avec une insistance particulière, qu'un violent refroidissement a été le point de départ de la maladie, et il est à remarquer que des traumatismes ont pu occasionner l'affection surtout lorsqu'ils ont porté sur la tête (de Graefe, Begbie).

L'*anatomie pathologique* a pu jusqu'à un certain degré être étudiée, pour une affection où la mortalité est encore si considérable, et c'est dans les derniers temps surtout qu'on en a recherché l'origine dans le grand sympathique, sous l'influence duquel on a placé l'évolution des symptômes fondamentaux, quoique quelques-uns qui sont accessoires, le tremblement des extrémités, des phénomènes convulsifs partiels et des symptômes paralytiques, ne sont évidemment pas sous la dépendance du grand sympathique. L'exploration attentive de ce nerf et de ses ganglions n'a pas donné une explication bien claire et satisfaisante, car, tandis que dans une série de cas on a été évidemment à même de trouver des altérations, des autopsies pratiquées par des autorités comme Ranvier (*Gaz. hebdom.*, n° 49, p. 779, 1867), de Recklingshausen (*Deutsche Klinik*, n° 29, p. 286, 1863), Eberth (*Würzburg. med. Wochenschr.*, VII, p. 70, 1866) n'ont fourni à l'examen histologique le plus attentif, aucune altération.

Parmi les altérations morbides qu'a révélées l'étude minutieuse du grand sympathique, on a signalé dans un cas aigu chez une femme de soixante ans qui, après sept ans, a succombé, un épaississement et une rougeur inusités, principalement pour le grand sympathique droit et les ganglions inférieurs (Peter et Lancereaux). L'examen histologique démontrait une pullulation du tissu connectif, avec raréfaction des cellules ganglionnaires parsemées de nombreuses gouttelettes de graisse. Cette altération ne s'observait que dans les ganglions inférieurs, tandis que les moyens et supérieurs, du cou, ainsi que le plexus cardiaque, étaient normaux. Cette même altération avancée à son plus haut degré et avec une localisation semblable, a été rencontrée aussi par d'autres cliniciens, tandis que Reverdin (*Med. Times and Gaz.*, p. 521, 1865) a signalé, à part l'agrandissement des ganglions inférieurs, aussi celle des ganglions moyens. La masse grumeleuse dont les ganglions se trouvaient comme farcis, leur avait ici donné l'aspect de glandes lymphatiques à la première période de dégénérescence tuberculeuse. Le cordon du sympathique même, ainsi que quelques branches de l'artère thyroïdienne supérieure et inférieure, se trouvaient épaissis; toutes ces altérations étaient plus prononcées du côté gauche ; aussi ce malade, jeune homme de vingt-quatre ans, mort dans le service de Reith, n'avait pendant des années présenté qu'une protrusion exclusive de l'œil gauche, le droit n'avait été atteint que peu avant la mort. Ce n'est pas seulement une dégénérescence ascendante des ganglions du grand sympathique qu'on rencontre, mais on peut, comme dans l'observation de Virchow (*Krankhafte Geschwülste*, III, p. 81, 1867), trouver un épaississement, avec pullulation du tissu connectif, à la fois dans les ganglions supérieurs et inférieurs, ou une intégrité parfaite des ganglions supérieurs et moyens et une disparition presque complète du ganglion inférieur par atrophie (Shingleton Smith, *Med. Times and Gaz.*, 5 juin 1878).

Les autres lésions rencontrées dans les nerfs périphériques, la moelle et le cerveau ainsi que ses enveloppes, sont si peu importantes et constantes, peuvent si facilement s'expliquer par des altérations qu'a subies l'intelligence du sujet, que nous les passons sous silence. Comme l'observe fort judicieusement M. Jaccoud (*loc. cit.*, p. 233), « il s'agit d'une maladie à tendance marasmatique et l'accélération des battements du cœur est telle que la rapidité de l'irrigation capillaire entrave les opérations intimes de la nutrition des tissus, et cela doit évidemment se présenter dans ceux d'une délicatesse de structure aussi grande que la substance grise du cerveau ». C'est sous cette dépendance qu'on a aussi rencontré les altérations de la moelle (oblitération du canal central observée par Geigel). On peut aussi se rendre compte de la participation de phénomènes cérébraux et ataxiques qui s'adjoignent à ceux qui se rapportent primitivement à des troubles d'innervation du grand sympathique exclusivement.

Bien entendu que, chez les malades qui succombent à la suite de vomissements et de diarrhées prolongées avec ictère, on trouvera des désordres anatomiques en rapport avec les symptômes que les malades ont présentés pendant la vie.

Les troubles, dus à une anomalie d'innervation du grand sympathique, concernent tout d'abord les fonctions du *cœur* qu'on trouve fréquemment dilaté, sans que cette dilatation soit due à un épaississement des parois cardiaques; au contraire elles paraissent flasques et quoiqu'il n'existe pas d'insuffisance valvulaire, celle-ci peut être relative pendant le fonctionnement de cet organe distendu. On a, bien entendu, signalé la présence de vices cardiaques, de l'endo- et myocardite, ainsi que de la dégénérescence graisseuse et de l'athérome aortique, mais tous ces signes ne sont pas pathognomoniques. Rien de surprenant non plus que l'on ait constaté, avec un excès de dilatation du cœur, celle des gros troncs artériels et des veines jugulaires internes.

C'est cet élargissement des vaisseaux et principalement des veines qui fait croire à une augmentation en nombre de leurs fines branches et qui constitue aussi presque l'exclusive altération qu'on rencontre dans la *glande thyroïdienne*, autant à sa surface que dans l'intérieur même de la glande. La dilatation est, dans certains cas, poussée au point de donner lieu à des élargissements sacciformes, ou en petits anévrysmes (Neumann). Comme le tissu glandulaire est, dans la plupart des cas, normal ou simplement atteint d'une hypertrophie modérée, il n'y a rien d'étonnant qu'après la mort le volume de la glande ait considérablement diminué et qu'on puisse le trouver à l'aspect macroscopique, normal. Ce n'est que, lorsque le goitre a persisté longtemps et a atteint un assez haut degré de développement, que le tissu connectif hyperplasié se rétracte, devient dur et donne lieu à la formation d'un goitre résistant, criant sous le couteau qui le sectionne. Bien plus fréquent que cet endurcissement est un état de la glande qui ne diffère guère de l'état normal, n'était-ce la dilatation vasculaire, en grande partie effacée sur le cadavre.

C'est aussi essentiellement la dilatation vasculaire qui est le facteur principal, sinon exclusif, des altérations qu'on rencontre dans l'*orbite*. Un auteur après l'autre cite l'hypertrophie des tissus graisseux de l'orbite comme se rencontrant dans la plupart des cas; mais n'est-on pas en contradiction avec soi-même, si l'on avoue en même temps qu'après la mort les yeux étaient complètement rentrés, ou que l'exophthalmie avait très notablement diminué, tandis qu'au moment de l'agonie les yeux sortaient de la tête? Du reste, dans un certain nombre d'autopsies, on nie formellement toute hypertrophie du tissu graisseux de l'orbite (Praël, Hirsch, Paul, Gmünd, etc.), et ceux qui la constatent et parlent d'une infiltration séreuse de ce tissu ont-ils bien tenu compte des variations physiologiques que présente ce tissu de remplissage comme quantité et qualité? Du reste, une véritable hypertrophie du tissu graisseux rétro-bulbaire serait absolument incompatible avec les fluctuations notables que tous les auteurs signalent dans le degré de l'exophthalmie, fluctuations qui peuvent se produire très rapidement et ne s'expliquent que par la simple turgescence des vaisseaux dilatés, et à la rigueur par une transsudation séreuse plus ou moins éphémère, mais jamais par une hyperplasie du tissu orbitaire même.

Comment, de ces maigres données que nous fournit l'anatomie pathologique, établir la *pathogénie* du goitre exophthalmique?

Bien entendu, il n'est plus question de la rapporter simplement à un état anémique ou chlorotique, ou à la compression de la glande thyroïdienne, mais il faut la rechercher dans le système nerveux même et c'est tout naturellement le *grand sympathique* qui doit attirer l'attention. C'est un élève de Romberg, Koeben, qui le premier a rompu, en 1855, dans sa thèse inaugurale (*De exophthalmo ac struma cum cordis affectione*, Berolini, in-8°), avec les anciennes interprétations d'anémie et a attiré l'attention sur le grand sympathique cervical, mais tout en admettant encore la compression de ce nerf par la glande thyroïdienne, ce que Charcot pouvait, une année après, aisément nier, tout en se rattachant lui aussi à reconnaître le rôle prépondérant qui revenait dans cette maladie au nerf sympathique. Plus tard Aran (*Gaz. méd.*, n° 49, 1860), lors de la discussion à l'Académie de médecine, émit le premier l'idée de l'évolution de l'exophthalmie par irritation du grand sympathique, en se basant ici sur les expériences de Claude Bernard, produisant, d'après Trousseau, une érection pathologique du tissu orbitaire et de la glande thyroïdienne. A partir des travaux d'Aran, l'idée qu'il s'agit en réalité d'une affection du grand sympathique a été plus ou moins généralement admise, mais ce sont surtout les travaux d'Eulenberg et Guttmann (*Die Pathologie des Sympathicus*, Berlin, in-8°, 1873) qui ont contribué à accréditer encore davantage l'idée que seul le grand sympathique intervenait dans la production du goitre exophthalmique.

C'est essentiellement comme phénomène de paralysie des nerfs vaso-moteurs et réduction du tonus vasculaire que la dilatation des vaisseaux, principalement des carotides, des branches thyroïdienne et intra-orbitaires, se manifesterait. C'est la tendance particulière à rougir, des sensations locales de chaleur, les transpirations locales, qui plaideraient aussi pour une paralysie du grand sympathique. Il en serait de même du pouls artériel de la rétine, que Becker veut avoir découvert, et qui ne serait qu'un phénomène paralytique des parois vasculaires, et ce phénomène paraît à M. Sattler d'autant plus important qu'il s'agit ici d'artères dépendant du réseau circulatoire de la carotide interne et « que l'on aurait ainsi, aussi pour cette dernière, ou au moins pour une partie de ses branches, constaté avec sûreté (*sic*) l'existence d'une paralysie vaso-motrice dans la maladie de Basedow ».

Mais comment expliquer le signe premier et cardinal de la maladie, les palpitations cardiaques et l'exagération prodigieuse du pouls qu'il faut évidemment rapporter à une irritation permanente des nerfs excito-moteurs du cœur? Ces nerfs qu'on peut déjà démontrer et isoler dans la moelle allongée pénètrent dans le tronc terminal du sympathique par une série de branches qui communiquent les unes avec les autres et quittent ce tronc en donnant des branches qui, en passant par le ganglion stellatum, le ganglion cervical inférieur et l'anse Vieusenii, se rendent au plexus cardiaque. Il peut donc ici être admis une irritation centrale, aussi bien que périphérique (Sattler). De même qu'on peut admettre qu'il ne s'agit pas d'une irritation, mais bien d'un défaut du côté du modérateur des mouvements cardiaques, d'un affaissement du tonus du centre du nerf vague, d'une paralysie ou semi-paralysie du nerf vague.

Tout à fait en dehors de ces deux explications, excitation centrale ou périphérique du grand sympathique et paralysie du nerf vague, Friedreich a admis une paralysie du sympathique cervical, des nerfs vaso-moteurs qui en dérivent, tandis que Nicati laisse cette même paralysie du sympathique déterminer une hypérémie de la moelle allongée qui, elle, serait la cause d'une paralysie du centre du nerf vague.

On voit par là qu'on est assez embarrassé pour ce qui concerne la localisation du point de départ du trouble nerveux, ce qui a engagé M. Jaccoud à admettre que les palpitations s'expliqueront simplement par la dilatation vasculaire et la diminution de la tension artérielle. Si déjà l'explication nette et précise de la façon comment se développe le symptôme primordial de la maladie est enveloppée de mystère, nous ne serons pas beaucoup plus avancés dans l'interprétation des phénomènes accessoires, comme, par exemple, la rétraction de la paupière supérieure, qu'il faudrait rapporter à un spasme tonique des fibres de Müller, sous l'influence de l'irritation permanente des fibres du grand sympathique, ce qui ne paraît pourtant pas devoir être accepté d'emblée. C'est précisément notre rôle d'ophthalmologiste de scruter jusqu'à quel point les symptômes oculaires appuient ou réfutent telle ou telle théorie.

Est-il acceptable, même en admettant l'irritation des fibres du sympathique qui se rendent aux fibres musculaires lisses de Müller, qu'une pareille rétraction puisse s'opérer sous l'influence d'une irritation continue et non interrompue pendant des années, sans intervalle de repos? Pareille continuité s'observe-t-elle ailleurs pour un état irritatif? Car ni ici, ni pour l'extrême fréquence du pouls, on ne trouve un moment d'épuisement de cette prétendue irritation, de façon qu'il y ait ptosis ou que le pouls descende pendant quelque temps au-dessous de la normale.

Cette persistance des symptômes, la coïncidence si constante du goitre et de l'exophthalmie, qu'on ne peut pas expliquer par une paralysie des fibres vaso-moteurs qui courent dans la partie cervicale du sympathique (car la section du sympathique n'a jamais entraîné pareils symptômes), forcent, comme l'indique Sattler (*loc. cit.*, p. 993), à admettre une lésion dans un endroit tout à fait circonscrit des centres vaso-moteurs, endroit d'où partent les nerfs vaso-moteurs de la glande et ceux des vaisseaux orbitaires. La proximité de ces endroits explique la constance du goitre et de l'exophthalmos, comme cela peut se rencontrer dans la moelle allongée où l'irritation d'un point peut entraîner la contraction vasculaire, et par suite leur paralysie dans une région tout à fait circonscrite, n'influençant en rien les parties du voisinage.

Aussi M. Sattler est-il, avec raison, porté à admettre que l'accélération et l'augmentation comme intensité de l'action cardiaque sont dues à une lésion circonscrite du centre du vagus, lésion qui entraverait son action modératrice des mouvements du cœur, ou l'abolirait même complètement. De même, Sattler rapporte le signe de Graefe (rétraction de la paupière supérieure avec écart inusité des fentes palpébrales) et celui de Stellwag de Carion (cessation des mouvements de latéralité associés des muscles, avec conservation des mouvements de convergence) à une lésion des centres de coordination, et cette lésion concernerait le centre si important des mouvements réflexes, qui préside aux mouvements réflexes, partant de la rétine et des nerfs sensitifs de la conjonctive et de la cornée à l'appareil moteur des paupières. M. Sattler pense que les phénomènes principaux qui se rencontrent avec une telle constance dans l'image si variée du *morbus Basedowii*, phénomènes qui en partie se manifestent dans des organes si éloignés, d'une manière si unie, peuvent s'expliquer *en admettant une lésion de certains centres*, qui conduit à l'abaissement ou à l'abolition fonctionnelle de ces centres, et, pour s'exprimer avec plus de précision, il s'agit *d'une lésion qui atteint dans le centre du vagus le tonus régulateur du mouvement du cœur, là où les voies de conduction ne sont pas encore mélangées et émanent de ce centre*, en outre, *la lésion frappe les centres vaso-moteurs pour certaines régions du corps, spécialement celles du cou et de la tête, enfin les centres pour certains mouvements de coordination et d'action réflexe*. Nous avons déjà indiqué plus haut qu'on doit se représenter ces centres comme très rapprochés comme emplacement et nous pouvons ajouter que les lésions supposées ne doivent probablement, pour la généralité des cas, pas être très graves en agissant par intervalles d'une façon plus ou moins intense et étant sujettes à s'amender complètement. Des nombreuses théories émises, celle-ci flatte évidemment le plus ; reste à trouver ces centres et à la confirmer par des expériences physiologiques (1).

Le *pronostic* est toujours embarrassant lorsqu'il s'agit d'une affection dont nous connaissons encore si peu exactement le siège, et où nous sommes encore si peu aptes à attaquer le mal dans sa racine même. En général, il n'est pas favorable et cela d'autant moins que les symptômes cardiaques sont davantage accusés. Ce sont ces symptômes qu'on amende le moins facilement, et la guérison dépend pourtant exclusivement de la disparition des phénomènes cardiaques. Il nous est difficile d'établir le chiffre pour cent de guérisons complètes, attendu que la très longue durée de l'affection est une raison pour que les malades, qui n'obtiennent très souvent que peu de soulagement, se soustraient à l'observation. D'après les chiffres de de Graefe et de de Dusch, il y aurait 20 pour 100 de guérisons et 46 pour 100 d'amendements notables, en n'excluant pas les récidives ; tandis que, dans 19 pour 100, la mort survient, et le reste des cas ne présenterait pas d'amélioration. C'est juste cette tendance aux rechutes qui ne permet pas d'établir une statistique précise et cela, d'autant plus, que les rechutes peu-

(1) Ces expériences viennent d'être tentées. Ainsi M. Filehne (*Sitzungsb. des phys.-med. Gesellsch. zu Erlangen*, 14 juillet 1888) fait, pour appuyer sa théorie émise il y a dix ans, que les symptômes du goitre exophthalmique sont d'ordre paralytique, l'expérience suivante : il sectionne avec un bistouri chez le lapin, ou il brûle avec le fil galvanique, un point situé dans le quart antérieur du corps restiforme et réussit à produire l'accélération des contractions cardiaques ainsi que l'exophthalmie, quelquefois même la triade complète. A semblable résultat est arrivé M. Durdufi (de Moscou) (voy. *Deutsche med. Wochenschr.*, p. 448, 1887), qui, lui, sectionne avec un fin bistouri transversalement la moelle allongée au niveau du bord inférieur du tubercule acoustique (tubercule de Wentzel), dans une étendue de 2 millimètres et dans une profondeur de 1 à 1mm,5. Cet expérimentateur obtient par une section bilatérale l'accélération du pouls, l'élargissement de la fente palpébrale et une légère proéminence des yeux, avec faible dilatation pupillaire. Le goitre ne se développait pas sur ces anneaux, qui commençaient à languir au bout de deux semaines et succombaient trois à quatre semaines après leur mutilation. Le retentissement est le même en cas de section unilatérale, mais les modifications oculaires restent limitées au côté sectionné.

vent se présenter à de si grands intervalles qu'on a déjà classé les malades comme guéris ou comme amendés.

Le pronostic se guidera donc surtout sur la manière dont le patient *supporte* son goitre exophthalmique et du contingent de forces dont il disposait au début de l'affection. Le patient reste-t-il vigoureux, quoique les symptômes cardinaux évoluent assez rapidement et prennent de l'intensité, le pronostic peut être posé comme favorable; mais si, à mesure que les palpitations s'accentuent, le malade maigrit, ou ses forces vont-elles en diminuant, une tournure fâcheuse du mal est à redouter, quoiqu'elle ne soit pas obligatoire. Indubitablement le pronostic est moins favorable chez les hommes que chez les femmes et chez les personnes âgées que chez les jeunes sujets.

De ce qui précède la *thérapeutique* doit déjà tirer un enseignement précieux, car, si la maladie évolue d'autant plus promptement et disparaît que le sujet est vigoureux, jeune et n'est pas exténué comme forces par le mal en question, on doit éviter tout ce qui peut l'affaiblir et faire tout pour le fortifier. Les fortifiants, le fer, l'arsenic, les préparations de quinquina ne se trouvent donc actuellement (depuis qu'on a connu l'affection) pas encore démodés; quoique Trousseau a principalement fait campagne contre le fer et que de Graefe a aussi insisté sur ce que les hommes surtout supportent assez mal les préparations ferrugineuses. Nous prescrivons habituellement le lactate de fer et n'en avons pas observé un effet nuisible comme accélération du pouls et accentuation des palpitations. Jaccoud soutient la même chose pour l'iodure de fer.

Les préparations de quinine sont surtout indiquées chez les personnes dont la digestion est défectueuse et qui se trouvent déjà dans un état de faiblesse alarmante, et alors on a vu, par l'emploi de la quinine à la dose de 50 centigrammes à 1 gramme par jour, des cas très graves s'amender (Friedreich).

Le moyen souverain reste l'hydrothérapie comme cure fortifiante, et ce sont surtout Aran, Gros, Tessier et Trousseau qui, dès que l'affection a été connue, par suite de la discussion à l'Académie de médecine, ont, avec raison, mis ce traitement en honneur. Cette cure sera commencée par un emmaillotement humide de courte durée (cinq, dix, au maximum quinze minutes) suivi d'un massage avec un drap mouillé tiède. Plus tard, après l'emmaillotement, c'est à une friction avec le drap froid qu'on aura recours et même pourrait-on arriver, après un certain temps, à l'emmaillotement sec et à l'aspersion du drap (qui sert au massage consécutif) avec de l'eau à la température de 6 à 8 degrés, pour terminer ce mode d'emploi de l'hydrothérapie. On s'abstiendra de douches ainsi que de l'immersion dans la piscine, car les personnes nerveuses et irritables, comme le sont presque toutes celles atteintes de goitre exophthalmique, ne supportent ni douches, ni bains froids qui accentuent notablement les palpitations.

On est malheureusement encore, et surtout en France, porté à ne pas croire à une cure hydrothérapique exécutable sans l'usage de douches et de piscines, tandis que les plus brillantes cures s'exécutent sans qu'on ait jamais recours ni aux douches ni à la piscine, et je m'étonne qu'un homme aussi expérimenté que Beni-Barde (*Gaz. des Hôp.*, 52, 55, 57, 1874) puisse les conseiller exclusivement pour le traitement du goitre exophthalmique. Au plus, les malades supportent-ils la douche prolongée en pluie qu'on a aussi vantée (Siffermann, *Gaz. méd. de Strasbourg*, 1874). Ce que nous engageons vivement, c'est de ne pas débuter avec des douches froides, de quelque genre qu'elles soient, pour ne pas rebuter les malades et les priver d'une des meilleures ressources thérapeutiques.

On a aussi beaucoup vanté (Aran) l'emploi prolongé de sacs de glace sur la région du cœur, sur le goitre, ainsi que sur la nuque, et cela surtout lorsqu'il s'agissait de combattre des poussées violentes de la maladie, comme palpitations, augmentation du goitre et saillie oculaire. Nous préférons à pareille application qui, lorsqu'elle est longtemps prolongée, devient insupportable aux malades, la ceinture de Prisnitz appliquée autour de la région thoracique, ou autour du cou. On a essayé aussi, dans des cas où le goitre montrait une tendance à devenir suffocant, des douches locales en pluie très froide et continuée pendant un certain temps. Tandis que nous pensons que l'emploi direct de la glace sur la région cervicale ou cardiaque cause aux malades irritables un ennui tel, qu'ils s'en débarrassent ordinairement le plus promptement possible, les emmaillotements partiels sont ordinairement très bien supportés.

De même on a dirigé son traitement directement contre les symptômes cardinaux et prescrit ainsi principalement la *digitale* et l'*iode*. C'est encore Trousseau qui a particulièrement prôné le premier ces médicaments qu'il prescrivait à de hautes doses et n'en diminuait l'emploi que lorsque la fréquence du pouls était devenue à peu près normale. Néanmoins, depuis Trousseau, on ne s'est plus servi de doses massives et on continue à vanter l'emploi prolongé de petites doses, qui ont alors souvent un effet palliatif marqué, tandis que, dans d'autres cas, toute action du médicament fait défaut et l'on est forcé de renoncer à son emploi, à cause de son intolérance et parce qu'il n'amène même pas de soulagement pendant de fortes poussées du mal.

Pour ce qui concerne l'emploi des préparations iodées à l'extérieur et à l'intérieur, leur usage a été surtout conseillé dans les cas où le goitre paraissait être un des symptômes prédominants, mais l'emploi n'en était pas toujours très heureux, car, en affaiblissant les malades avec des doses élevées d'iodure de potassium, on a observé un amaigrissement rapide et une déperdition notable des forces, sans avoir modifié en rien le volume du goitre, ni l'action immodérée du cœur. Qu'exceptionnellement l'usage de la teinture d'iode (de quinze à vingt gouttes par jour) ait donné à Trousseau chez une jeune malade, une amélioration notable, que le pouls de 150 soit descendu à 90, amélioration du reste absolument éphémère, cela n'empêche pas qu'on soit aussi réservé que possible à prescrire des préparations iodées. Des badigeonnages du goitre avec la teinture d'iode et du massage des yeux il n'y a non plus à espérer grand'chose, de même que de la substitution du bromure à l'iodure de potassium à l'intérieur.

L'emploi de la vératrine (en teinture pure ou mélangée avec la teinture de digitaline (à trois, à cinq ou à dix gouttes par jour), qu'Aran avait surtout conseillé et que l'on a encore assez récemment vanté (G. Sée), on n'en parle non plus, et l'emploi de la vératrine à dose croissante joint à la teinture d'opium a été aussi presque complètement abandonné. Il en est de même de l'usage de la belladone ou de l'atropine, préconisé dans les cas de transpirations abondantes, et qui tend de plus en plus à tomber dans l'oubli. Nous pensons qu'il faut surtout se garder des injections d'atropine ou de duboisine, même injectées à des doses infiniment petites (0gr,00025-0,0005, Dujardin-Beaumetz), qui, loin de diminuer les pulsations, sont à même d'en accroître le nombre et de déterminer des symptômes très alarmants.

Si l'on veut employer les injections sous-dermiques, il est infiniment préférable de les faire avec de l'ergotinine de Tanret (deux à cinq gouttes), qui ne détermine aucun de ces accidents imprévus et a donné à quelques cliniciens (de Willebrand, de Graefe, Fink) des améliorations assez marquées.

Une cure qui jouit encore actuellement d'une assez grande vogue est le traitement galvanique de la partie cervicale du sympathique; c'est Benedict (*Aerzt. Zeitschr. f. prakt. Heilk.*, 14, 1865) qui en a fait le premier usage à la clinique d'Oppolzer à Vienne et, depuis, on a signalé des résultats qui auraient été parfois merveilleux. Nous nous servons de la méthode de Guttmann, qui consiste à passer un courant de six à dix éléments soit en plaçant l'un des pôles dans la fossette sterno-cléido-mastoïdienne, l'autre dans la région du cœur, soit en appliquant l'un dans cette même fossette, l'autre au-dessus du goitre dans la région cervicale où l'exophthalmos est le plus accusé. On peut aussi faire usage d'appareils à très faible courant (d'un à deux éléments) dont on fixe une plaque dans la région du ganglion cervical supérieur du sympathique, l'autre derrière la nuque. Tandis que les séances avec plusieurs éléments ne sont que de quelques minutes, on peut laisser le courant faible en place pendant une demi-heure et même plusieurs heures. De même on peut encore diriger un courant ascendant à travers le sympathique, en plaçant une électrode dans la région sous-maxillaire, l'autre sur les yeux fermés, ou en la plaçant sur le goitre. Du reste, on se réglera sur le mode d'emploi d'après la manière dont le malade supportera ce traitement empirique et impossible à appliquer sur des régions limitées du grand sympathique, ou de la moelle allongée.

D'un effet surprenant est parfois un changement de domicile pour le patient, qui le soustrait ainsi, non seulement aux préoccupations du combat de la vie, mais permet aussi de le placer dans d'excellentes conditions hygiéniques, dans un air riche en ozone, surtout dans les altitudes élevées. En choisissant un séjour à la campagne, on en profitera pour faire des cures de lait, d'eaux ferrugineuses à petites doses, qui ne renferment pas d'acide carbonique en trop grande quantité. Qu'on veuille de même ne pas s'exagérer ce mode de traitement, auquel certains malades restent aussi absolument réfractaires, comme le prouvent des cas relatifs à quelques femmes de confrères, que l'on a vainement promenées un peu partout.

Pour ce qui concerne le traitement direct du goitre et de l'exophthalmie, on ne se décidera à intervenir que lorsqu'il y a menace d'étouffement par un goitre qui prend des proportions énormes, ou lorsque la cornée tend à se sphacéler à la suite de la propulsion extrême des yeux. Dans le cas d'une poussée excessive de gonflement strumeux, où l'on a été forcé de recourir à une trachéotomie et avec un résultat désastreux (Trousseau), il est encore préférable de procéder à l'extirpation de la glande qui a déjà donné des résultats heureux (Tillaux, Acad. de méd., 27 avril 1879). On s'abstiendra soigneusement de toute injection coagulante, qui n'est apte qu'à provoquer une nouvelle exacerbation au gonflement et aux symptômes de suffocation.

Quand une poussée d'exophthalmie occasionne des dangers, on a souvent tenté la faradisation, la compression (en général très mal supportée), mais c'est seulement de la tarsorrhaphie qu'on peut se promettre un résultat satisfaisant. Encore faut-il ne pas trop tarder d'exécuter cette opération, que de Graefe a le premier recommandée en pareil cas, pour ne pas voir échouer, par l'excessive pression des globes oculaires contre les paupières, la réunion qu'on veut obtenir. Du reste, nous recommandons *à tous* la tarsorrhaphie dès que l'exophthalmos date depuis un certain temps, ne cède pas aux médications usuelles et occasionne surtout chez les femmes une difformité choquante. Ce conseil est certainement pratique, parce que l'on peut doser le degré d'occlusion qu'on veut produire d'après la projection des yeux et la difformité qu'elle occasionne. En second lieu, nous avons la conviction que la compression exercée par un rapetissement sensible de la fente a une action favorable pour faire rétrograder la dilatation vasculaire du tissu rétro-bulbaire et, en dernier lieu, parce que nous connaissons les difficultés lorsqu'on procède à l'opération en quelque sorte *in extremis*, où la tentative de réunir les paupières n'a pas pu sauver les yeux d'une destruction complète, les fils métalliques et autres coupant avant vingt-quatre heures, sous l'influence de la pression exercée d'arrière en avant sur les ligatures.

Nous sommes d'autant plus disposé à conseiller pour le traitement d'un très grand nombre d'exophthalmies goitreuses chez les femmes, la tarsorrhaphie, comme simple moyen cosmétique, que nous ne pratiquons pas la tarsorrhaphie ancienne de Walther, dont Graefe faisait usage (voy. t. I, p. 174), mais que nous conservons avec le plus grand soin les cils, qui doivent masquer la partie réunie de la fente, et l'on peut ainsi rendre presque imperceptible une agglutination des bords palpébraux dans une étendue de 5 à 10 millimètres. M. Sattler se trouve en contradiction avec lui-même, s'il soutient, d'une part, qu'une désunion ultérieure d'un pareil pont (qu'il a placé de plus en sens médian), ainsi qu'un élargissement opératoire de la fente palpébrale, peut être effectué sans difficulté, une fois le processus terminé et après régression partielle ou complète de l'exophthalmos, *si les cils ont été ménagés dans une étendue correspondante* au moment de l'avivement et qu'il ajoute quelques lignes plus loin : « Lors d'un avivement symétrique et double, la perte des cils sur une étendue de 1 1/2 à 3 millimètres ne devrait, au point de vue cosmétique, guère être rejetée, et elle assure une plus grande surface de contact des parties avivées, ainsi que la prompte réunion, que le simple avivement du bord intermarginal, comme de Wecker veut qu'on en fasse usage. Pour des degrés moindres de protrusion, pourtant aussi le procédé de Wecker est, au point de vue cosmétique, indubitablement préférable. »

Le procédé de Walther, suivi par de Graefe, ne doit être employé que lorsqu'il est exécuté dans un cas de menace sérieuse pour la cornée et qu'on veut ici mettre toutes les bonnes chances pour la conservation des yeux de son côté, que la question cosmétique n'intervient plus guère ; mais, chaque fois qu'il s'agit d'intervenir, pour remédier simplement à une difformité choquante et pour agir par compression sur l'exophthalmos, la conservation des cils est impérieusement commandée, d'autant plus qu'en irriguant avec une faible solution de sublimé (à $\frac{1}{4000}$) la plaie pendant quelque temps, une fois de simples sutures placées ou après avoir passé les fils métalliques, on est presque certain du résultat.

Il n'est actuellement plus question d'une ténotomie partielle ou totale du releveur de la paupière, en détachant les faisceaux obliques du tendon du rebord du fascia tarso-orbitaire, mis à jour après incision de la peau, le long du rebord orbitaire et excision partielle de l'orbiculaire. Cette opération, à laquelle de Graefe avait tout d'abord songé, ne produit au début qu'un abaissement très incomplet de la paupière sur le globe oculaire projeté, et, en second lieu, elle est infiniment plus difficile à faire disparaître dans ses effets, qui se manifestent surtout lorsqu'on n'en a plus besoin, que ne l'est la simple tarsorrhaphie.

Nous n'insistons pas ici sur le traitement des complications cornéennes qui surviennent, parce que le malade refuse la tarsorrhaphie ou, lorsqu'on a échoué dans son exécution, sur des yeux trop saillants. Des irrigations continues, des pansements permanents avec de l'iodoforme ou mieux de l'iodol, l'emploi des myotiques est absolument de rigueur, pour éviter l'extension et l'infection des ulcères et leur perforation toujours à craindre ici. On peut encore s'aider, pour garantir les cornées, en réunissant temporairement au-devant des yeux des plis cutanés de la peau des paupières, qu'on n'avive pas, mais qu'on rapproche simplement, après les avoir bien désinfectés, au moyen de sutures métalliques faciles à enlever instantanément.

Rappelons en terminant qu'on tend à reprendre le traitement du goitre exophthalmique en agissant sur la muqueuse nasale par des cautérisations galvaniques, etc. (1).

(1) Voy. Fränkel (*Berl. Klin. Wochenschr.*, p. 111, 1888 et Hopmann (*ibid.*, p. 850).

ARTICLE XVII

OPÉRATIONS QUI SE PRATIQUENT DANS L'ORBITE

Il a déjà été question de la façon dont il faut procéder à l'ouverture des abcès dont l'orbite est le siège (voy. p. 718); nous n'avons donc à nous occuper ici que de l'énucléation, ainsi que de l'exentération de l'orbite et de l'œil. L'énucléation a été surtout répandue grâce à Bonnet, et si ce grand chirurgien français a rendu à beaucoup un service, il a à d'autres été bien préjudiciable, par la facilité qu'il a donnée d'abuser de cette opération. Voici comment Bonnet s'exprimait au sujet de cette opération qui, lorsqu'il la publia (1841), n'avait pas encore été pratiquée sur le vivant (1) :

« Si je rencontrais un cas favorable à cette application, voici comment je procéderais à l'extirpation de l'œil. Après avoir écarté les paupières au moyen d'instruments que j'ai conseillés, je couperais le muscle droit interne avec les mêmes précautions que dans l'opération du strasbime ; puis, glissant les ciseaux à travers la plaie que j'aurais faite, et les faisant pénétrer entre la sclérotique, d'une part, et le fascia sous-conjonctival et les muscles, de l'autre, je couperais circulairement tous les muscles droits près de leur insertion à l'œil. Après cette section, il ne resterait plus qu'à diviser aussi près que possible de l'œil les deux obliques, puis le nerf optique. L'œil serait alors enlevé sans que j'eusse intéressé aucun vaisseau, aucun nerf (?) et sans que j'eusse pénétré dans les graisses de l'orbite. »

Ce procédé opératoire n'a subi que des modifications insignifiantes destinées à conserver autant que possible la conjonctive, à couper les muscles le plus près possible de la sclérotique, à luxer le globe oculaire, une fois le droit externe et le nerf optique coupés (Tillaux) (2).

Les instruments nécessaires à cette opération sont deux élévateurs pleins ou un écarteur à ressort, une paire de pinces à crochets, un crochet à strabisme ; une paire de ciseaux recourbés sur le plat, à pointe émoussée ; on peut se passer des cuillères conductrices de de Wells et de Trélat.

Voici comment nous exécutons l'énucléation. Après avoir soumis le malade aux inhalations d'éther et saisi près de la cornée un repli de la conjonctive, nous l'incisons en soulevant la muqueuse à mesure que nous la sectionnons et en suivant très exactement le contour de la cornée au moyen de ciseaux dont une branche glisse sur la sclérotique. Ce détachement peut aussi se faire en faisant glisser une branche des ciseaux sous la conjonctive

(1) *Traité des sections tendineuses et musculaires.* Lyon, 1841, p. 322.

(2) Voyez à cet égard Höring, *Combinaisons de l'énucléation avec le procédé opératoire,* Louis, *Klinische Monatsblätter*, t. I, p. 219, et I. et A. Sichel, *De l'énucléo-dissection du globe oculaire*, c'est-à-dire de l'énucléation combinée avec l'extirpation, etc. (*Annal. d'Ocul.*, 1867, t. LVIII, p. 56).

le long du bord cornéen, que le crochet à strabisme soulève (Arlt). La conjonctive une fois détachée, nous coupons très près de la sclérotique les muscles saisis avec le crochet. Pour détacher le nerf optique et les obliques, il est nécessaire d'immobiliser l'œil en le luxant tout d'abord, ce qu'on obtient facilement, une fois les muscles détachés, en enfonçant l'écarteur derrière le globe oculaire. Cette luxation est aussi aisément obtenue au moyen d'un crochet qui embrasse le nerf optique, et à l'aide duquel on soulève légèrement le globe de l'œil, pour faciliter le passage des ciseaux qui doivent sectionner le nerf optique tout près de son insertion. Celui-ci coupé, il est facile de luxer complètement le globe de l'œil; puis on saisit cet organe avec les doigts et l'on termine l'opération en détachant avec précaution les muscles obliques.

Si l'on pratique l'énucléation d'un œil qui renferme une tumeur, il faut porter toute son attention sur la partie du nerf qui adhère au globe détaché; et, si elle présente sur la coupe la moindre altération, il faut, après avoir arrêté l'écoulement sanguin, généralement presque nul, réséquer une nouvelle portion du nerf optique. Une fois l'énucléation terminée, nous plaçons la suture en bourse en passant sur une forte aiguille, successivement et tout autour, un pli de la conjonctive. Après avoir alors pratiqué une irrigation prolongée avec une solution de sublimé (à $\frac{1}{4000}$), nous fermons la suture en ayant soin de l'entortiller tout d'abord plusieurs fois, pour que le nœud reste saillant et ne se cache pas trop dans les plis œdématiés de la conjonctive, lorsqu'il faut le retirer le deuxième ou troisième jour. Bowman se contente de ce simple enroulement, mais il est préférable de placer un nœud au-dessus des fils enroulés. Si l'on a bien pratiqué la désinfection, on n'a pas besoin de craindre de retenir dans le sac conjonctival des éléments infectants, de « renfermer le loup dans la bergerie », comme on l'a reproché à notre suture (*Annal. d'Ocul.*, XC, p. 23) (1).

Le pansement se fait ensuite au moyen du bandeau compressif. La guérison par première intention s'effectue avec tant de rapidité, que nous avons quelquefois permis à nos malades de faire, pendant quelques heures par jour, usage d'une pièce artificielle, cinq à six jours après l'énucléation.

Une petite complication, que j'ai déjà signalée ailleurs (Graefe-Saemisch, IV, p. 656, et *Chirurgie oculaire*, p. 309), peut se présenter quelque temps

(1) Voy. Masselon, *La suture en bourse de de Wecker appliquée à l'ablation du staphylôme et à l'énucléation*. M. Warlomont a ajouté à cet article la note suivante : « La vérité historique nous oblige à déclarer que l'idée de cette fermeture hâtive est déjà venue à Critchett ou à Bowman, par qui nous l'avons vu mettre en pratique il y a quelque dix ans. Si nos souvenirs ne nous trompent pas, ils étaient déjà alors très près d'y renoncer, vu l'inconvénient, c'était leur expression, de renfermer « le loup dans la bergerie ». Le loup c'était, sans doute, le pus et le sang. » Bowman a en réalité placé non la suture en bourse, mais ramassé deux ou trois plis de la conjonctive dans une même suture dont les bouts furent simplement enroulés. Voy. *Notes de voyage* de Knapp (*Arch. f. Augen- u. Ohrenheilk.*, p. 188, 1888).

après la guérison et même plusieurs semaines après ; de petites hémorrhagies provenant des vaisseaux du nerf optique soulèvent sous forme d'un champignon, la conjonctive avoisinante, simulant ainsi, pour celui qui n'est pas averti, une récidive, lorsqu'on a pratiqué l'énucléation dans un cas de néoplasie, principalement de mélano-sarcome. Un coup de ciseaux permet d'enlever aisément cette petite procidence pédiculée et fait cesser tout doute concernant sa nature.

L'exentération de l'œil et de toutes les parties molles contenues dans l'orbite est une opération bien autrement grave, à laquelle on ne doit se décider que lorsqu'une tumeur maligne a pris, dans cette région, un développement considérable et aboli les fonctions de l'organe visuel. Les instruments nécessaires pour la pratiquer sont : des élévateurs pleins, les crochets à strabisme, une paire de pinces à crochets de Museux, des ciseaux à pointes mousses et courbes sur le plat, un bistouri droit ou courbe.

S'il s'agit, par exemple, d'extirper une tumeur maligne siégeant tout près de l'œil ou sur ses enveloppes mêmes, il faut s'attacher à conserver la plus grande partie possible de la conjonctive. On commence l'opération, après avoir écarté les paupières, en dégageant un des muscles de l'œil pour y passer un crochet à strabisme sous l'œil. Cela fait, on saisit la conjonctive bulbaire qu'on dégage du globe de l'œil, et, portant les ciseaux courbes le long de la paroi orbitaire jusqu'au voisinage du sommet de cette cavité, on détache tout son contenu, en s'efforçant de sectionner aussi rapidement que possible le nerf optique, pour pouvoir luxer l'œil englobé dans les masses dégénérées au moyen des ciseaux manœuvrés à la manière d'une curette (Louis). La glande lacrymale ne doit être enlevée que lorsqu'on est en droit de soupçonner qu'elle est malade.

Quand la dégénérescence a envahi dans sa totalité le contenu de l'orbite, quand il s'est développé au sein de cette cavité une tumeur considérable, il faut procéder d'une autre manière pour l'extirpation de l'œil. On commence alors par fendre la commissure externe dans une grande étendue, en poussant, d'après le conseil de Richter et de Desault, le bistouri dans la direction de la fente. Cela fait, on fixe le globe de l'œil au moyen des pinces de Museux, ou mieux encore en se servant des ciseaux droits dont on introduit une branche sous la partie à sectionner, et l'on tâche avec les ciseaux et le bistouri de se frayer un passage le long de la paroi inférieure et externe de l'orbite, de manière à pouvoir introduire le doigt, qui, dans cette région, est toujours le meilleur guide à donner aux instruments. Je me sers de mes doigts et de ma main, que j'introduis à mesure que je me fraie un passage dans l'orbite, comme tampon de compression et je pense qu'il n'y en a pas de meilleur et de plus pratique. Pour enlever la tumeur dans sa totalité, il est nécessaire de tenir les ciseaux, aussi rigoureusement que possible, adossés aux parois orbitaires. Une spatule mousse peut rendre ici d'excellents services pour guider les ciseaux et faire basculer la tumeur, une fois qu'on l'a partiellement dégagée de ses adhérences, et pour faciliter la section des parties qui la rattachent encore au sommet de l'orbite.

Le gros de la tumeur enlevé, on explore soigneusement avec le doigt la cavité orbitaire, on détache tout ce qui peut être resté de la glande lacrymale et au besoin on rugine les os. Dans quelques cas, on peut même être contraint d'enlever une partie de la paroi osseuse, quand le pédicule de la tumeur ne paraît pas s'être insinué vers la voûte de la cavité orbitaire. L'hémorrhagie considérable à laquelle il faut s'attendre, doit être combattue au moyen d'injections d'eau glacée, par l'introduction de boulettes de charpie imprégnées de perchlorure de fer, enfin par le tamponnement de l'orbite. On n'aura recours au thermocautère qu'à la dernière extrémité, et, en l'employant, on évitera avec soin de se porter vers la voûte orbitaire, de peur de provoquer une lésion des os si minces, ainsi que des méninges. L'écoulement du sang arrêté, on procède à la réunion de la commissure externe au moyen de simples sutures et au tamponnement de l'orbite avec de la gaze phéniquée, qu'on adosse contre les parois orbitaires, formant ainsi un sac qu'on remplit de ouate salycilique trempée dans une solution d'acide borique à 4 pour 100. En coupant à ras le sac près des paupières, on peut fermer ces dernières au-dessus de ce tampon. Nous avons exposé l'exentération complète de l'orbite avec son périoste (Collis, Langenbeck) lors du traitement du gliôme de la rétine (p. 185).

L'exentération oculaire, réintroduite par M. Alf. Graefe dans la pratique courante, donne lieu en général à des phénomènes locaux bien plus prononcés; mais, sous l'influence d'un emploi rigoureux de l'antisepsie, ils ne sont pas nécessairement constants. Voici comment nous avons coutume de procéder. Tout d'abord, nous dégageons la conjonctive autour de la cornée, comme on le pratique dans un cas d'ablation de staphylôme, et nous plaçons la suture en bourse qu'on écarte largement pour n'être pas gêné pendant l'excision de la cornée. On fait cette excision, en commençant par traverser la cornée suivant son méridien horizontal, comme si l'on voulait faire une section de Küchler, mais en ayant soin de laisser inachevé le tiers moyen de la section, de façon à empêcher la détente brusque de l'œil. Par les deux boutonnières ainsi établies, on fait successivement glisser les ciseaux courbes pour dégager exactement toute la cornée transparente, sans empiéter sur la sclérotique.

Sur un œil bien cocaïnisé, les premiers temps de l'opération sont absolument indolores; la période douloureuse, qu'on peut éviter par quelques inspirations d'éther, ne commence que lorsqu'on fait glisser la large cuillère plate de Pagenstecher (destinée à l'extraction du cristallin dans sa capsule), ou celle bien plus forte encore d'Alf. Graefe, près de l'angle iridien entre le corps ciliaire et la sclérotique, et que, par un mouvement de circumduction, on pénètre vers le pôle postérieur pour amener dehors la choroïde, la rétine, le corps vitré et le cristallin. Sur les yeux buphthalmiques ou atteints de panophthalmie, on réussit d'un coup à évider l'œil, tandis que, dans l cas où il s'est produit une choroïdite adhésive, surtout au voisinage de blessures, il faut parfois réintroduire à plusieurs reprises la cuillère et même arracher de la cicatrice la choroïde adhérente. La très courte hémorrhagie, qui suit cette exentération en bloc, ayant cessé, j'introduis dans la cavité scléroticale un petit tampon de ouate salicylique fixé dans les mors de la pince à fixation et, portant ce tampon sur les parties postérieures de la cavité sclérale, je m'assure qu'aucun fragment de la choroïde n'a échappé à la curette.

Lorsqu'on a ainsi complètement vidé la cavité oculaire, on fait tenir écartés avec deux pinces les bords de la plaie laissée par l'ablation de la cornée, et l'on procède alors à une irrigation prolongée avec la solution de sublimé. Cette irrigation est maintenue jusqu'à ce que toute hémorrhagie ait été arrêtée et que les moindres caillots sanguins aient été chassés par le jet ou enlevés avec la pince. Lorsque toute la surface interne de la sclérotique paraît, à l'inspection faite avec la lumière électrique, absolument blanche, on serre et on ferme la suture en bourse, mais on ne place le pansement qu'après avoir de nouveau, par une irrigation de cette suture, éliminé toute suspicion de contamination de la plaie.

Bien que nous ayons aussi observé des tuméfactions très notables du contenu orbitaire et des paupières, tuméfactions que nous ne croyons pas devoir attribuer, comme notre estimé confrère Knapp (*Arch. f. Augenheilkunde*, XIV, 1, p. 55), à des thromboses orbitaires, dont on pouvait craindre la propagation vers les sinus, mais que nous envisageons comme un simple œdème inflammatoire qui n'aboutit pas à la suppuration, nous avons pu, dans la généralité des cas, procéder à la prothèse après une huitaine de jours. Comme pour l'énucléation, nous hâtons l'emploi de l'œil artificiel, pour éviter la rétraction du releveur de la paupière supérieure, qui est à redouter après l'exentération aussi bien qu'après l'énucléation, lorsqu'on retarde trop l'emploi d'une coque d'émail.

Jamais, en adjoignant à la suture en bourse une irrigation soigneuse de la cavité sclérale, je n'ai observé de la suppuration à la suite de l'exentération oculaire, et cela même lorsque l'opération était pratiquée en pleine panophthalmie. Du reste, l'effet de ces irrigations répétées est remarquable comme moyen d'écarter toute réaction inflammatoire du côté de la plaie, même en cas d'exentération.

L'exentération a d'autant plus eu, un moment, de vogue, qu'on se rendait bien compte qu'avec cette opération on n'entamait qu'une voie de communication avec la cavité crânienne, celle située autour du nerf optique, laissant les autres intactes et incapables de contaminer les méninges. Un travail des plus instructifs, publié par M. Deutschmann (*Arch. f. Ophthalm.*, XXXI, 4, p. 251) « sur la méningite purulente déterminée par l'énucléation », démontre, presque à l'évidence, que les cas de mort observés en pareille circonstance sont dus à l'infection, pendant ou après l'opération, et que les voies de propagation sont très probablement les gaines du nerf optique et des nerfs orbitaires, principalement celle de la sixième paire. Si, par des travaux ultérieurs, cette démonstration se trouve (ce qui ne fait pas de doute pour moi) mise hors de discussion, on peut prédire qu'à l'avenir les cas de mort seront évités. En attendant cette confirmation absolue, nous avons le strict devoir d'agir comme si elle était déjà faite, en usant de l'antisepsie la plus rigoureuse dès que l'on pratique des énucléations, des exentérations de l'œil ou de l'orbite, ou tout autre genre d'opération touchant aux voies lymphatiques orbitaires, si directement en communication avec la boîte crânienne.

La rareté relative de ces transmissions de l'orbite à la cavité crânienne a amené une négligence coupable, et celui qui contribuera à vulgariser un mode d'antisepsie actif, d'une exécution facile et efficace, aura rendu un service, en sauvant l'existence à un certain nombre d'opérés, victimes parfois d'un regrettable manque de soins. Ce moyen facile, nous croyons l'avoir trouvé dans les irrigations prolongées avec la solution de sublimé à $\frac{1}{4000}$.

Pour ce qui regarde la fréquence de mort, suite d'énucléation, il n'est même pas possible actuellement de donner un aperçu quelque peu précis, et le travail de M. Deutschmann qui mentionne 26 observations de méningite, dont 22 suivies de mort, n'indique pas sur quel chiffre approximatif d'opérations ces accidents recueillis de toutes parts ont été observés. Dans l'espace de vingt-six ans de clientèle, nous avons pratiqué plus de 600 énucléations, sur lesquelles nous avons observé 2 cas de mort (voy. notre travail : « L'antisepsie comme moyen préventif des dangers de mort après les opérations orbitaires », *Ann. d'ocul.*, XCV, p. 55, 1886, M. Alf. Graefe indique un chiffre identique avec une mortalité semblable de 1/3 pour 100. On ne s'éloignera donc pas trop de la vérité en admettant à peu près 3 cas de mort pour 1000 opérés. On pourra dès lors s'expliquer aussi comment des confrères, qui ne font que de 10 à 15 énucléations par an, peuvent, pendant toute leur carrière, être préservés de faire connaissance avec ce fâcheux accident.

Si, un moment, la considération d'un moindre danger a assuré une certaine vogue à l'exentération, cette vogue a été notablement ébranlée lorsque, de divers côtés (et nous aussi avons eu occasion de constater le fait), on a annoncé l'apparition de l'ophthalmie migratrice (sympathique), même après avoir, quelque temps auparavant, pratiqué l'exentération. Chez un jeune garçon, blessé de l'œil droit et exentéré, l'inflammation migratrice éclata quinze jours après ; elle avait donc déjà été préparée avant l'exentération, et le fait s'est aussi bien présenté dans un certain nombre de cas d'énucléations tardivement pratiquées. Néanmoins, si pareille chose exceptionnelle arrive et qu'on a pratiqué l'énucléation et réséqué assez loin le nerf optique, on pense, et avec raison, avoir tout fait ce que la science nous enseigne pour prévenir cette redoutable ophthalmie migratrice. Il n'en est plus ainsi, et l'on a beau se raisonner, lorsque seule l'exentération a précédé l'apparition de phénomènes inflammatoires de l'autre œil, et je n'ai pas hésité à procéder encore à l'enlèvement de la sclérotique et à la résection d'une grande partie du nerf optique, ayant alors la satisfaction de voir l'ophthalmie migratrice prendre une tournure bénigne.

Comme moyen préservatif, l'exentération aura donc bien de la peine à remplacer l'énucléation, mais il y a deux cas où nous considérons cette opération absolument indiquée : ce sont la panophthalmie et la buphthalmie. Tout opérateur sait que pour la panophthalmie on recule devant l'énucléation. Les germes infectieux peuvent, dans ce cas, contaminer les voies lymphatiques, qu'on met à jour, et les dix autopsies pratiquées sur les vingt-deux cas de mort recueillis par Deutschmann ont clairement démontré que l'énucléation avait engendré une méningite purulente. Il ne faudrait pourtant pas croire qu'une réaction locale dans le champ opératoire fût nécessaire pour déterminer des phénomènes cérébraux. Au contraire, le danger d'une migration inflammatoire vers les méninges n'existe guère une fois qu'une suppuration avec décharge franche s'est établie du côté de l'orbite. Nous en concluons que le danger apparaît essentiellement au moment où, dans le cours d'une énucléation, les voies lymphatiques, à l'entour des gaines nerveuses et des fissures orbitaires, sont libres pour le passage des germes ; on peut admettre de même que, lors de l'opération, ces voies charriaient déjà des germes capables d'acquérir des propriétés particulières de malignité, par suite des manipulations opératoires, surtout par le contact de l'air et des liquides non aseptiques. Ce n'est évidemment pas un hasard, que les cas mortels se rapportent, presque sans exception, à des yeux affectés de blessures ou de pénétration de corps étrangers et que la contamination par le contenu de pareils yeux a lieu, soit que par la pression on rouvre la plaie qui a livré passage au corps vulnérant et infectant, soit qu'il existe une fistule qui laisse suinter, pendant l'énucléation, une partie du contenu de l'œil, soit, enfin, qu'un coup de ciseaux entame malencontreusement le pôle postérieur de l'œil.

Des conditions semblables et une inoculation plus aisée de germes pendant l'acte opératoire se rencontrent, lorsque des yeux sont enlevés au moment où une suppuration généralisée a éclaté, car il est alors presque inévitable que le pus s'échappe du globe oculaire soit par la cornée perforée, soit par les parois, déjà tellement amincies près des tendons musculaires, que la pression, exigée pour leur détachement, donne facilement lieu à une rupture avec déversement du pus dans la plaie orbitaire. On n'oubliera pas ici que le premier cri d'alarme a été poussé par de Graefe, signalant, au congrès de Heidelberg de 1863 deux cas de mort survenus à la suite d'une énucléation pratiquée pour des yeux en voie de suppuration et présentant de l'exophthalmie.

Sans contredit, l'énucléation est rendue exceptionnellement difficile par la panophthalmie, tandis que, tout au contraire, l'exentération est des plus faciles dans les cas de suppuration du corps vitré. Ici l'humeur vitrée en suppuration acquiert une densité particulière, la réunion avec la choroïde en voie de suppuration est bien plus intime, tandis que cette même suppuration décolle la membrane vasculaire de la sclérotique. On peut voir qu'on arrive, dans ces conditions, à enlever le contenu oculaire *in toto* avec la même facilité que si l'on vidait un œuf à moitié cuit, et l'on arrive à un nettoyage, par l'irrigation au sublimé, des plus aisés et des plus parfaits.

Je ne cite que deux observations à ce sujet. Un jeune homme de vingt-sept ans se présente avec une protrusion de l'œil résultant d'une panophthalmie survenue brusquement sur cet œil perdu et atteint de staphylôme cornéen. Il s'était produit ici une de ces ruptures partielles portant sur une cicatrice ectatique avec infection consécutive, ainsi qu'on l'observe parfois dans des cas de cicatrices cystoïdes (*cicatrice à migration*). N'ayant pas, il y a deux ans, exécuté un très grand nombre d'exentérations, je songeais à lui pratiquer l'énucléation; mais, au moment où je voulais dégager la conjonctive près du tendon du droit interne, je vis du pus s'échapper d'une perforation de la sclérotique. Il me parut dès lors indiqué de donner la préférence à l'exentération, qui s'accomplit avec une merveilleuse facilité, car la choroïde très épaissie et tout le corps vitré transformé en une masse dense de pus sortirent en bloc sous l'action de la curette. Le contenu oculaire présentait ici une consistance telle, qu'il pouvait se diviser avec le couteau à cataracte en deux moitiés, comme on eût pu le faire pour un œuf dur. Après avoir soigneusement procédé à une irrigation prolongée de la cavité sclérale, on serra la suture, ce qui donna lieu, à cause de l'œdème conjonctival, à d'épais bourrelets et ne permit ainsi que difficilement l'occlusion de la plaie. Le malade guérit avec la plus grande facilité et quitta la clinique le sixième jour.

Un cas plus remarquable encore fut observé par moi, six mois plus tard, à l'hôpital Saint-Léon de Bayonne. Il s'était présenté à ma consultation un homme âgé de soixante ans avec un début d'ophthalmie suppurative, suite de rupture de cicatrice ectatique (*cicatrice à migration*), que j'engageai vivement à entrer dans mon service. Pendant huit jours, je ne revis pas le malade qu'on me transporta alors à l'hôpital avec une tuméfaction énorme des paupières, l'œil étant en pleine panophthalmie. Les confrères qui assistaient à la visite me demandèrent pourquoi je ne pratiquais pas ici un simple débridement pour donner issue au pus. Je leur répondis que ces débridements ne donnent juste, à cause de la consistance du contenu oculaire qui nous facilite l'exentération, et l'enfeutrement du pus avec le corps vitré (que l'exentération nous avait démontré), pas issue à un écoulement appréciable de pus et à un soulagement notable, mais que je leur fournirais la démonstration qu'en enlevant toute la partie suppurée du globe oculaire, par exentération de l'œil, je ferais tomber tous les autres symptômes inflammatoires de l'orbite et des paupières comme par enchantement. En effet, cet homme ne présentait quatre jours après plus trace d'irritation, et sa guérison dans l'air pur de cette région s'était opérée avec une telle rapidité, qu'on aurait pu croire que l'énucléation avait été faite depuis des semaines. Aussi, chez ce malade, le contenu oculaire s'enlevait en bloc.

Théoriquement, l'exentération est aussi l'opération formellement indiquée ici, car c'est la seule opération qui n'ouvre pas de voies lymphatiques des nerfs orbitaires, la tuméfaction à l'entour du nerf dans l'œil et la suppuration établie au voisinage de la papille ayant donné lieu, en pareil cas, à une obstruction de la communication de l'espace sous-choroïdien avec l'espace intervaginal.

Une seconde indication (et où se trouve probablement cette même interception) est donnée pour l'exentération dans les cas de buphthalmie, où des hémorrhagies répétées avec douleurs engagent d'intervenir. Ici, chose surprenante, les hémorrhagies redoutables, qu'on rencontre pour l'énucléation, sont insignifiantes pour l'exentération, qui s'opère aussi, à cause du peu de cohésion de la choroïde avec la sclérotique, avec une extrême facilité. Je sais fort bien que la conservation de la sclérotique si amincie ne présente pas ici un très grand avantage, mais c'est la bien plus grande facilité d'exécution qui engage à préférer ici l'exentération.

Cette dernière opération se maintiendra, du reste, dans la pratique, parce qu'elle permet à l'opérateur de persuader le malade qu'on peut le débarrasser de la menace redoutable d'une ophthalmie migratrice sans lui « enlever » l'œil. Disons, en terminant, que l'opération de l'évidement de l'œil donne plutôt de moins bonnes conditions pour la prothèse que l'énucléation, et cela à cause d'une irrégularité de rétraction des muscles, sur une sclérotique disproportionnellement rétractée et épaissie, et j'ai entendu bien plus de plaintes de ne pouvoir que difficilement éviter que les yeux artificiels louchent, que cela n'a été le cas pour la simple énucléation.

ARTICLE XVIII

PROTHÈSE OCULAIRE (πρόθεσις, *propositio*).

On fait généralement remonter la prothèse oculaire aux temps les plus reculés; car on a vu des yeux artificiels sur quelques statues antiques. Les anciens les appliquaient, au dire de certains auteurs, sur les paupières (*ecblephari*), ou les insinuaient entre elles (*hypoblephari*). On prétend même avoir trouvé des momies égyptiennes portant des yeux artificiels. Au fond, toutes ces données ne reposent que sur des indications très vagues. C'est Ambroise Paré (1582) qui en donna, dans son *Traité de chirurgie*, le premier dessin connu; sans toutefois employer le terme technique de prothèse, qui appartient à une époque plus récente. Hieronymus Fabricius dit que l'usage de l'œil artificiel était, de son temps, déjà très répandu (1613).

Tandis que, dans le principe, on se servait de pièces artificielles d'or ou de cuivre (*auro encausto depicto et opere tectorio expolito*, Ambroise Paré), on en fit plus tard (H. Fabricius) qui étaient de verre ou de faïence, jusqu'à ce qu'enfin, vers le commencement du dix-huitième siècle, on en vînt à préférer à tous les autres l'œil d'émail, qui fut, pour la première fois, fabriqué en France (1).

On n'est que trop porté à regarder l'emploi de l'œil artificiel comme une question de coquetterie et une pure affaire de toilette, tandis que la prothèse oculaire peut, en réalité, rendre des services assez sérieux pour mériter une place auprès des opérations de prothèse chirurgicale les plus importantes. Nous lui reconnaissons plusieurs avantages, dont voici les principaux :

1° La pièce artificielle garantit les restes de l'œil des frottements pénibles que les paupières renversées en dedans peuvent exercer sur eux, comme il arrive si souvent.

2° Elle facilite l'écoulement naturel des larmes en régularisant les mouvements des paupières, et en empêchant que ce liquide ne stagne dans la poche que forme le cul-de-sac conjonctival, retiré en arrière vers le moignon, et

(1) Voyez, pour l'historique, les travaux de Hazard-Mirault, *Traité pratique de l'œil artificiel*, Paris, 1818, et Ritterich, *Das künstliche Auge*, Leipzig, 1852.

où les points lacrymaux ne sauraient plonger. Elle prévient ainsi tous les inconvénients liés au larmoiement.

3° Elle peut débarrasser certains sujets des éblouissements qui leur viennent du passage des rayons lumineux au travers d'une cicatrice fine et transparente, seul vestige de leur cornée détruite. Ces éblouissements peuvent incommoder sérieusement les personnes chez lesquelles ils existent et simuler le début d'une irritation sympathique.

4° Elle facilite les rapports sociaux et rend à bien des gens, en dissimulant une infirmité grave, les moyens d'existence qui leur avaient été retirés. On sait, en effet, que la plupart des patrons des grandes manufactures se refusent à engager des ouvriers reconnus pour borgnes, aussi bien qu'ils excluent souvent de leurs ateliers les personnes que l'état de leurs yeux contraint à porter lunettes.

L'œil artificiel n'est toléré qu'à la condition que l'organe qu'il doit simuler ait diminué, au moins un peu, de volume, et que le cul-de-sac conjonctival ait encore une certaine profondeur. L'absence complète de l'œil et des parties molles qui y sont annexées est une condition très défavorable à la prothèse; mais elle ne la contre-indique pas. Dans ces circonstances, on peut être obligé, pour prévenir l'enfoncement si disgracieux des paupières, de faire construire des pièces coniques qui prennent leur point d'appui plus ou moins profondément dans l'orbite (1). La prothèse est bien plus facile et réussit beaucoup mieux après l'exentération de l'œil et l'énucléation, alors que les muscles conservés forment avec la conjonctive un petit moignon, ou du moins un plan vertical contre lequel s'applique l'œil artificiel.

Tandis qu'après l'extirpation la pièce réparatrice ne jouit d'aucune mobilité, après l'opération de Bonnet, elle suit, au moins en partie, l'œil sain dans les mouvements qu'il exécute, et cela grâce aux tiraillements que la conjonctive bulbaire transmet à celle du cul-de-sac et des tarses, contre lesquels l'émail s'applique et frotte. Outre l'inconvénient d'abolir, en totalité ou en partie, la mobilité de l'œil artificiel, l'extirpation et l'énucléation ont encore celui de produire un enfoncement disgracieux, au-dessous de l'arcade sourcilière. Pour obvier à cet inconvénient, Critchett père employait, comme nous l'avons fait aussi, de petites ligatures de fil d'argent fin, qu'il appliquait immédiatement au-dessous du sourcil, en y comprenant un pli cutané assez large pour attirer la paupière en avant. Les anses des fils sont dissimulées par le creux sourcilier et peuvent rester indéfiniment en place. Actuellement nous relions si c'est nécessaire la paupière au moyen d'une anse sous-cutanée, attachant l'orbiculaire davantage au muscle frontal.

Les conditions les plus favorables à la prothèse oculaire sont : une faible diminution du volume de l'œil, comme on l'obtient après l'ablation de la cornée et la ligature conjonctivale par notre suture en bourse, l'aplatissement de

(1) Voyez à ce sujet les bons travaux de Debout, *Bulletin de thérapeutique*, 15 nov., 15 déc. 1862 et 28 févr. 1863.

la cornée atrophiée et l'intégrité parfaite du cul-de-sac conjonctival. Alors la mobilité de la coque d'émail peut lui permettre des excursions si étendues, qu'à une certaine distance elle induit en erreur l'observateur le plus attentif, sauf toutefois dans les cas où l'on a donné à la pièce artificielle un rayon de courbure excessif et des dimensions trop grandes.

On peut dire, d'une manière générale, que le volume de l'œil artificiel et son rayon de courbure doivent être proportionnés à la réduction survenue dans le globe oculaire qu'il est destiné à remplacer. La coque sera d'autant plus volumineuse que le moignon sera plus petit. Lorsque cet organe, tout en ayant diminué de volume, est pourvu d'une cornée assez bombée, il faut, pour que la pièce soit supportée, que l'arrière-plan formé par l'iris ne soit pas vertical, mais bien concave en arrière. Il est presque impossible de porter un œil artificiel, si mince qu'il soit, sur un œil de dimensions normales, surtout si la cornée a conservé son rayon de courbure. Aussi se voit-on parfois contraint de négliger le conseil de Hazard-Mirault (1), qui pense qu'une opération chirurgicale ne doit jamais précéder l'application d'un œil artificiel. Il faut bien s'y résoudre, au contraire, dans tous les cas où le volume de l'œil a augmenté par suite des altérations qu'il a subies. La plus simple de ces opérations consiste à réséquer la cornée et à placer la suture en bourse; la réduction même d'yeux volumineux se produit sous la large cicatrice à filtration que donne ce mode de réunion.

Les principaux obstacles que rencontre la prothèse oculaire ne viennent pas de l'œil lui-même, mais bien du cul-de-sac conjonctival, qui, en se rétrécissant, peut finir par disparaître en totalité. Des brides cicatricielles peuvent s'étendre jusqu'au voisinage du bord libre des paupières et nécessiter l'usage de pièces échancrées. La greffe conjonctivale humaine ou du lapin nous a rendu, dans plusieurs cas, le port de l'œil artificiel possible, là où il n'était bsolument plus supporté. Je me suis récemment servi, à cet effet, de la transplantation de peau de grenouille, ce qui nous a aussi donné de très bons résultats (2); mais, dans quelques cas, nous avons vu ces symblépharons plus ou moins complets s'opposer si énergiquement à l'introduction de l'œil d'émail, que les malades eux-mêmes, après bien des tourments, y ont renoncé pour revenir au bandeau classique.

Nous ne croyons pas utile d'entrer dans beaucoup de détails sur la forme à donner aux yeux artificiels qui, actuellement répandus presque partout, sont à la portée de chacun. Nous insisterons seulement sur les conditions que doit réaliser une bonne pièce artificielle. Elle ne doit pas avoir des dimensions trop considérables, afin que, pendant les mouvements de latéralité, elle ne puisse blesser le cul-de-sac conjonctival en le tiraillant. Le

(1) *Loc. cit.*, p. 50.

(2) La greffe avec la peau du ventre de la grenouille est infiniment plus facile et pratique que celle avec la conjonctive du lapin, car on échappe ici aux difficultés de ne pas pouvoir aisément différencier les surfaces et de voir s'enrouler la conjonctive si mince de l'animal.

bord de la pièce doit être très lisse, émoussé et renversé. Son plan postérieur ne doit pas proéminer en arrière, si le moignon sur lequel il vient s'appliquer est bombé en avant.

Dans les grands centres de population, on trouve facilement des artistes capables de fabriquer un œil artificiel approprié à un cas donné, mais il n'en est pas de même en province et dans les petites villes, et nous croyons utile de reproduire en note les sages conseils que Burow a donnés à ce sujet (1).

L'introduction de la pièce artificielle, très facile pour le médecin, nécessite cependant quelques précautions de sa part, s'il veut ne causer aucune souffrance au sujet, et montrer dans cette manœuvre autant de dextérité que les personnes qui s'occupent de prothèse oculaire. La paupière supérieure étant soulevée avec le doigt indicateur de la main gauche, on glisse sous cette paupière l'œil artificiel, préalablement humecté d'eau boratée, en lui donnant la même direction que si l'on voulait pousser son bord supéro-externe vers la fossette orbitaire occupée par la glande lacrymale. Alors, après avoir fait glisser toute la partie supérieure de la coque sous la paupière supérieure, on maintient la pièce aux trois quarts introduite avec le pouce et l'index de la main gauche, et, abaissant la paupière de l'autre main, on achève l'introduction de l'œil dans le cul-de-sac conjonctival. Il est aisé de l'enlever au moyen d'un petit crochet à strabisme (très semblable au crochet dont Hazard-

(1) On se procure chez un joaillier ou un mécanicien des demi-sphères de plomb battu très minces ayant un demi-pouce de rayon. Le métal peut avoir 1 millimètre d'épaisseur. Il est facile de tailler ces coquilles avec un canif et d'en enlever un segment aux deux extrémités d'un même diamètre, de manière à leur donner exactement la hauteur de la fente palpébrale, sans que l'occlusion des paupières en soit rendue plus difficile. Avant d'introduire le moule, il faut en émousser soigneusement les bords. Il est prudent de ne pas s'en tenir à un essai de peu de durée; car la fente palpébrale, après avoir paru tout d'abord assez large, diminue ordinairement, et cela au bout de quelques heures. Ce phénomène s'observe principalement dans les cas où il existe dans la région du cul-de-sac de faibles adhérences qui cèdent sous la pression du moule. En conséquence, il est bon de conseiller au malade de le porter pendant une nuit, et de procéder ensuite à un nouvel examen. La différence survenue dans l'écartement des paupières fournit les indications d'après lesquelles doit être fait le nouveau moule. S'il existe entre les paupières et le moignon des adhérences résistantes, on peut donner au moule des échancrures qui s'y adaptent exactement et qui seront reproduites sur la pièce artificielle définitive. On obtient par ce moyen un moule qui représente rigoureusement les dimensions de l'œil artificiel, et, après l'avoir mis en place, on y marque avec une épingle le point de la cornée le plus voisin du bord ciliaire inférieur; puis, s'étant donné le rayon de la cornée, on trace avec un compas une circonférence aboutissant à ce point par l'extrémité inférieure de son diamètre vertical, circonférence qui fournit les dimensions et l'emplacement de l'iris. Après avoir réintroduit le moule, on se renseigne sur la symétrie de cette figure par rapport à l'œil sain, ce qui n'offre pas plus de difficulté que le contrôle d'un strabisme. La correction se fait aussi de la même manière. Ayant noté la déviation, on décrit une nouvelle circonférence et l'on efface la première. Il ne reste plus qu'à déterminer les dimensions de la pupille, en suivant les procédés connus, et à saisir la nuance de l'iris au moyen d'une teinte plate. En effet, de légères différences de couleur passeraient inaperçues, tandis que la moindre asymétrie dans la position et les dimensions de l'iris serait très choquante. Il est facile de comprendre que la coloration qu'on donne à l'iris doit être un peu modifiée par l'effet de la transparence de l'émail qui lui permet de se combiner facilement avec celle du moignon sous-jacent. Ce moule, emballé dans une petite boîte de fer-blanc, doit être ainsi expédié, joint à la lettre d'envoi (*Archiv. für Ophthalmologie*, t. VI, A. 1, p. 212).

Mirault a donné le dessin); à défaut de cet instrument, on peut se servir d'une forte épingle dont on introduit la tête sous la coque d'émail, après avoir abaissé la paupière inférieure. Quand une fois le bord inférieur de l'œil artificiel a glissé au-dessus du bord ciliaire de la paupière, on repousse faiblement la pièce en arrière et il devient facile de la saisir avec les doigts. Une installation préalable de cocaïne rend du reste les premières introductions faciles et indolores.

Pour tenir l'œil artificiel dans un état de propreté satisfaisant et pour lui conserver son brillant, il est indispensable de l'enlever tous les soirs, d'en laver avec un petit tampon de ouate hydrophile les deux faces, et de le conserver, non dans l'eau, comme on le fait communément, mais bien dans du papier de soie (les pièces doivent être renouvelées à peu près tous les ans).

Les conjonctivites tenaces que présentent parfois les personnes, portant un œil artificiel, sont provoquées ordinairement parce qu'elles placent leur pièce la nuit dans un liquide très peu aseptique (comme le malade atteint de blennorrhagie qui le déposait dans le verre qui lui avait préalablement servi à laver sa verge, Cullerié). Les personnes de la classe pauvre portent souvent jusqu'au suprême degré la négligence de ces soins d'entretien : ainsi, une femme nous a affirmé très naturellement que, durant quinze ans, elle avait omis d'ôter son œil artificiel. Ce dernier représentait, avec beaucoup de fidélité, un œil atteint de xérophthalmie. Ch. Deval, qui a donné dans son traité des indications très détaillées pour la prothèse oculaire, cite l'exemple d'une personne qui avait gardé son œil artificiel pendant trois années consécutives, faute de savoir qu'elle devait l'extraire à des intervalles rapprochés.

On peut commencer l'usage des yeux artificiels à une époque très peu avancée de la vie (voy. *Nieden, Ueber die Prothesis Ocul. bei Kindern. Centalb. für prakt. Augenheik.*, V, p. 37), et nous conseillons vivement cette pratique, qui prévient, dans l'orbite et la fente palpébrale, des rétrécissements fâcheux. Nous avons fait porter un œil artificiel à un enfant de onze mois, auquel nous avions été contraint de pratiquer l'énucléation, et la coque d'émail, attachée à un fil, fut parfaitement supportée.

En terminant cet article, il nous reste à dire de quel côté doit se porter l'attention du médecin, quand le malade manifeste pour la prothèse oculaire une intolérance inusitée. Il est rare que le moignon soit trop sensible pour supporter le contact de l'œil artificiel, et cette susceptibilité, lorsqu'elle existe, doit faire soupçonner l'existence d'un corps étranger (concrétions calcaires, coque osseuse). Si cette crainte se réalise, l'évacuation du corps irritant est indiquée, non seulement pour permettre à la tolérance du moignon de s'établir, mais encore pour prévenir l'action sympathique qu'un déplacement des micro-organismes dans un œil anciennement blessé pourrait exercer sur l'œil sain.

En second lieu, il peut arriver que la cornée, conservée en partie ou en totalité, fasse relief sur le moignon, et, se mettant en contact avec l'arrière-plan de l'œil artificiel, devienne le siège de douleurs assez vives. On obvie, comme il a été dit, à cet inconvénient, en remplaçant par une concavité le plan postérieur de la coque.

Les obstacles que la prothèse peut rencontrer du côté de la conjonctive sont bien plus difficiles à combattre. Ils peuvent résulter d'une application prématurée de la pièce, comme dans le cas où l'œil s'est détruit par l'effet d'une ophthalmie purulente. L'irritation que la pièce détermine amène alors une hypertrophie du corps papillaire de la conjonctive qui, en rétrécissant l'espace occupé par la coque d'émail, augmente l'irritation que celle-ci exerce sur la muqueuse. Cette hypertrophie papillaire résulte, dans d'autres circonstances, de l'emploi d'une pièce trop volumineuse (se rapprochant de la forme hémisphérique), dont les bords coupent le cul-de-sac conjonctival surtout pendant les mouvements de latéralité. Consécutivement à ces violences répétées, la muqueuse se hérisse de cicatrices, et le cul-de-sac se rétrécit tellement, que la pièce artificielle, si petite qu'elle soit, tombe hors de la fente palpébrale. Le meilleur moyen de combattre ces phénomènes d'intolérance consiste à renoncer pour quelque temps à la prothèse et à soumettre le malade aux soins recommandés contre la conjonctivite purulente chronique. On fera ensuite, si besoin est, comme il a été dit plus haut, une transplantation conjonctivale ou de peau de grenouille.

Dans tous ces cas, la sensibilité du globe de l'œil ou de la conjonctive rend suffisamment compte de la difficulté qu'éprouvent les sujets à conserver cet œil artificiel ; mais bien souvent aussi l'intolérance existe sans qu'on puisse l'attribuer à l'irritation directe de la muqueuse ou du moignon. C'est alors surtout qu'il importe de rechercher si cette irritabilité n'est pas entretenue par une rétention des larmes qui, s'accumulant derrière la coque d'émail, enflamment les parties par leur contact prolongé. S'il en était ainsi, il serait opportun de suivre le conseil de Boissonneau père (1), c'est-à-dire d'échancrer le bord inférieur de l'œil artificiel, ou d'y percer une petite ouverture.

L'usage quelque peu prolongé de la cocaïne arrivera aussi à bout de certaines intolérances pour la prothèse.

Les modifications qu'on a apportées récemment à la prothèse consistent à ce qu'on n'attend pas trois à quatre semaines (comme le recommande encore M. Michel dans son traité, p. 156) pour faire porter une pièce, mais qu'on la fait placer, ainsi que cela se pratique chez nous, le sixième ou le septième, quelquefois déjà le quatrième jour après l'énucléation. En second lieu, on a tenté en Angleterre de suppléer aux imperfections de l'exentération de l'œil, qui, surtout chez les enfants à sclérotique très souple, donne un moignon très peu différent de celui qu'on obtient avec l'énucléation, en plaçant dans la sclérotique une boule métallique ou en verre, et en la laissant s'enkyster sous la sclérotique et la conjonctive réunies. Ces tentatives,

(1) *De la restauration de la physionomie chez les personnes privées d'un œil.* Paris, 1858, p. 12.

assez laborieuses et pénibles pour l'opéré, ne compensent guère, comme résultat, le mal que s'est donné l'opérateur et qu'il a fait subir à l'opéré, et ordinairement ces corps étrangers ne sont pas supportés très longtemps.

Pour ce qui concerne la confection des yeux artificiels, on a abandonné l'usage exclusif de l'émail, et l'on a fait seulement la cornée en émail, le restant en celluloïde, ou l'on confectionne des pièces entières en vulcanite ou celluloïde. On a donné à ces substances la préférence, parce qu'elles sont bien moins fragiles que le verre, et parce qu'en ayant pris un véritable moule sur la cavité, où doit être placée la pièce, on crut pouvoir réellement fondre sur ce moule des pièces que l'on veut adapter. Par malheur la cavité, avec ses parois palpébrales et conjonctivales mobiles et si aisément déplaçables, ne se prête guère à semblable moulage.

Le verre et l'émail ont donc conservé leur supériorité et faut-il bien se garder, dans l'intérêt d'un excès de perfection, de vouloir donner à la chambre antérieure une profondeur trop grande, qu'on n'obtient qu'en faisant saillir la partie qui représente cornée et iris. Ces pièces saillantes de provenance allemande sont ordinairement mal supportées.

ARTICLE XIX

ANOMALIES CONGÉNITALES DE L'ORBITE

Nous ne dirons que peu de mots des anomalies congénitales observées dans l'orbite, car elles ne présentent qu'un faible intérêt pratique. Elles se rencontrent, en effet, pour la plupart, en même temps que d'autres vices de conformation, incompatibles avec l'accomplissement régulier des fonctions vitales, et, dans les cas où elles constituent de simples difformités chez des sujets d'ailleurs bien constitués, elles échappent toutes aux ressources de l'art, et ne peuvent être, pour le médecin, qu'un objet de curiosité.

Il est facile de prévoir que l'absence, l'arrêt de développement, ou enfin l'accroissement excessif d'un ou de plusieurs des os qui entrent normalement dans la composition de l'orbite, doivent déterminer, dans la forme générale de cette cavité, les différences les plus bizarres et les plus variées. Si, par exemple, les portions orbitaires du frontal, du maxillaire supérieur et de l'ethmoïde, enfin les os nasaux et lacrymaux, se sont en partie ou en totalité arrêtés dans leur développement, les deux orbites se rapprochent à divers degrés. Le dernier terme de cette progression est la fusion des orbites ou cyclopie.

Inversement, lorsque les cellules ethmoïdales se continuent en avant avec des cellules semblables creusées dans l'extrémité frontale de l'apophyse montante du maxillaire supérieur, et quand cette extrémité est aplatie, ainsi que l'os nasal correspondant, les orbites sont écartées outre mesure. L'épicanthus accompagne souvent cette anomalie du squelette.

Ailleurs, tous les os qui devaient former les parois latérales de la cavité orbitaire sont rudimentaires, soit d'un côté seulement (monopsie), soit des deux côtés. Alors il peut arriver, non seulement que le contenu de l'orbite fasse plus ou moins complètement défaut, mais encore que cette anomalie congénitale soit portée jusqu'à l'absence absolue des cavités orbitaires.

Les auteurs rapportent des exemples d'imperforation de l'orbite; dans ces cas aussi, on rechercha vainement la plupart des membranes de l'œil et des annexes vasculaires, nerveuses et musculaires de cet organe.

Telles sont les anomalies congénitales les plus saillantes qu'on ait observées dans l'orbite; à côté de ces faits, il en est d'autres, moins rares, dans lesquels on signale de simples déformations ou déviations congénitales des cavités orbitaires. Dans l'hydrocéphalie, par exemple, le fond de l'orbite est refoulé en avant par le liquide intracrânien, et ce phénomène produit l'exophthalmie. Il peut exister, au contraire, un excès de saillie de la portion orbitaire du frontal, ou plus généralement un excès de profondeur de l'orbite envisagée dans sa totalité. Un larmoiement plus ou moins prononcé accompagne ces deux états : car, dans le premier, les paupières sont repoussées en avant par le globe oculaire, tandis que, dans le second, elles perdent leurs rapports avec l'œil profondément enfoncé dans l'orbite, de telle façon que les points lacrymaux cessent de plonger dans le lac acrymal.

En résumé, absence, atrophie, réunion, écartement, déformations diverses des cavités orbitaires, telles sont les anomalies congénitales qu'on y constate.

Les tumeurs congénitales de cette région, très rares, ont été décrites ailleurs (voy. p. 180 et 814)(1).

(1) Consultez pour les détails la monographie de M. Cornaz, *Des abnormités congénitales des yeux et de leurs annexes*, Lausanne, 1848, et *Mans* in Graefe-Saemisch, t. I; pour la littérature, la traduction de Mackenzie, t. I, p. 1, par Warlomont et Testelin et la bibliographie ci-annexée.

BIBLIOGRAPHIE

1676. Petri-Borelli. Historiarum et observationum Centuria II, Obs. 19. Francforti (Blessure de l'orbite).

1691. Ruysch. Observationum Centuria, Obs. 54. Amstelodam. (Blessure de l'orbite).

1729. Observationum Sylloge, Obs. 23. London (Blessure de l'orbite).

1740. Cheselden. Transactions London, t. XLI.

— Maitrejean. Traité des maladies de l'œil et des remèdes propres pour leur guérison. Troyes, in-4°, p. 573.

1749. Boerhave. Maladie des yeux, chap. VII (Tumeurs de l'orbite).

1753. Heister (D. Laurentius). Medicinische, chirurgische u. anatomische Wahrnehmungen. Rostock, in-8°.

1755. Zinn. Descriptio anatomica oculi humani, iconibus illustrata. Gottingæ, in-4°, p. 272, pl. VII.

1766. Boyer. Journal de médecine, août (Blessure de l'orbite).

1793. Vallerioia. Memoirs of the literary and philosophical Society of Manchester, t. IV (Blessure de l'orbite).

1802. Flajoni (Giuseppe). Collezione d'osservazioni e riflessioni di chirurgie. Roma, in-8°.

1807. Freer (George). Observations on aneurism and some diseases of the arterial System, p. 32.

1812. Larrey. Mémoires de chirurgie militaire. Paris, in-8.

1813. Beer. Lehre von den Augenkrankheiten. Wien, in-8°.

— Travers. A case of aneurism in the Orbit, cured by the ligature of the common carotid artery (*Medico-Chirurg. Transact.*, t. II, p. 111).

1815. Dalrymple (William). A case of aneurism in the left Orbit, cured by tying the common thrunk of the left carotid artery (*Ibid.*, t. VI, p. 111).

1816. Thompson. Report of observations in the military hospital of the battle of Waterloo. Edinburgh, in-8°.

1818. Demours. Traité des maladies des yeux. Paris, in-8°.

— Hennen. Observations on some important points in milit. surgery, t. I (Blessure de l'orbite).

1821. Graefe et Walther. Journal der Chirurgie u. Augenheilkunde, t. I (Blessure de l'orbite).

1825. Delafield. Notes to Travers synopsis, p. 179 (Hémorrhagie de l'orbite).

— Velpeau. Traité de l'anatomie chirurgicale. Paris, in-8°.

1828. Weller. Die Krankheiten des menschlichen Auges. In-8° (Blessures de l'orbite).

1829. Adelmann. Beiträge zur Pathologie des Herzens, der Schilddrüse und des Gehirns (*Jahrbücher der philos.-med. Gesellschaft zu Würzburg*, t. I, p. 104 et 108).

— Delpech. Chirurgie de Montpellier. In-8°, t. II, p. 99 (Tumeur de l'orbite).

1830. Voltaire. Siècle de Louis XIV, cap. IV, Guerre civile, p. 296 et 311. Édition Beuchot, Paris, in-8° (Blessure de l'orbite).

1831. Brechet. Mémoires sur quelques vices de confirmation par agénèse de l'encéphale et de ses annexes (*Archives génér. de méd.*, t. XXVI, p. 76) (Tumeur de l'orbite).

— Roux. Exophthalmie pulsatile (*Gaz. hebd.* de 1859, p. 631).

1835. Brück. Zur Pathologie des hydrops oculi (*Ammon's Zeitschr. f. d. Ophthalm.*, t. IV, p. 460).

1836. Baudens. Clinique des plaies d'armes à feu, Paris, in-8°, p. 127 (Blessure de l'orbite).

1837. Pauli. Merkwürdige Veränderung an den Augen einer jungen Frau, in Folge von Hydrophthalmos (*Heidelb. klin. Annalen*, t. III, p. 218).

1838. Cannstadt. Ueber die auf Verletzungen der Supraorbitalgegend folgenden Amaurosen (*Holscher's Annalen*, III, 2).

— Carron du Villards. Guide pratique pour l'étude et le traitement des maladies des yeux. Paris, in-8°, t. I, p. 484 (Exophthalmie).

1839. Busk. A case of aneurismal tumor in the orbit cured by tying the common carotid artery (*Med. chirurgical Transact.*, t. XXII, p. 124).

1840. Basedow (de). Exophthalmus durch Hypertrophie des Zellgewebes in der Augenhöhle (*Casper's Wochenschr.*, n° 13, p. 197 et n° 14, p. 220).

— Brück. Buphthalmus hystericus (*Ibid.*, n° 28, p. 441).

— Cadwell. Erectile tumour of the orbit (*Boston med. and surg. Journ.*, t. XXIV).

— Cannstadt. Des affections pernicieuses des yeux qui sont la suite de l'infection du sang (*Ann. d'Ocul.*, t. III, p. 157).

— Roesch. Markschwamm beider Augenhöhlen, etc. (*v. Ammon's Monatsbl.*, t. III, H. 1).

— Velpeau. Orbite (*in* Dictionnaire de médecine en XXX volumes, t. XXII).

— — Hémorrhagie de l'orbite (*Répertoire des sciences méd.*, t. XXII, p. 307).

1841. Banner. Observations relating to injuries of the skull and brain in which the use of the trephine is considered necessary, Liverpool, in-8°, p. 379.

— Bocande. Tumeur encéphaloïde de l'orbite (*Gaz. des hôp.* et *Schmidt's Jahrb.*, XXXIV, p. 91).

— Bonnet. Nouvelles recherches sur l'anatomie des aponévroses et des muscles de l'œil (*Ann. d'Ocul.*, t. V, p. 27).

— Flarer. Geschichte einer merkwürdigen syphilitischen Exophthalmie (*Oestr. med Jahrbücher*, janv.).

— Giraldès. Tumeur mélanique de l'orbite (*Ann. de chirurg.*, oct.).

— Jobert (de Lamballe). Observation de ligature de l'artère carotide primitive pour obtenir la guérison d'une tumeur érectile de l'orbite (*Mém. de l'Acad. de méd.*, IX, p. 57).

— Laurence. Treatise of the diseases of the eye, London, in-8°, p. 789 et 802 (Tumeurs de l'orbite).

— O'Ferral. De l'anatomie et de la pathologie de certains tissus de l'orbite non encore décrits (*Dubl. med. Journ.*, juillet).

1842. Cunier. Inflammation du tissu cellulaire de l'orbite (*Ann. d'Ocul.*, VII).

— Dieulafoy. Tumeurs érectiles de l'orbite (*Journ. de méd. et de chir. de Toulouse* et *Examinateur méd.*, n° 24).

— Dornblüth. Bedeutendes Hygrom in der Augenhöhle (*Zeitschr. der gesammten Med.*, t. II, H. 1 et *Schmidt's Jahrb.*, t. XXXVIII, p. 99).

— Gautrie. Hémorrhagie de l'orbite (*Bulletin de la Soc. anat.*, p. 14).

— Hauser. Fall von Speckgeschwulst in der Augenhöhle u. glückliche Heilung derselben (*Oestreich. med. Jahrbücher*, XXXIII, p. 4).

— Heyfelder. Hygroma orbitae (*Heidelb. med. Ann.*, t. VIII, H. 4).

— Höring. Ausrottung eines Steatoms auf der Orbita (*Würtemb. med. Corresp.*, n°s 17 et 18).

— Jacob. Des tumeurs de l'œil et de l'orbite (*Dubl. med. Press*, n°s 204 et 212).

— Rosas. Exophthalmus bedingt durch atheroma orbitae (*Oestreich. med. Wochenschr.*, n° 1).

— Schrer. Note pour servir à l'histoire de l'anatomie de la capsule fibreuse de l'œil (*Ann. d'Ocul.*, VIII, p. 145).

— Szokalsky. Phlegmon oculaire puerpéral (*Ibid.*, janv.).

1843. Courty. Cas d'exorbitisme (*La clinique de Montpellier*, 15 mai).

— Dudley. Aneurism within the Cranium (*Americ. Journ. of the med. sc.*, janv., p. 173).

1843. FEITCHI. Die bösartigen Schwammgeschwülste des Augapfels u. seiner nächsten Umgebung, etc. Freiburg, in-8°, p. 462.
— GRAVES. System of medical Medecin. Dublin, in-8° (Goitre exophthalmique).
— GUEPIN. Des coups sur la tête et sur les yeux (*Ann. d'Ocul.*, t. X, p. 35).
— LYON. De l'hydroencéphaloïde avec quelques remarques sur l'opération de la ponction dans cette maladie et dans d'autres affections semblables (*Gaz. méd.*, p. 122).
— SCHLESINGER. Exophthalmus traumaticus (*Med. Zeitschr. d. V. f. Heilk. in Preussen*, n° 31).
1844. ABBAS. On the artificial eye. London, in-8°, p. 56.
— BERARD (Aug.). Remarques pratiques sur les tumeurs enkystées de l'orbite (*Ann. d'Ocul.*, t. XII, p. 162).
— CAMMERER. Blepharophthalmitis erysipelatosa mit Uebergang in Eiterung u. nachfolgender Caries am Orbitaltheil des Stirnbeins (*Würtemb. Correspondenzbl.*, n° 12).
— HARTWANCK. Seltener Fall von Exophthalmus (*Oest. med. Wochenschr.*, oct.).
— ROUX. Tumeur intra-orbitaire, exophthalmie considérable (*Gaz. des hôp.*, n° 91).
1845. BERARD (Aug.). Extirpation de l'œil par le procédé de Bonnet (*Ann. d'Ocul.*, t. XIII, p. 38).
— BÖHM. Das Schielen u. der Sehnenschnitt in seinen Wirkungen auf Stellung u. Sehkraft der Augen. Berlin, in-8°, p. 448 et suiv.
— BRAND. Exophthalmus durch eine Fett- u. Balggeschwulst (*Oest. med. Wochenschr.*, n° 36).
— CAPELLOTTI. Corps étranger volumineux resté pendant plus de deux mois dans l'orbite (*Giornale for service ai progressi della path. e della terap.* et *Ann. d'Ocul.*, t. XIV, p. 177).
— CHAPPET. Note pour servir au diagnostic différentiel des cancers de l'œil avec l'histoire de l'extirpation d'un encéphaloïde périsclérotical (*Ibid.*, p. 21).
— DROULLIN. Cancer de l'orbite en état de récidive ; guérison par l'extirpation et la cautérisation (*Bull. gén. de thérap.*, déc.).
— LAFARGE. Tumeur orbitaire (*Ibid.*, sept. et *Ann. d'Ocul.*, t. XV, p. 136 et 148).
— MAC DONAL. Observation on a peculiar form of disease of the heart attended with enlargement of the thyroid gland and eyeballs (*Dubl. quarterly Journ.*, XXVII, p. 200).
— NEUMANN. Todesfall in Folge des Sitte des Schnakosterns (*Casp. Wochenschr.*, n° 27).
— PÉTREQUIN. Anévrysme de l'artère ophthalm., etc. (*Compte rendu de l'Acad. des sciences*, t. XXI, p. 994).
— RAMBAUD. Observation d'un phlegmon de l'orbite, avec quelques réflexions sur le diagnostic et le traitement de cette affection (*Ann. d'Ocul.*, t. XIV, p. 212).
— ROMERO GARCIA. Exophthalmie complète et amaurose consécutive de l'œil gauche, kyste séreux, développé dans la cavité orbitaire, renfermant dans sa cavité une hydatide acéphalocyste de la grosseur d'un œuf de pigeon (*Bull. de med. chirurg. y farmacia de Madrid*, et *Ann. d'Ocul.*, t. XIV, p. 124).
— STELZ. Exophthalmus durch Uebersetzung eines Zahnabscesses in die Augenhöhle (*Oestr. med. Jahrb.*, avril).
— TAVIGNOT. Du phlegmon de l'orbite (*Gaz. méd. de Paris*, n° 24).
— TEIRLINK. Observation remarquable d'une plaie pénétrante de l'orbite (*Ann. d'Ocul.*, t. XIV, p. 132).
1846. FISCHER. Lehrbuch der gesammten Entzündungen. Prag, in-8°.
— GOYRAND (d'Aix). Exophthalmie produite par le développement d'un acéphalocyste solitaire de l'orbite (*Bull. de thérap.*, et *Ann. d'Ocul.*, t. XVI, p. 104).
— HALPIN. Tumeur de l'orbite (*Dublin Anat. Journ.*, p. 88).
— KÜCHLER. Ueber die operative Heilung des Exophthalmus u. insbesondere über die Ausrottung von festen Geschwülsten aus der Orbita (*v. Walther's u. v. Ammon's Journ. N. F.*, t. I, H. 1).
— LAFARGUE. Tumeur de l'orbite (*Ann. d'Ocul.*, t. XV, p. 136).
— LENOIR. Nouveau procédé d'extirpation de l'œil (*Gaz. des hôp.*, avril).
— LESARDI. Mémoire sur le fongus hématode et médullaire de l'œil et sur les tumeurs de la cavité orbitaire. Paris, in-8°, p. 79.

1846. Sichel. Sur une espèce particulière d'exophthalmie produite par l'hypertrophie ou la congestion des tissus cellulo-graisseux de l'orbite et du traitement qui lui convient (*Bull. de thérap.*, t. XXX, p. 341).

1847. Duval (d'Argentan). Exophthalmie suite d'hypertrophie du tissu cellulaire qui tapisse le fond de l'orbite (*Ann. d'Ocul.*, t. XVII, p. 201).

— Haine. Corps étranger de six centimètres de longueur, ayant séjourné pendant soixante jours dans la cavité orbitaire et la fosse zygomatique (*Ann. d'Ocul.*, t. XVII, p. 113).

— Putegnat. Amaurose suite de blessure du nerf sous-orbitaire (*Journ. de méd.*, mai).

— Redemans. Exophthalmie produite par un épanchement sanguin, deux heures après la naissance, à la suite de l'application du forceps (*Journ. de méd. de Brux.*, et *Ann. d'Ocul.*, t. XVII, p. 89).

— Sunter. Tumeur de l'orbite (*Dubl. med. Press.*, n° 405).

— Swet. Observation de phlegmon du tissu cellulaire de l'orbite (*Ann. d'Ocul.*, t. XVIII, p. 81 et 159).

— Thibaut. Diagnostic différentiel des phlegmasies vasculaires de l'orbite (*Gaz. des hôp.*, et *Ann. d'Ocul.*, t. XVIII, p. 270).

— Weber. Exstirpation eines Fungus medullaris aus der Augenhöhle (*Zeitschr. f. Chirurgie*, n° 20).

1848. Andersen. Tumeur de l'orbite (*Ann. d'Ocul.*, t. XIX, p. 245).

— Basedow (de). Die Glotzaugen (*Casper's Wochenschr.*, n° 49).

— Begbie (J.). Anemia and its consequences, enlargement of the thyroid gland and eyeballs, etc. (*Edinb. mounthly Journ. of med. sc.*, févr., p. 495).

— Cornaz. Des anomalies congénitales des yeux et de leurs annexes. Lausanne, in-8°.

— Deval (Ch.). Prothèse oculaire (*Gaz. méd. de Paris*, n°s 11 et 14).

— Flarer. Exophthalmie traumatique (*Gaz. méd. de Paris*, n° 1, et *Ann. d'Ocul.*, t. XIX, p. 141).

— Henoch. Ueber ein mit Struma u. Exophthalmus verbundenes Herzleiden (*Casper's Wochenschr.*, n°s 39 et 40).

— Kaufmann. Symbola quædam ad pathologiam morborum cordis. Diss. inaug., Berolini, in-8° (Goître exophth.).

— O'Ferral. Recherches sur le diagnostic et le traitement des tumeurs de l'orbite (*Un. méd.*, n° 7, et *Ann. d'Ocul.*, t. XIX, p. 64).

— Prescott-Hewett. Fracture de l'orbite occasionnée par un porte-crayon (*Ann. d'Ocul.*, t. XX, p. 133).

— Rau. Coup d'œil sur les maladies oculaires traitées à la policlinique de l'Université de Berne pendant les années 1839-1845 (*Ibid.*, p. 233).

— Roussilhe. Kyste de l'orbite. Opération (*Ibid.*, p. 223).

— Tavignot. Des kystes de l'orbite (*Journ. de conn. méd.-chir.*, juillet).

1849. Chassaignac. Blessure de l'orbite (*Gaz. des hôp.*, n° 81).

— Cooper (White). On protrusion of the eyes in connection with anemia palpitation and goitre (*Lancet*, 26 mai, p. 551).

— Deval. Observation d'un exophthalmos survenu apres la scarlatine (*Ann. d'Ocul.*, t. XXI, p. 139).

— Duval. Des blessures des yeux par armes à feu (*Ibid.*, t. XXII, p. 109).

— Helft. Zur Pathologie der eigenthümlichen, mit Affection des Herzens, Struma u. Exophthalmus verbundenen Krankheit (*Casper's Wochenschr.*, n°s 29, 30, 48 et 49).

— Hildret. Fragment de chaise volumineux restant trois mois dans l'orbite, après avoir écrasé l'œil (*Clinique européenne*, n° 5, 22 janv.).

— Jones. De l'inflammation rhumatismale de la tunique vaginale de l'œil, t. XXI, p. 91.

— Michel. Blessure, abcès du côté interne de l'orbite (*Gaz. des hôp.*, n° 31).

1850. Collette. Observations de nombreux fragments de vitre introduits dans l'orbite gauche (*Ann. d'Ocul.*, t. XXIII, p. 217).

— Flarer. Note sur la maladie oculaire du maréchal Radetsky, etc. (*Ibid.*, t. XXIV, p. 23).

1850. JACOB. Des tumeurs de l'œil et de l'orbite (*Dubl. med. Press*, p. 578).

— NATHANSON. De dyscrasia quadam affectionem cordis strumam, exophthalmum efficiente. Diss. inaug., Berolini, in-8°.

— PILZ. Corps étranger dans l'orbite (*Lond. med. Gaz.*, et *Ann. d'Ocul.*, t. XXXIII, p. 236).

1851. BERTHERAND. Des plaies par armes à feu (*Ann. d'Ocul.*, t. XXVI, p. 99).

— CANTON. Exostose de l'orbite (*Dubl. med. Press*, p. 615).

— CHASSAIGNAC. Autoplasie oblitérante de l'orbite à la suite de l'ablation de l'œil et de ses annexes (*Gaz. des hôp.*, et *Ann. d'Ocul.*, t. XXV, p. 212).

— DUVERNOY. Abcessbildung im Grunde der Augenhöhle aus innererer Ursache, mit consecutiver Hautentzündung und tödtlichem Ausgange (*Würtenb. med. Corresp.-Bl.*, n° 33).

— EGEBERT (C. A.). De la coïncidence du goitre, de l'exophthalmie et d'un vice cardiaque (*Norsk. Mag.*, t. IV, p. 4).

— GERVASI. Intorno alla ligatura della carotide primitiva destra (*Spezzia*, p. 132).

— GLONINGER. Tumeur ayant entraîné une amaurose, de l'exophthalmie et la mort (*New-York. med. Journ.*, nov.).

— HEUSINGER. Exophthalmus mit Struma u. Affectionen des Herzens verbunden, nebst Sectionsbefund (*Casper's Wochenschr.*, n° 4).

— REALE. Kyste séreux intraorbitaire (*Med. Times*, août).

— SEIDE. Ueber die Anwendung künstlicher Augen (*Oest. med. Wochenschr.*, n° 17).

— VERHAGE. Corps étranger de l'orbite, sortie après deux années de séjour. Ophthalmie grave suivie de perte de l'œil (*Ann. d'Ocul.*, t. XXV, p. 204).

— — Avulsion de l'œil produite par une clef (*Ibid.*, t. XXVI, p. 99).

1852. BOISSONNEAU. De la mobilité de l'œil artificiel (*Lancet*, mars).

— BOUISSON. Orbitocèle mécanique démontrée par l'exploration sous-conjonctivale : ablation de la tumeur et de l'œil (*Arch. gén. de méd.*, mai).

— BRANIAUD. Dilatation des cellules de l'os ethmoïdal simulant une exostose de l'orbite (*Am. Journ. of med.*, 683).

— HERPIN. Tumeur érectile de l'orbite gauche. Ligature de la carotide primitive. Guérison. Menace de récidive du côté droit. Réfrigérants. Guérison définitive (rapporté par M. TRIGAUT) (*Gaz. des hôp.*, p. 500, et *Ann. d'Ocul.*, t. XXVIII, p. 184).

— HEYFELDER. Beiträge zur Lehre von den Kopfverletzungen (*Deutsche Klinik*, p. 305)

— JOBERT (DE LAMBALLE). Avulsion de l'œil produite par une balle (*Journ. de méd. et de chir. pr.* et *Ann. d'Ocul.*, t. XXVII, p. 63).

— OETTINGEN (de). Ueber Prothesis ocularis (*Deutsche Klinik*, n° 1).

— SIEGEL. Kopfverletzung mit bald darauf folgenden Tode (*Deutsche Zeitschr. für die Staatsarzneikunde*, p. 186).

— STEIN. Blessure de la tête par plusieurs coups d'une hache lourde (*Würtemb. med. Correspondenzbl.*, p. 105).

— WALTON HEYNES. Successful application of a ligature to the common carotid Artery in an Infant for aneurism by anastomosis in the orbit (*Med. Times and Gaz.*, July, p. 31).

1853. BELLINGHAM. Observation d'hydropsie du sinus frontal avec dilatation considérable du sinus et absorption des parois osseuses. Formation éventuelle d'une tumeur externe qui poussait l'œil gauche en bas et en avant (*Ann. d'Ocul.*, t. XXXIV, p. 129).

— BRANIARD. Case of cured tumour of the orbit, by infiltration with the solution of the Lactate of Iron and Puncture with hot needles, after the ligature of the carotide artery had failed, etc. (*Lancet*, août, p. 162, et *Un. méd.*, n° 104).

— DECAISNE. Lésion traumatique de l'orbite suivie de mort (*Bull. de l'Acad. de méd. belge*, oct.).

— DEMARQUAY. Des tumeurs de l'orbite. Paris, in-8°, p. 210.

— DESMARRES. Inflammation des os et du périoste de l'orbite (*Gaz. des hôp.*, n° 41).

— — De l'exophthalmus produit par l'hypertrophie du tissu cellulo-adipeux de l'orbite (*Gaz. des hôp.*, n° 1, et son Traité, 2ᵉ éd., t. I, p. 210).

1853. Fischer. Ueber entzündliche Affectionen der den Augapfel umgebeuden Gebilde (*Henle u. Pfeiffer's Zeitschr.*, III, 3).
— Hübsch. Blessure par une baïonnette, section du nerf optique (*Ann. d'Ocul.*, t. XXX, p. 282).
— Jaeger (F.). Traitement homéopathique de la maladie oculaire du maréchal Radetzky (*Monthly*, janv.-févr.).
— Maisonneuve. Exostose de l'orbite, etc. (*Un. méd.*, n° 95).
— Montgomery. Fracture méconnue de la voûte orbitaire du frontal. Mort (*Dubl. med. Press*, et *Ann. d'Ocul.*, t. XXIX, p. 55).
— Naumann. Herzleiden mit Struma u. Exophthalmos (*Deutsche Klinik*, p. 24).
— Prescott-Hewett. Analysis of the cases of injuries of the head examined after death in Saint-George's Hospital from january 1841 to january 1851, with pathological and surgical observations (*Med. chir. Transact.*, t. XXXVI, p. 340).
— Sichel. Tumeur annulaire de l'orbite (*Gaz. des hôp.*, n° 86).
— Stöber. De la nature cancéreuse de la mélanose de l'œil (*Ann. d'Ocul.*, t. XXX, p. 264).
— Stokes. Diseases of the heart. Dublin, in-8°, p. 229.
— Zschiseck. De exophthalmo cum struma et cordis morbo conjuncto. Diss. inaug., Hallæ, in-8°.
1854. Ansiaux. Hydatide solitaire de l'orbite (*Gaz. des hôp.*, n° 129, et *Ann. d'Ocul.*, t. XXXII, p. 90).
— Bruns (de). Die chirurgischen Krankheiten u. Verletzungen des Gehirns u. seines Häute. Frib., in-8°, p. 319.
— Cock. Tumeurs orbitaires (*Med. Times and Gaz.*, et *Ann. d'Ocul.*, t. XXXVI, p. 268).
— Critchett. Extirpation de l'œil (*Lancet*, mars).
— — Aneurism by anastomosis (*Med. Times and Gaz.*, 23 déc. et 5 mai 1855).
— Curling (J.-B.). Case of traumatic aneurism of the ophthalmic artery, consequent on injury of the head, cured by ligature of the common carotid artery (*Med. chir. Transact.*, t. XXXVII, p. 221, et *Dubl. med. Press*, août).
— Datin. De l'exophthalmie séreuse. Thèse de Paris, in-4°, p. 31.
— Dolbeau. Corps étranger de l'orbite (*Gaz. des hôp.*, n° 14, et *Arch. d'Ophth.*, t. III, p. 56).
— Foresta (de). Des orbitocèles enkystées. Thèse de Paris, in-4°, p. 62.
— Græfe (A. de). Tumoren (*Arch. f. Ophthalm.*, II, A. 1, p. 413).
— — Bluterguss in die Orbita (*Ibid.*, p. 424).
— — Zwei Fälle von plötzlich entstandenem Exophthalmos duch Caries der Orbita (*Ibid.*, p. 430).
— Guersant. Tumeur cancéreuse de l'orbite, etc. (*Gaz. des hôp.*, n° 118).
— Hiffelsheim. Observation d'une fracture de l'apophyse zygomatique et de l'arcade du trou sous-orbitaire (*Gaz. méd. de Paris*, n° 10).
— Hübsch. Tumeur de l'orbite; œil chassé de sa place; os détruits; mort (*Ann. d'Ocul.*, t. XXXI, p. 102).
— Küchler. Zur Ausschälung des Geschwülste in der Augenhöhle u. am Halse (*Deutsche Klinik*, n° 48).
— Neuhausen. Ueber den Markschwamm des Auges u. der Orbita (*Organ. f. d. ges. Heilk.*, t. III, H. 1).
— Neumann. Affection du cœur, avec struma et exophthalmus (*Deutsche Klinik*, n° 24).
— Quant. Tumeur fibro-plastique intra-orbitaire (*Med. Times and Gaz.*, et *Ann. d'Ocul.*, t. XXXVI, p. 268).
— Rahn. Affection cancéreuse des paupières et de l'orbite (*Ibid.*, t. XXXII, p. 133).
— Rasch. De causis exophthalmi. Diss. inaug., Leipzig, in-8°.
— Roche. Corps étranger de l'orbite observé chez un enfant d'un mois, etc. (*Revue de thérap.*, n° 6).
— Schoch. De exophthalmo ac struma cum cordis affectione. Diss. inaug., Berolini, in-8°.

1854. Walton Haynes. Case in which the common carotis had been tied for aneurism by anastomosis in the orbit (*Med. Times and Gaz.*, févr., p. 185).

1855. Banks. Increased action of the heart and arteries of the neck with enlargement of the thyroid gland and prominence of the eyeball. Dropsy. Effects of Digitaline (*The Dubl. Hosp. Gaz.*, juin, p. 129).

— Begbie (J.). Case of anemic palpitations. Enlargement of the thyroid gland and eyeballs (*Edinburgh med. and surg. Journ.*, t. LXXXII, et *Dublin Hosp. Gaz.*, mai, n° 7).

— Breslau. Hydroencéphaloïde congénitale (*Bull. de la Soc. anat.*, p. 109).

— Bourguet. Note sur un cas d'anévrysme de l'artère ophthalmique et de ses principales branches guéri au moyen des injections de perchlorure de fer (*Gaz. méd.*, n° 49, et *Arch. d'Ophthalm.*, nov.-déc.).

— Cooper (W.). Des plaies de l'orbite (*Med. Times and Gaz.*, févr. et mai, et *Ann. d'Ocul.*, t. XXXIII, p. 216).

— Critchett. De l'ophthalmie strumeuse. Observations pratiques (*Lancet*, mai et juillet).

— Desmarres. De l'exophthalmos produit par l'hypertrophie du tissu oculo-adipeux de l'orbite (*Gaz. des hôp.*, n° 1, et *Ann. d'Ocul.*, t. XXXIV, p. 273).

— — Inflammation de l'os et du périoste de l'orbite (*Ibid.*, p. 275).

— France (Joh.). Case of pulsating swelling in the orbit (*Guy's Hosp. Rep.*, t. I, p. 58).

— Holmes (T.). Ecchymoses de l'orbite avec lésion du cerveau, sans fracture du crâne (*Assoc. Journ.*, oct.).

— Kœben. De exophthalmo ac struma cum cordis affectione. Diss. inaug., Berolini, in-8°.

— Molony. Incrised action of the heart and arteries, with enlargement of thyroid gland (*Dublin Hosp. Gaz.*, n° 11).

— Pliennigeb. Fälle von Augaphelentzündung (*Zeitschrift für Chirurgie u. Geburtsh.*, VIII, 2).

— Stephenson (M.). Exostose de l'orbite (*Amer. med. Journ.*, juin).

1856. Broca. Des anévrysmes et de leur traitement. Paris, in-8°.

— Charcot. Mémoire sur une affection caractérisée par des palpitations du cœur et des artères, la tuméfaction de la glande thyroïde et une double exophthalmie (*Gaz. méd. de Paris*, n°s 38 et 39, *Gaz. des hôp.*, n° 117 et *Arch. gén. de méd.*, déc.).

— Cooper (W.). De l'extirpation de l'œil (*Ann. d'Ocul.*, t. XXXVI, p. 205).

— Henry. Considérations sur l'anévrysme artério-veineux. Thèse de Paris, in-4°.

— Hermann. Ueber Herzaffection mit Struma u. Exophthalmus (*Zeitschr. der deutsch. Chirurg.*, t. X, H. 5).

— Marce. Exophthalmie avec palpitations du cœur et gonflement du corps thyroïde (*Gaz. des. hôp.*, n° 137).

— Rheinhardt (de). Exophthalmus nach Entzündung des Zellgewebes des Augenhöhle (*Zeitschr. der deutsch. Chirurgie*, IX, p. 108).

— Saez (A.). Tumeur de l'orbite; exophthalmie; extirpation avec conservation de la vue (*Cronica de los hospit.*, n° 17).

— Saurel. Des fractures du crâne et des os de la face (*Rev. thérapeut. du Midi*, X, juillet).

— Taylor. On anemic protrusion of the eyeball (*Med. Times and Gaz.*, 24 mai, p. 515).

1857. Cosson. De la phlébite de la veine ophthalmique. Thèse de Paris, in-4°.

— Deguise. Exophthalmie de l'œil droit (*Soc. de chir.*, *Gaz. des hôp.*, n° 116).

— Flarer. La vérité sur la guérison homéopathique de la maladie oculaire du Feldmaréchal autrichien Radetzky (*Ann. d'Ocul.*, XXXVII, p. 14).

— Gaillard. Kyste de l'orbite (*Un. méd.*, n° 121).

— Gerhardt. Exophthalmus acutus, Punktion, Heilung (*Deutsche Klinik*, n° 21).

— Graefe (A. de). Bemerkungen über Exophthalmus mit Struma u. Herzleiden (*Arch. f. Ophthalm.*, t. III, 2, p. 278).

— — Ein Fall von Rotz am Menschen, welcher sich zuerst in dem orbitalen Feltzellgewebe u. des Choroides localisirte (*Ibid.*, p. 418).

— Gros. Note sur une maladie peu connue désignée sous le nom de cachexie exophthalmique, de procidence anémique des globes oculaires, etc. (*Soc. de Biol.* et *Gaz. méd. de Paris*, janv.).

1857. GURLT. Ueber intrauterine Verletzungen des fötalen Knochengerüstes (*Monatschrift für Geburtskunde*, IX, mai et juin).

— HERVIEUX. Note sur un cas de cachexie exophthalmique (*Un. méd.*, n° 117, p. 477).

— HEYFELDER. Das Verfahren bei Geschwülsten in der Orbita (*Oestr. Zeitschr. f. prakt. Heilk.*, n° 15).

— MOTT. Exostose de l'orbite (*Amer. med. Journ.*, janv.).

— POLAND. Protrusion of the eyeball (*Ophth. Hosp. Rep.*, t. I, p. 21 et 168).

— PRAEL. Exophthalmus mit Struma u. Herzfehler (*Arch. f. Ophthalm.*, t. III, 2, p. 199).

— QUADRI. Des phlegmons et des abcès de l'orbite (*Ann. d'Ocul.*, t. XXXVII, p. 34).

— SALOMON (V.). Cas d'extirpation du globe oculaire (*Brit. med. Journ.*, 19 sept.).

— SAVORY. Tumeur glanduleuse de l'orbite (*Med. Times and Gaz.*, fév.).

— THORP. L'hyperesthésie de l'œil dans ses rapports avec l'exophthalmie strumeuse (*Dubl. quart. Journ.*, août).

— WINDSOR. Exostose de l'orbite (*Ann. d'Ocul.*, t. XXXVIII, p. 211).

1858. CARRON DU VILLARDS. Études pathologiques et cliniques sur les différentes espèces d'exophthalmie (*Ann. d'Ocul.*, t. XL, p. 97).

— FOUCHER. D'une forme particulière de tumeur de l'orbite (*Gaz. des hôp.*, n° 141).

— GIOPPI (G.). Aneurisma dell' arteria oftalmica (*Giorn. d'oftalm. ital.*, 4 et 5, et *Ann. d'Ocul.*, t. XL, p. 215).

— GRAEFE (A. de). Eigenthümlicher Verlauf eines Orbitalleidens (*Med. Central-Zeitg.*, n° 34, et *Archiv*, t. IV, 2, p. 171).

— HIRSCH. Ueber Cardiogmus strumosus s. morbus Basedowii (*Klin. Fragmente*, 2 Abth. Königsberg, in-8°).

— HIRSCHFELD. Épanchement de sang dans le sinus caverneux du côté gauche, diagnostiqué pendant la vie (*Comptes rendus de la Soc. de Biolog.*, et *Gaz. des hôp.*, 1859, p. 57).

— LAWRENCE. Peculiar and very rare form of destructive inflammation of the cornea. Exstirpation of both eyes (*Med. Times and Gaz.*, 13 mars, p. 265).

— — Protrusion de l'œil et perte de la vision par suite du développement d'un encéphaloïde enkysté. Opération. Rétablissement lent des fonctions de l'œil (*Med. Times and Gaz.*, 1er mai, et *Schmidt's Jahresb.*, t. XCIX, p. 320).

— MARKHAM. Affection of the heart with enlarged thyroid and thymus glands and procidence of the eyes (*Med. Times and Gaz.*, 1er mai, p. 464).

— NEUDÖRFER (Ign.). Exophthalmus durch ein wallussgrosses gallertiges Sarcom bedingt (*Oest. Zeitsch. f. prakt. Heilk.*, n° 23).

— ROESER. Zur Diagnose der Herzhypertrophie u. die daraus entspringende Exophthalmie (*Memorabilien*, t. III, H. 4).

— VANZETTI. Secondo caso di aneurisma dell' arteria oftalmica guarito colla compressione digitali della carotide e cenni pratici interno a questo metodo di curare gli aneurismi (Padova, in-8°, p. 32, et *Annali univers. di med.*, t. CLXV, p. 151).

— WALTON (H.). Tumeur sanguine de l'orbite guérie par l'injection de l'acide tannique (*Med. Times and Gaz.*, 6 fév.).

— WILLBRAND (de). Vorläufige Mittheilung über den Gebrauch des Secale cornutum bei Accommodationsstörungen des Auges u. einigen anderen krankhaften Zuständen (*Arch. f. Ophthalm.*, IV, 1, p. 342).

— ZEHENDER. Exstirpation eines Orbitaltumors (tumeur fibro-plastique) mit Erhaltung des Bulbus (*Arch. f. Ophthalm.*, IV, 2, p. 55).

1859. ACKEN. Exostose de l'orbite; opération (*Charlest. med. Journ.*, nov.).

— ARLT. Ueber Enukleation des Bulbus (*Wien. med. Zeitschr.*, n° 10).

— CHARCOT. Sur la maladie de Basedow (cachexie exophthalmique) (*Gaz. hebd.*, n° 14).

— CRAMER. Fracture de l'orbite (*Echo méd. suisse*, n° 6).

— COOPER (Wheite). Wounds and injuries of the eye. London, in-8°.

— DEMARQUAY. Cachexie exophthalmique (*Mon. des sciences*, n°s 55 à 57).

— — Des anévrysmes intra-orbitaires (*Gaz. hebdom.*, n° 38, p. 597).

1859. Demarquay. Des tumeurs enkystées de l'orbite (*Un. méd.*, nos 121 et 123).
— — Du séjour des corps étrangers dans l'orbite (*Un. méd.*, nos 121 et 123).
— Desmarres. Carie de l'orbite, etc. (*Clinique européenne*, n° 4).
— — Fragment eines Sessels in der Orbita (*Wien. med. Zeitschr.*, n° 12).
— Doumic. Des cystes congén. de la région orbito-nasale (*Un. méd.*, n° 18).
— Dusch (de). Ueber Thrombose der Hirnsinus (*Zeitsch. f. rat. Med.*, t. 7).
— Fano. Extirpation d'une tumeur fibro-cartilagineuse enkystée de l'orbite (*Un. méd.*, n° 111).
— Fischer. De l'exophthalmie cachectique (*Arch. gén. de méd.*, nov.).
— Hasner (de). Seltener Fall von Strabismus (*Allgem. Wien. Zeit.*, n° 7).
— Hulke. All the capital signs of orbital Aneurism present, in a marked degree, but independently of aneurism and any erectile tumour (*Ophth. Hosp. Rep.*, t. II, p. 6).
— Hussey. Protrusion of the globe with some symptom of aneurism (*Ibid.*, p. 127).
— Jones (W.). Un morceau de crayon dans l'orbite (*Med. Times and Gaz.*, 15 janv.).
— Küchler. Sarcoma orbitæ, exophthalmus (*Deutsche Klinik*, n° 4).
— Lay (J.). Cancer de l'orbite, ablation, etc. (*Gaz. des hôp.*, n° 43).
— Morel-Lavallée. Exophthalmie, cancer de l'orbite (*Ibid.*, n° 24).
— Nuneley. Four cases of aneurisms of the orbit ect. (*Med. chirurg. Transact.*, t. XLII, p. 165).
— — A circumscribed false Aneurism of the cerebral portion of the left internal carotid artery (*Transact. of the pathol. Soc.*, t. XI, p. 8).
— — Trois cas d'anévrysme de l'orbite; leur traitement par la ligature de la carotide primitive (*Med. Times and Gaz.*, 23 avril).
— Pitha. Merkwürdiger Fall von traumatischer Entzündung der Schädelblutleiter, etc. (*Oestr. Zeitschr. f. prakt. Heilk.*, n° 1).
— Price. Ligature d'un nævus volumineux de l'orbite après avoir employé, sans succès, le perchlorure de fer (*Lancet*, 22 nov.).
— Reyssié. Luxation complète du globe de l'œil (*Gaz. des hôp.*, n° 69).
— Saint-Pair (M.). Tumeur de l'orbite (*Un. méd.*, 8 sept.).
— Wordswooth. Kyste de l'orbite guéri par l'injection d'iode (*Lancet*, 8 août).
1860. Aran. De la cachexie exophthalmique (*Bull. de l'Acad. de méd.*, nov.-déc., p. 122).
— Arnès. Cancer des glandes du cou avec exophthalmos (*Presse méd.*, XXII, 8).
— Bader. Fibro-calcareous growth from the opper and auter wall of the left orbit (*Ophth. Hosp. Rep.*, t. III, p. 80).
— Blodig. Zur Casuistik der Enucleatio Bulbi (*Zeitschr. der k. k. Ges. der Aerzte zu Wien*, nos 19 et 20).
— Bowman. Exostose volumineuse de l'orbite, résection sans lésion de l'œil (*Med. Times and Gaz.*, 18 août, et *Schmidt's Jahrb.*, t. CVIII, p. 72).
— Burow. Notiz über künstliche Augen (*Arch. f. Ophth.*, VI, 1, p. 111).
— Caratheodori. Exophthalmie, kyste séreux de l'orbite (*Gaz méd. d'Orient*, n° 9).
— Cohn (B.). Klinik der embolischen Gefaesskrankheiten, in-8°.
— Dechambre. De la maladie de Basedow (*Gaz. hebd.*, VII, p. 834).
— Demarquay. Traité des tumeurs de l'orbite. Paris, in-8°, p. 581.
— — Cachexie exophthalmique (*Mon. des sc.*, nos 55-57).
— Dubois. Exophthalmie ou exorbitisme anémique de l'œil survenu à la suite d'un refroidissement. Guérison complète après trois mois (*Ann. d'Ocul.*, t. XLIX, p. 30).
— Fehre. Hydatide der Thränendrüse. Diss. inaug., Leipzig, in-8°.
— Graefe (A. de). Ein Fall von cavernœser Geschwulst der Orbita (*Arch. f. Ophthalm.*, III, 2, p. 11).
— Gros. Sur une maladie peu connue, désignée sous les noms de cachexie exophth., de procidence anémique des globes oculaires (*Soc. de biolog.*, et *Arch. gén. de méd.*, août, p. 238).
— Handfield (Jones). On a case of proptosis, goitre, palpitations (*Lancet*, et *Med. Times and Gaz.*, déc.).

1860. HEYFELDER. Exstirpation einer umfangreichen Geschwulst aus des rechten Orbita (*Deutsche Klinik*, n° 11).
— HEYMANN. Krankheiten der Orbita (*Arch. f. Ophthalm.*, VII, 1, p. 135).
— HŒRING. Traumatische Paralyse des Musculus rect. inf. auf operativem Wege geheilt (*Würtemb. med. Correspdb.*, n° 57).
— JONES. Exophthalmie avec bronchocèle (*Med. Times and Gaz.*, 1er déc.).
— LAQUEUR. De morbo Basedowii nonnulla adjecta singulari observ. Diss. inaug. Berolini, in-8°.
— POLAND. Foreign body within the orbit, inflammation. Protrusion of the eye, extraction of the foreign body; recovery (*Opht. Hosp. Rep.*, II).
— — Supposed aneurism in the rigth orbit; protrusion of the eye; ligature of the carotid of the same side, beneficial effects; subsequent recurrence, etc. (*Ibid.*, p. 219).
— RESSEL. Fälle von Orbital-Tumoren (*Allg. Wien. med. Ztg.*, n° 10).
— ROCHARD. Blessures par éclats de pierres (*Un. méd.*, p. 111).
— RONCIER. Cas de cachexie exophthalmique (*Gaz. des hôp.*, n° 152).
— SOHR. Exophthalmie produite par une tumeur de l'orbite (*El Siglo med.*, mai, et *Ann. d'Ocul.*, t. XLIV, p. 293).
— TROUSSEAU. Du goitre exophthalmique (*Un. méd.*, nos 142, 143, 145, 147, et *Gaz. des hôp.*, nos 139 et 142).
— WORDSWORTH. Exophthalmos produit par l'œdème du tissu cellulaire de l'orbite (*Med. Times and Gaz.*, 17 nov.).
1861. BELL (Jos.). Case of pulsatory tumour in the orbit, under the care of prof. Syme, cured by ligature of the common carotid artery (*Edinb. med. Journ.*, janv., p. 1061).
— BOWMANN. Pulsating tumor of the Orbit. Ligature of the common carotid (*Med. Times and Gaz.*, July, p. 86).
— BURROWS. Exophthalmie par inflammation suppurative du tissu cellulaire de l'orbite, suite d'érysipèle (*Lancet*, 12 oct., et *Ann. d'Ocul.*, t. XLV).
— CERF (Leroy). De la cachexie exophthalmique, ou maladie de Basedow. Thèse de Strasbourg, in-4°.
— CUMAN. Exophthalmos, suite de blessure grave (*Lancet*, march).
— DEBOUT. Appareils de la prothèse oculaire (*Bull. de thérap.*, nov., p. 476, et févr. 1862).
— DUCHENNE. Abcès dans le sinus maxillaire gauche; exophthalmie produite par la collection purulente (*Journ. de méd. de Bordeaux*, fév, et *Ann. d'Ocul.*, t. XLV, p. 274).
— FERMON. Cas de cérébrocèle avec bruit de souffle (*Arch. gén. de méd.*, déc., p. 715).
— GENOUVILLE. De la cachexie exophthalmique (maladie de Basedow) (*Ibid.*, janv., p. 82).
— GRÜNHOFF (Em.). Die Knochenauswüchse des Augenhöhle. Diss. inaug., Dorpat, in-8°, p. 150.
— HAMILTON. Des tumeurs enkystées de l'orbite (*Dublin Journ.*, nov., p. 249).
— HAWKES (J.). On enlargement of the thyroid with proptosis (*Lancet*, 10 août).
— HEINZE. De exophthalmo cum struma et cordis affectione. Diss. inaug., Lipsiæ, in-8°.
— KNAPP. Beschreibung eines Falles einer elfenbeinernen Orbital Exostose (*Arch. f. Ophthalm.*, VIII, 1, p. 239).
— — Ueber den tödtlichen Ausgang nach der Operation einer Orbitalexostose (*Verh. d. nat. med. Ver. zu Heidelberg*, t. II, p. 118).
— LEVY (C.). De la cachexie exophthalmique ou maladie de Basedow. Thèse de Strasbourg, in-4°, p. 49.
— MASON (F.). A case of pulsating tumour in the orbit for which the common carotid artery was tied (*Ophth. Hosp. Rev.*, III, p. 234) (le cas de Bowman de la même année).
— MAZEL. Tumeur veineuse réductible de la paupière inférieure (*Soc. de chirurgie*, *Un. méd.*, 27 fév., p. 163, et *Ann. d'Ocul.*, t. XLV, p. 273).

1861. POSTEL. Cas de maladie de Basedow (*Gaz. des hôp.*, n° 14).
— SCHUH. Fibroid an der oberen Augenhöhlenwand. Durchbruch desselben zwischen ihr u. der harten Hirnhaut (*Wien. med. Wochenschr.*, 1, 2, 4 et 5).
— SINGER. Cystosarkom in der Augenhöhle. Verdrängung des Augapfels nach aussen. Exstirpation der Geschwulst. Heilung (*Allg. Wien. med. Zeitg.*, n° 46).
— WORDWORTH. Corps étranger ayant séjourné six semaines dans la profondeur de l'orbite (*Med. Times and Gaz.*, 2 nov., et *Schmidt's Jahrb.*, t. CXIII, p. 336).
— WYALL. Tumeur cystoïde de l'orbite commençant dans le sinus frontal, etc. (*Dublin Journ.*, fév., p. 50).
1862. BOUCHUT. Blessure de l'orbite in *Traité des maladies des nouveau-nés*, Paris, 2ᵉ éd., p. 515.
— BRANZEAU. Pénétration et séjour pendant trois mois dans l'orbite d'un corps étranger. Extraction (*Gaz. méd. d'Orient* et *Ann. d'Ocul.*, t. XL, p. 50).
— BLUMSTEAD (J.). Protrusion of the eye-ball and consequent diplopia, dependant upon an intra-orbital cyst (*Ophth. Hosp. Rep.*, t. III, p. 327).
— CARMICHAEL. Extirpation d'un sarcome de l'orbite droite (*Lancet*, 4 juillet).
— CHARCOT. Nouveau cas de maladie de Basedow. Heureuse influence d'une grossesse survenue pendant le cours de la maladie (*Gaz. hebd.*, n° 36, et *Bullet. gén. de thérap.*, 15 oct.).
— DELGADO. Cas intéressant d'exorbitisme produit par une tumeur intracrânienne (*Compte rendu du congrès intern. ophth.*).
— DISCUSSION sur le goitre exophthalmique à l'Académie de méd. (*Bullet.*, t. XXVII, p. 1011, 1121, 1149 et 1157).
— EISETT. Ueber Pigmentgeschwülste (*Prag. Vierteljahrsch.*, t. LXIV, p. 26).
— GIRARDI. Zwei Fälle von Exophthalmus geheilt durch Exstirpation der veranlassenden Balggeschwulst in der Orbita (*Wien. med. Halle*, n° 27).
— GREIG (David). Case of intra-orbital aneurism cured by ligature of the common carotid artery (*Edinb. med. Journ.*, nov., n° 80, p. 446).
— GROS. Hypertrophie du corps thyroïde accompagnée de névropathie du cœur et d'exophth. (*Gaz. hebd.*, n° 35, p. 547, et n° 39, p. 614).
— GURIET. Cancer de l'œil et de l'orbite (*Gaz. des hôp.*, n° 148).
— HIFFELSHEIM. Goitre exophthalmique (*Gaz. hebd.*, n° 30).
— HORT. On a case of intra-orbitar aneurism, cured by ligature of the common carotid artery (*Lancet*, 15 mars).
— HULKE. Case of abscess of the frontal sinus (*Ophth. Hosp. Rep.*, III, p. 327).
— KEENE (J.). Nouveau procédé pour l'ablation de l'œil (*Med. Times and Gaz.*, 13 sept.).
— LEBERT. Die Krankheiten der Schilddrüse und ihre Behandlung, Breslau, in-8°, p. 306.
— MOORE (Ch.). Ablation d'une production cancéreuse volumineuse de l'orbite (*Brit. med. Journ.*, 23 août).
— NOYES (H.). Extirpation de l'œil. Tumeur de l'orbite (*Amer. med. Times*, juill.).
— — Amaurose, suite de lésion du nerf sus-orbitaire (*Ibid.* et *Schmidt's Jahrb.*, t. CXVI, p. 237).
— TROUSSEAU. Sur le goitre exophthalmique (*Arch. gén. de méd.*, août, p. 214).
— WATSON. Cure radicale de l'exophthalmie chez les adultes (*Edinb. med. Journ.*, sept., p. 236).
1863. ARLT. Exophthalmus bei einem Neugeborenen, Heilung (*Wien. med. Wochenschr.*, n° 20, et *Ann. d'Ocul.*, t. LI, p. 58).
— BEGBIE (Warburton). On vascular bronchocele and exophthalmos (*Edinb. med. Journ.*, sept., p. 198).
— CORLIEU. Du goitre exophthalmique ou névrose thyréo-exophthalmique (Paris, in-8°, p. 14, et *Gaz. des hôp.*, n° 125).
— DUMONT. De morbo Basedowii Dis. Inaug., Berolini, in-8°.
— DUNN (Blencowe). Emphysème de l'orbite (*Lancet*, 8 août, p. 231).
— FANO. Relation d'un cas de kyste séro-sanguin de l'orbite, opéré avec succès par la méthode d'excision partielle (*Abeille méd.*, n° 50).

1863. FLETCHER. On exophthalmic goitre (*Brit. med. Journ.*, 24 mai).
— GILDMEESTER. Du goitre exophthalmique (*Nederl. Tijschr.*, VII, p. 1).
— GRAEFE (A. de). Klinischer Vortrag (*Klin. Monatsbl.*, I, p. 56 et p. 456).
— HOERING. Vereinigung der Enucleation bulbi mit dem Louis'schen Operationsverfahren (*Ibid.*, I. p. 219).
— HORNER. Periostitis orbitæ u. Perineuritis nerv. opt. (*Ibid.*, p. 74).
— — Tumor orbitae (*Ibid.*, p. 341).
— HULKE. Fibroid tumor (*Ophth. Hosp. Rep.*, IV, p. 94).
— — Hydatid tumor causing extreme proptosis (*Ibid.* p. 91).
— JONES (Wharton). Protrusion des globes oculaires, amaurose, maladies des reins, diathèse hémorrhagique (*Brit. med. Journ.*, 2 mai).
— KNAPP. Exophthalmos durch Orbitalemphysem (*Klin. Monatsbl.*, I, p. 162).
— LAYCOCK. Cerebrospinal Origin and Diagnosis of the protrusion of the eyeballs turned anemic (*Edinb. med. Journ.*, fév. p. 681).
— LEGOUEST. Lésions de la région orbitaire (*Presse méd.*, n° 27).
— MAISONNEUVE. Extirpation sous-périostique d'une exostose de l'os ethmoïde; réintégration de l'œil dans l'orbite avec conservation de la vue et de tous les mouvements de l'organe (*Gaz. des hôp.*, oct., et *Ann. d'Ocul.*, t. XLIX, p. 259).
— MAUNDER. Cancer encéphaloïde de l'orbite, hémorrhagies répétées, etc. (*Med. Times and Gaz.*, 7 mars).
— ROTHMUND. Enorme Hypertrophie der Thränendrüsse (*Klin. Monatsbl.*, I, p. 261).
— — Neurom (Cystoïde Degeneration) des Schnerven (*Ibid.*, p. 261).
— SIDNEY. Tumeur orbitaire, résection (*Lancet* et *Ann. d'Ocul.*, t. LI, p. 54).
— TEISSIER. Du goitre exophthalmique (Paris, in-8°, p. 46, et *Gaz. méd. de Lyon*, n°s 1 et 2).
— TROUSSEAU. Du goitre exophthalmique (*Gaz. des hôp.*, n°s 91 et 101).
1864. AUBRY. Tumeur de l'orbite, pulsation, bruits de souffle, erreur de diagnostic (*Gaz. des hôp.*, n° 43).
— CARTER. Enucleatio bulbi (*Berl. med. Journ.*, 12 nov., p. 561).
— DEMME (H.). Militär-chirurg. Studien. Bern, in-8°.
— FATUM. Maladie de Basedow; ramollissement de la cornée (*Med. Times et Gaz.*, 23 janv.).
— FRIEDBERG. Seltene Form einer Kopfverletzung (*Arch. f. path. Anat.*, t. XXX, p. 569).
— — Zur Entstehungsweise u. Diagnostic der Fractur des Orbitaldaches (*Ibid.*, t. XXXI, p. 344).
— FOUCHER. Emphysème des paupières (*Gaz. des hôp.*, n° 15).
— GRAEFE (A. de). Ueber Basedow'sche Krankheit (*Deutsche Klinik*, n° 16, et *Klin. Monatsbl.*, II, p. 183).
— — Cysticercus. Fibroid in der Orbita (*Arch. f. Ophthalm.*, XI, p. 25 et XII, 2).
— — Cylindrom (*Ibid.*, X, p. 184).
— HANDFIELD (Jones). Records on a case of proptosis goitre, palpitation, etc., with remarks (*Med. Times and Gaz.*, janv., p. 6 et 30).
— HASNER (d'Artha). Ueber künstliche Augen (*Prager med. Wochensch.*, n° 4, p. 323).
— — Zur Statistik u. Casuistik des Krebses des Sehorganes (*Prager med. Wochenschr.*, n° 19).
— HOLMES. Aneurismal tumores of the orbit. Recovery (*Amer. Journ. of the med.*, July, p. 44).
— HORNER. Carcinom der dura mater, exophthalmus (*Klin. Monatsbl.*, II, p. 186).
— HULKE. A cas of chronik mucrocele of the ethmoridal celles involving the left orbit and acute abscess of the right frontal sinus (*Ophth. hosp. Rep.*, t. IV, p. 176).
— JACOBSON. Tumoren-Bildung im Nervus opticus u. im Fettzellgewebe der Orbita (*Arch. f. Ophthalm.*, X, 2, p. 55).
— KEMPF (de). Periodischer Vorfall des Bulbus (*Allgem. Wien. med. Zeitg.*, IX, p. 17).

1864. LAYCOCK. Clinical lecture on exophthalmos and so-called anæmic pulsations and palpitations (*Med. Times and Gaz.*, sept., p. 323).

— LEGOUEST. Anévrysme traumatique de l'artère ophthalmique gauche. Insuccès de la compression indirecte; ligature du tronc carotidien et de la carotide externe; guérison (*Bull. de l'Acad. de méd.*, oct., p. 157, et *Gaz. hebd.*, n° 15, p. 238 et n° 43, p. 711).

— NORMAN. Séjour d'un corps étranger dans l'orbite pendant six mois (*Med. Times and Gaz.*, 19 mars).

— NUNELEY. On vascular protrusion of the eyeball, being a second serie of three cases and two post-mortem examinations of so called aneurism by anastomosis of the orbit, with some observations of the affection (*Ibid*, n° 252, p. 602).

— PAGENSTECHER. Extraction eines fremden Körpers aus der Orbite u. Schädelhöhle nach 17 Jahre langen Verweilen daselbst (*Klin. Monatsbl.*, II, p. 166).

— PETER. Note pour servir à l'histoire du goitre exophthalmique (*Gaz. hebdom.*, n° 12, p. 180, et *Gaz. des hôp.*, 8 mars).

— RUSSEL. Exophthalmos avec goitre (*Med. Times and Gaz.*, 26 mars).

— SCHNITZLER. Ueber Basedow'sche Krankheit (*Wien. med. Halle*, n°s 24 et 27).

— SCHUSTER. De l'exophthalmie cardio-thyroïdale (Maladie de Basedow) (*Un. méd.*, n° 84).

— SZOKALSKI. Anevrysme traumaticum diffusum in der Augenhöhle (*Klin. Monatsbl.*, II, p. 427).

— TROUSSEAU. Goitre exophthalmique (*Gaz. méd. de Paris*, n° 12, p. 180, et *Gaz. des hôp.*, n° 28, p. 109).

— WALLON. De l'exophthalmie (*Brit. med. Journ.*, 12 nov., 24 et 31 déc.).

— WHARTON (Jones). A case of echinococcus kyste in the orbit (*Brit. med. Journ.*, 17 déc.).

1865. BENEDIKT. Ueber die Basedow'sche Krankheit (*Aerzt. Zeitschr. f. prakt. Heilk.*, 14).

— CLARKE. Corps étrangers ayant pénétré et séjourné dans l'orbite (*Ophthalm. Rev.*, n° 4, et *Ann. d'Ocul.*, t. LIX, p. 215).

— DRESSLER. Ueber Basedow'sche Krankheit (*Prager med. Wochenschr.*, n°s 3 et 4).

— DUPONT. Des tumeurs de l'orbite formées par du sang en communication avec la circulation veineuse intracrânienne. Thèse de Paris, in-4°, p. 34.

— GALEZOWSKI. Kyste de l'orbite. Exophthalmos. Amblyopie consécutive. Ponction répétée et injection amenant une amélioration notable (*Ann. d'Ocul.*, t. LIII, p. 262).

— GEMÜNDT. Falle von Basedow'scher Krankheit (*Memorandum*, X, 8).

— KNAPP. Elfenbeinexostose. Extirpation. Heilung (*Klin. Monatsbl.*, III, p. 376).

— — Hypertrophie mit Carcinombildung der Thränendrüse (*Ibid.*, p. 878).

— LAURENCE. L'ophthalmie périodique des deux yeux amenée par une périostite rhumatismale de l'orbite (*Ophth. Rev.* et *Ann. d'Ocul.*, t. LIII).

— MACKENZIE. Case of encephaloïd cancer of the lacrymal gland (*Ophth. Review*, I, p. 333).

— MORTON. Aneurisme with the history of a case of aneurism of the ophthalmic artery, successfully treated by ligature of the common carotid (*Amer. Journ. of the med. Sc.*, XLIX, p. 321).

— MOORE. De la maladie de Basedow (*Dublin quart. Journ.*, nov., p. 344).

— PAUL. Zur Basedow'schen Krankheit (*Berl. klin. Wochensch.*, n° 27).

— PETER. Du goitre exophthalmique (*Gaz. des hôp.*, n°s 34 et 43, et *Gaz. méd. de Lyon*, n° 7).

— REITH (Ar.). Exophthalmos, enlargement of the thyroïd gland, death, autopsie, affection of the cervical sympathetic (*Med. Times and Gaz.*, 11 nov.).

— RICCI (H. B. de). Exophthalmie produite par une tumeur variqueuse de l'orbite (*Dubl. quart. Journ.*, XI, p. 318, et *Schmidt's Jahrb.*, t. 129, p. 217).

— ROSENBERG. Fall von Basedow'schen Krankheit bei einem Kinde (*Berl. klin. Wochenschr.*, n° 50, p. 496).

1865. SICHEL. Tumeur fibreuse cloisonnée de l'orbite. Extirpation. Guérison (*Ann. d'Ocul.*, t. LIII, p. 60).
— TEXTOR (C.). Ueber die Abtragung eines grossen kugelligen Knochenauswuchses aus der Augenhöhle des rechten Stirnbeines (*Würzb. med. Zeitschr.*, VI, H. 5).
— VELPEAU. Exophthalmos, tumeur de l'orbite, guérison (*Gaz. des hôp.*, n° 36).
— WALDHAUER. Fall von Echinococcus der Orbita (*Klin. Monatsbl.*, III, p. 885).
1866. BECKER (O.). Inflammatio tunicæ vaginalis bulbi (*Wien. med. Wochenschr.*, n°s 65 et 66).
— BECKER (de). Dislokation des Augapfels durch den Stoss einer Kuh mit dem Aussehen einer Enucleation (*Arch. f. Opthalm.*, XII, 2, p. 289).
— BERLIN. Extraction eines Fremdkörpers aus der Sclera in der Gegend des hinteren Pols. Wiederanheilung des enucleirten Bulbus (*Klin. Monatsbl.*, IV, p. 81).
— BOISSONNEAU (fils). Renseignements généraux sur les yeux artificiels, leur adaptation et leur usage. Paris, in-8°, p. 32.
— CAMPELL. Removal of a large recurrent encephaloid tumor from the orbit, the patient well forteen month after (*Med. Times and Gaz.*, 3 mars).
— CLARKSON FREEMAN. Intra-orbital aneurism treated by compression (*Americ. Journ. of the med. Sc.*, Jul., p. 277).
— COLLARD. Anévrysme traumatique de l'orbite gauche (*Gaz. méd. de Paris*, n° 39, p. 631).
— FINK. Morbus Basedowii (*Würtemb. med. Correspondenzbl.*, n° 20).
— FLEYS (L.). Essai sur les signes et le diagnostic des tumeurs intra-orbitaires. Thèse de Paris, in-4°, p. 34.
— FREMAN. Guérison d'un anévrysme de l'orbite par la compression (*Amer. Journ. of med. Sc.*, juillet, p. 277).
— GEIGEL. Die Basedow'sche Krankheit (*Würz. med. Wochenschr.*, VII, p. 70).
— GILLIVRAY (MAC). Observations de kystes hydatiques dans l'orbite (*Austral. med. Journ.*, 243, et *Ophth. Review*, n° 9).
— GRAEFE (A. de). Tumor orbitæ et cerebri (*Arch. f. Ophth.*, XII, 2, p. 110).
— — Cavernœser Tumor am vorderen Thränendrusenrande u. Phlebolith der Orbita (*Ibid.*, p. 222).
— — Carcinom des Keilbeins mit acutem Verlaufe (*Ibid.*, p. 244).
— — Traumatischer Prolapsus der Thränenddrüse (*Ibid.*, p. 224).
— — Cysticercus der Orbita (*Ibid.*, p. 174 et 194).
— HODGES. Tumeur cancéreuse de l'orbite (*Bost. med. and surg. Journ.*, t. LXXI, p. 417, et *Ann. d'Ocul.*, t. LV, p. 87).
— HULKE. Enucleatio bulbi (*Brit. med. Journ.*, janv., p. 89).
— — 1° A case of epithelial cancer; 2° a case of orbital sarcoma (*Ophth. Hosp. Rep.*, V, p. 336).
— KÜCHLER. Ueber Exophthalmus u. die Tumoren der Augenhöhle, mit besonderer Berücksichtigung der gutartigen Sarcome in der Orbita, deren Diagnose u. Behandlung (*Deutsche Klinik*, n°s 17, 19 et 21).
— LAURENCE (Z.). Tumeur mélanique de l'orbite (*Ophth. Rev.*, n° 9, et *Ann. d'Ocul.*, t. LVI, p. 173).
— — Specimen of malignant growth round the optic nerf (*Med. Times and Gaz.*, oct. 20).
— MANZ. Zur Casuistik der Orbital-Fracturen (*Arch. f. Ophth.*, XII, 3.
— MORGAN. Case of removal of a cancerous tumor from the orbite (*Med. Times and Gaz.*, 20 oct.).
— ŒTINGEN (de). Klinische Studien. Ein Exophthalmus, durch Thrombus der Vena ophthalmica (*St-Petersb. med. Zeitschr.*, XI, p. 1).
— OPPOLZER. Ueber Basedow'sche Krankheit (*Wien. med. Wochenschr.*, n°s 48 et 49).
— PEPPER. Punctured wound of orbit, traversing the orbit and entering brain. Death from hæmorrhage into skull (*Am. Journ. of the med. Sc.*, oct., p. 427).
— ROTHMUND. Schusswunde (*Klin. Monatsbl.*, IV, p. 110).

1866. SCHIFFER et WYSE. Ein Fall von melanotischen Sarcom (*Arch. f. path. Anat.*, XXXV, p. 413).

— SECONDI (Ric.). Cesti dell' orbita. Fibroma dell' orbita (*Giorn. d'Ophth. Ital.*, t. IX, p. 1).

— STÄNGELMEYER. Fragment d'un couteau, ayant séjourné treize ans dans l'orbite (*Bay. Aerzt. Intelligenzblt*, n° 38).

— STENGEL. Ueber das Sarcom der Thränendrüse. Diss. inaug., Würzbourg et Münich, in-8°.

1867. BAUER. Ueber die Basedow'sche Krankheit. Inaug. Diss., Berlin, in-8°.

— BECKER (O.). Ueber das Adenoid der Thränendrüse (*Bericht über die Augenklinik der Wiener Universität*, 1863-1865, p. 162).

— BETT (J.). Case of pulsating tumor of the orbit cured by ligature of the common carotid artery (*Edinb. med. Journ.*, XIII, p. 36, July).

— BORELLI. Osservazione di esottalmo sinistro risanto rapidamente evi revulsive intorn (*Giorn. d'Oftalm. Ital.*, X, p. 65).

— CALDERINI (Giov.). Enucleatio del bulbo dell' occhio in rapporto alla estirpatione all influenza sull' ochio cherimane all' anatomia pathologica e alla protese oculare. Torino, in-8°, p. 43, 3 pl.

— COHN (H.). Messungen der Prominenz der Augen (*Klin. Monatsbl.*, V, p. 339).

— COHNHEIM. Ein Fall von multiplen Exostosen (*Arch. f. path. Anat.*, t. XXXVI, p. 561).

— EULENBERG et SANDOIS. Angioneurosen im Gebeite des Nerv. sympath. cervicalis. XII. Mittheilungen (*Wien. med. Wochensch.*, n° 91, p. 1444).

— FRIEDREICH. Krankheiten des Herzens. Erlangen, 2ᵉ éd., in-8°.

— FOURNIER et OLIVIER. Note sur un cas de goitre exophthalm. terminé par des gangrènes multiples (*Gaz. hebdom.*, n° 49, p. 779).

— GRAEFE (A. de). Demonstration einer on Basedow'scher Krankheit leidenden Patienten (*Berl. klin. Wochenschr.*, n° 31, p. 349).

— — Partielle Tenotomie des Musc. levator palp. super. bei Basedow'scher Krankheit (*Klin. Monatsbl.*, V, p. 272).

— HERGOTT. Arrachement d'un œil par l'anneau d'une clef; pas d'accidents consécutifs, guérison sans fièvre (*Gaz. méd. de Strasbourg*, p. 274, et *Ann. d'Ocul.*, t. LIX, p. 200).

— HULKE. Plaie pénétrante de l'orbite, avec introduction de fragments de bois. Tétanos suivi de mort (*Brit. med. Journ.*, sept.).

— LABURTHE. Des varices artérielles et des tumeurs cirsoïdes. De leur traitement spécialement par des injections de perchlorure de fer. Thèse de Paris, in-4°.

— LANGENBECK (de). Communitive Fracturen der Nasenknochen u. des rechten Oberkiefers. Versenkung des Augapfels in die Oberkieferhöhle rechterseite (*Arch. f. Ophthalm.*, XIII, 2, p. 447).

— LAWRENCE (Z.). A case of traumatic aneurism of the orbit in which the common carotid artery was successfully tied (*Brit. med. Journ.*, 5 oct., p. 289, et *Ophth. Review*, n° 12).

— LAWSON. Injuries of the eye, orbit and eyelids. London, in-8°.

— — Scirrhous groth (*Ophth. Hosp. Rep.*, VI, p. 167).

— MEYJONNISSAS DU REPAIRE (de). Du goitre exophthalmique. Thèse de Paris, in-8°.

— MOREAU. De la nature du goitre exophthalmique. Thèse de Paris, in-8°.

— MOOREN. Carcinoma melanoides an der inneren Orbitalwand ohne Betheihgung de Bulbus (*Ophth. Beobacht.*, p. 34).

— MORGAN. Un cas d'encéphaloïde de l'orbite (*Ophth. Hosp. Rep.*, VI, p. 167).

— NITZELNADEL. Ueber nevröse Hyperidrosis u. Anidrosis. Diss. inaug., Iéna, in-8°.

— SICHEL (J.). De l'énucléodissection du globe oculaire, c'est-à-dire de l'énucléation combinée avec de l'extirpation. Méthode mixte, etc. (*Gaz. méd. de Paris*, n° 2 et *Ann. d'Ocul.*, t. LVIII, p. 56).

— VIRCHOW. Die Krankhaften Geschwülste, t. II et III.

— WECKER (de). Les tumeurs caverneuses de l'orbite (*Gaz. hebd.*, n° 97).

1868. BARWINSKI. Ueber die Basedow'sche Krankheit. Diss. inaug., Berlin, in-8°.
— BÄUMLER. Ein Fall von Basedow'scher Krankheit (*Deutsche Arch. f. klin. Med.*, IV p. 595).
— BEGBIE WARBURLON. On struma exophthalmica (*Edinb. med. Journ.*, April, p. 890).
— BOURDILLAT. Hématocèle de l'orbite (*Gaz. hebd.*, n° 13, p. 197).
— EULENBERG et GUTTMANN. Pathologie des Sympathicus (*Arch. f. Psychiatrie*, I, p. 430).
— GRAEFE (A. de). De la ténotomie de l'élévateur de la paupière supérieure dans la maladie de Basedow (goitre exophth.) (*Compte rendu du Congrès périod. intern. de Paris*, p. 58).
— HEYMANN. Ophthalmologisches. Leipzig, in-8°.
— HIRSCHBERG. Myxosarcoma cancroides orbitæ (sive cylindroma) (*Klin. Monatsbl.*, VI, p. 153).
— KNAPP. Ueber Verstopfung der Blutgefässe des Auges (*Arch. f. Ophthalm.*, XIII, 2, p. 447).
— KNIGHT. Case of Grave's disease (*Boston med. and surg. Journ.*, 19 avril).
— LAWSON. Fibroid of the orbit (*Ophth. Hosp. Rep.*, VI, p. 206).
— MANZ. Tumor cavernosus orbitæ (*Ibid.*, p. 182).
— MOLLIÈRE. Goitre exophthalmique (*Gaz. méd. de Lyon*, n° 26).
— NIEMETSCHEK. Die Schussverletzungen des Bulbus u. der Orbita (*Prager Vierteljahrschr.*, XCIX, p. 61).
— OPPOLZER. Ueber die Basedow'sche Krankheit (*Allgm. Wiener med. Zeitsch.*, nos 2 et 6).
— PILZ (C.). Zur Ligatur der Arteria Carotis communis, nebst einer Statistik dieser Operation (*Arch. f. klin. Chirurgie*, t. IX, p. 257).
— PULITZER. Ueber Basedow'sche Krankheit (*Wien. med. Presse*, n° 46, p. 108).
— RIEDLE. Medicinisch-gerichtliche Beobachtung (*Würtemb. med. Correspondenzbl.*, p. 193).
— RIPOLL. De l'encéphalocèle congénitale (*Bull. gén. de thérap. méd. et chir.*, p. 74).
— SCHIESS-GEMUSEUS. Beiträge zur path. Anatomie des Auges. Grosses cystoides Fibrom der Orbita. Heilung mit Erhaltung des Bulbus (*Arch. f. Ophthalm.*, XIV, 1, p. 73).
— SICHEL (J.). Observation de tumeur encéphaloïde et mélanique de l'orbite (*Ann. d'Ocul.*, IX, p. 18).
— SIMON. Mittheilugen aus der chirurgischen Klinik des Rostocker Krankenhauses, etc. Prag, in-8°.
— SUTRO and WEBER. Two cases of Basedow (Grave's) diseases (*Med. Times and Gaz.*, 26 oct.).
— TROUSSEAU. Clinique méd. de l'Hôtel-Dieu. Paris, in-8°, 3e éd.
— WECKER. Ueber pulserende Orbital-Geschwülste (Sitzungsber. der Ophthalm. Gesellsch. v. Heidelb.) (*Klin. Monatsbl.*, VI, p. 406, et *Ann. d'Ocul.*, t. LXI, p. 169).
— WILLIAMS. Case of traumatic aneurism of the orbit; exophthalmos; ligature of both carotid arteries and observation on the state of the retinal circulation afterwards (*New-York med. Record*, 15 avril).
1869. BENEDICT. Ueber Morbus Basedowii (*Wien. med. Presse*, n° 52).
— BETKE. Hirnabscess u. eitrige Meningitis nach Orbitalverletzung (*Klin. Monatsbl.*, VII, p. 182).
— BILLROTH. Plexiformes Myxosarcom aus der Orbita (*Arch. f. klin. Chirurgie*, t. XI, p. 232).
— CHEADLE. Exophthalmic goitre (*Lancet*, 19 janv., p. 845, et *Saint-George's Hosp. Rep.*, IV, p. 174).
— CHVOSTECK. Morbus Basedowii (*Wien. med. Presse*, nos 19, 21, 22, 24, 25, 28, 39, 40 et 46).
— CZERNIG. Plexiformes Myxosarcom aus der Orbita (*Arch. f. klin. Chirurg.*, t. XI, p. 234).
— EULENBERG. Zur differenziellen Diagnose zwischen Morbus Basedowii u. Struma mit Reizung des Sympathicus (*Berl. klin. Wochenschr.*, n° 27, p. 287).
— HULKE. Guérison d'une fracture de la base du crâne (*Med. Times and Gaz.*, Aug.,

1869. HUTCHINSON. Injury of the left forehead in a fall followed by immediate and complet blindness of the left eye with defect of smell an the same side (*Ophth. Hosp. Rep.*, VI, p. 225).
— KNAPP. Ein Fall von Orbitalcancroid mit histologischen Eigenthümlichkeiten (*Arch. f. Augen- u. Ohrenheilk.*, I, p. 1).
— — Ueber isolirte Zerreissungen der Aderhaut in Folge von Traume auf dem Augapfel (*Ibid.*, p. 6).
— LAWSON. Diffuse orbital aneurism in a boy (*Brit. med. Journ.*, 11 déc., p. 631).
— LÜCKE. Die Lehre von den Geschwülsten in anatomischer u. klinischer Beziehung (*Handbuch der allgem. u. spec. Chirurgie*, t. II, 1).
— MOLNIER. Ueber Basedow'sche Krankheit. Diss. inaug., Berlin, in-8°.
— PAGENSTECHER (F.).[Beiträge zur Geschwulstlehre (*Arch. f. path. Anat.*, XIV, p. 490).
— RABEJAC. Du goitre exophthalmique. Thèse de Paris, in-8°.
— SPENZER WELLS. Tumor of the orbit, removal an three occasions with return of groth (*Ophth. Hosp. Rep.*, VI, p. 49).
— STELLWAG DE CARION. Ueber gewisse Innervationsstörungen bei der Basedow'schen Krankheit (*Wien. med. Jahrbücher*, XVII, p. 25).
— ZEHENDER. Referat über Stellwag u. eigene Beobachtung (*Klin. Monatsbl.*, t. VII, p. 216).
1870. ADAMS. A case of soft cancer affecting the lacrymal gland and other organs (*Brit. med. Journ.*, p. 431).
— ALLEN (Harrison). On certain particularities in the constructions of the orbita (*Am. Journ. of med. Sc.*, p. 116).
— ANDREWS. Exophthalmic goitre with insanity (*Am. Journ. of insanity*, July).
— BODDAERT. Note sur la pathogénie du goitre exophthalmique (*Bull. de la Soc. de méd. de Gand*, 5 avril 1870 et 5 déc. 1871).
— CHEALDS. Exophthalmic goitre (*Saint-George's Hosp. Rep.*, IV, p. 175).
— CHIPPERFIELD. Fibro-cystic tumor of the orbit (*Madras Monthly Journal of med. Sc.*, déc.).
— CHISOLM. Exophthalmic goitre (*Philad. med. Times*, 15 oct.).
— DELENS. De la communication de la carotide interne et du sinus caverneux. Thèse de Paris, in-8°.
— DUMÉE. Essai sur quelques tumeurs pulsatiles de l'orbite par dilatation veineuse. Thèse de Paris, in-8°.
— EMMERT. Zwei Fälle von Sarcomen der Orbita, etc. Diss. Inaug., Bern, in-8°.
— ERICHSON. The science and art of surgerie. London, 6ᵉ éd., t. I.
— HARLON. Case of traumatic aneurism of orbit treated by compression (*Amer. Journ. of med. Sc.*, July, p. 46).
— HULKE. Orbital abscess (*Brit. med. Journ.*, p. 529).
— KEYSER (P.). Ueber das Messen der Prominenz der Augen (*Arch. f. Augen- u. Ohrenheilk.*, I, 2, p. 183).
— MASGANA. Tumeur fibro-cystique de l'orbite gauche, perforation de la voûte, extirpation ; guérison (*Gaz. des hôp.*, p. 355).
— MICHELSON. Bayonnetstich in die innere Wand der linken Orbita. Perforation des Sieblabyrinthes Heilung. (*Berl. klin. Wochensch.*, p. 136).
— MORTON. Orbital aneurismal disease and protrusion of the eyeball from venous obstruction ; with remarks and cases (*Am. Journ. of the med. Sc.*, July, p. 36, trois figures).
— NOYES. Ectropion, exophthalmos, exstirpation ; plastic operation (*Transact. of the Am. ophth. Soc.*, p. 129).
— OLIVAREZ (J. Gonzales). Récidive dans la partie interne du rebord orbitaire supér... d'un cancroïde du front (*El Siglo med.*, 855).
— PAGENSTECHER. Atrophia nervi optici nach Erysipelas faciei (*Klin. Monatsbl.*, VIII, p. 207).
— PIRÈS-FÉRERA. Emphysème insolite des deux paupières à droite (clinique du Dʳ de Wecker) (*Gaz. des hôp.*, p. 228).

1870. POWER (H.). Traumatic cellulitis of orbit, resulting in orbital abscess; recovery (*Lancet*, p. 230).

— RHEINDORF (J.). Tumor im hinteren Orbitalabschnitt u. in der Nasenhöhle (*Klin. Monatsbl.*, VIII, p. 173).

— SAUTERAU. Études sur les tumeurs de la glande lacrymale. Thèse de Paris, in-8°.

— SCHIESS-GEMUSEUS. Aneurysma orbitæ; exophthalmos (*Klin. Monatsbl.*, VIII, p. 56)

— SICHEL (fils). Du phlegmon de l'orbite (*Arch. gén. de méd.*, p. 448).

— — (père). Mémoire sur la carie de l'orbite (*Ann. d'Ocul.*, t. LXIV, p. 1).

— SOLBRIG. Basedow'sche Krankheit u. psychisches Störung (*Allg. Zeitschr. f. Psychiaterk.*, t. XXVII).

— TRÖPLETT (W. H.). A case of extreme ophthalmos, the result of fibro-fatty tumor of the orbit, operation, recovery (*Boston med. and surg. Journ.*, 10 fév.).

— WILLIAMS (Henry). Exophthalmos with intra-cranial disease. Death. Autopsy (*Boston med. and surg. Journ.*, 31 March).

— WILKS (Samuel). Struma with exophthalmos (*Guy' Hosp. Rep.*, p. 17).

— ZEHENDER. Noch ein neues Exophthalmometer (*Klin. Monatsbl.*, VIII, p. 42).

1871. ALLMEYER (Fr.). Schuss in den rechen unteren Augenhöhlenrand. Extraction der Kugel; plastische Operation (*Oest. Zeitschr. f. prakt. Heilk.*, n° 16, et *Wiener med. Presse*, n° 17).

— ARCOLEO. Deux cas de périostite de l'orbite (*Resocordo della clin. ottalm. di Palermo*, p. 279).

— BIRKETT (Jone). A case of exostosis of the frontal bone growing into the cranial cavity (*Guy's Hosp. Rep.*, t. XVII, p. 503, with 3 plates).

— BODDAERT (R.). Notes sur la pathogénie du goitre exophthalmique (*Bull. de la Soc. de méd. de Gand*, 5 déc.).

— BOREL. Corps étranger volumineux de l'orbite (*Un. méd. de la Seine-Inf.*, 15 avril, *Bull. de thér.*, t. LXXX, p. 131, et *Ann. d'Ocul.*, t. LXVII, p. 245).

— BULL (Ch.). Inflammation of the capsule of tenon (*The med. Record*, 1er nov.).

— CAMPANA (Rob.). Osteo-periostite gommosa delle parete orbitaria inferiore, suo metodo curativo (*Giorn. Ital. delle mal. venerese*, 6 fasc.).

— CHISHOLM. Exophthalmic goitre (*Med. Times*, I, 1).

— CHVOSTECK (Fr.). Weitere Beiträge zur Pathologie u. Electrotherapie der Basedow'schen Krankheit (*Wien. med. Presse*, nos 41, 42, 44, 46, 51 et 52).

— COUPER. Wound of the brain through the roof of the orbit (*Lancet*, I, p. 478).

— DEMARQUAY. Exophthalmie (*Nouveau dictionnaire de Méd.*, etc., de Jaccoud).

— ELLIS (A. N.). Case of Exophthalmic goitre (*The Cincinnati Lancet and Observer*, oct.)

— ENNAERT (Emil). Historische Notiz über Morbus Basedowii nebst Referat über 20 selbst beobachtete Fälle dieser Krankheit (*Arch. f. Ophthl.*, XVII, 1, p. 203).

— GALEZOWSKI. Étude sur le goitre exophthalmique (*Gaz. des Hôp.*, p. 225).

— Sur l'exophthalmie consécutive à une tumeur vasculaire de l'orbite (*Ibid.*, p. 237 et 241).

— GREENMAYER (P. S.). Cas de maladie de Basedow (*Philad. med. and surg. Reporter*, p. 365).

— GREGORIO. Exophthalmos in Folge von Syphilis (*Memorabilien*, p. 146).

— GRUENNING. Zwei Fälle von Emphysem der Augenhöhle, der Lieder u. der anstossenden Theile (*Arch. f. Augen- u. Ohrenheilk.*, II, 1, p. 197).

— HOLMES (E. L.). Cavernous tumor of the orbit, complicated with a large sanguineous cyst. Successful remowal without injury to the globe or the optic nerve (*Chicago med. Journ.*, Jan.).

— HORNER. Perostealcs Fibrom der Orbita. Pigmentites cavernœses Angiom der Orbita. Myxosarcom der Orbita. Metaplasie. Cysticercus in der Orbita (*Klin. Monatsbl.*, V, p. 1).

— JEAFFERSON. Case of erectile tumor in the orbit (*Ophth. Hosp. Rep.*, VII, p. 187).

— JODKO-NARKIEWICZ. Angioma cavernosum orbitæ. Extirpation avec conservation du globe oculaire (*Gazeta lekarska*).

1871. JODKO-NARKIEWICZ. Exophthalmos avec cécité de l'œil (*Compte rendu de la Société des Médecins de Varsovie*, oct. et nov., p. 176).

— JONES (Handfield). Studies of functional nervous desorders, London, in-8°, 1870.

— LAWSON. On the treatment of distension of the frontal sinus from pent-up secretion or pus with two cases and illustrations (*The Practitionner*, july 1870, p. 8).

— — Nævus of the orbita, protrusion of the eye and suppuration of the cornea; excision of the globe and removal of the nævoid tumor; recovery (*Lancet*, p. 116).

— — Melanotic tumour of the eye extending into the orbit (*Ibid.*, p. 579 et *Med. Times and Gaz.*, p. 511).

— LETENNEUR. Exostose de l'orbite. Ablation. Guérison (*Gaz. des Hôp.*, p. 462).

— MORGAN. Removal of a large fibrous tumour of the face which had causes protrusion of the eyeball and the upper jair. — Remarkable malignant tumours of the head in a child four years old, combined with exophthalmos (*Dubl.. Journ. of med.*, t. LI, p. 132).

— MURREY. Case of exophthalmic goitre (*Med. Times and Gaz.*, p. 192).

— OETTINGEN (de). Fall von Augentumor (Exophthalmos) (*Dorpat. med. Zeitschr.*, p. 187).

— PATRUBAN. Zur Lehre von den Geschwülsten der Orbita (*Allg. Wiener med. Zeits.*, p. 330, 337, 346, 375, 383, 393, 403 et 409).

— POWER. Report of the cases treated in the ophthalmic departement (*St. Georges Hosp. Rep.*, V).

— REEVELL. A case of foreign bady in the orbit with remarks (*Report of the Feraude eye and ear infirmery*).

— SAEMISCH. Schuss in die Orbita ohne Verletzung des Auges (*Klin. Monatsbl.*, IX, p. 51).

— SCHMIDT. Exophthalmos ex aneurysmate arteriæ ophthalmicæ dextræ. Ligatura carotidis communis dextræ (*Ibid.*, p. 219).

— SICHEL (A.). Notes sur les tumeurs et principalements ur le myxome du nerf optique (*Gaz. hebdom.*, p. 133 et 165).

— SOCCIN (Bernhard). Beiträge zur Casuistik der Bulbus- u. Orbitalgeschwülste (*Arch. f. path. Anatomie*, t. LII, p. 5).

— SZOKALSKI. Kyste dermoïde de l'orbite (*Compte rendu de la Société des Médecins de Varsovie*, fév., p. 61).

— TERRIER. Sur les tumeurs pulsatiles ou anévrysmoïdes de l'orbite (*Arch. gén. de Méd.*, p. 174).

— WARLOMONT. Cas d'ophthalmitis phlébitique (*Ann. d'Ocul.*, t. XVI, p. 229).

— WEINLECHNER. Rechtseitiger Gesichtsschmerz, Vortreibung des Bulbus, beginnende Atrophie des Nerv. opticus. Paresi des Nerv. oculomot. Rasche Heilung durch Jodkali (*Bericht derk. k. Rudolfsstiftung vom Jahre* 1870. Vienne, in-8°, p. 173).

— WEELS (Sœlberg). Abscess of frontal sinus (*Lancet*, 1870, p. 694).

1872. ARNOLD (J.) et BECKER (O.). Doppelseitiges symetrisch gelegenes Lymphadenom der Orbita (*Arch. f. Ophth.*, XVIII, 2, p. 56).

— BODDAERT. Notes sur la pathogénie du goitre exophthalmique (*Bull. de la Soc. méd. de Gand*, 5 déc.).

— BRYANT. Exostose into orbit and from frontale sinus (*Brit. med. Journ.*, 7 déc., p. 631).

— CHEVOSTEK (Fr.). Weitere Beiträge zur Pathologie u. Elektroterapie der Basedow'schen Krankheit (*Wien. med. Presse*, n°s 23, 27, 32, 39, 41, 43, 44, 45 et 46).

— CHISOLM. A artifical eye worn twelve years without having been removed (*Lancet*, p. 44).

— COCCIUS. Ophthalmometrie u. Spannungsmessung am kranken Auge. Leipzig, in-4°, p. 55.

— — Prolapsus bulbi bei einem Neugebornen (*Tageblatt der Naturforscherversa. Leipzig*, p. 172).

— COHN. Schussverletzungen des Auges. Erlangen, in-4°, p. 33.

1872. DEL MINTE. Orbita in Manuale pratico di Ophthalmiatrica Sezione I. Napoli, in-8°.

— FANO. Ablation d'une tumeur fibro-plastique de l'orbite (*Ann. d'Ocul.*, t. LXVIII, p. 127) (perte de l'œil à la suite de l'extirpation).

— — Lettre annonçant l'énucléation de l'œil (*Ibid.*, t. LXVIII, p. 284).

— GILETTE. Relation de deux cas de tumeur fibro-plastique de l'orbite (*Gaz. des Hôp.* p. 851, 862 et 870) (tumeurs de l'œil et non de l'orbite).

— GLAS. Tachycardia exophthalmica strumosa (*Upsala läkareförm förhandl.*, IV, 4 p. 463).

— GRAY. Echinococcus dans l'orbite (*Lancet*, p. 694).

— HEGER. Tumeur naso-orbitaire. Exophthalmie. Guérison (*Presse méd. belge*, n° 51) (Tumeur syph. guérie par l'usage de l'iodure de potass.).

— HOLMES. Case of aneurism of the orbit (*Chicago med. Journ.*, jan.).

— HUTCHINSON. Case of Basedow's disease (*Lancet*, p. 538).

— JUST. Enucleatio Bulbi mit tödtlichem Ausgange (*Klin. Monatsbl.*, X, p. 253).

— KNAPP. Augenärztliche Reisenotizen (*Arch. f. Augen- u. Ohrenheilk.*, p. 188) (La manière de Bowman de pratiquer l'énucléation).

— LA FORCE. Mort subite à la suite d'un éclat de l'orbite (*Philad. med. surg. Reporter*, XXVI, janv., p. 87).

— LAWSON. Melancolic tumour of the eye; excision of the globe and application of the chloride-of-zinc paste to the tissues within the orbit (*Lancet*, p. 617).

— MOUCHÉ. Sur l'énucléation de l'orbite (*Journ. d'Ophthalm.*, I, p. 369).

— MEUSNIER. Contusion de la région orbitaire; fracture de l'os unguis; emphysème (*Gaz. des Hôp.*, p. 163).

— MEYER (Mor.). Ueber Galvanisation des Sympathicus bei des Basedow'schen Krankheit (*Berl. klin. Wochenschr.*, p. 469).

— PATCHETT (W.). Exophthalmic goitre, unusuel severety of symptoms, ulcer of cornea; cured (*Lancet*, I, p. 827).

— ROUGÉ. Périostite du sinus sphénoïdal (*Bull. de la Soc. méd. de la Suisse rom.* fév.).

— SAMELSOHN (A.). Orbit tumor (*Brit. med. Journ.*, Aug., p. 253).

— SANTEN (Van). Hémorrhagie spontanée dans l'orbite (*Nederl. Tijdschr. v. Geneesk. Afd.*, I, n° 3).

— SPIELMANN et DARDIGNAC. Éclat d'obus. Perte complète du nez, de l'œil gauche et de la paupière inférieure. Fracture du maxillaire supérieur gauche. Autoplastie. Prothèse (*Gaz. des Hôp.*, p. 433).

— — Fracture de la base du nez et des deux rebords orbitaires inférieurs; communication avec les sinus frontaux. Perte des deux yeux. Application de prothèse (*Ibid.*, p. 241 et 1203).

— STEINER. Echinococcuscyste der Orbita (*Allgem. Wiener med. Zeit.*, p. 58).

— — Ueber Ponction eines zwischen dem periostischen Ueberzuge des Orbitalbodens und dem Fettgewebe um die Augenmuskeln liegenden Cystensackes (*Oest. Zeitschr. f. prakt. Heilk.*, XVIII, p. 121).

— STREATFEILD. Extirpation of eyeball, together with removal of the conjunctival sac (*Lancet*, p. 849).

— STROPPA. Esoftalmo; Atrofia della papilla e della retina. Ostosarcoma delle ossa del cranio (*Ann. di Ottalm.*, p. 195).

— VERDALLE. Hydatides du sinus frontal et de l'orbite. Incision du foyer. Évacuation des poches hydatiques. Guérison (*Bordeaux médical*, 8 sept., et *Ann. d'Ocul.*, t. LXVIII, p. 185).

— WALSON. An intra-orbitar dermoïd cyst. resulting in abscess; the cyst removed subsequently; satisfactory result (*Lancet*, p. 118).

— WARLOMONT. Pourriture d'hôpital après l'ablation des paupières et du globe de l'œil (*Ann. d'Ocul.*, t. LXVI, p. 296).

1873. BALL. Du goitre exophthalmique. Leçon recueillie et publiée par Liouville (*Gaz. des Hôp.*, p. 107 et 114).

— BECKER (Otto). Ueber spontanen Arterienpuls in der Netzhaut. Ein bisher nicht beobachtetes Symptom des Morbus Basedowii (*Wiener med. Wochenschr.*, p. 555 et 589).

1873. Boichat. Sarcome névroglique de l'orbite. Rapport par Ranvier (*Bull. de la Soc. Anat.*, p. 118).

— Burrings (G.). Inflammation of the cellular tissu of the orbit; death on the fourth day from apoplexy (*Lancet*, p. 722).

— Dobell. Cases of exophthalmic goitre (Grave's disease) (*Philad. med. Times*, jan., et *Brit. med. Journ.*, mai, p. 227).

— Domanski. Morbus Basedowii (*Przeglad lekarski*, nos 2, 3, 12 et 49).

— Frank (Samuel). Instrument zur Strabotomie und Enucleatio Bulbi (*Wien. med. Presse*, n° 2).

— Galezowski. Cas d'anévrysme de l'orbite (*Compte rendu du Congrès de Londres*, p. 68).

— Gayat (Jos.). Essais de mensuration de l'orbite. Avec une gravure sur bois et un tableau de mensurations (*Ann. d'Ocul.*, t. LXX, p. 5).

— Grüning. Exophthalmos dexter bei Vorwärtsbeügung des Körpus (*Arch. f. Augen- u. Ohrenheilk.*, III, 1, p. 168).

— Gurbski. Hemorrhagia in orbitam dextram (*Gazeta lekarska*, XV, 18).

— Hasner (d'Artha). Beiträge zur Physiologie u. Pathologie des Auges. Prag, in-8°, p. 82 (Enucleation et Kephalometrie).

— Hertweg. Ueber sogenannte künstliche Augen (der Thiere) (*Magazin f. die gesammte Thierheilk.*, H. I, p. 111) (Yeux artificiels en corne avec trou central).

— Hogg. Clinical remarks on exophthalmos and malignant disease of the eyeball (*Med. Press and Circ.*, 17 déc.)

— Holmes. On orbit aneurism (*Med. Times and Gaz.*, p. 75 et 102).

— Hulke. Clinical lecture on a case of sarcoma (*Ibid.*, p. 621).

— Hutchinson (Edwin). Malignant tumor of the orbit (*Transact. of med. Soc. of state of New-York for the year* 1872).

— — et Nettleship. Wound of eyeball, with fracture of orbit, ending fattaly (*Ophth. Hosp. Rep.*, VII, p. 498).

— Jones (H. Macrenghton). Cases of orbital disease (*Dubl. Journ. of med. Sc.*, t. LVI, p. 200).

— Julliard. Anévrysme diffus primitif intra-orbitaire. Guérison par inflammation du sac. Gangrène du globe oculaire (*Soc. de Chir.*, 4 juin; *Gaz. des Hôp.*, p. 740).

— Kemperdick. Uebersichtü ber die Wirksamkeit seiner Augen- u. chirurgischen Klinik im Jahre 1872-73 (Colmar) (*Arch. f. klin. Chirurg.*, XVI, p. 575). Tumeur caverneuse rétro-bulbaire, extirpée avec conservation du globe oculaire.

— Knapp. Cancroïd of orbit (*Med. Record of New-York*, p. 321).

— Letenneur. Tumeur fibro-plastique de l'orbite ayant récidivé sept fois dans l'espace de douze ans (*Soc. de Chir.* et *Gaz. des Hôp.*, p. 213).

— Meigs. Clinical lecture on a case of exophthalmic goitre (*Philadelphia med. Times*, jan., p. 64).

— Monod (Ch.). Étude sur l'angiome simple sous-cutané circonscrit, suivie de quelques remarques sur les angiomes circonscrits de l'orbite. Paris, in-8°, p. 86, deux p[l.]

— Oettingen (de). Geschwulst in der Orbita. Linkseitige Ophthalmoptose bei einem 14-jährigen Kranken. (*Dorpater med. Zeitschr.*, p. 179).

— Pagenstecher (H.). Meningitis mit lethalem Ausgang nach Enucleatio bulbi sinistri Irido-choroiditis symph. oc. dextri. Section (*Klin. Monatsbl.*, XI, p. 123).

— Panas. Phlegmon orbitaire. Méningo-encéphalite consécutive. Névrite optique avec amaurose. Perforation spontanée par ostéite des os du crâne (*Soc. de Chirurg.* 5 nov., et *Gaz. des Hôp.*, p. 1148).

— Perry. Exophthalmic goitre (*Glasgow med. Journ.*, mars, p. 401).

— Quaglino et Manfredi. Contribuzione alla storia clinica ed anatomica dei tumori intra- et extra-oculari. Exophthalmo da Missoma orbitale (*Ann. di Ottalm.*, II, p. 1).

— Rustizky. Multiples Myelom (*Deutsch. Zeitschr. f. Chirurgie*, III).

— Schmidt. Beobachtungen aus der Augenabtheilung des Odessa'schen Stadthospitals (*Klin. Monatsbl.*, XI, p. 12) (Echinococcus de l'orbite).

1873. SWANZY. Exophthalmic goitre (*Hospital. Gaz.*, 1 sept.).
— VANCE (A. Reuben). The ophthalmoscopic appearances in cases of ophthalmic goitre (*Chicago med. Journ.*, August, p. 449).
— WATSON (Spencer). On the diagnosis of periostitis in the orbit (*Practitioner*, janv., p. 17).
— — Les kystes dermoïdes intra-orbitaires (*Compte rendu du Congrès de Londres*, p. 151).
— — Intraocular naevus. Treated by ligature and actuel cautery (*Brit. med. Journ.*, 31 mai et *Med. Times and Gaz.*, p. 643).
— WELLZ (de). Ein neues Instrument zur Enucleation (*Klin. Monatsbl.*, XI, p. 370).
— WESTPHAL. Ueber einen Fall von intra-craniellen Ecchinococcen mit Ausgang in Heilung (*Berl. klin. Wochensch.*, n° 18, p. 205).
1874. BANGA (H.). Osteom in der linken Stirnhöhle mit Durchbruch in die Orbita. Extirpation. Meningitis. Tod durch Zerreissung des Magens u. Zwergfelles (*Deutsche Zeitschr. f. Chirurgie*, p. 486).
— BAUMBLATT. Beitrag zur Lehre von Morbus Basedowii (*Bayer. aerztl. Intelligenzb.*, 33).
— BREGEN. Zwei Fälle von Echinococcus (*Berl. klin. Wochenschr.*, p. 381).
— BRUNTON (T. Lauder). Cases of exophthalmic goitre (*St-Bartholomew's Hosp. Rep.*, IX).
— CARTER (Bur.). Sarcome de l'orbite guéri par le cautère actuel (*Brit. med. Journ.*, janv., p. 90).
— DUPLAY. Ozène et otite purulente probablement de nature syphilitique. Phlébite des sinus du crâne et de la veine ophthalmique. Méningite purulente. Mort (*Arch. gén. de méd.*, p. 348).
— DUPLOUY. Extirpation d'une tumeur volumineuse de l'orbite (*Bull. gén. de Thérap.*, t. 87, p. 495).
— FÉRÉOL. Note sur un cas singulier de goitre exophthalmique (*Un. méd.*, n° 153).
— FRONMÜLLER (père). Bruch der oberen Orbitalwand (*Memorabilien*, p. 158).
— GOODHART (J.-F.). Exophthalmic goitre, with enlargement of thymus (*Transact of the path. Soc.*, London, p. 240).
— GUPTILL (C.-H.). Exophthalmic goitre successfully treated by the iodobromide of calcimum (*Am. Journ. of med. sc.*, t. 67, p. 125).
— HAY. Instruments for facilitating section of the nerve (*Transact. of the Amer. ophth. Soc.*, p. 214).
— HIPPEL (de). Retrobulbaires Aneurysma mit hochgradigem Exophthalmus des rechten Auges. Unterbindung der Carotis communis dextra (*Arch. f. Ophthalm.*, XXI, p. 175).
— HUTCHINSON. Cases of Grave's disease (*Med. Times and Gaz*, t. 49, p. 212).
— JERUSALEMSKY. Nitrate d'argent dans le goitre exophthalmique (*Compte rendu de la Société physico-méd. de Moscou*, mai).
— KÖNIG (E.). Étude historique et critique sur la nature des amauroses consécutives aux blessures de l'orbite. Thèse de Paris, in-4°.
— LANDESBERG. Beitrag zur variolösen Ophthalmie. Elberfeld, in-8°, p. 44 (Périostite et carie du rebord orbitaire sup. suite de variole).
— MAC DONNAL. Case of orbital tumors (Gliosarcoma) (*Irish Hosp. Gaz.*, p. 195).
— NANCREDE (Charles). Case of smoll roundcelled sarcoma (*Philadelph. med. Times*, p. 333).
— NIDEN. Aneurysma diffusum der linken orbita (*Correspondenzb. des aerzt. Vereins am Rheinland*, n° 14).
— NOEL. Tumeur enchondromateuse de la base du crâne. Histoire et autopsie (*Ann. d'Ocul.*, t. LXXII, p. 201).
— OETTINGEN (de). Zur Casuistik u. Diagnostik der Orbitaltumoren (*Klin. Monatsbl.*, XII, p. 45).
— — Dermoidcyste in der Orbita, etc. (*Dorpater med. Zeitschr.*, p. 152 et 158).
— PERLS. Orbitales Fibrom mit rareficirender Osteitis des Orbitaldaches u. fibroma-

töser Verdickung der Dura Mater, intra-uterin entstanden (*Berl. klin. Wochenschr.*, p. 355).

1874. REMY. Tumeur caverneuse de l'orbite (*Bull. de la Soc. anatomique*, p. 718).

— SAVARY. Tumeur de l'orbite (*Ann. d'Ocul.*, t. LXXI, p. 130) (Dégénérescence de la glande lacrymale).

— SCHWARTZ. Tumeur carcinomateuse de l'orbite (*Bull. de la Soc. anat.*, p. 876).

— SHAPLEY. Case of Grave's disease (*Med. Times and Gaz.*, p. 212 et 260).

— SMITH (R. T.). On the treatment of exophthalmic goitre with belladonna (*Lancet*, p. 902).

— URDY. Case of anthrax of the chin; phlebitis of the fascial and ophthalmic veins; recovery and recurrence of the disease (*Lancet*, p. 267, 21 fév.).

— VALERONI (F.). Contribuzione alla storia clinica dei tumore dell' orbita (*Ann. di Ottalm.*, III, p. 175).

— WOHLMUTH (Max). Klinische Mittheilungen über Orbital-Fracturen. Diss. inaug., München, in-8°.

1875. BARTHOLOW (Rob.). Some practical observations on exophthalmic goitre and its treatment (*Chicago Journ. of nervous and mental diseases*, July, p. 344).

— BJÖRNSTRÖM (F.). Fall af vasomotorisk. Enophthalmus (*Upsala läkareför. förh.*, t. X, p. 378).

— BODDAERT (R.). Quelques considérations physiologiques sur la combinaison de l'hypérémie artérielle et de la congestion veineuse; essai d'application à la pathologie du goitre exophthalmique (*Gaz. hebd.*, n° 41).

— BOUROT et LÉCARD. Observation d'un phlegmon de l'orbite droit avec méningite partielle consécutive, mort dans le collapsus et le coma au cinquième jour du traitement. Autopsie, réflexions (*Bordeaux méd.*, n° 24).

— BRAILEY. Case of a large tumour remouved from the cavety of the orbit (*Ophth. Hosp. Rep.*, VIII, p. 302).

— BRAUN. Ueber Geschwülste der Orbita (*Annalen der chirurg. Gesellsch. zu Moskau*, p. 418).

— BULKLEY (L. Duncan). Two cases of exophthalmic goitre, associated with chronic urticarie (*Chicago Journ. of nervous and mental diseases*, oct., p. 513).

— CHEADLE (W. B.). Exophthalmic goitre (*St-Georges Hosp. Rep.*, VII, p. 81).

— CHRISTENSEN. Ophthalmologisk Kasuistik (*Hosp. Tidende*, p. 817) (Tumeur sarcomateuse de l'orbite).

— CHVOSTEK (F.). Weitere Beiträge zur Pathologie u. Therapie des Basedow'schen Krankheit (*Wien. med. Presse*, n°s 38-42).

— DEPRÉS. Exostose de l'orbite (*Soc. de Chirurgie. Bull. de Thérap.*, t. LXXXVIII, p. 185).

— DEZES (Jos.). Ueber fremde Körper in der Orbita. Diss. inaug., Bonn, in-8°.

— FÉRÉOL. Note supplémentaire et rectifications sur un cas de goitre exophthalmique compliqué de troubles de la sensibilité et du mouvement (*Un. méd.*, n° 47).

— FEUER. Inflammatio retrobulbaris e phlebitite venæ ophthalmicæ (*Wien. med. Presse*, n° 18).

— GOLDZIEHER. Litterarische Notiz über Extirpation einer Orbitalgeschwulst (*Klin. Monatsbl.*, XIII, p. 92).

— GUÉNIOT. Note sur un cas singulier de projection de l'œil hors de l'orbite (*Recueil d'Ophthalm.*, p. 172) (Arrachement du globe oculaire et du nerf optique pendant l'accouchement).

— GUYON. Sarcoma fasciculatum orbitæ (*Bull. et Mém. de la Soc. de Chirurg.*, p. 780).

— HARLAN (G. C.). Two cases of vascular disease of the orbit (*Transact. of the Amer. ophth. Soc.*, p. 327).

— HEIBERG (J.). Om de extrabulbäre soulster i orbita (*Norsk magar for Lägeoid*, t. V, p. 385 et 396).

— HIGGENS. Cyst of the orbit (*Med. Times and Gaz.*, p. 441).

— HOCK. Orbitaltumor (*Anzeiger d. Wien. Aerzte*, n° 7).

1875. KLEIN. Zur Kasuistik der Neuro-retinitis in Folge von Orbitaltumoren (*Wien. med. Presse*, n° 23).
— LANDSBERG. Zur Aetiologie u. Prognose intra- u. extra-ocularer Sarcoma (*Arch. f. pathol. Anat.*, t. LXIII, p. 267).
— LANSDOWN (F.). A case of varicose aneurisme in the left orbit (*Brit. med. Journ.*, 27 March, et 5 Juni, p. 846).
— LAWSON. Two cases of tumours of the orbit (*Lancet*, 4 déc., p. 803).
— LUSSIER (J. G.). Corps étranger dans l'orbite (*Rec. d'Ophthalm.*, p. 94) (Éclat de bois).
— MAKLAKOFF. Des anévrysmes de l'orbite (*Ann. de la Soc. de Chirurgie de Moscou*, p. 424).
— MORGAN (de). Compound and comminuted fracture of the superior maxiller and frontal bones, moowing the roof and floor of orbit. Recovery without impairment of vision (*Med. Times and Gaz.*, p. 598).
— NIEDEN. Ein Fall von retrobulbären Aneurysma mit starkem Exophthalmus. Unterbindung der Carotis sinistra (*Klin. Monatsbl.*, XIII, p. 38).
— NOYES (Henry). Cases of disease in the orbita (*The Richemond and Louisville med. Journ.*, July, p. 1 et 658) (Deux cas de cellulite et trois de périostite orbitaire).
— RAYMOND. Vitiligo et goitre exophthalmique. Thèse de Paris, in-8°.
— — Du goitre exophthalmique dans ses rapports avec le vitiligo (*Arch. gén. de méd.*, juin).
— REDNIK (J.). Entzündung des Zellgewebes unter dem Augapfel in Folge von Entzündung der Vena ophthalmica (*Wien. med. Presse*, n° 18).
— RIVINGTON (Wallis). A case of pulsating tumour of the left orbit, consequent upon a fracture of the base of the skull, cured by ligature of the left common carotid artery. With remark and on appendix containing a chroniological resume of recovered cases of orbital aneurism (*Med. Chir. Transact.*, t. LVIII, p. 184).
— — Orbitit Aneurisme (*Brit. med. Journ.*, Jun., p. 771 ; *Lancet*, avril, p. 473, et *Med. Times and Gaz.*, May, p. 484).
— RŒSNER (R.). Beiträge zur Lehre von Morbus Basedowii. Diss. Inaug., Breslau, in-8°.
— ROTH (M.). Zur Casuistik des Morbus Basedowii (*Wien. medic. Presse*, n° 30).
— RUVIOLI (Fr.). Contributo alla storia clinica e anatomica dei tumori endo-orbitali (*Annali di Ottalm.*, IV, p. 357) (Atherome).
— — Missoma orbitale, esoftalmo gravissimo del bulbo atrofico, demolizione del tumore e del bulbo, guarigion (*Ibid.*, p. 364) (Angiome).
— TRÉLAT et ORY. Plaie contuse de la région du sourcil, côté droit, phlegmon de l'orbite, fracture de la voûte orbitaire, amaurose, atrophie rétinienne, ectropion limité, suture des paupières, adhérence profonde de la paupière supérieure à l'arcade du sourcil (*Rec. d'Ophthalm.*, p. 5).
— VALETTE. Tumeur enkystée de la cavité orbitaire (*Gaz. des hôp.*, n°s 27 et 29).
— VERNEUIL. Sarcome de l'ethmoïde avec production de même nature dans les cavités nasale et orbitaire droites. Exophthalmie (*Mouvement méd.*, n°s 18 et 74 et *Rec. d'Ophth.*, p. 96).
— WALTON. Tumours of the orbit (*Lancet*, 10 avril, p. 525).
— WILLIAMS (E.). Basedow's disease (*Transact. of the Amer. ophth. Soc.*, p. 293).
— WILKS. Case of exophthalmic goitre associated with diabetes (*Lancet*, 13 mars).
— WOLFF (H.). Ueber pulsirenden Exophthalmus. Diss. inaug., Berne, in-8°.
1876. ADLER (Hans). Der Conchenrynter. (Apparat zur Stillung von Blutungen nach Operationen in der Augenhöhle) (*Wiener med. Wochenschr.*, p. 180).
— BERGER. Osteosarkom der Orbita (*Mittheil u. d. ärztl. Praxis*, München, in-8°, p. 24).
— BOLLAND (E.). De quelques altérations de la peau dans le goitre exophthalmique. Thèse de Paris, in-8° (Vitiligo, urticaire, gangrène).
— BOUCHERON. Sur la section des nerfs ciliaires et du nerf optique en arrière de l'œil, substituée à l'énucléation du globe oculaire dans le traitement de l'ophthalmie sympathique (*Gaz. hebd.*, p. 345, et *Gaz. méd.*, p. 412).
— BROCA. Recherches sur l'indice orbitaire (*Revue d'Anthropologie*, t. IX, p. 577, 1875).

1876. BROËR et WEIGERT. Teratoma orbitæ congenitum (*Arch. f. path. anat.*, t. LXVII, p. 518).

— BUTTERLIN. Hygroma de la bourse séreuse du grand oblique de l'œil; ponction avec la seringue de Pravaz, injection de teinture d'iode; guérison (*Un. méd.*, n° 104, p. 335).

— CHRONIS. Observation d'un kyste folliculaire de l'orbite à forme méliceride (*Recueil d'Ophth.*, p. 51).

— CRESPI (Piclio). Contributo alla storia clinica dei tumori dell' occhio e dell' orbita. Osservazioni pratiche (*Gaz. med. ital.-lombardia*, n° 26, p. 251, 261, 272, 421 et 431).

— DAY (Henry). Exophthalmic goitre (*Lancet*, sept., n°s 422 et 458).

— DESCHAMPS. Cancer de l'orbite. Opérations et récidives successives. Généralisation aux poumons, au foie et au péritoine (*Bull. de la Soc. anat.*, p. 764).

— GAGNON (A.). Contribution à l'histoire du goitre exophthalmique, coexistence d'accidents choréiques (*Gaz. hebd.*, n° 39).

— GEISSLER. Ueber Gefässgeschwülste der Augenhöhle (*Schmidt's Jahrbücher*, t. 170, p. 274).

— GEUZEN (Félix). Beobachtung am weichen Gaumen nach Entfernung eines Geschwulstes in der Augenhöhle Diss. inaug., Königsberg, in-8°, p. 31.

— GOTTI (Vincenzo). La medicina operatoria della clinica ocul. di Bologna (*Revista clinica di Bologna*, n°s 9 et 10).

— GRÜNING. Ueber einen Fall von Varix aneurymaticus innerhalb der Schädelhöhle mit Proeminenz beider Bulbi u. totaler Blindheit. Unterbindung der Carotis communis sinistra (*Arch. f. Augen- u. Ohrenheilk.*, V, 2, p. 281).

— HAY (Thomas). A case of recurring sarcomatous tumour of the orbit in a child, estirpated for the third time and ultimaly causing the death of the patient (*Rep. of the fifth internat. ophthalm. congress*, p. 258).

— HIGGENS. Hydatid tumour of the orbit (*Lancet*, 21 oct., p. 576). Exostose éburnée de l'orbite, excision, guérison (*Brit. med. Journ.*, 16 sept., p. 364).

— HUTCHINSON. Fall on the head followed by blindness with proptosis of one eye partial deafness of one ear. Death in twelve weeks. No post-mortem. — History of severe hemorrhage shortly before death and of erysipelas of head. — Cause of death incertain. Ruptered orbital aneurism (*Ophth. Hosp.*, Rep. VIII, p. 489).

— IMRE (J.). Erysipel der Augenlider. Exophthalmus. Gänzliche Genesung im Verlaufe einer Woche (*Klin. Monatsbl.*, XIV, p. 187).

— KNAPP. On orbital tumors (*Rep. of the fifth internat. ophth. congress*, p. 51).

— — Grosses orbitalsarcom entfernt mit Erhaltung des Augapfels. Tod durch acute Nephritis (*Arch. f. Augen- u. Ohrenheilk.*, V, 2, p. 310).

— LAYRAC. Contribution à l'étude de l'infiltration séreuse du tissu cellulaire rétro-bulbaire. Thèse de Paris, in-4°, p. 32.

— LE FORT. Abcès du sinus maxillaire. Troubles oculaires et phlegmon de l'orbite. Guérison (*Recueil d'Ophth.*, p. 360).

— LETULLE (M.). Sarcome de l'orbite, exophthalmie (*Bull. de la Soc. anat.*, p. 200).

— LYSTER. Foreign body in orbit (*Lancet*, 18 mars) (Fragment de tuyau de pipe de la largeur d'un pouce resté cinq mois dans l'orbite avec conservation de la vision).

— MIKULIEZ. Beitrag zur Genese der Dermoide am Kopfe (*Wiener med. Wochenschr.*, p. 523).

— MOLLIÈRE. De l'énucléation du globe oculaire, pendant la période aiguë du phlegmon de cet organe (*Lyon méd.*, n° 26, p. 255).

MOORE (W.). A case of pyaemia attended by sudden destruction of the eye (*Dublin. Journ. of med.*, February, p. 31).

— OETTINGEN (de). Zur Casuistik u. Diagnostik der Orbitaltumoren (*Klin. Monatsbl.*, XIV, p. 315).

— OSBORN (S.). Kystes dermoïdes de l'œil (*St-Thomas Hosp. Rep.*, n° 69).

— PÉAN (M.). Small sarcoma of the orbit. exophthalmia; enucleation of the eyeball; erysipelis; death, autopsie (*Lancet*, 18 janv., p. 51).

— PIÉCHAUD (Ad.). Note sur un cas de phlegmon de l'orbite; mort (*Gaz. méd*, p. 467).

1876. Pooley (Th.). Entzündung der Tenon'schen Kapsel nach einer gewöhnlichen Schieloperation. Perforation der Sclera. Netzhautablösung. Heilung (*Arch. f. Augen- u. Ohrenheilk.*, V, 2, p. 375).

— Raab (F.). Congenitale Encephalocele (observée à notre clinique). Ein Beitrag zur Casuistik der Orbitaltumoren (*Wien. med. Wochenschr.*, n°s 11 et 13).

— Richet. Exophthalmie consécutive à un sarcome (*Recueil d'Ophth.*, p. 44).

— — Exophthalmie ayant nécessité l'ablation des deux globes oculaires à deux ans de distance (*Ibid.*, p. 191).

— Schmidt-Rimpler. Phlebitis ophthalmica mit letalem Ausgang (*Sitzungsber. des ärzt. Vereins in Marburg vom* 2. Juni).

— Thomas (J.-P.). Exophthalmic goitre, with a case (*Richmond and Louisville med. Journ.*, p. 401).

— Thompson (W.-R.). A report of three cases of exophthalm. goitre with remarks upon its history, aetiology and treatment (*Ohio med. and surg. Journ.*, 1er août, p. 138).

— Trélat. Sarcome de l'orbite, exophthalmie (*Recueil Ophth.*, p. 253).

— Waldhauer. Echinococcus in der Orbita (*Klin. Monatsbl.*, XIV, p. 152).

— Walzberg (Th.). Ein Fall von Basedow'scher Krankheit u. Sarkom der Schädelbasis mit Neuritis optica (*Klin. Monatsbl.*, XIV, p. 401).

— Zuckerkandl. Zur Anatomie der Orbitalaterie (*Oest. med. Jahresb.*, p. 343).

1877. Annandale (Th.). Case in which a knitting needle penetrated the brain through the orbit (*Edinb. med. Journ.*, p. 891).

— Baer. Retrobulbäres Extravast durch Trauma, plötzliche Amaurose. Heilung (*Deutsche med. Wochenschr.*, n° 30).

Brière. Observations cliniques. I. Kyste pileux de la queue du sourcil; II. Kyste séreux de l'orbite (*Ann. d'Ocul.*, t. LXXVIII, p. 34).

— Burow. Vorstellung eines Kranken, bei welchem sich ein Osteom der Orbita spontan. in tolo exfolürt hat. (*Vers. f. wissensch. Heilk. zu Königsberg*, 5 nov., p. 77).

— Chearham. Atrophia of the optic nerves from a slight fall (*American Practitioner*, p. 336).

— Crespi. Contributio alla storia clinico dei tumori dell' occhio e dell' orbita. Obs. VI. Sarcoma della coroidea a cellule endo ed extra bulbare (*Gaz. med. Ital.-Lomb.*, 19 Maggu).

— Deschamps. Cancer de l'orbite (*Progr. méd.*, n° 13).

— Dressel. Statistik des Cysticercus. Diss. inaug., Berlin, in-8°.

— Duacelier. Blessure de l'orbite par coup de feu (*Recueil d'Ophth.*, p. 153).

— Dudon. Kyste hydatique de l'orbite. Guérison avec conservation des fonctions de l'œil (*Bordeaux méd.*, p. 274).

— Ewetzky (Th. de). Zur Cylindromfrage (*Arch. f. path. Anat.*, t. LXIX, p. 36).

— Fagan. Malignant tumour of the orbit (*Dubl. Journ. of med. science*, p. 380).

— Frothingham (G.-E.). Pulsating tumour of orbit, resembling true aneurysm; ligature of common carotid, subsequent removal of tumor; recovery (*Amer. Journ. of the med. science*, n° 144, p. 97).

— Gacitua. Essai sur les kystes de l'orbite. Thèse de Paris, in-8°.

— Heckenberger. Ueber Exophthalmus. Diss. inaug., Würzburg, p. 25.

— Higgens (Ch.). Clinical remarks on tumours of the orbit, with cases (*Brit. med. Journ.*, p. 800).

— Hjort. Exophthalmus (*Norsk. Magaz. f. Lägervidensk.*, t. VII, p. 19).

— Hock. Retrobulbärer Abscess mit Protrusion der Bulbi, etc. (*Wiener med. Wochenschr.*, n° 26).

— Holmes. Dreizehn Fälle von ocularen Geschwülsten, eine Sehnervengeschwulst u. ein Fall von Panophthalmitis mit einem eine Geschwulst vortäuschenden Coagulum (*Arch. f. Augen- u. Ohrenheilk.*, VII, 2, p. 301).

— Howse (G.-H.). Case of exophthalmic goitre (*Transact. of the path. Soc.*, XXVIII, p. 115).

— Joseph. Ueber die Gestaltung der knöchernen Augenhöhle nach Schwund oder Verlust des Augapfels (*Klin. Monatsbl.*, XV, p. 197).

1877. KNAPP. Ueber Orbitaltumoren (*Bull. du cinquième congrès international*, p. 224).
— — Zur operativen Behandlung der Geschwülste der Augenlieder u. der vorderen Augenhöhle (*Arch. f. Augen- u. Ohrenheilk.*, VI, 1, p. 38).
— LAWSON. Corps étranger de l'orbite (*Lancet*, 15 sept.).
— LEBER. Ueber einen seltenen Fall von Leukämie mit grossen leukämischen Tumoren von allen vier Lidern u. doppelseitigem Exophthalmus (*Arch. f. Ophthalm.*, XXIV, 1, p. 304).
— MANZ. Exstirpation eines Osteoms aus der Augenhöhle (*Arch. f. Augen- u. Ohrenheilk.*, VIII, 2, p. 121).
— NOOAK. Ein Fall von Myxosarcoma orbitae seltener Grösse (*Wien. med. Presse*, p. 1640).
— ROSSANDER. Fall af exophthalmos, botad genom jodkalium (*Hygia*, p. 108).
— SAMELSOHN. Exophthalmus (*Berlin. klin. Wochenschr.*, p. 753).
— SANTOS-FERNANDES. Tumeurs de l'orbite (*La Cronica ophthalmologica*, et *Centralbl. f. prakt. Augenh.*, p. 63, 1878).
— SCHALKENHAUSEN. Aneurysma der Carotis interna (*Bericht der 50. Vers. deutsch. Aerzte u. Naturf.*, p. 433).
— SCHÜLE. Zur Mykosis des Gehirns (*Arch. f. path. Anat.*, LXVII, p. 215).
— SONNENBURG. Beitrag zur acuten Entzündung der Augenhöhle (*Deutsche Zeitschr. f. Chirurgie*, VII, p. 5).
— VINCENTIIS (C. de). Di un sarcoma endoteliale di ambole orbite (*Extratto dagli atti dell R. Acad. med. chir. Napoli*, p. 31).
— — Osservazioni clinische ed anatomische : Tumore orbitale (*Estrato dal Mem. med. chir.*, p. 50).
— WALDHAUER. Tumoren des Auges u. der Augenhöhle (*St. Petersb. med. Wochenschr.*, n°s 43 et 44).
— YEO (J.). Case of exophthalmic goitre with new phenomen (*Brit. med. Journ.*, marsh).
— ZIT. Periostales Sarcom der Orbita mit multiplen Metastasen (*Oest. Jahrb. f. Paediatrik*, II, p. 155).
1878. BARBOT. Étude sur le sarcome de l'orbite. Thèse de Paris, in-8°.
— BERLIN. Thrombose des Gehirnsinns (*Ber. der ophth. Gesellsch. zu Heidelb.*, p. 167).
— BOTTINI. Esoftalmo dell' occhio dastro cagniato da un tumore (cilindroma) della narice corrispondente garito per mezzo della resezione osteoplastica dell' oso nasale e mascillare superiore correspondente (*Annali di Ottalm.*, VII, p. 141).
— BOUCHERON. Du traitement de l'ophthalmie sympathique par la section des nerfs ciliaires, substituée à l'enlèvement de l'œil (*Gaz. des hôp.*, n° 93).
— BROCHIN. Cachexie ophthalmique dans ses rapports avec les affections intérieures (*Extrait d'une Thèse de Rey*) (*Gaz. des hôp.*, n° 8).
— BUCHMANN (de). Drei Fälle von Melanoma faciei (*Wien. med. Wochenschr.*, 1877, n°s 31 et 32).
— BULL (S.-C.). Contribution to the pathology of orbital cellulitis (*Amer. Journ. of med. science*, p. 112).
— CASTALDI. Un caso di esoftalmo guarito col bisolfato di chinino (*Ann. di Ottalm.*, VII, p. 122).
— CHVOSTEK. Weitere Beiträge zur Pathologie u. Therapie der Basedow'schen Krankheit (*Wien. med. Zeitg.*, n°s 4, 10 et 24).
— CREDÉ. Exostose des Stirn-, Nasen- u. Oberkieferknochens (*Deutsche Zeitschr. f. pract. Med.*, n° 35).
— DE SMET. Note sur un cas d'inflammation du tissu cellulo-graisseux de l'orbite terminé par résolution (*Presse méd.*, p. 137).
— DUROZIEZ. Du souffle des artères dans le goitre exopthalmique (*Gaz. méd.*, n° 11).
— FANO. De l'ostéite et de l'ostéo-périostite du grand angle de l'orbite (*Ibid.*, p. 375).
— FOERSTER. Zur Kenntniss der Orbitalgeschwülste, deren Ausgangspunkte u. Fortpflanzungsbahnen (*Arch. f. Ophthalm.*, XXIV, 2, p. 93).
— GAYET. Fracture directe de l'orbite ; chémosis considérable, limité à la paupière inférieure ; guérison (*Lyon méd.*, n° 5).

1878. Gossetti. Angioma simplice de l'orbita destra (*Annali di Ottalm.*, VII, p. 265).
— Hänel (G.). Echinokokkus der Orbita (*Gesellsch. f. Natur- u. Heilkunde zu Dresden*, 20 oct.).
— Hartmann. Ueber zwei mit Morbus Basedowii complicirte Fälle von Diabetes mellitis. Diss. inaug., Tübingen, in-8°.
— Higgens. Tumours of the orbit and neighbouring parti (*Guy's Hosp. Reports*, XXIII, p. 165).
— Hirschberg. Cas d'abcès de l'orbite (*Beiträge zur prakt. Augenheilk.*, III).
— Kellner (H.). Ein Beitrag zu der Lehre von den Schädelfracturen. Diss. inaug., Kiel, in-8°.
— Kelly (B.). A case of exophthalmic goitre with remarks (*Med. Press and Arc.*, 17 July).
— Lacosti (J.-F.). Contribution à l'étude du goitre exophthalmique. Thèse de Paris, in-8°.
— Mauthner. Ueber Exophthalmus (*Wien. med. Presse*, n°s 1, 2, 3, 5 et 7).
— Mossé. Altérations généralisées du système osseux. Fracture spontanée du fémur. Phlegmon de l'orbite (*Bull. de la Soc. anat.*, p. 157).
— Nadaud. Cancers de l'orbite (*Bordeaux méd.*, n° 15).
— Nettleship. Carcinoma of the orbit (*Med. Times and Gaz.*, p. 632).
— O'Neill (W.). Exophthalmic goitre and diabetes, occuring in the same person (*Lancet*, 2 Marsch).
— Schiess-Gemuseus. Zur Lehre von der Tenonitis (*Klin. Monatsbl.*, XVI, p. 305).
— Schott. Periostitis syphilitica mit gummöser Wucherung in beiden Augenhöhlen u. dadurch bedingten Exophthalmus (*Arch. f. Augen- u. Ohrenheilk.*, VII, 1, p. 94).
— Schröler. Ein Beitrag zur Neurotomia optico-ciliaris (*Berl. klin. Wochenschr.*, p. 635).
— Sealy. A case of Grave's disease (*Lancet*, n° 15).
— Sée (Germain). Symptômes de la maladie de Basedow (*France méd.*, n° 87).
— Shingleton Smith. Exophthalmic goitre; lesions of the cervical ganglia (*Med. Times and Gaz.*, 15 June).
— Spencer Watson. Polypus of the nose and orbit (*Ibid.*, p. 638).
— Thermes. Goitre exophthalmique à forme grave, guéri par l'hydrothérapie pour un an et demi (*France méd.*, n°s 81 et 82).
— Wolfe. Removed of sarcoma of orbit, with recovery of sight (*Med. Times and Gaz.*, p. 680).
1879. Bergh (A.). Cas de cancer de l'orbite (*Hygiène*, p. 19).
— Berlin. Ueber Sehstörungen nach Verletzung des Schädels durch stumpfe Gewalt (*Sitzungsber. der Heidel. ophth. Gesellsch.*, p. 9).
— — Ueber Fracturen der Wandungen des Canalis opticus (*Tagebl. der Vers. der Naturf. u. Aerzte*, et *Allgem. Wien. med. Zeitg.*, p. 443).
— Billroth. Chirurgische Erfahrungen. Wien, 1871-1876, p. 121 et p. 638 (Rapport statistique des tumeurs de l'orbite avec ceux d'autres régions du corps, sur 2058 tumeurs 217 de la face dont 18 se rapportent à l'orbite).
— Bitsch (W.). Spontanheilung eines Aneurysmas der Arteria ophthalmica (*Klin. Monatsbl.*, XVII, p. 16).
— Bower. Penetrating wound of orbita; wound of interal carotid artery. Death (*Brit. med. Journ.*, 1, p. 517).
— Bull. Myxosarcoma of orbit; rapid growth (*Med. Record.*, p. 359).
— — Hyperostosis of the left side of the frontal bone, the left malar, the squamous portion of the left temporal and possibly of the sphenoïd (*Transact. of the Amer. ophth. Soc.*, p. 599).
— — Periostitis of the orbital portion of the frontal, molar and superior maxilary bones from traumatic periostitis with probably same hyperostosis (*Ibid.*, p. 600).
— Charon. Tumeur cérébrale de l'orbite; mort; autopsie (*Presse méd. belge*, XXXI, p. 145).

1879. CHEVALLEREAU. Phlegmon de l'orbite, énucléation ; guérison (*Gaz. d'Ophtalm.*, I, p. 40).

— CHISOLM. Tumour of the orbit causing amaurosis, anosmie, etc. (*Virginia med. Month. Richmond*, p. 667).

— CUIGNET. Erysipèle facial, panophthalmique et cérébral. Mort (*Rec. d'Ophth.*, p. 65).

— DOUGLAS (G.-C.). Exophthalmic goitre (*New-York med. Record*, sept.).

— FALCH. Fremde Körper in der Orbita. Diss. Inaug., Grœsfwald, in-8°.

— FILEHNE. Zur Pathologie der Basedow'schen Krankheit (*Sitzungsber. der phys. med. Gesellsch. zu Erlangen*, 15 juillet).

— GALEZOWSKI. Contribution à l'étude des tumeurs syphilitiques de l'orbite (*Rec. Ophth.*, p. 449).

— — Sur les atrophies traumatiques des papilles optiques (*Gaz. méd. de Paris*, p. 655).

— HÜNEL. Fäll von Echinococcus der Orbita (*Jahresb. der Gesellsch. f. Natur. u. Heilk. in Dresden*, p. 24).

— HIRSCHBERG. Exophthalmus durch retrobulbäre Eiterung mit. Spontanheilung (*Arch. f. Augenheilk.*, t. VIII, 2, p. 189).

— — Oelcyste der Orbita (*Arch.*, p. 190).

— KEYSER. Cases of foreign body in the orbit, having passed through the eyeball (*Philad. med. Times*, p. 305) (Grain de plomb et éclat de fer).

— KNAPP. Tumours of the optic nerve (*Transact. of the Am. ophth. Soc.*, p. 557).

— LANDSDOWN (F.-P.). Case of varicose aneurism of the orbit cured by ligature (*Transact. of the Bristol. med. clin. Soc.*, p. 120).

— LE DENTU. Périostite diffuse non syphilitique des os de la face et du crâne (*Rev. mens. de méd. et de chir.*, n° 11).

— LIDELL (J.-A.). A case of exophthalmic goitre (*New-York med. Record*, février).

— LINDSLEY (S. Van). A case of osseous tumor in right orbital cavity, successfuly removed, with privation of sight (*Med. Record*, t. XVI, p. 124).

— MANZ. Exstirpation eines Osteoms aus der Angenhöhle (*Arch. f. Augenheilk.*, t. VIII, 2, p. 121).

— MARTIN (G.). Naevus de l'orbite s'étendant sur le dos du nez (*Ann. d'Ocul.*, t. LXXXII, p. 47).

— MENZEL (A.). Ateroma dell'orbita fra le pagire dell'osse frontalo (*Res. san. d. osp. di Trieste*, t. IV, p. 21).

— MONASTORSKY. Blessure de l'orbite par une balle (*Journ. de méd. mil. de Russie*).

— NETTLESHIP. A case of carcinoma of the orbit recuring forteen years after its second removal (*Transact. of the Path. Soc.*, t. XXIV, p. 234).

— NEUHAUS. Ueber die Richtung des Fracturen der Schaedelbasis. Diss. Inaug., Wurzburg, in-8° (Sur 13 cas de fractures, de la base du crâne, 2 traversent le foramen opticum).

— NIEDEN. Drei Fälle von retrobulbären pulsirender Gefässgeschwulst, geheilt durch die Unterbindung der Carotis (*Arch. f. Augenheilk.*, t. VIII, 2, p. 127).

— NOYES. A case of intra-orbital tumor of rapid grooth with resulted in death (*Transact. of the Americ ophth. Soc.*, p. 549).

— PACKARD. Intra-orbital sarcoma forcing the eye downwards and forwards removal and replacement of the eye (*Americ. Journ. of med. Soc.*, p. 127).

— POOLEY. A case of exophthalmus resulting in recovery (*New-York med. Journ.*, p. 625).

— REMY. Sarcome orbitaire chez un enfant (*Rec. d'Ophth.*, p. 142).

— ROMIÉE. De l'exophthalmie (*Rec. d'Ophth.*, p. 641).

— SCHLÄFKE. Die Aetiologie des pulsirenden Exophthalmus (*Arch. f. Ophth.*, t. XXV, 1, p. 112).

— STEINHEIM. Prolapsus bulbi (*Centralb. f. prakt. Augenheilk.*, p. 231).

— VIEUSSE. De la communication entre la cavité arachnoïdienne et la capsule de Tenon (*Rec. de mém. de méd. mil.*, p. 582, 1878).

1879. Weinlechner. Sturz vom zweiten Stock. Impression des rechten Stirnbeines, mit rechtseitiger Amaurose, welche sich besserte, etc. (*Bericht der k. k. Rudolfstiftung in Wien*, 1878, p. 331).

— Willemer. Ueber eigntliche d. h. sich in der äusseren Scheide entwickelnde Tumoren des Sehnerven (*Arch. f. Ophth.*, t. XXV, 1, p. 161).

— Wilson (J.-C.). Exophthalmic goitre (*Philad. med. Times*, sept.).

1880. Armaignac. Note sur la névrotomie optico-ciliaire et observation d'un cas dans lequel cette opération a été suivie de la fonte purulente du globe oculaire, d'un phlegmon rétro-bulbaire et d'un symblépharon complet de la paupière inférieure (*Journ. de méd. de Bord.*, p. 397).

— — Kyste sébacé du grand angle de l'œil chez un enfant (*Rev. d'Ocul.*, t. I, p. 55).

— Aschenborn. Sarcome à cellules rondes du cerveau gauche avec propulsion de l'œil (*Arch. f. klin. Chirur.*, t. XXVI, p. 110).

— Beger. Zur Casuistik der Kopfverletzungen (*Deutsche Zeitschr. f. Chirur.*, t. XII, p. 509).

— — Die Lehre von den Kopfverletzungen. 30te Lief. der Deutschen Chirurgie (Chapitre XVIII, Epanchements sanguins de l'orbite; chapitre XIX, Fractures de la voûte orbitaire et celle du canal optique, terminées par la guérison).

— Berger. Kyste huileux de l'orbite (*Bull. de la Soc. de chirur.*, 6 oct., p. 549).

— Bergmann (E. de). Indirecte Schussfracturen der Schädelbasis resp. des Orbitaldaches (*Centralb. f. Chirur.*, p. 80) (Démonstration de contrafissures dans la cavité de l'orbite).

— Berlin. Die Krankheiten der Orbita in Graef Saemisch, t. VI, 2, p. 504.

— — Ueber der anatomischen Zusammenhang zwischen orbitalen u. intracranullen Entzündungen (*Archiv. f. Psych. u. Neurologie*, t. XI, 1, p. 273, et *Berlin. klin. Wochensc.*, p. 407).

— Berthon. Essai sur les abcès et les hydropisies des sinus frontaux. Thèse de Paris, in-8°.

— Bull (C.-S.). Certain traumatic lesion of the basis of the orbit with caries and perforation (*Americ Journ. of. med. Sc.*, p. 81).

— — Sarcoma of the Orbit (*New-York med. Rec.*, t. XVIII, p. 19).

— — Recurrent orbital tumor (*Ibid.*, t. XVII, p. 435).

— — Fibro-sarcoma of orbit with cystoid developpement. (*Ibid.*, p. 259).

— — Intra- and extra-ocular sarcoma of choroid and optic nerve (*New-York med. Journ.*, n° 3, p. 301).

— Cash. Removal of foreign body from the orbital cavity (*Bost. med. Journ.*, p. 514) (Bout de pipe).

— Caberas y Arago. Exostose observée du frontal remplissant les cavités de l'orbite et du cerveau, présentation de la pièce anatomique (*Compte rendu du Congrès de Milan*, p. 252).

— Chiari. Medullargeschwulst der Orbita (*Wien. med. Wochensch.*, n° 12).

— Cornwell (H.-G.). A case of Basedowii disease termination, total base of sight from inflammation of the cornea (*Am. journ. of med. Sc.*, p. 399).

— Eger. Beitrag zur Pathologie des Morbus Basedowii (*Deutsche med. Wochensch.*, p. 173).

— Fischer. Morbus Basedowii mit Melliturie (*Aerzt. Intellig. Bl.*, n° 27).

— Foot. Exophthalmic goitre (*Dublin Journ. of med. Sc.*, décemb.).

— Fuchs. Dacryocystitis mit Durchbruch in das orbitale Zellgewebe (*Centralb. f. prakt. Augenheilk.*, t. IV, août).

— Galezowski. Des atrophies traumatiques des papilles (*Gaz. hebd.*, p. 54).

— Haase. Tenotomia musculi recti externi; phlegmonoese Entzündung des Orbitalgewebes mit Ausgang in Atrophia nervi optici (*Arch. f. Augenheilk.*, t. IX, 4, p. 412).

— Hasner (d'Artha). Ueber retrobulbäre Schussverletzung beider Angenhölen (*Prag. med. Wochenschr.*, n°s 46 et 47).

1880. HEYL. Tenositis métastatique suite de diphthérie du pharynx (*Americ Journ. of med. Sc.*, avril).

— HIRSCHBERG. Ein Fall von pulsviendem Exophthalmus (*Centralb. f. pract. Augenheilk.*, juillet).

— HOCK. Exophthalmie (*Realencyclopedie*, t. V, p. 144).

— HOTZ. Ein eigenthisenleden Fäll von Periositis der Orbiattränder (*Arch. f. Augenheilk.*, t. X, 1, p. 3).

— HOWE. Sarcomatous tumors in the orbit (*Buffalo med. and surg. Journ.*, p. 385).

— — Postocular tumor, extirpation of eye (*New-York med. Rec.*, t. XIII, p. 517).

— KLEIN (E.). Aneurysme de l'orbite (*Norsk. Mag.*, t. IX, p. 213).

— KLEMM. Tumeur pulsatile de l'orbite (*Ibid.*, p. 213) (Guérie par compression digitale en trente-cinq heures et demie).

— KNAPP. Beitrag zur Pathologie der Stirnhöhlen (*Arch. f. Augenheilk.*, t. IX, 4, p. 418) (Abcès et polypes des sinus frontaux).

— KOCKWELL. Traitement du goitre exophthalmique par l'électricité (*Prog. méd.*, n° 103).

— KÖRNER. Ueber auf der Chir. Klinick zu Leipzig behandelte Schutssverletzungen (*Deutsch. Zeitsch. f. Chirur.*, t. XII, p. 509) (Balle pénétrant le long de la cavité orbitaire jusqu'au foramen opticum).

— LEBER. Beobachtungen u. Studien über Orbital abscess u. deren Zusammenhang mit Erysipel u. Thrombophlebitis, sowie über dise dabei vorkommenden Complicationen, insbesondere Sinusthrombose, Hirnabcess u. Ascesse in der Temporalgegend. (*Arch. f. Ophth.*, t. XXVI, 3, p. 212).

— — Beobachtungen über Empyem des sinus frontalis u. dadurch bedingte Störungen des Auges (*Ibid.*, p. 212).

— LEICHTENSTERN. Thrombose des sinus transver. u. cavern. mit Exophthalmus (*Deutsche med. Wochenschr.*, n° 17).

— NICOLINI. Di un voluminosa corpo strangero nell orbita (*Ann. di Otth.*, t. IX, p. 301) (Fragment d'un crayon rouge de 7 centimètres de longueur et 6 millimètres d'épaisseur).

— PARK. Traitement de l'exophthalmie et du goitre (*Pract.*, t. XXIV, 3).

— PEREZ CABALLERO Y GONZALEZ. Lesiones vasculares de la orbita (*Revist. esp. oftal. sif.*, t. IV, 1, p. 12).

— QUAGLINO et GUAITA. Esostosi spugnosa dell'angola esterno inferiori dell'orbita sinistra. Demolizione. Carie dell'osso. Guarizione. Esame microscopico del tumore. Bibliografia dei tumori ossei dell'orbite (*Ann. di Ottalm.*, t. IX, 3, p. 321).

— REDARD. Sur un cas rare de lymphadénome périoculaire et de la conjonctive. Enucléation. Guérison (*Rec. d'Ophth.*, p. 193 et Verneuil, *Gaz. des Hôp.*, p. 145).

— RICHET. Cancroïde périorbitaire (*Rec. d'Ophth.*, p. 449).

— — Epithéliome de l'orbite, marche insolite, diagnostic différentiel avec l'impetigo rodens (*Pratic.*, t. III, p. 315).

— SAMELSOHN. Eine cavernoese Geschwulst der Orbita mit völliger Schonung des Augapfels entfernt (*Berl. klin. Wochensch.*, p. 13).

— — Ueber die semiotische Bedentung der entzündl. Exophthalmien (*Deutsche med. Wochenschr.*, p. 200).

— SCHMIDT-RIMPLER. Pulsirender Exophthalmus (*Klin. Monatsbl.*, t. XVII, p. 322).

— — Hochgradiger Exophthalmus in Folge einer Fractur der Orbitalränder enstandenen Exostose (*Ibid.*, p. 327).

— SCIMENSI (E.). Excisione del ganglio oftalmico nelle aspertatiene di un sarcoma dell' orbita et dell' antro d'Igmori (*Ann. di Ottalm.*, p. 178).

— SONNENBERG. Ein Fall von Cystosarcom der Gehirns (*Arch. f. Chirurg.*, t. XXV, 4, p. 5).

— WROTH (J.). Tumor of right orbit (*County Pract. Rec.*, t. I, p. 219).

1881. ADLER (Hans). Ueber Entzündung des orbitalen Zellgewebes (*Wien. med. Blätter*, p. 786).

1881. ANGELO (d'). Gomma del periosti nell'angolo superiore-interior della cavita orbitarea (*Il Morg.*, t. XXIII, p. 255).

— ARMAIGNAC. Kyste séreux de l'angle externe de l'œil gauche. Extirpation. Guérison (*Rev. clin. d'Ocul.*, t. II, p. 300).

— AYRES (W.-C.). Retrobulbar hemorrhage (*Arch. of Ophthalm.*, t. X, p. 42).

— BADAL. Anévrysme de l'orbite, déterminé par un coup de parapluie ; quelques considérations sur les tumeurs vasculaires de l'orbite (*Gaz. hebdom. des sc. méd. de Bordeaux*, t. I, p. 603).

— — Forme rare de tumeur de l'orbite. Opération. Guérison (*Ibid.*, p. 193).

— BAUDRY. Note sur un cas d'emphysème des paupières et de l'orbite (*Gaz. des hôp.*, p. 1,107).

— BAYER (F.). Zur Aetiologie der doppelseitigen Orbital-Phlegmone (*Prag. med. Wochenschr.*, p. 221).

— BERLIN (R.). Ueber Chorioretinitis plastica nach Schussverletzungen der Orbita (*Wien. med. Wochenschr.*, n°s 27 et 28).

— — Ein Fall von Verletzung des Sehnerven bei Fractur des Canalis opticus (*Bericht der Versamml. des ophth. Gesellsch. zu Heidelberg*, p. 81).

— BOMHAUPT (F.). Ein Fall von linkseitigem Stirnhölenosteom (*Arch. f. klin. Chirurg.*, t. XXVI, p. 589).

— BRIGGS. Exstirpation of the contents of the orbit and renoval of upper portion of right superior maxilla for sarcomatous groth. Recovery (*Nashville med. and surg. Journ.*, t. XXVIII, p. 193).

— CAMPENON. Panophthalmitis; phlegmon de l'orbite; marche insolite; difficultés du diagnostic; énucléation; guérison (*France méd.*, p. 182).

— GAMEAU. Des kystes des sinus frontaux, Thèse de Paris, in-8.

— GOLETZIDHER. Ueber Schussverletzungen der Orbita u. die nach denselben auftretenden Sehstörungen (*Wien. med. Wochenschr.*, n°s 16 et 17).

— — Choroiditis plastica nach Schussverletzungen (*Bericht. der ophth. Versamml. zu Heidelberg.*, p. 153).

— HIGGENS. Case of vascular protrusion of the eyeball (*Brit. med. Journ.*, avril, p. 641).

— — On distension of frontal sinus (*Guy. Hosp. Rep.*, t. XXV, p. 27).

— HOCK. Doppelseitige Lähumung fast aller Augenmuskeln. Exophthalmus. Neuritis optica, retrobulbärer Abcess, merkwürdiger durch einen Druckverband hervorgerufener Verlauf, Heilung (*Arch. f. Kinderheilk.*, t. II).

— HOFFMANN (de). Ueber Carotisunterbindung bei Aneurysma der Carotis in der Gegend der sella turcica (*Arch. f. Psych. u. Nervenkr.*, t. XII, p. 263).

— HOLMES. A case of aneurismal tumor of the orbit (*Arch. of Ophthalm.*, t. X, p. 167).

— JAEGER (E. de). Retrobulbäres kleinzelliges Rundzellensarkom bei einem dreijährigen Kinde. Exstirpation (*Wien. med. Press*, t. XXII, p. 1350).

— KLEIN (A.). Tumeur pulsatile de l'orbite (*Norsk. Mag. for Laeger*, t. IX, p. 213).

— KNAPP. Subperiostale Enucleation einer. Elfende inexostose des sinus frontalis, welche in die Nasen- u. Augenhöhle eindrang. Heilung per primam intentionem (*Arch. f. Augenheilk.*, t. III, p. 486).

— KREMSZTYG. Corps étranger de l'orbite (*Gaz. Lekarska*, n° 4).

— LANGE. Zur Casuistik der Orbitaltumoren (*Petersb. med. Wochenschr.*, p. 335).

— LEBER et DEUTSCHMANN. Klinisch-ophthalmologische Miscellen (*Arch. f. Ophthalm.*, t. XXVII, 1, p. 278) (Paralysies musculaires, suite de fractures de la base du crâne).

— MARTIN (G.). Exophthalmos pulsatile de l'orbite, guéri par l'électropuncture (*Journ. de méd. de Bordeaux*, p. 546).

— MATLAKOWSKI. Cas d'exophthalmie (*Klin. Lekarska* et *Centralb. f. Augenheilk.*, p. 387) (Suite d'extirpation d'un néoplasme ayant pris naissance dans la partie cervicale du grand sympathique droit).

— NIEDEN. Exophthalmus traumaticus oculi dextri (*Klin. Monatsbl.*, t. XVIII, p. 72).

1881. NIEDEN. Exostosis eburnea orbitae dextrae. Schwund durch Jodkaligebraunch (*Klin. Monatsbl.*, t. XVIII, p. 67).
— — Ein neuer Fall von pulsirendem Exophthalmus, etc. (*Arch. f. Augenheilk.*, t. X, p. 641).
— OSTERWALD (A.). Ein neuer Fall von Leukämie mit doppelseitigum Exophthalmus durch Orbitaltumoren (*Arch. f. Ophthalm.*, t. XXVII, 3, p. 203).
— PASSIATORI (Luigi). Su flemmone del pacchetta adiposo retrooculare periferico (*Revista clinica di Bologna*, marzo, p. 152).
— PÉAN. Fistule du sinus frontal (*Gaz. des Hôp.*, n° 9).
— RAMPOLDI. Un caso singulare di exophthalmia pulsante (*Ann. di Ottalm.*, t. X, p. 128).
— RAVA. Pallino da caccia perduto nell orbita depo avere traforata da parte a parte il bulbo oculare, etc. (*Ibid.*, p. 435).
— RYON (J.-P.). Foreign body in the orbit (*Austr. med. Journ.*, t. III, p. 181).
— SANDS (H.-B.). Erfolgreiche Entfernung einer Orbitalexostose (*Arch. f. Augenheilk.*, t. X, 3, p. 341).
— SCHMIDT-RIMPLER. Exophthalmos in Folge einer Exostose entstanden durch eine Fractus des Orbitalrandes (*Berl. klin. Wochenschr.*, n° 19).
— SECONDI. Esoftalmo pulsante (*Ann. d'Ottalm.*, t. X, p. 193).
— SEGUIN (E.-C.). Abscess of the left frontal lobe of the cerebrum, from necrosis of the orbital plate and the frontal base (*Bull. of the New-York path. Sc.*, t. I, p. 33).
— STEVENHAGEN. Orbitaltumoren (*Petersb. med. Wochenschr.*, p. 276).
— TALKO. Ueber den Exophthalmos (*Klin. Monatsbl.*, t. XVIII, p. 47).
— — Symptomatologie et étiologie de l'exophthalmie (*Kronikale Karskh* et *Centralb. f. Augenheilk.*, p. 387).
— TWEEDY (F.). Penetration of the orbit by a bullshurn; depressed fracture of the orbit and dislocation of the eyelobe into the antrum of the superior maxilla; excision of the globe (*Lancet*, Aug., p. 375).
— WECKER. Emphysème des paupières et de l'orbite (*Gaz. des Hôp.*, p. 500).
— — Kyste dermoïde de la queue du sourcil (*Ibid.*).
— WOLFE. Case of aneurysm of the orbit cured by ligature of the common carotid artery (*Lancet*, p. 945).
— YVERT. Des tumeurs de l'orbite en communication directe avec la circulation intra-crânienne (*Rec. d'Ophthalm.*, 93).
1882. BAUDRY. Note sur un cas d'emphysème de l'orbite et des paupières. Lille, in-8°.
— BECK. Schädelverletzungen (*Deutsche Zeitsch. f. Chirurg.*, t. XVI, p. 547).
— BEHRING et WICHERKIEWIEZ. Ein Fall von metastatischem Chlorosarkom (*Berl. klin. Wochenschr.*, n° 33).
— BERTHENX. Kyste muqueux des sinus frontaux. Thèse de Paris, in-8°.
— BULL (S.-C.). Malignant growth, probably osteo-sarcoma of the orbital walls; involving all the bones of the face and base of the Skull, but namly the pharynx and ethmoïd; bilateral exophthalmos, growth in the nose, pharynx and maxillary sinus (*Philad. med. News*, t. XI, p. 317).
— — Lesions of the orbitall walls and contend due to syphilis (*New-York med. Journ.*, p. 113).
· BURKHARD. Ein Beitrag zur Casuistik der Schusswunden mit Einheilung der Projektile (*Deutsche Zeitschr. f. Chirurg.*, t. XV, p. 582).
— CALLENGA (C.). Contribuzione allo studio die tumore vasculari de l'orbita (*Giorn. dell. R. Acad. di med. di Torino*, t. XLV, p. 832) (Tumeur caverneuse).
— CAMUSET. Angiome caverneux capsulé de l'orbite, opéré avec conservation du globe de l'œil et restitution de la vision (*Gaz. d'Ophthalm.*, t. IV, p. 467).
— CAPDEVILLE. Angiome caverneux de l'orbite (*Marseille méd.*, t. XIX).
— — Tumeur de l'orbite. Extirpation. Guérison (*Ibid.*, t. V).
— CHAUVEL. Des amblyopies traumatiques; hémiopie horizontale de l'œil droit, suite d'un coup de fleuret à l'angle interne de l'orbite (*Gaz. de méd.*, p. 87).

1882 CHAUVEL. Orbite. Article du *Dict. encycl. des sciences méd.*
— CHISOLM. Two cases of malignant tumor of the sphenoïdal cavities implicating vision (*Arch. of Ophthalm.*, t. XI, 1, mars).
— CORNWELL. A compound dermoid cyste of the orbit (*Ibid.*, p. 338).
— DOR. Kyste congénital de l'orbite, microphthalmie, coloboma de l'iris et de la choroïde (*Rev. gén. d'Ophthalm.*, n° 2).
— DUFAIL. Des sarcomes de l'orbite et de leur traitement par l'extirpation des parties molles. Thèse de Paris, in-8°.
— FONSECA. Pénétration dans l'orbite d'une esquille de bois d'énorme dimension: chemin capricieux suivi par le corps étranger. Guérison (*Arch. opt. de Lisb.*, mars-avril).
— GIACOMO (A.). Sarcoma telangiectasico della cavita orbitaria; doppio operazione, guarigione (*Ann. clin. d. osp. in Napoli*, t. VII, p. 199).
— HEGL (A.-G.). Specimen of malignant orbital growth (*Philad. med. Times*, t. XII, p. 554).
— — Some thermometric observations in a case of traumatic diphtheria of the orbit (*Ibid.*, p. 737).
— HEINECKE. Die chirurgischen Krankheiten des Kopfes (Chap. des *Maladies des sinus frontaux*, p. 235-252) (*Deutsch. Chirurg. de Billroth et Lücke*).
— HOCH. Orbita in Enlenberg's Realencyklopedie der gesammten Medecin.
— HOLMES et PARK. A case of severe injury of the orbit (*Arch. of Ophthalm.*, t. XI, p. 58).
— HUBER. Klinische Beiträge zu der Lehre von den Orbitaltumoren. Diss. Inaug., Zürich, in-8, p. 17.
— KEY (A.). Un cas de gliôme rétro-bulbaire (*Hygien et med. Arkiv*, t. XI, p. 20 et 29).
— KÖNIG (Em.). Ueber Empyem und Hydrops der Stirnhöhle. Diss. Inaug., Bern, in-8°.
— KÜSTER. Broiement de la voûte de l'orbite avec pénétration d'esquilles dans la dure-mère, guérison (*Ein Chirurg. Triennium*, Kassel, in-8°).
— LAWSON. On a case of hydatid tumor of the orbit; protrusion of the eye; suppuration of the cyst; removal, recovery (*Ophth. Hosp. Rep.*, t. X., p. 30).
— LLOYD (W.). A case of intra-orbital aneurisme (*Lancet*, n° 19).
— LÜTKEMÜLLER (J.). Ueber Morbus Basedowii (*Wien. med. Wochensch.*, n° 39) (Guérison par la teinture de Fowler).
— MANDELSTAM. Verletzung beider Augen durch eine Pistolenkugel (*Centralb. f. Augenheilk.*, p. 9).
— MC KAY (R. J.). Non pulsating exophthalmos with recuring thrombosis of orbita veins (*Philad. Med. News*, t. XLI, p. 159).
— PEÑA (A. de la). Echinococcus de l'orbite (*La Ophthalmologia pratica*, n° 1).
— PEYROT. Sur une observation de tumeur de l'orbite (*Bull. de la Soc. de chirurg.*, t. VIII, p. 4).
— PFLÜGER. Zellgewebsentzündung der Orbita (*Bericht der Universitäts-Augenkl. in Bern*, p. 49).
— POLLACK (S.). Monocular exophthalmos (*St-Louis med. and surg. Journ.*, t. XIII, p. 441).
— PRIDEAUX. Penetrating wound of the orbit, involving the brain (*Lancet*, n° 20).
— RAMPOLDI. Observazioni oftamologiche. Un caso di gozzo esoftalmico (*Ann. univ. di Med. e Chir.*, p. 43).
— — Un caso di tenonite primitiva (*Ann. di Ottalm.*, t. XI, 2 et 3, p. 170).
— SALTINI (G.). Cisti orbitaria (*Gazz. degli Ospitali*, n°s 31 et 32).
— SCHELL. A pulsating tumor of the orbit (*Transact. of the Am. Ophth. Soc.*, p. 308).
— SCHWENDT. Ueber Orbitalphlegmone mit consekutiver Erblindung. Zusammenstellung von 41 Fällen. Diss. Inaug., Basel, in-8°, p. 270.
— STELLWAG DE CARION. Tumoren der Orbita (*Wien. allg. med. Zeitg.*, p. 511).
— TEILLAIS. De quelques tumeurs de la région orbitaire (*Ann. d'Ocul.*, t. LXXXVII, p. 44).

1882. TEILLAIS. Deux cas de phlegmon de l'orbite (*Journ. de méd. de l'Ouest*, p. 35).

— TERRIER. Rapport sur l'observation du docteur Peyrot de tumeurs de l'orbite (*Bull. de la Soc. de chir.*, t. VIII, p. 276).

— TWEEDY (J.). On a case of large orbital and intracranial exostosis; removal of orbital portion; death tow days after operation; necropsy (*Lancet*, p. 303, et *Ope. Hosp. Rep.*, t. X, p. 303).

— WEINBERG. Exophthalmie à la suite de dents cariées (*Recueil d'Ophth.*, p. 441).

— WEINLECHNER. Revolver-Schusswunde in die rechte Schläfe (*Wien. med. Presse*, n° 50).

— WEISS. Tumeur pulsatile de l'orbite, ligature de la carotide primitive, guérison (*Rev. méd. de l'Est*, t. XIV, p. 289).

1883. AUFREY. Tumeur épithéliale de l'antre d'Higmore ayant envahi la cavité orbitaire et pénétré dans la cavité crânienne. Opération. Mort (*Bull. de la Soc. de Chir.*, avril, et *Presse méd.*).

— BARABASHEFF. Un second cas d'échinococcus de l'orbite (*Petersb. med. Wochensch.*, p. 56).

— BAYER. Radomyoma orbitale (*Norsk. med. Ark.*, n° 19).

— BERGER (F.). Sektionsbefund von Tenonitis (*Bericht der Versamml. der ophth. Gesellsch. zu Heidelb.*, p. 38).

— — Anatomische Untersuchung eines Falles von Tenonitis (*Arch. f. Ophthalm.*, t. XXIX, 4, p. 151).

— BENEDE. Étude sur l'amaurose consécutive aux traumatismes de la région péri-orbitaire, Thèse de Paris, in-8°.

— BIRNBACHER. Ein Fall von Ektopie des Bulbas durch Osteophyten des Orbitaldaches mit consekutiver Pneumostose der Regio orbitalis (*Arch. f. Augenheilk.*, t. XII, 4, p. 423).

— BULL (C. S.). Lesions of the orbital walls and coutents due to syphilis (*Transact. of New-York Acad.*, t. III, p. 13).

— CARTER (B.). Diseases of the orbit (*Quain's dictionary of medecine*, p. 1070).

— CARVER (E.). Acute necrosis of the orbit (*Brit. med. Journ.*, June, p. 1182).

— CHIBRET. Traumatisme des deux yeux par une balle de pistolet (*Rev. gén d'Ophth.*, t. I, p. 617).

— COOMÈS (M. F.). Steel in the eye; necrosis of the orbit (*Med. Herald. Louisville*, t. V, p. 316).

— COSTA-PRUNEDA (R.). Sarcoma de la orbita (*Rev. med. de Chili*, p. 137 et 181).

— DAUTRESSE (G.-D.). Du goitre exophthalmique chez l'homme. Thèse de Paris, in-8°, p. 49.

— DENTI. Flemmone retro-bulbare destro. Spaccatura. Guarigione (*Ann. di Ottalm.*, t. XII, p. 555).

— DIEU. Documents relatifs à l'histoire des kystes hydatiques de l'orbite (*Bull. de la Soc. de chir.*, p. 871).

— DONOHNE (T.-M.). Two cases of intrajorbital tumors (*Philad. Med. Bull.*, t. IV, p. 38).

— DOUTRELEPONT. Beitrag zu den Schussverletzungen des Gehirns (*Deutsche Zeitschr. f. Chirurg.*, t. XVIII, p. 393).

— DUBELIR. Un cas de cécité et d'exophthalmie suite de malaria, guéri par la quinine (*Med. Oboscenije*, mai).

— EXLES (H.). Exophthalmos and optic neuritis (*Lancet*, n° 11).

— — Unilocular reflex idioplegia, associated with necrosis of the orbital roof on the same side and with optic neuritis (*Ophth. Rev.*, t. II, p. 225) (Suite de syphilis).

— EWETZKY. Casuistique des troubles visuels, suite de traumatismes du crâne (*Med. Oboscenije*, p. 374).

— GALEZOWSKI. Affezioni scrofulese dell'occhio e dell'orbita e lora cura (*Ann. di Ottalm.*, t. XII, p. 156).

— GILLIS (W.). Punctured wound of the skull through the eye, with complete annectic aphasia (*New-York med. Journ.*, 17 fév.).

1883. Guirmonprez. Troubles nerveux consécutifs à une fracture du crâne (*Gaz. des Hôp.*, 13 fév.).

— Gussenbauer. Extirpation eines cavernœsen Angiomsaus der Augenhöhle mit Erhaltung des Augapfels (*Wien. med. Wochenschr.*, n° 9).

— Hamill (J.-W.). Remarcable case of injury of the orbit (*Lancet*, Jul., p. 89).

— Hardy. Goitre exophthalmique (*Gaz. des Hôp.*, p. 433).

— Hock. Tenonitis (*Bericht der Privat-Augenheilanstalt*, Wien, in-8°, p. 17).

— Karafiath. Périorbitis, suite d'érysipèle avec exophthalmie, ulcère de la cornée, iridocyclite, formation de cataracte et guérison (*Guogyeclás Szeszit*, n° 6).

— Kundrat. Zur Kenntniss der Orbitaltumoren (*Wien. med. Jahrb.*, t. III et IV, p. 513).

— — Exostosengeschwulst der Orbita (*Wiener med. Bl.*, n° 48).

— Landsberg. Zur Sinusthrombose (*Centralb. f. prakt. Augenheilk.*, p. 332).

— Lédiard (H.-A.). Necrosis and spontaneous separation of a large ivory exostosis of the orbit (*Brit. med. Tenies*, 1882, p. 1252).

— Legg (J.-W.). Note on the history of exophthalmic goitre (*St-Barthol. Hosp. Rep.*, t. XIII, p. 7).

— Lippinscott (J.-A.). Abscess of the orbit (*Transact. of the Philad. med. Soc.*, t. XIV, p. 145).

— Malherbe. Tubercules du tissu cellulaire de l'orbite (*Gaz. méd. de Nantes*, p. 126).

— Marie (G.). Contribution à l'étude et au diagnostic des formes frustes de la maladie de Basedow. Thèse de Paris, in-8°, et *Prog. méd.*, n° 28.

— Michel (M.). Sarcoma of the orbit, clinical lecture (*North. Car. med. Journ.*, t. XII, p. 72).

— Morian. Zur Casuistik der Kopfverletzungen Diss. inaug., Würzburg, in-8°, et *Zeitsch. f. Chirurg.*, t. XVIII, p. 803 (Hémorrhagie dans l'orbite, fracture de l'orbite).

— Nettleship (E.). Cases of orbital cellulitis presenting unusual features (*St-Thomas Hosp. Rep.*, London, 1882, t. XI, p. 9).

— Mules (P.-H.). Hydatid tumor of the orbit (*Brit. med. Journ.*, 1882, p. 1251 et 1298).

— Nota (Maurice). Abcès du sinus frontal (*Rec. d'Ophth.*, p. 160).

— Panas. Diagnostic des tumeurs de l'orbite (*Semaine méd.*, 1882, t. II, p. 213).

— — Des exostoses fronto-orbitaires (*Arch. d'Ophth.*, p. 289).

— — A propos de deux nouvelles observations d'angiomes caverneux de l'orbite (*Ibid.*, p. 1).

— Pauly (J.). Ein Fall von perforirendem Stirntumor (*Arch. f. klin. Chir.*, t. XXIX, p. 241).

— Payne. Exophthalmic goitre (*Lancet*, n° 13).

— Péan. Tumeur maligne de l'orbite (*Journ. de méd. prat.*, p. 14).

— — De l'inflammation de la bourse celluleuse rétro-bulbaire ou ténonite (*Ibid.*, p. 202).

— Pepper. A clinical lecture of exophthalmic goitre (*New-York med. Journ.*, n° 6).

— Philipps (L.). Ophthalmic goitre treated with duboisine (*Brit. med. Journ.*, 5 mai, p. 958) (Amélioration).

— Philipsen. Troubles visuels, suite de traumatismes du crâne et des yeux (*Biblioth. f. Läger. Kybenh.*, t. XIII, p. 585).

— Reymond. Linfomi voluminosi delle due orbite et dal davanti delle due orecchie, con degenerazione amiloidea dei soli elementi linfoidi (*Ann. di Ottalm.*, t. XII, p. 337).

— Rheindorf. Diphtheroitische Infiltration der Lider u. des retrobulbären Zellgewebes, nach Distichisais. Operation. Acute Atrophie der Sehnerven. (*Klin. Monatsb.*, t. XXI, p. 515).

— Richet. Tumeurs des fosses nasales et de l'orbite (*Rev. méd. franç. et étrang.*, 1882, p. 225).

— Ross (G.). Cerebral hemorhage; subconjunctival ecchymosis; autopsie (*Canada med. and surg. Journ.*, t. XI, p. 518).

1883. SANSON (A.-E.). Case of exophthalmos with none of the cardiac and thyroïd phenomena of Graves disease (*Trans. of the ophth. Soc.*, p. 241).

— SCHMIDT-RIMPLER. Vorstellung eines pulsirenden Exophthalmus (*Berl. klin. Wochenschr.*, n° 23).

— SHAKESPEARE. Melanic sarcoma of the orbit with metastases to the lever, etc. (*New-York. med. Wood.*, 20 janv.).

— SNELL. Fracture of orbital plate of superior maxillary bone (*Ophth. Rev.*, 1882, p. 401).

— STEINHEIM. Zur Casuistik der Verletzungen des Auges und seiner Adnexa durch die Zangenentbindung (*Deutsch. med. Wochenschr.*, n° 17, p. 249).

— STOFELLA (de). Ueber Morbus Basedowii (*Wien. med. Wochensch.*, nos 6, 21, 22, 25 et 26).

— STORY. Three cases of exophthalmic goitre (*Ophth. Rev.*, t. II, p. 161).

— THOMSON (G.). Abscess of eylid of eleven months standing simulating tumor of the orbit (*Med. Times and Gaz.*, p. 402).

— — Gunshot accident causing fracture of the bone and chorio-retinitis. Bulbus lodged in orbit (*Ibid.*, p. 1711).

— VOSSIUS. Schussverletzung des rechten Auges, Atrophie nervi optici bei intaktem Bulbus, absolute Amaurose (*Klin. Monatsbl.*, t. XXI, p. 282).

— — Fall beim Turnen auf die Tubera ischia mit nachfolgender fast vollständiger rechtseitiger Amaurose. Spätere Hemiparesis sinistra. Ausgang in Atrophie optici destra, mit zeistweiser Wiederherstellung des Visus u. Ruckbildung der Hemiparesis (*Ibid.*, p. 218).

— WEINLECHNER. Ueber Exostosen, Parostosen und Odontome (*Wien. med. Blätter*, n° 46).

— WIETHE (Th.). Ueber einen Fall von Zellgewebsentzündung der Orbita in Folge eitriger Mittelohrentzündung (*Ibid.*, nos 51 et 52).

1884. ALEXANDER (W.). Pulsating tumor of orbit; ligature of comon carotid; relief and cessation of pulsation; epilepsy; death subsequenty; post mortem (*Med. Times and Gaz.*, p. 247).

— BADAL. Exostose du frontal remplissant la cavité orbitaire, enlevée par la gouge et le maillet. Guérison avec conservation de l'œil et de la vue (*Ann. d'Ocul.*, t. XLI, p. 20).

— BECK (B. de). Neue Fälle von Schädelverletzungen (*Deutsche Zeitschr. f. Chirurg.*, t. XX, p. 419 et 537) (Fissure réunissant les deux trous optiques).

— BERMANN. Exophthalmos with loss of sight and aortic insufficiency benefited by jodide of potassium (*Maryland med. Journ.*, 1883, p. 593).

— BOCK. Ein Fall von Tenonitis (*Allg. Wien. med. Zeitg.*, n° 26).

— BOUCHER. Anthrax de la lèvre supérieure; phlébite faciale double. Phlegmon suppuré des deux orbites. Accidents cérébraux; nécrose partielle des deux cornées (*Recueil d'Ophth.*, p. 270).

— BRINCKEN (de). Retrobulbäres Cavernom bei einem 2 1/2jährigen Kinde (*Klin. Monatsbl.*, t. XXII, p. 62).

— BULLER. Mycocele of the frontal sinus (*Americ. Journ. of Ophthalm.*, t. I, p. 33).

— CARRERAS (Arago). Tumor sanguines voluminosa intraorbitares com exophthalmo de ojo direcho, por traumatisma (*Arch. ophth. de Lisb.*, t. VI, 2, p. 3).

— CAUDRON. Kyste hydatique de l'orbite (*Gaz. des Hôp.*, n° 14).

— COGGIN. Ein Fall von pulsirendem Exophthalmus. Unterbindung der linken Carotis communis. Tod (*Arch. f. Augenheilk.*, t. XII, p. 172).

— COMWELL. Eine gemischte Dermoidcyste der Orbita (*Ibid.*, p. 120).

— DELSTONCHE et MARYQUE. Cancer épithélial primitif de la fosse nasale (*Ann. des mal. de l'oreille*, n° 7).

— DIANOUX. Tumeur de l'orbite (fibrosarcome) (*Journ. de méd. de l'Ouest*, 1883, t. XVII, p. 442).

— — Des troubles visuels dans le goitre exophthalmique (*Ann. d'Ocul.*, t. XCII, p. 168).

— DIEU. Kystes hydatiques de l'orbite (*Recueil d'Ophth.*, n° 6).

1881. Dubreuil (H.). Périostite suppurée (*Gaz. hebd. des sc. méd. de Montpellier*, t. VI, p. 374).
— Duyse (Van). Angiome simple de l'orbite avec concrétions phlébolithiques. Gand, in-8°.
— Eales (H.). Cases of orbital cellulitis (*Birmingh. med. Rev.*, t. XVI, p. 164).
— Eaton (F.-B.). Cellulitis and periostitis of the orbit as sequence of other morbid conditions, with cases (*Portland. Prov. med. Soc.*, t. XI, p. 60).
— Emrys-Jones (H.-M.). Cases of orbital abscess communicating with the brain (*Brit. med. Journ.*, t. I, p. 355).
— Ewetzky. Sioutchaï ektasii lobinuta rechot choloï (*Vestnik. oftalm.*, mai-juin).
— Ferrer (H.). Case of tumor of orbit. Exentratio orbitae. Recovery (*Amer. Journ. of Ophth.*, t. I, p. 4).
— Fialkowski (S.-J.). Angioma cavernosum venosum retrobulbare duplex (*Vesnick. oftalm.*, p. 260).
— Fontan. Mécanisme de l'emphysème orbito-palpébral (*Rec. d'Ophth.*, p. 511 et 594).
— Grahamer. Ein Fall einer schweren Kopfverletzung (*Bayr. aerzt. Intellgbl.*, n° 31).
— Gray. Protrusion of the eyeball (*Brit. med. Journ.*, p. 321).
— Griffith (A.-H.). Case of primary orbital cellulitis; death on seventh day; post mortem examination (*Ophth. Rev.*, t. III, p. 117, et *Brit. med. Journ.*, p. 355) (Thrombose de la veine ophth. et du sinus caverneux suivie de thrombose de l'artère pulm.).
— Gros (P.). Étude sur le goitre exophthalmique. Thèse de Paris, in-8°.
— Hartmann. Abscessbildung in der Orbita nach akutem Schnupfen mit Bemerkungen über Behandlung fötieter Blennorrhoen der Nase (*Berl. klin. Wochensch.*, n° 21).
— Hedinger. Traitement de la maladie de Basedow par les courants galvaniques (*Paris méd.*, mars).
— Heinicke. A case of syphilitis periostitis of the orbit (*Amer. Journ. of Ophthalm.*, July).
— Hilbert. Ein Fall von Emphyseen des orbitalen Zellgewebes u. des Lider (*Centralb. f. prakt. Augenheilk.*, Aug.).
— Hirschberg. Ein Fall von traumatischem Emphysem der Orbita und der Lider (*Ibid.*).
— Jackson (J.-H.). Fracture of the orbital plate of the frontal bone. Perforation into the lateral ventricule. Death. Necropsy (*Lancet*, 2 fév.).
— Jesset. Medulary sarcoma of the skull (*Brit. med. Journ.*, p. 725).
— Johnston (J.-Ch.). A case of exophthalmic goitre with mania (*Journ. of mental sc.*, n° 92, p. 521).
— Karafiath. Cas de périostite, suite d'érisypèle facial (*Szemés Zit.*, t. I, p. 5).
— — Nouveau cas de périostite, suite d'érysipèle facial (*Ibid.*, p. 64).
— Kipp. Cases of disease of the frontal sinus (*Transact. of the Amer. Ophth. Soc.*, p. 712).
— Knapp. Erblindung in Folge von Thrombose der Retinalgefässe bei Erysipelas fasciei (*Arch. f. Augenheilk.*, t. XIV, p. 257).
— — Appendix to the paper on blindness from fascial erysipelas (*Arch. of Ophth.*, t. XIII, p. 265).
— — Ein Fall von traumatischem pulsirenden Exophthalmus, theilweise geheilt durch Unterbindung der Carotis communis (Prof. H. B. Sands), gänzlich geheilt durch Extirpation des Varixaneurma der Orbita (*Arch. f. Augenheilk.*, t. XIII, 4, p. 375).
— — Ein Fall von Elfenbeinexostose der Siebeinzellen. Extirpation von der Augenhöhle aus. Tod. Section (*Arch. . Ohrenheilk.*, t. XIII, p. 307).
— Lagrange. Du phlegmon de l'orbite (*Gaz. hebd. des sc. méd. de Bordeaux*, t. IV, p. 451).
— Leichtenstein. Ein Fall von Morbus Basedowii (*Deutsch. med. Wochenschr.*, n° 47).
— Lippincott. Two cases of orbital abscess (*Transact of the Am. Ophth. Soc.*, p. 702).
— Lloyd (L.). Cases of proptosis from thrombosis of the cavernous sinuses; aneu-

risms of the internal carotid and basilar arteris from suppurative periarteritis; death (*Ophth. Review*, t. III, p. 325).

1884. **Magnus.** Periodischer Exophthalmus sinister beim Beugen des Kopfes (*Klin. Monatsb.*, t. XXII, p. 62).

— **Messerer.** Ein Fall von indirekter Schussfractur des Schädels (*Centralb. f. Chir.*, n° 19) (Fissure de la base du crâne par balle de revolver tirée à travers la tempe droite).

— **Norris.** Two cases of orbital tumor (*Transact. of the Am. Ophth. Soc.*, p. 696).

— **Norton** (G.-S.). A case of abscess of the right orbit and orbital cellulitis with autopsy (*Arch. of Ophth.*, t. VIII, p. 30).

— **Pagenstecher** (H.). Beiträge zur Aetiologie u. Therapie der retrobulbären Zellgewebsentzündung (*Arch. f. Augenheilk.*, t. XIII, 2 et 3, p. 138).

— — Augenspiegelbefund nach retrobulbärer Blutung (*Ibid.*, p. 143).

— **Pflüger.** Corpus alienum orbitae et fossae pterigo-palatinae sinistrae (*Bericht der Augenkl. in Bern für das Jahr* 1882, p. 32).

— **Pooley.** Cellulitis of the orbit (*New-York med. Journ.*, March., n° 9).

— **Potter** et **Atkinson.** A case of tumor of the anterior part of brain with exophthalmos (*Brit. med. Journ.*, p. 57).

— **Puéchogut.** De la ténonite ou inflammation de la bourse séreuse rétro-bulbaire d'origine rhumatismale. Thèse de Paris, in-8°.

— **Rampoldi.** Tenonite reumatica primitiva (*Ann. d'Ophth.*, t. XIII, p. 512).

— — Esoftalmo intermittente da enfisema dell' orbita (*Ibid.*, p. 344).

— **Rübel.** Ein Fall von traumatischem pulsirendem Exophthalmus (*Centralb. f. prakt. Augenheilk.*, oct.).

— **Russel** (J.-Ch.). A case of exophthalmic goitre with mania (*Journ. of mental sc.*, n° 92, p. 521).

— **Sattler** (R.). Foreign body (scale of steele) in the left orbit and globes, forced through the upper lid into the orbital cavity, penetrating about one third its length into the eyeball behind the equator, transfixing it and abolishing all movement inwards and utwards; severa paroxysmes of pain and sympathetic irritation of right eye on year after accident; enucleation of globe and removal of foreign body (*Cincin. Lancet and Clinic*, t. XII, p. 755).

— **Schreiber.** Fibrom der Orbita (*Bericht der 57. Versamml. der Naturf. u. Aerzte in Magdeb.*).

— **Schwedendick.** Ein Fall von Morbus Basedowii bei einem 2 1/2 jährigen Kinde (*Allg. med. Central-Zeitg.*, n° 82).

— **Silcock** (A.-Q.). Hemorrhage into the sheath of the optic nerve (*Brit. med. Journ.*, p. 108).

— **Tillemanns** (H.). Osteom der linken Stirnhöhle (*Berl. klin. Wochensch.*, n° 47).

— **Thompson.** Tumor Cysticus orbitae durch Electrolyse beseitigt. Herstellung des Sehvermögens (*Arch. f. Augenheilk.*, t. XIV, p. 170).

— **Vermyne** (J.-J.-B.). Exophthalmus from disease of the ethmoïde bone, the consequence of chronic catarrh of the naso-pharynx (*Am. Journ. o' Ophthalm.*, p. 129).

— **Vinke** (H.-A.). A case of sarcoma of the orbit (*Ibid.*, p. 37).

— **Vossins.** Ein Fall von Orbitalphlegmone bei Thrombophlebitis der Orbitalvenen nach Extraktion eines kariœsen Backzahnes mit Ausgang in Heilung u. Erhaltung des Bulbus, sorwie des Sehvermögens (*Arch. f. Ophthalm.*, t. XXX, 3, p. 137).

— — Die entzündlechen Affectionen des Orbite (*Deutsche med. Zeit.*, t. XX, p. 109).

— **Waren-Tay.** Loss of sight and hearing after head injury (*Ophthalm. Soc. of Great B. and Ir.*, 13 déc. 1883).

— **Weiss** (F.). Tumeur pulsatile de l'orbite; ligature de la carotide primitive. Guérison (*Mém. sur quelques cas de chirurg.*, 1883, p. 1).

— **Webster-Fox** (D.). Serous cystic tumor of the orbit (*Med. News*, mars, n° 2, p. 749).

1884. Williams (C.-A.). A case of Exophthalmus affecting both eyes without pulsation; episcleritis; spontaneous recovery (*Arch. of Ophthalm.*, t. XIII, p. 41).

— Zwicke. Fractura orbitae sinistrae. Panophthalmitis et Encephalitis (*Charité. Annal.*, p. 374).

1885. Bardeleben. Sarcoma orbitae, recidivum (*Ibid.*, t. X, p. 383).

— Borthen-Lyder. Beobachtungen über Emphysem des sinus frontalis (*Arch. f. Ophthal.*, t. XXXI, 4, p. 241).

— Bouilly. Phlegmon périorbitaire (*Gaz. des hôp.*, p. 161).

— Bull (H.). Abscess of both frontal sinuses and of ethmoïd bone operation and complete recovery (*Transact. of the Am., Ophthalm. Soc.*, p. 20).

— Bullard (W.-S.). Lipomata of the orbit (*Atlant. med. and surg. Journ.*, t. II, p. 473).

— Buller. A case of melanotic sarcoma of the orbit (*Amer. Journ. of Ophthalm.*, t. II, p. 145).

— — Melanotic fibro-sarcoma of orbit removed ten years after enucleation of the eyeball containing a pigmented groth (*Ibid.*, p. 118).

— Burnett (Sw.). A case of great swelling of the eyelids and face following an unsuccessfull attempt to extract the opper canine tooth on the left side, abscess of the orbit; tolat blindness; atrophic of the disc; obliteration of the retinal vessels (*Arch. of Ophthalm.*, t. XIV, p. 177).

— Critchett (A.). Orbital cellulites (*Ophthalm. Rev.*, p. 341).

— Depoutot. Luxation de la paupière en arrière du globe (*Journ. de méd. et de chirurg.*, p. 114) (se produisant en se mouchant).

— Du Cazal. Goitre exophthalmique avec tremblement et atrophie musculaire générale (*Gaz. hebd.*, n° 21).

— Dujardin. Un cas de méningocèle (*Journ. des sc. méd. de Lille*, n° 6, p. 177).

— Freyer (B.-E.). Bony tumor of orbit (cystoïd) caused by endosing foreign body (*Transact. of the Am. Ophthalm. Soc.*, p. 90, et *Amer. Journ. of Ophthalm.*, t. II, p. 145).

— Fulton (J.-F.). A case of severe orbital cellulitis the result of Bowman's probe into the nasal duect (*Arch. of Ophthalm.*, t. XIV, p. 164).

— Gaboriau. Fracture de la paroi inférieure de la cavité orbitaire; méningo-encéphalite. Mort (*Gaz. méd. de Nantes*, t. III, p. 87).

— Gardner. Case of bullet wound of the skull, necropsy, remarks (*Lancet*, 10 et 24 janv.).

— Gosse (C.). A case of pulsating exophthalmos (Common carotid artery ligated) (*South. Austral. Record*, t. II, p. 75).

— Greder. Experimentale Untersuchungen über Schädelbrüche (*Deutsch. Zeitsch. f. Chirurg.*, t. XXI, p. 491) (Les fractures de la base du crâne ne lui donnent que 72 pour 100 intéressant l'orbite, contre 90 pour 100 d'après la statistique de Hölder).

— Gross (J.-Rich.). Profuse Blutung während der Herausmahme des Angapfels u. des übriggen Orbitalihaltes, die eine Unterbindung der Carotis vernotwendigte (*Ber. des Ophthalm. Gesell. zu Heidelb.*, p. 215).

— Hartmann. Abcès de l'orbite consécutif à un coryza aigu (*Ann. des malad. de l'oreille et du larynx*, p. 45).

— Jones (A.-E.). Epithelioma of orbit; removal (*New-Orleans med. and surg. Journ.*, t. XIII, p. 50).

— Knapp. Fall von Evisceration des Auges, gefolgt von Orbitalcellulitis (Thrombose) Heilung. Bemerkungen (*Arch. f. Augenheilk.*, t. XVI, 1, p. 55).

— Kuntzen (A.). Ueber maligne Tumoren der Orbite. Diss. Inaug. Munich, in-8° (Tumeurs s'étant propagées des paupières dans l'orbite).

— Lapersonne (de). Phlébite suppurée des veines ophthalmiques et des sinus caverneux (*Arch. d'Ophthalm.*, p. 436).

— Lopez. Kyste sébacé volumineux de l'orbite ayant amené une neuro-rétinite (*Rec. d'Ophthal.*, p. 103).

1885. MAAS (H.). Ueber Vertelzungen durch den Eisenbahnunfall bei Hugstatten, etc. (*Arch. f. klin. Chirurg.*, t. XXXI, p. 119).

— MAISURIANG (F.). Un cas de fracture diagonale de la base du crâne (*Petersb. med. Wochensch.*, n° 2).

— MARCUS. Ueber Emphysem der Orbita (*Deutsch. Zeitschr. f. Chirurg.*, t. XXIII, p. 169) (Expériences sur des lapins).

— MARÉCHAL. Tumeur kystique et volumineuse de l'orbite, substituée à la glande lacrymale (*Arch. d'Ophthal.*, p. 110).

— PANAS. De l'inflammation de la bourse cellulaire rétro-bulbaire ou ténonite (*Un. méd.*, t. XXX, p. 433).

— — Diagnostic d'une thrombose des veines ophthalmiques et des sinus caverneux (*Arch. d'Opthalm.*, p. 436).

— — Exostose du sinus frontal (*Sc. méd.*, n° 14).

— PENNOW. Cyste de l'orbite (*Westnick. Ophthalm.*, nov.-déc., p. 411).

— PFALZ (G.). Beiträg zur path. anatomie der Orbitalcysten (*Klin. Monatsbl.*, t. XXIII, p. 271).

— PLAYES (de). De la lésion du nerf sus-orbitaire, etc. (*Paris méd.*, p. 487).

— REUSS (de). Operationen in der Orbita (*Ophthalm. Mitheilungen*, p. 43).

— RIVIÈRE (E.). Corps étrangers de l'orbite (*Journ. de méd. de Bord.*, p. 64).

— SATTLER (R.). A case of one-sided transitory ophthalmos with indisturbed function and muscular mouvement of the eye and the coexistence of enophthalmos or recession of the globe (*Amer. Journ. of med. Sc.*, p. 486).

— — Exophthalmus; its symptomatic importance as an occasionel attendent of hemorrhage; forms of retinitis, occuring in connection with altered and increased general arterial pressure, the results of cardiac, renal and hepatic lesions (*Arch. of Ophthal.*, t. XIV, p. 190).

— — Pulsating proptosis and elastic tumor of the left orbit, consequent upon a trauma of thee kull; ligature of the left common carotid (*New-York med. Rec.*, t. XXVII, p. 654 et 681).

— TILLMANNS (H.). Ueber tote Osteome der Nasen u. Stirnhöhle (*Arch. f. klin. Chirurg.*, t. XXXII, p. 677).

— THOMPSON (J.-W.). Punctered and incised wounds of the orbit, with an important case (*Nordwest., Lancet*, t. IV, p. 225).

— — Tumors of the orbit (*Ibid.*, p. 357).

— VINCENTIIS (de). Mucocele od ectasia del labirinto del l'osso etmoide (*Ann. di Oftalm.*, t. XIV, p. 275).

— ZWICKE. Tumeurs de la base du crâne et de l'orbite (Bericht über d e Chirurg. Klinik der Prof. Dr Bardeliben) (*Charité-Annalen*, t. X, p. 368).

1886. BÄUMLER (E.). Ein Fall von Orbital u. Uvealsarkom (*Klin. Monatsbl.*, t. XIV, p. 5) (Métastatique pour ce qui concerne le globe oculaire même).

— BAUDRY. Notes sur un nouveau cas d'introduction de nombreux fragmen s de verre dans l'orbite (*Arch. d'Ophthalm.*, t. VI, p. 258).

— BERG. Trépanation de la cavité de l'os sphén. par l'orbite après énucléation du globe oculaire (*Svenska Läkaresällskforh. Hyghiea*, octob.).

— BERGER (E.) et TYRMANN (S.). Die Krankheiten der Keilbeinhöhle u. des Siebbein.-Labyrinthes u. ihre Beziehungen zu Erkrankungen des Sehorgans. Wiesbaden, in-8°, p. 110.

— — Caries u. Nekrose des Keilbeinkörpers (*Wien. med. Bl.*, n° 11).

— BERNARD. Contribution à l'étude des plaies pénétrantes de l'orbite par arme à feu de petit calibre. Thèse de Paris, in-8°.

— BICKERTON (T.-H.). Unusual case of orbital tumor (*Lancet*, 24 déc.).

— BOBONE. Sur le traitement opératoire de la maladie de Basedow (*Ann. d'Ocul.*, t. XCVI, p. 260) (Cautérisation galvanique de la muqueuse nasale du méat inférieur et des yeux).

— BOTKINE (P.-S.). La maladie de Badesow ou de Graves (*Arch. de biolog.*, t. I, p. 632 et t. II, p. 243).

1886. CARL (duc en Bavière). Beiträg zur Kasuistik der Orbitaltumoren (*Ann. des allgem. Stadtkrankenhauses zu München*, t. III).

— CASTALDI. Epithelioma dell' regione sottorbitaria e del sopraciglio. Asportezione Guarigione completa e permanente (Incurabile Napoli illaggio Georgno).

— COCKS (D.-C.). Sarkoma of the orbit; repeated removals; no recurrence for eight month (*Med. News*, t. XLIX, p. 147).

— COOMES (M.-F.). Clinical notes of cases (*Amer. Journ. of. Ophth.*, p. 111) (Œil orlifa mis à l'envers pour dilater le sac conjonctival).

— COUPLAND (S.). A case of ophthalmoplegia dependent upon thrombosis of the cavernous sinuses (*Brit. med. Journ.*, t. II, p. 821).

— COUZEFLYTE. De l'antisepsie dans l'énucléation du globe oculaire (*Rev. clin. d'Ocul.*, n° 12, p. 288).

— CRITCHETT et JULER. Orbitaltumor (*Ophthalm. Rev.*, p. 332, et *Brit. med. Journ.*, t. II, p. 821) (Guéri presque complètement par l'usage de l'iodure de potassium).

— DAVIDSON (Dyce). Meningitis after enucleation (*Ophth. Soc. of the United Kingd.*, 8 juin).

— DEEREN. Exophthalmie double due à une myélite aiguë circonscrite (*Rec. d'Ophthalm.*, p. 337).

— DELACROIX (H.). Blessure pénétrante des orbites par un projectile de 5 millimètres; lésion des yeux sans perforation de leur coque (*Un. méd. et scient. du Nord-Est*, t. X, p. 233).

— DELENS (E.). Observations de tumeurs lymphadénomiques des deux orbites (*Arch. d'Ophthalm.*, t. VI, p. 154).

— DEMPREY (A.). Case of orbital aneurism (*Brit. med. Journ.*, p. 541).

— DOLGENKOW. Tumor cavernosus orbitae sinistrae (*Westnik. Ophth.*, janvier-février).

— DUDENHÖFER (Fr.). Ueber Tuberculose des Schäldels. Diss. inaug., Würzburg, in-8° (Fistule du rebord orbitaire).

— DUMONT. Abcès de la paroi interne de l'orbite (*Bull. de la clin. des Quinze-Vingts*. t. IV, p. 135).

— EWETZKY. Kolobomcysten. Diss. Inaug., Dorpat, in-8° (Cystes orbitaires).

— FIEUSAL. Ostéosarcome de l'orbite (*Bull. de la clin. des Quinze-Vingts*, t. IV, p. 184).

— FRASER (W.). Wound of the orbit (*Lancet*, Aug., p. 398).

— GALEZOWSKI. Exophthalmie monoculaire avec amaurose sans lésion ophthalmoscopique; exostose probable du bord orbitaire (*Rec. d'Ophthalm.*, p. 513).

— GAYET. Sur les tumeurs symétriques des deux orbites et leurs caractères symptomatiques (*Arch. d'Ophthalm.*, p. 15).

— GIACOMMI. Ossificazione della troclia del musculo grande obliquo dell'occhio (*Giorn. della R. Acc. di Med.*, n°s 7 et 8).

— GOUVEA. Corpo extranho intra-orbitario e abscesso retro-bulbar., extraccao e cura (*Revista dos cursos praticos e theore. da faculd. de med. de Rio-de-Janeiro*, déc. 1885).

— GROOUND (W.-E.). Foreign bodies in the orbit (*Weckly med. Rec.*, t. XIII, p. 132).

— GUAITA. Volumonisa exostosi dell'orbita dermolita conservando il globo oculare. Bibliographie dei tumori ossei del orbita (*Ann. di Ottalm.*, t. XV, p. 205).

— HAASE. Pulsiender Exophthalmus des rechten Auges. Heilung durch Uterbindung der Arteria carotis communis (*Arch. f. Augenheilk.*, t. XVII, p. 25).

— HACK. Zur operatiwen Behandlung der Basedow'schen Krankheit (*Deutsch. med. Wochenschr.*, n° 25) (Cautérisation galvanique de la muqueuse nasale).

— HAMILTON. Tumor (round celled sarcoma) removed from orbit of a child (*Austral. med. Gaz.*, t. V, p. 217).

— HIRSCHBERG et BERNBACHER (A.). Ein Fall von rasch wachsendun Sarkom der Orbita (*Beitrage zur Path. des Schorgans* et *Centralb. f. prak. Augenheilk.*, p. 63).

— HUCHINSON (J.). Graves disease (*Ophth. Soc. of the Un. Kingd.*, mai, p. 23).

1886. KÖHLER. Ein Fall von pulsirendem Exophthalmos (*Berl. klin. Wochenschr.*, p. 550).

— KOLLOCK (C.-W.). Osteo-sarcoma of the orbit (*Transact. of the South. Car. med. Ass.*, p. 31).

— MAC-BARNEY. Orbital aneurysm (*New-York med. Journ.*, 20 mars).

— MAGNUS (H.). Exophthalmus u. Diplopie in Folge von Emphysem des rechten sinus frontalis (*Klin. Monatsbl.*, t. XXIV, p. 494).

— MAHER (W.-P.). Unilateral exophthalmic goitre (*Ophthalm. Rev.*, p. 179).

— MARIE (M.-F.). Observation de maladie de Basedow avec vitiligo généralisé (*France méd.*, n° 93).

— MIDDELDORF (C.). Ueber Fracturen der vorderen Stirnhöhlenwand (*Bresl. Aerzt. Zeitschr.*, n° 22).

— MITKEWITCH (G.). Séjour pendant dix ans d'un fragment de bois dans l'orbite (*Westnik Ophthalm.*, t. III, p. 345).

— MOEBIUS (P.). Ueber Insufficiency der Konvergenz bis Morbus Basedowii (*Centralb. f. Nervenheilk.*, n° 112, p. 356).

— MOTAIS. Un cas remarquable d'exophthalmie (*Ann. d'Ocul.*, t. XCV, p. 47).

— MARACEK (Fr.). Zur Syphilis des Orbita (*Wiener Klinik*).

— NIEDEN. Ueber den Zuzammenhang von Augen u. Nervenaffectionen (*Arch. f. Augenheilk.*, t. XVI, p. 381).

— OTTAVA. Inflammation métastatique de la choroïde et des tissus rétro-bulbaires (*Szemeszet*, p. 14).

— OTTO (Rich.). Ein Fall von melanotischem Sarkom der rechten Orbita und Uebergang auf die benachbarten knöchernen Theile des Schäldels Halle, in-8°, p. 30.

— PANAS. Considérations sur la pathologie des kystes dits séreux de l'orbite, à propos d'une nouvelle observation (*Bull. de l'Acad.*, t. XVII, p. 507, 14 oct.).

— POLAILLON. Kyste dermoïde de la région orbitaire cutanée gauche (*Rec. d'Ophthalm.*, p. 328).

— POOLAY (T.-R.). Tumor of the antrum and orbit (*Med. News Jour.*).

— POOPE et GODLEE. Punctured wooud of the left orbit followed by aphasia. Recovery (*Lancet*, p. 458).

— RADZESZEWSKI. Observation d'ophthalmie avec tumeurs bilatérales congén. du cerveau (*Prog. méd.*, n° 32).

— ROASE (de). Du traitement opératoire de la maladie de Basedow, en particulier des formes frustes etc. (*Gaz. méd.*, p. 485).

— RENTON (J.-C.). Notes of case of cerebral abscess, subsequent to orbital périostitis (*Ophthalm. Rev.*, p. 206).

— RICHET. Sarcome de l'orbite (*France méd.*, n° 108, et *Rec. d'Ophthalm.*, p. 321).

— ROLAND. De l'articulation orbito-oculaire, ses traumatismes, plaies, luxations, énucléations traumatiques (*Rec. Ophthalm.*, p. 657).

— SELCOCK (A.-Q.). Pulsating tumor of orbit (*Ophthalm. Rev.*, p. 229).

— STADELMANN. Enic carotis, Unter crudung (*Munch. med. Wochenschrift*, n° 36).

— SQUIRÉ (E.). Exophthalmic goitre and other cases with enlargement of the thyroïd (*Ibid.*, p. 867).

— SCHWEIGGER. Ueber Enucleation. Exenteration (*Berl. klin. Wochenschr.*, t. XXII, p. 50).

— TAYLOR (L.-H.). A case of foreign body dreivn through the tissus of the nose into the orbit. Recovery (*Arch. of Ophthalm.*, t. XV, p. 263).

— THOMPSON (J.-A.). A obscure case of exophthalmos (*Journ. med. Assoc.*, t. VI).

— TRANSLEY. Serious tumor of the orbit (*New-York med. Month.*, t. I, p. 69).

— WHITE (W.-H.). On the prognosis of secundary symptoms and conditions of the exophthalmic goitre (*Brit. med. Journ.*, t. II, p. 151).

— WIESNER. Das Lymphangiom der Augenhöhle (*Arch. f. Ophthalm.*, t. XXXII, 2, p. 205).

— WILLIAMS (A.-D.). Melanotic tumor of the orbit and globe (*St-Louis med. and surg. Journ.*, p. 53).

1887. ABADIE. Considérations cliniques et thérapeutiques sur les tumeurs de l'orbite (*Un. méd.*, n° 80, juin).

— ANDREWS. Successfull removal of two osteomata of the orbit (*Med. New.*, 3 sept.).

— BASSÈRE. Tumeurs éburnées de l'orbite (*Journ. de med. de Bordeaux*, juillet).

— BECKER (O.). Ueber Exenteration u. Enucleatio (*Wien. med. bl.*, X, 47, p. 1528).

— BIEASNER (N.). Ueber einen Fall von Fractur der medialen Wand der Orbita u. der Siebbeinzellen (*Münchener med. Wochenschrift*, n° 18).

— BRAILEY (W.-A.). Hydatid cyst causing proptosis, cyste in liver, lungs, brain and other viscera (*Trans. of the ophth. Soc. of the Un. Kingd.*, t. VII, p. 118).

— BRITTO (Victor de). Note sur un cas de blessure de l'œil, avec section complète du droit inférieur (*Arch. d'Ophth.*, n° 1, p. 83).

— BUNGE. Ueber Exenteration des Auges. Halle, in-8°, p. 100.

— CASTALDI. Sopra caso di carcinoma e sarcoma encefaloidi consistenti su bulbo atrofico (*La Réforme méd.*).

— CLARK (Henry). Case of pulsating exopthalmos (*Glasgow. Med. Journ.*, t. XXVIII, 4, p. 270).

— COLLINS (W.-J.). Exophthalmos (*Ophth. Soc. of the United Kingd.*, 5 mai).

— COUSINS. Right upper canine touth removed from the orbit of a child (*Brit. med. Journ.*, 23 avril).

— CRUZEFEYTE. De l'antisepsie dans l'énucléation du globe oculaire. Thèse de Paris. in-8°.

— DELBET. Note sur les nerfs de l'orbite (*Arch. d'Ophth.*, n° 6, p. 488).

— DRAKE BROCKMAN. Anévrysme de l'orbite (*Brit. med. Journ.*, 24 juillet 1886).

— ECKLEIN (J.). Ein Fall von pulsirendem Exophthalmus beider Augen in Folge einer traumatischen Ruptur des Carotis interna im Sulcus cavernosus. Inaugural Diss., Königsberg, in-8°, p. 62.

— EWETZKY. Cylindrome de l'orbite (*Wjesnck Ophth.*, n° 1, p. 3).

— FROST. Tumor in orbit ressembling a cyst (*Trans. of the Ophth. Soc. of the Un. Kingd.*, t. VII, p. 115).

— GAILLARD. Contribution à l'étude de la phlébite des veines ophthalmiques. Thèse de Paris, in-8°.

— GROSS. A case of tumour in the orbite (*Bristol med. chir. Journ.*, sept.).

— GROSMANN (K.). Ivory exostosis of orbit removed by drilling (*Ophth. Rev.*, n° 73, p. 341).

— GRUSS. Ein Fall von akutem retro-bulbärem; Oedem (*Wien. med. bl.* X, p. 26, et *Wien. med. Presse*, t. XXVIII, 25, p. 884).

— JEFFREY (G.-C.). Observation inusitée d'énucléation d'un globe oculaire (hématome produit pendant l'énucléation) (*New-York med. Times*, avril).

— LANDOUZY. Goitre exophthalmique (*Gaz. des Hôp.*, p. 17).

— LANG. Orbital tumor recuring after removing (*Trans. of the Ophth. Soc. of the Un. Kingd.*, t. VII, p. 110).

— LIKAREWSKI. Un kyste dermoïde de l'orbite (*Westn. opht.*, mars-avril).

— MALPAS. Contribution à l'étude clinique des tumeurs de l'orbite. Thèse de Paris, in-8°.

— MELLINGER (Carl). Zwei Falle von Orbitalphlegmone mit ophthalmoscopischen Befunde (*Klin. Monatsbl.*, t. XXV, p. 6).

— MORELLE. Cesti idatidea della cavita orbitaria senestra enuclazione dell' occhio. Guarigione (*Riv clin. e terapeut.*, t. VIII, 6, p. 281).

— MOSE. Ueber Exenteratio bulbi. Inaug. Diss. Kist, in-8°, p. 20.

— MULES. Evisceration and artificial vitreous (*New-York med. Record*, t. XXXII, 12, p. 378).

— NETTLESHIP (E.). A case of multiple symmetrical cogenital hyperostis of skull with postpapillitis atrophie of optic nerves (*Trans. of the Ophth. Soc. of the U. Kingd.*, t. VII,

— NIEDEN. Ein neuer Fall von pulsirendem Exophthalmus nach Fractura basis cranii mit Lähmung der 2, 6 et 8 Hirnnerven (*Arch. f. Augenheilk.*, t. XVII, n° 275).

1887. Peschel. Un caso de esoftalmo pulsatile (*Soc. ital. d'Ophth.*, sept.; *Bull. d'Ocul.*, t. X, p, 1-2).

— Quaita. Voluminosa esostosi dura dell' orbita demolita conservando il globo oculare (*Ann. di Ottalm.*, t. XV, 2-3, p. 205).

— Rampoldi (R.). Contributo alla genes' dell exoftalmo (*Gazz. Lomb.*, 8, p. 35).

— — Sul ripianto sperimentale dell' orchio e su in caso clinico di fortunata riposizione nell' orbita d'un bulbo visivo strapato (*Ann. di ottalm.*, t. XVI, p. 2, 3).

— Rewe. Inflammation du sinus frontal (*Canadian Practitioner*, mai).

— Swanzy. A case of fibrosarcoma of the orbit (*Ophthal. Review*, July).

— Tangeman. Gummy tumors of the orbit (*Cincinati Lancet*, t. XVIII, n° 26).

— Tillaux. Phlébite de la veine ophthalmique (*Journ. de méd. et de chir. prat.*, p. 441).

— Walker. Pulsating exophthalmos in process of cure (*Ophth. Soc. of the United Kingd.*, 9 juin).

— Ward Cousins. Présence de la canine supérieure droite dans l'orbite gauche d'un enfant (*Brit. med. Journ.*, 23 avril).

— Zehender. Die parasit. Erkrankungen des Auges (*Deutsche med. Wochenschr.*, t. XIII, p. 50, 51).

— — Cases of echinococcus in the orbit (*Brit. med. Journ.*, n° 26).

— Ziem. Abscess in der Orbita u. Thränensackfistel bei Eiterung der Kieferhöhle (*Allgem. med. cent. Zeit.*, 7 mai).

MALADIES DES VOIES LACRYMALES

PAR L. DE WECKER

ARTICLE PREMIER

ANATOMIE DES VOIES LACRYMALES, PAR LE PROFESSEUR FR. MERKEL (1)

Appareil lacrymal.

L'appareil lacrymal se compose de deux parties séparées l'une de l'autre par le sac conjonctival : la glande lacrymale et ses conduits excréteurs, aboutissant au sac lacrymal, d'un côté, et, de l'autre, les voies éliminatrices émanant de ce même sac.

Si l'on veut donc procéder avec une exactitude pédantesque, on a à décrire la glande avec l'orbite, mais les voies lacrymales comme quelque chose à part. Leur assemblage physiologique, ainsi que leur position intermédiaire, ici entre l'orbite et le sac conjonctival, là entre lui et le nez, justifient pourtant que nous les comprenions ensemble et qu'elles doivent faire suite immédiatement à la description de la conjonctive.

A. *Glande lacrymale.*

La glande lacrymale présente une coloration rose et est un organe d'une structure lobulée prononcée. Elle se compose de deux parties assez nettement séparées l'une de l'autre, qu'on doit distinguer autant comme structure que comme position topographique. On les appelle glandes lacrymales supérieure (2) et inférieure (3). La première est notablement plus grande ; elle représente un corps ovale bien limité, avec une surface supérieure convexe, et une inférieure faiblement convexe, avec un bord antérieur généralement assez tranchant, et un bord postérieur plus ou moins arrondi.

Les dimensions en sont excessivement variables, et, si j'indique une

(1) Extrait du *Handbuch der Topographischen Anatomie*, t. I, Braunschweig, 1887, p. 215-229.

(2) *Gl. innominata*, Galien ; *Gl. lacrymalis orbitaria*. Portion orbitaire, Sappey ; Groupe orbitaire, Béraud.

(3) *Gland. congregatae*, Monroi ; *Gland. lacrym. accessor. Gland. lacr. palpeb.* Portion palp., Sappey ; Groupe palp., Béraud.

longueur de 20 millimètres, une largeur de 11 à 12 millimètres, une épaisseur de 5 millimètres, ce sont des chiffres moyens qui, il est vrai, concordent très souvent, mais qui, dans un cas donné, pourraient se présenter comme mal choisis. En particulier, on ne rencontrera pas rarement des chiffres plus élevés. Elle est placée dans la *fossa gl. lacrymalis* (voy. p. 760, fig. 199), qui se trouve du côté latéral de la voûte orbitaire, cachée derrière le rebord orbitaire. La glande atteint avec sa circonférence antérieure ce rebord et touche ici immédiatement l'insertion du *septum orbitale*. Du côté médian, elle atteint le bord du *levator palp. sup.*; du côté latéral, elle va jusqu'à la *sutura zygomatica frontalis;* en arrière, elle se cache dans le tissu graisseux de l'orbite. Par ce qui précède, il faut chercher la glande vers la partie déclive de la voûte orbitaire, là où celle-ci descend vers la circonférence latérale.

La surface supérieure de la glande est aussi à la fois latérale et postérieure; l'inférieure, médiane et antérieure. Avec sa surface inférieure, la glande s'applique au point du fascia qui, à partir de la trochlée et dans la région de la suture entre le frontal et l'os zygomatique, atteint le rebord orbitaire (fig. 225). De ce qui précède, on ne pourra pas être dans le doute qu'au point

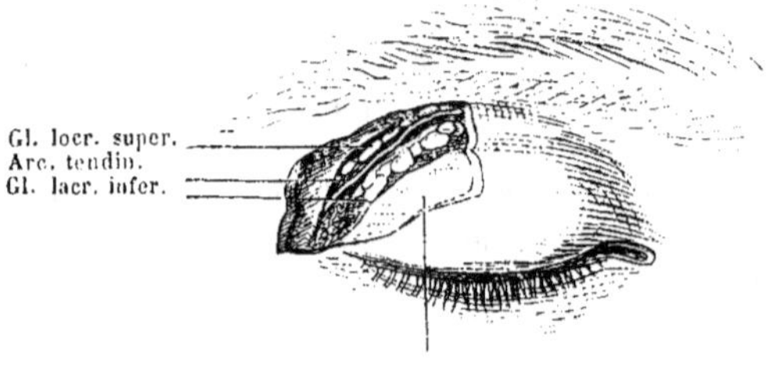

Fig. 225.

Coupe fenêtrée au-dessus de la circonférence du rebord orbitaire. Glande lacrymale supérieure et inférieure avec le feuillet du fascia qui les sépare.

de vue opératoire, on doit forcément atteindre la glande, si l'on conduit une section le long du bord orbitaire, qui commence au-dessous de la queue du sourcil et se termine à la *sut. zigomatico-frontalis*. Il faut, après avoir sectionné l'insertion du septum, qu'on tombe directement sur le bord antérieur de la glande. S'agit-il de tumeurs, c'est aussi en cet endroit qu'on sent le contour glandulaire et qu'on le voit, même s'il proémine davantage. Le tissu connectif qui sépare les lobules glandulaires les uns des autres, se condense à la surface du voisinage pour former une capsule, mais qui n'est pas de tous côtés nettement délimitée. Elle se différencie le moins vers l'extrémité postérieure de la glande, où celle-ci se cache dans le tissu graisseux de l'orbite. Celui-ci s'insinue parfois de telle manière entre les lobules isolés de la glande, qu'il est parfois difficile de la préparer tout à fait nettement. Le feuillet capsulaire est le plus distinct du côté supérieur et un peu latéral de la glande, autant que le tissu graisseux de l'orbite ne s'insinue pas. D'ici part le *ligam. suspensorium gl. lacrym.*, pour se rendre au périorbite. Celui-ci se compose d'un nombre variable de faisceaux tendus de tissus connectifs et est parfois très solide, présentant même un reflet tendineux.

La *glande lacrymale inférieure* est plus petite que la supérieure. Elle représente un amas plat de petits lobules, dont le nombre oscille entre quinze et quarante (Sappey). Ces petits lobules constituent de petits groupes un peu plus intimement réunis, entre lesquels restent quelques intervalles plus grands, de façon qu'il se forme plusieurs petites glandes aplaties, de configuration différente. A part cela, quelques acini sont complètement isolés et constituent une transition à des glandes lacrymales accessoires décrites ailleurs.

La glande lacrymale inférieure est recouverte en haut par le pont fascial susmentionné, et qui la sépare de la glande lacrymale supérieure (fig. 225). Lorsqu'elle est bien développée, elle dépasse en arrière le feuillet du fascia et se confond alors avec la surface postérieure de la glande lacrymale supérieure. Elle repose, avec sa surface postérieure, directement sur le fornix du sac conjonctival, et atteint, avec son extrémité latérale, juste tout près l'angle palpébral latéral. Un lobule variable le dépasse même parfois et empiète sur la région de la paupière inférieure (Sappey, *Traité*, etc.). Lorsqu'elle est gonflée, la glande inférieure se voit du fornix conj. et peut aussi se sentir du dehors à travers la paupière, au-dessus de l'angle palpébral latéral.

Lorsqu'on veut le rendre visible sur le cadavre, il est le plus commode de fendre par un coup de ciseaux la paupière supérieure exactement dans son milieu, en sens sagittal, jusqu'au rebord orbitaire, de relever le lambeau latéral et de dégager la glande de la conjonctive. Comme cette opération pourrait présenter des difficultés sur le vivant, on se ralliera à la méthode de *Arlt* (*Graefe-Saemisch*, III, p. 499), qui fend l'angle palpébral latéral en dessous et prolonge alors la section en sens latéral sous forme d'arc dirigé en haut.

Les *conduits excréteurs* des deux glandes lacrymales n'ont pas plus qu'un demi-millimètre; ils se réunissent dans la partie supérieure en trois à cinq conduits (Sappey), et arrivent ici derrière le feuillet susmentionné de la glande, dans la région de la glande inférieure. Ici ils prennent un certain nombre de petits conduits de cette dernière. D'autres conduits excréteurs de cette portion glandulaire aboutissent en nombre variable et d'une manière indépendante à côté des conduits principaux. Tandis que les conduits principaux se trouvent placés dans le fornix en une ligne assez régulière, les plus petits sont groupés d'une façon irrégulière autour d'eux. Ils se trouvent, en comptant à partir de la peau externe, à une profondeur de 7 à 9 millimètres; on a observé, à l'occasion de plaies de cette région, des ouvertures fistulaires, qui aboutissaient au dehors. Des élargissements cystoïdes des conduits excréteurs (dacryops) doivent, par conséquent, d'après ce qui précède, être constamment placés au-dessus de la circonférence latéro-supérieure du fornix conj.

Dans des temps antérieurs, on pensait que l'œil devait se perdre après l'extirpation de la glande lacrymale à cause du manque de larmes, et on l'enlevait, par conséquent, immédiatement avec la glande. C'était là une erreur désastreuse. Lorsqu'on se décida à laisser le globe oculaire en place, on s'aperçut naturellement que la sécrétion lacrymale ne cessait pas. Les glandes lacrymales accessoires développeront, lorsqu'elles sont les seules productrices des larmes, une activité particulière. Que la muqueuse conjonctivale pourrait elle-même produire des larmes comme on le pensait, doit probablement être exclu; toute sa structure démontre clairement qu'elle préside exclusivement à la sécrétion muqueuse.

Tillaux (*Traité*, etc., p. 221) décrit la capsule de la glande lacrymale supérieure comme un creux, qui est produit par le fait que le périorbite se divise en deux feuillets, dont l'un passe au-dessus, l'autre au-dessous de la glande et l'emprisonne ainsi de tous côtés. Ce savant en se basant sur cette description, conseille de faire l'extirpation de la glande, de telle façon, que l'on détache le périoste de l'orbite, pour atteindre ainsi la glande. Ce serait là une méthode absolument à rejeter, attendu que la capsule, telle que Tillaux l'a décrite, n'existe nullement. La capsule est très mince et délicate et embrasse étroitement la glande.

L'indication de Schwalbe (*loc. cit.*) qu'il se détache du périorbite un feuillet, qui, en se fendillant, passe dans le plan supérieur et inférieur de la capsule, ne m'a pas été possible à reconnaître, détaillé de cette façon, ni sur les préparations ordinaires, ni sur des coupes; mais il est juste que du périorbite partent assez souvent des feuillets à parcours différent, se rendant à la glande.

B. *Les voies lacrymales.*

Les voies lacrymales, qui dans leurs diverses parties sont d'une largeur variable, se trouvent garnies à l'intérieur de parois lisses, normalement vierges de valvules. L'entrée conjonctivale représente les points lacrymaux, auxquels s'adjoignent les canalicules, le sac et le canal lacrymal, ou canal naso-lacrymal. De tout ce système canaliculaire, rien ne se voit sur le vivant sans préparation préalable.

1. *Les canalicules lacrymaux.*

Les *points lacrymaux* sont de petites ouvertures cratériformes placées au sommet de petites élevures coniques, les papilles lacrymales. Ces dernières occupent l'angle médial des deux paupières, et on doit les rechercher juste où le feuillet cutané se termine en pointe et où la paupière se recourbe vers la circonférence du lac lacrymal (fig. 226). Ils se trouvent dans la continuation directe de la lèvre interne du bord palpébral, dont ils constituent l'extrémité médiale. Par suite de cet emplacement, les sommets des papilles lacrymales, ainsi que les points, regardent en arrière et glissent sur la conjonctive (fig. 227). Lorsque l'œil est ouvert et le regard dirigé directement en avant, les deux points atteignent la conjonctive bulbaire, et l'on peut déjà maintenant se rendre compte que le supérieur est situé plus du côté du nez que l'inférieur. A cause de leur réunion interne avec tout l'appareil palpébral, et particulièrement avec le ligament palpébral médial, leurs mouvements de latéralité sont imperceptiblement petits : voici pourquoi ils ne sont pas à même de suivre les déplacements de latéralité du globe oculaire. Lorsque le regard se dirige du côté du nez, finalement même la cornée vient se placer sous les points lacrymaux ; le regard est-il dirigé en sens

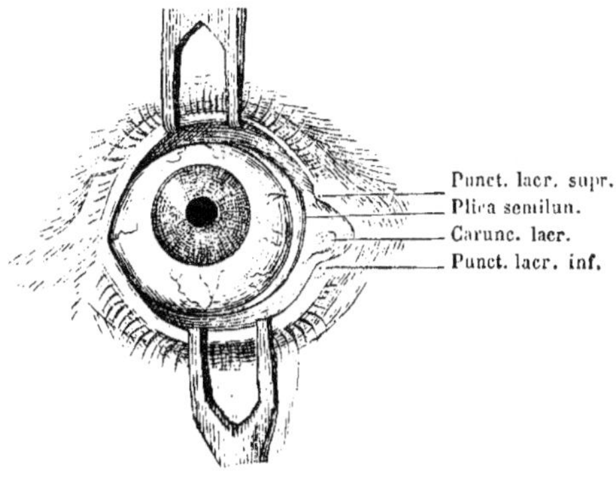

Fig. 226.

Œil ouvert, les paupières écartées par des crochets.

latéral, c'est alors que les plis semi-lunaires, en s'élargissant, arrivent vers eux. Les points lacrymaux sont, par suite de leur emplacement au bord du lac lacrymal et sur la conjonctive, aptes à leur fonction physiologique. Lorsqu'ils ne plongent pas immédiatement dans le liquide lacrymal qui se réunit ici, et ne peuvent pas prendre ce liquide, de l'épiphora se produit.

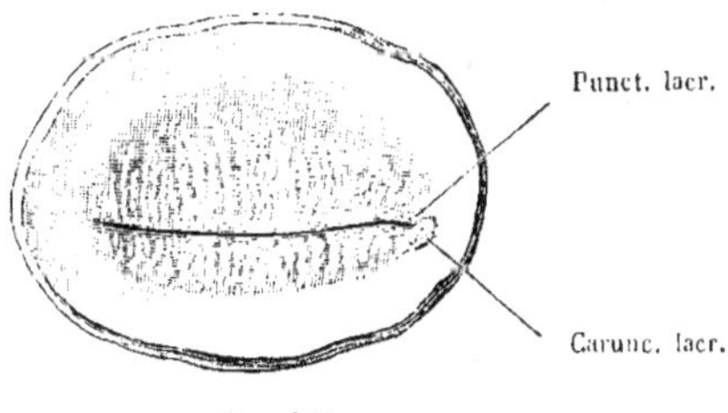

Fig. 227.

Paupières détachées du fornix conjonctival et vues du côté de leur face postérieure.

Lorsque les yeux se ferment, alors les papilles lacrymales se trouvent situées de telle façon, à côté l'une de l'autre, qu'elles se touchent presque, et cela de telle manière que l'inférieure occupe le côté latéral de la papille supérieure, qui est juxtaposée à la caroncule ; l'inférieure en reste séparée de la largeur de la papille supérieure (fig. 227). Le point lacrymal inférieur se trouve à $6^{mm},5$, le supérieur à 6 millimètres de distance de l'extrémité du ligament palpébral médial (1).

Pour ce qui concerne l'aspect et la forme des papilles lacrymales et de leurs points, ils se trouvent en quelque sorte influencés par la structure des disques marginaux avoisinants. Ces papilles se composent, comme les tarses, d'un tissu connectif serré et dur (2), de façon que les ouvertures doivent forcément rester béantes d'une façon inaltérable, et ne peuvent surtout pas être influencées par les contractions du *M. orbicularis oculi*, et cela d'autant moins que les faisceaux de ce muscle n'atteignent même pas les sommets des papilles. A cause de la pauvreté en vaisseaux, qui se rattache à la structure dense des papilles lacrymales, elles sont plus pâles que leur entourage. Les deux points lacrymaux et les papilles sont enfin différents entre eux comme forme. La papille inférieure est plus courte, plus large et plus ramassée, son point lacrymal plus large (jusqu'à 0,3 millimètre). La

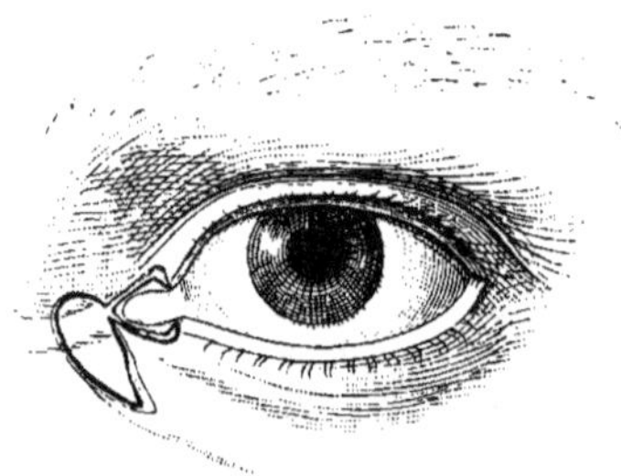

Fig. 228.

Position des conduits lacrymaux et du sac lacrymal, dessinés en bleu dans la région intacte du grand angle.

papille supérieure est plus gracile, plus élevée et porte un point lacrymal plus étroit (0,2 à 0,25 millimètre de diamètre).

Les *canalicules lacrymaux*, qui s'adjoignent aux points lacrymaux, sont de petits tubes placés dans le pli cutané qui contourne le lac lacrymal en le délimitant. Leur parcours est au début vertical ; après avoir pénétré un peu plus de 1 millimètre dans l'épaisseur de la paupière, ils se recourbent en un angle plus ou moins obtus qui, d'après Gerlach (*loc. cit.*), n'atteint jamais chez l'adulte un angle droit, se dirigent en sens médial et convergent de plus en plus vers l'extrémité de l'angle oculaire (fig. 228). Derrière le ligament palpébral médial, les canalicules aboutissent, isolés, dans un espace en diverticule de la paroi du sac lacrymal, ou bien ils se terminent, en se réunissant déjà avant, par un bout court et maigre qui pénètre dans le sac lacrymal. Le parcours de la partie horizontale — si

(1) Gerlach, *Beitr. zur Anatomie des menschl. Auges*, Leipzig, 1880.

(2) Gerlach (*loc. cit.*) indique avec raison que les points ne sont pas tout à fait circulaires mais ovales, le plus grand diamètre dirigé en sens du bord palpébral.

l'on doit se servir de cette expression — est, l'œil étant ouvert, courbé, et droit, les paupières étant fermées. Les canalicules se tiennent si près de la peau de l'angle palpébral, qu'en introduisant un crin noir, ou même une sonde métallique, on les aperçoit par transparence. Toute la longueur du canalicule, à partir du point jusqu'au sac lacrymal, ne mesure jamais plus d'un centimètre (1), souvent 1 à 2 millimètres de moins.

L'ouverture des canalicules varie assez sensiblement. Leur entrée est formée par un tout petit entonnoir (Foltz, *Ann. d'Ocul.*, 1860). Dans la profondeur de celui-ci se trouve la véritable entrée du canalicule. Elle représente l'endroit le plus étroit de tout le canalicule (*angustia*, Gerlach) et a un diamètre de 0,08 à 0,10 millimètre. A partir de là, le canalicule s'élargit et forme un cul-de-sac, au côté médial duquel commence la partie horizontale du canalicule. D'après la description de Heinlein et de Gerlach (*Arch. f. Ophth.*, XXI, 3 et Gerlach, *loc. cit.*), deux diverticules existent d'habitude : tout d'abord un élargissement fusiforme, immédiatement au-dessous de

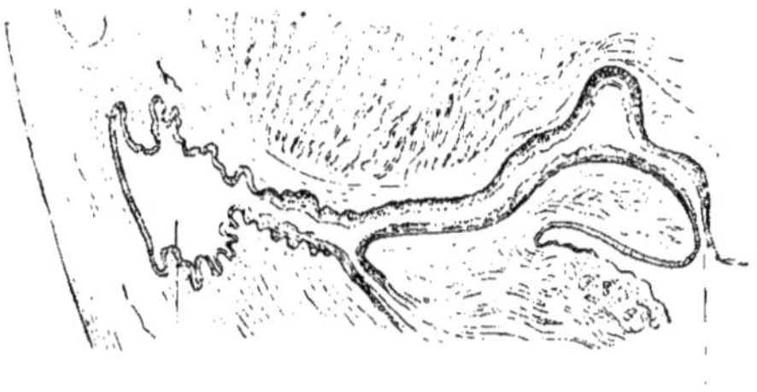

Fig. 229.
Coupe à travers les canalicules lacrymaux (d'après Gerlach).

l'extrémité du petit entonnoir d'entrée, et un second à l'endroit de la courbure qui représente le véritable cul-de-sac (fig. 229). La portion canaliculaire horizontale montre, sur le cadavre, une ouverture qui représente ordinairement une fente verticale de 6 millimètres de longueur et qui se trouve comprimée d'avant en arrière. Reste à savoir si aussi sur le vivant, où un courant continuel de larmes traverse le canalicule, cette conformation se présente.

Les canalicules lacrymaux peuvent être distendus jusqu'à un diamètre de 1mm,5, ce qui, vu la minceur de leurs parois, ne doit pas étonner.

L'extrémité commune des deux canalicules est d'une longueur variable ; à partir d'une longueur non mesurable, il peut s'accroître jusqu'à 2 millimètres ; la largeur de son ouverture n'atteint pas l'ensemble de celle des deux canalicules. L'entrée des canalicules dans le sac lacrymal se trouve dans

(1) Gerlach (*loc. cit.*) indique, pour la portion horizontale du canalicule, 6-7 millimètres. Luschka (*Anat.*) note en général 10 à 14 millimètres.

la direction d'une ligne qui divise le ligament palpébral et n'est pas exactement située du côté latéral du sac, mais bien un peu en arrière (Lesshaft, *Arch. f. Anat. u. Phys.*, 1868).

L'incurvation et la courbure des canalicules, qui paraissent être très défavorables pour l'introduction des instruments, sont, pour cette raison, de peu d'importance, parce que, grâce à une traction exercée à la paupière en sens latéral, la direction de l'ouverture des canalicules, munis de parois flexibles, peut être rendue rectiligne, ce que Heinlein, (*loc. cit.*) a déjà fait remarquer avec raison. La paroi du canalicule se compose d'un épithélium élevé et pavimenteux et d'une propria ténue, munie de beaucoup de fibres élastiques, et est enveloppée d'un manteau de fibres musculaires appartenant au *M. palpebralis.* D'après *Krehbiel* (1), ces fibres ont une direction allongée en spirale. Au pied de la papille, elles entourent sous forme d'anse la partie verticale du canalicule; elles forment ainsi un sphincter. Il est indubitable que cette musculature rapetissera l'ouverture du canalicule lors de la contraction du *M. palpebralis.*

Pour ce qui concerne les *différences d'âge*, les canalicules des jeunes sujets présentent, à part une moindre longueur et une plus grande étroitesse, un parcours plus régulier et une incurvation nettement accusée, qui va, chez l'embryon même, jusqu'à un angle droit dans leur partie médiale (Gerlach, *loc. cit.*). Le même auteur indique que l'on peut bien, chez les enfants des premières années de la vie, obtenir des coupes frontales des canalicules, indiquant leur parcours entier, mais qu'on ne réussit plus à cela chez l'adulte, parce qu'ici s'adjoint, à la courbure en sens supérieur et inférieur, encore une autre en arrière, correspondante à la courbure en surface du globe oculaire. A un âge plus avancé, les paupières inférieures ne montrent pas rarement un faible ectropion atonique, qui suffit à supprimer le contact du point lacrymal avec la conjonctive et entraîne ainsi de l'épiphora (2).

Des *variétés* se rencontrent pour les canalicules, mais elles ne sont pas fréquentes. Pour ce qui concerne tout d'abord les papilles lacrymales, elles se différencient sensiblement comme forme et grandeur; elles peuvent s'élever à une hauteur de 3 millimètres et plus, et, inversement, être presque effacées. — Les points lacrymaux n'occupent pas toujours le sommet de la papille, mais peuvent descendre vers le côté postérieur ou antérieur (*Bochdaleck*) (3). Un dédoublement des points lacrymaux et conjointement des canalicules est rare : je compte 14 cas cités dans la littérature (4). En même temps le canalicule accessoire peut se terminer en cul-de-sac (de Graefe) ou aussi aboutir de son côté au canal lacrymal. *Bochdaleck* a même observé trois points lacrymaux à la même paupière.

La présence ou l'absence de la partie terminale impaire du canalicule vers l'extrémité médiale a donné lieu à de nombreuses interprétations. La défense acharnée en faveur d'une terminaison unique par les Français et l'attaque non moins tenace des auteurs

(1) *Die Musculatur der Thränenwege u. der Augenlider*, Stuttgart, 1878.

(2) Schreyer, *Versuch einer vergl. Anatomie d. Auges. u. der Thränenorgane d. M. nach Geschlecht*, etc., Leipzig, 1810.

(3) *Prager Vierteljahrschrift*, 1866, II.

(4) Comparez l'article de moi et de Schirmer dans *Graefe-Saemisch*, t. I et VII.

allemands, ont même suggéré à *Sappey* l'idée qu'il puisse s'agir ici d'une différence nationale. Qu'il puisse en être ainsi, ne peut nullement être réfuté, mais, dans ce cas, *Krause* (*Handbuch d. mensch. Anat.*, t. III, 1888, p. 126) me paraît être davantage dans le vrai, lorsqu'il dit que la différence résulte simplement d'une interprétation différente : « Quelques-uns attribuent comme appartenant aux canalicules la petite cupule du sac lacrymal, située près de l'entrée des canalicules ». Qu'il peut réellement exister un point terminal commun, a été indubitablement démontré par *Gerlach* (*loc. cit.*).

Depuis que j'ai décrit le sphincter des papilles lacrymales (*Graefe-Saemisch*, t. I), sa présence a été confirmée par tous les explorateurs ultérieurs, à l'exception de *Heinlein* (*loc. cit.*); cet auteur doute de l'existence de pareil sphincter. *Gerlach* (*loc. cit.*), qui, après lui, se prononce avec le plus de détails à ce sujet, donne (pl. I, fig. 8) un dessin qui correspond entièrement à mes observations et à celles de mon élève Walzberg (*Bau der Thränenwege*, Rostock, 1876), mais en critiquant que ce sphincter se compose de fibres circulaires pures. A cela j'objecterai qu'il n'existe nulle part un sphincter composé de muscles striés, qui est constitué par pareilles fibres circulaires. A l'objection de Gerlach, que le sphincter en question ne se trouve pas conservé dans la papille, je désire faire remarquer qu'il s'agit ici particulièrement de savoir ce qu'on désigne comme papille. Je les ai, dans mes recherches, comptées, à partir du point où une coupe horizontale à travers le bord palpébral n'atteignait plus le bord palpébral, mais enlevait un fragment ovale, libre de tout côté. Si l'on fait des coupes successives de la papille, on ne reçoit tout d'abord que le tissu connectif dense à l'entour du point lacrymal; alors, comme je l'ai aussi pu confirmer, se suivent des coupes, qui ne présentent qu'en avant de la musculature et ce n'est qu'après que le sphincter clos se présente. Je crois que je me trouve, pour ce qui concerne les faits, en parfait accord avec *Gerlach*.

La description de Hyrtl (*Corrosions-Anatomie*, Wien, 1873) indiquait le canalicule comme tourné en spirale; je l'ai moi aussi pu confirmer sur des préparation remplies l'excès (voy. fig. 232); pourtant je ne voudrais pas modifier ma description donnée plus haut et je me rapporte ici aux objections suggérées par *Walzberg* (*loc. cit.*, p. 34). Il s'agit seulement d'un nombre variable de plis, qui par l'injection forcée prennent une forme anormale. Pendant la vie et sur des préparations non injectées il n'est pas question de ces plis en spirale; aussi le crin le plus souple et le plus fin ne rencontre jamais, pendant l'introduction, un temps d'arrêt et arrive sans obstacle jusque dans le sac lacrymal, ce qui ne serait pas possible en présence de plis.

Il sera question plus loin d'autres valvules décrites pour les canalicules.

2. *Sac et canal lacrymaux.*

On différencie l'espace dans lequel aboutissent les canalicules susdécrits en deux parties : le *sac lacrymal*, qui en représente la partie orbitaire, et le *canal* proprement dit, qui parcourt un canal osseux et aboutit dans le conduit nasal supérieur. Tous deux sont en dépendance la plus intime des os, ce qui va sans dire pour le *canal*, limité de tous côtés par des os, mais aussi pour le *sac*, qui, comme nous l'exposerons plus tard, est, à cause de son recouvrement, forcé de s'appliquer à l'os. Pour le parcours du sac et du canal, la direction du canal osseux et de la *fossa lacrymalis* est donc déterminante. Si l'on observe une série de crânes, on voit que cette direction varie individuellement d'une façon sensible, et, si on la marque par un petit rouleau de papier qu'on y introduit et qui s'applique de tous côtés aux parois, on peut voir que la direction peut, des deux côtés, s'écarter de la verticale, ou peu s'en écarter. Pour le parcours du plan frontal, il faut prendre en considération en quel rapport se trouvent, d'une part, la largeur du dos du nez et l'écart des deux angles oculaires, et, d'autre part, la largeur de l'*apertura pyriformis* et l'écart que font les canaux nasaux inférieurs. Sur la

A

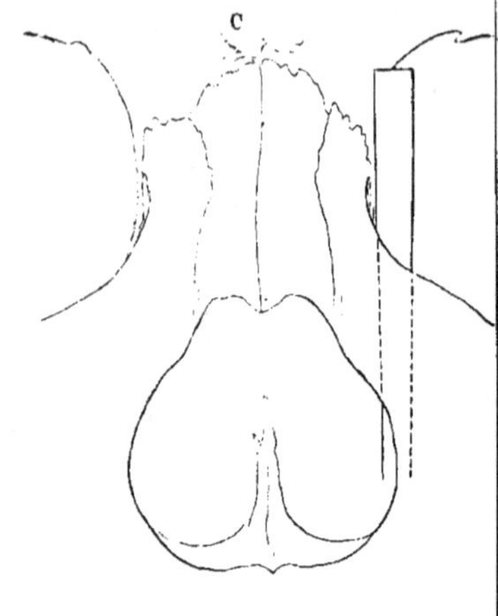

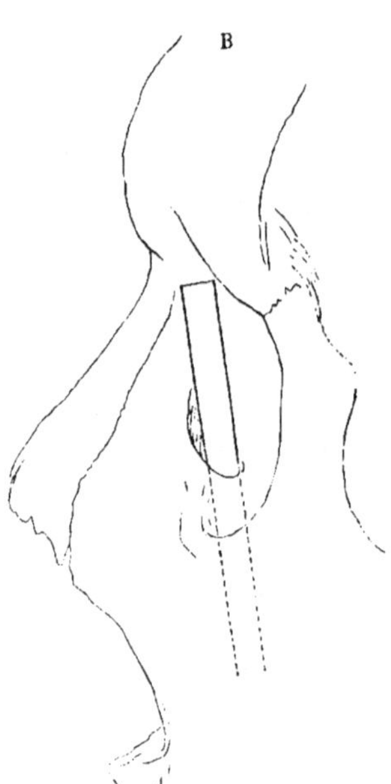

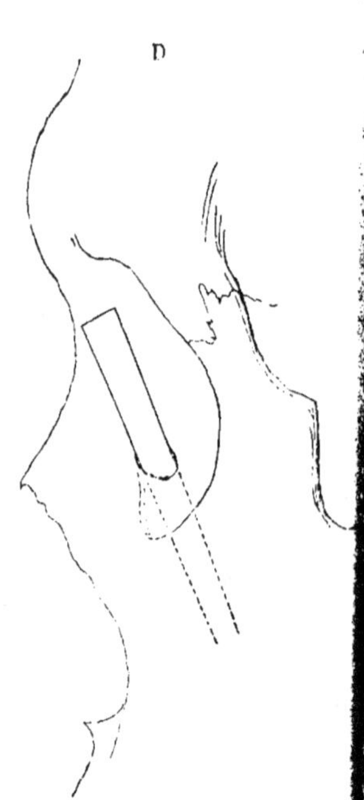

Fig. 230.

Direction du canal lacrymal osseux sur deux crânes, indiquée par de petits rouleaux de papier. Crâne à ouverture nasale étroite, A vu de face, B de profil. Crâne à ouverture nasale large, C vu de face, D de profil.

figure 230 sont indiqués deux cas extrêmes, choisis d'après un nombre considérable de crânes. Les deux crânes indiquent presque la même largeur de nez, comprise entre les *cristae lacr. poster.*, mais l'un est muni d'un dos de nez élevé et d'une ouverture étroite, l'autre d'un dos de nez peu élevé et d'une large ouverture. La direction du canal, vu de face, s'explique d'après les dessins mêmes, sans rien dire. Pour l'un des cas, le canal se dirige en bas et du côté médian; dans l'autre, il est en quelque sorte vertical.

Veut-on sur le vivant se renseigner sur ces écarts de la verticale? On se tiendra le mieux aux données de Arlt, qui partent d'une manière rationnelle de points anatomiques précis, importants ici. Arlt dit (*Graefe-Saemisch*, t. III, p. 484) : « Si l'écart de l'aile du nez — là où il touche la peau de la joue — est égal à l'écart des points situés au milieu de deux

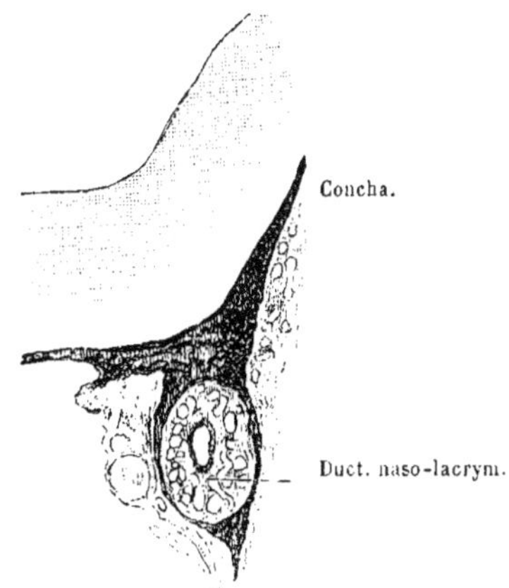

FIG. 231.

Coupe à travers le sac et canal lacrym. Coupe supérieure. Gross. 2.

ligaments palpébraux internes, il n'existe pas de déclinaison latérale. Si, comme cela arrive ordinairement, cet écart est plus considérable que celui des points indiqués, alors la déclinaison latérale mesure moitié de cette différence. Exceptionnellement, les deux ailes du nez sont tellement rapprochées que leur écart est moindre que celui des points susindiqués; alors la déclinaison latérale est négative. En appliquant une sonde droite au-dessous de la base des ailes du nez, on peut, au milieu du ligament palpébral, se rendre aisément compte de la déclinaison latérale (1). »

Seulement, dans es cas comme celui représenté figure 230, B, la direction

(1) L'indication de Luschka (Handb.) que canal et sac lacrymal parcourent une ligne allant du milieu du ligament palpébral à la couronne de l'incisive externe, ne concorde certainement pas toujours.

de la *fossa lacryma* est la même que celle du canal ; dans la figure A par contre, il existe une différence sensible entre eux, et je la trouve dans un très grand nombre de crânes allemands (comparez figure 230). La fossette lacrymale a une position bien plus oblique que le canal auquel elle aboutit par une courbure relativement tranchée. Cette courbure frappe encore par le fait qu'elle dirige son plan bien plus en avant que le creux du crâne B.

Pour ce qui concerne ce second écart des sac et canal lacrymaux de la verticale, elle est pour nos régions assez constante ; je trouve que pour des crânes allemands le canal est dirigé au sens d'une ligne allant d'arrière en avant, et partant du milieu de la fossette lacrymale pour aboutir à la pre-

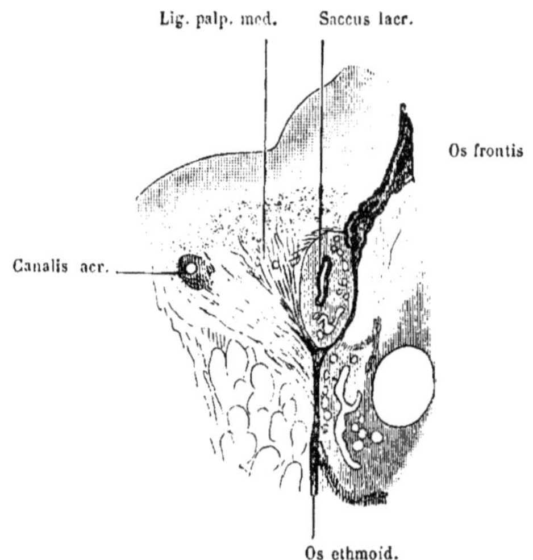

FIG. 232.

Coupe à travers le canal naso-lacrymal, au milieu de sa longueur. Face sup. de la coupe. Gross. 2.

mière molaire. Sur le vivant, on pourra se la représenter, si l'on réunit par une ligne l'angle palpébral médial avec la limite entre la seconde dent prémolaire et la molaire. Pour des crânes non allemands, cela n'est pas admissible sans restriction, car, dans beaucoup de cas, la ligne en question passe à travers la seconde molaire et même entre la limite de la seconde et de la troisième molaire (1).

L'ouverture de la partie cutanée du sac et canal est sensiblement moins grande que celle de l'ouverture osseuse, attendu que les deux se trouvent séparées par un grand nombre de larges vaisseaux, pour la plupart veineux

(1) Ces données se rapprochent beaucoup de celles de *Luschka* (Handb.), qui dit la première jusqu'à la seconde molaire.

(fig. 231). Ceux-ci se trouvent dans une couche qu'il faut désigner comme sous-muqueuse, mais qui est si intimement réunie au périoste, qu'une délimitation entre eux n'est même pas à démontrer avec le microscope. La muqueuse même est de structure lymphoïde, et garnie dans toute son étendue d'un épithélium cylindrique élevé, qui porte en certains endroits aussi des cils vibratiles (Walzberg, *loc. cit.*). Il ne peut être parlé d'une ouverture de la partie supérieure du sac et canal à l'état normal, car celle-ci représente une fente dont le diamètre longitudinal occupe une position sagittale et mesure 2 à 3 millimètres. En largeur, cette fente ne s'écarte sur des coupes bien durcies et conservées (fig. 231) que d'une façon insignifiante.

Dans les parties entourées d'os, l'ouverture du canal, en s'écartant, est un peu plus large. Si l'on injecte le sac et canal sous une forte pression avec une masse dure, cassante, alors il se dilate sensiblement, et il reste, entre l'ouverture de la partie cutanée et du canal osseux, un espace juste assez grand pour recevoir les vaisseaux vidés avec leur support de tissu connectif. En haut, où le commencement du sac et canal n'est pas entouré de toutes parts d'os, son extensibilité est telle qu'elle mesure presque le double de la partie inférieure. Ainsi un moulage de Hyrtt (*Corrosions Anatomic*, pl. I, fig. 6) montre un sac lacrymal de 8 millimètres avec un diamètre du canal de 4 à 4^{mm},5.

Pour ce qui concerne, en particulier, l'emplacement du sac lacrymal, celui-ci repose sur la fossette lacrymale et est contourné, dans sa partie supérieure, du ligament palpébral médial, qui se tient comme arc tendineux entre les deux *cristae lacrymalis*. Il est avec la surface dorsale des faisceaux antérieurs de ce ligament, plus intimement réuni qu'avec le faisceau postérieur de ce ligament et l'os, dont il se trouve séparé par de nombreux vaisseaux interposés (fig. 232); son extrémité supérieure en cul-de-sac (*fundus*) s'adjoint à l'extrémité supérieure du ligament palpébral ou le dépasse un peu (fig. 233). Entre le bord inférieur du ligament palpébral fortement tendu et le commencement du canal osseux, reste un espace où le sac lacrymal manque même d'une couverture solide. S'il se dilate, ce sera juste ici, où il peut le mieux et le plus fortement se distendre. Comme en arrière le contenu de l'orbite le garantit au moins quelque peu, ce sera surtout la paroi antérieure qui court danger. Elle est seulement couverte par la peau et des fibres faibles de l'orbiculaire, qui, au surplus, s'atrophient encore facilement, et c'est ici tout d'abord qu'il se formera une dilatation en recessus du sac. Celle-ci est si fréquente qu'on l'admet même de différents côtés comme normale. Ce n'est que sous l'influence d'une plus forte pression de la part du contenu qu'aussi la paroi postérieure du sac lacrymal se distend dans cette région. La partie, couverte par le ligament, oppose naturellement aux forces, qui tendent à la distendre, une résistance plus longue et efficace. C'est cette partie libre du sac, placée directement sous la peau, qu'on choisit comme la plus apte pour l'ouvrir.

On y pénètre évidemment le plus sûrement, d'après Arlt (*loc. cit.*), en suivant les données pratiques, qui sont :

« Qu'on attire le ligament palpébral interne de façon à tendre la commissure fortement en dehors et un peu en bas, et qu'on conduit le bistouri dans un plan que j'ai l'habitude d'appeler le plan opératoire. Celui-ci est supposé passer à travers le point qui partage le ligament palpébral en deux et une ligne droite, qu'on suppose dirigée de la pointe du nez jusqu'au bord orbitaire, près de la commissure externe, de façon que le plan est supposé vertical à cette dernière ligne. La pointe du couteau est posée juste au-dessous, au milieu du ligament palpébral, et enfoncée à 4 ou 5 millimètres, sans quitter le plan opératoire ; le manche est alors mis vers la partie supérieure de la racine du nez, jusqu'à ce que le dos vienne presque s'adosser à la peau, et est alors enfoncé en bas de 5 à 7 millimètres de profondeur. »

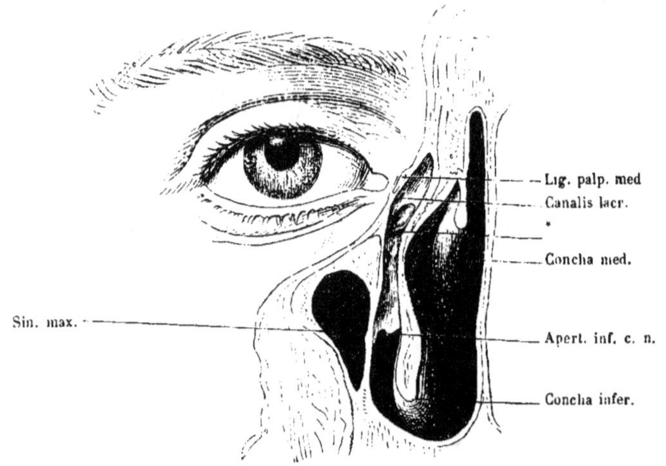

FIG. 233.

Coupe longitudinale à travers sac et canal nasal, leurs rapports avec le sinus maxillaire et les coques nasales. Leur direction, plis intérieurs et ouverture aro-nasale.

Là où le sac et le canal entrent dans le canal osseux se trouve l'endroit le plus étroit du parcours. Il se rencontre ici assurément non seulement un renflement en saillie de la paroi (comparez fig. 233 *), placé du côté latéral, et qui est produit par un épaississement du périoste résultant de l'ouverture à saillie tranchante (Henle, *Syst. anat.*, t. II, 2ᵉ édit., p. 739).

Du canal caché dans les os, il est à noter qu'il est dépourvu de glandes sécrétantes, sur lesquelles Maier (1) avait surtout insisté. On les rencontre

(1) *Ueber den Bauder Thränenorgane*. Freiburg, 1859.

chez le porc, tandis que chez l'homme il n'existe que des cryptae mucosae d'une longueur et d'une largeur souvent très différentes (Walzberg, *loc. cit.*). Les nombreuses veines larges, qui entourent, de tous côtés, le canal pourraient être comparées avec un tissu caverneux (Henlé, *loc. cit.*), et il est possible qu'avec un très fort élargissement de l'ouverture du canal, elles le rapetissent et le ferment même.

L'ouverture nasale du canal est d'une conformation très variée ; dans des cas très rares, le canal cutané se termine exactement avec le canal osseux, de façon qu'il existe une très large ouverture béante, au-dessous de l'im-

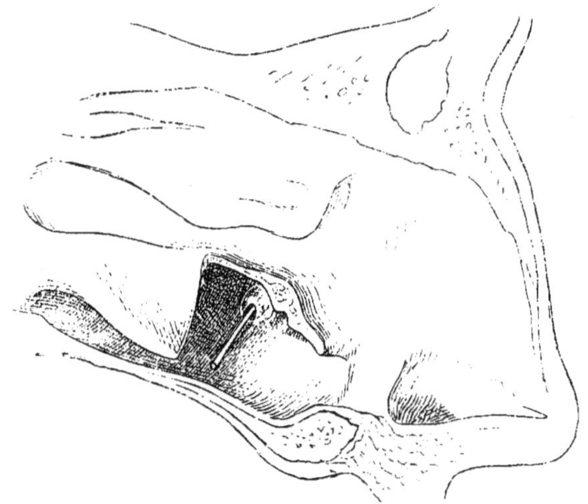

FIG. 234.

Ouverture nasale du canal nasal sondé. La moitié antérieure de la coque inférieure est enlevée.

plantation de la coque nasale inférieure. Ce qui est infiniment plus fréquent, c'est que le canal court encore un certain temps dans la muqueuse même obliquement en avant, et se termine par une fente, qui représente un ovale dirigé d'arrière en avant et en bas (fig. 234). Comme la longueur ainsi que la direction de ce prolongement muqueux du canal peuvent être très variables, il en est de même de son ouverture. La fente qu'il forme peut être large et béante, de même qu'elle peut être petite et à peine visible. Il n'est pas rare qu'il y aboutisse une rainure de la muqueuse, restant visible jusque vers l'extrémité antérieure de la coque. Si l'on réussit assez souvent chez le vivant à trouver cette ouverture à 30 jusqu'à 35 millimètres de la circonférence postérieure de la narine, on y manque aussi souvent, à cause de la conformation et de la position de cette fente.

Comme *variations produites par l'âge*, nous devons mentionner que, chez les enfants, la déviation du sac et canal nasal se relève en tirant une ligne droite de l'angle palpébral médial à la première *dent de lait. La plus grande étroitesse du canal est naturelle et ne mérite guère mention.*

Variétés. — A part les valvules dont nous parlerons plus loin et dont il a déjà été question en traitant des canalicules, nous citons comme variété l'absence complète de voies lacrymales qu'on a plusieurs fois observée (*Manz* in *Graefe-Saemisch*, I). Aussi d'une absence complète du sac lacrymal il est fait encore mention chez *Manz*. Si cet auteur dit qu'une fistule congénitale du sac lacrymal est à interpréter comme une occlusion incomplète de la rainure oculaire, les recherches récentes de Born (*Morphol. Jahrbüch.*, VIII, 1882) se trouvent en opposition avec cette manière de voir. D'après Born, les voies lacrymales se forment d'une masse épithéliale solide, qui croît du nez en haut et se divise ici. — Des variétés du *Hamlus lacrymalis*, une présente de l'importance. Il arrive qu'il se dédouble et se trouve placé si haut que sur le crâne macéré il se trouve deux ouvertures du canal nasal séparées par une petite lamelle osseuse (Schwegel, *J. f. rat Med.*, 3 R., t. V).

Valvules de l'appareil lacrymal. — Un grand nombre d'observateurs en ont décrit, mais mes paroles d'introduction démontrent que je ne peux pas attribuer à ces valvules la moindre importance. Elles peuvent être subdivisées de la façon suivante :

1. Dans la partie initiale du canalicule (*Bochdaleck* et *Foltz*). Les deux auteurs se basent sur le rétrécissement du canalicule à partir du point lacrymal. *Bochdaleck* (*l. c.*) explique l'*angustia* comme déterminée par une valvule en anneau qui se trouverait attachée à la paroi latérale; *Foltz* (*l. c.*) l'envisage comme valvule semi-lunaire. Comme cela ressort de la description donnée plus haut, il ne peut être question ici de valvule.

2. Dans la partie horizontale du canalicule, *Vlacovich* et *Hyrtl* (voy. plus haut) décrivent une valvule en spirale. L'insignifiance de pareille valvule a été démontrée plus haut.

3. Au point d'entrée des canalicules dans le sac (valvule de *Rosenmüller*). Ici l'état normal est (voy. plus haut) la présence d'une disposition semblable au diverticulum Vateri du duodénum. *Rosenmüller* parle en général d'une valvule semi-lunaire, qui recouvrirait l'ouverture du canalicule; d'autres se prononcent d'une façon plus précise. Si la partie supérieure du diverticule est un peu plus grande, ou la regarde-t-on seulement comme telle, alors on a une valvule supérieure comme l'admettait *Rosas*, peut-être aussi *Arlt*, qui parle d'une perforation oblique de la paroi du sac. Si l'on dirige plutôt son attention sur la partie inférieure du diverticule, alors naissent les descriptions, comme les ont données *Huschke*, *Arnold*, *Béraud*, *Foltz*, qui ont décrit une valvule inférieure dont le bord libre regarderait en haut.

4. Lieu d'union du sac et de la partie du canal entourée de parois osseuses (valvule de *Béraud* ou de *Krause*). Normalement on rencontre ici un rétrécissement du canal, qui est produit par un renflement de la paroi latérale (voy. p. 1016, fig. 233). Ce bourrelet a été décrit comme valvule, et d'autant plus qu'il ressort davantage lorsque le recessus de la paroi antérieure du sac se trouve être plus accusé. De fait il existe en réalité, d'une manière variable, des plis en forme de valvules. *Bochdaleck* a une fois trouvé un véritable diaphragme, avec un trou central qui était encore perméable à un crin.

5. Aperture nasale du canal (valvule de *Hasner*). L'interprétation d'une valvule en cet endroit repose sur un malentendu. Il est question ici de la paroi médiale du bout terminal du canal, où celui-ci court vers son ouverture dans la muqueuse nasale même (fig. 233 et 234). Il est ici tout de suite fait mention de la *variété* mise en évidence par les recherches de *Walzberg* (*l. c.*), qu'il pourrait y avoir deux ouvertures nasales superposées, réunies par une partie close du canal nasal.

6. Des valvules inconstantes et des plis en différents endroits. On a indubitablement rencontré, à tous les endroits du canal lacrymal, des plis obliques qui peuvent même être circulaires. Souvent même, ce genre de valvules se trouvait perforé. La perforation peut être disposée de telle façon qu'il ne reste que le bord libre apparaissant alors filiforme. On a de même observé de nombreux plis longitudinaux. *Bochdaleck* et *Hyrtl* décrivent des valvules en spirales, qui parcouraient le canal dans toute sa longueur; *Luschka* et *Bochdaleck* indiquent des variétés où le sac lacrymal se trouverait divisé en deux compartiments par une paroi longitudinale qui, suivant les différents cas, serait différemment disposée.

ARTICLE II

MALADIES DE LA GLANDE LACRYMALE

Introduction. — En parlant de l'importance numérique faible des maladies de l'orbite, nous avons fait ressortir la disproportion entre le chiffre courant de ces maladies et l'étendue qu'on a, en général, donnée à la description des maladies de l'orbite; nous avons expliqué (voy. p. 699) cette disproportion par la gravité que présentent en général les maladies orbitaires et la difficulté de leur diagnostic. Ces deux raisons ne se rencontrent ordinairement pas, pour justifier un exposé de détails minutieux pour les maladies des voies lacrymales; pourtant, si l'on considère que, dans le grand traité de *Graefe-Saemisch*, on consacre un demi-volume (520 pages) à des affections qui ne constituent que 0,19 pour 100 des affections oculaires, tandis que pour celles des voies lacrymales, qui, d'après Ruete et Hasner, atteignent 2 pour 100 de toutes les affections oculaires (d'après Arlt, 2,3; Pagenstecher, 2,6; Schirmer, 4 pour 100, et notre statistique (1) même, 6 pour 100), on voit, dans le même traité classique, seulement 58 pages consacrées à la description de ces maladies, on sera frappé de cette disproportion que, seule, la facilité du diagnostic ne saurait expliquer, mais qu'il faut bien rapporter au fait que nombre d'auteurs, planant dans les sphères élevées des recherches mathématiques et physiques, croient ne pas pouvoir, sans porter atteinte à leur dignité, descendre dans la vallée des larmes.

Pourtant on sera bien plus utile à un malade, si on lui facilite la lecture en lui guérissant un larmoiement, qu'en lui déterminant son angle métrique, et qu'on se rende bien compte, que si la facilité du diagnostic a pu, jusqu'à un certain point, justifier le peu d'importance donné à la description des voies lacrymales, il ne saurait nullement en être ainsi pour ce qui concerne la facilité de guérir de pareilles affections. Mais encore ici on se console parce que le mal restant non guéri, le malade sera ennuyé, agacé, mais n'en mourra pas pour cela, et l'on en prend d'autant plus aisément son parti qu'il ne trouvera pas davantage de secours ailleurs, et cela, avec d'autant plus de raison, qu'on l'a soigné soi-même avec moins de délicatesse.

Que les jeunes confrères qui débutent dans la carrière veuillent bien ne pas prêter l'oreille à pareils raisonnements, si préjudiciables pour leur réputation, car si, en dépit des énormes progrès que notre thérapeutique a faits, nous nous voyons encore complètement désarmés dans certaines affections dégénératives de la rétine et du nerf optique, en sorte que nous devons assister impassibles à l'extinction progressive de la vue chez un malade,

(1) Voyez le tableau, p. 1068.

c'est là un fait fort pénible, et le public comprend à la rigueur que nous pouvons nous en aller par morceaux, l'arbre se dessécher par branches; mais il n'en est plus ainsi s'il s'agit d'une simple infirmité, d'un simple larmoiement agaçant au plus haut degré pour nombre de personnes actives. Ici le malade errant d'un confrère à l'autre, pour se débarrasser de cette infime infirmité, à laquelle il est pourtant constamment rappelé, dès qu'il s'expose à un air vif, ou qu'il s'applique, ne comprend pas, et cela avec raison, que les efforts de notre thérapeutique doivent reculer devant un mal de si minime importance. Il conclut souvent de là au reste, et la considération du médecin y perd forcément. Pour ces raisons pratiques, nous apportons donc à l'étude des maladies des voies lacrymales un soin tout particulier, que nous paraît, en réalité, comporter ce sujet.

I. — Anomalies fonctionnelles de la glande lacrymale.

Comme l'a fait observer plus haut le professeur Merkel (p. 1006), la conjonctive ne contribue guère à la sécrétion des larmes que par quelques glandes égarées au voisinage de la portion palpébrale de la glande lacrymale; elle est une muqueuse et, comme telle, lubrifiée par du mucus qu'elle sécrète. Les larmes sont destinées au nettoyage de l'œil, au lavage de la cornée, et leur élimination des conduits excréteurs de la glande est probablement intimement liée au battement des paupières. La conjonctive lubrifie constamment l'œil; les larmes, à l'état normal, nettoient seulement l'œil et, très probablement physiologiquement, autant de larmes sont amenées par l'occlusion des paupières sur le globe oculaire, qu'il s'en élimine par l'ouverture de ces voiles membraneux. Nous battons des paupières quand, sans le savoir, l'irritation des corps suspendus dans l'air nécessite, en s'étant déposés sur la cornée, un nettoyage, ou que ce même nettoyage est réclamé par les cellules épithéliales éliminées de la surface de la cornée.

Ces battements sont fort rares dans un air pur, et, comme nous le disions, autant de larmes sont éliminées qu'il en est amené par chaque battement des paupières, car l'intervalle est ici trop court pour songer à une évaporation quelque peu active. L'air est-il très chargé de poussière, le clignottement s'accélère et la quantité réclamée pour un nettoyage de la cornée peut, celle-ci montrant ses nerfs plus ou moins irrités, être plus considérable que le mouvement répété d'ouverture de l'œil peut en éliminer; alors l'œil pleure. Mais tout d'abord, avant que cet excès ait été déversé de la fente palpébrale même, le nez commence à couler, de même qu'un spectateur ému se mouche d'abord fréquemment, avant de ne plus pouvoir retenir ses larmes.

La répartition des larmes sur le globe oculaire peut être étudiée à l'ophthalmoscope avec un éclairage faible (miroir plan ou à simples plaques). Ce *mode* de répartition doit essentiellement dépendre du mode d'application des paupières, et nous observons ici deux types différents; chez les uns, l'écoulement des larmes doit se faire de telle façon que, sous la paupière supérieure lâchement appliquée, les larmes écoulées des conduits excréteurs se répandent en nappe et la paupière supérieure en entraîne une couche uniforme, qu'elle répand sur le globe oculaire. Au moment du relèvement de cette paupière, nous voyons, sur la cornée et à hauteur du point d'arrêt de ce relèvement, une traînée de larmes ramassées qui, ramenée en haut par le relèvement de la paupière, s'étale rapidement. Au contraire, chez des personnes à paupières très appliquées et serrées (à surface conjonctivale peu égale et uniforme) contre le globe oculaire, on voit, à l'ophthalmoscope, toute une série de petits ruisseaux verticaux de larmes que la paupière ramène en haut et qui s'étalent à mesure qu'ils descendent. Ici l'étalement et le rassemblement en nappe ne se font probablement pas avant le clignement.

Nous avons vu, dans la description anatomique, qu'il existe bien deux glandes lacrymales absolument isolées qui, seulement lorsque la glande palpébrale « est bien développée, dépasse en arrière le fascia, qui la sépare de la glande orbitaire », et se confond alors avec la surface postérieure de cette glande. Dans des conditions normales, il y a donc deux glandes séparées par un fascia, dont, seuls, les canaux excréteurs aboutissent ensemble en un endroit commun, le côté supéro-externe du fornix conjonctival.

D'après tout ce que nous enseigne le fonctionnement normal des yeux, les états pathologiques et l'anatomie comparée, il est à présumer qu'à ces deux glandes sont aussi réservées des fonctions différentes. Comme nous aurons encore l'occasion de l'exposer plus loin en parlant de l'extirpation de la glande lacrymale palpébrale, nous pensons que la *glande orbitaire* sert aux usages d'humectation de l'œil dans les conditions ordinaires, tandis que la sécrétion de la *glande palpébrale* n'est sollicitée que lorsqu'il y a un clignotement inusité, qu'il s'agit de procéder à un plus ample lavage du globe oculaire, et que des sollicitations psychiques entraînent, non à la simple aspersion du globe de larmes, mais *à pleurer* véritablement.

Nos connaissances sur les variations dans la *composition chimique* de la sécrétion des deux glandes sont encore fort peu avancées, et cela surtout parce qu'il n'est guère possible de bien séparer la sécrétion conjonctivale muqueuse de celle des larmes. Aussi les recherches microscopiques, qui veulent avoir découvert dans la sécrétion des glandes lacrymales toutes sortes de micro-organismes, plus ou moins nuisibles, sont pour cette même raison sujettes à caution, et nous croyons de pure fantaisie d'admettre (Galezowski) que, sous l'influence de maladies diathésiques, comme la phthisie, le rhumatisme et à la suite de fièvres graves, les larmes puissent d'alcalines devenir neutres, ou même acides. Du reste, Schirmer (*Graefe-Saemisch*, t. VII, p. 3), qui a fait à cet égard des recherches sur les abondantes sécrétions de larmes provenant de la glande lacrymale, et « qui étaient venues peu (*sic*) en contact avec la conjonctive » ne se rallie pas non plus d'aucune façon à cette interprétation.

Vu la très grande difficulté que l'on éprouve à recueillir le liquide lacrymal pur et non mélangé du produit de la sécrétion conjonctivale, en assez grande quantité pour le soumettre à l'analyse, nous n'acceptons donc qu'avec la plus grande réserve les opinions professées jusqu'ici sur certaines modifications morbides des larmes (1). Si le contact prolongé de sécrétion lacrymale provoque, chez quelques enfants plutôt que chez les autres, des excoriations du tégument externe, cela tient, non aux changements de nature du liquide sécrété, mais à ce que la constitution de la couche épidermique et du derme varie suivant les sujets et résiste plus ou moins à cette cause de macération et d'irritation (2).

Le liquide lacrymal est sujet à deux espèces d'altérations faciles à reconnaître d'après les caractères qu'elles communiquent à ce fluide. Ainsi on y signale, dans quelques formes intenses d'ictère, une coloration jaunâtre, si foncée, que le linge en est taché (Weller), et, dans quelques formes de scorbut, une coloration rougeâtre (Lanzoni, Rosas, Hasner) peut-être due tout simplement à l'extravasation d'une petite quantité de sang dans le sac conjonctival, provenant de petites excoriations de la muqueuse (Hasner). Du reste, le changement de couleur aurait rendu bien facile de voir suinter les larmes des conduits excréteurs de la glande, ce à quoi aucun observateur n'est encore parvenu. Notons que même l'hypnotisme n'a pas encore réussi à faire verser à ses sujets des larmes de sang, ce qu'on n'aurait pas manqué d'accomplir à cause de la bizarrerie de l'expérience.

(1) M. Arlt (*Archiv für Ophthalmologie*, t. II, A. 2, p. 137) a pu recueillir la sécrétion pure de la glande lacrymale chez un jeune homme atteint d'une fistule de la glande, à la suite d'un lupus, qui avait détruit la conjonctive en majeure partie. Voici les résultats de l'analyse de ce liquide faite par M. Lerch :

Eau	98,223
Chlorure de sodium	1,257
Albumine	0,504
Parties salines	0,016
Quelques traces de graisse	
	100,000

L'analyse des sécrétions lacrymale et conjonctivale réunies, par Frerichs, a donné :

	I	II
Eau	99,06	98,70
Parties constituantes solides	0,94	1,30
	100,00	100,00
Parties solides.		
Épithélium	0,14	0,32
Albumine	0,08	0,10
Chlorure de sodium / Phosphates alcalins / Phosphates terreux / Graisse et matières extractives	0,72	0,88
	0,94	1,30

La première analyse porte sur des larmes qui avaient été obtenues par l'irritation d'un œil sain à l'aide d'un appareil électro-magnétique; la seconde sur des larmes provenant d'un œil atteint d'ophthalmie chronique.

(2) L'homme se comporte ici à l'instar des animaux; les noirs (à cheveux foncés) sont plus résistants que les blancs (ou les blondins).

Les troubles qu'on signale le plus communément dans la sécrétion des larmes sont l'*augmentation* ou la *diminution de la quantité de ce liquide normalement fournie par la glande*. Hâtons-nous de dire que l'on ne sait rien de précis sur la quantité de liquide sécrété par la glande lacrymale dans un temps donné, ni sur le mode, continu ou intermittent, d'après lequel s'accomplit cette fonction. Il est plus que probable que cette sécrétion est accélérée par le clignement des paupières, comme la sécrétion salivaire l'est par les mouvements de mastication. Tout ce qu'on peut affirmer, en s'étayant sur les observations cliniques, est qu'il existe à cet égard des variations physiologiques des plus marquées.

Une fois la question établie sur ce terrain, on comprend combien il faut hésiter à admettre, dans un cas particulier, une hypersécrétion de larmes, toutes les fois, bien entendu, qu'il ne s'agit pas de l'effet ordinaire d'une impression morale vive, ou d'une action réflexe exercée par les nerfs de sensibilité qui se répandent dans les paupières, ou dans le globe d'œil, sur ceux qui président à la sécrétion lacrymale. Imaginons, en dehors de cette action réflexe, une abondance de larmes telle que les voies naturelles d'élimination deviennent insuffisantes, quoique leur disposition et leur perméabilité n'offrent aucune anomalie, sera-t-on en droit d'affirmer qu'il existe une hypersécrétion lacrymale? Nous ne le croyons pas; car il peut exister, dans le jeu des parties de l'orbiculaire qui président à l'élimination des larmes, des troubles capables d'entraver cette fonction délicate, troubles qui échappent encore à nos moyens d'investigation, si ce n'est dans les cas où l'orbiculaire participe en entier à une paralysie de la septième paire (1). On peut chercher la raison de cette ignorance dans ce fait que les auteurs étant, encore de nos jours, en discussion ouverte sur les forces musculaires qui entrent en action dans l'élimination des larmes et sur le mécanisme intime de cette fonction, n'ont pas encore pu porter leur attention sur les aberrations auxquelles ces forces musculaires sont sujettes.

Toutefois, il est peu de praticiens qui, voyant passer journellement sous leurs yeux un certain nombre de maladies des voies lacrymales, n'aient observé des personnes tourmentées par un épiphora continuel, bien que l'appareil éliminateur et ses muscles parussent être chez elles dans un état d'intégrité complète. Faut-il chercher la cause de cet épiphora dans une anomalie de sécrétion, ou, au contraire, le rapporter à un trouble survenu dans l'élimination des larmes? D'après les recherches de Pétrolacci (*Thèse de Montpellier*, 1886) sur l'épiphora ataxique, nous penchons pour la seconde de ces interprétations. Lorsque, à la suite du larmoiement très prolongé, qu'entraîne une affection chronique de la cornée ou de la conjonctive, l'abondance des larmes a été très considérable, on voit, comme l'a déjà fait observer de Graefe en 1858, la partie palpébrale de la glande lacrymale

(1) Dans la paralysie complète du facial, le muscle lacrymal postérieur, innervé par un filet moteur de la cinquième paire, continuerait (d'après Henke) à se contracter et à maintenir les parois du sac lacrymal en contact.

s'accroître de volume et saillir à la moindre traction exercée sur la paupière supérieure pour la relever.

On se trouve encore dans l'embarras, lorsqu'il s'agit de constater d'une manière évidente une diminution de la sécrétion lacrymale, quoique, dans ce cas, l'oblitération des canaux excréteurs de la glande, qui fait diminuer la quantité des larmes déversées dans le sac conjonctival, soit parfois accessible à l'investigation. Autrefois, on se contentait, pour admettre une diminution de la sécrétion lacrymale, de la sensation de sécheresse accusée par les malades. Cette sensation, si pénible dans certaines hypérémies et dans quelques catarrhes de la conjonctive, ne s'explique pas par un défaut de lubrifaction de l'œil, survenu par suite d'un manque de larmes; mais bien par un état morbide de la muqueuse et un trouble fonctionnel de la sécrétion de cette membrane.

L'extirpation plus ou moins complète de la glande lacrymale a suffisamment prouvé que les larmes ne sont pas indispensables aux fonctions de l'œil, et que la sécrétion conjonctivale, unie à la transsudation qui s'opère au travers des membranes de l'œil, joue le rôle principal dans la lubrifaction de cet organe (Magendie et Martini); quoique, dans ces cas, il faille peut-être admettre une suppléance fonctionnelle (P. Bernard), que nous rapportons à la partie palpébrale de la glande, qui échappe ordinairement à l'extirpation, dite complète, de la glande lacrymale (1). On comprend donc sans peine que de faibles diminutions de la sécrétion lacrymale se soustraient à l'observation et que l'idée de Schmidt que la xérophthalmie se rapporterait à une oblitération des conduits excréteurs de la glande est depuis longtemps abandonnée. D'un autre côté, comme nous venons de le dire, lorsque la partie du cul-de-sac conjonctival qui correspond aux conduits excréteurs de la glande a subi dans sa totalité la transformation inodulaire, ce fait rend parfaitement compte de la suppression absolue des larmes; aussi, sommes-nous bien loin de nier qu'à la suite de brûlures étendues, d'une conjonctivite granuleuse généralisée ou d'une conjonctivite diphthéritique, le *xéroma lacrymal* puisse compléter la xérophthalmie. En pareille circonstance, on a même observé une atrophie complète de la glande (Arlt, *Traité*, t. III, p. 390).

Nous lisons dans plusieurs auteurs que la sécrétion des larmes se tarit à la dernière période des maladies débilitantes et des fièvres graves, enfin aux approches de la mort. Ce fait, très intéressant pour un romancier, ne repose sur aucune observation sérieuse, et s'il en était ainsi, il s'expli-

(1) De Graefe (*Archiv für Ophthalmologie*, t. I, A. I, p. 295) rapporte un cas où il a été forcé d'enlever la glande en totalité avec une tumeur de l'orbite; le malade sentait son œil plus sec et était forcé de le fermer plus souvent quand il l'exposait au vent. Lorsqu'on instillait dans cet œil du laudanum ou une solution de nitrate d'argent, la rougeur et la douleur y étaient bien plus persistantes que du côté opposé, et cela probablement à cause d'une dilution plus rapide des matières irritantes. Consultez aussi pour la suppléance de la glande palpébrale en cas d'extirpation de la portion orbitaire l'intéressante observation de M. Badal (*Arch. d'Ophthalm.*, t. I, p. 386, 1885).

querait par un manque d'impulsion, que donne l'insensibilité, comme on l'observe aussi dans les anesthésies complètes de la cinquième paire.

La diminution des larmes conjointement avec des affections du larynx (principalement croupales) a été signalée (1), mais, quoique cette alternance dans la sécrétion conjointement avec les recherches de l'affection laryngée serait très aisée à contrôler, il n'est actuellement plus question de pareil connexus d'innervation entre glande lacrymale et larynx.

II. — INFLAMMATION DE LA GLANDE LACRYMALE (DACRYOADÉNITE).

Symptômes. — Cette maladie est tellement rare à l'état aigu, que des praticiens d'une grande expérience, de Arlt entre autres, avouent n'avoir jamais eu l'occasion de l'étudier, et, si l'on examine les observations que la littérature renferme (Ad. Schmidt, Todd, Heynes, Walton), il reste encore douteux que l'inflammation ait réellement occupé le parenchyme glandulaire, et non le tissu cellulaire circonvoisin. Du reste, on comprend sans peine combien il est facile de confondre cette maladie avec une inflammation du tissu connectif ambiant et même avec celle du périoste sous-jacent; et, si l'on songe que l'on a souvent signalé des altérations osseuses consécutivement à la suppuration de la glande lacrymale, on est en droit de penser qu'on a plus d'une fois attribué à l'inflammation propre de cette glande des symptômes qui appartenaient à une phlogose de la paroi orbitaire.

La tournure que prend la maladie dépend essentiellement du plus ou moins de temps que les symptômes inflammatoires emploient à se développer. Tandis que l'inflammation suraiguë de la glande lacrymale (ou plutôt de sa capsule) se termine par une accumulation abondante de globules de pus et aboutit à la formation d'un abcès [Gayat (2)], l'inflammation chronique provoque l'hypergenèse du tissu connectifère, qui entre dans la constitution de l'organe affecté, et détermine un engorgement dont la résolution se fait, en général, avec beaucoup de lenteur. Ce n'est que dans des cas tout à fait exceptionnels que, par l'effet de poussées inflammatoires multiples, la glande s'hypertrophie d'une manière progressive.

Les principaux symptômes de l'inflammation suraiguë de la glande lacrymale sont : une tuméfaction marquée et une rougeur érysipélateuse intense de la paupière supérieure, localisée principalement vers l'angle supéro-externe, point où l'on constate au toucher une vive sensibilité, et au niveau duquel le malade accuse des battements et des douleurs lancinantes.

A mesure que le gonflement et la rougeur augmentent, il se manifeste presque constamment des troubles généraux, comme une fièvre ardente, de l'anorexie et de l'insomnie. Les auteurs signalent une gangrène partielle de la paupière supérieure, déterminée, d'après eux, par la compression que la

(1) Marten, *Deutsche Klinik*, n° 39, 1864.

(2) Inflammation suppurative de la glande lacrymale, etc. (*Ann. d'Ocul.*, LXXI, p. 26, 1874).

glande malade exerce sur les tissus voisins, gangrène qui, à leur avis, donnerait lieu à l'évacuation des produits fournis par la suppuration. Dans ces cas, il faut le dire, un stylet introduit dans la plaie est toujours tombé sur un os dénudé et couvert d'aspérités. Mais, à côté de ces faits, reposant plus que probablement sur une erreur de diagnostic, il en est d'autres où la suppuration s'est ouvert une voie au dehors, sans avoir été précédée de sphacèle, et où il s'est établi un trajet fistuleux. De Graefe parle aussi d'un gonflement inflammatoire d'une glande lacrymale qui s'était pressée à travers une plaie de la paupière supérieure, gonflement qui disparut après la reposition.

Tandis que l'inflammation de la glande lacrymale, en tant que maladie suraiguë, réclame encore, pour être acquise à la science, le contrôle d'observations plus concluantes, il n'est pas douteux qu'elle existe à l'état chronique et ne se décèle alors par des symptômes bien caractérisés. Heymann (1) et Horner (2) ont relaté des observations fort curieuses que nous croyons devoir donner en note.

(1) Paul S..., âgé de dix ans, me fut amené, pendant l'automne de 1859, pour une maladie de l'œil gauche traitée jusqu'à cette époque par des topiques d'un usage pénible. La paupière supérieure correspondante était fortement distendue et il était impossible de la soulever. Le mal aurait débuté, si l'on s'en rapporte aux renseignements fournis, par un ulcère de la cornée, et n'aurait pris cette gravité que depuis peu de jours. Un examen très attentif révéla sous la paupière l'existence d'une tumeur charnue, sans bosselures. La paupière était d'une rougeur intense, mais non phlegmoneuse, et l'on pouvait la mouvoir sur place, bien qu'elle résistât aux tractions exercées de bas en haut; la tumeur, du volume d'une pomme, tombait au-devant de la paupière supérieure et n'était sensible que du côté externe de l'orbite. On ne percevait aucune fluctuation : un liquide séreux jaunâtre s'écoulait bien par la fente palpébrale, mais jamais on n'avait constaté une suppuration véritable. Incertain sur la nature du mal, j'ordonnai des cataplasmes, ce qui rendit la tumeur plus molle et la diminua de volume. Six jours après, il était possible de soulever la paupière supérieure et d'entrevoir, non sans peine à la vérité, le globe oculaire immobilisé en dedans, mais ne faisant aucune saillie en avant. Au travers de la paupière ramollie, on sentait, au niveau du bord externe de l'orbite, une tumeur dure et assez nettement circonscrite. Bientôt l'écartement des paupières, devenu plus facile, permit d'introduire une sonde pour savoir si cette induration n'était pas causée par la présence d'un corps étranger. On reconnut ainsi que le cul-de-sac supérieur était occupé tout entier par une tumeur qui faisait une saillie prononcée en bas, et que la dureté perçue était le symptôme d'une infiltration qui n'avait aucun des caractères des abcès. L'œil ayant repris sa position normale, on voit la cornée très opaque et faiblement ramollie. La conjonctive du cul-de-sac supérieur n'offre aucune autre altération qu'une rougeur et une turgescence assez forte On est en droit de supposer qu'il s'agit, dans ce cas, d'une inflammation du tissu cellulaire voisin de la glande. Sous l'emploi de l'iodure de potassium à l'intérieur et des frictions mercurielles, le malade guérit bientôt. La région de la glande lacrymale, sans être tuméfiée, resta longtemps sensible au toucher. La sécrétion des larmes s'accomplissait comme à l'état normal. Il faut se demander si, dans ces circonstances, l'usage de topiques irritants n'a pas agi sur la maladie comme cause déterminante (*Arch. für Ophthalmologie*, t. VII, A. I, p. 143).

(2) Un serrurier, âgé de vingt-six ans, se présente, le 22 février 1862, à la consultation. Dix jours auparavant et sans aucune raison connue, le malade avait vu apparaître une tumeur dans la moitié externe des deux paupières supérieures; il n'y avait eu ni rougeur, ni douleur, et le malade n'était nullement gêné dans l'usage de ses yeux. Le bord libre des deux paupières supérieures est normal, sans gonflement ni rougeur. Tandis que les deux tiers internes du repli des paupières supérieures sont parfaitement accusés, le tiers externe est effacé et soulevé par une tumeur qui s'avance jusque vers la peau. Cette proéminence

Nous avons eu l'occasion d'observer la maladie, portant sur la glande orbitaire à l'état chronique, sur des sujets qui avaient longtemps souffert de conjonctivites (1), de kératites pustuleuses, d'iritis accompagnées d'un larmoiement considérable. De Graefe (2) cite trois cas dans lesquels, à la suite d'une opération, et de l'occlusion de l'œil qu'elle avait nécessitée, il était survenu, dans la paupière supérieure, un gonflement considérable dû à une augmentation de volume de la glande lacrymale. Ce gonflement mit plusieurs mois à se dissiper, et la glande resta longtemps le siège d'une sensibilité assez vive, qu'on réveillait, soit par le toucher, soit en écartant complètement les paupières. Les douleurs ciliaires n'avaient existé que dans la première période de la maladie. De Graefe rapporte cette congestion du tissu propre de la glande, survenue chez ces trois opérés après un rapprochement prolongé des paupières, à la rétention des larmes et à l'irritation qui en fut l'effet.

Les symptômes de la dacryoadénite chronique sont : la tuméfaction de la paupière supérieure, une rougeur de ce voile membraneux, plus prononcée en dehors qu'en dedans, et la difficulté de le soulever en totalité. Parfois il est possible de sentir directement, en introduisant le petit doigt dans le cul-de-sac, ou après avoir renversé la paupière, la glande orbitaire augmentée de volume. Comme le gonflement de la glande, ou du tissu cellulaire voisin, s'observe le plus ordinairement dans le cours d'inflammations chroniques de la conjonctive, de la cornée ou de l'iris, accompagnées de blépharospasme, il est très difficile de déterminer quelle part la maladie de la glande prend dans l'hypersécrétion et dans les complications qui surviennent par suite de la rétention de ce liquide.

Tandis que la dacryoadénite suraiguë suit, d'après les auteurs, une marche très rapide et se termine par la suppuration dans l'espace de trois à cinq jours, le gonflement qui provient de l'inflammation chronique de la glande lacrymale met généralement plusieurs mois à se dissiper.

mesure en largeur, à droite, 1 centimètre et demi, à gauche 1 centimètre, en hauteur elle présente 1 centimètre et demi. Dans cet endroit, la peau est faiblement œdémateuse, tout à fait mobile. La tumeur est bosselée, convexe, se termine en bas par un bord mamelonné, en forme de languette, et disparait sous la voûte orbitaire, où l'on peut avec le petit doigt la suivre en haut et en dehors. Cette tumeur est dure, résistante, non douloureuse, soit spontanément, soit à la pression. La conjonctive des paupières et du globe de l'œil est normale, le cul-de-sac est un peu gonflé en haut et en dehors ; la mobilité de l'œil est parfaitement conservée, et cet organe ne présente aucune sécheresse. Le malade, qui s'est exposé plusieurs fois à des refroidissements, dit avoir eu un semblable gonflement, mais moins intense à la même époque de l'année précédente. L'usage d'une pommade à l'iodure de potassium fait diminuer la tumeur ; le 16 mars, elle a disparu du côté gauche, seul le petit doigt rencontre encore sous la voûte orbitaire le bord tranchant et résistant de la glande ; à droite elle dépasse encore de 5 millimètres (*Klin. Monatsbl.*, t. IV, p. 257).

(1) Chez un peintre polonais âgé d'une trentaine d'années, qui était sujet à des catarrhes conjonctivaux, la glande lacrymale faisait, du côté gauche, une saillie grosse comme une petite noisette. Cette saillie était lobulée, résistante, et s'insinuait manifestement près de l'angle externe de l'œil sous la voûte orbitaire. On avait pris cette petite tumeur pour un kyste ; elle disparut en six semaines par l'usage d'une pommade iodurée.

(2) *Archiv. für Ophthalmologie*, t. IV, A. 2, p. 259.

L'inflammation aiguë de la glande lacrymale, surtout dans les cas où elle reconnaît une violence pour cause, réclame l'emploi énergique des moyens antiphlogistiques, et, dès qu'on a lieu de croire à l'existence d'un abcès, il faut l'ouvrir sans retard. Lorsque, par suite d'une forme chronique, la glande s'est engorgée, des frictions résolutives au moyen de pommades à l'iodure de potassium de plomb, et de l'onguent mercuriel, enfin des frictions simples, mais prolongées, avec la vaseline, sont d'un effet avantageux. D'ailleurs, c'est au massage même, et non à l'action du principe médicamenteux, qu'il faut rapporter l'efficacité de cette pratique.

III. — HYPERTROPHIE DE LA GLANDE LACRYMALE.

Consécutivement à des poussées inflammatoires multipliées, ou même en l'absence de semblables antécédents, on a vu la glande lacrymale s'accroître notablement et constituer une tumeur volumineuse, lobulée, tout à fait indolente, qu'on a dû rapporter à l'hypertrophie du tissu propre de la glande. Dans la plupart des cas, cette hypertrophie a été observée sur de jeunes sujets et l'évolution complète de la maladie, dont les débuts ont paru quelquefois remonter à la vie intra-utérine, a toujours mis plusieurs années à se faire. La glande lacrymale augmente de volume sans causer la moindre gêne, jusqu'au moment où elle acquiert des dimensions telles qu'elle frappe les regards, entrave l'occlusion de l'œil et comprime le globe oculaire au point de le dévier en bas et en dedans. Dans ces conditions, il se manifeste un ptosis de la paupière supérieure, sous l'influence directe de la compression que le contenu de l'orbite a subie. Jusqu'à présent, d'ailleurs, on n'a pas observé que ces désordres aient été la cause d'un trouble appréciable dans la sécrétion des larmes.

Le *diagnostic* de cet état morbide est loin d'être toujours facile, et la difficulté que nous signalons consiste moins à s'assurer de la présence d'une tumeur, développée aux dépens de la glande lacrymale, ou de son enveloppe, qu'à déterminer exactement la nature d'une pareille tumeur. Ainsi, il est aisé de confondre l'hypertrophie de la glande lacrymale avec un kyste développé dans le voisinage de cet organe. En outre, la dureté qu'acquiert parfois la glande lacrymale hypertrophiée peut encore induire en erreur, en faisant croire à l'existence d'une néoplasie maligne. Un développement très lent, l'absence de douleurs et de troubles généraux sont des signes qui permettent de repousser avec quelque sûreté le soupçon d'une tumeur maligne.

Quoique la maladie dont nous nous occupons soit, en général, sans gravité, elle peut, dans les cas où l'hypertrophie est considérable, non seulement compromettre la fonction normale de l'organe visuel, mais encore entraîner des troubles dans la santé du sujet. Ainsi, on prétend avoir observé qu'en pareille circonstance la tumeur, écartant les parois de l'orbite, a pénétré dans les cavités voisines; mais il est fort douteux, si ces faits se rapportaient bien, comme on l'a dit, à une hypertrophie simple de la glande lacrymale.

Quand la tumeur atteint un volume tel qu'elle réclame une intervention urgente, l'extirpation est le seul traitement qui soit rationnellement indiqué ; car, s'il existe réellement des faits dans lesquels l'hypertrophie a cédé à une médication résolutive (Hynes Walton), ils sont tellement isolés qu'ils n'inspirent qu'une très médiocre confiance dans cette méthode. Nous donnons en abrégé quelques observations de cette maladie rare, observations dans lesquelles l'extirpation de la tumeur a permis de contrôler le diagnostic par l'examen microscopique des parties enlevées (1).

IV. — TUMEURS DE LA GLANDE LACRYMALE.

Outre une hypertrophie, générale ou partielle, dont l'étude aurait dû être, à la rigueur, placée dans cette rubrique, on a observé dans la glande lacrymale des tumeurs de différente nature. M. Schirmer (*loc. cit.*, p. 7) range

(1) Observation I. — Par Gluge (*Annales d'Oculistique*, t. XXXIII, p. 145 et *Atlas der pathologischen Anatomie*, liv. XVII, pl. III, fig. 20-22). — Chez un enfant de cinq ans, Florent Cunier enlève, en juillet 1849, une tumeur dont le début remonte à la naissance et qui occupe la région de la glande lacrymale. Elle représente à peu près le volume d'un œuf de poule : l'examen microscopique révèle une hypertrophie du tissu glandulaire et une dilatation énorme des canaux excréteurs.

Observation II. — Par Lebert (*Traité de M. Desmarres*, t. I, p. 266). — M. Chassaignac enlève, en octobre 1851, sur une malade de vingt-six ans, une tumeur occupant la moitié externe de l'orbite et qui avait déplacé l'œil en avant et en dedans. La saillie de cet organe avait été observée six ans auparavant ; elle s'était, depuis cette époque, accrue insensiblement, tout en restant complètement indolente. Extirpée, elle mesure 35 millimètres de long sur 2 centimètres de large et environ autant d'épaisseur. La forme de cette tumeur se rapproche beaucoup de celle d'un testicule : extérieurement elle est entourée d'une enveloppe cellulo-fibreuse peu vasculaire. En comprimant une coupe fraîche, dont l'aspect est grenu et la coloration rougeâtre, on obtient de nombreux grumeaux qu'on reconnaît sous le microscope pour des culs-de-sac glandulaires et qui, examinés avec de faibles grossissements, paraissent allongés, lobulés et groupés entre eux.

Observation III. — Par de Rothmund (*Klinische Monatsblätter für Ophthalmologie*, p. 264, 1863). — De Rothmund enlève chez une femme de trente ans, en juin 1862, une tumeur de l'orbite droite qui est arrondie, dure, immobile, recouverte par la paupière supérieure et présentant un diamètre de deux pouces et demi. Le globe de l'œil est complètement luxé sur la pommette, en bas et en dedans, et descend un pouce plus bas que celui du côté opposé. Il est légèrement aplati et la cornée s'est assez notablement opacifiée, à la suite d'une kératite panneuse, pour que la malade puisse à peine, avec cet œil, compter les doigts à un pied de distance. Il y a cinq ans que la tumeur a paru ; au bout d'une année, elle avait les dimensions d'un œuf de pigeon ; il y a deux ans, la malade pouvait encore lire de l'œil droit. L'extirpation fut facile et l'œil replacé dans l'orbite. La tumeur mesurait 5 centimètres et demi de longueur sur 5 de largeur. Elle était compacte et la section y montra un contenu gélatineux. Le professeur Buhl constata, au moyen du microscope, qu'elle provenait de l'hypertrophie de la glande lacrymale. Après la guérison, la cornée recouvra une partie de sa transparence, et la malade put compter les doigts à quatre pieds de distance.

Des observations analogues ont été relatées par Halpin (*Annales d'Oculistique*, t. XIX, p. 159 ; — Anderson (*Edinburg monthly Journal of med. science*, *Annales d'Oculistique*, t. XIX, p. 243, 1848) ; — Fano (*Gaz. des Hôp.*, n° 133, 1862) ; — Warlomont (*Annales d'Oculistique*, t. XLVIII, p. 53, 1862) ; — Wuth (*Bericht der 37. Naturforscher-Versammlung*, 1862) ; — Letenneur (*Gaz. des Hôp.*, n° 147, 1865), etc.

même les hypertrophies dans les adénomes et pense, avec M. O. Becker (*Med. Jahrb.*, XIII), que la plupart des tumeurs de la glande lacrymale (tumeur colloïde, sarcome, myome, fungus medullaris, encéphaloïde, squirrhe) doivent être rangées parmi les adénomes. A cet égard, M. Berlin (*loc. cit.*, p. 719) fait la réflexion judicieuse : « que, pour ce qui concerne la manière de voir de Schirmer de regarder les cas de Gluge, Lebert, Busch, Warlomont, Rothmund, Letenneur, Fano, Savary, Sautereau, Knapp, Mackenzie, Alexandre, Adams, Horner, Mooren, Becker, tous comme pouvant être rangés parmi les tumeurs adénoïdes, je ferai la remarque que Kœster (*Virchow's Archiv.*, XL, p. 468, 1867) a déjà fait observer que le cas de Becker se rapportait à un cylindrome et que cette opinion fut plus tard confirmée par les recherches de Sattler (*Ueber die sogen. Cylindrome*, p. 1, 1874) et Billroth (*Chirurgische Klinik*, 1879, p. 102) sur la récidive de ce cas. Si donc, d'une part, la désignation de tumeurs adénoïdes n'est pas très concluante et que plusieurs des cas susmentionnés ne concordent pas avec cette désignation, il paraît pourtant être établi que la plupart de ces tumeurs appartiennent en réalité à un type commun : à savoir, celui des *cylindromes* ».

Nous avons, comme le dit ailleurs (*loc. cit.*, p. 721) M. Berlin, jusqu'à plus ample information, toute raison d'être prudent avec le diagnostic « d'une tumeur de la glande lacrymale », car, pour la plupart des cas décrits comme tels, il reste encore à savoir, en réalité, si le tissu glandulaire propre a pris quelque part à l'évolution de la tumeur même et si ce n'est pas, dans un très grand nombre de cas, le tissu connectif ambiant qui est le point de départ de ces tumeurs, relativement encore trop rares pour qu'on puisse avec toute certitude affirmer qu'il existe tel ou tel genre de tumeurs, naissant de la trame glanduleuse même. C'est donc plutôt dans le but de ne rien omettre que nous énumérons les diverses formes de tumeurs qui suivent.

Les *fibromes* de cette région, d'ailleurs assez rares, n'ont pas été, jusqu'à présent, reconnus comme ayant, d'une manière certaine, pris leur origine dans le tissu cellulaire qui fait partie de la glande lacrymale.

Quant aux *tumeurs fibro-plastiques* de cette glande, peu communes elles-mêmes, c'est surtout à Mackenzie et à Burns que nous devons leur description. Le premier de ces auteurs a décrit une tumeur fibro-plastique de la glande lacrymale, à laquelle il assigne le nom de *chloroma*, à cause de la coloration verdâtre que cette néoplasie présente, mais que, d'ailleurs, elle perd par le lavage dans l'eau ou dans l'esprit-de-vin ; sur la coupe, cette tumeur se montre uniformément ferme, fibrillaire et pauvre en vaisseaux. Elle offre comme caractère essentiel, à l'instar des autres sarcomes, d'envahir, en se développant énormément, les cavités voisines de celle où elle est née, et de se montrer à la fois dans plusieurs régions, affectant de préférence la dure-mère crânienne. Le *chloroma* aurait été, suivant quelques auteurs, principalement observé chez des jeunes sujets et se serait rencontré, non seulement dans la cavité orbitaire, en dehors de la glande lacrymale ; mais encore dans les fosses nasales, la cavité crânienne, etc. (Balfour, Durand-Fardel, King).

Le cas de M. O. Becker présente surtout un intérêt, parce que l'examen microscopique de ce *cylindrome* démontre juste la naissance de la tumeur dans le centre de la glande même ; ici la dégénération avait pris son maximum de développement, tandis que, vers la périphérie, il se rencontrait encore des tubes glandulaires parfaitement conservés. Le point de départ de cette tumeur fut trouvé aussi bien dans l'épendyme des tubes glandulaires que dans le tissu ambiant. Ce cas paraît donc donner tort à ceux des auteurs qui se rallieraient à la manière de voir de J.-A. Schmidt (*loc. cit.*, p. 130, 1803), qui depuis fort longtemps a dit : « Je n'ai jamais observé cette maladie de la glande lacrymale comme une affection inhérente à la glande même. Dans tous les cas où la glande fut trouvée dégénérée, squirrheuse ou carcinomateuse, c'était ou le tissu graisseux de l'orbite qui était carcinomateux, ou le globe oculaire lui-même. » Cette réflexion conserve pourtant encore une grande importance, et, si nous devons convenir que le nombre restreint d'observations, recueillies depuis, n'a pas beaucoup démenti l'opinion d'Ad. Schmidt, on comprendra aussi aisément qu'en dehors du cylindrome, on doit retrouver encore, comme soi-disant tumeurs de la glande, toutes les variétés de tumeurs que nous avons énumérées dans le chapitre des tumeurs orbitaires, et, en réalité, les observations de Knapp, d'Alexandre, d'Adams, de Horner et Ebert, ainsi que de Morin, sont là pour le confirmer.

Les *tumeurs cancéreuses* ont, en tout cas, fort rarement la glande lacrymale pour siège, et il faut croire que ces néoplasies, développées primitivement dans d'autres parties du contenu de l'orbite, n'ont envahi cette glande que par suite des progrès de leur évolution, dans plusieurs des cas où l'on a regardé cet organe comme étant leur point de départ. Une migration semblable a très certainement été observée par Pamard père (1) pour la forme dite mélanose simple ou bénigne. Plusieurs auteurs nient que la glande lacrymale soit atteinte de cancer ; quoi qu'il en soit de cette assertion, elle prouve du moins que cet organe n'est pas, tant s'en faut, le siège de prédilection de ces néoplasies dans l'orbite.

On prétend avoir trouvé dans la glande lacrymale des *kystes* de dimensions différentes et de contenu variable, sur l'origine desquels les opinions des auteurs ne s'accordent guère. La dilatation cystique d'un conduit excréteur de la glande, connue sous le nom de *dacryops*, a été décrite à l'occasion des tumeurs des paupières (voy. t. I, p. 124). Nous avons dit, au sujet des kystes folliculaires (t. I, p. 105), que leur siège le plus ordinaire est l'angle supéro-externe du bord orbitaire antérieur, et nous avons ajouté que ces kystes ont beaucoup de tendance à s'introduire dans l'orbite. On comprend sans peine combien il est naturel de regarder ces kystes comme nés de la glande lacrymale, lorsqu'ils se sont insinués dans l'épaisseur de cet

(1) *Annales d'Oculistique*, t. XXIX, p. 27.

organe ou lorsqu'ils s'y sont si étroitement juxtaposés qu'ils en ont déterminé l'atrophie, en le comprimant.

Si, dans un cas donné, on avait réellement affaire à un kyste englobé dans la glande lacrymale et contenant lui-même un liquide plus ou moins transparent, on devrait l'attribuer à la rétention du produit normalement sécrété par la glande (kyste par rétention de Virchow), ou rechercher avec beaucoup de soin s'il ne résulterait pas de la présence d'un cysticerque ou d'un échinocoque. Les observations connues d'hydatides siégeant dans l'épaisseur de la glande lacrymale semblent se rapporter principalement à cette dernière espèce d'entozoaires (Ad. Schmidt, Benedict, Dupuytren).

Quoiqu'on ait déjà pu, après l'ouverture de l'hydatide, en extraire une poche ayant, pour l'aspect extérieur, les caractères de l'échinocoque (Ad. Schmidt), l'absence de tout examen histologique nous engage à beaucoup de réserve dans l'appréciation de ces faits. Les hydatides de la glande lacrymale se seraient fait remarquer par un développement extrêmement rapide, la production d'un exorbitisme très considérable et des phénomènes de compression des plus alarmants.

En somme, les facilités que l'époque actuelle fournit aux recherches anatomo-pathologiques sont, peut-être, une des raisons pour lesquelles on n'a pas, depuis quelque temps, recueilli d'observations de ce genre; et lorsqu'on songe que Rosas (*Handbuch der theor. u. pract. Augenheilkunde Wien*, t. II, p. 348, 1830) a consacré dix paragraphes à l'étude de cette maladie exceptionnelle, on est bien en droit de se demander avec quelles affections cet auteur la confondait.

Les *symptômes* des tumeurs lacrymales se différencient si peu de ceux des tumeurs de l'orbite en général, lorsqu'on les observe après leur entier développement, qu'on n'est généralement à même de poser le diagnostic qu'après leur extirpation. Au début, les signes caractéristiques sont : l'évolution prédominante de la tumeur vers le rebord supéro-externe et le déplacement du globe oculaire en bas et en dedans avec abolition plus ou moins complète de la mobilité en haut et en dehors. Ces tumeurs sont presque toutes très dures à la palpation, lobuleuses, et surplombent le rebord orbitaire, soulevant notablement la queue du sourcil et immobilisant les mouvements de relèvement de la paupière supérieure. La disparition de la saillie, formée par la tumeur, réussit au moyen de la pression jusqu'à un certain degré. Les autres symptômes de compression intra-orbitaire sont identiques à ceux des tumeurs orbitaires en général.

V. — CORPS ÉTRANGERS DE LA GLANDE LACRYMALE (DACRYOLITHES).

La science ne renferme presque pas d'observations authentiques de corps étrangers logés dans la glande lacrymale ; ce qui s'explique, en partie, par la mobilité et l'élasticité de cet organe, qui peut ainsi fuir devant le corps vulnérant. Larrey père (*Clinique chirurgicale*, t. I, p. 396) rapporte un fait dans lequel la moitié d'une balle, coupée en deux par l'angle externe du rebord orbitaire gauche, avait pénétré dans la glande. On prétend, en outre, avoir accidentellement rencontré dans cet organe une espèce de filaire (*Filaria lacrymalis*, Allessi, *Annales d'ocul.*, t. XXIX, p. 58). Les concrétions calcaires, qu'on dit avoir observées dans le tissu de cet organe ou dans ses conduits excréteurs, constituent des faits exceptionnels. La faible proportion des parties solides que contient la sécrétion de la glande lacrymale (un centième environ), explique pourquoi il est si rare de rencontrer ces concrétions dans les conduits excréteurs de cet organe, comparativement aux productions solides que l'on trouve souvent dans divers autres canaux destinés au transport de liquides plus abondamment pourvus de sels (conduits salivaires).

L'analyse chimique de dacryolithes de la glande a démontré qu'ils étaient presque exclusivement composés de phosphate de chaux, qu'ils renfermaient très peu de substances organiques, et que le carbonate de chaux y faisait ordinairement défaut (Fourcroy et Vauquelin). Dans une observation rapportée par Meade (*London med. Gaz.*, t. XV, p. 638, 1835), l'élimination de ces concrétions calcaires, dont vingt-trois s'évacuèrent dans l'espace de trois ou quatre jours, avait été précédée, chez une jeune femme, d'une céphalalgie violente localisée principalement au-dessus de l'œil gauche. Ces calculs semblaient (?) quelquefois sortir du cul-de-sac supérieur dont la conjonctive était fortement irritée. Tous les symptômes inflammatoires se dissipèrent après cette élimination mystérieuse.

Une observation plus précise nous a été transmise par de Walther (*Journal f. Chir. et Ophthalm.*, t. II, 1820). Chez une jeune fille, il survient du larmoiement et du picotement avec photophobie de l'œil gauche. On observe, dans la conjonctive qui recouvre le bord antérieur de la glande, une petite pierre anguleuse de la grosseur d'un pois qui, sous la pression du doigt, s'écrase en un sable graisseux. Peu de jours après, mêmes phénomènes d'irritation suivis de l'élimination d'un nouveau calcul. Pendant quelque temps, il s'évacua, quotidiennement, de la même manière, deux ou trois de ces concrétions parties du point indiqué plus haut. Peu après, l'autre œil fut pris des mêmes symptômes et la maladie, qui avait mis environ dix semaines à se dissiper complètement, réapparut dix ans plus tard, mais bien moins prononcée.

Laugier et Richelot (*Traduction de Mackenzie*, Paris, 1844) disent avoir observé un vieux troupier dont l'œil gauche était rouge et larmoyant, comme s'il contenait un corps étranger. En examinant la paupière supérieure après l'avoir relevée, on constata la présence d'un petit point blanc comme de la craie, occupant à peu près un point de la conjonctive situé à trois lignes au-dessus du bord libre et à une petite distance de l'angle externe. Ce point était immobile et dur au toucher, comme on pouvait s'en convaincre en y portant la pointe d'un stylet mousse ou d'une aiguille à cataracte. Quelques tentatives furent faites pour le dégager de l'ouverture de l'un des conduits lacrymaux où il semblait engagé ; mais elles échouèrent, et, comme les symptômes d'irritation s'étaient dissipés, le malade quitta l'hôpital deux mois après.

Dans ces derniers temps, on n'a relaté qu'un fait de ce genre, qui se rapporte à l'observation de Williams (*Arch. f. Augen- u. Ohrenheilk.*, t. I, p. 78).

VI. — FISTULES DE LA GLANDE LACRYMALE.

Dans un petit nombre d'observations, on a relaté l'existence d'une ouverture très fine, située vers la partie externe de la paupière supérieure et donnant issue à un liquide tantôt parfaitement transparent, tantôt mêlé à des globules de pus. La fistule s'était établie, soit consécutivement à l'ouverture d'un abcès développé au voisinage de la glande lacrymale (carie osseuse), soit après un lupus, un traumatisme de ces parties, et surtout après une opération pratiquée dans le rayon orbitaire au voisinage de la queue des sourcils. L'ouverture fistuleuse se trouve ordinairement située dans une sorte de papille calleuse ou simplement cachée dans un pli rougeâtre de la peau et excoriée. Elle devient apparente par la saillie d'une gouttelette d'un liquide alcalin, surtout lorsque le sujet pleure et toutes les fois que, sous l'influence d'un grand vent, d'un air froid, d'une irritation extérieure, ou enfin d'une émotion morale vive, les larmes sont sécrétées, en plus grande abondance, qu'à l'état normal. Un crin introduit dans le trajet fistuleux se dirige, sous une douce pression, vers le rayon de la glande orbitaire.

D'ailleurs, que la fistule provienne d'une altération osseuse, ou qu'elle communique avec le tissu glandulaire, elle offre ceci de constant qu'elle résiste d'une manière opiniâtre aux tentatives faites pour l'oblitérer, qu'on se serve pour cela, soit de sondes munies de nitrate d'argent fondu, soit d'aiguilles chauffées au blanc, ou du fil de platine des appareils galvano-caustiques, soit enfin d'injections corrosives poussées dans le trajet, préalablement dilaté au moyen de cordes à boyaux (Ad. Schmidt), ou d'une sonde de laminaria.

Nous donnons, en les abrégeant, quelques observations de cette rare maladie sur laquelle Ad. Schmidt a principalement appelé l'attention des médecins, ce qui nous permettra de faire connaître en partie les moyens thérapeutiques auxquels on aura eu recours.

Observation I. — Par J. Beer (*Lehre von den Augenkrankheiten*, Wien, 1817, p. 186). — « Une seule fois, j'ai essayé sur un jeune paysan vigoureusement constitué, chez lequel le trajet fistuleux ne mesurait que 5 millimètres et avait des parois calleuses, d'enfoncer rapidement jusqu'au fond de la fistule une aiguille à tricoter fortement rougie, en la faisant tourner plusieurs fois sur son axe. Cinq jours après, l'inflammation s'était dissipée et la fistule était complètement fermée. Je ne voudrais cependant pas imposer cette observation isolée comme devant servir d'exemple pour des cas de fistules profondes, et recommander à tous les médecins l'usage de cette méthode. »

Observation II. — Par M. Jarjavay (*Gazette des hôpitaux*, 1854, n° 324). — Un homme âgé de quarante-cinq ans avait reçu, en 1844, un coup de couteau-poignard

Die Krankheiten des Thränen-Organes, Wien, 1803, p. 153.

sur la partie externe de la région palpébrale droite. La plaie avait suppuré plusieurs mois, s'était incomplètement cicatrisée et il s'était formé sur la partie externe de la paupière une tumeur d'où l'on pût faire jaillir un liquide transparent et incolore. Le malade porte une cicatrice étendue de la commissure externe, se prolongeant jusqu'à la queue du sourcil, au niveau de laquelle on sent une légère dépression sur le rebord osseux du frontal. Au-dessus et en dehors de la commissure cicatricielle, est une tumeur oblongue de la forme et de la grosseur d'une petite amande. Elle est molle, sans changement de couleur à la peau, et présente dans sa partie supérieure une dépression infundibuliforme au fond de laquelle est une ouverture étroite qu'on ne peut apercevoir qu'après avoir déplacé avec soin la peau, si mince dans cette région. La tumeur augmente de volume dès qu'une irritation quelconque provoque la sécrétion des larmes. Pour la vider, le malade exerce une pression au-dessus du globe de l'œil, de manière à la comprimer entre le bout du doigt indicateur et le pourtour de l'orbite. Cette manœuvre fait jaillir un liquide transparent comme de l'eau de roche en un filet très ténu.

M. Jarjavay ajoute à cette observation l'histoire moins précise et moins détaillée d'un second fait, où la compression de la tumeur faisait couler le liquide dans le sac conjonctival.

Observation III. — Par M. Bowman (*Ophthalmic Hospital Reports*, t. I, p. 286, et *Annales d'Oculistique*, t. XLIII, p. 37). — Une gantière, âgée de vingt-sept ans, s'adresse à M. Bowman, à cause de la gêne que lui occasionne un écoulement de larmes s'effectuant par une petite ouverture située sur la peau de la paupière de l'œil gauche. Elle avait présenté, à l'âge de neuf ans, un gonflement de la paupière supérieure qu'on qualifia d'abord de tumeur, mais plus tard il s'y établit de la suppuration, on ouvrit avec la lancette et l'on put extraire un corps dur, ressemblant pour la forme et le volume à un noyau de prune. La plaie ne se ferma pas complètement, et depuis il s'est fait continuellement un suintement de larmes par une petite ouverture de la peau de la paupière. Il y a huit ans, l'écoulement s'arrêta pendant un court espace de temps; cet arrêt fut suivi d'un tel gonflement des deux paupières que l'œil en resta parfaitement caché. Lorsque l'abcès s'ouvrit, le gonflement des paupières disparut, mais la fistule se montra de nouveau. Actuellement, il existe à la partie externe de la paupière supérieure gauche, à la distance d'un huitième de pouce environ du bord libre, une petite ouverture d'où s'échappe continuellement, goutte à goutte, un liquide incolore et limpide; ce liquide, identique avec les larmes, n'excorie pas les parties sur lesquelles il coule. La petite ouverture admet une sonde fine que l'on peut pousser jusqu'à un demi-pouce de profondeur du côté de la glande lacrymale, et un examen attentif démontre que la fistule communique avec un kyste qui occupe la moitié externe de la paupière supérieure, mais qui, se trouvant revenu sur lui-même, n'occasionne aucune tuméfaction. Pour faciliter l'écoulement des larmes dans le sac conjonctival et déterminer ainsi l'occlusion de la fistule, on procéda de la façon suivante : Un fil de soie simple fut armé d'une aiguille à chacune de ses extrémités; l'une de ces aiguilles fut introduite par l'orifice fistuleux de la face externe de la paupière et dirigée un peu en haut, puis on lui fit traverser la paupière et la conjonctive de manière à la faire ressortir, entraînant une extrémité du fil à la face interne de la paupière. La même manœuvre fut exécutée avec la seconde aiguille en traversant la conjonctive à distance d'un quart de pouce de la première et un peu plus près du bord adhérent de la paupière. Les extrémités du fil furent ramenées en dehors de l'angle externe et fixées à la tempe. Dix jours après, introduction d'un fil plus gros qui occasionne plus d'irritation que le premier. On ferma l'ouverture externe en excisant la petite portion de peau qu'elle traversait, on rapprocha la plaie au moyen de deux serres-fines; quatre jours après, on retira le fil, la plaie était cicatrisée.

Observation IV. — Par M. Alfred Graefe (*Arch. für Ophthal.*, 1861, t. VIII, A. 1, p. 279). — On extirpa, chez un homme âgé de vingt et un ans, un kyste siégeant à l'angle externe de l'œil gauche. Une inflammation violente de toute la région suivit l'opération et la formation d'un abcès nécessita des incisions profondes. Ces tentatives thérapeutiques combattirent avantageusement l'inflammation; mais elles laissèrent près de l'angle externe une petite plaie par laquelle s'écoulait souvent un liquide transparent. Des essais d'oblitération au moyen de la galvanocaustique restèrent sans résultat; d'ailleurs, le malade n'éprouvait presque aucune incommodité de cette fistule. Lorsque ce jeune homme se présenta pour la première fois chez M. Alfred Graefe, celui-ci constata de la rougeur au voisinage de la commissure externe, où se voyaient quelques petites cicatrices, en partie adhérentes à l'os. Immédiatement au-devant de la commissure, se trouvait une petite ouverture, perméable seulement aux sondes les plus fines, qui n'y pénétraient qu'à la profondeur de 4 millimètres, et par laquelle les larmes s'écoulaient souvent. Quelque temps après la présentation du malade, la fistule se ferma spontanément. A partir de cette époque, ce jeune homme fut tourmenté par des poussées inflammatoires qui se répétaient avec une grande régularité, de quinzaine en quinzaine. La paupière supérieure se gonflait alors à partir de l'angle externe, de manière à réduire presque à rien la fente palpébrale. La conjonctive entourait la cornée sous forme d'un bourrelet épais, et, le quatrième jour, une pustule s'étant élevée au-dessus de l'ancien emplacement de la fistule, celle-ci, en se rompant, donna passage à un pus cohérent. En même temps que ce pus s'écoulait, la région de l'angle externe était baignée par un liquide transparent, et le malade pouvait accélérer l'évacuation de ces produits, en exerçant sur la paupière une pression qui la refoulât vers le nez. Deux ou trois jours après, tous les symptômes inflammatoires avaient disparu, pour se reproduire périodiquement au bout d'un espace de temps qui variait entre dix et dix-huit jours. Ces attaques étaient si douloureuses, qu'elles forçaient le malade à garder la chambre pendant quatre à six jours. Des tentatives faites dans l'espoir de rétablir, par la dilatation, le trajet fistuleux, échouèrent complètement. Ayant observé qu'à l'endroit où le kyste avait siégé primitivement on pouvait constater une petite tumeur peu mobile qui se gonflait dès l'apparition de la période inflammatoire, M. Alfred Graefe extirpa ce reste de kyste qui renfermait un pus épais. En même temps, il fendit la commissure externe dans une étendue de 6 millimètres, et, après avoir dégagé les cicatrices des os, il pratiqua une nouvelle commissure par la réunion des parties saines de la peau. L'opération n'exerça aucune influence sur la périodicité des attaques. C'est alors qu'on procéda à l'extirpation de la glande, qui fut détachée sans peine du périoste, moins facilement des parties sur lesquelles elle reposait et auxquelles elle était réunie par un tissu cellulaire dense dont la division fut suivie d'une hémorrhagie abondante. La réunion s'effectua par première intention, sans produire de difformité et sans déterminer chez ce malade d'autre embarras que l'impossibilité de pleurer de cet œil. Les attaques inflammatoires ne se renouvelèrent pas.

De Graefe (*Archiv.*, t. XII, A. 2, p. 123) rapporte un cas de prolapsus de la glande lacrymale à travers une plaie de la paupière supérieure. La glande fut réduite, la plaie fermée par des sutures, et la guérison s'opéra sans laisser de fistule, quoique le tiers interne de la plaie eût suppuré.

VII. — OPÉRATIONS PRATIQUÉES SUR LA GLANDE LACRYMALE.

Les opérations qu'on pratique sur la glande lacrymale ont pour objet l'extirpation partielle ou complète de cet organe ; car le conseil qu'a donné M. Szokalski (1) de lier en masse les conduits excréteurs de cette glande, afin d'en provoquer l'atrophie, ne paraît jamais avoir été exécuté sur le vivant. Quant à l'extirpation de la glande, elle a été pratiquée à deux points de vue tout à fait différents. Rien n'est plus naturel que d'enlever cet organe devenu le siège d'une hypertrophie ou d'une néoplasie gênantes pour le malade et dangereuses pour les fonctions de l'œil correspondant, comme s'il s'agissait d'une tumeur quelconque de l'orbite. Aussi, les nombreuses opérations de ce genre exécutées en France par David, Guérin, Duval, Jules Cloquet, Larrey père, etc., et en Angleterre par Todd, Lawrence, O'Beirne, Warner, Travers et autres, n'offrent-elles qu'un intérêt médiocre, puisque l'état des parties nécessite alors l'ablation d'un organe dont les fonctions propres ont subi une altération plus ou moins profonde.

Mais les conditions sont tout autres lorsqu'on s'applique à extirper plus ou moins complètement la glande saine, dans le but de faire cesser un lar-

(1) *Annales d'Oculistique*, t. X, p. 195.

moiement continuel. Ici l'organe présente, en général, ses dimensions normales et ses fonctions ne sont pas sensiblement troublées. C'est dans ces circonstances que P. Bernard (1) proposa, en 1843, l'extirpation de la glande, comme traitement curatif de la fistule lacrymale. Il commença par pratiquer l'ablation d'une partie de cet organe ; mais il n'obtint un succès complet que lorsqu'il l'enleva en totalité. Le malade auquel il avait fait subir cette opération guérit promptement, et son œil conserva une intégrité parfaite. Plus tard, Textor père (2) exécuta deux fois, en Allemagne, dans des conditions analogues et avec un succès égal, la même opération. Celle qui s'en rapproche le plus par ses indications est celle que nous avons relatée et à laquelle M. Alfr. Graefe a attaché son nom. Il n'eut à lutter lui-même contre aucune difficulté sérieuse, ce qui infirme l'opinion des auteurs d'après lesquels cette opération serait dangereuse et toujours suivie d'une suppuration abondante [Weller (3), Stellwag de Carion (4)]. Est-ce crainte de se frayer un chemin dans la profondeur de l'orbite, pour saisir la totalité de la glande, est-ce méfiance inspirée par un aussi petit nombre d'observations ? toujours est-il que, jusque dans ces derniers temps, on s'était résigné à laisser, dans les cas d'obstruction irrémédiable des voies lacrymales, les malades tourmentés indéfiniment par un larmoiement considérable, au lieu de leur faire courir les chances d'une opération réputée périlleuse.

C'est surtout en Angleterre que, par les soins de Z. Laurence, l'extirpation de la glande lacrymale a été remise en honneur, et adoptée par quelques-uns de ses confrères. En France, M. Abadie (*Gaz. hebdom.*, 29 mars 1878) s'est, de son côté, efforcé de faire davantage adopter l'extirpation de la glande lacrymale. Nous donnons en note le manuel opératoire décrit par ces auteurs (5).

(1) *Annales d'Oculistique*, t. X, p. 193. *Mémoire sur un nouveau moyen de guérir les fistules lacrymales et les larmoiements chroniques réputés incurables.*

(2) *Journal für Chirurgie u. Augenheilkunde*, t. IV, H. 3, et Stoltenberg, *Ueber die Ausrottung der Thränendrüse beim Thränenträufeln.* Würzbourg, 1849.

(3) *Loc. cit.*, p. 175.

(4) *Die Ophthalmologie*, etc., t. II, p. 1043.

(5) Les instruments nécessaires sont : un scalpel étroit et long, des ciseaux mousses, un crochet double pointu et étroit et des pinces à ligature. Après avoir complètement anesthésié le malade, on incise la peau immédiatement au-dessus du rebord orbitaire dans son tiers externe ; on divise ensuite le fascia, qui réunit le cartilage tarse au périoste de l'orbite, et l'on pénètre par des incisions successives, très prudemment faites, dans la cavité orbitaire. Après s'être ainsi frayé un chemin, et en glissant le petit doigt le long du plancher de l'orbite, il est aisé, avec quelque expérience, de sentir la glande sous forme d'un corps lisse, arrondi et consistant. Il faut pourtant prendre soin de ne pas pousser avec trop de violence le doigt dans l'orbite, de crainte de luxer la glande qui n'est que faiblement attachée au périoste. Si pareil accident arrivait, ou si l'on rencontrait dans cette exploration quelque difficulté à sentir la glande, il serait préférable de diviser la commissure externe par une incision qui se réunirait à la première. Par ces incisions, qu'on a soin de placer de manière à ne pas intéresser l'artère temporale, on met à nu toute la partie externe du rebord orbitaire, et l'on tombe bien plus aisément sur la glande, qu'on trouve, dans ces cas, beaucoup plus rapprochée du globe de l'œil que des parois orbitaires. Une fois renseigné sur la position de la glande, on introduit le double crochet avec le doigt qui lui sert de guide et qui en recouvre les pointes, et, par une demi-rotation im-

Les procédés mis en usage pour l'extirpation de la glande sont au nombre de trois. Dans le premier (auquel on a attaché, pour une raison que nous ignorons, le nom d'Acrel) (1), on incise la paupière supérieure sur le point le plus saillant de la tumeur que forme la glande altérée, en proportionnant l'incision au volume qu'elle présente. On divise ensuite l'aponévrose tarso-orbitaire, et l'on énuclée la glande en se servant, autant que possible, des doigts et du manche du scalpel. La tumeur enlevée et l'écoulement du sang arrêté, on réunit au moyen d'une simple suture.

Une deuxième manière de procéder consiste à inciser le tégument externe après avoir attiré fortement la paupière en bas, en portant le couteau dans la peau du sourcil soigneusement rasée (Halpin). Après avoir, en second lieu, dégagé la glande autant que possible, on l'attire à soi avec une érigne ou après l'avoir embrassée dans une ligature.

On peut enfin se frayer un passage jusqu'à la glande, en fendant, d'après le conseil de Velpeau, la commissure externe des paupières jusque vers la

primée à l'instrument, on saisit la glande qu'on attire en avant pour la détacher avec l'extrémité du scalpel. Je ne manque pas, dit M. Lawrence, de diviser chaque fois la portion enlevée afin de m'assurer que je n'ai pas enlevé un peloton de graisse, mais la glande elle-même. La section de la glande est dense, brunâtre, et montre la structure lobuleuse des glandes en grappes. Quoiqu'il soit désirable d'extirper la glande aussi complètement que possible, le succès n'est pourtant pas compromis quand on ne réalise pas tout à fait cette condition. Généralement, une hémorrhagie assez forte a lieu après l'excision de la glande, mais on l'arrête par une irrigation d'eau fraîche, et l'on ne doit réunir la plaie que quand le sang a cessé de couler, si l'on ne veut pas avoir une infiltration sanguine considérable dans la paupière. La réunion doit être faite avec grand soin, surtout dans les cas où l'on a fait un lambeau triangulaire. Les accidents auxquels on s'expose dans cette opération consistent à entraver les mouvements du releveur (ptosis) et du droit externe, quand on n'a pas assez ménagé le fascia tarso-orbitaire, ou qu'on a froissé des parties qu'il fallait respecter. Du reste, il paraît facile d'échapper à ces inconvénients passagers (voy. *Ophthal. Review*, octobre 1867, et *Compte rendu du Congrès ophthalmologique international*, session 1867).

M. Abadie se sert du procédé de Halpin : « La paupière supérieure est attirée en bas jusqu'à ce que le sourcil distendu arrive au-dessous du rebord orbitaire. Cela fait, une incision parallèle au sourcil et presque cachée dans son épaisseur est pratiquée au niveau de la fossette lacrymale, dont on sent facilement la dépression avec l'extrémité du doigt. Les parties molles sont divisées jusqu'au périoste, qui, là, se confond avec l'aponévrose orbito-oculaire. On sectionne ensuite aussi nettement que possible cette aponévrose au ras de l'arcade orbitaire. Si la glande est hypertrophiée, elle se présente aussitôt dans la plaie; si elle reste cachée dans la fossette lacrymale, il faut la saisir avec les pinces et l'attirer au dehors. Quelques coups de ciseaux suffisent pour achever de l'énucléer. On ne perdra pas de vue, pendant ces manœuvres, que le releveur de la paupière supérieure se trouve dans le voisinage, et les précautions nécessaires seront prises pour ne pas léser son tendon. Sans cela, un ptosis souvent fort difficile à guérir serait la conséquence de cet accident. Les lèvres de la plaie seront réunies par quelques points de suture. Inutile d'ajouter que toutes les précautions antiseptiques devront être immédiatement prises. » M. Eversbusch (*Internationaler Ophthal. Congress. Bericht*, p. 208, 1888) lie préalablement l'artère qui se rend à la glande lacrymale et, pour échapper au ptosis consécutif, procède à l'occlusion de la plaie, de telle manière qu'on relève dans la suture le fascia tarso-orbitaire supérieur, en l'attachant au périoste du rebord supra-orbitaire et qu'on réunit la plaie de la musculature et de la peau par une suture en étages; pourtant notre confrère proteste que j'appelle cette opération *compliquée* par comparaison à l'extirpation de la glande lacrymale palpébrale.

(1) Voy. Velpeau, *Nouveaux éléments de médecine opératoire*. Paris, 1839, p. 373.

tempe, de manière à mettre à découvert les deux tiers externes de la circonférence orbitaire.

Nous ne savons pas sur quelles observations Desmarres père s'appuie, lorsqu'il affirme que la réunion qui succède à l'extirpation de la glande ne se fait pas, en général, par première intention (suivant M. Z. Laurence, le contraire a lieu). Il est urgent d'affronter, aussi exactement que possible, les lèvres des plaies par lesquelles on a pénétré à travers le tégument, à côté du globe oculaire, dans la profondeur de l'orbite.

Encouragé par les succès de Laurence, nous avons nous-même fait une fois l'ablation de la glande lacrymale (5 décembre 1867). C'est, à notre avis, la seconde opération de ce genre faite en France pour remédier à un simple épiphora (Laurence relate vingt opérations d'extirpation de cette glande saine, exécutées une par Taylor, une par Textor, une par Bernard, une par Windsor, deux par Carter et enfin les quatorze autres par lui-même). L'opération faite par nous fut pratiquée sur un ouvrier âgé de trente-huit ans, chez lequel nous n'avions pas réussi à forcer un rétrécissement du canal nasal du côté droit, et qui était atteint d'un larmoiement si intense, que pendant son travail les larmes s'échappaient goutte à goutte de la fente palpébrale. Le manuel opératoire ne présenta rien de particulier, et fut absolument le même que celui décrit par M. Laurence; la partie enlevée fut envoyée à M. Cornil, qui quelques jours après m'adressait la note suivante : « La grosse masse grise et lobulée que vous m'avez envoyée, était uniquement composée du cul-de-sac provenant d'une glande acineuse, etc. » La réunion se fit par première intention, le gonflement et le faible ptosis de la paupière supérieure se sont dissipés rapidement et le malade ne se plaint (quinze jours après l'opération) que d'un larmoiement insignifiant, et il en a été depuis complètement débarrassé. J'ai, dans ces dernières années, plusieurs fois encore pratiqué l'extirpation de la partie orbitaire de la glande.

Quoique les moyens antiseptiques et hémostatiques dont nous disposons actuellement rendent l'extirpation de la glande lacrymale en quelque sorte inoffensive, on peut sûrement être persuadé qu'on ne fera pas entrer dans la pratique courante, et pour combattre des maux plutôt gênants que dangereux, une opération qui intéresse la peau du visage (l'extirpation d'une tumeur de la glande n'entre ici, bien entendu, pas en considération) et pénètre jusqu'à une certaine profondeur le long du rebord de l'orbite, obligeant le malade à s'aliter de crainte d'une hémorrhagie secondaire.

Trouver un moyen aisé de remédier aux inconvénients d'un larmoiement incurable par une opération moins compliquée que celle de l'ablation de la portion orbitaire de la glande était donc un véritable desideratum. Nous avons pensé que s'attaquer uniquement à la portion palpébrale de la glande, en l'extirpant et en sectionnant forcément à la fois les conduits excréteurs de la portion orbitaire, devrait aboutir à un résultat satisfaisant, tout d'abord en enlevant la glande des usages extraordinaires et, en second lieu, en réalisant ainsi la réduction de la sécrétion orbitaire par l'oblitération cicatricelle, qui suit l'opération, et que Szokalski voulait obtenir en liant en masse les conduits excréteurs de cette glande.

Mais ici aussi il ne fallait pas, si l'on désirait faire chose utile, se servir, pour cette extirpation, du procédé indiqué par Arlt (*Graefe-Saemisch*, III,

p. 499), qui dit : « Lorsque la glande lacrymale inférieure doit être enlevée seule, ou avec elle aussi la supérieure (qui en est séparée par une aponévrose), ce qui ne saurait probablement pas être possible avec une conservation complète du cul-de-sac de la conjonctive, sur lequel repose immédiatement cette portion de la glande, on se fraiera mieux le chemin vers le *fornix conjonctivæ*, en fendant la commissure externe en dehors et en prolongeant en arc la section en dehors et en haut. »

Évidemment, Arlt n'a jamais pratiqué cette opération, car on peut parfaitement atteindre la glande palpébrale sans *inciser* la commissure et sans *exciser* une portion du fornix qu'on détache de la glande. Il s'agit ici d'une opération des plus simples, lorsqu'on l'exécute d'après les règles suivantes :

Après avoir bien cocaïné et lavé les paupières et irrigué le sac conjonctival avec une solution de sublimé à $\frac{1}{4000}$, je place un simple écarteur étroit pour relever la paupière supérieure principalement vers sa partie externe. Si le malade regarde fortement en bas et en dedans, la glande palpébrale fait de suite saillie dès qu'on exerce une légère traction sur la commissure externe vers la tempe. La glande n'apparaît-elle pas sous forme d'une fève aplatie et bosselée, alors on la fait certainement jaillir en appliquant la pince à fixation au-dessus du bord supérieur de la cornée et en tirant l'œil en bas et légèrement en dedans. Du reste, c'est dans cette position que l'assistant fixe le globe oculaire, en même temps qu'il tend légèrement la commissure externe.

J'incise alors la conjonctive au-dessus et au milieu de l'élévation produite par la glande, et je dégage soigneusement le fornix conjonctival dans son tiers externe, qui adhère solidement à la glande. A mesure que s'effectue ce dégagement, les lobules glandulaires font saillie, et il est très facile, avec quelques coups de ciseaux, de détacher la glande. C'est ordinairement avec le dernier coup de ciseaux qu'on coupe une artériole qui, pendant quelques instants, rend du sang en assez grande quantité. On peut d'ailleurs se servir d'une petite pince hémostatique que l'on applique et qu'on laisse pendre pendant quelques instants. Le plus souvent, l'hémorrhagie s'arrête instantanément sous la compression ou l'irrigation nouvelle de sublimé qui termine l'opération.

Les premières fois, j'ai procédé à une réunion exacte de la conjonctive; mais j'ai pensé qu'on ferait mieux, dans l'intérêt d'une oblitération consécutive des conduits excréteurs de la glande orbitaire (qui tous ont été coupés au moment du dégagement et de l'extirpation de la portion palpébrale), de laisser la conjonctive non réunie. La réaction qui suit cette extirpation est nulle, même lorsque la plaie conjonctivale, cachée dans le cul-de-sac, reste non réunie. Qu'on ne suppose pas avoir sur un malade tranquille la moindre difficulté, ni pour mettre à jour la glande, ni pour l'extirper en presque totalité, car, ici, il ne peut échapper que quelques petites glandules, qui ne font plus corps avec la glande palpébrale et dont la conservation ne peut en rien nuire à l'effet de l'opération.

Nous possédons en réalité deux glandes *absolument isolées*, qui n'ont que ceci de particulier que les conduits éliminateurs de la glande orbitaire, dont le diamètre ne dépasse pas un demi-millimètre et qui sont au nombre

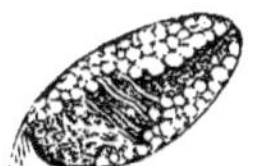

Fig. 235.
Parties palpébrale et orbitaire et conduits excréteurs de la glande lacrymale (Henle).

de trois à cinq (d'après Sappey), passent derrière l'arc tendineux qui sépare les deux glandes pour arriver à la glande inférieure (voy. fig. 235). Ici ces conduits peuvent prendre un certain nombre de petits conduits de la glande inférieure, en laissant un nombre variable de conduits excréteurs de la glande palpébrale qui se terminent séparément; mais ce qui paraît de beaucoup le plus fréquent, c'est que les conduits des deux glandes aboutissent isolément. M. Tillaux (1) fait la remarque : « Je n'ai pas rencontré deux glandes lacrymales ayant une disposition identique, non seulement chez des sujets différents, mais encore d'un côté à l'autre. » Les deux variétés sont : 1° celle que Gosselin croyait générale et dans laquelle la partie lacrymale et la portion palpébrale sont distinctes et vont s'ouvrir isolément sur la muqueuse. C'est la plus fréquente, car Tillaux ajoute : « Sur quinze glandes déposées à la

(1) M. Tillaux, qui, dans sa thèse de doctorat « Des conduits excréteurs des glandes sublinguale et lacrymale », a apporté, comme prosecteur de la Faculté de Paris, un soin tout particulier dans la recherche de ces conduits, disait déjà en 1862 : « On sait que la glande lacrymale est divisée en deux portions parfaitement distinctes, quant à leur siège et leurs rapports, l'une, la plus volumineuse, qui forme le corps proprement dit, située dans la cavité de l'orbite ; l'autre, étalée, aplatie, logée dans l'épaisseur de la paupière supérieure, à la partie externe et dans un dédoublement de l'aponévrose orbitaire. » Consultez aussi la description du professeur Merkel, p. 1004.

La physiologie assimile le mode de fonction de la glande lacrymale, fort peu connu d'ailleurs, à celui de la glande parotidienne dont la sécrétion présente même des analogies au point de vue chimique, mais elle est absolument muette sur la question de savoir quand l'une ou l'autre des deux glandes fonctionne, ou si elles fonctionnent constamment ensemble. L'anatomie comparée nous apprend que l'homme seul possède une glande palpébrale ; les animaux qui ne pleurent pas, mais larmoient seulement, n'ont qu'une unique glande. Toutefois, chez le chien, le plus affectueux des animaux, l'on rencontre parfois « deux petites glandules, rudiments de la portion palpébrale » (Tillaux). Peut-être ne serait-il pas trop hasardé, en considérant que l'homme, seul parmi les animaux, peut verser des larmes sous l'influence d'une vive émotion, de penser que la glande lacrymale palpébrale est celle qui intervient dans ce cas, qu'ici, comme pour d'autres glandes, c'est autour des conduits excréteurs que s'effectue la principale sécrétion, et que la glande orbitaire ne sert que pour le simple nettoyage de l'œil.

L'anatomie topographique nous dit clairement que si nous supprimons la glande lacrymale palpébrale en l'extirpant, nous enlevons nécessairement en même temps, à cause de leur juxtaposition au tégument, des conduits excréteurs de la glande orbitaire, qui doit finir par s'atrophier, elle aussi, lorsqu'on obtient ainsi l'oblitération de tous les conduits excréteurs. C'est ce fait qui m'a paru pouvoir être utilisé pour la thérapeutique, à l'instar de l'idée émise, il y a déjà longtemps, par Szokalski pour la ligature des conduits excréteurs de la glande lacrymale.

Faculté, treize offrent cette disposition » ; 2° les portions lacrymale et palpébrale sont continues, c'est-à-dire que les conduits de la première reçoivent dans leur trajet les conduits de la seconde, mais seulement une partie de ces derniers. Cette seconde variété est plus rare que la précédente, c'est celle qu'avait rencontrée M. Sappey dans ses recherches.

J'ai, jusqu'ici, exécuté cette petite opération cinquante et une fois et les résultats ont été très satisfaisants, ce que démontrent les cas de larmoiement double où, après avoir pratiqué l'opération d'un seul côté, les malades

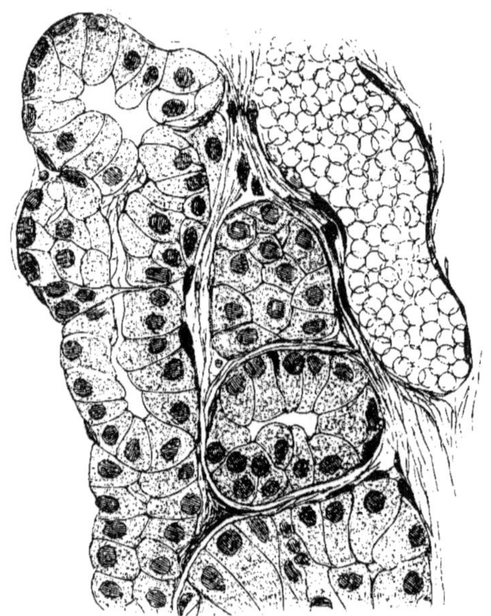

Fig. 236.
Alvéoles de la partie palpébrale de la glande lacrymale composés de cellules épithéliales d'une forme normale et à protoplasma granulé (Haensell).

sont venus spontanément me réclamer *de les opérer sur l'autre œil*. Les glandes extirpées ont été en partie remises à M. Haensell pour l'examen pathologique, les coupes représentées figures 236 et 237 démontrent bien qu'on enlève en réalité presque exclusivement du tissu glandulaire (probablement légèrement hypertrophié, fig. 237).

Les suites de l'opération sont des plus simples. Les infiltrations sanguines des paupières disparaissent assez rapidement sous le bandeau compressif, que je fais porter trois ou quatre jours. Comme la plaie conjonctivale n'est pas réunie, dans le but d'obtenir une rétraction cicatricielle aussi prononcée que possible, l'œil reste pendant quelques jours un peu irrité et peut encore montrer quelque larmoiement, mais celui-ci disparaît après la cicatrisation complète. Si l'on fait alors une instillation d'une goutte de laudanum dans les deux culs-de-sac conjectivaux, dont l'un a été, seul, privé de sa glande palpébrale, cette expérience démontre que les larmes coulent abondamment

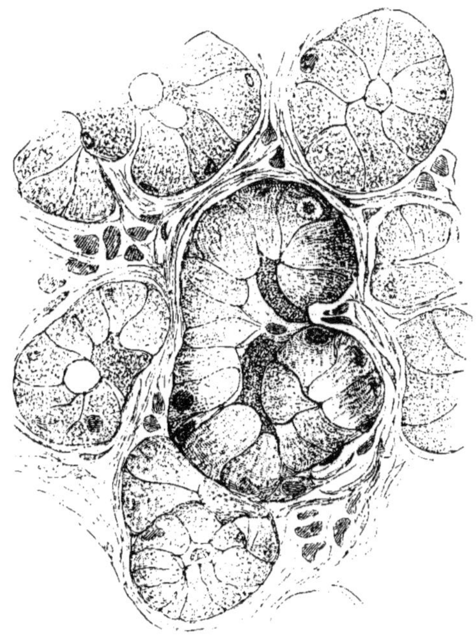

Fig. 237.
Alvéoles irrités de la partie palpébrale de la glande lacrymale (Haensell).

sur la joue du côté non opéré, tandis que, là où la glande palpébrale a été extirpée, l'œil ne s'humecte que faiblement.

L'excision de la glande palpébrale, conjointement avec l'enlèvement partiel des conduits excréteurs de la glande lacrymale orbitaire, en considérant la facilité avec laquelle s'exécute l'opération, son innocuité et les bons résultats qu'elle m'a donnés, me paraît donc pouvoir fournir une nouvelle ressource thérapeutique.

Si, comme nous avons lieu de le penser, cette opération donne des résultats identiques à ceux de l'extirpation de la glande lacrymale orbitaire, résultat qui ne sera complet qu'après la cicatrisation de la plaie conjonctivale, elle entrera promptement dans la chirurgie oculaire courante, car elle ne présente ni difficulté d'exécution, ni le moindre danger, et le malade ne se efusera pas à une opération ne laissant aucune trace, ne lui causant nulle douleur et pouvant, comme toutes celles que nous avons faites, être exécutée ambulatoirement. La crainte d'un excès d'action exprimé par M. Eversbusch lors de la discussion au Congrès international de Heidelberg, qu'un xerosis pourrait résulter de l'excision partielle des conduits excréteurs de la glande orbitaire, est réfuté par les cas observés depuis dix mois.

Il n'y a aucune comparaison à établir entre l'état de la glande palpébrale sur le vivant, alors qu'elle est turgescente, et sur le cadavre lorsqu'elle est affaissée. Les vingt à quarante lobules (Sappey) qui constituent la glande palpébrale sont en effet « groupés et contenus » dans une sorte de condensation du tissu sous-conjonctival formant capsule, et non, comme l'indique M. Badal dans son travail (Extirpation de la glande lacrymale en totalité, portion orbitaire et portion palpébrale, considérations anatomiques et physiologiques. *Arch. d'opht.*, I, p. 386, 1885), « éparpillés dans l'épaisseur de la moitié externe du cul-de-sac de la paupière supérieure et descendant jusqu'à la commissure et même au-dessous, si bien qu'il n'est pas rare, quand on pratique la cantoplastie, de voir le tissu glandulaire faire hernie à la surface de la section ». Sur le vivant la glande descend en réalité jusque vers la commissure, mais elle est bien circonscrite et emmagasinée dans le tissu condensé qui l'entoure. Et ce qui le démontre, c'est qu'en l'enlevant soigneusement, on obtient à peu près constamment un même volume de tissu extirpé ; ainsi sept glandes, remises à M. Haensell pour pratiquer des coupes microscopiques, avaient un volume et un poids à peu de chose près égaux, bien qu'elles aient été enlevées sur les sujets les plus divers, ce qui ne se fût pas présenté avec un véritable éparpillement dans l'épaisseur de la paupière même. Il est bien entendu que je ne prétends pas être certain de ne pas laisser chez un certain nombre de mes opérés quelques lobules en place, mais il ne me paraît nullement difficile de comprendre dans l'extirpation, telle que nous en avons besoin pour les nécessités de la pratique, la presque totalité de la glande et des extrémités des conduits excréteurs. L'opération exécutée par M. Badal pour enlever, après l'extirpation de la glande orbitaire, la portion palpébrale, ne saurait être invoquée ici comme un exemple concluant, car, comme le dit notre excellent confrère, « toute la région avait subi un bouleversement complet » et il lui fallait « par suite de l'ectropion trouver les lobules en question en arrière de la conjonctive (?), contrairement à ce qui a lieu à l'état normal ».

VIII. — Anomalies congénitales de la glande.

Parmi les anomalies congénitales de la glande lacrymale, deux sont importantes : l'absence et l'ectopie de cet organe. L'une et l'autre coïncident presque toujours avec des vices de conformation de l'orbite et de son contenu. L'absence complète de la glande, d'ailleurs très rare, n'implique pas nécessairement l'absence de ses canaux excréteurs. Elle coïncide, dans la plupart des cas, avec l'anophthalmie. On a vu quelquefois la glande lacrymale occuper l'espace réservé au globe de l'œil. Quelques auteurs ont signalé, dans la paupière supérieure, l'existence d'une tumeur consécutive à la déviation des conduits excréteurs, qui aboutissaient alors dans l'épaisseur de ce voile membraneux (Benedict, Ad. Schmidt, Rosas). Les conduits peuvent aussi faire complètement défaut (Wardrop, Jurine). Enfin, on connaît quelques exemples de tumeurs congénitales de la glande (hydatides, dacryops). Pour plus de détails, nous renvoyons à la monographie de M. Cornaz (*loc. cit.*, p. 24).

ARTICLE III

MALADIES DES POINTS ET CONDUITS LACRYMAUX

A. *Déviation et oblitération des points lacrymaux.*

Les points lacrymaux sont situés de telle sorte que, quand on regarde une personne dont les yeux sont ouverts, il est impossible de les apercevoir; car, lorsque les paupières sont écartées, leur orifice s'applique exactement contre la conjonctive bulbaire. Quand, au contraire, les bords ciliaires se rapprochent, les points lacrymaux quittent cette position pour plonger dans le lac lacrymal, c'est-à-dire dans l'étroit espace que produit dans le grand angle de l'œil le muscle lacrymal antérieur (Henke), en se raccourcissant, de son insertion fixe vers le sommet de la cornée. En même temps, les larmes, comprimées en tous sens, affluent dans le lac, et, à mesure qu'elles sont aspirées par la dilatation du sac lacrymal, les points lacrymaux se réappliquent contre la muqueuse du bulbe, par l'effet de la pression atmosphérique. Ils ne quittent, pour la seconde fois, le globe de l'œil qu'au moment où un nouveau clignement chasse les larmes vers le grand angle et où leur présence en ce point facilite la tension du muscle lacrymal antérieur.

Nous croyons que le mécanisme exposé par le professeur Hencke dans la deuxième édition de cet ouvrage, pour l'élimination des larmes, satisfait encore le mieux l'esprit. Voici comment cet auteur consciencieux s'explique :

Les larmes sont versées et disséminées sur toute la surface de la conjonctive des paupières et de l'œil, et les maintiennent dans un état constant de lubrifaction en entraînant toutes les particules solides qui se portent sur ces parties. Cette dispersion des larmes ne se fait pas d'une manière continue, mais elle se répète à des intervalles réguliers, grâce aux mouvements d'occlusion des paupières, et l'excès du liquide est éliminé. Ici, on le voit, il y a lieu de distinguer dans le transport des larmes deux actes principaux : 1° la dispersion des larmes dans le sac conjonctival et l'accumulation de l'excès du liquide au voisinage des points lacrymaux; 2° l'introduction des larmes dans le sac lacrymal et leur passage dans le nez, au travers du canal nasal.

1° La dispersion des larmes au-devant de l'œil et leur accumulation vers le grand angle s'expliquent suffisamment par le mouvement des paupières que nous avons décrit plus haut. On comprend, du reste, que l'application du bord libre contre le globe de l'œil, au moyen du muscle lacrymal postérieur, ne permette pas aux larmes de s'écouler à la manière de petits ruisseaux, sur la cornée et sur la sclérotique, et l'on doit attribuer l'intimité des rapports du bord libre des paupières avec le globe oculaire à la tonicité des fibres musculaires adossées aux tarses.

Le liquide sécrété pendant l'intervalle qui s'écoule entre deux clignements doit nécessairement s'accumuler dans le repli conjonctival, derrière la portion molle de chaque paupière. Qu'il s'opère alors un mouvement de clignement, les paupières s'appliquent exactement contre l'œil, le cul-de-sac conjonctival se trouve comprimé, l'espace occupé par les larmes, rétréci, et par suite, ce liquide porté au-devant de la cornée. En outre, la contraction du muscle lacrymal antérieur rapproche de l'œil, dans tous les sens, la portion cutanée des paupières, et cette action, s'ajoutant à la précédente, tend à chasser les larmes hors de l'œil. Où peuvent-elles alors se réfugier? Au niveau du rebord orbitaire interne, là où le muscle lacrymal antérieur s'insère à la crête lacrymale et se trouve en quelque sorte immobilisé, les parties molles sont tendues jusqu'au sommet du globe de l'œil, au-devant d'une excavation qui n'existe pas quand l'œil est ouvert et le tégument affaissé. Là se forme, au voisinage du bord du lac lacrymal et en communication avec lui, un espace libre assez étendu. C'est en cet endroit que se déversent les larmes, comprimées de tous côtés. Elles se mettent, dans ce point, en rapport direct avec les embouchures des conduits destinés à les recevoir. La direction que suivent les larmes, pour se porter vers le lac lacrymal, est rendue manifeste par les mouvements qui s'exercent dans les parties molles de la paupière inférieure sous l'action du muscle lacrymal antérieur. En effet, ses fibres déterminent dans la peau, en l'attirant vers le nez et en l'appliquant contre l'œil, des plis qui indiquent assez clairement la direction des larmes.

2° L'introduction des larmes dans les conduits et leur évacuation dans le sac sont certainement aussi liées aux mouvements des paupières, sans exclure l'action de quelques mouvements associés. En effet, il faut admettre que le sac est soumis à des mouvements alternatifs de dilatation et de resserrement, qui ont pour but de favoriser l'admission et l'expulsion des larmes, et qui sont le résultat d'une action musculaire (1).

Cette manière de voir est aujourd'hui presque généralement acceptée, et la divergence des opinions qui ont cours ne porte plus guère que sur la manière dont cet acte s'accomplit. Les uns (Arlt, Moll et Weber) pensent qu'au moment où les paupières se ferment, lorsque les larmes sont pressées contre les parois du lac lacrymal, le sac éprouve en même temps une compression qui a pour effet d'évacuer son contenu ; les autres (Bourjot, Saint-Hilaire, Malgaigne, Hyrtl, Roser, A. Schmid et moi) croient, au contraire, qu'alors le sac se dilate et aspire les larmes, que les mouvements des paupières ont poussées vers les conduits. Le moyen le plus simple de trouver la vérité dans cette controverse paraît résider dans l'observation des mouvements qui se passent dans une gouttelette suspendue à l'orifice d'une fistule lacrymale, au moment où les paupières se ferment. Est-elle, en ce cas, attirée vers le lac ou chassée au dehors? La plupart des observateurs se prononcent pour l'attraction, et par suite, pour une dilatation du sac. D'autre côté, on a aussi prétendu, il est vrai, le contraire (2); mais je crois qu'on peut alors rapporter l'expulsion de la gouttelette hors du sac à la direction de la fistule et à la compression qu'exercent contre le liquide les bords cutanés de l'ouverture anormale; tandis qu'il me paraît impossible d'admettre un pareil mécanisme pour les cas plus nombreux où la gouttelette rentre dans le trou de la fistule.

Si l'on admet qu'au moment où les larmes sont poussées de tous les côtés vers le lac

(1) Les anciennes théories, qui ne sont pas fondées sur ce mécanisme, ne sauraient satisfaire entièrement l'esprit. Ainsi, l'hypothèse ingénieuse qui se basait sur la théorie du siphon (J.-L. Petit) et celle qui attribuait l'élimination des larmes à la raréfaction que la respiration produit dans l'air que contiennent les fosses nasales (Hounauld et E.-H. Weber), sont par elles-mêmes très invraisemblables, et sont infirmées par le seul fait que les larmes pénètrent dans le sac alors même que le canal est obstrué. On peut en dire autant de la théorie qui attribue à l'aspiration capillaire l'évacuation des larmes, et qui, étudiée au point de vue de la physique pure, est un non-sens, attendu qu'elle suppose l'existence d'un canalicule rigide et vide, ayant une extrémité immergée et l'autre libre. Or, comment admettre la comparaison entre un canal semblable et un conduit flasque, toujours humide, variant de calibre avec la quantité de liquide qu'il contient, tel enfin que les conduits lacrymaux? Quant à la théorie d'après laquelle la compression que les larmes subissent entre les paupières fermées serait suffisante pour les pousser dans les conduits (Ross), elle a été réfutée par M. Roser (Schmid, *Ueber die Absorption der Thränenflüssigkeit*, Marbourg, 1856, p. 27), lequel observa que les larmes passent dans les conduits pendant l'acte du clignement simple, sans qu'il soit besoin pour cela d'une occlusion complète des paupières.

(2) Arlt (*Archiv f. Ophthalmologie*, Bd. IX, A. 1) a aussi fait des expériences qui tendent à confirmer cette opinion. Cet auteur introduit dans la cavité des fistules de petits tubes de verre remplis de liquide. M. Weber (*Klin. Monatsbl.*, 1863) les a modifiés en les mettant dans les conduits sains. Mais puisque Arlt affirme avec raison que l'on ne saurait introduire les tubes dans les conduits sans modifier les mouvements physiologiques des paupières, ce maître aurait aussi pu faire une semblable restriction à propos de l'introduction des tubes dans les fistules du sac et relativement aux mouvements physiologiques du sac; car les conduits et le sac doivent être fixes, quand ces tubes y sont introduits.

lacrymal, le sac est lui-même comprimé et mis par là dans l'impossibilité de leur donner accès, on ne saurait comprendre comment l'excès de la sécrétion n'est pas déversé sur la joue. On ne s'explique pas davantage pour quel motif, dès que cesse le clignement des paupières (c'est-à-dire, suivant cette théorie, lorsque le sac se dilate), les larmes peuvent être reçues dans les conduits, attendu que leurs orifices ne plongent pas à ce moment dans le lac lacrymal. Au contraire, tout s'interprète parfaitement dans la théorie de la dilatation, analogue, du reste, à l'explication du mécanisme par lequel plusieurs autres liquides de l'économie sont mis en mouvement. Et, en effet, lorsqu'un liquide se porte vers le réceptacle qui lui est destiné, on peut dire d'une manière générale que celui-ci se dilate pour le recevoir et n'expulse son contenu que postérieurement. Ainsi, les larmes pénètrent dans le sac au moment même où elles affluent à son embouchure, et elles ne sont exprimées de cette cavité que quand l'afflux cesse, c'est-à-dire après que le mouvement de clignement s'est opéré. En outre, si l'on admet que la dilatation et le resserrement du sac alternent avec l'occlusion et l'ouverture des paupières, il devient très facile de rattacher à ces phénomènes le mécanisme par lequel les muscles, étudiés plus haut contribuent à l'élimination des larmes.

Nous avons vu que le muscle lacrymal antérieur est seul ou presque seul en jeu dans le clignement des paupières ; or, comme, lorsqu'il se contracte, il se raccourcit et se tend en s'appliquant à la convexité du globe de l'œil, il doit en résulter qu'il attire en avant le ligament palpébral interne, c'est-à-dire son origine mobile, et avec lui toute la paroi antérieure du sac lacrymal, puisque son origine immobile, la crête lacrymale antérieure, est en avant de ce sac. Et, en effet, il suffit que l'œil se ferme brusquement et d'une manière complète, pour observer dans le ligament palpébral interne un mouvement d'arrière en avant, qui se communique à la paroi antérieure du sac. Cette dernière s'éloigne donc de la paroi postérieure de la même cavité, qui se dilate au niveau de l'embouchure des conduits.

Ce mécanisme est si simple, qu'il ne faut pas connaître la disposition des parties où il se passe pour ne pas l'admettre de tout point; car, pour que la paroi antérieure du sac ne se porte pas en avant en même temps que le ligament, il faudrait, chose inadmissible, qu'il se fasse un vide entre les deux : ce vide tend à se faire dans l'intérieur même du sac, et il est aussitôt comblé par les larmes qui affluent au travers des conduits. La petite colonne de liquide qui se trouve dans le canal nasal ne saurait refluer vers le sac, car le repli muqueux valvulaire correspondant à l'extrémité inférieure de ce conduit s'oppose à ce qu'il s'y fasse un courant ascensionnel d'air ou de liquide. Au contraire, cette sorte de valvule n'offre aucun obstacle aux larmes qui s'épanchent dans le nez, lorsque cesse la dilatation du sac.

Pour bien faire comprendre le phénomène qui préside, en dernier ressort, à l'expulsion des larmes, nous devons rappeler en peu de mots les dispositions qu'affecte le muscle lacrymal postérieur. Il ne concourt pas plus à la dilatation du sac qu'à l'occlusion des paupières d'où résulte cette dilatation, et, s'il avait en réalité une action sur ces mouvements, ce serait pour les neutraliser en partie. En effet, ils ne s'accomplissent qu'à la condition que les fibres de ce faisceau musculaire subissent un certain allongement, car, au niveau du point où il se divise en deux portions, l'une supérieure, l'autre inférieure, il est en rapport avec l'extrémité externe du ligament palpébral interne, par ses fibres médianes. Si donc ce ligament est attiré en avant, le muscle lacrymal antérieur est forcé de suivre ce mouvement et contraint, en conséquence, de subir une réflexion brusque avant de se jeter au-devant de l'œil (voy. pl. V, fig. 2). Il en résulte, comme nous l'avons dit, que loin de concourir à l'occlusion des paupières, le muscle lacrymal antérieur doit alors se relâcher, à l'instar du releveur, pour se prêter à ce tiraillement. Mais, dès que les paupières s'écartent, il recommence à agir; son coude s'efface, autrement dit, il attire l'extrémité interne du ligament palpébral interne vers son insertion, la crête lacrymale postérieure, et reprend sa direction rectiligne au-devant de l'œil. De cette manière, la paroi antérieure du dôme du sac revient vers l'excavation osseuse qui lui fait face, et les larmes sont, par ce fait, expulsées.

Tandis que le muscle lacrymal postérieur accomplit cette évacuation, celles de ses fibres qui engainent les conduits, les compriment de manière à empêcher que le liquide contenu dans le sac ne reflue au travers de ces petits canaux dans le lac lacrymal, et cette oblitération passagère des conduits joue, dans la compression et dans l'évacuation du sac, un rôle tout aussi important que celui de la valvule nasale dans la dilatation du sac et la réception des larmes.

En effet, il faut bien remarquer que la pression atmosphérique s'opposerait toujours à cette tension du muscle entre son aponévrose d'attache et le sommet de la cornée, si les larmes n'affluaient pas pour combler le vide que produit le déplacement des extrémités internes des tarses (1). Comme les larmes chassées de tous les points de la surface du globe de l'œil se portent en bas par leur propre poids, elles doivent s'accumuler principalement vers la paupière inférieure, et c'est pour cette raison que l'extrémité interne du tarse inférieur s'éloigne davantage du globe de l'œil (2).

Quelles déductions pratiques pouvons-nous tirer de ce fait? Puisque le soulèvement des portions internes des tarses se fait inégalement pour les deux paupières, il en résulte que l'espace compris entre ces voiles membraneux et l'œil (le lac lacrymal) offre sa plus grande étendue dans ses parties déclives. En conséquence, pendant l'occlusion des paupières, le point lacrymal inférieur reste plus longtemps éloigné de la conjonctive bulbaire que le supérieur, et l'aspiration des larmes s'y fait d'une manière beaucoup plus active. Ces vues théoriques sont pleinement confirmées par la clinique; aussi est-ce avec raison que nous porterons de préférence notre attention sur les déplacements de l'orifice du conduit lacrymal inférieur.

Celui-ci peut perdre sa position normale, sous l'action de trois causes différentes :

1° D'une traction agissant de haut en bas et d'arrière en avant;

2° D'une pression qui exerce ses effets d'arrière en avant;

3° D'un déplacement du globe de l'œil en arrière.

1° Les points lacrymaux peuvent être plus ou moins fortement déviés en avant par la traction qu'exerce sur eux le tégument externe rétracté. Nous avons suffisamment insisté, en traitant de l'eczéma des paupières, de la blépharite ciliaire et des diverses formes d'ectropion, sur le mécanisme par lequel se fait alors l'éversion des points lacrymaux, pour n'avoir plus besoin d'y revenir. Notons seulement que déjà la simple excoriation du bord palpébral, privant ce bord de la couche de graisse fournie par les glandes Meïbomiennes, donne lieu à un débordement de larmes et établit ainsi un cercle vicieux. Enfin, chez les personnes avancées en âge, le relâchement de la peau et l'infiltration séreuse que présente souvent le tissu cellulaire de la paupière inférieure suffisent encore à déterminer l'ectropion ou du moins à écarter d'une manière permanente le point lacrymal de l'œil, et à entraîner, si l'on n'y remédie promptement, toutes les suites fâcheuses du larmoiement.

(1) La quantité des larmes que chaque clignement fait passer dans le sac étant très petite, on comprend que les mouvements par lesquels les points lacrymaux s'éloignent de la conjonctive bulbaire soient très peu excursifs et puissent échapper complètement à l'investigation.

(2) C'est en vain qu'on voudrait opposer à la réalité de ces faits, qu'il n'est pas possible de contrôler par l'inspection directe, ce soulèvement et celui de la paroi antérieure du sac lacrymal. Le déplacement exécuté par le transport d'une quantité de liquide aussi minime que celle dont chaque clignement opère l'élimination, est très difficilement appréciable, à cause du plissement de la peau.

2° Les causes qui peuvent dévier les points lacrymaux en les repoussant, d'arrière en avant, sont : un gonflement considérable de la muqueuse, en particulier de la caroncule et de la conjonctive qui tapisse l'extrémité interne des fibro-cartilages ; puis le développement de petites tumeurs, de polypes conjonctivaux, de kystes nés au voisinage des points lacrymaux, etc.

3° La déviation des points lacrymaux qui succède à une atrophie avancée du tissu cellulo-graisseux de l'orbite est diamétralement opposée à celle que nous venons de signaler. Le bord ciliaire se renversant en dedans, comme il arrive dans l'entropion sénile, le point lacrymal se porte de plus en plus en arrière et finit par abandonner le globe de l'œil, le regard étant dirigé en dehors du pli semi-lunaire et de la caroncule, de la même manière que lorsqu'il se déplace en avant. L'élimination des larmes peut alors être entravée par ce fait que les points lacrymaux cessent tout à fait ou presque complètement de baigner dans ce liquide, qui s'accumule dans la rainure profonde que forme le cul-de-sac conjonctival inférieur. La stagnation des larmes et l'irrigation qu'elle produit sont surtout frappantes sur les yeux qui ont beaucoup diminué de volume, ou se sont profondément enfoncés dans l'orbite. Tandis que la déviation des points lacrymaux en dehors, ou *éversion*, a été étudiée avec beaucoup de soin par M. Bowman (1), qui a su y porter remède d'une manière si rationnelle, les auteurs ont négligé complètement l'*inversion* morbide des mêmes points, quoique les effets en soient tout aussi fâcheux.

Les inconvénients de la déviation des points lacrymaux se manifestent par un trouble dans la fonction qu'ils ont pour but de remplir, c'est-à-dire par un larmoiement d'intensité variable. En outre, l'éversion ou l'inversion prolongée des points lacrymaux peut donner lieu à l'oblitération de ces orifices, c'est-à-dire à une cause d'épiphora permanent.

Le *traitement* de la déviation des points lacrymaux, principalement de l'inférieur, consiste à transformer le conduit en une sorte de sillon, qu'on étend plus ou moins vers la caroncule (sans jamais toutefois l'atteindre), selon qu'on a à combattre une déviation plus ou moins prononcée. Il est vrai qu'il existe des cas où l'on peut remettre cette petite opération et chercher au déplacement un autre remède, à savoir, quand il provient d'un gonflement considérable de la conjonctive, comme dans l'ophthalmie purulente, ou de la présence d'une petite tumeur facile à extirper. Cependant il faut se hâter de fendre les points lacrymaux lorsque leur déviation résulte d'une rétraction, même passagère, de la peau (blépharite, eczéma) ; car, en combattant le larmoiement, on supprime l'une des causes qui entretiennent le plus efficacement la maladie. Nous fendons aussi les conduits, lorsque le globe oculaire s'est enfoncé, bien convaincu qu'un sillon dont l'extrémité inférieure aboutit aux larmes, contenues dans un sac conjonctival d'une

(1) *Medico-chirurgical Transactions*, 1851, t. XXXIV, p. 337.

profondeur exagérée, est beaucoup plus propre à remplir son but d'élimination qu'un point lacrymal suspendu au-dessus de la collection de liquide.

L'opération par laquelle on fend les conduits est des plus simples. Autrefois, M. Bowman se servait pour cela d'un appareil instrumental encore assez compliqué : il introduisait dans les conduits une sonde cannelée, très fine, en forme d'aiguille, et y faisait glisser la pointe d'un bistouri, fendait le petit canal jusque près de la caroncule (1). On a trouvé bien plus simple de se servir de ciseaux à branches très fines, dont l'une, à pointe émoussée, est introduite dans le conduit et poussée vers la caroncule. Cet instrument très simple est d'un usage fort aisé, mais on doit lui préférer de beaucoup le petit couteau de M. Weber qui se manie avec beaucoup plus de facilité (2) (fig. 238).

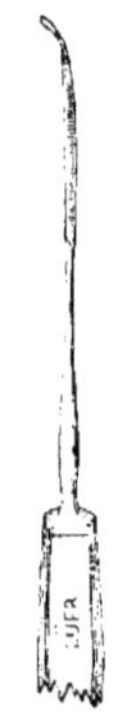

Fig. 238.

On en fait glisser le bouton le long de la paroi supérieure du conduit inférieur (inversement pour le conduit supérieur) d'autant plus profondément qu'on se propose de fendre le conduit dans une plus grande étendue, et l'on sectionne ce dernier en relevant (ou en abaissant) le manche du couteau. Le tranchant du couteau doit toujours, dans ces mouvements de bascule, être dirigé vers le globe de l'œil, afin que la fente artificielle soit dirigée dans le même sens.

Si l'on éprouvait quelque difficulté à introduire la pointe mousse du couteau dans l'orifice du conduit fortement rétréci, on dilaterait préalablement cet orifice au moyen d'un petit stylet conique, que l'on pousse dans le conduit jusqu'à une certaine distance et que l'on fait rouler plusieurs fois entre le pouce et l'index. Pour empêcher la réunion des lèvres de la plaie, il est nécessaire de les écarter une ou deux fois, le lendemain et le surlendemain de cette petite opération.

Tout en ayant fendu l'entrée du conduit, on peut voir persister le larmoiement, si, comme la routine l'a perpétué chez nombre d'oculistes, on a fendu le conduit jusque dans la caroncule et donné lieu ainsi à une perturbation dans le mécanisme de l'élimination des larmes, le sac aspirant en même temps de l'air, ou si l'on a ouvert la fente inconsidérément en haut et non en dedans. Ce que l'on poursuit, c'est que juste une ouverture, équivalente à celle du point lacrymal, se mette en contact avec la muqueuse du globe oculaire; pourquoi donc brutalement et inutilement sacrifier tout le conduit, comme cela se fait encore? pourquoi ne pas porter toute son attention sur la direction à donner à la petite fente à établir? Oublie-t-on qu'une fois une

(1) Lüer a réuni les deux instruments en un seul composé d'un petit couteau glissant, au moyen d'un ressort, dans une gaine très fine. Cet instrument, dont on peut aisément se passer, a l'inconvénient de tous les instruments à coulisse, c'est-à-dire qu'il est d'un entretien très difficile.

(2) Voy. *Archiv für Ophthalmologie*, t. VIII, A. 1, p. 107.

faute de ce genre établie, ce n'est guère facile de débarrasser un malade d'un larmoiement qui était aisément curable et qui est devenu très difficile à guérir, grâce à la négligence du médecin.

La simple transformation partielle du canal en une fente ne remédie très souvent pas au larmoiement, non à cause d'un léger ectropion qui a accompagné l'éversion du point lacrymal, mais à cause d'un retrait du globe oculaire, par diminution du coussinet graisseux de l'orbite et un renfoncement de l'œil. Il reste, alors même, pendant l'occlusion des paupières, un écart entre l'ouverture de la fente et la muqueuse du globe. A ce manque de contact on ne peut remédier qu'en obtenant une coaptation plus exacte de la paupière inférieure avec l'œil, et cela en exécutant une des méthodes opératoires que M. O. Weber (*Ann. d'Ocul.*, LXXIV, p. 254) a indiquées contre la coaptation vicieuse et le relâchement des paupières (voy. t. I, p. 194).

B. *Oblitération des points lacrymaux.*

Elle résulte, le plus souvent, de leur déviation, surtout quand cette dernière est consécutive à la rétraction du derme, par exemple dans la blépharite ciliaire et l'eczéma des paupières. Des plaies, des brûlures, des ulcérations, des pustules varioliques, de l'herpès situées au voisinage, constituent d'autres causes d'oblitération des points lacrymaux. Cet accident survient encore au moment où d'abondantes granulations conjonctivales entrent dans la période de cicatrisation ; alors, quand les sécrétions conjonctivale et lacrymale sont presque nulles, l'orifice des conduits se couvre d'une mince pellicule composée de cellules épithéliales, qui en dissimule l'emplacement primitif. Il en est de même lorsque, après une blépharite, les orifices des glandes de Meibomius se sont oblitérés et que les bords ciliaires cessent d'être lubrifiés par leur produit. Enfin on a signalé l'étroitesse et l'absence congénitale des points lacrymaux, coïncidant ou non avec des anomalies semblables des conduits correspondants.

Le rétrécissement spasmodique des points lacrymaux n'existe pas, leur structure s'y oppose, et le conduit seul peut être rapetissé par une contraction des fibres musculaires environnantes.

L'oblitération acquise n'occupe ordinairement que le point lacrymal inférieur, et le larmoiement qui en résulte prouve suffisamment la prépondérance d'activité fonctionnelle que cet orifice a sur son congénère.

Le *traitement* doit varier selon les causes de l'oblitération. Lorsque, par exemple, l'embouchure du conduit inférieur s'est oblitérée consécutivement à une rétraction cicatricielle et que, malgré l'obstruction survenue, l'emplacement du point lacrymal est resté visible, on tente de pénétrer dans le conduit, soit au niveau de l'ancienne ouverture, soit un peu au-dessous, et plus près de l'angle interne. Pour cela, nous nous servons d'une sonde conique ; et après l'avoir enfoncée sur le point oblitéré, dans la direction du conduit et fait rouler plusieurs fois entre les doigts, nous terminons en sectionnant ce dernier. Ces tentatives ne réussissent pas toujours; elles échouent principalement quand l'oblitération occupe une certaine longueur du canalicule (Mosherby, *De atresia punct. lacrym.* Diss. Berol., 1831).

Dans ce cas il est facile de faire une fausse route lorsqu'on se sert d'une sonde assez fine et cela d'autant plus facilement qu'on s'est trompé et que l'on a pris, pour le point oblitéré, un léger enfoncement de la peau au voisinage de l'ancienne papille lacrymale. Pour retrouver ce point, on se guide sur l'emplacement qu'il occupe de l'autre côté et, même si la papille lacrymale est entièrement affaissée, on n'oubliera pas qu'une tache blanchâtre indique encore l'emplacement du tissu peu vasculaire qui entoure l'entrée du conduit. On devrait, suivant Jünken, ayant échoué pour retrouver le conduit inférieur, enlever, d'un coup de ciseaux, la portion du bord ciliaire où cet orifice était situé, et chercher l'ouverture dans la plaie pour y introduire un fil métallique délié. D'après M. Bowman, en faisant cette excision obliquement, on courrait moins de risques de voir se fermer le nouvel orifice. Quant à nous, quelle que soit la direction qu'on donne à la plaie exploratrice, si l'on est assez heureux pour découvrir le conduit, nous croyons indispensable de le fendre sur une assez grande étendue de sa longueur.

Comme ces recherches sont très peu sûres et doivent rester sans résultat quand le conduit s'est oblitéré, à partir de son orifice, dans une certaine étendue (plus de 2 ou 3 millimètres), nous aimons mieux, dans les cas où le conduit inférieur présente seul l'oblitération qui nous occupe, fendre le supérieur jusqu'à la caroncule, et maintenir par le sondage l'ouverture produite, afin d'augmenter d'une manière permanente l'activité fonctionnelle de ce canalicule.

Lorsque les conduits lacrymaux présentent tous deux l'altération ci-dessus mentionnée, il est permis de tenter l'établissement d'une voie de communication directe entre le lac et le sac lacrymal; mais, si selon M. Schirmer (*loc. cit.*, p. 17), « la perforation combinée au fendillement du conduit arrive bien mieux au but que la méthode de Jünken », nous serions curieux de savoir combien de fois ce confrère a réussi à sonder l'entrée des conduits du côté du sac lacrymal ou à retrouver dans une plaie du bord des paupières un conduit avivé? L'une et l'autre méthode se valent, c'est-à-dire ne valent rien. Ces essais, d'une exécution généralement très défectueuse, sont rendus moins difficiles par l'existence antérieure d'une ouverture fistuleuse du sac, à travers aquelle il est plus aisé de pénétrer directement dans le lac lacrymal. Au reste, il n'est pas impossible d'établir entre le sac et le lac lacrymal un trajet fistuleux définitif, et nous en trouvons la preuve dans une observation relatée par A. Pagenstecher (1). Il est vrai que, dans ce cas, l'exécution de ce procédé fut singulièrement favorisée par la facilité avec laquelle on put rompre les obstacles siégeant dans le conduit supérieur; car, ayant introduit dans ce dernier une sonde n° 1 de Bowman, on s'en servit comme de guide pour

(1) *Klinische Beobachtungen*, Hf., p. 71. Wiesbaden, 1861.

couper la paroi du sac au-dessous de la caroncule. Peut-être aurait-il suffi de fendre le conduit dans toute sa longueur, en portant l'instrument très profondément. L'ouverture pratiquée à la paroi du sac fut maintenue béante, par l'usage quotidien d'une sonde, prolongé pendant plusieurs semaines, et l'on arriva de cette manière à guérir le larmoiement. N'oublions pas que le simple établissement d'une ouverture du sac conjonctival dans le sac lacrymal ne rétablit nullement le fonctionnement physiologique de l'élimination régulière des larmes. Aussi, après quelques laborieux et vains essais, aura-t-on recours à l'extirpation de la glande palpébrale.

Les diverses méthodes de dilatation des points lacrymaux avec des dilatateurs *ad hoc* ne méritent guère mention; a-t-on réussi à dilater le point lacrymal jusqu'à la possibilité d'y faire passer le bouton du petit couteau de Weber, un débridement modéré dispense de toute dilatation plus ou moins pénible et aléatoire.

C. *Obstruction et oblitération des conduits lacrymaux.*

La perméabilité des conduits lacrymaux peut se détruire sous l'influence de quatre causes principales qui sont : 1° la déviation de ces canalicules; 2° le gonflement inflammatoire de la muqueuse qui les tapisse; 3° un travail cicatriciel; 4° la présence d'un corps étranger dans leur continuité.

1° Les points lacrymaux venant à s'oblitérer, nous avons vu que les conduits correspondants peuvent cesser d'être perméables, à partir de leur orifice jusqu'à une certaine distance de ces derniers. On observe encore ce phénomène dans d'autres circonstances; lorsque, par exemple, les paupières changeant rapidement de position, les conduits les accompagnent dans cette déviation. Alors ces canalicules se coudent et leurs parois, comprimées et mises en contact très intime, se soudent d'autant plus facilement entre elles que l'écoulement du liquide par cette voie a complètement cessé. Ce déplacement reconnaît souvent pour point de départ la rétraction d'une cicatrice située au voisinage du conduit et qui a succédé elle-même, tantôt à une brûlure accidentelle, tantôt à une cautérisation énergique, etc.

2° Il est tout naturel que les maladies inflammatoires de la conjonctive gagnent avec beaucoup de facilité la muqueuse des conduits lacrymaux et du sac où ils se jettent. Cette propagation de la phlogose a été constatée, non seulement dans la conjonctivite purulente, mais encore dans l'ophthalmie granuleuse, dont les altérations caractéristiques ont été observées sur la muqueuse du sac largement ouvert (Weber). Il n'y a donc rien de surprenant à ce que les conduits se bouchent durant la période pendant laquelle se produisent le gonflement et l'hypertrophie du corps papillaire de la muqueuse. Si ce gonflement siège principalement sur une partie circonscrite du conduit, au voisinage de son orifice extérieur, il peut y produire de petites élevures turgescentes qui se font jour par le point lacrymal dilaté (Demours, Paul, *Journ. d'Ophthalm.*, I, p. 24, 1872). Ces petits bourgeons ont été désignés sous le nom de polypes du conduit (Demours); ils sont, du reste, identiques avec les polypes conjonctivaux qui, on le sait, occupent habituellement le grand angle de l'œil et le voisinage des points lacrymaux (voy. t. I, p. 413).

3° Si, dans le cours d'une ophthalmie granuleuse, les granulations ont envahi la muqueuse des conduits, cette membrane peut, lorsque survien la période de cicatrisation, se rétracter et revenir sur elle-même, de manière à déterminer l'oblitération du canalicule dans une étendue variable. Telle est la nature des callosités observées dans les conduits et qui s'opposent si opiniâtrément au rétablissement du cours des larmes. L'oblitération cicatricielle des conduits lacrymaux est quelquefois aussi la conséquence d'une coupure, d'une déchirure ou d'une brûlure. Il n'est pas sans exemple qu'elle se soit produite après un cathétérisme maladroit, ou une injection mal dirigée, ces manœuvres ayant donné lieu à la déchirure du canalicule. L'embouchure des conduits dans le sac s'oblitère encore assez souvent à la suite d'une inflammation phlegmoneuse.

4° Quant aux corps étrangers qu'on a trouvés dans les conduits, nous citerons en première ligne des cils, plus souvent observés dans le conduit inférieur que dans son congénère. Ces cils sont pour l'œil une double cause d'irritation; car le poil engagé dans l'un des points lacrymaux exerce contre l'œil des frottements très pénibles, en même temps qu'il empêche l'écoulement des larmes et détermine l'épiphora. Il arrive très rarement qu'il entre dans les conduits d'autres corps étrangers; néanmoins on y a vu des fragments d'épi de blé (Monoyer, *Gaz. méd. de Strasbourg*, n° 10, 1871), des barbes de plume, des cheveux, etc.

Les conduits s'oblitèrent un peu plus fréquemment sous l'influence de concrétions calcaires amassées dans leur canal : c'est principalement Desmarres père (1) qui a appelé l'attention sur la présence de ces concrétions dans ces parties, à une époque où quelques auteurs à peine en avaient fait mention (Césoin, Sandifort, Syme). Les conduits inférieurs ont été vus, plus souvent que les supérieurs, contenir ces sortes de dacryolithes, qui signalent leur présence par du larmoiement et par une tuméfaction du canalicule, dont l'orifice excréteur est dilaté, rouge et laisse suinter, spontanément ou sous l'effort d'une légère compression, une petite quantité de mucus ou de muco-pus. Ces concrétions sont ordinairement grisâtres, ou jaunâtres, peu denses, et s'écrasent sous le doigt. Elles peuvent acquérir les dimensions d'un petit pois, et l'on est ordinairement obligé, pour les extraire, d'inciser le conduit qui les contient. Leur peu de consistance s'explique par la proportion de matières albumineuses — 25 pour 100 — et de matières muqueuses (?) — 18 pour 100 — qui entrent dans leur constitution. Elles contiennent, en outre, du carbonate de chaux — 48 pour 100 — et des phosphates de chaux et de magnésie — 9 pour 100 (Bouchardat).

(1) *Annales d'Oculistique*, t. VII, p. 149 ; t. VIII, p. 85 et 205, et t. IX, p. 20.

De Graefe (1) a observé, chez une jeune dame, une petite tumeur constituée par le conduit inférieur dilaté, qui renfermait trois petites masses solides, grosses chacune comme la moitié d'une lentille. Ces petits corps résistaient à la pression, et l'examen microscopique les montra exclusivement composés de champignons filiformes. Les jours suivants, il sortit, par l'ouverture pratiquée au conduit, sept autres de ces productions. Le même auteur (2) recueillit, quelque temps après, une observation analogue sur une jeune fille.

Ces champignons furent, en 1869, reconnus par Cohnheim comme du leptothrix, et l'on a depuis recueilli un assez grand nombre d'observations (voy. la bibliographie) non seulement de pareilles accumulations dans le conduit inférieur, mais aussi dans le supérieur (Schirmer, *Klin. Monatsbl.*, IX, p. 248; Del Monti, *Bull. dell Associaz. dei Naturalisti*, III, 1872; Grüning, *Archiv. f. Augen-u. Orenheilk.*, III, p. 164, 1873, etc.).

Il est probable que ce qui a été antérieurement observé comme concrétions et pierres lacrymales se rapporte à une même origine, quoique ces pierres puissent atteindre un certain développement (6 millimètres de long sur 3 de large, dans l'observation de Pagenstecher (*Arch. f. Augen- u. Orenheilk.*, II, 2, p. 49, 1872).

J'ai, en 1869, extrait la plus volumineuse masse de leptothrix qu'on eût encore observée, chez une jeune fille de dix-huit ans; cette masse avait distendu le conduit inférieur droit d'une façon énorme, mesurant 12 millimètres de long sur 7 millimètres de large, et constituant une masse de l'aspect de tabac à priser comprimé. Cornil, qui avait eu la bonté de l'examiner, y avait trouvé des masses calcaires pigmentaires (résidu d'hémorrhagies), ainsi qu'une sorte de champignon, dont il ne savait exactement indiquer le genre; le travail de Cohnheim n'était pas encore publié à cette époque. Ce qui nous frappa surtout, c'est que la jeune fille nous montra une cicatrice du cou et soutenait qu'ici avait existé fort longtemps un trajet fistuleux d'une glande suppurée et qu'on lui avait retiré de même une grosse « amande brune » comme celle qu'on venait de lui enlever du grand angle de l'œil droit.

On reconnaît très facilement la présence de leptothrix dans le conduit inférieur, qui se trouve ordinairement distendu et laisse, à la pression, suinter une petite gouttelette de pus. Le sac lacrymal est libre dans ces cas et seule la pression sur le conduit laisse échapper cette petite quantité de liquide purulent, qu'on ne réussit pas à détacher entièrement du conduit en essuyant à différentes reprises le bord de la paupière.

Traitement. — L'obstruction des conduits ne nécessite l'intervention du médecin que dans les cas où cet état est la source d'un larmoiement gênant pour le malade. Encore les tentatives qui ont pour objet de rétablir la perméabilité des conduits ne sont-elles justifiées que lorsque l'oblitération n'occupe qu'une petite portion de leur trajet. Quand la muqueuse qui les tapisse s'est transformée, dans une certaine étendue, en tissu cicatriciel,

(1) *Archiv für Ophthalmologie*, t. I, p. 284.
(2) *Ibid.*, t. II, A. 1, p. 224.

ces essais doivent inévitablement échouer. Ainsi, malgré l'opinion de Bowman, si compétent dans ces matières, nous ne croyons pas que l'on soit, dans ces cas, autorisé à tenter le rétablissement du canalicule en ouvrant le sac au-dessous du tendon de l'orbiculaire, pour pénétrer, de là, dans le conduit. Maintes fois, nous avons, chez des personnes atteintes de fistule lacrymale, et dans des cas où il était facile de pratiquer le sondage par les points lacrymaux, essayé sans succès le cathétérisme des conduits par le sac. Tout en accordant que le gonflement de la muqueuse soit alors pour beaucoup dans la difficulté qu'on éprouve, nous ne pensons pas que cette manœuvre soit jamais chose facile, si ce n'est, comme le dit M. Bowman, sur le cadavre.

Nous croyons beaucoup plus facile, quand nous avons à remédier à l'oblitération du conduit inférieur, d'ouvrir jusqu'à la caroncule le conduit supérieur, ou, s'il est lui-même obstrué en partie, en rétablir le canal au moyen d'une forte aiguille cannelée, porter cette dernière vers le sac en arrière du ligament palpébral interne, et nous guider sur sa direction pour conduire le bistouri ou les ciseaux qui doivent pénétrer dans le sac. Cela fait, il faut, par un sondage prolongé, s'opposer à l'oblitération de la fistule conjonctivale.

Quand l'obstruction a peu d'étendue et siége tout près du sac, ce qu'on reconnaît, durant l'introduction de la sonde, à la sensation d'élasticité que donne la paroi externe du sac refoulée en dedans et au déplacement qui se fait, à chaque mouvement de la sonde, dans la peau voisine du ligament palpébral interne, on est en droit de diviser la portion rétrécie du canalicule. A cet effet, Bowman a fait fabriquer une fine lancette à canule, qu'il introduit dans le conduit préalablement fendu jusqu'au point où siége l'obstacle, et dont il fait, à l'aide d'un ressort, saillir le tranchant; faute de cet instrument assez compliqué, on peut y suppléer au moyen d'une forte aiguille ou d'un bistouri très effilé qu'on pousse, en traversant la portion oblitérée du conduit, dans la direction du sac. Très souvent on réussit même en se servant simplement de la sonde conique. On s'oppose ensuite, par un sondage prolongé, au rétablissement de l'adhérence des parois, lequel est surtout à craindre dans les cas où l'obstruction occupait une certaine longueur du canalicule. Si le conduit, en même temps qu'il se trouve oblitéré en partie, est fortement déjeté en dehors, on peut, suivant Critchett père (1), être autorisé, pour donner accès aux larmes, à exciser une partie de la paroi interne du conduit, après en avoir rétabli la perméabilité.

L'exposé de toutes ces difficultés démontre qu'on arrivera bien plus promptement à débarrasser, en pareil cas, le malade de son larmoiement, en lui extirpant la portion palpébrale de la glande lacrymale.

(1) Voy. *Leçons sur les maladies de l'appareil lacrymal* (*Annales d'Oculistique*, t. LI, p. 79).

D. *Dilatation, abcès, blessures, fistule des conduits.*

Sauf le cas où la présence d'un corps étranger, d'un dacryolithe par exemple, est pour l'un des conduits lacrymaux une cause permanente d'irritation, nous ne connaissons guère de circonstance capable de causer l'inflammation isolée de la muqueuse qui le tapisse, en dehors de l'inflammation du sac ou de la conjonctive. On prétend avoir observé, dans quelques cas très rares, la dilatation de l'un des conduits et sa transformation en un petit kyste, à la suite d'une oblitération du point lacrymal correspondant (Lerche, Mackensie). Quant à l'atonie des points et des conduits lacrymaux signalée dans tous les traités, nous en cherchons vainement la démonstration.

On a vu aussi, tantôt les produits fournis par une glande de Meibomius enflammée (Arlt), tantôt le contenu d'un petit abcès du voisinage se faire jour dans l'un des conduits; mais ce sont là des faits d'une rareté telle, qu'ils n'offrent qu'un intérêt pratique très médiocre. Des ulcérations des conduits, la formation d'abcès dans leur épaisseur, la production d'un trajet fistuleux spontané ou traumatique (Talko, *Klin. Monatsbl.*, X, p. 23, 1872), comme celui qui peut succéder à l'ablation d'une tumeur (Jobert), sont mentionnées dans tous les traités, mais presque uniquement dans le but de compléter le cadre nosologique, sans que des observations détaillées aient jamais permis d'approfondir cette étude, au reste assez peu féconde en résultats pratiques.

E. *Anomalies congénitales des points et des conduits lacrymaux.*

L'absence complète des points lacrymaux coïncide, dans la plupart des faits observés, avec l'absence de la glande lacrymale qui se rencontre dans l'anophthalmie et la cyclopie : ce vice de conformation porte tantôt sur les deux canalicules, tantôt sur un seul. Parfois on peut avoir l'occasion d'observer l'absence congénitale des points supérieurs seuls ou des deux points du même côté. Enfin on observe, comme nous avons eu l'occasion de le voir chez un jeune homme de vingt et un ans, l'absence des deux points lacrymaux de chaque côté.

A côté de cette anomalie peu fréquente, on en a signalé une autre, assez rare elle-même, et qui consiste dans la présence de points et de conduits lacrymaux surnuméraires. Le point supplémentaire occupe soit le même mamelon que le point normal, tout en aboutissant dans un conduit propre (G. Behr), soit un point plus ou moins éloigné de la petite proéminence et donnant accès dans un conduit terminé en cul-de-sac, comme dans le cas de de Graefe (1). Dans cette observation aussi bien que dans les deux relatées par M. Weber (2), les points surnuméraires existaient à la paupière inférieure. Dans les cas de M. Weber, où l'un des points lacrymaux surnu-

(1) *Archiv für Opthalmologie*, t. I, A. 1, p. 288.
(2) *Ibid.*, t. VIII, A. I, p. 352.

méraires affectait la forme d'une fente, on constatait entre les orifices et le sac une communication directe. Dans une observation de M. Zehender (1), le point supplémentaire occupait la paupière supérieure et le conduit qui le continuait aboutissait directement dans le sac. Dans celui de M. Schirmer (*loc. cit.*, p. 18), le point était placé dans une sorte de sillon qui est assez souvent visible le long de la paroi supérieure du canalicule.

Ce sillon ne se trouve pas décrit par les auteurs et constitue une rainure de la partie supérieure du conduit, qui commence à 1 ou 2 millimètres de la papille lacrymale. La paroi est ici notablement amincie et, en introduisant une fine sonde dans le conduit, elle apparaît presque à jour, recouverte qu'elle est seulement par une fine pellicule. Le tout ressemble à une réunion d'un conduit préalablement fendu et non tenu ouvert, de façon qu'on adresse souvent la question aux malades s'ils ne se sont pas déjà soumis à un traitement de sondes. Je n'ai pas rencontré de cas de rainure congénitale du conduit, mais seulement cet amincissement de la paroi.

ARTICLE IV

CATARRHE (BLENNORRHÉE) DU SAC LACRYMAL ET DU CANAL NASAL, TUMEUR LACRYMALE SIMPLE, DACRYOCYSTITE

Considérations générales. — Avant d'entreprendre l'étude d'une maladie si importante au point de vue pratique, et dont le traitement a soulevé des discussions si nombreuses entre les auteurs, il est utile de rappeler en peu de mots les notions anatomiques qu'on possède sur cette région, en insistant principalement sur la capacité des parties qui la composent. Quant à la disposition topographique de ces parties, nous renvoyons au travail de M. Merkel (p. 1003).

Il n'est pas naturel d établir une distinction entre les maladies inflammatoires du sac lacrymal et celles du canal nasal, puisque la muqueuse passe, en général, de la première de ces cavités dans la seconde, sans changer sensiblement de caractère, et puisque, pour reconnaître la naissance exacte du canal dans le sac, on doit se guider sur ce fait que la muqueuse du canal est adossée de toutes parts à une paroi osseuse, tandis que la paroi antérieure du sac est appliquée contre des parties molles et douées de mobilité (2).

Nous donnons ici les dimensions du sac lacrymal et du canal nasal obtenues par deux des auteurs qui se sont le plus occupés de cette question.

(1) *Klinische Monatsblätter für Augenheilkunde*, 1863, p. 394.

(2) Il faut être bien prévenu que l'exactitude de ces assertions ne saurait se démontrer sur des pièces conservées dans l'alcool, où la muqueuse s'altère dans sa constitution, se plisse et forme, à l'entrée du canal, une valvule qui n'existe presque jamais sur les pièces fraîches. Ces parties ne peuvent donc être étudiées avec fruit que sur des cadavres très bien conservés, chez lesquels la muqueuse du sac n'a pas encore été modifiée dans ses qualités par la décomposition des sécrétions que cette cavité contient presque toujours.

Arlt (1). Weber (2).

Sac lacrymal.

Arlt (1)	Millim.	Weber (2)	Millim.
Longueur	10	Longueur	12 à 15
Profondeur d'arrière en avant	4	Profondeur	6
Largeur	4	Largeur	4

Canal nasal.

Arlt (1)	Millim.	Weber (2)	Millim.
Longueur	10 à 16 (3)	Longueur	10 à 12
Profondeur	1 1/2 à 2 1/2	Profondeur	4
Largeur	» »	Largeur	3

Ces mensurations ont été exécutées sur le cadavre, et il nous semble que leurs auteurs n'ont pas assez tenu compte de ce que, dans ces conditions, la muqueuse et le tissu caverneux (érectile) du canal (voy. p. 1017) s'affaissent, faute d'afflux sanguin, de manière à rendre le sac et le canal sensiblement plus spacieux que pendant la vie. En outre, ces mêmes mesures ont été vérifiées sur des préparations faites au moyen d'injections solidifiables (Bochdaleck et Arlt ont fait, pour ces injections, usage de cire, et M. Weber de l'alliage de Wood). Ces injections nécessairement poussées avec une certaine force pour remplir les cavités refoulent la muqueuse contre l'os, compriment les veines, chassent le liquide dont elle est imbibée et dilatent outre mesure les parois extensibles du sac. Les inconvénients de cette méthode éclatent surtout dans les résultats obtenus par M. Weber, qui trouve, pour la profondeur du sac, 6 millimètres, tandis que de Arlt, si exact et si réservé dans ses mensurations, n'attribue que 4 millimètres à l'écartement des parois antérieure et postérieure du sac. De même, pour la profondeur du canal nasal, M. Weber trouve 4 millimètres; de Arlt, au maximum 2 1/2 millimètres.

Quelles sont donc les déductions pratiques qu'on peut tirer de ces notions anatomiques, en dépit des résultats différents qu'elles indiquent? Voici les principales:

1° On sait que le sac lacrymal se rétrécit insensiblement pour former le canal nasal : or la mesure de ce rétrécissement, d'après les chiffres donnés plus haut, est comprise entre 1/2 et 2 millimètres.

2° Il y a entre la profondeur et la largeur du *sac* des différences manifestes : il n'en est pas toujours de même pour les différences correspondantes

(1) *Archiv für Ophthalmologie*, t. I, A. 2, p. 135.

(2) *Klinische Monatsblätter*, 1863, p. 63.

(3) De cette longueur il faut déduire de 4 à 8 millimètres qui, appartenant à l'extrémité inférieure du canal, courent, dans nombre de cas, dans l'épaisseur de la muqueuse sans être adossés au conduit osseux. De Arlt, tout en donnant au canal lacrymal des dimensions de largeur et de profondeur identiques, ne le croit pas exactement cylindrique, mais légèrement aplati sur les côtés.

du *canal*, et, lorsque ces différences existent aussi pour celles-ci, elles ne dépassent jamais le chiffre de 1 millimètre. Cela prouve clairement que le canal se rapproche beaucoup de la forme cylindrique, fait qui se confirme par la forme que prennent les sondes de laminaria dont se servaient autrefois quelques praticiens.

Nous pouvons ajouter à cela que les variations physiologiques qui s'observent dans la capacité des voies d'élimination des larmes, dans la longueur, enfin dans la direction de ces voies, sont très nombreuses et intimement liées à la conformation des os de la face. Il en résulte naturellement qu'elles doivent être fort remarquables lorsque, comme nous avons eu occasion de le faire, on les étudie d'une race à l'autre.

Symptômes anatomiques. — Les symptômes caractéristiques du catarrhe (blennorrhée) du sac lacrymal et du canal nasal sont :

1° L'augmentation morbide de la sécrétion de la muqueuse;

2° L'accroissement en épaisseur de cette membrane, auquel peut succéder un amincissement atrophique;

3° La dilatation des parois du sac.

1° La muqueuse des parties qui nous occupent sécrète, à l'état normal, une très petite quantité d'un liquide transparent et filant sous le doigt. Cette sécrétion s'accumule principalement dans les parties déclives des voies éliminatrices des larmes, c'est-à-dire dans le canal nasal, dont la muqueuse, assez exactement appliquée à la paroi osseuse, ne peut, à l'état de vacuité, mettre ses faces en contact. Examinée au microscope, cette sécrétion contient toujours une certaine quantité de cellules épithéliales provenant de l'épithélium cylindrique de la muqueuse du sac et de celui qui tapisse les glandes en grappe, autrement dit les diverticules folliculaires formés par cette membrane.

Lorsque, sous l'influence d'une irritation quelconque, la sécrétion des voies lacrymales augmente, son produit se trouble et l'examen microscopique apprend que ce défaut de transparence doit être rapporté à l'augmentation de nombre des cellules épithéliales que ce liquide contient normalement. Bientôt ce trouble s'accroît et il apparaît dans le produit de sécrétion des filaments blanchâtres : alors le microscope révèle que les cellules épithéliales ci-dessus mentionnées diminuent en nombre et qu'à leur place apparaissent en quantité de plus en plus considérable des cellules, qui prennent les caractères des cellules de mucus, avec tendance à s'agglutiner les unes aux autres.

Quand l'intensité de l'irritation portée sur la muqueuse des voies lacrymales s'est accrue par la décomposition (fermentation) de la sécrétion stagnante, alors une véritable diapédèse peut être engendrée du côté des vaisseaux de la paroi et les cellules lymphoïdes peuvent se mélanger en très grand nombre à la sécrétion du sac et du canal nasal. Comme les travaux de Sattler l'ont démontré, la sécrétion renferme, à cette époque, un nombre des plus variés de micro-organismes, mais elle conserve toutefois sa réaction alcaline, qui s'accentue encore davantage.

Le nom de *catarrhe* (1), qu'on donne à ces états inflammatoires plus ou moins aigus, a été choisi pour les distinguer des maladies ulcératives et phlegmoneuses dont la même muqueuse peut être le siège et où le produit est, en général, purement purulent. Il se différencie de la sécrétion, fournie par le catarrhe du sac lacrymal et le canal nasal, quelque intense que soit l'inflammation, en ce que la sécrétion ne renferme qu'un mélange de cellules épithéliales, de mucus et un nombre relativement restreint de globules de pus. On n'est donc guère exposé à confondre avec les produits d'un catarrhe ceux que fournit l'inflammation ulcéreuse ou phlegmoneuse des voies lacrymales. Si les voies éliminatrices des larmes donnent naissance à un écoulement purulent, c'est une preuve certaine qu'elles sont le siège d'une maladie plus profonde qu'un simple catarrhe, et plus sérieuse, attendu qu'elle implique presque toujours à sa suite un processus ulcératif, suivi d'un travail cicatriciel.

La quantité de la sécrétion catarrhale est proportionnée à l'irritation inflammatoire qui agit sur la muqueuse des voies lacrymales, et à l'étendue de la surface irritée. Tandis qu'au début on peut à peine, en comprimant le sac, en faire jaillir par les points lacrymaux, s'ils sont restés libres, une goutte d'un liquide légèrement trouble, on voit, à une époque plus avancée, cette sécrétion devenir plus abondante et occuper une cavité assez large, constituée par le sac lacrymal progressivement dilaté. Alors, le liquide sécrété est de couleur jaunâtre, très trouble, filant et semblable, pour l'aspect, à du pus mal lié. La présence dans ce liquide de filaments blanchâtres et la consistance, en quelque sorte albumineuse, qu'il conserve encore à des époques très avancées de la maladie, établissent, même à la simple vue, quelques différences caractéristiques entre ces produits du catarrhe simple et le pus fourni par une muqueuse ulcérée et le phlegmon du sac.

2° L'impossibilité où l'on se trouve de soumettre la muqueuse des voies lacrymales à une investigation directe, au début du catarrhe, empêche qu'on ne se rende compte des progrès du gonflement qui s'y opère. Il faut, en général, attendre, pour faire cet examen, une époque avancée de la maladie, où, par l'ouverture du sac ou le sondage, on puisse s'éclairer sur les changements anatomiques survenus dans la muqueuse.

Le gonflement catarrhal de cette membrane s'accompagne d'une forte hypérémie de ses vaisseaux ; aussi saigne-t-elle avec la plus grande facilité,

(1) La difficulté de voir directement la muqueuse et de se procurer des pièces fraîches d'anatomie pathologique explique pourquoi, nous guidant presque exclusivement, surtout au début, sur la nature des produits sécrétés, nous sommes forcés d'accepter sous le nom de catarrhe une inflammation unique de la muqueuse des voies lacrymales, tandis qu'il est à présumer que cette membrane, comme la conjonctive, est sujette à des affections assez différentes, mais donnant lieu à des troubles de sécrétion peu distincts les uns des autres. A l'appui de cette supposition, nous citons un seul fait, aujourd'hui acquis à la science, c'est la présence de vraies granulations dans la muqueuse des voies lacrymales.

dès qu'on y porte une sonde exploratrice. Si, au milieu de la période d'état d'un catarrhe aigu très intense, on vient à ouvrir le sac, sa muqueuse offre un aspect tomenteux et présente quelquefois des saillies papilliformes ; en outre, si le gonflement dont elle est le siège s'est effectué avec assez de rapidité pour que les parois du sac n'aient pu se dilater graduellement, elle se montre couverte de plis très nombreux qui réduisent de beaucoup l'espace destiné aux larmes et aux produits de sécrétion et donne lieu rapidement à la formation d'un réceptaculum où croupit et fermente la sécrétion, avant de descendre dans le canal nasal.

Dans ces conditions, on comprend sans peine que, l'évacuation du sac lacrymal et du canal nasal ayant peine à se faire, le liquide retenu dans les sinuosités de ces cavités puisse y acquérir des qualités irritantes, altérer la couche épithéliale et provoquer ainsi de la suppuration (ulcère catarrhal). Il est vrai que, dans un bon nombre de cas, les symptômes d'irritation diminuent et que la muqueuse s'affaisse, tout en fournissant une sécrétion plus abondante, qui a alors pour résultat la dilatation progressive des parois du sac.

3° La distension du sac lacrymal est une conséquence naturelle de la pression que les produits sécrétés et retenus dans cette cavité exercent sur ses parois. Cette dilatation atteint surtout un degré considérable lorsqu'elle peut se faire lentement, sans être interrompue dans ses progrès par des poussées inflammatoires réitérées : celles-ci, en fournissant tout à coup une sécrétion très abondante, ont, en effet, pour résultat d'exercer sur la muqueuse une distension souvent assez violente pour déterminer dans le tissu cellulaire sous-muqueux une inflammation phlegmoneuse. Nous ne partageons pas, à ce sujet, la manière de voir de de Arlt, pour lequel le ramollissement inflammatoire des tissus contigus à la muqueuse et des parties molles de la paroi antérieure du sac serait pour beaucoup dans le mode de production de cette dilatation : nous avons, au contraire, acquis dans l'étude clinique de ces faits, la conviction que la dilatation atteint des proportions d'autant plus considérables, que les phénomènes inflammatoires localisés dans la muqueuse restent eux-mêmes à un degré d'intensité moins élevé et que l'inflammation est plus modérée dans les tissus voisins.

Quel est le mécanisme de cette dilatation ? L'altération survenue dans la qualité et la quantité du produit de sécrétion des voies lacrymales, et le gonflement de leur muqueuse suffisent amplement pour expliquer la rétention des liquides qui survient dans le catarrhe simple. L'évacuation du sac lacrymal se fait de moins en moins complètement et cesse enfin de s'effectuer spontanément. Les portions du muscle orbiculaire affectées au rapprochement des parois du sac (muscle lacrymal postérieur de Henke) se distendent progressivement, s'allongent et s'affaiblissent au point de perdre toute leur contractilité. On est donc en droit de dire que l'augmentation de volume du sac paralyse les forces qui s'opposent normalement à cette dilatation. Celle-ci se fait principalement vers les points où la distension du sac rencontre le moins de résistance, c'est-à-dire en avant, en haut et en dehors.

La dilatation du sac ne se manifeste d'abord que par une faible saillie du tégument au-dessous, plus tard aussi au-dessus du ligament palpébral interne. Elle est surtout appréciable au toucher et facile à démontrer lorsque, par une pression douce, il est possible de chasser le contenu du sac, et cette évacuation donne à la pulpe du doigt la sensation d'élasticité et d'une résistance vaincue. Peu à peu, la distension du sac devient plus facile à apprécier et les contours de cette cavité se dessinent en relief, lorsque toutefois le gonflement inflammatoire des parties voisines ne vient pas le masquer. Le sac dilaté forme alors une *tumeur* de plus en plus gênante pour le malade et d'un aspect choquant; elle atteint, dans quelques cas, le volume d'un œuf de pigeon, se creuse, par une compression prolongée, une sorte de loge dans l'apophyse montante du maxillaire supérieur, et use, par une résorption lente, la crête lacrymale postérieure et les points osseux contigus de la paroi orbitaire, pour s'insinuer entre elle et le globe de l'œil. De Arlt a vu ainsi le sac se porter, dans l'étendue de 18 millimètres, vers la cavité torbitaire, avec les diverticules qui y étaient annexés. Cette énorme dilaation fut autrefois désignée par Heister sous le nom de *hernie du sac lacrymal* (Heister).

Tandis que le sac atteint des proportions si considérables, il s'y opère trois changements capitaux, qui se rapportent à l'état de la muqueuse, à la nature des produits qu'elle fournit, enfin au mode d'évacuation de ces produits. A mesure que la muqueuse augmente en surface, le gonflement y diminue: de rougeâtre et veloutée qu'elle était, elle devient ardoisée, lisse et parsemée, çà et là, de quelques élevures verruqueuses. Dans les cas où le sac a acquis des dimensions considérables, la muqueuse offre une coloration d'un gris pâle et se rapproche, pour l'aspect, des membranes séreuses. La teinte ardoisée qu'elle montre parfois est identique avec celle d'une muqueuse gastro-intestinale qui a été longtemps le siège d'un catarrhe chronique.

Au fur et à mesure que la membrane qui tapisse le sac dilaté s'altère davantage par l'effet de cet amincissement atrophique, la sécrétion épaisse et trouble qu'elle fournissait d'abord devient plus fluide, s'éclaircit, montre dans sa masse quelques rares filements et prend insensiblement les caractères d'un blanc d'œuf peu consistant. Cette transformation a valu à ces tumeurs le nom d'*hydropisie du sac lacrymal* (Anel), de *mucocèle du sac* (Mackenzie), par suite de la comparaison qu'on a faite entre cet état et celui qu'on observe parfois dans la vésicule biliaire, les trompes de Fallope, etc.

Il s'opère, pendant la dilatation du sac lacrymal, un autre phénomène digne de remarque: c'est le rétablissement de la perméabilité du canal nasal. Au début du catarrhe, le gonflement inflammatoire de la muqueuse arrive généralement à obturer le canal, de telle sorte que la pression qu'on exerce alors sur le sac a pour effet ordinaire d'en faire jaillir le contenu par les conduits lacrymaux; mais, au fur et à mesure que la muqueuse se dilate en s'amincissant, la perméabilité du canal éliminateur des larmes se rétablit. Si l'on comprime avec le doigt une tumeur lacrymale volumineuse, l'évacuation se fait par le nez, rarement par les conduits; non que ceux-ci aient perdu leur perméabilité, comme on s'en assure facilement au moyen du sondage, mais bien à cause de l'obliquité de leur embouchure dans le sac, effet nécessaire de la dilatation qu'il a subie.

Tandis qu'on voulait autrefois que le sac ne se dilatât considérablemen qu'à la condition que l'évacuation de son contenu ne pût se faire par le canal nasal, nous croyons, au contraire, que la perméabilité se rétablit assez souvent, alors que le sac n'est pas encore aussi énormément distendu. Il est vrai de dire que les malades réussissent parfois mieux que le médecin à vider leur tumeur, ayant appris, par des tentatives répétées, à comprimer le sac dans une direction convenable, ce qui est nécessaire, puisque cette cavité, progressivement dilatée et munie, dans quelques cas, de plusieurs anfractuosités, a peu à peu perdu ses rapports normaux avec le canal nasal. Ce déplacement s'opère généralement de telle sorte que le canal occupe une partie excentrique de la base de la tumeur. Les malades, en penchant la tête en avant et en refoulant le sac en bas et en arrière, font jaillir ainsi de la narine correspondante un jet de liquide visqueux et transparent.

Le sac lacrymal n'acquiert jamais les dimensions d'une forte tumeur, si le dégonflement de la muqueuse ne favorise pas ces évacuations fréquentes; car, comme nous aurons occasion de le répéter, la rétention absolue des produits sécrétés est bientôt la cause d'une complication phlegmoneuse.

Symptômes subjectifs. — Le premier symptôme que les malades accusent, dans la plupart des cas, est un larmoiement qui les incommode un certain temps avant l'époque à laquelle ils trouvent, quelquefois, une petite quantité de mucosités mêlée aux larmes accumulées dans le grand angle de l'œil. Peu à peu, la région de l'angle interne se gonfle, et, en comprimant le ligament palpébral interne, on fait jaillir, dans le cul-de-sac conjonctival, par l'un ou l'autre des points lacrymaux, ou par les deux à la fois, un mucus plus ou moins abondant. Tel est du moins le mode d'apparition d'un catarrhe peu intense, à marche chronique: car, s'il survenait des phénomènes inflammatoires plus aigus, l'évacuation spontanée ou artificielle des produits sécrétés serait rendue impossible par la tuméfaction et le plissement de la muqueuse.

Au début d'une affection catarrhale des voies lacrymales, la gêne que les malades accusent est généralement peu marquée: elle ne le devient que quand des clignements répétés augmentent l'afflux des larmes et, partant, la distension du sac. Lorsque les paupières sont restées closes, après le sommeil, par conséquent, les malades se trouvent relativement bien; au contraire, leurs plaintes redoublent par les temps froids, humides, et quand une irritation quelconque des yeux y fait un appel exagéré de larmes. A mesure que la tumeur augmente, qu'il devient plus difficile de la vider par les conduits déviés et que, même par la pression, on n'arrive qu'avec peine à l'évacuer au travers d'un canal dont la muqueuse est gonflée, les malades éprouvent souvent dans la région orbitaire une sensation pénible de pression et des tiraillements douloureux causés par la distension des parois du sac. Lorsqu'une fois celui-ci s'est fortement dilaté, que sa muqueuse s'est affaissée de manière à en permettre l'évacuation, les symptômes sont très variables suivant les sujets.

Ici nous attribuons au mode d'après lequel le sac est vidé une grande influence sur la marche des phénomènes morbides. Chez quelques malades, le sac, parvenu à un certain degré de distension, donne, sous l'action du muscle orbiculaire, spontanément issue dans le sac conjonctival à une petite quantité de mucosités. Celles-ci irritent la muqueuse, augmentent la sécrétion des larmes, excorient le bord ciliaire, déterminent des blépharites ciliaires rebelles, et deviennent pour ceux qui en sont affligés une cause incessante de tourments (1). Chez d'autres, le contenu du sac ne se met jamais spontanément en contact avec la conjonctive, et il est même très difficile, par la pression, d'en faciliter l'issue au travers des conduits. Dans ces circonstances, les malades ressentent dans le grand angle de l'œil la sensation gravative ci-dessus mentionnée, ce qui les porte à comprimer leur tumeur lacrymale pour la vider dans le nez, et, tandis que des personnes chez lesquelles la maladie s'est compliquée d'hypérémie conjonctivale et de blépharite, viennent bientôt réclamer du soulagement chez le médecin, celles-là n'y songent que dans les cas où, par suite d'une application défectueuse des angles internes des paupières, il y a stagnation des larmes et hypersécrétion consécutive par une irritation de la conjonctive ; chez d'autres, c'est lorsque, faute d'une évacuation régulière et intelligente, le sac forme une tumeur qui les défigure, ou qu'il survient une complication phlegmoneuse.

La *marche* de la maladie et les désagréments qui y sont attachés dépendent donc essentiellement de l'intensité du larmoiement, lié lui-même au mode d'application des paupières, du degré de la rétention des produits sécrétés dans le sac et de la façon d'après laquelle se fait l'évacuation.

Le catarrhe des voies lacrymales peut se *terminer* de plusieurs manières différentes. La guérison spontanée de cette maladie est un fait acquis pour certains cas ; on l'a vue survenir alors que, le contact des larmes et de la sécrétion des voies lacrymales avec la conjonctive étant bien supporté, le larmoiement diminuait assez pour que la dilatation du sac restât très modérée. Cette heureuse terminaison est, au contraire, presque impossible toutes

(1) Il ne faut pas oublier ici que le simple fait de la stagnation des larmes près du lac lacrymal, favorisée par une application défectueuse des angles internes des paupières, provoque une irritation bien suffisante pour expliquer l'hypersécrétion des larmes. Si, par conséquent, à la suite d'une oblitération artificielle du sac, et si par une rétraction consécutive, les angles internes des paupières restent fortement appliqués contre le globe de l'œil, on comprend que, indirectement, l'oblitération du sac aura pu diminuer sensiblement la sécrétion des larmes.

les fois que la distension du sac a été considérable. En effet, si dans ces circonstances l'action réflexe que la conjonctive, irritée d'une manière constante par ces produits, exerce, de son côté, sur la muqueuse du sac, persiste un certain temps, les malades se trouvent toujours sous le coup d'une complication phlegmoneuse. Il est cependant juste d'ajouter que celle-ci peut elle-même déterminer la guérison.

Enfin, si la conjonctive n'est le siège d'aucune irritation et que tout se passe dans les voies lacrymales, la maladie peut durer indéfiniment, sans s'accompagner d'accidents inflammatoires, à moins que ces derniers ne reconnaissent pour cause un arrêt survenu dans l'écoulement des produits de sécrétion au travers du canal nasal, une dilatation très brusque du sac, etc.

Étiologie.—Le catarrhe des voies lacrymales peut exister à l'état idiopathique; mais il résulte principalement de l'extension d'une phlogose siégeant primitivement dans la membrane de Schneider ou dans la conjonctive : enfin dans des cas rares, il peut être symptomatique d'une maladie du périoste ou des os de la face. Le catarrhe du sac peut ainsi être aussi consécutif à une ophthalmie blennorrhagique, mais je pense qu'on a tort de parler d'une blennorrhagie du sac ou d'une dacryocystite blennorrhagique (Schirmer), cette tendance des catarrhes du sac à devenir blennorrhagiques n'existe pas. Plus rarement, il reconnaît pour cause une contusion directe du sac lacrymal, ou la présence d'un corps étranger dans cette cavité. Nous verrons, à l'occasion de l'étude de l'inflammation phlegmoneuse du sac lacrymal, que les sténoses et atrésies du sac lacrymal sont choses des plus rares et ne doivent pas figurer dans l'étiologie de la dacryocystite catarrhale.

Un fait certain, c'est que, si la rétention des larmes est, à elle seule, capable, comme l'observation le prouve, de déterminer l'inflammation catarrhale de la conjonctive, elle doit suffire à produire un effet identique sur la muqueuse si délicate qui tapisse les voies lacrymales. Si donc, l'embouchure inférieure du canal nasal est obstruée, comme il arrive fréquemment dans le catarrhe intense de la membrane de Schneider, les larmes cessent de s'écouler simplement par le nez, et la muqueuse des voies lacrymales se prend elle-même d'un catarrhe sous l'influence de ce contact irritant. Cette succession de phénomènes morbides s'observe principalement chez les personnes dont la sécrétion lacrymale est naturellement abondante.

Le plus souvent, ces symptômes inflammatoires sont peu prononcés et disparaissent dès que le cours des larmes se rétablit; mais il n'en est pas de même quand l'irritation s'est assez prolongée pour déterminer une légère dilatation du sac et troubler ainsi le mécanisme complexe qui préside à l'évacuation de cette cavité. Ce sont aussi de préférence des inflammations de nature infectieuse qui remontent du nez vers le canal et sac lacrymal, et cela explique la variété si grande de micro-organismes que l'on rencontre dans la sécrétion inflammatoire du sac lacrymal. Le catarrhe du sac lacrymal persiste encore, lorsque, par suite d'antécédents inflammatoires réitérés la muqueuse du canal nasal, longtemps irritée par le séjour d'éléments infectieux, a éprouvé, dans plusieurs parties de sa couche épithéliale, des pertes de substance devenues le point de départ d'ulcérations superficielles qui ont rétréci concentriquement le calibre du canal. Le moindre gonflement inflammatoire suffit, dans ces conditions, pour amener l'obstruction de ce conduit.

On sait que les inflammations catarrhales de la conjonctive et, au premier rang, celles qui accompagnent les fièvres à exanthème, ont une tendance marquée à se propager vers les voies lacrymales. Critchett père (1) prétend avoir observé cette extension des phénomènes inflammatoires dans un bon nombre de cas d'ophthalmie catarrhale ou purulente des nouveau-nés. Cette assertion nous a d'autant plus étonné qu'on reconnaît généralement que les affections des voies lacrymales sont peu communes avant la septième année. Il en est autrement chez les adultes ; ici, comme nous venons de le dire, un catarrhe du sac lacrymal peut suivre l'ophthalmie blennorrhagique sans que celle-ci s'étende directement au sac lacrymal.

Il est une autre maladie de la conjonctive qui gagne fréquemment la muqueuse des voies lacrymales, c'est l'ophthalmie granulaire ; elle est alors d'autant plus à redouter qu'elle devient l'une des causes les plus actives de ces rétrécissements invincibles contre lesquels la thérapeutique échoue le plus souvent.

Nous n'insisterons pas davantage sur les différentes inflammations dont le voisinage met en péril la muqueuse du sac lacrymal et du canal nasal ; il nous paraît plus important de mettre en relief l'influence que l'étroitesse naturelle de ces voies exerce sur la persistance des phénomènes inflammatoires qui s'y sont spontanément développés ou qui les ont gagnées de proche en proche.

L'étroitesse *exagérée*, mais physiologique, des voies lacrymales, coïncide ordinairement avec une conformation particulière des os de la face, c'est-à-dire avec un écartement exagéré des yeux et un aplatissement prononcé du dos du nez (2). D'autre part, nous trouvons, quant à nous [Arlt (3) semble être du même avis], dans une disposition diamétralement opposée, caractérisée par une forte saillie des os propres du nez, jointe à la profondeur du creux sous-orbitaire, une seconde cause prédisposante de la maladie qui nous occupe. Cette disposition semble, en effet, impliquer un aplatissement latéral excessif du canal nasal. Nous avons été, de tout temps, frappé du nombre des israélites qui sont affectés de maladies des voies lacrymales, et nous n'avons pu trouver l'interprétation de ce fâcheux privilège que dans les considérations qui précèdent.

(1) Voyez *Leçons sur les maladies de l'appareil lacrymal*, professées à Moorfiel's Hospital (*Annales d'Oculistique*, t. LI, p. 91).

(2) On sait combien les blépharites, très probablement consécutives à des affections des voies lacrymales, sont fréquentes dans la race mongole.

(3) *Loc. cit.*, t. III, p. 309.

Les statistiques (consultez le tableau dressé par le docteur Esmerian) sont unanimes sur un autre point de l'étiologie du catarrhe des voies lacry-

20120 Observations, 1230 Cas, 6,1 %

Hommes 470, 2,33 %.
Femmes : 760, 3,77 %.

AGE	SIMPLE LARMOIEMENT			DACRYOCYSTITE			FISTULE LACRYMALE			TUMEUR LACRYMALE		
	Nombre de cas.	Proportion pour cent de cas.	Proportion pour cent de malades.	Nombre de cas.	Proportion pour cent de cas.	Proportion pour cent de malades.	Nombre de cas.	Proportion pour cent de cas.	Proportion pour cent de malades.	Nombre de cas.	Proportion pour cent de cas.	Proportion pour cent de malades.
0 — 1	Hommes 1 / Femmes 1 } 2	0,08 / 0,08 } 0,16	0,005 / 0,005 } 0,01	1 / 1 } 2	0,08 / 0,08 } 0,16	0,005 / 0,005 } 0,01						
1 — 10	15 / 15 } 30	1,2 / 1,2 } 2,4	0,07 / 007 } 0,14	5 / 2 } 7	0,4 / 0,16 } 0,56	0,02 / 0,01 } 0,03	1	0.08	0,005	1	0,08	0,005
10 — 20	40 / 42 } 82	3,2 / 3,4 } 6,6	0,2 / 0,2 } 0,4	9 / 16 } 25	0,73 / 1,3 } 2	0,04 / 0,08 } 0,12				1	0,08	0,005
20 — 30	63 / 121 } 184	5,1 / 9,8 } 14,9	0,31 / 0,6 } 0,91	11 / 21 } 32	0,9 / 1,7 } 2,6	0,05 / 0,1 } 0,15	1 / 1 } 2	0,08 / 0,08 } 0,16	0,005 / 0,005 } 0,01	1 / 2 } 3	0,08 / 0,16 } 0,24	0,005 / 0,01 } 0,014
30 — 40	57 / 109 } 166	4,6 / 8,8 } 13,5	0,28 / 0,54 } 0,82	19 / 39 } 58	1,54 / 3,17 } 4,7	0,09 / 0,19 } 0,28	1 / 4 } 5	0,08 / 0,32 } 0,4	0,005 / 0,02 } 0,024	4 / 6 } 10	0,32 / 0,48 } 0,81	0,02 / 0,03 } 0,05
40 — 50	58 / 121 } 179	4,7 / 9,8 } 14,5	0,28 / 0,6 } 0,89	10 / 23 } 33	0,81 / 1,87 } 2,7	0,05 / 0,11 } 0,16	1 / 2 } 3	0,08 / 0,16 } 0,24	0,005 / 0,01 } 0,014	4	0,32	0,02
50 — 60	78 / 104 } 182	6,3 / 8,4 } 14,8	0,38 / 0,51 } 0,9	12 / 29 } 41	0,97 / 2,36 } 3,33	0,06 / 0,14 } 0,2				2 / 5 } 7	0,16 / 0,4 } 0,56	0,01 / 0,02 } 0,03
60 — 70	50 / 49 } 99	4,0 / 4,0 } 8,0	0,24 / 0,24 } 0,49	6 / 15 } 21	0,48 / 1,2 } 1,7	0,03 / 0,07 } 0,15	1	0,08	0,005	4 / 3 } 7	0,32 / 0,24 } 0,57	0,02 / 0,014 } 0,16
70 — 80	17 / 19 } 36	1,4 / 1.5 } 2,9	0,08 / 0,09 } 0,17	3 / 3 } 6	0,24 / 0,24 } 0,48	0,01 / 0,01 } 0,02						
TOTAL.	379 / 581 } 960	30,8 / 47,2 } 78	1,88 / 2,88 } 4,77	76 / 149 } 225	6,2 / 12,4 } 18,3	0,38 / 0,74 } 1,11	3 / 9 } 12	0,24 / 0,73 } 0,97	0,01 / 0,04 } 0,06	12 / 21 } 33	0,97 / 1,7 } 2,7	0,06 / 0,1 } 0,16

males, à savoir, sur la préférence marquée de cette maladie pour le sexe féminin, fait qui doit évidemment tenir à la conformation des os de la face.

Il semble aussi que le côté gauche soit plus souvent atteint que le droit.

A peine est-il nécessaire d'ajouter que le catarrhe des voies lacrymales résulte quelquefois d'une obstruction du canal nasal déterminée par une cause extérieure à ce conduit, soit par une tumeur développée dans les fosses nasales, le pharynx, le sinus maxillaire, soit encore par une fracture, une déviation, une exostose, une carie ou une nécrose des os voisins. Disons, en terminant, que nous croyons contraire à une observation exacte l'opinion émise dans quelques traités récents, et qui veut qu'une simple déviation des points ou des conduits lacrymaux prédispose au catarrhe des voies lacrymales. Il est, en effet, bien plus naturel de penser qu'une pareille déviation (consécutive à la blépharite) est très propre à favoriser la guérison d'un catarrhe préexistant, en s'opposant à l'irritation permanente que la stagnation du fluide lacrymal exercerait fatalement sur la muqueuse ; d'ailleurs, l'expérience et les indications qu'elle fournit pour la thérapeutique le prouvent suffisamment.

Le *traitement* du catarrhe lacrymal est sujet à des indications très différentes, et qui varient avec l'âge de la maladie, avec les altérations anatomiques qu'elle a déterminées dans la muqueuse et les parois du sac, enfin avec les complications intercurrentes. Quoi qu'il en soit, ce traitement doit remplir, dans tous les cas, trois conditions essentielles :

A. Rétablir la perméabilité des voies lacrymales et prévenir la stagnation des liquides ;

B. Combattre la sécrétion morbide de la muqueuse ;

C. Restituer, autant qu'on le peut, à ces voies, particulièrement au sac, leur configuration primitive.

A. Pour qu'il soit permis d'espérer le rétablissement de la perméabilité, il est bien évidemment nécessaire que l'obstacle existant ne soit pas insurmontable, et, par conséquent, ne consiste point dans une destruction étendue de la muqueuse, dans une exostose ou une carie des parois, etc. Quand donc l'obstruction n'est produite, comme dans la plupart des cas, que par le gonflement de la muqueuse, ou même par l'existence concomitante, dans cette membrane, de légères traînées cicatricielles consécutives à des ulcérations de cause catarrhale, il n'est pas indiqué de recourir à une véritable dilatation du canal au moyen de sondes. Il est temps d'insister sur ce que le mode de traitement de Bowman part d'un principe faux, croyant qu'il s'agit de combattre par le sondage de véritables rétrécissements cicatriciels. Ceux-ci n'existent pas, dans la presque totalité des cas de catarrhe du sac et de dacryocystite catarrhale, comme on peut si aisément s'en rendre compte, en dilatant, d'après Otto Becker, le point et le conduit lacrymal supérieur et en passant tout de suite dans le canal une forte sonde de Bowman (5 ou 6). C'est le plissement de la muqueuse tuméfiée qui s'oppose au libre passage des larmes et des mucosités, et empêche qu'une colonne continue de liquide, nécessaire au régulier fonctionnement de l'évacuation des larmes, existe entre le lac lacrymal et la cavité nasale.

Pour la reconstitution de cette capillarité par la présence d'une couche de liquide, il n'est besoin, ni de dilatation, ni de stricturotomie; il suffit de combattre l'affection catarrhale de la muqueuse et le gonflement qu'elle présente. A cet effet, le sondage nous sert, sans recourir à l'idée d'une progression dans le calibre des sondes. Une sonde de moyen calibre (2 ou 3, de Bowman) suffit donc pendant toute la durée du traitement, qui n'a d'autre but que le rétablissement d'une colonne de liquide, de la capillarité dans les voies lacrymales par un séjour quelque peu prolongé et qui n'agit que très secondairement par dilatation ou plutôt par légère compression sur la muqueuse. Du traitement de Bowman on a donc, avec raison, conservé le *principe du sondage et d'attaquer les maladies des voies lacrymales par les ouvertures naturelles de ces voies;* mais, ce qui est absolument à regretter, c'est que ce mode de traitement doive agir par dilatation progressive.

Autrefois on ouvrait le sac lacrymal au-dessous du ligament palpébral interne et l'on cherchait, pendant un temps souvent fort long, à vaincre, au moyen de cordes à boyau, de fils ou d'un clou de plomb, le rétrécissement du canal, qu'on regardait alors comme l'unique cause du catarrhe. Depuis nombre d'années, on a abandonné ce traitement, pauvre en résultats, et, d'après les conseils de Bowman (1), on pratique le sondage au travers des conduits préalablement fendus. Tandis qu'en Angleterre on incise de préférence le conduit inférieur, en Allemagne et en France on aime mieux, suivant les conseils de M. Weber, introduire les sondes par le conduit supérieur. Cette pratique s'autorise de ce que, pour pénétrer dans le sac par le conduit lacrymal supérieur (qu'il n'est pas nécessaire de fendre jusqu'à la caroncule, puisque le seul obstacle qu'il oppose aux sondes siège au niveau de son point lacrymal), on n'a pas besoin d'exercer sur ce conduit, pour lui donner la direction de la sonde introduite dans le canal nasal, autant de tiraillements que s'il s'agissait du conduit inférieur. On a, en effet, observé que ces tiraillements sont la cause des obstructions du conduit inférieur qui surviennent à son embouchure dans le sac, lorsqu'on a mis en usage ce mode de traitement pendant un temps assez long et déterminé la destruction de l'épithélium de cette partie. En outre, si le sac se trouve en réalité une fois rétréci, une sonde, introduite par le conduit supérieur, s'en échappe bien moins facilement, en glissant au dehors, au moment où l'on veut la pousser dans le canal, que cela n'arrive pour le conduit inférieur.

Nous avons pour habitude d'attaquer la maladie par le conduit inférieur, lorsqu'il n'existe pas de sécrétion morbide, qu'il ne s'agit en quelque sorte que de combattre un simple larmoiement, qui ne nécessite pas une introduction fréquemment répétée de la sonde. Au contraire, on a recours au sondage à travers le conduit supérieur chaque fois qu'il s'agit d'une véritable dacryocystite et qu'on est contraint de répéter pendant longtemps le sondage, infiniment plus facile par le conduit supérieur et moins agaçant

(1) *Ophthalmic hospital Reports*, oct. 1857, et *Annales d'Oculistique*, t. XXXIX, p. 78.

pour les malades. Inversement à ce que nous conseillons pour la section du conduit inférieur, nous fendons alors le supérieur jusque assez près de la caroncule, afin de faciliter l'introduction directe de haut en bas de la sonde et de donner un libre écoulement du contenu du sac au moment de sa compression par l'orbiculaire.

On se sert, pour pratiquer la dilatation des voies lacrymales, des sondes de Bowman. Ces sondes, faites d'argent malléable, sont au nombre de six et leur calibre est mesuré de telle sorte que le numéro 1 présente les dimensions d'un crin très fort, tandis que le numéro 6 a un vingtième de pouce de diamètre (un peu plus de 1 millimètre). L'opérateur peut imprimer à ces sondes une légère courbure, de manière à ne rencontrer d'obstacle ni du côté de la saillie frontale, ni du côté du sac lacrymal et du canal nasal ; il doit toujours, en les introduisant, tenir compte de la déviation physiologique que présentent ces voies, par rapport au plan médian.

Voici comment on procède à ce sondage, qui ne laisse pas que d'être, dans quelques cas, une manœuvre assez délicate. Après avoir fendu le conduit supérieur suivant les indications données, on attire la paupière supérieure en haut et en dehors, afin de mettre à découvert le conduit fendu, puis on pousse *le long de sa paroi postérieure* la sonde n° 2 ou n° 3 de Bowman, jusqu'à ce qu'on ait atteint la paroi postérieure du sac. En attirant la paupière en haut, il est possible de placer le conduit supérieur presque en ligne droite avec le canal dans lequel doit pénétrer la sonde. Lorsqu'une fois on a mis cette dernière en contact avec la *paroi postérieure du sac, le long de laquelle elle doit glisser* dans le canal, il faut la maintenir dans cette position (1). Dans ce but, il faut, en relevant la sonde, l'adosser contre l'os frontal, dans la direction d'une ligne qui, passant par le milieu du ligament palpébral interne et par l'intervalle compris entre la deuxième incisive supérieure et la dent canine correspondante, irait rejoindre l'arcade sourcilière vers la tête du sourcil. Cette ligne se confond avec le sillon naso-labial sur lequel de Arlt veut qu'on se guide ; les mouvements, auxquels ce pli cutané est exposé pendant l'opération du sondage, fait qu'il fournit parfois un point de repère moins sûr que l'intervalle dentaire ci-dessus indiqué (2).

Lorsqu'une fois on a donné à la sonde la direction qu'elle doit suivre, il ne reste plus qu'à la pousser doucement de haut en bas, en augmentant progressivement la pression, si l'on éprouve quelque résistance, mais en évitant d'imprimer à l'instrument la moindre secousse. Le plus souvent, on

(1) En n'observant pas cette règle de conduite, on risque de perforer un pli de la muqueuse, de la décoller et de faire une fausse route, ce qui peut singulièrement compromettre le traitement.

(2) M. Weber (*loc. cit.*, p. 71) fait passer l'extrémité inférieure de sa ligne fictive par la couronne de la deuxième incisive, en insistant sur ce que le sillon naso-labial aboutit inférieurement en dehors de la direction du canal nasal. Quant à nous, nous pouvons affirmer que, dans le plus grand nombre des cas, le milieu du ligament palpébral interne, le sillon naso-labial, l'interstice de la deuxième incisive et la tête du sourcil sont en ligne droite avec la direction de la sonde introduite.

franchit sans difficulté l'obstacle, quand il réside uniquement, comme c'est presque la règle, dans un gonflement modéré de la muqueuse, ou même dans la présence de quelques légères traînées cicatricielles à la surface de cette membrane. Lorsque, au contraire, la sonde transmet à la main la sensation d'une certaine résistance, plutôt que de forcer le cathétérisme, nous le remettons au lendemain, ou au surlendemain, en conseillant au malade de profiter de ce laps de temps pour combattre l'engouement de la muqueuse au moyen de lotions froides répétées et de pressions douces, mais fréquentes sur le sac.

Quand on est parvenu à introduire dans le canal la sonde n° 2 ou n° 3 de Bowman, on la laisse en place pendant dix ou vingt minutes, et l'on n'a généralement pas de peine à répéter le sondage, les jours suivants, en n'augmentant pas le calibre des tiges d'argent.

Il est nécessaire d'employer cette méthode quotidiennement, pendant quelques semaines, jusqu'à ce que la sécrétion morbide et le larmoiement aient complètement cessé : on en acquiert la certitude lorsque la compression, exercée avec la pulpe du doigt indicateur ne donne plus du tout cette sensation particulière d'élasticité ou de résistance vaincue que l'on éprouve en chassant dans le canal nasal le liquide accumulé dans le sac lacrymal. Ce mode d'appréciation exige, il faut le dire, beaucoup de subtilité, si l'on songe que la rétention d'une très faible quantité de ce mucus suffit pour entretenir le larmoiement et pour disposer par là aux rechutes. Il faut, d'un autre côté, se garder de trop prolonger le cathétérisme, qui peut lui-même devenir une cause d'irritation.

Dans les cas heureux où le catarrhe des voies lacrymales est simple et ne se complique pas d'une dilatation marquée du sac, ce mode de traitement en procure généralement la cure radicale. Mais il n'en est plus ainsi quand la sécrétion morbide, très abondante, a fortement dilaté le sac. Alors (sans parler ici de complications ulcératives et de quelques autres altérations du canal sur lesquelles nous aurons à revenir), on voit parfois le simple sondage de Bowman échouer, tout en constatant qu'il a rétabli l'écoulement des produits morbides dans le nez.

M. Weber a attiré l'attention sur l'insuffisance de ce traitement et sur les rechutes auxquelles il expose quelquefois les malades. Pour cet auteur, l'inefficacité du cathétérisme de Bowman réside principalement dans la forme cylindrique des sondes d'argent, dans leur trop petit diamètre et leur défaut d'élasticité, qu'il considère comme impropres à suivre exactement le canal dans lequel on les porte. M. Weber a donc voulu substituer aux sondes métalliques les bougies élastiques faites pour le sondage de l'urèthre et dont la plus mince correspond au numéro 5 de Bowman.

Il est bien entendu que, pour introduire ces bougies, il est indispensable d'ouvrir plus largement le conduit lacrymal supérieur, et même de débrider en partie le ligament palpébral interne, de la manière que nous indiquerons en traitant des injections. Lorsque M. Weber ne réussit pas du premier coup à introduire la plus fine de ses bougies (celle qui correspond au numéro 5 de Bowman), il se sert préalablement, pour forcer le rétrécissement, d'une sonde métallique biconique, dont nous donnons le dessin (fig. 239) (1). L'une des moitiés de cet instrument correspond, par sa petite extrémité, au numéro 1 de Bowman et atteint, à une longueur de 30 ou 35 millimètres, 1 millimètre et demi ou 2 millimètres de diamètre; l'autre moitié de la sonde offre, aux mêmes distances de son extrémité libre, une épaisseur de 2 à 3 millimètres et demi. Cette sonde est graduée et doit répondre au double but de déterminer le siège du prétendu rétrécissement et de le forcer, pour permettre l'introduction des bougies qui correspondent aux numéros 5 et 6 de Bowman. Si M. Weber n'arrive pas tout d'abord à pousser ces bougies jusque dans le canal, il cesse ses tentatives pendant quelques jours et s'efforce, durant cet intervalle, de diminuer, par des injections d'eau tiède, l'engouement de la muqueuse ; si, malgré cette préparation, le canal se refuse encore à admettre les sondes, c'est alors que M. Weber a recours à sa dilatation forcée. Cette

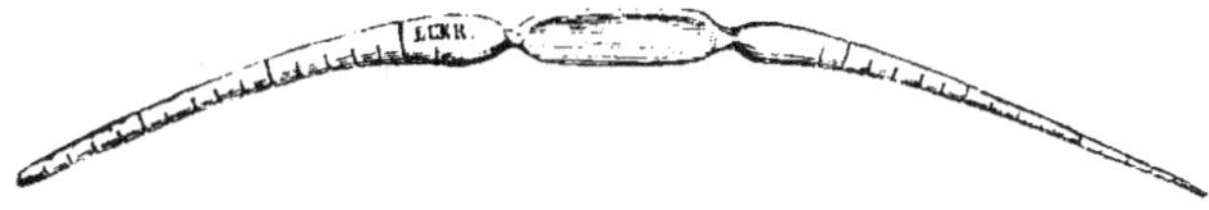

Fig. 239.

méthode brutale d'introduction de fortes sondes a paru encore insuffisante à M. Théobald, qui est arrivé à faire établir des sondes analogues aux sondes de faible épaisseur de l'urèthre.

Quant à nous, nous croyons *absolument erroné* le principe sur lequel on s'appuie pour espérer guérir les phlegmasies de la muqueuse des voies lacrymales par une dilatation forcée et par la compression qu'exercent sur cette membrane les sondes exactement moulées sur le canal; il suffit de jeter un coup d'œil sur les dispositions anatomiques de la région qui nous occupe, pour voir avec quelle force les grosses sondes de MM. Weber et Théobald doivent comprimer la muqueuse du canal contre la paroi osseuse qui la double. En résumé, cette question nous paraît jugée, contre l'opinion de ces confrères, auprès des médecins qui ont l'occasion de traiter un grand nombre de ces catarrhes; et non seulement l'introduction de ces fortes sondes devient souvent une source directe d'irritation, mais encore, après avoir, en apparence, forcé le rétrécissement, elle détermine, dans beaucoup de cas, la formation d'un véritable obstacle invincible, c'est-à-dire l'atrophie de la muqueuse sur une large étendue (2).

(1) On peut à volonté munir l'extrémité de la partie faible de l'instrument d'un petit renflement olivaire. Toutes sortes de dilatateurs des voies lacrymales ont été construits, qui, comme la sonde de Weber, ne sont bons qu'à figurer comme pièces historiques.

(2) Nous avons vu avec une grande satisfaction que plusieurs de nos confrères, entre autres Arlt, Critchett père, etc., n'ont pas accepté l'emploi de sondes plus volumineuses, et se sont le plus souvent refusés de se servir des numéros forts de Bowman.

Cette atrophie et la sécheresse qu'elle détermine dans le sac et le canal fortement rétrécis simulent assez bien une guérison complète avec rétablissement de la perméabilité des voies, ce qui suffit parfois aux malades qui sécrètent peu de larmes; elles deviennent, au contraire, une source constante de tourments pour ceux chez lesquels la sécrétion lacrymale est ordinairement abondante.

Nous nous sommes prononcé de même (précédente édition) contre la dilatation qu'on pratique avec des sondes douées de la propriété de se gonfler par l'humidité; Critchett père (*loc. cit.*, p. 212) a prôné l'usage de sondes fabriquées avec la tige desséchée d'une plante marine, la *Laminaria digitata*, substance recommandée pour la première fois comme moyen de dilatation par M. Sloan (d'Ayr). Ces sondes, de même dimension que celles de Bowman, s'introduisent avec une grande facilité, vu que, polies et privées de leurs substances salines, elles offrent beaucoup de résistance; mais leur propriété hygrométrique, surtout lorsqu'on les a introduites très sèches, est tellement prononcée, qu'au bout de peu de temps elles acquièrent un volume notable et fournissent un moule très exact du canal et des rétrécissements qu'il est supposé présenter. Dix minutes après qu'on les a poussées dans le canal, il est déjà très difficile de les retirer, si ce n'est en y mettant beaucoup de force, et cette manœuvre a, chez plusieurs de nos malades, causé un écoulement de sang tel, que nous sommes suffisamment édifié sur l'innocuité de ce moyen. Nous avons eu beau prendre le soin de faire varier la durée du séjour des sondes de laminaria, qu'on peut vernir en partie, en ne laissant à nu que le point exact qui doit correspondre à leur action; dans tous les cas, nous devons le dire, le résultat de ce mode de traitement a été une irritation assez violente du canal, du sac et quelquefois même de la conjonctive (1). Le cathétérisme au moyen des sondes de laminaria doit donc être exclusivement réservé aux cas dans lesquels on veut se renseigner s'il existe ou non un rétrécissement, et c'est encore l'emploi de ces sondes qui nous a appris que les rétrécissements n'existent, en réalité, que dans l'esprit des médecins traitants.

En résumé, nous donnons hautement aux sondes métalliques de faible calibre de Bowman la préférence sur tous les autres moyens de dilatation; et cela d'autant plus volontiers que l'introduction de ces sondes devient bientôt, dans un grand nombre de cas, assez facile *pour qu'on puisse l'abandonner à des malades intelligents.*

(1) Quand Critchett père, tout en reconnaissant les inconvénients de cet effet excessif, ajoutait « que tout bon mécanicien doit savoir que, s'il possède une force exubérante, il n'a qu'à la diriger et en régulariser l'emploi pour en obtenir, à volonté, d'excellents effets », nous ne pouvons, quant à nous, refuser de croire qu'il existe bien des forces inapplicables à une muqueuse tapissée d'un épithélium aussi délicat que celui des voies lacrymales. Malgré les recommandations d'un homme aussi haut placé qu'était Critchett père, malgré les chaleureux éloges prodigués à la laminaria par M. Weber (*Klinische Monatsblätter*, t. III, p. 99), nos pressentiments se sont vérifiés, car l'usage des sondes de laminaria est actuellement abandonné en ophthalmologie.

B. La seconde indication capitale qui se présente dans le traitement du catarrhe est de combattre la sécrétion morbide de la muqueuse. Lorsqu'on est appelé à traiter beaucoup de ces affections, on arrive bientôt à reconnaître que, si la dilatation du sac a été poussée au point de former une tumeur, le rétablissement de la perméabilité du canal par le sondage n'est pas, comme nous l'avons dit, toujours suivi d'une guérison du catarrhe. La sécrétion persiste et, avec elle, la disposition aux rechutes. Certains malades suppléent, il est vrai, à cette insuffisance du traitement, en ayant soin d'évacuer soigneusement et souvent le contenu morbide de leur sac lacrymal; mais il n'en est pas toujours ainsi, et plusieurs chirurgiens, désespérés de cette persistance obstinée de la sécrétion catarrhale, recourent alors à l'oblitération du sac.

Une observation attentive nous a prouvé que la dilatation unie à l'emploi des astringents et des antiseptiques est, dans ces cas rebelles, d'un effet souverain.

De tout temps on s'est servi, contre les diverses phlegmasies du sac lacrymal et du canal nasal, de topiques astringents; mais leur mode d'application laissait beaucoup à désirer. Ainsi, on peut aussi instiller le médicament (de préférence le collyre astringent jaune, voy. t. I, p. 283), dans le sac conjonctival, après avoir, au préalable, vidé soigneusement le sac lacrymal, et l'on peut espérer du liquide absorbé par cette cavité une action très salutaire sur la muqueuse malade. Mais il est sans doute préférable d'injecter directement par les conduits la solution astringente et antiseptique dans le sac lacrymal même. On s'est servi, à cet effet, de la seringue d'Anel, ou l'on a tenté de pousser le liquide par l'orifice inférieur du canal nasal au travers d'une sonde creuse de Gensoul; d'ailleurs, il est clair que l'existence ou la formation d'une fistule externe devait notablement simplifier l'introduction des topiques. Mais toutes ces méthodes ont un grave inconvénient, car aucune d'elles ne fournit un jet de liquide assez fort. Le médicament se décompose donc au contact des produits de sécrétion, avec lesquels il se mélange peu à peu dans les replis de la muqueuse gonflée, et souvent l'injection ne réussit pas même à nettoyer complètement le sac.

Le procédé que M. Weber indique est encore le meilleur de ceux qu'on a employés jusqu'à nos jours. Il consiste à introduire, au travers du conduit supérieur fendu, la canule conique et forte de la seringue d'Anel (canule destinée à l'injection dans les fistules), à porter l'extrémité de l'instrument assez profondément dans le sac pour boucher le conduit inférieur, et à pousser l'injection avec une certaine énergie. Cette méthode a néanmoins l'inconvénient d'exposer l'opérateur à blesser la paroi postérieure du sac et à faire porter sur cette cavité, au détriment du canal nasal, la plus grande partie de l'effet du topique.

Nous avons pensé que la meilleure manière de remédier à tous ces défauts était de creuser les sondes de M. Bowman et de les adapter exactement, une fois introduites, soit au corps d'une seringue, soit à une poire en caoutchouc, soit mieux encore, au moyen d'un petit ajutage à un irrigateur, (voy. DC, fig. 240. Ces sondes ont été généralement adoptées par nos confrères et figurent sous le nom de « sondes creuses de Bowman », quoiqu'il soit bien certain que notre éminent confrère n'a jamais, lui, fait creuser ses sondes, et que je ne sois même pas certain qu'il se serve de nos sondes creuses.

Il suffit des sondes creuses équivalentes comme épaisseur aux numéros 2 et 3 de Bowman, et l'on peut les faire simultanément servir (après avoir retiré le mandrin A, fig. 240) et à la prétendue dilatation et aux injections. On fait passer, au travers de ces canules, qu'on peut à volonté pousser jusque dans le nez, un courant d'eau tiède qui nettoie le canal, après quoi l'on injecte une faible solution de sulfate de zinc ou de nitrate d'argent (1 à

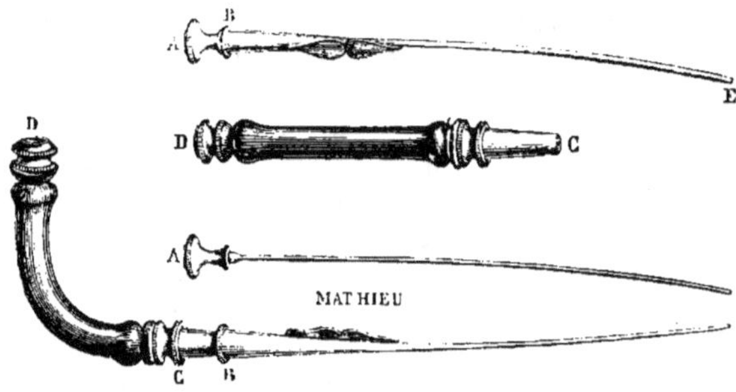

Fig. 240.

2 grammes pour 300), ou simplement les solutions antiseptiques (sublimé, acide borique ou phénique) usitées en ophthalmologie. Après avoir, suivant les besoins, plus ou moins longtemps irrigué, on retire progressivement la sonde, afin d'agir d'une manière uniforme sur tous les points de la muqueuse. Ces injections, très bien supportées des malades, nous ont servi à enrayer des catarrhes des voies lacrymales pour lesquels nous commencions à désespérer des moyens pacifiques.

Autant nous nous sommes élevé contre le cathétérisme forcé des voies lacrymales, autant nous sommes opposé à l'usage d'injections trop caustiques, telles que la teinture d'iode mêlée, à parties égales, d'eau distillée (Fano) : ces moyens sont destructifs et amènent facilement, comme cela ressort manifestement des observations publiées par les chirurgiens qui les préconisent, l'obstruction des voies, où l'on voulait combattre une inflammation superficielle et dont on cherchait avec raison à rétablir les fonctions normales.

Quant à l'emploi très ingénieux des sondes imprégnées de topiques astringents, en particulier de nitrate d'argent (Rau, Dubois), nous nous contentons de dire que l'effet de cette méthode, très difficile à mesurer, est le plus souvent excessif.

Pour éviter les frôlements par trop souvent répétés, ainsi que les blessures de la muqueuse, on a conseillé (Wallin, Haynes, Williams, Schweigger) de faire porter de faibles sondes métalliques, dont on recourbait le bord supérieur, pendant des semaines et des mois, sans discontinuer. Quoiqu'il soit aisé de masquer la portion courbée et repliée sur la paupière inférieure par un petit morceau de taffetas, cette résurrection du clou de Scarpa en miniature a eu d'autant moins de succès auprès des malades qu'on ne pouvait les persuader qu'en perspective de l'avantage de pareil traitement, car au moment du port de cette sonde, l'œil pleurait ordinairement encore bien plus que la sonde retirée.

C. La dilatation considérable du sac est une des complications les plus fâcheuses du catarrhe et une de celles qui apportent au traitement le plus d'entraves. Lorsqu'on a rétabli d'une manière assez satisfaisante la perméabilité du canal nasal, on se sert, pour combattre la dilatation du sac, de trois principaux moyens: les injections et irrigations, l'évacuation répétée du sac, enfin la compression prolongée de cette cavité au moyen du bandeau compressif.

Pour que l'introduction de la sonde creuse n° 3, à laquelle on devra recourir un grand nombre de fois dans un temps limité, soit aussi facile que possible, il est nécessaire de pratiquer, sous la peau, la section partielle du ligament palpébral interne. Dans les cas où cette petite opération est requise, les troubles de l'élimination des larmes sont déjà tels, à cause de la dilatation du sac, qu'on n'a pas à craindre de les accroître par un débridement trop étendu.

La section sous-cutanée du ligament se pratique de la manière suivante : on fend le conduit supérieur jusque vers la caroncule, puis on fait glisser la pointe mousse du couteau de Weber le long de la paroi postérieure du sac, en arrière du ligament et dans la direction du canal, tout à fait comme on s'y prenait pour ouvrir le sac avec le couteau de Petit. Lorsque plus des deux tiers du petit couteau de Weber ont disparu en arrière du ligament, son tranchant étant tourné en avant, on tend vers la tempe la commissure externe et l'on fait basculer d'arrière en avant le manche de l'instrument. Le ligament se trouve ainsi sectionné dans une étendue variable; la sensation de craquement qui se transmet aux doigts de l'opérateur et l'écoulement d'une certaine quantité de sang prouvent d'une manière irrécusable que cette section a été bien faite (1). Quant aux injec-

(1) Le débridement sous-cutané du ligament palpébral interne a été recommandé en premier lieu par M. Weber (*Archiv für Ophthalmologie*, t. VIII, A. I, p. 107). M. Jaesche (*Ibid.* t. X, A., II, p. 76), pour donner un accès plus libre aux instruments dilatateurs, procède de la manière suivante : « On fend, dit cet auteur, le conduit inférieur, autant qu'il paraît opportun, avec le couteau de Weber (on ne choisit le conduit supérieur que lorsque des raisons particulières y engagent). Si le passage du conduit dans le sac est libre, on pénètre tout de suite avec le couteau dans ce dernier. Le petit couteau doit, à cet effet, exécuter le mouvement de bascule connu, mais être dirigé de telle façon que, mis en position verticale, son tranchant regarde directement en dehors. En retirant le couteau, on abaisse son manche un peu en dehors et l'on fend le sac lacrymal dans cette direction en bas, dans une étendue de 4 à 5 millimètres, conjointement avec le tissu cellulaire adjacent, et avec quelques fibres musculaires ténues. Si l'entrée du conduit inférieur n'est pas libre dans le sac, il faut commencer par le rendre perméable, une fois le conduit fendu. »

tions ou mieux encore les irrigations, on doit, pendant quelques semaines, les employer chaque jour, en changeant de temps à autre la solution, et en élevant, au besoin, modérément la dose.

C'est ce débridement du ligament palpébral interne que M. Stilling, ayant vu à notre clinique le couteau de Weber poussé jusque vers l'extrémité du canal nasal, pour opérer en même temps une sorte de scarification de la muqueuse et pour être certain de bien couper, en retirant l'instrument, le ligament, a transformé en *stricturotomie* (voy. *Ueber die Heilung der Verengerung der Thränenwege mittelst der inneren Incision*, Kassel, in-8°, 1868). Comme il fallait naturellement aussi un stricturotome, on a adossé deux couteaux de Weber l'un à l'autre et obtenu ainsi une plus ample scarification de la muqueuse gonflée du sac et du canal nasal, car à cela se borne « l'opération de Stilling », des strictures n'étant pas à couper, mais l'introduction de ce couteau assez large, réclamant une vaste communication du sac lacrymal avec le sac conjonctival, et entraînant un débridement très notable du côté du ligament palpébral interne. La faveur, dont cette opération a joui pendant quelque temps, est due à l'action de cet ample débridement et à la scarification qui s'y adjoint, ayant souvent pour conséquence une disparition assez rapide des phénomènes inflammatoires, mais entraînant, par la brutalité de l'introduction du scarificateur, une perturbation définitive et irrémédiable dans la délicate fonction éliminatrice des larmes.

Que le mot de stricturotomie doit être absolument rayé de la thérapeutique des voies lacrymales, nous en avons déjà donné plus haut les raisons cliniques; mais aussi les recherches d'anatomie pathologique contredisent formellement la présence de strictures : ainsi, déjà en 1835, Osborne (*Darstellung der Apparate zur Thränenableitung in anatom. physiolog. u. pathol. Hinsicht*, Prag., in-8°, p. 75) ne trouve, sur cent cinquante préparations anatomiques, pas une seule sténose ou réunion de la muqueuse formant rétrécissement. Les travaux ultérieurs de Bernard, Hasner, Arlt, etc., ont absolument confirmé ce fait, que de véritables sténoses ne se produisent pas à la suite de maladies de la muqueuse des voies lacrymales, qu'aucune ressemblance n'existe ici avec ce qui se passe pour l'urèthre, qu'elle ne se déchire pas, à moins qu'il n'y ait eu un traumatisme, portant le plus souvent sur les os. La majeure partie de la muqueuse qui garnit le sac est appliquée à une paroi osseuse, ainsi que la totalité de celle du canal. Cette fixité de la membrane fait que, même en s'exulcérant et en s'atrophiant, elle tend à s'accoler à sa paroi et à agrandir plutôt la cavité qu'elle circonscrit que de la rapetisser. Aussi, après des inflammations prolongées du sac et du canal, on voit, comme nous l'avons indiqué plus haut, plutôt une tendance au rétablissement de la perméabilité (momentanément interrompue par le gonflement) se manifester que celle de la production d'un rétrécissement par agglutination de la muqueuse, comme cela s'observe pour l'urèthre.

Mais la routine est si puissante pour maintenir les erreurs en médecine, il est tellement plus facile d'introduire dans notre science une erreur, même grossière, comme celle de la stricturotomie, que de réussir à l'en faire sortir, que M. Schirmer n'ose pas ne pas consacrer un article aux sténoses et atrésies du sac et du canal lacrymal (*Graefe-Saemisch*, VII, p. 27); quoiqu'il observe avec raison que, « si l'on voulait appeler toute imperméabilité momentanée du sac et du canal lacrymal une atrésie, sténose ou stricture, on la trouverait presque dans tous les cas de dacryocystite, car une rétention du contenu du sac enflammé est presque la règle sans exception. La muqueuse gonflée et la sécrétion épaissie qui, en séjournant dans le sac, peut devenir encore plus consistante, sont des causes qui agissent défavorablement sur l'élimination des larmes. Et pourtant, jusque dans les temps les plus récents, on a parlé d'un rétrécissement cicatriciel et d'une réunion de la muqueuse dans le sac et le canal lacrymal, comme la cause fondamentale la plus ordinaire de la dacryocystite. »

De fait, nous pensons qu'il serait temps d'en finir une bonne fois avec ces erreurs et de déclarer hautement *que les affections propres de la muqueuse et du tissu sous-muqueux des voies lacrymales, de quelque nature qu'elles soient, n'entraînent jamais ou presque jamais des rétrécissements ou strictures et que, pour la formation de véritables sténoses, une altération des os est indispensable, altération qui constitue la grande exception dans les maladies des voies lacrymales qui se présentent à nos soins.* Que même, dans ce dernier genre de maladie, il ne peut être question d'une stricturotomie, cela va sans dire. La seule chose, qui ressemble de bien loin à une section d'une sténose, est le débridement de la paroi antérieure du sac lacrymal.

Le large débridement du ligament palpébral interne possède, outre l'avantage signalé plus haut, celui de permettre une évacuation très complète du sac. C'est au malade lui-même à y procéder aussi souvent que possible par une douce pression, dès que cette cavité tend à se remplir.

Le rapprochement des parois du sac au moyen d'une pression continue est très efficace pour combattre la dilatation; aussi conseillons-nous à ceux de nos malades qui lisent beaucoup d'appuyer alors la tête sur le bras accoudé et de comprimer le sac au moyen du pouce. On a construit, pour le même usage, différentes pelotes qu'un ressort d'acier fixe à la tête; mais elles ont toutes l'inconvénient de se déplacer facilement, ou d'irriter le tégument externe par une pression immodérée. Le meilleur moyen d'atteindre le résultat auquel ces instruments ne peuvent arriver est, pour nous, l'emploi nocturne du bandeau compressif, chez les malades qu'on peut surveiller. Il faut alors combler soigneusement avec de la ouate placée sur une rondelle boratée l'excavation comprise entre l'arcade sourcilière et le dos du nez, en s'assurant que la rétention des produits morbides dans le sac conjonctival ne devient pas pour l'œil la source d'une irritation trop vive, ce qui forcerait à renoncer au bandeau. Cette compression, jointe aux injections et irrigations nous a, jusqu'à présent, même dans les cas de très forte dilatation, dispensé d'avoir recours à une excision partielle du sac, comme le conseillent de Ammon, Bowman et Monoyer, ou à l'éversion temporaire du conduit lacrymal inférieur, au moyen de la suture de Gaillard (Weber), procédés qui ne sont certainement pas sans désagréments sensibles pour les malades. La faradisation réitérée du muscle orbiculaire est un moyen qui peut être tenté pour activer le retour du sac à ses anciennes dimensions.

On comprend sans peine que, tout en usant des nombreuses méthodes dont nous venons de discuter l'opportunité, on doive observer des faits où des obstacles, provenant d'un rétrécissement osseux du canal nasal, opposent à ces moyens thérapeutiques une barrière infranchissable. C'est grâce seulement à une grande expérience qu'il appartient de reconnaître assez tôt ces cas tout à fait exceptionnels pour épargner au malade les ennuis d'un traitement interminable, et pour recourir sans tarder aux procédés plus radicaux, tels que l'enlèvement de la glande palpébrale.

Il sera intéressant, au point de vue historique et dans un intérêt pratique de thérapeutique, de comparer la manière d'agir de deux maîtres qui ont particulièrement affectionné l'étude des affections des voies lacrymales : de Arlt et Critchett père.

Le 4 décembre 1867, mon affectionné maître *Arlt*, auquel j'avais demandé quelles étaient ses idées sur le traitement de l'affection la plus fréquente des maladies des voies lacrymales, la dacryocystite, m'écrit : « Je cherche d'abord à tenir compte, autant que possible, des données étiologiques et à combattre, par exemple, l'inflammation de la muqueuse des fosses nasales, du pharynx, à enlever les polypes du nez, etc.

« Je ne procède à l'oblitération du sac lacrymal que dans les cas où je me suis convaincu qu'il existe une imperméabilité due à la soudure organique des deux muqueuses, ou dans les cas où il existe une hydropisie avec atonie du sac lacrymal, jointe à une distension telle qu'elle rend la propulsion des larmes, au moyen du muscle orbiculaire, complètement impossible.

« Là où le passage des larmes du sac dans le nez n'est entravé que par le gonflement de la muqueuse ou par des rétrécissements du canal nasal, ou au moins dans les cas où je me crois autorisé à admettre un pareil état, je m'efforce de rétablir la perméabilité par la méthode de Bowman, et je dois dire que, dans la majorité des cas, je suis très satisfait des résultats obtenus. Les procédés de Petit, Richter, Scarpa, etc., ne soutiennent pas la comparaison. Je n'ai pas employé la méthode de Weber, Jæsche, etc., pour des raisons qu'on comprendra plus loin.

« Il y a environ huit ans, j'ai commencé à me servir du procédé Bowman, n'ayant pas la prétention que cette méthode rendrait à la muqueuse sa souplesse naturelle (en la repassant, en quelque sorte, au moyen des sondes « *Ausbügeln* »), mais en la croyant apte à offrir les avantages de l'ancien procédé très rationnel d'Anel, tout en privant ce dernier d'une grande partie de ses dangers. Lorsque le cours des larmes est entravé par suite du gonflement de la muqueuse ou par des rétrécissements, *il s'agit bien moins d'agir en comprimant et en dilatant, que de rétablir une continuité dans la colonne de liquide placée entre le sac lacrymal et l'embouchure nasale du canal.* De cette manière, je pense que même les fines sondes d'Anel, suivies d'injection, peuvent être actives. Mais, dans des mains peu exercées ou en présence de certains changements pathologiques, la muqueuse des conduits et du sac a dû souvent être malmenée.

« En fendant le conduit supérieur jusqu'à moitié seulement (pas jusqu'à la caroncule), le danger de s'engager dans la paroi médiane du sac est bien moins grand, lorsqu'on renverse la sonde pour la mettre dans la position verticale, qu'en pénétrant dans un conduit intact, même le supérieur. Si pourtant je choisis toujours pour le sondage, sauf les cas où il est oblitéré, le conduit inférieur, c'est que, pendant l'introduction de la sonde jusqu'à la coupole du sac, ce conduit se prête bien mieux que son congénère à une tension convenable. Ceci me paraît très important, car, en introduisant la sonde, il faut en quelque sorte tirer le conduit sur elle, comme cela a lieu pour le pénis dans le cathétérisme uréthral. En n'agissant pas ainsi, on s'expose à plisser le conduit et à faire fausse route. Si, le conduit étant insuffisamment tendu, la sonde, dans un mouvement de va-et-vient, déplace encore sensiblement le conduit, et si l'on n'a pas éprouvé la sensation de résistance de la paroi osseuse du sac, ou plus encore si, au moment du renversement et de la descente de la sonde, le voisinage du ligament palpébral s'enfonce, on peut être sûr que le bout de la sonde n'est pas encore arrivé dans le sac et qu'en forçant on perfore le pli formé près de l'embouchure des conduits.

« En descendant la sonde, je ne regarde pas, comme le veut Weber, la position des dents incisives, et même je crois que ce serait déjà un reproche à faire à mon procédé, si, pendant l'introduction de la sonde, on voyait le malade accuser sa douleur par une grimace qui déplacerait sensiblement l'aile du nez. D'un autre côté, je me reproche d'avoir commis une faute si le nez saigne, quand le sondage est terminé, soit que la muqueuse ait été blessée au moment d'introduire ou de retirer la sonde. Il peut alors être arrivé qu'une sonde d'un trop fort calibre ait fait éclater le conduit, ou l'ait perforé près de son embouchure (l'oblitération en est facilement la conséquence); ou bien que la muqueuse du canal nasal ait été détachée ou perforée. On peut facilement pénétrer par une fausse route dans le canal nasal, vu que la muqueuse du sac et du canal ne sont que faiblement attachées aux os.

« On ne saurait ici être assez prudent. Ne pouvant descendre dans le canal sans employer de la force, on ne doit pas conclure qu'il est oblitéré. Il arrive parfois que j'aie besoin de cinq à six séances chez un malade, c'est-à-dire de huit ou dix jours, avant de pouvoir pénétrer dans le canal nasal. Parfois on passe avec le numéro 3 ou 4 là où l'on n'a pu faire passer le 1 ou le 2. Du reste, j'emploie rarement le numéro 1, parce qu'il s'accroche trop facilement.

« Comme la ligne droite qui réunit la coupole du sac avec l'embouchure du canal passe dans la plupart des cas, lorsqu'on la prolonge en haut, à travers le frontal, je donne aux sondes une courbe plus ou moins arquée et me tiens, pour ne pas avoir besoin d'exagérer cette courbure, tout près du bord orbitaire supérieur. Dans les cas où le malade fronce le sourcil, je l'attire en haut et j'engage le malade à regarder en haut au moment de la descente de la sonde. Ici les mouvements de clignement peuvent aisément éloigner la sonde de la paroi interne du sac qui doit lui servir de conducteur. La concavité de la sonde, c'est-à-dire la plaque qui porte les chiffres, regarde en avant pendant l'introduction de la sonde, et lorsqu'elle est placée elle se dévie plus ou moins en dehors, suivant que l'inclinaison latérale du canal est plus ou moins accusée.

« Il y a quelques années, je passais en quelques semaines du numéro 2 au 5 et même au 6; mais ayant observé des malades que j'avais traités ou vu traiter par d'autres, atteints d'oblitération et repris de larmoiement, je ne vais plus que jusqu'au numéro 4 et rarement jusqu'au 5. Je crois que le 5 et le 6 sont trop forts pour le plus grand nombre des conduits, et de pareilles sondes enlèvent facilement l'épithélium et peuvent faire éclater la partie non sectionnée du canalicule, soit en introduisant, soit en retirant la sonde. Un tel danger n'existe pas si, dans ce moment, la dilatation n'est pas exagérée; ainsi, par exemple, en retirant le 4, j'éprouve, à la sortie, une certaine résistance, j'emploie un numéro moins fort dans la séance suivante.

« Parfois l'obstruction du conduit n'est qu'apparente, on ne peut même passer le numéro 1; mais, si l'on se sert alors prudemment d'une sonde conique, en la faisant tourner sur elle-même, et en s'en tenant très exactement aux données anatomiques, on réussit à faire passer ensuite jusqu'au numéro 4, et l'on obtient la guérison.

« Je ne me suis servi ni d'injection, ni de cautérisation, ni d'incision des strictures: par contre, je m'appesantis plus sur le traitement général et l'hygiène.

« Un très grand avantage du procédé de Bowman, c'est que les malades, venant au début de leur affection consistant en une simple blennorrhée avec larmoiement, peuvent être rapidement guéris, et les fistules non calleuses se ferment promptement. Un autre avantage important, c'est que si l'affection de la muqueuse récidive, il suffit de reprendre le sondage pendant quelque temps. Du reste, certains malades apprennent très vite à se sonder eux-mêmes. »

Mon regretté ami *Critchett* père m'écrit, le 2 décembre 1867 : « En réponse à votre lettre relativement au traitement des maladies des voies lacrymales par la méthode de Bowman, je tiens à vous dire que je n'y ai apporté aucune modification importante, depuis la publication de mes leçons sur ce sujet. Je pense qu'il est très important d'éviter, autant que possible, de déchirer, de broyer ou de couper la muqueuse qui double le canal; je n'aime pas me servir d'une forte sonde lorsqu'une sonde de moyen calibre passe facilement; mais, quand il faut se frayer un chemin, je me sers d'une des plus grosses, que je maintiens en place pendant un certain temps, en réitérant son introduction de temps à autre jusqu'à ce que la tendance au rétrécissement ait cessé ou qu'il faille la considérer comme incurable. Dans de pareils cas, j'ai quelquefois laissé une sonde à demeure pendant quelques semaines, et j'ai fini de cette façon par vaincre l'obstacle. J'emploie maintenant plus rarement qu'autrefois les sondes de laminaria, car on tombe trop facilement dans la routine; mais je trouve encore des cas rebelles à d'autres moyens, où je m'en sers avec succès. »

ARTICLE V

PHLEGMON DU SAC LACRYMAL. — TUMEUR LACRYMALE ENFLAMMÉE. DACRYOCYSTITE PHLEGMONEUSE.

Symptômes anatomiques. — Nous venons de dire que le catarrhe des voies lacrymales a son siège dans la muqueuse, et que, lorsqu'il n'est pas compliqué, il fournit de préférence des éléments de mucus. Le phlegmon du sac lacrymal, au contraire, tout en prenant, dans la plupart des cas, son point de départ dans un catarrhe primitivement simple, a pour caractères essentiels d'intéresser à la fois la muqueuse et les tissus ambiants et de se terminer par suppuration.

Actuellement que l'on connaît la nature si essentiellement infectieuse du contenu d'un sac lacrymal, atteint de dacryocystite, on comprendra aisément que, si une intégrité parfaite de la muqueuse n'existe pas, la pénétration dans le tissu sous-muqueux de la sécrétion de la dacryocystite entraînera tout de suite une inflammation phlegmoneuse. Cette intégrité peut être abolie par la formation d'ulcérations catarrhales, par la production de fissures, dans un sac brusquement distendu, ainsi que par des traumatismes ayant agi sur le sac enflammé.

C'est ainsi que, dans le cours d'un catarrhe des voies lacrymales, on voit, d'une manière plus ou moins soudaine, le tégument voisin du grand angle de l'œil rougir et se prendre d'une tuméfaction qui se localise, au début, à la région du sac lacrymal. Bientôt il se manifeste dans ces parties un gonflement œdémateux qui s'irradie aux paupières, ainsi que la rougeur érysipélateuse ci-dessus mentionnée. Le plus souvent, la conjonctive bulbaire participe à la phlegmasie, que dénotent un léger chémosis et une faible sécrétion conjonctivale. A cette époque, la maladie porte tous les caractères d'un phlegmon diffus, et la tension souvent extrême de la peau dissimule la fluctuation.

Il est alors difficile de savoir si le phlegmon part du sac lacrymal, ou si ce dernier lui est étranger (*anchilops*); en effet, il n'est possible ni de déterminer, par la palpation, les limites du sac lacrymal, ni de donner issue, par la pression, à une partie de son contenu. Néanmoins, le diagnostic n'est pas si difficile qu'on pourrait le croire; car un peu d'attention permet de distinguer sans peine, d'avec le phlegmon du sac, un furoncle du grand angle, et l'anchilops est extrêmement rare (Arlt). D'un autre côté, les renseignements fournis par le malade suffisent ordinairement à dissiper tous les doutes, en apprenant au médecin si la maladie a été précédée, ou non, de simple larmoiement et de catarrhe du sac.

Quelques jours suffisent, le plus souvent, pour que la peau se soulève à une distance variable au-dessous du ligament palpébral interne, et forme une saillie acuminée qui donne bientôt issue à une quantité assez abondante de pus ou de mucos-pus. Généralement, au début, les larmes ne passent pas par l'ouverture fistulaire qui s'est ainsi formée, et cela, d'une part, à cause du gonflement inflammatoire des parties, d'autre part, à cause de l'inaction des fibres musculaires qui rampent à la surface antérieure du sac et qui participent à l'inflammation.

Telle est ordinairement la marche de la maladie; mais elle est sujette à deux modifications principales. En premier lieu, il arrive que le pus fourni, en majeure partie, par le tissu cellulaire sous-muqueux et sous-cutané, fuse au delà de la paroi du sac et se fraye un chemin vers un point du foyer morbide. Il en résulte que, l'ouverture de l'abcès tardant à se produire, il se forme un trajet fistuleux et sinueux. D'un autre côté, il peut se faire que le pus, en perforant la muqueuse, longe la paroi osseuse du canal et s'ouvre une nouvelle voie vers les fosses nasales. Cette terminaison peut être méconnue et faire croire à la résolution du phlegmon. Du reste, il faut le dire, ce mode d'évacuation n'est pas commun, quoiqu'on l'observe moins rarement encore que l'ouverture de l'abcès dans le nez par l'os unguis en partie nécrosé, ou dans le sac conjonctival par un trajet fistuleux qui court dans les parties molles des paupières. Très exceptionnellement, le pus peut pénétrer dans le tissu graisseux de l'orbite et provoquer un phlegmon orbitaire, qui abolit instantanément la vision, comme nous en avons à traiter actuellement un cas. Le malade se présentait trente-six heures après le début du phlegmon et un large débridement, jusque vers la partie la plus reculée de l'orbite, suivi d'un drainage, n'a pas déterminé un retour de vision.

Lorsqu'une fois le contenu du sac lacrymal et du canal nasal s'est évacué, les douleurs et les symptômes inflammatoires s'apaisent rapidement; l'orifice externe du foyer purulent se ferme ou se transforme en une ouverture fistuleuse, consécutivement à un écoulement prolongé des produits morbides et des larmes. Dans un assez grand nombre de cas, lorsque la fistule n'est déjà plus de date récente, la sécrétion morbide de la muqueuse s'améliore d'une manière sensible, et l'orifice tend manifestement vers l'oblitération ; si elle survient, elle expose le malade à une rechute, si la maladie de la muqueuse persiste, et une recrudescence amène une nouvelle déchirure près de l'endroit cicatrisé.

Les conséquences nécessaires d'une dacryocystite phlegmoneuse qui a établi une communication directe du sac avec l'air extérieur, en perforant la peau, sont une destruction variable de la muqueuse et la formation de tissu cicatriciel. La destruction de la muqueuse n'est pas nécessairement limitée au voisinage de l'ouverture fistuleuse; elle peut, au contraire, occuper une étendue d'autant plus considérable que les symptômes inflammatoires ont été plus intenses, et que la distension du sac par les produits muco-purulents a été plus rapide et plus forte.

La vérité de ce fait est incontestable pour tous ceux qui ont vu, sous l'influence d'une poussée inflammatoire unique, le sac s'oblitérer et le malade guérir. Abstraction faite de ces cas exceptionnels, on comprend sans peine que la formation de tissu inodulaire devienne, dans la maladie qui nous occupe, la cause d'une prédisposition marquée aux rechutes, puisque, par le manque d'extensibilité auquel donne lieu la rétraction de ce tissu, elle prédispose à des déchirures; mais on voit, sous l'influence de dacryocystites répétées, les parois du sac se souder en des points diamétralement opposés, de telle manière que la dilatation qui succède à la rétention de produits inflammatoires nouveaux, détermine dans cette cavité la formation de trabécules et de diverticules qui entravent singulièrement le traitement et retardent la terminaison du mal.

Les malades éprouvent ordinairement des douleurs intenses au niveau du grand angle de l'œil. Il s'y ajoute parfois une fièvre vive et un abattement assez prononcé, si le sac s'est distendu très brusquement et si le phlegmon prend ainsi beaucoup d'étendue; mais tous ces symptômes cèdent bientôt après l'ouverture spontanée ou artificielle du sac.

Nous ne croyons pas nécessaire d'insister davantage sur la *marche* de la maladie et nous nous contenterons de répéter une fois de plus qu'elle peut présenter bien des variations. Dans nombre de cas, l'ouverture qu'on a pratiquée à l'abcès, ou qui s'est faite spontanément, se ferme après la résolution des phénomènes inflammatoires; mais les malades n'étant pas guéris de leur catarrhe, et ce premier phlegmon du sac fournissant à cette maladie des éléments puissants d'entretien, ils se trouvent constamment sous le coup d'une rechute. En effet, il est des personnes qui sont, à tout instant, affligées d'un phlegmon du sac.

Si la carie ou la nécrose des os est signalée, dans presque tous les traités, comme une des conséquences des phlegmons du sac lacrymal, c'est qu'on a bien souvent pris pour effet du mal ce qui en est une cause puissante. De même, l'érysipèle des paupières et de la face, qu'on accuse à tort de pouvoir donner lieu aux maladies du sac lacrymal, n'en est alors que la conséquence.

Ces divers modes de terminaison rendent facilement compte des variations qui s'observent dans la durée de la maladie, et cela d'autant mieux que chaque poussée inflammatoire est très propre à changer, par des complications nouvelles, la marche primitive du mal.

Étiologie. — Il est rare que le phlegmon des voies lacrymales succède à une contusion, à une lésion de ces parties ou à la pénétration d'un corps étranger dans leur canal. Ordinairement, les malades eux-mêmes disent qu'il a préexisté une dacryocystite, une petite tumeur lacrymale dont ils ont pu chasser le contenu, soit dans le nez, soit dans le sac conjonctival, en exerçant une pression sur la région du grand angle de l'œil, et beaucoup se plaignent d'affections chroniques du nez, entretenues peut-être par un état défectueux des dents (Abadie). Nous devons ici, en quelque sorte, récapituler toutes les causes étiologiques indiquées pour la dacryocystite ; mais plus encore pour les affections phlegmoneuses du sac, les inflammations chroniques des fosses nasales, auxquelles participe toujours, jusqu'à une certaine hauteur, le revêtement du canal nasal, doivent ici être surtout invoquées ; ce qui, du reste, a déjà été signalé par Platner. Ainsi, dans les diverses formes chroniques d'eczéma (infectieux), il est rare de ne pas voir se former des tumeurs lacrymales avec phlegmons intercurrents.

Que la configuration du squelette contribue à faciliter la dacryocystite et le phlegmon du sac, résulte déjà du fait que le côté gauche, dont le conduit nasal paraît naturellement moins large, est plus fréquemment le siège du phlegmon que le côté droit (Serres), et que certaines configurations du crâne favorisent la production du phlegmon.

Nous avons suffisamment insisté sur la raison pour laquelle une dacryocystite se transforme en phlegmon, mais il reste à étudier sous quelles influences la sécrétion d'une dacryocystite, en s'ajoutant d'autres éléments infectieux (micro-organismes) provenant du sac conjonctival ou de la muqueuse nasale, finit par avoir une action encore plus délétère sur la membrane qui garnit sac et conduit lacrymal et avoir pour effet de diminuer ainsi la résistance de la muqueuse affectée de catarrhe, en y provoquant un phlegmon, des ulcérations plus ou moins circonscrites.

Certains malades racontent que la matière chassée de leur sac offrit, pendant quelque temps, une coloration brunâtre, due probablement à de légères hémorrhagies, et que durant les jours qui précédèrent l'invasion du phlegmon, l'évacuation des produits du catarrhe par le nez ou les conduits lacrymaux leur devint très difficile, sinon tout à fait impossible. A peine est-il nécessaire d'ajouter qu'en dehors de ces causes de phlegmon il en existe une autre, bien rare il est vrai, l'obstruction plus ou moins complète du canal nasal, déterminée, soit par une carie ou une nécrose des os, soit par la compression qu'exerce la présence d'une tumeur quelconque située dans le voisinage. La fixité de la muqueuse près d'un point osseux malade facilite sa déchirure, lorsque le sac lacrymal se distend.

Les sujets évidemment scrofuleux ou atteints de syphilis constitutionnelle sont, on le comprend aisément, exposés à la maladie que nous étudions.

Le *traitement* du phlegmon du sac lacrymal est entièrement lié à la cause qui lui a donné naissance. Afin d'éviter des répétitions oiseuses, nous renvoyons à l'article suivant, pour ce qui regarde les cas compliqués de fistule. Nous nous contenterons d'exposer ici les moyens par lesquels on doit procéder à l'ouverture du phlegmon, pour empêcher le pus de fuser et apaiser les douleurs du malade, puis nous ferons connaître les méthodes principalement usitées pour détruire le sac, lorsque, dans des cas exceptionnels, il est bien avéré qu'on ne doit plus espérer le retour de la perméabilité des voies lacrymales et le rétablissement de leurs fonctions.

Nous avons le premier soutenu que, même dans le cas où le phlegmon menace déjà de percer, il ne faut porter aucun instrument tranchant sur la partie externe du sac lacrymal. Pour éviter autant que possible toute plaie à la figure, et pour arriver à une résolution bien plus rapide de l'inflammation phlegmoneuse, nous procédons au débridement du ligament palpébral interne tel qu'il a été décrit, tout en ayant soin d'ouvrir un peu plus largement le conduit lacrymal supérieur. Il est vrai que, lorsque la tumeur enflammée a pris des dimensions très considérables, la recherche et la section du conduit lacrymal supérieur peuvent devenir assez laborieuses. Mais cet inconvénient est largement compensé par la détente rapide amenée par ce débridement sous-cutané.

Si l'on est forcé, à cause de l'extrême gonflement des parties, de procéder suivant l'ancienne méthode, ou si, dans un cas exceptionnel, on est décidé à en venir à la destruction ou à l'excision du sac, on procède de la façon suivante. Après avoir tendu le ligament palpébral interne, en attirant faiblement la commissure externe en dehors et en haut, on porte le bistouri droit de Petit au-dessous de ce ligament. Il est indispensable, pour introduire le couteau dans la direction du canal, c'est-à-dire en se conformant à la double obliquité qu'il présente de dedans en dehors et d'avant en arrière, de prendre sur la face quelques points de repère, dont il est facile de contrôler l'exactitude et l'utilité lorsqu'on s'exerce, sur le cadavre, à cette manœuvre chirurgicale. Ces points de repère sont, suivant Arlt, le milieu du ligament palpébral interne tendu, la pointe du nez et l'angle de la commissure externe. On obtient, en réunissant ces points, un triangle à peu près isocèle, et la ligne fictive qui en est la médiane représente la direction qu'il faut donner au tranchant du couteau. Celui-ci doit être enfoncé perpendiculairement au tégument, au-dessous du ligament palpébral interne, et, lorsque la pointe y a pénétré à 4 millimètres de profondeur, on redresse tranquillement le manche de l'instrument jusqu'à la rencontre de l'arcade sourcilière, vers l'extrémité supérieure de la ligne indiquée par nous pour le sondage et qui passe par l'interstice de la deuxième incisive et de la canine correspondante et le milieu du ligament palpébral interne. Abaissant alors la pointe du couteau de 4 ou 6 millimètres, on le pousse très exactement dans le canal où il se maintient, au besoin, de lui-même.

En pénétrant dans le sac, le couteau doit, autant que possible, être éloigné de sa paroi postérieure; on arrive facilement à préserver cette paroi en modérant l'effort de la ponction, puis en retirant un peu vers soi la pointe de l'instrument, pendant le mouvement de bascule qu'on imprime au manche, dans le but d'élargir la plaie extérieure. Si l'on se propose uniquement d'évacuer le contenu du sac, facilité dans de très fortes tumeurs enflammées par l'amincissement de la peau, et de procéder ultérieurement au sondage du canal nasal, non par la fistule, mais par le conduit supérieur débridé, on doit se contenter d'une ouverture de 6 millimètres; la plaie doit avoir, au contraire, une longueur au moins double (de 15 à 18 millimètres), dans les cas où l'on veut faire suivre l'ouverture du sac de l'oblitération de cette cavité. Alors on retire le couteau, puis on en retourne le tranchant et l'on achève l'opération en sectionnant, de bas en haut, le ligament palpébral interne.

Dès que le sac a été vidé de son contenu au moyen de pressions douces et lavé à grande eau, on tient écartées les lèvres de la plaie en y introduisant un drain que l'on fixe avec du taffetas d'Angleterre. Il est nécessaire de renouveler ce pansement tous les jours, avec la précaution de ne pas trop enfoncer le drain, qui, mis en contact avec la paroi postérieure du sac, pourrait y entretenir de l'irritation (1). Quant aux injections antiseptiques, il est très prudent de n'en faire dans le sac que quelques jours après qu'on l'a ouvert; plus tôt, on s'exposerait à pousser le liquide dans le tissu cellulaire sous-cutané et à augmenter les accidents inflammatoires. Nous avons personnellement abandonné tout à fait l'incision de la paroi antérieure du sac, à moins qu'il n'y ait un phlegmon et un gonflement tels, qu'on n'arrive pas au point lacrymal supérieur et qu'on ne puisse par suite débrider par le conduit lacrymal supérieur. Il suffit alors, en général, d'inciser la peau dans la partie la plus amincie, d'attendre, en pansant la plaie avec des antiseptiques, pendant quelques jours, jusqu'à ce qu'on puisse, après dégonflement de la région du grand angle, procéder au débridement du ligament palpébral interne. Nous n'ouvrons pas non plus le sac dans l'intention de l'oblitérer ou d'en faire l'excision, même lorsqu'il y a un obstacle osseux insurmontable qui entretient l'inflammation du sac, nous débridons très largement du côté de la conjonctive, nous tâchons de tarir la sécrétion par des injections ou irrigations antiseptiques et la compression et faisons alors l'extirpation de la glande lacrymale palpébrale.

Quand on s'est convaincu que les obstacles qui s'opposent au rétablissement des fonctions des voies lacrymales sont, par la nature même des lésions anatomiques, tout à fait insurmontables, ou qu'ils ne peuvent être vaincus dans les délais que les malades accordent à leur médecin, quelques confrères pratiquent encore l'oblitération du sac. Toutefois, avant de prendre cette résolution, il faut se renseigner exactement sur la quantité de larmes que le malade sécrète : de cette manière on pourra prévoir l'intensité du larmoiement qui succède presque constamment à l'oblitération et en prévenir le malade.

Ce pronostic est ordinairement assez facile chez les personnes atteintes d'une fistule par laquelle les larmes et les produits morbides s'écoulent avec régularité, et chez lesquelles la sécrétion lacrymale n'est activée par aucune irritation; il n'en est plus de même chez celles où l'application défectueuse

(1) Ces pansements, toujours désagréables pour le malade, sont évités, lorsqu'on suit notre conseil d'évacuer le contenu du sac du côté de la conjonctive, en débridant le ligament palpébral interne par le conduit supérieur largement fendu.

des paupières permet une stagnation de larmes près du lac lacrymal, et où une partie des produits de sécrétion du sac passe dans le cul-de-sac conjonctival. Ici, en effet, même en s'appuyant sur l'examen de l'œil sain, on n'a aucun moyen d'apprécier avec exactitude le rôle que joue, dans la production de l'épiphora, l'irritation que la conjonctive reçoit du contact de ces sécrétions, et quel sera l'effet de la rétraction du sac et de la réapplication consécutive des paupières contre le globe de l'œil.

On n'oblitère le sac que huit ou quinze jours après l'avoir ouvert; car, à cette époque, la suppuration et la sécrétion morbide ont déjà notablement diminué et ne gênent plus l'opérateur, comme lorsque celui-ci procède à l'oblitération, le jour même ou le lendemain de l'incision de la tumeur enflammée (Desmarres). Il faut, pour tenter l'oblitération du sac lacrymal, avoir très présents à la mémoire deux principes que nous enseigne l'étude clinique des maladies qui nous occupent et dont voici l'énoncé:

1° L'oblitération du sac lacrymal et du canal nasal se fait spontanément lorsque ces voies ne sont plus traversées par les liquides qui y affluaient, ce qui arrive après la déviation ou l'oblitération des points ou des conduits lacrymaux;

2° Cette obstruction est encore la conséquence de toute inflammation suppurative qui a transformé la muqueuse en tissu cicatriciel, dans une certaine étendue; bien moins souvent, elle reconnaît pour cause une ophthalmie granulaire très intense qui, de proche en proche, a gagné les voies lacrymales. Donc, pour obtenir avec certitude l'oblitération artificielle du sac lacrymal et du canal nasal, il faut y empêcher d'une manière absolue l'afflux des larmes et des produits de la sécrétion conjonctivale, puis déterminer dans la muqueuse une inflammation suppurative étendue, quoique bornée, autant que possible, à cette membrane, et assez limitée pour ne pas déterminer des complications fâcheuses (nécrose des os, cicatrices vicieuses, etc.).

En se plaçant à ce point de vue pour comparer entre elles les différentes méthodes d'oblitération connues, on cesse d'être tourmenté par l'embarras du choix. En effet, ceux des caustiques employés en chirurgie qui ont le privilège de limiter leur action au point sur lequel ils sont appliqués sont bien peu nombreux. Au premier rang se place sans contredit la chaleur, autrement dit le fer chauffé à blanc (actuellement le thermocautère) et le fil de platine des appareils de galvanocaustique.

On ne procède guère plus à l'oblitération du sac par le premier de ces agents. Les lèvres de la plaie extérieure donnant entrée dans le sac par une ouverture de 10 à 18 millimètres sont éloignées au moyen d'écarteurs de fil d'argent ou de petits râteaux d'acier à pointes mousses: cela fait, on introduit par l'un des points lacrymaux, le plus souvent par l'inférieur, un stylet d'Anel, pour se renseigner exactement sur l'emplacement de l'embouchure des conduits dans le sac, et lorsqu'on se propose de cautériser, en même temps que le sac, l'un des conduits lacrymaux ou l'orifice commun de ces canalicules, on laisse en place ce stylet auquel on imprime une légère courbure afin qu'il ne blesse pas l'œil correspondant. Cet organe est ensuite protégé par une compresse imbibée d'eau fraîche et l'on porte rapidement au fond du sac, sur l'embouchure des conduits, un fin thermocautère. Après avoir laissé un moment le cautère en contact avec l'embouchure des conduits, occupée, dans le cas ci-dessus mentionné, par l'extrémité de la sonde d'Anel, on se hâte de relever la pointe du thermocautère vers la coupole du sac, puis de l'abaisser vers l'entrée du canal nasal. Pendant ces manœuvres qui exigent une certaine dextérité, il faut prendre soin de ne pas toucher aux lèvres de la plaie et de ne pas trop prolonger l'apposition du cautère à la paroi du sac postérieure où elle pourrait déterminer une lésion du périoste ou des os. Pour nous, le point le plus important de cette opération est l'oblitération de l'embouchure des conduits, et des praticiens d'une grande expérience qui partagent notre opinion à cet égard, Al. Pagenstecher (1) entre autres, prenaient pour y parvenir, la précaution de fendre ces canalicules jusqu'à leur orifice interne et de mettre ainsi la muqueuse à découvert jusque dans le sac largement débridé, pour la cautériser directement dans toute son étendue. Nous croyons que cette pratique a le grand défaut d'exposer le malade à une déviation du grand angle, lorsqu'elle n'est pas exécutée avec une extrême habileté, avec un fin thermocautère ou mieux l'anse du galvanocautère et qu'elle peut être remplacée avec avantage par l'introduction dans les conduits d'une ou de deux sondes d'Anel qui, au contact du thermocautère, s'échauffent assez pour cautériser la muqueuse.

La méthode d'oblitération par le thermocautère est certainement une des plus sûres que nous possédions; mais il faut reconnaître qu'il s'y attache plusieurs inconvénients. Au premier chef, nous devons parler de la crainte qu'éprouvent tous les malades auxquels on propose d'appliquer le fer rouge ou le thermocautère aussi près de l'œil, tout prévenus qu'ils sont que les douleurs sont presque nulles. De plus, le contact du fer rouge, lorsqu'il se prolonge un peu au delà du temps nécessaire, donne constamment naissance à une cicatrice enfoncée qui imprime au grand angle de l'œil une déviation disgracieuse. Tel est au moins le résultat que nous avons pu, maintes fois, constater chez des personnes traitées par des confrères au moyen du cautère actuel. Si l'on tombe dans l'excès opposé, en retirant trop rapidement le fer rouge ou le thermocautère, et si l'on a eu la mauvaise chance de ne pas l'appliquer sur l'embouchure des conduits, on laisse son malade exposé à des rechutes et l'on peut rester assez loin du résultat qu'on recherchait pour obtenir, au bout d'un temps plus ou moins long, comme l'a fait M. Weber (2) et nous-même chez des malades à sac lacrymal prétendu oblitéré, le rétablissement de la perméabilité des voies lacrymales par le moyen des sondes.

Un des plus sérieux inconvénients de la méthode est l'inflammation du tissu cellulo-graisseux de l'orbite et le phlegmon de l'œil auxquels elle peut donner lieu, quand, par la faute d'un malade peu tranquille, la cautérisation a porté trop profondément et qu'une antisepsie rigoureuse n'a pas suivi la cautérisation; quoique, il est bon de le dire, ce vice soit commun à d'autres procédés de destruction du sac lacrymal. Le beurre d'antimoine, si chaleureusement recommandé (Magne), a, dans quelques cas, été d'une application tout aussi malheureuse et suivie d'une cécité complète.

L'emploi de la galvanocaustique est, sans contredit, préférable sous bien des rapports à celui du fer rouge et du thermocautère; en effet, le rhéophore peut être introduit à froid dans la plaie, et les apprêts de l'opération n'ont en eux-mêmes rien d'effrayant pour le malade.

(1) *Klinische Beobachtungen*, 1862, H. II, p. 39.
(2) *Archiv*, *loc. cit.*, p. 97.

Pourquoi donc, demandions-nous il y a vingt ans, la galvanocaustique, malgré sa supériorité incontestable, n'est-elle pas en faveur auprès de la plupart des chirurgiens? Nous croyons devoir l'attribuer à la difficulté que l'on éprouve encore aujourd'hui à se procurer des appareils sans défauts, c'est-à-dire qui fournissent un courant d'une grande intensité, facile à interrompre brusquement et passant dans un circuit assez souple pour qu'il soit aisé de le mouvoir en tous sens et sans effort. Malheureusement, en dépit des perfectionnements qu'on a, de nos jours, apportés à l'électrodynamie, le chirurgien qui n'habite pas les grands centres se trouve souvent encore à la merci des moindres circonstances sous l'influence desquelles les appareils de galvanocaustique cessent inopinément de fonctionner. Quoi qu'il en soit, tous ceux qui ont mis à l'expérience les divers procédés usités pour la cautérisation du sac mettront certainement au premier rang celui dont nous allons donner la description (1). Cette appréciation peut encore actuellement être maintenue jusqu'à un certain point, quoiqu'on ait, dans les dernières années, construit pour la cautérisation ignée des appareils très perfectionnés. On verra que les cautères dont nous nous servions il y a plus de vingt ans sont absolument ceux que certains de nos confrères ont publiés depuis comme nouveaux et de leur invention, pour la cautérisation ignée de la cornée.

Comme le fer rouge, la galvanocaustique a essentiellement pour objet l'oblitération des conduits lacrymaux, soit du côté du sac, soit du côté du bord libre des paupières. Dans le premier cas, après avoir ouvert largement le sac, on maintient cette ouverture béante et l'on recherche l'embouchure interne des conduits au moyen d'un stylet d'Anel introduit par l'un des points lacrymaux. C'est sur l'orifice ainsi découvert qu'il faut porter le cautère chauffé à blanc, construit de la façon suivante. Les deux rhéophores communiquent (fig. 241, A) par un fil de platine recourbé sur lui-même, enveloppé, au voisinage de son extrémité, d'un manchon de bois que ses deux branches débordent parallèlement dans une longueur de 1 ou 2 centimètres, pour former, en s'enroulant sur elles-mêmes, à leur point d'union une petite boule qu'on porte dans le sac. Au moyen d'un ressort métallique (fig. 241, B) établi au milieu du manche et muni d'un bouton mobile, on interrompt et l'on rétablit à volonté le courant.

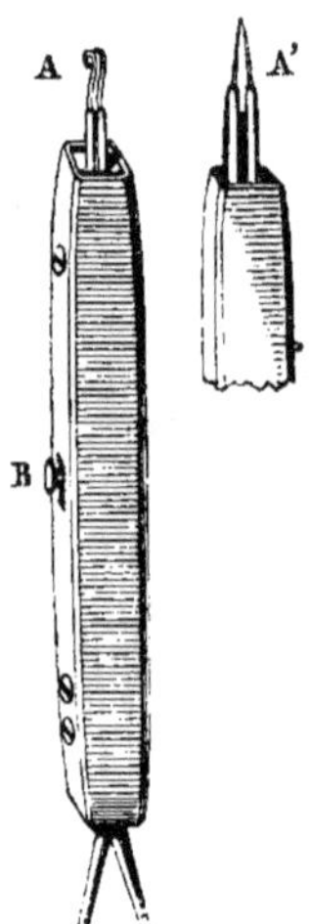

Fig. 241.

Si l'on veut ne chauffer le cautère qu'après l'avoir introduit dans le sac, il faut évidemment prendre la précaution de le tenir très éloigné des lèvres de la plaie pour qu'il agisse exclusivement sur l'embouchure des conduits. Après avoir pendant un instant tenu le cautère sur cet orifice, on le promène légèrement sur le reste de la muqueuse et on le retire après avoir interrompu le courant. Dans les cas même où l'on n'est pas arrivé, de cette manière, à détruire la muqueuse du sac en totalité, on n'a pas de rechutes à craindre, à la seule condition d'avoir escharifié l'embouchure des conduits.

(1) Voyez à ce sujet la thèse de M. Vételay, *Quelques considérations sur l'origine et le traitement de la tumeur lacrymale*. Thèse de Paris, 1853.

Cette cautérisation n'excite presque aucune douleur et n'a jamais donné lieu, quand nous l'avons employée, à une réaction excessive. Si l'on se croyait menacé d'un accident de cette nature, il serait toujours facile de le prévenir en appliquant sur les parties, pendant un jour ou deux, des antiseptiques ou des compresses imbibées d'eau glacée.

On peut encore procéder à l'occlusion des conduits en oblitérant leur orifice palpébral. A cet effet, les deux rhéophores se réunissent (fig. 241, A') à angle très aigu, de manière à former une sorte de stylet qu'on introduit dans les conduits lacrymaux préalablement dilatés (1). Cela fait, on ferme le courant et l'on cautérise les canalicules jusqu'à 2 ou 3 millimètres de leur orifice externe : on peut même, pour fendre les conduits dans la même étendue, se servir du cautère introduit à froid que l'on redresse, après avoir rétabli le courant. Après la destruction de l'orifice des conduits, on agit sur la muqueuse du sac au moyen du cautère de platine à boule (2).

On accélérait la suppuration qu'on étendait parfois par infection sur le tissu rétro-bulbaire, en se servant, deux ou trois jours après, de cataplasmes appliqués seulement sur l'ouverture du sac et non sur l'œil, et on ne laissait la plaie se fermer que lorsque le sac s'était rempli complètement de bourgeons charnus.

Lorsqu'on veut se servir pour la destruction du sac de caustiques solides, tels que le caustique de Vienne, la pâte de Canquoin, le nitrate d'argent, etc., tombés encore bien plus en discrédit que le mode d'obstruction susdécrit, on peut faire usage avec avantage du porte-caustique à valves mobiles de Delgado (1). Au moyen de l'écartement que fournissent les branches de cet instrument, il est possible de porter directement le caustique sur l'embouchure des conduits, point capital dans toute méthode d'oblitération.

Les tentatives qu'on a faites pour guérir des fistules lacrymales par l'oblitération des conduits datent d'une époque déjà reculée (Quesnel, Buche,

(1) Dans la figure 241, l'écartement des fils est un peu exagéré.

(2) Tavignot (*Gazette des hôpitaux*, 1862, et *Méthode galvanocaustique oculaire et uréthrale*. Paris, 1863), qui s'est beaucoup occupé du traitement des maladies lacrymales par la galvanocaustique, et qui a, l'un des premiers, insisté sur la nécessité d'oblitérer les conduits, se contente de cette oblitération seule; mais il l'obtenait en procédant d'une autre manière. Il se servait de deux rhéophores dont les extrémités se continuent chacune avec un stylet de platine, l'un droit et l'autre courbe. Tenant l'un des rhéophores d'une main et l'autre entre les dents, il introduit le stylet courbe dans le point lacrymal inférieur; dans le deuxième temps de l'opération, il abaisse la pédale de la pile de Grenet qui fournit le courant et réunit à angle droit le stylet du rhéophore resté libre avec celui qui est engagé dans le conduit. A ce contact, qui se fait presque au niveau du bord palpébral, les deux stylets deviennent incandescents et la cautérisation a lieu. « Sous l'influence de cette cautérisation, observe Tavignot, l'inflammation du sac et la fistule, si elle existe, disparaissent sans qu'on ait besoin de leur faire subir un traitement spécial. » Pour nous, qui n'avons jamais fait usage de la galvanocaustique, qu'en vue d'oblitérer, en totalité, des voies lacrymales définitivement incapables de fonctionner, condition que nous faisait reconnaître une exploration minutieuse de ces voies par l'orifice d'une fistule, nous aimions mieux porter, en même temps, le fil de platine sur toutes les parties du sac largement ouvert.

(1) *Pabellon medico*, n° 13, 1866, et *Annales d'Oculistique*, t. LV, p. 236.

Serre). La plus originale appartient incontestablement à Velpeau (1), et consiste dans l'excision des points lacrymaux. Cet éminent chirurgien y procédait en taillant un petit lambeau triangulaire dont la base correspondait au bord libre des paupières et qui contenait le point lacrymal et une partie du conduit; ce lambeau était détaché, au moyen de ciseaux droits, par deux petites incisions. Chose étrange, le même procédé a été, vers 1830, proposé par Jünken et maintenu par Bowman dans un but tout à fait opposé, c'est-à-dire pour *rétablir* la perméabilité des conduits. Il est vrai qu'alors on faisait, pendant assez longtemps, suivre l'opération d'un sondage du canalicule raccourci; mais ce double emploi singulier d'une même méthode n'inspire qu'une médiocre confiance dans les résultats si différents qu'on lui a demandés. Un moyen très sûr, mais assez délicat à exécuter, c'est de placer une suture autour du conduit qu'on veut oblitérer (2).

Les caustiques plus ou moins fluides ont l'inconvénient de se répandre au pourtour des tissus malades sur lesquels on veut borner leur action, et leur emploi cause des douleurs quelquefois très violentes qui se prolongent, dans certains cas, pendant vingt-quatre heures. En outre, les symptômes de réaction sont souvent assez intenses, comme nous l'avons pu constater chez des malades qui, effrayés par le gonflement de leurs paupières et impatientés par la souffrance qu'ils éprouvaient, vinrent nous demander du soulagement, le lendemain même du jour où ils avaient subi l'application d'un caustique liquide. Si l'on ajoute à cela que l'emploi de ces caustiques n'exempte pas les sujets de graves complications, puisqu'on les a vus attaquer les parois osseuses des voies lacrymales et le globe de l'œil lui-même, on cherche en vain la raison des éloges qu'on a prodigués à cette méthode.

L'extirpation du sac lacrymal dans sa totalité (l'excision partielle a été aussi recommandée dans les cas d'ectasie excessive du sac) date de Platner (Leipzig, 1724); elle a été reprise, comme tout mauvais conseil donné en médecine, en 1868, par Berlin (*Klin. Monatsbl.*, p. 267). Pour arriver à une excision complète du sac, il faut se frayer un large passage à travers le tégument externe,et la rétraction cicatricielle qui suit l'opération est des plus disgracieuses, ainsi que j'ai pu m'en rendre compte sur quelques opérés par ce procédé. Arlt a, du reste, aussi été fort peu enchanté de cette

(1) *Manuel pratique des maladies des yeux*, Paris, 1840, p. 583.

(2) De Graefe, pour arriver à l'oblitération des conduits, qu'il n'employait jamais que de pair avec la cautérisation du sac, quoique d'une manière successive, se servait de fines sondes d'Anel, auxquelles on avait fixé une petite quantité de nitrate d'argent, après les avoir hérissées de faibles aspérités, en les immergeant, pendant un temps assez court, dans l'acide nitrique. Ces stylets devaient rester quelques instants dans les conduits, et, lorsqu'ils avaient déterminé, par leur action caustique, l'oblitération de ces canalicules, il suffisait, pour obturer à son tour le sac lacrymal, d'y porter le nitrate d'argent un petit nombre de fois. Cette manière d'agir réussit, à la condition de répéter les cautérisations du sac à des intervalles assez courts pour que l'épithélium de la muqueuse ne puisse se reproduire et pour que l'action du nitrate d'argent porte sur le tissu propre de la muqueuse. L'imperfection de cette méthode tient à ce que les conduits lacrymaux ne se bouchent pas toujours après avoir subi le contact répété des sondes; si bien que, les larmes et les produits de la sécrétion conjonctivale continuant à s'écouler dans le sac, le nitrate d'argent, porté à différentes reprises dans cette cavité, n'a pas pour effet ordinaire de l'obstruer.

résurrection de l'excision du sac lacrymal. « Elle est, dit ce grand maître (*loc. cit.*, p. 498), dans beaucoup de cas de déplacements des os, d'une exécution excessivement difficile; aussi je l'ai, après quelques tentatives, de nouveau abandonnée, parce que l'hémorrhagie était devenue fort grave (proximité de l'artère et de la veine angulaire). »

Il faut espérer que l'on abandonnera toutes les méthodes de destruction du sac lacrymal; que, grâce au traitement antiseptique, on arrivera à tarir la sécrétion d'un sac lacrymal, non perméable du côté du nez, en débridant très largement du côté du sac conjonctival et en tarissant les larmes par une ablation absolument inoffensive de la partie palpébrale de la glande lacrymale.

ARTICLE VI

FISTULE LACRYMALE. — FISTULE DU SAC LACRYMAL

Symptômes anatomiques. — « La fistule lacrymale, dans l'acception propre de ce mot, est un ulcère fistuleux du grand angle de l'œil communiquant avec les voies lacrymales. » Telle est la définition précise que Malgaigne (1) a donnée, il y a plus de cinquante ans, de la maladie qui va nous occuper. Néanmoins, à une époque encore récente, on entend quelques auteurs donner le nom de fistules à des inflammations phlegmoneuses du sac et à de simples tumeurs lacrymales, en comprenant ainsi, dans une dénomination générique très fausse, la plupart des maladies inflammatoires des voies lacrymales.

Il n'existe, à proprement parler, une fistule que lorsque le sac, et exceptionnellement l'un des conduits, est, d'une manière permanente, en communication directe avec le tégument externe. En vertu de ces considérations, nous pensons qu'il serait bon de désigner cet état sous le nom de fistule du sac lacrymal (Arlt). L'orifice fistulaire est toujours situé au-dessous du ligament palpébral interne, et à une distance variable de ce dernier. Suivant que le mal est de date ancienne ou récente, les bords de la fistule sont lisses ou, au contraire, renversés en dehors, garnis de bourgeons charnus et saignant au moindre attouchement, tandis que la peau est, au voisinage, d'une rougeur érysipélateuse. Il est rare qu'on observe sur le tégument plusieurs orifices aboutissant isolément dans le sac; lorsqu'ils existent, ils sont généralement rapprochés les uns des autres. Au contraire, le plus souvent, une seule ouverture mène directement dans le sac, ou aboutit à celui-ci par un trajet assez court. Si les conduits sont perméables, ce qu'on reconnaît facilement en instillant dans le cul-de-sac conjonctival un liquide coloré qui ne tarde pas à se présenter à la fistule, celle-ci est presque con-

(1) Thèse pour l'agrégation en chirurgie. Paris, 1835.

stamment baignée de larmes et, par suite, la peau des parties voisines s'irrite et s'excorie très facilement. Lorsque le conduit inférieur est bouché, des croûtes sèches recouvrent la fistule et ne s'en détachent qu'au moment où le sac distendu outre mesure se vide au dehors du muco-pus qu'il contient.

Si les conduits communiquent librement avec le sac, les larmes, réunies en une gouttelette à l'ouverture de la fistule, rentrent aussitôt que le malade cligne les paupières. Au contraire, la gouttelette réapparaît et quelquefois est rejetée au moment où les paupières s'ouvrent. Il n'existe d'exception à ces faits que lorsque le trajet fistuleux est assez long pour que la contraction directe de ce canal anormal, par les fibres du muscle orbiculaire qui l'entourent, puisse répandre sur la joue le liquide qui y stationne, tandis que le contenu du sac s'échappe difficilement lorsque les paupières s'ouvrent et que les parois de cette cavité se rapprochent l'une de l'autre.

Une sonde exploratrice poussée dans les conduits peut être amenée au dehors en traversant la fistule, si toutefois cette dernière ne parcourt pas un long trajet. Souvent il est aisé de conduire dans le nez, par la fistule et le canal nasal, une sonde Bowman du numéro 2 ou du numéro 3. Nous nous contenterons de mentionner le fait exceptionnel d'une communication fistuleuse des fosses nasales et du sac à travers la paroi osseuse détruite et sans que le tégument externe soit atteint (Hasner).

Étiologie. — La fistule lacrymale reconnaît ordinairement pour cause une inflammation phlegmoneuse du sac, et indirectement un catarrhe des voies lacrymales. Il est extrêmement rare qu'une lésion directe du sac soit l'origine d'une fistule, quoiqu'on ait assez souvent observé, quelquefois sans solution de continuité du tégument externe, des blessures et des contusions de cette région compliquées d'emphysème.

Lorsqu'une dacryocystite phlegmoneuse amène la perforation de la peau, elle est d'autant plus sujette à donner naissance à un trajet fistuleux permanent que le cours des larmes par les conduits et par le canal nasal, ainsi que la contractilité des fibres musculaires qui président à cette fonction, se rétablissent plus rapidement. Si, au contraire, la muqueuse, gonflée d'une manière permanente, obstrue un certain temps le canal et les conduits, le sac, une fois vidé de ses produits inflammatoires, s'affaisse, les bords de la fistule se rapprochent, en contractant des adhérences, et alors, dès que le sac lacrymal devient, par la rétention de ses produits de sécrétion, le siége d'une nouvelle poussée inflammatoire, il se distend et la perforation se réitère. Tandis que, dans un cas, la fistule peut donner accès dans un sac lacrymal et dans un canal nasal de dimensions presque normales, dans l'autre, le trajet fistuleux aboutit à un sac tantôt fortement rétréci, tantôt irrégulièrement décomposé en plusieurs diverticules, ce que l'on constate, soit au moyen des sondes, soit par une injection dont le liquide, ne s'écoulant ni au travers des conduits, ni au travers du canal, reste évidemment emprisonné dans les méandres du sac.

Parmi les causes les moins fréquentes de fistules lacrymales, nous signalerons la carie et la nécrose des parois osseuses qui avoisinent le sac et le canal. Ces altérations s'observent ordinairement chez des sujets atteints de syphilis constitutionnelle ou chez des scrofuleux. La carie occupe plus souvent l'apophyse montante du maxillaire supérieur que les minces cloisons fournies aux voies lacrymales par l'os unguis; mais le mal siège plus communément encore dans les parois osseuses des fosses nasales que traverse l'extrémité inférieure du canal du même nom. L'odeur désagréable que la sécrétion fournit en pareille circonstance, ou l'ozène dont les malades sont habituellement atteints, avertit déjà le médecin d'une altération plus profonde que celle de la muqueuse, mais le sondage peut seul dissiper tous les doutes à cet égard.

C'est à tort qu'on a regardé les maladies des voies lacrymales comme une cause fréquente d'altération des os; nous croyons, au contraire, que cette dernière est le plus souvent primitive et que le catarrhe et le phlegmon du sac ne sont que des symptômes concomitants. Ceux-ci résultent alors, tantôt de l'apport des produits morbides dans les voies lacrymales, tantôt du rétrécissement, que la maladie des os y détermine.

La durée de la fistule est en rapport intime avec la cause à laquelle elle se rattache; mais elle peut être modifiée, dans un cas donné, par diverses circonstances. Ainsi, lorsque, à la suite d'un catarrhe intense et compliqué de phlegmon, il s'est établi un trajet fistuleux, celui-ci peut, comme nous l'avons dit, se fermer et se rétablir à différentes reprises. Consécutivement aux suppurations d'abondance variable qui surviennent à toutes ces rechutes, il peut se faire dans le sac un travail cicatriciel assez étendu pour déterminer l'oblitération définitive de la fistule. Dans d'autres cas, le rétablissement d'une partie assez notable de la perméabilité du canal nasal prévient véritablement les occlusions temporaires que nous avons vues presque toujours suivies de récidives. Alors il faut, pour donner lieu à une attaque phlegmoneuse nouvelle, qu'il survienne une poussée catarrhale intense, dans laquelle le canal nasal s'obture d'une manière passagère, et dans laquelle le sac se dilate trop pour déverser l'excès de son contenu dans un trajet fistuleux souvent très oblique. Dans ces conditions de perméabilité, la fistule peut exister pendant des années entières sans que surviennent les phénomènes inflammatoires que nous venons de mentionner.

Enfin, il arrive que les symptômes du catarrhe s'atténuent dans le sac et dans le canal nasal à un tel point que toute irritation disparaisse au voisinage de la fistule. Si cette dernière ne s'oblitère pas, cela s'explique très bien par l'afflux des liquides auxquels elle donne passage, mais l'orifice externe de la fistule peut alors se rétrécir tellement, tandis que ses bords se couvrent d'un épiderme d'aspect normal, qu'il deviendrait fort difficile d'apercevoir cette petite ouverture, si, en exerçant une pression modérée sur le sac, il n'était facile d'en faire suinter une gouttelette d'un liquide parfaitement transparent. Cette espèce de fistule a été désignée sous le nom de *fistule capillaire*. Elle donne généralement accès dans un sac très peu dilaté, et cela même chez des sujets qui affirment avoir été pendant longtemps affligés d'une tumeur lacrymale indolente très considérable, ouverte à la suite d'une poussée inflammatoire suraiguë. C'est là une preuve certaine que, par le temps et grâce à une évacuation très régulière, le sac, après s'être notablement dilaté, est susceptible de recouvrer, ou peu s'en faut, ses dimensions normales.

Le *traitement* de la fistule lacrymale doit tirer ses indications de la cause et des complications du mal. Si la fistule a simplement succédé à des poussées phlegmoneuses survenues dans le cours d'une affection catarrhale, le traitement doit tenir compte des lésions produites dans la muqueuse.

Comme, dans la plupart des cas, les obstacles opposés au cours des larmes sont faciles à vaincre, il faut absolument repousser comme mauvaise la méthode qui consiste à oblitérer la fistule en détruisant le sac; même lorsque les obstacles sont très considérables et que le sac est fortement dilaté, un bon praticien ne se résoudra à l'oblitération du sac lacrymal que lorsqu'il doit penser que ces obstacles sont insurmontables pour rétablir le cours des larmes, et encore devra-t-il examiner s'il ne serait pas plus simple d'extirper la glande lacrymale palpébrale que d'oblitérer le sac et de laisser persister un certain degré d'épiphora, quelque faible qu'il puisse être.

Dans le plus grand nombre des cas, l'on peut restituer aux parties malades leurs fonctions physiologiques.

Lorsqu'un malade atteint de fistule lacrymale se présente, on doit tout d'abord, par l'examen raisonné des commémoratifs, se renseigner sur la cause qui a donné lieu à l'ouverture fistulaire. Cela fait, on procède tout de suite au débridement du ligament palpébral interne en fendant le conduit supérieur dans l'étendue de 4 à 5 millimètres; puis on fait le cathétérisme au moyen des sondes de Bowman n° 2 ou n° 3, qu'on introduit le long de la paroi du conduit supérieur et vers la paroi postérieure du sac. On relève alors les sondes vers le sourcil pour les placer dans la direction du canal où il faut les porter. Si cette manœuvre ne réussit pas, on a recours, pendant quelques jours, à des injection antiseptiques légèrement astringentes et à des applications froides, etc. Si néanmoins, après une ou deux tentatives, on n'arrive pas davantage à pénétrer dans le canal, on peut essayer exceptionnellement, soit la dilatation forcée qui sera exposée dans l'article suivant, soit l'oblitération du sac, soit l'extirpation de la glande palpébrale.

Ces dernières méthodes conviennent lorsque, par un examen attentif, on a constaté un rétrécissement très considérable du sac, ou lorsqu'une affection des os ne permet pas d'espérer le rétablissement de la perméabilité. Si, au contraire, le cathétérisme a donné tout d'abord un résultat favorable, nous prolongeons pendant trois ou quatre semaines le sondage et les injections au moyen de nos sondes creuses, jusqu'au moment où toute sécrétion a cessé. On a, à notre avis, pas assez fait usage jusqu'à présent des *irriga-*

tions continuées (1) pendant quelque temps, en se servant d'une solution antiseptique avec laquelle on met en contact la muqueuse des voies lacrymales au moyen de nos sondes creuses, et d'un irrigateur approprié. Quand, comme nous en avons l'habitude, on procède, dans les cas de fistule lacrymale, au débridement du ligament palpébral interne à travers le conduit supérieur, on n'a nullement besoin de se préoccuper de la présence de la fistule; *toute fistule lacrymale se ferme spontanément dans l'espace de quelques jours lorsqu'on fait largement communiquer le sac lacrymal avec le sac conjonctival au moyen du débridement.*

On peut dire sans témérité que, dans les cas favorables, ce traitement n'exige pas plus que quelques semaines, tandis qu'il fallait des mois entiers pour guérir les fistules lacrymales alors qu'on pratiquait le sondage par l'orifice externe du trajet. En outre, comme le faisait très judicieusement remarquer Desmarres père, cette dernière méthode allait souvent à l'encontre de l'opérateur, en déterminant l'oblitération du canal au lieu d'en rétablir la perméabilité. Ajoutons que le moindre de ses inconvénients était de laisser après elle une cicatrice déprimée qui défigurait le malade.

Il est de même indiqué de recourir au sondage du sac lacrymal et du canal nasal par l'ouverture du conduit supérieur, dans les quelques cas rares où les os voisins du sac sont affectés d'une carie qui entretient la fistule; toutefois il faut préalablement avoir réussi, au moyen des sondes et des injections, à entretenir dans ces voies une perméabilité suffisante pour que le flux fétide fourni par les produits morbides puisse s'écouler librement dans les fosses nasales. Si l'on échouait dans ces tentatives, il faudrait employer contre la fistule les moyens par lesquels on combat généralement la carie osseuse, puis, cette source d'entretien une fois tarie, oblitérer le sac d'après les indications données au chapitre précédent.

L'axiome, émis par nous il y a plus de vingt ans, *qu'on peut guérir toute fistule lacrymale par un large débridement du ligament palpébral interne, suivi d'un écoulement aisé des sécrétions vers le sac lacrymal et conjonctival*, subit pourtant une exception pour ce qui concerne les fistules capillaires, datant depuis longtemps. Ici, le sac de dimensions normales ou presque normales n'est ordinairement le siège d'aucune sécrétion morbide, et l'on a beau débrider amplement du côté du sac conjonctival, la fistule n'en persiste pas moins. La paroi antérieure du sac lacrymal a souvent subi un amincissement notable à l'entour de l'ouverture capillaire, de façon que, si l'on a recours à la galvanocaustique, pour oblitérer ce pertuis presque imperceptible, on n'aboutit, comme il nous est quelquefois arrivé, qu'à agrandir la fistule. Je me suis vu forcé de recourir à une excision de la partie amincie de la paroi qui portait l'ouverture capillaire, ou de procéder à une oblitération par déplacement d'un petit lambeau cutané du voisinage au devant du trajet fistuleux (Chassaignac).

(1) Quelques confrères (voy. la Bibliographie) viennent de mettre avec grand avantage en pratique ces irrigations prolongées.

ARTICLE VII

OBSTRUCTION ET OBLITÉRATION DU SAC LACRYMAL ET DU CANAL NASAL (CORPS ÉTRANGERS, DACRYOLITHES, RHINOLITHES, HÉMORRHAGIES ET POLYPES DU SAC).

Il est bien rare qu'une blessure des parties molles voisines du grand angle, dans laquelle les os n'ont pas été intéressés, soit le point de départ d'une occlusion plus ou moins complète du sac lacrymal et du canal nasal; et, d'un autre côté, la fracture d'un ou de plusieurs des os de cette région peut obturer ces voies à différents degrés, sans, pour cela, que les parties restées perméables deviennent nécessairement le siège d'une sécrétion morbide. Nous avons traité, pour des granulations conjonctivales, une petite fille de dix ans qui, dans une réjouissance publique, a eu les os du nez fracturés en plusieurs fragments et enfoncés par une baguette de fusée tombée de très haut. Il est évident que, chez cette enfant, les canaux nasaux ont perdu toute perméabilité, et cependant on ne constate ni larmoiement, ni sécrétion morbide des sacs lacrymaux.

Ces rétrécissements invincibles peuvent encore être la conséquence d'exostoses du maxillaire; il est bien difficile de s'expliquer pour quelle cause, dans un cas donné, le sac conserve toute son intégrité, tandis que dans d'autres circonstances, et l'un de nos malades nous en a offert un exemple, cette cavité se dilate considérablement et fournit une grande quantité de muco-pus. Il est probable que les variations physiologiques auxquelles la sécrétion lacrymale est sujette et le mode d'application des paupières vers le grand angle de l'œil sont pour beaucoup dans l'inconstance des symptômes que nous venons de signaler, à part les infections occasionnelles auxquelles la muqueuse du sac lacrymal peut être exposée.

On ne possède qu'un petit nombre d'observations de corps étrangers des voies lacrymales. Presque toutes ont trait à des corps étrangers situés près de l'embouchure inférieure du canal nasal. C'est ainsi qu'on a décrit, sous le nom de rhinolithes, des noyaux de cerise et des grains de succin qui, par un séjour prolongé dans les fosses nasales, s'étaient incrustés de sels calcaires. Desmarres père a donné, dans son traité, tout ce que la science peut renfermer d'intéressant sur cette matière; nous croyons, pour nous, qu'il suffit d'attirer l'attention sur ces faits, purs objets de curiosité.

Les dacryolithes, qu'on rencontre dans les canaux excréteurs de la glande lacrymale et dans les conduits lacrymaux, ne s'observent que très exceptionnellement dans le sac lacrymal, et les livres spéciaux ne mentionnent que quelques cas dans lesquels la présence de ces concrétions a entretenu dans la muqueuse une irritation prolongée, laquelle cessait dès qu'on en supprimait la cause (Lachmann, Schmucker, Lemortier, Tuberville, Krimer, etc.).

Les concrétions calcaires qu'on dit avoir trouvées dans le canal nasal donnent encore plus de prise à la discussion que les dacryolithes ci-dessus mentionnés, et il est probable que ces concrétions ne sont autre chose que des corps étrangers introduits par le nez dans le canal nasal (rhinolithes).

La perméabilité des voies lacrymales peut encore, dans des cas rares, être interrompue par la présence d'un épanchement sanguin. De Graefe (1) en rapporte deux observations. Chez l'un des malades qui avait été soigné, mais en se refusant à tout traitement actif, pour une dilatation du sac, il survint dans cette cavité un gonflement soudain, point de départ de vives souffrances. La pression ne réussit pas à évacuer le contenu du sac ; mais, ayant poussé dans l'un des conduits une sonde d'Anel, on en fit sortir un jet de sang, dont la rétention résultait, sans doute, de la présence d'un caillot. Chez le second malade, porteur d'une tumeur lacrymale de la dimension d'une noisette et qui, disait-il, avait déjà diminué de moitié, l'ouverture du sac donna issue à une masse pultacée, grumeuse, d'un brun foncé, contenant un nombre considérable de paillettes brillantes comme l'or; le microscope y montra des cristaux de cholestérine, entremêlés çà et là de cellules remplies de masses graisseuses (cellules épithéliales). Le contenu de ce sac renfermait enfin un grand nombre de grains d'une coloration rouge brun ou orange. Ces hémorrhagies résultent quelquefois d'un sondage intempestif, principalement si celui-ci est pratiqué à la période aiguë du catarrhe.

Il n'est pas beaucoup plus commun que le cours des liquides soit interrompu dans les voies lacrymales par une tumeur développée dans le sac progressivement distendu. Parmi les tumeurs du sac, on signale, en premier lieu, les excroissances polypeuses. Ces dernières, identiques par leur texture avec les polypes muqueux des fosses nasales, et siégeant quelquefois même près du passage du canal nasal dans le nez (Schweigger), constituent une hyperplasie partielle de la portion solide du tissu muqueux (du corps papillaire). Elles ne dépassent presque jamais le volume d'un pois, sont quelquefois au nombre de plusieurs dans le même sac et ont l'aspect des excroissances verruqueuses décrites à propos du catarrhe chronique des voies lacrymales. Il est extrêmement rare qu'elles atteignent, comme dans l'observation de de Graefe (2), le volume d'une noisette munie d'un pédicule de 3 millimètres d'épaisseur. Ces polypes n'ont encore été vus que concurremment avec un catarrhe du sac et des fosses nasales auxquels ils doivent probablement l'existence. Ils révèlent leur présence en s'opposant à l'évacuation complète du sac, qui donne alors, sous la pression du doigt, la sensation d'élasticité propre au lipome. Toutefois on peut, il faut le dire, commettre en pareil cas deux erreurs différentes : en effet, cet état peut être

(1) *Archiv für Ophthalmologie*, t. III, A. I, p. 337.

(2) *Ibid.*, t. I, A. I, p. 283.

simulé, en premier lieu, par la tuméfaction excessive de la muqueuse dans un cas de catarrhe simple; en second lieu, par un petit kyste huileux juxtaposé à la paroi antérieure du sac, comme on en trouve quelques exemples disséminés dans les auteurs (Rodrigues, Hasner, Deval, Desmarres, etc.).

L'incision du sac permet seule, dans ces circonstances, un diagnostic sûr : en général, le polype se présente tout de suite dans la plaie, et, après l'avoir extirpé, il est ordinairement nécessaire de procéder à un débridement du ligament palpébral interne et à un traitement prolongé avec des injections, ou mieux encore des irrigations désinfectantes.

En résumant les différentes causes d'obstruction (1) du sac lacrymal et du canal nasal, nous pouvons les ranger dans trois groupes. Les premières siègent dans la cavité que forment ces voies, les autres dans leur paroi, les dernières dans un point plus ou moins éloigné du sac ou du canal. Parmi celles du premier groupe, nous citerons les corps étrangers, les dacryolithes, les extravasations sanguines. Le second groupe a trait aux affections catarrhales, granulaires, phlegmoneuses et polypeuses de la muqueuse, enfin à la carie, à la nécrose ou aux exostoses de la paroi osseuse. Le dernier groupe renferme les causes d'obstruction de l'embouchure inférieure du canal nasal et les obstacles qu'oppose au cours des liquides la déviation des os qui entrent dans la constitution des voies lacrymales : c'est donc ici le lieu de signaler le gonflement de la membrane de Schneider, qui, le plus souvent, s'irradie vers le canal, les différentes tumeurs des fosses nasales et les corps étrangers connus sous le nom de rhinolithes; nous y ajouterons le déplacement des parois osseuses par l'hydropisie du sinus maxillaire et par les tumeurs développées dans cette cavité.

Si, pour compléter ce cadre nosologique, nous mentionnons les diverses altérations de la peau du grand angle qui peuvent intéresser le sac lacrymal: l'épithélioma, le lupus et les ulcérations syphilitiques, nous aurons rappelé à la mémoire les principales causes capables de troubler la fonction délicate qui préside à l'éliminatiou des larmes.

Le *traitement* des rétrécissements et de l'obstruction du sac lacrymal et du canal nasal, maladies que nous avons vues se rattacher à des causes si différentes les unes des autres, a été, en majeure partie, exposé dans les articles précédents, et nous risquerions, en y revenant, de tomber dans des redites. Nous nous contenterons d'attirer ici l'attention du lecteur sur deux

(1) Le diagnostic d'une obstruction des voies lacrymales au moyen des injections est tout à fait incertain; si celles-ci ne passent pas dans les narines, elles peuvent être simplement retenues par un gonflement de la muqueuse formant des replis multiples. Une absence de perméabilité ne peut donc nullement être diagnostiquée parce qu'un *liquide* ne peut pas être poussé dans le nez, ce qui arrive dans un très grand nombre de cas de dacryocystite, où la très grande facilité de faire passer, par le conduit supérieur (dilaté d'avance), une forte sonde de Bowman prouve surabondamment que ce n'est que le gonflement de la muqueuse et les plis résultant de cette tuméfaction, faisant rôle de valvules, qui ont empêché le passage du liquide. Ce moyen, dont l'infidélité comme ressource de diagnostic est depuis longtemps connue, n'en est pas moins encore en usage dans la pratique routinière.

points essentiels : à savoir, de quelle manière il faut, dans certains cas exceptionnels, recourir à la dilatation forcée des voies lacrymales et s'il est permis d'y recourir, et, en second lieu, ce qu'il faut penser des diverses méthodes employées pour ouvrir aux larmes une voie artificielle.

La dilatation forcée n'a d'application rationnelle que dans les cas où le rétrécissement qu'il faut vaincre siége dans la muqueuse elle-même, et où il est consécutif à des inflammations phlegmoneuses ou à une affection granulaire. Même en pareille circonstance, la dilatation du canal nasal n'est indiquée que lorsque le sac n'a pas été rétréci outre mesure près de son entrée dans le canal nasal.

Lorsqu'on s'est décidé à recourir à cette méthode généralement infructueuse, on doit ouvrir largement le conduit supérieur, sectionner en partie le ligament palpébral interne (voy. p. 1077) et introduire le dilatateur de M. Weber (fig. 239, p. 1073). Cet instrument est poussé, par son extrémité faible, le long de la paroi postérieure du sac, dans le canal nasal dont on cherche à vaincre le rétrécissement au moyen de pressions douces et en imprimant à l'instrument de légers mouvements de rotation. Si ces tentatives échouent, au premier abord, il n'y faut pas renoncer avant de les avoir répétées quelques jours après, en les faisant précéder d'injections destinées à diminuer le gonflement de la muqueuse.

Nous nous inscrivons énergiquement contre toute manœuvre brusque et violente, ayant pour but de forcer, au delà d'une certaine résistance, l'introduction du dilatateur. Le plus souvent, ces efforts n'ont pour effet que de détacher la muqueuse sillonnée de cicatrices qui tient aux parois osseuses du canal et de porter l'instrument entre cette muqueuse et ces parois. Un tel résultat est, on le conçoit facilement, très propre à augmenter les difficultés du traitement. Si l'on a été assez heureux pour porter l'extrémité mince du dilatateur au delà du rétrécissement, on peut, dans la même séance, tenter la même épreuve avec l'autre bout de cette sonde. Lorsqu'on est ainsi parvenu à forcer le rétrécissement, il est nécessaire de recourir ultérieurement aux injections et au cathétérisme de Bowman par la méthode que nous avons exposée en traitant du catarrhe des voies lacrymales.

Il est certain que la dilatation forcée peut, dans quelques cas favorables, compter des succès; mais nous avons la conviction intime que ces bons résultats ne se soutiennent presque jamais d'une manière définitive. A la vérité, le même mode de traitement est en usage contre certains rétrécissements du canal de l'urèthre; mais on sait que, dans la plupart des faits bien observés, on a pu constater une prédisposition marquée aux rechutes, qui se manifeste, pour le malade, par la diminution de force et de calibre qu'il observe dans son jet d'urine. Dans les cas de rétrécissements du canal nasal qui menacent de se reproduire, le malade n'est malheureusement averti d'une rechute imminente que par le larmoiement qui survient lorsque la rétraction de la muqueuse est déjà très avancée. Souvent alors une seconde entative de dilatation reste sans effet, parce que la première n'a agi qu'en augmentant les callosités dont la muqueuse était hérissée. C'est pour cette raison que nous apprenons généralement à nos malades à se sonder eux-mêmes, et nous les engageons à se passer tous les huit ou quinze jours une sonde n 3, dans l'année qui suit le traitement.

Infiniment plus rationnel que cette méthode de dilatation forcée est d'arriver, comme on l'a aussi fait avec succès pour l'urèthre, à faire disparaître les rétrécissements cicatriciels au moyen de l'électrolyse. Nous avons, il y a seize ans, fait de nombreux essais de ce genre, non seulement pour agir sur des rétrécissements cicatriciels, à la vérité fort rares, mais pour obtenir ainsi un rapide dégonflement de la muqueuse atteinte de catarrhe chronique. La description des instruments qui nous ont servi à ces essais a été déposée en un pli cacheté à l'Académie de médecine.

Nous croyons peu pratique d'insister longuement sur les méthodes instituées pour établir artificiellement un canal de communication entre le sac lacrymal et les fosses nasales. La perforation de l'os unguis (Archimenes et Paul d'Égine) ne doit avoir, on le pense bien, aucune efficacité, et l'on est bien en droit d'éprouver quelque surprise en voyant cette vieille pratique reprise à une époque où la physiologie et l'étude clinique des maladies des os étaient assez avancées pour éloigner de l'esprit des innovateurs tous les essais de cette nature (Reybard, Demarquay, Foltz, Giraud-Teulon).

Il faut bien s'avouer encore qu'un empirisme grossier a pu seul inspirer l'idée de laisser à demeure une canule d'argent dans le canal nasal (Flaubert, Dupuytren). Non seulement, en effet, ces canules, lorsqu'il a fallu en forcer l'introduction, ont fait maintes fois fausse route dans différentes directions, mais encore on en a constamment trouvé l'orifice obturé par des dépôts de diverse nature. En dépit de ces insuccès flagrants, cette méthode, telle qu'elle est, a trouvé dans tous les traités une place dont elle est indigne, et l'on doit être surpris qu'encore en 1856 elle fut défendue avec chaleur devant la Société de chirurgie de Paris (Lenoir). Il est vrai de dire que ces canules, tout en manquant absolument leur but, sont parfois supportées durant un temps fort long (1); mais il arrive fréquemment qu'après plusieurs années de séjour elles s'ouvrent les chemins les plus variés et pénètrent, soit dans le sinus maxillaire, soit, par la voûte palatine, dans la cavité buccale, etc., en déterminant des accidents d'une certaine gravité.

Nous n'aurions jamais pensé à mentionner, même en dehors de la partie historique, cette méthode, si de nos jours encore, il y a peu d'années, à Paris même, il n'existait des chirurgiens pour la recommander et la mettre à exécution; une oblitération définitive du canal et des complications vers le système osseux de cette région, tels sont les seuls résultats qu'on doive attendre des canules à demeure.

(1) Nous avons vu un malade qui avait porté sa canule huit ans, et une dame qui l'a gardée pendant trente-quatre ans, dont quinze sans inconvénient (voy. A. André, *Gazette des hôpitaux*, n° 40, 1866).

ARTICLE VIII

ANOMALIES CONGÉNITALES DU SAC LACRYMAL ET DU CANAL NASAL

Les voies éliminatrices des larmes ne font complètement défaut que lorsqu'il existe des vices de conformation très étendus qui occupent, soit la cavité orbitaire, soit seulement les parties molles qu'elle contient normalement (cyclopie, anophthalmie). L'absence ou l'obstruction du canal nasal, en tant qu'anomalie congénitale isolée et suivie d'une dilatation du sac, a été signalée par quelques auteurs (Dupuytren, Jurine), mais il est à présumer qu'on n'a pas exclu, dans ces observations, toutes les causes d'erreur qui se présentaient.

Plusieurs exemples d'un vice de conformation fort curieux, c'est-à-dire d'une fistule congénitale du sac, sont relatés dans les livres spéciaux (Scarpa, G. Behr, Aug. Bérard, Caron du Villards). L'ouverture offrait généralement, dans ces cas, les caractères de la fistule capillaire : le contenu s'en échappait dès que le sujet venait à pleurer ou à exercer sur son sac lacrymal une légère pression.

Nous laisserons complètement de côté les observations de dilatation congénitale d'une portion ou de la totalité du sac et du canal, car nous croyons la confusion trop facile entre cet état et la présence de kystes congénitaux.

Il ne nous reste donc à signaler qu'un mode particulier d'embouchure du canal dans le nez, où, ce conduit ne traversant pas obliquement la muqueuse du méat inférieur et cette membrane ne lui fournissant aucun repli valvulaire, il devient possible au malade de remplir d'air son sac lacrymal en faisant un effort d'expiration après s'être bouché les narines (Kleeberg).

HISTORIQUE

Actuellement encore, il n'est peut-être pas deux auteurs qui s'accordent en tout point sur la nature des maladies des voies lacrymales et sur le traitement qui convient à chacune d'elles. Cette divergence d'opinions, surprenante, au premier abord, pour qui sait de combien d'éléments divers s'est enrichie l'étude de ces affections, s'explique parce que les recherches sur les maladies des voies lacrymales, après avoir joui autrefois d'une très grande vogue, ont été depuis que Bowman lui a donné son puissant concours, quelque peu négligées et que la routine a ici pu régner en véritable maître.

Les anciens, qui ne connaissaient pas l'appareil éliminateur des larmes, regardaient la tumeur lacrymale comme un abcès du grand angle de l'œil, qu'ils nommaient anchilops, et qui, une fois ouvert, se transformait en un ulcère fistuleux entretenu par la carie de l'os unguis. En dépit de ces erreurs, *Celse* recommande contre cette maladie l'emploi de l'instrument tranchant et du fer rouge, se faisant ainsi le promoteur de la méthode destructive, retrouvée et vulgarisée à une époque beaucoup plus voisine de la nôtre. *Antiles*, en observant le larmoiement, et *Severus*, en remarquant l'embouchure d'un des conduits dans le sac et en conseillant la cautérisation de cet orifice, firent deux découvertes très importantes, mais stériles pour eux-mêmes. On peut en dire autant de *Fallope*, qui, plus tard (1563), vit très bien les points et les conduits lacrymaux, la collection de pus contenue dans le sac ulcéré, enfin le reflux de ces produits dans le cul-de-sac conjonctival, mais auquel une erreur singulière fit perdre le fruit de ces observations, en lui montrant les larmes comme arrivant à l'œil par les points lacrymaux.

Le premier qui éclaircit la nature véritable de la tumeur lacrymale est *G. Ern. Stahl* (*Progr. de fistula lacrymali*, Hal., 1702) démontrant, dans une petite brochure, que, ni les parties molles du grand angle, ni la caroncule, ni une simple fistule ne se produisaient ici, mais bien une inflammation chronique du sac lacrymal, donnant lieu à une sécrétion purulente.

Vers l'année 1717, *Maîtrejean* conçoit, lui aussi et d'une façon indépendante, une idée très précise des maladies du sac lacrymal. La théorie ingénieuse qu'il en donna fut accueillie avec la faveur qu'elle méritait, et l'on peut dire qu'elle n'a qu'un grand défaut : c'est de prendre l'exception pour la règle et d'attribuer à presque tous les cas d'inflammation du sac une origine qui ne convient qu'au plus petit nombre d'entre eux. Pour lui, la rétention des liquides dans le sac est l'effet de l'obstruction des canaux qui s'y jettent et ces liquides, composés de larmes et du produit des glandes « répandues dans la muqueuse », irritent cette membrane en « s'échauffant par leur séjour ». La théorie de Maîtrejean trouva, après lui, de chauds défenseurs : aujourd'hui même, elle compte encore de nombreux partisans et, fût-elle fausse de tout point, il faut reconnaître qu'elle eut le mérite de fournir, dès cette époque, des indications précieuses pour le traitement. C'est surtout *Boerhaave* qui, en 1751 (*Abhandl. von den Augenkr.*), compulsa les diverses causes d'empêchement pour l'écoulement des larmes et parla de genres variés de *fistules lacrymales*.

Déjà *Hister* (*De novo methodo sanandi fistulas lacrymales*, Altorf, 1716), au début du siècle dernier, avant Maîtrejean, avait attiré l'attention sur l'obstruction du canal nasal et l'influence que cette obstruction devait avoir pour le traitement rationnel de la tumeur lacrymale.

Quoi qu'en dise *Sprengel*, qui attribue aux Arabes la compression, les injections, etc., *Malgaigne*, si compétent dans ces matières, rapporte à *Anel*, contemporain de Maîtrejean, la première exécution du sondage et des injections, c'est-à-dire des principales méthodes encore usitées par les chirurgiens de notre époque. C'est encore Anel qui, frappé de l'opiniâtreté de certaines tumeurs lacrymales non enflammées ou, comme il le disait, de certaines « hydropisies du sac », les ouvre et en pratique la compression. Le premier sondage d'Anel fut pratiqué sur Fiechi, à Gênes, et le résultat très satisfaisant que donnait l'introduction journalière d'une sonde en os, de la grosseur d'un crin de porc, munie d'un bouton en olive fut si heureux qu'Anel recommanda tout de suite son procédé (*Nouvelle méthode de guérir les fistules lacrymales*, etc., Turin, 1713) et engagea à faire suivre le sondage d'une injection astringente au moyen de la seringue qui porte encore actuellement son nom. C'est à partir de ce moment, qu'en dépit des difficultés qu'on signala comme blessures, pouvant être produites par la sonde (Bianchi, *Diss. de ductibus lacrymalibus novis*, Turin, 1715, et Platner, *Diss. de fistula lacrymali*, Lipsa, 1724), que le sondage fut introduit; mais, loin de le perfectionner, on a laissé passer près d'un siècle et demi pour arriver à la véritable vulgarisation du sondage (Bowman), ainsi qu'à une combinaison rationnelle des sondes et des injections ou irrigations à la fois.

Il y a loin, on le voit, de ces notions scientifiques et pratiques aux idées grecques plus ou moins altérées qui avaient prévalu jusqu'au seizième siècle, et, s'il est juste d'établir que *J.-L. Petit* se fit, auprès de ses devanciers, une place des plus honorables par ses travaux originaux (1734-1744), on nous accordera qu'il n'ajouta guère aux faits acquis, en transportant en pleine pathologie des notions de physique pure, c'est-à-dire en comparant les voies lacrymales à un siphon et pour la forme et pour le mode d'agir. Conséquent avec ses idées, cet éminent chirurgien, pour lequel la dilatation du sac était constamment la suite d'une obstruction de la longue branche du siphon auquel il assimilait le canal lacrymo-nasal, s'attachait, avant tout, à rétablir la perméabilité des voies éliminatrices des larmes, par le sondage ou par l'ouverture d'un conduit artificiel. Il combattit, en outre, par des moyens analogues, l'oblitération des points lacrymaux; enfin il ouvrit, le premier, le sac lacrymal au-dessous du ligament palpébral interne.

Saint-Yves et *Woolhouse*, fidèles aux opinions d'Anel, admettent comme loi une tumeur lacrymale simple et une tumeur lacrymale enflammée ; le dernier de ces auteurs perfore l'os unguis et place à demeure, dans le canal qu'il ouvre ainsi entre le sac lacrymal et les fosses nasales, une canule à laquelle il attache son nom. *Heister* popularise leur méthode; mais il modifie le procédé d'Anel en profitant, pour introduire la sonde, de l'ouverture de la fistule. La pratique de *Monro* ne s'écarte pas sensiblement de celle des hommes célèbres dont les noms précèdent. Anel est leur maître et leur exemple, et ses traditions sont si bien conservées que *Platner*, tout en regardant l'inflammation comme la cause la plus fréquente des tumeurs lacrymales, et en se plaçant ainsi bien loin du point de vue de ses contemporains, se contente des moyens dont ils se servent et fait un grand usage des injections d'Anel.

Sharp, vers le même temps, se recommande par une observation d'autant plus méritoire, qu'elle attaque de front une opinion universellement accréditée; le premier, en effet, il s'inscrit contre la fréquence de la carie osseuse dans la tumeur lacrymale, et le temps a si bien conservé son avis, qu'on se demande aujourd'hui pour quelle cause l'erreur qu'il combattit fut si longtemps une croyance communément répandue.

En résumé, la plupart des chirurgiens de cette époque s'appliquaient, surtout en France, à désobstruer les voies lacrymales; quelques-uns, il est vrai, tentaient, par divers moyens, de modifier la muqueuse enflammée; mais ils trouvèrent peu d'imitateurs. On se servait, pour déboucher le canal lacrymo-nasal, des injections, de la canule à demeure de Woolhouse, des sondes d'argent, enfin du séton de *Méjean* et de la corde à boyaux de *Palluci* qu'il introduisait à travers un fin tube en or jusque dans la narine, dont l'usage, ultérieurement combattu par *Louis*, fut, plus tard encore, remis en vigueur par *Desault*, *Sabatier*, *Boyer* et *Roux*, pour tomber définitivement dans l'oubli qu'il mérite. Si ces tentatives ne réussissaient pas à établir la perméabilité des voies lacrymales, on y suppléait en ouvrant un nouveau conduit (*La Forest*, 1739), muni ou dépourvu d'une canule fixe. Les praticiens, qui voulaient modifier la muqueuse du sac, instituaient, à cet effet, un traitement antiphlogistique local; ils poussaient dans la cavité dilatée des injections astringentes (1), enfin ils l'ouvraient et la remplissaient de charpie pour y déterminer une inflammation salutaire. *Ledran* insista beaucoup sur les antiphlogistiques; mais il fut plus heureux dans le sage conseil qu'il donna d'engager les personnes atteintes d'une tumeur lacrymale non enflammée à la vider plusieurs fois par jour, en la comprimant avec le doigt.

La théorie de l'obstruction était destinée à servir de thème aux combinaisons les plus variées, et tout ne pouvait être dit encore sur une question dont l'élément principal restait toujours à l'état d'hypothèse. De tous ceux qui regardaient la tumeur lacrymale comme le résultat indirect d'un rétrécissement du canal nasal, pas un peut-être, et c'est un fait à remarquer, ne s'était prononcé avec une entière assurance sur la cause première de ce rétrécissement. *Janin* l'attribua à la contraction spasmodique d'un sphincter propre, dont il plaçait le siége à différentes hauteurs du canal; mais le plus souvent à la partie inférieure du sac. Malgaigne, dans sa belle thèse d'agrégation, manifeste quelque surprise du peu de bruit que souleva la nouvelle interprétation; mais on peut dire, à la décharge du public de ce temps, que la démonstration anatomique du sphincter en question n'est rien moins qu'établie. De plus, Janin prétendait combattre l'irritation de son muscle en instillant dans le cul-de-sac conjonctival des collyres qui de là, pensait-il, étaient aspirés dans le sac par les points lacrymaux : or, comment admettre ce mode de transport, si l'on songe que tout se passait souvent entre un œil larmoyant et un sac assez fortement distendu par les produits qu'il contenait pour ne plus admettre une seule goutte de liquide? Quoi qu'il en soit, Janin était doué d'un esprit très ingénieux : comme il avait remarqué que durant l'occlusion des paupières les larmes cessent presque entièrement d'être sécrétées et de pénétrer dans le sac, il en conclut qu'en fermant et en immobilisant, pendant un temps suffisant, les yeux affectés d'une tumeur lacrymale, il permettrait au sac dilaté de revenir sur lui-même et obtiendrait ainsi une guérison complète. Il essaya et réussit.

Peltier admet toutes les méthodes; mais il traite d'absurde le traitement qui consiste dans l'excision des points lacrymaux. Il rétablit les canalicules du même nom au moyen

(1) Ces injections étaient poussées par en haut; parmi les plus originales, il faut citer celle de Blizard (*Philos. Transact.*, t. LII, p. 139, 1780) qui injecta du vif-argent dans le sac; *Gensoul* et *Dubois* eurent l'idée de dilater le canal par le nez et de pousser les injections par en bas.

d'un stylet pointu dont il traverse les paupières, en suivant la direction du conduit oblitéré, et qu'il pousse jusque dans le sac.

En Angleterre, *Pott* (1758) montra un grand sens dans l'appréciation et l'ordonnance des faits acquis, et enrichit cette étude de quelques connaissances nouvelles. Les degrés qu'il admit dans la maladie qui nous occupe sont : le catarrhe, la tumeur enflammée, enfin la fistule lacrymale avec ou sans carie des os voisins. Il reconnut que cette dernière altération est rare et que le canal nasal est libre dans bien des cas où l'on échoue à vider complètement le sac lacrymal par la pression.

Presque seul parmi les autres chirurgiens anglais, *Bell* rendit justice à Pott qu'il imita. *Ware* n'était pas un créateur; son ouvrage se recommande par les idées saines et les bons conseils dont il est plein; toutefois ces qualités de critique et de composition ne sont, nulle part, plus éclatantes que dans les écrits de *Richter* (1770). Quand le traitement antiphlogistique, sur lequel ce brillant auteur insista avec une véritable prédilection, ne lui réussissait pas, il ouvrait largement la tumeur lacrymale enflammée et s'efforçait de dessécher le canal. Ainsi que *Beer*, c'est surtout avec des cordes à boyau qu'il pratiquait la dilatation.

Vers l'année 1801, *Scarpa*, le célèbre chirurgien de Pavie, inaugura une révolution; mais on ne saurait lui faire un grand mérite de ses innovations. Pour lui, pas de rétrécissement du canal, pas de sécrétion du sac : les produits inflammatoires qu'on trouve dans les voies lacrymales viennent de la conjonctive des paupières et sont aspirés par les points lacrymaux. Avec ces idées, par une contradiction flagrante, Scarpa recourait aux mêmes moyens thérapeutiques que les défenseurs de l'obstruction.

Depuis cette époque, presque tous les auteurs ont tenté en France, en Allemagne et en Angleterre, de rendre à l'élément inflammatoire des affections des voies lacrymales l'importance qu'on lui avait jusque-là généralement refusée : *Beer* et *Weller*, *Mackenzie* et *S. Cooper*, *Dupuytren*, *Bégin*, *Velpeau* et *Malgaigne* se sont prononcés néanmoins en faveur de cette théorie, contre celle de Maîtrejean et de J.-L. Petit. Nous ne dirons rien des tristes résultats de la canule de *Dupuytren* (1812) : l'histoire de cette méthode, justement délaissée, ne ferait que consacrer la contradiction qui existait, de son temps, entre les vues théoriques et les moyens de traitement.

Les progrès que l'anatomie des voies lacrymales a faits depuis une quarantaine d'années, grâce surtout aux beaux travaux de *Artl*, et la lumière qui en a rejailli sur les connaissances physiologiques, sont assurément pour beaucoup dans les perfectionnements que les moyens thérapeutiques ont subis de nos jours. Parmi ces perfectionnements, les plus remarquables sont certainement ceux que nous devons à *Bowman*. En admettant qu'une grande partie des causes d'épiphora siège à l'embouchure même des conduits lacrymaux et que, dans le traitement des inflammations des voies lacrymales, la dilatation, par le moyen des sondes d'un certain calibre, jouerait un rôle très important, il érigea en méthode l'introduction des sondes par les conduits, préalablement fendus. Il est vrai que l'idée d'une dilatation progressive par des sondes graduées était erronée et que ceux qui ont voulu renchérir sur cette idée (Weber, Theobald) ont absolument fait fausse route, mais Bowman n'a pas eu un moins grand mérite en faisant abandonner en grande partie le sondage par des voies artificiellement produites et en rendant le sondage d'Anel facile et pratique en lui donnant un accès plus libre par les orifices des conduits élargis et en conseillant de se servir de sondes bien plus résistantes et plus aisées à manier que celles dont Anel faisait usage.

Nous pensons avoir, dans le même sens, par l'introduction des sondes creuses, perfectionné les injections qu'Anel avait déjà introduites dans le traitement des voies lacrymales et en permettant de leur substituer de véritables irrigations antiseptiques prolongées pendant un temps assez long pour avoir une réelle action germicide. Cette méthode doit, à notre avis, bénéficier davantage de l'antisepsie qu'elle ne l'a fait jusqu'à présent, et cela d'autant plus que nous savons que toute inflammation catarrhale est provoquée et entretenue par des micro-organismes. C'est donc l'étude de ces organismes, leur action plus ou moins irritante sur la muqueuse et leur destruction par des irrigations antiseptiques qui donneront à notre méthode une plus-value notable. La méthode antiseptique nous rendra, en outre, moins hésitants pour procéder à des ablations de la glande palpébrale et orbitaire, si l'on a reconnu que le conduit des voies éliminatrices des larmes est impossible à rétablir, ou réclame des soins ou un laps de temps auxquels le malade ne peut pas suffire.

Quoique le traitement des voies lacrymales soit une des branches de l'ophthalmologie où la routine se maintient avec la plus grande ténacité, on peut pourtant dire que depuis le perfectionnement du sondage et lavage des voies lacrymales, qu'on a de plus en plus reconnu qu'il s'agissait ici de traiter simplement des affections de la muqueuse du sac, qu'il n'y avait ici pas lieu à des procédés qui agissent avec brutalité et qu'on pouvait le plus souvent arriver à un *modus vivendi*, ne nécessitant ni destruction, ni extirpation du sac lacrymal. Du reste nous possédons actuellement dans l'extirpation si facile de la glande lacrymale palpébrale, un moyen des plus efficaces de réduire à volonté la sécrétion des larmes et d'obvier à des états irritatifs des voies éliminatoires des larmes, de la conjonctive et du bord palpébral, dans les cas où un obstacle insurmontable s'oppose au rétablissement de l'action physiologique de l'élimination des larmes.

Disons, en terminant, que le caractère principal des idées qui ont actuellement de plus en plus cours, c'est cet éclectisme en vertu duquel, ayant reconnu que les causes des maladies qui nous occupent sont nombreuses et variées, on s'attache avec beaucoup de soin à les rechercher et à appliquer à chacune d'elles un moyen qui lui convienne Nous sommes enfin très heureusement délivrés de ces opinions systématiques, ennemies du progrès, qui, pour ranger sous un seul chef toutes les affections lacrymales, se condamnaient ainsi à une méthode unique, presque toujours destructive, c'est-à-dire formellement opposée au but de la chirurgie *conservatrice*. Comme plus que dans toute autre partie de l'ophthalmologie la question de l'infection par les micro-organismes les plus variés est résolue pour la majeure partie des affections des voies lacrymales, c'es aussi du côté d'une antisepsie rationnelle et bien ordonné que notre attention doit être portée.

BIBLIOGRAPHIE[1]

1650. HORNE (J.). Diss. de aigilope (Leidæ, in-4°).

1659. BOTALLI. Diss. de aigilope (Leidæ, in 4°).

1675. ALBIN (G. W.). Diss. de aigilope (Francof. ad. Viadr., in-4°).

— ROESER (C.). De ophthalmia cum fistula lacrymali (Leidæ, in-4°).

1687. MURALTO (J. de). De fistula lacrymali (*Miscell. Acad. nat. Cur.*, déc., 2, 1684).

— PATINUS. De fistula lacrymali (*Ibid.*).

1695. HÜNERWOLFF (præs. G. W. Wedel). Diss. de aigilope (Jenæ, in-4°, p. 28).

— WEDEL (G. W.). Diss. de aigilope (Jenæ, in-4°).

1701. HAAS (de). De epiphora (Lugd. Batav., in-4°).

— ROESER. Diss. de epiphora (Regiomont, in-4°).

1702. STAHL (G. E.). De fistula lacrymali (Hallæ, in-4° et in *Haller's Diss. ad morb. hist.* t. I, p. 278).

1713. ANEL. Nouvelle méthode de guérir les fistules lacrymales avec recueil de différente-pièces pour et contre et en faveur de la même méthode (Turin, in-4°, Trois pièces, p. 12, 34 et 158).

1714. — Traité sur la nouvelle méthode de guérir les fistules lacrymales ou discours apologétique (Turin, in-4°, p. 316).

— MELLI. Delle fistole lacrymali il pro e contra (Venezia, in-8°, p. 150; altera editio, 1740).

1715. BIANCHI. Ductum lacrymalium novorum epistolaris dissertatio (Torino, in-4°).

1716. ANEL. Diss. sur la nouvelle découverte de l'hydropisie du conduit lacrymal malade (Paris, in-4°).

— HEISTER. De nova methodo sonandi fistulas lacrymales (Altorf, in-4°, et *Chirurgie*, t. II, cap. 54, p. 501).

1724. PLATNER (Z.). Diss. de fistula lacrymali (Lips., in-4° et in *Platneri opusculorum* t. I, p. 9-38, Lips., in-4°, 1749).

1728. LEPY et FRÉMONT. Non ergo fistulae lacrymali cautorum actisale (Paris, in-4°).

1729. LAMONIER. Mémoire sur une nouvelle manière d'opérer la fistule lacrymale (*Mém. de Paris*, in-4°).

1730. SCHOBINGER. Diss. de fistula lacrimali (Basileæ, in-4°).

1734-44. PETIT (J. L.). Sur la fistule lacrymale (*Mémoires de l'Acad. des sciences*, p. 134 : 1740, p. 155; 1743, p. 390, et 1744, p. 489).

1735. HUNAULD. Somethougts on the operation of the fistule lacrymalis (*Philos. Transact.* t. XXXIX, p. 54).

— MOURO (A.). De morbis viarum lacrymalium (*in Actis Edinburg*, t. III).

1738. FERREIN. Non ergo fistulae lacrymali cauterium actuali (Paris, in-4°).

(1) C'est avec empressement que nous rendons hommage à la mémoire de Sichel père pour l'extrême obligeance avec laquelle il a mis à notre disposition, toutes les fois que nous avons eu des recherches bibliographiques à faire, sa bibliothèque spéciale, véritablement unique en son genre.

1738. Reverhorst (Van). Diss. de aigilope seu fistula lacrymali (Leidæ, in-4°).

1743. Hebenstreit (G. G.). De oculo lachrymante (Lips., in-4°).

— Petit (J. L.). Observations sur le bandage compressif destiné à la cure de la tumeur lacrymale (*Mém. de l'Acad. des sciences*, p. 152).

1748. Nannoni. Dissertazione chirurgiche della fistola lacrimale (Parigi, in-4°).

1751. Boerhaave. Abhandl. von den Augenkrankheiten (Nürnb., p. 23) (Première description exacte de l'inflammation de la glande lacrymale).

1753. Bordenave. Examen des réflexions critiques de M. Molinelli contre le mémoire de M. Petit sur la fistule lacrymale (*Mémoires de l'Acad. de chir.*, t. II, p. 161).

— La Forest (de). Nouvelle méthode de traiter les maladies du sac lacrymal, nommées communément fistules lacrymales (*Ibid.*, p. 175).

— Louis. Réflexions sur l'opération de la fistule lacrymale (*Ibid.*, p. 193).

1754. Deidier. De la fistule lacrymale (Paris, in-4°).

1757. Vogel. Diss. de fistula lacrymali eamque sanandi methodis (*Editio altera*, Gryphiswald et Lips., in-4°, p. 98).

1758. Pott (Perc.). Observations on that disorder of the eye commonly called fistula lachrymalis (London, in-8°, et dans *Surgical works*, London, 1775, t. I, p. 179).

1762. Pallucci. Methodus curandæ fistulæ lacrymalis (Vindobon., in-8°, p. 117).

1763. Morgagni. Epistola de obstructione ductuum lacrymalium (*Opusc. micell.*, Venetia, in-8°).

1765. Jamin. Sur une fistule lacrymale occasionnée par un coup de feu (Paris, in-8°).

1766. Bertin. Sur le sac lacrymal de l'homme et de quelques animaux (*Mém. de l'Acad. des sciences*).

— Petit (A.). Questio an impeditis lacrymarum viis parari debeat lacrymis artificiale iter (Paris, in-8°).

— Rivard et Lepreux. Ergo impeditis lacrymarum viis parari debeat lacrimis artificiale iter in cavum, quod justa majorem oculi canthum inter superficium internam palpebræ et oculi globum deprehenditur (Paris, in-4°).

1771. Henkel. Von der Thränenfistel (Berlin, in-8°).

1772. Janin. Mémoires et observations de l'œil (Lyon, in-8°, p. 51 et p. 285).

— Metzger. Curationum chirurgicarum quæ ad fistulam lacrymalem hucusque fuere adhibitæ historia critica (*Monasteri*, 12).

1776. La Forest. Fistule lacrymale (*Mémoires de l'Acad. de Chir.*, t. II, p. 176).

— Licht. De præcipuis viarum lacrymalium morbis (Argent, in-4°).

— Louis (*Mémoires de l'Acad. de chir.*, p. 193).

1779. Witte. De fistula lacrymali (Erford, in-8°).

1780. Blizard. A new method of treating the fistula lacrymalis (London, in-8°).

— Schulze. Diss. de fistulam lacrymalem sanandi methodis (Argent., in-4°).

1781. Wathen (Jonathan). A new and easy method of applying a tube for the cure of the fistula lacrymalis (London, in-8°).

1783. Pellier de Quengsy. Recueil de mémoires et d'observations tant sur les maladies qui attaquent l'œil, etc. (Montpellier, in-8°, p. 182-214).

— Pouteau. Sur l'application d'un sétaceum aux voies lacrymales (in *Œuvres de Pouteau*, t. III, n° 7, petit in-8°).

1787. Baruffaldi. Diss. de fistula lacrymali (Venet., in-8°).

— Ware. Chirurgical observations relative to the epiphora or wathery eye (London, in-8°).

1788. Pulvermacher. De glandulosi oculorum systematis inflammatione (Diss. Hallæ, in-8°, p. 120).

— Schacht. De epiphora et lippidudine (Diss. Hallæ, in-8°, p. 42).

1794. Mertzdorf. Diss. de fistula lacrymali (Halæ, in-8°, p. 55).

1795. Ehrlich. Von der Thränenfistel (in *Chir. Beobacht.*, Leipzig, in-8°, p. 48).

1798. — Ein paar Worte von der Thränenfistel und einem neuen Werkzeug zur bequemen Durchführung der Haarschnur (*Hufeland's Journal für prakt. Heilk.*, t. VIII, n° 16).

— Ware (J.). Remarks on the fistula lacrymalis (London, in-8°).

1801. Angely. De oculo organisque lacrymalibus (Diss. Erlang., in-8°, p. 110).

1801. DESAULT. Sur l'opération de la fistule lacrymale (*Œuvres chir.*, t. II, p. 119, Paris, in-8°).

— HELLING. De fistula lacrymali (Diss. *Traject. ad Viadr.*, in-8°, p. 59).

— HIMLY. Geschichte der Thränenfistel und ihrer Heilung (*Ophth. Bibliothek*, t. I, St. 2, p. 99).

— — Principien der Geschichte der wahren u. falschen Thränenfistel (*Ophthalm. Bibliothek*, t. II, p. 99).

— SCHALE (Otto). Diss. de diversis, quæ innotuerunt, fistulæ lacrymali medendi methodis (*Traject. ad Vindr.*, in-8°).

1803. SCHMIDT (J. Ad.). Krankheiten des Thränen-Organes (Wien, in-8°, p. 350).

1804. GIRAULT. Instrument zur Operation der Thränenfistel (*Ophthalm. Bibliothek*, t. II, p. 208).

1807. HIMLY. Scirrhus der Thränendrüse (*Ibid.*, t. III, p. 159).

1810. FLEMMING. Diss. inaug. de dacryocystitide (Viteb., in-8°).

1811. BRINGOLF. Diss. de chirurgica fistulæ lacrymalis curatione multiplice (Berolini, in-8°).

— READE. Observations on the diseases of the inner corner of the eye, comprising the epiphora, the tumor sacci lacrymalis and the fistula lacrymalis (London, in-8°).

1814. ROSAS. Diss. quæ, rejecta fistulæ lacrymalis idea, veram fistulæ sacci lacrymalis notionem et sanandi methodum excepta occlusi ductus nasalis operatione proponit (Viennæ, in-8°).

1816. BRACHET. Modification de la canule de Dupuytren pour l'opération de la fistule lacrymale (Lyon, in-8°).

1817. BEER. Augenkrankheiten, t. II, p. 151.

— WARE (J.). Observations on the treatment of epiphora and the fistula lacrymalis (London, in-8°).

1818. ZWIERLEIN. Diss. de fistulæ lacrymalis operatione (Landeshut, in-8°).

1819. MACKENZIE (W.). An essay on the diseases of the excretory parts of the lacrymal parts (London, in-8°).

1820. NICOD. Mémoires sur la fistule lacrymale (Paris, in-8°).

— PARROT. Ueber ein zweckdienliches Verfahren bei der sogen. Thränenfisteloperation (*Hufeland's Journal*, t. L).

— TOMENT (de). Diss. sur la tumeur et les fistules des voies lacrymales (Paris, in-4°).

— WALTHER (de). Ueber die steinigen Concretionen der Thränenflüssigkeit (*Graefe's u. Walther's Journal*, t. I, p. 163).

1821. DIENER. Diss. de operat. fistulæ lacrymalis ratione (Landeshut, in-8°).

1822. MARTINI. De fili serici usu in quibusdam viarum lacrymalium morbis (Lipsiæ, in-4°, p. 47).

— NEISS. De fistula et polypo sacci lacrymalis (Bonnæ).

1823. HARVENG. Ueber die Operation der Thränenfistel (*Rust's Magazine*, t. XIX).

— TAURICH. Description du perforateur lacrymal, instrument propre à la guérison de la tumeur et de la fistule lacrymale (*Journ. du dict. compl. des sciences méd.*, t. XV).

1824. HARVENG. Mémoire sur l'opération de la fistule lacrymale (Paris).

— TADDEI. Exposizione del methodo nuovamento richiamato alla pratica del baron Dupuytren (Livorno).

— VESIGNÉ. Essai et recherches sur la tumeur et la fistule lacrymales (*Thèse de Paris*).

1826. MAGOT. Sur la fistule lacrymale (*Revue méd.*, oct.).

— TAILLEFER. Quelques remarques sur la disposition anatomique du canal nasal, suivies de la description d'un nouveau procédé pour la cure de la fistule lacrymale (*Arch. génér. de médec.*, t. XL, p. 438).

1827. BLONDAU. Quædam de fistulæ sacci lacrymalis curatione (Diss., Berol., in-8°, p. 26).

— KREMER. Eine Thränenfistel, die durch das Ausziehen eines steinigen Concrementes geheilt wurde (*Graefe's u. Walther's Journ.*, t. X, p. 597).

— LA HARPE (de). De tubuli metallici immissione in cura obstructionis ductus nasalis (Diss., Gottinge, in-8°).

— TAGLIOFERRI. Della fistola lacrymale (Parma, in-8°).

1828. KREMER. Exostose des Thränenbeinsals Ursache einer Thränenfistel (*Graefe u. Walther's Journ.*, t. X, p. 597).

— WALTHER (Ph. Fr. de). De polypo et fistula sacci lacrymalis (J. Radius, *Scriptores oph. minores*, Lipsiæ, t. II).

1829. BLANDIN. Quelques considérations sur la thérapeutique de la fistule lacrymale (Paris, in-8°).

— KREMER. Ueber die Entzündung der Augendeckel u. die Thränenfistel (Diss., Würzbourg, in-8°).

1830. KOEHLER. Diss. de fistula lacrymali (Kiliæ, in-8°).

— MANZINI. De la fistule lacrymale et de son traitement (*Gaz. des hôp.*, Paris).

— PFEIFFER. Sur la nature et le traitement de la fistule lacrymale (*Thèse de Paris*).

— RITTERICH. Enumeratio instrumentorum ad tollendum canalis nasalis obstructionem auferendasque molestias hanc obstructionem excipientes commendatorum et depictorum (Lipsiæ, in-4°, p. 24).

1831. MOTHERBY. De atresia punctorum lacrymalium (Diss. Berol., in-8°, p. 29).

— SEDELBAUER. De chirurgica fistulæ sacci lacrymalis curatione multiplici (Diss. Munich, in-8°, p. 24).

1832. RIBERI. Dei suni e delle fistola in genere e delle principali malattie delle via lacrymale (Torino, in-8°).

1833. AUMÜLLER. De glandulæ lacrymalis fungo medullari (Diss., Berol., in-8°).

1834. LAUGIER. Sur le traitement de la fistule lacrymale (*Arch. gén. de méd.*).

— GRILLO. De polypo sacci lacrymalis et conjunctivæ (Diss. Hallæ, in-8°, p. 37).

— VERPILLAT. Procédé spécial pour guérir par injections les tumeurs lacrymales (Paris, in-8°).

1835. BEHR. Einige praktische Bemerkungen über die Krankheiten der Thränenorgane (*Ammon's Zeitsch.*, t. IV, p. 119).

— BOURJOT-ST-HILAIRE. Considérations générales sur les voies lacrymales (*Journ. des connaiss. méd.-chir.*).

— MALGAIGNE (J. F.). Quel traitement doit-on préférer pour la fistule lacrymale? (Thèse pour l'agrégation en chirurgie, Paris, in-4°).

— MEAD. Dacryolithes (*London med. Gaz.*, t. XV, p. 628).

— OSBORNE. Darstellung des Apparates zur Thränenableitung in anatom., physiolog. u. prakt. Hinsicht (Prag, in-8°, p. 75).

— ZEIS. Pyorrhoe des Thränensackes mit inneren Thränenfisteln (*Ammon's Zeitsch.*, t. IV, p. 173).

1836. BECK. De fistula sacci lacrymalis (Diss. Würzbourg, in-8°, p. 40).

— BEHR. Fistula canaliculi lacrymalis palpebr. inf. dext. congen. (Blasius, *Klin. Zeitsch.*).

— MONTAIN. De l'emploi du trépan perforatif dans l'opération de la fistule lacrymale. (*Gaz. méd.*, p. 692).

1837. KLEEBERG. Beobachtung einer Augenkrankheit durch Erweiterung des Thränenganges (*Ammon's Zeitsch. f. O.*, t. V, p. 459).

1838. BIAGINI. Sull ostruzione dell condutto nasale (Pistoza, in-8).

1840. MASLIEURAT-LAGRÉMARD (G. E.). Du squirrhe de la glande lacrymale et de l'ablation de cette glande (*Arch. gén. de méd.*, janv., et *Schmidt's Jahrb.*, t. XXVII. p 98).

— MARTINI (L.). Ein Beitrag zur Operation der Thränenfistel (*Würtemb. Corresp.-Bl.*, nos 42 et 43).

1841. BÉRARD. Traitement d'une fistule lacrymale congénitale (*Gaz. des hôp.*, n° 71).

— DUVAL (de Lisbonne). Modification de la canule de Dupuytren (Hamburg, *Zeitsch.*, t. XVIII, H. 1).

— MORGAN. Traetment of the fistula lacrymalis (*Med. chir. Review*, oct.).

— PAYAN. Histoire, traitement et guérison d'une fistule lacrymale (*Gaz. des hôp.*, n° 35).

— ROGNETTI. Traitement de la fistule lacrymale (*Ibid.*, n° 27).

— STICH. De fistula lacrymali eamque sanandi methodis (Diss. Monach., in-8°, p. 26).

— STRICKER. Portal's Beiträge zu den Operationsmethoden der Thränenfistel (*Berliner med. Centralzeitung*, n° 5).

1842. Aude. Cas de fistule lacrymale (*Jour. des connaiss. méd.*, p. 162).

— Benedict. Ueber die Behandlung der Entzündungen und Fistelgeschwüre des Thränensackes (*Abhandlungen aus dem Gebiete der Augenheilk.*, t. I, p. 133).

— Cunier. Observations pour servir à l'histoire des calculs lacrymaux (Bruxelles, in-8°).

— Desmarres. Mémoires sur les dacryolithes et les rhinolithes (*Ann. d'Ocul.*, t. VIII, p. 85 et 201, et t. IX, p. 20, 1843).

— Gerdy. Nouveau traitement de la fistule lacrymale (*Ann. de thérap.*, juin).

— Lisfranc. Guérison de la fistule lacrymale sans opération (*Gaz. des hôp.*, n° 131).

— Quissac (J.). Nouvelle méthode pour le traitement de la tumeur et de la fistule lacrymales (*Lancet*, déc.).

1843. Bernard. Mémoire sur un nouveau moyen de guérir les fistules lacrymales et les larmoiements chroniques réputés incurables (*Ann. d'Ocul.*, t. X, p. 193).

— Bouchacourt. Observations sur les concrétions calcaires dans l'œil (*Ibid.*, p. 250).

— Chabrely. Guérison des fistules lacrymales sans opération (*Bull. méd. de Bordeaux*, janv.).

— Gerold. Die Thränenfisteloperationen (*Casper's Wochensch.*, n° 23).

— Gulz. Ueber einen neuen Zufall bei der Operation der Thränensackfistel (*Oestr. med. Wochensch.*, n° 39).

— Kersten. Ueber die Steinerzeugung aus der Tränenflüssigkeit (Dacryolithen) (*Hufel. Journ.*, St. IV).

1844. Capelletti. Cataterismo forzato del canale nasale con cenni generali sulla fistola del sacco lagrimale (*Giorn. per. serv. di progressi della patologia*, aprile e maggio Venezia, in-8, p. 22).

— Jobert. Traitement des tumeurs lacrymales (*Ann. d'Ocul.*, mai).

— Kerst. Perforation de la branche frontale de l'os maxillaire (*Mélanges chir.*, Utrecht, in-8°).

— Martin. Guérison de la fistule lacrymale sans opération (Traitement antiphlegmasique) (*Journ. de Toulouse*, août).

— Martini. Von dem Einflusse der Secretionsflüssigkeit auf den menschlichen Körper im Allgemeinen u. insbesondere von dem Einflusse der Thränen auf das menschliche Auge (Belle-Vue bei Constanz, in-8°, p. 782).

Parrish. Du traitement de la fistule lacrymale par dilatation (*Philadelphia Exam.* janv.).

— Roger de Beaufort. Nouvel instrument pour l'opération de la fistule lacrymale (*Annales méd.-chir.*, avril).

1845. Bernard. La cautérisation combinée avec l'ablation de la glande lacrymale (Paris, in-8°, p. 44).

— Guépin. Du traitement de la tumeur et de la fistule lacrymales (*Ann. d'Ocul.*, t. XIV, p. 217).

— Münchmeyer. Beitrag zur operativen Behandlung u. Heilung der Blennorrhea u. Fistula sacci lacrymalis (*Hannov. Ann.*, t. V, Heft 5).

— Rodrigues. Bourse synoviale au-devant du sac lacrymal (*Ann. d'Ocul.*, t. XIV, p. 25).

— Velpeau. Étiologie de l'anchilops (*Ann. de thérap. méd. et chir.*, mars).

1846. Crampton. Tumeur de la glande lacrymale (*Dublin. Quaterly Journ. of med. Sc.*, t. I, p. 80).

— Frank. Günstige Wirkung der Magnet-Electricität bei der Thränenfistel, etc. (*Casper' Wochensch.*, n°s 42 et 48).

— Halpin. Procédé opératoire pour l'extirpation de la glande lacrymale (*Ann. d'Ocul.*, t. XIX, p. 159; *Dubl. Quart. Journ.*, t. I, p. 88).

— Richet. Tumeur gazeuse du sac lacrymal (*Bull. géner. de Thérap.*, août, et *Ann. d'Ocul.*, t. XVI, p. 232).

— Syme. Observation de calcul lacrymal (*Gaz. méd.*, n° 6, et *Ann. d'Ocul.*, t. XVI, p. 103).

1847. Bouisson. Du traitement chirurgical de la fistule lacrymale (*Journ. de la Soc. de méd. de Montpellier* et *Ann. d'Ocul.*, t. XVII, p. 46).

1847. Gerdy. De la formation d'un canal artificiel dans les cas d'oblitération du canal nasal (*Journ. des connaiss. méd.-chir.* et *Ann. d'Ocul.*, t. XVII, p. 45).
— Hannemann. De fistula lacrymali (Diss. Gryph., in-8°, p. 22).
— Lenoir. Modifications apportées à la canule pour la fistule lacrymale (*Un. méd.* et *Ann. d'Ocul.*, t. XVIII, p. 42).
— Pemberton. Étude sur les tumeurs de la glande lacrymale (*Dubl. Quart. Journ. of med. Sc.*, t. IV, p. 246).
— Pigeolet. Affections cancéreuses de la glande lacrymale (*Journ. méd. de Brux.*, fév., et *Schmidt's Jahrb.*, t. LXII, p. 219).
— Testor. Ueber die Ausrottung der Thränendrüse (*Graefe's u. Walther's Journ.*, t. XXXVI, p. 396).
— Velpeau. Tumeur énorme du sac lacrymal (*Gaz. des hôp.*, n° 84).
1848. Anderson. Extirpation d'une glande lacrymale hypertrophiée (*Edinb. month. Journ.* avril, et *Ann. d'Ocul.*, t. XIX, p. 245).
— — Hypertrophie de la partie inférieure de la glande lacrymale (*Ann. d'Ocul.*, t. XIX, p. 246).
— Arthkamp. De organorum lacrymolium morbis (Diss., in-8°).
— Auzias-Turenne. Note sur un sujet atteint de deux tumeurs lacrymales (*Gaz. des hôp.*, n° 149 et *Ann. d'Ocul.*, t. XXIV, p. 234).
— Cunier (F.). Procédé opératoire de M. Charles Halpin pour l'extirpation de la glande lacrymale (*Ann. d'Ocul.*, t. XIX, p. 159).
— Hasner (d'Artha). Ueber die Bedeutung der Klappe des Thräneuschlauches (*Pragr. Vierteljahersch.*, t. II, p. 155).
— Lario (Joaquin). Fistula lacrymalis (*Bol. ofec. de Madrid Hr.*).
— Lundberg. Glande lacrymale squirrheuse (*Hygiea* et *Ann. d'Ocul.*, t. XXII, p. 237)
— Mestenhaaser. Zur Thränenfistel (*Ostreich. med. Wochenschr.*, n° 51, p. 1603).
— Norman. Inflammation et dilatation du sac lacrymal (*Lond. med. Gaz.*, juill.).
— Reybard. Nouveau procédé pour l'opération de la fistule lacrymale (*Rev. méd. clin.* et *Ann. d'Ocul.*, t. XIX, p. 235).
— Rummel. Fist. lacrymalis homoeopathisch behandelt (*Allg. Homoeop. Zeitg.*, n° 34).
— Tavignot. De la tumeur lacrymale syphilitique (*Journ. des Conn. méd.-chir.* et *Ann. d'Ocul.*, t. XX, p. 243).
— — Traitement de la fistule lacrymale (*Gaz. des hôp.*, n° 90).
1849. Deval (Th.). Considérations cliniques sur le traitement des tumeurs lacrymales (*Un. méd.*).
— — Kyste situé devant le sac lacrymal (*Gaz. méd. de Paris*, n° 45).
— Dupuy. Des maladies des voies lacrymales (*Gaz. des hôp.*, n° 54).
— Gluge. Angeborene Hypertrophie der Thränendruse u. ihrer Ausfuhrungsgänge (*Annal. Andral. f. Phys. u. med.*, t. III, et *Ann. d'Ocul.*, t. XXIII, p. 145).
— Stoltenberg. Ueber die Ausrottung der Tränendrüse beim Thränenträufeln (Diss. Würzbourg, in-8°, p. 24).
1850. Alessi. Della Elimintiasi nelle sui relazioni colla Oculistica con una lettera sulla compressione del tumor lacrymale (Roma, in-8°, p. 186).
— Cooper (White). Canule ayant séjourné neuf ans dans le canal nasal (*Gaz. des hôp.*, n° 59).
— Hasner (d'Artha). Beiträge zur Physiologie u. Pathologie des Thränenableitungs-apparates (*Prag.*, in-8°, p. 104, 1 pl.)
— Magne. Méthode pour guérir radicalement la tumeur et la fistule du sac lacrymal (Paris, in-8°, p. 68).
— Wagner. Zur Behandlung des Tränensackfistel (*Hannov. med. Corresp. Bl.*, n° 4).
1851. Ammon (de). Operation u. Behandlung der Dacryocystectasis (*Deutsch. Klin.*, n° 45, et *Ann. d'Ocul.*, t. XXVII, p. 32).
— Bowman. A new method of the treating certain cases of Epiphora (*Med. and chir. Transact.*, et *Ann. d'Ocul.*, t. XXIX, p. 52).
— Chassaignac. Dacryocystoplastie (*Ann. d'Ocul.*, t. XXV, p. 213).
— Desmarres. Du traitement de la fistule lacrymale par la destruction du sac au

moyen du cautère actuel (*Gaz. des hôp.*, 7 juin, et *Ann. d'Ocul.*, t. XXV, p. 208).

1851. ROSER. Chirurgische Aphorismen zur Lehre von den Thränenwegen (*Arch. f. Phys. Heilk.*, et *Ann. d'Ocul.*, t. XXVI, p. 121).

— SICHEL. De l'épicanthus et d'une espèce de tumeur lacrymale, produite par l'aplatissement latéral des os propres du nez (*Ann. d'Ocul.*, t. XXVI, p. 55).

— SMITS. Structure et fonction du canal nasal (*Ibid.*, t. XXV, p. 291).

— STEOBER. De l'oblitération du sac lacrymal comme moyen de guérison de la fistule lacrymale (*Ibid.*, p. 71).

1852. CLEMENS. Der Katarr des Thränencanals u. des mittleren Ohres (Diss. Inaug. Bern. in-8°, p. 32).

— EKL. Von der Thränensackfistel (Diss. Inaug. Munich, in-8°).

— JOBERT. Tumeurs et fistules lacrymales (*Journ. de méd. et de chirurg. prat.* et *Ann. d'Ocul.*, t. XXXVII, p. 64).

— SEIDL. Bemerkungen über einege Puncte der Thränenwege (*Zeitsch. der Wien, Aerzte*, Sept. et *Ann. d'Ocul.*, t. XXXIII, p. 238).

— SICHEL. Tumeur lacrymale, etc. (*Gaz. des hôp.*, n° 98).

— STANDE. De derivatione lacrymale (Diss. Inaug., Lips., in-8°, p. 19).

— TAVIGNOT. A quelle période de la maladie faut-il opérer la tumeur lacrymale (*Gaz. des hôp.*, n° 55, et *Ann. d'Ocul.*, t. XXXIII, p. 239).

1853. BÉRAUD. Recherches sur la tumeur lacrymale (*Arch. gén. de méd.*, t. I, p. 309; t. II, p. 66 et 314, 1854, et t. I, p. 175, 1885).

— BELL (B.). Observation d'épiphora (*Montshl. Journ.*, sept.).

— CHASSAIGNAC. De la tumeur lacrymale et de son traitement (*Gaz. des hôp.*, n° 128, et *Bull. de thérap.*, octob.).

— CRITCHETT, BOWMAN et WALTON. Observations de dacryolithes (*Med. Times and Gaz.*, octob., et *Un. méd.*, n° 143).

— DESMARRES. Tumeur lacrymale en gourde (*Gaz. des hôp.*, n° 4).

— — Indications et contre-indications de l'oblitération du sac lacrymal (*Ibid.*, n° 57).

— — Occlusion du sac lacrymal (*Ibid.*, n° 67).

— DUBOIS. Dilatation et cautérisation simultanées par des cordes à boyaux nitratées dans la sténose du canal nasal (*Ann. d'Ocul.*, t. XXIX, p. 136).

— MALAGO. Traitement de la fistule lacrymale par la cautérisation du sac (*Giorn. Venito di Sc. mediche* et *Ann. d'Ocul.*, t. XXXIV, p. 259).

— NÉLATON. Tumeurs et fistules lacrymales (*Journ. de méd. et de chirurg.*, p. 115, et *Ann. d'Ocul.*, t. XXXIV, p. 176).

1854. BINARD. De la tumeur lacrymale (*Journ. belge de méd.*, p. 205, et *Ann. d'Ocul.*, t. XXXII, p. 238).

— BUSCH. Extirpation der Thränendruese in Chirurgische Beobachtungen (Berlin, in-8°, p. 296).

— CARON DU VILLARDS. Tumeur lacrymale (*Arch. d'Ophthalm.*, janv., t. II, p. 262).

— DEMARQUAY. Sur le traitement de la tumeur et de la fistule lacrymale par la trépanation de l'os unguis (*Un. méd.*, n° 148, et *Ann. d'Ocul.*, t. XXXI, p. 86).

— EWERS. De organorum lacrymalium physiologia et aegrotionibus earumque curatione (Diss. Inaug. Berol., in-8, p. 26).

— FORGET. Injection iodée dans la tumeur lacrymale (*Un. méd.*, n° 78, et *Ann. d'Ocul.*, t. XXXV, p. 284).

— GRAEFE (Alfred). De canaliculorum lacrymalium natura (Diss. Inaug. Halae, in-8°, p. 23).

— GRAEFE (A. de). Polypen des Thränenschlaauches (*Arch. f. Ophthalm.*, t. I. 1, p. 283).

— — Concretionen im unteren Thränenroehrchen durch Pilzbildung (*Ibid.*, p. 284).

— — Doppelter Thränenpunkt (*Ibid.*, p. 288).

— — Ruptur der Thränenschlauches u. dadurch erzengtes Subconjunctival-Emphysem (*Ibid.*, p. 288).

— — Geschwüste der Thränenkarunkel (*Ibid.*, p. 289).

1854. — GRAEFE (A. de). Konische Sonden u. Luftdouche in der Behandlung der Thränen-secretionsleiden (*Arch. f. Ophthalm.*, t. 1, p. 291).

— — Einfluss der Thränendrüsensecretion auf die Befeuchtung des Auges (*Ibid.*, p. 291).

— — Notiz über die Absorption des Thränen in den Thraenenpunkten (*Ibid.*, p. 295).

— HEYFELDER. Anchylops u. Dacryocystitis (*Deutsch. Klinik.*, n° 50).

— JARJAVAY. De la tumeur lacrymale, formée par la dilatation des conduits excréteurs des larmes (*Arch. d'Ophthalm.*, janv., t. III, p. 82).

— QUAGLINO. Bons effets des applications topiques d'acétate de plomb, etc. (*Ann. d'Ocul.*, t. XXXIV, p. 281).

— RAU. Bemerkungen über einige Krankheiten der Thränenorgane (*Arch. f. Ophth.*, t. I, 1, p. 161).

— REYBARD. De l'opération de la fistule lacrymale (*Ann. d'Ocul.*, t. XXXVII, p. 43).

— SALOMON. Absence congénitale de sécrétion lacrymale (*Assoc. méd. Journ.*, 20 janv., et *Ann. d'Ocul.*, t. XXXII, p. 96).

— WALTON (Haynes). Diseases of the lacrymal gland and the duct (*Med. Times and Gaz.*, n° 193, et *Ann. d'Ocul.*, t. XXXII, p. 262).

1855. ARLT. Ueber den Thränenschlauch (*Arch. f. Ophthalm.*, t. I, 2, p. 195).

— BERAUD. Essai sur le cathétérisme du canal nasal (*Arch. d'Ophthalm. de Jamin*, t. IV, p. 113).

— — De la tumeur lacrymale (*Arch. génér. de méd.*, mars).

— BIRKENSTETH. D'un procédé opératoire simple pour la fistule lacrymale (*Monthl. Journ. of Med.*, april).

— BONNAFONT. Traitement de la tumeur lacrymale par la compression directe (*Arch. d'Ophthalm. de Jamin*, t. IV, p. 141).

— BOWMAN. Lancette à canule (*Ann. d'Ocul.*, t. XXXIV, p. 141).

— GRAEFE (A. de). Ein Fall von Pilzbildung im inneren Thränenröhrchen (*Arch. f. Ophthalm.*, t. II, 1, p. 224).

— QUADRI. Cas remarquable de guérison d'une fistule lacrymale (*Ann. d'Ocul.*, t. XXXIII, p. 128).

— VOILLEMIER. De l'inflammation des conduits lacrymaux (*Gaz. hebd.*, p. 71, et *Arch. d'Ophthalm. de Jamin*, t. IV, p. 193).

1856. COSTES. Considérations historiques et critiques sur le traitement de la fistule lacrymale (*Journ. de méd. de Bordeaux* et *Ann. d'Ocul.*, t. XLIII, p. 132).

— COUR. Traitement de la tumeur lacrymale au moyen d'une fistule artificielle (*Gaz. des hôp.*, n° 104).

— DEBOUT. De la trépanation de l'os inguis dans les cas de fistules lacrymales (*Bull. de thérap.*, 15 avril).

— HAEGLER. Ueber die Krankheiten des Thränenschlauches u. ihre Behandlung (Diss. Inaug. Bâle, in-8°, p. 86).

— HIARD (Mygron). Traitement de la fistule lacrymale (*Gaz. des hôp.*, n° 145).

— SCHMIDT. Ueber Absorption des Thränenflüssigkeit durch Dilatation des Thränensackes (Diss. Inaug. Marburg., in-8°, p. 36).

— TAVIGNOT. De la cure de la tumeur et de la fistule lacrymale (*Gaz. des hôp.*, n° 95, 99, 127 et 134).

1857. ANCELET. D'une cause peu connue de tumeur et de fistules lacrymales, etc. (*Gaz. des hôp.*, n° 69).

— BOWMAN. On the treatment of lacrymal obstructions (*Ophthalm. Hosp. Rep.*, t. I, p. 10, et *Ann. d'Ocul.*, t. XXXIX, p. 70).

— BÉRAUD. Tumeur du conduit lacrymal inférieur. Fistule du conduit lacrymal supérieur. Fistule borgne externe du grand angle de l'œil (*Arch. d'Ophthalm. de Jamin*, t. VI, p. 57, et *Ann. d'Ocul.*, t. XXXVII, p. 69).

— COSTES. Traitement des fistules lacrymales (*Gaz. méd. de Strasb.*, n° 9).

— GRAEFE (A. de). Eine Thraenensackgeschwulst mit ungewönlichem Juhalt (*Arch. f. Ophthalm.*, t. III, 2, p. 257).

— LAGNEAU. Maladies syphilitiques consécutives des voies lacrymales (*Arch. gén. de méd.*, t. I, p. 536).

1857. Mothe. De la tumeur lacrymale (*Thèse de Paris*, in-4°).

— Tavignot. Sur la méthode autodermique, nouvelle méthode destinée à guérir radicalement la tumeur et la fistule lacrymales (Paris, in-8°, p. 17).

— Walton (Haynes). Deux cas de déviation des points lacrymaux; traitement chirurgical (*Brit. med. Journ.*, n° 14).

1858. Bowman. Proscript on lacrymal Obstruction (*Ophthalm. Hosp. et Rep.*, t. I, p. 88).

— Critchett. Patency of the slit-up canaliculus (*Ibid.*, t. III, p. 103).

— Demarquay. De la trépanation de l'os inguis contre la tumeur et la fistule lacrymales (*Un. méd.*, n° 99).

— Domelen (van). Observation d'un cas de dacryocystite, guéri par le cautère potentiel (*Ann. d'Ocul.*, t. XL, p. 204).

— Gosselin. Du traitement de la fistule lacrymale (*Gaz. des hôp.*, n° 44).

— Graefe (A. de). Zur Pathologie der Thränendrüse (*Arch. f. Ophthalm.*, t. IV, 2, p. 258).

— — Zur Behandlung der Thränensackleiden (*Med. central. Zeitg.*, n° 67).

— Henke. Die Öffnung u. Schlissung der Augenlider u. des Thränensackes (*Arch. f. Ophthalm.*, t. I, 2, p. 70).

— Küchler. Die Thränensackfisteloperation (*Deutsche Klin.*, n° 52).

— Magne. De la cure médicale de la tumeur et de la fistule lacrymales (*Un. méd.*, n°s 100 et 101).

— Nélaton. Fistule lacrymale. Déplacement de la canule, etc. (*Rev. de thérap. méd.-chirurg.*, p. 3).

— Quadri. De la guérison de la blennorrhée du sac lacrymal et des premières périodes de la fistule lacrymale (*Giorn. d'Oftalm. ital.*, p. 47, et *Ann. d'Ocul.*, t. XXXIX, p. 190).

— Riselli. Observations pratiques sur la cure de l'oblitération du canal nasal au moyen de la cautérisation par la chaleur électrique (*Giorn. d'Oftalm. ital.*, p. 129, et *Ann. d'Ocul.*, t. XL, 94).

— Sichel. De la tumeur et de la fistule lacrymales (*Gaz. des hôp.*, n° 90).

— Streatfeild Dr Von Graefe's accaunt of his operation. Patency of the slit-up canaliculis (*Ophthalm. Hosp. et Rep.*, t. I, p. 103).

— Tavignot. Tumeur et fistule lacrymales, guéries par l'excision des conduits (*Ann. d'Ocul.*, t. XLIII, p. 58).

— Walton (Haynes). Traitement de la déviation des conduits lacrymaux (*Med. Times and. Gaz.*, 16 octob.).

1859. Auzias-Turenne. Communication sur la tumeur et la fistule lacrymales, faite à la Société médicale du Panthéon (Paris, in-8°, p. 15).

— Businelli. Dacryoadenitis acuta (Clinique de Arlt) (*Oets. Zeitschr. f. prakt. Heilk.*, n° 40).

— Chalons. Adenitis lacrymalis syphilitica (*Med. Zeit. des Ver. f. Heilk.*, in-8°, n° 41).

— Hasner. Das Blutweinen (*Allg. Wien. med. Zeitg.*, n° 51).

— Henke. Nachträglich. Bemerkungen über die Wirkung des Augenliedmuskeln (*Arch. f. Ophthalm.*, t. IV, 1).

— Hulke. Dacryops et dacryops fistulosus palpebrae superioris (*Ophthalm. Hosp. Rep.*, janv., et *Ann. d'Ocul.*, t. LXIII, p. 36).

— Hulme (Edw.). Obstruction du canal nasal. Utilité de la méthode dilatatrice (*Med. Times and Gaz.*, 21 mai).

— Maier. Ueber den Bau der Thrännenorgane, insbes. der Thränenableitenden Wege (Freiburg, in-8°, p. 54).

— Merkel. Zur Anatomie Physiologie u. Pathologie der Thränenableitungsorgane (Diss. Inaug. Erlangen, in-8°, p. 36).

— Rainold (P.). Thränenträufeln bedingt durch fehlerhafte Stellung oder Thränenpunkte, etc. (Clinique de Arlt) (*Allgem. Wien. med. Zeitg.*, n° 15).

— Richet. Hypertrophie des glandes du sac lacrymal (*Gaz. des hôp.*, n° 39).

— Salomon. Epiphora or watery eye its successful treatment by the new method of dilatation with illustrating cases (Londres, in-8°, p. 32, et *Ann. d'Ocul.*, t. XLIII, p. 138).

1860. Ancelon. Emploi du fer rougi dans les cas de fistules lacrymales (*Gaz. des hôp.*, p. 315, et *Ann. d'Ocul.*, t. XLIV, p. 56).

— Arlt. Ueber Krankheiten des Thränenorgane (*Zeitschr. der Gesellsch. der Wien. Aerzte*, n° 24).

— Deval. Cure radicale des tumeurs et fistules lacrymales par la cautérisation avec le chlorure de zinc (*Gaz. des hôp.*, n° 55).

— Fano. Du traitement de la tumeur et de la fistule lacrymales par les injections iodées (*Gaz. des hôp.*, n° 34, et *Ann. d'Ocul.*, t. XLIII, p. 197).

— Fehre. De hydatide seu eschinococco glandulæ lacrymalis et orbitæ (Diss. Inaug. Lips., in-8°, p. 18).

— Foltz. Nouvel instrument pour l'opération de la fistule lacrymale (Lyon, in-8°, p. 13).

— — Anatomie et physiologie des conduits lacrymaux (*Ann. d'Ocul.*, t. XLIII, p. 27).

— Geissler. Beiträge zur Anatomie u. Pathologie der Thränenorgane (*Schmidt's Jahrb.*, t. CV, p. 225).

— Gillet de Grammont. De la cure radicale des tumeurs et fistules lacrymales par la pâte de Canquoin (*Gaz. des hôp.*, p. 218, et *Ann. d'Ocul.*, t. XLIV, p. 49).

Ginffredo (Paolo). Nota sopra talme modeficazonis fatte el chiodo della Scarpa per la pronto guarigione della fistulata del sacco lacrimale (Catana, in-8°).

Gouriet. Anchylops phlegmoneux et tuberculeux (*Gaz. des hôp.*, n° 112).

— Graefe (A. de). Dacryops (*Arch. f. Ophthalm.*, t. IV, 2, p. 1).

— Heymann. Thränendrüsenentzündung (*Ibid.*, t. I, p. 142).

— Hugier. Traitement de la fistule lacrymale (*Gaz. des hôp.*, n° 138).

— Meyer. Die Behandlung der Blennorrhoe des Thränencanals (Diss. Inaug. Zürich, in-8°, p. 60).

— Mourlon. Oblitération du canal nasal, guéri par le cathétérisme forcé (*Gaz. des hôp.*, n° 142).

— Samel. Traité de la tumeur lacrymale (Paris, in-4°, p. 69).

— Sichel. Traitement de la tumeur et de la fistule lacrymales (*France méd.*, n° 30).

— Streatfeild. Operation for the recovery of an obliterated punctum (*Ophthalm. Hosp. Rep.*, t. III, p. 4).

— Teale. Obstruction des conduits lacrymaux. Traitement de Bowman (*Med. Times and Gaz.*, 7 janv., et *Ann. d'Ocul.*, t. XLIV, 57).

— Velpeau. Discussion à la Société de chirurgie (*Ann. d'Ocul.*, t. XLIV, p. 284).

1861. Blot. Du traitement de la tumeur et de la fistule lacrymales par oblitération (*Rec. des trav. de la Soc. méd. d'Indre-et-Loire* et *Ann. d'Ocul.*, t. LI, p. 138).

— Broca. Kyste lacrymal (*Un. méd.*, avril, et *Ann. d'Ocul.*, t. LI, p. 138).

— Chaberly. Utilité des caustiques contre les tumeurs et fistules lacrymales (*Journ. de méd. de Bordeaux*, juillet, p. 275).

— Demarquay. Double tumeur lacrymale, guérie par la trépanation de l'unguis (*Gaz. des hôp.*, p. 241, et *Ann. d'Ocul.*, t. LVI, p. 92).

Duval (Ch.). Thérapeutique des fistules et tumeurs lacrymales (*Gaz. méd. de Paris*, p. 138).

— Fronmüller. Angeborne Thränensackentzündung (*Memorabilien*, t. V, p. 120).

— Gallet. Tumeur lacrymale double. Trépanation de l'os unguis (*Gaz. des hôp.*, n° 61).

— Graefe (Alf.). Verlauf u. Heilung einer Thränendrüsenfistel (*Arch. f. Ophthalm.*, t. VIII, 1, p. 279).

— Guépin. Guérison d'une tumeur lacrymale par l'oblitération des points lacrymaux (*Journ. de méd. de Bordeaux*, mars).

— Hasner (d'Artha) et Tranze. Das Blutweinen (*Allg. Wien. med. Zeitg.*, n° 1).

— Henke. Beleuchtung der neuesten Fortschritte in der Lehre vom Mechanismus der Thränenableitung (*Arch. f. Ophthalm.*, t. VIII, 1, p. 363).

1861. HERVÉ. Cure radicale de la tumeur et de la fistule lacrymales par l'oblitération du sac (*Un. méd.*, n° 87).

— MAGNE. De la cure radicale de la tumeur et de la fistule du sac lacrymal à l'aide de la méthode de l'oblitération du sac (Paris, in-8°, p. 16).

— PAGENSTECHER (Alex.). Klin. Beobachtungen aus der Augenheilanstalt zu Wiesbaden (Heft 1, p. 71-75).

— SCHRÖN. Beiträge zur praktischen Augenheilkunde (Hamburg, in-8°, p. 185-190).

— SCHÜLER. Intoxication par la strychnine, injectée dans le sac lacrymal (*Gaz. méd. de Paris*, n° 6).

— SICHEL. Traitement de la tumeur et de la fistule lacrymales (*Gaz. méd. de Paris*, n° 18, et *Iconographie*).

— STELLWAG DE CARION. Zur Lehre von den Thränenableitungorganen (*Wien. med. Jahrb.*, p. 24).

— TRAUTZE. Ein Fall von Blutweinen (*Allg. Wien med. Zeitg.*, t. VI, 1).

— TAVIGNOT. De la méthode galvanocaustique, appliquée à la cure radicale de la tumeur et de la fistule lacrymales (*Gaz. des hôp.*, n°s 136; et 123 et 129, 1862).

— — Traitement des tumeurs lacrymales par destruction complète du sac et oblitération isolée des conduits (*Gaz. méd. de Paris*, n° 14).

— WEBER. Zur Behandlung der Thränenschlauchstricturen (*Arch. f. Ophthalm.*, t. VIII, 1, p. 94).

— — Zwei Fälle von überzähligen Canaliculi lacrymalis (*Ibid.*, t. VIII, 1, p. 252).

— ZEISL. Beiträge zur Kenntniss der syphil. Erkrankungen der Thränen- u. Nasenwege sowie der Mund- u. Rachenhöhle (*Zeitschr. der Wiener. Aerzte. Wien. Wochens.*, n°s 11-12).

1862. ARLT. Ueber Krankheiten der Thränenwege (*Spitals-Zeitg.*, n°s 22, 25 et 30).

— CHALK (W. Olivier). Traitement de l'oblitération chronique du canal nasal (*Lancet*, juillet).

— FANO. Hypertrophie de la portion palpébrale de la glande lacrymale (*Gaz. des hôp.*, n° 133).

— — Note sur un nouvel instrument propre à pratiquer des injections dans les voies lacrymales (*Ann. d'Ocul.*, t. LXII, p. 72).

— GOSSELIN. Des fistules lacrymales (*Gaz. des hôp.*, n° 142).

— HIRSCHLER. Zur Behandlung des Thränenträufelns (*Wien. med. Wochenschr.*, n° 46).

— LANNE. Cathétérisme du canal nasal et injection suivant Laforest (*Un. méd.*, n° 102).

— PAGENSTECHER (Alex.). Klin. Beobachtungen aus der Augenheilanstalt zu Wiesbaden, Heft. II, p. 39-40.

— TAVIGNOT. Du traitement de la tumeur et de la fistule lacrymales par l'occlusion des conduits à l'aide de la galvanocaustique (*Monit. des sc. méd. et pharm.*, n° 19).

— TILLAUX. Des conduits excréteurs des glandes sublinguale et lacrymale (*Thèse de Paris* et *Arch. gén. de méd.*, 1863, t. I, p. 182).

— WARLOMONT. Hypertrophie de la glande lacrymale; ophthalmoptose. Extirpation de la tumeur avec conservation de la vision (*Ann. d'Ocul.*, t. XLVIII, p. 53).

1863. BLOT. Traitement des affections des voies lacrymales (*Gaz. méd. de Paris*, n° 14).

— CRITCHETT. Leçons sur les maladies des voies lacrymales, professées à Moorfeld's Hospital (*Lancet*, 25 décemb.; 4 et 6 janv., *Ann. d'Ocul.*, t. LI, p. 79 et 207).

— FANO. Mémoire sur le catarrhe du sac lacrymal (Paris, in-8°, p. 44).

— REYBARD. Nouvelles considérations thérapeutiques et pratiques sur la tumeur et la fistule lacrymales (*Un. méd.*, p. 139, et *Ann. d'Ocul.*, t. LI, p. 55).

— ROMAN. Quattre osservazione de fistola lagrimale (Diss. Padua, in-8°, p. 28).

— ROTHMUND. Enorme Hypertrophie der Thränendrüse (*Klin. Monatsbl.*, p. 264).

— SUBERT. Du catarrhe du sac lacrymal et de son traitement (*Thèse de Paris*, in-4°).

— TAVIGNOT. Cystites lacrymales. Nouvelles guérisons par la méthode galvanocaustique (*Gaz. des hôp.*, octob.).

1863. VETELAY. Quelques considérations sur l'origine et le traitement de la tumeur lacrymale (*Thèse de Paris*, in-4°).
— WALTON. Maladies du canal nasal et rétrécissement (*Brit. med. Journ.*, 4 avril).
— WEBER. Ueber das Thränenableitungssystem (*Klin. Monatsbl.*, p. 63, 107, 156, 244, 287, 335, 385 et 505).
— ZEHENDER. Doppelter Thränenpunkt (*Ibid.*, p. 394).
1864. FOLLIN. Du traitement actuel des maladies des voies lacrymales (*Arch. génér. de méd.*, t. II, p. 340).
— GEISSLER. Zur Physiologie u. Pathologie der Thränenorgane (*Schmidt's Jahrb.*, t. CXXIII, p. 227).
— JAESCHE. Zur Behandlung der Thränenschlauchobstruction (*Arch. f. Ophthalm.*, t. X, 2, p. 166).
— LACAZE. Nouveau procédé pour l'occlusion du sac lacrymal (*Un. méd.*, janv.).
— MACFARLAN. Sonde à injection pour le canal nasal (*Amer. med. Times*, juillet).
— MANFREDI. Della cura radicale del tumore e delle fistola del sacco lagrimale (*Giorn. d'Ophthalm. ital.*, t. VII, p. 221 et 320, et *Torino*, in-8°, p. 75).
— NOTARIANNI. Guérison de la fistule lacrymale (*Il Morgagni*, p. 674).
— ROUAULT. Nouveau procédé pour guérir les trajets fistuleux en général et la fistule lacrymale en particulier (*Un. méd.*, févr., et *Ann. d'Ocul.*, t. LI, p. 280).
— STELLWAG DE CARION. Ueber den Mechanismus der Thränenableitung durch neue Versuche begründet (*Wien. med. Wochenschr.*, n°s 51-52, et n° 9, 1865).
— WECKER. Catarrhe (blennorrhée) du sac lacrymal et du canal nasal. Tumeur lacrymale simple, dacryocystite (*Ann. d'Ocul.*, t. LII, p. 131).
— WILLIAM. De la stricture du canal nasal (*Cincinnati Lancet and Observ.*, t. XXX, p. 697).
— WORDWORTH. Case of severe burn of the face causing destruction of the right eye the orific of the ducti of the lacrymal gland copised (*Ophthalm. ;Hosp. Rep.*, t. IV, 2, p. 204).
1865. ARLT. Zur Mechanismus der Thränenableitung (*Wien. med. Wochenschr.*, n° 6).
— CALLOCK. Notes sur les injections et le cathétérisme des voies lacrymales dans la dacryocystite chronique (Nantes, in-8°, p. 10).
— DOLBEAU. Tumeur lacrymale congénitale (*Gaz. des hôp.*, p. 201).
— FOLTZ. Observations pratiques sur le traitement des tumeurs et fistules lacrymales par la formation de la gouttière lacrymale à l'aide d'un emporte-pièce (Lyon, in-8°, p. 15, et *Ann. d'Ocul.*, t. LIII, p. 136 et 288).
— GUÉPIN (fils). De l'opération des tumeurs lacrymales par le procédé de Bowman (*Journ. de méd. de Bordeaux*, févr. et avril).
— HASNER. Zur Frage über Thränenwege u. Thränenableitung (*Wien. med. Wochenschr.*, p. 388).
— HENLE. Zur Anatomie der Thränenwege u. zur Physiologie der Thränenableitung (*Zeitschr. f. rat. Med.*, t. XXXIII, p. 264).
— KNAPP. Hypertrophie mit Carcinombildung der Thränendrüse (*Klin. Monatsbl.*, p. 378).
— LETENNEUR. Hypertrophie de la glande lacrymale (*Gaz. des hôp.*, p. 147).
— MACKENZIE. Case of encephaloid cancer of the lacrymal gland (*Ophthalm. Review*, t. I, p. 333).
— SECONDI. Maladies des voies lacrymales (*Ann. oculistica de Genova*. Torino, in-8°, p. 118-122).
— STELLWAG DE CARION. Zur Mechanismus der Thränenableitung (*Wien. med. Wochenschr.*, n°s 85 et 86).
— WEBER (A.). Ueber einige Neuerungen in der Behandlung der Thränenschlauchkrankheiten (*Klin. Monatsbl.*, p. 96).
1866. ANDRE (A.). Canule de Dupuytren, extraite après trente-quatre ans de séjour (Clinique de Wecker) (*Gaz. des hôp.*, n° 43).
— CALANELS. De la tumeur lacrymale et de son traitement (*Thèse de Paris*, in-4°, p. 48).

1866. DELGADO. Nouveau spéculum porte-caustique pour la destruction du sac lacrymal (*Pabellon med.*, n° 13, et *Ann. d'Ocul.*, t. LV, p. 236).
— DELPEUCH. Du traitement des tumeurs lacrymales (*Un. méd.*, n° 150).
— DESMARRES (fils). Dilatation des points lacrymaux (*Gaz. des hôp.*, p. 471, et *Ann. d'Ocul.*, t. LVI, p. 180).
— ESTOR. Sur un point de la physiologie pathologique des fistules lacrymales (*Journ. d'Anat. et de Physiol.*, p. 102, et *Ann. d'Ocul.*, t. LV, p. 169).
— FERRER. Des maladies du sac lacrymal (*Bolet. de l'Institut med. Valencia*, p. 162).
— GIRAUD-TEULON. Tumeur du sac lacrymal, devenue fistuleuse et opérée selon la méthode de Foltz (*Gaz. des hôp.*, p. 363, et *Ann. d'Ocul.*, t. LIV, p. 278).
— GRAEFE (A. de). Traumatischer Prolapsus der Thränendrüse (*Arch. f. Ophthalm.*, t. XII, 2, p. 224).
— GREVE. De lacrymis (Diss. Inaug. Bonn., in-8°, p. 68).
— HANTRAYE (Aug.). De l'epiphora (*Thèse de Paris*, in-4°, p. 52).
— JAEGER (A.). Beitrag zur Operation der Thränensackfistel (*Wien. med. Zeitung*, n° 13).
— LAURENZE. Removal of the lacrymal gland for epiphora (*Med. Times and Gaz.*, p. 237).
— — On removal of the lacrymal gland for the radical cure of inveterate cases of lacrymal abscess (*Med. Times and Gaz.*, t. II, p. 231, et *Ophthalm. Rev.*, n° 10).
— LESTERPT (Pl.). Considérations sur les symptômes et les causes de la tumeur lacrymale (*Thèse de Paris*, in-4°, p. 42).
— LITTLE. Cases illustratur of the treatment of lacrymal destruction by obliteration of the sac onder the cure of Mr. Windsor (*Ophthalm. Rev.*, t. IV, p. 54).
— STEFFAN. Ueberzähliger canaliculus lacrymalis (*Klin. Monatsbl.*, p. 45).
— STENGEL. Ueber das Sarkom der Thränendrüse (Diss. Inaug. Würzb., in-8°, p. 7).
— WECKER. Du traitement des tumeurs et des fistules lacrymales (*Pabellon med.*, n° 7, et *Ann. d'Ocul.*, t. LV, p. 304).
— — Dacryops. Dilatation cystoïde de l'un des conduits excréteurs de la glande lacrymale (*Gaz. hebd.*, p. 390, et *Klin. Monatsbl.*, p. 34).
1867. BECKER (O.). Ueber das Adenom der Thränendrüse (*Bericht über die Augenklinik der Wien. Universität*, 1863-77, p. 162).
— BONOMI. Du traitement de la tumeur et de la fistule lacrymales (*Ann. universit.*, p. 318).
— GARDNER. Dacryocystite (*Boston med. and surg Journ.*, p. 170).
— HERZENSTEIN. Beiträge zur Physiologie u. Therapie der Thränenorgane (Berlin, in-8°, p. 48).
— LAURENCE (Z.). Further experience on removal of the lacrymal gland as a radical cure for lacrymal disease (*Ophthalm. Rev.*, n° 12).
— MONOYER. Tumeur du sac lacrymal (*Gaz. méd. de Strasb.*, p. 102).
— THAYLOR. Traumatic rupture of the lacrymal sac (*Ophthalm. Rev.*, t. III, p. 271).
— THORY. Tumeur hypertrophique de la glande lacrymale. Extirpation (*Presse méd. belge*, t. XIX, p. 43).
— WILLIAMS. Rétrécissement du canal nasal (*Transact. of the Amer. med. Ass.* et *Ann. d'Ocul.*, t. LVII, p. 86).
— WINDSOR. Case of removal of the lacrymal gland for inveterate epiphora (*Ophthalm. Rev.*, t. III, p. 270).
— ZEHENDER. Atresie der Thränenpunkte (*Klin. Monatsbl.*, p. 131).
1868. ARLT. Behandlung der Thränenschlauchkrankheiten (*Arch. f. Ophthalm.*, t. XIV, 3, p. 267).
— BERLIN. Ueber Extirpation des Thränensackes (*Klin. Monatsbl.*, p. 355).
— GRAEFE (Alfred). Beitrag zur Behandlung der Thränenschlauchleiden (*Ibid.*, p. 223).
— GREEN. On the modern treatment of lacrymal obstruction by dilatation of natural passages (*St-Louis med. and surg. Journ.*, n° 1).

1868. Hayes. Fistula lacrymalis (*Med. and surg. Report*, 22 Aug.).
— Leconte. Fistule lacrymale du conduit lacrymal supérieur (*Rec. des mém. de méd. milit.*, p. 177, et *Ann. d'Ocul.*, t. LX, p. 90).
— Baichle. Blennorrhoe des Thränensackes (*Zeitschr. f. Med. Chirurg. u. Geburtsh.*, n° 1).
— Rossberg. Ueber die Wirkung der Spaltung des Thränenröhrchens bei Krankheiten der Thränenableitungsapparates (Diss. Inaug. Leipzig, in-8°, p. 16).
— Shilling. Ueber die Heilung der Verengerungen der Thränenwege mittelst der inneren Incision (Kassel, in-8°, p. 24, et *Ann. d'Ocul.*, t. LIX, p. 224).
— Sichel. Remarques sur les intumescences des os des voies lacrymales comme cause de tumeurs lacrymales (*Ann. d'Ocul.*, t. LIX, p. 276).
— Uhlenbrock. Ueber Dacryocystitis (*Deutsche Klin.*, n° 44).
— Voelker. Trepanation des Thränenbein's bei Behandlung der Thränenfistel (*Wien. med. Zeitung*, n°s 40 et 41).
— Warlomont. Du traitement des coarctations des voies naso-lacrymales par la stricturotomie interne (*Ann. d'Ocul.*, t. LX, p. 117).
1869. Champrigand. De la tumeur lacrymale et de son traitement (*Thèse de Paris*, in-4°, p. 44).
— Daneau. Corps étrangers dans le canal nasal (Morceau de bois de 24 millimètres) (*Arch. de méd. navale*, t. XII, p. 151, et *Ann. d'Ocul.*, t. LXII, p. 79).
— Davels. On the treatment of inflammation of the lacrymal sac (*Amer. Journ. of med. Sc.*, July).
— Deneffe. Traitement de la tumeur lacrymale (*Gaz. des hôp.*, n° 109).
— Foerster. Pilzmassen im unteren Thränencanälchen (*Arch. f. Ophthalm.*, t. XV, 1, p. 318).
— Galezowski. Troubles de la vue occasionnés par les affections des voies lacrymales (*Gaz. des hôp.*, n°s 81, 114 et 168).
— Giraud-Teulon. Du mécanisme de l'excrétion des larmes (*El Pabellon med.* et *Ann. d'Ocul.*, t. LXII, p. 224).
— Graefe (A. de). Ueber Leptotrix in den Thränenröhrchen (*Arch. f. Ophthalm.*, t. XV, 1, 324).
— Korn. Doppelseitige Thränendrüsenentzündung (*Klin. Monatsbl.*, p. 181).
— Lasalle. Du traitement de la tumeur et de la fistule lacrymales (*Thèse de Montpellier*, in-8°, p. 79).
— Schweigger. Ueber Behandlung der Strictur des Thränencanals (*Berl. klin. Wochenschr.*, n° 27).
— Talhandier. Du traitement par la dilatation forcée dans les affections des voies lacrymales (*Thèse de Paris*, in-8°, p. 88).
Wells (Soelberg). Inflammation of the lacrymal sac (*Lancet*, n° 13).
— Williams (E.). Ueber Verengerungen des Thränenasencanals (*Arch. f. Augenheilk. u. Ohrenheilk.*, t. I, p. 78).
— Zchender. Carieuse Thränensackfistel (*Klin. Monatsbl.*, p. 100, et *Ann. d'Ocul.*, t. I. LXII, p. 69).
1870. Adams (J.-E.). A case of soft cancer affecting the lacrymal gland and other organs (*Brit. med. Journ.*, p. 431).
— Agnew. Considérations pratiques sur le traitement des maladies des voies lacrymales (*Med. Record*, t. V, 15 octob.).
— Althaus. Zur Physiologie u. Pathologie des Trigeminus (Tarissement des larmes suite de paralysie des trijumeaux) (*Arch. f. klin. Med.*, t. VII, p. 563).
— Anagnostakis. Contributions à l'histoire de la chirurgie oculaire chez les anciens. Opération de la fistule lacrymale (*Ann. d'Ocul.*, t. LXIII, p. 102).
— Bergeron (L.). Rôle de la glande lacrymale dans la respiration (*Compte rendu de l'Acad. des Sc.*, t. LXX, p. 88) (Aspiration des larmes par la respiration pour humecter la muqueuse du nez).
— Cristinsen (B.). One behanling of Taareveis stricturens (*Augeskrift for Laegar.* 3. *Rackk.*, p. 158).

1870. Dubreuil. Kyste d'un des conduits excréteurs de la glande lacrymale (*Soc. de chirurg.*, 6 juillet, et *Ann. d'Ocul.*, t. LXIV, p. 75).

— Estor (Alf.). Sur un point de physiologie pathologique des fistules lacrymales (*Journ. de l'Anat.*, 1866, p. 102).

— Frascati (Formiosa). Storia d'una fistola lagrimale quarato metodo della destructione dell sacco, seguita da alcuni considerazione sulle stato in ceni meglio corvenga al operare il caustica (*Giorn. d'Oftalm. ital.*, p. 300).

— Sautereau (F.). Étude sur les tumeurs de la glande lacrymale (*Thèse de Paris*, in-8°).

— Sichel (Arth.). Exposé des différentes méthodes de traitement du larmoiement de la tumeur et de la fistule lacrymales et des obstructions du canal nasal (*Bull. de thérap.*, p. 342 et 397, et *Ann. d'Ocul.*, t. LXIV, p. 75).

— Starke. Ueber Erweiterung des Thrännasenkanals bei Lungenkranken (*Arch. f. klin. Med.*, t. VII, p. 212).

— Tait (Lowsen). Note on Stillung's operation for stricture of the lacrymal duct (*Med. Times and Gaz.*, p. 421).

— Talko. Ueber die operative Behandlung der Thränensackkrankheiten (*Caucas. med. Zeitschr. Tiflis*, t. IX).

— Terson. Catarrhe du sac lacrymal, ectropion et madarose symptomatique. Opération de Stilling. Guérison (*Ann. d'Ocul.*, t. LXIII, p. 85).

— Walton (Haynes). Cases of obstruction of lacrymal duct (*Med. Times and Gaz.*, p. 151).

1871. Agnew. Practical suggestions for the treatment of lacrymal diseases (*The Americ. Practitioner* et *St-Louis med. and surg. Journ.*, p. 545).

— Bickerton (Thomas). Du traitement des différentes affections de l'appareil lacrymal (*Liverpool. med. and surg Rep.*, t. IV, p. 180, 1870).

— Coquerет (Henri). Du larmoiement (*Thèse de Paris*, in-4°).

— Gotti (V.). Descrizione di alcune modificazione de instrumenta fatte del prof. Magni (*Rev. clin.*, p. 242) (Modification du clou de Scarpe servant de compresseur).

— Horner. Carcinom der Thränendrüse (*Klin. Monatsbl.*, p. 11).

— Hutchinson (J.). Acute abscess in the lacrymal gland. Good recovery after incision (*Ophth. Hosp. Rep.*, t. VII, p. 43).

— Krumholz (E.). Fälle von glücklichen Thränensackfistel-Operationen (*Memorabilien*, t. XVI, p. 12).

— Monoyer. Barbe d'épi d'orge dans le canal nasal (*Gaz. méd. de Strasbourg*, n° 10).

— Rizzoli (Fr.). Di una blefaroplastica e della cura caustica del tumore e della fistola del sacco lagrimali (*Coll. delle mem. chir. ed ostet*, Bologne, t. I).

— Schiess. Dacryoadenitis mit Abcessbildung (*Klin. Monatsbl.*, p. 100).

— Schirmer (R.). Leptothrix im oberen Thränenröhrchen (*Ibid.*, p. 248).

— Seely. A report of twenty-five cases of stricture of the nasal duct treated by the Stilling's method (*The med. world*, Aug. et *Ann. d'Ocul.*, t. LXVI, p. 135).

— Waters. Selections from ophthalmic practice in the Cawosjee Jehanghier Hospital Bombay (*Indian. med. Gaz.*).

1872. Abadie. De la pathologie du rétrécissement du canal nasal (*Journ. d'Ophthalm*., t. I, p. 191).

— Businelli. Sulla cura del tumore lagrimale cronica medianti l'esportazione totale della mucosa del sacco. Lettera al prof. Magni (*Rivista clinica*, p. 212, nov.).

— Daymard. Du choix d'un traitement des affections des voies lacrymales (*Thèse de Paris*, in-4°).

— Debout (E.). Étude critique sur le traitement des affections des voies lacrymales (*Thèse de Paris*, in-4°).

— Del Monte (M.). Restringumenti del canali nasale, carie et necrosi delle pareti osse dello stesso (*Lo Sperimentale*, p. 165, Maggio).

— — Leptothrix del canalitto lagrimale superiore destri (*Bul. dell' Assoz. dei naturalisti e med.*, t. III, n° 6).

— Fano. Emploi de la pommade à l'iodure de potassium en onction sur les côtés du nez dans les engorgements du canal nasal (*Journ. de méd. et chir. prat.*, p. 111).

1872. Galezowski. Affections des voies lacrymales (*Journ. d'Ophth.*, t. I, p. 180).

— Guémont (E.-M.). Des affections consécutives aux maladies des voies lacrymales (*Thèse de Paris*, in-4°).

— Harlan. Suppression of the secretion of the lacrymal gland (*Philadelphia med. Times*, 1er janv.) (Dans un cas d'ectropion double).

— Höckman (William). Foreign body in the lacrymal canal (*Transact. of the path. Soc. of London*, t. XXXII, p. 293).

— Monoyer. De la cure radicale de certaines formes de tumeurs lacrymales au moyen de l'excision partielle du sac, du cathétérisme méthodique et des injections au sulfate de soude (*Soc. de chir.*, 5 juin, et *Gaz. des hôp.*, p. 550).

— Naudier (G.). De l'obstruction des voies lacrymales (*Thèse de Paris*, in-8°).

— Pagenstecher (Alex.). Ein Thränenstein im Canalicus lacrymalis inferior (*Arch. für Augen- u. Ohrenheilk.*, t. II, 2, p. 49).

— Paul (E.). Polypes développés dans les canalicules lacrymaux (*Journ. d'Ophth.*, t. 1, p. 21).

— Quaglino. Amblyopia da retinite cagniata da suppressione di epifora cronica, retorno spontaneo della lagrimazione, guarizione (*Ann. di Ottalm.*, t. II, p. 294).

— Rabejac (P.). Nouveau traitement des affections du sac lacrymal par la dilatation combinée avec la cautérisation au moyen de sondes hygrométro-caustiques (*Gaz. des hôp.*, p. 972).

— Simi. Barba di spiga di grono penetrato nel sacco lacrymale senze lesione delle parti (*Lo Sperimentale*, avril).

— Streatfeild. Operations to relieve lachrymation due to inversion and closure of the puncta lacrymalis (*Lancet*, p. 489).

— Talko. Fisteln der Lacrymalkanäle (*Klin. Monatsbl.*, p. 23).

— — Hartnäckiges Thränen geheilt durch Extirpation der Lacrymaldrüse (*Ibid.*, p. 17).

— Verneuil. Traitement du catarrhe du sac lacrymal et de la fistule lacrymale par les injections d'iode et la cautérisation (*Journ. de méd. et de chir. pr.*, juillet).

1873. Becker (Otto). Ueber Stricturen im Thränennasenkanal ohne Ectasie des Thränensacks (*Arch. f. Ophthalm.*, t. XIX, 3, p. 353).

— Dransard (H.). Des ophthalmies lacrymales (*Thèse de Paris*, in-8°).

— Ferrand (Alf.). Sur les affections oculaires produites par les altérations des voies lacrymales (*Thèse de Paris*, in-8°).

— Galezowski. Dacryoadénite aiguë (*Recueil d'Ophth.*, p. 94).

— — Étude sur les affections des voies lacrymales et sur leur traitement (*Ibid.*, p. 56).

— Gilette. De la valeur des cautérisations répétées dans le traitement de la fistule lacrymale (*Un. méd.*, n° 6).

— Gosselin. Dacryocystite, tumeur et fistule lacrymale (*Clinique chirurg.*, Leçon 53, t. II, p. 74).

— Grüning (Em.). Leptothrixconcrement im oberen Thränenröhrchen (*Arch. f. Augen- u. Ohrenheilk.*, t. III, 1, p. 164).

— Hyrtt (Jos.) Die Spirale der ableitenden Thränenwege (*Corrososion-Anatomie*, p. 36).

— Jones (H. M.). Case of lacrymal abscess and fistula (*Irish. Hosp. Gazette*, p. 248, Aug.).

— Mazzei (Er.). Storia di tre stirpazione della glandola lacrymale (*Riv. clin. di Bologne* et *Annali di Ottalm.*, t. III, p. 111).

— Monoyer. De la cure radicale de certaines formes de tumeurs lacrymales au moyen de l'excision partielle du sac, des cathétérismes méthodique et des injections de sulfate de soude (*Arch. gén. de méd.*, janv., p. 20).

— Olivier (P.). Tumeur et fistule lacrymales; traitement par la cautérisation du sac, combinée avec la section d'un conduit lacrymal (Rouen, in-8°, p. 17).

— Osio. Traitement de la blennorrhée du sac lacrymal par l'injection de la liqueur de Villate (*Compte rendu du congrès de Londres*, p. 186).

— Quaglino. De la cautérisation du sac dans le traitement de la tumeur lacrymale (*Compte rendu du congrès de Londres*, p. 234).

1873. RAVA. Periostite del canal nasale (*Ann. di Ottalm.*, t. III, p. 82).
— — Ostruzione dei punti lagrimali (*Ibid.*, p. 81).
— ROMIÉE. Du catarrhe du sac lacrymal et de ses complications (Liège, in-8°, p. 96, et *Ann. d'Ocul.*, t. LXX, p. 296).
— SAMELSOHN (J.). Die Galvanokaustik in der Ophthalmo-Chirurgie (*Arch. f. Augen- u. Ohrenheilk.*, t. III, 1, p. 116).
— SAVARY. Note sur le cathétérisme des voies lacrymales (*Ann. d'Ocul.*, t. LXIX, p. 47).
— TERSON. Observations pratiques sur la fistule lacrymale congénitale, les calculs des conduits lacrymaux (*Revue méd. de Toulouse*, avril).
— — Deux cas de fistule lacrymale congénitale (*Presse méd. belge*, p. 227).
1874. AGNEW. A case of double, extrimly minute and apparently congenital lacrymal fistula (*Transact. of the am. ophth. Soc.*, p. 209).
— ALEXANDER. Extirpation beider sarcomatoesentarteter Thränendrüsen (*Klin. Monatsbl.*, p. 164).
— BETHONT (P.). De la dacryocystite chronique simple (*Thèse de Paris*, in-8°).
— BOSQ. Des affections des voies lacrymales, envisagées au point de vue de leur traitement et en particulier du cathétérisme (*Thèse de Paris*, in-8°).
— BRIÈRE. Tumeurs lacrymales anciennes, impétigo consécutif des joues et des paupières. Guérison par la pommade de goudron et par le cathétérisme avec les sondes de 2^{mm}1/2 (*Ann. d'Ocul.*, t. LXXII, p. 108).
— — Dacryoadénite partielle aiguë (*Ibid.*, p. 102).
— BUQIER. Six calculs extraits d'un canalicule lacrymal (*Recueil d'Ophthalm.*, p. 122).
— BUTLIN. Chondroma of the lachrymal gland (*Med. Times and Gaz.*, p. 674, 12 déc.).
— CALLASCH. Geschwulst der Thränendrüsen. Ein seltener Befund im Kindsalter (*Jahrb. f. Kinderheilk.*, t. VI, 1).
— CUIGNET. De la dilatation forcée et instantanée dans le traitement des obstructions lacrymales (*Recueil d'Ophthalm.*, p. 389).
— DEL TORO. Lachrymal fistula cured by a simple, injection of tincture of jodine (*Cron. oftalm.* et *Lancet*, p. 804).
— GAYAT. Sur quelques traitements des maladies des voies lacrymales (*Alger médical*, p. 231 et 245).
— — Inflammation suppurative de la glande lacrymale, ouverture de l'abcès dans le cul-de-sac conjonctival supérieur (*Ann. d'Ocul.*, t. LXXI, p. 26).
— HIRSCHLER. Leptothrix dans le canalicule inférieur (*Szémiszet*, n° 3).
— ROCOFULT. Blessure du conduit lacrymal (*Cron. oftalm.*, et *Ann. d'Ocul.*, t. LXXIII, p. 187).
— TERRIER. Sur les maladies de l'appareil lacrymal et sur leur thérapeutique. Revue critique (*Arch. gén. de méd.*, mai).
— — Tumeur lacrymale datant des premiers jours après la naissance. Guérison (*Journ. de méd. et de chir. pr.*, p. 252).
1875. BLOC. De la conjonctivite lacrymale et de son traitement (*Montpellier méd.*, p. 515, juin).
— CARERAS ARAGO. Du cathétérisme dans les affections des voies lacrymales (*La Cronica oftalm.*, juin, et *Annali di Otalm.*, 1876, p. 120).
— FITZGERALD (C. E.). On some particular symptoms connected with obstructions of the lacrymal puncti, canaliculi and nasal canals (*Irish Hosp. Gaz.*, 15 avril).
— GALEZOWSKI. De l'inflammation de la glande lacrymale (*Recueil d'Ophth.*, p. 270).
— HUTCHINSON. Suppuration of the lacrymal sacs in infants (*Lancet*, p. 876, 18 déc.).
— — Gonflement du sac lacrymal (*Ibid.*, p. 80).
— JODKO-NARKIEWIEZ. Traitement opératif du sac lacrymal ectatique (*Pamieshin tor lek. Warzaw*, p. 228) (Détachement de la muqueuse, inversion et suture cutanée).
— MAGNUS. Beiderseitiger Mangel der unteren Thränenpunkte (*Klin. Monatsbl.*, p. 199).
— NETTLESHIP. Smal-celled sarcoma of the lacrymal gland (*Ophth. Hosp. Rep.*, t. VIII, p. 272).
— NUNNELEY. On the use of a style in obstructions of the lacrymal apparatus (*Lancet*, p. 570, 24 avril).

1875. Œrtmann (K. E.). Ueber die Behandlung der Thränensackerkrankungen (Diss. Inaug., Bonn, in-8°).

— Polonsky. Atresia duct. naso-lacrymalium (*Moderne med.*, p. 87).

— Raab (F.). Doppelter Thränenpunkt (*Klin. Monatsbl.*, p. 331).

— Rydel. Melanosarcom carunculæ lacrymalis et conjonctivae bulbi (*Przeglad. lekarska*, n° 3).

— Steinheim. Fistulæ lacrymalis vera congenita (*Klin. Monatsbl.*, p. 199).

— Taylor. On syphilitic affections of the lacrymal apparatus, with observations of the lacrymal puncta, canaliculi and nasal canal (*Irish Hosp. Gaz.*, 15 avril).

— Watson (Spencer). On obstructions of the lacrymal sac and nasal duct (*Med. Times and Gaz.*, p. 603).

1876. Badal. De l'influence des anomalies de la réfraction sur la production des maladies des voies lacrymales (*Gaz. des hôp.*, n° 129).

— Chamoni (E.). De la valeur de la cautérisation modificatrice appliquée au traitement de la tumeur et de la fistule lacrymale (*Thèse de Paris*, in-8°, p. 26).

— Cuignet. Dilatation forcée et instantanée des voies lacrymales (*Recueil d'Ophthalm.*, p. 115).

— Emmert. Angeborenes Fehlen aller vier Thränenpunkte und Thränenröhrchen, angeborne beiderseitige Thränenfisteln (*Arch. f. Augen- u. Ohrenheilk.*, t. V, 2, p. 394).

— Fitzgerald. Supernumerary lacrymal puncta (*Ophth. Hosp. Rep.*, t. VIII, 3, p. 427).

— Galezowski. Troubles visuels lacrymaux. Tumeur lacrymale syphilitique. Guérison (*Recueil d'Ophthalm.*, p. 179).

— Goldzieher. Zur Physiologie der Thränenabsonderung. Beobachtung eines gänzlichen Sistirens derselben bei completer Fasciallähmung (*Pester med. chir. Presse*, n° 34).

— — Verletzung des linken oberen Augenlides, Prolapsus der Thränendrüse (*Ibid.*, n° 33).

— Hendricks. Observation de fistule de la glande lacrymale (*Ann. d'Ocul.*, t. LXXVI, p. 52).

— Kramsztyk (L.). Ancienne fistule lacrymale capillaire traitée par l'électrolyse (*Medycyna*, p. 201).

— Magni. Il processo flogistico nulla mucosa del sacco lacrymale (*Revista clin. di Bologna*, p. 105, avril).

— Marula. Considérations sur l'extirpation de la glande lacrymale (*Thèse de Paris*, in-8°, p. 36).

— Reynolds. Dacryocystitis (*Richmond and Louisville med. Journ.*, p. 528, juill.).

— Schirmer. Erkrankungen der Thränenorgane (*Graefe-Saemisch*, t. VII, p. 1-58).

— Variot (A.). Contribution à l'étude de la dacryoadénite (*Thèse de Paris*, in-8°).

— Verneuil. Communication sur les kystes prélacrymaux (*Gaz. des hôp.*, p. 1206, n° 151) (Kystes huileux).

— Vincentiis (de). Su di un tumore della glandula lagrimale (*Mov. med. chirurg.*).

1877. Andrew. Extirpation of the lacrymal gland in obstruction of the nasal duct (*Brit. med. Journ.*, p. 623).

— Badal. Étude sur l'étiologie des maladies des voies lacrymales et en particulier sur une cause fréquente de ces maladies, méconnue jusqu'à ce jour (*Gaz. méd. de Paris*, p. 503).

— Becker. Ueber Sondirung der Thränenwege ohne Schlitzung eines Thränenröhrchens (*Centralblatt f. prakt. Augenheilk.*, p. 197).

— Dominiguez Medoro. Gliosarcome de l'œil gauche avec sarcome de la glande lacrymale, etc. (*La Cronica ophthalmologiæ*).

— Lyman. Epithelioma of the lacrymal gland (*Boston. med. and surg. Journ.*, oct.).

— Panas. Leçons sur les affections de l'appareil lacrymal comprenant la glande lacrymale et les voies des larmes (Paris, in-8°).

— Pasquet. Contribution à l'étude des complications consécutives à l'obstruction des voies lacrymales (Paris, in-8°).

1877. PEREYRA. Sull' incisione del canale nasale sui restringimenti dello stesso (*Ann. di Ottalm.*, t. VI, 4, p. 61).

— ROMIÉE. Des indications thérapeutiques dans le catarrhe du sac lacrymal et dans le rétrécissement du canal nasal (*Ann. de la Soc. de méd. d'Anvers*, juin et oct.)

— SPEDIACCI. Storia di una fistola lacrimale curata colla destrazione del sacco lacrymale (*Lo Spirimento*, p. 59).

— SZOKALSKI. Cyste de la caroncule lacrymale (*Medycyna*, n° 26).

— WEBER (S.). Contribution à l'étude de l'étiologie des maladies des voies lacrymales (*Thèse de Paris*, in-8°).

1878. ABADIE (Ch.). De quelques modifications nouvelles d'extirpation de la glande lacrymale (*Gaz. hebd.*, n° 12).

— AGNEW. A curved knife for certain forms of stricture of the inferior lachrymal canaliculus (*Transact. of the Am. Ophth. Soc.*).

— ALMSTRÖM (S. J.). Om forträngingar i Tarvägarne (Stockholm, in-8°, p. 33).

— BERLIN. Zur Pathologie u. Anatomie der Thränendrüse (*Ber. der Ophth. Gesellsch. zu Heidelb.*, p. 2).

— COLLICA-ACCORDINO (V.). Osservazioni interno al trattamento di alcuni molattie del apparecchio lagrimale (Napoli, in-8°).

— FANO. De l'ostéite et de l'ostéopériostite du grand angle de l'orbite (*Gaz. méd. de Paris*, p. 375).

— NETTLESHIP. Carcainom of the orbit (*Med. Times and Gaz.*, juin).

— PROUT (J. S.). Lacrymal conjunctivitis and some of the other injurious effects of retention of the tears (*Transact. of the Am. Ophth. Soc.*).

— RICHET. Tumeur lacrymale syphilitique (*Gaz. des hôp.*, n° 121).

— RICHEY. Modification du stylet lacrymal (*Chicago. med. Journ. and Examiner*, t. XXXVII, p. 356).

— SABALDINI. Contribution à l'étude pathogénique et au traitement des tumeurs et des fistules du sac lacrymal (*Thèse de Paris*, in-8°).

— SEILEY (W.). Causes of failure in the operation for stricture of the nasal duct (*Cincinat. Lancet*, sept.).

— SENS. Des corps étrangers de la caroncule lacrymale (*Bordeaux méd.*).

— THÉOBALD. Weitere Beiträge zu Gunsten des Gebrauches dicker Sonden bei der Behandlung der Stricturen des Thränennasenkanals (*Arch. f. Augen- u. Ohrenheilk.*, t. VII, 2, p. 356).

— VÉLEAU. De la déviation des points et de l'obstruction des conduits lacrymaux (*These de Paris*, in-8°).

1879. CARRÉ. Catarrhe du sac lacrymal. Tumeur et fistules lacrymales, leur nature et leur traitement. État de la question (*Gaz. d'Ophthalm.*, p. 165).

— — Couteau à lame cachée pour l'opération de Stilling (*Bull. de la Soc. de chirurg.*, p. 765).

— COURSSERANT. De l'étiologie des maladies des voies lacrymales (*Gaz. d'Ophthalm.*, p. 43).

— — Relations qui existent entre les vices de réfraction et les maladies des voies lacrymales (*Ibid.*, p. 35).

— CULBERTSON. On a modified form of canula eye forcept (*Cincinat. Lancet*, p. 181).

— DÜRR. Zwei Fälle von Traumatischen Defect der Thränenbeins (*Klin. Monatsbl.*, p. 367).

— ESPINOSA. Dacryocystite chronique et ses suites (*Thèse de Paris*, in-4°, p. 28).

— FANO. Le cathétérisme rectiligne des voies lacrymales, appliqué au traitement des tumeurs et des fistules de la région du grand angle de l'orbite (*Journ. d'Ocul.*, t. VII).

— FUCHS. Cystoïde Erweiterung eines Thränenröhrchens (*Klin. Monatsbl.*, p. 355).

— GORRECKI. Traitement rapide des maladies des voies lacrymales : rétrécissement du canal nasal, tumeur et fistule lacrymales, larmoiement, ophthalmies rebelles et à répétition, par le dacryo-cautère (Paris, in-8°).

GOSSELIN Tumeur lacrymale, traitée d'abord par la dilatation. Récidive. Traitement par l'incision et la cautérisation. Guérison presque complète (*Rev. méd. franç. et étrang.*, t. I, p. 373).

1879. HAASE. Leptothrix buccalis im unteren Thränencanal (*Arch. f. Augenheilk.*, t. VIII, p. 219).

— HIGGENS. Mass of fungus in the superior canaliculis (*Brit. med. Journ.*, oct.).

— HIRSCHBERG. Mumps of the lachrymal glands, dacryoadenites simplex bilateralis (*Arch. of Ophthalm.*, t. VIII, p. 369).

— HOCK. Anwendung der Luftduche bei Blennorrhoe sacc. lacrymalis (*Centralb. f. prakt. Augenheilk.*, p. 67).

— KIPP. Dacryocystitis in nursing infante (*Transact. of the Amer. ophtalm. Soc.*, p. 240).

— LINDH (A.). Nagra cakltagesler angäenda des carc incisionen itar vägane (*Fir u Goteborg*, t. VIII, p. 79).

— MANDELSTAMM. Ueber die Auslöffhang der Thränensackes (*Centralb. f. prakt. Augenheilk.*, p. 178).

— MONTE (del). Fibrosarcoma tellengettasico della caruncola lagrimale (*Ann. di Ottalm.*, t. VIII, p. 250).

— NIEDEN. Zur Behandlung der Thränenschlaucherveiterung (*Centralb. f. prakt. Augenheilk.*, p. 138).

— ROOSA. Lachrymal catarrh (*New-York med. Rec.*).

— SALOMON (Vos.). Epiphora, a notion at medical treatment (*Brit. med. Journ.*, Aug.).

— THEOBALD (S.). The treatment of stricture of the nasal duct by t'means of large probes (*Transact. of the Amer. ophthalm. Soc.*).

1880. AGNEW. Stillicidum lachrymarum (*Med. Gaz. of New-York*).

— BALEZOWSKI. Contribution à l'étude du traitement de la tumeur lacrymale (*Thèse de Paris*, in-8°).

— EMMERT. Ueber Thränenleiden (*Corresp. d. Schweiz. Aerzte*, n° 7).

— FIORE (C.). Dilatatore delle vie lagrimali (*Morgagni*, t. XXII, p. 117).

— FUCHS. Dacryocystitis mit Durchbruch in das orbitale Zellgesolbe (*Centralb. f. prakt. Augenheilk.*).

— GIRAUD-TEULON. Traitement des fistules lacrymales (*Bull. de la Soc. de Chirurg.*, t. VI, p. 90).

— — Présentation d'un dacryotome à lame caché dans une sonde de Weber, n° 4, pour l'incision des brides du canal nasal et du sac lacrymal (*Soc. de Chirurg.*, 4 fév., *Gaz. méd. de Paris*, n° 8, et *Ann. d'Ocul.*, t. LXXXIX, p. 189).

— GLASS (J.-H.). Hair in the punctum lacrymalis (*New-York med. Rec.*, t. XVIII, p. 612).

— GUAITA et QUAGINNO. Contribuzione alla storia clinica e anatomica tumori intra ed estra oculari. Myoxadenoma della glandula lagrimale sinistras (*Ana. di Oftal.* et *Ann. d'Ocul.*, t. LXXXIX, p. 370).

— HAFFNER. Seltene Verirrung eines Spulwumes von 3 cent. Läuge der ein linken unteren Thränenpuncke bei einen an heftigem Sitckhusten leidenden Kinde erschinen (*Berl. klin. Wochenschr.*, n° 24) (Ascaride dans le conduit inférieur).

— HOCK. Dacryoadenitis (*Eulenburg's Realencyclopedie*, t. III, p. 627).

— JOHNSTON (C.). Adenoma of lacrymal gland (*Maryland med. Journ.*, t. VI, p. 389).

— KNAPP. Drei Fälle von Thränendrüsengeschwülsten 1) Myoadenom mit Erhaltung der S. 2) Recidivirendes carcinom; Auge erbindet währed der Operation. Nach 6 Monaten kein Recidiv, 3) Mycoadenom carcinomatos. nach 15 Jahren Kein Recidiv (*Ann. med. Assoc.*, 4 juillet, *Centralb. f. Augenheilk.*, p. 60).

— LANDOLT. Guérison des affections des voies lacrymales (*Compte rendu du Congrès intern. de Milan*, p. 206).

— MAGNUS. Mangel der unteren Thränenpunckte u. Wärzchen auf beiden Augen (*Centralb. f. prakt. Augenk.*, April).

— MAZZA. Sondes creuses pour le traitement des fistules et des dacryocystites (*Compte rendu du Congrès intern. de Milan*, p. 206).

— MENGIN. Troubles et affections oculaires d'origine lacrymale (*Rec. d'Ophthalm.*, p. 163).

1880. Mollière et Chandeleux. Sur une variété d'épithélioma. Épithélioma colloïde intra-acineux de la glande lacrymale (*Lyon méd.*, n° 45).

— Morano (R.). Fistola della glandula lacrymale (*Giorn. delle med. degli occh.*, t. III, p. 11).

— Parinaud. Des suppurations de la paupière inférieure et de la région du sac lacrymal d'origine dentaire (*Arch. gén. de méd.*, juin).

— Perdran. Filiaria lacrymalis als Ursech der Conjunctivitis bei einer Kuh (*Monatsb. des Vereins der Thieraerzte von Oestreich*, t. III, n° 11).

Puel (A.). De la dacryocystite et de son traitement (*Thèse de Paris*, in-8°, p. 48).

— Reynolds. Lachrymal fistula (*Philad. med. Times*, t. XI, p. 142).

— Salles (H.). Étude sur les tumeurs de la glande lacrymale (*Thèse de Montpellier*, in-8°, p. 66).

— Samelsohn (J.). Zur Casuistik u. Anatomie der Lithiasis glandulae lacrymalis (*Centralb., f. prakt. Augenheilk.*, décemb.).

— Schiess-Gemuseus. Dacryocystoblennorrhoe mit ausgebreiteter Osceitis u. Periostitis der agrenzenden Knochen (*Jahresb. der Augenheilanst. in Balsel*, p. 45).

— — Fistula sacci lacrymalis (*Ibid.*, p. 44).

— Schmidt-Rimpler. Die Behandlung der Dacryocystoblennorrhoe mit Scarificationen des ganzen Thränenschlauches (*Berl. klin. Wochenschr.*, p. 425).

— Swell (L.). Note on the use of large probes in the treatment of lachrymal obstruction (*Lancet*, p. 170).

1881. Alt. Ein Fall von Adenom der Thränendrüse (*Arch. f. Augenheilk.*, t. X, 3, p. 319).

— Armaignac. Considérations sur l'étiologie et la thérapeutique des affections des voies lacrymales (*Rev. clin. d'Ocul.*, p. 289).

— — Extraction par un nouveau procédé d'un fragment de sonde d'argent logé par accident dans les voies lacrymales (*Ibid.*, p. 241).

— Boisson. De la dacryocystite chronique et de son traitement (*Thèse de Paris*, in-8°).

— Collica Accordina. Dei restringimenti de condotti naso-lacrimali (*Ann. di Ottalm.*, t. X, p. 498).

— Fano. Larmoiement, sécrétion muqueuse et rétrécissement du canal nasal, traités sans résultat pendant six mois par le cathétérisme du canal nasal suivant le procédé Bowman. Guérison obtenue par un traitement consistant en lavage journalier du sac et administration de l'iodure de potassium à l'intérieur (*Journ. d'Ocul.*, p. 36).

— Galezowski. Étude sur l'inflammation de la glande lacrymale (*Rec. d'Ophthalm.*, p. 62).

— Larebière (P.). Contribution à l'étude des altérations syphilitiques des voies lacrymales (*Thèse de Paris*, in-8°, p. 59).

— Lopez Acaña. Les maladies des voies lacrymales (Madrid, in-8°).

— Luca. Nota sulla cannula lagrimo-nasale e cannula di Dupuytren (*Acad. med. chirurg. di Napoli*, 26 Guigno).

— Maurel. Note sur une filière métrique pour le cathétérisme des voies lacrymales (*Bull. gén. de thérap.*, 15 févr.).

— Michel (C.-E.). Obstruction of lacrymal duct (*St-Louis Cour. med.*, p. 80).

— Ott. Inflammation de la glande lacrymale (dacryoadénite), terminée par suppuration (*Rec. d'Ophthalm.*, p. 492).

— Rampoldi. Della cheratite dei mieltotorite dei suvi rapporte colla dacryocistite (*Ann. di Ottam.*, t. X, 4, p. 304).

— Schreiber (P.). Zur Thränensackexstirpation (*Arch. f. Ophthalm.*, t. XXVII. 2, p. 283) (Excision et grattage avec la curette de Volkmann).

Simi. Dacryocystite et kératite à hypopyon (*Bull. d'Ocul.*, t. III).

1882. Armaignac. Drainage des voies lacrymales (*Rev. clin. d'Ocul.*, p. 8).

— Ayres. Inflammation of the lacrymal glands (*Med. News*, t. XL, p. 294).

— Bajardi (Daniele). Dell'adenite scrofulosa in rapporto con alcuni affezioni oculari (*Gaz. degli Ospitali*).

1882. Barragrer. Tratamiento de la dacriocistitis (*Cron. oftal. Cadiz*, p. 77).
— Bull (Charles Stedman). Syphilitic diseases of the lacrymal apparatus (*New-York med. Journ.*, April).
— Camuset. Obstruction du canal nasal (*Rev. clin. d'Ocul.*, p. 217).
— Carré. De l'inflammation de la glande lacrymale (*Gaz. d'Ophthalm.*, p. 451).
— Chibret. Une méthode de stricturotomie destinée à remplacer le procédé de Bowman dans le traitement du rétrécissement des voies lacrymales (*Rec. d'Ophthalm.*, n° 6).
— Dehenne. Sur le traitement des maladies des voies lacrymales (*Journ. de méd. de Paris*, n° 17).
— Fonseca (L.). O. Thermocauter Paquelin n'umasa grave de dacryocistoblennorrhea (*Arch. Ophthalm. de Lisbon.*, p. 89).
— Galezowski. Nouvelle méthode de traitement des voies lacrymales au moyen d'une dilatation (*Rec. d'Ophthal.*, p. 449).
— Harlan (C.-G.). Sarcome de la glande lacrymale (*Transact. of the Amer. Ophthalm. Soc.*).
— Holt (E.-E.). Disease of the lacrymal apparatus (*Med. Assoc. Portland*, t. VII, p. 484).
— Koerner (V.). Influencia de los vicios de refraction i de la estroflexion de los puntos lacrimalis como causas de la conjuntivitis cronica (*Rev. med. de Chile*, t. X, 315).
— Luca (de). Nuevo methodo per chindere l'apertura fistulosa del sacco lagrimale (*Ann. di Ottalm.*, t. X, p. 9).
— Mayet. Du traitement doux et rapide du larmoiement et de la dacryocystite (*Thèse de Paris*, in-8°).
— Mooren. Behandlung der Thraenenleiden (*Fünf Lüstern ophthalm. Wirksamkeit*, p. 83).
— Parinaud. Fistule du sac lacrymal (*Journ. des conn. méd.*, n° 36).
— Power (H.). Gonflement de la glande lacrymale (*Transact. of the ophthalm. Soc. of the U. K.*, t. II).
— Rampoldi. Una nueva causa di midriasi (*Ann. di Ottalm.*, t. XI, 513).
— Sbordone (Giovamb.). Excisione della pareti anteriore o exstirpizune dell'interno sacco lagrimale (*Clin. ocul. del prof. del Monli*).
— Scheff. Zur Differentialdiagnose der Zahnfleisch-Wangenfistl innerhalb des inneren Augenwinksls u. der Thränensackfistl (*Pest. med. chirurg. Presse*, p. 21 et 59).
— Saill-Siméon. A case of dislocation of the lacrymal gland (*Opthalm. Rev.*, t. XVIII, p. 207).
— Streatfeild. Syphilitic. affection in rare cases of the appendgaes of the eye with remarks (*Brit. med. Journ.*, p. 633).
— White (C.-A.). Tumor of lacrymal gland (*Arch. of Ophthalm.*, t. XI, p. 62).
1883. Ammaredsen. Et corp. alien Taeresäkkent'jarnet ved Elekttrormagneten (*Hosp. tid.*, n° 52) (Morceau de couteau de Weber brisé, extrait avec l'électro-aimant).
— Andrew (Ed.). The treatment of lacrymal obstruction (*Brit. med. Journ.*, 15 déc.).
— Bock. Ein Fall von Sarkom der Thränendrüse (*Wien. med. Presse*, p. 1039).
— Camuset. Tumeur due au leptothrix des voies lacrymales (*Journ. de méd. et de chir. prat.*, p. 366, août).
— Carter (Brudenel). Diseases of the lacrymal apparatus (*Quain's Dictionary of medecine*, p. 801).
— Dandria. De la dacryocystite chronique et de son traitement par la dilatation forcée du sac lacrymal (*Thèse de Paris*, in-8°).
— Dehenne. Sur un cas de tumeur lacrymale congénitale (*Bull. de la Soc. franç. d'Ophthalm.*, p. 122).
— Deutschmann. Einige weitere Erfahrungen über das Iodoform (*Arch. f. Ophthalm.*, t. XXIX, 1, p. 318).
— Fiore. Dilatatore delle vie lagrimali (*Ann. di Ottalm.*, t. XII, 1, p. 6).

1883. HOADLEY GABB. Hémorrhagies du nez et du canal nasal (*Brit. med. Journ.* 14 avril).

— HOCK (J.). Cyste in regione lacrymali ex traumate. Ausshälung. Heilung (*Bericht der Prevat-Augen-Heilant*, p. 15).

— HOTZ. Du traitement des maladies des voies lacrymales (*Chicago Society of Ophth.*, in-18) (Bougies médicamenteuses).

— JACOBY (F.). Zur Therapie des Verschlusses des Thränennasenganges (Diss. Inaug. Berlin, in-8°).

— KIPP et NEXAK. A case of tearstone in the Canaliculus of the lower eyelid (*New-York med. Rec.*, p. 289).

— MAGAWLY. Ueber Thränenfistel-Operationen (*Petersb. med. Wochenschr.* et *Centralb. f. prakt. Angenheilk.*, p. 318) (Deux fois couteau de Weber cassé, laissé une fois le fragment sans inconvénient; l'autre fois, extraction avec l'électro-aimant, une dacryocystite étant survenue).

— METAXAS. Des troubles oculaires dans la grossesse et l'accouchement (*Thèse de Paris*, in-8°) (Epiphora et dacryocystite).

— MORSE (J.-F.). The lacrymal gland (*Pacific med. and surg. Journ.*, p. 110).

— NIEDEN. Ueber das Vorkommen u. die Erblichkeit non Erkrankungen der Thränenableitungswege (*Centralb. f. prakt. Augenheilk.*, octob.) (Par la configuration des os du crâne).

— SPIRA. Dacryocystite de l'œil gauche avec périostite, guéri par le traitement antiseptique (*Rec. d'Ophthalm.*, p. 711).

— TARTUFERI. Ueber das Ausfeilen der Verengerungen des Nasenthränenkanals zur Heilung der chronischen Dacryocystitis (*Centralb. f. prakt. Augenheilk.*, sept.).

— THOMSON (G.). Treatment for suppuration of tear passage (*Med. Times and Gaz.*, p. 1711).

— WEBSTER (David). A case of epithelioma originating in abscess of the lachrymal sac (*Med. Record*, t. XXIV, n° 11).

— ZEHENDER. Atresie dreier Thränenpunkte (*Klin. Monatsbl.*, p. 520).

1884. AYRES. Extirpation of the lacrymal sac (*Amer. Journ. of Ophth.*, p. 17).

— BURNETT. Epiphora from congenital atresia of the puncta lacrymalia, successful operation for its relifs (*Arch. of Ophthalm.*, t. XIII, p. 58).

— GOLDZIEHER. Streptothrix Foresteri im unteren Thränenröhrchen (*Centralb. f. prakt. Augenheilk.*, p. 33).

— GORECKI. Traitement de l'ulcère septique de la cornée et des kératites lacrymales (*Le Praticien*, p. 381, 1883).

— JONES (A. E.). The dangers of lead styles in the treatment of obstruction (*Brit. med. Journ.*, p. 68).

— KEYSER. Neoplasm of the lachrymal gland (*Amer. med. Journ.*, p. 451).

— MARKANELLI. De la conjonctivite d'origine lacrymale et de son traitement (*Thèse de Bordeaux*, in-8°).

— MORTON (S.). Congenital abscess of lacrymation in one side (*Brit. med Journ.*, p. 108).

— POOLEY (T. R.). A case of acute dacryo-adenitis (*Transact. of the Amer. Ophth. Soc.*, p. 729).

— RAMPOLDI. Un caso di lussazione della glandola lagrimale (*Ann. di Ottalm.*, t. XIII, p. 68).

— — Angioma cavernoso della conjunctive con diffuscone alla caruncola lagrimale p. 75).

— REUSS (A. de). Pilzkonkretionen in den Thränenröhrchen (*Wien. med. Presse*, n°s 7 et 8).

— RIDER (W.). A case of congenital fistula sacci lachrymalis (*Arch. of Ophthalm.*, t. XIII, p. 263).

— SCHREIBER. Thärnensackextirpationen (*Jahresber. der Augenheilanst. in Magdeb.*, p. 25, 1884).

SIMI. La dacriocistite per la installazione dell'infust di jequisety nell sacco conjonctival (*Bollet. d'Ocul.*, t. VI, n° 4).

1884. STREATFEILD. On preliminary precaution in cases of cataract complication with lachrymal obstruction or catarrhe (*Brit. med. Journ*, p. 123).

— WIDMACK. Bakterologiska studeos öfver dacryocystit och ulcus serpens corneæ (*Svens. Läk. Sä. Ösk. Tork.*, Stockholm, p. 158, et *Hygiea*, n° 25).

1885. ALT. A case of spindle-cell sarcoma of the lacrymal gland (*Amer. Journ. of Ophth.*, t. II, p. 201, et *St-Louis. med. and surg. Journ.*, p. 411).

— ALVAREDO (E.). Quiste de la porcion palpebral de la glandula lagrimal (*Correo med. Castillano. Salamanca*, t. II, p. 50).

— AMMIKE. Die Behandlung der Thränenschlauchkrankheiten mit Hülfe von Irrigationen (*Arch. f. Ophth.*, t. XXXI, 3, p. 149).

— ARMAIGNAC. Sonde dilatatrice des voies lacrymales (*Arch. d'Ophthalm.*, t. V, p. 182).

— — De la dilatation et de l'irrigation des voies lacrymales dans la thérapeutique des affections de ces conduits (*Revue clin. d'Ocul.*, p. 161, juillet).

— AUB et ALT. Two cases of orbital tumors (*Amer. Journ. of Ophthalm.*, p. 246, 1884) (Sarcome et enchondrome de la glande lacrymale).

— BADAL. Extirpation de la glande lacrymale en totalité, portion orbitaire et portion palpébrale. Considérations anatomiques et physiologiques (*Arch. d'Ophthalm.*, t. V., p. 386).

— FERRET, Dacryoadénite aiguë (*Clinique des Quinze-Vingts*, p. 120).

— FIGOS. Adeno-encondroma delle gluandola lacrimale (Sassare, in-8°).

— FULLON (J. F.). A case of acute primary inflammation of the lachrymal gland, occuring twise in the same individual (*Arch. of Ophthalm.*, t. XIV, p. 161).

— — A case of severe orbital cellulitis the result of the passage of Bowman probe into the nasal duct (*Ibid.*, p. 164).

— HANSEN GRUT. Blennorrhœa sacci lacry. et Dacryocystitis acuta (*Hosp. tid.*, oct., t. III, n°s 20 et 21).

— HOFMANN. Ueber den Zusammenhang von Nasen- und Augenaffektionen, besonders in therapeutischer Hinsicht (*Deutsche med. Wochenschr.*, n° 25).

— JOYE. The treatment of chronic dacryocystitis (*New-York med. Journ.*, 16 mai) (Injections d'atropine).

— LEPLAT (L.). Note sur les concrétions des voies lacrymales (*Revue gén. d'Ophthalm.*, p. 425).

— MANHAVIALE (de). Essai sur la tumeur et la fistule lacrymales et leur traitement, spécialement par l'ignipuncture du sac (Thèse de Montpellier, in-8°, p. 51, 1884).

— MARECHAL. Tumeur kystique et volumineuse de l'orbite substituée à la glande lacrymale (*Arch. d'Ophthalm.*, t. V, p. 180).

— MENGIN. Un lacrymatome interne (*Recueil d'Ophth.*, p. 608).

— MAGGI (G.). Fistola lacrymale curata cose l'abolizione del sacco lacrimale (*Rev. clin. e terap.*, t. VII, p. 177).

— RAMPOLDI. Argomento a lotine malattie dell apparato lagrimale (*Ann. di Ottalm.*, t. XIV, p. 287).

— REYNOLDS. Dacryo-cystitis and ulceration of the soft palate; case syphilis be acquird by the subject of a inhered taint? (*Philad. med. Times*, t. XV, p. 637, 1884).

— SATTLER. Ueber die im Sekrete des Thränensacks vorkommenden Spaltpilzarten und deren Beziehungen zur eitrigen Hornhautentzündung (*Physik. med. Soc. zu Erlangen*, 9 nov.).

— — Ueber die im Thränensackleiter enthaltenen Infektionskeime u. ihr Verhalten gegen Antiseptica (*Bericht uber die XVII. Vers. der ophth. Gesellsch. zu Heidelberg*, p. 18).

— SCHREIBER. Congenitale Thränensackfistel (3. *Jahresb. der Augenheilanstalt zu Magdeburg*, p. 27).

— TARTUFERI. Zur Therapie der Thränenschlauchstricturen (*Centralb. f. prakt. Augenheilk*, p. 143).

— UNTHOFF. Einseitige Aufhebung der Thränensekretion (*Neurolog. Centralb.*, p. 542).

— WIDMARK (Joh.). Bakterologiske studies öfver dakryocystet hypopyon keratit, blefaradent och flegmonos dakryocystit (*Hygiea*, p. 581).

1885. Wolff. Ein kasuistischer Beitrag zur Behandlung der Thränensackleiden beim Pferde (*Zeitschr. f. verg. Augenheilk.*, t. III, p. 25, et *Berl. klin. Wochenschr.* p. 368).

1886. Allen (H.). On the connection between obstruction of the lachrymal duct and nasal catarrh (*Med. News*, t. XLVIII, p. 145).

— Armaignac. Dacryoadénite aiguë terminée par suppuration (*Revue clin. d'Ocul.*, p. 156).

— Berger et Tyrmann. Caries u. Necrose des Keilbeinkörpers (*Wien. med. Blätter*, n° 11).

— Block (E.). Beitrag zur pathologischen Anatomie der Caruncula lacrymalis (*Klin. Monatsbl.*, p. 487).

— Darier. De l'extirpation de la glande lacrymale dans le cas de larmoiement incoercible (*Gaz. méd. de Paris*, p. 88).

— Debierre. Trois cas d'hypertrophie de la glande lacrymale (*Revue gén. d'Ophthalm.*, p. 145).

— Dumont. Plaie de la paupière supérieure. Emphysème des deux paupières consécutif à une section du conduit lacrymal (*Clin. nat. des Quinze-Vingts*, n° 1).

— Duret (H.). Phlébite infectieuse des veines ophthalmiques à la suite de périostite supérieure (*Journ. des conn. méd. prat.*, t. VIII, p. 73).

— Ferrand. Diplopie binoculaire causée par rétrécissement des points lacrymaux supérieurs (*Gaz. franç. de méd. et pharm.*, t. II, n° 33).

— Galezowski. Inflammation des deux glandes lacrymales (*Recueil d'Ophthalm.*, p. 415).

— Grüning. Reflex ocular symptoms in nasal affections (*New-York Med. Record*, n° 5, 30 janv.).

— Hendrix (H. F.). The relations of diseases of the eye to those of the nasal passage (*St-Louis med. and surg. Journ.*, p. 29, janv.).

— Hirschberg (J.). Thränenschlauchleiden bei der Pupillenbildung (*Centralbl. f. prakt. Augenheilk.*, p. 267).

— Lichtwitz. Des zones hystérogènes observées sur la muqueuse des voies aériennes supérieures, des organes des sens et en particulier de l'œil et de l'appareil lacrymo-nasal (*Revue clin. d'Ocul.*, n° 11, p. 249).

— Mittendorf. Clinical lecture on lacrymal affections (*Philad. med. Times*, p. 445).

— Montanelli (G.). Poche parole sulla cura delle malattie delle vie lacrimali (*Boll. d'Ocul.*, t. VIII, p. 205) (Guérison par irrigation antiseptique pendant une demi-heure).

— Morano (F.). Contribuzione alla terapie delle vie lacrymali. Napoli, in-8°.

— Nieden. Ueber den Zusammenhang der Augen- und Nasenaffectionen (*Arch. f. Augenheilk.*, t. XVI, p. 381).

— Petrolacci. De l'épiphora ataxique. *Thèse de Montpellier*, in-8°, p. 42.

— Power (H.). Enlargement of the lacrymal glande (*Opht. Review*, p. 333).

— — Lectures on diseases of the lacrymal apparatus (*Lancet*, p. 197).

— Prout (J. S.). Operation for relief of lachrymal conjunctivitis and other injurious effects of retention of the tears (*New-York med. Journ.*, mai).

— Rava. Intorno un nuovo apparechio per le injezione medicamentose da praticarsi nelle vie lagrimali (*Spallanzani*, aprile).

— Reuss (A. de). Zur Kasuistik der angebornen Anomalien des Auges (*Wien. med. Presse*, n° 7).

— Rosander. Till behandlungen of inflammation i Tarvägarna (*Nord. med. ark.*, II. 3).

— Stoufi (L.). De l'iodol, son emploi externe, spécialement en oculistique. *Thèse de Paris*, in-8°.

— Trousseau. Un dilatateur lacrymal (*Clinique des Quinze-Vingts*, p. 176).

— Uhthoff (W.). Fall von Neuritis des rechten Nervus trigeminus (I. u. II. *Cist.*) u. Affection des Nervus lacrymalis u. einseitigem Aufhören der Thränensecretion (*Deutsche med. Wochenschr.*, n° 19).

— Vennemann. Le traitement de la fistule lacrymale (*Rev. méd.*, t. V, p. 145).

— Ziem. Ueber die Abhängigkeit einiger Augenkrankheiten von Rachenkrankheiten (*Allg. med. Central-Zeit.*, n° 20).

1887. ALBINI. Dacryoadenitis sifilitica. Studeo clinico istologico (*Rass. di science*, t. II, p. 8).
— BENSON (Arthur). On the treatement of stenosis of the nasal duct by intermittent nocturnal use of removable styles (*Brit. med. Journ.*, 26 nov.).
— BERENGER-FÉRAUD. Coup de couteau dans la région temporale gauche datant de neuf mois : inflammation chronique de la région lacrymale droite ; extraction par une incision dans cet endroit, d'un fragment de lame de couteau de 0m,065 de longueur sur 2 millimètres de largeur (*Bull. de Thérap.*, p. 529).
— BETTMAN (Boerne). Connection between ocular and nasal deseases (*Philad. med. and surg. Reporter*, p. 330).
— BOTHEA-LYDER. De l'application de la compression dans le traitement des dacryocystites phlegmoneuses et des fistules du sac lacrymal (*Rec. génér. d'Ophth.*, p. 300).
— BROWNE (Edgar). Prolonged irrigation in lacrymal suppuration (*Practitionner*. t. XXXVIII, p. 29).
— BURCHARDT. Behandlung der Thränensackeiterungen u. der progressiven Hornhaut geschwüre (*Berl. klin. Wochenschr.*, p. 366).
— CALDERON (Carzia). Affectos lacrymalis (*Revista especial de oft.*, janv.).
— CAUDRON. Double dacryoadénite (*Rev. génér. d'Ophth.*, n° 1, p. 15).
— EWETSKI. Sur l'histoire du développement du canal nasal chez l'homme (*Congr. des méd. russ.*, Moscou, in-8°).
— FIORIE. Contribuzione alla terapia delle vie lagrimale (*Ann. di Ottalm.*, t. XV, p. 449).
— FONSECA (Da). Dacryocesto blennorrhea n'uma creança de 14 mezes (*Arch. Ophth. de Lisbon.*, n° 4, p. 114).
— FONTAINE-ATGIER. Hémorrhagie grave à la suite d'un débridement du sac et du canal lacrymal (*Rev. clin. d'Ocul.*, n° 9, p. 193).
— HOOM (Van). Cocaine by stricturen (*Weekblad*, n° 12 p. 281).
— JEAFFESON (G. S.) A curious lacrymal case (*Lancet*, fév., p. 339).
— NOYES. Prolapse of the lacrymal gland (*Amer. Journ. of ophth. anat.*).
— PEYRET. L'extirpation de la glande lacrymale et ses indications (*Thèse de Bordeaux*, in-8°)
— RAMPOLDI. Un caso notavole di fistola lagrimale capillare (*Ann. di Ottalm.*, t. XV. p. 566 [communicant avec le conduit lacrymal inf.]).
— ROEDER. Neues Instrument zur Behandlung von Thränensackeiterungen (*Klin. Monatsbl.*, fév., p. 82).
— SALOMON (Vose). A bundle of eyelashes with their bulbe lodged within lower canalicule (*Brit. med. Journ.*, p. 685).
— SCHIRMER. Cholestearinhaltige Flüssigkeit im verstopften unteren Thränenröhrchen (*Klin. Monatsbl.*, t. XXV, p. 175).
— SIMI. Una exstirpazione della glandula lacrymali (*Boll. d'Ocul.*, t. IX).
— STEVENSON (W. E.) et WALTER H. JESSOP. Remarks on electrolysis in the treatment of lachrymal obstruction (*Brit. med. Journ.*, 24 déc.).
— SYM. A case of spontaneous deplacement of the lacrymal gland (*Edinb. med. Journ.*, july).
— THEOPOLD. A decidet improvement in the construction of lacrymal probes (*The Americ. Journ. of Ophth.*, mars).
— VALUDE. Traitement des rétrécissements et inflammations des voies lacrymales (*Gaz. des hôp.*, 3 déc.)

TABLE DES MATIÈRES

MALADIES DE LA RÉTINE

MALADIES DU NERF OPTIQUE

MALADIES DE L'ORBITE

MALADIES DES VOIES LACRYMALES

15808. — Imprimeries réunies, A, rue Mignon, 2, Paris.

BIBLIOTHÈQUE ANTHROPOLOGIQUE

Dirigée par

MM. MATHIAS DUVAL, GEORGES HERVÉ, ABEL HOVELACQUE, CH. LETOURNEAU, GABRIEL DE MORTILLET et H. THULIÉ

Tome Ier. — THULIÉ (H.). **La Femme. Essai de sociologie physiologique.** Ce qu'elle a été, ce qu'elle est. Les théories ; ce qu'elle doit être. 1 vol. in-8, 1885. 7 fr. 50

Tome II. — DUVAL (M.). **Le Darwinisme.** 1 vol. in-8 avec 7 figures intercalées dans le texte, 1886. 10 fr.

Tome III. — LETOURNEAU (CH.). **L'Évolution de la morale.** Leçons professées pendant l'hiver de 1885-1886. 1 vol. in-8. 1887. 7 fr. 50

Tome IV. — HOVELACQUE (A.), et G. HERVÉ. **Précis d'anthropologie.** 1 vol. in-8, avec 20 figures intercalées dans le texte. 1887. 10 fr.

Tome V. — VINSON (J.). **Les Religions actuelles ; leurs doctrines, leur évolution, leur histoire. Peuples sans religion. Fétichisme. Brahmanisme. Bouddhisme. Parsisme. Judaïsme. Mahométisme. Christianisme. Sectes extravagantes.** 1 vol. in-8. 1888. 9 fr.

Tome VI. — LETOURNEAU (CH.). **L'Évolution du mariage et de la famille.** 1 vol. in-8. 1888 7 fr. 50

Tome VII. — LACOMBE (P.). **La Famille dans la société romaine,** étude de moralité comparée. 1 vol. in-8. 1889. 7 fr.

Tome VIII. — LETOURNEAU (CH.). **L'Évolution de la propriété.** 1 vol. in-8. 1889. 8 fr.

Tome IX. — MORTILLET (G. DE). **Origines de la chasse, de la pêche et de l'agriculture.** 1 vol. in-8. (*Sous presse*).

Tome IX. — THULIÉ (H.). **La Mystique.** 1 vol. in-8. (*Sous presse.*)

Tome XI. — HERVÉ (G.). **Les Primates.** 1 vol. in-8, avec figures dans le texte. (*Sous presse.*)

Tome XII. — MANOUVRIER (L.). **Craniologie humaine.** 1 vol. in-8, avec figures dans le texte. (*Sous presse.*)

Tome XIII. — SABATIER. **La Sociologie de l'Algérie indigène.** 1 vol. in-8. (*Sous presse.*)

Tome XIV. — BORDIER (A.). **Pathologie comparée.** 1 vol. in-8.

D'immenses progrès dans toutes les branches des sciences naturelles ont marqué les trente dernières années. De ce grand mouvement est sorti tout le groupe des sciences anthropologiques. Pour ces dernières, la date de leur naissance, ou mieux de leur renaissance, peut être fixée en 1859, année où fut fondée la *Société d'anthropologie de Paris* sur l'initiative de Paul Broca, et où parut l'*Origine des espèces* de Darwin. Depuis lors nous avons vu grandir et s'éclairer mutuellement l'*Archéologie préhistorique*, l'*Ethnographie*, la *Linguistique*, la *Science des religions*, le *Folk Lorisme* ou étude des traditions populaires, la *Pathologie comparée*, la *Sociologie*, surtout la *Sociologie ethnographique*.

C'est de ce faisceau scientifique ajouté à l'*Anatomie*, que se compose aujourd'hui l'*Anthropologie*. Cette science, si vaste, possède actuellement ses sociétés savantes, ses congrès, ses laboratoires, son enseignement, ses revues spéciales ; mais elle n'a encore que fort peu d'ouvrages où les résultats généraux, acquis par elle, soient exposés d'ensemble et pour le grand public.

C'est à combler cette lacune que servira la *Bibliothèque anthropologique*. Dans une série de volumes, cette bibliothèque abordera successivement, non seulement toutes les branches, mais encore toutes les grandes questions anthropologiques, dont ne saurait plus se désintérresser aujourd'hui aucun esprit éclairé.

Confiés à des auteurs que recommande leur compétence spéciale, ces volumes contiendront chacun une vue d'ensemble sur le sujet traité.

Au point de vue de la doctrine, le Comité de la Bibliothèque veillera au maintien de l'homogénéité entre tous les ouvrages.

AVIS. — Il paraîtra tous les six mois un volume de la *Bibliothèque anthropologique*.

ENVOI FRANCO PAR LA POSTE, CONTRE UN MANDAT.

NOUVELLE ICONOGRAPHIE

DE LA SALPÊTRIÈRE

CLINIQUE DES MALADIES DU SYSTÈME NERVEUX

Publiée sous la direction

DU

Professeur CHARCOT (de l'Institut)

PAR

Paul RICHER
CHEF DU LABORATOIRE

GILLES DE LA TOURETTE
CHEF DE CLINIQUE

Albert LONDE
DIRECTEUR DU SERVICE PHOTOGRAPHIQUE

La *Nouvelle Iconographie* est exclusivement consacrée aux maladies du système nerveux et ne publie que des travaux originaux :

M. le Dr P. Le Gendre a apprécié, ainsi qu'il suit, cette publication dans l'*Union Médicale* du 8 novembre 1888 :

« Nous venons de recevoir la première année de la *Nouvelle Iconographie de la Salpêtrière*, et c'est avec une véritable admiration que nous avons feuilleté ce beau volume.

« Nous ne pensons pas que, jusqu'à ce jour, une publication périodique médicale ait été faite avec autant de soin et ait dû nécessiter autant de sacrifices : 50 planches hors texte et 90 dessins d'un fini et d'une exécution qui ne laissent rien à désirer. Cela tient incontestablement au talent de M. Paul Richer, qui a signé un grand nombre de ces planches, et à l'habileté bien connue de M. Londe, chef du laboratoire de chimie et de photographie de la Salpêtrière, auteur de travaux remarquables sur les reproductions artistiques.

« M. Gilles de la Tourette, chef de clinique de M. Charcot — que nous n'avons plus à présenter à nos lecteurs — a su grouper pour ses abonnés un ensemble de travaux qui font le plus grand honneur à la neuro-pathologie française, dont son éminent maître a porté si haut le renom.

« En effet, dans cette publication originale, on ne trouve ni analyses, ni comptes rendus de Sociétés, rien qui, de près ou de loin, puisse ressembler à du remplissage. Rien que des travaux originaux signés des noms les plus estimés : il y a un article signé de M. le professeur Charcot dans chacun des six numéros, articles artistiques au vrai sens du mot, puisqu'ils sont tous consacrés à la neurologie dans l'art,

« On ne peut donc nier que la *Nouvelle Iconographie* n'ait, du premier élan, conquis une place à part dans le groupe des publications scientifiques. En lisant ces six fascicules touffus, nous avons plus que jamais compris combien le dessin était indispensable à l'intelligence de la majorité des travaux qui se rattachent aux maladies du système nerveux. Nous sommes heureux de féliciter les collègues qui ont entrepris si grosse tâche et l'artiste qui les seconde ; c'est à juste titre qu'ils peuvent être fiers du succès mérité qui, dès la première année, a accueilli leur belle publication. »

Sommaire du n° I. — AVERTISSEMENT. — GILLES DE LA TOURETTE : L'attitude et la marche dans l'hémiplégie hystérique. — PAUL RICHER : Note sur l'anatomie morphologique de la région lombaire. — P. BLOCQ : Des rétractions fibro-tendineuses compliquant la contracture spasmodique. — PAUL RICHER : Un type de paralysie agitante. — J.-M. CHARCOT et PAUL RICHER : Sur un lépreux d'Albert Dürer.

Sommaire du n° II. — GILLES DE LA TOURETTE, BLOCQ, HUET : Cinq cas de maladie de Friedreich. — BLOCQ : Des rétractions fibro-tendineuses compliquant la contracture spasmodique (suite et fin). — CH. FÉRÉ : Note sur les phénomènes mécaniques de la respiration chez les épileptiques. — BLIN et DAMAYE : Des troubles nerveux consécutifs aux fractures de la tête du péroné. — J.-M. CHARCOT et PAUL RICHER : Le mascaron grotesque de l'église Santa-Maria-Formosa, à Venise, et l'hémispasme glosso-labié hystérique.

Sommaire du n° III. — TERRILLON : De l'intervention chirurgicale dans certains cas de rétractions musculaires succédant à la contracture spasmodique. — G. DENY : Note sur un cas d'imbécilité. — CH. FÉRÉ : Un cas de lentigo unilatéral chez un épileptique. — GILLES DE LA TOURETTE, BLOCQ, HUET : Cinq cas de maladie de Friedreich (suite et fin). — CH FÉRÉ : Note sur les modifications du pouls dans le paroxysme épileptique. — J.-M. CHARCOT et PAUL RICHER : Les infirmes d'une ancienne fresque de Florence

Sommaire du n° IV. — PAVLIDÈS : Des arthropathies tabétiques du pied. — TERRILLON : De l'intervention chirurgicale dans certains cas de rétractions musculaires succédant à la contracture spasmodique (suite et fin). — F. SOCCA : Un nouveau cas de maladie de Friedreich. — CH. FÉRÉ : Bâillements chez un épileptique. — J.-M CHARCOT et PAUL RICHER : Le paralytique de Raphaël.

Sommaire du n° V. — PIERRE MARIE : L'acromégalie. — F. SOCCA : Un nouveau cas de maladie de Friedreich (suite et fin). — H. DURET : Déformation de la région lombaire de nature neuro-musculaire (cypho-scoliose hystérique). — PAVLIDÈS : Des arthropathies tabétiques du pied (suite et fin). — J.-M. CHARCOT et PAUL RICHER : Les aveugles dans l'art.

Sommaire du n° VI. — PAUL RICHER : Habitude extérieure et faciès dans la paralysie agitante. — TUFFIER et HALLION : Des suites éloignées des traumatismes de la moelle, en particulier dans les fractures du rachis. — PIERRE MARIE : L'acromégalie (suite). — J.-M. CHARCOT et PAUL RICHER : Les syphilitiques dans l'art.

La **Nouvelle Iconographie de la Salpêtrière** formera chaque année un volume in-8 de 250 à 300 pages, avec figures dans le texte et 48 planches hors texte.

Elle paraît *tous les deux mois* par fascicules de 32 à 48 pages, avec figures intercalées dans le texte et 8 planches.

PRIX DE L'ABONNEMENT

Paris..........................	**20** fr.	Union postale...............	**23** fr.
Départements................	**22** fr.	Étranger......................	**25** fr.

Pour tout ce qui concerne la Rédaction, s'adresser à M. GILLES DE LA TOURETTE, 14, rue de Beaune, ou à la Salpêtrière.

Pour ce qui concerne l'Administration, s'adresser à M. ÉMILE LECROSNIER et BABÉ, éditeurs, place de l'École-de-Médecine.

ENVOI FRANCO PAR LA POSTE, CONTRE UN MANDAT.

17117. — Imprimeries réunies, A, rue Mignon, 2, Paris.

www.ingramcontent.com/pod-product-compliance
Lightning Source LLC
LaVergne TN
LVHW021127200726
843510LV00001B/1

* 9 7 8 2 3 2 9 6 0 7 5 8 0 *